U0232867

实用临床药物学
——中成药卷

主　审　王永炎

主　编　徐世军

副主编　马　莉　沈云辉　赵宜军

编　委　（按姓氏笔画排序）

马　莉　方　芳　叶俏波

代　渊　杨　敏　沈云辉

赵宜军　要永卿　徐世军

谢　慧　熊天琴

中国健康传媒集团

中国医药科技出版社

图书在版编目（CIP）数据

实用临床药物学．中成药卷 / 徐世军主编．— 北京：中国医药科技出版社，2019.10

ISBN 978-7-5214-1071-6

Ⅰ．①实… Ⅱ．①徐… Ⅲ．①中成药—临床药学 Ⅳ．① R97

中国版本图书馆 CIP 数据核字（2019）第 062563 号

实用临床药物学
——中成药卷

责任编辑 高雨濛 马 进 向 丽 王 梓
美术编辑 陈君杞
版式设计 锋尚设计

出版 **中国健康传媒集团** | 中国医药科技出版社
地址 北京市海淀区文慧园北路甲 22 号
邮编 100082
电话 发行：010-62227427 邮购：010-62236938
网址 www.cmstp.com
规格 880×1230mm ¹/₁₆
印张 57¹/₂
字数 1453 千字
版次 2019 年 10 月第 1 版
印次 2019 年 10 月第 1 次印刷
印刷 三河市万龙印装有限公司
经销 全国各地新华书店
书号 ISBN 978-7-5214-1071-6
定价 225.00 元

获取新书信息、投稿、为图书纠错，请扫码联系我们。

前 言 Preface

　　人民日益增长的美好生活需要和不平衡不充分的发展之间的矛盾已经是我国社会的主要矛盾。解决看病难、看病贵问题和获得安全、有效、可控的治疗药物是实现健康中国不可或缺的内容。

　　中医药学是凝聚着我国先民深邃的哲学智慧和中华民族几千年的健康养生理念及其实践经验的载体，体现了中国文化原创思维的整体观、辨证观、系统观和动态观的治疗理念，是中国贡献给全人类的健康中国方案，是实现健康中国不可缺少的有机组成部分。随着《中华人民共和国中医药法》的颁布实施，国家先后颁布了一系列促进中医药事业发展的政策法规，对中医药事业的发展产生巨大的推动作用，中医药事业和中成药产业也取得了长足的发展和进步，为维护我国人民健康作出了巨大的贡献。伴随着新医改的稳步推进，国家新的药审制度的颁布实施，中医药事业和中成药产业作为朝阳产业进入了一个崭新的发展阶段。

　　1977年WHO在615号技术报告中提出了基本药物概念，并把安全、有效、质量可控作为基本药物的核心理念。其后该理念得到了广泛认可和普遍遵循，也在促进我国中成药产业健康发展和进步中得到了良好的贯彻和执行，并在历版《中国基本药物目录》中成药目录的遴选中得到了高度的体现。虽然我国历代先民在长期实践经验的总结凝练出了"大毒""有毒""小毒""十八反""十九畏""妊娠禁忌"等安全用药的注意事项，但由于长期以来重效轻毒观念的存在，加上我国原有药审制度的不完善和医药生产企业的重视程度的不够，虽然批准上市的中成药品种达到一万余种，但其"先天不足，后天失养"问题仍然突出，具体体现在多数中成药品种的使用说明书中对禁忌、副作用、不良反应和注意事项等缺失或尚不明确，甚至部分上市销售三十余年，科技因子、临床疗效和市场反响良好的品种此种现象亦比较突出，这与中成药的临床应用与产业的快速发展是不匹配的，也不利于其产业市场的良性健康发展，因此基于临床循证的中成药安全性有效性再评价是当前面临的重中之重的工作，通过再评价研究完善和修订现有使用说明书是亟须启动和开展的重点工作。

　　中成药的安全有效用药，除中成药说明书本身提供的安全有效的用药信息以外，临床辨证用药也是保障其科学合理、安全有效的重要方面。中成药作为中药基础研究和临床诊疗的中间载体和桥梁，是承载医药结合、相互依存、相互促进的最直接的整合转化医学载体，体现着中国文化原创思维的整体观、辨证观和动态观以及临床个体化、动态化用药。临床安全和有效是中成药存在的关键，也是其特色和优势发挥的基础。由于符合中医药规律和特色的中成药评价模式的缺乏，中成药的研究和评价多借用现代药物或天然药物的评价模式和手段，基于正常动物的中成药安全性评价模式造成安全信息的偏移和基于多中心大样本、符合循证医学安全有效评价的不足，造成中成药禁忌、不良反应和注意事项的缺如或信息不足，这不仅直接导致了中成药临床使用的刻板和僵化，而且造成了中成药临床安全有效用药信息的指导性不足。具体而言，一是部分中成药说明书的关键信息缺如，如禁忌证、不良反应和注意事项；二是普通大众多基于中成药的药名自主选药，导致使用的偏差和

疗效的偏离；三是部分临床医务工作者多基于现代药理作用出发，仅就具有某种现代药理就草率选择，牺牲了中成药辨证施治的核心优势；四是同类中成药众多，但它们之间缺乏个性特征的精准描述，非具备良好的中医药基础知识者难以详查；五是部分基于基本方加减变化中成药品种的现代药理雷同，缺乏个性刻画，非具备良好中医药基础者难以准确用药；六是基于疾病的中成药选择，缺乏同病异治、异病同治的理念，导致中医药个体化、动态辨证难以真正体现等。凡此种种，不仅牺牲了中成药应有的优势和特色，反而造成用药的偏差，甚至失误，抑或错误，甚至导致了不良反应和安全性事件的发生。

辨证施治，动态施药是中成药临床安全有效的关键。但如何让中成药能够自适应"自我医疗"时代呢？除了强化中成药的安全用药理念，完善中成药说明书安全用药信息，普及中医药的基础知识外，对中成药的个性特征尽可能的进行"庖丁解牛"，让医务工作者能从每个中成药的自身特点和个性特征上去选择，也是避免和减少不必要的不良反应发生的可选项之一。如大众所熟知的感冒，中医有风寒感冒、风热感冒、暑湿感冒、秋燥感冒、虚体感寒、虚体感热等证型的不同，虚体感寒中又有气虚感寒、血虚感寒、阴虚感寒、阳虚感寒等证型的差异，风热感冒中又有诸多配伍组方不同，侧重点各异的中成药品种，更不用说临床尚有兼夹或复合病机的广泛存在。因此尽可能地剖析每一种中成药的独特个性特征和侧重点，努力完善安全用药的注意事项（包括禁忌、不良反应和使用注意），这对减少或防止不良反应的发生，提高临床用药选择的准确性和治疗效果是非常必要的。

《实用临床药物学——中成药卷》正是基于上述的基本理念和思路，重在强调临床用药的安全、有效和精准，以临床不同分科谋篇，以各科临床中医常见病症为纲，以病症的不同证型为目，以证候中成药为线，以具体中成药品种为点，重在以临床安全有效为导向，力求突出每一个具体中成药的个性特点，并增补临床使用注意事项（禁忌、不良反应、使用注意、饮食禁忌等），后附中医病名索引、西医病名索引、中成药索引，便于临床安全有效、科学合理选用中成药。所选中成药主要源于《中华人民共和国药典》《国家医保目录2017–中成药部分》《2017国家基本药物目录–中成药部分》，并以2016年市场销售前2000位的中成药为补充，同时照顾区域用药习惯差异，精选科技含量较高、临床疗效确切、应用范围广泛、市场反响良好的中成药。以临床最主要常见证型排前，次要证型排后，每个证候中成药排序以《中药大品种科技竞争力报告》收录品种排前，2016年市场销售排名先后排后，同时以中成药品种说明书修订时间补充，修改发布时间靠近的排前，说明书无修改的排后。

编写中力求体现三个基本原则：一是权威性，中成药的具体内容以《中华人民共和国药典》《国家医保目录2017–中成药部分》《2017国家基本药物目录–中成药部分》和国家药品监督管理部门正式发布的药品说明书为基本素材；二是科学性，具体内容要求描述准确，知识公认，避免个人主观意见，同时每一个中成药品种内容都由临床专家和药理专家共同编写或互审；三是实用性，

立足临床实际，精选品种，同类药不仅要写透共性，更要努力刻画个性特征，努力完善补充使用注意（禁忌、不良反应、使用注意、饮食禁忌等），同时每一证型后列表比较同类中成药的异同，便于临床比较甄选使用。写作编排上，先按照临床主要分科分为八篇，即内科病症、妇女病症、儿科病症、五官科病症、男科病症、皮肤肛肠病症、骨（外）科病症和肿瘤病症；每一篇下再按照临床中医病症分为若干章节，节下再按照临床分不同证型，每一个证型下分列不同的对证中成药品种。具体到每一个中成药，下设【处方组成】【功能主治】【现代药理】【临床应用】【用药特征】【用法用量】【使用注意】（包括禁忌、使用注意和饮食禁忌等）、【不良反应】和【规格贮藏】九个板块。每一证型后再列表比较针对该证型中成药的异同点比较。此外，为了满足和方便临床不同需要的快速查阅，附录有西医病名索引和中成药名索引。

由于编者知识和认知水平的限制和不足，以及编者对医理药理认识、临床实践体验有所差异，加之编撰时间较为紧迫，部分中成药安全性信息的缺乏等原因，疏漏错误在所难免，恳请广大读者和业医同道不吝批评指正，便于再版时修正、补充，以求完善和提高。

编　者
2019年7月于成都

目 录 CONTENTS

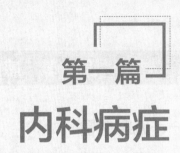

第一篇

内科病症

第 1 章　肺系病症

第一节　感冒

一、风寒感冒

三拗片

【处方组成】麻黄、苦杏仁、甘草、生姜。

【功能主治】宣肺解表。主治风寒袭肺证。症见咳嗽声重、咳嗽痰多、痰白清稀、舌淡苔白、脉浮紧。

【现代药理】具有发汗、镇咳、平喘、祛痰、镇痛、抗炎、抗菌、抗病毒和抗过敏等作用。

【临床应用】感冒、急性支气管炎等。临床以痰多质稀为特征症状。

【用药特征】本成药以辛温发散为主，兼以苦温降气，微能润肠通便。用药宣降结合，宣散为主，适用于风寒束表、肺气失宣者。

【用法用量】口服。一次2片，一日3次。

【使用注意】孕妇忌用。高血压、冠心病患者慎用。睡眠障碍患者忌用。风热感冒、痰热阻肺和阴虚气弱者慎用。忌生冷、油腻、海鲜等。

【不良反应】极个别患者可见胃脘不适。

【规格贮藏】0.5g/片。密封，置阴凉处。

伤风停胶囊

【处方组成】麻黄、荆芥、白芷、苍术（炒）、陈皮、甘草。

【功能主治】发散风寒。主治外感风寒证。症见恶寒发热、头痛流涕、肢体酸重、喉痒咳嗽、咳痰清稀、舌淡苔白、脉浮紧。

【现代药理】具有发汗、解热、镇痛、抗炎等作用。

【临床应用】感冒、上呼吸道感染、鼻炎发作期等。临床以鼻塞流清涕、痰多清稀、胸脘不舒为特征症状。

【用药特征】本成药重在发汗解表、宣通鼻窍，兼能燥湿化痰。用药辛温宣散为主，兼能化湿理气，适用于风寒感冒初期兼有痰湿者。

【用法用量】口服。3粒/次，一日3次。

【使用注意】孕妇忌用。高血压、失眠、冠心病、青光眼患者慎用。因含白芷，日光性皮炎患者禁用。风热感冒和阴虚气弱者慎用。忌生冷、油腻、海鲜、鱼、鸡、羊等。

【不良反应】极少数患者偶见胃脘不适、困倦。

【规格贮藏】0.35g/粒。密封。

葛根汤颗粒（合剂、片）

【处方组成】葛根、麻黄、白芍、桂枝、甘草、生姜、大枣。

【功能主治】发汗解表、生津舒经。主治风寒感冒证。症见恶寒发热、鼻塞流涕、咳嗽咽痒、咯痰稀白、汗出、头痛身疼、项背强急不舒、苔薄白或薄白润、脉浮或浮紧。

【现代药理】具有抗菌、解热、镇痛、抗过敏、增强免疫、扩张脑血管、抗血栓等作用。

【临床应用】感冒、上呼吸道感染、胃肠型感冒、皮肤感染、颈椎病、荨麻疹、面瘫等。临床以恶寒、项背强痛不适为特征症状。

【用药特征】本成药长于发散风寒，兼能解肌舒经。用药散中有收，调和营卫，适用于风寒袭表，经络阻滞者。

【用法用量】①颗粒：开水冲服。一次4g，一日3次。②合剂：口服。一次20ml，一日3次。③片：口服。一次6~9片，一日3次。

【使用注意】孕妇慎用。高血压、冠心病、失眠患者慎用。温病初起或外感风热者忌用。风寒表虚证见汗出恶风较甚者慎用。忌食辛辣、油腻、生冷等。

【不良反应】偶见轻度恶心。合剂口服偶见恶心、腹泻、皮疹。

【规格贮藏】①颗粒：4g/袋。密封。②合剂：60ml/瓶，

密封，置阴凉处。③片：0.4g/片，密封，防潮。

荆防合剂（颗粒）

【处方组成】荆芥、防风、羌活、独活、川芎、柴胡、前胡、桔梗、茯苓、枳壳、甘草。

【功能主治】解表散寒、祛风胜湿。主治外感风寒夹湿证。症见恶寒无汗、头身疼痛、鼻塞流涕、咳嗽痰白、舌淡苔白、脉浮紧或浮偏滑者。

【现代药理】具有解热、镇痛、抗炎、抗病毒等作用。

【临床应用】感冒、上呼吸道感染、流行性腮腺炎、支气管炎、疮疡初起、荨麻疹等。临床以恶寒无汗、头身酸痛为特征症状。

【用药特征】本成药以解表祛湿为主，兼有较弱的健脾化痰，理气化滞的作用。用药较为平和，疏风解表中兼有化痰行滞，适合于寒湿外感者。

【用法用量】①颗粒：温开水冲服。一次15g，一日3次。②合剂：口服。一次10～20ml，一日3次。③片：口服。一次6片，一日3次。

【使用注意】孕妇慎用。高血压、心脏病、慢性肝病、糖尿病、肾病等严重者慎用。风热感冒或湿热证忌用。忌烟、酒及辛辣、生冷、油腻、海鲜、鱼、鸡、羊等食物。

【规格贮藏】①颗粒：15g/袋。密封。②片：0.4g/片，密封，防潮。③合剂：10ml/支，密封，置阴凉干燥处（不超过20℃）。

九味羌活颗粒（片、水丸、蜜丸、口服液）

【处方组成】羌活、防风、苍术、细辛、川芎、白芷、黄芩、地黄、甘草。

【功能主治】疏风解表、散寒除湿。主治外感风寒挟湿证。症见恶寒、发热无汗、头重而痛、肢体酸痛、舌苔白或微黄、脉浮或浮紧。

【现代药理】具有解热、镇痛、抗炎、抑菌、抗病毒、免疫调节等作用。

【临床应用】感冒、上呼吸道感染、风湿性关节炎、神经性头痛、高原病、硬皮病、白癜风、带状疱疹后遗神经痛、肋间神经痛、荨麻疹、偏头痛、坐骨神经痛、疮疖、周围性面瘫、落枕、腰肌劳损等。临床以头身困重、肢体酸痛为特征症状。

【用药特征】本成药以辛温解表为主，兼以苦温燥湿，佐以清肺热、生津润燥。用药寒温并用，以辛温散寒为主，兼能祛湿，同时清肺热，适用于外感风寒夹湿，兼有肺热者。

【用法用量】①颗粒：口服，姜汤或开水冲服。一次15g，一日2～3次。②片：用姜汤或温开水送服。一次4～5片，一日2～3次。③水丸：口服。姜葱汤或温开水送服。一次6～9g，一日2～3次。④蜜丸：口服。姜葱汤送服。一次3～4.5g，一日2次。⑤口服液：口服。一次20ml，一日2～3次。

【使用注意】孕妇忌用。风热感冒和阴虚气弱者慎用。忌生冷、油腻、海鲜等。

【规格贮藏】①颗粒：15g/袋。密封。②片：0.5g/片。密封。③丸：1.8g/10丸。密闭，防潮。④蜜丸：9g/丸。密闭，防潮。⑤口服液：10ml/支。密封。

风寒感冒颗粒

【处方组成】麻黄、葛根、桂枝、紫苏叶、白芷、防风、陈皮、桔梗、苦杏仁、干姜、甘草。

【功能主治】发汗解表、疏风散寒。主治风寒外感证。症见恶寒发热、无汗、鼻流清涕、头痛、咳嗽、舌淡苔白、脉浮。

【现代药理】具有发汗、抑菌、解热、抗炎、镇痛等作用。

【临床应用】感冒、上呼吸道感染等。临床以恶寒身痛、咯痰清稀为特征症状。

【用药特征】本成药融合麻黄汤和葛根汤，辛温发散作用强，兼有舒经解肌，理气化痰的作用。用药以解表散寒为主，燥湿化痰理气为辅，适用于外感风寒，痰湿阻肺者。

【用法用量】温开水冲服。一次8g，一日3次。

【使用注意】孕妇忌用。高血压、心脏病、青光眼患者慎用。风热感冒忌用。饮食宜清淡、容易消化为主。

【规格贮藏】8g/袋。密封。

正柴胡饮颗粒（胶囊、合剂）

【处方组成】柴胡、防风、生姜、赤芍、陈皮、甘草。

【功能主治】发散风寒、解热止痛。主治外感风寒证。症见恶寒无汗、发热头痛、鼻塞喷嚏、咽痒咳嗽、四肢酸痛、舌淡红、苔薄白、脉浮紧或浮。

【现代药理】具有抗病毒、解热、抗炎、抗过敏、镇痛、增强机体免疫等作用。

【临床应用】感冒、流行性感冒、上呼吸道感染、妇女经期感冒、妊娠或产后感冒、肿瘤发热、骨折发热等。临床以轻度恶寒发热、头身酸痛为特征症状。

【用药特征】本成药用药轻灵，解表作用不强，轻散之中兼有疏肝解郁、退热解肌之效，适用于表证兼有胸胁不舒或妇女经期、妊娠、产后风寒感冒轻证者。亦可治疗肝郁气滞所致无名发热。

【用法用量】①颗粒：一次10g（有糖型），一次3g（无糖型），一日3次。②胶囊：口服。一次2粒，一日3次。③合剂：口服。一次10ml，一日3次。小儿酌减或遵医嘱。

【使用注意】风热外感忌用。糖尿病患者宜选用无糖型。饮食宜清淡，忌生冷、辛辣、油腻。

【规格贮藏】①颗粒：5g/袋；3g/袋（无糖）。密封。②胶囊：0.3g/粒。密封。③合剂：10ml/支。密封。

感冒清热颗粒（胶囊、口服液、咀嚼片）

【处方组成】荆芥穗、防风、紫苏叶、白芷、柴胡、薄荷、葛根、芦根、苦地丁、桔梗、苦杏仁。

【功能主治】疏风散寒、解表清热。主治外感风寒，兼有伏热证。症见头痛发热、恶寒身痛、鼻流清涕、咳嗽、咽干、脉浮数。

【现代药理】具有抗病毒、抑菌、解热、抗炎等作用。

【临床应用】感冒、上呼吸道感染等。临床以发热、恶寒、咽干为特征症状。

【用药特征】本成药组方名曰"清热"，实则清热之力不甚，可谓轻宣辛散之平剂，能解肌退热而不伤阴，又兼通窍利咽之功，适用于外感风寒，兼有伏热之证。

【用法用量】①颗粒：开水冲服。一次12g（有糖型）或一次6g或一次3g（含乳糖），一日2次。②胶囊：口服，一次3粒，一日2次。③口服液：口服，一次10ml，一日2次。④咀嚼片：咀嚼溶化后吞服。一次2片，一日2次。

【使用注意】风热外感和身体虚弱有虚寒者忌用。糖尿病患者宜选用无糖型。与环孢素A合用，可能引起环孢素A血药浓度增高，故不宜合用。忌烟、酒及辛辣、生冷、油腻食物。

【不良反应】偶见药疹。

【规格贮藏】①颗粒：12g/袋；6g/袋（无蔗糖）；3g/袋（含乳糖）。密封。②胶囊：0.45g/粒。密封，置阴凉干燥处。③口服液：10ml/支。密封。④咀嚼片：0.5g/片。密封。

表实感冒颗粒

【处方组成】麻黄、桂枝、防风、白芷、紫苏叶、葛根、生姜、陈皮、桔梗、苦杏仁（炒）、甘草。

【功能主治】发汗解表、祛风散寒。主治外感风寒表实证。症见恶寒重、发热轻、无汗、头项强痛、流清涕、咳嗽痰白稀、舌淡苔白、脉浮紧。

【现代药理】具有发汗、解热、抗感染、镇痛、抑菌等作用。

【临床应用】感冒、上呼吸道感染、胃肠型感冒等。临床以恶寒重、头项强痛为特征症状。

【用药特征】本成药源自麻黄汤加减。重在辛温发散，兼以理气和中，适用于风寒束表，内兼气滞胸脘者。

【用法用量】温开水冲服。一次10~20g，一日2~3次。

【使用注意】妇女慎用。高血压、心脏病、失眠患者慎用。风热感冒和寒郁化热明显者忌用。使用时间不宜过长。忌辛辣、油腻、生冷等。

【规格贮藏】10g/袋；5g/袋（无蔗糖）。密封，置干燥处。

感冒疏风丸（片、胶囊、颗粒）

【处方组成】麻绒（炙）、桂枝、白芍（酒炙）、苦杏仁、桔梗、防风、独活、紫苏叶、谷芽（炒）、生姜（捣碎）、大枣（去核）、甘草。

【功能主治】散寒解表、宣肺和中。主治风寒束表，肺气失宣证。症见恶寒发热、咳嗽气促、头痛鼻塞、鼻流清涕、骨节酸痛、四肢倦怠、舌淡苔白、脉浮紧。

【现代药理】具有发汗、抗感染、镇痛、止咳等作用。

【临床应用】感冒、上呼吸道感染、急性支气管炎、荨麻疹、风疹等。临床以恶寒发热、咳嗽气促为特征症状。

【用药特征】本成药长于宣肺止咳，兼以护胃和中，佐以消食，适用于风寒束表，肺气失宣，兼有食滞或兼有脾胃不和者。

【用法用量】①丸：口服。水蜜丸一次6g，大蜜丸一次1丸，一日2次。②片：口服。一次4片，一日2次。③胶囊：口服。一次4粒，一日2次。④颗粒：口服。一次1袋，一日2次。

【使用注意】孕妇慎用。风热感冒、风寒表虚忌用。忌烟、酒、辛辣、生冷和油腻。

【规格贮藏】①丸：6g/丸。密封。②片：1g/片。密封。③胶囊：0.3g/粒。密封。④颗粒：0.3g/袋。密封。

感冒软胶囊

【处方组成】麻黄、桂枝、羌活、防风、荆芥穗、白芷、当归、川芎、苦杏仁、桔梗、薄荷、石菖蒲、葛根、黄芩。

【功能主治】疏风散寒、解表清热。主治外感风寒证。症见恶寒无汗、发热头痛、鼻塞流涕、骨节酸痛、咳嗽、咽喉肿痛、舌淡苔白、脉浮。

【现代药理】具有解热、镇痛、镇咳、祛痰、平喘、抗病毒和抑菌等作用。

【临床应用】感冒、上呼吸道感染、流行性感冒、过敏性鼻炎、支气管炎、荨麻疹、风疹等。临床以恶寒无汗、头痛、骨节酸痛、口苦微渴、咽痛为特征症状。

【用药特征】本成药解表止痛之力较强，兼有清热之效，还配有活血止痛、清利头目之品，对于头身疼痛较甚，或头目不清者尤宜，适用于风寒束表，兼有内热的感冒。

【用法用量】口服。一次2～4粒，一日2次。

【使用注意】孕妇禁用。高血压、心脏病、糖尿病、肾病患者慎用。外感风热或寒郁化热见咯吐黄黏痰者忌用。忌烟、酒及辛辣、生冷、油腻食物。

【规格贮藏】0.45g/粒（相当于总药材1.8g）。密封，置阴凉处保存。

桂枝合剂（颗粒）

【处方组成】桂枝、白芍、生姜、大枣、甘草。

【功能主治】解肌发表、调和营卫。主治风寒表虚证。症见头痛发热、汗出恶风、鼻塞干呕、舌淡苔白、脉浮缓。

【现代药理】具有调节汗腺分泌、调节体温、抗病毒、镇痛等作用。

【临床应用】感冒、上呼吸道感染、风湿性关节炎、类风湿关节炎等。临床以发热、汗出恶风为特征症状。

【用药特征】本成药长于解肌调营卫，解表发汗之力较缓，适用于外感风邪表虚证。亦可用于过敏性鼻炎及风疹或瘾疹等皮肤疾病证属营卫不和者。

【用法用量】①合剂：口服。一次10～15ml，一日3次。②颗粒：口服。一次5g，一日3次。

【使用注意】表实无汗或温病内热口渴者忌用。服药后多喝开水或热粥，覆被取暖，取微微汗出，不可过汗，防止重感。忌生冷、油腻、海鲜和鱼、鸡、羊肉等发物。

【规格贮藏】①合剂：10ml/支。密封，置阴凉处。②颗粒：5g/袋。密封。

表虚感冒颗粒

【处方组成】桂枝、葛根、白芍、苦杏仁（炒）、生姜、大枣。

【功能主治】散风解肌、和营清热。主治外感风寒表虚证。症见发热恶风、有汗、头痛项强、咳嗽痰白、鼻鸣干呕、苔薄白、脉缓。

【现代药理】具有抗病毒、解热、抗感染、镇痛等作用。

【临床应用】感冒、上呼吸道感染、急性支气管炎等。临床以恶风有汗、发热项强为特征症状。

【用药特征】本成药源于桂枝汤加减，解肌舒经之功较强，适用于外感风寒表虚兼有头痛项强者。

【用法用量】开水冲服。一次10～20g，一日2～3次。

【使用注意】风热感冒者慎用。服药后多饮热开水或热粥，覆被保暖，取微汗，不可发大汗。忌食生冷、油腻食品。

【规格贮藏】10g/袋。密封，置于干燥处。

防风通圣丸（颗粒）

【处方组成】防风、荆芥穗、薄荷、麻黄、大黄、芒硝、栀子、滑石、桔梗、石膏、川芎、当归、白芍、黄芩、连翘、甘草、白术（炒）。

【功能主治】解表通里、清热解毒。主治外寒内热、表里俱实证。症见恶寒壮热、头痛咽干、小便短赤、大便秘结、瘰疬初起、风疹湿疮、舌红苔白厚、脉浮紧或弦滑。

【现代药理】具有泻下、解热、抗菌、抗过敏等作用。

【临床应用】感冒、上呼吸道感染、荨麻疹、湿疹、面部痤疮、酒齄鼻、肥胖症、习惯性便秘等。临床以恶寒壮热、头痛咽干、小便短赤、大便秘结为特征症状。

【用药特征】本成药源于防风通圣散，善治气血怫郁，内有蕴热，外有风邪，表里三焦俱实之证，适用于外感风寒，内有蕴热者。实际上，其临床应用极为广泛，对于感冒，临床不必拘泥风寒、风热或风湿型，只要兼有里热壅盛者皆可使用。

【用法用量】①丸：口服。每次6g，一日2次。②颗粒：口服。一次1袋，一日2次。

【使用注意】孕妇慎用。运动员慎用。脾虚便溏者不宜。本虚之人、老人、小儿宜慎用。应忌鱼、羊、海鲜、腌卤、甜食。

【不良反应】偶见腹泻。

【规格贮藏】①丸：1g/20丸。密封。②颗粒：3g/袋。密封。

通宣理肺丸（颗粒、胶囊、片、口服液）

【处方组成】紫苏叶、前胡、桔梗、苦杏仁、麻黄、甘草、陈皮、半夏、茯苓、枳壳（炒）、黄芩。

【功能主治】解表散寒、宣肺止嗽。主治外感风寒、寒邪束肺证。症见咳嗽、发热恶寒、鼻塞流涕、头痛无汗、肢体酸痛、舌苔薄白、脉浮紧。

【现代药理】具有抗菌、抗病毒、解热、镇痛、镇咳、祛痰等作用。

【临床应用】感冒、上呼吸道感染、急性支气管炎等。临床以恶寒无汗、鼻塞多涕、咳嗽痰多为特征症状。

【用药特征】本成药长于理气化痰，兼以宽胸行滞。

用药轻宣透达，不寒不热，适用于外感风寒兼有肺气不宣证。对于外感风寒兼胃肠不适者，如胸脘胀闷不舒，恶心呕吐等更为适宜。

【用法用量】①丸：口服。水蜜丸一次7g，大蜜丸一次2丸，一日2～3次。②颗粒：开水冲服。一次9g，一日2次。③胶囊：口服。一次2粒，一日2～3次。④片：口服。一次4片，一日2～3次。⑤口服液：口服。一次20ml，一日2～3次。

【使用注意】孕妇忌服。风热感冒及阴虚咳嗽者忌用。忌烟、酒、辛辣、生冷黏腻食品。

【规格贮藏】①丸：水蜜丸：10g/100丸。密封。大蜜丸：6g/丸。密封。②颗粒：9g/袋；3g/袋（无蔗糖）。密封。③胶囊：0.36g/粒。密封。④片：0.36g/粒。密封。⑤口服液：10ml/支。密封，置阴凉处。

外感风寒颗粒

【处方组成】桂枝、白芷、防风、柴胡、荆芥穗、羌活、白芍、葛根、桔梗、苦杏仁（炒）、甘草。

【功能主治】解表散寒、退热止咳。主治外感风寒证。症见恶寒发热、头痛项强、全身酸疼、鼻塞流清涕、咳嗽、苔薄白、脉浮。

【现代药理】尚未检索到本成药相关的药理资料。

【临床应用】感冒、上呼吸道感染等。临床以恶寒发热、头痛项强、全身酸痛、鼻塞流清涕为特征症状。

【用药特征】本成药长于疏风散寒解表，兼以调和营卫，佐以宣肺止咳，照顾病机较全面，适用于外感风寒兼营卫不和、肺失宣降者。

【用法用量】开水冲服。一次12g，一日3次。

【使用注意】风热感冒及阴虚咳嗽者忌用。忌烟、酒、辛辣、生冷黏腻食品。

【规格贮藏】12g/袋。密封，防潮。

麻黄止嗽丸（胶囊）

【处方组成】橘红、麻黄、桔梗、川贝母、五味子（醋蒸）、茯苓、细辛。

【功能主治】解表散寒、宣肺化痰、止咳平喘。主治外感风寒证。症见无汗鼻塞、咳嗽痰喘、舌淡苔白、脉浮紧。

【现代药理】尚未检索到本成药相关的药理资料。

【临床应用】感冒、上呼吸道感染等。临床以无汗鼻塞、咳嗽痰喘为特征症状。

【用药特征】本成药长于宣肺化痰，兼以止咳平喘、佐以解表散寒，适用于风寒感冒所致的咳喘痰喘者。

【用法用量】①丸：口服。一次4.2g，一日2次。10岁以下，50岁以上身体虚弱者减半服。②胶囊：口服。一次3粒，一日2次。

【使用注意】孕妇慎用。运动员慎用。儿童、体质虚弱者慎用。有汗及汗多者、肺虚痨嗽、干咳无痰患者慎用。支气管扩张、肺脓疡、肺心病、肺结核患者应在医师指导下服用。服药期间，若患者出现高热，体温超过38℃，或出现喘促气急者，或咳嗽加重，痰量明显增多，或痰色由白转黄者应到医院就诊。高血压、心脏病患者慎用。忌食辛辣、油腻食物。

【不良反应】个别患者可出现轻度恶心、上腹部不适。

【规格贮藏】①丸：1g/20粒。密闭，置阴凉干燥处。

②胶囊：0.28g/粒。密封。

桂黄清热颗粒

【处方组成】麻黄、桂枝、苦杏仁、石膏、生姜、大枣、炙甘草。

【功能主治】发汗解表、清热除烦。主治外感风寒证。症见发热恶寒、寒热俱重、身疼痛、不汗出而烦躁、苔白、脉浮紧。

【现代药理】尚未检索到本成药相关的药理资料。

【临床应用】上呼吸道感染。临床以发热恶寒、寒热俱重、不汗出而烦躁为特征症状。

【用药特征】本成药源自《伤寒论》大青龙汤，长于外散风寒，内清里热，适用于风寒表实证兼有郁热者。

【用法用量】开水冲服。一次1袋，一日3次。

【使用注意】孕妇忌服。运动员慎用。高血压、心脏病、肾病患者慎用。宜清淡饮食。

【规格贮藏】5g/袋。密封，置阴凉（不超过20℃）处。

附：风寒感冒中成药特点比较

中成药名	功效		临床治疗主症	
	共同点	独有功效	相同主治	主治自身特点
三拗片	发汗解表	宣肺止咳	风寒表实证，症见恶寒重、发热，周身不适，舌淡苔白、脉浮紧	无汗、咳嗽咯痰，痰多色白质稀
伤风停胶囊		燥湿理气		无汗、肢体酸痛、咳嗽咯白痰、胸脘不适
葛根汤颗粒（合剂、片）		解肌舒经，调和营卫		汗出、头痛身疼、项背强急不舒
荆防颗粒（合剂）		祛风胜湿		无汗、鼻塞咳嗽痰白、头身酸痛
九味羌活颗粒（片、水丸、蜜丸、口服液）		散寒除湿		无汗、头身困重、肢体酸楚
风寒感冒颗粒		燥湿化痰		无汗、恶寒重、头痛、咯痰清稀
正柴胡饮颗粒（胶囊、合剂）		解热止痛		轻度恶寒发热、头身酸痛
感冒清热颗粒（胶囊、口服液、片）		解表清热		发热、恶寒、咽干
表实感冒颗粒		祛风散寒		恶寒重、头项强痛
感冒疏风丸（片、胶囊、颗粒）		宣肺和中		恶寒发热、咳嗽气促

中成药名	功效		临床治疗主症	
	共同点	独有功效	相同主治	主治自身特点
感冒软胶囊	发汗解表	解表清热	风寒表实证，症见恶寒重、发热，周身不适，舌淡苔白、脉浮紧	恶寒无汗、头痛、骨节酸痛、口苦微渴、咽痛
桂枝合剂（颗粒）		调和营卫		发热、汗出恶风
表虚感冒颗粒		解肌和营		恶风有汗、发热项强
防风通圣丸（颗粒）		清热解毒		恶寒壮热、头痛咽干、小便短赤、大便秘结
通宣理肺丸（颗粒、胶囊、片、口服液）		宣肺止嗽		恶寒无汗、鼻塞多涕、咳嗽痰多
外感风寒颗粒		退热止咳		恶寒发热、头痛项强、全身酸疼、鼻塞流清涕
麻黄止嗽丸（胶囊）		宣肺化痰止咳平喘		无汗鼻塞、咳嗽痰喘
桂黄清热颗粒		清热除烦		发热恶寒、寒热俱重、不汗出而烦躁

二、风热感冒

金花清感颗粒

【处方组成】金银花、麻黄（蜜炙）、石膏、杏仁、黄芩、连翘、浙贝母、知母、牛蒡子、青蒿、薄荷、甘草。

【功能主治】疏风宣肺、清热解毒。主治风热时邪外感证。症见发热、恶寒轻或不恶寒、咽红咽痛、鼻塞流涕、口渴、咳嗽或咳而有痰、舌质红、苔薄黄、脉数。

【现代药理】具有抗H1N1流感病毒、抗炎、解热等作用。

【临床应用】流行性感冒、甲型H1N1流感。临床以发热、咽喉肿痛、口渴、咳嗽、舌红为特征症状。

【用药特征】本成药源于银翘散合麻杏石甘汤加减化裁。本成药以辛凉宣泄，透表达邪为主。用药宣清结合，宣透为主；肺卫同治，卫气兼顾，透卫为先，兼顾清热利咽，内寓"治未病"的思路。全方长于清热解毒，解表达邪，兼能辛凉宣泄，清肺平喘，佐以消肿利咽。适用于风热时邪侵袭所致的风热表证或风热犯肺证。

【用法用量】开水冲服。一次6g，一日2次，连服3～5天。或遵医嘱。

【使用注意】妊娠期妇女禁用。活动期消化道溃疡者禁用。胃肠道出血者禁用。对本品或处方其中成分过敏者禁用。高血压、心功能不全、青光眼、免疫缺陷者慎用。过敏体质者慎用。忌辛辣、生冷、油腻食物，饮食宜清淡。

【不良反应】服药后有微汗、皮疹、头痛等不适，偶见氨基转移酶升高，消化不良。也有引起胃肠道出血，加重溃疡的报道。

【规格贮藏】6g/袋。密封。置阴凉干燥处。

桑菊感冒片（丸、颗粒、合剂）

【处方组成】桑叶、菊花、薄荷、苦杏仁、桔梗、连翘、芦根、甘草。

【功能主治】疏风清热、宣肺止咳。主治外感风热证。症见头痛、咳嗽、口干、咽干咽痛、舌淡红、苔薄黄、脉浮数。

【现代药理】具有发汗、解热、抗感染、抑制胃肠运动等作用。

【临床应用】感冒、急性上呼吸道感染、急性支气管

炎、流行性感冒。临床以咳嗽、少痰、咽干为特征症状。

【用药特征】本中成药偏于宣肺止咳，清热之力不强，适用于风热感冒轻证，发热不甚，咳嗽明显者。亦可用于肝胆火旺之轻证，症见目赤，头痛，眼分泌物增多，视物模糊，眼睛干涩等。

【用法用量】①片：口服。一次4～8片，一日2～3次。②丸：口服。每次25～30粒，一日2～3次。③颗粒：开水冲服。一次1～2袋，一日2～3次。④合剂：口服。一次15～20ml，一日3次，用时摇匀。

【使用注意】风寒外感者慎用。可用梨、藕、萝卜煮水服用，以增止咳之力。服药期间忌食辛辣、油腻食物。

【规格贮藏】①片：0.62g/片。密封。②丸：15g/100粒。密封。③颗粒：11g/袋。密封。④合剂：10ml/支；100ml/瓶。

银翘解毒丸
（液、合剂、颗粒、片、胶囊、软胶囊）

【处方组成】金银花、连翘、薄荷、荆芥、淡豆豉、牛蒡子（炒）、桔梗、淡竹叶、甘草。

【功能主治】疏风解表、清热解毒。主治外感风热证。症见发热、微恶风寒、鼻塞流黄浊涕、头痛、咳嗽、口干、咽喉疼痛、舌红、苔黄、脉数或浮数。

【现代药理】具有解热、抗菌、抗病毒和镇痛等作用。

【临床应用】感冒、上呼吸道感染、流行性感冒、儿童手足口病、小儿水痘、流行性腮腺炎等。临床以发热、微恶风寒、咽痛为特征症状。

【用药特征】本成药源自《温病条辨》之银翘散，有"辛凉平剂"之誉，本成药清宣凉透，配伍全面，适合外感风热初起，邪在肺卫者。

【用法用量】①丸：口服。一次1丸，一日2～3次，以芦根汤或温开水送服。②液：口服。一次20ml，一日2～3次。③合剂：口服。一次10ml，一日3次，用时摇匀。④颗粒：开水冲服。一次15g，一日3次；重症者加服1次。⑤片：口服。一次4片，一日2～3次。⑥胶囊：口服。一次4粒，一日2～3次。⑦软胶囊：口服。一次2粒，一日3次。

【使用注意】孕妇慎用。严重肝肾功能不全者禁用。风寒感冒者慎用。忌烟、酒及辛辣、生冷、油腻食物。

【规格贮藏】①丸：3g/丸。密封。②液：10ml/支。密封，置阴凉处。③合剂：10ml/支。密封，遮光，置阴凉处。④颗粒：15g/袋；2.5g/袋（含乳糖）。密封。⑤片：素片1.5g/片；薄膜衣片0.52g/片。⑥软胶囊：0.45g/粒。密封，置阴凉干燥处（不超过20℃）。⑦胶囊：0.4g/粒。密封。

银翘颗粒（合剂）

【处方组成】金银花、连翘、牛蒡子、荆芥、薄荷、淡豆豉、桔梗、淡竹叶、芦根、甘草。

【功能主治】辛凉解表、清热解毒。主治外感风热证。症见发热、微恶风寒、鼻塞流黄浊涕、头痛、咳嗽、口干、咽喉疼痛、舌红、苔黄、脉数或浮数。

【现代药理】具有解热、抗菌、抗病毒和镇痛等作用。

【临床应用】感冒、上呼吸道感染、流行性感冒、儿童手足口病、小儿水痘、流行性腮腺炎等。临床以发热头痛、微恶风寒、咽痛为特征症状。

【用药特征】本成药源自《温病条辨》之银翘散，有"辛凉平剂"之誉。配伍全面，适合外感风热初起，邪在肺卫者。

【用法用量】①颗粒：口服。一次10g，一日2～3次。②合剂：口服。一次10ml，一日2～3次。温开水吞服或开水泡服，一日2～3次。

【使用注意】风寒感冒者不适用。脾胃虚寒者慎用。忌烟、酒及辛辣、生冷、油腻食物。

【规格贮藏】①颗粒：10g/袋。密封。②合剂：10ml/支；120ml瓶。密封，置阴凉处。

牛黄清感胶囊

【处方组成】金银花、连翘、黄芩、人工牛黄、珍珠母。

【功能主治】疏风解表、清热解毒。主治外感风热证。症见发热、咳嗽、咽痛、舌红、脉浮数。

【现代药理】具有解热、镇痛、抗菌、抗病毒、镇静等作用。

【临床应用】感冒、上呼吸道感染、急性咽喉炎、急性扁桃体炎等。临床以发热、咳嗽、咽痛尤甚为特征症状。

【用药特征】本成药清热解毒之力较强，兼具清心泻肺、凉肝镇惊之效；又擅长解在表之风热。适用于外感风热，上熏咽喉者。

【用法用量】口服。一次2~4粒，一日3次。

【使用注意】孕妇禁用。风寒感冒者不宜。忌烟、酒及辛辣、生冷、油腻食物。

【规格贮藏】0.3g/粒。密封。

柴银口服液（颗粒）

【处方组成】柴胡、金银花、黄芩、葛根、荆芥、青蒿、连翘。

【功能主治】清热解毒、利咽止渴。主治外感风热证。症见发热恶风、头痛、咽痛、汗出、鼻塞流涕、咳嗽、舌边尖红、苔薄黄、脉浮数。

【现代药理】具有抗菌、抗病毒、解热等作用。

【临床应用】感冒、上呼吸道感染、手足口病、疱疹性咽峡炎、急性扁桃体炎等。临床以发热明显、微恶风寒、咽痛为特征症状。

【用药特征】本成药疏风解表之力较弱，但清热解毒、利咽止痛作用较强。用药以柴、葛配以青蒿，退热而不伤阴，兼具清泻心肺邪热之功，适用于外感风热兼热毒较重者。

【用法用量】①口服液：口服。一次1支，一日3次，连服3天。②颗粒：开水冲服。一次1~2袋，一日3次。

【使用注意】糖尿病患者忌服。脾胃虚寒者宜温服。忌烟、酒及辛辣、生冷、油腻食物。

【不良反应】偶见腹泻。

【规格贮藏】①口服液：20ml/支。密封，置阴凉干燥处。②颗粒：8g/袋。密封。

苦甘颗粒

【处方组成】金银花、薄荷、蝉蜕、黄芩、麻黄、苦杏仁、桔梗、浙贝母、甘草。

【功能主治】疏风清热、宣肺化痰、止咳平喘。主治风热感冒或风温肺热证。症见恶风、发热、头痛、咽痛、咳嗽、咳痰、气喘、舌边尖红、苔薄黄、脉浮数。

【现代药理】具有解热、抗菌、镇咳、祛痰等作用。

【临床应用】上呼吸道感染、流行性感冒、急性气管炎、支气管炎等。临床以咳嗽、黄痰、气喘为特征症状。

【用药特征】本中成药止咳之力较同类药较强，而解毒之力并不突出，适用于以风寒郁而化热、邪热闭肺、肺失宣肃者。

【用法用量】开水冲服。一次8g，一日3次；小儿酌减或遵医嘱。

【使用注意】孕妇慎用。高血压，青光眼者慎用。风寒感冒者慎用。服药期间忌食辛辣、生冷、油腻食物。

【规格贮藏】4g/袋。密封。

夏桑菊颗粒（胶囊、片、口服液）

【处方组成】夏枯草、野菊花、桑叶。

【功能主治】清肝明目、疏风散热、除湿痹、解疮毒。主治外感风热证。症见目赤头痛、头晕耳鸣、咽喉肿痛、疔疮肿毒、舌红、脉浮数。

【现代药理】具有抗菌、抗病毒、降压等作用。

【临床应用】感冒、支气管炎、上呼吸道感染、流行性感冒、中老年冠心病、高血压、急性结膜炎、扁桃体炎等，临床以目赤头痛、咽喉肿痛为指征。

【用药特征】本成药源自于桑菊饮加减，本方疏风散热作用较弱，但长于清泻肺肝二经邪火，又具润燥之功，适用于表证不重，邪火上熏者。

【用法用量】①颗粒：开水冲服。一次10~20g，一日3次。②片：口服。一次2~4片，一日3次。③胶囊：口服。一次3~6粒，一日3次。④口服液：口服。一次10~20ml，一日3次。

【使用注意】脾胃虚寒者慎用。忌烟、酒及辛辣、生冷、油腻食物。

【规格贮藏】①颗粒：10g/袋。密封。②胶囊：0.42g/粒。密封。③片：0.6g/片。密封，置阴凉处。④口服液：10ml/支。密封。

银翘伤风胶囊

【处方组成】金银花、连翘、牛黄、薄荷、荆芥、淡豆豉、桔梗、牛蒡子、芦根、淡竹叶、甘草。

【功能主治】疏风解表、清热解毒。主治外感风热，温病初起证。症见发热恶寒、高热口渴、头痛目赤、咽喉肿痛、舌苔薄黄、脉浮数。

【现代药理】具有解热、抗菌、抗病毒、镇痛等作用。

【临床应用】感冒、流行性感冒、上呼吸道感染。临床以高热、咽痛、目赤为特征症状。

【用药特征】本成药实为银翘散加牛黄而成，较之银翘散清热解毒之力大增。对于外感风热，或温病初起诸证因热毒壅盛而致的高热、咽痛、目赤等症有较好疗效。

【用法用量】口服。一次4粒，一日3次。

【使用注意】孕妇慎用。忌烟酒及辛辣、生冷、油腻食物。

【规格贮藏】0.3g/粒。密封。

抗感颗粒（口服液）

【处方组成】金银花、赤芍、绵马贯众。

【功能主治】清热解毒。主治外感风热证。症见发热、头痛、鼻塞、喷嚏、咽痛、全身乏力、酸痛、舌红苔黄、脉浮数。

【现代药理】具有解热、抗炎、镇痛、抗病毒等作用。

【临床应用】感冒、支气管炎、流行性感冒、小儿手足口病、咽炎等。临床以咽喉肿痛不愈为特征症状。

【用药特征】本成药组方以清热凉血为主，尤擅于清解血分之热，又兼疏散解毒之功，适用于外感风热证见咽喉红肿疼痛明显者。

【用法用量】①颗粒：开水冲服。一次10g，一日3次。②口服液：一次10ml，一日3次，小儿酌减或遵医嘱，用时摇匀。

【使用注意】孕妇慎用。不宜久服。忌食辛辣、油腻食物。

【规格贮藏】①颗粒：10g/袋。密封。②口服液：10ml/支。密封。

蒲地蓝消炎口服液（片）

【处方组成】蒲公英、黄芩、板蓝根、苦地丁。

【功能主治】清热解毒。主治外感风热、热毒炽盛证。症见发热、微恶风、口干口渴、咽干咽痛、舌质红、苔黄少津、脉浮数或滑数。

【现代药理】具有抗菌、抗病毒、免疫调节等作用。

【临床应用】感冒、呼吸道感染、咽喉炎、扁桃体炎、淋巴结炎等。临床以咽痛、舌红苔黄、脉数为特征症状。

【用药特征】本成药清热解毒之力较强，疏风解表之力偏弱，适用于热毒壅盛所致咽喉红肿热痛，发热较甚，体温升高者。

【用法用量】①口服液：口服。一次10ml，一日3次，小儿酌减。如有沉淀，摇匀后服用。②片：口服。一次3~4片，一日4次。

【使用注意】孕妇慎用。风寒外感者慎用。脾胃虚寒者慎用。本药寒凉，易伤脾胃，故不可长期服用，亦不推荐预防性用药。对于脾胃素虚者，可服用山药粥顾护胃气。兼咳嗽者可用梨、萝卜、藕煮水服用。忌辛辣、油腻、生冷，鸡、鱼、羊肉，腌卤。

【规格贮藏】①口服液：10ml/支。密封。②片：0.6g/片。密封。

抗病毒口服液（片、丸、颗粒、软胶囊）

【处方组成】板蓝根、石膏、芦根、生地黄、郁金、知母、石菖蒲、广藿香、连翘。

【功能主治】清热祛湿、凉血解毒。主治外感风热证。症见发热、头身疼痛、舌红绛、苔黄腻、脉浮数或浮滑。

【现代药理】具有抗病毒、解热、镇痛等作用。

【临床应用】感冒、流行性感冒、上呼吸道感染、合胞病毒性肺炎、手足口病、红眼病、腮腺炎等。临床以发热、微恶风、咽肿咽痛为特征症状。

【用药特征】本成药清热化湿、解毒利咽之力明显，适用于外感风热，热毒壅盛证，以咽肿咽痛为主症者。

【用法用量】①口服液：口服。一次10ml，一日2~3次，早饭前和午、晚饭后各服一次。②片：口服。一次4片，一日3次。③丸：口服。一次2.5g，一日2~3次（早饭前和午、晚饭后各服一次），小儿酌减。④颗粒：开水冲服。一次12~24g，一日3次。⑤软胶囊：饭后服用。一次4粒，一日3次。

【使用注意】孕妇禁用。糖尿病患者禁用。脾胃虚寒泄泻者慎用。忌烟、酒及辛辣、生冷、油腻食物。

【不良反应】个别患者可见恶心、腹泻。

【规格贮藏】①口服液：10ml/支。密封。②片：0.55g/片。密封。③丸：2.5g/袋。密封，置阴凉干燥处密封。④颗粒：12g/袋。密封。⑤软胶囊：0.45g/粒。密封，置阴凉处保存。

桑菊银翘散

【处方组成】桑叶、菊花、金银花、连翘、薄荷、荆芥、淡豆豉、牛蒡子、蝉蜕、僵蚕、绿豆、桔梗、苦杏仁、川贝母、淡竹叶、芦根、滑石、甘草。

【功能主治】疏风解表、清热解毒、宣肺止咳。主治外感风热证。症见发热恶寒、头痛、咳嗽、咽喉肿痛、舌淡红、苔薄黄、脉浮数。

【现代药理】具有抗菌、抗病毒、解热、抗炎、抗过敏等作用。

【临床应用】感冒、上呼吸道感染、急性支气管炎等。临床以发热恶风、咽痛、咳嗽或大便不爽为特征症状。

【用药特征】本中成药为桑菊饮合银翘散加减而成，故兼二方之长，清热解毒与疏风止咳并重，兼有利湿生津之效，适用于外感风热兼有湿热之象者。

【用法用量】口服。一次10g，一日2～3次。

【使用注意】孕妇慎用。风寒外感者慎用。服药期间忌食辛辣、油腻食物。

【规格贮藏】10g/袋。密封。

桑姜感冒片（胶囊）

【处方组成】桑叶、连翘、菊花、苦杏仁、紫苏、干姜。

【功能主治】散风清热、宣肺止咳。症见发热头痛、咽喉肿痛、咳嗽痰白、苔白脉浮。

【现代药理】具有解热、抗炎等作用。

【临床应用】感冒、上呼吸道感染、急性支气管炎。临床以发热头痛、咽喉肿痛、咳嗽痰白为特征症状。

【用药特征】本成药重在平散风邪、兼以宣肺化痰，适用于外感风热较轻，兼有痰浊阻肺者。

【用法用量】①片：口服。一次3～4片，一日3次。②胶囊：口服。一次3～4粒，一日3次。

【使用注意】孕妇慎用。服药期间忌食辛辣、油腻食物。

【规格贮藏】①片：0.5g/片。密封。②胶囊：0.25g/粒。密封，干燥处保存。

连花清瘟片（胶囊、颗粒）

【处方组成】连翘、金银花、炙麻黄、炒苦杏仁、石膏、板蓝根、绵马贯众、鱼腥草、薄荷脑、广藿香、大黄、红景天、甘草。

【功能主治】清瘟解毒、宣肺泄热。主治热毒袭肺证。症见发热恶寒、肌肉酸痛、鼻塞流涕、咳嗽、头痛、咽干咽痛、舌偏红、苔黄或黄腻。

【现代药理】具有抗菌、抗病毒、抗炎、镇痛、调节免疫等作用。

【临床应用】感冒、流行性感冒、上呼吸道感染、急性咽炎、手足口病、禽流感等。临床以恶寒发热、肌肉酸疼、咽痛为特征症状。

【用药特征】本成药重用苦寒凉血之品，其清解热毒之力尤甚，又兼泻肺平喘之功，适用于时行感冒、温病疫疠属热毒者。

【用法用量】①片：口服。一次4片，一日3次。②胶囊：口服。一次3～4粒，一日3次。③颗粒：口服。一次1袋，一日3次。

【使用注意】孕妇忌服。高血压、心脏病、肾病患者慎用。风寒感冒、体虚便溏者慎用。饮食宜清淡，忌食辛辣油腻之品。

【不良反应】偶见胃肠道不适、腹痛、腹泻。

【规格贮藏】①片：0.35g/片。密封，置阴凉处。②胶囊：0.35g/粒。密封，置阴凉干燥处（不超过20℃）。③颗粒：6g/袋。密封，置阴凉干燥处（不超过20℃）。

清热解毒片（胶囊、颗粒、口服液）

【处方组成】金银花、连翘、知母、石膏、黄连、大青叶、水牛角、地黄、玄参。

【功能主治】清热解毒、养阴生津、泻火。主治风热外感或风热毒邪证。症见发热恶寒、咽喉疼痛、咽燥口渴、咳嗽痰黏或黄，或见一侧或两侧耳垂下肿大触痛、肿大腮腺常呈半球形、以耳垂为中心边缘不清、张口或咀嚼时局部疼痛、舌苔薄黄、脉浮数。

【现代药理】具有解热、抗炎、抗病毒、镇痛等作用。

【临床应用】感冒、流行性感冒、上呼吸道感染、流行性腮腺炎、疱疹性咽峡炎等。临床以咽喉疼痛、咽燥口渴，或见一侧或两侧耳垂下肿大触痛为特征症状。

【用药特征】本成药擅清解气分邪热，又以凉血解毒之品化解血分热毒，苦寒力胜却无伤阴之虞，又兼镇惊利咽之效，适用于风热毒邪聚于咽喉面颊者。

【用法用量】①片：口服。一次4片，一日3次，儿童酌减。②胶囊：口服。一次2~4粒，一日3次，或遵医嘱。③颗粒：开水冲服。一次18g，一日3次，小儿酌减或遵医嘱。④口服液：口服。一次10~20ml，一日3次，儿童酌情递减，或遵医嘱。

【使用注意】孕妇慎用。风寒感冒、虚寒泄泻慎用。糖尿病患者慎用。饮食宜清淡，忌辛辣食物；忌烟酒。

【规格贮藏】①片：薄膜衣片0.52g/片；0.37g/片；0.35g/片。②胶囊：0.3g/粒。密封。③颗粒：18g/袋。密封。④口服液：10ml/支。密封。

板蓝根颗粒（片、茶、口服液）

【处方组成】板蓝根。

【功能主治】清热解毒、凉血利咽。主治肺胃热盛证。症见咽喉肿痛、口咽干燥、舌红苔黄、脉数。

【现代药理】具有抗菌、抗病毒、抗内毒素等作用。

【临床应用】感冒、流行性感冒、上呼吸道感染、急性扁桃体炎、流行性脑炎、腮腺炎、麻疹、病毒性心肌炎等。临床以咽喉肿痛、口咽干燥为特征症状。

【用药特征】本成药仅板蓝根一味，药简力专，可入气分以清热泻火，又入血分以清热凉血，有利咽消肿之功，适用于肺胃热盛、风热袭肺所致咽喉红肿疼痛者。

【用法用量】①颗粒：开水冲服。一次10g〔规格（1）（2）〕，或一次1~2袋〔规格（3）（4）〕，一日3~4次。②片：口服。一次2~4片，一日3次。③茶剂：开水冲服。一次1块，一日3次。④口服液：口服，一次1支，一日4次。

【使用注意】孕妇慎用。风寒感冒、虚寒泄泻慎用。糖尿病患者慎用。饮食宜清淡，忌辛辣食物、忌烟酒。

【规格贮藏】①颗粒：5g/袋（相当于饮片7g）〔规格（1）〕；10g/袋（相当于饮片14g）〔规格（2）〕；3g/袋（无蔗糖，相当于饮片7g）〔规格（3）〕；1g/袋（无蔗糖，相当于饮片7g）〔规格（4）〕。密封。②片：0.3g/片；0.24g/片。密封。③茶剂：10g/块；15g/块。④口服液：10ml/支。密封。

柴银感冒颗粒

【处方组成】柴胡、金银花、拳参、射干、僵蚕、大青叶、板蓝根、陈皮、甘草。

【功能主治】清热解毒。主治外感风热证。症见发热、头痛、咽痛、鼻塞、流涕、舌红苔薄黄、脉浮数。

【现代药理】具有解热、抗病毒等作用。

【临床应用】上呼吸道感染、流行性感冒。临床以发热、咽痛舌红为特征症状。

【用药特征】本成药清热解毒之力较强，疏风解表之力较弱，适用于外感风热表证中咽痛明显者。

【用法用量】开水冲服。一次1~2袋，一日3次。

【使用注意】孕妇慎用。糖尿病患者忌服含糖型。风寒感冒者慎用。忌烟、酒及辛辣、生冷、油腻食物。

【规格贮藏】15g/袋（含糖型）;6g/袋（无蔗糖）。密封。

金莲清热颗粒

【处方组成】金莲花、大青叶、生石膏、知母、生地黄、玄参、苦杏仁（炒）。

【功能主治】清热解毒、利咽生津、止咳祛痰。主治外感风热证。症见高热、口渴、咽干、咽痛、咳嗽、痰稠、舌质红、苔黄、脉浮数。

【现代药理】具有抗菌、抗病毒、解热、止咳、祛痰等作用。

【临床应用】感冒、流行性感冒、上呼吸道感染等。临床以高热不退、咽干口渴为特征症状。

【用药特征】本成药清热生津之力较强，解表之力较弱，适用于热盛津伤者，兼有便秘、尿赤者。亦可用于热盛便秘、口舌生疮等里热壅盛之证。

【用法用量】口服。成人一次5g，一日4次，高热时每4小时服1次。小儿1岁以下每次2.5g，一日3次，高热时每日4次；1~15岁每次2.5~5g，一日4次，高热时每4小时1次，或遵医嘱。

【使用注意】孕妇慎用。脾胃虚寒泄泻者慎服。若联合西药退热时，需在医生指导下使用，以避免药效叠加。饮食清淡，注意多饮水，多食富含维生素C的食物，忌烟、酒及辛辣、生冷、油腻食物。

【规格贮藏】5g/袋；2.5g/袋。密封，置干燥处。

热炎宁颗粒（片、合剂）

【处方组成】蒲公英、虎杖、北败酱、半枝莲。

【功能主治】清热解毒。主治外感风热、内郁化火证。

症见发热、咽喉肿痛、口苦咽干、咳嗽痰黄、尿黄便结、舌质红、苔黄乏津、脉浮数或滑数。

【现代药理】具有抗菌、抗病毒、抗真菌、抗炎等作用。

【临床应用】急性咽炎、急性支气管炎等。临床以咽痛、痰黄、尿赤便结为特征症状。

【用药特征】本成药清热解毒之力偏胜，兼有利湿涤痰、消痈排脓之功，由于解表之力较弱，故多用于表证不著，而热象痰浊明显者。此外，热毒疮疡、痤疮、湿热带下，甚至湿热黄疸者也可选用。

【用法用量】①颗粒：开水冲服。一次1~2袋，一日2~4次；或遵医嘱。②片：口服。一次3~6片，一日2~4次。③合剂：口服。一次10~20ml，一日2~4次，或遵医嘱。

【使用注意】儿童、孕妇、哺乳期妇女、年老体弱及脾虚便溏者慎用。风寒感冒者慎用。对于治疗疮疡热毒者，可配以如意金黄散外敷。若治咽痛咽肿者，可配以珠黄吹喉散。若治口舌生疮者，可配以冰硼散外敷。忌烟、酒及辛辣、生冷、油腻食物。

【规格贮藏】①颗粒：16g/袋；4g/袋（无蔗糖）。密封。②片：0.26g/片。密封。③合剂：100ml/瓶。密封，置阴凉处。

风热感冒颗粒

【处方组成】桑叶、菊花、连翘、薄荷、荆芥穗、牛蒡子、板蓝根、苦杏仁、桑枝、六神曲、芦根。

【功能主治】清热解毒、宣肺利咽。主治外感风热证。症见发热恶风、鼻塞头痛、咳嗽痰多、舌红苔黄、脉浮数。

【现代药理】具有解热、镇痛、抗炎等作用。

【临床应用】感冒、流行性感冒、上呼吸道感染等。临床以恶风、头身咽喉疼痛、咳嗽为特征症状。

【用药特征】本成药疏散风热作用较弱，但清热解毒、宣肺利咽作用较强，兼有生津之功，适用于风热外感所致的咽痛咳嗽，兼见口干口渴者。

【用法用量】口服。一次10g，一日3次；小儿酌减。

【使用注意】孕妇慎用。风寒外感者慎用。糖尿病、高血压、心脏病、肝病、肾病等慢性病严重者慎用。忌食辛辣、油腻食物。

【规格贮藏】10g/袋。密封。

感冒退热颗粒

【处方组成】大青叶、板蓝根、连翘、拳参。

【功能主治】清热解毒、疏风解表。主治热毒壅肺证。症见发热、咽喉肿痛或咳嗽、全身酸痛、舌红苔黄或黄腻、脉浮数。

【现代药理】抗菌、抗病毒、解热等作用。

【临床应用】感冒、流行性感冒、上呼吸道感染、急性扁桃体炎、急性咽炎、急性喉炎等。临床以咽喉肿痛、壮热烦躁为特征症状。

【用药特征】本成药以清热解毒作用见长，兼有消肿散结和较轻的疏散风热作用，适用于温热毒邪入于血分所致的发斑、神昏、壮热、烦躁等症，或发热、头痛、咽痛及痄腮、痈肿、疮毒等热毒炽盛之症，或外感风热所致的咽痛发热之症。

【用法用量】开水冲服。一次1~2袋，一日3次。

【使用注意】孕妇、哺乳期妇女慎用。风寒外感者慎用。扁桃体有化脓或发热体温超过38.5℃应配合其他治疗措施。忌食辛辣、油腻食物。

【规格贮藏】8g/袋；4.5g/袋（无蔗糖）。密封。

感冒舒颗粒

【处方组成】大青叶、连翘、荆芥、防风、薄荷、白芷、牛蒡子、桔梗、甘草。

【功能主治】疏风清热、解表宣肺。主治外感风热证。症见头痛体困、发热恶寒、鼻塞流涕、咳嗽咽痛、舌红、苔薄黄、脉浮数。

【现代药理】具有抗病毒、抗菌、抗炎、解热等作用。

【临床应用】上呼吸道感染。临床以发热、恶寒、头痛、咽痛为特征症状。

【用药特征】本成药以疏风解表见长，但清热之力稍逊，适用于风热感冒初起，表证较明显而热象不著者。

【用法用量】开水冲服。一次15g，一日3次；病情较重者，首次可加倍。

【使用注意】风寒外感者慎用。服药期间忌食辛辣、油腻食物。

【规格贮藏】15g/袋。密封。

双黄连口服液
（颗粒、糖浆、合剂、胶囊、片、栓）

【处方组成】金银花、黄芩、连翘。

【功能主治】疏风解表，清热解毒。主治外感风热证。症见发热微恶风、汗出不畅、头胀痛、鼻塞、流黄稠涕、咳嗽、咽痛、舌红苔黄、脉数。

【现代药理】具有解热、抗菌、抗病毒、抗炎等作用。

【临床应用】上呼吸道感染、流行性感冒、支气管炎、肺炎、扁桃体炎、咽炎、口腔炎等。临床以流黄稠涕、咳嗽、咽痛为特征症状。

【用药特征】本成药长于解表清热，是临床常用制剂，适用于风热外感初起，体温升高或咽喉肿痛者，但其清解退热之力在同类药中并非最强，故对风热轻证或中、低程度的发热有较好疗效。

【用法用量】①口服液：口服。一次20ml〔规格（1）（2）〕或10ml〔规格（3）〕，一日3次；小儿酌减或遵医嘱。②颗粒：口服或开水冲服。无糖颗粒：一次5g，一日3次；6个月以下，一次1.0～1.5g；6个月～1岁，一次1.5～2.0g；1～3岁，一次2.0～2.5g；3岁以上儿童酌量或遵医嘱。含糖颗粒，服用量加倍。③糖浆：口服。一次20ml，一日3次；小儿酌减或遵医嘱。④合剂：一次10ml，一日3次；小儿酌减或遵医嘱。⑤胶囊：口服。一次4粒，一日3次；儿童酌减或遵医嘱。⑥片：口服。一次4片，一日3次；小儿酌减或遵医嘱。⑦栓剂：直肠给药。小儿一次1粒，一日2～3次。

【使用注意】孕妇慎用。风寒感冒或脾胃虚寒者慎用。服药期间忌服滋补性中药，饮食宜清淡，忌食辛辣食物。

【不良反应】少数患者可出现全身皮肤瘙痒、皮疹。

【规格贮藏】①口服液：10ml/支（每1ml相当于饮片1.5g）〔规格（1）〕；20ml/支（每1ml相当于饮片1.5g）〔规格（2）〕；10ml（每1ml相当于饮片3.0g）〔规格（3）〕。密封，避光，置阴凉处。②颗粒：5g/袋〔相当于净饮片15g；相当于净饮片30g（无蔗糖）〕。密封。③糖浆剂：100ml/瓶。密封、避光、置阴凉处。④合剂：100ml/瓶。密封。⑤胶囊：0.4g/粒。密封。⑥片：0.53g/片。密封。⑦栓剂：1.5g/粒。密闭，置阴凉干燥处。

柴黄口服液（颗粒、片、胶囊）

【处方组成】柴胡、黄芩提取物。

【功能主治】清热解表。主治外感风热证。症见发热、周身不适、头痛、目眩、咽喉肿痛、咳嗽、苔薄微黄、脉浮数。

【现代药理】具有解热、抗炎、抗菌抗病毒等作用。

【临床应用】感冒、上呼吸道感染等。临床以发热、周身不适、头痛、咽喉肿痛为特征症状。

【用药特征】本成药长于清热解毒，兼能解表散邪，为临床常用退热制剂，多用于中低度发热，一般不超过38.5℃，儿科较常用。适用于外感风热轻证。

【用法用量】①口服液。一次10ml，一日3次；或遵医嘱。②颗粒：口服。一次4g，一日2次。③片：口服。一次3～5片，一日2次。④胶囊：口服，一次3～5粒，一日2次。

【使用注意】孕妇慎用。糖尿病患者禁用。风寒感冒者慎服。脾胃虚寒慎服。饮食宜清淡，忌食辛辣厚味。

【规格贮藏】①口服液：10ml/支。密封，置于阴凉处。②颗粒：4g/袋。密封。③片：0.5g/片。密封。④胶囊：0.42g/粒。密封。

风热清口服液

【处方组成】金银花、熊胆粉、青黛、桔梗、瓜蒌皮、甘草。

【功能主治】清热解毒、宣肺透表、利咽化痰。主治外感风热证。症见发热、微恶风寒、头痛、咳嗽、口渴咽痛、舌边尖红、舌苔薄白微黄、脉浮数。

【现代药理】具有解热、抗菌、抗病毒、抗过敏等作用。

【临床应用】上呼吸道感染。临床以咳嗽、口渴、咽痛为特征症状。

【用药特征】本成药清解之力较强，而解表之力偏弱。临床除用于外感风热表证之外，也可用于肝火犯肺的痰热咳嗽，多有咽痛咽肿、痰黄而黏的表现。

【用法用量】口服。一次10ml，一日3～4次；重证加量；儿童酌减；或遵医嘱。

【使用注意】孕妇慎用。风寒感冒、脾胃虚寒者慎用。忌烟、酒及辛辣、生冷、油腻食物。

【规格贮藏】10ml/支。密封，置阴凉干燥处。

感冒止咳颗粒（糖浆、合剂）

【处方组成】柴胡、葛根、金银花、连翘、黄芩、青蒿、桔梗、苦杏仁、薄荷脑。

【功能主治】清热解表、止咳化痰。主治外感风热证。症见发热恶风、头痛鼻塞、咽喉肿痛、咳嗽、周身不适、舌红苔白或黄、脉浮数。

【现代药理】尚未检索到本成药相关的药理资料。

【临床应用】上呼吸道感染、急性支气管炎等。临床以发热恶风、咽痛、咳嗽为特征症状。

【用药特征】本成药疏风解表之力相对稍弱，但其清热解毒之功较强，适用于外感风热侵袭肺卫者，而且可治邪犯少阳，枢机不利，胆热内扰之证。若治少阳证，则以寒热往来、热重寒轻、口苦、咽干、目眩、胁部胀痛为特征症状。

【用法用量】①颗粒：开水冲服。一次10g，一日3次。②糖浆：口服。一次10ml，一日3次。③合剂：口服。一次10ml，一日3次。

【使用注意】外感风寒者慎用。服药期间饮食宜清淡，忌食辛辣油腻之品，以免助火生痰。

【规格贮藏】①颗粒：10g/袋；3g/袋（无蔗糖）。密封，置干燥处。②糖浆剂：100ml/瓶。密封，置阴凉处。③合剂：100ml/瓶。密封。

芎菊上清丸（水丸、片、颗粒）

【处方组成】菊花、川芎、连翘、薄荷、蔓荆子（炒）、黄芩、栀子、黄连、羌活、藁本、防风、白芷、荆芥穗、桔梗、甘草。

【功能主治】清热解表、散风止痛。主治风邪外袭证。症见恶风身热、偏正头痛、头目不清、鼻流清涕、牙疼喉痛、咽干口渴、苔薄黄、脉浮数。

【现代药理】尚未检索到本成药相关的药理资料。

【临床应用】偏头痛、上呼吸道感染等。临床以头身痛、咽干口苦为特征症状。

【用药特征】本成药实为羌活胜湿汤化裁而来，其特长在于散风邪以止头身疼痛。与原方相比，本成药多配伍了一些清热之品，故其清热解毒之力稍强，适用于外感风热或外感风寒郁而化热的头身痛。

【用法用量】①丸：口服。一次1丸，一日2次。②水丸：口服。一次6g，一日2次。③片：口服。一次4片，

一日2次。④颗粒：开水冲服。一次1袋，一日3次。

【使用注意】肝火上攻、风阳上扰头痛慎用。不可久服。津伤化燥者不宜使用。饮食宜进清淡易消化之品，忌食辛辣油腻，以免辛热动火助邪。

【规格贮藏】①丸：9g/丸。密封。②水丸：6g/袋。密封，防潮。③片：糖衣片片芯重0.25g；糖衣片片芯重0.3g。密封。④颗粒：10g/袋。密封，防潮。

凉解感冒合剂

【处方组成】大青叶、牛蒡子、薄荷、紫荆皮、马勃、荆芥、桔梗。

【功能主治】辛凉解表、疏风清热。主治外感风热证。症见发热恶风、头痛、鼻塞流涕、咳嗽、咽喉肿痛、舌红苔薄黄、脉浮数。

【现代药理】尚未检索到本成药相关药理资料。

【临床应用】上呼吸道感染等。临床以发热、咽痛为特征症状。

【用药特征】本中成药长于解毒利咽，但解表之力较弱。然与同类成药相比，清热利咽作用较强，适用于风热感冒初起或轻证热邪聚于咽喉者。

【用法用量】口服。一次10ml，一日2次。

【使用注意】孕妇及脾胃虚寒者慎用。忌食辛辣油腻食物。

【规格贮藏】10g/支。密封。

复方大青叶合剂

【处方组成】大青叶、金银花、羌活、拳参、大黄。

【功能主治】疏风清热、解毒消肿、凉血利胆。主治温热毒邪侵袭证，症见发热、头身疼痛、咽喉肿痛，或腮部红肿疼痛，或两胁疼痛，或身目黄染、口渴喜饮、小便短赤、大便秘结、舌红苔黄干或黄腻、脉浮数或弦数。

【现代药理】具有解热、抑菌、抗炎等作用。

【临床应用】流行性感冒、腮腺炎、急性病毒性肝炎等。临床以发热、头身疼痛、咽痛，或黄疸、便干为特征症状。

【用药特征】本成药解表散邪之力相对较强，清热解毒之功不突出，但其兼有清肝利胆之效，同时配有大黄，不仅可以以泻代清，祛邪外出，还兼一定凉血散

瘀、利胆退黄之效。适用于外感风热表证或温热初起，兼有黄疸者。

【用法用量】口服。一次10~20ml，一日2~3次；用于急性病毒性肝炎，一次30ml，一日3次。

【使用注意】孕妇慎用。虚寒证者慎用。服药期间饮食宜清淡，忌食辛辣、燥热之品。

【规格贮藏】10ml/瓶；100ml/瓶。密封。

清开灵胶囊
（软胶囊、颗粒、滴丸、片、泡腾片、口服液）

【处方组成】胆酸、猪去氧胆酸、黄芩苷、水牛角、金银花、栀子、板蓝根、珍珠母。

【功能主治】清热解毒、镇静安神。主治外感热病、热毒壅盛证。症见高热不退、烦躁不安、咽喉肿痛、脘腹胀闷、胁肋胀痛、舌质红绛苔黄、脉数。

【现代药理】具有解热、利胆、抗炎、抑菌、提高机体免疫力等作用。

【临床应用】上呼吸道感染、病毒性感冒、急性化脓性扁桃体炎、急性咽炎、急性支气管炎、病毒性肝炎等。临床以高热、烦躁、咽痛为特征症状。

【用药特征】本中成药功长清热解毒，镇静止痉，适用于热毒壅盛或热扰心神或热盛动风者。

【用法用量】①胶囊：口服。一次2~4粒〔规格（1）〕，一次1~2粒〔规格（2）〕，一日3次。儿童酌减或遵医嘱。②软胶囊：口服。一次1~2粒，一日3次；儿童酌减或遵医嘱。③颗粒：口服。一次3~6g，一日2~3次；儿童酌减或遵医嘱。④滴丸：口服或舌下含服。一次10~20丸，一日2~3次；儿童酌减或遵医嘱。⑤片：口服。一次1~2片，一日3次；儿童酌减或遵医嘱。⑥泡腾片：热水中泡腾溶解后服用。一次2~4片，一日3次；儿童酌减或遵医嘱。⑦口服液：口服。一次20~30ml，一日2次；儿童酌减。

【使用注意】孕妇禁用。久病体虚便溏者慎用。服药期间忌辛辣刺激性食物。

【规格贮藏】①口服液：10ml/支。密封。②片：0.5g/片。密封。③软胶囊：每粒装0.4g（含黄芩苷20mg）；每粒装0.2g（含黄芩苷10mg）。密封，置阴凉干燥处。④泡腾片：1g/片。密封。⑤胶囊：每粒装0.25g（含黄芩苷10mg）〔规格（1）〕；每粒装0.40g（含黄芩苷20mg）

〔规格（2）〕。密封。⑥颗粒：1.5g/袋（含黄芩苷20mg，无蔗糖）；3g/袋（含黄芩苷20mg；含黄芩苷20mg，橙香型）；10g/袋（含黄芩苷20mg）。密封。⑦滴丸：2.5g/袋。密封。

解热清肺糖浆

【处方组成】鱼腥草、桑白皮、黄芩、倒扣草、前胡、紫苏叶、紫菀、枳壳、甘草。

【功能主治】清热解毒、宣肺利咽、祛痰止咳。主治风热袭肺或肺热内壅证。症见发热、微恶风、烦躁不安、咳嗽痰黄、咽喉肿痛、大便秘结、小便短赤、舌红绛苔黄、脉浮数或滑数。

【现代药理】具有镇咳、祛痰、抗感染等作用。

【临床应用】上呼吸道感染、流行性感冒、急性支气管炎等。临床以咳嗽痰黄、咽喉肿痛为特征症状。

【用药特征】本成药解表之力相对较弱，却长于清肺化痰以止咳，有无表证皆可使用。由于清热化痰之力较强，临床除用于风热袭肺和肺热内壅证外，还常用于痰热郁肺之候。

【用法用量】温开水冲服。一次15ml，一日3次；小儿酌减。

【使用注意】孕妇慎用。糖尿病患者慎用。风寒感冒者慎用。饮食宜清淡，忌食辛辣油腻之品。

【规格贮藏】135ml/瓶。密封。

双清口服液

【处方组成】金银花、连翘、郁金、大青叶、滑石、广藿香、知母、地黄、桔梗、甘草、蜂蜜。

【功能主治】疏透表邪、清热解毒。主治风温袭肺证。症见发热、微恶风寒、咳嗽、痰黄、头痛、口渴、舌红苔黄或黄白苔相兼、脉浮滑或浮数。

【现代药理】具有解热、抗感染、止咳、抗菌等作用。

【临床应用】急性支气管炎等。临床以发热恶寒、咽痛口渴为特征症状。

【用药特征】本成药清热解毒、辛凉解表作用较强，兼能祛湿。适用于外感风热夹湿或暑湿者。实际应用中，但见为湿热郁肺者，有无明显表邪皆可使用。

【用法用量】口服。一次20ml，一日3次。

【使用注意】孕妇慎用。肝肾功能不良者慎用。风寒

感冒、脾胃虚寒者慎用。忌烟、酒及辛辣、生冷、油腻食物。

【规格贮藏】10ml/支。密封。

清瘟解毒片（丸）

【处方组成】大青叶、黄芩、葛根、连翘、羌活、防风、白芷、柴胡、川芎、玄参、天花粉、牛蒡子（炒）、赤芍、桔梗、淡竹叶、甘草。

【功能主治】清热解毒。主治外感风热毒邪证。症见憎寒壮热、头痛无汗、口渴咽干、两腮肿胀疼痛、头面肿赤、四肢酸痛、舌红苔黄、脉浮数或弦滑。

【现代药理】具有解热、抗病毒、抗感染等作用。

【临床应用】流行性感冒、腮腺炎、头面丹毒等。临床以憎寒壮热，头身疼痛，口渴咽干，两腮肿胀疼痛，头面肿赤为特征症状。

【用药特征】本成药解表之力强，清热解毒利咽之效也较突出，兼有活血凉血之效，适用于外感风热疫毒造成的痄腮、大头瘟等头面肿痛类疾病。

【用法用量】①片：口服。一次6片，一日2~3次。②丸：口服。水蜜丸一次12g；小蜜丸一次18g（90丸）；大蜜丸一次2丸，一日2次；小儿酌减。

【使用注意】孕妇慎用。外感风寒者慎用。避免生气恼怒。忌烟酒、辛辣油腻食物。

【规格贮藏】①丸：水蜜丸：12g/120丸。密封。小蜜丸：20g/100丸。密封。大蜜丸：9g/丸。密封。②片：0.6g/片。密封，防潮。

疏风解毒胶囊

【处方组成】虎杖、连翘、板蓝根、柴胡、败酱草、马鞭草、芦根、甘草。

【功能主治】疏风清热、解毒利咽。主治外感风热证。症见发热、恶风、咽痛、头痛、鼻塞、流浊涕、咳嗽、舌红苔黄、脉浮数。

【现代药理】具有抗菌、抗病毒、解热等作用。

【临床应用】急性上呼吸道感染。临床以发热、恶风、咽痛、头痛为特征症状。

【用药特征】本成药重在疏风清热，兼以解毒利咽，用药外疏内清，适用于外感风热兼有热毒内蕴者。

【用法用量】口服。一次4粒，一日3次。

【使用注意】孕妇慎用。外感风寒者慎用。忌烟酒、辛辣油腻食物。

【不良反应】偶见恶心。

【规格贮藏】0.52g/片。密封。

祖卡木颗粒

【处方组成】山柰、睡莲花、破布木果、薄荷、大枣、洋甘菊、甘草、蜀葵子、大黄、罂粟壳。

【功能主治】清热、发汗、通窍。主治外感风热证。症见感冒咳嗽、发热无汗、咽喉肿痛、鼻塞流涕、舌红、脉浮数。

【现代药理】尚未检索到本成药相关的药理资料。

【临床应用】流行性感冒、急性扁桃体炎等。临床以感冒咳嗽、发热无汗、咽喉肿痛为特征症状。

【用药特征】本成药为维吾尔族民族药，具有"调节异常气质"作用，用药重在疏散风热，内泻热结，适用于外感风热兼有内热者。

【用法用量】口服。一次12g，一日3次。

【使用注意】运动员慎用。外感风寒者慎用。糖尿病患者遵医嘱。忌烟酒、辛辣油腻食物。

【不良反应】个别患者可见腹绞痛、呕吐。

【规格贮藏】12g/袋。密封。

十二味翼首散

【处方组成】翼首草、榜嘎、节裂角茴香、天竺黄、红花、檀香、安息香、莪大夏、铁棒锤叶、五灵脂膏、人工牛黄、人工麝香。

【功能主治】清热解暑、防疫。主治外感风热、暑热证。症见高热、肌肉酸痛、咽喉肿痛、鼻塞流涕、舌红、脉浮数。

【现代药理】尚未检索到本成药相关的药理资料。

【临床应用】瘟疫、流行性感冒、乙型脑炎、痢疾、热病发烧等。临床以高热、肌肉酸痛、咽喉肿痛、鼻塞流涕为特征症状。

【用药特征】本成药为藏药，长于清热解毒，解暑防疫，适用于外感风热重症或暑热证。

【用法用量】口服。一次1g，一日2次。

【使用注意】孕妇忌服。外感风寒者慎用。忌烟酒、辛辣油腻食物。

【规格贮藏】10g/袋。密封。

四味土木香散

【处方组成】土木香、苦参、珍珠杆、山奈。

【功能主治】清瘟解表。主治瘟病初起。症见发冷发热、头痛咳嗽、咽喉肿痛、胸胁作痛、舌边尖红、脉浮数。

【现代药理】具有镇痛、抗炎等作用。

【临床应用】流行性感冒、乙型脑炎、痢疾等。临床以发冷发热、头痛咳嗽、咽喉肿痛为特征症状。

【用药特征】本成药源自蒙药中治疗瘟病热症的验方，具甘、苦、辛三味，能抑制"赫依""希拉""巴达干"之偏盛，清瘟解热、平气血不调，是治疗瘟热病初期的良方，适用于瘟热病初起。

【用法用量】水煎服。一次2.5～3.6g，一日2～3次。

【使用注意】外感风寒者慎用。忌烟酒、辛辣油腻食物。

【规格贮藏】20g/袋。密闭、防潮。

感利圆口服液

【处方组成】金银花、黄芩、荆芥、栀子（炒）、连翘、玄参、僵蚕（姜制）、地黄、射干、桔梗、薄荷、蝉蜕、防风、甘草。

【功能主治】疏风清热、解毒利咽。主治风热外侵，邪热内扰证。症见发热、微恶风、头痛、咽痛、鼻塞流涕、咳嗽痰黏、口渴溲黄、舌红、脉浮数。

【现代药理】尚未检索到本成药相关的药理资料。

【临床应用】上呼吸道感染、急性扁桃体炎等。临床以发热、头痛、咽痛、鼻塞流涕、咳嗽痰黏为特征症状。

【用药特征】本成药疏风清热与解毒利咽并重，具有表里双清的特点，适用于风热表证兼有咽喉肿痛者。

【用法用量】口服。每次20ml，一日3次。

【使用注意】风寒感冒者不适用。高血压、心脏病、肝病、肾病、糖尿病患者慎用。忌烟、酒及辛辣、生冷、油腻食物。

【规格贮藏】10ml/支。密封，置阴凉处。

妙灵丸

【处方组成】川贝母、天南星（制）、地黄、羚羊角、水牛角浓缩粉、钩藤、朱砂、木通、冰片、赤芍。

【功能主治】清热化痰、散风镇惊。主治外感风热证。症见发烧、头痛眩晕、内热咳嗽、呕吐痰涎、鼻干口燥、咽喉肿痛、小便不利、舌红、脉数。

【现代药理】尚未检索到本成药相关的药理资料。

【临床应用】上呼吸道感染、高热惊厥等。临床以发烧、头痛眩晕、呕吐痰涎、咽喉肿痛为特征症状。

【用药特征】本成药重在清热化痰、兼以定惊安神，用药以豁痰开窍为主，兼以苦寒清热，适用于外感风热兼见抽搐者。

【用法用量】口服。一次1丸，一日2次。

【使用注意】孕妇慎用。肝肾功能不全者慎用。不宜久用，忌烟酒、辛辣食物。

【规格贮藏】1.5g/丸。密封。

复方芩兰口服液

【处方组成】金银花、黄芩、连翘、板蓝根。

【功能主治】辛凉解表、清热解毒。主治外感风热证。症见发热、咳嗽、咽痛、舌红、脉数。

【现代药理】尚未检索到本成药相关的药理资料。

【临床应用】急性上呼吸道感染。临床以发热、咳嗽、咽痛为特征症状。

【用药特征】本成药重在清热解毒，兼以辛凉解表，辛寒苦寒兼用，适用于外感热邪而热毒较重者。

【用法用量】口服。一次10～20ml，一日3次；小儿酌减或遵医嘱。

【使用注意】孕妇慎用。病重者应配合其他治疗措施。脾胃虚寒者慎用。

【规格贮藏】每支装10ml；每支装20ml。密封，置阴凉处。

复方金黄连颗粒

【处方组成】连翘、蒲公英、黄芩、金银花、板蓝根。

【功能主治】清热疏风、解毒利咽。主治风热表证。症见发热、恶风、头痛、鼻塞、流浊涕、咳嗽、咽痛、舌红、脉数。

【现代药理】尚未检索到本成药相关的药理资料。

【临床应用】急性上呼吸道感染。临床以发热、流浊涕、咳嗽、咽痛为特征症状。

【用药特征】本成药长于解毒利咽，兼以疏风清热，

适用于风热表证以咽喉肿痛为主要症状者。

【用法用量】开水冲服。一次1袋，一日3次。

【使用注意】对本品过敏者禁用。外感风寒者不宜使用。脾胃虚寒者慎用。忌生冷、油腻食物。

【不良反应】空腹服用时偶有胃肠不适。

【规格贮藏】8g/袋。密封，置阴凉处。

消炎退热颗粒

【处方组成】大青叶、蒲公英、紫花地丁、甘草。

【功能主治】清热解毒、凉血消肿。主治外感热病、热毒壅盛证。症见发热头痛、口干口渴、咽喉肿痛、舌红、脉数。

【现代药理】尚未检索到本成药相关的药理资料。

【临床应用】上呼吸道感染、疮疖肿痛等。临床以发热头痛、口干口渴、咽喉肿痛为特征症状。

【用药特征】本成药长于凉血解毒，清利咽喉，解表力量较弱，重在治疗里热证，适用于热毒壅盛，以咽喉肿痛为突出症状者。

【用法用量】口服。一次1袋，一日4次。

【使用注意】孕妇慎用。脾胃虚寒者慎用。服药期间忌辛辣。

【规格贮藏】3g/袋（无蔗糖）；10g/袋。密封。

羚羊感冒片（胶囊）

【处方组成】羚羊角、牛蒡子、淡豆豉、金银花、荆芥、连翘、淡竹叶、桔梗、薄荷素油、甘草。

【功能主治】清热解表。主治外感风热、热毒内蕴证。症见发热恶风、头痛头晕、咳嗽、胸闷、咽喉肿痛、舌尖红、脉浮数。

【现代药理】尚未检索到本成药相关的药理资料。

【临床应用】上呼吸道感染、急性扁桃体炎等。临床以发热恶风、咽喉肿痛为特征症状。

【用药特征】本成药为银翘散加羚羊角而来，长于清热解毒，兼以疏风清热，适用于外感风热，热毒内蕴者。

【用法用量】①片：口服，一次4~6片，一日2次。②胶囊：口服，一次2粒，一日2~3次。

【使用注意】风寒感冒者不适用。高血压、心脏病、肝病、糖尿病、肾病患者慎用。儿童、孕妇、哺乳期妇女、年老体弱及脾虚便溏者慎用。忌烟、酒及辛辣、生冷、油腻食物。

【规格贮藏】①片：0.36g/片。密封。②胶囊：0.42g/粒。密封。

羚翘解毒丸（浓缩丸、片）

【处方组成】羚羊角、金银花、连翘、薄荷、荆芥穗、淡豆豉、牛蒡子（炒）、桔梗、赤芍、淡竹叶、甘草。

【功能主治】疏风清热、解毒。主治外感风热、热毒内蕴证。症见发热恶风、头痛头晕、咳嗽、胸闷、咽喉肿痛、舌尖红、脉浮数。

【现代药理】具有解热、镇痛、抗炎等作用。

【临床应用】上呼吸道感染、急性扁桃体炎等。临床以发热恶风、咽喉肿痛为特征症状。

【用药特征】本成药为银翘散加羚羊角、赤芍而来，长于清热解毒，凉血，兼以疏风清热，适用于外感风热，热毒内蕴者。

【用法用量】①丸：口服。一次1丸，一日2~3次。②浓缩丸：口服。一次8丸，一日3次。③片：用芦根汤或温开水送服。一次4片，一日2次。

【使用注意】风寒感冒者不适用。高血压、心脏病、肝病、糖尿病、肾病患者慎用。孕妇、小儿、年老体虚者慎用。忌烟、酒及辛辣、生冷、油腻食物。

【规格贮藏】①丸：9g/丸。防潮，密封。②浓缩丸：4g/8丸。密封。③片：0.55g/片。密封。

维C银翘片（胶囊、颗粒）

【处方组成】山银花、连翘、荆芥、淡豆豉、淡竹叶、牛蒡子、芦根、桔梗、甘草、马来酸氯苯那敏、对乙酰氨基酚、维生素C、薄荷素油。

【功能主治】疏风解表、清热解毒。主治外感风热证。症见发热恶风、头痛头晕、咳嗽、胸闷、咽喉肿痛、舌尖红、脉浮数。

【现代药理】尚未检索到本成药相关的药理资料。

【临床应用】急性上呼吸道感染、急性咽炎等。临床以发热、咽喉肿痛为特征症状。

【用药特征】本成药为中西结合制剂，为银翘散加解热镇痛药及维生素C而成，解热效果较好，适用于外感风热，发热明显者。但本成药临床不良反应报道较多，应用需谨慎。

【用法用量】①片：口服。一次2片，一日3次。②胶囊：口服。一次2粒，一日3次。③颗粒：开水冲服。一次10g，一日3次。

【使用注意】孕妇、哺乳期妇女禁用。严重肝肾功能不全者禁用。不宜大量久服。用药期间不宜驾驶车辆、管理机器及高空作业等。忌烟、酒及辛辣、生冷、油腻食物。

【不良反应】可见困倦、嗜睡、口渴、虚弱感；偶见皮疹、荨麻疹、药热及粒细胞减少、过敏性休克、重症多形红斑型药疹、大疱性表皮松懈症；长期大量用药会导致肝肾功能异常。

【规格贮藏】①片：每片含维生素C 49.5mg、对乙酰氨基酚105mg、马来酸氯苯那敏1.05mg。遮光，密封。②胶囊：0.5g/粒（含马来酸氯苯那敏1.05mg，对乙酰氨基酚105mg，维生素C 49.5mg）。密封。③颗粒：10g/袋（含维生素C 99mg、对乙酰氨基酚210mg）。密封。

感冒消炎片

【处方组成】臭灵丹、蒲公英、千里光。

【功能主治】散风清热、解毒利咽。主治外感风热，热毒内蕴证。症见感冒发热、咳嗽、咽喉肿痛、目赤肿痛。

【现代药理】尚未检索到本成药相关的药理资料。

【临床应用】急性上呼吸道感染、流行性感冒、扁桃体炎等。临床以咽喉肿痛、目赤肿痛为特征症状。

【用药特征】本成药重在解毒利咽，清热消疮，解表之力较弱，适用于热毒内蕴，兼有咽喉肿痛、目赤肿痛者。

【用法用量】口服。一次6片，一日3次。

【使用注意】风寒感冒不宜。高血压、心脏病、肝病、糖尿病、肾病患者慎用。小儿、年老体弱者、孕妇慎用。脾胃虚寒慎用。忌烟、酒及辛辣、生冷、油腻食物。

【规格贮藏】0.3g/片。密封。

感冒清片（胶囊）

【处方组成】南板蓝根、大青叶、金盏银盘、岗梅、山芝麻、对乙酰氨基酚、穿心莲叶、盐酸吗啉胍、马来酸氯苯那敏。

【功能主治】疏风解表、清热解毒。主治热毒蕴结证。发热、头痛、鼻塞流涕、喷嚏、咽喉肿痛、全身酸痛、舌红、脉数。

【现代药理】尚未检索到本成药相关的药理资料。

【临床应用】急性上呼吸道感染、流行性感冒等。临床以发热、咽喉肿痛、全身酸痛为特征症状。

【用药特征】本成药为中西结合制剂，为岭南传统清热解毒药材结合解热镇痛药而成，重在清热解毒，解热镇痛，适用于热毒蕴结者。

【用法用量】①片：口服。一次3~4片，一日3次。②胶囊：口服。一次1~2粒，一日3次。

【使用注意】对对乙酰氨基酚、盐酸吗啉胍、马来酸氯苯那敏等过敏者禁用。新生儿、早产儿、癫痫患者、接受单胺氧化酶抑制剂治疗者禁用。风寒外感者慎用。孕妇、哺乳期妇女慎用。用药期间不宜驾驶车辆、管理机器及高空作业等。本品含对乙酰氨基酚，乙醇中毒、肝病或病毒性肝炎时使用有增加肝脏毒性作用的危险，应慎用。服药期间忌食辛辣、油腻食品。

【不良反应】临床有致血尿报道，使用需谨慎。

【规格贮藏】①片：0.22g（含对乙酰氨基酚12mg)/片。②密封。胶囊：0.5g/粒。密封。

复方感冒灵片（胶囊、颗粒）

【处方组成】金银花、五指柑、野菊花、三叉苦、南板蓝根、岗梅、对乙酰氨基酚、马来酸氯苯那敏、咖啡因。

【功能主治】辛凉解表、清热解毒。主治热毒蕴结证。症见发热、微恶风寒、头身痛、口干而渴、鼻塞涕浊、咽喉红肿疼痛、咳嗽、痰黄黏稠、舌红、脉数。

【现代药理】尚未检索到本成药相关的药理资料。

【临床应用】急性上呼吸道感染、流行性感冒等。临床以发热、头身痛、咽喉红肿疼痛为特征症状。

【用药特征】本成药为中西结合制剂，为岭南传统清热解毒药材结合解热镇痛药而成，重在清热解毒，解热镇痛，适用于热毒蕴结者。

【用法用量】①片：口服。一次4片，一日3次，2天为一疗程。②颗粒：用开水冲服。一次14g，一日3次；2天为一疗程。③胶囊：口服。一次2粒，一日3次；

21

2天为一疗程。

【使用注意】严重肝肾功能不全者禁用。风寒感冒者不适用。本品含对乙酰氨基酚、马来酸氯苯那敏、咖啡因，不能同时服用与本品成分相似的其他抗感冒药。服用本品期间不得饮酒或含有酒精的饮料。膀胱颈梗阻、甲状腺功能亢进、青光眼、高血压和前列腺肥大者慎用。孕妇及哺乳期妇女慎用。服药期间不得驾驶机、车、船、从事高空作业、机械作业及操作精密仪器。心脏病、糖尿病等慢性病严重者慎用。严格按用法用量服用，儿童、年老体弱者慎用。忌烟、酒及辛辣、生冷、油腻食物。

【不良反应】可见困倦、嗜睡、口渴、虚弱感；偶见皮疹、荨麻疹、药热及粒细胞减少；长期大量用药会导致肝肾功能异常。临床有服用本成药成瘾1例报告。

【规格贮藏】①片：0.45g/片。密封。②颗粒：14g/袋。密封。③胶囊：0.5g/粒（含对乙酰氨基酚84mg）。密封，置阴凉干燥处。

感咳双清胶囊

【处方组成】黄芩苷、穿心莲内酯。

【功能主治】清热解毒。主治肺火炽盛证。症见发热、咳嗽、咽痛、头痛、鼻塞、舌尖边红、苔薄黄、脉数。

【现代药理】具有抗菌、抗病毒、抗炎、镇咳、增强免疫功等作用。

【临床应用】急性上呼吸道感染、急性支气管炎等。临床以发热、咳嗽、咽痛为特征症状。

【用药特征】本成药专于清肺解毒，清热力量较强，适用于肺热较甚，咳嗽明显者。

【用法用量】口服。一次2粒，一日3次。

【使用注意】脾胃虚寒者慎服。支气管扩张、肺脓疡、肺心病、肺结核患者出现咳嗽时应及时去医院就诊。有高血压、心脏病、肝病、糖尿病、肾病慎用。儿童、孕妇、哺乳期妇女、年老体弱者慎用。服药期间，若患者发热体温超过38.5℃，或出现喘促气急者，或咳嗽加重、痰量明显增多、或扁桃体有化脓者应去医院就诊。忌烟、酒及辛辣、生冷、油腻食物。

【不良反应】偶见便秘。

【规格贮藏】0.3g/粒（含黄芩苷150mg，穿心莲内酯37.5mg）。密封。

重感灵片

【处方组成】毛冬青、羌活、葛根、石膏、马鞭草、板蓝根、青蒿、马来酸氯苯那敏、安乃近。

【功能主治】解表清热、疏风止痛。主治表邪未解、郁而化热证。症见恶寒、高热、头痛、四肢酸痛、咽痛、鼻塞、咳嗽、舌尖红、脉浮数。

【现代药理】尚未检索到本成药相关的药理资料。

【临床应用】感冒、流行性感冒、急性上呼吸道感染等。临床以恶寒、高热、头痛、四肢酸楚为特征症状。

【用药特征】本成药为中西结合制剂，重在解表透热，兼以疏风止痛，用药清气分热为主，适用于外感风热以高热为主者。

【用法用量】口服。一次6~8片，一日3~4次。

【使用注意】对马来酸氯苯那敏过敏者禁用。安乃近与阿司匹林存在交叉过敏反应，对阿司匹林过敏者禁用。对安乃近或氨基比林有过敏史者禁用。对吡唑酮类药物有过敏史者禁用。高空作业者、车辆驾驶人员、机械操作人员工作时间禁用。新生儿、孕妇、哺乳期妇女、老年人、膀胱颈梗阻、幽门十二指肠梗阻、甲状腺功能亢进，高血压和前列腺肥大者慎用。饮食宜清淡为主。

【不良反应】个别患者可见过敏、嗜睡、乏力。

【规格贮藏】0.25g/片（含安乃近31.25mg，马来酸氯苯那敏0.37mg）。密封。

九味双解口服液

【处方组成】柴胡、大黄（熟）、青蒿、金银花、黄芩（酒炙）、大青叶、蒲公英、重楼、草果（去皮、姜制）。

【功能主治】解表清热、泻火解毒。主治外感风热，热毒内蕴证。症见发热或恶风、头痛、鼻塞、咳嗽、流涕、咽痛或红肿、口渴、或伴溲赤、便干、舌红、脉数。

【现代药理】具有解热、镇痛、抗炎等作用。

【临床应用】急性上呼吸道感染。临床以发热、咽痛或红肿为特征症状。

【用药特征】本成药解表清热与泻火解毒并重，外疏内清功效较强，适用于表里热盛者。

【用法用量】口服。每次20ml，一日3次。

【使用注意】风寒感冒者不适用。糖尿病、高血压、心脏病、肝病、肾病患者慎用。孕妇慎用。儿童、哺乳期妇女、年老体弱、脾虚便溏者慎用。忌烟酒、辛辣生冷油腻食物。

【规格贮藏】140ml/瓶。密封，置阴凉处。

复方银花解毒颗粒

【处方组成】青蒿、金银花、荆芥、薄荷、野菊花、大青叶、连翘、鸭跖草、淡豆豉、前胡。

【功能主治】疏风解表、清热解毒。主治外感风热证。症见发热、微恶风、头痛、鼻塞流涕、咳嗽、咽痛、全身酸痛、苔薄白或微黄、脉浮数。

【现代药理】具有抗病毒、解热、消炎、镇痛等作用。

【临床应用】感冒、流行性感冒、上呼吸道感染等。临床以发热、咽痛、全身酸痛为特征症状。

【用药特征】本成药长于轻清疏散风热之邪，兼以清热解毒，适用于外感风热，兼有热毒者。

【用法用量】开水冲服。一次1袋，一日3次，重症者加服1次。

【使用注意】风寒感冒者不适用。忌烟酒、辛辣生冷油腻食物。

【不良反应】个别患者偶见轻度恶心、呕吐、腹痛。

【规格贮藏】15g/袋。密封，置阴凉干燥处。

玉叶解毒颗粒

【处方组成】玉叶金花、金银花、菊花、野菊花、岗梅、山芝麻、积雪草。

【功能主治】清热解毒、辛凉解表、清暑利湿，生津利咽。主治外感风热、暑热证。症见发热恶寒、汗出热不退、鼻塞流涕、咳嗽、咽痛、头痛、身重倦怠、口干口渴、小便短赤。

【现代药理】具有抗病毒作用。

【临床应用】急性上呼吸道感染、咽喉炎等。临床以汗出热不退、咽痛、口干口渴为特征症状。

【用药特征】本成药重在清热解毒，辛凉解表，兼以清暑利湿，佐以生津利咽，用药全面兼顾，适用于风热感冒或兼挟暑湿，兼有咽喉不利，津液耗伤者。

【用法用量】开水冲服。一次1袋，一日3次。

【使用注意】高血压、心脏病、肝病、糖尿病、肾病患者慎用。小儿、年老体弱者、孕妇慎用。忌烟、酒及辛辣、生冷、油腻食物。

【规格贮藏】7g/袋。密封。

流感丸

【处方组成】诃子、亚大黄、木香、獐牙菜、藏木香、垂头菊、丁香、镰形棘豆、酸藤果、角茴香、阿魏、榜嘎、大戟膏、草乌、安息香、藏菖蒲、龙骨、人工麝香、宽筋藤、人工牛黄、豆蔻。

【功能主治】清热解毒。主治风热外袭，热毒蕴结证。症见流清鼻涕、头痛咳嗽、周身酸痛、舌红、脉数。

【现代药理】尚未检索到本成药相关的药理资料。

【临床应用】流行性感冒。临床以头痛咳嗽、周身酸痛为特征症状。

【用药特征】本成药为藏药制剂，重在清热解毒，适用于流行性感冒属热毒蕴结者。

【用法用量】口服。一次1～2g（5～10丸），一日2～3次。

【使用注意】运动员慎用。风寒感冒者慎用。忌烟、酒及辛辣、生冷、油腻食物。

【规格贮藏】2g/丸。密闭，置阴凉干燥处。

清热消炎宁片

【处方组成】九节茶。

【功能主治】清热解毒、消炎止痛、舒筋活络。主治热毒证。症见发热、咽痛、泻痢、疮疡红肿、舌红、脉数。

【现代药理】尚未检索到本成药相关的药理资料。

【临床应用】流行性感冒、咽喉炎、肺炎、菌痢、急性胃肠炎、阑尾炎、烧伤、疮疡脓肿、蜂窝组织炎等。临床以发热、咽痛为特征症状。

【用药特征】本成药为单味药九节茶制剂，该药材具有广泛的清热解毒作用，故适用于各种热毒证。

【用法用量】①口服。一次3～6片，一日3次。②外用。除去薄膜衣后加温开水溶化，按患处大小涂敷。一日2～3次。

【使用注意】风寒感冒者慎用。忌烟、酒及辛辣、生冷、油腻食物。

【规格贮藏】每片重0.42g。密封。

柴芩清宁胶囊

【处方组成】黄芩苷、柴胡、人工牛黄。

【功能主治】清热解毒、和解表里。主治邪在肺卫证。症见发热恶寒、咽痛、流浊涕、咳嗽、痰黄、舌红、苔腻、脉数。

【现代药理】尚未检索到本成药相关的药理资料。

【临床应用】上呼吸道感染。临床以发热恶寒、咽痛、流浊涕为特征症状。

【用药特征】本成药重在清热解毒、兼以疏散风热，解表达邪。用药重在清解少阳，适用于邪在表里之间，郁而化热者。

【用法用量】口服。一次3片，一日3次。

【使用注意】风寒感冒者慎用。肝肾功能不全者慎用。忌烟、酒及辛辣、生冷、油腻食物。

【不良反应】极个别患者偶见血肌酐升高。

【规格贮藏】每粒装0.3g。密封。

附：风热感冒中成药特点比较

中成药名	功效		临床治疗主症	
	共同点	独有功效	相同主治	主治自身特点
金花清感颗粒	疏风清热	宣肺解毒	外感风热证。症见头痛，咳嗽，口干，咽干咽痛，舌淡红，苔薄黄，脉浮数	发热咽痛、口渴、咳嗽、舌红
桑菊感冒片（丸、颗粒、合剂）		宣肺止咳		咳嗽、少痰、咽干
银翘解毒丸（液、合剂、颗粒、片、胶囊、软胶囊）		清热解毒		发热、微恶风寒、咽痛
银翘颗粒（合剂）		清热解毒		发热、微恶风寒、咽痛
牛黄清感胶囊		清热解毒		发热、咳嗽、咽痛尤甚
柴银口服液（颗粒）		清热解毒利咽止渴		发热明显、微恶风寒、咽痛
苦甘颗粒		宣肺化痰、止咳平喘		咳嗽、黄痰、气喘
夏桑菊颗粒（胶囊、片、口服液）		清肝明目清热解毒		目赤头痛、咽喉肿痛
银翘伤风胶囊		清热解毒		高热、咽痛、目赤
抗感颗粒（口服液）		清热解毒		咽喉肿痛不愈
蒲地蓝消炎口服液（片）		祛风散寒		咽痛、舌红苔黄、脉数
抗病毒口服液（片、丸、颗粒、软胶囊）		凉血解毒		发热、微恶风、咽肿咽痛
桑菊银翘散		清热解毒，宣肺止咳		发热恶风、咽痛、咳嗽，或大便不爽
桑姜感冒片（胶囊）		宣肺止咳		发热头痛、咽喉肿痛、咳嗽痰白
连花清瘟片（胶囊、颗粒）		清瘟解毒		恶寒发热、肌肉酸疼、咽痛
清热解毒片（胶囊、颗粒、口服液）		清热解毒养阴生津		咽喉疼痛、咽燥口渴，或见一侧或两侧耳垂下肿大触痛

中成药名	功效		临床治疗主症	
	共同点	独有功效	相同主治	主治自身特点
板蓝根颗粒（片、茶、口服液）	疏风清热	凉血利咽	外感风热证。症见头痛，咳嗽，口干，咽干咽痛，舌淡红，苔薄黄，脉浮数	咽喉肿痛、口咽干燥
柴银感冒颗粒		清热解毒		发热、咽痛
金莲清热颗粒		利咽生津，止咳祛痰		高热不退、咽干口渴
热炎宁颗粒（片、合剂）		清热解毒		咽痛、痰黄、尿赤便结
风热感冒颗粒		宣肺利咽		恶风、头身咽喉疼痛、咳嗽
感冒退热颗粒		清热解毒		咽喉肿痛、壮热烦躁
清热灵颗粒		清热解毒		发热、咽痛、咽红或扁桃体肿大
感冒舒颗粒		解表宣肺		发热、恶寒、头痛、咽痛
双黄连口服液（颗粒、糖浆、合剂、胶囊、片、栓）		清热解毒		流黄稠涕、咳嗽、咽痛
柴黄口服液（颗粒、片、胶囊）		清热解表		发热、周身不适、头痛、咽喉肿痛
风热清口服液		清热解毒，利咽化痰		咳嗽、口渴、咽痛
感冒止咳颗粒（糖浆、合剂）		止咳化痰		发热恶风、咽痛、咳嗽
芎菊上清丸（水丸、片、颗粒）		散风止痛		头身痛、咽干口苦
凉解感冒合剂		疏风清热		发热、咽痛
复方大青叶合剂		解毒消肿，凉血利胆		发热、头身疼痛、咽痛、或黄疸、便干
清开灵胶囊（软胶囊、颗粒、滴丸、片、泡腾片、口服液）		清热解毒，镇静安神		高热、烦躁、咽痛
解热清肺糖浆		清热解毒，宣肺利咽		咳嗽痰黄、咽喉肿痛
双清口服液		清热解毒		发热恶寒、咽痛口渴
清瘟解毒片（丸）		清热解毒		憎寒壮热、头身疼痛、口渴咽干、两腮肿胀疼痛、头面肿赤
疏风解毒胶囊		解毒利咽		发热、恶风、咽痛、头痛
祖卡木颗粒		通窍		感冒咳嗽、发热无汗、咽喉肿痛
十二味翼首散		解暑防疫		高热、肌肉酸痛、咽喉肿痛、鼻塞流涕
四味土木香散		清瘟解表		发冷发热、头痛咳嗽、咽喉肿痛
感利圆口服液		解毒利咽		发热、头痛、咽痛、鼻塞流涕、咳嗽痰黏

第一篇

续表

中成药名	功效		临床治疗主症	
	共同点	独有功效	相同主治	主治自身特点
妙灵丸	疏风清热	散风镇惊	外感风热证。症见头痛，咳嗽，口干，咽干咽痛，舌淡红，苔薄黄，脉浮数	发热、头痛眩晕、呕吐痰涎、咽喉肿痛
复方芩兰口服液		清热解毒		发热、咳嗽、咽痛
复方金黄连颗粒		解毒利咽		发热、流浊涕、咳嗽、咽痛
消炎退热颗粒		凉血消肿		发热头痛、口干口渴、咽喉肿痛
羚羊感冒片（胶囊）		清热解毒		发热恶风、咽喉肿痛
羚翘解毒丸（浓缩丸、片）		清热解毒		发热恶风、咽喉肿痛
维C银翘片（胶囊、颗粒）		清热解毒		发热、咽喉肿痛
感冒消炎片		解毒利咽		咽喉肿痛、目赤肿痛
感冒清片（胶囊）		清热解毒		发热、咽喉肿痛、全身酸痛
复方感冒灵片（胶囊、颗粒）		清热解毒		发热、头身痛、咽喉红肿疼痛
感咳双清胶囊		清热解毒		发热、咳嗽、咽痛
重感灵片		疏风止痛		恶寒、高热、头痛、四肢酸楚
九味双解口服液		泻火解毒		发热、咽痛或红肿
复方银花解毒颗粒		清热解毒		发热、咽痛、全身酸痛
玉叶解毒颗粒		清暑利湿，生津利咽		汗出热不退、咽痛、口干口渴
流感丸		清热解毒		头痛咳嗽、周身酸痛
清热消炎宁片		清热解毒，消炎止痛，舒筋活络		发热、咽痛
柴芩清宁胶囊		清热解毒，和解表里		发热恶寒、咽痛、流浊涕

三、暑湿（热）感冒

柴连口服液

【处方组成】麻黄、广藿香、肉桂、柴胡、连翘、桔梗。

【功能主治】解表宣肺、化湿和中。主治感冒风寒夹湿证。症见恶寒发热、头痛鼻塞、咳嗽、咽干、脘闷、恶心、舌淡红、苔薄白或白腻、脉浮或浮滑。

【现代药理】具有解热、抗感染、止咳、抗菌和抗病毒等作用。

【临床应用】上呼吸道感染。临床以恶寒发热、头痛为特征症状。

【用药特征】本成药实为寒热并投，辛温复辛凉之剂，解散风寒之力较强，清解之力较弱，而化湿之功不显著，适用于外感风寒湿，内兼化热之轻证者。

【用法用量】饭后半小时口服。一次10ml，一日3次；或遵医嘱。

【使用注意】孕妇慎用。高血压、心脏病患者慎用。

风热感冒者慎用。忌食辛辣、油腻。

【不良反应】个别患者可见恶心、呕吐、失眠、心悸、口干。

【规格贮藏】10ml/支。密封，置阴凉处。

午时茶颗粒（胶囊）

【处方组成】苍术、柴胡、羌活、防风、白芷、川芎、广藿香、前胡、连翘、陈皮、山楂、枳实、麦芽（炒）、甘草、桔梗、六神曲（炒）、紫苏叶、厚朴、红茶。

【功能主治】解表和中。主治外感风寒、内伤食积证。症见发热恶寒、头身疼痛、腹痛吐泻、舌苔白腻、脉濡而缓或滑。

【现代药理】具有解热、抑菌、促进胃肠蠕动、增加消化液分泌和助消化等作用。

【临床应用】胃肠型感冒、急性胃肠炎、胃肠功能紊乱、消化不良、过敏性肠炎、水土不服等。临床以恶寒发热、腹痛吐泻为特征症状。

【用药特征】本成药为解表和中的代表制剂，适用于外感风寒，内伤食积，或伴寒热吐泻、水土不服者，也可用于胃肠型感冒、急性胃肠炎、胃肠功能紊乱、消化不良、过敏性肠炎等的治疗。

【用法用量】①颗粒：开水冲服。一次6g，一日1～2次。②胶囊：口服。一次6粒〔规格（1）〕或一次3粒〔规格（2）〕，一日1～2次。

【使用注意】风热感冒或无饮食积滞者忌用。忌食生冷、甜腻、不易消化的食物。

【规格贮藏】颗粒：6g/袋。密封。胶囊：每粒装0.25g〔规格（1）〕；每粒装0.5g〔规格（2）〕。密封。

调胃消滞丸

【处方组成】紫苏叶、苍术（泡）、羌活、防风、白芷、薄荷、前胡、厚朴（姜汁制）、陈皮（蒸）、神曲、乌药（醋制）、半夏（制）、砂仁、豆蔻、茯苓、草果、枳壳、广藿香、川芎（酒蒸）、木香、香附（四制）、甘草。

【功能主治】疏风解表、散寒化湿、健胃消食。主治风寒夹湿，内伤食滞证。症见恶寒发热、头痛身困、食少纳呆、嗳腐吞酸、腹痛泄泻、舌淡苔白腻、脉浮

紧或浮滑。

【现代药理】具有调节胃分泌、促进胃肠运动等作用。

【临床应用】胃肠型感冒。临床以恶寒发热、头痛身困、纳呆嗳腐为特征症状。

【用药特征】本成药实为藿香正气散加减而成。但本成药组成中祛风散寒解表和化湿理气和中之品更多，解表之力较强，健脾消食之功亦较著。适用于外感风寒湿邪，表证明显，同时兼有饮食停滞者。然而本成药组成偏于温燥，临床使用时多用于寒湿明显而未化热者，若已见化热之征者（如苔黄腻）则不适宜。

【用法用量】口服。一次2.2g，一日2次。

【使用注意】孕妇慎用。风热感冒者慎用。忌烟、酒及辛辣、生冷、油腻食物。

【规格贮藏】2.2g/袋。密封。

芙朴感冒颗粒

【处方组成】芙蓉叶、牛蒡子（炒）、厚朴、陈皮。

【功能主治】清热解毒、宣肺利咽，宽中理气。主治风热或风热夹湿证。症见发热头痛、咽痛、肢体痛、鼻塞、胃纳减退、舌淡红苔薄黄或黄腻、脉浮数或浮滑。

【现代药理】尚未检索到本成药相关的药理资料。

【临床应用】上呼吸道感染。临床以咽痛、纳差、苔黄腻为特征症状。

【用药特征】本成药功兼清热、利咽、理气、化湿诸多功效，但清解、利咽之力不强，燥湿理气之效亦较弱，故而此药虽功效全面，然整体力量偏弱，适用于风热夹湿感冒轻证初起，热象不重，表证不显，湿候不显著者。

【用法用量】开水冲服。一次15～30g，一日2次。

【使用注意】孕妇慎用。风寒感冒者慎用。忌烟酒及辛辣、生冷、油腻食物。

【规格贮藏】10g/袋。密封。

加味藿香正气软胶囊

【处方组成】广藿香、紫苏叶、白芷、炒白术、陈皮、半夏（制）、姜厚朴、茯苓、甘草、大腹皮、生姜、大枣。

【功能主治】解表化湿、理气和中。主治外感风寒，

内伤湿滞证。症见头痛昏重、胸膈痞闷、脘腹胀痛、呕吐泄泻、舌苔厚腻、脉滑或弦滑。

【现代药理】具有调节胃肠运动作用。

【临床应用】胃肠型感冒、急性胃肠炎等。临床以头痛昏重、呕吐泄泻为特征症状。

【用药特征】本成药用药表里双解，解表之力相对偏弱，理气和中化湿较强，兼能健脾，适用于风寒轻证，表证不著，但湿浊较重以胸闷腹胀、吐泻交作为主者。

【用法用量】口服。一次3粒，一日2次。

【使用注意】脾胃有湿热之象不宜使用。饮食宜清淡，服药期间忌服滋补性食物。

【不良反应】偶有恶心。

【规格贮藏】0.6g/粒（相当于饮片2.157g）。密封，置阴凉干燥处。

沙溪凉茶（颗粒）

【处方组成】岗梅、臭屎茉莉、金钮扣、蒲桃、野颠茄。

【功能主治】清热祛暑、除湿导滞。主治暑湿证。症见恶寒发热、身倦骨痛、胸膈饱滞、大便不爽、舌红苔黄或黄腻、脉滑或弦。

【现代药理】尚未检索到本成药相关的药理资料。

【临床应用】上呼吸道感染。临床以身倦骨痛、大便不爽为特征症状。

【用药特征】本成药多为南方尤其广东地区所用，具有清热利湿之效，尤其南方地区夏季外感者具有优势。北方地区使用较少。此药临床多适用于湿热体质或湿热郁滞卫、气分者。

【用法用量】①茶剂：煎煮茶用水煎服；袋泡茶用开水泡服。一次1袋，一日1～2次。②颗粒：开水冲服。一次7g，一日1～2次。

【使用注意】孕妇慎用。风寒感冒者慎用。忌烟、酒及辛辣、生冷、油腻食物。

【规格贮藏】①茶剂：1.8g/袋。密封。②颗粒：7g/袋。密封。

暑湿感冒颗粒

【处方组成】藿香、佩兰、紫苏叶、白芷、香薷、防风、半夏、陈皮、苦杏仁、茯苓、大腹皮。

【功能主治】消暑祛湿、芳香化浊。主治暑湿证。症见胸闷呕吐、腹泻便溏、发热、汗出不畅、舌红苔白腻或黄腻、脉濡。

【现代药理】尚未检索到本成药相关的药理资料。

【临床应用】胃肠型感冒。临床以胸闷呕吐、腹泻便溏为特征症状。

【用药特征】本成药实为藿香正气散加减而成，二者功效多有相似之处。但二者相较，此药解表之力较强，且兼有一定止咳之功，但扶正之力较弱，适用于暑季外感风寒夹湿之证，有无表证皆可使用。

【用法用量】口服。一次1袋，一日3次，小儿酌减。

【使用注意】孕妇慎用。有化热之象一般不宜使用。饮食宜清淡，忌服辛辣、生冷、油腻和鱼腥发物。

【规格贮藏】8g/袋；3g/袋（无蔗糖）。密封。

保济丸（口服液）

【处方组成】广藿香、苍术、白芷、化橘红、厚朴、菊花、蒺藜、钩藤、薄荷、茯苓、薏苡仁、神曲、茶、稻芽、木香、葛根、天花粉。

【功能主治】解表、祛湿、和中。主治暑湿证。症见发热头痛、腹痛腹泻、恶心呕吐、肠胃不适、舌红苔腻、脉濡或滑。

【现代药理】具有抗炎、镇痛、抗菌、调节胃肠运动等作用。

【临床应用】胃肠型感冒、急性胃肠炎、晕动症、晕车晕船等。临床以发热头痛、腹痛腹泻、恶心呕吐为特征症状。

【用药特征】本成药与藿香正气散功效有相似之处。但与之相比，本成药有一定清热生津之力，且多有清肝熄风之药相配，适用于暑季风热夹湿感冒，亦可用于肝胃不和或肝脾湿热之证，如晕动症、晕车晕船。

【用法用量】①丸：口服。一次1.85～3.7g，一日3次。②口服液：口服。一次10～20ml，一日3次；儿童酌减。

【使用注意】外感燥热者慎用。饮食宜清淡，忌食辛辣油腻之品。

【规格贮藏】①丸：1.85g/瓶；3.7g/瓶。密封。②口服液：10ml/支。密封，置阴凉处。

暑热感冒颗粒

【处方组成】香薷、连翘、菊花、佩兰、荷叶、丝瓜络、生石膏、知母、竹叶、北沙参、竹茹。

【功能主治】祛暑解表、清热生津。主治外感暑热或暑温证。症见发热重、恶寒轻、汗出热不退、心烦口渴、尿赤、苔黄、脉数或洪数。

【现代药理】尚未检索到本成药相关的药理资料。

【临床应用】上呼吸道感染。临床以发热重、恶寒轻、口渴心烦、尿赤为特征症状。

【用药特征】本成药清热生津之力较同类成药相对较强，解表之力也较为突出，但其化湿之力稍有不及。由于所用药物多为轻清宣散之品，且其用重浊之药也多归肺经，适用于外感暑热，肺络热盛津伤者。

【用法用量】开水冲服。一次10 ~ 20g，一日3次。

【使用注意】孕妇忌用。服药期间饮食宜清淡，忌食辛辣油腻之品。

【规格贮藏】10g/袋。密封。

十滴水（软胶囊）

【处方组成】樟脑、干姜、桉油、小茴香、肉桂、辣椒、大黄。

【功能主治】健胃、祛暑。主治暑湿证。症见头晕、头重如裹、恶心、脘腹胀痛、胃肠不适或泄泻、身热不扬、舌苔白腻、脉濡缓。

【现代药理】具有抑制胃肠运动、中枢兴奋，镇痛、耐高温等作用。

【临床应用】中暑、痱子、冻疮、皮炎、烧伤烫伤、冻疮等。临床以中暑后头晕、恶心、腹痛、胃肠不适为特征症状。

【用药特征】本成药为祛暑之常用药品。芳香力胜，辛散走窜，故能辟秽化浊，清利头目。又有温中之效，能燥化湿浊，以消阴翳。然有清热解毒之品稍佐，故甘温不烈，适用于中暑证属湿浊内蕴者。

【用法用量】①水：口服。一次2 ~ 5ml；儿童酌减。②软胶囊：口服。一次1 ~ 2粒；儿童酌减。

【使用注意】孕妇禁用。饮食宜清淡，忌食辛辣油腻之品。

【不良反应】偶见皮疹、猩红热样药疹、接触性皮炎。

【规格贮藏】①水：5ml/支。遮光、密闭保存。②软

胶囊：0.425g/粒。密封，置阴凉干燥处。

清暑解毒颗粒

【处方组成】金银花、芦根、淡竹叶、滑石粉、薄荷、夏枯草、甘草。

【功能主治】清暑解毒、生津止渴。主治暑湿证。症见烦热口渴、头晕乏力、恶心呕吐、体倦无力、舌红苔腻、脉濡。

【现代药理】尚未检索到本成药相关药理资料。

【临床应用】中暑、痱子。临床以烦热口渴、头晕乏力、恶心呕吐为特征症状。

【用药特征】本成药有清凉轻宣之功，善行上焦，走气分，能解在表之热邪，能制气分之暑邪。其生津止渴之功较为明显，又有芳香发汗之力，能令暑热之邪从汗而解，适用于高温环境或夏季暑热侵袭人体，暑热扰神者。

【用法用量】开水冲服或含服。一次25g，一日4 ~ 5次。

【使用注意】孕妇慎用。饮食宜清淡，忌食辛辣油腻之品。

【规格贮藏】25g/袋。密封。

清凉防暑颗粒

【处方组成】白茅根、淡竹叶、牛筋草、芦根、滑石（飞）、甘草。

【功能主治】清热祛暑、利尿生津。主治暑热证。症见身热、口干、小便短少而黄、舌红苔腻，脉滑数。

【现代药理】具有镇吐、利尿、止泻等作用。

【临床应用】中暑。临床以口干、小便短少而黄为特征症状。

【用药特征】本成药长于利尿除湿之功，能令气分暑热从小便而去，其清凉解毒之功略逊，而生津止渴化湿之功略强，适用于中暑证兼湿热者。

【用法用量】开水冲服，一次10g，一日1 ~ 2次。

【使用注意】孕妇慎用。饮食宜清淡。

【规格贮藏】10g/袋。密封。

清暑益气丸

【处方组成】炙黄芪、人参、白术（麸炒）、葛根、苍

术（米泔炙）、升麻、当归、麦冬、五味子（醋炙）、泽泻、黄柏、陈皮、青皮（醋炙）、六神曲（麸炒）、甘草。

【功能主治】祛暑利湿、补气生津。主治中暑受热，气津两伤证。症见头晕、身热、微恶风、汗出不畅、头昏重胀痛、四肢倦怠、自汗、心烦、咽干口渴、口中黏腻、胸闷、小便短赤、舌苔薄白微黄、脉虚数。

【现代药理】具有抗疲劳、调整胃肠功能等作用。

【临床应用】中暑、肾炎、慢性疲劳综合征、口腔溃疡等。临床以四肢困倦、身热气高、心烦溺黄、口渴自汗为特征症状。

【用药特征】本成药源自《脾胃论》之清暑益气汤，能健脾益气，能滋阴生津。又兼清热燥湿、淡渗通利之功，能令暑热之邪从小便而去，适用于中暑证属气阴两伤者兼夹湿热者。

【用法用量】姜汤或温开水送服。一次1丸，一日2次。

【使用注意】孕妇慎用。饮食宜清淡，忌食辛辣油腻之品。

【规格贮藏】9g/丸。密封。

七味榼藤子丸

【处方组成】榼藤子仁（炒）、毛叶巴豆茎及叶、阿魏、胡椒、蔓荆子及叶、黑香种草子、墨旱莲草。

【功能主治】祛暑、和中、解痉止痛。主治暑湿证。症见吐泻腹痛、胸闷、胁痛、头痛发热、舌苔薄白微黄、脉濡数。

【现代药理】尚未检索到本成药相关的药理资料。

【临床应用】中暑、胃肠型感冒等。临床以吐泻腹痛、胸闷为特征症状。

【用药特征】本成药为傣药制剂，长于温中祛暑，兼以解痉止痛，适用于暑湿证以脾胃失调而致吐泻腹痛为主者。

【用法用量】口服。一次3～6g，一日3次；外用，研末以麻油调敷患处。

【使用注意】孕妇慎用。饮食宜清淡，忌食辛辣油腻之品。

【规格贮藏】3g/袋。密闭，防潮。

六一散

【处方组成】滑石、甘草。

【功能主治】清暑利湿。主治暑湿证。症见发热、身倦、口渴、泄泻、小便黄少、苔白或白腻、脉濡数。

【现代药理】尚未检索到本成药相关的药理资料。

【临床应用】中暑、急性湿疹、疱疹性咽峡炎。外用治痱子。临床以口渴、小便黄少为特征症状。

【用药特征】本成药长于甘寒生津，清热利尿，使暑热水湿之邪从小便而去，适用于暑湿证以湿热为重者。

【用法用量】调服或包煎服。一次6～9g，一日1～2次。外用，扑撒患处。

【使用意】儿童、孕妇、哺乳期妇女、年老体弱者慎用。高血压、心脏病、肝病、糖尿病、肾病患者慎用。外用时用毕洗手，切勿接触眼睛，皮肤破溃处禁用。饮食宜清淡，忌酒及辛辣、生冷、油腻食物。

【规格贮藏】9g/袋。密闭，防潮。

益元散

【处方组成】滑石、甘草、朱砂。

【功能主治】清暑利湿。主治暑湿证。症见身热心烦、心悸怔忡、失眠多梦、口渴喜饮、小便短赤、苔白或白腻、脉濡数。

【现代药理】尚未检索到本成药相关的药理资料。

【临床应用】中暑。临床以身热心烦、心悸怔忡、失眠多梦为特征症状。

【用药特征】本成药长于清心解暑，兼能安神，适用于暑湿证兼心神不安者。

【用法用量】调服或煎服。一次6g，一日1～2次。

【使用注意】孕妇忌用。不宜长期服用。不宜与含溴化物或碘化物的西药合用。忌辛辣食物。

【规格贮藏】6g/袋。密闭，防潮。

正金油软膏

【处方组成】薄荷脑、薄荷素油、樟脑、樟油、桉油、丁香罗勒油。

【功能主治】祛风、兴奋、局部止痛、止痒。主治中暑头晕、伤风鼻塞、蚊叮虫咬。症见皮肤瘙痒、头晕、头痛、鼻塞。

【现代药理】尚未检索到本成药相关的药理资料。

【临床应用】中暑头晕、伤风鼻塞、蚊叮虫咬。临床以皮肤瘙痒、头晕、头痛为特征症状。

【用药特征】本成药为常用外用制剂，具有局部止痒、止痛、祛风、提神醒脑作用，适用于中暑头晕、伤风鼻塞、蚊叮虫咬、晕车晕船等。

【用法用量】外用。涂于患处。

【使用注意】孕妇慎用。对本品过敏者禁用，过敏体质者慎用。皮肤破损处忌用。本品供外用涂擦。涂布部位如有灼烧感或瘙痒明显、局部红肿等情况，应停止用药，并将局部药物清除。

【规格贮藏】3g/盒；4g/盒。密封，置阴凉处。

红色正金软膏

【处方组成】薄荷脑、薄荷油、肉桂油、樟脑、樟油、桉油、丁香罗勒油。

【功能主治】祛风、兴奋、局部止痒、止痛。主治中暑、头晕、伤风鼻塞、虫咬、蚊叮。

【现代药理】尚未检索到本成药相关的药理资料。

【临床应用】中暑头晕、伤风鼻塞、蚊叮虫咬。临床以皮肤瘙痒、头晕、头痛为特征症状。

【用药特征】本成药为常用外用制剂，具有局部止痒、止痛、祛风、提神醒脑作用，适用于中暑头晕、伤风鼻塞、蚊叮虫咬、晕车晕船等。

【用法用量】外用，涂擦于太阳穴或患处。

【使用注意】孕妇慎用。对本品过敏者禁用，过敏体质者慎用。皮肤破损处忌用。本品供外用涂擦。涂布部位如有灼烧感或瘙痒明显、局部红肿等情况，应停止用药，并将局部药物清除。

【规格贮藏】每盒装3g；每盒装4g。密封，置阴凉处。

甘露消毒丸

【处方组成】滑石、茵陈、石菖蒲、木通、射干、豆蔻、连翘、黄芩、川贝母、藿香、薄荷。

【功能主治】芳香化湿、清热解毒。主治暑湿蕴结证。身热肢酸、胸闷腹胀、尿赤黄疸、咽喉疼痛、舌苔白腻或黄腻或干黄、脉濡数或滑数。

【现代药理】具有抗病毒、抗炎、保肝利胆，调节胃肠运动等作用。

【临床应用】手足口病、慢性乙型肝炎、急性上呼吸道感染等。临床以身热肢酸、咽喉疼痛为特征症状。

【用药特征】本成药源自《医效秘传》甘露消毒丹，长于利水渗湿，清热解暑，兼以清热解毒，佐以行气和中。用药以苦寒清热，利水泻热为主，芳香行气为辅，适用于暑湿证湿热并重者。

【用法用量】口服。一次6~9g，一日2次。

【使用注意】孕妇、哺乳期妇女慎用。年老体弱者慎用。服药期间忌食辛辣油腻食物。

【规格贮藏】60g/瓶。密封。

庆余辟瘟丹

【处方组成】羚羊角、香附（制）、大黄、土藿香、玄精石、玄明粉、朱砂、木香、川乌（制）、五倍子、苍术（米泔水润炒）、苏合香、半夏（制）、玳瑁、雄黄、黄连、滑石、猪牙皂、厚朴（制）、肉桂（去粗皮）、郁金、茯苓、茜草、金银花、黄芩、柴胡、黄柏、紫苏叶、升麻、白芷、天麻、川芎、草河车、干姜、丹参、桔梗、石菖蒲、檀香、蒲黄、琥珀、麻黄、陈皮、人工麝香、安息香、冰片、细辛、千金子霜、丁香、巴豆霜、当归、桃仁霜、甘遂（制）、红大戟、莪术、槟榔、胡椒、葶苈子、白芍（炒）、禹粮石（煅）、桑白皮、山豆根、毛慈菇、鬼箭羽、降香、赤豆、紫菀、牛黄、铜石龙子、芫花（制）、蜈蚣（去头、足）、斑蝥（去头、足、翅）、大枣、水牛角浓缩粉、雌黄。

【功能主治】辟秽气、止吐泻。主治暑湿证。症见头晕胸闷、腹痛吐泻、头身困重、舌苔厚腻，脉濡数或滑数。

【现代药理】尚未检索到本成药相关的药理资料。

【临床应用】中暑、急性胃肠炎等。临床以头晕胸闷、腹痛吐泻为特征症状。

【用药特征】本成药融芳香辟秽、清热解毒、健运脾胃于一身，用药全面，适用于感受暑邪，时行秽气者。

【用法用量】口服。一次1.25~2.5g，一日1~2次。

【使用注意】孕妇禁服。哺乳期妇女禁用。高血压、心脏病、肝病、肾病患者慎用。儿童、年老体弱者慎用。忌食辛辣、油腻、生冷食物。

【规格贮藏】1.25g/30粒。密封。

红灵散

【处方组成】人工麝香、雄黄、朱砂、硼砂、金礞石（煅）、硝石（精制）、冰片。

【功能主治】祛暑、开窍、辟瘟、解毒。主治暑热证。症见昏厥、头晕胸闷、恶心呕吐、腹痛泄泻、苔腻、脉濡数。

【现代药理】尚未检索到本成药相关的药理资料。

【临床应用】中暑。临床以昏厥、恶心呕吐、头晕胸闷为特征症状。

【用药特征】本成药长于芳香开窍，兼以清热解毒，适用于暑邪所致窍闭神昏或气机逆乱者。

【用法用量】口服。一次0.6g，一日1次。

【使用注意】孕妇、哺乳期妇女、婴幼儿禁用。年老体弱者慎用。高血压、心脏病、肝病、糖尿病、肾病患者慎用。不宜久服。

【规格贮藏】0.6g/瓶。密封。

清热银花糖浆

【处方组成】山银花、菊花、白茅根、通草、大枣、甘草、绿茶叶。

【功能主治】清热解毒、通利小便。主治外感暑湿证。症见头痛如裹、目赤口渴、小便不利、苔白或白腻、脉濡数。

【现代药理】尚未检索到本成药相关的药理资料。

【临床应用】中暑。临床以目赤口渴、小便不利为特征症状。

【用药特征】本成药重在清热利尿，兼以疏散暑热，使暑热外散下利，适用于外感暑湿兼有小便不利者。

【用法用量】口服。一次20ml，一日3次。

【使用注意】脾胃虚寒及气虚疮疡脓清者忌用。忌食辛辣、油腻、难消化食物。

【规格贮藏】10ml/支；20ml/支；60ml/瓶；100ml/瓶；120ml/瓶。密封，置阴凉处。

暑症片

【处方组成】猪牙皂、细辛、薄荷、广藿香、木香、白芷、防风、陈皮、半夏（制）、桔梗、甘草、贯众、白矾（煅）、雄黄、朱砂。

【功能主治】祛寒辟瘟、化浊开窍。主治暑热秽浊证。症见中恶昏厥、牙关紧闭、腹痛吐泻、四肢发麻、苔白、脉沉滑。

【现代药理】具有解热、祛痰、抑制神经兴奋、松弛胃肠平滑肌等作用。

【临床应用】中暑、急性胃肠炎等。临床以昏厥、牙关紧闭、腹痛吐泻为特征症状。

【用药特征】本成药为祛暑开窍之剂，长于开窍祛痰、兼以解表祛暑，调和胃肠，适用于中暑、急性胃肠炎等证属感受暑热秽浊邪气者。

【用法用量】口服。一次2片，一日2~3次。必要时将片研成细粉，取少许吹入鼻内取嚏。

【使用注意】孕妇、哺乳期妇女，婴幼儿禁用。年老体弱者慎用。高血压、心脏病、肝病、糖尿病、肾病患者慎用。不宜过量、久服。忌生冷、难消化食物。

【贮藏】密封。

避瘟散

【处方组成】檀香、零陵香、白芷、香排草、姜黄、玫瑰花、甘松、丁香、木香、人工麝香、冰片、朱砂、薄荷脑。

【功能主治】祛暑辟秽、开窍止痛。主治暑热秽浊证。症见头目眩晕、头痛鼻塞、恶心、呕吐、晕车晕船、苔白、脉沉滑。

【现代药理】尚未检索到本成药相关的药理资料。

【临床应用】中暑。临床以头目眩晕、头痛鼻塞、恶心为特征症状。

【用药特征】本成药原为"闻剂"，其芳香之气可提神醒脑、开窍辟秽，又兼以祛暑清火，适用于暑热秽浊所致机窍不利、眩晕鼻塞者。

【用法用量】①口服。一次0.6g。②外用适量。吸入鼻孔。

【使用注意】孕妇慎用。

【规格贮藏】0.84g/盒。密闭，置阴凉干燥处。

甘和茶

【处方组成】紫苏叶、青蒿、香薷、薄荷、葛根、前胡、防风、黄芩、连翘、桑叶、淡竹叶、广藿香、苦丁茶、水翁花、荷叶、川木通、栀子、茵陈、粉萆薢、槐花、威灵仙、苍术、厚朴、陈皮、乌药、布渣

叶、山楂、槟榔、紫苏梗、龙胆、旋覆花、甘草、牡荆叶（嫩叶）、千里光（嫩叶）、玉叶金花。

【功能主治】清暑散热、生津止渴。主治暑热证。症见发热、口渴、头痛、骨节疼痛、食滞饱胀、腹痛吐泻、苔腻、脉濡数。

【现代药理】具有抗炎、解热、镇痛及促进胃肠动力等作用。

【临床应用】中暑、普通感冒等。临床以发热、口渴、食滞饱胀为特征症状。

【用药特征】本成药为南方暑天常用防治感冒制剂，重在疏风清热，解暑消食，兼以生津止渴，适用于暑天感冒发热，中暑口渴者。

【用法用量】①盒装茶：开水泡服或煎服。一次2～3盒，一日1～2次。对风寒感冒者，另加生姜2片、葱头2个和紫苏叶3g同煎。②袋泡茶：开水泡服。一次2～3袋，一日1～2次。

【使用注意】风寒感冒者不宜。高血压、心脏病、肝病、糖尿病、肾病患者慎用。小儿、年老体弱者、孕妇及哺乳期妇女慎用。对本品过敏者禁用，过敏体质者慎用。忌烟、酒及辛辣、生冷、油腻食物。

【规格贮藏】①盒装茶：6.8g/盒。②袋泡茶：3.2g/袋。密闭，防潮。

复方香薷水

【处方组成】皱叶香薷、歪叶蓝、广藿香、紫苏叶、厚朴、豆蔻、木香、生姜、甘草。

【功能主治】解表化湿、醒脾和胃。主治外感风寒，内伤暑湿证。症见寒热头痛、脘腹痞满胀痛、恶心欲吐、肠鸣腹泻、苔白或白腻，脉浮紧。

【现代药理】尚未检索到本成药相关的药理资料。

【临床应用】上呼吸道感染、胃肠型感冒等。临床以寒热头痛、脘腹痞满胀痛为特征症状。

【用药特征】本成药源自香薷散加减，重在疏散风寒，兼以和胃化滞，适用于夏月感受寒邪，内有湿滞者。

【用法用量】口服。一次10～20ml，一日3次，小儿酌减，服时摇匀。

【使用注意】忌烟、酒及辛辣、生冷、油腻食物。

【规格贮藏】10ml/支。密封。

附：暑湿（热）感冒中成药特点比较

中成药名	功效		临床治疗主症	
	共同点	独有功效	相同主治	主治自身特点
柴连口服液	解表祛暑	解表宣肺	暑湿感冒证。症见胸闷呕吐，腹泻便溏，发热，汗出不畅，舌红苔白腻或黄腻，脉濡	恶寒发热、头痛
午时茶颗粒（胶囊）		解表和中		恶寒发热、腹痛吐泻
调胃消滞丸		散寒化湿，健胃消食		恶寒发热，头痛身困，纳呆嗳腐
芙朴感冒颗粒		清热解毒，宣肺利咽		咽痛、纳差、苔黄腻
加味藿香正气软胶囊		理气和中		头痛昏重、呕吐泄泻
沙溪凉茶（颗粒）		除湿导滞		身倦骨痛、大便不爽
暑湿感冒颗粒		芳香化浊		胸闷呕吐、腹泻便溏
保济丸（口服液）		祛湿和中		发热头痛、腹痛腹泻、恶心呕吐
暑热感冒颗粒		清热生津		发热重、恶寒轻、口渴心烦、尿赤
十滴水（软胶囊）		健胃祛暑		中暑后头晕、恶心、腹痛、胃肠不适

中成药名	功效		临床治疗主症	
	共同点	独有功效	相同主治	主治自身特点
清暑解毒颗粒	解表祛暑	生津止渴	暑湿感冒证。症见胸闷呕吐，腹泻便溏，发热，汗出不畅，舌红苔白腻或黄腻，脉濡	烦热口渴、头晕乏力、恶心呕吐
清凉防暑颗粒		利尿生津		口干、小便短少而黄
清暑益气丸		补气生津		四肢困倦、身热气高、心烦溺黄、口渴自汗
七味榼藤子丸		解痉止痛		吐泻腹痛、胸闷
六一散		清热利尿		口渴、小便黄少
益元散		清暑利湿		身热心烦、心悸怔忡、失眠多梦
正金油软膏		祛风兴奋，止痛止痒		皮肤瘙痒、头晕、头痛
红色正金软膏		祛风兴奋，止痒止痛		皮肤瘙痒、头晕、头痛
甘露消毒丸		清热解毒		身热肢酸、咽喉疼痛
庆余辟瘟丹		辟秽气，止吐泻		头晕胸闷、腹痛吐泻
红灵散		开窍解毒		昏厥、恶心呕吐、头晕胸闷
清热银花糖浆		通利小便		目赤口渴、小便不利
暑症片		祛寒辟瘟，化浊开窍		昏厥、牙关紧闭、腹痛吐泻
避瘟散		开窍辟秽		头目眩晕、头痛鼻塞、恶心
甘和茶		生津止渴		发热、口渴、食滞饱胀
复方香薷水		醒脾和胃		寒热头痛、脘腹痞满胀痛

四、体虚感冒

败毒散

【处方组成】党参、茯苓、枳壳、甘草、川芎、羌活、独活、柴胡、前胡、桔梗。

【功能主治】发汗解表、散风祛湿。主治气虚外感。症见憎寒壮热、项强头痛、四肢酸痛、噤口痢疾、无汗鼻塞、咳嗽有痰、苔白、脉浮重按无力。

【现代药理】尚未检索到本成药相关的药理资料。

【临床应用】反复上呼吸道感染、支气管炎、哮喘

等。临床以憎寒壮热、项强头痛、四肢酸痛为特征症状。

【用药特征】本成药长于祛风散寒除湿，兼以宣降肺气，佐以益气，适用于体虚之人感冒风寒湿者。

【用法用量】另加生姜、薄荷少许炖，取汤服。一次6～9g，一日1～2次。

【使用注意】孕妇忌服。素体虚寒者慎用。忌生冷油腻食物。

【不良反应】少数患者可见胃脘部不适、腹泻。

【规格贮藏】9g/袋。密闭，防潮。

参苏丸（胶囊、片）

【处方组成】紫苏叶、葛根、前胡、半夏（制）、桔梗、陈皮、枳壳（炒）、党参、茯苓、木香、甘草。

【功能主治】益气解表、疏风散寒、祛痰止咳。主治身体虚弱、感受风寒证。症见恶寒发热、头痛鼻塞、咳嗽痰多、胸闷呕逆、乏力气短、舌淡苔白或薄白、脉虚浮或浮而无力。

【现代药理】尚未检索到本成药相关的药理资料。

【临床应用】反复上呼吸道感染。临床以恶寒发热、痰白胸闷、乏力气短为特征症状。

【用药特征】本成药方源自《太平惠民和剂方》参苏饮，功长益气解表，兼有理气化痰之功，适用于气虚外感风寒，内有痰湿者。

【用法用量】①丸：口服。一次6～9g，一日2～3次。②胶囊：口服。一次4粒，一日2次。③片：口服，一次3～5片，一日2～3次。

【使用注意】风热感冒者慎用。忌服滋补性中药，忌烟、酒及辛辣、生冷、油腻食物。

【规格贮藏】①丸：6g/袋。密封。②胶囊：0.45g/粒。密封，置阴凉干燥处（不超过20℃）。③片：0.31g/片。密封。

虚体感冒合剂

【处方组成】黄芪、黄芩、金银花、白术、水防风、板蓝根、玄参、麦冬、芦根、桔梗。

【功能主治】益气养阴、解表散邪。主治体虚外感证。症见鼻塞流涕、疲乏无力、咳嗽痰少或干咳无痰、口干口渴、气短乏力、舌淡苔白或薄白、脉虚浮。

【现代药理】尚未检索到本成药相关的药理资料。

【临床应用】反复上呼吸道感染、多汗症等。临床以鼻塞流涕、疲乏无力、口干口渴为特征症状。

【用药特征】本成药为玉屏风散加清热解毒之品而成。玉屏风散为益气固表之名方，临床常用于体虚易感、表虚不固等证，适用于气虚兼有风热表证者。

【用法用量】合剂：口服。一次10～20ml，一日3次。预防用药一次10ml，一日2次。

【使用注意】孕妇慎用。风热感冒者慎用。忌烟、酒及辛辣、生冷、油腻食物。

【规格贮藏】100ml/瓶；10ml/支。遮光、密封保存。

屏风生脉胶囊

【处方组成】黄芪、白术（土炒）、防风、五味子、人参、麦冬、附子（制）。

【功能主治】益气、固表、敛阴止汗。适用于气血两虚证。症见反复感冒、心悸自汗、气短乏力、贫血、舌淡苔白、脉虚浮或浮而无力。

【现代药理】尚未检索到本成药相关的药理资料。

【临床应用】反复上呼吸道感染、流行性感冒、冠心病、心肌炎、心绞痛、心律失常，大病之后或手术、放化疗后，更年期综合征等。临床以反复感冒、心悸自汗为特征症状。

【用药特征】本成药由玉屏风散合生脉散加减而成，长于大补元气，升提固表，健运脾气，兼以养阴生津，酸收敛汗，祛风解表。用药重在固表不留邪，祛风不伤正，适用于气血两虚型易感冒以阳气不足为主者。

【用法用量】口服。一次3粒，一日2～3次。

【使用注意】风热感冒者慎用。孕妇慎用。不宜久服。忌烟、酒及辛辣、生冷、油腻食物。

【规格贮藏】0.33g/粒。密封。

附：体虚感冒中成药特点比较

中成药名	功效		临床治疗主症	
	共同点	独有功效	相同主治	主治自身特点
败毒散	扶正解表	散风祛湿	虚人外感证。症见恶寒、发热，周身不适，舌淡苔白、脉浮重按无力	憎寒壮热、项强头痛、四肢酸痛
参苏丸（胶囊、片）		祛痰止咳		恶寒发热、痰白胸闷、乏力气短
虚体感冒合剂		益气养阴		鼻塞流涕、疲乏无力、口干口渴
屏风生脉胶囊		敛阴止汗		反复感冒、心悸自汗

五、秋燥感冒

秋燥感冒颗粒

【处方组成】桑叶、菊花、苦杏仁（炒）、伊贝母、桔梗、前胡、北沙参、麦冬、山豆根、竹叶、甘草。

【功能主治】清燥退热、润肺止咳。主治秋燥证。症见恶寒发热、头痛鼻塞、鼻咽口唇干燥、干咳少痰、舌边尖红、苔薄白而干或薄黄少津、脉浮弦。

【现代药理】尚未检索到本成药相关的药理资料。

【临床应用】上呼吸道感染。临床常以恶寒发热、咽干口渴、干咳少痰为特征症状。

【用药特征】本成药为《温病条辨》桑杏汤与桑菊饮加减，故而兼有二方之长，长于疏风解表之力，兼以生津止咳，佐以清热解毒，适用于外感风热或外感温燥轻证，表邪不重，津伤不甚，但以咳嗽为主症者。

【用法用量】用开水冲服。一次10~20g，一日3次；儿童酌减。

【使用注意】孕妇慎用。风寒感冒者忌用。脾胃虚寒者慎用。饮食宜清淡，忌食辛辣食物。

【规格贮藏】10g/袋。密封。

六、少阳感冒

小柴胡颗粒（片、泡腾片、胶囊、丸）

【处方组成】柴胡、黄芩、党参、大枣、生姜、姜半夏、甘草。

【功能主治】解表散热、和解少阳。主治邪犯少阳证。症见寒热往来、胸胁苦满、食欲不振、心烦喜呕、口苦咽干、舌红苔黄、脉弦数。

【现代药理】具有保肝、利胆、解热、抗感染、抗病原微生物、调节免疫功能等作用。

【临床应用】上呼吸道感染、小儿厌食症、慢性乙型肝炎及预防肝癌术后复发等。临床以寒热往来、胸胁苦满、食欲不振、心烦喜呕这四大主症为特征症状。

【用药特征】本成药源自《伤寒论》小柴胡汤，专于和解少阳，适用于外感邪犯少阳，也可治疗一般的肝胆气郁或肝脾不和类疾病。此外，本品也常用于治疗一些无明发热类疾病。

【用法用量】①颗粒：开水冲服。一次1~2袋，一日3次。②片：口服。一次4~6片，一日3次。③胶囊：口服。一次4粒，一日3次。④泡腾片：温开水冲溶后口服。一次1~2片，一日3次。⑤丸：口服。成人每服9g，一日2~3次；7岁以上儿童服成人1/2量。

【使用注意】风寒感冒、肝火偏盛、肝阳上亢者慎服。饮食宜清淡，忌食辛辣厚味。

【规格贮藏】①颗粒：10g/袋；4g/袋（无蔗糖）；2.5g/袋（无蔗糖）。密封。②胶囊：0.4g/粒。密封。③泡腾片：2.5g/片。密封。④片：0.4g/片。密封。⑤丸：浓缩丸：原生药3g/8丸。

少阳感冒颗粒

【处方组成】柴胡、黄芩、青蒿、生晒参、干姜、大枣、半夏、甘草。

【功能主治】解表散热、和解少阳。主治外感病邪犯少阳证。症见寒热往来、胸胁苦满、食欲不振、心烦喜呕、口苦咽干、苔薄、脉弦。

【现代药理】尚未检索到本成药相关的药理资料。

【临床应用】上呼吸道感染。临床以寒热往来、胸胁苦满、食欲不振、心烦喜呕这四大主症为特征症状。

【用药特征】本中成药实为小柴胡汤合蒿芩清胆汤加减。相较同类成药中的小柴胡颗粒，其解表清热之力更强，适用于少阳证，实际运用中往往但见其中一大主症即可使用，不必全部具备。

【用法用量】口服。一次8g，一日2次；小儿酌减。

【使用注意】孕妇慎用。风寒感冒者及阴虚者慎服。饮食宜清淡，忌食辛辣厚味。

【规格贮藏】8g/袋。密封，置干燥处。

柴石退热颗粒

【处方组成】柴胡、石膏、黄芩、青蒿、板蓝根、金银花、大黄、蒲公英、知母、连翘。

【功能主治】清热解毒、解表清里。主治外感风热证。症见发热、头痛，或恶风、咽痛、口渴、便秘、尿黄、苔薄、脉弦。

【现代药理】具有抗乙型脑炎病毒作用。

【临床应用】上呼吸道感染。临床以发热、头痛、恶

风、咽痛为特征症状。

【用药特征】本成药长于清热解毒，兼能和解少阳，适用于少阳证偏里证热证者。

【用法用量】开水冲服。每次1袋，一日4次。

【使用注意】孕妇禁服。风寒感冒者不宜。高血压、心脏病、肝病、肾病、糖尿病患者慎用。脾胃虚寒者慎用。小儿、年老体弱者慎用。忌烟、酒及辛辣、生冷、油腻食物。

【不良反应】个别患者可见腹泻、恶心、食欲减退。

【规格贮藏】8g/袋。密封。

附：少阳感冒中成药特点比较

中成药名	功效		临床治疗主症	
	共同点	独有功效	相同主治	主治自身特点
小柴胡颗粒（片、泡腾片、胶囊、丸）	和解少阳	解表散热	邪犯少阳证。症见寒热往来，胸胁苦满，食欲不振，心烦喜呕，口苦咽干，舌红苔黄，脉弦数	寒热往来、胸胁苦满、食欲不振、心烦喜呕
少阳感冒颗粒		解表散热		寒热往来、胸胁苦满、食欲不振、心烦喜呕
柴石退热颗粒		清热解毒		发热、头痛、恶风、咽痛

第二节 咳嗽

一、风寒咳嗽

风寒咳嗽颗粒（丸）

【处方组成】麻黄、苦杏仁、紫苏叶、法半夏、陈皮、生姜、桑白皮、五味子、青皮、炙甘草。

【功能主治】宣肺散寒、祛痰止咳。主治风寒袭肺证。症见咳嗽咽痒、反复发作、咯痰色白质清稀、头痛鼻塞、胸闷气喘、脘痞、舌苔白腻、脉濡滑。

【现代药理】具有止咳、祛痰、抗感染、解热、抗病原微生物等作用。

【临床应用】感冒、支气管炎、喘息型支气管炎等。临床以咳嗽咽痒、痰白清稀为特征症状。

【用药特征】本成药化痰散寒之力较强，同时兼有理气和中之效，故长于风寒喘咳之证，适用于外寒风寒所致的咽痒咳嗽，兼有胃脘不和者尤宜。

【用法用量】①颗粒：开水冲服。一次5g，一日2次。②丸：口服。一次6～9g，一日2次。

【使用注意】孕妇慎用。风热、痰热咳嗽及阴虚干咳者慎用。心脏病、原发性高血压患者应慎用。饮食宜清淡，忌食辛辣、油腻食物。

【规格贮藏】①颗粒：5g/袋。密封。②丸：6g/袋。密封。

止咳宁嗽胶囊

【处方组成】麻黄（蜜炙）、荆芥、百部、紫菀（制）、款冬花（蜜炙）、前胡、白前（制）、苦杏仁（炒）、桔梗、防风、陈皮。

【功能主治】疏风散寒、宣肺解表、镇咳祛痰。主治风寒袭肺证。症见咳嗽不止、咯痰稀白、鼻流清涕、恶寒身楚，或有呕吐、舌淡红苔白、脉浮紧。

【现代药理】尚未检索到本成药相关的药理资料。

【临床应用】感冒、急慢性支气管炎等。临床以咽痒咳嗽、痰多色白为特征症状。

【用药特征】本成药长于宣肺止咳，兼能解表。用药温润和平，适用于风寒表证不著，邪祛七八，而以咽痒咳嗽为主者。

【用法用量】口服。一次4～6粒，一日2～3次。

【使用注意】孕妇慎用。风热、痰热咳嗽者慎用。心脏病、原发性高血压患者应慎用。饮食宜清淡，忌食生冷、肥腻、辛辣及过咸、海腥鱼虾、烟酒等刺激性食品。

【不良反应】偶见皮疹。

【规格贮藏】0.25g/粒。密封。

杏苏止咳颗粒（糖浆、露、口服液）

【处方组成】苦杏仁、前胡、紫苏叶、桔梗、陈皮、甘草。

【功能主治】宣肺散寒、止咳祛痰。主治风寒束肺证。症见咳嗽、痰多色白、发热恶寒、鼻塞流涕、舌淡红苔薄白、脉浮紧。

【现代药理】尚未检索到本成药相关的药理资料。

【临床应用】上呼吸道感染、支气管炎、急性胃肠炎等。临床以恶寒咳嗽、痰白为特征症状。

【用药特征】本成药解表之力不强，但化痰止咳之效较强，适用于风寒表邪不著，而以咳嗽痰白为主的者。亦可用于秋季凉燥之证，主要表现为微恶风寒、鼻干、痰多色白、苔薄白、脉弦。

【用法用量】①颗粒：开水冲服。一次12g，一日3次；小儿酌减。②糖浆：一次10～15ml，一日3次；小儿酌减。③露剂：一次10～15ml，一日3次；小儿酌减。④口服液：一次10ml，一日3次。

【使用注意】孕妇慎用。风热、燥热及阴虚干咳者慎用。宜食清淡易消化之品，忌食辛辣、油腻食物。

【不良反应】偶见恶心。

【规格贮藏】①颗粒：12g/袋。密封。②糖浆：100ml/瓶。密封，置阴凉处。③露剂：100ml/瓶。密封。④口服液：10ml/支，密封，置阴凉处。

止嗽青果丸（口服液）

【处方组成】麻黄、紫苏叶、黄芩、桑白皮（蜜制）、浙贝母、石膏、半夏（制）、苦杏仁（去皮炒）、紫苏子（炒）、款冬花、西青果、白果仁、冰片、甘草。

【功能主治】宣肺化痰、止咳平喘。主治风寒束肺证。症见咳嗽痰多、痰黄白质黏、胸膈满闷、气促作喘、口燥咽干、舌苔黄、脉滑数。

【现代药理】具有镇咳、祛痰、平喘等作用。

【临床应用】支气管炎、喘息型支气管炎等。临床以咳嗽气喘、痰黄或痰白质黏为特征症状。

【用药特征】本成药源自定喘汤合麻杏石甘汤加减。长于止咳平喘，尤其平喘之力较强，适用于外有风寒外束，内兼痰热壅肺者。

【用法用量】①大蜜丸：口服。一次2丸，一日2次。②口服液：一次20ml，一日3次。

【使用注意】孕妇慎用。肺虚久咳，气虚作喘慎用。高血压、心脏病、青光眼者慎用。服药期间忌食生冷、油腻之品。

【规格贮藏】①丸：3g/丸。密封。②口服液：10ml/支。密闭，避光，置阴凉处。

宁嗽露

【处方组成】麻黄、百部（蒸）、紫菀、苦杏仁、甘草。

【功能主治】疏风散寒、止咳化痰。主治风寒犯肺、痰浊内阻证。症见咳嗽不止、痰多色白质黏稠、胸闷气急、舌淡苔白、脉浮紧。

【现代药理】具有镇咳、祛痰、平喘、抗炎等作用。

【临床应用】急性支气管炎、慢性支气管炎等。临床以咳嗽不止、痰多色白质黏稠、胸闷气急为特征症状。

【用药特征】本成药源自三拗汤化裁。长于治疗风寒外感，肺气不利的咳喘。其解表之力不强，重在止咳平喘。此药温润和平，升降兼施。临床使用时有无表证皆可使用。适用于热象不著之咳嗽。

【用法用量】口服。一次15ml，一日3次。

【使用注意】孕妇慎用。风热、痰热咳嗽及阴虚干咳者慎用。心脏病、原发性高血压患者应慎用。饮食宜清淡，忌食辛辣、油腻食物。

【规格贮藏】10ml/瓶；50ml/瓶；100ml/瓶。密封，置阴凉处。

止咳宝片

【处方组成】紫菀、橘红、桔梗、前胡、枳壳、百部、五味子、干姜、陈皮、荆芥、罂粟壳浸膏、甘草、薄荷素油、氯化铵。

【功能主治】宣肺祛痰、止咳平喘。主治外感风寒、痰浊内阻证。症见咳嗽、痰多清稀、咳甚而喘、舌淡苔白、脉浮。

【现代药理】尚未检索到本成药相关的药理资料。

【临床应用】慢性支气管炎、上呼吸道感染等。临床以咳嗽、痰多清稀、咳甚而喘为特征症状。

【用药特征】本中成药为中西医结合制剂，长于宣肺祛痰、兼止咳平喘，佐以收敛止咳，用药宣降相因，散收结合，适用于外感风寒、痰浊内阻所致久咳不愈

者。此外，临床使用时不可久服，以免成瘾。

【用法用量】口服。一次2片，一日3次；或遵医嘱。7日为一疗程，可以连续服用3~5个疗程。

【使用注意】孕妇、哺乳期妇女及婴儿忌服。消化性溃疡慎用。肺热、肺燥之干咳及咳痰带血者慎用。不宜久服。服药期间不宜再受风寒，并禁食冷物、辣椒及各种酒类。

【不良反应】偶见头晕、口苦、大便干燥。

【规格贮藏】0.35g/片。密封。

杏贝止咳颗粒

【处方组成】麻黄（蜜炙）、苦杏仁、桔梗、前胡、浙贝母、百部、北沙参、木蝴蝶、甘草。

【功能主治】清宣肺气、止咳化痰。主治表寒里热证。症见微恶寒、发热、咳嗽、咯痰、痰稠质黏、口干苦、烦躁、舌苔干、脉浮滑或浮数。

【现代药理】具有镇咳、抗过敏、消炎、抗菌等作用。

【临床应用】慢性支气管炎、上呼吸道感染等。临床以发热、咳嗽、咯痰、痰稠质黏为特征症状。

【用药特征】本成药长于清宣肺气，兼以润肺止咳，佐以清利咽喉，用药寒温并用，肺卫结合的特点。适用于外感咳嗽内有燥痰者。

【用法用量】开水冲服。一次1袋，一日3次。疗程7天。

【使用注意】孕妇慎用。高血压、心脏病、肾病患者慎用。服药期间不宜再受风寒，并禁食冷物、辣椒及各种酒类。

【规格贮藏】0.4g/袋。密封，置阴凉处（不超过20℃）。

止咳丸（片、胶囊）

【处方组成】麻黄、紫苏子、厚朴（姜炙）、葶苈子、川贝母、法半夏（砂炒）、白果、罂粟壳、硼砂、枳壳（麸炒）、陈皮、桔梗、防风、白前、前胡、紫苏叶、桑叶、黄芩（酒炙）、南沙参、薄荷、茯苓、甘草。

【功能主治】降气化痰、止咳定喘。主治风寒袭肺、肺气不宣证。症见咳嗽痰多、喘促胸闷、周身酸痛或久咳不止、舌淡苔白、脉浮。

【现代药理】具有祛痰等作用。

【临床应用】支气管炎、咳嗽变异性哮喘等。临床以咳嗽痰多、喘促胸闷、周身酸痛或久咳不止为特征症状。

【用药特征】本成药长于宣降肺气，兼能止咳平喘、佐以收敛止咳。用药重在祛邪化痰，恢复肺的宣发肃降功能，兼以润肺、敛肺，适用于风寒袭肺以肺气不宣、咳喘较重为突出症状者。此外，临床使用时不可久服，以免成瘾。

【用法用量】①丸：口服，一次6丸，一日2次。②片：一次6~8片，一日3次。③胶囊：口服，一次6丸，一日2次。

【使用注意】儿童、孕妇及哺乳期妇女禁用。糖尿病患者禁服。高血压、高血压肾病患者慎用。不宜过量、久服。忌烟酒、辛辣、生冷、油腻食物。

【规格贮藏】①丸：3g/18丸。密封。②片：0.3g/片。密封。③胶囊：0.56g/粒。密封。

苏黄止咳胶囊

【处方组成】麻黄、紫苏叶、地龙、蜜枇杷叶、炒紫苏子、蝉蜕、前胡、炒牛蒡子、五味子。

【功能主治】疏风宣肺、止咳利咽。主治风邪犯肺、肺气失宣证。症见咳嗽、咽痒、痒时咳嗽，或呛咳阵作、气急、遇冷空气、异味等因素突发或加重，或夜卧晨起咳剧、多呈反复性发作、干咳无痰或少痰、舌苔薄白、脉浮。

【现代药理】具有镇咳、平喘、抗炎等作用。

【临床应用】支气管炎、咳嗽变异性哮喘等。临床以咳嗽、咽痒、痒时咳嗽，或呛咳阵作为特征症状。

【用药特征】本成药长于疏风利咽，兼以宣肺止咳，用药疏宣结合，适用于咳喘属风邪为患，咽痒、呛咳为突出症状者。

【用法用量】口服。一次3粒，一日3次。疗程7~14天。

【使用注意】孕妇忌用。高血压、心脏病者慎用。服药期间忌食辛辣等刺激性食物。

【不良反应】偶见恶心、呕吐、胃部不适、便秘、咽干。

【规格贮藏】0.45g/粒。密封。

附：风寒咳嗽中成药特点比较

中成药名	功效		临床治疗主症	
	共同点	独有功效	相同主治	主治自身特点
风寒咳嗽颗粒（丸）	宣肺散寒	祛痰止咳	风寒袭肺证。症见咳嗽咽痒、头痛鼻塞、胸闷气喘、舌苔白、脉浮紧	咳嗽咽痒、痰白清稀
止咳宁嗽胶囊		镇咳祛痰		咽痒咳嗽、痰多色白
杏苏止咳颗粒（糖浆、露、口服液）		止咳祛痰		恶寒咳嗽、痰白
止嗽青果丸（口服液）		止咳平喘		咳喘、痰黄或痰白质黏
宁嗽露		止咳化痰		咳嗽不止、痰多色白质黏稠、胸闷气急
止咳宝片		止咳平喘		咳嗽、痰多清稀、咳甚而喘
杏贝止咳颗粒		清宣肺气		发热、咳嗽、咯痰、痰稠质黏
止咳丸（片、胶囊）		止咳定喘		咳嗽痰多、喘促胸闷、周身酸痛或久咳不止
苏黄止咳胶囊		止咳利咽		咳嗽、咽痒、痒时咳嗽，或呛咳阵作

二、风热咳嗽

风热咳嗽胶囊

【处方组成】桑叶、菊花、薄荷、连翘、黄芩、苦杏仁霜、桔梗、枇杷叶、浙贝母、前胡、甘草。

【功能主治】疏风散热、化痰止咳。主治风热犯肺证。症见咳嗽痰多、痰稠而黄、难以咳出、喘促气急、口渴、咽痛、胸闷、心烦、鼻流浊涕、发热、头晕、咽干舌燥、舌边尖红、脉浮数。

【现代药理】具有解热、镇咳、抗菌、祛痰、抗炎等作用。

【临床应用】感冒、上呼吸道感染、急性支气管炎等。临床以咳嗽痰多、痰稠而黄难咯、喘促气急为特征症状。

【用药特征】本成药用药轻宣清灵，寒而不滞，力虽不强，然功效全面。在止咳同时，既可疏风以解表邪，又可清肺以化痰浊，适用于风热咳嗽兼有痰浊者。此外，对于热毒壅滞之咽痛也有一定的解毒利咽之能。

【用法用量】口服。早3粒、中4粒、晚3粒，一日3次。

【使用注意】风寒咳嗽慎用。服药期间饮食宜清淡，忌食辛辣食物。

【不良反应】极个别患者可见轻度恶心。

【规格贮藏】0.32g/粒。密封，置阴凉干燥处。

百咳静糖浆

【处方组成】黄芩、陈皮、桑白皮、瓜蒌仁（炒）、清半夏、天南星（炒）、麻黄（蜜炙）、苦杏仁（炒）、紫苏子（炒）、桔梗、前胡、葶苈子（炒）、黄柏、百部（蜜炙）、麦冬、甘草。

【功能主治】清热化痰、止咳平喘。主治风热犯肺证。症见咳嗽频剧、咳声亢扬、身热咽燥、痰黏或黄、汗出不畅、面色多赤、苔薄黄或黄腻、脉浮数。

【现代药理】具有镇咳、祛痰、平喘、抗炎、抗菌等作用。

【临床应用】感冒、上呼吸道感染、急慢性支气管炎、百日咳等。临床以咳喘频剧、痰黄而黏、咽燥身热为特征症状。

【用药特征】本成药功擅清热涤痰兼能宣肺止咳，佐以轻微润肺。适用于风热犯肺或外感风寒郁而化热造成的痰热喘咳证。此时往往表邪已解十之八九，或已无表邪，仅有痰热壅盛之象。

【用法用量】口服。1～2岁一次5ml；3～5岁一次10ml；成人一次20～25ml，一日3次。

【使用注意】孕妇慎用。高血压、心脏病、糖尿病患

者慎用。风寒咳喘者慎用。忌食辛辣、油腻食物。

【规格贮藏】（1）10ml/支；（2）60ml/瓶；（3）100ml/瓶；（4）120ml/瓶。密封。

复方牛黄消炎胶囊

【处方组成】人工牛黄、黄芩、栀子、郁金、石膏、朱砂、雄黄、水牛角浓缩粉、珍珠母、冰片、盐酸小檗碱。

【功能主治】清热解毒、镇静安神。主治气分热盛证。症见高热烦躁、口干、口渴、咳嗽、痰黄、舌红苔黄、脉数。

【现代药理】尚未检索到本成药相关的药理资料。

【临床应用】上呼吸道感染、肺炎、气管炎等。临床以高热烦躁、咳嗽、痰黄为特征症状。

【用药特征】本成药长于清热解毒，兼以透热安神、重镇安神。用药以苦寒直折为主，辛寒透热为辅，适用于气分大热波及血分者。

【用法用量】口服。一次3~4粒，一日2次。

【使用注意】孕妇禁服。哺乳期妇女慎用。不宜与西药溴化物、碘化物合用。不宜久服。忌食辛辣、油腻食物。

【规格贮藏】0.4g/粒（含盐酸小檗碱4.3mg）。密封。

附：风热咳嗽中成药特点比较

中成药名	功效		临床治疗主症	
	共同点	独有功效	相同主治	主治自身特点
风热咳嗽胶囊	疏风散热	化痰止咳	风热犯肺证。症见咳嗽、痰稠而黄难咳、口渴、咽痛、鼻流浊涕、发热、咽干舌燥、舌边尖红、脉浮数	咳嗽痰多、痰稠而黄难咯、喘促气急
百咳静糖浆		清热化痰		咳喘频剧、痰黄而黏、咽燥身热
复方牛黄消炎胶囊		清热解毒，镇静安神		高热烦躁、咳嗽、痰黄

三、寒痰（湿）咳嗽

苓桂咳喘宁胶囊

【处方组成】茯苓、桂枝、桔梗、苦杏仁、白术（麸炒）、陈皮、法半夏、龙骨、牡蛎、生姜、大枣、甘草（蜜炙）。

【功能主治】温肺化饮、止咳平喘。主治痰湿阻肺证。症见咳嗽声重、气急、咽痒、痰白质稀量多、咳喘频繁，或痰黏腻或稠厚、可伴有鼻塞、流涕、头痛、肢体酸楚、恶寒发热、有汗或无汗、舌苔薄白或白腻、脉浮或弦或滑。

【现代药理】具有止咳、祛痰、平喘、抗菌、抗炎、增强免疫功能等作用。

【临床应用】急性支气管炎、慢性支气管炎、喘息型支气管炎、梅尼埃病等。临床以痰白质稀量多、咳喘频繁为特征症状。

【用药特征】本成药功擅温肺化痰，止咳平喘，解表

之力较弱，重在止咳化痰，适用于痰湿咳嗽或寒湿喘咳。阳虚痰浊上犯而出现的头昏，眩晕等证也可试用。对于单纯中阳不足而出现的脾胃诸症，如纳差、吐泻、吞酸等也可应用。

【用法用量】口服。一次5粒，一日3次。10天为一疗程。

【使用注意】孕妇慎用。外感风热，痰热蕴肺，阴虚燥咳者慎用。不宜久服多用。宜饭后服。忌食辛辣刺激之品，忌烟酒。

【不良反应】偶有口干、胃部不适。

【规格贮藏】0.34g/粒。密封。

消咳喘糖浆（胶囊、片）

【处方组成】满山红。

【功能主治】止咳、祛痰、平喘。主治寒痰阻肺证。症见咳嗽气喘、咳痰色白、气喘胸闷、咳嗽痰多、舌淡红苔白腻、脉濡滑。

【现代药理】具有镇咳、祛痰、解痉、平喘、抗炎、抗过敏等作用。

【临床应用】急性支气管炎、慢性支气管炎、喘息型支气管炎等。临床以咳嗽气喘、咳痰色白为特征症状。

【用药特征】本成药用药较为单一。其止咳之力相对较强，温化之力明显不足，适用于寒痰阻肺轻证患者，或无其他兼夹证者。

【用法用量】①糖浆：口服。一次10ml，一日3次，小儿酌减。②胶囊：口服。一次2粒，一日3次。③片：口服。一次4~5片，一日3次。

【使用注意】孕妇慎用。糖尿病患者慎用。饮食宜清淡，忌食辛辣厚味食物，忌烟酒。

【不良反应】个别患者可出现皮肤潮红、眼睑水肿、体温上升等过敏反应。

【规格贮藏】①糖浆：50ml/瓶；100ml/瓶。密封。②胶囊：0.35g/粒。密封。③片：0.31g/片。密封。

满山红油胶丸

【处方组成】满山红油。

【功能主治】止咳祛痰。主治寒痰阻肺证。症见咳嗽气喘、咳痰色白、气喘胸闷、咳嗽痰多、舌淡红苔白腻、脉濡滑。

【现代药理】具有镇咳、祛痰、解痉、平喘、抗炎、抗过敏等作用。

【临床应用】急性支气管炎、慢性支气管炎、喘息型支气管炎等。临床以咳嗽气喘、咳痰色白为特征症状。

【用药特征】本成药用药较为单一。所选药物为东北地区常用中草药。其止咳之力相对较强，温化之力明显不足，适用于寒痰阻肺轻证者，或无其他兼夹证者。

【用法用量】口服。一次0.05~0.1g，一日2~3次。

【使用注意】孕妇慎用。饮食宜清淡，忌食辛辣厚味食物，忌烟酒。

【规格贮藏】每丸含满山红油0.05g；每丸含满山红油0.1g。密封。

止咳喘颗粒

【处方组成】满山红、桔梗、炙甘草。

【功能主治】止咳、平喘、祛痰。主治寒痰阻肺证。症见咳喘、痰多色白、痰稠、肺痈吐脓、胸满胁痛、舌淡红苔白腻、脉濡滑。

【现代药理】尚未检索到本成药相关的药理资料。

【临床应用】急性支气管炎、慢性支气管炎、喘息型支气管炎等。临床以咳喘、咳痰色白为特征症状。

【用药特征】本成药功效与消咳喘糖浆、满山红油胶丸类似，祛痰效果更强，且有利咽作用，适用于寒痰阻肺兼有咽喉不利者。

【用法用量】口服。一次1袋，一日3次，小儿酌减。

【使用注意】孕妇慎用。饮食宜清淡，忌食辛辣厚味食物，忌烟酒。

【规格贮藏】6g/袋。密封。

紫花杜鹃胶囊

【处方组成】紫花杜鹃。

【功能主治】止咳、祛痰。主治寒痰阻肺证。症见咳嗽气喘、咳痰色白、气喘胸闷、咳嗽痰多、舌淡红苔白腻、脉濡滑。

【现代药理】尚未检索到本成药相关的药理资料。

【临床应用】急性支气管炎、慢性支气管炎等。临床以咳嗽气喘、咳痰色白为特征症状。

【用药特征】本成药用药较为单一，止咳之力相对较强，祛痰作用次之，平喘较差。适用于寒痰阻肺轻证者，或无其他兼夹证者。

【用法用量】口服。一次2~3粒，一日3次；或遵医嘱。

【使用注意】孕妇慎用。服药期间饮食宜清淡，忌食辛辣厚味食物，忌烟酒。

【规格贮藏】0.55g/粒。密封。

复方川贝精片

【处方组成】麻黄浸膏、陈皮、法半夏、远志、桔梗、川贝母、五味子、甘草浸膏。

【功能主治】宣肺化痰、止咳平喘。主治寒痰阻肺证。症见咳嗽痰多、色白质稀、喘促气急、胸闷气短、舌淡红、苔薄白或白腻、脉浮紧或浮滑。

【现代药理】具有镇咳、祛痰、平喘等作用。

【临床应用】急性支气管炎、慢性支气管炎、喘息型

支气管炎等。临床以咳嗽痰多、色白质稀、喘促气急为特征症状。

【用药特征】本成药解表之力较强，兼以清热化痰，佐以敛肺止咳。用药燥痰、祛痰兼顾，清润结合。适用于表邪未解者或微显化热者。

【用法用量】口服。一次3~6片，一日3次，小儿酌减。

【使用注意】孕妇慎用。心脏病、原发性高血压患者应慎用。忌食辛辣食物以及牛肉、羊肉、鱼等发物。

【规格贮藏】0.26g/片。密封。

十六味冬青丸

【处方组成】冬青叶、石榴、石膏、肉桂、豆蔻、木香、丁香、甘草、白葡萄干、沉香、拳参、荜茇、肉豆蔻、红花、广枣、方海。

【功能主治】宽胸顺气、止嗽定喘。主治寒痰阻肺证。症见胸满腹胀、头昏浮肿、寒嗽痰多、舌暗、苔白腻、脉滑。

【现代药理】尚未检索到本成药相关的药理资料。

【临床应用】慢性支气管炎、支气管哮喘、肺气肿、特发性肺间质纤维化等。临床以胸满腹胀、头昏浮肿、寒嗽痰多为特征症状。

【用药特征】本成药源自蒙医验方，长于芳香行气、宽胸顺气，气顺则痰消，兼以止嗽平喘、佐以活血化瘀，适用于痰湿阻肺，日久气滞者。此外，蒙医还将其广泛用治热病壮热不退、心烦神昏、谵语发狂、口渴咽干、肺热喘急、中暑自汗、胃火头痛、牙痛、热毒壅盛、发斑发疹、口舌生疮。外治痈疽疮疡，溃不收口，汤火烫伤。

【用法用量】口服。一次1丸，一日1~2次。

【使用注意】孕妇慎用。忌食辛辣食物以及牛肉、羊肉、鱼等发物。

【规格贮藏】6g/丸。密封。

华山参片

【处方组成】华山参。

【功能主治】温肺平喘、止咳祛痰。主治寒痰停饮犯肺证。症见气喘咳嗽、吐痰清稀、舌淡红苔白腻、脉濡滑。

【现代药理】尚未检索到本成药相关的药理资料。

【临床应用】慢性气管炎、喘息性气管炎等。临床以气喘咳嗽、吐痰清稀为特征症状。

【用药特征】本成药用药较为单一，止咳之力相对较强，温化之力明显不足，适用于寒痰阻肺轻证患者，或无其他兼夹证者。

【用法用量】口服。常用量，一次1~2片，一日3次；极量，一次4片，一日3次。

【使用注意】青光眼患者忌服。孕妇和前列腺肥大者慎用。忌食辛辣食物以及牛肉、羊肉、鱼等发物。

【规格贮藏】0.12mg/片。密封。

祛痰止咳颗粒（胶囊）

【处方组成】党参、芫花（醋制）、甘遂（醋制）、水半夏、紫花杜鹃、明矾。

【功能主治】健脾燥湿、涤痰逐饮。主治脾胃虚弱，水饮内停证。症见咳嗽、痰多、痰稀色白、呕吐痰涎、胸脘痞闷、食少纳差，或气促喘息、甚者呼吸困难、鼻翼煽动、舌淡苔白或腻、脉弦滑。

【现代药理】具有镇咳、祛痰、抗感染、抗菌和增强免疫功能等作用。

【临床应用】慢性支气管炎、阻塞性肺气肿、肺心病、水肿、胸水、腹水者等。临床以咳嗽痰多，质稀色白，甚至呕吐痰涎为特征症状。

【用药特征】本成药重在涤痰逐饮，虽无止咳之药，但饮去则咳自止，实为治本之品。本成药组成多为攻逐水饮的峻猛之药，虽有护正之药，但非水湿内停显著者一般仍不宜轻用，且不宜久服。此外，对于临床其他水饮泛滥者，如也可视情使用。

【用法用量】①颗粒：温开水冲服。一次12g，一日2次；小儿酌减。②胶囊：口服。一次6粒，一日2次，小儿酌减。

【使用注意】孕妇禁用。体弱年迈者慎用。不宜过量、久服。外感咳嗽、阴虚久咳、肾虚作喘者慎用。不与含甘草的药物同用。饮食宜清淡，忌食生冷、辛辣、燥热食物；忌烟酒。

【不良反应】可见恶心、呕吐。

【规格贮藏】①颗粒：6g/袋。密封。②胶囊：0.35g/粒。密封。

橘红痰咳液（颗粒、煎膏）

【处方组成】化橘红、苦杏仁、半夏（制）、百部（蜜炙）、白前、五味子、茯苓、甘草。

【功能主治】理气化痰、润肺止咳。主治痰浊阻肺证。症见咳嗽、痰多而黏、色白、甚至呕吐痰涎、胸痞脘闷、食少纳差，或伴头重、鼻塞、流涕、咽喉不利、气促喘息、舌淡苔白或腻、脉弦滑。

【现代药理】具有止咳、祛痰、抗炎等作用。

【临床应用】支气管炎、咽喉炎、喘息型支气管炎等。临床以咳嗽痰多、色白、脘闷、舌苔白腻为特征症状。

【用药特征】本成药为二陈汤加味而成，止咳化痰之力更强，兼有健脾理气之功，适用于脾肺同病者。

【用法用量】①口服液：口服。一次10~20ml，一日3次。②颗粒：开水冲服。一次10~20g，一日3次。③煎膏：口服。一次10~20g，一日3次；小儿减半。

【使用注意】阴虚燥咳慎用。本成药兼收涩之功，表证未解者非所宜。饮食宜清淡，忌食生冷、辛辣食物，忌烟酒。

【不良反应】少数病人可发生轻度恶心、呕吐、血压升高、便秘症状。

【规格贮藏】①口服液：10ml/支。密封。②颗粒：10g/袋。密封。③煎膏：100g/瓶；180g/瓶；250g/瓶。密封。

咳嗽枇杷糖浆

【处方组成】枇杷叶、车前子、百部、苦杏仁、麻黄、薄荷脑、桔梗、甘草。

【功能主治】宣肺化痰、止咳平喘。主治痰浊阻肺证。症见咳嗽咯痰、痰多、色白清稀、发热恶寒、鼻塞、咽痒、喘促气急、胸闷憋胀、苔薄白、脉滑。

【现代药理】具有镇咳、平喘、祛痰、抗感染等作用。

【临床应用】急性支气管炎、慢性支气管炎、喘息性支气管炎等。临床以咳嗽咯痰、痰多、色白清稀为特征症状。

【用药特征】本成药源自三拗汤加减，解表宣肺之力相对较强，适用于痰浊阻肺，表邪尚存者。

【用法用量】口服。一次15ml，一日3~4次；小儿酌减。

【使用注意】孕妇慎用。肺虚久咳者慎用。心脏病、高血压病患者应慎用。饮食宜清淡，忌食辛辣食物。

【规格贮藏】100ml/瓶。密封，置阴凉处（不超过20℃）。

二陈丸

【处方组成】半夏（制）、陈皮、茯苓、甘草。

【功能主治】燥湿化痰、理气和胃。主治痰湿阻肺证。症见咳嗽痰多、色白易咯、胸脘胀闷、恶心呕吐、肢体困倦，头眩心悸，舌苔白滑或腻，脉弦缓。

【现代药理】具有镇咳、祛痰、解痉、平喘、抗菌等作用。

【临床应用】慢性支气管炎。临床以胸脘痞闷、痰多色白、呕恶为特征症状。

【用药特征】本成药长于燥湿化痰、理气和中，适用于痰湿中阻所致咳嗽。临床还常用于慢性胃炎、眩晕等属于痰湿者。

【用法用量】口服。一次9~15g，一日2次。

【使用注意】孕妇慎用。肺阴虚所致的燥咳咯血等慎用。本品辛香温燥易伤阴津，不宜长期服用。忌食辛辣生冷油腻之品。

【规格贮藏】6g/袋。密封。

蛇胆陈皮胶囊（片、口服液、液、散）

【处方组成】蛇胆汁、陈皮（蒸）。

【功能主治】理气化痰、祛风和胃。主治痰浊阻肺，胃失和降证。症见咳嗽痰多、质稠厚或黄、量多易咯、胸闷、脘痞、呕恶、苔腻或黄腻、脉滑。

【现代药理】具有祛痰、镇咳、促进胃肠运动等作用。

【临床应用】支气管炎。临床以咳嗽痰多、量多、胸闷脘痞为特征症状。

【用药特征】本成药组方简单，蛇胆善于行气祛痰，陈皮长于燥湿化痰，健脾和胃，全方长于豁痰泻浊，适用于痰浊阻肺之咳嗽痰多者。

【用法用量】①胶囊：口服。一次1~2粒，一日2~3次。②片：口服。一次2~4片或1~2片（薄膜衣片），一日3次。③口服液：口服。一次10ml，一日2~3次；小儿酌减或遵医嘱。④液：口服。一次10ml，一日3~4次；小儿酌减。⑤散：口服。一次0.3~0.6g，一

日2～3次。

【使用注意】服药期间饮食宜清淡，忌辛辣厚味食物，忌烟酒。

【规格贮藏】①片：素片0.22g/片；素片0.32g/片；薄膜衣片：0.4g/片。密封。②胶囊：0.3g/粒。密封，置阴凉干燥处。③散：0.3g/瓶；0.6g/瓶。密封。④口服液：10ml/支。密封，置阴凉干燥处（不超过20℃）。⑤液：10ml/支。密封，置阴凉干燥处（不超过20℃）。

橘贝半夏颗粒

【处方组成】橘红、半夏（制）、川贝母、枇杷叶、桔梗、远志（制）、紫菀、款冬花（炒）、前胡、苦杏仁霜、麻黄、紫苏子（炒）、木香、肉桂、天花粉、甘草。

【功能主治】化痰止咳、宽中下气。主治痰浊阻肺证。症见咳嗽、痰多黏稠、色白或微黄、胸脘满闷、苔白或黄腻、脉弦滑。

【现代药理】具有镇咳、祛痰、平喘、抗炎、抗过敏等作用。

【临床应用】急性支气管炎、慢性支气管炎等。临床以咳嗽、痰多黏稠、色白或微黄为特征症状。

【用药特征】本成药涤痰之力较强，兼有一定润肺生津之力，整体来讲仍偏温燥，适用于痰浊较甚，黄白相兼，已有热象，但尚不明显者。此外，本成药理气和中，温肾纳气之力也较突出，兼有脘闷不舒或肾气不足之咳喘者更为适宜。此时肾气不足往往可表现为喘咳日久、时发时止、呼多吸少、腰膝酸软、畏寒肢冷等。

【用法用量】口服。一次3～6g，一日2次。

【使用注意】孕妇慎用。心脏病、高血压患者慎用。服药期间饮食宜清淡，忌食生冷、辛辣、燥热之品，忌烟酒。

【规格贮藏】6g/袋。密封。

橘红化痰丸（片）

【处方组成】化橘红、苦杏仁（炒）、川贝母、白矾、锦灯笼、罂粟壳、五味子、甘草。

【功能主治】敛肺化痰、止咳平喘。主治痰浊阻肺证。症见咳嗽气喘、动则喘咳不已、胸膈满闷、乏力自汗、痰黏色白或微黄、舌质淡红、苔薄腻、脉弦。

【现代药理】具有祛痰、镇咳、平喘、抗炎等作用。

【临床应用】慢性支气管炎、喘息型支气管炎等。临床常以咳喘乏力，动则更甚，痰白或微黄为特征症状。

【用药特征】本成药长于敛肺止咳，兼以化痰平喘，适用于表证已解，久咳不愈兼有痰浊者。因本品收敛之品较多，且有镇咳之品，临床使用时不可久服。

【用法用量】①片：口服。一次3片，一日3次。②丸：口服。一次1丸，一日2次。

【使用注意】外感咳喘慎用。不宜过量、久服。服药期间忌食辛辣、油腻食物。

【规格贮藏】①丸：9g/丸。密封。②片：0.3g/片。密封。

桔梗冬花片

【处方组成】桔梗、款冬花、远志（制）、甘草。

【功能主治】止咳祛痰。主治痰浊阻肺证。症见咳嗽痰多、痰白清稀、易咯、舌质淡或胖、苔白或腻、脉滑。

【现代药理】具有镇咳、祛痰等作用。

【临床应用】支气管炎。临床以咳嗽痰多、痰白清稀、易咯为特征症状。

【用药特征】本成药专于祛痰，止咳之力一般。用药较为温润和平，适用于表证已解，痰浊阻肺之轻证。

【用法用量】口服。一次6～8片，一日3次。

【使用注意】服药期间忌食辛辣、生冷、油腻食物。

【规格贮藏】0.25g/片。密封。

杏仁止咳糖浆（合剂）

【处方组成】陈皮流浸膏、远志流浸膏、杏仁水、百部流浸膏、桔梗流浸膏、甘草流浸膏。

【功能主治】化痰止咳。主治痰浊阻肺证。症见咳嗽、痰多黏稠、不易咯出，或伴气喘、胸闷、舌质淡、苔白腻、脉滑。

【现代药理】尚未检索到本成药相关的药理资料。

【临床应用】急性支气管炎、慢性支气管炎。临床以咳嗽、痰多黏稠、不易咯出为特征症状。

【用药特征】本成药长于化痰止咳，功效平和，剂型为糖浆，口感较好，易为接受和服用是其特长，适用

于痰浊阻肺兼有气滞者。

【用法用量】①糖浆：口服。一次15ml，一日3～4次。②合剂：口服。一次15ml，一日3～4次。

【使用注意】糖尿病、高血压、心脏病、肝病、肾病患者慎用。支气管扩张、肺脓疡、肺心病、肺结核患者出现咳嗽时应及时去医院就诊。忌烟、酒及辛辣、生冷、油腻食物。

【规格贮藏】①糖浆：100ml/瓶。密封，置阴凉干燥处（不超过20℃）。②合剂：100ml/瓶；120ml/瓶。密封，置阴凉干燥处。

远志酊

【处方组成】远志流浸膏。

【功能主治】祛痰止咳。主治痰浊阻肺证。症见咳嗽、痰多黏稠、不易咯出，或伴气喘、胸闷、舌质淡、苔白腻、脉滑。

【现代药理】尚未检索到本成药相关的药理资料。

【临床应用】急性支气管炎、慢性支气管炎。临床以咳嗽、痰多黏稠、不易咯出为特征症状。

【用药特征】本成药用药较为单一，所选药物为祛痰止咳药，止咳之力较弱，适用于痰浊阻肺轻证者。

【用法用量】口服。一次2～5ml，一日6～15ml。

【使用注意】忌烟、酒及辛辣、生冷、油腻食物。

【规格贮藏】500ml/瓶。密封。

清咳喘片

【处方组成】麻黄（炙）、满山红、灵芝、苍术（炒）、附子（制）、连翘、千里光、盐酸苯海拉明。

【功能主治】燥湿化痰、止咳平喘。主治痰浊阻肺证。症见咳嗽、痰多黏稠、不易咯出、怕冷，或伴气喘、胸闷、舌质淡、苔白腻、脉滑。

【现代药理】尚未检索到本成药相关的药理资料。

【临床应用】慢性支气管炎。临床以咳嗽、痰多黏稠、怕冷为特征症状。

【用药特征】本成药为中西医结合制剂，长于燥湿化痰，兼以温壮阳气，佐以安神，适用于痰浊阻肺，兼有阳气不足，神志不安者。

【用法用量】口服。一次3片，一日3次，30日为一疗程，小儿酌减或遵医嘱。

【使用注意】孕妇忌服。高血压、心脏病患者慎服。忌烟酒及辛辣、甜腻食物。

【不良反应】少数患者服药后出现轻度的口干、胃烧灼感、恶心，头晕、便秘或便溏等。

【规格贮藏】0.3g/片。密封。

芒果止咳片

【处方组成】芒果叶干浸膏、合成鱼腥草素、马来酸氯苯那敏。

【功能主治】宣肺化痰、止咳平喘。主治痰浊阻肺证。症见咳嗽、气喘、多痰、舌质淡、苔白腻或微黄、脉滑。

【现代药理】具有平喘、止咳、化痰等作用。

【临床应用】急性支气管炎、慢性支气管炎。临床以咳嗽、气喘、多痰为特征症状。

【用药特征】本成药为中西医结合制剂，长于宣肺化痰，兼以清肺，适用于痰浊阻肺，有化热倾向者。

【用法用量】口服。一次3～5片，一日2～3次。

【使用注意】中枢已处于过度抑制状态者禁用。窄角型青光眼、前列腺肥大、膀胱梗阻、重症肌无力、胃溃疡患者禁用。新生儿、孕妇、哺乳期妇女慎用。支气管扩张、肺脓疡、肺心病、肺结核患者慎用。不宜长期服用。服药期间不宜驾驶车辆，管理机械及高空作业等。忌食辛辣、油腻食物。

【不良反应】可见困倦、嗜睡、口渴、虚弱感。亦有致猩红热样药疹报道。

【规格贮藏】（总药材）2.5g/片。密闭，置阴凉干燥处。

保宁半夏颗粒

【处方组成】半夏（制）、豆蔻（去壳）、砂仁（去壳）、肉桂、木香、丁香、枳实（炒）、枳壳、五味子、陈皮、青皮（去心）、生姜、薄荷、甘草、广藿香。

【功能主治】止咳化痰、平喘降逆、和胃止呕、消痞散结。主治风寒袭肺，痰湿阻肺证。症见呼吸急促、喉中哮鸣有声、胸膈满闷、痰少咯吐不爽、口不渴或渴喜热饮、形寒怕冷、舌苔白腻，脉沉滑。

【现代药理】尚未检索到本成药相关的药理资料。

【临床应用】急性支气管炎、慢性支气管炎。临床以

呼吸急促、喉中哮鸣有声、胸膈满闷为特征症状。

【用药特征】本成药长于行气祛痰，和胃降逆，兼以消痞散结，疏散风寒之力较弱，用药辛温苦温合用，适用于风寒咳嗽以气滞痰阻为主者。

【用法用量】口服，一次5g，一日3次，温开水或姜汤送服。

【使用注意】孕妇忌服。哮病急性发作，伴呼吸困难、心悸、发绀者，或是喘息明显，表现为端坐呼吸者，或是哮病持续状态等均应去医院诊治。不宜长期服用。服药期间，若患者出现高热，体温超过38℃，或是喘促气急加重，痰量明显增多者应到医院就诊。儿童、体质虚弱者及脾胃虚寒者慎用。忌食辛辣、油腻食物。

【规格贮藏】7.5g/袋。密封。

附：寒痰（湿）咳嗽中成药特点比较

中成药名	功效		临床治疗主症	
	共同点	独有功效	相同主治	主治自身特点
苓桂咳喘宁胶囊	温肺化饮	止咳平喘	痰湿阻肺证。症见咳嗽声重、痰白质稀量多、咳喘频繁，或痰黏腻或稠厚、舌苔薄白或白腻、脉浮或弦或滑	痰白质稀量多、咳喘频繁
消咳喘糖浆（胶囊、片）		止咳平喘		咳嗽气喘、咳痰色白
满山红油胶丸		止咳平喘		咳嗽气喘、咳痰色白
止咳喘颗粒		祛痰止咳		咳喘、咳痰色白
紫花杜鹃胶囊		止咳平喘		咳嗽气喘、咳痰色白
复方川贝精片		止咳平喘		咳嗽痰多、色白质稀、喘促气急
十六味冬青丸		宽胸顺气		胸满腹胀、头昏浮肿、寒嗽痰多
华山参片		止咳祛痰		咳嗽、痰多清稀、咳甚而喘
祛痰止咳颗粒（胶囊）		涤痰逐饮		咳嗽痰多，质稀色白，甚至呕吐痰涎
橘红痰咳液（颗粒、煎膏）		润肺止咳		咳嗽、痰多而黏、色白、甚至呕吐痰涎、胸痞脘闷
咳嗽枇杷糖浆		止咳平喘		咳嗽咯痰、痰多、色白清稀
二陈丸		理气和胃		胸脘痞闷、痰多色白、呕恶
蛇胆陈皮胶囊（片、口服液、液、散）		祛风和胃		咳嗽痰多、量多、胸闷脘痞
橘贝半夏颗粒		宽中下气		咳嗽、痰多黏稠、色白或微黄
橘红化痰丸		敛肺化痰		咳喘乏力，动则更甚，痰白或微黄
桔梗冬花片		止咳祛痰		咳嗽痰多、痰白清稀、易咯
杏仁止咳糖浆（合剂）		化痰止咳		咳嗽、痰多黏稠、不易咯出
远志酊		祛痰止咳		咳嗽、痰多黏稠、不易咯出
清咳喘片		燥湿化痰		咳嗽、痰多黏稠、怕冷
芒果止咳片		宣肺化痰		咳嗽、气喘、多痰
保宁半夏颗粒		和胃止呕，消痞散结		呼吸急促、喉中哮鸣有声、胸膈满闷

四、痰热咳嗽

橘红丸（颗粒、胶囊、片）

【处方组成】化橘红、浙贝母、陈皮、半夏（制）、茯苓、甘草、苦杏仁、紫苏子（炒）、桔梗、紫菀、款冬花、瓜蒌皮、石膏、地黄、麦冬。

【功能主治】清肺、化痰、止咳。主治痰热郁肺证。症见咳嗽痰多、色黄黏稠、不易咯出、胸闷口干、咽干喉痒、纳呆、舌红、苔黄腻、脉滑数。

【现代药理】具有止咳、祛痰、平喘、抗感染等作用。

【临床应用】急性支气管炎、慢性支气管炎、喘息性支气管炎等。临床以咳嗽痰多、色黄黏稠、不易咯出为特征症状。

【用药特征】本成药源自杏苏散合贝母瓜蒌散加减，长于涤痰清热，兼以生津润肺。适用于痰热、肺热咳嗽者，对于燥咳者也可试用之。

【用法用量】①丸：口服。水蜜丸一次7.2g，小蜜丸一次12g，大蜜丸一次2丸（6g/丸）或4丸（3g/丸），一日2次。②颗粒：开水冲服。一次11g，一日2次。③胶囊：口服。一次5粒，一日2次。④片：口服。一次6片，一日2次。

【使用注意】孕妇慎用。风寒咳嗽、干咳无痰者慎用。气虚咳喘及阴虚燥咳者慎用。忌食辛辣油腻之品。

【规格贮藏】①丸：水蜜丸：10g/100丸。密封。大蜜丸：3g/丸；6g/丸。密封。②片：0.6g/片。密封。③胶囊：0.5g/密封。④颗粒：11g/袋。密封。

清气化痰丸

【处方组成】胆南星、黄芩（酒炙）、瓜蒌仁霜、苦杏仁、陈皮、枳实、茯苓、半夏（制）。

【功能主治】清肺化痰。主治痰热阻肺证。症见咳嗽、痰多黏稠、色黄、胸腹满闷，或气促息粗、口干欲饮、舌红苔黄、脉滑数。

【现代药理】具有镇咳、祛痰、平喘、抗炎、抗感染、抗病毒等作用。

【临床应用】急性支气管炎、慢性支气管炎、支气管扩张、肺炎、肺气肿等。临床以咳嗽、痰多黏稠、色黄、胸腹满闷为特征症状。

【用药特征】本成药源自《医方考》的清气化痰丸，其清热涤痰之力较强，兼以宣降肺气，适用于痰热壅盛者。临床对于支气管扩张、肺炎或肺气肿合并感染等证属痰热蕴肺者也可试用。

【用法用量】口服。一次6～9g，一日2次，小儿酌减。

【使用注意】孕妇慎用。风寒咳嗽，痰湿阻肺者慎用。可辅以梨、藕、萝卜煮水服用以助药力。饮食宜清淡，忌食生冷、辛辣、燥热之品，忌烟酒。

【规格贮藏】6g/袋。密封。

克咳胶囊

【处方组成】麻黄、罂粟壳、甘草、苦杏仁、石膏、莱菔子、桔梗。

【功能主治】清热祛痰、止咳定喘。主治痰热蕴肺证。症见咳嗽、喘急气短、喘咳频作、痰黄、烦热口干、舌红、苔黄腻。

【现代药理】具有镇咳、祛痰、平喘等作用。

【临床应用】急性气管炎、支气管炎、慢性支气管炎、肺癌呼吸道症状、支气管哮喘等。临床以咳嗽痰黄、喘急气短、喘咳频作为特征症状。

【用药特征】本成药长于清肺镇咳定喘，兼以化痰，佐以收敛止咳。用药宣肺敛肺合用。适用于肺热偏重者。因含罂粟壳，不宜过量、久服，有成瘾之弊。

【用法用量】口服。一次3粒，一日2次。分次用水送服。

【使用注意】孕妇禁用。风寒咳嗽者、阴虚咳嗽者禁用。哺乳期妇女及儿童慎用。高血压、青光眼者慎用。不宜久服。痰涎过多者不宜使用。表证未解慎用。饮食宜清淡，忌食生冷、辛辣、燥热之品，忌烟酒。

【不良反应】有致荨麻疹的报道。

【规格贮藏】0.3g/粒。密封。

复方百部止咳糖浆

【处方组成】黄芩、陈皮、桑白皮、枳壳（炒）、天南星（制）、苦杏仁、百部（蜜炙）、麦冬、知母、桔梗、甘草。

【功能主治】清热化痰止咳。主治痰热阻肺证。症见咳嗽，甚至痉咳剧烈、痰黄黏稠，或身热、面赤唇红，或舌红苔薄黄腻、脉滑数。

【现代药理】具有镇咳、祛痰、平喘、抗炎等作用。

【临床应用】支气管炎、百日咳。临床以咳嗽，甚至痉咳剧烈、痰黄黏稠为特征症状。

【用药特征】本成药实为清气化痰丸化裁而成，长于清肺化痰，兼以生津，佐以利咽。用药宣降结合。适用于痰热阻肺而造成津伤虚损者。

【用法用量】糖浆：口服。一次10～20ml，一日2～3次；小儿酌减。

【使用注意】寒痰咳嗽慎用。糖尿病患者慎用。忌烟、酒及辛辣、刺激及油腻食物。

【规格贮藏】糖浆：100ml/瓶。密封，置阴凉处。

枇杷止咳颗粒（胶囊、软胶囊）

【处方组成】枇杷叶、桑白皮、白前、百部、罂粟壳、桔梗、薄荷脑。

【功能主治】止嗽化痰。主治痰热蕴肺证。症见久咳、咳重痰黏、咽干喉痛、胸闷不舒、苔薄黄、脉滑数或弦数。

【现代药理】具有止咳、祛痰、抗感染、平喘、抗菌等作用。

【临床应用】支气管炎。临床以久咳、痰黏、咽干喉痛为特征症状。

【用药特征】本成药长于敛肺化痰止咳。用药较为缓和柔润，清热、化痰之力不突出，但敛肺止咳作用较强。适用于久咳不愈、痰热郁肺之轻证患者。不宜过量、久服，有成瘾之弊。

【用法用量】①颗粒：开水冲服。一次3g，一日3次；小儿酌减。②胶囊：口服。一次2粒，一日3次。③软胶囊：口服。一次2粒，一日3次。

【使用注意】孕妇慎用。外感咳嗽慎用。服药期间饮食宜清淡，忌食辛辣食物；忌烟酒。

【不良反应】偶有恶心、心慌、头晕、全身发冷。极个别患儿服偶见口唇及颜面发绀。

【规格贮藏】①颗粒：3g/袋。密封，置干燥处。②胶囊：0.25g/粒。密封。③软胶囊：0.55g/粒。密封。

清热镇咳糖浆

【处方组成】鱼腥草、板栗壳、海浮石、荆芥、前胡、葶苈子、矮地茶、知母。

【功能主治】清热镇咳祛痰。主治痰热蕴肺证。症见

咳嗽气粗、痰多难咯、痰稠色黄、身热、面赤、咽燥口渴、苔白微黄或黄腻、脉浮数或滑数。

【现代药理】具有镇咳、祛痰、解热、抗感染、抑菌等作用。

【临床应用】上呼吸道感染、支气管炎、感冒、咽炎等。临床以咳嗽气粗、痰多难咯、痰稠色黄为特征症状。

【用药特征】本成药长于止咳化痰，涤痰力强，兼以清热，佐以解表滋阴。用药清肺涤痰并用。适用于痰热壅肺兼有外邪未尽、肺阴不足者。

【用法用量】口服。一次15～20ml，一日3次。

【使用注意】孕妇慎用。糖尿病者慎用。寒痰咳喘者慎用。忌食辛辣、油腻食物，忌烟酒。

【规格贮藏】120ml/瓶；100ml/瓶。密封，置阴凉处。

银黄清肺胶囊

【处方组成】葶苈子、麻黄、杏仁、浙贝母、银杏叶、枇杷叶。

【功能主治】清肺化痰、止咳平喘。主治痰热壅肺证。症见咳嗽咯痰、痰黄而黏、胸闷气喘、发热、咽干口渴、便干尿黄、舌质红、苔黄腻、脉象滑数。

【现代药理】具有镇咳、祛痰、解热、抗感染、抑菌等作用。

【临床应用】急性支气管炎、慢性支气管炎、喘息性支气管炎。临床以咳嗽痰黄、胸闷气喘、咽干口渴为特征症状。

【用药特征】本成药长于止咳化痰，降气平喘，兼以清热润肺，用药宣降并用，泻肺兼顾。适用于痰热壅盛者。

【用法用量】口服。一次15～20ml，一日3次。

【使用注意】孕妇慎用。精神病和心力衰竭患者禁用。心动过速、高血压、糖尿病患者慎用。慎与强心苷类药物合用。不宜久服。忌食辛辣、油腻食物。忌烟酒。

【不良反应】少数患者可见心悸。

【规格贮藏】0.15g/粒。密封。

清肺抑火丸（片）

【处方组成】黄芩、栀子、黄柏、浙贝母、桔梗、前

胡、苦参、知母、天花粉、大黄。

【功能主治】清肺止咳、降火生津、化痰通便。主治痰热阻肺证。症见咳嗽气粗、痰多色黄稠黏、口干咽痛、口鼻生疮、牙齿疼痛、牙根出血、大便干燥、小便黄赤、舌红苔黄、脉滑数。

【现代药理】尚未检索到本成药相关的药理资料。

【临床应用】支气管炎、肺炎。临床以咳嗽气粗、痰多色黄稠黏、口干咽痛为特征症状。

【用药特征】本成药长于苦寒清热，兼以泻热通便，内寓"以泻代清"之意。适用于痰热阻肺兼有便秘者。本成药苦寒太过，有伤阳败胃之弊，临床使用时不可久服。实际运用中不必拘泥于大便是否秘结。

【用法用量】①片：口服。一次4片，一日2次。②丸：口服。一次6g，一日2～3次。

【使用注意】孕妇慎用。风寒咳嗽或脾胃虚弱者慎用。饮食宜清淡，忌食生冷、辛辣、燥热之品，忌烟酒。

【不良反应】偶见胃脘不适。

【规格贮藏】6g/袋。密封。

十味龙胆花颗粒（胶囊）

【处方组成】龙胆花、烈香杜鹃、甘草、矮紫堇、川贝母、小檗皮、鸡蛋参、螃蟹甲、藏木香、马尿泡。

【功能主治】清热化痰、止咳平喘。主治痰热壅肺证。症见咳嗽、喘鸣、痰黄或兼发热、流涕、咽痛、口渴、尿黄、便干、舌红苔黄、脉滑数。

【现代药理】具有止咳、祛痰、平喘、抗炎、抗菌等作用。

【临床应用】急性支气管炎、慢性支气管炎、喘息性支气管炎。临床以咳嗽、喘鸣、痰黄或兼发热为特征症状。

【用药特征】本成药用药极具地域和民族特色，选药多用传统藏药，清热之力较强，兼能止咳平喘，适用于痰热壅盛者。

【用法用量】①颗粒：开水冲服。一次3g，一日3次。②胶囊：口服。一次3粒，一日3次。疗程7～14天。

【使用注意】过敏体质者慎用。忌烟、酒及辛辣、生冷、油腻食物。临床使用偶见有过敏现象，应引起注意。

【不良反应】偶见轻度恶心、腹泻。

【规格贮藏】①颗粒：3g/袋。密封。②胶囊：0.45g/粒。密封。

岩果止咳液

【处方组成】石吊兰、果上叶、甘草流浸膏。

【功能主治】止咳化痰、养阴润肺。主治痰热阻肺证。症见咳嗽、咯吐黄黏稠痰，甚至咯血、胸闷、大便干、舌质红、苔黄腻、脉滑数。

【现代药理】具有镇咳、祛痰、平喘、抗感染等作用。

【临床应用】急性支气管炎、慢性支气管炎、咽炎、肺炎、感冒、上呼吸道感染、肺结核等。临床以咳嗽、咯吐黄黏稠痰为特征症状。

【用药特征】本成药选药多用民间地方药材。与同类成药相较，本成药药性平和，清热化痰之力并不突出，适用于痰热咳喘之轻者。此外，本成药尚兼有一定止血之功，故对咳嗽兼有咯血者尤为适宜。

【用法用量】口服。一次15～20ml，一日3次；小儿酌减。

【使用注意】孕妇慎用。忌生冷、辛辣、油腻的食物。

【规格贮藏】150ml/瓶。密封。

止咳平喘糖浆

【处方组成】麻黄、桑白皮、石膏、鱼腥草、水半夏（制）、陈皮、苦杏仁、罗汉果、薄荷素油、茯苓、甘草。

【功能主治】清热宣肺、止咳平喘。主治痰热阻肺证。症见发热、咳嗽气喘、痰多色黄、痰黏难咯、甚则喘咳气促、鼻翼煽动、咽喉肿痛、头痛、身热、舌红苔薄黄、脉浮数或滑数。

【现代药理】具有止咳、祛痰、抗感染等作用。

【临床应用】急性支气管炎、喘息型支气管炎、感冒、上呼吸道感染。临床常以咳、喘、痰黄稠、咽痛为特征症状。

【用药特征】本成药长于清热解毒，利咽排脓。清解、化痰之效较强，还兼以疏风解表，用药宣降结合，温清并用。适用于痰热壅肺兼见表邪未完全祛除者。

【用法用量】口服。一次10～20ml，一日3次；小儿酌减。

【使用注意】孕妇和婴儿慎用。糖尿病患者禁用。高

血压、青光眼、心功能不全患者慎用。寒痰阻肺咳喘者慎用。饮食宜清淡，忌食辛辣、刺激食物。

【规格贮藏】100ml/瓶。密封。

止嗽咳喘宁糖浆

【处方组成】黄芩、苦杏仁、地龙、法半夏、紫苏子（炒）、罂粟壳、薄荷油。

【功能主治】止咳化痰、降气定喘。主治痰热阻肺证。症见咳嗽气急、咳嗽、咯吐黄痰、量少易出、舌淡或暗、苔薄腻、脉滑。

【现代药理】具有镇咳、祛痰、平喘、抗感染等作用。

【临床应用】慢性支气管炎、慢性支气管炎急性发作、喘息型支气管炎。临床以咳嗽气急、咳嗽、咯吐黄痰为特征症状。

【用药特征】本成药功在止咳喘、化痰饮，而无解表之效。用药重在镇咳平喘，适用于痰少而黄，但易咯出，肺热久咳者较为适宜。此药不宜久服，久服有成瘾之弊。因有收敛之品，故对于痰多或表邪未解者也不宜使用。

【用法用量】口服。一次10～15ml，一日2～3次。用时摇匀。

【使用注意】孕妇、婴儿慎用。痰多黏稠者慎用。不宜多服、久服。忌食辛辣、生冷、油腻食物。

【规格贮藏】100ml/瓶。密封。

除痰止嗽丸

【处方组成】黄芩、法半夏、栀子（姜炒）、熟大黄、黄柏、浮海石（煅）、枳实、陈皮、前胡、知母、天花粉、防风、薄荷脑、白术（麸炒）、六神曲（麸炒）、桔梗、冰片、甘草。

【功能主治】清肺降火、除痰止咳。主治痰火蕴肺证。症见咳嗽气逆、痰黄黏稠、咽喉疼痛、大便干燥，或有身热、尿涩、便干、舌红苔黄或腻、脉滑数。

【现代药理】具有镇咳、祛痰、解热、抗菌等作用。

【临床应用】支气管炎、肺炎、慢性支气管炎、支气管扩张急性发作、肺脓肿。临床以咳嗽气逆、痰黄黏稠、咽喉疼痛为特征症状。

【用药特征】本成药组方思路实为仿效防风通圣散，具有表里双解之功，但重在清里，清火泻热之力较为

突出，兼以益气健脾、消食和胃，适用于痰浊阻肺，肺胃热盛兼有脾胃纳运失常者。

【用法用量】口服。一次2丸，一日2次。

【使用注意】孕妇禁用。脾胃虚弱、阴虚燥咳者慎用。忌食辛辣刺激油腻食物。

【规格贮藏】6g/粒。密封。

川贝枇杷露（川贝止咳露）

【处方组成】枇杷叶、平贝母流浸膏、水半夏、桔梗、薄荷脑。

【功能主治】清热化痰止咳。主治痰热阻肺证，症见咳嗽、痰黏或黄、咽喉肿痛、胸满气逆、苔薄黄或黄腻、脉滑数。

【现代药理】具有镇咳、平喘、祛痰、抗感染等作用。

【临床应用】上呼吸道感染、支气管炎。临床以咳嗽、痰黏或黄为特征症状。

【用药特征】本成药与川贝枇杷糖浆在功效特点上极为相似。二者区别在于本成药化痰之力稍强，但同时也增加了其温燥之性，故在清热方面略显不足，因此，故可用于痰热阻肺证，痰饮偏盛者。

【用法用量】口服。一次10～20ml，一日3次。小儿减半。

【使用注意】寒痰咳嗽慎用。忌食辛辣、羊肉、鱼腥食物。

【规格贮藏】100ml/瓶；120ml/瓶；150ml/瓶。密封，置阴凉处。

止咳枇杷颗粒（糖浆）

【处方组成】枇杷叶、桑白皮、白前、百部、桔梗、薄荷脑。

【功能主治】清肺、止咳、化痰。主治痰热阻肺证。症见咳嗽、痰多黏稠、色白或微黄、身无大热，或伴气喘、胸闷、苔白或黄、脉滑数。

【现代药理】具有镇咳、祛痰、平喘、抗感染等作用。

【临床应用】急性支气管炎、慢性支气管炎。临床以咳嗽、痰多黏稠、色白或微黄为特征症状。

【用药特征】本成药与枇杷止咳颗粒仅一味之差，功效相仿。本成药止咳之力稍逊，但却无久服成瘾之弊。用药平和，略有清热之力，寒而不凉，清而不

峻，适用于肺热轻证。

【用法用量】①颗粒：开水冲服。一次10g，一日3次。②糖浆：口服。一次15ml，一日3~4次；小儿酌减。

【使用注意】寒痰阻肺者慎用。饮食宜清淡，忌食生冷、辛辣、燥热食物，忌烟酒。

【规格贮藏】①颗粒：10g/袋。密封。②糖浆：100ml/瓶；120ml/瓶；150ml/瓶；200ml/瓶；240ml/瓶。

贝沥止咳口服液

【处方组成】川贝母、熊胆粉、鲜竹沥、白前、百部、紫菀、陈皮、桔梗、荆芥、甘草。

【功能主治】宣肺清热、化痰止咳。主治痰热阻肺证。症见咳嗽、咯痰黄稠、咯痰不爽、口渴、咽干、咽喉肿痛、舌红苔黄、脉滑数。

【现代药理】具有镇咳、祛痰、抗感染等作用。

【临床应用】急性支气管炎。临床以咳嗽、咯痰黄稠、咯痰不爽为特征症状。

【用药特征】本成药长于清热涤痰，兼以宣肺解表。方中加有熊胆粉等苦寒清热药，适用于痰热阻肺兼表邪未解者，对于兼有肝热之象者（如目赤、口苦等）更为适宜。

【用法用量】口服。一次10ml，一日3次，疗程5天或遵医嘱。

【使用注意】孕妇慎用。饮食宜清淡，忌食辛辣油腻之品。

【不良反应】偶见腹痛、头晕。

【规格贮藏】10ml/支。密封，置阴凉处。

川贝枇杷糖浆（颗粒、口服液）

【处方组成】川贝母流浸膏、枇杷叶、桔梗、薄荷脑。

【功能主治】清热宣肺、化痰止咳。主治痰热阻肺证。症见咳嗽、痰黄或稠、咯痰不爽、口渴咽干、咽喉肿痛、胸闷胀痛、舌苔薄黄、脉滑数。

【现代药理】具有止咳、平喘、祛痰、抗感染等作用。

【临床应用】急性支气管炎、慢性支气管炎。临床以咳嗽、痰黄或稠、咯痰不爽为特征症状。

【用药特征】本成药为临床常用清热化痰止咳之中成药。用药轻润，无寒凉质重之品，故虽有清热之效，但无伤阳之弊，虽有化痰之功，但无温燥之偏，整体

轻、清、宣、润，适用于痰热阻肺者，除重证外，皆可使用。

【用法用量】①糖浆：口服。一次10ml，一日3次。②颗粒：开水冲服。一次3g，一日3次。③口服液：口服。一次10ml，一日3次。

【使用注意】外感风寒者慎用。饮食宜清淡，忌食辛辣油腻之品。

【规格贮藏】①糖浆：150ml/瓶。密封，置阴凉处。②颗粒：3g/袋。密封。③口服液：10ml/支。密封，置阴凉处。

强力枇杷露（膏、胶囊、颗粒）

【处方组成】枇杷叶、罂粟壳、百部、桑白皮、白前、桔梗、薄荷脑。

【功能主治】清热化痰、敛肺止咳。主治痰热伤肺证。症见咳嗽经久不愈、痰少而黄或干咳无痰、胸闷气短、口干咽燥、舌红苔黄、脉滑数。

【现代药理】具有镇咳、祛痰、抗感染、抗菌等作用。

【临床应用】急性支气管炎、慢性支气管炎。临床以咳嗽日久、干咳无痰为特征症状。

【用药特征】本成药重在清热化痰，兼以敛肺，镇咳作用强大，适用于咳嗽日久，肺气受伤的痰热型咳嗽。因有成瘾的风险，不宜久用。

【用法用量】①露剂：口服。一次15ml，一日3次；小儿酌减。②胶囊：口服。一次2粒，一日2次。③膏剂：口服。一次20g，一日3次，小儿酌减。

【使用注意】孕妇、哺乳期妇女和儿童慎用。外感咳嗽及痰浊壅盛者慎用。不可久服。忌食辛辣厚味食物。

【规格贮藏】①膏剂：180g/瓶；240g/瓶；300g/瓶。密封，置阴凉处。②露剂：100ml/瓶。密封，置阴凉处（不超过20℃）。③胶囊：0.3g/粒。密封。

清肺化痰丸

【处方组成】黄芩（酒炙）、胆南星（砂炒）、麻黄（炙）、苦杏仁、桔梗、瓜蒌子、川贝母、款冬花（炙）、陈皮、法半夏（砂炒）、枳壳（炒）、白苏子、莱菔子（炒）、茯苓、甘草。

【功能主治】降气化痰、止咳平喘。主治痰热阻肺证。

症见咳嗽痰多、咯痰黏稠、色黄难咯、胸中烦热、身热有汗、面赤口渴、尿黄便干、舌质红、苔黄或黄腻、脉弦滑数或滑数。

【现代药理】具有抗感染、镇咳、祛痰、平端等作用。

【临床应用】急性支气管炎、慢性支气管炎、喘息型支气管炎。临床以咳嗽、痰黄稠、口渴面赤，舌红苔黄腻为特征症状。

【用药特征】本成药长于解表化痰理气，兼以清热。用药重在化痰，清热之力并不突出，适用于痰热阻肺以痰浊为主，兼肺气不利者。故对肺热较盛或里热壅盛者，应斟酌使用。

【用法用量】口服。水蜜丸一次6g，大蜜丸一次1丸；一日2次。

【使用注意】孕妇慎用。高血压、心脏病患者慎用。风寒咳嗽者慎用。饮食宜清淡，忌辛辣厚味食物，忌烟酒。

【规格贮藏】6g/袋。密封。

牛黄蛇胆川贝散（滴丸、液、片、胶囊）

【处方组成】人工牛黄、川贝母、蛇胆汁、薄荷脑。

【功能主治】清热、化痰、止咳。主治痰热阻肺证。症见咳嗽咯痰、痰黄量多黏稠，或干咳、咯痰不爽、口干、舌红、苔薄黄腻、脉滑数。

【现代药理】具有镇咳、平喘、祛痰、抗感染、抗菌、提高免疫功能等作用。

【临床应用】急性支气管炎、慢性支气管炎。临床以咳嗽咯痰、痰黄量多黏稠为特征症状。

【用药特征】本成药功效与蛇胆川贝散相近，长于清热化痰，兼以清心凉肝、疏风利咽，适用于痰热阻肺证。

【用法用量】①散：口服。一次1～2瓶，一日2～3次。②滴丸：口服或舌下含服。一次10丸，一日3次。③液：口服。一次10ml，一日3次；小儿酌减或遵医嘱。④片：口服。一次2～3粒，一日3次。⑤胶囊：口服。一次0.5～1g，一日3次。

【使用注意】孕妇慎用。风寒咳嗽、阴虚久咳及寒痰、湿痰患者慎用。饮食宜清淡，忌食生冷、辛辣、燥热之品，忌烟酒。

【规格贮藏】①散：0.5g/瓶。密封，置于阴凉处。②滴丸：0.35mg/丸。密封。③液：10ml/支；100ml/瓶；150ml/瓶。密闭，置阴凉处保存。④片：0.41g/片。密封。⑤胶囊：0.5g/粒；0.25g/粒。密封。

灯台叶颗粒

【处方组成】灯台叶。

【功能主治】清热化痰止咳。主治痰热阻肺证。症见咳嗽息粗或痉咳不已、痰多质黏、咯吐不利、胸胁胀满、舌红、苔黄腻、脉滑数。

【现代药理】具有止咳、平喘等作用。

【临床应用】慢性支气管炎、百日咳。临床以咳嗽息粗或痉咳不已、痰多质黏、咯吐不利为特征症状。

【用药特征】本成药为两广及云南等地少数民族用药，为传统傣药，具有清热化痰止咳之效，但用药单一，清热化痰之力不强，止咳解痉之力却相对较强。适用于痰热阻肺轻证。

【用法用量】开水冲服。一次10g，一日3次。

【使用注意】孕妇、婴幼儿及年老体弱者慎用。寒痰咳喘者慎用。忌辛辣刺激及油腻食物。

【规格贮藏】10g/袋。密封。

复方鲜竹沥液

【处方组成】鲜竹沥、鱼腥草、枇杷叶、桔梗、生半夏、生姜、薄荷素油。

【功能主治】清热、化痰、止咳。主治痰热阻肺证。症见咳嗽、痰多黏稠色黄、舌淡、苔薄腻、脉滑。

【现代药理】具有祛痰、止咳作用。

【临床应用】急性支气管炎。临床以咳嗽、痰多黏稠色黄为特征症状。

【用药特征】本成药清热涤痰之力较强，用药虽无直接止咳镇咳之药，却能通过清热化痰以达止咳的目的。适用于痰热证。本成药寒温并用，寒而不凉，清而不峻，又可兼顾脾胃。

【用法用量】口服。一次20ml，一日2～3次。

【使用注意】孕妇慎用。寒嗽及脾虚便溏者慎用。忌烟、酒及辛辣刺激和油腻食物。

【规格贮藏】10ml/瓶；20ml/瓶；30ml/瓶；100ml/瓶；120ml/瓶；20ml/瓶（无蔗糖）。密封。

止咳橘红口服液（丸）

【处方组成】化橘红、陈皮、法半夏、茯苓、款冬花、甘草、瓜蒌皮、紫菀、麦冬、知母、桔梗、地黄、石膏、苦杏仁。

【功能主治】清肺、止咳、化痰。主治痰热阻肺证。症见咳嗽痰多、胸满气短、咽干喉痒、舌红苔黄腻、脉滑。

【现代药理】尚未检索到本成药相关的药理资料。

【临床应用】急性支气管炎。临床以咳嗽痰多、胸满气短为特征症状。

【用药特征】本成药重在清肺化痰，兼以润肺止咳，佐以宣降肺气，适用于痰热阻肺兼有肺阴不足者。

【用法用量】①口服液：口服。一次10ml，一日2～3次；儿童遵医嘱。②丸：口服。水蜜丸一次9g，大蜜丸一次2丸，一日2次。

【使用注意】孕妇慎用。忌食辛辣油腻。

【规格贮藏】①口服液：10ml/支。密封，置阴凉处。②丸：水蜜丸：1g/10粒。大蜜丸：6g/丸。密封。

芩暴红止咳口服液（片、颗粒）

【处方组成】满山红、黄芩、暴马子皮。

【功能主治】清热化痰、止咳平喘。主治痰热壅肺证。症见咳嗽气粗、胸闷痰多、质黏或黄，或咯吐血痰、咳时引痛、口渴、便干、舌红苔薄黄腻、脉弦数或滑数。

【现代药理】具有抗菌作用。

【临床应用】急性支气管炎、慢性支气管炎急性发作、喘息型支气管炎、支气管哮喘等。临床以喘咳、痰多色黄、气促胸闷为特征症状。

【用药特征】本成药长于镇咳平喘，清热化痰之力与同类成药比较相对较弱，但其镇咳之力相对较强，适用于喘咳剧烈或日久不愈者。

【用法用量】①片：口服。一次3～4片，一日3次。②颗粒：开水冲服。一次4g，一日3次。③口服液：口服。一次10ml，一日3次；或遵医嘱。

【使用注意】脾胃虚寒便溏、寒痰咳喘者慎用。饮食宜清淡，忌辛辣食物。忌烟酒。

【规格贮藏】①口服液：10ml/支。密封，避光，置阴凉处。②片：薄膜衣片每片重0.4g。密封。③颗粒：

4g/袋。密封，置干燥处。

治咳川贝枇杷滴丸（露）

【处方组成】贝母、桔梗、枇杷、水半夏、薄荷脑。

【功能主治】清热化痰止咳。主治痰热阻肺证。症见咳嗽、痰黏或黄、舌红苔黄腻、脉滑。

【现代药理】具有镇咳、平喘、抗病毒等作用。

【临床应用】感冒、支气管炎。临床以咳嗽、痰黏或黄为特征症状。

【用药特征】本成药重在润肺化痰，兼以宣降肺气，清热之力不强。适用于痰热阻肺肺热较轻者。

【用法用量】口服或含服。一次3～6丸，一日3次。

【使用注意】孕妇忌服。饮食宜清淡，忌辛辣食物。忌烟酒。

【规格贮藏】30mg/丸。密封。

京制咳嗽痰喘丸

【处方组成】前胡、白前、苦杏仁（去皮炒）、桑叶、麻黄、半夏曲（麸炒）、桔梗、川贝母、紫苏子（炒）、化橘红（盐炙）、紫菀、款冬花（蜜炙）、旋覆花、海浮石（煅）、马兜铃（蜜炙）、茯苓、甘草（蜜炙）、远志（炒焦）、石膏、细辛、五味子（醋炙）、桂枝（炒）、浙贝母、白芍（酒炙）、葶苈子、射干、百部（蜜炙）、薤白、黄芩、党参、大枣、煅蛤壳粉、青黛、罂粟壳（蜜炙）、生姜、枇杷叶。

【功能主治】散风清热、宣肺止咳、祛痰定喘。主治外感风邪、痰热阻肺证。症见咳嗽痰盛、气促哮喘、不能躺卧、喉中作痒、胸膈满闷、舌苔白腻或黄腻、脉滑。

【现代药理】尚未检索到本成药相关的药理资料。

【临床应用】急性支气管炎、慢性支气管炎。临床以咳嗽痰盛、气促哮喘、喉中作痒为特征症状。

【用药特征】本成药疏风散热，化痰止咳、宣降肺气并重，兼以收敛肺气，适用于痰热壅肺兼见外感风寒或久咳者。由于方中兼有罂粟壳，不宜久服以防成瘾。

【用法用量】口服。一次30粒，一日2次，8岁以内小儿酌减。

【使用注意】孕妇、婴幼儿及肾功能不全者禁用。儿

童及老年人慎用。定期检查肾功能，如发现肾功能异常应立即停药。运动员慎用。饮食宜清淡，忌辛辣食物。忌烟酒。本品含马兜铃药材，该药材含马兜铃酸，马兜铃酸可引起肾脏损害等不良反应。

【规格贮藏】21g/100粒。密封，置阴凉干燥处。

矽肺宁片

【处方组成】连钱草、虎杖、岩白菜素。

【功能主治】清热化痰、止咳平喘。主治痰热阻肺证。症见咳嗽、胸闷、短气、乏力、胸膈满闷、舌苔白腻或黄腻，脉滑。

【现代药理】尚未检索到本成药相关的药理资料。

【临床应用】急性支气管炎、慢性支气管炎、慢性支气管炎急性发作、矽肺。临床以咳嗽、胸闷、短气为特征症状。

【用药特征】本成药长于祛痰化痰止咳，兼以活血化瘀，清热利湿，适用于痰热阻肺日久，兼有瘀血痰湿停滞者。

【用法用量】口服。每次4片，一日3次，饭后服用。主治矽肺一年为1个疗程或遵医嘱，用于气管炎者二周为1个疗程。

【使用注意】孕妇、哺乳期妇女慎用。饮食宜清淡，忌辛辣食物。忌烟酒。

【不良反应】可见皮疹、恶心、纳差。

【规格贮藏】0.35g/片。密封。

黄根片

【处方组成】黄根。

【功能主治】活络散结、祛瘀生新、强壮筋骨。主治痰热阻肺证。症见咳嗽、胸闷、短气、乏力、胸膈满闷、舌苔白腻或黄腻，脉滑。

【现代药理】具有保肝、抗二氧化硅细胞毒、延缓矽肺病变进展作用。

【临床应用】矽肺。临床以咳嗽、胸闷、短气为特征症状。

【用药特征】本成药为现代药理研究成果，黄根片能延缓矽肺病变进展，使生化指标好转，胶原生化实验表明，口服本品有轻度抑制胶原交联的作用，使胶原结构疏松。临床试验证实，本成药治疗矽肺有近期和

远期疗效，能延缓病变进展，改善患者症状和体征，稳定病情。适用于矽肺。

【用法用量】口服。一次3~4片，一日3次。

【使用注意】孕妇慎用。肝肾功能不全者慎用。服药期间不宜冷饮、辛辣之品。

【不良反应】偶见头痛、头昏、耳鸣、心悸、失眠、颜面潮红、全身倦怠感、下肢浮肿、恶心、呕吐、上腹部不适、食欲不振、嗳气，极个别患者可见丙氨酸氨基转移酶增高。

【规格贮藏】0.2g/片。密闭，置阴凉干燥处。

清咳平喘颗粒

【处方组成】石膏、金荞麦、鱼腥草、麻黄（蜜炙）、炒苦杏仁、川贝母、矮地茶、枇杷叶、紫苏子（炒）、甘草（炙）。

【功能主治】清热宣肺、止咳平喘。主治痰热郁肺证。症见咳嗽气急、甚或喘息、咯痰色黄或不爽、发热、咽痛、便干、苔黄或黄腻、脉滑数。

【现代药理】具有镇咳、祛痰、平喘、抗炎等作用。

【临床应用】急性支气管炎、慢性支气管炎急性发作。临床以咳嗽气急、甚或喘息、咯痰色黄或不爽为特征症状。

【用药特征】本成药长于清肺化痰，兼以降气平喘。用药重在辛凉甘寒以清肺热，适用于痰热郁肺较重者。

【用法用量】开水冲泡，温服。一次10g，一日3次。

【使用注意】孕妇慎用。运动员慎用。饮食宜清淡，忌辛辣食物。忌烟酒。

【规格贮藏】10g/袋。密封保存。

橘半止咳颗粒

【处方组成】橘红、茯苓、瓜蒌皮、地黄、陈皮、桔梗、麦冬、紫菀、苦杏仁、法半夏、石膏、紫苏子（炒）、甘草、款冬花、薄荷油。

【功能主治】润肺化痰、止咳平喘。主治痰热阻肺证。症见咳嗽、痰多色黄、胸闷气促、咽干发痒、口干渴、苔黄或黄腻、脉滑数。

【现代药理】尚未检索到本成药相关的药理资料。

【临床应用】急性支气管炎、小儿肺炎。临床以咳嗽、

痰多色黄、口干渴为特征症状。

【用药特征】本成药重在润肺化痰、兼以清热养阴，佐以理气，适用于痰热阻肺兼有明显肺阴不足者。

【用法用量】开水冲服，一次11g，一日2次。

【使用注意】孕妇禁用。糖尿病患者禁服。不宜在服药期间同时服用滋补性中药。脾胃虚寒者慎用。忌烟、酒及辛辣、生冷、油腻性食物。

【规格贮藏】11g/袋。密封。

麻芩止咳糖浆

【处方组成】麻黄（蜜炙）、桑白皮、金银花、黄芩、百蕊草、石膏、浙贝母、苦杏仁、紫苏子、款冬花、葶苈子、地龙、姜半夏、白果（炒）、甘草（蜜炙）。

【功能主治】清肺化痰、止咳平喘。主治痰热郁肺证。症见咳嗽、喘息、痰黄或稠厚、发热、口干、苔黄腻、舌红、脉滑数。

【现代药理】具有镇咳、祛痰、平喘、抑菌、抗炎等作用。

【临床应用】急性支气管炎、慢性支气管炎。临床以咳嗽、喘息、痰黄或稠厚为特征症状。

【用药特征】本成药为定喘汤加清肺、涤痰、平喘之品而成，清肺化痰，平喘之力较强，适用于痰热阻肺较重者。

【用法用量】口服。一次10ml，一日3次。急支7天为一疗程，慢支急发14天为一疗程。

【使用注意】孕妇慎用。运动员慎用。肝功异常者，服药后注意复查。忌烟、酒及辛辣、生冷、油腻性食物。

【不良反应】个别患者可见口干、便秘。

【规格贮藏】100ml/瓶。密封，置阴凉（不超过20℃）、干燥处。

止咳桃花散

【处方组成】川贝母、人工麝香、冰片、薄荷、朱砂（水飞）、半夏（制）、石膏（煅）。

【功能主治】清肺、化痰、止咳、通窍散热、镇惊。主治痰热阻肺、窍闭神昏者。症见咳喘、痰多色黄、发热、心烦、失眠多梦、神昏、谵语、舌红苔黄或黄腻、脉数。

【现代药理】尚未检索到本成药相关的药理资料。

【临床应用】百日咳、麻疹性肺炎。临床以咳喘、痰多色黄、心烦、失眠多梦为特征症状。

【用药特征】本成药重在通窍散热，兼以化痰止咳，佐以镇惊，适用于痰热阻肺，兼有热重神昏者。

【用法用量】口服。一次0.6g，一日3次。三岁以下小儿酌情递减。

【使用注意】孕妇、哺乳期妇女禁服。肝肾功能不全者禁服。本品含有朱砂，朱砂有毒，不宜大量服用，也不宜少量久服。忌烟、酒及辛辣、生冷、油腻性食物。

【规格贮藏】0.6g/袋。密封。

十五味龙胆花丸

【处方组成】白花龙胆、檀香、诃子（去核）、毛诃子、余甘子、石灰华、木香、广枣、丁香、肉豆蔻、宽筋藤、沉香、巴夏嘎、无茎芥、甘草。

【功能主治】清热理肺、止咳化痰。主治风邪犯肺、肺失宣肃证。症见咳嗽气喘、发作频繁、剧烈、声音嘶哑、咽痒、舌淡、脉浮。

【现代药理】具有抑菌作用。

【临床应用】支气管炎、肺气肿、咳嗽变异性哮喘。临床以咳嗽气喘、发作频繁、剧烈、咽痒为特征症状。

【用药特征】本成药为藏药制剂，长于行气理肺，兼以清热化痰，佐以敛肺止咳，用药以辛、甘、苦味药物为主，具有辛散、清热、肃降的作用，适用于风邪犯肺所致肺失宣肃，兼有痰热者。

【用法用量】口服。一次6～8丸，一日3次。

【使用注意】孕妇禁服。不宜在服药期间同时服用滋补性中药。有支气管扩张、肺脓疡、肺心病、肺结核患者出现咳嗽时应去医院就诊。忌烟、酒及辛辣、生冷、油腻食物。

【规格贮藏】3g/10丸。密封。

附：痰热咳嗽中成药特点比较

中成药名	功效		临床治疗主症	
	共同点	独有功效	相同主治	主治自身特点
橘红丸（颗粒、胶囊、片）	清肺化痰	止咳平喘	痰热郁肺证。症见咳嗽痰多、色黄黏稠、不易咯出、舌红、苔黄腻、脉滑数	咳嗽痰多、色黄黏稠、不易咯出
清气化痰丸		清肺化痰		咳嗽、痰多黏稠、色黄、胸腹满闷
克咳胶囊		收敛止咳		咳嗽痰黄、喘急气短、喘咳频作
复方百部止咳糖浆		化痰止咳		咳嗽，甚至痉咳剧烈、痰黄黏稠
枇杷止咳颗粒（胶囊、软胶囊）		收敛止咳		久咳、痰黏、咽干喉痛
清热镇咳糖浆		镇咳祛痰		咳嗽气粗、痰多难咯、痰稠色黄
银黄清肺胶囊		止咳平喘		咳嗽痰黄、胸闷气喘、咽干口渴
清肺抑火丸（片）		降火生津化痰通便		咳嗽气粗、痰多色黄稠黏、口干咽痛
十味龙胆花颗粒（胶囊）		止咳平喘		咳嗽、喘鸣、痰黄或兼发热
岩果止咳液		养阴润肺		咳嗽、咯吐黄黏稠痰
止咳平喘糖浆		清热宣肺		咳、喘、痰黄稠、咽痛
止嗽咳喘宁糖浆		降气定喘		咳嗽气急、咳嗽、咯吐黄痰
除痰止嗽丸		泻火除痰		咳嗽气逆、痰黄黏稠、咽喉疼痛、大便干燥
川贝枇杷露（川贝止咳露）		化痰止咳		咳嗽、痰黏或黄
止咳枇杷颗粒（糖浆）		止咳化痰		咳嗽、痰多黏稠、色白或微黄
贝沥止咳口服液		宣肺清热		咳嗽、咯痰黄稠、咯痰不爽
川贝枇杷糖浆（颗粒、口服液）		清热宣肺		咳嗽、痰黄或稠、咯痰不爽
强力枇杷露（膏、胶囊）		敛肺止咳		咳嗽日久、干咳无痰
清肺化痰丸		降气化痰		咳嗽、痰黄稠、口渴面赤，
牛黄蛇胆川贝散（滴丸、液、片、胶囊）		清热止咳		咳嗽咯痰、痰黄量多黏稠
灯台叶颗粒		清热化痰		咳嗽息粗或痉咳不已、痰多质黏、咯吐不利
复方鲜竹沥液		清热化痰		咳嗽、痰多黏稠色黄
止咳橘红口服液（丸）		清肺化痰		咳嗽痰多、胸满气短

中成药名	功效		临床治疗主症	
	共同点	独有功效	相同主治	主治自身特点
芩暴红止咳口服液（片、颗粒）	清肺化痰	清热化痰	痰热郁肺证。症见咳嗽痰多、色黄黏稠、不易咯出、舌红、苔黄腻、脉滑数	喘咳、痰多色黄、气促胸闷
治咳川贝枇杷滴丸（露）		清热化痰		咳嗽、痰黏或黄
京制咳嗽痰喘丸		散风清热宣肺止咳		咳嗽痰盛、气促哮喘、喉中作痒
矽肺宁片		祛痰止咳		咳嗽、胸闷、短气
黄根片		活络散结祛瘀生新		咳嗽、胸闷、短气
清咳平喘颗粒		清热宣肺		咳嗽气急、甚或喘息、咯痰色黄或不爽
橘半止咳颗粒		润肺化痰		咳嗽、痰多色黄、口干渴
麻芩止咳糖浆		清肺化痰		咳嗽、喘息、痰黄或稠厚
止咳桃花散		通窍散热，镇惊		咳喘、痰多色黄、心烦、失眠多梦
十五味龙胆花丸		理肺化痰		咳嗽气喘、发作频繁、剧烈、咽痒

五、肺热咳嗽

羚羊清肺颗粒（丸）（羚角清肺丸）

【处方组成】羚羊角粉、黄芩、桑白皮（蜜炙）、熟大黄、栀子、牡丹皮、大青叶、板蓝根、金银花、苦杏仁（炒）、桔梗、陈皮、浙贝母、金果榄、薄荷、枇杷叶（蜜炙）、前胡、地黄、玄参、石斛、天冬、麦冬、天花粉、甘草。

【功能主治】清肺利咽、清瘟止嗽。主治肺胃热盛证。症见身热头晕、四肢酸懒、咳嗽气促、痰多黏稠、色黄、咯吐不爽、胸胁胀满、咽喉肿痛、鼻衄咯血、口干舌燥、舌质红、苔薄黄腻、脉滑数。

【现代药理】具有解热、抗感染、镇咳、祛痰、抗菌、抗病毒等作用。

【临床应用】流行性感冒、上呼吸道感染、急性支气管炎、急性咽炎等。临床以身热头晕、四肢酸懒、咳嗽气促、痰多黏稠为特征症状。

【用药特征】本成药长于清热解毒，不仅能清肺胃之热，且兼清肝火，兼能解毒利咽、生津止渴，适用于肺胃肝三脏火热炽盛而造成的实热之证，无论是否有咳嗽之候皆可使用。还可单独用于热盛便秘，或高热不退，甚至对于高热惊厥者也可应用。

【用法用量】①颗粒：开水冲服。一次6g，一日3次。②丸：口服。小蜜丸一次6g（30丸），大蜜丸一次1丸，一日3次。

【使用注意】孕妇禁用。外感风寒或寒痰咳嗽者慎用。饮食宜清淡，忌食生冷、辛辣、燥热食物。忌烟酒。

【规格贮藏】①颗粒：6g/袋。密封，置干燥处。②丸：小蜜丸：20g/100丸。密封。大蜜丸：6g/丸。密封。

蛇胆川贝液（散、胶囊、软胶囊）

【处方组成】川贝母、蛇胆汁。

【功能主治】清肺、止咳、祛痰。主治肺热咳嗽证。症见咳嗽、气粗、痰稠黄、咯吐不爽、发热、咽喉疼痛、舌红苔黄腻、脉滑数。

【现代药理】具有镇咳、祛痰、解痉、平喘、镇静作用。

【临床应用】急性支气管炎、慢性支气管炎。临床以

咳嗽、痰黄、咽痛为特征症状。

【用药特征】本成药药简而力专。功长清肺化痰，使用相对安全，故是临床极为常用的清肺止咳类中成药之一，适用于肺热咳嗽者。

【用法用量】①液：口服。一次10ml，一日2次，小儿酌减。②散：口服。一次0.3~0.6g，一日2~3次。③胶囊：口服。一次1~2粒，一日2~3次。④软胶囊：口服。一次2~4粒，一日2~3次。

【使用注意】孕妇慎用。寒痰咳喘者慎用。饮食宜清淡，忌辛辣厚味食物。忌烟酒。

【规格贮藏】①液：10ml/支。密封，置阴凉处（不超过20℃）。②散：0.3g/瓶；0.6g/瓶。密封。③胶囊：0.3g/粒。密封。④软胶囊：0.3g/粒。密封。

蛇胆川贝枇杷膏

【处方组成】蛇胆汁、川贝母、枇杷叶、桔梗、水半夏、薄荷脑。

【功能主治】润肺止咳、祛痰定喘。主治肺热咳嗽证。症见咳嗽痰多、色黄、胸闷、气喘、舌红苔黄腻、脉滑数。

【现代药理】尚未检索到本成药相关的药理资料。

【临床应用】急性支气管炎、慢性支气管炎。临床以咳嗽痰多、胸闷、气喘为特征症状。

【用药特征】本品与蛇胆川贝液功效相似，长于清肺止咳，祛痰定喘之力更强，适用于肺热咳嗽，兼痰浊较重者。

【用法用量】口服。一次22g（约一汤匙），一日3次。

【使用注意】糖尿病患者禁服。忌烟、酒及辛辣、生冷、油腻食物。

【规格贮藏】66g/瓶；110g/瓶；138g/瓶；210g/瓶；345g/瓶。密封，防晒。

八味檀香散

【处方组成】檀香、石膏、红花、甘草、丁香、北沙参、拳参、白葡萄干。

【功能主治】清热润肺、止咳化痰。主治肺热咳嗽证。症见咳嗽痰多，或喉中有痰鸣、痰多、质黏厚或稠黄、咯吐不爽，或有身热、口干欲饮、舌红、脉数。

【现代药理】尚未检索到本成药相关的药理资料。

【临床应用】急性支气管炎。临床以咳嗽痰多，或喉中有痰鸣、痰多、质黏厚或稠黄为特征症状。

【用药特征】本成药为蒙药制剂，长于清热行气，兼以润肺止咳，适用于肺热咳嗽兼有肺阴不足者。

【用法用量】口服。一次2~3g，一日1~2次。

【使用注意】儿童、老人、孕妇、体质虚弱及脾胃虚寒者慎用。支气管扩张、肺脓疡、肺心病、肺结核患者慎用。服药期间，若患者出现高热，体温超过38℃，或出现喘促气急者，或咳嗽加重，痰量明显增多者应到医院就诊。忌食辛辣、油腻食物。

【规格贮藏】15g/袋。密闭，防潮。

五味沙棘散

【处方组成】沙棘膏、木香白、葡萄干、甘草、栀子。

【功能主治】清热祛痰、止咳定喘。主治肺热咳嗽证。症见久嗽、喘促痰多、胸中满闷、胸胁作痛、舌红、脉数。

【现代药理】具有止咳、祛痰、平喘等作用。

【临床应用】肺炎、慢性支气管炎。临床以久嗽、喘促痰多、胸中满闷为特征症状。

【用药特征】本成药源自蒙医传统验方，长于清肺止咳，兼以祛痰排脓，用药寒温并用，性平，适用于肺热咳嗽较轻者。

【用法用量】口服。一次3g，一日1~2次。

【使用注意】孕妇慎用。忌食辛辣、油腻食物。

【规格贮藏】3g/袋；15g/袋。密闭，防潮。

枇杷叶膏

【处方组成】枇杷叶。

【功能主治】清肺润燥，止咳化痰。主治肺热燥咳证。症见痰少咽干、痰黏难咯、苔干、脉微数。

【现代药理】具有抑菌、抗炎、祛痰、止咳等作用。

【临床应用】支气管炎。临床以痰少咽干、痰黏难咯为特征症状。

【用药特征】本成药专于清肺止咳，兼以和胃降逆，但成分单一，功效较弱，适用于肺热咳嗽者。

【用法用量】口服。一次9~15g，一日2次。

【使用注意】孕妇、哺乳期妇女禁用。忌食辛辣、油腻食物。

【规格贮藏】100g/瓶；240g/瓶；250g/瓶。密封，置阴凉处。

桔贝合剂

【处方组成】浙贝母、桔梗、苦杏仁、黄芩、枇杷叶、麦冬、甘草。

【功能主治】清肺化痰、润肺止咳。主治肺热咳嗽证。症见咳嗽气促、或喉中有痰鸣、痰稠色黄、质黏、口干、舌红、脉数。

【现代药理】尚未检索到本成药相关的药理资料。

【临床应用】上呼吸道感染、支气管炎。临床以咳嗽气促，或喉中有痰鸣、痰稠色黄为特征症状。

【用药特征】本成药长于清肺化痰，兼以养阴润肺，佐以宣降肺气，适用于肺热咳嗽兼有肺阴不足者。

【用法用量】口服。一次10～15ml，一日3次。

【使用注意】支气管扩张、肺脓疡、肺心病、肺结核患者慎用。忌食辛辣、油腻食物。

【规格贮藏】10ml/支。密封。

黛蛤散

【处方组成】青黛、蛤壳。

【功能主治】清肝利肺、降逆除烦。主治肝火犯肺证。症见头晕耳鸣、咳嗽吐衄、痰多黄稠、咽膈不利、口渴心烦、舌红苔腻、脉浮数。

【现代药理】尚未检索到本成药相关的药理资料。

【临床应用】慢性支气管炎、支气管扩张、百日咳。临床以头晕耳鸣、咳嗽吐衄、痰多黄稠为特征症状。

【用药特征】本成药源自古方黛蛤散，长于清肝肺经郁热，对痰火上炎所致的咳痰带血、眩晕、耳鸣、口渴有较好功效，适用于肝火犯肺者。

【用法用量】口服。一次6g，一日1次，随处方入煎剂。

【使用注意】孕妇慎用。忌食辛辣、油腻食物。忌饮酒。

【规格贮藏】12g/袋。密闭，防潮。

石椒草咳喘颗粒

【处方组成】陈皮、石菖蒲、虎杖、天冬、石椒草、百部、通关藤、臭灵丹、苦杏仁、鱼腥草、桑白皮。

【功能主治】清热化痰、止咳平喘。主治肺热咳嗽证。症见咳嗽痰稠、咽痒、口干、口渴、舌红、脉滑数。

【现代药理】尚未检索到本成药相关的药理资料。

【临床应用】慢性支气管炎。临床以咳嗽痰稠、咽痒、口干为特征症状。

【用药特征】本成药为彝医制剂，长于清热化痰，兼以养阴润肺，适用于肺热咳嗽兼有肺阴不足者。

【用法用量】温开水冲服。一次8～16g，一日3～4次。

【使用注意】孕妇、哺乳期妇女禁用。糖尿病患者禁服。忌烟、酒及辛辣、生冷、油腻食物。

【规格贮藏】8g/袋。密封。

扫日劳清肺止咳胶囊

【处方组成】北沙参、诃子、川楝子、栀子、紫草茸、紫草、茜草。

【功能主治】清肺热、止咳、祛痰。主治肺热壅肺证。症见烦热口干、咳嗽咯痰、便秘溲赤、舌红、苔黄腻。

【现代药理】具有镇咳、抗炎、祛痰等作用。

【临床应用】急性支气管炎，慢性支气管炎急性发作期。临床以烦热口干、咳嗽咯痰、便秘溲赤为特征症状。

【用药特征】本成药来源于蒙医经方，为蒙医治疗肺热病之主要方剂，长于清肺化痰，兼以润肺止咳，适用于肺热壅肺，兼有肺阴不足者。

【用法用量】口服。一次3粒，一日3次。

【使用注意】孕妇慎用。忌烟、酒及辛辣、生冷、油腻食物。

【规格贮藏】0.4g/袋。密闭，防潮。

附：肺热咳嗽中成药特点比较

中成药名	功效		临床治疗主症	
	共同点	独有功效	相同主治	主治自身特点
羚羊清肺颗粒（丸）	清肺化痰	清瘟止嗽	主治肺热咳嗽。症见咳嗽、气粗、痰稠黄、咯吐不爽、发热、咽喉疼痛、舌红苔黄腻、脉滑数	身热头晕、四肢酸懒、咳嗽气促、痰多黏稠、色黄
蛇胆川贝液（散、胶囊、软胶囊）		祛痰止咳		咳嗽、痰黄、咽痛
蛇胆川贝枇杷膏		祛痰止咳		咳嗽痰多、胸闷、气喘
八味檀香散		润肺止咳		咳嗽痰多，或喉中有痰鸣、痰多、质黏厚或稠黄
五味沙棘散		祛痰止咳		久嗽、喘促痰多、胸中满闷
枇杷叶膏		润肺止咳		痰少咽干、痰黏难咯
桔贝合剂		润肺止咳		咳嗽气促，或喉中有痰鸣、痰稠色黄
黛蛤散		清肝降逆		头晕耳鸣、咳嗽吐衄、痰多黄稠
石椒草咳喘颗粒		止咳平喘		咳嗽痰稠、咽痒、口干
扫日劳清肺止咳胶囊		祛痰止咳		烦热口干、咳嗽咯痰、便秘溲赤

六、肺燥咳嗽

养阴清肺膏（糖浆、口服液、丸、颗粒）

【处方组成】地黄、玄参、麦冬、白芍、牡丹皮、川贝母、薄荷脑、甘草。

【功能主治】养阴润燥、清肺利咽。主治阴虚肺燥证。症见干咳无痰或痰少而黏，或痰中带血、咽喉干痛、舌质红、脉细数。

【现代药理】具有镇咳、祛痰、抗炎、抗肺纤维化、增强免疫功能等作用。

【临床应用】慢性支气管炎、慢性咽喉炎、急性支气管炎、小儿肺炎恢复期咳嗽。临床以干咳无痰，或带血、咽干痛为特征症状。

【用药特征】本成药长于养阴生津，不仅滋补肺阴，还兼补肾阴与肝阴。名曰清肺，然其用药多有清肝降火之效，凉血解毒之功，适用于阴虚燥咳者。

【用法用量】①丸：口服。水蜜丸一次6g，大蜜丸一次1丸，一日2次。②煎膏：口服。一次10~20ml，一日2~3次。③颗粒：口服。一次1袋，一日2次。④糖浆：口服。一次20ml，一日2次。⑤口服液：口服。一次10ml，一日2~3次。

【使用注意】孕妇慎用。脾虚便溏，痰多湿盛的咳嗽慎用。忌食辛辣、生冷、油腻食物。

【规格贮藏】①煎膏：100ml/瓶。密封。②糖浆：10ml/支。密封，置阴凉干燥处（不超过20℃）。③口服液：10ml/支。密封，置阴凉处。④丸：水蜜丸：10g/100粒。密封。大蜜丸：9g/丸。密封。⑤颗粒：15g/袋。密封。

二母宁嗽丸（颗粒、片）

【处方组成】知母、川贝母、石膏、栀子、黄芩、瓜蒌子、桑白皮（蜜炙）、茯苓、陈皮、枳实、五味子（蒸）、甘草（蜜炙）。

【功能主治】清肺润燥、化痰止咳。主治燥热蕴肺证。症见咳嗽、痰黄而黏、不易咳出、胸闷气促、久咳不止、声哑喉痛、舌苔黄、脉滑数。

【现代药理】具有镇咳、祛痰、抗菌、解热等作用。

【临床应用】急性支气管炎、慢性支气管炎、咽喉炎。临床以咳嗽、痰黄而黏、胸闷为特征症状。

【用药特征】本成药长于清肺止咳，兼以理气化痰，佐以润肺，用药清润结合，脾肺同治。适用于肺热较盛，津伤痰阻者。

【用法用量】①丸：口服。大蜜丸一次1丸，水蜜丸一次6g，一日2次。②颗粒：开水冲服。一次1袋，一日2次。③片：口服。一次4片，一日2次。用温水分次送服。

【使用注意】孕妇慎用。风寒咳嗽者慎用。忌食辛辣食物，以及牛肉、羊肉、鱼等食物。

【规格贮藏】①丸：大蜜丸：9g/丸。密封。水蜜丸：10g/100丸。密封。②颗粒：10g/袋；3g/袋（未添加蔗糖）。密封。③片：0.55g/片。密封。

蜜炼川贝枇杷膏

【处方组成】枇杷叶、水半夏、川贝母、陈皮、杏仁、款冬花、北沙参、五味子、薄荷脑、桔梗、蜂蜜。

【功能主治】清热润肺、化痰止咳。主治肺燥咳嗽证。症见咳嗽、痰黄而黏、咯痰不爽、口渴咽干、咽喉干痛或痒、声音嘶哑、舌苔薄黄、脉数。

【现代药理】具有镇咳、平喘、祛痰、抗感染等作用。

【临床应用】急性支气管炎、慢性支气管炎、咽喉炎。临床以咳嗽、痰黄而黏、咽干痛或痒为特征症状。

【用药特征】本成药功长清肺润燥，化痰止咳，兼以解表利咽。适用于肺燥咳嗽，或外感温燥轻证稍兼表邪者皆可使用。

【用法用量】口服。一次22g（约一汤匙），一日3次。

【使用注意】糖尿病患者禁服。外感咳嗽及痰浊壅盛者慎用。忌食辛辣厚味食物。

【规格贮藏】66g/瓶；110g/瓶；138g/瓶；210g/瓶；345g/瓶。密封，防晒。

二母安嗽丸

【处方组成】知母、浙贝母、款冬花、紫菀、苦杏仁、玄参、麦冬、百合、罂粟壳。

【功能主治】清肺化痰、止嗽定喘。主治肺虚燥咳证。症见虚劳久嗽、咳嗽痰喘、秋冬举发、久咳不愈、伴气喘、骨蒸潮热、音哑声重、口燥咽干、舌红苔薄、脉细数。

【现代药理】具有镇咳、祛痰、平喘等作用。

【临床应用】慢性支气管炎。临床以咳嗽兼明显阴虚证候如潮热、咽干等为特征症状。

【用药特征】本成药长于润肺止咳，兼以祛痰，适用于顽固性干咳或阴虚燥咳，而对于痰浊较盛者则力有不逮。由于方中兼有镇咳之品，故不宜久服以防成瘾。

【用法用量】口服。一次1丸，一日2次。

【使用注意】孕妇慎用。运动员慎用。外感咳嗽者慎用。不宜久服、多服。忌食辛辣、生冷、油腻食物。

【规格贮藏】9g/丸。密封。

川贝雪梨膏

【处方组成】梨清膏、川贝母、麦冬、百合、款冬花。

【功能主治】润肺止咳、生津利咽。主治阴虚肺热证。症见咳嗽喘促、干咳无痰或少痰、咽喉不利、咳声嘶哑、口燥咽干、舌红少苔、脉细数。

【现代药理】具有止咳、祛痰、解热、抗感染等作用。

【临床应用】慢性支气管炎。临床以咳嗽无痰、喑哑声嘶咽干为特征症状。

【用药特征】本成药具有清润生津、化痰止咳之效。其润肺生津之力相对较强，且功效专一，药简力宏，且剂型为膏剂，滋补之力更强，适宜长期服用。适用于肺阴不足的燥咳。

【用法用量】口服。一次15g，一日2次。

【使用注意】脾虚便溏者慎用。风寒束肺、寒痰阻肺咳嗽慎用。忌食辛辣食物。

【规格贮藏】250g/瓶。密封。

罗汉果玉竹颗粒

【处方组成】玉竹、罗汉果。

【功能主治】养阴生津、润肺止咳。主治肺燥咳嗽。症见干咳无痰或痰中带血、咽干口燥或咽部干燥而痛、声音嘶哑、神疲乏力、手足心热、舌红少苔、脉细数。

【现代药理】具有止咳、祛痰、增强免疫功能等作用。

【临床应用】急性支气管炎、慢性支气管炎、急性咽炎。临床以干咳无痰、咽干咽痛为特征症状。

【用药特征】本成药生津之力平和，兼有一定清热利咽之效，药物简单，适宜阴虚燥咳之轻证。

【用法用量】开水冲服。一次12g，一日3次。

【使用注意】痰湿阻肺者慎用。饮食宜清淡，忌食辛辣食物。

【规格贮藏】12g/袋。密封。

雪梨止咳糖浆

【处方组成】梨清膏、枇杷叶、紫菀（炙）、款冬花、桔梗、苦杏仁、前胡。

【功能主治】润肺止咳化痰。主治燥痰阻肺证。症见咳嗽、痰少、痰中带血、咽干口渴、声音嘶哑、舌红而干、苔薄黄、脉细数或弦细数。

【现代药理】具有镇咳、祛痰、抗感染、平喘等作用。

【临床应用】支气管炎。临床以咳嗽、痰少而黏、咽干为特征症状。

【用药特征】本成药长于生津养阴，化痰止咳，但由于化痰之品较多，又多偏于苦温之性，易化燥伤阴，适用于燥痰阻肺，阴虚之象不重者。

【用法用量】口服。一次10~15ml，一日3~4次；小儿减半。

【使用注意】孕妇、婴儿慎用。痰湿阻肺者慎用。服药期间饮食宜清淡，忌食辛辣刺激食物。

【规格贮藏】100ml/瓶。密封，置阴凉处。

二冬膏

【处方组成】天冬、麦冬。

【功能主治】养阴润肺。主治肺阴不足证。症见干咳无痰或痰少质黏、甚或痰中带血、口鼻干燥、咽喉疼痛、伴五心烦热、舌红少津、脉细数。

【现代药理】具有祛痰、抗感染等作用。

【临床应用】慢性支气管炎。临床以干咳无痰、咽干咽痛为特征症状。

【用药特征】本成药简而力专，长于养阴润肺。养阴生津之力相对较强，兼以清心安神，适用于阴虚燥咳，兼有心中烦热者。

【用法用量】口服。一次9~15g，一日2次。

【使用注意】脾虚便溏、痰多湿盛的咳嗽慎用。忌食辛辣、生冷、油腻食物。

【规格贮藏】62g/瓶；100g/瓶；120g/瓶；200g/瓶；250g/瓶。密封，置阴凉处。

橘红梨膏

【处方组成】梨、麦冬、天冬、化橘红、苦杏仁、枇杷叶、川贝母、五味子。

【功能主治】养阴清肺、止咳化痰。主治肺胃阴虚证。症见久咳不已、痰少质黏、口燥咽干、舌红少苔、脉细。

【现代药理】具有止咳、化痰等作用。

【临床应用】慢性支气管炎。临床以久咳、痰少质黏、咽干为特征症状。

【用药特征】本成药养阴之力与二冬膏相当，但本成药理气化痰止咳之力相对亦强，且兼一定敛肺之功。适用于肺胃阴虚型久咳。

【用法用量】口服。一次10~15g，一日2~3次。

【使用注意】外感咳嗽慎用。忌食辛辣、生冷、油腻食物。

【规格贮藏】200g/瓶；120ml/瓶；120g/瓶；150g/瓶；100g/瓶。密封，置阴凉处。

益肺止咳胶囊

【处方组成】石吊兰浸膏、百部浸膏、猫爪草、白及、三七、百合、蛤蚧。

【功能主治】养阴润肺、止咳化痰。主治肺阴不足证。症见干咳无痰或痰少质黏、甚或痰中带血、口鼻干燥、咽喉疼痛、伴五心烦热、舌红少津、脉细数。

【现代药理】具有止咳、祛痰、平喘等作用。

【临床应用】慢性支气管炎。临床以干咳日久、痰中带血、动则咳甚为特征症状。

【用药特征】本成药养阴润肺之力温和，且化痰止咳之功较弱，最大特色在于具有止血之效，温肾之功，适用于肺阴不足，干咳日久，气阴两虚，甚则穷及肾阳，最终造成肾不纳气者。

【用法用量】口服。一次4粒，一日3次。

【使用注意】孕妇忌服。妇女月经期慎用。忌辛辣、温燥、海腥发物等。

【规格贮藏】0.3g/粒。密封。

第一篇

附：肺燥咳嗽中成药特点比较

中成药名	功效		临床治疗主症	
	共同点	独有功效	相同主治	主治自身特点
养阴清肺膏（糖浆、口服液、丸、颗粒）	养阴润燥	清肺利咽	肺燥咳嗽。症见干咳无痰、或痰中带血、咽干口燥、或咽部干燥而痛、声音嘶哑、神疲乏力、手足心热、舌红少苔、脉细数	干咳无痰，或带血、咽干痛
二母宁嗽丸（颗粒、片）		清肺止咳		咳嗽、痰黄而黏、胸闷
蜜炼川贝枇杷膏		清肺止咳		咳嗽、痰黄而黏、咽干痛或痒
二母安嗽丸		敛肺定喘		咳嗽、潮热、咽干
川贝雪梨膏		生津利咽		咳嗽无痰、喑哑、声嘶咽干
罗汉果玉竹颗粒		养阴生津		干咳无痰、咽干咽痛
雪梨止咳糖浆		祛痰止咳		咳嗽、痰少而黏、咽干
二冬膏		养阴润肺		干咳无痰、咽干咽痛
橘红梨膏		止咳化痰		久咳、痰少质黏、咽干
益肺止咳胶囊		补肾纳气		干咳日久、痰中带血、动则咳甚

七、肺虚咳嗽

润肺膏

【处方组成】莱阳梨清膏、炙黄芪、党参、川贝母、紫菀（蜜炙）、百部（蜜炙）。

【功能主治】润肺益气、止咳化痰。主治肺虚气弱证。症见咳嗽声微、气短、胸闷、乏力，痰少不易咯、气喘自汗、动则加重、舌淡苔薄白、脉弱无力。

【现代药理】具有止咳、祛痰、平喘、增强免疫功能等作用。

【临床应用】慢性支气管炎、阻塞性肺气肿。临床以咳嗽气短、自汗乏力为特征症状。

【用药特征】本成药长于补益肺气，润肺化痰较弱，适用于久咳不愈，肺脾气虚者。对于痰饮壅盛或阴虚燥咳者多有不宜。此外，本成药为滋膏，其滋补之力缓慢而持久，需要长期服用方显其效。

【用法用量】口服或开水冲服。一次15g，一日2次。

【使用注意】外感咳嗽慎用。糖尿病患者慎用。忌食辛辣、油腻食物。

【规格贮藏】200g/瓶。密封。

慢支固本颗粒

【处方组成】黄芪、白术、当归、防风。

【功能主治】补肺健脾、固表和血。主治肺脾气虚证。症见自汗恶风、咳嗽咯痰、痰多色白清稀、易感冒、食欲不振、短气乏力、苔白滑、脉弦滑。

【现代药理】具有镇咳、祛痰、抗过敏、提高免疫功能等作用。

【临床应用】慢性支气管炎、反复上呼吸道感染。临床以易感冒、自汗恶风、短气乏力为特征症状。

【用药特征】本成药源自玉屏风散合当归补血汤，长于治疗肺脾气虚证。不用于咳喘发作期或急性期。临床但见有气虚之象皆可使用，有无咳喘皆可，适用于体虚易感，或久咳不愈而见气虚不足者。

【用法用量】冲服。一次10g，一日2次。

【使用注意】痰热壅盛者慎用。饮食宜清淡，忌食辛辣油腻之品。

【不良反应】偶见服药后恶心。

【规格贮藏】10g/袋。密封。

润肺止嗽丸

【处方组成】天冬、瓜蒌子（蜜炙）、桑白皮（蜜炙）、地黄、天花粉、知母、紫苏子（炒）、苦杏仁（去皮炒）、紫菀、浙贝母、款冬花、桔梗、前胡、黄芩、淡竹叶、陈皮、青皮（醋炙）、炙黄芪、五味子（醋炙）、酸枣仁（炒）、炙甘草。

【功能主治】润肺定喘、止嗽化痰。主治肺气阴虚证。症见咳嗽喘促、久咳不止、痰涎壅盛、咳声无力或嘶哑、咳痰难出或偶痰中带血、神疲乏力、气怯声低、午后潮热、手足心热、夜间盗汗、舌红少苔、脉细数无力。

【现代药理】具有止咳、化痰、平喘等作用。

【临床应用】老年性慢性支气管炎。临床以久咳不止、咳声无力、潮热盗汗为特征症状。

【用药特征】本成药长于滋阴润肺，兼以益气化痰，长于治疗久咳不止，气阴两伤，阴虚证候较甚者。由于方中还兼有一定收敛之品，故其止咳之力也较强。

【用法用量】口服。一次2丸，一日2次。

【使用注意】外感咳嗽者禁用。婴儿慎用。忌烟酒，忌食辛辣、油腻食物。

【规格贮藏】6g/丸。密封。

参贝北瓜膏

【处方组成】北瓜清膏、党参、南沙参、浙贝母、干姜。

【功能主治】益气健脾、润肺化痰、止咳平喘。主治气阴两虚、痰浊阻肺证。症见咳嗽气喘、痰多津少、咳嗽声低或伴喘促、咯痰不爽、神疲乏力或痰多气喘、动则尤甚、神疲乏力、舌苔黄少津、脉滑。

【现代药理】具有止咳、化痰、抗感染等作用。

【临床应用】慢性支气管炎、喘息型支气管炎等。临床以咳、喘、痰黄而黏、声低乏力为特征症状。

【用药特征】本成药长于益气健脾，而其滋阴之力相对较弱。用药寒温并用，适用于气阴两虚而更侧重于气虚痰热明显者。

【用法用量】口服。一次15g，一日3次。

【使用注意】外感初期及痰热内盛者慎用。忌食生冷油腻之品。

【规格贮藏】150g/瓶；275g/瓶。密封，置阴凉处。

百合固金丸（片、口服液、浓缩丸、颗粒）

【处方组成】百合、熟地黄、麦冬、川贝母、玄参、地黄、当归、白芍、桔梗、甘草。

【功能主治】养阴润肺、化痰止咳。主治肺肾阴虚证。症见燥咳少痰、痰中带血、咳声嘶哑、咽干喉痛、午后潮热、舌红少苔、脉细数。

【现代药理】具有祛痰、镇咳、抗感染、增强免疫功能等作用。

【临床应用】慢性支气管炎、肺结核、支气管扩张。临床以咳嗽气喘、咽喉燥痛为特征症状。

【用药特征】本成药源自《慎斋遗书》的百合固金汤，滋阴之力较强，尤其长于滋肺肾之阴，适用于阴虚燥咳、久咳不愈，导致肾阴虚损而症见潮热盗汗者。

【用法用量】①丸：口服。水蜜丸一次6g，大蜜丸一次1丸，一日2次；浓缩丸一次8丸，一日3次。②口服液：一次10~20ml，一日3次。③颗粒：口服。一次1袋，一日3次。④片：口服。一次5片〔规格（1）〕或一次3片〔规格（2）〕，一日3次。

【使用注意】外感咳嗽、寒湿痰喘者慎用。脾虚便溏、食欲不振者慎用。忌食辛辣燥热、生冷油腻之品。

【规格贮藏】①颗粒：9g/袋。密封。②片：0.4g/片〔规格（1）〕；0.45g/片〔规格（2）〕。密封。②浓缩丸：3g/8丸。密封。③丸：小蜜丸：20g/100丸。密封。大蜜丸：9g/丸。密封。④口服液：10ml/瓶；20ml/瓶；100ml/瓶。密封。

咳速停胶囊（糖浆）

【处方组成】吉祥草、黄精、百尾参、桔梗、虎耳草、枇杷叶、麻黄、桑白皮、罂粟壳。

【功能主治】补气养阴、润肺止咳、益胃生津。主治肺肾阴虚、痰湿内蕴证。症见咳嗽、咽干、咯痰、气喘、口干、苔少、脉细数。

【现代药理】具有镇咳、祛痰、抑菌作用。

【临床应用】感冒、慢性支气管炎。临床以咳嗽、咽干、咯痰为特征症状。

【用药特征】本成药长于益气养阴，兼以润肺止咳，佐以宣降肺气，适用于气阴不足，兼有痰阻气滞者。

【用法用量】①胶囊：口服。一次2~4粒，一日3次。②糖浆：口服。一次10~20ml，一日3次。

【使用注意】儿童、孕妇、哺乳期妇女禁用。糖尿病患者禁用。忌食辛辣燥热、生冷油腻之品。

【规格贮藏】①胶囊：0.5g/粒。密封。②糖浆：10ml/瓶；100ml/瓶；250ml/瓶。密封，置阴凉处（不超过20℃）。

百令胶囊

【处方组成】发酵冬虫夏草菌粉经液体深层发酵所得菌丝体的干燥粉末制成的胶囊。

【功能主治】补肺肾、益精气。主治肺肾两虚证。症见咳嗽、气喘、咯血、腰背酸痛、面目虚浮、夜尿清长、舌淡、脉弱。

【现代药理】具有提高细胞免疫功能、抑制移植排斥反应和抑制细胞凋亡等作用。

【临床应用】慢性支气管炎、慢性肾功能不全的辅助治疗。临床以咳嗽、气喘、咯血、腰背酸痛为特征症状。

【用药特征】本成药是采用生物工程方法分离的冬虫夏草菌丝经低温发酵精制而成。具有补肺肾、益精气及止咳化痰作用，因成分单一，适用于肺肾两虚所致慢性支气管炎、慢性肾功能不全的辅助治疗。

【用法用量】口服。一次5～15粒〔规格（1）〕或2～6粒〔规格（2）〕，一日3次。慢性肾功能不全：一次10粒〔规格（1）〕或一次4粒〔规格（2）〕，一日3次，8周为一疗程。

【使用注意】忌食辛辣燥热、生冷油腻之品。

【不良反应】个别患者可见咽喉部不适。

【规格贮藏】0.2g/粒〔规格（1）〕；0.5g/粒〔规格（2）〕。密封。

洋参保肺丸

【处方组成】罂粟壳、五味子（醋制）、川贝母、陈皮、砂仁、枳实、麻黄、苦杏仁、石膏、甘草、玄参、西洋参。

【功能主治】滋阴补肺、止嗽定喘。主治阴虚肺热证。症见咳嗽痰喘、胸闷气短、口燥咽干、睡卧不安、苔少或干、脉细数。

【现代药理】尚未检索到本成药相关的药理资料。

【临床应用】慢性支气管炎。临床以咳嗽痰喘、胸闷气短、口燥咽干为特征症状。

【用药特征】本成药长于滋阴补肺，兼以清热化痰，佐以宣降肺气，适用于肺肾阴虚，兼有痰热气滞者。

【用法用量】口服。一次2丸，一日2～3次。

【使用注意】感冒咳嗽者忌服。忌烟、酒及辛辣、生冷、油腻食物。

【规格贮藏】6g/丸。密封。

白百抗痨颗粒

【处方组成】百部、浙贝母、白及、薏苡仁、三七、红大戟。

【功能主治】敛肺止咳、养阴清热。主治肺阴不足，热伤血络证。症见咳嗽、痰中带血、口燥咽干、苔少或干、脉细数。

【现代药理】尚未检索到本成药相关的药理资料。

【临床应用】肺结核咯血。临床以咳嗽、痰中带血、口燥咽干为特征症状。

【用药特征】本成药长于养阴润肺，兼以敛肺止咳，佐以活血止血，适用于肺结核属肺阴不足，热伤血络者。

【用法用量】口服。一次15g，一日2～3次，开水冲服，一月为一疗程，或遵医嘱。

【使用注意】孕妇慎用。需与抗结核药联合应用。忌烟、酒及辛辣、生冷、油腻食物。

【规格贮藏】15g/袋。密封。

利肺片

【处方组成】百部、百合、五味子、枇杷叶、白及、牡蛎、甘草、冬虫夏草、蛤蚧。

【功能主治】驱痨补肺、镇咳化痰。主治肺肾不足、热伤血络证。症见咳嗽、咯痰、咯血、腰膝酸软、声低息短、苔少或干、脉细数。

【现代药理】具有镇咳、平喘、祛痰等作用。

【临床应用】肺结核、哮喘、慢性气管炎等。临床以咳嗽、咯痰、咯血、腰膝酸软为特征症状。

【用药特征】本成药长于驱痨补虚，尤善补益肺肾，兼以收敛止血，润肺化痰，适用于肺肾不足兼有血络受损者。

【用法用量】口服。常用量一次5片，一日3次。

【使用注意】忌食生冷、辛辣、油腻食物。

【规格贮藏】0.25g/片。密封。

结核丸

【处方组成】龟甲（醋制）、百部（蜜炙）、鳖甲（醋制）、紫石英（煅）、地黄、熟地黄、天冬、北沙参、牡蛎、阿胶、龙骨、麦冬、蜂蜡、熟大黄、白及、川贝母。

【功能主治】滋阴降火、补肺止嗽。主治阴虚火旺证。症见潮热盗汗、咳痰咯血、胸胁闷痛、骨蒸痨嗽、舌红苔少、脉细数。

【现代药理】具有抗结核分枝杆菌活性作用。

【临床应用】肺结核、骨结核。临床以潮热盗汗、咳痰咯血、胸胁闷痛为特征症状。

【用药特征】本成药长于滋阴潜阳，尤善养肺肾之阴，兼以润肺止咳，佐以收敛止血、止汗，用药重在滋阴降火，适用于阴虚火旺所致血热妄行者。

【用法用量】口服。一次3.5g，一日2次。骨结核患者每次用生鹿角15g煎汤服药。

【使用注意】忌食生冷、辛辣、油腻食物。

【规格贮藏】3.5g/20丸。密封。

黄龙咳喘胶囊

【处方组成】黄芪、地龙、射干、麻黄（炙）、葶苈子、桔梗、鱼腥草、淫羊藿、山楂（生）。

【功能主治】益气补肾、宣肺化痰、止咳平喘。主治肺肾气虚、痰热郁肺证。症见咳喘、咯痰色黄、自汗、乏力、腰膝酸软、舌红、脉数。

【现代药理】尚未检索到本成药相关的药理资料。

【临床应用】慢性支气管炎、支气管哮喘。临床以咳喘、咯痰色黄、自汗、乏力为特征症状。

【用药特征】本成药重在益气补肾，兼以清热化痰，佐以宣肺平喘，适用于肺肾气虚，兼有痰热郁肺者。

【用法用量】口服。一次12g，一日3次。

【使用注意】孕妇禁服。不宜在服药期间同时服用滋补性中药。高血压、心脏病患者慎服。有支气管扩张、肺脓疡、肺心病、肺结核患者出现咳嗽时应去医院就诊。忌烟、酒及辛辣、生冷、油腻性食物。

【规格贮藏】0.3g/粒。密封。

附：肺虚咳嗽中成药特点比较

中成药名	功效		临床治疗主症	
	共同点	独有功效	相同主治	主治自身特点
润肺膏	养阴润燥	润肺止咳	肺虚气弱证。症见咳嗽声微、气短、胸闷、乏力，气喘自汗、动则加重、舌淡苔薄白、脉弱无力	咳嗽气短、自汗乏力
慢支固本颗粒		固表和血		易感冒、自汗恶风、短气乏力
润肺止嗽丸		止嗽定喘		久咳不止、咳声无力、潮热盗汗
参贝北瓜膏		润肺化痰		咳、喘、痰黄而黏、声低乏力
百合固金丸（片、口服液、浓缩丸、颗粒）		养阴润肺		咳嗽气喘、咽喉燥痛
咳速停胶囊（糖浆）		润肺止咳益胃生津		咳嗽、咽干、咯痰
百令胶囊		补肾益精		咳嗽、气喘、咯血、腰背酸痛
洋参保肺丸		滋阴定喘		咳嗽痰喘、胸闷气短、口燥咽干
白百抗痨颗粒		养阴润肺活血止血		咳嗽、痰中带血、口燥咽干
利肺片		驱痨补肺		咳嗽、咯痰、咯血、腰膝酸软
结核丸		滋阴降火		潮热盗汗、咳痰咯血、胸胁闷痛
黄龙咳喘胶囊		补肾平喘，宣肺化痰		咳喘、咯痰色黄、自汗、乏力

第三节 哮喘

一、发作期

（一）寒哮

镇咳宁糖浆
（胶囊、颗粒、口服液、含片）

【处方组分】盐酸麻黄碱、桔梗、桑白皮、甘草流浸膏。

【功能主治】止咳、平喘、祛痰。主治风寒束肺证。症见咳嗽不止、喘息急促、咯痰色白量多、舌淡红苔白、脉浮紧。

【现代药理】具有镇咳、平喘、祛痰、抗炎、抗菌等作用。

【临床应用】支气管炎、支气管哮喘。临床以喘咳、痰白量多、舌淡苔白为特征症状。

【用药特征】本成药平喘止咳之力相对较好，兼能清肺热，泻肺气。用药偏温燥，具有寒热并用的特点。适应于寒哮证。亦可用于风寒袭肺，微见化热之象的咳嗽。

【用法用量】①糖浆：口服。一次5～10ml，一日3次。②胶囊：口服。一次1～2粒，一日3次。③颗粒：口服。一次2～4g，一日3次。④口服液：口服。一次10ml，一日3次。⑤含片：含服，一次2片，一日3次。

【使用注意】孕妇和哺乳期妇女禁用。高血压、冠心病、动脉粥样硬化、青光眼、失眠患者和甲状腺功能亢进、前列腺肥大患者慎用。运动员慎用。不宜与优降宁等单胺氧化酶抑制剂、磺胺嘧啶、呋喃妥因和洋地黄类药物合用。对本品过敏者禁用，过敏体质者慎用。风热或痰热咳嗽者慎用。忌烟酒及生冷、肥腻、辛辣刺激性食物。

【不良反应】偶见头晕、头痛、心动过速、多汗等。

【规格贮藏】①糖浆：100ml/瓶。密封。②胶囊：0.35g/粒。密封。③颗粒：2g/袋。密封，置阴凉干燥处（不超过20℃）。④口服液：10ml/支。密封，置阴凉处（不超过20℃）。⑤含片：0.8g/片。密封。

寒喘祖帕颗粒

【处方组分】小茴香、芹菜子、神香草、铁线蕨、甘草浸膏、胡芦巴、芸香草、玫瑰花、荨麻子。

【功效主治】镇咳、化痰、温肺止喘。主治风寒束肺证。症见咳嗽不止、喘息急促、咯痰色白量多、舌淡红苔白、脉浮紧。

【现代药理】具有止咳、祛痰、平喘、抗炎等作用。

【临床应用】急性支气管炎、喘息性支气管炎、支气管哮喘。临床以咳喘急促、痰白量多为特征症状。

【用药特征】本成药长于温肺祛痰，镇咳平喘。用药辛温散邪为主，重在温肺化痰，兼有一定的通腑作用。适用于寒邪袭肺所致的咳嗽及哮喘者。

【用法用量】口服。一次12g，一日2次。

【使用注意】孕妇慎用。对本品过敏者禁用。过敏体质者慎用。忌烟、酒及辛辣油腻食物。

【规格贮藏】6g/袋；12g/袋。密封，置阴凉干燥处。

附：寒哮中成药特点比较

中成药名	功效		临床治疗主症		
	共同点	独有功效	相同主治	独有主治	主治自身特点
镇咳宁糖浆（胶囊、颗粒、口服液、含片）	止咳，平喘，祛痰	清肺热，泻肺气	风寒束肺证。症见咳嗽不止、喘息急促、咯痰色白量多、舌淡红苔白、脉浮紧	偏于风寒袭肺，微见化热者	喘咳、痰多质稀、舌淡苔白
寒喘祖帕颗粒		温肺		偏于寒邪袭肺咳嗽哮喘者	咳嗽不止、喘息急促

（二）热哮

咳特灵片（胶囊、颗粒）

【处方组分】小叶榕干浸膏、马来酸氯苯那敏。

【功能主治】镇咳、祛痰、平喘、抗炎。主治风热袭肺证。症见发热恶寒、咳嗽痰黄量多、咳嗽咽痛、小便短赤、舌红苔黄、脉浮数或滑数。

【现代药理】具有镇咳、祛痰、平喘、抗炎等作用。

【临床应用】急性支气管炎、慢性支气管炎。临床以咳喘、痰色黄量多、小便黄为特征症状。

【用药特征】本成药为中西医合用制剂。长于镇咳平喘。适用于风热袭肺的咳喘者。

【用法用量】①片：口服。一次3片，一日2次。②胶囊：口服。一次1粒，一日3次。③颗粒：口服。一次10g，一日2次。

【使用注意】孕妇禁用。用药期间不宜驾驶机、车、船、从事高空作业、机械作业及操作精密仪器。本品含马来酸氯苯那敏，膀胱颈梗阻、甲状腺功能亢进、青光眼、高血压和前列腺肥大者慎用。哺乳期妇女慎用。有支气管扩张、肺脓疡、肺心病、肺结核患者出现咳嗽时应去医院就诊。不宜长期服用。对本品过敏者禁用，过敏体质者慎用。忌烟、酒及辛辣、生冷、油腻食物。

【不良反应】可见困倦、嗜睡、口渴、虚弱感。

【规格贮藏】①片：小叶榕干浸膏180mg/片，马来酸氯苯那敏0.7mg/片。密封。②胶囊：小叶榕干浸膏360mg/粒，马来酸氯苯那敏1.4mg/粒。密封。③颗粒：10g/袋。密封。

止嗽立效丸

【处方组分】麻黄（制）、石膏、苦杏仁（去皮炒）、罂粟壳、葶苈子、莱菔子、甘草。

【功效主治】止嗽、定喘、祛痰。主治风热袭肺证。症见咳嗽声重、咳而不爽、喘息气促、胸闷憋气、舌苔薄白或黄、脉浮或脉浮数。

【现代药理】具有镇咳、祛痰、平喘、抗炎、调节免疫等作用。

【临床应用】急性支气管炎、喘息型支气管炎。临床

以喘咳不爽、胸闷、苔薄黄为特征症状。

【用药特征】本成药为麻杏石甘汤合三子养亲汤化裁而成。长于祛风化痰，止嗽定喘，兼有通便之效，寒温并用，引热下行，驱邪而出。适用于外有风邪，内有痰热者，尤其是上有咳喘下有便秘者。

【用法用量】口服。一次6g，一日2次。

【使用注意】孕妇慎用。运动员慎用。高血压、心脏病、肝病、糖尿病、肾病等慢性病患者应在医师指导下服用。宜饭前服用。不可久服。饮食宜清淡，忌辛辣、生冷、油腻食物，忌烟酒。

【规格贮藏】6g/袋。密封。

急支糖浆

【处方组分】鱼腥草、金荞麦、四季青、麻黄、前胡、紫菀、枳壳、甘草。

【功能主治】清热化痰、宣肺止咳。主治风热袭肺证。症见发热恶寒、咳嗽痰黄量多、胸膈满闷、口渴咽痛、小便短赤、舌红苔黄、脉浮数或滑数。

【现代药理】具有镇咳、平喘、祛痰、抗炎、抗菌、抗病毒等作用。

【临床应用】急性支气管炎、慢性支气管炎、急性发作、喘息性支气管炎。临床以痰色黄量多、胸闷咽痛、口渴苔黄为特征症状。

【用药特征】本成药以清热解毒，涤痰化饮为主，兼能宣肺止咳。用药具有寒热并用，宣肃结合的特点。适用于外有表邪束肺，内兼痰热壅盛的喘咳之证，且以痰热为主而表邪不重者。

【用法用量】口服。一次20～30ml，一日3～4次；儿童周岁以内一次5ml，1～3岁一次7ml，3～7岁一次10ml，7岁以上一次15ml，一日3～4次。

【使用注意】孕妇慎用。寒证者慎用。心脏病、高血压患者慎用。支气管扩张、肺心病、肺脓肿、肺结核、糖尿病、肝病、肾病患者慎用。服药期间，若患者发热体温超过38.5℃，或出现喘促气急者，或咳嗽加重、痰量明显增多者，应去医院就诊。饮食宜清淡，忌食辛辣刺激食物。

【不良反应】偶见出现药疹、痉挛性咳嗽。

【规格贮藏】100ml/瓶；200ml/瓶，密封。

附：热哮中成药特点比较

中成药名	功效		临床治疗主症		
	共同点	独有功效	相同主治	独有主治	主治自身特点
咳特灵片（胶囊、颗粒）	清热化痰，宣肺止咳	消炎，镇咳平喘	风热袭肺证。症见发热恶寒、咳嗽痰黄量多、咳嗽咽痛、小便短赤、舌红苔黄、脉浮数或滑数	偏于过敏者	咳嗽、炎症
止嗽立效丸		通便滑肠		偏于便秘者	兼有化热证 上有喘咳、下见便秘者
急支糖浆		清热解毒，涤痰化饮		偏于外有表邪束肺，内兼痰热壅盛者	喘咳、痰黄量多、咽痛，舌红苔黄

（三）内外合邪

止嗽定喘口服液（麻杏甘石软胶囊）

【处方组分】麻黄、石膏、苦杏仁、甘草。

【功能主治】辛凉宣泄，清肺平喘。主治表寒里热证。症见身热口渴、咳嗽痰盛、喘促气逆、胸膈满闷、有汗或无汗、舌苔白或黄、脉浮数。

【现代药理】具有镇咳平喘、抗病毒、抑菌、抗过敏、增强机体免疫功能等作用。

【临床应用】上呼吸道感染、支气管肺炎、喘息型支气管炎、支气管哮喘、百日咳、急性支气管炎。临床以咳逆气急、痰多胸闷为特征症状。

【用药特征】本成药长于辛凉宣泄，清肺平喘。用药具有表里兼治，寒温并用，宣降结合的特点。适用于风邪外束，肺热壅盛之外寒内热者。

【用法用量】①口服液：口服。一次10ml，一日2～3次；儿童酌减。②软胶囊：口服。一次3粒，一日3次；或遵医嘱。

【使用注意】孕妇和婴儿慎用。阴虚久咳者慎用。高血压、青光眼、心脏病患者慎用。糖尿病患者及有肝病、肾病等慢性病严重者应在医师指导下服用。服药期间，若患者发热体温超过38.5℃，或出现喘促气急者，或咳嗽加重、痰量明显增多者应去医院就诊。忌食辛辣、油腻食物，忌烟、酒。

【规格贮藏】①口服液：10ml/支。密封，置阴凉处。②软胶囊：0.55g/粒。密封，置阴凉处。

小青龙胶囊（合剂、颗粒、糖浆）

【处方组分】麻黄、桂枝、白芍、干姜、细辛、甘草（蜜炙）、法半夏、五味子。

【功能主治】解表化饮、止咳平喘。主治风寒水饮证。症见恶寒发热、无汗、喘咳痰稀、色白量多、鼻塞流涕、舌苔白滑、脉浮滑。

【现代药理】具有平喘、镇咳、抗炎、解热、抗过敏等作用。

【临床应用】支气管炎、喘息型支气管炎。临床以恶寒发热、无汗、痰多色白为特征症状。

【用药特征】本成药长于散寒化饮。用药具有内外兼顾的特点，外可解表散寒，内可温肺化饮。适应用于外寒里饮证之喘咳者。

【用法用量】①胶囊：口服。一次3～6粒，一日3次。②合剂：口服。一次10～20ml，一日3次。用时摇匀。③颗粒：开水冲服。一次6g（无蔗糖）或一次13g，一日3次。④糖浆：口服。一次15～20ml，一日3次。用时摇匀。

【使用注意】儿童、孕妇、哺乳期妇女、年老体弱者慎用。支气管扩张、肺脓疡、肺心病、肺结核患者出现咳嗽时应去医院就诊。高血压、心脏病患者慎用。糖尿病患者及有肝病、肾病等慢性病严重者应在医师指导下服用。不宜长期服用。忌烟、酒及辛辣、生冷、油腻食物。

【规格贮藏】①胶囊：0.45g/粒，密封。②合剂：10ml/支；100ml/瓶；120ml/瓶。密封，避光。③颗粒：6g/袋（无蔗糖）；13g/袋。密封。④糖浆：60ml/瓶。密封，置阴凉处。

桂龙咳喘宁胶囊（片、颗粒）

【处方组分】桂枝、白芍、苦杏仁（炒）、瓜蒌皮、法半夏、龙骨、牡蛎、生姜、大枣、黄连、炙甘草。

【功能主治】止咳化痰、降气平喘。主治外感风寒、痰湿阻肺证。症见咳嗽、气喘、痰涎壅盛、苔白滑腻、脉浮滑。

【现代药理】具有止咳、祛痰、平喘、抗炎、提高免疫功能、抗氧化作用。

【临床应用】急性支气管炎、慢性支气管炎。临床以痰涎壅盛、色白量多为特征症状。

【用药特征】本成药用药重在降气化湿，开胸散结。用药具有寒热并用、内外兼固，标本兼治的特点。适用于外感风寒、痰湿阻肺所致的喘咳。

【用法用量】①胶囊：口服。一次5粒，一日3次。②片：口服。一次4片，一日3次。③颗粒：开水冲服。一次6g，一日3次。

【使用注意】儿童、孕妇、哺乳期妇女慎用。外感风热慎用。高血压、心脏病患者慎用。糖尿病患者及有肝病、肾病等慢性病严重者应在医师指导下服用。饮食宜清淡，忌烟、酒、猪肉、生冷、油腻食物。

【不良反应】极个别患者可见心慌、胸闷、憋气。

【规格贮藏】①胶囊：0.5g/粒（相当于饮片1.67g）。密封。②片：0.41g/片。密封。③颗粒：6g/袋。密封。

附：内外合邪中成药特点比较

中成药名	功效		临床治疗主症		
	共同点	独有功效	相同主治	独有主治	主治自身特点
止嗽定喘口服液（麻杏甘石软胶囊）	解表化饮，平喘	清肺	表里合邪证。症见恶寒发热、咳嗽有痰、气急喘促、舌淡苔白、脉浮滑	兼有里热	身热口渴、喘促气逆胸膈满闷
小青龙胶囊（合剂、颗粒、糖浆）		止咳化痰		兼有水饮	喘咳痰稀、色白量多
桂龙咳喘宁胶囊（片、颗粒）		降气		兼有痰湿阻肺	痰涎壅盛、舌苔滑腻

（四）痰哮

1. 痰浊阻肺

牡荆油胶丸

【处方组分】牡荆油。

【功能主治】祛痰、止咳、平喘。主治痰浊阻肺证。症见咳嗽气逆、痰白量多、喘促气急、胸闷气短，或久咳不止、舌淡苔白腻、脉滑或弦滑。

【现代药理】具有祛痰、镇咳、平喘、镇静、抗炎等作用。

【临床应用】慢性支气管炎、喘息型支气管炎、支气管哮喘。临床以痰色白量多，胸闷气短为特征症状。

【用药特征】本成药为单味药提取物制剂，长于祛痰，用药以祛痰止咳为主，适用于痰浊壅肺所致的咳喘者。

【用法用量】口服。一次1~2丸，一日3次。

【使用注意】孕妇禁用。阴虚燥咳、痰热咳嗽者不宜。支气管扩张、肺脓疡、肺心病、肺结核患者出现咳嗽时应去医院就诊。有高血压、心脏病、肝病、糖尿病、肾病等慢性病严重者应在医师指导下服用。饮食宜清淡，忌烟、酒及辛辣、生冷、油腻食物。

【规格贮藏】20mg/粒。密封，避光，置阴凉干燥处。

痰咳净片（散、滴丸）

【处方组分】桔梗、咖啡因、远志、冰片、苦杏仁、五倍子、甘草。

【功能主治】通窍顺气、止咳祛痰。主治痰浊阻肺证。症见咳嗽多痰、喉中痰鸣、痰多质黏、气促息喘、舌淡红、苔厚腻、脉弦滑。

【现代药理】具有止咳、平喘、增加呼吸道分泌量、抗炎、抗菌等作用。

【临床应用】急慢性支气管炎、咽炎、肺气肿。临床以咳嗽多痰、气促、气喘为特征症状。

【用药特征】本成药为中西药合用，长于止咳，兼能顺气化痰。用药具有升降结合、宣肃并用的特点，通窍顺气较强，适用于痰浊阻肺所致的咳喘者。

【用法用量】①片：含服。一次1片，一日3～6次，儿童用量酌减。②散：含服。一次0.2g，一日3～6次。③滴丸：含服。一次10丸，一日6次。

【使用注意】孕妇禁用。心律失常患者慎用。糖尿病及脾胃虚寒泄泻者慎服。宜含服，不宜吞服或冲服。有支气管扩张、肺脓疡、肺心病、肺结核患者出现咳嗽时应去医院就诊。不宜长期服用。异烟肼和甲丙氨酯能促使咖啡因增效，提高后者脑组织内浓度55%，肝和肾内浓度则有所下降。口服避孕药有可能减慢咖啡因清除率。本品含咖啡因，如同时服用其他含有咖啡因的药物或食品时，可能导致咖啡因引起的恶心、头痛、失眠等不良反应。忌烟、酒及辛辣、生冷、油腻食物。

【不良反应】偶见恶心、头痛、失眠。

【规格贮藏】①片：0.2g/片（含咖啡因20mg）。密封。②散：6g/盒（每1g含咖啡因100mg）。密封。③滴丸：33mg/丸（含咖啡因1.99mg）。

止喘灵口服液

【处方组分】麻黄、洋金花、苦杏仁、连翘。

【功能主治】平喘、祛痰、止咳。主治痰浊阻肺证。症见气紧喘促、咳嗽痰多、质黏难咯、胸膈满闷、舌淡苔白腻、脉滑。

【现代药理】具有平喘、止咳、祛痰等作用。

【临床应用】支气管哮喘、喘息性支气管炎。临床以咳嗽气喘、胸闷、痰白量多为特征症状。

【用药特征】本成药平喘止咳作用较强，兼能宣肺清热。用药具有宣降并用，寒热并举，但以辛温为主的特点。适用于痰浊阻肺、肺失宣降所致的咳喘胸闷痰多者。

【用法用量】口服。一次10ml，一日3次，7天为一疗程。

【使用注意】青光眼患者禁用。孕妇慎用。运动员慎

用。严重高血压、冠心病、前列腺肥大、尿潴留患者在医生指导下使用。不宜与含莨菪碱类药物合用。忌辛辣、生冷、甜腻食物。

【不良反应】少数患者服药后可见口干、皮肤潮红、心率增快。

【规格贮藏】10ml/支。密封，避光。

复方满山红糖浆

【处方组分】满山红、百部、桔梗、远志、罂粟壳。

【功能主治】止咳、祛痰、平喘。主治痰浊阻肺证。症见咳嗽、痰多、痰色白清稀、伴气促、喘息或呼吸困难、甚则张口抬肩、不能平卧或口唇青紫、舌苔白滑或腻、脉弦缓。

【现代药理】具有镇咳、祛痰、平喘、抗炎等作用。

【临床应用】急性支气管炎、慢性支气管炎、喘息型支气管炎、支气管哮喘。临床以哮鸣喘促、痰色白质稀量多、苔白腻为特征症状。

【用药特征】本成药重在镇咳定喘，兼能敛肺，其化痰止咳之力稍弱。用药具有肺肾兼顾，宣敛结合的特点。适用于痰浊阻肺所致的咳喘者。亦可用药喘咳日久不愈的虚性喘咳者。

【用法用量】口服。一次5～10ml，一日3次。

【使用注意】孕妇禁用。运动员慎用。表邪未解者不宜使用。不宜长期服用。痰涎过多或有化热之象如色黄质稠者也不宜使用。饮食宜清淡，忌生冷、油腻、甜味食物。

【规格贮藏】100ml/瓶。密封，置阴凉处（不超过20℃）。

咳喘顺丸

【处方组分】紫苏子、瓜蒌仁、茯苓、鱼腥草、苦杏仁、半夏（制）、款冬花、桑白皮、前胡、紫菀、陈皮、甘草。

【功能主治】健脾燥湿、宣肺平喘、化痰止咳。主治痰浊壅肺证。症见咳嗽、痰多质稠、胸闷烦热，或喘息气急、喉中痰鸣、舌质红、苔腻、脉滑。

【现代药理】具有镇咳、祛痰、平喘、抗过敏、抗炎等作用。

【临床应用】慢性支气管炎、支气管哮喘、肺气肿。

临床以气喘胸闷、咳嗽痰多为特征症状。

【用药特征】本成药燥湿化痰、宣肺平喘，兼能健脾。用药具有肺脾同治，寒热并用，宣敛结合的特点。适用于痰浊郁肺所致的喘咳者。

【用法用量】口服。一次5g，一日3次。7天为一疗程。

【使用注意】孕妇禁用。糖尿病患者禁服。支气管扩张、肺脓疡、肺心病、肺结核患者出现咳嗽时应去医院就诊。忌烟、酒及辛辣、生冷、油腻食物。

【规格贮藏】45g/瓶（每1g相当于饮片1.5g）。密封，防潮。

附：痰浊阻肺中成药特点比较

中成药名	功效		临床治疗主症		
	共同点	独有功效	相同主治	独有主治	主治自身特点
牡荆油胶丸	祛痰，止咳，平喘	涤痰	痰浊阻肺证。症见咳嗽气逆、痰多、喘促气急、胸闷气短，或久咳不止、舌淡苔白腻、脉滑或弦滑	偏于痰浊壅肺者	喘咳痰多，色白，舌淡苔白腻
痰咳净片（散、滴丸）		通窍顺气		偏于气喘者	气促息喘
止喘灵口服液		宣肺		偏于痰浊阻肺、肺失宣降者	咳喘、胸闷、痰多
复方满山红糖浆		镇咳定喘		偏于虚喘者	喘咳日久，气息喘促
咳喘顺丸		清热化痰，解表宣肺		偏于痰浊郁肺者	喘咳有痰、色黄质稠、舌红、苔腻

2. 痰热哮喘

金荞麦片（胶囊）

【处方组分】金荞麦。

【功能主治】清热解毒、排脓祛瘀、祛痰止咳平喘。主治痰热壅肺证。症见咳嗽痰多、咳吐腥臭脓血痰、喘息痰鸣，或泻赤白脓血、舌红苔黄厚腻、脉滑数或弦数。

【现代药理】具有镇咳、祛痰、抗炎、抗菌等作用。

【临床应用】急性肺脓疡、急性气管炎、慢性气管炎、喘息型慢性气管炎、支气管哮喘、细菌性痢疾。临床以咳吐腥臭脓血痰液或咳嗽痰多、喘息痰鸣或大便泻下赤白脓血为特征症状。

【用药特征】本成药药简而效专，重在清肺排脓、化痰平喘。用药以涤痰排脓为主，适用于痰热郁肺而成脓痰者，可不必拘泥于脓痰，但见痰热之象皆可使用。

【用法用量】①片：口服。每次4～5片，一日3次。

②胶囊：口服。每次4～5粒，一日3次。

【使用注意】孕妇慎用。忌辛辣、油腻食物。

【规格贮藏】①片：0.33g/片。密封，避光保存。②胶囊：0.22g/粒。密封。

肺宁片（分散片、胶囊、颗粒、口服液）

【处方组成】返魂草。

【功能主治】清热祛痰、镇咳平喘。主治痰热郁肺证。症见喘咳剧烈、痰多色黄、舌红苔黄腻。

【现代药理】具有抗菌、提高免疫力等作用。

【临床应用】肺内感染、慢性支气管炎、喘息性支气管炎、急性呼吸道感染。临床以咳嗽、咯吐黄痰、量多质黏为特征症状。

【用药特征】本成药为单味中药制剂。用药苦温，长于润肺下气、消痰止咳。适用于痰热壅肺所致的咳喘者。

【用法用量】①片：口服。一次5片，一日3次。②分散片：口服或加水溶解分散后服。一次4片，一日3次。

③胶囊：口服。一次4粒，一日3次。④颗粒：开始冲服。一次2g（无糖型）或10g，一日3次。⑤口服液：口服。一次10ml，一日3次；饭后服，9天为一疗程。

【使用注意】糖尿病患者禁服。儿童、年老体弱、孕妇慎用。忌烟酒、辛辣、香燥、油腻食物。

【规格贮藏】片：0.42g/片。密封。分散片：0.45g/片。密封。胶囊：0.5g/粒。密封。颗粒：2g/袋（无糖型）；10g/袋。密封。口服液：10ml/支。密封，置阴凉通风处（不超过20℃）。

芩暴红止咳片
（分散片、颗粒、胶囊、口服液、糖浆）

【处方组分】满山红、暴马子皮、黄芩。

【功能主治】清热化痰、止咳平喘。主治痰热壅肺证。症见咳嗽气粗、胸闷痰多、质黏或黄，或咯吐血痰、咳时隐痛、口渴、便干、舌红苔薄黄腻、脉弦数或滑数。

【现代药理】具有祛痰、平喘、抗炎、止咳等作用。

【临床应用】急性支气管炎、慢性支气管炎急性发作。临床以喘咳痰多、色黄质黏、舌红苔黄为特征症状。

【用药特征】本成药重在清热宣肺，止咳平喘。用药以清肺热、化痰热为主，具有寒温并有的特点，适用于喘咳剧烈或日久不愈属于痰热壅肺者。

【用法用量】①片：口服。一次3~4片，一日3次。②分散片：吞服，或用水分散后口服。一次2片，一日3次。③颗粒：开水冲服。一次4g，一日3次。④胶囊：口服。一次2粒，一日3次。⑤口服液：口服。一次10ml，一日3次；或遵医嘱。⑥糖浆：口服。一次10ml，一日3次；或遵医嘱。

【使用注意】孕妇慎用。脾胃虚寒便溏、寒痰咳喘者慎用。饮食宜清淡，忌辛辣食物。忌烟酒。

【规格贮藏】①片：0.4g/片。密封。②分散片：0.8g/片。密封，以阴凉（不超过20℃）干燥处。③颗粒：4g/袋。密封，置阴凉干燥处。④胶囊：0.5g/粒。密封。⑤口服液：10ml/支。密封，避光，置阴凉处。⑥糖浆：10ml/支。密封，避光，置阴凉干燥处（不超过20℃）。

蠲哮片

【处方组分】葶苈子、黄荆子、青皮、陈皮、大黄、槟榔、生姜。

【功能主治】泻肺除壅、涤痰祛瘀、利气平喘。主治痰热壅肺、痰瘀伏肺证。症见气粗痰涌、痰鸣如吼、咳呛阵作、痰黄稠厚、腹胀便秘、舌红、苔黄腻、脉滑数。

【现代药理】具有平喘、抗过敏、祛痰、抗缺氧等作用。

【临床应用】支气管哮喘急性发作期。临床以气粗痰涌、咳嗽气紧、咳呛阵作、痰黄质稠为特征症状。

【用药特征】本成药长于泻肺平喘，兼能行气化痰、活血。用药泻肺通腑、行气化痰，具有寒热并用，通腑降气的特点。适用于痰热壅肺所致的喘咳者，有无便秘皆可使用。

【用法用量】口服。一次8片，一日3次，饭后服用。7日为一疗程。10岁以下儿童每次3~5片。

【使用注意】孕妇及久病体虚、脾胃虚弱便溏者禁用。有心、脑、肝、肾等并发症或哮喘持续状态的危重病人及哮喘虚证患者禁用。中病即止，不可过量久服。饮食宜清淡，忌辛辣、油腻食物。

【不良反应】部分患者可见大便稀溏、轻度腹痛。

【规格贮藏】0.3g/片。密封。

射麻口服液

【处方组分】麻黄、射干、苦杏仁、桑白皮（蜜炙）、白前、石膏、胆南星、黄芩、莱菔子（炒黄）、五味子（醋蒸）。

【功能主治】清肺化痰、止咳平喘。主治痰热壅肺证。症见咳嗽、痰多稠黏、胸闷憋气、气促作喘、喉中痰鸣、发热或不发热、舌苔黄或黄白，或舌质红、脉弦滑或滑数。

【现代药理】具有止咳、祛痰、平喘、抗炎等作用。

【临床应用】支气管炎、喘息型支气管炎、上呼吸道感染。临床以咳嗽、痰量多、质黏稠、胸闷气促为特征症状。

【用药特征】本成药重在清肺化痰，兼能降气止咳。用药辛凉，清宣降三法具备，兼有解表作用，适用于热壅于肺者，或若有表邪未解者也可使用。

【用法用量】口服。一次10ml，一日3次；或遵医嘱。

【使用注意】孕妇慎用。心脏病、高血压患者慎用。

寒痰及虚喘者慎用。饮食宜清淡，忌食辛辣厚味食物，忌烟酒。

【规格贮藏】10ml/支。密封，置阴凉干燥处。

降气定喘丸

【处方组分】麻黄、葶苈子、桑白皮、紫苏子、白芥子、陈皮。

【功能主治】降气定喘、除痰止咳。主治痰热壅肺证。症见哮喘咳嗽、喉中有声、咳嗽痰多、痰稠色黄、胸闷气喘、气逆喘促、喉中有哮鸣声，或有恶寒发热、舌苔薄黄、脉滑数。

【现代药理】具有平喘、镇咳、祛痰、抑菌、抗病毒、抗炎、抗过敏等作用。

【临床应用】慢性支气管炎、支气管哮喘。临床以喉中哮鸣、气急喘促、痰色黄质稠为特征症状。

【用药特征】本成药重在祛痰降气，止咳平喘。用药具有寒热并用的特点，其祛痰镇咳作用明显，适用于痰热喘咳，但热象不重而以痰盛为主者。

【用法用量】口服。一次7g，一日2次。

【使用注意】孕妇禁用。哺乳期妇女慎用。虚喘者慎用。年老体弱者慎用。高血压、心脏病、青光眼者慎用。忌食辛辣、生冷、油腻食物。

【规格贮藏】7g/袋。密封。

咳喘宁口服液（胶囊）

【处方组分】麻黄、石膏、苦杏仁、桔梗、百部、罂粟壳、甘草。

【功能主治】宣通肺气、止咳平喘。主治痰热郁肺证。症见咳嗽频作气粗、痰多稠黄、喘促胸闷、烦热、口干咽干、舌红、苔黄腻、脉滑数。

【现代药理】具有镇咳、祛痰、平喘、抗菌等作用。

【临床应用】喘息型支气管炎、支气管哮喘、慢性支气管炎急性发作。临床以咳嗽剧烈、咯痰色黄、喘促胸闷为特征症状。

【用药特征】本成药长于宣肺平喘、兼能化痰止咳。用药具有宣肃结合，寒热并用，以宣肺为主的特点，其镇咳作用较明显。适用于久咳、痰喘属于痰热郁肺者。

【用法用量】①口服液：口服。一次10ml，一日2次；

重症加倍，或遵医嘱。②胶囊：口服。一次3~4粒，一日2次；或遵医嘱。

【使用注意】孕妇、哺乳期妇女禁用。儿童禁用。肝肾功能不全患者慎用。运动员慎用。高血压、心脏病患者、心动过速者慎服。服药期间不得驾驶机、车、船、从事高空作业、机械作业及操作精密仪器。不宜久服。忌烟、酒及辛辣、生冷、油腻食物。

【规格贮藏】①口服液：10ml/支。密封，置阴凉处。②胶囊：0.32g/粒。密封。置阴凉处。

克咳胶囊（片）

【处方组分】麻黄、罂粟壳、甘草、苦杏仁、莱菔子、桔梗、石膏。

【功能主治】止嗽、定喘、祛痰。主治痰热蕴肺证。症见胸闷咳嗽、痰多色黄、痰质黏稠、喘息急促、甚者张口抬肩、鼻翼煽动、不能平卧、舌红苔黄、脉滑数。

【现代药理】具有止咳、祛痰、平喘等作用。

【临床应用】急性支气管炎、慢性支气管炎、喘息型支气管炎、支气管哮喘。临床以咳嗽痰多质黏、喘息急促为特征症状。

【用药特征】本成药清热化痰、理气平喘，用药具有寒热并用，宣降结合的特点，其降气化痰作用较为明显。适用于痰热蕴肺、肺气肃降所致的咳喘痰嗽者。

【用法用量】①胶囊：口服。一次3粒，一日2次。②片：口服。一次3片，一日2次。

【使用注意】儿童禁用。孕妇、哺乳期妇女禁用。心脏病、高血压病患者应慎用。心动过速患者慎用。运动员慎用。饮食宜清淡，忌烟、酒及辛辣、生冷、油腻食物。

【不良反应】偶见皮疹。

【规格贮藏】①胶囊：0.3g/粒。密封。②片：0.46g/片。密封。

丹葶肺心颗粒

【处方组成】麻黄（蜜炙）、石膏、鱼腥草、前胡、苦杏仁、浙贝母、葶苈子、桑白皮、枳壳、丹参、川芎、太子参、甘草。

【功能主治】清热化痰、止咳平喘。主治痰热壅盛证。症见咳嗽喘促、痰黄黏稠，或胸闷、心悸、发热、口唇发绀、便干、舌红、苔黄或黄腻。

【现代药理】具有止咳、祛痰、抗缺氧、改善肺水肿等作用。

【临床应用】肺心病（发作期）。临床以长期反复咳嗽、喘促痰多、心悸发绀为特征症状。

【用药特征】本成药重在止咳平喘、清肺化痰，兼能宽胸理气、活血化瘀。用药具有心肺同治，寒热并用，补泻兼施的特点。适用于肺心病发作期属于痰热者。

【用法用量】温开水冲服。每次10g，一日3次，4周为一个疗程。

【使用注意】孕妇慎用。素体虚寒或寒痰停饮者慎用。运动员慎用。可视情况配合使用抗生素等综合治疗措施。忌辛辣、甜食、油腻食物。

【规格贮藏】10g/袋。密闭，防潮。

葶贝胶囊

【处方组分】北葶苈子、川贝母、石膏、瓜蒌皮、黄芩、鱼腥草、麻黄（炙）、苦杏仁、白果、蛤蚧、旋覆花、代赭石、桔梗、甘草。

【功能主治】清肺化痰、止咳平喘。主治痰热壅肺证。症见咳嗽咯痰、色黄质黏、胸闷喘息、苔黄或黄腻、脉滑数或弦滑。

【现代药理】具有镇咳、祛痰、平喘、抗炎等作用。

【临床应用】慢性支气管炎急性发作。临床以咳嗽咯痰、喘息胸闷、苔黄腻为特征症状。

【用药特征】本成药长于清肺化痰、平喘止咳。用药重在清热涤痰，具有肺肾同治，寒热并用，攻补兼施，宣降结合的特点。适用于痰热壅肺所致的喘咳者。

【用法用量】口服，饭后服。一次4粒，一日3次。7天为一疗程或遵医嘱。

【使用注意】孕妇禁用。心脏病患者、脾虚便溏者慎用。体弱年迈、婴儿慎用。血压病、青光眼、心功能不全患者慎用。运动员慎用。不宜过服、久服。忌食辛辣、生冷、油腻食物。

【规格贮藏】0.35g/粒。密封。

贝羚胶囊

【处方组成】川贝母、猪去氧胆酸、沉香、煅青礞石（飞）、羚羊角、人工麝香、人工天竺黄（飞）、硼砂（炒）。

【功能主治】清热化痰、止咳平喘。主治痰热阻肺证。症见气喘咳嗽、痰多稠黏、胸闷憋气、喉中痰鸣、发热或不发热、四肢厥冷、舌苔黄或黄白，或舌质红、脉弦滑或滑数。

【现代药理】具有止咳、化痰等作用。

【临床应用】小儿肺炎、喘息性支气管炎、慢性支气管炎。临床以气喘咳嗽、痰多稠黏、胸闷憋气为特征症状。

【用药特征】本成药清泻肝热，除胸中痰热，开窍醒神。用药具有苦寒重坠，肺肝同治的特点。适用于哮喘属于痰热者且以痰浊重者。

【用法用量】口服。一次0.6g，一日3次；小儿一次0.15~0.6g，周岁以内酌减，一日2次。

【使用注意】孕妇及过敏体质者慎用。大便溏薄者不宜使用。运动员慎用。不宜过量久服。忌生冷、辛辣、燥火食物。

【规格贮藏】0.3g/粒。密封。

金贝痰咳清颗粒

【处方组分】浙贝母、金银花、桑白皮、射干、前胡、桔梗、麻黄、苦杏仁（炒）、川芎、甘草。

【功能主治】清肺止咳、化痰平喘。主治痰热阻肺证。症见咳嗽咯痰、痰黄黏稠、不易咯出，或咳喘胸闷、或发热、口渴、便干、舌红苔黄、脉弦滑数。

【现代药理】具有镇咳、祛痰、平喘、抗炎、提高机体免疫力等作用。

【临床应用】慢性支气管炎急性发作。临床以咳嗽、痰黄黏稠、喘息为特征症状。

【用药特征】本成药清肺作用较为突出，兼能化痰止咳，并能活血行气。用药具有辛苦合用，寒热并举，以降肺气为主。适用于咳喘属于痰热阻肺者。

【用法用量】口服。一次7g，一日3次；或遵医嘱。

【使用注意】孕妇禁用。运动员慎用。脾胃虚寒、寒痰咳喘者慎用。高血压、心脏病、糖尿病患者慎用。饮食宜清淡，忌食生冷、辛辣食物。

【规格贮藏】7g/袋。密封，防潮。

止嗽化痰颗粒（丸、胶囊）

【处方组分】桔梗、苦杏仁、葶苈子、款冬花（制）、前胡、川贝母、瓜蒌子、马兜铃（制）、百部（制）、石膏、知母、玄参、麦冬、天冬、紫苏叶、桑叶、密蒙花、陈皮、半夏（姜制）、枳壳（炒）、木香、罂粟壳、五味子（制）、大黄（制）、炙甘草。

【功能主治】清肺化痰、止嗽定喘。主治痰热阻肺证。症见久嗽、痰多色黄、咳而不爽、胸部胀闷或胀痛、痰喘气逆、喘息不眠、尿黄便干、舌红苔黄、脉浮数或滑数。

【现代药理】具有止咳、祛痰、平喘等作用。

【临床应用】急慢性支气管炎、喘息型支气管炎、支气管哮喘。临床以长期咳嗽、咳血、痰喘气逆、喘息不眠为特征症状。

【用药特征】本成药重在清肺定喘，兼能通腑。用药具有寒热并有，补泻兼顾，清热养阴并举的特点。适用于痰热较重，肺胃津伤，热结里实之喘咳者。

【用法用量】①颗粒：开水冲服。一次3g，一日1次；临睡前服用，或遵医嘱。②丸：口服。一次15丸，一日1次；临睡前服。③胶囊：一次2粒，一日1次。

【使用注意】孕妇禁用。婴幼儿、肾功能不全者禁用。寒痰者慎用。风寒咳嗽患者不宜服用。不可过量、久服。运动员慎用。饮食宜清淡，忌食辛辣燥热食物，忌烟酒。

【规格贮藏】①颗粒：3g/袋。密闭，置阴凉干燥处。②丸：每6~7丸重1g。密封。③胶囊：0.4g/粒。密封。

竹沥达痰丸

【处方组分】青礞石、硝石、鲜竹沥、半夏（制）、橘红、生姜、黄芩、大黄（酒制）、沉香、甘草。

【功能主治】豁除顽痰、清火顺气。主治痰热上壅、顽痰胶结证。症见咳嗽胸闷、痰多黄稠、不易咯出或时吐浊痰、心烦胸闷、大便干燥，或狂躁易怒、叫骂不休、毁物殴人，或神志异常、多语喜笑、烦闷易怒，或突然昏倒、抽搐吐沫、醒后如常人、数日或数月后再发、舌苔黄厚腻、脉弦滑数。

【现代药理】具有祛痰、止咳、镇静、抗菌、抗炎、

泻下等作用。

【临床应用】急性支气管炎、慢性支气管炎、喘息型支气管炎、精神分裂症、癫痫病。临床以痰多黄稠、狂躁易怒、神志异常为特征症状。

【用药特征】本成药长于通腑涤痰，兼能清肺顺气，其清火之力强。用药具有沉降重坠，苦寒为主的特点，其祛痰降气之力较强。适用于顽痰阻滞、痰热壅盛所致的哮喘者。

【用法用量】口服。一次6~9g。

【使用注意】孕妇禁用。儿童及哺乳期妇女禁用。风寒咳嗽者慎服。脾胃虚弱、肾虚作喘者慎用。不可过量久服。饮食宜清淡，忌食辛辣、燥热之品，忌烟酒。

【规格贮藏】3g/50粒。密封，防潮。

礞石滚痰丸

【处方组分】金礞石（煅）、沉香、黄芩、熟大黄。

【功能主治】逐痰降火。主治痰火扰心证。症见咳嗽不止、痰稠色黄、胸闷憋气、腹胀、便秘、舌质红、舌苔黄厚腻、脉滑数或弦滑。

【现代药理】具有镇咳、祛痰、抗炎、泻下等作用。

【临床应用】急性支气管炎、喘息型支气管炎、神经衰弱、精神分裂症。临床以癫狂惊悸，或喘咳痰稠、大便秘结为特征症状。

【用药特征】本成药重在荡热涤痰，降火泻肺。用药沉降重坠苦寒，具有寒热并用、釜底抽薪的特点。适用于顽痰较甚，扰乱神窍者。

【用法用量】口服。一次6~12g，一日1次。

【使用注意】孕妇禁用。非痰热实证、体虚及小儿虚寒成惊者慎用。切勿久服过量。忌食辛辣、油腻食物。

【规格贮藏】6g/袋（瓶）。密闭，防潮。

海珠喘息定片

【处方组成】珍珠层粉、胡颓子叶、防风、天花粉、蝉蜕、冰片、甘草、盐酸氯喘、盐酸去氯羟嗪。

【功能主治】平喘、祛痰、镇静、止咳。主治痰热郁肺证。症见喘咳剧烈、痰多色黄、舌红苔黄腻。

【现代药理】具有平喘、祛痰、镇静、止咳等作用。

【临床应用】支气管哮喘、慢性气管炎。临床以咳喘息粗、痰色黄量多为特征症状。

【用药特征】本成药为中西药复方制剂。其平喘止咳作用较强，兼能清肺热，安神定惊。适用于咳喘属于肺热痰郁者。

【用法用量】口服。一次2～4片，一日3次。

【使用注意】孕妇、新生儿、早产儿禁用。甲状腺功能亢进、心律不齐、高血压、糖尿病、前列腺增生患者慎用。忌食生冷、辛辣、油腻、刺激性食物。

【不良反应】偶见头痛、心悸、恶心、胃部不适、手指颤动、口干、嗜睡、口干、失眠等。

【规格贮藏】0.5g/片。密封。

附：痰热哮喘中成药特点比较

中成药名	功效		临床治疗主症		
	共同点	独有功效	相同主治	独有主治	主治自身特点
金荞麦片（胶囊）	止咳，平喘，祛痰	涤痰排脓	痰热郁肺证，症见喘咳剧烈，痰多色黄，舌红苔黄腻	偏于痰热郁肺者	痰热郁肺而成脓痰者，喘咳，痰多色黄，甚至脓血痰，舌红苔黄腻
肺宁片（分散片、胶囊、颗粒、口服液）		清肺热		偏于痰热壅肺者	喘咳剧烈、痰多色黄、舌红苔黄腻
芩暴红止咳片（分散片、颗粒、胶囊、口服液、糖浆）		清肺热镇咳平喘		偏于喘咳剧烈或日久不愈属于痰热壅肺者	喘咳剧烈或日久不愈
蠲哮片		泻肺平喘祛瘀利气		偏于痰热壅肺所致的喘咳者	痰热郁肺而造成的肺肠壅实之喘咳，哮鸣如吼者
射麻口服液		敛肺止咳，解表		偏于热壅于肺者	胸闷憋气、气促作喘、喉中痰鸣、发热或不发热
降气定喘丸		降气定喘		偏于痰热喘咳，但热象不重而以痰盛为主者	治疗痰热喘咳，但热象不重而以痰盛为主者，喘咳痰多，色白或黄，苔薄黄
咳喘宁口服液（胶囊）		宣肺清肺，润肺		偏于久咳、痰喘见于痰热郁肺者	肺热偏重的喘咳频作，痰黄、烦热口干、舌红，苔黄腻
克咳胶囊（片）		理气化痰		偏于痰热蕴肺、肺气肃降者	喘息急促，甚者张口抬肩、鼻翼煽动，不能平卧，舌红苔黄，脉滑数
丹葶肺心颗粒		清热，理气活血养心护心		偏于肺心病发作者	肺心病早期，胸闷、心悸、发热、口唇发绀
葶贝胶囊		温肾纳气		偏于痰热壅肺者	痰热喘咳兼有一定肾虚胃逆之象，症见呼多吸少，呕吐呃逆
贝羚胶囊		开窍醒神		偏于痰热哮喘者	胸中痰热，痰厥
金贝痰咳清颗粒		疏风散邪		偏于痰热阻肺者	表邪较明显，头身疼痛者

续表

中成药名	功效		临床治疗主症		
	共同点	独有功效	相同主治	独有主治	主治自身特点
止嗽化痰颗粒（丸、胶囊）	止咳、平喘、祛痰	生津通腑	痰热郁肺证，症见喘咳剧烈，痰多色黄，舌红苔黄腻	偏于痰热较重，肺胃津伤，热结里实之喘咳者	痰热较重，肺胃津伤，热结里实之喘咳，喘咳痰多，色黄质稠，日久不愈，口渴，便干，舌红苔黄
竹沥达痰丸		通腑涤痰，顺气和胃		偏于顽痰阻滞者	喘咳胸闷，痰多黄稠，便干，或兼神志狂乱之象，苔黄厚腻
礞石滚痰丸		逐痰降火		偏于顽痰扰乱神窍者	痰火扰心所致的癫狂惊悸
海珠喘息定片		镇静安神		偏于肺热痰郁者	喘咳剧烈，痰多色黄，舌红苔黄腻

二、缓解期

（一）肺虚哮喘

七味葡萄散

【处方组成】白葡萄干、石膏、红花、甘草、香附、肉桂、石榴。

【功能主治】清肺、止嗽、定喘。主治肺气虚证。症见虚劳咳嗽、久咳无力、年老气喘、胸满郁闷、舌淡苔白、脉细。

【现代药理】尚未检索到本成药相关的药理资料。

【临床应用】老年慢性支气管炎、肺气肿、喘息性支气管炎。临床以体弱久咳胸满郁闷为特征症状。

【用药特征】本成药重在补肺清肺、敛肺止咳。用药具有寒热并用，气血兼顾的特点，寒而不过，温而不燥，引火归元。适用于虚劳咳嗽者。

【用法用量】口服。一次3g，一日1～2次。

【使用注意】儿童、孕妇、哺乳期妇女、年老体弱者慎用。忌烟、酒及辛辣、生冷、油腻食物。

【规格贮藏】15g/袋。密封，防潮。

人参保肺丸

【处方组分】人参、五味子（醋炙）、罂粟壳、川贝母、苦杏仁（去皮炒）、麻黄、石膏、玄参、枳实、砂仁、陈皮、甘草。

【功能主治】益气补肺、止嗽定喘。主治肺气亏虚、肺失宣降证。症见久咳不愈、喘息气短、咳声低微、咯痰无力或痰黏咯吐不爽、咽干口燥、神疲乏力、舌淡红、苔薄、脉细弱。

【现代药理】具有止咳、祛痰、平喘、增强免疫功能等作用。

【临床应用】老年慢性支气管炎、肺气肿、喘息性支气管炎。临床以咳喘日久、咳嗽无力、气短喘促为特征症状。

【用药特征】本成药敛肺止咳化痰之效较为显著，兼能清肺补肺。用药具有酸涩收敛，甘寒清肺，甘温补益，辛温化痰的特点。适用于肺气亏虚、肺失宣肃所致的喘咳者。

【用法用量】口服。一次2丸，一日2～3次。

【使用注意】孕妇慎用。感冒咳嗽者忌服。含罂粟壳，易成瘾，不宜常服。可嚼服，也可分份吞服。忌酸涩、甜腻食物。

【规格贮藏】6g/丸。密闭，防潮。

咳宁颗粒（糖浆）

【处方组分】棉花根、松塔、枇杷叶。

【功能主治】镇咳祛痰、平喘、扶正固本。主治肺虚痰阻证。症见反复咳嗽咯痰、历年不愈、遇寒即发、咳喘胸满、喘息急促、胸膺胀满、甚者呼吸困难、舌淡苔白腻、脉细滑。

【现代药理】具有镇咳、平喘、祛痰、抗炎等作用。

【临床应用】慢性支气管炎、急性支气管炎、感冒咳

嗽。临床以久咳经年不愈、喘息胸闷为特征症状。

【用药特征】本成药重在平喘止咳，兼以补益，其镇咳作用不强。用药平和，具有肺脾兼顾的特点，适用于肺虚兼有痰凝的喘咳者。

【用法用量】①颗粒：开水冲服。一次10g，一日3次。②糖浆：口服。一次10ml，一日3次。

【使用注意】糖尿病患者禁服。孕妇慎用。风寒、寒痰咳嗽者忌服。忌烟、酒及辛辣、生冷、油腻食物。

【规格贮藏】①颗粒：10g/袋（相当于总药材17.7g）。密封。②糖浆：100ml/瓶。密封。

理气定喘丸

【处方组分】紫苏子（炒）、紫苏梗、紫苏叶、陈皮、法半夏、白芥子（炒）、莱菔子（炒）、苦杏仁（炒）、川贝母、桑白皮（蜜炙）、款冬花、紫菀、炙黄芪、茯苓、白术（麸炒）、百合、知母、麦冬、天冬、地黄、当归、何首乌（黑豆酒炙）、阿胶（蛤粉炙）。

【功能主治】祛痰止咳、补肺定喘。主治肺虚痰盛证。症见咳嗽痰喘、胸膈满闷、心悸气短、咯痰量多、口渴咽干、舌红苔薄黄、脉细数或滑数。

【现代药理】具有镇咳、祛痰、抗炎、平喘、增强免疫功能等作用。

【临床应用】老年慢性支气管炎、肺气肿、喘息性支气管炎。临床以咳喘心悸、痰多胸闷、口干为特征症状。

【用药特征】本成药重在补肺，兼能理气化痰止咳，滋阴润肺定喘。用药辛甘凉，兼具润肺，具气阴双补、肺脾同治、补土生金的特点。适用于肺气阴两虚，以阴虚为主，兼痰浊壅盛者。

【用法用量】口服。小蜜丸一次6g，大蜜丸一次1丸，一日2次。

【使用注意】孕妇慎用。外感咳嗽慎用。忌食辛辣、油腻食物。

【规格贮藏】大蜜丸：3g/丸。密封。小蜜丸：1g/10粒。密封。

如意定喘片

【处方组分】麻黄、苦杏仁、石膏、炙甘草、百部、枳实、紫菀、地龙、白果、远志、葶苈子、洋金花、蟾酥（制）、黄芪、党参、熟地黄、天冬、麦冬、枸杞子、蛤蚧、五味子（酒蒸）。

【功能主治】宣肺定喘、止咳化痰、益气养阴。主治气阴两虚、痰气交阻证。症见咳嗽气喘、气息短促、动则喘甚、喉中哮鸣有声、呼吸困难、声低气短、神疲乏力、自汗盗汗、咽干颧红、自汗畏风、舌质红嫩、苔薄、脉弱而数。

【现代药理】尚未检索到本成药相关的药理资料。

【临床应用】支气管哮喘、肺气肿、肺心病等。临床以咳喘喉鸣、气息短促、动则喘甚、疲倦乏力、自汗盗汗为特征症状。

【用药特征】本成药重在肺脾肾三脏并补，气阴双补，镇咳平喘，兼清肺化痰。用药具有攻补兼施，标本兼治的特点。适用于气阴两虚，兼有痰热郁肺之喘咳者。

【用法用量】口服。一次2~4片，一日3次。

【使用注意】孕妇忌用。本品有成瘾之弊，故不宜过量、久服。忌烟酒辛辣食物。

【规格贮藏】0.7g/片。密封。

恒制咳喘胶囊

【处方组分】法半夏、肉桂、红参、陈皮、沉香、西洋参、砂仁、豆蔻、佛手、香橼、紫苏叶、代赭石（煅）、丁香、白及、红花、薄荷、生姜、甘草。

【功能主治】益气养阴、温阳化饮、止咳平喘。主治气阴两虚、阳虚痰阻证。症见久咳、痰喘气急、胸脘满闷、咯痰清稀、色白量多、神疲乏力、食少、大便时溏、舌淡苔白或微腻、脉细弱或细滑。

【现代药理】具有镇咳、祛痰、平喘、增强免疫功能等作用。

【临床应用】老年慢性支气管炎、肺气肿、喘息性支气管炎。临床以久咳气急、痰白质稀量多、胸闷无力、食少便溏为特征症状。

【用药特征】本成药重于益气养阴、温阳化饮，兼能止咳平喘。用药具有肺脾双补，阴阳兼顾的特点，温补之力较强，重在化湿痰或寒痰。适用于虚喘肺脾气阴两虚，阳虚痰阻明显者。

【用法用量】口服。一次2~4粒，一日2次。

【使用注意】孕妇禁用。外感咳嗽者慎用。服药期间忌食辛辣、油腻食物。

【规格贮藏】0.25g/粒。密封。

附：肺虚哮喘中成药特点比较

中成药名	功效		临床治疗主症		
	共同点	独有功效	相同主治	独有主治	主治自身特点
七味葡萄散	补肺，止咳，平喘	活血理气、敛肺	肺气虚证。症见久咳、痰喘气急、痰稀色白、神疲食少、舌淡苔白脉细	偏于虚劳咳嗽者	虚劳咳嗽，年老气喘，胸满郁闷
人参保肺丸		敛肺止咳，清肺		偏于肺气亏虚者	喘咳日久，气短声低，痰黏色黄，咽干，舌红
咳宁颗粒（糖浆）		药性平和		偏于肺虚兼有痰凝者	多种虚性喘咳皆可
理气定喘丸		理气滋阴		偏于肺气阴两虚者	肺脏气阴两虚，以阴虚为主，兼痰浊壅盛者较为适宜
如意定喘片		肺脾肾三脏并补		偏于气阴两虚痰热郁肺者	气阴两虚，兼有痰热郁肺之喘咳，痰多色黄，气短声低，自汗盗汗，舌红
恒制咳喘胶囊		温补脾肾		偏于肺脾气阴两虚，阳虚痰阻明显者	擅化湿痰或寒痰

（二）脾虚哮喘

固本咳喘片（胶囊、颗粒）

【处方组分】党参、白术（麸炒）、茯苓、补骨脂（盐水炒）、麦冬、五味子（醋制）、炙甘草。

【功能主治】益气固表、健脾补肾。主治脾虚痰盛、肾气不固证。症见咳嗽痰多、喘息气促、动则喘剧、咯痰无力、气短乏力、舌淡苔薄白或紫暗、脉弱。

【现代药理】具有抑制支气管分泌、止咳、抗缺氧、增强免疫功能等作用。

【临床应用】慢性支气管炎。临床以咳嗽日久、咳嗽痰多、气短乏力为特征症状。

【用药特征】本成药重在益气健脾，补肾纳气兼能润肺化痰。用药具有脾肾同治，气阴双补的特点。适用于脾肾两虚、痰阻所致的虚证喘咳者。

【用法用量】①片：口服。一次3片，一日3次。②胶囊：口服。一次3粒，一日3次。③颗粒：口服。一次1袋，一日3次。

【使用注意】感冒发热病人不宜服用。外感咳嗽慎用。慢性支气管炎和支气管哮喘急性发作期慎用。忌不易消化及辛辣食物。

【规格贮藏】①片：0.4g/片。密封。②胶囊：0.45g/粒。密封。③颗粒：2g/袋。密封。

补金片

【处方组分】鹿角胶、紫河车、龟甲胶、蛤蚧（去头、足）、蛤蟆油、鸡蛋黄油、乌梢蛇（去头，炒）、红参、当归、核桃仁、黄精（蒸）、麦冬、茯苓、陈皮、浙贝母、百部（蜜炙）、桔梗、白及。

【功能主治】补肾益肺、健脾化痰、止咳平喘。主治肺脾两虚、肾不纳气证。症见喘促短气、动则喘甚、胸部膨满、呼吸浅短难续、气怯声低、咳声低弱、痰吐稀薄或咳呛、痰少质黏，或痰中夹血、烦热、口干、形瘦神疲、面色晦暗、口唇青紫、腰膝酸软、舌淡暗或舌暗红苔薄、脉沉弱或细数。

【现代药理】具有镇咳、平喘、抗菌、抗炎、增强免疫功能等作用。

【临床应用】肺结核、慢性支气管炎、肺气肿、肺心病缓解期。临床以喘咳短气、咳声低弱、唇紫腰膝酸软为特征症状。

【用药特征】本成药长于补肾填精，阴阳双补，兼具健脾化痰止咳。用药具有标本兼治，肺脾肾同调的特点。适用于脾肺两虚所致的久嗽者。

【用法用量】口服。一次5～6片，一日2次。

【使用注意】孕妇慎用。肺热咳嗽、感冒患者慎用。忌辛辣食物。

【规格贮藏】0.25g/片。密封。

附：脾虚哮喘中成药特点比较

中成药名	功效		临床治疗主症		
	共同点	独有功效	相同主治	独有主治	主治自身特点
固本咳喘片（胶囊、颗粒）	补肾益肺，健脾化痰，止咳平喘	益气因素	脾虚痰盛、肾气不固证。症见咳嗽、痰多、喘息气促、咯痰无力、气短乏力、舌淡苔薄白或紫暗，脉弱	偏于脾肾两虚、痰阻者	气短乏力，咯疾无力
补金片		补肾，补血		偏于脾肺两虚、肾不纳气者	喘咳短气，气怯声低，甚或痰中夹血，腰膝酸软，舌淡暗或舌暗红苔薄

（三）肾虚哮喘

七味都气丸

【处方组成】熟地黄、五味子（制）、山茱萸（制）、山药、茯苓、泽泻、牡丹皮。

【功能主治】补肾纳气、涩精止遗。主治肾不纳气证。症见咳嗽气喘、咳声短促、痰少而黏或干咳无痰或痰中带血丝、呼多吸少、伴腰膝酸软，或梦遗滑泄、头晕目眩、耳鸣耳聋、潮热盗汗、舌红少苔、脉沉细数。

【现代药理】具有祛痰、止咳、增强免疫功能等作用。

【临床应用】喘息型支气管炎、慢性支气管炎、支气管哮喘。临床以咳喘短促、腰酸耳鸣盗汗、苔少为特征症状。

【用药特征】本成药重在滋补肾阴，兼以补精血，涤痰之力相对较弱。用药平补阴阳，适用于纯虚无邪之喘咳，也可用于一般肾阴不足之证。

【用法用量】口服。一次9g，一日2次。

【使用注意】外感咳喘者慎用。宜食清淡易消化食物，忌食辛辣食物。

【规格贮藏】3g/40丸。密封。

复方蛤青片

【处方组分】黄芪、紫菀、苦杏仁、干蟾蜍、白果、前胡、五味子、附子、黑胡椒。

【功能主治】补气敛肺、止咳平喘、温化痰饮。主治阳虚气弱、肺气不敛证。症见咳嗽声微、气短喘促、动则加剧、乏力、有痰不易咯出、自汗、舌淡苔薄白、脉弱或沉而无力。

【现代药理】具有止咳、祛痰、平喘、抗菌、增强免疫功能等作用。

【临床应用】老年慢性支气管炎、肺气肿、喘息性支气管炎。临床以喘咳无力、痰不易出自汗乏力为特征症状。

【用药特征】本成药重在益肺温肾，敛肺平喘。用药辛温，兼具甘温补肺温肾，具有肺脾肾同治的特点。适宜肺肾阳虚之喘咳者。

【用法用量】口服。一次3片，一日3次。

【使用注意】孕妇慎用。不宜过量、久服。忌烟酒等刺激性食物。

【规格贮藏】0.9g/片，密封。

补肾防喘片

【处方组成】附片、补骨脂（盐炙）、淫羊藿（羊油炙）、菟丝子（盐炙）、地黄、熟地黄、山药、陈皮。

【功能主治】温阳补肾。主治肾阳不足证。症见咳嗽气喘、动则喘甚、呼多吸少、气不得续、咳声低弱、咯痰稀薄、形瘦神疲、汗出肢冷、浮肿、口唇紫暗、舌质暗苔白、脉沉弱或微细。

【现代药理】具有祛痰、平喘、增强免疫功能等作用。

【临床应用】慢性支气管炎、支气管哮喘、阻塞性肺气肿、肺心病。临床以喘咳声低、短气乏力、汗出肢冷为特征症状。

【用药特征】本成药以补肾阳为主，兼能健脾化痰。用药具有阴阳双补，以补阳为主，脾肾兼顾，以补肾为先的特点。适用于肾阳虚所致的虚喘证。

【用法用量】口服。一次4~6片，一日3次。3个月为一疗程。

【使用注意】孕妇禁用。肾阴虚及外感痰热者慎用。忌食辛辣食物。

【不良反应】少数患者可见口干、咽干等不适症状。

【规格贮藏】0.25g/片。密封。

定喘膏

【处方组成】血余炭、洋葱头、附子、生川乌、天南星、干姜。

【功能主治】温阳祛痰、止咳定喘。主治阳虚痰阻证。症见咳嗽痰多、气急喘促、四肢厥冷、冬季加重、舌淡胖、脉沉弱。

【现代药理】具有止咳、平喘、抗炎等作用。

【临床应用】慢性支气管炎、支气管哮喘、喘息性支气管炎、肺气肿。临床以咳喘痰多质稀、四肢厥冷为特征症状。

【用药特征】本成药重在温阳散寒、降气涤痰定喘。用药以辛温化痰为主，具有脾肾兼顾，重在补肾助阳的特点。适用于阳气亏虚、痰浊闭阻所致的虚性喘咳嗽者。

【用法用量】外用。每次1张，敷贴肺俞。温热软化，外贴肺俞穴半小时起效，药效可持续48小时。

【使用注意】皮肤糜烂或有创口者禁用。皮肤过敏患者慎用。避风寒、忌生冷。

【规格贮藏】10g/张。密闭，置阴凉干燥处。

痰饮丸

【处方组成】附子（炙）、肉桂、苍术、白术（炒）、紫苏子（炒）、莱菔子（炒）、干姜、白芥子（炒）、炙甘草。

【功能主治】补脾肾、助阳化饮。主治脾肾阳虚、痰饮阻肺证。症见咳嗽气喘、痰多白清稀、胸痞、腹胀食少、畏寒肢冷、腰膝酸软、神疲乏力、舌淡、苔白腻或水滑、脉滑。

【现代药理】具有镇咳、祛痰、抗炎等作用。

【临床应用】喘息型支气管炎、阻塞性肺气肿、慢性支气管炎。临床以咳喘痰多、色白清稀、胸痞腹胀、腰膝酸冷为特征症状。

【用药特征】本成药重在温阳化饮、行气化痰，兼能健脾燥湿。用药标本兼治，温阳益气以治本，涤痰化饮以治标，二者并重。适用于阳虚痰饮所致的咳喘者。

【用法用量】口服。一次14丸，一日2次；儿童酌减。

【使用注意】孕妇、哺乳期妇女禁用。心脏病、高血压患者慎用。感冒发热、肺热咳嗽、潮热咯血、阴虚阳亢者慎用。不宜大量、久服。忌服生冷辛辣油腻之品。

【规格贮藏】0.18g/丸。密封。

固肾定喘丸

【处方组成】补骨脂（盐制）、附子（制）、肉桂、益智仁（盐制）、金樱子（肉）、熟地黄、山药、茯苓、牡丹皮、泽泻、车前子、牛膝、砂仁。

【功能主治】温肾纳气、健脾化痰。主治肺脾气虚、肾不纳气证。症见咳嗽气短、喘促日久、咯吐清稀痰沫、气短不足以吸、动则喘息尤甚、心悸汗出、形神疲惫、爪甲口唇青紫、舌质淡或紫暗、苔薄白、脉沉细无力。

【现代药理】具有镇咳、平喘、抗炎、增强免疫功能等作用。

【临床应用】慢性支气管炎、支气管哮喘、肺气肿。临床以喘咳清稀痰沫、咳喘气短、动则益甚、心悸肢冷为特征症状。

【用药特征】本成药重在温肾健脾兼能化痰止咳。用药具有脾肾兼顾、气血阴阳兼顾的特点。适用于肺脾肾不足所致的虚性咳喘。

【用法用量】口服。一次1.5~2.0g，一日2~3次。可在发病预兆前服用，也可预防久喘复发。一般15天为一疗程。

【使用注意】孕妇禁用。感冒发热者慎用。肺热壅盛、痰浊阻肺所致咳喘慎用。忌食辛辣、生冷、油腻食物。

【规格贮藏】35g/瓶。密封，防潮。

苏子降气丸

【处方组成】紫苏子（炒）、姜半夏、厚朴、前胡、陈皮、沉香、当归、甘草。

【功能主治】降气化痰、温肾纳气。主治上盛下虚、气逆痰壅证。症见咳嗽咯痰、喉中痰鸣、痰多色白黏稠易咯、气短喘促、动则喘息加重、甚则呼吸困难、张口抬肩、不能平卧、胸膈满闷、或腰膝酸软、舌淡苔腻、脉弦滑。

【现代药理】具有镇咳、祛痰、平喘、抗菌、扩血管等作用。

【临床应用】慢性支气管炎、喘息型支气管炎、支气

管哮喘。临床以咳嗽喘息、痰多色白质稠、气短胸闷为特征症状。

【用药特征】本成药长于降气涤痰，擅治上实下虚之候。用药标本兼治，重在治疗标实，以治上治标为主。适用于上实下虚的咳喘证。

【用法用量】口服。一次6g，一日1～2次。

【使用注意】孕妇慎用。阴虚燥咳者或舌红无苔者忌服。外感痰热咳喘者慎用。不在缓解期使用，更不宜长期服用。忌食生冷、油腻食物，忌烟酒。

【规格贮藏】1g/13粒。密封，防潮。

蛤蚧定喘胶囊（丸）

【处方组成】蛤蚧、百合、紫苏子（炒）、苦杏仁（炒）、紫菀、瓜蒌子、麻黄、黄芩、黄连、石膏（煅）、鳖甲（醋制）、麦冬、甘草。

【功能主治】滋阴清肺、止咳平喘。主治肺肾两虚、阴虚肺热证。症见虚劳咳喘、气短胸满、动则尤甚、干咳少痰或无痰、自汗盗汗、不思饮食、舌质红、苔薄黄、脉细数。

【现代药理】具有平喘、祛痰、镇咳、抗炎、抗过敏、抗菌、增强免疫等作用。

【临床应用】喘息型支气管炎、慢性支气管炎、支气管哮喘、慢性阻塞性肺病。临床以虚劳咳喘、干咳无痰、自汗盗汗为特征症状。

【用药特征】本成药重在清肺化痰，兼具益肾纳气。用药具有清热与养阴并用，标本兼治，以治肺治标、清热化痰为主。适用于喘咳属于肺肾两虚、阴虚肺热、兼有痰浊阻肺者。

【用法用量】①胶囊：口服。一次3粒，一日2次；或遵医嘱。②丸：口服。水蜜丸一次5～6g，小蜜丸一次9g。大蜜丸一次1丸，一日2次。

【使用注意】孕妇慎用。高血压、心脏病、青光眼者慎用。咳嗽新发者慎用。忌食辛辣、生冷、油腻食物。

【规格贮藏】①胶囊：0.5g/粒。密封。②丸：小蜜丸：9g/60丸，大蜜丸：9g/丸。密封。

参茸黑锡丸

【处方组成】鹿茸、附子（制）、肉桂、红参、胡芦巴、益智仁（盐炒）、阳起石（煅）、补骨脂（盐炒）、

黑锡、硫黄（制）、荜澄茄、丁香、小茴香（盐炒）、肉豆蔻（制霜）、木香、沉香、橘红、半夏（制）、赭石（煅）、川楝子。

【功能主治】回阳固脱、坠痰定喘。主治肾阳亏虚、痰浊壅肺证。症见咳嗽痰壅、喘促气短、气怯声低、咳声低弱、自汗畏风、甚则张口抬肩、鼻翼煽动、喘息不得平卧、四肢厥冷、心悸、大汗、舌淡少苔或灰滑、脉沉细无力或微细欲绝。

【现代药理】具有镇咳、平喘、强心、扩血管等作用。

【临床应用】喘息型支气管炎、充血性心力衰竭、阻塞性肺气肿、肺心病。临床以痰壅气喘、四肢厥冷、心悸、自汗畏风为特征症状。

【用药特征】本成药重在回阳固脱，兼能坠痰定喘。用药具有肺脾肾兼顾，标本兼顾的特点。适用于肾阳虚衰、痰浊壅肺所致的喘咳重证。

【用法用量】口服。一次1.5～3g，一日1～2次。

【使用注意】孕妇禁用。实热证、阴虚内热证慎用。因其过于温燥，故使用时应辨证准确，不可滥用。不宜过量、久服。忌食辛辣之品。

【规格贮藏】0.3g/80粒。密闭，防潮。

黑锡丹

【处方组成】黑锡、硫黄、川楝子、胡芦巴、木香、附子（制）、肉豆蔻、补骨脂、沉香、小茴香、阳起石、肉桂。

【功能主治】升降阴阳、坠痰定喘。主治真元亏惫、痰壅气阻证。症见咳嗽气短、喘促日久、咯吐清稀痰沫、心悸汗出、形神疲惫、爪甲口唇青紫，舌质淡或紫暗、苔薄白、脉沉细无力。

【现代药理】尚未检索到本成药相关的药理资料。

【临床应用】喘息型支气管炎、充血性心力衰竭、阻塞性肺气肿、肺心病。临床以痰壅气喘、吐清稀痰沫、胸腹冷痛为特征症状。

【用药特征】本成药重在回阳固脱，兼具坠痰定喘之功。用药以温壮下元为主，治本，以降逆坠痰为辅，治标，标本兼顾。适用于肾阳虚衰，痰浊阻肺、上实下虚所致的喘咳重证。

【用法用量】用姜汤或淡盐汤送服。一次1.5g（1瓶），一日1～2次。

【使用注意】孕妇禁用。婴幼儿、哺乳期妇女禁用。含有附子、硫黄、黑锡，不宜过量、久服。忌食辛辣之品。

【规格贮藏】丸剂，40粒/瓶。密封。

哮喘丸

【处方组成】白果仁、罂粟壳、瓜蒌、枳壳（炒）、麦冬、苦杏仁（炒）、橘红、诃子肉、川贝母、麻黄（制）、乌梅肉、五味子、松花粉、竹茹、知母、石膏、海浮石、槟榔、前胡、紫苏叶。

【功能主治】定喘、镇咳。主治肺肾两虚证。症见咳嗽气短、喘促日久、咯吐清稀痰沫、气短不足以吸、动则喘息尤甚、心悸汗出、形神疲惫、爪甲口唇青

紫、舌质淡或紫暗、苔薄白、脉沉细无力。

【现代药理】具有平喘、镇咳等作用。

【临床应用】慢性气管炎、支气管扩张、肺气肿、肺心病等。临床以久咳、痰白清稀、动则加剧为特征症状。

【用药特征】本成药镇咳平喘作用较为突出，兼有清肺、润肺、敛肺的作用。用药具有肺肾同治、散敛结合、标本兼顾的特点。适用于年久咳嗽，年久痰喘者。

【用法用量】口服。一次1丸，一日2次。

【使用注意】儿童、孕妇、哺乳期妇女、年老体弱者慎用。忌烟、酒及辛辣、生冷、油腻食物。

【规格贮藏】小蜜丸：1g/8丸。密封。大蜜丸：9g/丸。密封。

附：肾虚哮喘中成药特点比较

中成药名	功效		临床治疗主症		
	共同点	独有功效	相同主治	独有主治	主治自身特点
七味都气丸	温肾纳气，健脾化痰	滋补肾阴	主治肺脾气虚，肾不纳气证。症见咳嗽气短、喘促日久、咯吐清稀痰沫、气短不足以吸、动则喘息尤甚、心悸汗出、形神疲惫、爪甲口唇青紫、舌质淡或紫暗、苔薄白、脉沉细无力	偏纯虚无邪者	肾不纳气之虚性喘咳，纯虚无邪之喘咳
复方蛤青片		补肺温肾		偏于肺肾阳虚者	肺脾肾同治
补肾防喘片		元阳元阴并补		偏于肾阳虚者	肾虚不足常见之候
定喘膏		降气定喘		偏于阳气亏虚，痰浊闭阻者	咳嗽痰多，色白而稀，胸闷膈痞，气喘痰鸣等
痰饮丸		温阳化饮标本兼治		偏于阳虚痰饮者	喘咳痰多，色白质稀，畏寒肢冷，腰膝酸冷，舌淡苔白腻
固肾定喘丸		摄唾利水化痰涤饮		偏于肺脾肾不足者	肾阳不足，水饮停聚
苏子降气丸		降气涤痰		偏于上实下虚者	喘咳，痰多色白，胸膈满闷，腰膝酸软，舌淡苔腻
蛤蚧定喘胶囊（丸）		清肺化痰		偏于肺肾两虚，阴虚肺热，兼有痰浊阻肺者	痰热壅肺，兼肺肾两虚，见虚劳咳喘，干咳无痰，自汗盗汗，舌质红、苔薄黄
参茸黑锡丸		破阴回阳固脱		偏于肾阳虚衰、痰浊壅肺者	临床喘咳重证，属亡阳之候
黑锡丹		升降阴阳		偏于肾阳虚衰者	真元亏惫，上盛下虚，痰壅气喘，胸腹冷痛
哮喘丸		敛肺清肺		偏于肺肾两虚者	喘促日久，咯吐清稀痰沫，气短不足以吸，动则喘息尤甚、心悸汗出、形神疲惫

第 2 章　脾胃系病症

第一节　胃脘痛

一、寒邪犯胃

温胃降逆颗粒

【处方组成】肉桂、延胡索、牡蛎、小茴香、砂仁、高良姜、甘草、白芍。

【功能主治】温中散寒、缓急止痛。主治胃寒证。症见胃脘疼痛、食欲不振、恶心呕吐、腹胀腹痛、畏寒喜暖、舌淡苔白、脉细或沉细。

【现代药理】具有增加胃血流量、改善微循环、抑制胃酸和胃蛋白酶的分泌、保护胃黏膜、抑制胃肠痉挛、促进炎症的吸收和溃疡面的愈合等作用。

【临床应用】浅表性胃炎、糜烂性胃炎、萎缩性胃炎、胆汁反流性胃炎、胃肠痉挛症、胃溃疡、十二指肠溃疡。临床以胃脘冷痛、畏寒喜暖为特征症状。

【用药特征】本成药重在温中和胃，散寒止痛，兼能缓急止痛。用药辛温，兼以甘缓，温中止痛与行气活血并用，适用于胃疼以寒症明显者。

【用法用量】口服。一次1.2g，一日3次。

【使用注意】孕妇禁用。内有火热者禁服。胃阴虚者不宜用。忌情绪激动和生闷气。饮食宜清淡，忌烟、酒及辛辣、生冷、油腻食物。

【规格贮藏】1.2g/袋。密封。

七香止痛丸

【处方组成】川木香、木番、沉香、降香、小茴香（盐水炙）、八角茴香、丁香、乳香（炒）、广藿香。

【功能主治】温中散寒、行气止痛。主治胃寒证。症见脘腹胀闷疼痛、食欲不振、恶心呕吐、腹胀腹痛、畏寒、舌淡苔白、脉细或沉细。

【现代药理】尚未检索到本成药相关的药理资料。

【临床应用】急性胃炎、慢性胃炎。临床以脘腹胀闷

疼痛、畏寒、食欲不振为特征症状。

【用药特征】本成药以温中行气止痛为主，兼能苦温燥湿。用药芳香温散、调整气机。适用于寒凝气滞引起的胃脘疼痛者。

【用法用量】口服。一次3~6g，一日2次，小儿酌减。

【使用注意】孕妇及哺乳期妇女慎用。脾胃阴虚不宜。忌情绪激动或生闷气。饮食宜清淡，忌生冷、油腻、煎炸食物、海腥发物和不易消化食物。

【规格贮藏】1g/20丸。密封。

帕朱丸（胶囊）

【处方组成】寒水石（酒制）、石榴子、干姜、诃子（去核）、荜茇、木香、肉桂、胡椒、红花、豆蔻、光明盐。

【功能主治】健胃散寒、除痰、破痞瘤、养荣强壮。主治胃寒证。症见消化不良、胃胀、胃烧泛酸、胃肝不适、舌淡白苔薄、脉沉。

【现代药理】尚未检索到本成药相关的药理资料。

【临床应用】胃炎、胃溃疡、消化不良、功能性消化不良。临床以消化不良、胃胀、胃烧泛酸为特征症状。

【用药特征】本成药重在温中散寒，兼能行气止痛。用药健胃散寒、消积软坚、活血通经并用。适用于寒凝胃肠者。

【用法用量】①丸：口服。一次2~3丸，一日1次。②胶囊：口服。一次3粒，一日1次。

【使用注意】孕妇慎用。忌生、冷、酸、辣刺激性食物。

【规格贮藏】①丸：0.5g/丸。密封。②胶囊：0.3g/粒。密封。

十香止痛丸

【处方组分】香附（醋炙）、檀香、木香、丁香、沉香、降香、乳香（醋炙）、香橼、零陵香、香排草、砂仁、厚朴（姜汁炙）、乌药、蒲黄、五灵脂（醋炙）、延胡索（醋炙）、高良姜、熟大黄。

【功能主治】疏气解郁、散寒止痛。主治气滞胃寒证。症见两胁胀满、胃脘刺痛、腹部隐痛、多与情志有关、短气、喜太息、喜温喜按、遇寒痛剧、两胁胀满、面色苍白、手足不温、口不渴、小便清利、舌淡苔薄腻、脉弦紧或沉细。

【现代药理】具有镇痛、抗溃疡、抗炎、调节胃肠运动等作用。

【临床应用】急性胃炎、慢性胃炎、胃溃疡、十二指肠溃疡、功能性消化不良。临床以胃脘胁肋胀满刺痛、遇怒或寒加剧为特征症状。

【用药特征】本成药重在行气活血，散寒止痛。用药偏于温性，具有寒温并用，消导结合的特点。适用于胃痛属于寒凝气滞者。

【用法用量】口服。一次1丸，一日2次。

【使用注意】孕妇慎服。儿童、哺乳期妇女、年老体弱者应在医师指导下服用。感冒发热病人不宜服用。服药期间不宜同时服用人参或其制剂。忌愤怒、忧郁，保持心情舒畅。饮食宜清淡，忌烟酒及辛辣、生冷、油腻食物。

【规格贮藏】6g/丸。密封。

十五味黑药丸

【处方组成】寒水石、食盐（炒）、烈香杜鹃、藏木通、肉豆蔻、芫荽果、芒硝、硇砂、光明盐、紫硇砂、榜嘎、藏木香、荜茇、黑胡椒、干姜。

【功能主治】散寒消食、破瘀消积。主治寒凝血瘀证。症见消化不良、食欲不振、呕吐泄泻、腹部有块及嗳气频作、遇寒加剧、恶心呕吐、舌淡苔白、脉细或沉细。

【现代药理】尚未检索到本成药相关的药理资料。

【临床应用】急性胃炎、慢性胃炎、慢性浅表性胃炎、慢性萎缩性胃炎、胆汁反流性胃炎、反流性食管炎、糜烂性胃炎、胃窦炎、胃溃疡、十二指肠溃疡、慢性肠胃炎、结肠炎、肠炎。临床以胃脘胀痛食欲不振、呕吐泄泻、遇寒加剧为特征症状。

【用药特征】本成药长于散寒温中、兼能消积化滞、破血逐瘀。用药重在温化寒积，具有温消兼顾的特点。适用于胃痛属于寒凝血瘀者。

【用法用量】口服。一次2~3丸，一日2次。

【使用注意】孕妇禁用。宜研碎后服用。不可过量久服。忌生、冷、酸、辣刺激性食物。

【规格贮藏】0.8g/丸。密闭，置阴凉干燥处。

附：寒邪犯胃中成药特点比较

中成药名	功效		临床治疗主症		
	共同点	独有功效	相同主治	独有主治	主治自身特点
温胃降逆颗粒	温中散寒止痛	缓急止痛	主治胃寒证。症见胃脘疼痛，喜按喜暖，遇冷痛重，嗳气吐酸，舌淡苔白，脉细弦或沉细	偏于胃寒者	胃脘冷痛、畏寒恶心
七香止痛丸		行气消胀		偏于寒凝气滞者	脘腹胀闷疼痛，畏寒
帕朱丸（胶囊）		健胃散寒，除痰，破瘀		偏于寒凝胃肠者	消化不良、胃胀、胃烧泛酸
十香止痛丸		行气活血		偏于寒凝气滞血瘀者	胃脘刺痛、嗳气吞酸
十五味黑药丸		散寒消食，破瘀消积		偏于寒食瘀积者	食欲不振、呕吐泄泻、遇寒加剧

二、中焦虚寒

复方春砂颗粒

【处方组成】砂仁叶油、白术、化橘红、枳壳。

【功能主治】温中健脾、行气开胃、止痛消胀。主治脾胃虚寒证。症见胃脘凉痛、喜温喜按、消化不良、口淡乏味、舌淡苔白、脉细弦或沉细。

【现代药理】具有调节胃肠运动、镇痛等作用。

【临床应用】慢性胃炎、功能性消化不良。临床以胃脘隐痛、喜温喜按口淡乏味为特征症状。

【用药特征】本成药重在温中行气，兼能燥湿健脾、消胀开胃。用药偏于温燥，兼以甘温补益，具有温中行气兼顾的特点。适用于虚寒气滞型胃痛者。

【用法用量】开水冲服。一次10g，一日3次。

【使用注意】孕妇、糖尿病患者慎用。阴虚火旺胃脘者慎用。忌食生冷、油腻和不易消化的食物。

【规格贮藏】10g/袋。密封。

小建中合剂（胶囊、颗粒、片）

【处方组成】饴糖、桂枝、白芍、炙甘草、生姜、大枣。

【功能主治】温中补虚、缓急止痛。主治脾胃虚寒证。症见脘腹疼痛、绵绵不休、喜温喜按、嘈杂吞酸、食少纳呆、神疲乏力、四肢倦怠、手足不温、大便溏薄、舌淡苔白、脉虚弱或迟缓。

【现代药理】具有抗溃疡、抑制胃酸分泌、调节肠运动、镇痛、抗炎等作用。

【临床应用】慢性结肠炎、胃溃疡、十二指肠溃疡。临床以脘腹隐痛、暖则痛减、嘈杂吞酸、食少纳呆为特征症状。

【用药特征】本成药为桂枝汤加饴糖而成，重在补虚缓急，柔肝益脾和营，用药辛甘化阳与酸甘化阴并用。适用于胃脘疼痛属于脾胃虚寒者。

【用法用量】①合剂：口服。一次20～30ml，一日3次。用时摇匀。②胶囊：口服。一次2～3粒，一日3次。③颗粒：口服。一次15g，一日3次。④片：口服。一次2～3片，一日3次。

【使用注意】阴虚内热者慎用。糖尿病患者慎用。忌愤怒、忧郁，保持心情舒畅。饮食宜清淡，忌酒及辛辣、生冷、油腻食物。

【规格贮藏】①合剂：180ml/瓶。密封，遮光。②胶囊：0.4g/粒。密封。③颗粒：15g/袋。密封。④片：0.4g/片。密封。

理中丸（片）

【处方组成】炮姜、党参、白术（土炒）、炙甘草。

【功能主治】温中散寒、健胃。主治脾胃虚寒证。症见胃脘冷痛、畏寒肢凉、喜热饮食、呕吐泄泻、胸满腹痛、消化不良、口淡乏味、纳少脘胀、舌淡苔白、脉细弦或沉细。

【现代药理】具有抗消化性溃疡、改善胃肠运动、提高中枢神经系统兴奋性、增强免疫功能等作用。

【临床应用】胃溃疡、十二指肠溃疡、慢性胃炎、慢性腹泻、胃肠功能紊乱。临床以胃脘冷痛、温则痛

减、呕吐泄泻、胸满腹痛为特征症状。

【用药特征】本成药重在健脾温中。用药甘温补益，具有健脾与温中并用的特点。适用于胃脘痛属于脾胃虚寒者。

【用法用量】①大蜜丸：口服。一次1丸，一日2次；小儿酌减。②小蜜丸：口服。一次9g，一日2次。③水蜜丸：口服。一次1袋，一日2～3次。④浓缩丸：口服。一次8丸，一日3次。⑤片：口服。一次5～6片，一日2次；小儿酌减。

【使用注意】孕妇慎用。泄泻时腹部热胀痛者忌服。阴虚内热，感冒发热忌用。湿热中阻所致胃痛、呕吐、泄泻者慎用。忌食生冷油腻，不宜消化的食物。

【规格贮藏】①大蜜丸：9g/丸。密封。②小蜜丸：6g/100丸。密封。③水蜜丸：6g/袋。密封。④浓缩丸：3g/8丸。密封。⑤片：0.3g/片。密封。

香砂理中丸

【处方组成】干姜（炮）、党参、白术（土炒）、木香、砂仁、炙甘草。

【功能主治】健脾和胃、温中理气。主治脾胃虚寒证。症见胃腹冷痛或胀痛、喜按喜暖、不思饮食、反胃泄泻、泛吐清水、纳差神疲、舌淡苔白、脉虚弱或沉细或弦细。

【现代药理】具有抗溃疡、调节胃肠运动、镇痛等作用。

【临床应用】慢性胃炎、慢性肠炎。临床以胃脘冷痛、反胃泄泻为特征症状。

【用药特征】本成药重在温补脾胃，兼有理气止痛，化湿和胃。用药健脾、温中、行气并重，重在温补，兼有辛温。适用于胃脘痛属于脾胃虚寒气滞者。

【用法用量】口服。一次1丸，一日2次。

【使用注意】孕妇慎用。胃阴不足，内热壅盛者慎用。慢性结肠炎、溃疡性结肠炎便脓血等慢性病史者，患泄泻后应在医师指导下使用。不宜服用藜芦及其制剂。忌食生冷、辛辣油腻之物。

【规格贮藏】9g/丸。密封。

附子理中丸（片）

【处方组成】附子（制）、干姜、党参、白术（炒）、

甘草。

【功能主治】温中健脾。主治脾胃虚寒证。症见脘腹冷痛、畏寒肢凉、喜热饮食、呕吐清水，或大便稀溏、手足不温、舌淡苔白、脉细弦。

【现代药理】具有增强抗寒能力、镇痛、调节肠运动等作用。

【临床应用】急性胃炎、慢性胃炎、急性肠炎、慢性肠炎。临床以脘腹冷痛、暖则痛减、呕吐清水、手足不温为特征症状。

【用药特征】本成药重在温中，兼能健脾益气。用药辛甘温阳与甘温健脾同用，适用于胃脘痛属于脾胃虚寒，以寒为主者。

【用法用量】①水蜜丸：口服。一次6g，一日2～3次。②大蜜丸：口服。一次1丸，一日2～3次。③小蜜丸：口服。一次9g（相当于45丸）。④浓缩丸：口服。一次8～12丸，一日3次。⑤片：口服。一次6～8片，一日1～3次。

【使用注意】孕妇、哺乳期妇女、儿童慎用。不适用于急性肠胃炎、泄泻兼有大便不畅肛门灼热者。不宜大量、久服。忌不易消化食物。

【不良反应】个别患者可见大便干结、口干、口腔溃疡；极个别患者可见心悸，甚至偶发心律失常。

【规格贮藏】①水蜜丸：6g/袋。密封。②小蜜丸：20g/100丸。密封。③大蜜丸：9g/丸。密封。④浓缩丸：3g/8丸。密封。⑤片：0.25g/片，密封。

参桂理中丸

【处方组成】附子（制）、干姜、人参、肉桂、白术（炒）、甘草。

【功能主治】温中散寒、祛湿定痛。主治脾胃虚寒、阳气不足证。症见腹痛泄泻、手足厥冷、胃寒呕吐、寒湿疝气、妇女虚寒痛经、喜温喜按、舌淡苔白、脉虚弱或迟缓。

【现代药理】具有抗炎、镇痛、提高肾上腺功能等作用。

【临床应用】胃溃疡、十二指肠溃疡、慢性肠炎、功能性呕吐、腹股沟斜疝、原发性痛经。临床以脘腹冷痛、寒则加重、腹泻厥冷为特征症状。

【用药特征】本成药重在温中益气、散寒止痛，兼能健脾燥湿。用药甘温为主，具有脾肾同治的特点。适用于阳虚寒凝所致的胃脘痛、泄泻、痛经、疝气等。

【用法用量】姜汤或温开水送服。一次1～2丸，一日1～2次。

【使用注意】孕妇禁用。实热证慎用。本品可嚼服，也可分份吞服。忌食生冷、油腻食物。

【规格贮藏】6g/丸。密封。

桂附理中丸

【处方组成】肉桂、附片、党参、炮姜、白术（炒）、炙甘草。

【功能主治】补肾助阳、温中健脾。主治肾阳衰弱、脾胃虚寒证。症见脘腹冷痛、呕吐泄泻、大便时溏时泻、水谷不化、面色苍白、倦怠乏力、四肢厥冷、四肢不温、大便溏薄、舌淡苔白、脉沉细或沉迟。

【现代药理】具有抗消化性溃疡、调整肾上腺皮质功能、抗炎、镇痛等作用。

【临床应用】慢性胃炎、胃溃疡、十二指肠溃疡、急性肠炎、慢性肠炎。临床以胃脘冷痛、喜温喜按、水谷不化、畏寒肢冷为特征症状。

【用药特征】本成药重在温补脾肾，兼能健脾燥湿。用药具有脾肾同治的特点。适用于胃脘疼痛属于脾肾阳虚者。

【用法用量】①水蜜丸：口服。一次5g，一日2次，用姜汤或温开水送服。②大蜜丸：口服。一次1丸，一日2次。用姜汤或温开水送服。

【使用注意】孕妇、哺乳期妇女慎用。肝胃郁热所致胃脘痛者慎用。高血压、心脏病、肾病、咳喘、浮肿患者应在医师指导下服用。不宜长期服用。忌不易消化食物。

【规格贮藏】水蜜丸：0.24g/10丸。密封。大蜜丸：9g/丸。密封。

黄芪建中丸

【处方组成】黄芪、肉桂（去粗皮）、白芍、甘草（蜜制）、大枣。

【功能主治】补气散寒、健胃和中。主治脾胃虚寒证。症见恶寒腹痛、心慌气短、身体衰弱，或虚寒泄泻或虚劳心悸或虚劳阳虚发热、面色无华、舌淡嫩、脉细弱。

【现代药理】具有抗溃疡、解痉、抑制胃蛋白酶活性、增强免疫功能、镇静等作用。

【临床应用】慢性胃炎、慢性浅表性胃炎、胃溃疡、十二指肠溃疡、神经衰弱。临床以胃脘隐痛、恶寒腹痛、心慌气短、身体衰弱为特征症状。

【用药特征】本成药长于温补中气，兼能散寒健胃，和中缓急。用药重在甘温补益，具有寒热并用，以温热为主的特点。适用于脾胃虚寒、中气不足所致的胃脘疼痛。

【用法用量】口服。一次1丸，一日2次。

【使用注意】孕妇、糖尿病患者禁用。阴虚火旺者忌用。呕吐、中满、吐蛔者不可用。感冒发热病人不宜服用。宜饭前服用。忌辛辣、生冷、油腻食物。

【规格贮藏】9g/丸。密封。

复方田七胃痛胶囊

【处方组成】三七、延胡索、香附（醋制）、川楝子、吴茱萸（醋制）、白芍、甘草、白及、枯矾、瓦楞子（煅）、氧化镁、碳酸氢钠、颠茄流浸膏。

【功能主治】制酸止痛、理气化瘀、温中健脾。主治脾胃虚寒证。症见胃脘冷痛、痛处不移、喜温喜按、泛酸嘈杂，或有黑便、舌质紫暗或有瘀斑、脉沉细涩。

【现代药理】具有抗胃溃疡、镇痛、抗炎等作用。

【临床应用】慢性浅表性胃炎。临床以胃脘冷痛、痛有定处、胃酸过多为特征症状。

【用药特征】本成药重在制酸止痛，兼能理气化瘀，温中健脾。用药辛香苦温并用，适用于脾胃虚寒、兼有气滞血瘀所致的胃脘痛者。

【用法用量】口服。一次3~4粒，一日3次。

【使用注意】前列腺肥大、青光眼患者禁用。孕妇及月经过多者禁用。哺乳期妇女禁用。高血压、心脏病、反流性食管炎、胃肠道阻塞性疾患、甲状腺功能亢进、溃疡性结肠炎患者慎用。胃阴不足胃痛者慎用。忌情绪激动及生闷气。饮食宜清淡，忌食辛辣、生冷、油腻食物。

【不良反应】服药后可见口干、便秘、出汗减少、口鼻咽喉及皮肤干燥、视力模糊、排尿困难（老人）。

【规格贮藏】0.5g/粒。密封。

安中片

【处方组成】高良姜、桂枝、小茴香、砂仁、延胡索（醋制）、牡蛎（煅）、甘草。

【功能主治】温中散寒、理气止痛、和胃止呕。主治阳虚胃寒证。症见胃脘冷痛、畏寒喜暖、胃痛绵绵、泛吐清水，或嘈杂反酸、脘胁胀痛、神疲肢冷、舌淡红苔白、脉滑。

【现代药理】具有镇痛、抗炎、抗菌、调节胃肠功能等作用。

【临床应用】慢性胃炎、胃溃疡、十二指肠溃疡。临床以胃痛绵绵、畏寒喜暖、泛吐清水为特征症状。

【用药特征】本成药长于温胃散寒，兼能行气止痛、制酸和胃。用药偏于温燥，具有温中与酸敛并用、散寒与行气兼顾的特点。适用于胃痛属于阳虚胃寒兼有气滞血瘀者。

【用法用量】口服。一次4~6片，儿童一次2~3片；一日3次。或遵医嘱。

【使用注意】急性胃炎、出血性溃疡禁用。胃脘热痛者不宜使用。忌食生冷寒滑、酸性及不易消化食物。

【规格贮藏】0.2g/片。密封。

温胃舒胶囊（颗粒、泡腾片）

【处方组成】党参、附子（制）、炙黄芪、白术（炒）、山药、肉桂、肉苁蓉（制）、补骨脂、砂仁、乌梅、山楂（炒）、陈皮。

【功能主治】温中养胃、行气止痛。主治中焦虚寒证。症见胃脘冷痛、腹胀暖气、纳差食少、畏寒无力、口淡乏味、舌淡苔白、脉细弦或沉细。

【现代药理】尚未检索到本成药相关的药理资料。

【临床应用】慢性胃炎、浅表性胃炎。临床以胃脘冷痛、受寒痛甚、腹胀纳差为特征症状。

【用药特征】本成药长于温补脾胃，兼能燥湿行气，消食止痛。用药具有温补兼顾，阳中求阴的特点。适用于胃脘痛属于中焦虚寒者。

【用法用量】①胶囊：口服。一次3粒，一日2次。②颗粒：开水冲服。一次10~20g，一日2次。③泡腾片：开水冲服。一次2~4片。一日2次。

【使用注意】孕妇慎用。胃大出血时忌用。湿热中阻胃痛者慎用。胃脘灼热痛证、重度胃痛应在医师指导

下服用。忌食生冷、油腻及不易消化食物。

【不良反应】偶见皮肤瘙痒、红肿、皮疹。

【规格贮藏】①胶囊：0.4g/粒。密封。②颗粒：10g/袋。密封。③泡腾片：1.8g/片。密封。

仲景胃灵丸

【处方组成】肉桂、高良姜、砂仁、延胡索、白芍、小茴香、牡蛎、炙甘草。

【功能主治】温中散寒、健胃止痛。主治脾胃虚寒证。症见食欲不振、胃脘凉痛、脘腹胀满、呕吐酸水或清水、畏寒无力、口淡乏味、舌淡苔白、脉细弦或沉细。

【现代药理】具有抗炎、镇痛、抗菌等作用。

【临床应用】急性胃炎、慢性胃炎。临床以胃脘冷痛、温则痛减、呕吐清水为特征症状。

【用药特征】本成药长于温中健脾、和胃止痛，兼能行气制酸。用药温燥，具有温中与收敛合用，行气与活血兼顾的特点。适用于胃脘痛属于脾胃虚寒者。

【用法用量】口服。一次1.2g，一日3次；儿童酌减。

【使用注意】孕妇慎用。阴虚火旺胃痛者慎用。忌愤怒、忧郁，保持心情舒畅。饮食宜清淡，忌酒及辛辣、生冷、油腻食物。

【规格贮藏】1.2g/袋。密封，在干燥处保存。

附：中焦虚寒中成药特点比较

中成药名	功效		临床治疗主症		
	共同点	独有功效	独有功效	独有主治	主治自身特点
复方春砂颗粒	温中散寒，和胃止痛	健脾，行气开胃，止痛消胀	脾胃虚寒证。症见脘腹冷痛、呕吐泄泻、大便时溏时泻、水谷不化、面色苍白、倦怠乏力、四肢厥冷、四肢不温、大便溏薄、舌淡苔白、脉沉细脉或沉迟	偏于虚寒气滞型胃痛者	用于脾胃虚寒引起的胃脘痛和消化不良
小建中合剂（胶囊、颗粒、片）		温中补虚，缓急止痛		胃脘疼痛属于脾胃虚寒者	脘腹隐痛、暖则痛减、嘈杂吞酸、食少纳呆
理中丸（片）		温中散寒		偏于脾胃虚寒者	胃脘冷痛、温则痛减、呕吐泄泻、胸满腹痛
香砂理中丸		健脾和胃，温中理气		偏于胃脘痛属于脾胃虚寒气滞者	胃脘冷痛、反胃泄泻
附子理中丸（片）		温中健脾		偏于脾胃虚寒，以寒为主者	脘腹冷痛、暖则痛减、呕吐清水、手足不温
参桂理中丸		祛湿定痛		偏于阳虚寒凝所致的胃脘痛、泄泻、痛经、疝气	脘腹冷痛、寒则加重、腹泻厥冷
桂附理中丸		补肾助阳，温中健脾		偏于胃脘疼痛属于脾肾阳虚者	胃脘冷痛、喜温喜按、水谷不化、畏寒肢冷
黄芪建中丸		补气散寒，健胃和中		偏于脾胃虚寒、中气不足所致的胃脘疼痛	胃脘隐痛、恶寒腹痛、心慌气短、身体衰弱
复方田七胃痛胶囊		温中理气，制酸止痛，化瘀止血		脾胃虚寒、兼有气滞血瘀	胃脘冷痛、痛有定处、胃酸过多
安中片		理气止痛，和胃止呕		偏于阳虚胃寒兼有气滞血瘀者	胃痛绵绵、畏寒喜暖、泛吐清水
温胃舒胶囊（颗粒、泡腾片）		温中养胃		偏于中焦虚寒者	胃脘冷痛、受寒痛甚
仲景胃灵丸		温中散寒		偏于脾胃虚寒者	胃脘冷痛、温则痛减、呕吐清水

三、湿浊困脾

香砂平胃丸（颗粒、散）

【处方组成】苍术、厚朴（姜制）、木香、砂仁、陈皮、甘草。

【功能主治】理气化湿、和胃止痛。主治湿浊中阻证。症见胃脘胀满疼痛、胸膈满闷、痞塞不舒、呕吐恶心、纳呆食少、肢体困倦、饮食乏味、肢体倦怠、大便溏软、舌苔白腻、脉细缓或濡缓。

【现代药理】具有能促进消化液分泌、增加胃肠运动、调节胃肠功能、抗溃疡、抗菌等作用。

【临床应用】胃肠功能紊乱、急慢性胃炎、慢性胃肠炎、胃溃疡、十二指肠溃疡、胃神经官能症、消化不良。临床以胃脘胀痛、胸膈痞闷、便溏乏力为特征症状。

【用药特征】本成药重在燥湿和胃、温中健脾、理气止呕，兼能消食。用药芳香化浊和苦温燥湿兼顾，其燥湿行气作用较强。适用于湿邪困脾，气滞中焦，水谷难消，胃气不得和降者。

【用法用量】①丸：口服。一次6g，一日1～2次。②颗粒：开水冲服。一次10g，一日2次。③散：一次6g，一日1～2次。

【使用注意】胃热呕吐者、素体阴虚者、年老体弱、慢性肝炎并发黄疸、脾肿大者慎用。忌情绪激动及生闷气。饮食宜清淡，忌生冷、油腻、煎炸食物和海腥发物。

【规格贮藏】①丸：6g/瓶。密封。②颗粒：10g/袋。密封。③散：6g/袋。密封，防潮。

越鞠二陈丸

【处方组成】醋香附、川芎、炒麦芽、茯苓、陈皮、麸炒苍术、清半夏、六神曲（炒）、炒栀子、甘草。

【功能主治】理气解郁、化痰和中。主治痰气郁结证。症见胸腹闷胀、嗳气不断、吞酸呕吐、消化不良、咳嗽痰多、嗳气腐酸臭、纳呆食少、大便不调、舌苔白腻、脉弦滑。

【现代药理】尚未检索到本成药相关药理资料。

【临床应用】慢性胃炎。临床以胸腹闷胀、嗳气酸腐、咳嗽痰多为特征症状。

【用药特征】本成药长于疏肝解郁，燥湿化痰，兼能行气活血。用药偏于温燥，具有寒热并用，肝脾胃并治的特点。适用于胃脘痛属于气郁痰阻者。

【用法用量】口服。一次6～9g，一日2次。

【使用注意】孕妇忌服。哺乳期妇女慎用。脾胃阴虚不宜。忌食生冷、油腻、不易消化食物。

【规格贮藏】0.5g/10粒，密封。

木香顺气丸（颗粒）

【处方组分】木香、砂仁、醋香附、槟榔、甘草、陈皮、厚朴、枳壳（炒）、苍术（炒）、青皮（炒）、生姜。

【功能主治】行气化湿、健脾和胃。主治湿浊中阻、脾胃不和证。症见胸膈痞闷、脘腹胀痛、攻窜作痛、时轻时重、呕吐恶心、嗳气纳呆、大便不爽、苔白腻或薄或厚、脉弦滑。

【现代药理】具有助消化、调整胃肠道平滑肌功能、抑菌等作用。

【临床应用】急性胃炎、慢性胃炎、功能性消化不良。临床以胸膈脘腹胀闷疼痛、呕吐恶心、嗳气纳呆为特征症状。

【用药特征】本成药长于疏肝行气、燥湿健脾，兼能温中散寒。用药偏于温燥，以燥湿行气为主。适用于湿阻脾胃所致的胃脘疼痛者。

【用法用量】①丸：口服。一次6～9g，一日2～3次。②颗粒：口服。一次15g，一日2次。3天为一疗程。

【使用注意】孕妇慎用。本药为香燥之品组成，如遇口干舌燥，手心足心发热感的阴液亏损者慎用。宜空腹用温开水送服。忌生冷油腻食物。

【不良反应】个别患者可见面色潮红、口干、心悸、烦躁不安。

【规格贮藏】①丸：3g/50粒。密封。②颗粒：15g/袋。密封。

御制平安丸

【处方组成】苍术（炒）、厚朴（炙）、陈皮、枳实（炒）、沉香、木香、檀香、丁香、红豆蔻、白豆蔻、草豆蔻、肉豆蔻、山楂（焦）、神曲、麦芽（炒）、甘草。

【功能主治】温中和胃、行气止痛、降逆止呕、消食

导滞。主治湿浊中阻证。症见胃脘痞满胀痛、或心下痞硬、恶心呕吐、大便泄泻、或溏滞不爽、胸膈痞满、嗳腐厌食、或晕车晕船、苔白滑腻或厚腻、脉弦或濡缓。

【现代药理】具有抗晕动、镇吐、镇静、解除胃肠痉挛和保护胃黏膜作用。

【临床应用】急性胃炎、慢性胃炎、功能性呕吐、消化不良、晕动症。临床以胃脘胸膈痞满胀痛、腹胀厌食、大便溏泄为特征症状。

【用药特征】本成药以行气燥湿、降逆止呕见长，兼能行气止痛，消食导滞。用药辛温宣散，芳香化湿、调畅气机，调和肝胃。适用胃痛属于湿浊阻于中焦者，亦适用于晕车晕船的恶心呕吐。

【用法用量】口服。一次1.5～3g，一日1次，用温开水或姜汤送服。

【使用注意】孕妇及哺乳期妇女慎用。阴虚火旺及湿热中阻者慎用。宜易消化之食物。

【规格贮藏】4.5g/瓶。避光，密封。

附：湿浊困脾中成药特点比较

中成药名	功效		临床治疗主症		
	共同点	独有功效	相同主治	独有主治	主治自身特点
香砂平胃丸（颗粒、散）	温中化湿，行气止痛	理气和胃	主治湿浊中阻证。症见胃脘胀满疼痛、胸膈满闷、痞塞不舒、呕吐恶心、纳呆食少、肢体困倦、饮食乏味、肢体倦怠、大便溏软、舌苔白腻、脉细缓或濡缓	偏于湿邪困脾，气滞中焦，水谷难消，胃气不得和降者	胃脘胀痛、胸膈痞闷、便溏乏力
越鞠二陈丸		理气解郁，化痰和中		偏于气郁痰阻者	胸腹闷胀、嗳气酸腐、咳嗽痰多
木香顺气丸（颗粒）		健脾和胃		偏于湿阻脾胃者	胸膈脘腹胀闷疼痛、呕吐恶心、嗳气纳呆
御制平安丸		中和胃止痛、降逆止呕、消食导滞		偏于胃痛属于湿浊阻于中焦者，亦适用于晕车晕船的恶心呕吐	胃脘胸膈痞满胀痛、腹胀厌食、大便溏泄

四、胃热炽盛

黄连上清丸（片、胶囊、颗粒）

【处方组成】黄连、连翘、防风、白芷、菊花、酒大黄、桔梗、石膏、甘草、栀子（姜制）、炒蔓荆子、荆芥穗、黄芩、薄荷、黄柏（酒炒）、川芎、旋覆花。

【功能主治】散风清热、泻火止痛。主治风热上攻、肺胃热盛证。症见脘腹饱胀疼痛、头晕目眩、暴发火眼、牙齿疼痛、口舌生疮、咽喉肿痛、耳痛耳鸣、大便秘结、小便短赤、舌红苔黄、脉浮数或滑数。

【现代药理】具有解热、抗炎、泻下、镇痛、抗菌等作用。

【临床应用】浅表性胃炎、糜烂性胃炎、萎缩性胃炎、功能性消化不良。临床以脘腹胀痛、口干咽痛、便秘为特征症状。

【用药特征】本成药重在清热泻火，兼能疏风解毒。用药偏于寒凉，具有辛凉苦寒并用，上中下三焦并清，清泻结合的特点。适用于风热明显，肺胃热盛者。

【用法用量】口服。①丸：水丸或水蜜丸一次3～6g，小蜜丸一次6～12g（30～60丸），大蜜丸一次1～2丸，一日2次。②片：一次6片，一日2次。③胶囊：一次2粒，一日2次。④颗粒：一次1袋，一日2次。

【使用注意】孕妇忌服。脾胃虚寒者禁用。妊娠与哺乳期慎用。忌服辛辣刺激等食物。

【不良反应】偶见腹泻或伴轻度腹痛。偶见急性肝损害。

【规格贮藏】①水丸：6g/袋；密封。水蜜丸：3g/40丸；密封。小蜜丸：2g/10丸；密封。大蜜丸：6g/丸。密封。②片：0.3g/片。密封。③胶囊：0.3g/粒。密封。④颗粒：2g/袋。密封。

芄龙胶囊

【处方组成】龙胆总苷。

【功能主治】清肝泄热。主治肝胃郁热证。症见胃脘饱胀、脘部烧灼、两胁疼痛、口干口苦、嗳气、纳差、嘈杂泛酸、目赤肿痛、舌红苔薄黄脉弦数。

【现代药理】具有促进胃肠运动、镇痛、镇静等作用。

【临床应用】功能性消化不良。临床以胃脘饱胀、脘部烧灼、口干口苦为特征症状。

【用药特征】本成药长于清热燥湿、泻肝火。用药苦寒，具有肝胃同治的特点。适用于胃痛属于肝胃郁热明显者。

【用法用量】口服。一次2粒，一日3次。4周为一疗程。

【使用注意】孕妇慎用。脾胃虚寒者忌服。忌辛辣刺激性食物。

【不良反应】偶见恶心、呕吐、食欲不振、腹痛、轻度腹泻。

【规格贮藏】80mg/粒（龙胆苦苷）。密闭，置阴凉干燥处。

智托洁白丸

【组成】寒水石、渣驯、诃子、矮紫堇、藏木香、蜂蜜、兔儿草。

【功能主治】清胃热、制酸、止咳。主治胃热证（"培根木布"）。症见胃热痛、呕吐酸水、胸痛、咳嗽音哑、呼吸不畅食欲不振、舌淡苔薄、脉弦。

【现代药理】具有解除胃肠平滑肌痉挛、抗幽门螺旋杆菌、抗炎、制酸、保护胃黏膜作用。

【临床应用】慢性胃炎。临床以泛酸、胃脘疼痛、胀痛、食滞不化者为特征症状。

【用药特征】本成药重在清胃热，兼具制酸止痛、收敛止咳作用。用药具有正邪兼顾、寒温并用、行气与收敛结合的特点。适用于胃脘痛属于胃热者。亦可用于肺胃有热的咳嗽。

【用法用量】口服。一次2丸，一日3次。捣碎后服用。

【使用注意】孕妇禁用。慢性结肠炎、溃疡性结肠炎便脓血等慢性病史者，患泄泻后应在医师指导下使用。感冒发热者慎用。服药期间忌食生冷、辛辣油腻之物。

【规格贮藏】1.4g/丸。密闭，置阴凉干燥处。

寒水石二十一味散

【处方组成】寒水石（凉制）、石榴、沙棘、五灵脂、砂仁、荜茇、紫花地丁、木鳖子（制）、牛黄、连翘、香青兰、土木香、芫荽果、蓝盆花、瞿麦、酸梨干、木香、降香、麦冬、诃子、栀子。

【功能主治】活血祛瘀、健胃消食、制酸止痛、愈溃疡。主治胃热蕴盛证（"培根木布"）。症见嗳气吞酸、胸烧背痛、呕吐酸水、舌淡苔腻、脉滑。

【现代药理】尚未检索到本成药相关药理资料。

【临床应用】慢性胃炎。临床以胸烧背痛、呕吐酸水、大便干燥为特征症状。

【用药特征】本成药长于清胃热，兼有疏肝行气、健脾和胃、收敛制酸。用药具有寒热并用、肝胃同治的特点。适用于胃脘痛属于胃热兼有气滞血瘀者。

【用法用量】口服。一次2～3g，一日3次。

【使用注意】孕妇禁用。脾胃虚寒者慎用。忌食生冷、辛辣油腻之物。

【规格贮藏】2g/袋。密封。

达立通颗粒

【处方组成】柴胡、木香、清半夏、焦山楂、鸡屎藤、延胡索、枳实、陈皮、蒲公英、焦槟榔、党参、神曲（炒）。

【功能主治】清热解郁、和胃降逆、通利消滞。主治肝胃郁热证。症见胃脘胀满、两胁胀痛、嗳气、纳差、胃中灼热、嘈杂泛酸、口干口苦、舌红苔薄黄脉弦数。

【现代药理】具有促进胃酸和胃蛋白酶分泌、促进胃肠运动、镇痛、抗炎等作用。

【临床应用】运动障碍型功能性消化不良。临床以胃脘胀满、胁痛口苦、胃中灼热、口干口苦为特征症状。

【用药特征】本成药重在舒肝和胃、清热消滞，兼能开结除痞、健脾消食。用药辛散温通，具有寒热并用、肝胃同治的特点。适用于胃脘实痞属于肝胃郁热者。

【用法用量】口服。温开水冲服，一次1袋，一日3次。饭前服用。

【使用注意】孕妇慎用。儿童、哺乳期妇女、年老体弱者慎用。脾虚便溏者慎用。胃寒痛者不适用。饮食宜清淡易消化，慎食辛辣肥腻之物。

【不良反应】个别患者服药后出现腹痛、腹泻、呕吐、皮疹。

【规格贮藏】6g/袋。密封，置干燥处。

增生平片

【处方组成】山豆根、拳参、北败酱、夏枯草、白鲜皮、黄药子。

【功能主治】清热解毒、化瘀散结。主治热瘀内结证。症见呃逆、进食吞咽不利、口干口苦、咽痛咽燥、便干舌暗、脉弦滑。

【现代药理】具有抑制致癌物质所诱发的食管上皮增生、增强免疫功能等作用。

【临床应用】食管上皮增生、贲门上皮增生。临床以呃逆、进食吞咽不利、口干便干为特征症状。

【用药特征】本成药重在清热解毒，软坚散结，兼能凉血止痛。用药苦寒，清热散结作用明显。适用于热瘀互结所致的噎膈、胃痛。

【用法用量】口服。一次8片，一日2次。疗程6个月。或遵医嘱。

【使用注意】肝功能异常、素体虚寒者及孕妇忌服。定期复查肝功能。忌食辛辣。

【不良反应】少数患者可出现大便次数增多、恶心、皮疹。

【规格贮藏】0.3g/片。密闭，防潮。

附：胃热炽盛中成药特点比较

中成药名	功效		临床治疗主症		
	共同点	独有功效	相同主治	独有主治	主治自身特点
黄连上清丸（片、胶囊、颗粒）	清热和胃，制酸止痛	疏风解毒	主治湿热内蕴所致胃热胃痛之症，症见胃脘疼痛，有灼热感，嗳气返酸，食欲不振，大便秘结，小便短赤，舌苔厚腻或黄腻，脉数	风热明显，肺胃热盛者	脘腹胀痛、口干咽痛、便秘
芄龙胶囊		泻肝火		肝胃郁热明显者	胃脘饱胀、脘部烧灼、口干口苦
智托洁白丸		行气，止咳		肺胃有热者	泛酸、胃脘疼痛、胀痛、食滞不化
寒水石二十一味散		疏肝行气，健脾和胃		兼有气滞血瘀者	胸烧背痛、呕吐酸水、大便干燥
达立通颗粒		行气解郁，和胃降逆，通利消滞		胃脘实痞属于肝胃郁热者	胃脘胀满、胁痛口苦、胃中灼热、口干
增生平片		清热解毒、化瘀散结		偏于热瘀互结所致的噎膈、胃痛	呃逆、进食吞咽不利、口干便干

五、食滞伤胃

六味安消胶囊（散、片）

【处方组成】藏木香、大黄、山柰、北寒水石（煅）、诃子、碱花。

【功能主治】和胃健脾、消积导滞、活血止痛。主治

脾胃积滞证。症见胃脘不适、或大便干结难解、腹胀腹痛、嗳腐吞酸、或吐不消化食物、吐食或矢气后痛减、或见口臭而渴、心烦、大便臭秽或溏薄或秘结、苔厚腻、脉滑实；或见经前或经期小腹胀痛、拒按、经量少或经行不畅、经色紫暗或夹有血块、或伴有胸胁乳房胀痛、舌紫暗或有瘀点、脉弦或弦涩。

【现代药理】具有促进胃肠运动、保护胃肠细胞黏膜、抗菌、解痉、镇痛等作用。

【临床应用】急慢性胃炎、胃食管反流病、便秘型肠易激综合征、功能性消化不良、习惯性便秘、原发性痛经。临床以胃脘胀痛不适、吐食或矢气后痛减为特征症状。

【用药特征】本成药长于行气消积、泻火活血，兼能健脾和胃。用药具有寒热并用，消导结合，达引邪下行，邪去则正安的作用。适用于积滞血瘀引起的胃脘疼痛者。

【用法用量】①胶囊：口服。一次3~6粒，一日2~3次。②散：一次1.5~3g，一日2~3次。③片：一次3~6片，一日2~3次。

【使用注意】小儿、孕妇忌服。脾胃虚寒的胃痛、便秘及热结血瘀痛经者慎用。妇女月经期、妊娠期应慎用。久病体虚的胃痛患者不宜。高血压、心脏病、肾脏病、浮肿患者慎用。饮食宜清淡，忌食辛辣油腻之品，戒烟酒。

【不良反应】对本品敏感或体弱患者服用后可出现大便次数增多或轻微腹泻。

【规格贮藏】①胶囊：0.5g/粒。密闭，防潮。②散：18g/袋。密闭，防潮。③片：0.51g/片。密闭，防潮。

胃力片（胶囊）

【处方组成】木香、半夏（姜制）、大黄、龙胆、枳实（制）。

【功能主治】行气止痛、通腑导滞、和胃利胆。主治痰食阻滞证。症见胃脘疼痛、痛窜两胁、痞满呕吐、食欲不振、烦急易怒、口干口苦、大便秘结、舌苔黄燥、脉滑有力。

【现代药理】具有促进胃肠运动、镇痛等作用。

【临床应用】急性胃炎、胆囊炎。临床以胃脘两胁疼痛、胀满呕吐、不欲饮食为特征症状。

【用药特征】本成药偏于清泻行气，化痰燥湿。用药辛香湿通，兼有苦寒清泻。适用于痰食阻滞兼有热象较明显之证者。

【用法用量】①片：口服。一次2~3片，一日3次。②胶囊：口服。一次2~3粒，一日3次。

【使用注意】孕妇禁服。虚寒性胃痛、寒湿阻滞胁痛、冷积便秘者慎用。忌食辛辣香燥之品，宜食清淡易消化之品。

【规格贮藏】①片：0.6g/片。密封，置于阴凉干燥处（不超过20℃）。②胶囊：0.45g/粒。密封，置于阴凉干燥处（不超过20℃）。

槟榔四消丸（片）

【处方组成】槟榔、牵牛子（炒）、大黄（酒炒）、香附（醋制）、猪牙皂（炒）、五灵脂（醋炒）。

【功能主治】消食导滞、行气泻水。主治宿食痰阻证。症见胃脘疼痛、脘腹胀满、纳差食少、嗳气吞酸、大便秘结、舌苔厚腻、脉弦而滑。

【现代药理】具有促进胃肠运动、解痉、抗炎、抗菌等作用。

【临床应用】消化不良。临床以脘腹胀痛、嗳气吞酸、大便秘结为特征症状。

【用药特征】本成药重在消食导积、行气利水，兼具祛痰行滞、活血的作用。用药消导为主，理气行气止痛为辅，适用于胃痛属宿食兼痰饮之证者。

【用法用量】①大蜜丸：口服。一次1丸；一日2次。②水丸：口服。一次6g，一日2次。③片：口服。一次5片，一日2~3次。

【使用注意】儿童、孕妇禁服。肝肾功能不全者禁用。脾胃虚寒胃痛、大便冷秘者慎用。体弱者慎用。不宜过量、久服。宜食清淡易消化之品，忌食生冷寒滑黏腻食物。

【不良反应】极个别患者可见血尿。

【规格贮藏】①大蜜丸：9g/丸。密封，防潮。②水丸：6g/袋；密封，防潮。③片：0.6/g片。密封，防潮。

越鞠保和丸

【处方组成】香附（醋制）、木香、槟榔、六神曲（麸炒）、苍术、川芎、栀子（姜制）。

【功能主治】疏肝解郁、开胃消食。主治气食郁滞证。症见脘腹胀痛、倒饱嘈杂、厌恶饮食、餐后胀甚、恶心呕吐、吐后症轻、嗳气腐酸臭、纳呆食少、大便不调、舌苔白腻、脉弦滑。

【现代药理】具有促进胃肠推进、提高胃蛋白酶活性、镇痛等作用。

【临床应用】急性胃炎、功能性消化不良。临床以脘腹胀痛、厌食、嗳腐酸臭为特征症状。

【用药特征】本成药长于解郁消滞，兼能疏肝行气活血，燥湿消导。用药以理气行滞为主，适用于胃痛属于气滞食滞者。

【用法用量】口服。一次6g，一日1～2次。

【使用注意】孕妇慎用。湿热中阻、肝胃火郁胃痛、痞满者慎用。不可久服。忌食生冷硬黏难消化食物。

【规格贮藏】水丸，6g/袋。密封，防潮。

开胸顺气丸

【处方组成】槟榔、厚朴（姜炙）、牵牛子（炒）、木香、三棱（醋炙）、莪术（醋炙）、猪牙皂、陈皮。

【功能主治】消积化滞、行气止痛。主治气郁食滞证。症见胃脘饱满疼痛、嗳腐吞酸、食欲不振、胸胁胀满、吐后缓解、嗳气呕恶、食少纳呆、矢气酸臭、苔白厚腻、脉沉弦滑。

【现代药理】具有兴奋胃肠道平滑肌、促进消化腺分泌、抑菌、助消化等作用。

【临床应用】胃炎、消化不良、急性胃肠炎。临床以胸胁胀满、胃脘饱闷胀痛、嗳腐吞酸、食欲不振为特征症状。

【用药特征】本成药重在行气利水、活血止痛兼能健脾化湿。用药辛香苦温，调理气机为主，兼有活血作用，其导滞消食作用较明显。适用于胃痛属于食积气滞兼有血瘀者。

【用法用量】口服。一次3～9g，一日1～2次。

【使用注意】孕妇禁用。年老体弱者慎用。脾胃虚弱者慎用。忌食生冷油腻难消化食物。

【规格贮藏】60g/瓶；24g/瓶。密封，防潮。

沉香化滞丸

【处方组成】沉香、大黄、牵牛子（炒）、枳实（炒）、青皮、香附（制）、山楂（炒）、木香、枳壳（炒）、厚朴（制）、陈皮、砂仁、三棱（制）、莪术（制）、五灵脂（制）。

【功能主治】理气化滞。主治食积气滞证。症见脘腹胀痛、胀闷不舒、恶心欲吐、吐后痛减、厌恶饮食、矢气酸臭、大便不畅、舌苔厚腻、脉滑有力。

【现代药理】具有解痉、促进肠蠕动、促进胃液分泌、提高胃蛋白酶活性等作用。

【临床应用】急性胃肠炎、消化不良。临床以脘腹胀痛、恶心欲吐、厌恶饮食、矢气酸臭为特征症状。

【用药特征】本成药偏于行气导滞，兼具消食化积止痛。用药以调畅气机为主，破气逐瘀驱邪外出。适用于胃痛属于食积，气滞明显者。

【用法用量】口服。一次6g，一日2次。

【使用注意】孕妇禁服。功能性子宫出血或平素月经量多者不宜服用。年老体弱及大便溏泻者不宜。胃痛、腹痛属脾胃虚寒者慎用。饮食宜清淡，忌生冷、辛辣厚味及难以消化的食物。

【规格贮藏】0.6g/10粒。密封。

附：食滞伤胃中成药特点比较

中成药名	功效		临床治疗主症		
	共同点	独有功效	相同主治	独有主治	主治自身特点
六味安消胶囊（散、片）	消食和胃	和胃健脾，行气泻火，活血	主治脾胃积滞证。症见胃脘不适、或大便干结难解、腹胀腹痛、嗳腐吞酸、苔厚腻、脉滑实，或脉弦或弦涩	偏于积滞血瘀者	胃脘胀痛不适、拒按舌暗
胃力片（胶囊）		清泻行气，化痰燥湿		痰食阻滞兼有热象较明显之证者	胃脘两胁疼痛、胀满呕吐、不欲饮食
槟榔四消丸（片）		消食导滞，行气泻水		宿食兼痰饮之证者	脘腹胀痛、嗳气吞酸、大便秘结
越鞠保和丸		疏肝行气活血，燥湿消导		偏于气食郁滞者	脘腹胀痛、厌食、嗳腐酸臭

续表

中成药名	功效		临床治疗主症		
	共同点	独有功效	相同主治	独有主治	主治自身特点
开胸顺气丸	消食和胃	利水，活血	主治脾胃积滞证。症见胃脘不适、或大便干结难解、腹胀腹痛、嗳腐吞酸、苔厚腻、脉滑实，或脉弦或弦涩	食积气滞兼有血瘀者	胸胁胀满、胃脘饱闷胀痛、嗳腐吞酸、食欲不振
沉香化滞丸		理气化滞		用于食积，气滞明显者	脘腹胀痛，吐后或矢气后痛减

六、胃弱食滞

健胃片

【处方组分】炒山楂、炒六神曲、炒麦芽、焦槟榔、醋鸡内金、苍术（制）、草豆蔻、陈皮、生姜、柴胡、白芍、川楝子、醋延胡索、甘草浸膏。

【功能主治】健胃止痛。主治胃弱食滞证。症见胃脘胀痛、胸胁痞满、嘈杂食少、嗳气口臭、大便不调、舌淡苔白脉弦。

【现代药理】具有促进胃肠运动、镇痛等作用。

【临床应用】急性胃炎、慢性胃炎、功能性消化不良。临床以胃痛痞满、纳差口臭为特征症状。

【用药特征】本成药重在健胃化食，兼能舒肝和胃、理气止痛。用药辛甘为主，渐消缓散，具有消积行气兼顾的特点。适用于胃痛属于脾胃虚弱、饮食停滞者。

【用法用量】口服。一次6片，一日3次。

【使用注意】孕妇及哺乳期妇女慎用。不宜久服。忌情绪激动或生闷气。忌食生冷油腻及不易消化食物。

【规格贮藏】0.3g/片。密封，置阴凉干燥处。

七、湿热中阻

枫蓼肠胃康片

【组成】牛耳枫、辣蓼。

【功能主治】理气健胃、除湿化滞。主治湿热困脾证。症见脘腹疼痛、腹泻腹胀、腹满拒按、嗳腐吞酸、泄

泻臭秽、舌苔厚腻或黄腻、苔黄脉数。

【现代药理】具有抑制胃酸和胃液分泌、抑制回肠收缩幅度和频率、拮抗实验性胃炎等作用。

【临床应用】急性胃肠炎、消化不良症。临床以胃胀热痛、腹痛腹泻、大便臭秽为特征症状。

【用药特征】本成药长于清热除湿，健脾理气。用药理气除湿兼顾，适用于胃脘痛属于中运不健、气滞湿困者。

【用法用量】口服。一次4~6片，一日3次。

【使用注意】孕妇慎用。忌生冷、油腻食物。

【规格贮藏】0.24g/片。密封。

三九胃泰胶囊（颗粒）

【组成】三桠苦、九里香、两面针、木香、黄芩、茯苓、地黄、白芍、滑石。

【功能主治】清热燥湿、行气活血、柔肝止痛、理气健脾。主治湿热内蕴证。症见脘腹隐痛或饱胀、夜间较甚、饱胀反酸、恶心呕吐、嘈杂纳减、舌苔黄腻或舌质暗红有瘀点、脉弦滑或涩。

【现代药理】具有抗溃疡、调节胃肠运动、抑制胃蛋白酶、增强免疫功能等作用。

【临床应用】浅表性胃炎、糜烂性胃炎、萎缩性胃炎、功能性消化不良。临床以脘腹隐痛、饱胀反酸、恶心呕吐、纳减嘈杂为特征症状。

【用药特征】本成药重在清热燥湿，兼能行气活血，柔肝止痛，理气健脾。用药偏于苦温，兼以辛行甘温，具有肝脾同治，气血并调的特点。适用于湿热内

蕴所致的胃痛者。

【用法用量】①胶囊：口服。一次2～4粒，一日2次。②颗粒：口服。一次1袋，一日2次。

【使用注意】孕妇慎用。虚寒性胃痛及寒凝血瘀胃痛者慎用。忌绪激动或生闷气。忌食油腻生冷难消化食物。

【不良反应】偶见鼻塞流涕、面部潮红、皮肤瘙痒、皮疹。

【规格贮藏】①胶囊：0.5g/粒。密封。②颗粒：20g/袋。2.5g/袋（无蔗糖）。密封。

金胃泰胶囊

【组成】大红袍、鸡屎藤、管仲、金荞麦、黄连、砂仁、延胡索、木香。

【功能主治】行气活血、和胃止痛。主治肝胃气滞、湿热瘀阻证。症见胃脘疼痛、脘闷嗳气、泛酸嘈杂、食欲不振、大便秘结、小便短赤、舌苔厚腻或黄腻、脉数。

【现代药理】尚未检索到本成药相关的药理资料。

【临床应用】急性胃肠炎、慢性胃肠炎、胃溃疡、十二指肠溃疡、慢性结肠炎。临床以胃脘闷痛、嗳气泛酸、便秘为特征症状。

【用药特征】本成药长于行气活血，兼能清热祛湿、疏肝和胃。用药具有肝胃同治、湿瘀兼顾的特点。适用于湿热兼有气滞血瘀所致的胃脘疼痛者。

【用法用量】口服。一次3粒，一日3次。

【使用注意】孕妇慎用。忌食酒、酸、冷、辛辣及不易消化食物。

【规格贮藏】0.3g/粒。密封。

附：湿热中阻中成药特点比较

中成药名	功效		临床治疗主症		
	共同点	独有功效	相同主治	独有主治	主治自身特点
枫蓼肠胃康片	清热和胃，制酸止痛	理气健胃，除湿化滞	主治湿热内蕴证。症见胃脘疼痛，有灼热感，嗳气返酸，食欲不振，大便秘结，小便短赤，舌苔厚腻或黄腻，脉数	中运不健、气滞湿困者	腹痛腹泻、腹满拒按、嗳腐吞酸，泄泻臭秽
三九胃泰胶囊（颗粒）		燥湿，行气活血，柔肝止痛		偏于肝郁者	脘腹隐痛、饱胀反酸、恶心呕吐、纳减嘈杂
金胃泰胶囊		行气活血		兼有气滞血瘀者	胃脘疼痛，胃酸过多，脘闷嗳气

八、肝胃气滞

玫瑰花口服液（糖膏）

【处方组成】玫瑰花。

【功能主治】舒心爽神、健胃止痛。主治肝郁津滞证。症见胃痛呕吐、胁闷腹胀、心慌气短、心烦健忘、便秘食少、神疲乏力、舌淡苔薄、脉细弦。

【现代药理】尚未检索到本成药相关的药理资料。

【临床应用】胃炎、心律失常。临床以胃脘胁腹胀痛、心慌气短、心烦健忘、食少神疲为特征症状。

【用药特征】本成药长于理气解郁、化湿和中、活血散瘀，兼能舒心爽神。用药辛、甘、微温，具有肝胃同治、气津并调的特点。适用于胃脘疼痛属于肝郁津滞者。

【用法用量】①口服液：口服。每次10ml，每日3次。②糖膏：口服，一次20g，一日3次。

【使用注意】糖尿病患者不宜服用。孕妇、小儿、年老体弱者应在医师指导下服用。不宜久服。忌酒及辛辣食物。

【规格贮藏】①口服液：10ml/支。密封，置阴凉干燥处（不超过20℃）。②糖膏：400g/瓶。密封，置阴凉干燥处（不超过20℃）。

胃苏颗粒

【处方组分】紫苏梗、香附、陈皮、香橼、佛手、枳壳、槟榔、鸡内金（制）。

【功能主治】理气消胀、和胃止痛。主治肝胃气滞证。症见胃脘胀痛、窜及两胁、得嗳气或矢气则舒、情绪郁怒则加重、胸闷食少、排便不畅、舌苔薄白，脉弦。

【现代药理】具有抑制胃液分泌、降低胃液酸度、抑制胃蛋白酶活性、抗溃疡等作用。

【临床应用】慢性胃炎。临床以胃脘两胁胀痛、嗳气或矢气则缓、怒则加重为特征症状。

【用药特征】本成药重在行气消胀，兼能消食导滞，燥湿行气。用药辛香散气，行气消滞结合，适用于胃脘痛属于肝胃气滞、肝胃不和者。

【用法用量】口服。一次1袋，一日3次。15天为一个疗程。

【使用注意】孕妇忌服。有糖型糖尿病患者应在医师指导下服用。常规用量效果不明显时，可在医师指导下增加剂量。保持情绪稳定，切勿恼怒。用适量开水冲服，搅拌至全溶后服用。少吃生冷及油腻难消化的食物。

【不良反应】偶有口干，嘈杂。

【规格贮藏】5g/袋（无糖型）；15g/袋。密封。

气痛丸

【处方组成】木香、煅赤石脂、朱砂粉、甘草、枳实（炒）。

【功能主治】行气止痛、健胃消滞。主治气机阻滞证。症见脘腹胀痛、嗳气、纳差、大便泄泻、舌淡苔白脉细。

【现代药理】尚未检索到本成药相关药理资料。

【临床应用】急性胃肠炎、慢性胃肠炎、慢性结肠炎。临床以脘腹胀痛、纳差、便稀为特征症状。

【用药特征】本成药行气破气止痛，兼能收敛调中。用药辛香散气兼有酸涩收敛、甘温调中，其行气止泻作用较明显，适用于胃脘胀痛属于气滞明显者。

【用法用量】口服。一次1袋，一日1~2次。

【使用注意】孕妇慎用。不宜长期服用。忌生冷、油腻食物。

【规格贮藏】3.4g/袋。密闭，防潮。

六味木香胶囊（散）

【处方组成】木香、栀子、石榴皮、闹羊花、豆蔻、荜茇。

【功能主治】开郁行气、止痛。主治中焦气滞证。症见胃脘痞满疼痛、吞酸嘈杂、嗳气呕吐、腹胀腹痛、大便不爽、舌淡苔薄、脉细弦。

【现代药理】具有抗炎、镇痛、抗溃疡等作用。

【临床应用】急性胃炎、慢性胃炎、消化性溃疡。临床以胃脘痞满疼痛、腹痛、嗳气呕吐为特征症状。

【用药特征】本成药以理气为主，兼能温中散寒，和胃止痛、涩肠止泻。用药具有寒温并用的特点。适用于气滞中焦所致的胃痛。

【用法用量】①胶囊：口服。一次4~6粒，一日1~2次。②散：口服。一次2~3g，一日1~2次。

【使用注意】孕妇、哺乳期妇女禁用。本品含闹羊花，不宜多服、久服。规定的服用量内，分次用温开水吞服为宜。忌愤怒、忧郁，保持心情舒畅。忌生冷、辛辣食物。

【规格贮藏】①胶囊：0.42g/粒。密封。②散：15g/袋。密封。

气滞胃痛颗粒（片、胶囊）

【处方组成】柴胡、香附（炙）、白芍、延胡索（炙）、枳壳、炙甘草。

【功能主治】舒肝理气、和胃止痛。主治肝郁气滞证。症见胸痞胀满、胃脘疼痛、痛窜胁背、气怒痛重、嗳气纳少、大便不畅、舌红苔白或黄、脉弦。

【现代药理】具有抗胃溃疡、抑制胃酸分泌、调节胃肠运动、镇痛等作用。

【临床应用】胃炎、功能性消化不良、胃切除术后综合征。临床以胃脘痛牵扯胁背、气怒加重为特征症状。

【用药特征】本成药长于行气止痛，柔肝止痛，兼能活血。用药辛香散气活血，肝胃同治。适用于胃痛属于肝郁气滞者。

【用法用量】①颗粒：开水冲服。一次5g，一日3次。②片：口服。一次6片，一日3次。③胶囊：口服。一次4粒，一日3次。

【使用注意】孕妇慎用。忌愤怒、忧郁，保持心情舒畅。饮食宜清淡、忌酒及辛辣、生冷、油腻食物。

【规格贮藏】①颗粒：5g/袋。密封。②片：0.25g/片。密封。③胶囊：0.4g/粒。密封。

蒲元和胃胶囊

【处方组成】延胡索、香附、乳香（制）、蒲公英、白矾（煅）、甘草。

【功能主治】疏肝和胃、行气止痛。主治肝胃气滞证。症见胃脘胀痛、嗳气泛酸、烦躁易怒、胁胀、苔白、脉弦。

【现代药理】具有抗幽门螺杆菌、抑制胃酸分泌、保护胃黏膜、促进溃疡面修复再生的作用。

【临床应用】急性胃炎、慢性胃炎、功能性消化不良、胃溃疡、十二指肠溃疡、反流性食管炎。临床以胃脘胁肋胀痛、嗳气泛酸、烦躁易怒为特征症状。

【用药特征】本成药以行气和胃止痛为主，兼能活血收敛。用药具有寒热并用，散敛结合，气血同治的特点。适用于胃脘痛属肝胃气滞证者。

【用法用量】口服。饭后半小时服用，一次4粒，一日3次。

【使用注意】孕妇、哺乳期妇女慎用。脾胃阴虚者不宜。忌食生冷、油腻、不易消化食物。

【不良反应】偶见恶心、口干、腹胀、便秘。

【规格贮藏】0.25g/粒。密封，防潮。

舒肝顺气丸

【处方组分】厚朴、川芎、香附（醋制）、白芍、柴胡、枳实（炒）、郁金、佛手、木香、陈皮、甘草、延胡索（醋炙）、马兰草。

【功能主治】舒肝、理气、止痛。主治肝郁气滞证。症见两胁胀满、胃脘刺痛、呕逆嘈杂、嗳气泛酸、舌淡、苔白、脉弦。

【现代药理】具有调节胃肠运动、抗炎等作用。

【临床应用】慢性胃炎。临床以胃脘胀痛、嗳气吞酸为特征症状。

【用药特征】本成药重在理气止痛，兼能柔肝活血。用药以辛温行气为主。适用于胃脘痛属于肝郁气滞明显者。

【用法用量】口服。一次1丸，一日2~3次。

【使用注意】孕妇禁用。糖尿病患者禁用。不宜连续久服。忌酸涩、辛辣食物。

【规格贮藏】9g/丸。密封。

沉香化气丸

【处方组分】沉香、香附（醋制）、木香、陈皮、六神曲（炒）、炒麦芽、广藿香、砂仁、莪术（醋制）、甘草。

【功能主治】理气疏肝、消积和胃。主治肝胃气滞证。症见胃脘胀痛、胸胁胀满、痛连两胁、遇烦恼则作或痛甚、心烦易怒、善太息、嗳气、矢气则痛舒、胸闷、大便不畅、舌苔薄白、脉弦。

【现代药理】具有促进胃肠运动、抗胃溃疡、抑制胃酸分泌、抗炎、镇痛等作用。

【临床应用】慢性胃炎。临床以胃脘胸胁胀满疼痛、怒则痛甚、嗳气泛酸为特征症状。

【用药特征】本成药重在行气，兼能和胃消积、醒脾化湿。用药具有辛香散气，以消为主的特点。适用于胃痛属于气滞明显者。

【用法用量】口服。每次3~6g，一日2次。

【使用注意】孕妇慎用。忌愤怒、忧郁，保持心情舒畅。饮食宜清淡，忌酒及辛辣、生冷、油腻食物。

【规格贮藏】60g/瓶；6g/袋。密封。

调胃舒肝丸

【处方组分】香附（醋炙）、青皮（醋炙）、陈皮、枳壳（麸炒）、木香、厚朴（姜炙）、豆蔻仁、砂仁、柴胡（醋炙）、片姜黄、郁金、山楂（炒）、甘草。

【功能主治】舒肝和胃、解郁止痛。主治肝胃气滞证。症见胃脘刺痛、两胁胀满、嗳气吞酸、饮食无味、餐后饱胀、舌淡苔白、脉弦。

【现代药理】具有抗溃疡、调节胃肠运动、保肝利胆、抗炎等作用。

【临床应用】胃炎、功能性消化不良。临床以胃脘两胁胀满刺痛、嗳气吞酸、饮食无味为特征症状。

【用药特征】本成药长于行气解郁，调和肝脾，兼能和胃止痛、活血定痛。用药偏于温燥，具有肝脾同治、气血兼顾的特点。适用于胃脘疼痛属于脾胃不和，肝气不舒者。

【用法用量】口服。一次1丸，一日3次。

【使用注意】孕妇忌服。不宜久服。忌情绪激动或生闷气。忌食生冷、油腻、不易消化食物。

【规格贮藏】9g/丸。密封。

沉香舒气丸

【处方组分】木香、砂仁、沉香、青皮（醋炙）、厚朴（姜炙）、香附（醋炙）、乌药、枳壳（去瓤麸炒）、草果仁、豆蔻、片姜黄、郁金、延胡索（醋炙）、五灵脂（醋炙）、柴胡、山楂（炒）、槟榔、甘草。

【功能主治】舒气化郁、和胃止痛。主治肝郁气滞、肝胃不和证。症见胃脘胀痛、两胁胀满疼痛或刺痛、恼怒加重、烦躁易怒、呕吐吞酸、呃逆嗳气、倒饱嘈杂、不思饮食、饮食无味、舌苔黄、舌质红或见瘀斑、脉弦。

【现代药理】具有调节胃肠运动、抗溃疡、抗菌、抗炎、镇痛等作用。

【临床应用】急性胃炎、慢性胃炎、胃溃疡、十二指肠溃疡、慢性肝炎、慢性胆囊炎、肋间神经痛、胃神经官能症、消化不良。临床以胃脘连两胁胀痛、怒则痛甚、善叹息、呕吐吞酸、呃逆嗳气为特征症状。

【用药特征】本成药重在疏肝行气、解郁活血、和胃止痛。用药辛行苦降疏散，以理气为主，兼能和胃，具有肝胃同治的特点。适用于胃痛属于肝郁气滞，肝气犯胃，肝胃不和者。

【用法用量】口服。一次2丸，一日2~3次。

【使用注意】孕妇慎用。忌情绪激动或生闷气。忌食生冷、油腻、不易消化性食物。

【规格贮藏】3g/丸。密闭，防潮。

利膈丸

【处方组成】炒莱菔子、酒大黄、山楂、砂仁、醋青皮、麸炒麦芽、陈皮、广藿香、甘草、槟榔、姜厚朴、六神曲（炒）、桔梗、麸炒枳壳、木香、麸炒苍术、草果仁。

【功能主治】宽胸利膈、消积止痛。主治气滞不舒证。症见胸膈胀满、脘腹疼痛、停饮、嗳气、纳差、大便泄泻、舌淡苔白脉细。

【现代药理】尚未检索到本成药相关药理资料。

【临床应用】急性胃肠炎、慢性胃肠炎、慢性结肠炎。临床以胸膈脘腹胀痛、不欲饮食、停饮便溏为特征症状。

【用药特征】本成药重在行气破积、燥湿消食、宽胸。用药具有消导合用，辛香散气为主的特点，兼能渐消缓散。适用于胃痛属于气滞为主，兼有食积证。

【用法用量】口服。一次1丸，一日2~3次。

【使用注意】孕妇忌服。不宜久服。忌生冷、辛辣、油腻食物。

【规格贮藏】9g/丸。密封。

附：肝胃气滞中成药特点比较

中成药名	功效		临床治疗主症		
	共同点	独有功效	相同主治	独有主治	主治自身特点
玫瑰花口服液（糖膏）	疏肝和胃、行气止痛	舒心爽神、健胃	主治肝胃气滞证。症见胃脘胀痛、窜及两胁、得嗳气或矢气则舒、情绪郁怒则加重、胸闷食少、排便不畅、舌苔薄白，脉弦	偏于胃脘疼痛属于肝郁津滞者	胃脘胁腹胀痛、心慌气短、心烦健忘、食少神疲
胃苏颗粒		理气消胀，和胃		偏于气滞食积者	胃脘两胁胀痛、嗳气或矢气则缓、怒则加重
气痛丸		健胃消滞		偏于气滞者	脘腹胀痛、纳差、泻下
六味木香胶囊（散）		开郁行气		偏于气滞中焦所致的胃痛	胃脘痞满疼痛、腹痛、嗳气呕吐
气滞胃痛颗粒（片、胶囊）		疏肝理气		偏于肝郁气滞者	胃脘痛牵扯胁背、气怒加重
蒲元和胃胶囊		祛腐生新		属肝胃气滞证者	胃脘胀痛、嗳气泛酸、烦躁易怒、胁胀

续表

中成药名	功效		临床治疗主症		
	共同点	独有功效	相同主治	独有主治	主治自身特点
舒肝顺气丸	疏肝和胃、行气止痛	理气	主治肝胃气滞证。症见胃脘胀痛、窜及两胁、得嗳气或矢气则舒、情绪郁怒则加重、胸闷食少、排便不畅、舌苔薄白，脉弦	属肝郁气滞明显者	胃脘胀痛、嗳气吞酸
沉香化气丸		理气疏肝，消积和胃		气滞明显者	胃脘胸胁胀满疼痛、怒则痛甚、嗳气泛酸
调胃舒肝丸		解郁止痛		偏于肝气不舒者	胃脘两胁胀满疼痛、嗳气吞酸、饮食无味
沉香舒气丸		舒气化郁		偏于肝郁气滞者	胃脘连两胁胀痛、怒则痛甚、善叹息、呕吐吞酸、呃逆嗳气
利膈丸		宽胸利膈消积止痛		气滞为主，兼有食积证者	胸膈脘腹胀痛、不欲饮食、停饮

九、脾虚气滞

枳术丸（颗粒）

【处方组成】枳实（炒）、麸炒白术。

【功能主治】健脾消食、行气化湿。主治脾胃虚弱、气机阻滞证。症见食少不化、脘腹痞满、不思饮食、舌淡苔白、脉缓。

【现代药理】具有调节胃肠功能、保肝、增加免疫功能、抗应激的作用。

【临床应用】功能性消化不良、胃下垂、胃肠神经官能症、慢性胃炎。临床以脘腹痞满、不思饮食为特征症状。

【用药特征】本成药重在健脾化湿，兼能行气消痞。用药以健脾化湿为主，行气消痞为辅。适用于脾胃虚弱兼有气滞所致的胃痞者。

【用法用量】①丸：口服。一次6g，一日2次。②颗粒：开水冲服。一次1袋，一日3次；或遵医嘱。1周为一疗程。

【使用注意】孕妇、糖尿病患者禁用。饮食宜清淡，忌食辛辣、生冷、油腻食物。

【规格贮藏】①丸：6g/袋。密封，置于阴凉处。②颗粒：6g/袋。密封。

香砂枳术丸

【处方组成】白术（麸炒）、木香、砂仁、枳实（麸炒）。

【功能主治】健脾开胃、行气消痞。主治脾虚气滞证。症见脘腹痞闷、食欲不振、大便溏软、舌淡苔白、脉虚缓。

【现代药理】具有调节胃肠功能、增加免疫功能等作用。

【临床应用】功能性消化不良、慢性浅表性胃炎。临床以脘腹痞闷、食欲不振、大便溏软为特征症状。

【用药特征】本成药重在行气消积、健脾燥湿。用药甘温补益与辛香行气化湿兼顾，其行气消痞作用较强。适用于脾胃虚弱兼食积气滞所致的胃脘痞满、疼痛者。

【用法用量】口服。一次10g，一日2次，空腹温开水送服。

【使用注意】胃脘灼热，便秘口苦者不适用。饮食宜清淡，忌酒及辛辣、生冷、油腻食物。

【规格贮藏】10g/袋。密封。

枳术宽中胶囊

【处方组成】白术（炒）、枳实、柴胡、山楂。

【功能主治】健脾和胃、理气消痞。主治脾虚气滞证。症见胃脘痞满、呕吐反胃、纳呆反酸、舌淡苔白、脉缓。

【现代药理】具有促进胃肠运动、增加胃液总酸度和胃蛋白酶活性、镇痛等作用。

【临床应用】功能性消化不良、胃肠炎。临床以胃闷、

嗳气吞酸、纳呆为特征症状。

【用药特征】本成药长于理气消痞，兼能健脾和胃、化浊消滞。用药具有消补结合、肝胃同治的特点。适用于脾虚气滞兼有食积所致的胃痞者。

【用法用量】口服。一次3粒，一日3次。2周为一疗程。

【使用注意】孕妇慎用。宜饭前服用，忌生冷、难消化食物。

【不良反应】偶见胃痛或大便次数增多。

【规格贮藏】0.43g/粒。密封，置阴凉干燥处。

胃脘舒颗粒

【处方组成】党参、白芍、山楂、陈皮、延胡索（醋制）、甘草。

【功能主治】益气阴、健脾胃、消痞满。主治脾虚气滞证。症见胃脘痞满、胃痛隐隐、时作时休、喜暖喜按、嗳气纳差、食少纳呆、食后腹胀、嗳气频作、肢体乏力、舌淡红苔白、脉沉细或虚弦。

【现代药理】具有镇痛、抗溃疡等作用。

【临床应用】慢性胃炎、萎缩性胃炎、胃溃疡、十二指肠溃疡。临床以胃脘痞满、嗳气纳差、时有隐痛为特征症状。

【用药特征】本成药重在健脾益气，理气消痞，兼能酸甘化阴。用药偏于温热，具有气阴兼顾的特点。适用于脾虚气滞、气阴不足所致的胃脘痞满胀痛者。

【用法用量】开水冲服。一次7g，一日2次；或遵医嘱。

【使用注意】孕妇、哺乳期妇女慎用。糖尿病患者慎用。外感时不宜服用。忌情绪激动或生闷气。忌食生冷、油腻、不易消化食物。

【规格贮藏】7g/袋。密封，置干燥处。

健脾丸（糖浆、颗粒）

【处方组成】党参、白术（炒）、陈皮、枳实（炒）、山楂（炒）、麦芽（炒）。

【功能主治】健脾开胃。主治脾虚气滞证。症见胃脘部胀满疼痛、大便溏薄、完谷不化、嗳腐吞酸、矢气频频、饮食减少、食后脘闷不舒、神疲倦怠、舌淡苔

白或少、脉细或虚弱。

【现代药理】具有抗菌、抗胃溃疡、促进消化液分泌等作用。

【临床应用】功能性消化不良、慢性胃炎、胃溃疡、十二指肠溃疡、慢性肠炎、慢性结肠炎、结核。临床以胃脘胀痛、食少便溏为特征症状。

【用药特征】本成药重在补气健脾，理气消食。用药重在温补，兼能行气破气。适用于脾胃虚弱、气机阻滞所致的胃脘疼痛者。

【用法用量】①丸：口服。一次1丸，一日2次；小儿酌减。②浓缩丸：口服。一次8丸，一日3次。③糖浆：口服。一次10～15ml，一日2次。④颗粒：开水冲服。一次14g，一日2次；小儿酌减。

【使用注意】孕妇、哺乳期妇女慎用。湿热内蕴所致胃痛、痞满、泄泻者慎用。忌油腻、生冷及不易消化食物。

【规格贮藏】①丸：9g/丸。密封。②浓缩丸：3g/8丸。密封。③糖浆：10ml/支。密封。④颗粒：14g/袋。密封。

养胃颗粒

【处方组成】党参、炙黄芪、山药、陈皮、香附、白芍、乌梅、甘草。

【功能主治】养胃健脾、理气和中。主治脾虚气滞证。症见胃脘胀痛、隐隐作痛、或痛连两胁、遇劳累或烦恼后发作或加重、嗳气食少、倦怠乏力、大便不畅或溏薄、舌淡苔白、脉细弱或弦。

【现代药理】具有抗慢性胃炎、抗胃溃疡、松弛平滑肌等作用。

【临床应用】慢性萎缩性胃炎。临床以胃脘胀痛、嗳气不舒、纳呆食少、神疲乏力为特征症状。

【用药特征】本成药重在益气健脾、养胃和中、兼能理气养阴。用药重在甘温补益，兼有辛温，佐以酸平，具有肝胃同治的特点。适用于胃脘痛属于脾虚气滞者。

【用法用量】开水冲服。一次1袋，一日3次。

【使用注意】胃脘灼热嘈杂、吞酸者及胃阴不足胃痛者忌用。注意饮食规律，一般30天为一疗程。忌食生冷、油腻、不易消化及刺激性食物；戒烟酒。

【规格贮藏】15g/袋；5g/袋（无蔗糖）。密封。

胃尔宁片

【处方组成】党参、厚朴、木香、天花粉、法半夏、海螵蛸、马钱子粉。

【功能主治】健脾化湿、理气止痛。主治脾虚气滞证。症见胃脘胀痛、嗳气吞酸、纳差乏力、舌淡苔白、脉沉细滑。

【现代药理】具有抗萎缩性胃炎、抗溃疡、抑制肠运动、镇痛等作用。

【临床应用】慢性胃炎、萎缩性胃炎。临床以胃脘胀痛、嗳气吞酸、纳差乏力为特征症状。

【用药特征】本成药重在健脾化湿、理气止痛、兼能制酸止痛。用药重在辛香散气，兼有燥湿制酸，其止痛作用明显。用药具有寒温并用，以温为主的特点。适用于胃脘疼痛属于脾虚气滞兼有痰湿者。

【用法用量】口服。一次4片，第一周每日4次，第二周起每日3次，疗程8周。

【使用注意】孕妇、20岁以下青少年及儿童禁服。心动过缓、偏头痛者慎用。肝肾功能不良、过敏体质、高血压患者、老年患者慎用。运动员慎用。本品为含马钱子制剂，临床应注意士的宁毒性，需在医生指导下使用。如出现头晕、头痛、恶心、抽搐等反应，应立即停用。服药两周后，应停药2~3天再服。忌生冷、辛辣食物。

【不良反应】高血压患者服药后可见心电图改变。偶可头晕、头痛、恶心、抽搐、兴奋反应。

【规格贮藏】0.32g/片。密封，防潮。

香砂六君丸（合剂、片）

【处方组成】党参、白术（炒）、茯苓、陈皮、木香、砂仁、半夏（制）、炙甘草。

【功能主治】益气健脾、和胃。主治脾虚气滞证。症见胃脘不适、疼痛胀闷、胸胁胀满、嗳腐吞酸、劳累或受凉后发作或加重、泛吐清水、神疲乏力、胸闷嗳气、食少纳呆、大便溏泄、舌淡苔白、脉细弱。

【现代药理】具有保护胃黏膜、调节胃肠运动、降血脂、抗氧化等作用。

【临床应用】急性胃炎、慢性胃炎、胃溃疡、十二指肠溃疡。临床以脘腹胀满、消化不良、嗳气食少、大便溏泄为特征症状。

【用药特征】本成药重在健脾和胃，兼能理气、燥湿化痰。用药重在甘温补益，兼有辛香行气，具有脾胃兼顾，燥湿行气并用的特点。适用于脾胃虚弱兼痰湿中滞所致的胃脘疼痛者。

【用法用量】①水丸：口服。一次6~9g，一日2~3次。②浓缩丸：口服。一次12丸，一日3次。③合剂：口服。一次10~15ml，一日3次。用时摇匀。④片：口服。一次4~6片，一日2~3次。

【使用注意】孕妇忌用。不适用于急性胃肠炎。忌食生冷、油腻、不易消化食物。

【规格贮藏】①水丸：60g/瓶。②浓缩丸：3g/8丸。密封。③合剂：100ml/瓶。密封。④片：0.46g/片。密封。

香砂养胃丸
（浓缩丸、颗粒、片、胶囊、软胶囊）

【处方组成】白术、木香、砂仁、豆蔻（去壳）、广藿香、陈皮、厚朴（姜制）、香附（醋制）、茯苓、枳实（炒）、半夏（制）、甘草。

【功能主治】温中和胃。主治胃阳不足、湿阻气滞证。症见胃痛痞满、胃痛隐隐、脘闷不舒、呕吐酸水、嘈杂不适、不思饮食、四肢倦怠、舌淡苔白脉细。

【现代药理】具有抗胃溃疡、促进胃液分泌、镇痛、调节胃肠运动等作用。

【临床应用】慢性浅表性胃炎、萎缩性胃炎、功能性消化不良。临床以胃脘满闷、呕吐酸水、不思饮食为特征症状。

【用药特征】本成药重在温中燥湿、健脾和胃，兼能疏畅气机。用药甘温补益，辛香行气，甘淡祛湿，偏于温燥。适用于胃阳不足、湿阻气滞所致的胃痛、痞满者。

【用法用量】①丸：口服。一次9g，一日2次。②浓缩丸：口服。一次8丸，一日3次。③颗粒：开水冲服。一次5g，一日2次。④片：口服。一次4~8片，一日2次。⑤胶囊：口服。一次3粒，一日3次。⑥软胶囊：口服。一次3粒，一日3次。

【使用注意】胃痛症见胃部灼热，隐隐作痛，口干舌燥者不宜服用本药。宜用温开水送服。忌生冷油腻食物。

【规格贮藏】①丸：9g/丸。密封。②浓缩丸：3g/8丸。密封。③颗粒：5g/袋。密封。④片：0.6g/片。密封。⑤胶囊：0.5g/粒。密封。⑥软胶囊：0.5g/粒。密封。

胃立康片

【处方组成】广藿香、六神曲（麸炒）、白术、猪苓、麦芽、苍术、木香、茯苓、厚朴（姜汁制）、泽泻、清半夏、人参、豆蔻、吴茱萸（制）、陈皮、甘草。

【功能主治】健胃和中、顺气化滞。主治脾胃气滞证。症见胃脘胀闷疼痛、倒饱嘈杂、呕吐胀满、肠鸣泻下、舌淡苔白、脉细。

【现代药理】尚未检索到本成药相关的药理资料。

【临床应用】功能性消化不良、慢性胃炎、胃溃疡、十二指肠溃疡。临床以胃脘胀闷疼痛、嗳气嘈杂为特征症状。

【用药特征】本成药重在健脾益气、消食化滞、兼能行气和胃、燥湿。用药具有攻补兼施的特点。适用于脾虚气滞所致的胃痛者。

【用法用量】口服。一次4片，一日2次。

【使用注意】孕妇禁用。哺乳期妇女慎用。感冒发热者慎用。不宜同时服用藜芦、五灵脂、皂荚或其制剂；不宜喝茶和吃萝卜，以免影响药效。有

慢性结肠炎，溃疡性结肠炎便脓血者等慢性病史者，患泄泻后应在医师指导下使用。忌食生冷、辛辣油腻之物。

【规格贮藏】0.3g/片。密封。

健胃消炎颗粒

【处方组成】党参、茯苓、白术（麸炒）、大黄、白芍、丹参、赤芍、川楝子、白及、木香、乌梅、青黛。

【功能主治】健脾和胃、理气活血。主治脾胃不和兼有气滞证。症见上腹疼痛、痞满纳差、嗳气吞酸、舌淡苔白、脉细。

【现代药理】尚未检索到本成药相关的药理资料。

【临床应用】慢性胃炎。临床以胃脘上腹疼痛、嗳气则舒、痞满纳差为特征症状。

【用药特征】本成药重在补脾活血，兼能行气止痛、清热凉血。用药具有寒热并用，攻补兼施的特点。适用于胃脘疼痛属于脾胃不和、气滞血瘀兼有热象者。

【用法用量】饭前开水冲服。一次20g，一日3次。

【使用注意】孕妇忌服。小儿、老年体弱及糖尿病患者慎用。忌食生冷、油腻、不易消化食物。

【规格贮藏】10g/袋。密封。

附：脾虚气滞中成药特点比较

中成药名	功效		临床治疗主症		
	共同点	独有功效	相同主治	独有主治	主治自身特点
枳术丸（颗粒）	健脾和胃、行气止痛	健脾消食，行气化湿	主治脾虚气滞证。症见胃脘胀痛或隐痛、呃逆嗳气、呕吐酸水、舌淡苔白、脉细	偏于脾胃虚弱所致的胃痞者	脾胃虚弱，食少不化，脘腹痞满，不思饮食，舌淡苔白，脉缓
香砂枳术丸		健脾开胃，行气消痞		偏于脾胃虚弱兼食积气滞所致的胃脘痞满、疼痛	脾虚气滞，脘腹痞闷，食欲不振，大便溏软，舌淡苔白，脉虚缓
枳术宽中胶囊		健脾和胃、理气消痞		偏于脾虚气滞兼有食积所致的胃痞者	胃闷、嗳气吞酸、纳呆为特征症状
胃脘舒颗粒		益气阴，健脾胃，消痞满		偏于脾虚气滞者	胃脘痞满隐痛、气短乏力
健脾丸（糖浆、颗粒）		健脾开胃		偏于脾胃虚弱、气机阻滞所致的胃脘疼痛者	胃脘胀痛、食少便溏

续表

中成药名	功效		临床治疗主症		
	共同点	独有功效	相同主治	独有主治	主治自身特点
养胃颗粒	健脾和胃、行气止痛	养胃健脾，理气和中	主治脾虚气滞证。症见胃脘胀痛或隐痛、呃逆嗳气、呕吐酸水、舌淡苔白、脉细	偏于胃脘痛属于脾虚气滞者	胃脘胀痛、嗳气不舒、纳呆食少、神疲乏力
胃尔宁片		健脾化湿，理气止痛		偏于胃脘疼痛属于脾虚气滞兼有痰湿者	胃脘胀痛、嗳气吞酸、纳差乏力
香砂六君丸（合剂、片）		益气健脾，和胃		偏于脾胃虚弱兼痰湿中滞所致的胃脘疼痛者	脘腹胀满、消化不良、嗳气食少、大便溏泄
香砂养胃丸（浓缩丸、颗粒、片、胶囊、软胶囊）		温中和胃		偏于胃阳不足、湿阻气滞所致的胃痛、痞满者	胃脘满闷、呕吐酸水、不思饮食
胃立康片		健胃和中、顺气化滞		偏于中焦气滞所致的胃痛者	胃脘胀闷疼痛、嗳气嘈杂
健胃消炎颗粒		健脾和胃、理气活血		偏于胃脘疼痛属于脾胃不和、气滞血瘀兼有热象者	胃脘上腹疼痛、嗳气则舒、痞满纳差

十、肝胃不和

金红片

【处方组成】川楝子、延胡索（醋制）、红花八角叶、木香。

【功能主治】疏肝解郁、理气活血、和胃止痛。主治肝胃不和证。症见胃脘胀痛、攻窜两肋、吞酸嗳气、舌淡苔白、脉弦。

【现代药理】具有抑制胃排空、抑制胃液分泌、抑制胃蛋白酶分泌、抗炎、镇痛等作用。

【临床应用】慢性浅表性胃炎。临床以胃脘胀痛、吞酸嗳气为特征症状。

【用药特征】本成药重在疏肝和胃、行气止痛，兼以活血止痛。用药以辛温行气为主，苦寒燥湿为辅，寒热并用。适用于胃脘疼痛属于肝胃不和，以气滞明显者。

【用法用量】口服。一次5片，一日3次。疗程30天。

【使用注意】孕妇慎用。饮食宜清淡，忌酒及辛辣、生冷、油腻食物。

【规格贮藏】0.45g/片。密封。置阴凉干燥处（不超过20℃）。

猴头健胃灵胶囊

【组分】猴头菌培养物浸膏、香附（制）、白芍、延胡索（制）、海螵蛸、炙甘草。

【功效主治】舒肝和胃、理气止痛。主治肝胃不和证。症见胃脘疼痛、痛及两胁，疼痛以闷痛、胀痛为主，胃脘嘈杂、恶心、呕吐吞酸、纳呆食少、舌质红、脉弦。

【现代药理】具有促进溃疡愈合、保护胃黏膜、抗菌、抗炎、镇痛等作用。

【临床应用】慢性胃炎。临床以胃脘胁肋胀痛、呕吐吞酸为特征症状。

【用药特征】本成药长于健胃和中、疏肝理气、兼能

制酸止痛。用药具有补消结合、散涩并用的特点。适用于胃脘疼痛属于肝胃不和者。

【用法用量】口服。一次4粒，一日3次；或遵医嘱。

【使用注意】儿童、孕妇、哺乳期妇女、年老体弱者慎用。高血压、心脏病、肝病、糖尿病、肾病等慢性病严重者应在医生指导下服用。忌愤怒、忧郁，保持心情舒畅。饮食宜清淡，忌酒及辛辣、生冷、油腻食物。

【不良反应】偶见皮疹。

【规格贮藏】0.34g/粒。密封。

元胡胃舒胶囊

【处方组成】阿魏、海螵蛸、鸡内金（炒）、决明子、木香、延胡索（醋制）、香附（醋制）、黄酒。

【功能主治】舒肝和胃、制酸止痛。主治肝胃不和证。症见胃痛、痞满、纳差、反酸、恶心、呕吐、舌淡、苔白、脉弦。

【现代药理】尚未检索到本成药相关的药理资料。

【临床应用】胃溃疡、胃炎、十二指肠溃疡。临床以胃脘刺痛牵连两胁、纳呆反酸为特征症状。

【用药特征】本成药行气疏肝为主，兼能制酸止痛。用药偏燥，行气止痛作用强，兼具消食、收敛。适用于胃脘痛属于肝胃不和、偏寒者。

【用法用量】口服。一次2~4粒，一日3次。

【使用注意】孕妇禁用。胃阴虚者不宜用。忌情绪激动及生闷气。饮食宜清淡，忌烟、酒及辛辣、生冷、油腻食物。

【规格贮藏】0.3g/粒。密封。

活胃散（胶囊）

【处方组成】砂仁、小茴香、肉桂、红曲、大黄、滑石粉、薄荷油、碳酸氢钠、酒石酸、碳酸镁。

【功能主治】理气和胃、降逆止呕。主治肝郁气逆、肝胃不和证。症见胸胁胀满、胃脘疼痛、气逆嘈杂、呕吐吞酸、舌淡苔白脉弦。

【现代药理】尚未检索到本成药相关的药理资料。

【临床应用】胃炎、消化不良。临床以胃脘胁肋胀满疼痛、气逆嘈杂、呕吐泛酸为特征症状。

【用药特征】本成药为中西药合用制剂。重在降逆和胃，理气止痛，兼有化食、制酸的作用。用药偏于温燥，具有行气导滞合用的特点。适用于胃脘痛属于肝胃不和，胃气上逆偏寒者。

【用法用量】①散：口服。一次1g，一日2次。②胶囊：口服。一次4粒，一日2次。

【使用注意】孕妇禁用。胃阴虚者不宜用。忌气恼。饮食宜清淡，忌食辛辣、生冷、油腻食物。

【规格贮藏】①散：75g/瓶。密封，置阴凉干燥处。②胶囊：0.25g/瓶。密封，置阴凉干燥处。

舒肝健胃丸

【处方组分】柴胡（醋制）、香附（醋制）、香橼、槟榔、牵牛子（炒）、青皮（醋炒）、陈皮、枳壳、厚朴（姜制）、檀香、豆蔻、延胡索（醋炒）、白芍（麸炒）、鸡内金（炒）、五灵脂（醋制）、滑石、桃胶。

【功能主治】疏肝开郁、导滞和中。主治肝胃不和证。症见胃脘胀痛、胸胁满闷、呕吐吞酸、腹胀便秘、舌淡苔白腻、脉弦。

【现代药理】具有调节胃肠运动、抗炎、镇痛、抗溃疡等作用。

【临床应用】胃炎、胃溃疡、十二指肠溃疡、功能性消化不良。临床以胃脘胸胁胀痛、嗳气吞酸、腹胀便秘为特征症状。

【用药特征】本成药重在舒肝健胃、理气消积，兼能导滞止痛。用药偏于辛香行气，具有升降并有，消导结合的特点。适用于胃脘疼痛属于肝胃不和偏气滞明显者。

【用法用量】口服。一次3~6g，一日3次。

【使用注意】孕妇禁用。小儿、年老体弱者不宜。忌情绪激动或生闷气。忌食生冷、油腻、不易消化食物。

【规格贮藏】3g/袋。密闭，防潮。

舒肝和胃丸

【处方组分】香附（醋制）、白芍、佛手、木香、郁金、白术（炒）、陈皮、柴胡、广藿香、炙甘草、莱菔子、槟榔（炒焦）、乌药。

【功能主治】舒肝解郁、和胃止痛。主治肝胃不和证。症见胃脘胀痛、窜及两胁、嗳气呕恶、胸胁满闷、吞酸嘈杂、情志不畅则加重、心烦易怒、喜叹息、食欲不振、大便不畅、苔腻、脉沉弦者。

【现代药理】具有调节胃肠运动、解痉、镇痛、利胆等作用。

【临床应用】慢性胃炎、反流性食管炎、消化性溃疡、胆囊炎、消化不良。临床以胃脘胁肋胀痛、情志不畅则痛甚、食欲不振、呃逆呕吐、大便不调为特征症状。

【用药特征】本成药重在行气止痛、疏肝和胃，兼以健脾化湿消食。用药辛香行气，芳香开郁，具有消补兼顾，以消为主的特点。适用于胃脘痛属于肝胃不和，湿阻气滞者。

【用法用量】口服。一次2丸，一日2次。

【使用注意】孕妇忌用。儿童、哺乳期妇女慎用。肝胃火郁所致胃痛、痞满者慎用。保持心情舒畅，忌气恼，忧郁。饮食宜清淡，忌辛辣、生冷、油腻食物。

【规格贮藏】9g/袋。密封。

舒肝丸（片、散、颗粒）

【处方组分】川楝子、延胡索（醋制）、白芍（酒炒）、片姜黄、木香、沉香、豆蔻仁、砂仁、厚朴（姜制）、陈皮、枳壳（炒）、茯苓、朱砂。

【功能主治】舒肝和胃、理气止痛。主治肝胃不和证。症见胃脘胀满疼痛、窜及两胁、胸闷气短、嗳气呕恶、食欲不振、呃逆呕吐、大便失调、苔腻或薄黄、脉沉弦者。

【现代药理】具有促进胃肠运动、抑制胃酸分泌、镇痛、抗炎等作用。

【临床应用】胃炎、消化性溃疡、胆囊炎、肋间神经痛。临床以两胁疼痛、胸腹胀闷、嘈杂呕吐、嗳气泛酸为特征症状。

【用药特征】本成药长于疏肝理气、和胃止痛、兼能健脾和中、化湿、镇惊。用药具有肝脾同调、疏补结合、升降相宜、燥湿相济的特点。适用于肝气犯胃兼有脾虚湿困者。

【用法用量】①丸：口服。一次1丸，一日2~3次。②片：口服。一次4片，一日2次。③散：口服。一次10g，一日2次。④颗粒：口服。一次1袋，一日2次。温开水或生姜汤送服。

【使用注意】孕妇慎用。本品处方中含朱砂，不宜过量久服。肝肾功能不全者慎用。忌情绪激动或生闷气。忌食生冷、油腻、不易消化食物。

【规格贮藏】①丸：6g/丸。密封。②片：0.6g/片。密封。③散：10g/袋。密封。④颗粒：3g/袋。密封。

胃得安片（胶囊）

【处方组分】白术、苍术、茯苓、姜半夏、陈皮（制）、香附（制）、木香、厚朴、草豆蔻、绿衣枳实、槟榔、干姜、山姜子、海螵蛸、莱菔子、神曲、麦芽、紫河车、川芎、瓜蒌、泽泻、黄芩、黄柏、马兰草、甘草。

【功能主治】和胃止痛，主治肝胃不和证。症见胃脘痞满疼痛、腹胀、嗳气，或嘈杂不舒、纳呆食少、呕恶反酸、大便不调、舌质淡红、苔厚腻、脉细滑或濡。

【现代药理】具有镇痛、抗菌、抗炎、保护胃黏膜等作用。

【临床应用】胃炎、胃溃疡、反流性胃炎。临床以胃脘疼痛、呕恶反酸纳呆腹胀为特征症状。

【用药特征】本成药重在疏肝行气，健脾和胃，兼能清热燥湿，消食导滞，制酸止痛。用药具有寒热并用，消补结合的特点。适用于胃痛属于肝胃不和，气滞食积化热明显者。

【用法用量】①片：口服。一次5片，一日3~4次。②胶囊：口服。一次2~3粒，一日3~4次。

【使用注意】孕妇慎用。不适用于剧烈胃痛、呕吐、黑便者。脾胃阴虚及胃火炽盛胃痛、痞满者慎用。禁烟酒，忌食生冷、油煎（炸）食物及酸辣调味品。

【规格贮藏】①片：0.46g/片。密封。②胶囊：0.275g/粒。密封。

木香分气丸

【处方组分】木香、香附（醋炙）、厚朴（姜炙）、枳实、豆蔻、砂仁、广藿香、甘松、陈皮、檀香、槟榔、莪术（醋炙）、山楂（炒）、丁香、白术（麸炒）、甘草。

【功能主治】宽胸消胀、理气止呕。主治肝郁气滞、脾胃不和证。症见胸膈痞闷、两胁胀满、胃脘疼痛、倒饱嘈杂、恶心呕吐、嗳气吞酸、食欲不振、大便不爽、矢气频作、舌苔厚腻、脉弦滑。

【现代药理】具有调节胃肠运动、抗炎、镇痛等作用。

【临床应用】急性胃炎、慢性胃炎、功能性消化不良。临床以胸膈两胁痞闷满、胃脘疼痛、倒饱嘈杂、恶心呕吐为特征症状。

【用药特征】本成药重在行气消胀，宽胸理气，兼能醒脾化湿，温中消食。用药辛香散气，兼以辛温散寒，甘温益气，具有消补并用的特点。适用于胃痛属于肝郁气滞，脾胃不和者。

【用法用量】口服。一次6g，一日2次。

【使用注意】孕妇慎用。儿童、哺乳期妇女、年老体弱者应在医师指导下服用。饮食宜清淡，忌酒及辛辣、生冷、油腻食物。

【规格贮藏】6g/100丸。密封。

舒肝平胃丸

【处方组分】苍术、厚朴（姜炙）、枳壳（麸炒）、法半夏、陈皮、槟榔（炒焦）、炙甘草、生姜、大枣、生代赭石粉。

【功能主治】舒肝和胃、化湿导滞。主治肝胃不和、湿浊中阻证。症见胸胁胀满、胃脘痞塞疼痛、脘中灼热或灼痛、进食后加剧、痛连两胁、急躁易怒、嘈杂嗳气，呕吐酸水、大便不调、舌质红、苔黄腻、脉弦滑。

【现代药理】具有抗炎、镇痛、抗溃疡、调节胃肠运动、利胆等作用。

【临床应用】胃炎、胃溃疡、十二指肠溃疡。临床以胸胁胀满、胃脘痞塞疼痛、嘈杂嗳气、呕吐酸水、大便不调为特征症状。

【用药特征】本成药长于燥湿行气、和胃导滞，兼能健脾。用药偏于温燥，化湿行气之力强，并有降胃气的作用。适用于胃脘痛属于气滞湿阻者。

【用法用量】口服。一次4.5g，一日2次。

【使用注意】孕妇慎用。肝寒犯胃者慎用。忌情绪激动或生闷气。忌食生冷、油腻、不易消化食物。

【规格贮藏】6g/100粒。密封。

胃康灵胶囊（片、颗粒）

【处方组分】白芍、白及、三七、甘草、茯苓、延胡索、海螵蛸、颠茄浸膏。

【功能主治】柔肝和胃、散瘀止血、缓急止痛、去腐生新。主治肝胃不和、瘀血阻络证。症见胃脘疼痛、连及两胁、吐血或黑便、嗳气泛酸、舌红苔白或有瘀斑瘀点、脉弦或涩。

【现代药理】具有抗溃疡、解痉、抗炎、止血、镇痛等作用。

【临床应用】急性胃炎、慢性胃炎、胃溃疡、十二指肠溃疡、胃出血。临床以胃脘连及两胁疼痛、嗳气泛酸、吐血或便血为特征症状。

【用药特征】本成药长于止痛止血，兼能制酸收敛、活血止痛。用药偏于收涩，止痛作用强，兼有辛散活血作用，具有肝胃同治、气血并调的特点。适用于胃痛属于肝胃不和、瘀血阻络者。

【用法用量】①胶囊：口服。一次4粒，一日3次。饭后服用。②片：口服。一次4片，一日3次。饭后服用。③颗粒：口服。一次1袋，一日3次。饭后服用。

【使用注意】哺乳期妇女禁用。前列腺肥大、青光眼患者禁用。高血压、心脏病、反流性食管炎、胃肠道阻塞性疾患、甲状腺功能亢进、溃疡性结肠炎患者慎用。忌愤怒、忧郁，保持心情舒畅。饮食宜清淡，忌酒及辛辣、生冷、油腻食物。

【不良反应】可见口干、便秘、出汗减少、口鼻咽喉及皮肤干燥、视力模糊、排尿困难（老人）。

【规格贮藏】①胶囊：0.4g/粒。密封。②片：0.4g/片。密封。③颗粒：1.6g/袋。密封。密封。

附：肝胃不和中成药特点比较

中成药名	功效		临床治疗主症		
	共同点	独有功效	相同主治	独有主治	主治自身特点
金红片	疏肝、和胃、止痛	理气活血和胃	主治肝胃不和证。症见胃脘疼痛、呕吐反酸、纳食减少、连及两胁、胸闷嗳气、呃逆嘈杂、呕吐泛酸、纳食减少、每因烦恼郁怒而作、口苦咽干、舌苔薄白或薄腻，脉弦	偏于气滞者	胃脘胀痛、吞酸嗳气
猴头健胃灵胶囊		理气止痛		偏于气滞者	胃脘胁肋胀痛、呕吐吞酸
元胡胃舒胶囊		制酸止痛		胃脘痛属于肝胃不和、偏寒者	胃脘刺痛牵连两胁、纳呆反酸
活胃散（胶囊）		化食，降逆止呕		用于胃气上逆偏寒者	胃脘胁肋胀满疼痛、气逆嘈杂、呕吐泛酸
舒肝健胃丸		疏肝开郁，导滞和中		偏气滞明显者	胃脘胀痛，胸胁满闷，呕吐吞酸，腹胀便秘
舒肝丸（片、散、颗粒）		健脾和中，理气止痛		兼有脾虚湿困者	两胁疼痛、胸腹胀闷、嘈杂呕吐、嗳气泛酸
胃得安片（胶囊）		清热燥湿，消食		气滞食积化热明显者	胃脘疼痛、呕恶反酸
木香分气丸		宽胸消胀，理气止呕		用于肝郁气滞，脾胃不和者	胸膈两胁痞闷满、胃脘疼痛、倒饱嘈杂、恶心呕吐
舒肝和胃丸		疏肝解郁		偏于气滞者	两胁胃脘胀满疼痛、善叹息
舒肝平胃丸		化湿导滞		偏于气滞湿阻者	胸胁胀满、胃脘痞塞疼痛、嘈杂嗳气、呕吐酸水、大便不调
胃康灵胶囊（片、颗粒）		散瘀止血，缓急		兼有瘀血阻络者	胃脘连及两胁疼痛、吐血或便血

十一、肝火犯胃

戊己丸

【处方组分】黄连、白芍（炒）、吴茱萸（制）。

【功能主治】泻肝和胃、降逆止呕。主治肝火犯胃证。症见胃脘灼热疼痛、痛及两胁、多与情志有关、呕吐吞酸、口苦嘈杂、腹痛泄泻、或下利赤白、里急后重、滞下不爽、小便短赤、舌边尖红、舌苔黄或腻、脉弦或弦滑。

【现代药理】具有抗炎、镇痛、抗溃疡、调节胃肠运动等作用。

【临床应用】胃炎、胃溃疡、十二指肠溃疡。临床以胃脘灼热疼痛、口苦嘈杂、腹痛泄泻为特征症状。

【用药特征】本成药长于泻肝、降逆和胃，兼能柔肝止痛。用药具有清热与开郁并重，辛开苦降，肝胃同治的特点。适用于胃痛属肝火犯胃、肝胃不和者。

【用法用量】口服。一次3～6g，一日2次。

【使用注意】孕妇慎用。肝寒犯胃者慎用。忌情绪激动或生闷气。忌食生冷、油腻、不易消化食物。

【规格贮藏】60g/瓶。密封。

左金丸（胶囊、片）

【处方组分】黄连、吴茱萸。

【功能主治】泻火疏肝、和胃止痛。主治肝火犯胃证。症见脘胁疼痛、胁肋胀满、烦躁易怒、口干口苦、吞酸嘈杂、呕吐酸水、脘痞嗳气、不喜热饮、舌质红苔黄、脉弦或数。

【现代药理】具有镇痛、抗炎、抑菌等作用。

【临床应用】急性胃炎、慢性胃炎、胃溃疡、反流性食管炎。临床以脘胁胀痛、呕吐吞酸、口苦烦躁为特征症状。

【用药特征】本成药长于疏肝降逆、泻肝和胃、理气

止痛。用药具有肝胃并治，寒热并用、辛开苦降，制性存用的特点。适用于肝火犯胃所致的胃脘热痛者。

【用法用量】①丸：口服。一次3~6g，一日2次。②胶囊：一次2~4粒，一日2次。③片：一次5片，一日2次。

【使用注意】儿童、孕妇、哺乳期妇女慎用。脾胃虚寒者不适用。宜饭后服用。忌愤怒、忧郁，保持心情舒畅。饮食宜清淡，忌酒及辛辣、生冷、油腻食物。

【规格贮藏】①丸：6g/100粒。密封。②胶囊：0.35g/粒。密封。③片：0.40g/片。密封。

加味左金丸

【处方组分】黄连（姜炙）、吴茱萸（甘草炙）、柴胡、延胡索（醋炙）、木香、香附（醋炙）、枳壳（去瓤麸炒）、郁金、陈皮、青皮（醋炙）、黄芩、白芍、当归、甘草。

【功能主治】平肝降逆、疏郁止痛。主治肝火犯胃证。症见胸脘痞闷疼痛、进食后加剧、痛连两胁、脘中灼热或灼痛、烦躁易怒、嗳气呃逆、嘈杂吞酸、口干口苦、大便干、纳食减少、舌质红苔黄或薄腻、脉弦数。

【现代药理】具有保护胃黏膜等作用。

【临床应用】急性胃炎、胃溃疡、十二指肠溃疡。临床以胸脘痞闷、急躁易怒、嗳气吞酸、胃痛少食为特征症状。

【用药特征】本成药重在清泻肝火、平肝降逆、行气止痛。用药以疏肝行气为主，具有寒热并用的特点。适用于胃脘痛属肝火旺盛，胃气上逆者。

【用法用量】口服。一次6g，一日2次。

【使用注意】孕妇慎用。按照用法用量服用。小儿及年老体虚患者应在医师指导下服用。忌气怒，忌食辛辣食物。

【规格贮藏】6g/100粒。密封。

胃逆康胶囊

【处方组分】柴胡（醋）、白芍、黄连、法半夏、陈皮、枳实、川楝子、吴茱萸、莪术、瓦楞子（煅）、蒲公英、甘草。

【功能主治】疏肝泄热、和胃降逆、制酸止痛。主治肝胃不和郁热证。症见胸脘胁痛、嗳气呃逆、吐酸嘈杂、脘胀纳呆、口干口苦、舌淡苔白、脉弦。

【现代药理】具有促进胃肠运动、抗胃溃疡、抑制胃酸分泌、抗炎、镇痛等作用。

【临床应用】急性胃炎、慢性胃炎、反流性食管炎、胃溃疡、十二指肠溃疡、功能性消化不良。临床以胸脘胁痛、吐酸嘈杂、食少口干苦为特征症状。

【用药特征】本成药重在疏肝和胃、泻热降逆，兼能化食行气，制酸止痛、活血。用药具有辛开苦降、疏泻并用的特点，整体用药偏于寒性，适用于肝胃不和所致的胃痛兼有郁热者。

【用法用量】饭前口服。一次4粒，一日3次，1个月为一疗程。

【使用注意】孕妇禁用。脾虚便溏者慎用。胃寒疼痛者不宜。忌情绪激动及生闷气。忌酸甜及辛辣刺激性食物。

【不良反应】服药后偶见轻度腹泻。

【规格贮藏】0.4g/粒。密封。

附：肝火犯胃中成药特点比较

中成药名	功效		临床治疗主症		
	共同点	独有功效	相同主治	独有主治	主治自身特点
戊己丸	泻火疏肝、和胃止痛	降逆止呕	主治肝火犯胃证。症见胃脘灼热疼痛、痛及两胁、多与情志有关、呕吐吞酸、口苦嘈杂、腹痛泄泻、或下利赤白、里急后重，滞下不爽、小便短赤，舌边尖红、舌苔黄或腻，脉弦或弦滑	偏于胃痛属肝火犯胃、肝胃不和者	胃脘灼热疼痛、口苦嘈杂、腹痛泄泻
左金丸（胶囊、片）		泻火疏肝		肝火犯胃所致者	脘胁胀痛、呕吐吞酸、口苦烦躁
加味左金丸		平肝降逆，疏郁止痛		肝火旺盛，胃气上逆者	胸脘痞闷、急躁易怒、嗳气吞酸、胃痛少食
胃逆康胶囊		和胃降逆，制酸止痛		兼有郁热者	胸脘胁痛、吐酸嘈杂、食少口干苦

十二、气滞血瘀

元胡止痛片
（口服液、颗粒、胶囊、软胶囊、滴丸）

【处方组成】醋延胡索、白芷。

【功能主治】理气、活血、止痛。主治气滞血瘀证。症见胃痛、胁痛、头痛、痛经、痛有定处或拒按、或有针刺感、食后痛甚、血色红或紫暗、舌质紫暗、脉涩。

【现代药理】具有镇痛、镇静等作用。

【临床应用】胃炎、胃溃疡、血管性头痛、原发性痛经。临床以疼痛、痛有定处或拒按，或有针刺感为特征症状。

【用药特征】本成药行气活血止痛作用明显，用药偏于辛温，活血化瘀，行气止痛，适用于气滞血瘀所致的疼痛者。

【用法用量】①片：口服。一次4~6片，一日3次。②口服液：口服。一次10ml，一日3次。③颗粒：口服。一次1袋，一次3次。④胶囊：口服。一次4~6粒，一日3次。⑤软胶囊：口服。一次2粒，一日3次。⑥滴丸：口服。一次20~30丸，一日3次。或遵医嘱。

【使用注意】儿童、孕妇、哺乳期妇女、年老体弱者应在医师指导下服用。有出血性疾病或妇女月经期慎用。不宜用于虚证痛经。忌愤怒、忧郁、保持心情舒畅。饮食宜清淡，忌酒及辛辣、生冷、油腻食物。

【规格贮藏】①片：0.25g/片。密封。②口服液：10ml/支。密封。③颗粒：5g/袋。密封。④胶囊液：0.25g/粒。密封。⑤软胶囊：0.56g/粒。密封。⑥滴丸：0.5g/10丸。密封。

九气拈痛丸

【组成】香附（醋制）、木香、高良姜、陈皮、郁金、莪术（醋制）、延胡索（醋制）、槟榔、甘草、五灵脂（醋炒）。

【功能主治】理气、活血、止痛。主治气滞血瘀证。症见胃脘胀痛或刺痛、胀闷不舒、攻窜两胁、走窜不定、疼痛常与情志不畅有关、或经前或经期腹痛、拒按、或伴有胸胁乳房胀痛、舌质紫暗或有瘀斑、脉弦或涩。

【现代药理】尚未检索到本成药相关的药理资料。

【临床应用】胃炎、胃溃疡、痛经。临床以胃脘疼痛、情志不畅加重为特征症状。

【用药特征】本成药用药重在行气活血。用药偏温燥，其破气逐瘀，止痛作用较强。适用于偏于寒证的气滞血瘀型胃痛、痛经。

【用法用量】口服。一次1~1.5袋，一日2次。

【使用注意】孕妇禁用。胃热型胃痛忌用。饮食宜清淡，忌食生冷、辛辣、油腻之品，戒烟酒。

【规格贮藏】6g/袋。密封。

清胰利胆颗粒

【处方组成】牡蛎、姜黄、金银花、柴胡、大黄、延胡索（醋制）、牡丹皮、赤芍。

【功能主治】行气解郁、活血止痛、舒肝利胆、解毒通便。主治肝胆郁热、气滞血瘀证。症见脘腹胀满疼痛、胁肋疼痛、脘腹胀满、口苦呕恶、大便不畅、舌红苔黄腻、脉弦数。

【现代药理】具有降低血清胰淀粉酶、提高非特异性免疫功能、抗炎等作用。

【临床应用】急性胰腺炎、急性胃炎。临床以腹胁肋脘腹胀满疼痛、口苦恶心为特征症状。

【用药特征】本成药长于疏肝活血、清热凉血、解毒通便。用药具有寒热并用，清泻合用，行气活血与清肝凉血结合的特点。用药偏寒性，适用于胃痛属于肝胆郁热兼有气滞血瘀者。

【用法用量】开水冲服。一次10g，一日2~3次。

【使用注意】孕妇忌用。阴血不足胁痛、胃痛者慎用。忌食辛辣油腻之品，戒烟酒。

【规格贮藏】10g/袋。密封。

胃力康颗粒

【处方组成】柴胡（醋炙）、赤芍、木香、枳壳（麸炒）、莪术、大黄（酒炙）、丹参、延胡索、黄连、吴茱萸、党参、甘草。

【功能主治】行气活血、泄热和胃。主治气滞血瘀、肝胃郁热证。症见胃脘疼痛、状如针刺或刀割、痛有定处而拒按、或胃脘胀闷、嗳气吞酸、烦躁易怒、面色晦暗无华、唇暗、舌红或紫暗有瘀斑、脉涩或

弦滑。

【现代药理】具有抑制胃酸、增加胃黏膜血流量、镇痛、抗炎等作用。

【临床应用】慢性浅表性胃炎、消化性溃疡。临床以胃脘针刺或刀割样疼痛、情绪不畅为特征症状。

【用药特征】本成药长于活血化瘀，兼能清热祛瘀、健脾益气。用药辛散，兼有苦寒，甘温补益。具有寒温并用、辛开苦降、肝胃并治的特点。适用于兼有热证的气滞血瘀的胃痛者。

【用法用量】口服。一次10g，一日3次，6周为一个疗程，或遵医嘱。

【使用注意】孕妇慎用。脾虚便溏者慎服。饮食宜清淡，忌酒及辛辣、生冷、油腻食物。

【规格贮藏】10g/袋。密封。

附：气滞血瘀中成药特点比较

中成药名	功效		临床治疗主症		
	共同点	独有功效	相同主治	独有主治	主治自身特点
元胡止痛片（口服液、颗粒、胶囊、软胶囊、滴丸）	理气、活血、止痛	行气活血	用于气滞血瘀证。症见胃痛、脘腹胀痛、痛经、小肠疝气痛、胁痛、脘腹胀满、嗳气频作、呕吐酸水、吐血或便血、血色红或紫暗、舌质紫暗、脉涩	偏于气滞血瘀者	疼痛、痛有定处或拒按，或有针刺感
九气拈痛丸		温中行气，逐瘀止痛		偏于寒证的气滞血瘀者	胃脘疼痛、情志不畅加重
清胰利胆颗粒		行气解郁，舒肝利胆，解毒通便		肝胆郁热兼有气滞血瘀者	腹胁肋脘腹胀满疼痛、口苦恶心
胃力康颗粒		泄热和胃		兼有热证的气滞血瘀者	胃脘针刺或刀割样疼痛、情绪不畅

十三、阴虚失濡

胃乐新颗粒

【处方组成】猴头菌浸膏。

【功能主治】健胃补虚、养胃和中。主治胃阴不足证。症见胃脘隐痛、食少便溏、消化不良、便潜血、舌淡苔白、脉细。

【现代药理】具有抗溃疡、抗炎、抗肿瘤、保肝、增加免疫力、抗衰老、降血糖的作用。

【临床应用】慢性萎缩性胃炎、慢性浅表性胃炎、消化性胃溃疡、十二指肠球部溃疡、结肠炎、消化不良、神经衰弱、食道癌、胃癌、肠癌。临床以胃脘隐痛、气短乏力、食少便溏为特征症状。

【用药特征】本成药用药以单味药提取物制剂，重在健胃补虚、养胃和中。药性平和，适用于胃阴不足所致的胃痛轻症。

【用法用量】口服。一次5g，一日3次。

【使用注意】糖尿病患者慎用。忌情绪激动及生闷气。饮食宜清淡，忌烟、酒及辛辣、生冷、油腻食物。

【规格贮藏】5g/袋。密封。

养胃舒胶囊（颗粒、软胶囊）

【处方组成】党参、陈皮、黄精（蒸）、山药、玄参、乌梅、山楂、北沙参、干姜、菟丝子、白术（炒）。

【功能主治】滋阴养胃、调中行气。主治脾胃阴虚证。症见胃脘灼热胀痛、隐隐作痛、手足心热、口干、纳差、消瘦、舌淡红苔少、脉细。

【现代药理】具有抑菌、抗炎、镇痛、促进胃酸分泌、增强机体免疫功能等作用。

【临床应用】慢性萎缩性胃炎、慢性胃炎。临床以胃脘灼痛、五心烦热、口干消瘦为特征症状。

【用药特征】本成药重在滋阴养胃，兼能益气健脾、行气消食。用药重在扶正固本、同时调理中焦，具有脾胃兼顾、气阴并调、补消并用的特点。适用于胃脘

疼痛属于脾胃阴虚者。

【用法用量】①胶囊：口服。一次3粒，一日2次。②颗粒：开水冲服。一次1~2袋，一日2次。③软胶囊：口服。一次4粒，一日2次。

【使用注意】孕妇慎用。湿热胃痛证及重度胃痛应在医师指导下服用。忌食生冷、油腻、不易消化食物。

【规格贮藏】胶囊：0.4g/粒。密封。颗粒：10g/袋。密封。软胶囊：0.5g/袋。密封。

胃尔康片

【处方组成】党参、天花粉、乌梅、木香、山楂、五味子、马钱子粉。

【功能主治】益气养阴、和胃通络。主治脾胃阴虚证。症见胃脘灼痛、胃脘隐痛、嘈杂嗳气、口干纳少、食后胀满、舌红少苔、脉细。

【现代药理】具有抗实验性萎缩性胃炎、兴奋胃肠道等作用。

【临床应用】慢性浅表性胃炎、慢性萎缩性胃炎。临床以隐痛或灼痛、嘈杂嗳气、口干纳少为特征症状。

【用药特征】本成药重在滋补胃阴，兼有通络行气止痛，健脾消食作用。用药重在酸甘化阴、甘温补益、具有气阴双补，以养阴为主的特点。适用于胃脘疼痛属于脾胃阴虚者。

【用法用量】口服。一次3片，第一周每日4次，第二周起每日3次，疗程8周。

【使用注意】孕妇、儿童忌服。肝肾功能不良、过敏体质、高血压患者、老年患者慎用。本品为含马钱子制剂，临床应注意士的宁毒性，需在医生指导下使用。使用期间如出现头晕、头痛、恶心、抽搐等反应，应立即停用。忌辛辣香燥食物。

【不良反应】偶见荨麻疹、心动过缓、胃酸增多。

【规格贮藏】0.32g/片。密封，在干燥处保存。

胃安胶囊

【处方组成】石斛、黄柏、南沙参、山楂、枳壳（炒）、黄精、甘草、白芍。

【功能主治】养阴益胃、补脾消炎、行气止痛。主治肝胃阴虚、胃气不和证。症见胃脘隐痛、纳少嘈杂、咽干口燥、舌红少津、脉细。

【现代药理】尚未检索到本成药相关的药理资料。

【临床应用】慢性胃炎、萎缩性胃炎。临床以胃脘嘈杂、上腹隐痛、咽干口燥为特征症状。

【用药特征】本成药以益胃生津、滋阴清热为主，兼以行气消食、柔肝止痛、消食和胃。用药酸甘养阴，具有肝胃同治，脾胃同调的特点。适用于肝胃阴虚、胃气不和所致的胃痛。

【用法用量】口服。一次8粒；一次4粒，一日3次。饭后2小时服用。

【使用注意】脾胃阳虚者不宜。忌食生冷油腻不易消化食物。

【规格贮藏】0.25g/粒；0.5g/粒。密封，防潮。

附：阴虚失濡中成药特点比较

中成药名	功效		临床治疗主症		
	共同点	独有功效	相同主治	独有主治	主治自身特点
胃乐新颗粒	益气养阴，和胃止痛	健胃补虚、养胃和中	主治脾胃阴虚证。症见胃脘灼热胀痛、隐隐作痛、手足心热、嘈杂嗳气、口干纳少、食后胀满、舌红少苔、脉细	偏于胃阴不足所致的胃痛轻症	食少便溏、胃痛、消化不良、便潜血
养胃舒胶囊（颗粒、软胶囊）		养胃调中		偏于胃脘灼痛、五心烦热、口干消瘦	胃脘灼热胀痛、隐隐作痛、手足心热、口干、纳差、消瘦
胃尔康片		和胃通络		偏于胃脘疼痛属于脾胃阴虚者	胃脘灼痛、胃脘隐痛、嘈杂嗳气、口干纳少、食后胀满、舌红少苔
胃安胶囊		柔肝止痛		偏于肝胃阴虚、胃气不和所致的胃痛	胃脘隐痛、纳少嘈杂、咽干口燥、舌红少津、脉细

十四、寒热错杂

半夏泻心片

【处方组分】半夏、黄芩、干姜、人参、炙甘草、黄连、大枣。

【功能主治】寒热平调、消痞散结。主治寒热错杂证。症见心下痞，但满而不痛，或呕吐，肠鸣下利，胃脘隐痛或疼痛较甚，舌淡苔腻而微黄、脉弦滑。

【现代药理】具有促进胃肠运动等作用。

【临床应用】急慢性胃肠炎、慢性结肠炎、慢性肝炎、早期肝硬化。临床以胃脘痞满、呕吐或下痢为特征症状。

【用药特征】本成药重在和胃降逆、开结除痞。用药具有辛开苦降、温清并用、肝脾同调、补泻兼施的特点。适用于胃痞、胃脘痛属于脾虚气弱、寒热互结者。

【用法用量】口服。一次5片，一日2~3次。或遵医嘱。

【使用注意】孕妇慎用。食积之痞满者禁用。痰浊内结之痞满者禁用。忌生油腻食物。

【规格贮藏】200mg/片。密封。

中满分消丸

【处方组成】党参、白术（麸炒）、茯苓、甘草、陈皮、半夏（制）、砂仁、枳实、厚朴（姜制）、猪苓、泽泻、黄芩、黄连、知母、姜黄。

【功能主治】健脾行气、利湿清热。主治脾虚气滞、湿热郁结证。症见宿食蓄水、脘腹胀痛、烦热口苦、倒饱嘈杂、二便不利、舌淡苔腻而微黄、脉弦滑。

【现代药理】尚未检索到本成药相关药理资料。

【临床应用】急性胃肠炎、慢性胃肠炎、慢性结肠炎。临床以脘腹胀闷、烦热口渴、倒饱嘈杂、二便不利为特征症状。

【用药特征】本成药长于健脾补益，兼能行气化湿、清热活血。用药具有辛开苦降、温清并用、补泻兼施的特点。适用于胃痞、胃脘痛属于寒热互结之虚痞者。

【用法用量】口服。一次6g（1瓶），一日2次。

【使用注意】孕妇慎用。寒湿困脾所致膨胀者不宜使用。饮食宜用清淡易消化之品，慎食辛辣肥腻之物。

【规格贮藏】6g/100粒，密闭，置阴凉干燥处。

延参健胃胶囊

【处方组成】人参（去芦）、半夏（制）、黄连、干姜、黄芩（炒）、延胡索、甘草（炙）。

【功能主治】健脾和胃、平调寒热、除痞止痛。主治寒热错杂证。症见胃脘痞满疼痛、纳差食少、嗳气嘈杂、体倦乏力、舌淡苔白、脉细。

【现代药理】具有促进胃黏膜恢复、减轻胃黏膜炎性反应、促进胃肠蠕动等作用。

【临床应用】慢性萎缩性胃炎。临床以胸膈胃脘痞满疼痛、嗳气纳呆、体倦乏力为特征症状。

【用药特征】本成药重在平调寒热，兼能补益脾胃，行气止痛。用药具有标本兼顾，寒热并用的特点。适用于胃脘疼痛属于寒热错杂者。

【用法用量】口服。一次4粒，一日3次。饭前温开水送服。

【使用注意】孕妇、哺乳期妇女慎用。忌食辛辣刺激性食物。

【不良反应】偶有腹泻或胃肠道不适。

【规格贮藏】0.3g/粒。密封，防潮。

附：寒热错杂中成药特点比较

中成药名	功效		临床治疗主症		
	共同点	独有功效	相同主治	独有主治	主治自身特点
半夏泻心片	寒热平调，和胃止痛	消痞散结	主治寒热错杂证。症见胃脘痞满疼痛、吞酸嘈杂、嗳气呕吐、腹胀腹痛、大便不爽、舌淡苔薄、脉弦	偏于胃痞、胃脘痛属于脾虚气弱、寒热互结者	胃脘痞满、呕吐或下痢为特征症状
中满分消丸		健脾行气，利湿清热		用于寒热互结者	脘腹胀闷、烦热口渴、倒饱嘈杂、二便不利
延参健胃胶囊		健脾和胃除痞止痛		偏于胃脘疼痛属于寒热错杂者	胸膈胃脘痞满疼痛、嗳气纳呆、体倦乏力

十五、虚实夹杂

益气和胃胶囊

【处方组成】黄芪（蜜炙）、丹参、党参、黄芩、枳壳（炒）、白芍（炒）、白术（麸炒）、仙鹤草、甘草（蜜炙）、檀香。

【功能主治】健脾和胃、通络止痛。主治脾胃虚弱、胃热瘀阻证。症见胃脘痞满胀痛、食少纳呆、大便溏薄、体倦乏力、舌淡苔薄黄、脉细。

【现代药理】具有松弛回肠平滑肌、抗炎、增强免疫功能等作用。

【临床应用】慢性胃炎。临床以胀痛、嗳气为特征症状。

【用药特征】本成药重在补益脾胃，兼能清热活血、行气止痛。用药具有肝脾同治、寒温并用的特点。适用于胃脘痛属于脾胃虚弱兼有胃热瘀阻者。

【用法用量】口服。一次4粒，一日3次。

【使用注意】孕妇慎用。高血压、心脏病、肝病、糖尿病、肾病等慢性病患者应在医师指导下服用。忌愤怒、忧郁，保持心情舒畅。忌酒及辛辣、生冷、油腻食物。

【规格贮藏】0.5g/粒。密封，防潮。

养阴清胃颗粒

【处方组成】石斛、知母、黄连、苦参、茯苓、白术、黄芪、白及、马齿苋、枳壳。

【功能主治】养阴清胃、健脾和中。主治郁热蕴胃、气阴两虚证。症见胃脘痞满或疼痛、胃中灼热、恶心呕吐、泛酸呕苦、口臭不爽、便干、舌淡红苔少、脉细数。

【现代药理】具有保护胃黏膜、促进胃肠运动等作用。

【临床应用】萎缩性胃炎、慢性浅表性胃炎。临床以胃脘灼热疼痛、泛酸呕苦、口干为特征症状。

【用药特征】本成药重在养胃阴，清胃热，兼能健脾益气。用药偏于寒凉，清热养阴作用较明显，具有寒热并用的特点。适用于胃脘疼痛属于郁热伤阴者。

【用法用量】饭前30分钟开水冲服。一次15g，一日2次，10周为一疗程。

【使用注意】孕妇慎用。忌辛辣、油腻食物。

【不良反应】个别患者偶见腹胀、恶心、胃部不适。

【规格贮藏】15g/袋。密封，防潮。

丹桂香颗粒

【处方组成】黄芪（制）、桂枝、吴茱萸、肉桂、细辛、木香、枳壳、乌药、丹参、桃仁、红花、当归、赤芍、丹皮、川芎、延胡索、片姜黄、三棱、莪术、水蛭、生地、黄连、甘草（制）。

【功能主治】益气温胃、散寒行气、活血止痛。主治脾胃虚寒、寒凝血瘀证。症见胃脘痞满疼痛、遇寒痛甚、畏寒肢冷、食少纳差、嘈杂嗳气、腹胀、舌淡苔白或紫暗、脉细弦或沉细。

【现代药理】具有抗实验性慢性胃炎、抗胃溃疡、镇痛等作用。

【临床应用】慢性萎缩性胃炎。临床以胃脘痞满疼痛、遇寒痛甚、食少纳差、嘈杂嗳气为特征症状。

【用药特征】本成药重在温胃止痛，兼能益气活血。用药辛温为主，佐以苦寒，具有寒热并用、补气行气并举、温中散寒兼施、破血活血合用的特点。适用于胃脘疼痛属于脾胃虚寒、寒凝血瘀。

【用法用量】口服。一次20g，一日3次。饭前半小时服用。8周为一疗程；或遵医嘱。

【使用注意】孕妇忌用。妊娠、月经过多者禁用。有自发性出血倾向的患者慎用。阴虚火旺及胃火壅盛，肝胃郁热所致胃痛及无瘀滞者慎用。忌食生冷油腻不易消化食物。

【不良反应】偶见轻度胃脘不适。

【规格贮藏】20g/袋；6g/袋（无蔗糖）。密封。

胃炎宁颗粒

【处方组成】檀香、木香（煨）、肉桂、细辛、鸡内金、山楂、赤小豆、薏苡仁（炒）、乌梅、炙甘草。

【功能主治】温中醒脾、和胃降逆、芳香化浊、消导消食。主治脾胃虚寒、湿阻食滞证。症见胃痛痞满、遇寒尤甚、喜温喜按、呕恶纳呆、胸脘痞满、脘腹饱胀、餐后加重、喜食酸食、嗳气呃逆、大便稀溏、舌苔白微腻、脉弦或细弦。

【现代药理】具有增加胃液分泌量、修复胃黏膜、抑

制溃疡形成、抗炎、镇痛等作用。

【临床应用】浅表性胃炎、慢性胃炎、萎缩性胃炎、功能性消化不良。临床以胃脘胀痛、温则痛减、泛酸恶心为特征症状。

【用药特征】本成药重在温中行气，芳香化湿，兼能化食燥湿。用药偏于温燥，具有燥湿利湿并用、行气温中并举的特点。适用于胃脘痛属于脾胃虚寒、食滞湿阻者。

【用法用量】口服。一次15g，一日3次。

【使用注意】孕妇禁用。糖尿病患者慎用。不宜久服。忌食生冷、油腻、不易消化食物。

【规格贮藏】15g/袋。密封。

摩罗丹

【处方组成】百合、茯苓、白术（麸炒）、延胡索（醋炙）、乌药、鸡内金（炒香）、川芎、蒲黄、当归、白芍、麦冬、石斛、玄参、三七、地榆、九节菖蒲、茵陈、泽泻。

【功能主治】和胃降逆、健脾消胀、通络定痛。主治脾胃虚弱、气滞血瘀证。症见胃部刺痛、夜间痛甚、或胃部胀满、餐后加重、纳呆腹胀、嗳气烧心、舌质暗红或有瘀斑、脉弦涩。

【现代药理】具有抗溃疡、镇痛、抗炎、增加胃液分泌、降低胃酸、抑制胃蛋白酶活性等作用。

【临床应用】慢性萎缩性胃炎、胃溃疡、十二指肠溃疡、慢性胃炎。临床以胃脘刺痛、胀满痞闷、纳呆食少、嗳气烧心为特征症状。

【用药特征】本成药重在健脾燥湿，兼能行气消食、活血祛瘀、养阴生津。用药具有寒热并用、消补结合、气阴兼顾、气血并调的特点。适用于胃脘疼痛属于脾虚血瘀、气阴不足者。

【用法用量】①大蜜丸：口服。一次1~2丸，一日3次。饭前用米汤或温开水送下；或遵医嘱。②小蜜丸：口服。一次1~2袋，一日3次。饭前用米汤或温开水送下；或遵医嘱。③浓缩丸：口服。一次8丸，一日3次。建议重症患者一次16丸，一日3次。

【使用注意】孕妇慎用。忌情绪激动及生闷气。忌食刺激性食物及饮料。饮食宜清淡，忌烟、酒及辛辣、生冷、油腻食物。

【规格贮藏】大蜜丸：9g/丸。密闭，防潮。小蜜丸：9g/55粒。密闭，防潮。浓缩丸：1.84g/8丸。密闭，防潮。

胃乃安胶囊

【处方组成】黄芪、人参（粉）、三七、珍珠层粉、人工牛黄。

【功能主治】补气健脾、活血止痛。主治脾胃气虚，瘀血阻滞证。症见胃脘隐痛或刺痛、纳呆食少、嗳气吐酸、舌淡或暗、苔白脉弱。

【现代药理】具有抑制胃酸、抗溃疡、镇痛、促进胃肠平滑肌运动等作用。

【临床应用】慢性胃炎。临床以隐痛或刺痛、痛有定处、嗳气吐酸为特征症状。

【用药特征】本成药重在益气活血，兼能清热制酸。用药具有寒热并用、气血兼顾的特点。适用于胃脘疼痛属于气虚血瘀者。

【用法用量】口服。一次4粒，一日3次。

【使用注意】孕妇慎用。脾胃虚寒或阴虚火旺所致胃痛者不宜。不适用于肝气郁滞。不宜同时服用藜芦、五灵脂、皂荚或其制剂；不宜喝茶和吃萝卜，以免影响药效。忌食生冷、油腻、不易消化食物，戒烟酒。

【规格贮藏】0.3g/粒。密封。

祛瘀益胃片

【处方组成】黄芪、丹参、重楼、黄柏、甘草、莪术、三七、虎杖、白花蛇舌草、鸡内金、白及。

【功能主治】健脾和胃、化瘀止痛。主治脾虚气滞血瘀证。症见胃脘疼痛、痛有定处喜按、或有针刺感、食后痛甚、吐血或便血、血色淡红或紫暗、舌质紫暗，脉细。

【现代药理】具有抗炎、保护胃黏膜、镇痛、止血等作用。

【临床应用】急性胃炎、慢性胃炎、慢性萎缩性胃炎。临床以胃脘刺痛、夜间或空腹尤甚、出血为特征症状。

【用药特征】本成药长于益气健脾，清热活血，兼能止痛。用药重在祛瘀止痛，具有益气、清热、活血、消食并用的特点。适用于胃脘痛属于脾虚兼有气滞血

瘀者。

【用法用量】口服。一次5片，一日3次。

【使用注意】孕妇忌服。宜饭后半小时服用。忌辛辣、生冷食物。

【不良反应】偶见腹泻、呕吐、头晕。

【规格贮藏】0.48g/片。密封。

附：虚实夹杂中成药特点比较

中成药名	功效		临床治疗主症		
	共同点	独有功效	相同主治	独有主治	主治自身特点
益气和胃胶囊	健脾和胃、止痛	健脾和胃、通络止痛	主治虚实夹杂证。症见胃脘痞满或疼痛，胃中灼热、恶心呕吐、泛酸呕苦、口臭不爽、便干、舌淡红苔少、脉细数	偏于胃脘痛属于脾胃虚弱兼有胃热瘀阻者	胀痛、嗳气
养阴清胃颗粒		养阴清胃、和中		偏于胃脘疼痛属于郁热伤阴者	胃脘痞满或疼痛，胃中灼热、恶心呕吐，泛酸呕苦、口臭不爽，便干等
丹桂香颗粒		益气温胃散寒行气、活血		偏于脾胃虚寒、寒凝血瘀	胃脘痞满疼痛、遇寒痛甚、食少纳差、嘈杂嗳气
胃炎宁颗粒		温中醒脾，和胃降逆，消食化浊		偏于脾胃虚寒、食滞湿阻者	胃脘胀痛、温则痛减、泛酸恶心
摩罗丹		和胃降逆，健脾消胀，通络定痛		偏于胃脘疼痛属于脾虚血瘀、气阴不足者	胃脘刺痛、胀满痞闷、纳呆食少、嗳气烧心
胃乃安胶囊		补气健脾，活血		偏于胃脘疼痛属于气虚血瘀者	隐痛或刺痛、痛有定处、嗳气吐酸
祛瘀益胃片		益气、清热、活血、消食		脾虚兼有气滞血瘀者	胃脘刺痛、夜间或空腹尤甚、出血

第二节　胃疡（胃糜）

一、寒凝中焦

良附丸

【处方组成】高良姜、香附（醋制）。

【功能主治】温胃理气。主治寒凝气滞证。症见胃脘冷痛、胀满吐酸、喜按喜暖、遇冷痛重、恶心呕吐、尿清便溏、口淡纳呆、嗳气吐酸、舌淡苔白、脉细弦或沉细。

【现代药理】具有抑制胃肠平滑肌收缩、抗溃疡、镇痛、抗菌等作用。

【临床应用】胃溃疡、十二指肠溃疡、急性胃炎、慢性胃炎。临床以胃脘冷痛、喜按喜暖、遇冷痛重、胸腹胀、便溏为特征症状。

【用药特征】本成药长于散寒凝，行气滞。用药理气散寒兼施、醒脾祛湿兼顾。适用于寒凝气滞所致的胃脘胸胁诸痛及痛经者。

【用法用量】口服。一次3～6g，一日2次。

【使用注意】胃部灼痛，口苦便秘之胃热者慎用。湿热中阻、胃痛、呕吐者慎用。忌愤怒、忧郁，保持心

情舒畅。饮食宜清淡，忌生冷、辛辣、油腻及坚硬难以消化的食物。

【规格贮藏】6g/袋。密闭，防潮。

云胃宁胶囊

【处方组成】曼陀罗叶（制）、岩白菜（炒）。

【功能主治】温中散寒、解痉止痛。主治寒凝血瘀证。症见胃脘疼痛、喜按喜暖、遇冷痛重、嗳气吐酸、舌淡苔白、脉细弦或沉细。

【现代药理】尚未检索到本成药相关的药理资料。

【临床应用】胃溃疡、十二指肠溃疡、慢性胃炎、胃痉挛。临床以胃脘冷痛、遇冷加重为特征症状。

【用药特征】本成药重在温中止痛。用药寒温并用，解痉止痛作用较强，但活血之力较弱。适用于寒凝血瘀所致的胃脘痛。

【用法用量】口服。一次1~2粒，一日3次。

【使用注意】青光眼、严重心脏疾患及对本药过敏者忌服。不可超量服用。忌服姜、茶、甘草等。

【不良反应】服药后可出现口干、偶见颜面潮红。

【规格贮藏】0.2g/粒。密封，防潮。

复方胃痛胶囊

【处方组成】五香血藤、九月生、徐长卿、吴茱萸、金果榄、拳参。

【功能主治】行气活血、散寒止痛。主治寒凝气滞血瘀证。症见胃脘刺痛、嗳气吞酸、食欲不振、恶心呕吐、遇寒痛甚、舌淡苔白、脉细或沉细。

【现代药理】尚未检索到本成药相关的药理资料。

【临床应用】浅表性胃炎、胃溃疡、十二指肠溃疡。临床以胃脘刺痛、遇寒通是嗳气吞酸为特征症状。

【用药特征】本成药重在行气活血，兼具散寒止痛。用药苦温，具有健脾、温中、行气、活血兼顾的特点。适用于胃脘疼痛属于寒凝气滞血瘀者。

【用法用量】口服，饭后服用。一次2~3粒，一日2次；或遵医嘱。

【使用注意】肾脏病患者、孕妇、新生儿禁用。儿童及老人一般不宜使用。定期复查肾功能。忌生冷、难以消化的食物。

【规格贮藏】0.28g/粒。密封。

附：寒凝中焦中成药特点比较

中成药名	功效		临床治疗主症		
	共同点	独有功效	相同主治	独有主治	主治自身特点
良附丸	温中散寒，止痛	理气	主治寒凝气滞证。症见胃脘刺痛、嗳气吞酸、食欲不振、恶心呕吐、遇寒痛甚、舌淡苔白、脉细或沉细	偏于寒凝气滞所致的胃脘胸胁诸痛及痛经者	胃脘冷痛、喜按喜暖、遇冷痛重、胸腹胀满
云胃宁胶囊		解痉止痛		偏于寒凝血瘀于胃者	胃脘冷痛、遇冷加重
复方胃痛胶囊		行气活血		偏于胃脘疼痛属于寒凝气滞血瘀者	胃脘刺痛、嗳气吞酸

二、胃热壅盛

赛胃安胶囊

【处方组成】石膏、冰片。

【功能主治】清热解毒、消肿止痛。主治胃热证。症见胃脘灼热疼痛、口舌生疮糜烂、舌红苔黄、脉滑。

【现代药理】具有促进肉芽新生、使溃疡面愈合、抗炎等作用。

【临床应用】胃溃疡、十二指肠溃疡、急性胃炎、慢性胃炎、食道炎、口腔炎。临床以胃脘灼热疼痛、口腔糜烂为特征症状。

【用药特征】本成药长于清热消肿，兼能收敛止痛。

用药辛苦寒，清热除烦，宣散解毒，适用于胃热壅盛所致的胃脘疼痛者。

【用法用量】口服。一次3粒，一日3次，饭前半小时用开水送服。口腔食道炎去胶囊壳含吞药粉。

【使用注意】孕妇禁用。赛胃安胶囊应空腹服用，使该药接触溃疡面机会较多，愈合更快。症状消失后，应继续服药3~5周，使溃疡面全部愈合，以免复发。服药期间忌服碱性药物。忌烟酒、辛辣刺激性食物。

【规格贮藏】0.87g/粒。密封，防潮。

复方拳参片

【组分】白及、海螵蛸、拳参、寻骨风、陈皮。

【功能主治】收敛止血、制酸止痛。主治胃热证。症见胃脘疼痛、嘈杂吞酸、口干口苦、大便秘结、或见吐血、便血、舌红苔黄、脉滑数。

【现代药理】具有抗溃疡、镇痛、止血等作用。

【临床应用】胃溃疡、十二指肠溃疡。临床以胃脘热痛、嘈杂吞酸、口干便血为特征症状。

【用药特征】本成药重在清胃热，兼能制酸止痛，收敛止血。用药以收敛为主，兼能行气化湿。适用于胃热明显的胃痛及吐血便血者。

【用法用量】口服。一次6~8片，一日3次。空腹时服。

【使用注意】胃痛而胃酸缺乏者慎用。肾功能不全者慎用。脾胃虚寒者慎用。忌食生冷油腻、酸性及刺激性食物。

【规格贮藏】0.54g/片。密封。

胃刻宁胶囊

【处方组成】白屈菜、关黄柏、海螵蛸、白矾（煅）、薄荷脑。

【功能主治】和胃止痛、止酸消胀。主治胃热证。症见胃脘疼痛不适、或大便干结难解、腹胀腹痛、嗳腐吞酸、苔厚腻、脉滑实、或脉弦或弦涩。

【现代药理】具有保护胃黏膜、抗溃疡等作用。

【临床应用】胃溃疡、十二指肠溃疡、慢性胃炎。临床以胃痛、嗳腐吐酸为特征症状。

【用药特征】本成药长于制酸止痛，兼能和胃消胀。用药苦凉收敛为主，兼以苦寒清热。适用于脾胃热盛

所致的胃脘疼痛者。

【用法用量】口服。一次4~6片，一日3次。

【使用注意】孕妇忌服。不宜久服。忌生、冷、酸、辣刺激性食物。

【规格贮藏】0.5g/粒。密封，防潮。

溃平宁颗粒

【组分】大黄、白及、延胡索。

【功能主治】止血、收敛、止痛。主治郁热内蕴证。症见胃脘灼热疼痛、吞酸嘈杂、或见吐血、黑便、口苦咽干、舌红苔黄、脉数或滑数。

【现代药理】具有止血、镇痛、抑制胃酸分泌、降低胃蛋白酶活性、促进溃疡面的愈合、抗幽门螺旋杆菌等作用。

【临床应用】胃溃疡、十二指肠溃疡、上消化道出血。临床以胃脘热痛、口苦口干、黑便为特征症状。

【用药特征】本成药长于清热泻火、泻下攻积，兼能收敛止血、活血止痛。用药以苦寒为主，兼以苦温收敛，具有寒热并用的特点。适用于胃脘痛属于郁热阻滞者。

【用法用量】开水冲服。一次1袋，一日3~4次。

【使用注意】孕妇慎用。脾胃虚寒者慎用。忌辛辣香燥、酸味、坚硬难以消化的食物。

【规格贮藏】4g/袋（相当于总药材5.2g），密封。

溃得康颗粒

【组分】黄连、蒲公英、苦参、砂仁、豆蔻、黄芪、浙贝母、海螵蛸、三七、白及、白蔹、甘草。

【功能主治】清热和胃、制酸止痛。主治胃脘郁热证。症见胃脘痛势急迫、有灼热感、嗳气返酸、便秘、舌红、苔黄、脉弦数。

【现代药理】具有抗胃溃疡、抑制胃酸分泌、镇痛等作用。

【临床应用】消化性溃疡。临床以胃脘热痛、嗳气反酸、便秘为特征症状。

【用药特征】本成药长于清热和胃，制酸止痛，兼能理气化湿，收敛活血止血。用药具有寒温并用，以寒为主，补敛结合，以收敛为主的特点。适用于胃脘郁热所致的胃脘嘈杂疼痛者。

【用法用量】空腹口服。一次10g，一日2次。6周为一疗程。

【使用注意】孕妇慎用。虚寒胃痛者慎用。忌情绪激动及生闷气。忌食辛辣、酸性及刺激性食物。

【规格贮藏】10g/袋。密封。

仁青芒觉

【组成】毛诃子、蒲桃、西红花、牛黄、麝香、朱砂、马钱子等140味。

【功能主治】清热解毒、益养肝胃、明目醒神、愈疮、滋补强身。主治自然毒、食物毒、配制毒等各种中毒症等。

【现代药理】尚未检索到本成药相关药理资料。

【临床应用】消化道溃疡、急慢性肠胃炎、萎缩性胃炎等。临床以脘腹热痛、口干便秘为特征症状。

【用药特征】本成药重在解毒。用药具有邪正兼顾，补泻兼施的特点。适用于胃热或肝胃不和所致的胃脘疼痛；亦可用药各种中毒属于热毒者。

【用法用量】口服。研碎开水送服。一次1丸，一日1次。

【使用注意】孕妇慎用。服用前后3天忌食各类肉、酸性食物。服药期间，禁食酸腐、生冷食物。防止受凉。禁止房事。

【规格贮藏】1～1.5g/丸。密封。

仁青常觉

【组成】珍珠、朱砂、檀香、降香、沉香、诃子、牛黄、人工麝香、西红花坐台、琥珀、熊胆、体外培育牛黄、天竺黄等140味。

【功能主治】清热解毒、调和滋补。主治"龙""赤巴""培根"各病，陈旧性胃肠炎、溃疡，"木布"病，萎缩性胃炎，各种中毒症；梅毒，麻风，陈旧热病，炭疽，疔痛，干黄水，化脓等。

【现代药理】尚未检索到本成药相关药理资料。

【临床应用】胃肠炎、消化道溃疡、萎缩性胃炎、各种中毒症、梅毒、麻风、2型糖尿病、炭疽、坏疽等。临床以脘腹热痛、口干便秘为特征症状。

【用药特征】本成药用药重在清热解毒，兼能健脾补血，行气活血。用药具有平衡调理，正本清源，阴阳并济、补而不滞、邪正兼顾的特点。适用于多种疾病的治疗及辅助治疗。

【用法用量】口服。重病一日1g（1丸）。一般隔3～7天或10天服1g（1丸）；研碎后黎明空腹服用。

【使用注意】孕妇慎用。服用前后3天忌食各类肉、酸性食物。服药期间禁食酸、腐、生冷食物。防止受凉。禁止房事。

【规格贮藏】1g/丸。密封。

附：胃热壅盛中成药特点比较

中成药名	功效		临床治疗主症		
	共同点	独有功效	相同主治	独有主治	主治自身特点
赛胃安胶囊	清热解毒，和胃止痛	清热解毒、消肿止痛	主治胃热证。症见胃脘疼痛不适、或大便干结难解、腹胀腹痛、嗳腐吞酸、苔厚腻、脉滑实、或脉弦或弦涩	偏于胃热壅盛所致的胃脘疼痛者	胃脘灼热疼痛
复方拳参片		收敛止血、制酸止痛		偏于胃热明显的胃痛及吐血便血者	胃脘热痛、嘈杂吞酸、口干便血
胃刻宁胶囊		和胃止痛、止酸消胀		偏于脾胃热盛所致的胃脘疼痛者	胃痛、嗳腐吐酸
溃平宁颗粒		止血、收敛、止痛		偏于胃脘痛属于郁热阻滞者	胃脘热痛、口苦口干、黑便
溃得康颗粒		清热和胃、制酸止痛		偏于胃脘郁热所致的胃脘嘈杂疼痛者	胃脘热痛、嗳气返酸、便秘

续表

中成药名	功效		临床治疗主症		
	共同点	独有功效	相同主治	独有主治	主治自身特点
仁青芒觉	清热解毒，和胃止痛	清热解毒、益养肝胃、明目醒神、愈疮、滋补强身	主治胃热证。症见胃脘疼痛不适、或大便干结难解、腹胀腹痛、嗳腐吞酸、苔厚腻、脉滑实、或脉弦或弦涩	偏于胃热或肝胃不和所致的胃脘疼痛；亦可用药各种中毒属于热毒者	脘腹热痛、口干便秘
仁青常觉		清热解毒、调和滋补		多种疾病的治疗及辅助治疗	脘腹热痛、口干便秘

三、脾胃湿热

溃疡散胶囊

【组成】甘草、白及、延胡索、泽泻、海螵蛸、薏苡仁、黄芩、天仙子。

【功能主治】理气和胃、制酸止痛。主治脾胃湿热证。症见胃脘胀痛、泛酸嘈杂、食欲不振、大便秘结、小便短赤、舌苔厚腻或黄腻、脉数。

【现代药理】尚未检索到本成药相关的药理资料。

【临床应用】消化性溃疡病、慢性胃炎。临床以胃脘胀痛、吞酸嘈杂、便秘为特征症状。

【用药特征】本成药长于清热祛湿、理气和胃，兼能制酸止痛。用药具有寒温并调、燥湿、利湿、化湿结合，肝胃同治的特点。适用于中焦湿热所致的胃脘疼痛者。

【用法用量】口服。一次5粒，一日3次。

【使用注意】孕妇慎用。忌食酒、酸、冷、辛辣及不易消化食物。

【规格贮藏】0.4g/粒。密封。

洁白丸（胶囊、软胶囊）

【处方组成】诃子（煨）、南寒水石、翼首草、五灵脂膏、土木香、石榴子、木瓜、沉香、丁香、石灰华、红花、肉豆蔻、草豆蔻、草果仁。

【功能主治】健脾和胃、止痛止吐、分清泌浊。主治脾胃湿热证。症见胸腹胀满、胃脘疼痛、消化不良、呕逆泄泻、小便不利、舌淡苔腻、脉滑。

【现代药理】尚未检索到本成药相关药理的资料。

【临床应用】胆汁反流性胃炎、功能性消化不良、胃溃疡、十二指肠球部溃疡。临床以胃脘胀痛、呕逆泄泻、小便不利为特征症状。

【用药特征】本成药长于健脾和胃、止痛止吐、分清泌浊，兼能燥湿行气。用药具有寒温并用、散收结合的特点。适用于脾胃湿热所致的胃脘痛、胃疮。

【用法用量】①水蜜丸：咀嚼吞服。一次1丸，一日2～3次。②薄膜衣丸：一次0.8g，一日2～3次。③胶囊：口服。一次2粒，一日2～3次。④软胶囊：一次4粒，一日2次。

【使用注意】孕妇忌服。儿童、哺乳期妇女、妇女月经量多者、年老体弱者慎用。不宜与含有人参的药物同时服用。消化道溃疡出血，主要表现为大便稀，呈黑色者忌服。脾胃阴虚不宜。忌油腻、酸辣食物。

【规格贮藏】①水蜜丸：0.8g/丸。密封。②薄膜衣丸：0.8g/4丸。密封。③胶囊：0.4g/粒。密封。④软胶囊：0.5g/粒。密封，防潮。

胃痛宁片

【组成】蒲公英提取物、氢氧化铝、甘草干浸液、天仙子浸膏、龙胆粉、小茴香油。

【功能主治】清热燥湿、理气和胃、制酸止痛。主治湿热互结证。症见胃脘疼痛、泛酸嘈杂、脘闷嗳气、喜冷饮、食欲不振、大便秘结或不爽、小便短赤、舌红苔黄腻、脉数。

【现代药理】尚未检索到本成药相关的药理资料。

【临床应用】急性胃肠炎、慢性胃肠炎、胃溃疡、十二指肠溃疡。临床以胃脘热痛、嗳气泛酸、脘闷嗳气为特征症状。

【用药特征】本成药为中西药复合制剂。长于清热燥湿、制酸止痛，兼能理气。用药具有寒温并用，以寒凉为主的特点。适用于胃脘疼痛属于湿热、且热重于湿者。

【用法用量】口服。一次3片，一日2~3次。

【使用注意】儿童、孕妇、哺乳期妇女禁用。肝肾功能不全者禁用。阑尾炎或急腹症服用本品可使症状加重或导致穿孔危险增加，禁用。高血压、心脏病、糖尿病等慢性病严重者慎用。长期便秘者应慎用。本品含氢氧化铝，可导致不溶性磷酸铝复合物的形成，使血清磷酸盐浓度降低及磷自骨内移出，能妨碍磷的吸收，长期服用能引起低磷血症，故骨折患者不宜服用，低磷血症（如吸收不良综合征）患者慎用。胃寒痛者不宜。不宜长期服用。服药后1小时不宜服用其他药物。忌情绪激动及生闷气。饮食宜清淡，忌食辛辣、生冷、油腻食物。

【规格贮藏】0.25g/片。密封。

附：脾胃湿热中成药特点比较

中成药名	功效		临床治疗主症		
	共同点	独有功效	相同主治	独有主治	主治自身特点
溃疡散胶囊	清热燥湿，理气和胃止痛	理气和胃、制酸止痛	主治脾胃湿热证。症见胃脘胀痛、泛酸嘈杂、食欲不振、大便秘结、小便短赤、舌苔厚腻或黄腻、脉数	偏于中焦湿热所致的胃脘疼痛者	胃脘胀痛、吞酸嘈杂、便秘
洁白丸（胶囊、软胶囊）		健脾和胃、止痛止吐、分清泌浊		偏于脾胃湿热所致的胃脘痛、胃痞	胃脘胀痛、呕逆泄泻、小便不利
胃痛宁片		清热燥湿、理气和胃、制酸止痛		清热燥湿，制酸止痛，兼能理气	胃脘热痛、嗳气泛酸、脘闷嗳气

四、脾胃不和

胃灵颗粒

【处方组成】甘草（炙）、海螵蛸、白芍（炒）、白术（炒）、延胡索、党参。

【功能主治】健胃和中、制酸止痛。主治脾胃虚弱证。症见胃脘隐隐、泛酸、神疲纳呆、四肢倦怠、舌淡苔白、脉细弱。

【现代药理】具有保护胃黏膜、抑制胃蛋白酶活性、抗炎、抑制幽门螺旋杆菌等作用。

【临床应用】胃溃疡、十二指肠溃疡、慢性胃炎。临床以胃脘隐痛、泛酸为特征症状。

【用药特征】本成药重在补脾益气、益气活血，兼能制酸止痛。用药重在甘温补益，兼能辛香行气、酸涩制酸。适用于脾胃虚弱兼血瘀所致的胃痛。

【用法用量】开水冲服。一次5g，一日3次。

【使用注意】孕妇禁用。糖尿病患者禁用。胃阴虚胃痛者不适用。忌情绪激动及生闷气。饮食宜清淡，忌食辛辣、生冷、油腻食物。

【规格贮藏】5g/袋。密封。

香砂和中丸

【处方组成】陈皮、姜厚朴、苍术（土炒）、麸炒枳壳、醋青皮、焦山楂、砂仁、炙甘草、广藿香、清半夏、白术（土炒）、茯苓、六神曲（炒）。

【功能主治】健脾燥湿、和中消食。主治脾胃不和证。症见不思饮食、胸满腹胀、恶心呕吐、嗳气吞酸、大便泄泻、舌淡苔白脉细。

【现代药理】尚未检索到本成药相关药理资料。

【临床应用】胃溃疡、十二指肠溃疡、慢性胃炎。临床以胸腹胀满、呕吐酸腐、纳差泛酸为特征症状。

【用药特征】本成药长于健脾消食，兼能燥湿行气、和中。用药偏于温燥，具有消导并用的特点。适用于胃脘疼痛属于脾胃不和、脾虚食积者。

【用法用量】口服。一次6~9g，一日2~3次。

【使用注意】孕妇禁用。胃阴虚者不宜用。饮食宜清

淡，忌食辛辣、生冷、油腻食物。

【规格贮藏】3g/50丸。密封。

复方陈香胃片

【处方组成】陈皮、木香、石菖蒲、大黄、碳酸氢钠、重质碳酸镁、氢氧化铝。

【功能主治】行气和胃、制酸止痛。主治脾胃气滞证。症见胃脘疼痛、脘腹痞满、嗳气吞酸、不思饮食、嗳气或矢气则舒、舌淡苔白脉缓。

【现代药理】具有镇痛、保护胃黏膜、抗胃溃疡等作用。

【临床应用】胃溃疡、十二指肠溃疡、慢性胃炎。临床以胃脘闷痛、呕吐酸水为特征症状。

【用药特征】本成药为中西药制剂，用药重在制酸止痛，兼能理气燥湿，并有一定泻下作用。用药具有酸敛、行气、泻下并有的特点。适用于脾胃气滞所致的胃痛。

【用法用量】口服。一次1.12g，一日3次。

【使用注意】孕妇慎服。胃大出血者者禁用。骨折患者不宜服用。氢氧化铝可导致便秘，故长期便秘者应慎用。不宜长期或大量服用。忌愤怒、忧郁，保持心情舒畅。饮食宜清淡，忌酒及辛辣油腻、不宜消化的食物。

【规格贮藏】0.56g/片；0.28g/片。密封。

附：脾胃不和中成药特点比较

中成药名	功效		临床治疗主症		
	共同点	独有功效	相同主治	独有主治	主治自身特点
胃灵颗粒	健胃和中，止痛	健胃和中、制酸止痛	主治脾胃不和证。症见不思饮食、胸满腹胀、恶心呕吐、嗳气吞酸、大便泄泻、舌淡苔白脉细	偏于脾胃虚弱兼血瘀所致的胃痛	胃脘隐痛、泛酸
香砂和中丸		健脾燥湿、和中消食		偏于胃脘疼痛属于脾胃不和、脾虚食积者	胸腹胀满、呕吐酸腐、纳差泛酸
复方陈香胃片		行气和胃、制酸止痛		偏于脾胃气滞所致的胃痛	胃脘闷痛、呕吐酸水

五、肝胃不和

珍珠胃安丸

【处方组分】珍珠层粉、甘草、陈皮、豆豉姜、徐长卿。

【功能主治】宽中和胃、行气止痛。主治肝气郁滞证。症见胃部疼痛胀满、痛窜胁背、嘈杂吞酸、泛吐酸水、胸脘痞满、嘈杂似饥、舌苔薄黄、脉弦数。

【现代药理】具有抗溃疡、镇痛等作用。

【临床应用】胃溃疡、十二指肠溃疡。临床以胃部胀痛、泛酸嘈杂为特征症状。

【用药特征】本成药重在制酸止痛、行气和胃，兼以清热祛风。用药具有寒热并用、散敛结合、肝胃同治的特点。适用于胃痛属于肝气郁滞犯胃者。

【用法用量】口服。一次1.5g，一日4次，饭后及睡前服。

【使用注意】孕妇慎用。肝胃郁火、湿热中阻胃痛吞酸者慎用。酸分泌不足者慎用。忌食辛辣、酸甜和难消化的食物。

【规格贮藏】1.5g/袋。密封。

平安丸

【处方组分】木香、香附（醋炙）、延胡索（醋炙）、青皮（醋炙）、枳实、槟榔、沉香、山楂（炒）、六神曲（麸炒）、麦芽（炒）、豆蔻仁、砂仁、丁香、母丁香、肉豆蔻（煨）、白术（麸炒）、茯苓、草果仁、陈皮。

【功能主治】疏肝理气、和胃止痛。主治肝气犯胃证。症见胃脘疼痛、痛窜胁背、胁肋胀满、气怒痛重、呃逆腹胀、嗳气吞酸、舌苔白腻、脉弦滑。

【现代药理】具有抗溃疡、抗炎、抗菌、利胆、镇痛等作用。

【临床应用】消化性溃疡。临床以胃脘胁肋疼痛、气

怒痛甚、吞酸倒饱为特征症状。

【用药特征】本成药重在行气止痛，兼有消食和胃、温中化湿、健脾益气的作用。用药具有肝胃同治、消补并用，偏于辛温的特点。适用于胃痛脾虚肝郁，肝胃不和者。

【用法用量】口服。一次2丸，一日2～3次。

【使用注意】孕妇忌服。忌情绪激动或生闷气。忌食辛辣、酸性及刺激性食物。

【规格贮藏】6g/丸。密封。

草香胃康胶囊

【处方组成】鸡内金、决明子、海螵蛸、牡蛎、木香、阿魏。

【功能主治】泄肝和胃、行气止痛。主治肝气犯胃证。症见胃脘疼痛、饥后尤甚、泛吐酸水、食欲不佳、心烦易怒、大便泄泻、舌淡苔白、脉弦。

【现代药理】尚未检索到本成药相关的药理资料。

【临床应用】胃溃疡、十二指肠球部溃疡、慢性胃炎。临床以胃脘部疼痛、饥后加重、泛酸纳差为特征症状。

【用药特征】本成药长于制酸止痛，兼能泻肝和胃、行气消食。用药甘平，重在咸涩制酸，其行气消积作用不强。适用于胃痛属于肝气犯胃、吐酸过多者。

【用法用量】口服。一次2～4粒，一日3次。

【使用注意】孕妇慎用。牛乳过敏者禁用。忌酸甜、辛辣、油腻食物。

【规格贮藏】0.5g/粒。密封。

金莲胃舒片

【处方组成】白矾（煅）、金不换总碱、老蛇莲。

【功能主治】舒肝和胃。主治肝胃不和兼胃热证。症见脘胁疼痛、返酸、烦躁易怒、口干口苦、吞酸嘈杂、脘痞嗳气、不喜热饮、舌质红苔黄、脉弦或数。

【现代药理】具有止血、扩血管、抗炎、抗氧化等作用。

【临床应用】慢性胃炎、消化性溃疡。临床以脘胁胀闷疼痛、喜冷饮、反酸为特征症状。

【用药特征】本成药长于清热收敛、疏肝和胃，兼能收敛止痛。用药偏于苦涩，收敛止痛较强，兼具消肿生肌、制酸止痛之功。适用于胃痛属于肝胃不和、偏

于热症者。

【用法用量】口服。一次6～8片，一日3次。

【使用注意】孕妇禁用。胃阴虚者不宜用。高血压、心脏病、糖尿病、肝病、肾病等慢性病严重者应在医师指导下服用。忌情绪激动及生闷气。饮食宜清淡，忌烟、酒及辛辣、生冷、油腻食物。

【规格贮藏】0.3g/片。密封。

宽胸舒气化滞丸

【处方组成】牵牛子（炒）、青皮（醋炙）、陈皮、沉香、木香。

【功能主治】舒气宽中、消积化滞。主治肝胃不和证。症见两胁胀满疼痛或刺痛、痛连胁下、呃逆积滞、胃脘刺痛、积聚痞块、舌淡苔白腻、脉弦。

【现代药理】具有调节胃肠运动、抗炎、镇痛、抗溃疡等作用。

【临床应用】胃炎、胃溃疡、十二指肠溃疡。临床以胃脘胀痛、呃逆积滞、胃脘刺痛、积聚痞块为特征症状。

【用药特征】本成药重在行气宽中、消积导滞，兼能泻下消肿、祛痰逐瘀。用药偏于辛温，具有泻消并用，以消为主的特点。适用于肝火犯胃、肝胃气滞凝结者。

【用法用量】口服。一次1～2丸，一日2次。

【使用注意】孕妇忌用。小儿、老人及平素体质虚弱者慎用。服用前应除去蜡皮、塑料球壳。本品可嚼服，也可分份吞服。肝气犯胃所致痞满、胃痛及冷积便秘者慎用。忌酸涩食物。

【规格贮藏】6g/丸。密封。

胃药胶囊

【处方组成】醋延胡索、海螵蛸（漂）、土木香、枯矾、鸡蛋壳（炒）、煅珍珠母。

【功能主治】制酸止痛。主治肝胃不和证。症见胃脘疼痛、胃酸过多、嘈杂反酸、舌红苔白、脉弦。

【现代药理】具有抗溃疡、保护胃黏膜、抗炎等作用。

【临床应用】胃溃疡、十二指肠溃疡、反流性胃炎。临床以胃脘疼痛、泛酸为特征症状。

【用药特征】本成药重制酸止痛，兼能行气活血。用药以收敛为主，制酸作用较强。适用于胃痛属于肝胃不适、胃酸过多者。

【用法用量】口服。一次2～3粒，一日3次。

【使用注意】孕妇慎用。脾胃阴虚不宜。不宜久服。忌食辛辣刺激食物。

【规格贮藏】0.5g/粒。密封，防潮。

乌贝散（胶囊、颗粒）

【处方组分】海螵蛸、浙贝母、陈皮油。

【功能主治】制酸止痛。主治肝胃不和证。症见胃脘疼痛、胸脘痞闷、吞酸时作、嗳腐气秽、嘈杂似饥、两胁胀满、心烦易怒、舌质红、苔薄、脉弦偏数。

【现代药理】具有抗酸、止痛、止血、促进溃疡愈合等作用。

【临床应用】胃溃疡、十二指肠溃疡。临床以胃脘胀痛、嗳气吞酸、嘈杂似饥为特征症状。

【用药特征】本成药重在制酸止痛、兼能收敛止血、行气。用药以收涩为主，兼以辛香行气止痛。适用于胃痛属于肝胃不和、吐酸明显者。

【用法用量】①散：饭前口服。一次3g，一日3次。②胶囊：饭前口服。一次6粒，一日3次。十二指肠溃疡可加倍服用。③颗粒：饭前口服。一次4g，一日3次。

【使用注意】孕妇慎用。颗粒剂糖尿病患者慎用。忌愤怒、忧郁。忌食生冷、辛辣刺激性食物。

【规格贮藏】①散：3g/袋。密闭，防潮。②胶囊：0.5g/粒。密封。③颗粒：4g/粒。密闭，防潮。

四方胃片

【处方组分】海螵蛸、浙贝母、延胡索（醋制）、川楝子（去皮酒炒）、沉香、柿霜、黄连、吴茱萸（盐水制）、苦杏仁。

【功能主治】调肝和胃、制酸止痛。主治肝胃不和证。症见胃脘疼痛、胸脘胸膈灼热疼痛、胁肋胀满、呕吐吞酸、食少便溏、口苦口干、纳食减少、大便不调、舌红脉弦。

【现代药理】具有抗溃疡、抑制胃酸分泌、抑制肠运动、镇痛等作用。

【临床应用】消化不良、胃溃疡、十二指肠溃疡。临床以胃脘胁肋胀满疼痛、呕吐吞酸、食少便溏为特征症状。

【用药特征】本成药长于制酸止痛、疏肝和胃，兼能散寒温中。用药具有寒温合用，辛开苦降的特点。适

用于胃痛属于肝胃不和者。

【用法用量】口服。一次3片，一日2～3次。

【使用注意】孕妇慎用。忌情绪激动或生闷气。忌食生冷、油腻、不易消化食物。

【规格贮藏】0.52g/片。密封。

溃疡胶囊

【处方组分】瓦楞子、仙鹤草、鸡蛋壳、陈皮、枯矾、水红花子、珍珠粉。

【功能主治】制酸止痛、生肌收敛。主治肝胃不和证。症见胃脘疼痛、呕恶泛酸、饥时为甚、食后痛减、嗳气频繁、嘈杂口苦、心烦口渴、纳差、大便不调、苔薄白、脉弦滑。

【现代药理】具有抗溃疡、抑制胃酸分泌、解痉、抗炎、镇痛等作用。

【临床应用】胃溃疡、十二指肠溃疡。临床以胃脘疼痛、嗳气呕酸、食后痛减、嗳气频作为特征症状。

【用药特征】本成药重在制酸止痛、收敛生肌，兼能清热行气。用药以收涩为主，健脾利湿行气为辅。适用于胃痛属于肝胃不和、胃酸较多者。

【用法用量】口服。一次2粒，一日3次。

【使用注意】孕妇慎用。低酸性胃病、胃阴不足者慎用。不宜长服久服。忌辛辣、酸性食物。

【规格贮藏】0.3g/粒。密封。

香砂胃痛散

【处方组分】碳酸氢钠、沉香、砂仁、珍珠层粉、朱砂。

【功能主治】制酸和胃、疏肝止痛。主治肝胃不和证。症见胃痛、呕吐酸水、胃脘部灼痛或牵连两胁、嗳气、善叹息、舌淡苔白脉弦。

【现代药理】尚未检索到本成药相关的药理资料。

【临床应用】消化性溃疡、慢性胃炎。临床以胃脘灼痛、呕吐酸水、嗳气叹息为特征症状。

【用药特征】本成药为中西药合用制剂，重在制酸止痛，兼能疏肝行气。用药以收敛制酸为主，兼有温胃行气的作用。适用于胃脘痛属于肝郁犯胃、肝胃不和、胃酸过多者。

【用法用量】口服。一次2g，一日2次。

【使用注意】肝肾功能不全、造血系统疾病、孕妇、哺乳期妇女和儿童禁用。严重胃溃疡患者忌服。须在医生指导下使用，不宜长期口服。服用本品超过1周者，应检查血、尿中汞离子浓度，检查肝、肾功能，超过规定限度者立即停用。忌辛辣、生冷、酸性食物。

【规格贮藏】2g/瓶（袋）；4g/瓶（袋）；8g/瓶（袋）。密封，置阴凉干燥处。

快胃片

【处方组分】海螵蛸、延胡索（醋制）、白及、白矾（煅）、甘草。

【功能主治】制酸和胃、收敛止痛。主治肝胃不和证。症见胃脘疼痛、呕吐反酸、纳食减少、连及两胁、胸闷嗳气、呃逆嘈杂、每因烦恼郁怒而作、口苦咽干、舌苔薄白或薄腻、脉弦。

【现代药理】具有保护胃黏膜、抗菌、制酸止痛作用。

【临床应用】浅表性胃炎、胃溃疡、十二指肠溃疡、胃窦炎。临床以胃脘灼痛、呕吐酸水、呃逆嘈杂为特征症状。

【用药特征】本成药长于收敛制酸、行气止痛。用药收涩制酸为主，兼以辛行活血行气，适用于胃脘疼痛属于肝胃不和、胃酸过多者。

【用法用量】口服。一次6片，11～15岁一次4片；一日3次，饭前1～2小时服。

【使用注意】孕妇慎用。低酸性胃病、胃阴不足者慎用。忌酸甜、辛辣、生冷食物。

【规格贮藏】0.6g/片。密封。

附：肝胃不和中成药特点比较

中成药名	功效		临床治疗主症		
	共同点	独有功效	相同主治	独有主治	主治自身特点
珍珠胃安丸	疏肝理气，和胃止痛	宽中和胃、行气止痛	主治肝气犯胃证。症见胃脘疼痛、痛窜胁背、胁肋胀满、气怒痛重、呃逆腹胀、嗳气吞酸、舌苔白腻、脉弦滑	偏于胃痛属于肝气郁滞犯胃者	胃部胀痛、泛酸嘈杂
平安丸		疏肝理气，和胃止痛		偏于胃痛脾虚肝郁，肝胃不和者	胃脘胁肋疼痛、吞酸倒饱
草香胃康胶囊		泄肝和胃、行气止痛		偏于胃痛属于肝气犯胃、吐酸过多者	胃脘部疼痛、饥后加重、泛酸纳差
金莲胃舒片		舒肝和胃		胃痛属于肝胃不和、偏于热症者	脘胁胀闷疼痛、喜冷饮、反酸
宽胸舒气化滞丸		舒气宽中、消积化滞		偏于肝火犯胃、肝胃气滞凝结者	胃脘胀痛、呃逆积滞、胃脘刺痛、积聚痞块
胃药胶囊		制酸止痛		偏于胃痛属于肝胃不适、胃酸过多者	胃脘疼痛、泛酸为特征
乌贝散（胶囊、颗粒）		制酸止痛		偏于胃痛属于肝胃不和、吐酸明显者	胃脘胀痛、嗳气吞酸、嘈杂似饥
四方胃片		调肝和胃、制酸止痛		偏于胃痛属于肝胃不和、胃酸过多者	胃脘胁肋胀满疼痛、呕吐吞酸、食少便溏
溃疡胶囊		制酸止痛、生肌收敛		偏于胃痛属于肝胃不和、胃酸较多者	胃脘疼痛、嗳气呕酸
香砂胃痛散		制酸和胃、疏肝止痛		偏于胃脘痛属于肝郁犯胃、肝胃不和、胃酸过多者	胃脘灼痛、嗳气吐酸
快胃片		制酸和胃、收敛止痛		偏于胃脘疼痛属于肝胃不和、胃酸过多者	胃脘灼痛、呕吐酸水、呃逆嘈杂

六、气滞血瘀

双金胃肠胶囊

【处方组成】海螵蛸（炒）、白及、川楝子（醋制）、延胡索（醋制）、黄连、吴茱萸、香附（醋制）、甘松、郁金（醋制）、莪术、陈皮、半夏、鸡内金（炒焦）。

【功能主治】疏肝和胃、制酸止痛。主治肝胃气滞兼血瘀证。症见胃脘疼痛、胀满不适、两肋胀痛、嗳气呃逆、嘈杂泛酸、食欲不振、舌质暗苔白、脉弦。

【现代药理】具有保护胃黏膜、镇痛、抗炎、抗幽门螺杆菌、改善微循环等作用。

【临床应用】胃炎、肠炎、胃溃疡、十二指肠溃疡。临床以胃脘胀满刺痛、牵连两肋、嗳气吞酸为特征症状。

【用药特征】本成药以疏肝行气、和胃止痛见长，兼能收敛制酸止痛。用药具有辛开苦降、散敛兼顾、行气活血并用的特点。适用于胃胀胃痛属于气滞血瘀明显者。

【用法用量】口服。每次4粒，每日3次，饭后温开水送服。

【使用注意】孕妇禁服。体质虚寒者慎用。如胃脘疼痛剧烈，或泛酸严重，或发作迅猛者，可采用"首剂量加倍"法服用，即第一次服药8粒，并多饮温水为佳。以最初两周服药以饭前空腹为好，以后待症状完全控制可改为饭后服用。忌生冷、肥腻食物。

【不良反应】个别患者可出现大便干或便秘，多饮水后自行缓解。

【规格贮藏】0.5g/粒。密封，置于阴凉干燥处。

双金胃疡胶囊

【处方组成】雪胆、金荞麦、大血藤、紫珠、麻布袋、延胡索、仙鹤草、白及、凤凰衣、土木香、核桃仁。

【功能主治】舒肝理气、健胃止痛、收敛止血。主治肝胃气滞血瘀证。症见胃脘刺痛、呕吐吞酸、脘腹胀痛、舌质偏暗苔白、脉弦。

【现代药理】具有镇痛、抗炎等作用。

【临床应用】胃溃疡、十二指肠溃疡。临床以胃脘刺痛、脘腹胀痛、牵连两肋、吐酸为特征症状。

【用药特征】本成药重在调和肝脾、活血止血，兼能收敛消肿、健胃清热。用药寒热并用，气血兼顾。适用于胃痛属肝胃气滞血瘀、偏热者。

【用法用量】口服。一次3粒，一日3次。

【使用注意】肾脏病患者、孕妇、新生儿禁用。儿童及老人慎用。定期复查肾功能。本成药含有马兜铃科植物青木香，马兜铃酸有引起肾脏损害等不良反应的报道，用药时间不得超过2周。忌酒及辛辣、生冷、油腻食物。

【规格贮藏】0.4g/粒。密封，防潮。

和胃片

【处方组分】郁金、丹参、赤芍、川芎、蒲公英、黄芩、洋金花、瓦楞子（煅）、甘草。

【功能主治】疏肝清热、凉血活血、祛瘀生新、和胃止痛。主治肝郁化火、气滞血瘀证。症见胃脘胀痛或刺痛、痛连两肋、遇恼怒则痛甚、嗳气泛酸、矢气则痛缓、恶心呕吐、烦热口苦、胸闷、喜长叹息、舌红或紫暗、苔黄、脉弦或数。

【现代药理】具有抗胃溃疡、抑制肠运动等作用。

【临床应用】消化性溃疡。临床以胃脘连两肋胀痛、怒则痛甚、口苦为特征症状。

【用药特征】本成药重在清热活血、和胃止痛，兼能疏肝解郁，凉血，制酸止痛。用药具有清散同用，寒温兼施的特点。适用于胃痛属于肝胃不和、肝火兼瘀血者。

【用法用量】口服。一次4片，一日4次。

【使用注意】青光眼、外感初起的喘咳患者禁用。心脏病或高血压患者、肝肾功能不正常或体弱以及孕妇慎用。忌愤怒、忧郁，保持心情舒畅。饮食宜清淡，忌酒及辛辣、油腻食物。

【规格贮藏】72片/瓶。密封。

止血定痛片

【处方组成】花蕊石（煅）、三七、海螵蛸、甘草。

【功效主治】散瘀、止血、止痛。主治瘀血阻滞证。症见胃脘疼痛、痛有定处而拒按、或有针刺感、食后痛甚、呕吐酸水、吐血或便血、血色红或紫暗、舌质紫暗、脉涩。

【现代药理】具有止血、镇痛、抗溃疡等作用。

【临床应用】十二指肠溃疡。临床以胃脘刺痛、食后痛甚、出血偏暗为特征症状。

【用药特征】本成药重在止痛，兼有化瘀止血、消肿作用。用药收涩制酸，活血止血，具有活血不伤正、止血不留瘀的特点。适用于胃痛属于瘀血阻滞、出血、胃酸过多者。

【用法用量】口服。一次6片，一日3次。

【使用注意】孕妇慎用。有出血性疾病或妇女月经期慎用。出血量大者，应采取相应急救措施。忌食生冷油腻辛辣之品。

【规格贮藏】0.43g/片。密封。

苏南山肚痛丸

【处方组成】郁金、香附（制）、白芍、陈皮、木香、川楝子、丹参、乳香（炒）、没药（炒）、血竭、甘草。

【功能主治】行气止痛。主治气血瘀阻证。症见胃痛、脘腹胀痛、痛经、小肠疝气痛、胁痛、脘腹胀满、嗳气频作、食欲减少者，舌苔白腻、脉弦。

【现代药理】具有镇痛、抗炎、改善血流变等作用。

【临床应用】胃炎、胃溃疡、原发性痛经。临床以疼痛、脘腹胀满、嗳气则减为特征症状。

【用药特征】本成药长于行气活血止痛，兼以燥湿泻热。用药辛香散气、行气活血，兼以苦寒，具有气血并治的特点。适用于胃痛属于气滞血瘀者。

【用法用量】口服。一次6片，一日3次。

【使用注意】孕妇及妇女月经量多者忌服。忌情绪激动或生闷气。忌食生冷、油腻、不易消化食物。

【规格贮藏】1.8g/瓶。密封。

胃康胶囊

【组成】白及、海螵蛸、香附、黄芪、白芍、三七、鸡内金、鸡蛋壳（炒焦）、乳香、没药、百草霜。

【功能主治】行气健胃、化瘀止血、制酸止痛。主治气滞血瘀证。症见胃脘疼痛、痛处固定、吞酸嘈杂、或见吐血、黑便、舌紫暗或见瘀斑，脉涩。

【现代药理】具有抗溃疡、止血、镇痛等作用。

【临床应用】胃溃疡、十二指肠溃疡、慢性胃炎、上消化道出血。临床以胃脘疼痛、疼痛固定、吐酸水为

特征症状。

【用药特征】本成药用药重在行气止痛，兼有健脾益气、制酸止痛、化瘀止血作用。用药具有辛行酸收及甘补兼顾的特点，适用于胃脘疼痛属于气滞血瘀兼有脾虚者。

【用法用量】口服。一次2~4粒，一日3次。

【使用注意】孕妇及脾胃虚弱者慎用。胃阴虚者不宜用。忌情绪激动及生闷气。饮食宜清淡，忌食辛辣、生冷、油腻食物。

【规格贮藏】0.3g/粒。密封。

荜铃胃痛颗粒

【处方组成】荜澄茄、川楝子、延胡索（醋制）、香附（醋制）、佛手、香橼、大黄（酒）、黄连、吴茱萸、海螵蛸、瓦楞子（煅）。

【功能主治】行气活血、和胃止痛。主治气滞血瘀证。症见胃脘胀痛、以痛为主、拒按、痛连两胁、痛有定处、疼痛持久难忍、食后或入夜痛甚、饮食不振、嗳气反酸、舌质紫暗或有瘀点、瘀斑，脉弦涩。

【现代药理】具有抑制胃酸分泌、抑制胃蛋白酶活性、镇痛等作用。

【临床应用】慢性胃炎、十二指肠溃疡。临床以胃脘胀痛刺痛、痛连两胁、痛有定处为特征症状。

【用药特征】本成药长于舒肝和胃、行气活血，兼能制酸止痛。用药以辛散行气血为主，兼以苦寒及收涩，具有辛开苦降、散敛并用、清泻结合的特点。适用于胃痛属于肝胃气郁血瘀者。

【用法用量】开水冲服。一次5g，一日3次。

【使用注意】孕妇禁用。高血压、心脏病、糖尿病、肝病、肾病等慢性病严重者应在医师指导下服用。忌情绪激动及生闷气。饮食宜清淡，忌食辛辣、生冷、油腻食物。

【不良反应】偶见面部、颈部潮红瘙痒、皮疹。

【规格贮藏】5g/袋。密封。

安胃片

【处方组成】醋延胡索、枯矾、海螵蛸（去壳）。

【功能主治】行气活血、制酸止痛。主治气滞血瘀证。症见胃脘刺痛、吞酸嗳气、脘闷不舒、饮食不振、舌

质紫暗、脉弦涩。

【现代药理】具制酸止痛、镇痛、抗溃疡等作用。

【临床应用】胃溃疡、十二指肠溃疡、慢性胃炎。临床以胃脘部刺痛感、吞酸嗳气、脘闷纳少为特征症状。

【用药特征】本成药重在制酸止痛，兼能行气活血。用药辛温或酸敛合用，行气活血止痛和制酸祛腐止痛结合，适用于胃脘疼痛属于气滞血瘀者。

【用法用量】口服。一次5~7片，一日3~4次。

【使用注意】儿童、孕妇、哺乳期妇女、年老体弱者慎用。高血压、心脏病、肝病、糖尿病、肾病等慢性病严重者应在医师指导下服用。忌愤怒、忧郁，保持心情舒畅。饮食宜清淡，忌酒及辛辣、生冷、油腻食物。

【规格贮藏】0.6g/片。密封。

附：气滞血瘀中成药特点比较

中成药名	功效		临床治疗主症		
	共同点	独有功效	相同主治	独有主治	主治自身特点
双金胃肠胶囊	活血祛瘀，疏肝止痛	疏肝和胃、制酸止痛	主治肝胃气滞血瘀证。症见胃脘刺痛、呕吐吞酸、脘腹胀痛、舌质偏暗苔白、脉弦	偏于胃胀胃痛属于气滞血瘀明显者	胃脘胀满刺痛、牵连两胁、嗳气吞酸
双金胃疡胶囊		健胃止痛、收敛止血		偏于胃痛属肝胃气滞血瘀、偏热者	胃脘刺痛、脘腹胀痛牵连两胁
和胃片		疏肝清热、凉血活血、祛瘀生新、和胃止痛		偏于胃痛属于肝胃不和、肝火兼瘀血者	胃脘连两胁胀痛、怒则痛甚、口苦
止血定痛片		散瘀、止血、止痛		偏于胃痛属于瘀血阻滞、出血、胃酸过多者	胃脘刺痛、出血偏暗
苏南山肚痛丸		行气止痛		偏于胃痛属于气滞血瘀者	疼痛、嗳气则减、脘腹胀满
胃康胶囊		行气健胃、化瘀止血、制酸止痛		偏于胃脘疼痛属于气滞血瘀兼有脾虚者	胃脘疼痛、疼痛固定、吐酸水
荜铃胃痛颗粒		行气活血、和胃止痛		偏于胃痛属于肝胃气郁血瘀	胃脘胀痛刺痛、痛连两胁、痛有定处
安胃片		行气活血、制酸止痛		偏于胃脘疼痛属于气滞血瘀者	胃脘部刺痛感、吞酸嗳气、脘闷纳少

七、脾胃虚寒

安胃疡胶囊

【处方组成】甘草黄酮类化合物。

【功能主治】补中益气、解毒生肌。主治中焦虚寒或中焦气滞证。症状胃脘冷痛或胀痛、喜温喜按、嗳气、纳呆食少、大便稀薄、舌淡苔薄、脉沉细。

【现代药理】具有抗溃疡、抗酸、抑制胃酸分泌的作用。

【临床应用】胃溃疡、十二指肠球部溃疡、溃疡愈合后的维持治疗。临床以胃脘疼痛，喜按、纳呆为特征症状。

【用药特征】本成药为单味提取物制剂，重在补脾益气、和中缓急，兼能解毒生肌。用药甘平，适用于胃脘痛属于胃虚寒或气滞者。

【用法用量】口服。一次2粒，一日4次（三餐后和睡前）。

【使用注意】孕妇慎用。不宜长期服用。忌食生冷及过度辛辣刺激食物。忌喝烈性酒，酗酒。

【规格贮藏】0.2g/粒（黄酮类化合物）。遮光，密闭，在干燥处保存（10～30℃）。

胃疼宁片

【处方组成】山楂、鸡蛋壳粉、蜂蜜。

【功能主治】温中行气、制酸止痛。主治脾胃虚寒证。症见胃脘疼痛或痞胀、喜暖喜按、嗳气泛酸、胃中嘈杂、食少纳呆、大便稀溏、舌淡红苔薄白、脉紧或弦。

【现代药理】具有抗溃疡、抗炎、镇痛等作用。

【临床应用】消化性溃疡、功能性消化不良。临床以胃脘部隐痛、温则痛减、嗳气吞酸为特征症状。

【用药特征】本成药长于温中行气、制酸止痛，兼能和胃。用药辛温酸涩，兼能甘平，其温中制酸作用明显。适用于胃脘痛属于脾胃虚寒者。

【用法用量】口服。一次3片，一日3次。

【使用注意】孕妇慎用。糖尿病患者慎用。脾胃阴虚者慎用。情绪激动或生闷气。忌食生冷、油腻及不易消化食物。

【规格贮藏】0.25g/片。密封。

胃疡灵颗粒（黄芪健胃膏）

【处方组成】黄芪、白芍、桂枝、生姜、大枣、炙甘草。

【功效主治】温中益气、缓急止痛。主治脾胃虚寒、中气不足证。症见脘腹胀痛、绵绵不休、暖则痛减、空腹痛甚、得食则缓、劳累或遇冷后发作或痛甚、食少乏力、神疲乏力、气短懒言、胃纳不佳、面色无华、大便溏薄、舌淡脉弱或沉细。

【现代药理】具有抗溃疡、镇痛、增强免疫功能等作用。

【临床应用】慢性胃炎、胃溃疡、十二指肠溃疡、慢性肠炎。临床以胃脘冷痛、喜温喜按、食少乏力为特征症状。

【用药特征】本成药由桂枝汤加黄芪而成，重在温中补气、缓急止痛。用药温中止痛与调和营卫合用。适用于胃脘疼痛属于脾胃虚寒、中气不足者。

【用法用量】①颗粒：开水冲服。一次20g，一日3次。②膏：口服。一次15～20g，一日2次。

【使用注意】孕妇慎用。胃部灼热，口苦反酸者忌用。舌红苔黄、消化道出血时忌用。忌食生冷、油腻、不易消化食物。

【规格贮藏】①颗粒：20g/袋。密封。②膏：100g/瓶。密封。

虚寒胃痛胶囊（颗粒）

【处方组成】党参、炙黄芪、高良姜、干姜、桂枝、白芍、大枣、炙甘草。

【功能主治】益气健脾、温胃止痛。主治脾胃虚寒证。症见胃脘隐痛、喜温喜按、遇冷或空腹加重、倦怠乏力、口淡多涎、纳少便溏、舌淡苔白、脉沉细弦。

【现代药理】具有抗溃疡、抑制胃肠运动、镇痛等作用。

【临床应用】十二指肠球部溃疡、慢性萎缩性胃炎。临床以胃脘隐隐作痛、暖则痛减、倦怠多涎为特征症状。

【用药特征】本成药组方为桂枝汤易生姜为干姜，加党参、黄芪、高良姜而成。重在补气健脾、温中散寒止痛。用药辛温甘温并用，辛甘化阳作用明显，适用于胃脘疼痛属于脾胃虚寒、气虚明显者。

【用法用量】①胶囊：口服。一次4粒，一日3次；或遵医嘱。②颗粒：开水冲服。一次1袋，一日3次。

【使用注意】孕妇忌服。阴虚火旺胃痛者慎用。忌愤怒、忧郁，保持心情舒畅。忌食生冷、油腻及不易消化食物。

【规格贮藏】①胶囊：0.4g/粒。密封。②颗粒：3g/袋（无蔗糖）。密封。

复胃散胶囊

【处方组成】炙黄芪、海螵蛸、白及、白芷、延胡索（醋制）、白芍、炙甘草。

【功能主治】补气健脾、制酸止痛、止血生肌。主治脾胃虚寒证。症见胃脘疼痛、胃痛隐隐、绵绵不休、饥则痛甚、得食则缓、劳累或受凉后发作或加重、喜温喜按、食减形瘦、四肢倦怠、泛吐酸水、吐血黑便、舌淡苔少、脉虚弱或迟缓。

【现代药理】具有抗溃疡、制酸、镇痛、保护胃黏膜等作用。

【临床应用】胃溃疡、十二指肠溃疡。临床以胃酸过

多、吐血便血、食减形瘦为特征症状。

【用药特征】本成药重在温补、制酸、止血。用药以温补脾胃为主，兼能收敛，适用于胃脘疼痛属于脾胃虚寒，胃酸过多、消化道出血者。

【用法用量】口服。饭前使用。一次4~6粒，一日3次。伴吐血、便血者，一次12粒，一日3次。或遵医嘱。

【使用注意】孕妇慎用。阴虚火旺、胃火壅盛和肝胃郁热所致胃痛者慎用。吐血、便血过多时，应采取相应急救措施。饮食宜少食多餐，禁酒忌辣，注意生活调摄。忌食生冷、油腻、不易消化食物。

【规格贮藏】0.25g/粒。密封。

海洋胃药片（颗粒、丸）

【处方组成】黄芪、白术（炒）、干姜、胡椒、海星、陈皮（炭）、瓦楞子（煅）、牡蛎（煅）、枯矾。

【功能主治】益气健脾、温中止痛。主治脾胃虚寒证。症见胃脘隐隐疼痛、喜温喜按、恶心呕吐、嗳气吞

酸、泛吐清水、胸脘痞满、神疲乏力、四肢不温、大便不调或溏薄、面白无华、舌淡苔白、脉细弱或濡。

【现代药理】具有抗胃溃疡、镇痛等作用。

【临床应用】胃溃疡、十二指肠溃疡。临床以胃脘隐痛、寒则加重、胃酸过多为特征症状。

【用药特征】本成药重在温补脾胃、制酸止痛，兼能行气燥湿。用药甘温酸平共用，益气、温中、健脾、制酸兼顾。适用于胃脘痛属于脾胃虚寒，胃酸量多者。

【用法用量】①片：口服。一次4~6片，一日3次；小儿酌减。②颗粒：口服。一次1袋，一日3次。③丸：口服。一次1袋，一日3次，饭后温开水送服，4~6周为一疗程。

【使用注意】孕妇忌服。不宜久服，服药3天症状不减轻或加重者，应立即停药并到医院就诊。忌食生冷、油腻、不易消化食物。

【规格贮藏】①片：0.3g/片。密封，防潮。②颗粒：2g/袋。密封，防潮。③丸：2g/袋。密封，置阴凉干燥处。

附：脾胃虚寒中成药特点比较

中成药名	功效		临床治疗主症		
	共同点	独有功效	相同主治	独有主治	主治自身特点
安胃疡胶囊	益气健脾，散寒止痛	补中益气、解毒生肌	主治脾胃虚寒证。症见胃脘隐痛、喜温喜按、遇冷或空腹加重、倦怠乏力、口淡多涎、纳少便溏、舌淡苔白、脉沉细弦	偏于胃脘痛属于胃虚寒或气滞者	胃脘冷痛或胀痛
胃疼宁片		温中行气、制酸止痛		偏于胃脘痛属于脾胃虚寒者	胃脘部隐痛、温则痛减、嗳气吞酸
胃疡灵颗粒（黄芪健胃膏）		温中益气、缓急止痛		偏于胃脘疼痛属于脾胃虚寒、中气不足者	胃脘冷痛、喜温喜按、食少乏力
虚寒胃痛胶囊（颗粒）		益气健脾、温胃止痛		偏于胃脘疼痛属于脾胃虚寒，气虚明显者	胃脘隐隐作痛、暖则痛减、倦怠多涎
复胃散胶囊		补气健脾、制酸止痛、止血生肌		偏于胃脘疼痛属于脾胃虚寒，胃酸过多、消化道出血者	胃酸过多、吐血便血、食减形瘦
海洋胃药片（颗粒、丸）		益气健脾、温中止痛		偏于胃脘痛属于脾胃虚寒，胃酸量多者	胃脘隐痛、寒则加重、胃酸过多

八、脾胃阴虚

阴虚胃痛颗粒（片、胶囊）

【处方组成】北沙参、麦冬、石斛、川楝子、玉竹、

白芍、甘草（炙）。

【功能主治】养阴益胃、缓中止痛。主治胃阴不足证。症见胃脘隐隐灼痛、口干舌燥、纳呆食少、干呕、舌淡苔白脉细。

【现代药理】尚未检索到本成药相关药理的资料。

【临床应用】慢性胃炎、消化性溃疡。临床以胃脘隐隐灼痛、口干舌燥、纳呆为特征症状。

【用药特征】本成药重在养阴润燥、益胃生津、兼以养血柔肝、行气止痛。用药甘寒养阴，兼有甘温补血、苦寒清热。适用于胃脘痛属于胃阴不足者。

【用法用量】①颗粒：开水冲服。一次1袋，一日3次。②片：口服。每次6片，一日3次。③胶囊：口服。一次4粒，一日3次。

【使用注意】虚寒胃痛者不适用。糖尿病患者慎用。高血压、心脏病、肝病、肾病等慢性病严重者应在医师指导下服用。忌酒及辛辣、生冷、油腻食物。

【规格贮藏】①颗粒：10g/袋；5g/袋（无糖型）。密封，置阴凉干燥处。②片：0.25g/片。密封。③胶囊：0.38g/粒。密封，置阴凉干燥处。

胃祥宁颗粒

【处方组成】女贞子。

【功能主治】养阴柔肝止痛、润燥通便。主治阴虚胃燥证。症见胃脘胀痛、腹胀嗳气、口渴咽燥、便秘、舌淡苔白、脉细。

【现代药理】具有降血糖、抗肝损伤、提高免疫力、抗炎等作用。

【临床应用】消化性溃疡、慢性胃炎。临床以胃脘胀痛、腹胀、口干为特征症状。

【用药特征】本成药重在养阴柔肝、益精养血，兼能润肠通便。用药甘凉，具有肝肾脾胃同治的特点。适用于胃脘痛属于肝肾阴虚、胃燥者。

【用法用量】口服。一次3g，一日2次。

【使用注意】脾胃虚寒泄泻及阳虚者忌服。不宜在药品中加糖服用。宜忌烟、酒和辛辣食品。

【不良反应】偶有轻度腹泻。

【规格贮藏】3g/袋。密封，置干燥处。

甘海胃康胶囊

【处方组成】甘草、海螵蛸、沙棘、枳实、白术、黄柏、延胡索、绞股蓝总苷。

【功能主治】健脾和胃、收敛止痛。主治脾虚气滞证。症见胃脘胀痛或隐痛、呃逆嗳气、呕吐酸水、舌淡苔白、脉细。

【现代药理】尚未检索到本成药相关的药理资料。

【临床应用】胃溃疡、十二指肠溃疡、慢性胃炎、反流性食道炎。临床以胃脘胀痛隐痛、嗳气吐酸为特征症状。

【用药特征】本成药重在健脾胃，兼能制酸止痛，燥湿行气。用药具有寒热并用、标本兼顾的特点。适用于胃痛属于脾虚气滞者。

【用法用量】口服。一次6粒，一日3次。

【使用注意】孕妇慎用。高血压、心脏病、糖尿病、肝病、肾病等慢性病严重者应在医师指导下服用。忌生冷、辛辣食物。

【规格贮藏】0.4g/粒。密封。

附：脾胃阴虚中成药特点比较

中成药名	功效		临床治疗主症		
	共同点	独有功效	相同主治	独有主治	主治自身特点
阴虚胃痛颗粒（片、胶囊）	养阴益胃，止痛	养阴益胃、缓中止痛	主治胃阴不足证。症见胃脘隐隐灼痛、口干舌燥、纳呆食少、干呕、舌淡苔白脉细	偏于胃脘痛属于胃阴不足者	胃脘隐隐灼痛、口干舌燥、纳呆
胃祥宁颗粒		养阴柔肝止痛、润燥通便		偏于胃脘痛属于肝肾阴虚、胃燥者	胃脘胀痛、腹胀、口干
甘海胃康胶囊		健脾和胃、收敛止痛		偏于胃痛属于脾虚气滞者	胃脘胀痛隐痛、嗳气吐酸

九、寒热错杂

荆花胃康胶丸

【处方组成】土荆芥、水团花。

【功能主治】理气散寒、清热化瘀。主治寒热错杂、气滞血瘀证。症见胃脘胀闷疼痛、嗳气反酸、嘈杂口苦、舌淡紫苔薄腻、脉沉弦。

【现代药理】具有抑制平滑肌、抗幽门螺旋杆菌等作用。

【临床应用】十二指肠溃疡、慢性胃炎。临床以胃脘胀痛、嘈杂反酸口苦为特征症状。

【用药特征】本成药重在散寒理气、活血化瘀，兼能清热利湿。用药具有寒温并用、气血兼顾的特点。适用于胃痛属于气滞血瘀、寒热并见者。

【用法用量】口服，饭前服。一次2粒，一日3次，4周为一疗程。

【使用注意】孕妇忌服。肝病、神经衰弱、心脏病、肾病、肺部疾病、糖尿病等慢性病患者应在医师指导下服用。忌服辛辣刺激性食物及寒凉、油腻、不易消化食物。

【不良反应】少数患者可出现恶心、呕吐、腹泻、便秘、胃脘不适、头晕、皮疹等。

【规格贮藏】80mg/粒。密封，遮光，置阴凉处。

珍杉理胃片

【处方组成】杉木果、延胡索（醋制）、三叉苦、珍珠层粉。

【功能主治】调中和胃、行气活血、解毒生肌。主治寒热夹杂、气血阻滞证。症见胃脘疼痛、嗳气反酸、腹胀、大便时溏时硬、舌质偏暗、苔薄脉弦。

【现代药理】具有抗溃疡、抑制胃酸和胃蛋白酶分泌、降低十二指肠平滑肌自发节律收缩幅度等作用。

【临床应用】十二指肠溃疡。临床以胃脘胀痛、嗳气则缓、大便时溏时硬为特征症状。

【用药特征】本成药长于和胃调中、行气活血、制酸止痛、兼能解毒生肌。用药甘苦平，兼有酸收、辛行，具有寒热并用的特点。适用于胃痛属于寒热夹杂、气血阻滞者。

【用法用量】口服。一次2片，一日4次，6周为一疗程。

【使用注意】孕妇忌服。忌生冷、油腻、辛辣及难以消化的食物。

【不良反应】偶见口干、便秘。

【规格贮藏】0.63g/片。密封。

海桂胶囊

【处方组成】肉桂、高良姜、海螵蛸、白及、黄连、三七、苍术、木香、半枝莲、路路通、麦芽、麦冬。

【功能主治】温中和胃、清热止痛。主治寒热错杂证。症见胃脘疼痛、喜温喜按、口苦口干、吞酸嘈杂、嗳气、胃脘痞满、舌淡苔薄、脉细。

【现代药理】尚未检索到本成药相关的药理资料。

【临床应用】十二指肠球部溃疡。临床以胃脘痞满疼痛、嗳气反酸、口苦口干为特征症状。

【用药特征】本成药重在温脾胃、清胃热，兼能制酸止痛。用药具有寒热并用的特点。适用于寒热错杂所致的胃痛者。

【用法用量】口服。一次6粒，一日3次，4周一疗程。

【使用注意】孕妇禁用。忌食生冷、辛辣、油腻之物。

【规格贮藏】0.42g/粒。密封，防潮。

附：寒热错杂中成药特点比较

中成药名	功效		临床治疗主症		
	共同点	独有功效	相同主治	独有主治	主治自身特点
荆花胃康胶丸	温中和胃、清热止痛	理气散寒、清热化瘀	主治寒热错杂证。症见胃脘胀闷疼痛、嗳气反酸、嘈杂口苦、舌淡紫苔薄腻、脉沉弦	偏于胃痛属于气滞血瘀、寒热并见者	胃脘胀痛、嘈杂反酸、口苦
珍杉理胃片		调中和胃、行气活血、解毒生肌		偏于胃痛属于寒热夹杂、气血阻滞者	胃脘胀痛、嗳气则缓、大便时溏时硬
海桂胶囊		温中和胃、清热止痛		偏于寒热错杂所致的胃痛者	胃脘痞满疼痛、嗳气反酸、口苦口干

十、虚实夹杂

胃得安胶囊（片）

【处方组成】白术、苍术、神曲、泽泻、川芎、海螵蛸、草豆蔻、莱菔子、陈皮（制）、瓜蒌、槟榔、甘草、马兰草、枳实、麦芽、姜半夏、茯苓、黄柏、山姜子、黄芩、干姜、香附（制）、厚朴、木香、紫河车。

【功能主治】和胃止痛、健脾消食。主治脾虚食滞证。症见胃脘疼痛、胸满痞塞、食欲不振、消化不良、嗳腐吞酸、呕吐便溏、胃酸偏多、舌淡、脉细弱。

【现代药理】具有抗溃疡、抗幽门螺旋杆菌、镇痛、抗炎等作用。

【临床应用】慢性胃炎、胃溃疡、十二指肠溃疡、慢性结肠炎。临床以胸膈胃脘满闷、嗳腐吞酸、胃酸偏多为特征症状。

【用药特征】本成药重在健脾和胃、化食消积，兼能疏肝行气、燥湿清热。用药具有消补兼顾、寒热并用、肝胃同治的特点。适用于脾虚食积气滞所致的胃痛者。

【用法用量】①胶囊：口服。一次2～3粒，一日3～4次。②片：口服。每次5片，每日3～4次。

【使用注意】孕妇慎用。不适用于剧烈胃痛、呕吐、黑便者。急症胃痛及溃疡病活动期胃痛应在医师指导下服用。忌食辛辣食物。

【规格贮藏】胶囊：0.275g/粒。密封。片：0.46g/片。密封。

平溃散

【处方组成】白术、甘草、海螵蛸、厚朴、黄柏、绞股蓝总皂苷、沙棘。

【功能主治】健脾和胃、清热化湿、理气。主治脾虚湿热证。症见胃脘隐痛、脘腹痞满、体倦身重、大便溏泄、身热口苦、渴不多饮、舌淡苔白或腻、脉缓。

【现代药理】具有中和胃酸、抗溃疡、保护胃黏膜等作用。

【临床应用】消化性溃疡、慢性胃炎、反流性食管炎。临床以脘腹痞满闷痛、大便溏泄、身热口苦为特征症状。

【用药特征】本成药重在健脾理气、清化湿热，兼能制酸止痛。用药具有标本兼治、寒温并用的特点。适用于胃脘疼痛属于脾胃湿热者。

【用法用量】口服。一次6g，一日3次。

【使用注意】孕妇慎用。忌食生冷、酸辣等刺激性食物。

【规格贮藏】6g/袋。密封。

胃舒宁颗粒（胶囊）

【处方组成】党参、白术、海螵蛸、延胡索、白芍、甘草。

【功能主治】补气健脾、制酸止痛。主治脾胃气虚、肝胃不和证。症见胃脘疼痛、喜温喜按、泛吐酸水、嗳气呕吐、烦躁易怒、舌淡苔少、脉弦或细。

【现代药理】具有抗溃疡、镇痛等作用。

【临床应用】胃溃疡、十二指肠溃疡。临床以胃脘冷痛、喜温喜按、泛吐酸水、烦躁易怒为特征症状。

【用药特征】本成药重在补脾益胃，兼能制酸止痛。用药甘温补益、酸涩收敛，具有肝脾胃同治的特点。适用于胃脘痛属于脾胃气虚、肝胃不和者。

【用法用量】①颗粒：开水冲服。一次5g，一日3次。②胶囊：开水冲服。一次4粒，一日3次。

【使用注意】儿童、孕妇、哺乳期妇女、年老体弱者慎用。高血压、心脏病、肝病、糖尿病、肾病等慢性病严重者应在医师指导下服用。忌愤怒、忧郁，保持心情舒畅。饮食宜清淡，忌酒及辛辣、生冷、油腻食物。

【规格贮藏】①颗粒：5g/袋。密封。②胶囊：0.36g/粒。密封。

健胃愈疡片（颗粒、胶囊）

【处方组分】柴胡、党参、白芍、延胡索、白及、珍珠层粉、青黛、甘草。

【功能主治】疏肝健脾、止血生肌、解痉止痛。主治肝郁脾虚、肝胃不和证。症见胃脘胀痛、痛窜胁背、吞酸嘈杂、脘中灼热或灼痛、气怒痛重、嗳气吞酸、

烦躁不食、腹胀便溏、舌淡苔白、脉弦。

【现代药理】具有抗溃疡、调节胃肠运动、解痉、抗炎、镇痛等作用。

【临床应用】消化性溃疡。临床以胃脘胀痛牵连胁背、嗳气吞酸、腹胀烦躁为特征症状。

【用药特征】本成药重在疏肝健脾、止血解痉，兼能行气止痛、收敛生肌、清泻郁热。用药具有补泻结合、肝脾同调、寒热并用的特点。适用于胃痛属于脾虚、肝胃不和偏热者。

【用法用量】①片：口服。一次4～5片，一日4次。②颗粒：口服。一次1袋，一日3次。③胶囊：口服。一次4～5粒，一日4次。

【使用注意】孕妇慎用。本品入口涩口感较强，宜温开水冲服。忌情绪激动或生闷气。忌食辛辣、酸性及刺激性食物。

【规格贮藏】①片：0.3g/片。避光，密封。干燥处保存。②颗粒：0.3g/袋。密闭，置阴凉干燥处。③胶囊：0.4g/粒。密封。

附：虚实夹杂中成药特点比较

中成药名	功效		临床治疗主症		
	共同点	独有功效	相同主治	独有主治	主治自身特点
胃得安胶囊（片）	和胃止痛	健脾消食	主治虚实夹杂证。症见胃脘疼痛、胸满痞塞、食欲不振、消化不良、胃酸偏多、舌淡、脉细弱	偏于脾虚食积气滞所致的胃痛者	胸膈胃脘满闷、嗳腐吞酸、胃酸偏多
平溃散		健脾和胃、清热化湿、理气		偏于胃脘疼痛属于脾胃湿热者	脘腹痞满闷痛、大便溏泄、身热口苦
胃舒宁颗粒（胶囊）		补气健脾、制酸止痛		偏于胃脘痛属于脾胃气虚、肝胃不和者	胃脘冷痛、喜温喜按、泛吐酸水、烦躁易怒
健胃愈疡片（颗粒、胶囊）		疏肝健脾、止血生肌、解痉止痛		偏于胃痛属于脾虚、肝胃不和偏热者	胃脘胀痛牵连胁背、嗳气吞酸、腹胀烦躁

第三节　便秘

一、实热便秘

舒秘胶囊

【处方组成】芦荟。

【功能主治】清热通便。主治胃肠积热证。症见大便干结、排便困难、胸腹胀满、口苦尿黄、舌红苔黄或黄燥、脉滑数。

【现代药理】具有通便、促进胃肠运动、增加大肠含水量等作用。

【临床应用】功能性便秘。临床以大便干结、脘腹胀痛、口苦尿黄为特征病症。

【用药特征】本成药为单味中药制剂，重在清热解毒、泻火通便。用药苦寒泻热导滞，适用于肠胃燥热便秘者。

【用法用量】口服。每晚睡前2粒。

【使用注意】孕妇及虚性便秘者慎用。不宜长期服用。忌服辛辣、刺激性食物。

【规格贮藏】0.3g/粒。密封。

新清宁片（胶囊、九制大黄丸、大黄通便片）

【处方组成】熟大黄。

【功能主治】清热解毒、泻火通便。主治内结实热证。症见喉肿、牙痛、目赤、便秘、发热、舌红苔黄、脉数。

【现代药理】具有泻下解热、抗炎、抗病毒、抗菌等作用。

【临床应用】功能性便秘。临床以便秘、发热、目赤肿痛为特征症状。

【用药特征】本成药为一味熟大黄制备而成，具有泻热通肠、清热泻火通便的作用，兼能凉血解毒。用药苦寒，适用于胃肠积滞、实热便秘者。亦可用于里热所致的咽喉肿痛、牙痛、食滞、湿热型食欲不振等。

【用法用量】①片：口服。一次3~5片，一日3次；用于便秘，临睡前服5片。②胶囊：一次3~5粒，一日3次。用于便秘临睡前服5粒。③九制大黄丸：口服。一次6g，一日1次。④大黄通便片：口服。一次1片，一日2~3次。

【使用注意】妇女妊娠、月经期、哺乳期忌用。脾胃虚弱者慎用。不宜长期服用。忌烟、酒及辛辣食物。

【不良反应】偶有服药后大便次数增多且不成形者。

【规格贮藏】①片：0.3g/片。密封，在凉暗处保存。②胶囊：0.3g/粒。密封，在凉暗处保存。③九制大黄丸：6g/袋。密封。④大黄通便片：0.5g/片。密封。

新复方芦荟胶囊

【处方组成】芦荟、青黛、琥珀。

【功能主治】清肝泻热、润肠通便、宁心安神。主治心肝火盛证。症见大便秘结、腹胀腹痛、烦躁失眠、口干易怒、舌质红苔黄、脉弦。

【现代药理】具有促进肠推进、泻下及镇痛、镇静等作用。

【临床应用】习惯性便秘、功能性便秘。临床以大便燥结、烦躁失眠为特征症状。

【用药特征】本成药长于清肝泻热、泻热通便，兼能清肝宁神、镇心安神。用药苦寒，具有清心通下、心肝同治的特点。适用于心肝火盛所致的便秘、不寐者。

【用法用量】口服。一次1~2粒，一日1~2次。

【使用注意】孕妇禁用。哺乳期妇女及肝肾功能不全者慎用。不宜大剂量、长期服用，临床用药不超过2周。出现腹泻时可酌情减量。饮食宜清淡，忌烟、酒及辛辣、生冷、油腻食物。

【不良反应】偶见嗜睡、腹泻、腹痛。

【规格贮藏】0.43g/粒。密封。

一清颗粒（片、胶囊 软胶囊）

【处方组成】黄连、大黄、黄芩。

【功能主治】清热泻火解毒、化瘀凉血止血。主治火毒血热证。症见身热烦躁、目赤口疮、咽喉牙龈肿痛、大便秘结、吐血、咯血、衄血、痔血、舌红苔黄、脉滑数。

【现代药理】具有抗菌、抗病毒、解热、镇痛、降血脂、止血等作用。

【临床应用】功能性便秘、结膜炎、咽喉炎、咽炎、扁桃体炎、牙龈炎、痔疮。临床以便秘干结、身热口干为特征症状。

【用药特征】本成药重在清热泻火，兼能化瘀凉血。用药苦寒，具有以泻代清、清泻兼顾的特点。适用于热盛血热所致的便秘、出血等。

【用法用量】①颗粒：口服。一次1包，一日3次。儿童酌减。②片：口服。一次4片，一日3~4次。③胶囊：口服。一次2粒，一日3次。④软胶囊：口服。一次4粒，一日3~4次。

【使用注意】孕妇禁用。绞窄性肠梗阻及结肠、直肠黑便病患者禁用。糖尿病患者及有高血压、心脏病、肝病、肾病等慢性病严重者应在医师指导下服用。出现腹泻时可酌情减量，服药后每日大便2~3次者应减量，每日3次以上者应停用并向医师咨询。扁桃体有化脓或发热体温超过38.5℃的患者应去医院就诊。不宜长期服用。忌烟、酒及辛辣食物。

【不良反应】偶见皮疹、恶心、腹痛、腹泻。

【规格贮藏】①颗粒：7.5g/袋。密封。②片：0.5g/片。密封。③胶囊：0.5g/粒。密封。④软胶囊：0.5g/粒。密封。

三黄片（胶囊）

【处方组成】大黄、盐酸小檗碱、黄芩浸膏。

【功能主治】清热解毒、泻火通便。主治三焦热盛证。症见目赤肿痛、口鼻生疮、咽喉肿痛、牙龈肿痛、心烦口渴、尿黄短赤、大便干结难解、舌红苔黄、脉数。

【现代药理】具有增加肠蠕动、抑制肠内水分吸收、促进排便、抗菌、抗炎等作用。

【临床应用】功能性便秘、鼻疖、咽炎、扁桃体炎、尿道炎、急性咽炎、急性扁桃体炎、结膜炎、口腔溃疡、牙龈炎、咽喉炎、喉炎、急性胃肠炎、痢疾。临床以便秘、尿黄、目赤为特征症状。

【用药特征】本成药重在清热泻火，泻上中下三焦之火，兼能泻下导滞。用药苦寒，适用于三焦热盛所致的便秘、口疮、牙痛。

【用法用量】①片：口服。一次4片，一日2次。小儿酌减。②胶囊：口服。一次2粒，一日2次。

【使用注意】孕妇禁用。溶血性贫血及葡萄糖-6-磷酸脱氢酶缺乏者禁用。儿童、哺乳期妇女、年老体弱及脾虚便溏者慎用。不宜长期服用。忌烟，酒及辛辣食物。

【不良反应】偶见恶心、呕吐、皮疹或药热。

【规格贮藏】①片：0.25g/片。密封。②胶囊：0.4g/粒。密封，置干燥处。

大黄三味片

【处方组成】大黄、诃子、碳酸氢钠。

【功能主治】清热通便。主治实热蕴肠证。症见大便秘结难解、腹胀腹痛、胃胀胃痛、呕逆吞酸、口干舌燥、咽喉疼痛、舌红苔黄、脉数。

【现代药理】具有抗菌、抗炎等作用。

【临床应用】功能性便秘、胃炎。临床以大便干结、胃胀泛酸为特征症状。

【用药特征】本成药为中西药合用制剂，重在苦寒降泄，下气消胀，兼能制酸止痛。用药具有苦寒辛凉并用特点。适用于便秘属于实热者。

【用法用量】口服。一次1~3片，一日2~3次；或遵医嘱。

【使用注意】孕妇忌服。脾胃虚寒者慎用。忌生冷、辛辣食物。

【规格贮藏】0.3g/片。密封。

通便灵胶囊

【处方组成】番泻叶、当归、肉苁蓉。

【功能主治】泻热导滞、润肠通便。主治热结便秘证。

症见大便秘结、频繁矢气、脘腹胀满、腹痛拒按、口干口渴、手足汗出、舌质红苔黄、脉实。

【现代药理】具有加快肠道蠕动等作用。

【临床应用】老年性便秘、习惯性便秘、功能性便秘。临床以便干便秘、口干口渴为特征症状。

【用药特征】本成药具有泻热导滞、润燥通便作用，兼能养血润燥。用药具有补泻兼施，攻下润下并用的特点。适用于热结便秘兼有阴血不足者。

【用法用量】口服。一次5~6粒，一日1次。

【使用注意】孕妇慎用。忌食生冷、辛辣油腻之物。

【规格贮藏】0.25g/粒。密封。

清火片

【处方组成】大青叶、大黄、石膏、薄荷脑。

【功能主治】清热泻火、通便。主治实热火毒证。症见大便干结、咽喉肿痛、牙龈肿痛、头目眩晕、口鼻生疮、目赤肿痛、舌红苔黄、脉数。

【现代药理】具有解热、泻下、抗菌、抗炎等作用。

【临床应用】功能性便秘、咽炎、扁桃体炎、扁桃体炎、结膜炎、口腔溃疡、牙龈炎、喉炎、鼻疖。临床以大便干结、咽喉红肿、口舌生疮、舌红苔黄为特征症状。

【用药特征】本成药重在清热泻火，兼能泻火通便。用药苦寒辛寒同用，以泻代清。适用于实热火毒所致的便秘、风热喉痹、风热乳蛾、急喉喑、喉风、牙痛、眩晕、口疮、鼻疳、暴风客热等。

【用法用量】口服。一次6片，一日2次。

【使用注意】无实热者及孕妇慎用。小儿、年老体弱及脾胃虚寒者慎用。忌烟、酒及辛辣、油腻食物。

【规格贮藏】0.25g/片。密封。

通便宁片

【处方组成】番泻叶干膏粉、牵牛子、白豆蔻、砂仁。

【功能主治】宽中理气、泻下通便。主治实热便秘证。症见大便秘结、腹痛拒按、腹胀纳呆、口干口苦、小便短赤、舌红苔黄、脉弦滑数。

【现代药理】具有泻下、增加平滑肌收缩幅度等作用。

【临床应用】功能性便秘。临床以便秘腹痛、口苦口干为特征症状。

【用药特征】本成药重在泻下通便，兼能行气化湿，宽中理气。用药重在苦寒降泄，兼以芳香温中，化湿行气，具有行气和泻下兼顾的特点。适用于实热便秘。

【用法用量】口服。一次4片，一日1次。如服药8小时后不排便再服一次，或遵医嘱。

【使用注意】完全肠梗阻者禁用。孕妇忌服。初次服用者及便秘轻症者一次服1～2片，较重痔疮患者慎用，或遵医嘱。体虚者忌长服、久服。忌烟酒、辛辣食物。

【不良反应】少数患者服药后，排便前有腹痛感。

【规格贮藏】0.48g/片。密封，防潮、避光。

清泻丸

【处方组成】大黄、黄芩、枳实、甘草、朱砂粉。

【功能主治】清热、通便、消滞。主治实热积滞证。症见大便秘结、牙龈肿痛、目赤、发热、舌红苔黄、脉数。

【现代药理】具有泻下、促进胃肠蠕动、抗菌、抗炎等作用。

【临床应用】功能性便秘。临床以便秘、高热为特征症状。

【用药特征】本成药重在泻下清热。用药苦寒降泄，兼能理气消滞。适用于湿热积滞、大肠实热所致的便秘。

【用法用量】口服。一次5.4g。

【使用注意】孕妇禁用。不宜长于服用。忌辛辣、油腻食物。

【规格贮藏】5.4g/袋。密封。

牛黄至宝丸

【处方组成】冰片、陈皮、大黄、广藿香、连翘、芒硝、木香、牛黄、青蒿、石膏、雄黄、栀子。

【功能主治】清热解毒、泻火通便。主治胃肠积热证。症见大便燥结、头痛眩晕、目赤耳鸣、口燥咽干、舌红苔黄、脉数。

【现代药理】尚未检索到本成药相关的药理资料。

【临床应用】功能性便秘。临床以大便燥结、目赤口干为特征症状。

【用药特征】本成药重在清热解毒，兼具攻下热积，泻火除烦。用药具有芳香苦寒并用，解毒攻积兼顾的特点。适用于胃肠积热所致的便秘。

【用法用量】口服。一次1～2丸，一日2次。

【使用注意】孕妇禁用。哺乳期妇女慎用。脾胃虚寒者慎用。肝肾功能不全者慎用。不宜整丸吞服，弄成碎块后，用温水分次送服。亦不宜过量久服。注意休息，避免劳累，保证充足的睡眠和适量的活动。要舒畅情致，忌忧思恼怒，防忧郁。不要饮酒、吸烟，忌辛辣、油腻食物。

【规格贮藏】6g/丸。密封。

大黄清胃丸

【处方组成】木通、大黄、槟榔、胆南星、黄芩、羌活、滑石、白芷、炒牵牛子、芒硝。

【功能主治】清热通便。主治胃火炽盛证。症见大便燥结、口燥舌干、头痛目眩、舌红苔黄、脉数。

【现代药理】尚未检索到本成药相关的药理资料。

【临床应用】功能性便秘。临床以便秘干燥、口干目眩为特征症状。

【用药特征】本成药重在清热解毒，泻下通便，兼能辛温散气。用药具有寒热并用，以寒为主，泻下通便与清热解毒并用，以泻下热结为主特点。适用于在胃肠积热所致的便秘。

【用法用量】口服。一次1丸，一日2次。

【使用注意】孕妇忌服。不宜久服。忌辛辣、油腻食物。

【规格贮藏】9g/丸。密封。

通幽润燥丸

【处方组成】枳壳（去瓤麸炒）、木香、厚朴（姜炙）、桃仁（去皮）、红花、当归、苦杏仁（去皮炒）、火麻仁、郁李仁、熟地黄、地黄、黄芩、槟榔、熟大黄、大黄、甘草。

【功能主治】清热导滞、润肠通便。主治胃肠积热证。症见大便不通、脘腹胀满、口苦尿黄、口干咽燥、舌红苔黄、脉滑。

【现代药理】具尚未检索的本成药相关的药理资料。

【临床应用】习惯性便秘、顽固性呃逆。临床以便秘、腹胀尿黄、口苦咽干为特征症状。

【用药特征】本成药长于清热除满导滞，兼能行气滋阴，养血润肠通便。用药具有通导兼顾，泻润结合的特点。适用于肠道积热，或兼见幽门失润引起的便秘。亦可用药胃肠积热所致的顽固性呃逆。

【用法用量】口服。一次1～2丸，一日2次。

【使用注意】孕妇忌服。服药后症状无改善，或症状加重，或出现新的症状者，应立即停药并到医院就诊。忌食生冷、辛辣油腻之物。

【规格贮藏】6g/丸。密封。

莫家清宁丸

【处方组成】大黄、桃仁、杏仁、枳壳、厚朴、黄芩、半夏（制）、香附、木香、麦芽、陈皮、侧伯叶、黑豆、车前子、桑叶、绿豆、白术。

【功能主治】清理胃肠、泻热润便。主治大肠实热证。症见饮食停滞、腹肋膨胀、头昏耳鸣、口燥舌干、咽喉不利、两目红赤、牙齿肿痛、大便秘结、小便赤黄、舌红苔黄、脉滑数。

【现代药理】尚未检索的本成药相关的药理资料。

【临床应用】功能性便秘、咽炎、结膜炎、口腔溃疡、牙龈炎。临床以便秘、腹肋膨胀、口干目赤为特征症状。

【用药特征】本成药重在泻火通便、凉血解毒，兼能润肠泻下、清热行气、化食消滞。用药重在苦寒降泄，兼有甘润缓和，同时辛香散气，具有攻补兼施，以攻为主的特点。适用于饮食停滞化火所致的便秘、牙痛、目赤者。

【用法用量】口服。一次6g，一日1次。

【使用注意】孕妇禁用。哺乳期妇女慎用。小儿及年老体弱者，应在医师指导下服用。忌食生冷、辛辣、油腻之物。

【规格贮藏】6g/瓶。密封，防潮。

附：实热便秘中成药特点比较

中成药名	功效		临床治疗主症		
	共同点	独有功效	相同主治	独有主治	主治自身特点
舒秘胶囊	泻热通便	清热通便	主治实热积滞证。症见大便秘结、腹痛腹胀、口苦尿黄、舌红苔黄、脉滑	偏于肠胃燥热者	肠胃积热、胸腹胀满、大便秘结
新清宁片（胶囊、九制大黄丸、大黄通便片）		清热解毒、泻火通便		偏于胃肠积滞、实热者	喉肿、牙痛、目赤、便秘、发热
新复方芦荟胶囊		清肝、宁心安神		偏于心肝火盛者	心肝火盛，大便秘结，腹胀腹痛，烦躁失眠
一清颗粒（片、胶囊、软胶囊）		清热解毒、化瘀凉血止血		偏于热盛血热者	身热烦躁，目赤口疮，咽喉、牙龈肿痛，大便秘结，吐血，咯血，衄血，痔血
三黄片（胶囊）		清热解毒、泻火		偏于三焦热盛者	三焦热盛所致的目赤肿痛，口鼻生疮，咽喉肿痛，牙龈肿痛，心烦口渴，尿黄便秘
大黄三味片		清热通便		偏于实热者	大便秘结难解、腹胀腹痛、胃胀胃痛、呕逆吞酸、口干舌燥、咽喉疼痛、舌红苔黄、脉数

第一篇

续表

中成药名	功效		临床治疗主症		
	共同点	独有功效	相同主治	独有主治	主治自身特点
通便灵胶囊	泻热通便	泻热导滞、养血润燥	主治实热积滞证。症见大便秘结、腹痛腹胀、口苦尿黄、舌红苔黄、脉滑	偏于阴血不足者	大便秘结、频转矢气、脘腹胀满、腹痛拒按、口干口渴、手足汗出、舌质红苔黄、脉实
清火片		清热泻火		偏于实热火毒者	咽喉肿痛，牙痛，头目眩晕，口鼻生疮，风火目赤、大便不通
通便宁片		宽中理气		偏于实热气滞者	腹痛拒按，腹胀纳呆，口干口苦，小便短赤，舌红苔黄，脉弦滑数
清泻丸		消滞		偏于湿热积滞者	大便秘结
牛黄至宝丸		清热解毒、泻火		偏于胃肠积热者	用于胃肠积热所致的头痛眩晕、目赤耳鸣、口燥咽干、大便燥结
大黄清胃丸		清热解毒		偏于胃肠积热者	用于胃火炽盛，口燥舌干，头痛目眩，大便燥结
通幽润燥丸		清热导滞、滋阴养血		偏于肠道积热者	用于胃肠积热，幽门失润引起脘腹胀满、大便不通
莫家清宁丸		清理胃肠、泻热润便		偏于饮食停滞化火者	饮食停滞，腹肋膨胀，头昏耳鸣，口燥舌干，咽喉不利，两目红赤，牙齿疼痛，大便秘结，小便赤黄

二、湿热便秘

木香槟榔丸

【处方组成】木香、槟榔、枳壳（炒）、陈皮、青皮（醋炒）、香附（醋制）、三棱（醋制）、莪术（醋制）、黄连、黄柏（酒炒）、大黄、牵牛子、芒硝。

【功能主治】行气导滞、泻热通便。主治湿热内停证。症见赤白痢疾、里急后重、胃肠积滞、脘腹胀痛、大便不通、舌红苔腻、脉数。

【现代药理】尚未检索到本成药相关的药理资料。

【临床应用】功能性便秘、痢疾。临床以里急后重、大便不通为特征症状。

【用药特征】本成药长于行气导滞、泻热通便。用药集行气、攻下、破血、清热、燥湿于一身，具有以泻代清的特点。适用于湿热积滞内停所致便秘者。

【用法用量】口服。一次3～6g，一日2～3次。

【使用注意】孕妇禁用。寒湿内蕴胃痛、痢疾及冷积便秘者慎用。年老体弱及脾胃虚弱者慎用。忌食辛辣油腻、酸性及不易消化食物。

【规格贮藏】6g/袋。密闭，防潮。

枳实导滞丸

【处方组成】枳实（炒）、大黄、黄连（姜汁炙）、黄芩、六神曲（炒）、白术（炒）、茯苓、泽泻。

【功能主治】消积导滞、清热利湿。主治饮食积滞、湿热内阻证。症见大便秘结、脘腹胀痛、不思饮食、痢疾里急后重、舌红苔黄、脉数。

【现代药理】具有菌、保肝利胆、抗肝硬化、抗胃溃疡、抗炎、抗氧化等作用。

【临床应用】功能性便秘、胃肠功能紊乱、痢疾。临床以便秘结、脘腹胀痛、里急后重为特征症状。

【用药特征】本成药长于攻积泻热，行气消积，清热

燥湿，兼能健脾燥湿，消食化滞。用药具有消补兼顾，清泻并用的特点。适用于湿热食滞所致的便秘、下痢者。

【用法用量】口服。一次6～9g，一日2次。

【使用注意】孕妇慎用。忌食生冷、辛辣油腻之物。

【规格贮藏】6g/袋；36g/瓶。密闭，防潮。

附：湿热便秘中成药特点比较

中成药名	功效		临床治疗主症		
	共同点	独有功效	相同主治	独有主治	主治自身特点
木香槟榔丸	泻热，通便	行气导滞	主治湿热内阻证。症见便秘，腹痛、或尿急后重，舌红苔腻，脉数	偏于湿热积滞内停者	赤白痢疾、里急后重、胃肠积滞、脘腹胀痛、大便不通、舌红苔腻、脉数
枳实导滞丸		消积导滞		偏于湿热食滞者	大便秘结、脘腹胀痛、里急后重

三、津亏便秘

蓖麻油

【处方组成】蓖麻油。

【功能主治】润肠通便。主治肠燥便秘证。症见大便秘结、便困难或便时疼痛、口干舌燥、心烦、舌红苔黄脉数。

【现代药理】尚未检索到本成药相关的药理资料。

【临床应用】功能性便秘。临床以便干难解、口干舌燥为特征症状。

【用药特征】本成药为单用一味蓖麻油制剂，具有泻下导滞，润肠通便的作用，适用于肠燥便秘者。

【用法用量】口服。一次10～20ml。

【使用注意】孕妇禁用。对小肠有刺激性，不宜反复应用。不宜应用于清除肠道内脂溶性毒物，如磷、苯等中毒。驱虫时忌用本药导泻。忌辛辣、刺激食物。

【规格贮藏】20ml/支。避光，密封，置阴凉干燥处（不超过20℃）。

滋阴润肠口服液

【处方组成】地黄。

【功能主治】养阴清热、润肠通便。主治阴虚内热证。症见大便干结、排便不畅、口干咽燥、舌红少苔、脉细数。

【现代药理】尚未检索到本成药相关的药理资料。

【临床应用】功能性便秘。临床以便秘不畅、口干咽燥、舌红少苔为特征症状。

【用药特征】本成药为单用一味地黄，重在滋阴、养阴清热。用药苦寒，既能清热通便，又能生津润燥，适用于阴虚内热引起的便秘者。

【用法用量】口服。一次10～20ml，一日2次。

【使用注意】孕妇禁用。饮食宜清淡，忌烟、酒及辛辣、生冷、油腻食物。

【规格贮藏】10ml/支。密封，置阴凉处。

增液口服液

【处方组成】玄参、山麦冬、地黄。

【功能主治】养阴生津、增液润燥。主治阴津亏损证。症见便干难解、口渴咽干、口唇干燥、小便短赤、舌红少津脉细稍数。

【现代药理】具有促进实热便秘排便、改善腹泻小鼠体重下降、血黏度增高和电解质紊乱、抗炎等作用。

【临床应用】功能性便秘。临床以便秘难解、口舌干燥为特征症状。

【用药特征】本成药重在养阴增液、生津润燥，用药具有甘寒滋阴，以补药之体为泻药之用的特点，使肠燥得润、大便得下。适用于津亏便秘。

【用法用量】口服。一次20ml，一日3次；或遵医嘱。

【使用注意】孕妇及脾虚便溏者慎用。忌生冷、辛辣、滋腻食物。

【不良反应】偶见头晕、腹痛、腹泻、恶心。

【规格贮藏】10ml/支。密封,置阴凉干燥处。

苁蓉通便口服液

【处方组成】肉苁蓉、何首乌、枳实(麸炒)、蜂蜜。

【功能主治】润肠通便。主治肠燥便秘证。症见大便燥结、不易排出、或便时疼痛、或便时流血、口舌干燥、心烦失眠、午后潮热、舌红少苔、脉细数。

【现代药理】具有促进排便、促进肠运动、增加肠系膜前动脉血流量等作用。

【临床应用】老年性便秘、产后便秘、习惯性便秘。临床以便秘难解、便出不畅、口干心烦为特征症状。

【用药特征】本成药重在温养精血、滋阴润燥,兼能行气。用药重在甘温滋润,具有阴阳双补,气血兼顾,润肠为主,不燥不腻的特点。适用于肾虚气弱或阴津耗伤,肠枯津燥所致的便秘。

【用法用量】口服。一次10～20ml,一日1次,睡前或清晨服用。

【使用注意】孕妇慎用。年青体壮者便秘时不宜用本药。服用本药出现大便稀溏时应立即停服。忌辛辣、生冷、酸敛食物。

【规格贮藏】10ml/支。密封,避光保存。

通乐颗粒

【处方组成】何首乌、地黄、当归、麦冬、玄参、枳壳(麸炒)。

【功能主治】滋阴补肾、润肠通便。主治阴虚便秘证。症见大便秘结、口干咽燥、烦热、舌红少苔、脉细。

【现代药理】具有促进正常肠蠕动、拮抗因吗啡对肠蠕动的抑制、增加肠道水分、抑制肠的自主收缩等作用。

【临床应用】功能性便秘、习惯性便秘。临床以便秘、口干心烦为特征症状。

【用药特征】本成药重在滋阴补肾,润肠通便,兼能行气活血。用药重在甘寒滋润,具有滋阴养血为主,辛温行气为辅的特点。适用于阴虚便秘。

【用法用量】开水冲服。一次2袋,一日2次,2周为一疗程,或遵医嘱。

【使用注意】孕妇及糖尿病患者禁服。饮食宜清淡,忌烟、酒及辛辣、生冷、油腻食物。

【不良反应】偶见上腹部不适或大便难以控制。

【规格贮藏】6g/袋。密封。

麻仁胶囊(软胶囊、丸)

【处方组成】火麻仁、苦杏仁、大黄、枳实、厚朴、白芍。

【功能主治】润肠通便。主治肠燥便秘证。症见大便秘结、小便频数、脘腹胀满、腹时作痛、口渴欲饮或口臭、舌红少津、苔薄黄、脉细数。

【现代药理】具有改善肠道动力障碍、促进结肠蠕动等作用。

【临床应用】老年性便秘、习惯性便秘、产后便秘、痔疮术后便秘。临床以便秘腹胀、口干、舌红少津为特征症状。

【用药特征】本成药以润肠泻热,行气通便为主。用药重在缓下通便,具有下不伤正、润而不腻、攻润结合的特点。适用于老年人、产后、手术后或久病的肠燥便秘者。

【用法用量】①胶囊:口服。每次2～4粒,早晚各1次,或睡前服用。5天一疗程。②软胶囊:口服。平时一次1～2粒,一日1次。急用时一次2粒,一日3次。③丸:口服。一次6g,一日1～2次。

【使用注意】孕妇慎用。年老体虚者不宜久服。年青体壮者便秘时不宜用本药。忌食生冷、油腻、辛辣食品。

【规格贮藏】①胶囊:0.35g/粒。密封。②软胶囊:0.6g/粒。密封。③丸:6g/33丸。密封。

五仁润肠丸

【处方组成】地黄、桃仁、火麻仁、郁李仁、柏子仁、肉苁蓉(酒蒸)、陈皮、大黄(酒蒸)、当归、松子仁。

【功能主治】润肠通便。主治津亏便秘证。症见大便秘结、小便频数、脘腹胀满、腹时作痛、口渴欲饮或口臭、口舌干燥、心烦失眠、午后潮热、舌红少苔、脉细数。

【现代药理】具有泻下等作用。

【临床应用】功能性便秘、中老年人病后便秘、产后便秘、习惯性便秘。临床以便秘、腹胀、口干心烦为特征症状。

【用药特征】本成药润肠作用突出，重在缓下通便，温养精血而润燥滑肠，配合苦寒泻下之品。用药重在甘润养阴，具有补而不腻滞、泻不伤正的特点。适用于老年人或久病体弱的肠燥便秘症。

【用法用量】口服。一次 1 丸，一日 2 次。

【使用注意】孕妇忌服。年青体壮者便秘时不宜用本药。大便干燥如羊屎，难排出者，在医师指导下可增加药量，一次服2丸，一日3次。服用本药出现大便稀溏时应立即停服。服药三天后症状未改善，或出现其他症状时，应及时去医院就诊。忌食生冷、油腻、辛辣食物。

【规格贮藏】9g/丸。密封。

附：津亏便秘中成药特点比较

中成药名	功效		临床治疗主症		
	共同点	独有功效	相同主治	独有主治	主治自身特点
蓖麻油	润肠通便	润肠通便	主治津亏便秘证。症见大便难解、腹胀口干、舌红少苔、脉细	偏于肠燥便秘者	便干难解、口干舌燥
滋阴润肠口服液		养阴清热		偏于阴虚内热者	大便干结、排便不畅、口干咽燥
增液口服液		养阴生津，增液润燥		偏于津亏便秘者	高热便秘、口舌干燥
苁蓉通便口服液		滋阴补肾		偏于肾虚气弱或阴津耗伤者	便秘难解、便出不畅、口干心烦
通乐颗粒		滋阴补肾		偏于阴虚者	大便秘结、口干咽燥、烦热
麻仁胶囊（软胶囊、丸）		行气		偏于肠燥者	便秘腹胀、口干、舌红少津
五仁润肠丸		润肠通便		偏于体虚者	便秘、腹胀、口干心烦

四、气虚便秘

便秘通

【处方组成】白术、肉苁蓉（淡）、枳壳。

【功效主治】健脾益气、润肠通便。主治脾气虚及脾肾两虚证。症见大便秘结、排便困难、便后乏力、面色无华、腹胀、神疲气短、头晕耳鸣、腰膝酸软、舌淡苔白、脉弱。

【现代药理】具有促进排便、促进肠道水分分泌、调节肠运动等作用。

【临床应用】老年性便秘、习惯性便秘。临床以便秘、神疲气短、面色无华为特征症状。

【用药特征】本成药重在健脾补肾，兼能行气通便。用药重在甘温补益，兼有辛温行气，具有补而不腻的特点。适用于脾肾两虚的虚性便秘。

【用法用量】口服。每次20ml，每日早晚各一次，疗程一个月。

【使用注意】过敏体质者慎用。忌食生冷、辛辣油腻之物。

【不良反应】个别患者服用后有口干现象。

【规格贮藏】20ml/瓶。密封，置阴凉处，避光。

胃肠复元膏

【处方组成】枳壳、太子参、大黄、蒲公英、木香、莱菔子、赤芍、紫苏梗、黄芪、桃仁。

【功能主治】益气活血、理气通下。主治气虚便秘证。症见便秘、腹胀、胸膈满闷、排便无力、气短乏力、舌淡苔白或稍暗、脉细等。

【现代药理】尚未检索到本成药相关的药理资料。

【临床应用】功能性便秘、胃肠手术后腹胀、胃肠活动减弱、老年性慢性便秘。临床以便秘无力、脘腹胀满为特征症状。

【用药特征】本成药重在益气活血，理气通便，兼能清热解毒。用药苦辛微寒，兼有甘温补益。适用于便秘气虚明显者。

【用法用量】口服。腹部手术前1～3天，一次15～30g，每日2次，或遵医嘱；术中胃肠吻合完成前，经导管注入远端肠管40～60g（用水稀释2～3倍）或遵医嘱；术后6～8小时，口服，一次20～30g，每日2次或遵医嘱；老年性便秘；一次10～20g，每日2次或遵医嘱。

【使用注意】孕妇及腹泻者忌用。忌食生冷、辛辣、油腻食物。

【规格贮藏】100g/瓶。密封，置阴凉处。

芪蓉润肠口服液

【处方组成】黄芪（炙）、肉苁蓉、白术、太子参、地黄、玄参、麦冬、当归、黄精（制）、桑椹、黑芝麻、火麻仁、郁李仁、枳壳（麸炒）、蜂蜜。

【功能主治】益气养阴、健脾滋肾、润肠通便。主治气阴两虚，脾肾不足证。症见大便不畅、排出困难、面色无华、神疲气短、腰膝酸软、舌淡苔白、脉弱。

【现代药理】具有缩短模型鼠开始排便时间、增加排便量、促进小肠运动等作用。

【临床应用】老年性便秘、习惯性便秘。临床以便秘、气短、腰酸为特征症状。

【用药特征】本成药重在健脾益肾，气阴双补。用药温补为主，养阴润肠、行气通便为辅。适用于气阴两虚，脾肾不足，大肠失于濡润而致的虚性便秘。

【用法用量】口服。一次20ml，一日3次，或遵医嘱。

【使用注意】孕妇慎用。实热病禁用。感冒发热时停服。忌生冷、辛辣、油腻食物。

【规格贮藏】20ml/支。密封，置阴凉处。

附：气虚便秘中成药特点比较

中成药名	功效		临床治疗主症		
	共同点	独有功效	相同主治	独有主治	主治自身特点
便秘通	健脾益气，润肠通便	辛温行气	主治脾虚及脾肾两虚，或者气阴两虚，脾肾不足所致的便秘。症见大便秘结、排便困难、便后乏力、面色无华、神疲气短、腰膝酸软、舌淡、苔白、脉弱	偏于脾肾两虚者	大便秘结、排便困难、便后乏力、面色无华、腹胀、神疲气短、头晕耳鸣、腰膝酸软
胃肠复元膏		清热解毒		偏于气虚者	便秘无力、脘腹胀满
芪蓉润肠口服液		益气养阴、健脾滋肾		偏于气阴两虚，脾肾不足者	大便不畅、排出困难、面色无华、神疲气短、腰膝酸软

五、虚实夹杂

车前番泻颗粒

【处方组成】卵叶车前草种子、卵叶车前子壳、番泻果实。

【功能主治】润肠通便。主治实热津亏便秘证。症见大便干结、排出困难、腹痛腹胀、排便乏力、舌淡津少、脉细。

【现代药理】具有膨胀软化大便、缓泻等作用。

【临床应用】急慢性功能性便秘。临床以排便困难、排出乏力为特征性症状。

【用药特征】本成药重在润肠通便，兼能泻热通便，适用于成人便秘、老年人肌张力降低引起的便秘及痔疮病人的便秘。特别是调节长期卧床病人及产后病人的肠功能，同时可以减轻痔疮患者排便时的痛苦。

【用法用量】足够量的水冲服，不要咀嚼。成人：一次1袋（5g），一日1～2次。通常情况下，晚餐后服用

一袋，如有必要，可在早餐前重服一袋。

【使用注意】食管狭窄、肠梗阻、狭窄、张力缺乏，炎症性结肠病（例如克罗恩病、溃疡性结肠炎、阑尾炎）禁用。未知原因的腹部疼痛禁用。水和电解质丢失的严重脱水者禁用。10岁以下儿童禁用。胰岛素调解困难的糖尿病患者禁用。由于本品作用温和，故起效缓慢，一般用药后24～36小时才见效。服药时应充分饮水。孕妇及哺乳期妇女应在医师指导下使用。抑制肠蠕动的药物，如处方药地芬诺酯、洛哌丁胺、阿片制剂以及非处方药氢氧化铝等不能与本品同用，以免引起肠梗阻。

【不良反应】治疗初期可有胃肠胀气和膨胀感。

【规格贮藏】5g/袋。密封。阴凉干燥处保存。

润肠丸

【处方组成】火麻仁、桃仁（去皮尖）、羌活、当归尾、大黄。

【功能主治】润肠通便。主治实热津亏证。症见大便秘结、腹时作痛、口渴欲饮或口臭、口舌干燥、心烦失眠、午后潮热、舌红少苔、脉细数。

【现代药理】尚未检索到本成药相关的药理资料。

【临床应用】功能性便秘。临床以便秘腹胀、口干心烦为特征症状。

【用药特征】本成药重在缓下通便，兼能泻火通便，以润燥滑肠兼活血、行气祛风配合苦寒泻下。用药甘温滋润，具有润肠泻火同用、不燥不腻的特点。适用于小儿及久病的所致的实热津亏便秘。

【用法用量】口服。一次6～9g，一日1～2次。宜空腹服。

【使用注意】孕妇慎用。忌食生冷、辛辣油腻之物。

【规格贮藏】1g/12丸。密封，防潮。

降脂通便胶囊

【处方组成】大黄、玄明粉、人参、灵芝、肉桂、甘草。

【功能主治】泻热通便、健脾益气。主治胃肠实热、脾气亏虚证。症见大便秘结、腹胀纳呆、形体肥胖、气短肢倦、舌红苔黄、脉细数。

【现代药理】具有泻下、抗菌、增加肠内水分、促进肠蠕动等作用。

【临床应用】功能性便秘、肥胖症。临床以便秘、胃纳呆滞、肥胖气短为特征症状。

【用药特征】本成药重在泻下通便，兼能健脾补气。用药具有寒温并用，标本兼治的特点。适用于脾气虚、小肠实热的便秘者。

【用法用量】口服。一次2～4粒，一日2次。2周为一个疗程。

【使用注意】妊娠或哺乳期妇女及脾胃虚寒者忌用。儿童、年老体弱者应在医师指导下服用。不明原因的肥胖应去医院就诊。不宜长期服用。开始服药的首5天，建议少食或不食肉类，豆制品和茶水。饮食宜清淡，忌酒及辛辣食物。

【不良反应】少数患者服药后出现轻微腹痛、恶心及不同程度的腹痛泄泻。

【规格贮藏】0.5g/粒。密封。

排毒养颜胶囊

【处方组成】大黄、西洋参、白术、青阳参、小红参、荷叶、枳实、苁蓉、芒硝。

【功能主治】益气活血、通便排毒。主治气虚血瘀、热毒内盛证。症见便秘、痤疮、颜面色斑、肥胖、腹胀腹痛、舌淡红苔薄、脉沉滑。

【现代药理】尚未检索到本成药相关的药理资料。

【临床应用】功能性便秘、痤疮。临床以便秘难解、痤疮色斑为特征症状。

【用药特征】本成药长于益气活血、通便排毒，兼能健脾益肾、补血化瘀。用药具有补泻兼施、气血兼顾的特点。适用于气虚血瘀、热毒内盛所致的便秘、痤疮等。

【用法用量】便秘、排便不爽者，一次3～6粒，一日2次，根据大便情况酌情加减药量，以大便通畅，每天1～2次为宜。大便一日1次者，以1粒起服，每日服1～2次，根据大便情况逐渐加量至大便通畅，每天1～2次为宜。

【使用注意】孕妇忌用。忌食辛辣、刺激性食物。

【规格贮藏】0.4g/粒。密封。

首荟通便胶囊

【处方组成】何首乌、芦荟、决明子、枸杞子、阿胶、人参、白术、枳实。

【功能主治】养阴益气、泻浊通便。主治气阴两虚，毒邪内蕴证。症见便秘腹胀、口燥咽干、神疲乏力、五心烦热、舌质红嫩或淡、舌苔白或白腻、脉沉细或滑数。

【现代药理】具有泻下、促进肠运动等作用。

【临床应用】功能性便秘。临床以便秘腹胀、口燥咽干、神疲乏力、五心烦热为特征病症。

【用药特征】本成药具有益气养阴、润肠通便，兼能行气健脾、泻浊。用药具有气阴双补、补泻兼施的特点。适用于便秘属于气阴两虚兼毒邪内蕴者。

【用法用量】饭后温开水送服。一次2粒，一日3次。疗程为14天。

【使用注意】孕妇及哺乳期妇女禁用。肝功能不全或肝病史者禁用。既往有何首乌或含何首乌制剂引起肝损伤病史者禁用。应避免与有肝毒性的药物联合使用。不宜超量服用。不宜长期服用。应注意监测肝生化指标。忌食生冷、辛辣、油腻食物。

【不良反应】可见轻度腹痛、腹泻；偶见白细胞总数减少、肝功能和心电图轻度异常。

【规格贮藏】0.35/g粒（相当于饮片0.79g）。密封，防潮。

麻仁润肠丸（软胶囊）

【处方组成】火麻仁、苦杏仁（去皮炒）、大黄、木香、陈皮、白芍。

【功能主治】润肠通便。主治肠胃积热、肠燥证。症见胸腹胀满、时时作痛、大便秘结干燥、口渴欲饮或口臭、舌质红、苔薄黄、脉数。

【现代药理】具有增强肠道蠕动、抗菌等作用。

【临床应用】老年性便秘、小儿便秘、习惯性便秘。临床以大便秘结、腹痛口干为特征症状。

【用药特征】本成药重在通便，兼能行气。用药集苦

寒泻下、润肠通便、行气于一身，具有泻而不峻、润而不腻的特点。适用于肠胃燥热引起的便秘；亦可用于老年肠燥便秘、产妇便秘、习惯性便秘、痔疮便秘等。

【用法用量】①水丸：口服。一次1～2袋，一日2次。②大蜜丸：口服。一次1～2丸，一日2次。③软胶囊：口服。一次8粒，一日2次。年老体弱者酌情减量使用。

【使用注意】孕妇忌服。月经期慎用。严重器质性病变引起的排便困难，如结肠癌，严重的肠道憩室，肠梗阻及炎症性肠病等忌用。年青体壮者便秘时不宜用本药。忌食生冷、油腻、辛辣食物。

【不良反应】少数患者服药后出现腹痛，大便次数过多，大便偏稀。

【规格贮藏】①大蜜丸：6g/丸。密封。②水丸：6g/30丸。密封。③软胶囊：0.5g/粒。密封。

麻仁滋脾丸

【处方组成】麻仁、大黄（制）、苦杏仁（炒）、郁李仁、当归、白芍、厚朴（姜制）、枳实（麸炒）。

【功能主治】润肠通便、消食导滞。主治胃肠积热、肠燥津伤证。症见便秘难解、数日一行、脘腹胀满、口苦尿黄饮食无味、烦躁不宁、舌红少苔、脉弦细。

【现代药理】具有通便、促进肠运动等作用。

【临床应用】习惯性便秘、老年便秘。临床以大便秘结、胸腹胀满、饮食无味、烦躁不宁为特征症状。

【用药特征】本成药重在润肠通便，兼能健胃消食、行气导滞。用药具有甘润和苦寒合用，行气与导滞兼顾的特点。适用于肠胃燥热、肠失濡润所致的大便秘结者。

【用法用量】口服。一次1丸，一日2次。

【使用注意】孕妇慎用。不可直接整丸吞服，建议嚼服或掰碎后吞服。忌食生冷、辛辣油腻食物。

【规格贮藏】9g/丸。密封，置阴凉干燥处。

附：虚实夹杂中成药特点比较

中成药名	功效		临床治疗主症		
	共同点	独有功效	相同主治	独有主治	主治自身特点
车前番泻颗粒	通便	泻热通便	主治虚实夹杂证。症见便干难解、排出不畅、口干疲倦、舌红或淡红，脉沉细或细弦	偏于实热津亏者	成人便秘，老年人肌张力降低引起的便秘；及痔疮病人的便秘
润肠丸		活血		偏于实热津亏便秘者	便秘腹胀、口干心烦
降脂通便胶囊		健脾益气		偏于脾气虚、小肠实热者	便秘、胃纳呆滞、肥胖气短
排毒养颜胶囊		益气活血		偏于气虚血瘀、热毒内盛者	便秘难解、痤疮色斑
首荟通便胶囊		行气健脾		偏于气阴两虚兼毒邪内蕴者	便秘腹胀、口燥咽干、神疲乏力、五心烦热
麻仁润肠丸		润肠通便、缓下		偏于肠胃燥热者	肠胃积热，胸腹胀满，大便秘结
麻仁滋脾丸		消食导滞		偏于肠胃燥热、肠失濡润者	便秘难解、数日一行、脘腹胀满、口苦尿黄、饮食无味、烦躁不宁、舌红少苔、脉弦细

六、气滞便秘

厚朴排气合剂

【处方组成】姜厚朴、大黄、木香、炒枳实。

【功能主治】行气消胀、宽中除满。主治中满气滞证。症见腹部胀满、胀痛不适、腹部膨隆、无排气、排便、舌质淡红、舌苔薄白或薄腻脉弦。

【现代药理】具有抗菌、消炎、抑制胃肠溃疡等作用。

【临床应用】腹部非胃肠吻合术后早期肠麻痹、功能性便秘。临床以腹胀、无排气为特征症状。

【用药特征】本成药重在行气消胀，兼能泻下通便。用药辛温苦寒并用、行气泻下兼顾。适用于气滞所致的便秘、腹胀者。

【用法用量】于术后6小时、10小时各服一次，每次50ml。服用时摇匀，稍加热后温服。

【使用注意】孕妇、肠梗阻、恶性肿瘤、血管供血不足引起的肠麻痹忌用。服用时可将药瓶放置温水中加温5～10分钟后服用。药液如有少量沉淀，属正常现象，为保证疗效，可将其摇匀后服用。忌生冷食物。

【不良反应】个别患者可出现恶心、呕吐、大便稀水样。

【规格贮藏】50ml/瓶；100ml/瓶。密闭，置阴凉处（不超过20℃）。

便通胶囊（片）

【处方组成】白术、肉苁蓉、当归、枳实、桑椹、芦荟。

【功能主治】健脾益肾、润肠通便。主治脾肾不足、肠腑气滞证。症见大便秘结或排便乏力、神疲气短、头晕目眩、腰膝酸软、舌淡苔暗、脉弱。

【现代药理】具有泻下、促进肠蠕动、抑制肠道水分吸收等作用。

【临床应用】原发性习惯性便秘、肛周疾病所致的便秘。临床以便秘、神疲气短、头晕目眩、腰膝酸软为特征症状。

【用药特征】本成药重在健脾补肾，兼能润肠通便，行气导滞。用药重在温润通便与温补脾肾兼顾，行气、导滞、润燥、泻下兼顾的特点。适用于脾肾两虚兼气滞的便秘。

【用法用量】①胶囊：口服。一次3粒，一日2次。②片：口服。一次3粒，一日2次。

【使用注意】孕妇禁服。实热便秘者禁服。忌食辛辣

刺激性食物。

【不良反应】偶见轻度腹痛，腹泻及皮疹。

【规格贮藏】①胶囊：0.35g/粒。密封。②片：0.46g/片。密封。

肠舒通栓

【处方组成】猪牙皂、细辛。

【功能主治】温通泻下、清洁肠道。主治寒积气滞证。症见大便秘结、努挣无力、排出不畅、舌淡苔薄、脉紧。

【现代药理】具有促进粪便排出的作用。

【临床应用】功能性便秘、肠道清洁。临床以大便秘结、努挣无力为特征症状。

【用药特征】本成药为温通刺激性泻下药。长于温散寒凝，用药以辛温为主，兼能刺激肠壁。适用于寒凝便秘。亦可用于肠镜检查、X线腹部摄片或造影检查前肠

道清洁准备。也可用于排便障碍、纤维结肠镜检查前肠道清洁准备、外科、妇科手术前的肠道清洁准备。

【用法用量】肛门用药。除去塑料或铝箔包装后，塞入肛门3cm处，保留20分钟以上，一次1粒，检查前晚和次晨各用药一次，或遵医嘱。

【使用注意】孕妇禁用。肠套叠、肠扭转、直肠癌患者禁用。月经期妇女慎用。本品只能用于肛门给药，不可口服。用药前一天进食半流饮食，晚餐后禁食至检查完毕。本品使用后，可能很快就会产生便意，但此时药物尚未完全溶解，为发挥最佳效果，请坚持20分钟以上。使用过程中，可适量饮水，配合饮食控制，以帮助排便。使用时，若发现要栓变软或已融化，请将其放置于冷处或冰箱冷藏室冷却变硬后再使用。忌生冷、肥腻食物。

【规格贮藏】1.9g/粒。密封，防潮，置阴凉处。

附：气滞便秘中成药特点比较

中成药名	功效		临床治疗主症		
	共同点	独有功效	相同主治	独有主治	主治自身特点
厚朴排气合剂	通气消胀，通便	宽中除满	主治气滞便秘证。症见便秘腹胀、努挣无力、舌淡苔白、脉弦	偏于中焦气滞者	腹部胀满、胀痛不适、腹部膨隆、无排气、排便、舌质淡红、舌苔薄白或薄腻
便通胶囊（片）		健脾益肾		偏于脾肾两虚者	用药重在温润通便居于脾肾兼顾，行气、导滞、润燥、泻下兼顾的特点
肠舒通栓		清洁肠道		偏于寒凝便秘者	可用于肠镜检查、X线腹部摄片或造影检查前肠道清洁准备。也可用于排便障碍、纤维结肠镜检查前肠道清洁准备、外科/妇科手术前的肠道清洁准备

第四节 泄泻

一、内外合邪泄泻

藿香正气水
（颗粒、片、口服液、滴丸、软胶囊）

【处方组成】广藿香油、紫苏叶油、白芷、厚朴（姜制）、大腹皮、生半夏、陈皮、苍术、茯苓、甘草

浸膏。

【功能主治】解表化湿、理气和中。主治外感风寒，内伤湿滞或夏伤暑湿证。症见头痛昏重、胸膈痞闷、脘腹胀痛、呕吐泄泻、舌苔厚腻、脉滑或弦滑。

【现代药理】具有调节肠运动、抗过敏、镇吐、镇痛、抗菌、抗病毒、解热等作用。

【临床应用】胃肠型感冒、急性胃肠炎、霍乱、水土不服、皮肤癣、神经性皮炎。临床以寒热头痛、脘腹胀痛、呕吐泄泻为特征症状。

【用药特征】本成药重在外散风寒，内化湿浊，兼有燥湿健脾行气作用。用药辛温解表发汗、调畅气机、调和胃肠，具有表里双解、升清降浊、扶正祛邪的特点。适用于寒湿中阻所致的泄泻；亦可用于寒湿所指的感冒、霍乱等证。

【用法用量】①水：口服。一次5～10ml，一日2次，用时摇匀。②颗粒：开水冲服。一次5g，一日2次；儿童酌减。③片：口服。一次4～8片，一日2次。④口服液：口服。一次5～10ml，一日2次，用时摇匀。⑤滴丸：口服。一次2.5～5g，一日2次。⑥软胶囊：口服。一次2～4粒，一日2次。

【使用注意】孕妇慎用。阴虚火旺者慎用。水剂含有酒精，服用后不得驾驶机车、船、从事高空作业、机械作业或操作精密仪器。酒精过敏症慎用。不可长期服用。饮食宜清淡，忌烟酒、辛辣、生冷、油腻食物。

【规格贮藏】①水剂：10ml/支。密封。②片：0.3g/片。密封。③滴丸：2.5g/袋。密封。④口服液：10ml/支。密封。⑤软胶囊：0.45g/粒。密封。⑥颗粒：5g/袋。密封。

四正丸

【处方组成】广藿香、香薷、紫苏叶、白芷、厚朴（姜炙）、白扁豆（去皮）、木瓜、大腹皮、茯苓、槟榔、白术（麸炒）、檀香、桔梗、枳壳（麸炒）、法半夏、陈皮、山楂（炒）、六神曲（麸炒）、麦芽（炒）、甘草。

【功能主治】祛暑解表、化湿止泻。主治内伤湿滞、外感风寒证。症见头晕身重、恶寒发热、恶心呕吐、饮食无味、腹胀泄泻、舌苔白腻、脉滑或浮滑。

【现代药理】具有抗菌、缓解平滑肌痉挛、促进消化、镇吐、利胆等作用。

【临床应用】急性肠炎、慢性肠炎、胃肠型感冒。临床以恶寒发热、头晕身重、恶心呕吐、腹胀泄泻为特征症状。

【用药特征】本成药重在祛暑利湿、健脾和胃，兼具化湿辟秽、解表之功。用药具有表里双解、升清降浊、肺脾同治的特点。适用于内伤湿滞、外感风寒所致的腹痛腹泻者。

【用法用量】姜汤或温开水送服。一次2丸，一日2次。

【使用注意】湿热泄泻慎用。肠炎脱水严重可以配合适当的禁食、补液。宜清淡饮食，忌食辛辣油腻之品。

【规格贮藏】6g/丸。密闭，置阴凉干燥处。

葛根芩连丸（胶囊、颗粒、片、口服液）

【处方组成】葛根、黄芩、黄连、炙甘草。

【功能主治】解肌清热、止泻止痢。主治大肠湿热蕴结证。症见泄泻腹痛、便黄而黏、下痢臭秽、肛门灼热、身热烦渴、恶心呕吐、不思饮食、口干渴、舌红苔黄腻，脉滑数。

【现代药理】具有抗菌、抑制肠运动、止泻、解热、抗炎等作用。

【临床应用】急性肠炎、细菌性痢疾、阿米巴痢疾、肠伤寒、胃肠型感冒。临床以腹痛里急、泄泻下痢、身热烦渴为特征病症。

【用药特征】本成药重在解表清里、清热燥湿，兼能升阳止泻。用药具有解表清里、外疏内清、表里同治的特点。适用于湿热内盛所致的泄泻、痢疾等。

【用法用量】①丸：口服。一次3g，小儿一次1g，一日3次；或遵医嘱。②胶囊：口服。一次3～4粒，一日3次。③颗粒：口服。一次6g，一日3次。④片：口服。一次3～4片，一日3次。⑤口服液：口服。一次10ml，一日2次。

【使用注意】泄泻腹部凉痛者忌服。脾胃虚寒腹泻、慢性虚寒性痢疾慎用。高血压、心脏病、肾脏病、浮肿的患者慎用。孕妇、哺乳期妇女或正在接受其他治疗的患者应在医师指导下服用。严重脱水者，则应采取相应的治疗措施。饮食宜清淡，忌食辛辣油腻之品。

【规格贮藏】①丸：1g/袋。密封。②胶囊：0.4g/粒。密封。③颗粒：6g/袋。密封。④片：0.3g/片。密封。⑤口服液：10ml/支。密封。

克痢痧胶囊

【处方组成】白芷、苍术、石菖蒲、细辛、荜茇、鹅不食草、猪牙皂、雄黄、丁香、硝石、白矾、冰片。

【功能主治】解毒辟秽、理气止泻。主治暑热中阻证。症见腹痛即泻、泻下色绿或黄、气臭难闻、口渴微热、头痛头晕、面色潮红、汗多质黏、皮肤灼热、舌

红苔黄脉数。

【现代药理】具有抗菌、抗炎、止泻等作用。

【临床应用】急性肠炎、中暑。临床以腹痛泄泻、头痛、口渴汗多质黏为特征病症。

【用药特征】本成药用药重在芳香辟秽、解毒燥湿、理气止泻。用药重在清里，兼有解表，具有表里兼顾

的特点。适用于暑热内伤所致的泄泻和痧气。

【用法用量】口服。一次2粒，一日3~4次；儿童酌减。

【使用注意】婴幼儿、孕妇、哺乳期妇女禁用。肝肾功能不全者禁服。不宜过量、久服。饮食宜清淡，忌食辛辣、生冷、油腻食物。

【规格贮藏】0.28g/粒。密封。防潮。

附：内外合邪泄泻中成药特点比较

中成药名	功效		临床治疗主症		
	共同点	独有功效	相同主治	独有主治	主治自身特点
藿香正气水（颗粒、片、口服液、滴丸、软胶囊）	表里兼顾	散寒祛湿、脾虚行气	主治暑湿内盛兼有表证。症见头晕身重、恶寒发热、腹胀泄泻、脉浮	内伤湿滞、外感风寒证	寒热头痛、脘腹胀痛、呕吐泄泻，舌苔白腻、脉滑或浮滑
四正丸		祛暑利湿、健脾和胃		内伤湿滞、外感风寒	恶寒发热、头晕身重、恶心呕吐、腹胀泄泻、舌苔白腻、脉滑或浮滑
葛根芩连丸（胶囊、颗粒、片、口服液）		解表清里、外疏内清		湿热内盛兼有表热	身热烦渴、气味酸腐、身热烦渴、恶心呕吐、不思饮食、口干渴
克痢痧胶囊		芳香辟秽、解毒燥湿、理气止泻		暑热内伤	腹痛腹泻、头痛头晕、口渴汗多质黏

二、寒湿泄泻

五味清浊散

【处方组成】石榴、红花、豆蔻、肉桂、荜茇。

【功能主治】开郁消食、暖胃。主治湿困中焦证。症见食欲不振、消化不良、胃脘冷痛、满闷嗳气、腹胀泄泻、舌淡苔白、脉细。

【现代药理】具有促进消化、保护胃黏膜等作用。

【临床应用】食积腹泻、消化不良、胃肠型感冒。临床以脘腹冷痛、腹胀泄泻为特征症状。

【用药特征】本成药重在温中散寒，兼能消食暖胃、理气止痛、收敛止泻。用药偏于温燥，具有温中行气与收敛止泻合用、寒温并用、以温为主的特点。适用于寒湿困于中焦所致泄泻、饮食积滞者。

【用法用量】口服。一次2~3g，一日1~2次。

【使用注意】孕妇慎用。胃痛症见胃部灼热，隐隐作痛，口干者不宜服用。忌愤怒、忧郁，保持心情舒

畅。饮食宜清淡，忌酒及辛辣、生冷、油腻食物。

【规格贮藏】15g/袋。密封。

香砂胃苓丸

【处方组成】木香、砂仁、苍术（炒）、厚朴（制）、白术（炒）、陈皮、茯苓、泽泻、猪苓、肉桂、甘草。

【功能主治】祛湿运脾、行气和胃。主治水湿内停证。症见胃寒呕吐、腹痛泄泻、下至浮肿、头目眩晕、小便不利、舌淡苔白、脉滑。

【现代药理】尚未检索到本成药相关的药理资料。

【临床应用】急性肠炎、慢性肠炎、急慢性肾小球肾炎水肿、营养缺乏性水肿、急性胃炎。临床以呕吐泄泻、腹胀水肿、小便不利为特征症状。

【用药特征】本成药重在祛湿和胃、运脾行气，兼能理气利水。用药具有健脾、行气、燥湿、利水合用的特点。适用于脾虚水湿内停所致的呕吐、泄泻。

【用法用量】口服。一次6~9g，一日2~3次，空腹温开水送服、儿童酌减。

【使用注意】孕妇慎用。避风寒，忌生冷食物。

【规格贮藏】1g/15粒。密封。

胃肠灵胶囊

【处方组成】钻地风、干姜、胡椒、党参、砂仁、白及、海螵蛸、山楂、白芍、甘草。

【功能主治】温中祛寒、健脾止泻。主治中焦虚寒、寒湿内盛证。症见脘腹冷痛、大便稀溏、体倦肢冷、脘腹痞满、食欲不振、呕吐吞酸、体倦乏力、肢冷畏寒、舌淡苔白腻、脉沉。

【现代药理】具有止泻、抗菌、抗炎、抗溃疡、镇痛等作用。

【临床应用】慢性胃肠炎、慢性结肠炎。临床以脘腹冷痛、大便稀薄、体倦乏力为特征症状。

【用药特征】本成药重在温里健脾，兼能燥湿止泻、祛风收敛。用药辛热散寒助脾阳，甘温健脾燥湿浊，具有虚实兼顾的特点。适用于中焦虚寒、寒湿内盛所致的泄泻者。

【用法用量】口服。一次5粒，一日3次。

【使用注意】孕妇禁用。胃肠实热、便秘者禁服。大肠湿热泄泻者慎用。饮食宜清淡，忌食辛辣、生冷、油腻食物。

【规格贮藏】0.3g/粒。密封。防潮。

六合定中丸

【处方组成】广藿香、香薷、陈皮、厚朴（姜制）、枳壳（炒）、木香、檀香、山楂（炒）、六神曲（炒）、麦芽（炒）、稻芽（炒）、茯苓、木瓜、白扁豆（炒）、紫苏叶、桔梗、甘草。

【功能主治】祛暑除湿、和中消食。主治寒湿中阻证。症见腹痛泄泻、胃脘部疼痛或饱胀不适、得寒则甚、嗳腐吞酸、或有隐痛、或腹泻酸臭、或腹泻呕吐、不欲饮食、口不干、腹胀便溏、或伴恶心呕吐、舌苔白腻、脉滑。

【现代药理】具有缓解肠痉挛、镇痛等作用。

【临床应用】急性胃肠炎、急慢性胃炎、消化不良、胃肠型感冒。临床以寒热头痛、呕吐泄泻、胸闷呕恶为特征症状。

【用药特征】本成药长于除湿和中，兼能消食导滞、疏散风寒、行气宽中。用药具有芳香行气和消食健脾合用的特点。适用于寒湿中阻所致的泄泻。亦可用于暑湿感冒。

【用法用量】①大蜜丸：口服。一次1丸，一日3次。②水丸：口服。一次3~6g，一日2~3次。

【使用注意】湿热泄泻、实热积滞胃痛者慎服。肠炎脱水严重者可以配合适当补液。服药期间饮食宜清淡，忌食辛辣油腻之品。

【规格贮藏】大蜜丸：9g/丸。密封。水丸：18g/袋。密封。

附：寒湿泄泻中成药特点比较

中成药名	功效		临床治疗主症		
	共同点	独有功效	相同主治	独有主治	主治自身特点
五味清浊散	化湿和中	开郁消食、暖胃	主治寒湿中阻证。症见呕吐、腹胀泄泻、舌淡苔白腻	寒湿困于中焦、饮食积滞者	脘腹冷痛、腹胀泄泻
香砂胃苓丸		祛湿健脾		偏于脾虚水湿内停者	呕吐、泻泄、浮肿、眩晕、小便不利等
胃肠灵胶囊		温中祛寒、健脾止泻		偏于中焦虚寒者	脘腹冷痛、大便稀溏、体倦肢冷
六合定中丸		祛暑除湿、和中消食		偏于寒湿食滞者	寒热头痛、呕吐泄泻、胸闷呕恶

三、湿热泄泻

克泻灵片

【处方组成】苦豆草总生物碱。

【功能主治】清热解毒、祛风燥湿。主治湿热泄泻证。症见泄泻腹痛、泻下急迫、肛门灼热，或身热口渴、小便短黄、苔黄腻、脉滑数或濡数。

【现代药理】具有抗菌、抗炎、镇痛等作用。

【临床应用】急性肠炎、细菌性痢疾。临床以腹痛泄泻、身热肛热为特征病症。

【用药特征】本成药为单味药提取物制剂，重在清热解毒，兼能祛风除湿、止泻止痢。适用于湿热内盛所致的泄泻。

【用法用量】口服。一次2~3片，一日3次，饭后服用。

【使用注意】孕妇禁用。饮食宜清淡，忌食辛辣、生冷、油腻食物。

【规格贮藏】25mg/片。密封。

雪胆素片（胶囊）

【处方组成】雪胆素。

【功能主治】清热解毒。主治湿热痢疾证。症见腹痛腹泻、里急后重、大便脓血、肛门灼热、气味酸腐臭，或完谷不化、伴腹痛、恶心呕吐、不思饮食、口干渴、舌红苔黄腻、脉濡数。

【现代药理】具有抗菌、解热、抗炎等作用。

【临床应用】细菌性痢疾、急性肠炎、支气管炎、急性扁桃体炎。临床以腹痛泄泻、里急后重、肛门灼热为特征症状。

【用药特征】本成药为单味雪胆块茎提取物制备而成，清热解毒、止泻止痢。用药苦寒，适用于湿热所致的泄泻、痢疾。亦可用于内热壅盛所致的支气管炎、急性扁桃体炎等。

【用法用量】①片：口服。一次2~10mg，一日6~30mg。②胶囊：口服。一次1~2粒，一日3次。

【使用注意】胃寒及有心脏病患者慎用。忌生冷、油腻食物。

【不良反应】服药后可见腹泻、腹痛等消化道反应。

【规格贮藏】①片：2mg/片。遮光，密封。②胶囊：0.23g/粒（含雪胆素5mg）。遮光，密封。

连蒲双清片

【处方组成】蒲公英浸膏、盐酸小檗碱。

【功能主治】清热解毒、燥湿止痢。主治湿热蕴结证。症见泄泻腹痛、泻下急迫、肛门灼热、胁痛胸闷、乳房胀硬疼痛、烦热口渴、小便短黄、舌苔黄腻、脉濡数或弦数。

【现代药理】具有抗菌、抗内毒素、止泻等作用。

【临床应用】肠炎、痢疾、疖肿、外伤发炎、乳腺炎、胆囊炎。临床以泄泻腹痛、泻下急迫、肛门灼热、口苦便干尿黄为特征病症。

【用药特征】本成药用药重在清热燥湿、解毒止痢。用药具有苦寒辛寒并用的特点。适用于湿热蕴结所致的泄泻、疖肿等。

【用法用量】口服。一次2片，一日3次，儿童酌减。

【使用注意】孕妇禁用。哺乳期妇女禁用。葡萄糖-6-磷酸脱氢酶缺乏者禁用。虚寒型泄泻及阴疽漫肿者慎用。忌食辛辣油腻之品。

【不良反应】少数患者可出现药疹。

【规格贮藏】0.25g/片（含盐酸小檗碱10mg）。密封。

香连片（丸、胶囊）

【处方组成】黄连（吴茱萸制）、木香。

【功能主治】清热利湿、行气止痛。主治大肠湿热证。症见泄泻腹痛、便黄而黏，或大便脓血、里急后重、发热腹痛、舌红苔黄脉数。

【现代药理】具有抗菌、止泻、抗炎、镇痛等作用。

【临床应用】慢性结肠炎肠炎、细菌性痢疾。临床以泄泻腹痛、赤白下痢、里急后重为特征症状。

【用药特征】本成药重在清热止痢，兼能行气止痛。用药具有苦寒苦温合用，制性存用、辛开苦降的特点。适用于湿热痢下者。

【用法用量】①片：口服。一次5片（大片），一日3次；小儿一次2~3片（小片），一日3次。②浓缩丸：一次6~12丸，一日2~3次；小儿酌减。③水丸：一次3~6g，一日2~3次；小儿酌减。④胶囊：一次2~3粒，一日3次，小儿酌减。

【使用注意】孕妇慎用。寒湿及虚寒下痢者慎用。不

可过量服用。忌食生冷油腻、辛辣刺激性食物。

【不良反应】可出现恶心、胃部嘈杂，或上腹部不适。

【规格贮藏】①片：大片0.3g/片；小片0.1g/片。密封。②浓缩丸：3g/袋。密封。③水丸：3g/100粒。密封。④胶囊：0.55g/粒。密封。

肠康片

【处方组成】木香、吴茱萸（制）、盐酸小檗碱。

【功能主治】清热燥湿、理气止痛。主治湿热泄泻证。症见泄泻腹痛、泻下急迫或泻而不爽、粪色黄褐、气味臭秽、肛门灼热，或身热口渴、小便短黄、苔黄腻、脉滑数或濡数。

【现代药理】具有止泻、抗菌、镇痛等作用。

【临床应用】痢疾、急性肠炎、肠易激综合征、溃疡性结肠炎。临床以腹泻腹痛、泻下臭秽、肛门灼热为特征症状。

【用药特征】本成药重在清热燥湿，兼能行气止痛。用药具有寒温并用、辛开苦降、制性存用的特点。适用于泄泻属于湿热者。

【用法用量】口服。一次2～4片，一日2次。

【使用注意】孕妇、哺乳期妇女禁用。溶血性贫血患者禁用。葡萄糖-6-磷酸脱氢酶缺乏患者禁用。对盐酸小檗碱过敏者禁服。虚寒泻痢者慎用。不可过服、久服。饮食宜清淡，忌食辛辣、生冷、油腻食物。

【不良反应】偶有恶心、呕吐、皮疹和药热。

【规格贮藏】0.05g/片（盐酸小檗碱）。密封。

痢必灵片

【处方组成】苦参、白芍、木香。

【功能主治】清热利湿。主治大肠湿热证。症见腹痛泄泻、大便脓血、腹痛腹胀、里急后重、恶心呕吐、口干渴、舌红苔黄腻、脉滑数。

【现代药理】具有抗菌、止泻、抗炎等作用。

【临床应用】细菌性痢疾、急性肠炎。临床以里急后重、痢下赤白、里急后重、肛门灼热为特征症状。

【用药特征】本成药重在清热燥湿，兼具苦温行气、柔肝止痛。用药苦寒降泄，兼能辛香行气。适用于热痢者。

【用法用量】口服。一次8片，一日3次。儿童酌减。

【使用注意】孕妇慎用。严重脱水者，则应采取相应的治疗措施。清淡饮食，忌食辛辣油腻之品。

【规格贮藏】0.44g/片。密封。

痢特敏片（胶囊、颗粒）

【处方组成】仙鹤草浸膏粉、翻白草浸膏粉、甲氧苄氨嘧啶。

【功能主治】清热解毒、抗菌止痢。主治大肠湿热证。症见大便稀软、甚则如水样、次数增加，或脓血样大便、里急后重、气味酸腐臭、伴腹痛、恶心呕吐、不思饮食、口干渴、舌红苔黄腻、脉滑数。

【现代药理】具有抗菌、抗炎、止泻等作用。

【临床应用】细菌性痢疾、急性肠炎。临床以腹痛腹泻、里急后重、泻后不爽为特征病症。

【用药特征】本成药为中西药合用制剂，其抗菌止痢作用明显，用药重在清热解毒兼能燥湿。用药寒凉苦涩，适用于湿热明显的泄泻者。

【用法用量】①片：口服。一次4片，一日3次。②胶囊：口服。一次4粒，一日3次；或遵医嘱。③颗粒：口服。一次5g，一日3次。

【使用注意】孕妇禁用。肝肾功能不全者慎用。虚寒型痢疾、泄泻患者勿用。饮食宜清淡，忌辛辣、油腻食物。

【不良反应】可引起白细胞及血小板减少。

【规格贮藏】①片：0.2g（含甲氧苄啶20mg）/片。密闭，置阴凉干燥处。②胶囊：0.2g（含甲氧苄啶20mg)/片。密封。③颗粒：5g（含甲氧苄啶20mg)/片。密封。

白蒲黄片

【处方组成】白头翁、蒲公英、黄芩、黄柏。

【功能主治】清热燥湿、解毒凉血。主治大肠湿热、热毒壅盛证。症见痢疾、泄泻、里急后重、便下脓血、赤多白少、腹痛、肛门灼热、发热口渴、舌红苔黄脉弦数。

【现代药理】具有止泻、抗菌、镇痛等作用。

【临床应用】细菌性痢疾、急性肠炎。临床以下痢脓血、腹痛、发热口渴、便血为特征症状。

【用药特征】本成药重在清热解毒、凉血止痢，兼能燥湿。用药具有苦寒泄降、清热凉血与燥湿止泻兼顾的特点。适用于湿热下注大肠的泄泻、痢疾。

【用法用量】口服。一次3~6片，一日3次。

【使用注意】孕妇慎用。不可过服、久服。严重脱水者，则应采取相应的治疗措施。宜清淡饮食，忌食辛辣油腻之品。

【规格贮藏】0.35g/片。密封。

复方黄连素片

【处方组成】木香、吴茱萸、白芍、盐酸小檗碱。

【功能主治】清热燥湿、行气止痛、止痢止泻。主治大肠湿热证。症见赤白下痢、里急后重或暴注下泻、腹痛、肛门灼热、发热口渴、舌红苔黄、脉弦数。

【现代药理】具有抗菌、抗炎、抗溃疡、抗病毒、解痉、镇痛等作用。

【临床应用】细菌性痢疾、急性肠炎。临床以赤白下痢、便血或腹泻、肛门灼热为特征症状。

【用药特征】本成药重在清热燥湿止痢，兼能行气止痛。用药具有寒温并用，辛行温通和苦寒降泄并用的特点。适用于大肠湿热所致的泄泻、痢疾。

【用法用量】口服。一次4片，一日3次。

【使用注意】孕妇禁用。葡萄糖-6-磷酸脱氢酶缺乏患者及对本品过敏患者禁用。哺乳期妇女和溶血性贫血患者慎用。肾功能衰竭、高蛋白尿、水产品过敏者慎用。虚寒性泻痢者慎用。饮食宜清淡，忌食辛辣油腻之品。

【不良反应】偶见恶心、呕吐、皮疹和药热。

【规格贮藏】30mg（盐酸小檗碱）/片。密封。

黄厚止泻滴丸

【处方组成】厚朴提取物、黄连提取物、干姜油、木香油。

【功能主治】清热燥湿止泻、行气宽中止痛。主治大肠湿热证。症见便泄泻、泻下急迫或泻下不爽、腹胀或腹痛、恶心口干、小便短黄、舌苔白腻或黄腻、脉濡或滑。

【现代药理】具有镇痛、止泻、抗菌、抗炎等作用。

【临床应用】急性肠炎。临床以腹痛腹泻、泻下急迫或泻下不爽为特征症状。

【用药特征】本成药用药重在清热燥湿、行气止痛，兼能温中止呕。用药具有寒温并用，燥湿、行气、温

中兼顾的特点。适用于偏于湿盛的湿热型泄泻。

【用法用量】口服。一次12丸，一日2次。

【使用注意】对本品过敏者禁用。肝、肾功能不全者慎用。心律失常者慎用。不适用于食物中毒、感染或药物所致腹泻者。请严格按照用法用量使用。忌辛辣、生冷、油腻食物。

【不良反应】偶见肝功能异常和恶心。

【规格贮藏】40mg/丸。密封。置阴凉处。

胃肠宁片

【处方组成】布渣叶、辣蓼、火炭母、功劳叶、番石榴叶。

【功能主治】清热祛湿、健胃止泻。主治湿热泄泻证。症见大便稀溏、腹痛不适、肛门灼热、口苦身热、舌红苔黄、脉滑数。

【现代药理】具有镇痛、抗腹泻等作用。

【临床应用】急性胃肠炎、小儿消化不良。临床以呕吐、腹痛腹泻、肛门灼热为特征症状。

【用药特征】本成药用药重在清热解毒，兼能健脾和胃、燥湿止泻。用药苦寒，具有健脾止泻和祛湿止泻合用的特点。适用于湿热食滞所致的泄泻、食积。

【用法用量】口服。一次6片，一日3次；小儿酌减。

【使用注意】孕妇禁用。慢性结肠炎、溃疡性结肠炎便脓血等慢性病史者，患泄泻后应去医院就诊。不宜在服药期间同时服用滋补性中药。饮食宜清淡，忌食辛辣、生冷、油腻食物。

【规格贮藏】0.42g/片。密封。

肠炎宁糖浆（片、颗粒、胶囊、丸、口服液）

【处方组成】地锦草、金毛耳草、樟树根、香薷、枫香树叶。

【功能主治】清热利湿、行气。主治大肠湿热证。症见大便泄泻、腹痛腹胀、里急后重、便下脓血、气味酸腐或完谷不化、肛门灼热、发热口渴、舌红苔黄脉弦数。

【现代药理】具有抗菌、松弛肠平滑肌等作用。

【临床应用】急性胃肠炎、慢性胃肠炎、细菌性痢疾、小儿消化不良。临床以腹痛下痢、发热口渴为特征症状。

【用药特征】本成药重在清热止痢，兼能利湿消肿、

行气散湿。用药在苦寒降泄中配以辛温芳香之品，集利湿、化湿、渗湿于一体。适用于大肠湿热所致的泄泻、痢疾或湿热中阻所致的厌食、食积者。

【用法用量】①糖浆：口服。一次10ml，一日3～4次；小儿酌减。②片：口服。一次4～6片，一日3～4次；小儿酌减。③颗粒：开水冲服。一次1袋，一日3～4次；小儿酌减。④胶囊：口服。一次5粒，一日3～4次；小儿酌减。⑤丸：口服。一次9丸，一日3～4次；小儿酌减。⑥口服液：口服。一次10ml，一日3～4次。

【使用注意】孕妇禁用。糖尿病患者禁服。不可过服、久服。饮食宜清淡，忌食辛辣油腻之品。

【规格贮藏】①糖浆剂：10ml/支。密封。②片：0.42g/片。密封。③颗粒：2g/袋；10g/袋。密封，置阴凉干燥处（不超过20℃）。④胶囊：0.3g/粒。密封，置阴凉干燥处（不超过20℃）。⑤丸：1.44g/9丸。密封。⑥口服液：10ml/支。密封。置阴凉处。

复方仙鹤草肠炎胶囊（片）

【处方组成】仙鹤草、黄连、木香、石菖蒲、蝉蜕、桔梗。

【功能主治】清热燥湿、健脾止泻。主治脾虚湿热内蕴证。症见泄泻急迫、泻而不爽，或大便溏泻、食少倦怠、腹胀腹痛、舌红苔黄脉数。

【现代药理】具有抗腹泻、抗炎、抗菌等作用。

【临床应用】急性肠炎、慢性肠炎。临床以泄泻急迫、腹痛、身重疲乏、食少倦怠为特征症状。

【用药特征】本成药用药重在清热燥湿，兼能补虚健脾、疏散风热。用药具有宣降结合、苦寒辛香并用，行气、清热、燥湿兼顾的特点。适用于脾虚湿热所致的泄泻。

【用法用量】①胶囊：口服。一次3粒，一日3次。饭后服。②片：口服。一次3粒，一日3次。饭后服。

【使用注意】孕妇、哺乳期妇女禁用。慢性结肠炎、溃疡性结肠炎便脓血等慢性病史者，患泄泻后应去医院就诊。忌烟酒、辛辣、鱼腥食物。

【规格贮藏】①胶囊：0.4g/粒。密封。②片：0.4g/片。密封。

复方苦参肠炎康片

【处方组成】苦参、黄连、黄芩、白芍、颠茄流浸膏、车前子、金银花、甘草。

【功能主治】清热燥湿止泻。主治湿热泄泻证。症见泄泻急迫或泻而不爽、肛门灼热、腹痛、小便短赤、舌红苔黄脉数。

【现代药理】具有抗菌、抗炎、解热、抑制肠运动等作用。

【临床应用】急性肠炎。临床以泄泻腹痛、肛门灼热、腹痛为特征症状。

【用药特征】本成药重在清热燥湿，兼能解痉止痛。用药苦寒苦温合用，解毒燥湿结合，内寓"利小便实大便"之意，其解痉作用较为明显。适用于腹痛明显的湿热泄泻。

【用法用量】口服。一次4片，一日3次。3天为一疗程；或遵医嘱。

【使用注意】前列腺肥大、青光眼患者禁用。孕妇、哺乳期妇女禁用。脾胃虚寒泄泻者慎用。饮食宜清淡，禁食生硬、油腻、难消化食物。

【不良反应】可见口干、便秘、出汗减少、口鼻咽喉及皮肤干燥、视力模糊、排尿困难（老人）。

【规格贮藏】0.4g/片。密封，防潮。

肠胃适胶囊

【处方组成】十大功劳、黄连须、凤尾草、两面针、鸡骨香、救必应、葛根、防己。

【功能主治】清热利湿、调中止泻、解毒治痢。主治大肠湿热证。症见腹痛腹泻或里急后重、便下脓血、气味酸腐臭或完谷不化、肛门灼热、发热口渴、舌红苔黄、脉弦数。

【现代药理】具有抗菌、抗病毒、抗炎、止泻等作用。

【临床应用】细菌性痢疾、急性肠炎。临床以腹泻腹痛、里急后重、口渴为特征症状。

【用药特征】本成药重在清热解毒、利湿止泻，兼能理气利水。用药重在苦寒降泄，清热解毒作用较明显。适用于大肠湿热所致的泻痢兼有轻度伤津者。

【用法用量】口服。一次4～6粒，一日4次。空腹服。

【使用注意】慢性虚寒性泻痢者慎用。不可过用、久用。严重脱水者，则应采取相应的治疗措施。饮食宜清淡，忌食辛辣油腻之品。

【规格贮藏】0.5g/粒。密封。

香连化滞丸

【处方组成】黄连、黄芩、木香、枳实（麸炒）、陈皮、青皮（醋炙）、厚朴（姜炙）、槟榔（炒）、滑石、当归、白芍（炒）、甘草。

【功能主治】清热利湿、行血化滞。主治湿热凝滞证。症见腹痛泄泻、下痢赤白、里急后重、舌苔黄腻、脉象滑数。

【现代药理】具有抗菌、抗炎、止泻、镇痛等作用。

【临床应用】急性肠炎、细菌性痢疾、阿米巴痢疾、消化不良、慢性肝炎、慢性胆囊炎等。临床以腹痛肠鸣、下痢赤白特征症状。

【用药特征】本成药重在清热利湿，兼能调血理气导滞。用药具有苦寒降泄、辛香散气和苦温燥湿并用的特点。适用于湿热凝滞所致的泻痢者。

【用法用量】口服。一次2丸，一日2次。

【使用注意】孕妇忌用。寒湿及虚寒下痢者慎用。忌食生冷油腻、辛辣刺激性食物。

【规格贮藏】6g/丸。密封。

加味香连丸

【处方组成】黄连（姜炙）、黄芩、黄柏（酒炙）、白芍、当归、延胡索（醋炙）、厚朴（姜炙）、枳壳（去瓤麸炒）、槟榔、木香、吴茱萸（甘草炙）、炙甘草。

【功能主治】祛湿清热、化滞止痢。主治大肠湿热证。症见大便腹血、腹痛下坠、里急后重、恶心呕吐、吞酸、不思饮食、口苦干渴、舌红苔黄腻、脉弦数。

【现代药理】具有止泻、抗炎、镇痛、调节胃肠运动等作用。

【临床应用】急性肠炎、急性结肠炎、痢疾。临床以大

便脓血、腹痛下坠、里急后重、吞酸纳少为特征病症。

【用药特征】本成药重在清热燥湿、止痢化滞，兼能和血理气。用药具有寒热并用、湿滞兼顾的特点。适用于湿热泻痢者。

【用法用量】口服。一次6g，一日3次。

【使用注意】孕妇慎用。慢性虚寒性泻痢者慎用。虚寒泻痢者慎用。不可过服、久服。清淡饮食，忌食辛辣油腻之品。

【规格贮藏】6g/袋。密封。

泻痢消胶囊

【处方组成】黄连（酒炙）、白芍（酒炙）、苍术（炒）、茯苓、泽泻、厚朴（姜炙）、木香、槟榔、陈皮、枳壳（炒）、吴茱萸（盐炙）、甘草。

【功能主治】清热燥湿、行气止痛、化浊止痢。主治大肠湿热证。症见泄泻急迫、泻而不爽、大便黄褐色或便脓血、肛门灼热、腹痛、里急后重、心烦口渴、小便黄赤、舌质红、苔薄黄或黄腻、脉濡数。

【现代药理】具有抗菌、抗炎、止泻等作用。

【临床应用】急性肠炎、结肠炎、痢疾。临床以泄泻急迫、泻而不爽、下痢脓血为特征症状。

【用药特征】本成药重在清热燥湿，兼能行气导滞、渗湿止泻、化浊止痢。用药具有寒温并用、辛开苦降、清消并用的特点。适用于大肠湿热兼有气滞所致的泄泻、痢疾者。

【用法用量】口服。一次3粒，一日3次。

【使用注意】孕妇忌用。寒湿及虚寒下痢、泄泻者慎用。忌食生冷油腻、辛辣刺激性食物。

【规格贮藏】0.35g/粒。密封。置干燥处。

附：湿热泄泻中成药特点比较

中成药名	功效		临床治疗主症		
	共同点	独有功效	相同主治	独有主治	主治自身特点
克泻灵片	清热燥湿，止泻	祛风燥湿	主治湿热泄泻证。症见泄泻腹痛、泻下急迫、肛门灼热，或身热口渴、小便短黄、苔黄腻、脉滑数或濡数	湿热内盛者	腹痛泄泻、身热肛热
雪胆素片（胶囊）		苦寒止泻		偏于内热壅盛者	腹痛泄泻、里急后重、肛门灼热
连蒲双清片		抗菌		偏于湿热蕴结者	泄泻腹痛、口苦便干尿黄
香连片（丸、胶囊）		清热化湿、行气止痛		大肠湿热者	泄泻腹痛、赤白下痢、里急后重

续表

中成药名	功效		临床治疗主症		
	共同点	独有功效	相同主治	独有主治	主治自身特点
肠康片		抗菌、理气止痛		偏于气滞者	腹泻腹痛、泻下臭秽、肛门灼热
痢必灵片		清热、祛湿、止痢		兼有气滞者	发热腹痛、大便脓血、腹胀
痢特敏片（胶囊、颗粒）		抗菌		湿热明显的泄泻者	腹痛腹泻、里急后重、泻后不爽
白蒲黄片		清热燥湿、解毒凉血		湿热下注大肠者	下痢脓血、腹痛、发热口渴
复方黄连素片		抗菌、行气止痛		偏于大肠湿热者	赤白下痢、里急后重或暴注下泻、肛门灼热
黄厚止泻滴丸		行气宽中、止痛		偏于湿盛者	腹痛腹胀，腹泻、泻下急迫或泻下不爽
胃肠宁片	清热燥湿，止泻	健胃止泻	主治湿热泄泻证。症见泄泻腹痛、泻下急迫、肛门灼热、或身热口渴、小便短黄、苔黄腻、脉滑数或濡数	偏于湿热食滞者	大便稀溏、腹痛不适、肛门灼热、口苦身热
肠炎宁糖浆（片、颗粒、胶囊、丸、口服液）		利湿化湿、行气		偏于湿盛者	腹痛腹胀、下痢、发热口渴
复方仙鹤草肠炎胶囊（片）		清热燥湿、健脾止泻		偏于脾虚湿热者	泄泻腹痛、身重疲乏、食少倦怠
复方苦参肠炎康片		解痉止痛		偏于腹痛明显者	泄泻腹痛、肛门灼热
肠胃适胶囊		清热解毒		偏于热毒明显者	腹泻腹痛、里急后重、肛门灼热、发热
香连化滞丸		调血理气、导滞		湿热凝滞者	腹痛肠鸣、下痢赤白
加味香连丸		止痢化滞，兼能和血、理气		兼有气血凝滞者	大便脓血、腹痛下坠、里急后重
泻痢消胶囊		行气导滞、渗湿止泻、化浊止痢		兼有气滞者	泄泻急迫、泻而不爽、下痢脓血

四、湿热食滞泄泻

腹可安片

【处方组成】扭肚藤、救必应、火炭母、车前草、石榴皮。

【功能主治】清热利湿、收敛止痛。主治湿热食滞证。症见腹痛腹泻、泻下黏滞、大便臭秽、嗳腐吞酸、舌苔厚腻、脉滑。

【现代药理】具有止泻、解痉、抑制肠运动等作用。

【临床应用】急性胃肠炎、消化不良。临床以呕吐腹

泻、嗳腐吞酸、大便臭秽特征症状。

【用药特征】本成药用药重在清热利湿、涩肠止泻。用药苦寒为主、酸敛为辅、兼有行气消滞。适用于湿热食滞所致的泄泻、腹痛、呕吐。

【用法用量】口服。一次4片，一日3次。

【使用注意】孕妇禁用。虚寒性泻痢者慎用。饮食宜清淡，忌烟、酒及辛辣、生冷、油腻食物。

【规格贮藏】0.34g/片。密封。

止泻利颗粒

【处方组成】杨梅根、钻地风、山楂、金银花。

【功能主治】收敛止泻、解毒消食。主治湿热伤食证。症见腹痛不适、大便急迫或泻后不爽、里急后重、气味臭秽、肛门灼热、食谷不化、小便短黄、苔黄腻、脉滑数或濡数。

【现代药理】具有抑制胃肠运动、抗菌等作用。

【临床应用】肠炎、痢疾、消化不良。临床以泄泻腹痛、食谷不化、肛门灼热为特征症状。

【用药特征】本成药重在涩敛止泻，兼有清热解毒、消食和胃。用药辛温苦寒合用，行气消食兼顾。适用于湿热食滞所致的泄泻。

【用法用量】开水冲服。一次1袋，一日3次。儿童酌减。

【使用注意】孕妇禁用。糖尿病患者禁服。饮食宜清淡，忌食辛辣、生冷、油腻食物。

【规格贮藏】15g/袋。密封。

克泻胶囊

【处方组成】黄连、山楂（炒）、麦芽（炒）、六神曲（炒）、白芍、茯苓、泽泻、番石榴叶。

【功能主治】清热利湿、消食止泻。主治湿热食滞证。症见泻下急迫或泻而不爽、肛门灼热、泻下粪便呈稀水状或黏腻，或臭如败卵夹有不化物、脘腹痞满、酸腐痞满、吞酸呕吐、舌淡苔腻、脉滑。

【现代药理】具有抑制肠运动、解痉、抗菌等作用。

【临床应用】急性肠炎。临床以泄泻腹痛、嗳腐吞酸为特征病症。

【用药特征】本成药用药重在清热解毒、燥湿健脾，兼有消食导滞，涩肠固脱。用药偏重于化食，适用于脾虚兼有伤食的热痢。

【用法用量】口服。一次6粒，一日3次。6个月～1岁小儿，一次1粒；1～2岁，一次2粒；3～4岁，一次3粒；5岁以上，一次4粒，一日3次。5天为一疗程。

【使用注意】孕妇禁用。泄泻时腹部热胀痛者忌服。不用于治疗痢疾及其他烈性传染病所致的腹泻。对明显脱水的患者，应采取综合治疗措施。忌食生冷、辛辣油腻之物。

【规格贮藏】0.5g/粒。密封。

附：湿热食滞泄泻中成药特点比较

中成药名	功效		临床治疗主症		
	共同点	独有功效	相同主治	独有主治	主治自身特点
腹可安片	清热利湿、消食止泻	涩肠，行气消滞	主治湿热食滞证。症见泻下粪便呈稀水状或黏腻、或臭如败卵夹有不化物、吞酸呕吐、舌红苔腻、脉滑	偏于气滞者	呕吐腹泻、嗳腐吞酸、大便臭秽
止泻利颗粒		行气		兼有气滞者	泄泻腹痛、食谷不化、肛门灼热
克泻胶囊		燥湿健脾、化食		偏于脾虚兼有伤食者	泄泻腹痛、嗳腐吞酸、夹有不化物

五、热毒壅盛泄泻

千喜片（胶囊）

【处方组成】穿心莲、千里光。

【功能主治】清热解毒、止泻止痢。主治热毒壅结证。症见腹痛腹泻、泻下急迫、里急后重、肛门灼热、鼻涕黏稠臭秽、舌红苔黄、脉数。

【现代药理】具有抗炎、镇痛等作用。

【临床应用】肠炎、结肠炎、细菌性痢疾、鼻窦炎。临床以腹痛腹泻、痢下赤白、流脓涕为特征病症。

【用药特征】本成药用药重在清热解毒，兼能凉血。用药寒凉，清热解毒作用强。适用于热毒内盛所致的泄泻、鼻渊等。

【用法用量】①片：口服。一次2～3片，一日3～4次，重症患者首次可服4～6片。②胶囊：口服。一次2～3粒，一日3～4次，重症患者首次可服4～6粒。

【使用注意】对本品过敏者禁用。脾胃虚寒者慎用。由于药物本身的色素，服药后大便显黑色，请注意与消化道出血相鉴别。忌食辛辣、油腻食物。

【规格贮藏】①片：0.31g/片。密封。②胶囊：0.3g/粒。密封。

泻停胶囊

【处方组成】地瓜藤、苦参。

【功能主治】清热燥湿、止泻。主治大肠湿热证。症见腹痛腹泻、里急后重、大便脓血、肛门灼热、气味酸腐臭或完谷不化、伴腹痛、恶心呕吐、不思饮食、口干渴、舌红苔黄腻、脉濡数。

【现代药理】具有抗菌、抗炎、止泻、镇痛等作用。

【临床应用】急性肠炎。临床以腹痛腹泻、肛周灼热、大便黏滞为特征病症。

【用药特征】本成药用药重在清热燥湿、利湿止泻。用药苦寒，内寓利小便而实大便之意。适用于偏于湿盛的大肠湿热泄泻者。

【用法用量】口服。一次2～4粒，一日2～3次。

【使用注意】孕妇禁用。脾胃虚寒者慎用。饮食宜清淡，忌烟、酒及辛辣、生冷、油腻食物。

【规格贮藏】0.4g/粒。密封。

白头翁止痢片

【处方组成】白头翁、黄柏、萎陵菜、马齿苋。

【功能主治】清热解毒、凉血止痢。主治热毒血痢证。症见发病急骤、腹痛腹泻、痢下鲜紫脓血、里急后重、壮热烦躁、舌红绛、苔黄燥、脉滑数。

【现代药理】具有抗菌、抗炎等作用。

【临床应用】细菌性痢疾。临床以腹痛腹泻、里急后重较剧、壮热烦躁为特征症状。

【用药特征】本成药用药重在清热解毒，兼能燥湿、凉血、止痢。用药苦寒直折，适用于热毒下注大肠所致的血热痢疾。亦可用敏感菌感染引起扁桃体炎、咽炎、细菌性肺炎、支原体肺炎等。

【用法用量】口服。一次6片，一日2～3次。

【使用注意】孕妇慎用。应配合其他抗生素治疗。脾胃虚寒者慎用。忌生冷、油腻、辛辣食物。

【规格贮藏】0.33g/片。密封。

芩连片（丸、颗粒、胶囊）

【处方组成】黄芩、连翘、黄连、黄柏、赤芍、甘草。

【功能主治】清热解毒、消肿止痛。主治脏腑蕴热证。症见头痛目赤、口鼻生疮、腹痛腹泻、下痢赤白、白带色黄臭秽、苔黄腻、脉滑数或濡。

【现代药理】具有解热、镇痛、抗菌、抗炎等作用。

【临床应用】急性肠炎、细菌性痢疾、附件炎、盆腔炎、鼻窦炎。临床以头痛目赤、热痢腹痛、湿热带下为特征病症。

【用药特征】本成药用药重在清热解毒，兼能燥湿消肿、凉血泻火。用药苦寒，具有三焦并治、表里兼顾的特点。适用于热毒内盛所致的泄泻、带下、疮疡等。

【用法用量】①片：口服。一次4片，一日2～3次。②丸：一次1袋，一日2～3次。③颗粒：一次1袋，一日2～3次。④胶囊：一次3粒，日2～3次。

【使用注意】儿童、孕妇、哺乳期妇女慎用。年老体弱及脾虚便溏者慎用。忌烟、酒及辛辣食物。

【规格贮藏】①片：0.55g/片。密封。②丸：1.8g/丸。密封。③颗粒：2g/袋。密封。④胶囊：0.58g/粒。密封。

周氏回生丸

【处方组成】五倍子、檀香、木香、沉香、丁香、甘草、千金子霜、红大戟（醋制）、山慈菇、六神曲（麸炒）、人工麝香、雄黄、冰片、朱砂。

【功能主治】祛暑散寒、解毒辟秽、化湿止痛。主治疫毒湿热证。症见突然头晕头痛、脘腹胀闷绞痛、欲吐不吐、欲泻不泻或突然腹泻、上吐下泻、四肢挛急、甚至昏厥、唇甲青紫或于肘窝、腘窝、颈前两旁出现青紫痧筋、舌紫苔腐、脉濡弦。

【现代药理】尚未检索到本成药相关的药理资料。

【临床应用】细菌性痢疾、干霍乱、寒霍乱、中暑。临床以起病突然、脘腹胀闷绞痛、吐泻不得或上吐下泻为特征症状。

【用药特征】本成药用药重在辟秽解毒、开窍醒神，兼能祛暑散寒、化湿止痛。用药具有寒热并用、清消结合、表里兼顾的特点。适用于疫毒湿热所致的泄泻、霍乱、痧胀等。

【用法用量】口服。每次10粒，一日2次。

【使用注意】孕妇忌服。运动员慎用。不宜过量、久服。忌生冷、难以消化食物。

【规格贮藏】1.5g/10粒。密封。

巴特日七味丸

【处方组成】草乌叶、诃子、翻白草、茜草、黑云香、人工麝香、银朱。

【功能主治】清瘟解毒、消"粘"、止痛、散瘀、止痢。主治瘟疫盛热证。症见壮热烦渴、小便短赤、腹痛腹泻或大便不爽、头晕头痛、发热目赤、咽喉疼痛、舌红苔黄脉数。

【现代药理】具有抗菌、抗炎、止痢、止痛的作用。

【临床应用】细菌性痢疾、细菌性脑炎、白喉。临床以痢下赤白、头晕目赤、喑哑为特征症状。

【用药特征】本成药用药重在清瘟热解毒、止痛、凉血止血、燥湿止痢。用药寒凉，具有寒温并用的特点。适用于瘟疫盛热所致的痢疾、泄泻等。

【用法用量】口服。一次9~13粒，一日1~2次；或遵医嘱。

【使用注意】孕妇忌服。运动员慎用。不宜过量、久服。忌辛辣、油腻食物。

【规格贮藏】2g/10粒。密闭。防潮。

附：热毒壅盛泄泻中成药特点比较

中成药名	功效		临床治疗主症		
	共同点	独有功效	相同主治	独有主治	主治自身特点
千喜片（胶囊）	清热解毒、止泻	凉血	主治热毒壅盛证。症见壮热烦渴、小便短赤、腹痛腹泻或大便不爽、头晕头痛、发热目赤、咽喉疼痛、舌红苔黄、脉数	可用于热毒内盛所致的鼻渊	腹痛腹泻、痢下赤白、流脓涕
泻停胶囊		燥湿，利湿止泻		偏于湿盛的大肠湿热泄泻者	腹痛腹泻、肛周灼热、大便粘滞
白头翁止痢片		燥湿、凉血、止痢		热毒下注大肠者	腹痛腹泻、里急后重较剧、壮热烦躁
芩连片（丸、颗粒、胶囊）		燥湿消肿、凉血泻火		偏于三焦热盛者	头痛目赤、口鼻生疮、腹痛、下痢赤白及白带色黄臭秽
周氏回生丸		祛暑散寒、解毒辟秽、化湿止痛		疫毒湿热者	起病突然、脘腹胀闷绞痛、吐泻不得或上吐下泻
巴特日七味丸		止痛、凉血止血、燥湿止痢		瘟疫盛热者	痢下赤白、头晕目赤、喑哑

六、伤食泄泻

和中理脾丸

【处方组成】白术（麸炒）、苍术（米泔炙）、党参、茯苓、陈皮、法半夏、厚朴（姜炙）、枳壳（去瓤麸炒）、砂仁、豆蔻、香附（醋炙）、木香、广藿香、南山楂、六神曲（麸炒）、麦芽（炒）、莱菔子（炒）、甘草。

【功能主治】理脾和胃。主治脾胃不和证。症见大便不调、水谷不化、大便溏薄或泄泻，或嗳气频繁、呕吐吞酸、脘腹胀闷不舒，或痛连两胁、呕恶嗳气、纳食减少、气短肢倦、矢气不畅、面色萎黄、舌淡苔白腻、脉细弱。

【现代药理】具有调节胃肠功能、解痉、抗溃疡、促进胃液分泌等作用。

【临床应用】胃肠功能紊乱、急性肠胃炎、慢性肠胃炎。临床以大便不调、脘腹胀痛、嗳气吞酸为特征症状。

【用药特征】本成药重在行气健脾、燥湿化痰，兼有消食止泻。用药具有清消补结合、脾胃兼顾的特点。适用于伤食泄泻属于脾胃不和者。

【用法用量】口服。一次1丸，一日2次。

【使用注意】孕妇忌服。不适用于诊断明确的萎缩性胃炎。不适用于口干、大便干、手足心热者。忌食生冷、油腻、不易消化食物。

【规格贮藏】9g/丸。密封。

枫蓼肠胃康片（胶囊、颗粒、分散片、合剂）

【处方组成】牛耳枫、辣蓼。

【功能主治】理气健胃、除湿化滞。主治中运不健、气滞湿困证。症见腹痛、腹满、腹泻、泄泻臭秽、恶心呕腐或有发热恶寒、苔白脉数。

【现代药理】具有抗炎、抗溃疡性结肠炎、抑制胃酸和胃液分泌等作用。

【临床应用】急性胃肠炎、浅表性胃炎、消化不良。临床以腹痛腹泻、消化不良为特征病症。

【用药特征】本成药重在健脾除湿、理气止痛止泻。适用于脾虚湿困所致的泄泻、食积者。

【用法用量】①片：口服。一次4~6片，一日3次。②胶囊：一次2粒，一日3次。浅表性胃炎，15天一个

疗程。③颗粒：开水冲服，一次8g（袋），一日3次。浅表性胃炎，15天一个疗程。④分散片：口服或分散于水中冲服。一次4~6片，一日3次。⑤合剂：一次10ml，一日3次。浅表性胃炎，15天一个疗程。

【使用注意】孕妇忌用。脾胃虚寒泄泻者忌用。清淡饮食，忌食辛辣油腻之品。

【不良反应】偶见头晕。

【规格贮藏】①片：12片/板。密封。②胶囊：0.37g/粒。密封。③颗粒：8g/袋。密封。④分散片：0.6g/片。密封。⑤合剂：120ml/瓶。密封。

开胃健脾丸

【处方组成】白术、党参、茯苓、山药、六神曲（炒）、麦芽（炒）、山楂、木香、砂仁、陈皮、肉豆蔻（煨）、黄连、炙甘草。

【功能主治】开胃健脾。主治脾胃不和证。症见大便不调、水谷不化、大便溏薄或泄泻，或嗳气频繁、呕吐吞酸、脘腹胀闷不舒，或痛连两胁、呕恶嗳气、纳食减少、面色萎黄、舌淡苔白腻、脉细弱。

【现代药理】具有调节胃肠运动、促进胃液分泌、抗菌等作用。

【临床应用】慢性肠胃炎、胃肠神经官能症、消化不良。临床以腹痛腹泻、嗳气吞酸、纳少乏力为特征症状。

【用药特征】本成药重在补中益气、健脾燥湿止泻，兼能消食化积、行气通滞。用药以甘温补益为主，兼能行消化积。适用于脾虚湿困兼有脾胃不和者所致的泄泻。

【用法用量】口服。一次6~9g，一日2次。

【使用注意】孕妇忌服。湿热痞满、泄泻者不宜使用。不适用于口干、舌少津，或有手足心热、食欲不振、脘腹作胀、大便干者。忌食生冷、油腻、不易消化食物。

【规格贮藏】1g/10粒。密闭。防潮。

六味香连胶囊

【处方组成】木香、盐酸小檗碱、枳实、白芍、厚朴（姜制）、槟榔。

【功能主治】祛暑散寒、化滞止痢。主治肠胃食滞证。症见腹痛腹泻、泻下红白、腹胀下坠、黏稠不畅、食

谷不化、舌淡苔白脉滑。

【现代药理】具有调节胃肠运动、促进胃液分泌、抗菌等作用。

【临床应用】慢性肠胃炎、消化不良。临床以腹痛下坠、大便黏稠不畅为特征病症。

【用药特征】本成药以行气止泻为主，兼能消食导滞、散寒消胀。用药重在辛香行散，兼能苦温燥湿。适用于气滞食滞所致的肠胃不和泄泻者。

【用法用量】口服。一次2粒，一日2次。

【使用注意】孕妇忌服。忌食生冷、油腻、不易消化食物。

【不良反应】少数患者服药后可见轻度便秘。

【规格贮藏】0.34g/粒。密封，防潮，置阴凉处（不超过20℃）。

附：伤食泄泻中成药特点比较

中成药名	功效		临床治疗主症		
	共同点	独有功效	相同主治	独有主治	主治自身特点
和中理脾丸	理脾和胃	行气消食、止泻	主治脾胃不和证。症见腹痛腹泻、气短、肢倦乏力、面色萎黄、舌淡苔白腻、脉细弱	偏于气滞者	脘腹胀痛，嗳气
枫蓼肠胃康片（胶囊、颗粒、分散片、合剂）		理气止痛、止泻		偏于脾虚湿困者	腹痛腹泻、消化不良
开胃健脾丸		健脾消食化积、行气通滞		偏于脾虚者	腹痛腹泻、嗳气吞酸、纳少乏力
六味香连胶囊		消食导滞、散寒消胀		偏于气滞食滞	腹胀、腹痛下坠、大便黏稠不畅

七、脾虚泄泻

涩肠止泻散

【处方组成】膨润土、岩陀。

【功能主治】收敛止泻、健脾和胃。主治脾胃气虚证。症见大便时溏时泻、迁延反复、食少纳呆、食后脘闷不舒、面色萎黄、神疲乏力、舌淡苔白、脉弱。

【现代药理】具有抗腹泻、抗菌等作用。

【临床应用】急慢性肠炎、过敏性肠炎、消化不良、肠功能紊乱。临床以大便溏泻、食后腹胀为特征症状。

【用药特征】本成药重在收敛止泻，兼能健脾和胃。适用于脾胃气虚所致的泄泻。

【用法用量】口服。1岁以下一日4g；1～2岁一日4～8g；2岁以上一日8～12g，分3次服用。成人一次4g，一日3次。伴食管炎患者饭后服用，其他适应证患者在两餐饭间空腹服用；急性腹泻首次加倍。

【使用注意】孕妇忌服。饮食宜清淡，忌烟、酒及辛辣、生冷、油腻食物。

【规格贮藏】4g/袋。密封。

石榴健胃散（丸、片、胶囊）

【处方组成】石榴子、豆蔻、肉桂、荜茇、红花。

【功能主治】温胃益火、止泻。主治脾胃虚寒证。症见腹痛泄泻、大便稀溏、脘腹冷痛、食欲不振、肠鸣腹泻、舌淡苔薄、脉沉紧。

【现代药理】尚未检索本成药相关的药理资料。

【临床应用】慢性胃肠炎、消化不良。临床以肠鸣腹泻、脘腹冷痛为特征。

【用药特征】本成药重在温胃益火、行气燥湿，兼能收敛止泻。用药以温中燥湿为主，酸敛收涩为辅。适用于脾胃虚寒所致的泄泻。

【用法用量】①散：口服。一次1.2g，一日1～3次。②丸：一次2～3丸，一日2～3次。③片：一次2片，一日2～3次。④胶囊：一次3粒，一日2～3次。

【使用注意】孕妇禁用。不宜与赤石脂及其制剂同用。

肾阴虚者不能用。忌生冷、辛辣、油腻食物、不易消化和寒性中药。

【规格贮藏】①散：1.2g/袋。密封。②丸：0.6g/丸。密封。③片：0.6/片。密封。④胶囊：0.3g/粒。密封。

四君子丸（颗粒、合剂、袋泡剂）

【处方组成】党参、白术（炒）、茯苓、大枣、生姜、炙甘草。

【功能主治】健脾益气。主治脾胃气虚证。症见胃纳不佳、食少便溏、脘腹胀闷、神疲乏力、少气懒言、舌淡苔白、脉虚弱。

【现代药理】具有调节胃肠运动、抗胃溃疡、提高免疫功能等作用。

【临床应用】消化性溃疡病、慢性结肠炎、慢性肝炎、慢性低热、冠心病、贫血。临床以食少便溏、气短乏力、面色萎黄为特征症状。

【用药特征】本成药益气养胃、健脾燥湿、平补脾胃。用药甘温甘平合用，具有温而不燥、补而不峻的特点。适用于脾胃气虚所致的泄泻。

【用法用量】①丸：口服。一次3～6g，一日3次。②颗粒：口服。一次15g，一日3次。③合剂：口服。一次15～20ml，一日3次。用时摇匀。④袋泡剂：用开水浸泡15分钟后饮服，一次1～2袋，一日3次。

【使用注意】阴虚或实热证者慎用。感冒发热患者不宜用。不适用于脾胃阴虚和急性肠炎者。服药期间忌食辛辣、油腻、生冷食品。

【规格贮藏】①丸：3g/袋。密封，防潮。②颗粒：15g/袋。密封。③合剂：100ml/瓶。密封，置阴凉处。④袋泡剂：3g/袋。密封。

固肠止泻丸

【处方组成】乌梅（或乌梅肉）、黄连、罂粟壳、干姜、木香、延胡索。

【功能主治】调和肝脾、涩肠止痛。主治肝脾不和证。症见腹痛腹泻、腹胀脘痞、两胁胀满、嗳腐吞酸、呃逆、烦躁郁闷、食少、舌淡苔白、脉弦。

【现代药理】具有止泻、抗菌、镇痛等作用。

【临床应用】慢性非特异性溃疡性结肠炎、肠易激综合征。临床以腹泻、胸胁胀闷、烦躁食少为特征症状。

【用药特征】本成药重在收涩止泻，兼能燥湿行气、行气活血止痛。用药酸甘为主，兼有苦寒、辛散，具有散敛结合，以收敛为主的特点。适用于泄泻属于肝脾不和者。

【用法用量】口服。一次5g〔规格（1）〕或一次4g〔规格（2）〕，一日3次。

【使用注意】孕妇、儿童、运动员慎用。不可过用、久用。湿热或伤食泄泻者慎用。忌食生冷、辛辣、油腻等刺激性食物。

【规格贮藏】1g/12粒〔规格（1）〕；1g/9粒〔规格（2）〕。密封，防潮。

人参养荣丸

【处方组成】人参、白术（土炒）、茯苓、炙甘草、当归、熟地黄、白芍（麸炒）、炙黄芪、陈皮、远志（制）、肉桂、五味子（酒蒸）。

【功能主治】温补气血。主治心脾不足、气血两亏证。症见形瘦神疲、食少便溏、病后虚弱、惊悸失眠、健忘头眩、神疲乏力、舌淡苔白、脉细。

【现代药理】具有促进造血、抗氧化、降血脂、增强免疫功能等作用。

【临床应用】神经衰弱、慢性胃肠炎、风湿性心脏病、心律失常、贫血、肾炎、排尿性晕厥、慢性化脓性骨髓炎、月经不调等。临床以形瘦神疲、食少便溏、失眠、倦怠为特征症状。

【用药特征】本成药重在益气补血、养阴宁神，兼能健脾理气。用药甘温，具有气血双补、阴阳兼顾、补而不滞的特点。适用于心脾不足，气血两亏者。

【用法用量】①蜜丸：口服。一次9g，一日1～2次。②水丸：口服。一次6g，一日1～2次。

【使用注意】凡有风寒、风热感冒、消化不良、烦躁不安等症均不宜服用。有高血压患者不宜服用。忌食生冷、辛辣、油腻等刺激性食物。

【规格贮藏】①蜜丸：9g/丸。密封。②水丸：1g/10粒。密封。

六君子丸

【处方组成】党参、白术（麸炒）、茯苓、半夏（制）、

陈皮、炙甘草。

【功能主治】补脾益气、燥湿化痰。主治脾胃虚弱证。症见腹胀便溏、水谷不化、纳食减少、气虚痰多、胃脘隐隐作痛、喜温喜按、面色萎黄、肢倦乏力、舌淡苔白、脉细弱。

【现代药理】具有调节胃肠运动、保护胃黏膜、抗炎等作用。

【临床应用】慢性腹泻、慢性胃炎、肠易激综合征、溃疡性结肠炎、放化疗所致胃肠道反应、胃溃疡、十二指肠溃疡、胃神经官能症、萎缩性胃炎、喘息型支气管炎等。临床以胸脘痞闷、痰多、腹胀便溏为特征症状。

【用药特征】本成药重在健脾燥湿，兼能益气化痰。用药甘温，偏于燥湿，具有脾胃兼顾、燥湿行气并举的特点。适用于脾胃虚弱兼有痰湿所致的泄泻、厌食者。

【用法用量】口服。一次9g，一日2次。

【使用注意】孕妇慎用。脾胃阴虚胃痛、痞满者慎用。湿热泄泻者慎用。痰热咳嗽者慎用。忌食生冷、油腻、不易消化食物。

【规格贮藏】9g/袋。密封。防潮。

丁蔻理中丸

【处方组成】党参、干姜、白术（炒）、丁香、豆蔻、炙甘草。

【功能主治】温中散寒、补脾健胃。主治脾胃虚寒证。症见胃脘或腹部挛痛、遇寒则甚、得暖而舒、腹胀肠鸣、喜按喜暖、大便清稀、脘腹痞满、恶心呕吐、手足不温、纳食欠佳、舌苔白滑、脉沉细或迟缓。

【现代药理】具有调节胃肠运动、促进胃液分泌、镇痛等作用。

【临床应用】慢性浅表性胃炎、小儿迁延性腹泻、慢性胃肠炎、消化不良、胃肠功能紊乱、肠易激综合征、神经性呕吐等。临床以脘腹挛痛、呕吐泄泻、纳食不佳为特征症状。

【用药特征】本成药重在温中散寒，兼能补中益气、行气健胃。用药甘温补益，兼有行气化湿，具有补脾、健脾、化湿、行气兼顾的特点。适用于脾虚湿困或寒湿中阻所致的泄泻、腹痛等。

【用法用量】①蜜丸：口服。一次1丸，一日2次。

②水丸：口服。一次6～9g，一日2次。

【使用注意】孕妇禁用。糖尿病患者、感冒发热者禁服。湿热中阻者慎用。饮食宜清淡，忌烟、酒及辛辣、生冷、油腻食物。

【规格贮藏】①蜜丸：6g/丸，密封。②水丸：1g/26粒。密封。

胃肠灵胶囊

【处方组成】钻地风、干姜、胡椒、党参、砂仁、白及、海螵蛸、山楂、白芍、甘草。

【功能主治】温中祛寒、健脾止泻。主治中焦虚寒、寒湿内盛证。症见脘腹冷痛、大便稀溏、体倦肢冷、脘腹痞满、食欲不振、呕吐吞酸、体倦乏力、舌淡苔白腻、脉沉。

【现代药理】具有止泻、抗菌、抗炎、抗溃疡、镇痛和调节胃肠功能等作用。

【临床应用】慢性胃肠炎、慢性结肠炎。临床以脘腹冷痛、大便稀溏、肢冷畏寒为特征症状。

【用药特征】本成药重在温中散寒、健脾止泻，兼能行气止痛、收敛止泻。用药甘苦温并用，健脾燥湿和收敛止泻兼顾。适用于脾虚寒湿所致的泄泻。

【用法用量】口服。一次4粒，一日3次。

【使用注意】孕妇禁用。胃肠实热、便秘者禁服。慢性结肠炎、溃疡性结肠炎便脓血等慢性病史者，患泄泻后应去医院就诊。饮食宜清淡，忌食辛辣、生冷、油腻食物。

【规格贮藏】0.3g/粒。密封，防潮。

补气升提片

【处方组成】人参、党参、黄芪、白术、广升麻、阿胶、甘草。

【功能主治】益气升阳。主治中气不足、气虚下陷证。症见少气懒言、体倦乏力、动则气喘、大便溏泄、饮食无味，或身热汗出或胃下垂、脱肛、子宫下垂和久泻、舌淡苔白脉虚软。

【现代药理】具有增强抗疲劳、耐寒作用及双向调节肠管运动作用。

【临床应用】胃下垂、脱肛、子宫脱垂、慢性肠炎。临床以久泻不止、内脏下垂为特征症状。

【用药特征】本成药重在补中益气、升阳举陷，兼能滋阴养血。用药甘温，具有气血并补，以补气为主，滋腻不碍胃，健脾燥湿不伤阴的特点。适用于中气不足所致的泄泻、发热等。

【用法用量】口服。一次5片，一日3次。老人、儿童酌减。

【使用注意】孕妇慎用。忌食生冷、辛辣、油腻等刺激性食物。

【不良反应】个别患者服药后有轻微兴奋或燥热现象。

【规格贮藏】0.3g/片。密封。

补中益气丸
（水丸、浓缩丸、口服液、颗粒、合剂）

【处方组成】炙黄芪、党参、白术（炒）、炙甘草、当归、陈皮、升麻、柴胡。

【功能主治】补中益气、升阳举陷。主治脾胃虚弱、中气下陷证。症见大便溏泻、久泻不止、水谷不化、稍进油腻等不易消化之物大便次数增多、或见肛门下坠或脱出或阴道有块状物脱出、劳累活动后加重、肢倦气短、纳食减少、脘腹胀闷、面色萎黄、肢倦乏力、舌淡苔白、脉细弱。

【现代药理】具有调节胃肠运动、抗胃溃疡、促进小肠吸收、增强免疫功能等作用。

【临床应用】慢性胃肠炎、慢性细菌性痢疾、慢性结肠炎、术后胃肠功能紊乱、内脏下垂、乳糜尿、眼睑下垂、麻痹性斜视等。临床以体倦乏力、食少腹胀、久泻不止为特征症状。

【用药特征】本成药重在补气升阳，兼能健脾。用药以甘温为主，具有补气养血兼顾，升阳理气兼顾，补而不滞的特点。适用于脾胃虚弱、中气下陷所致的泄泻、内脏下垂等。

【用法用量】①蜜丸：口服。一次9g，一日2～3次。②水丸：口服。一次6g，一日2～3次。③浓缩丸：口服。一次8～10丸，一日3次。④口服液：口服。一次10ml，一日2～3次。⑤颗粒：一次3g，一日2～3次。⑥合剂：一次10～15ml，一日2～3次。

【使用注意】高血压患者慎用。阴虚内热者慎用。不宜与感冒药同时使用。服本药时不宜同时服用藜芦或其制剂。本品宜空腹或饭前服为佳，亦可在进食同时

服。忌食生冷油腻、不易消化食物。

【不良反应】服药期间偶见头痛、头昏、复视等症，或皮疹、面红，或血压有上升趋势。

【规格贮藏】①大蜜丸：9g/丸。密封。②水丸：6g/袋。密封。③口服液：10ml/支。密封。④颗粒：3g/袋。密封。⑤浓缩丸：3g/丸。密封。⑥合剂：10ml/支。密封。

人参健脾丸（片）

【处方组成】人参、白术（麸炒）、茯苓、山药、黄芪、木香、陈皮、砂仁、炙当归、酸枣仁（炒）、远志（制）。

【功能主治】健脾益气、和胃止泻。主治脾胃虚弱证。症见大便溏泻、水谷不化、脘闷嘈杂、午后为甚、矢气则舒、饮食减少、恶心呕吐、脘腹疼痛、胀闷不舒、伴面色萎黄、肢倦乏力、舌淡苔白、脉细弱。

【现代药理】具有抗应激、减轻化疗毒副作用等作用。

【临床应用】消化不良、慢性胃肠炎、胃肠功能紊乱、结肠炎、神经性厌食症、慢性肝炎等。临床以大便溏泻、腹痛胀闷、食少肢倦乏力为特征症状。

【用药特征】本成药重在益气健脾、理气和胃，兼能养心。用药以甘温为主，气血双补、心脾兼治，其补气作用较显著，兼能理气渗湿，具有补而不滞的特点。适用于脾胃虚弱、气虚明显的泄泻。

【用法用量】①水蜜丸：口服，一次8g，一日2次。②大蜜丸：口服，一次2丸，一日2次。③小蜜丸：口服，一次12g，一日2次。④片：口服，一次4片，一日2次。

【使用注意】湿热积滞泄泻、痞满、纳呆不宜使用。忌恼怒、忧郁、劳累过度，保持心情舒畅。忌食荤腥、油腻、黏滑，不易消化食物。

【规格贮藏】①大蜜丸：6g/丸，密封。②小蜜丸：2g/10丸。密封。③水蜜丸：10g/100粒。密封。④片剂：0.25g/片。密封。

参苓白术散（丸、颗粒、片、胶囊、口服液）

【处方组成】人参、白术（炒）、茯苓、山药、莲子、白扁豆（炒）、薏苡仁（炒）、砂仁、桔梗、甘草。

【功能主治】补脾胃、益肺气。主治脾胃虚弱证。症

见大便溏泻、饮食不消，或大便次数增多，或大便稀薄、脘腹胀闷不舒、纳食减少或厌食或拒食，或咳嗽无力、痰白清稀、面色萎黄、肢倦乏力、舌淡苔白腻、脉濡而弱。

【现代药理】具有调节胃肠运动、增强机体免疫功能、抗应激等作用。

【临床应用】肠易激综合征、胃肠功能紊乱、慢性结肠炎、消化不良、放射性直肠炎、小儿厌食症、小儿缺锌症、神经性厌食、支气管哮喘、肺气肿、慢性肺心病、老年慢性呼吸道感染等。临床以食少便溏、面色萎黄、困倦乏力为主要特征症状。

【用药特征】本成药重在健脾益肺，兼能和胃渗湿。用药平和，具有脾肺双补，补而不滞的特点。适用于脾虚夹湿所致的泄泻、厌食等。

【用法用量】①散：口服。一次6～9g，一日2～3次。空腹大枣煎汤送服，小儿酌减。②丸：口服。一次6g，一日3次。③颗粒：口服。一次3g，一日3次。④片：口服。一次6～12片，一日2次。小儿酌减。⑤胶囊：口服。一次3粒，一日3次。⑥口服液：口服。一次10ml，一日3次。

【使用注意】孕妇慎用。湿热内蕴所致泄泻、厌食、水肿及痰火咳嗽者忌用。不宜和感冒类药同时服用。宜饭前服用或进食同时服。忌恼怒、忧郁、劳累过度，保持心情舒畅。忌食荤腥油腻，不易消化食品。

【规格贮藏】①散：1.5g/袋；3g/袋；6g/袋；密封。

②蜜丸：6g/粒。密封。③水丸：6g/100粒。密封。④颗粒：3g/袋。密封。⑤片：80片/瓶。密封。⑥口服液：10ml/支。密封。⑦胶囊：0.5g/粒。密封。

补脾益肠丸

【处方组成】黄芪、党参（米炒）、砂仁、白芍、当归（土炒）、白术（土炒）、肉桂、延胡索（制）、荔枝核、干姜（炮）、甘草（蜜炙）、防风、木香、补骨脂（盐制）、赤石脂（煅）。

【功能主治】益气养血、温阳行气、涩肠止泻。主治脾虚气滞证。症见腹泻腹痛、腹胀肠鸣、黏液血便、舌淡苔白、脉虚。

【现代药理】具有抑制胃肠运动、促凝血、解除肠痉挛等作用。

【临床应用】慢性胃肠炎、慢性肠炎、慢性结肠炎、溃疡性结肠炎等。临床以腹痛腹泻、腹胀肠鸣为特征症状。

【用药特征】本成药重在补气行气养血、温阳涩肠止泻，兼能行气疏风。用药具有甘温辛温并用、气血兼顾、补敛兼施的特点。适用于泄泻属于脾虚气滞者。

【用法用量】口服。一次6g，一日3次。小儿酌减。

【使用注意】孕妇禁用。儿童禁用。泄泻时腹部热胀痛者忌服。胃肠实热、感冒发热者慎用。宜饭前温开水送服。忌食生冷、辛辣油腻之物。

【规格贮藏】72g/瓶；90g/瓶。密封。

附：脾虚泄泻中成药特点比较

中成药名	功效		临床治疗主症		
	共同点	独有功效	相同主治	独有主治	主治自身特点
涩肠止泻散	补脾止泻	收敛止泻、健脾和胃	主治脾胃虚弱证。症见脘腹冷痛、胃脘或腹部挛痛、大便清稀、气短、肢倦乏力、纳食减少、脘腹胀闷、面色萎黄、肢倦乏力、舌淡苔白、脉细弱	偏于脾胃气虚者	大便溏泻、食后腹胀
石榴健胃散（丸、片、胶囊）		温胃益火、燥湿收敛		偏于脾胃虚寒者	肠鸣腹泻、脘腹冷痛
四君子丸（合剂、颗粒、袋泡剂）		平补脾胃		偏于脾胃气虚者	食少便溏、气短乏力、面色萎黄
固肠止泻丸		调和肝脾、行气燥湿、止痛		用于泄泻属于肝脾不和者	腹泻、胸胁胀闷、烦躁食少

中成药名	功效		临床治疗主症		
	共同点	独有功效	相同主治	独有主治	主治自身特点
人参养荣丸	补脾止泻	温补气血	主治脾胃虚弱证。症见脘腹冷痛、胃脘或腹部挛痛、大便清稀、气短、肢倦乏力、纳食减少、脘腹胀闷、面色萎黄、肢倦乏力、舌淡苔白、脉细弱	偏于心脾不足，气血两亏者	消瘦神疲、食少便溏、头晕眩
六君子丸		益气、燥湿化痰		脾胃虚弱兼有痰湿者	胸脘痞闷、痰多、腹胀便溏
丁蔻理中丸		温中散寒、行气健胃		脾虚湿困或寒湿中阻者	脘腹挛痛、呕吐泄泻、纳食不佳
胃肠灵胶囊		行气止痛、收敛止泻		偏于脾虚寒湿者	脘腹冷痛、大便稀溏、肢冷畏寒
补气升提片		升阳举陷、滋阴养血		偏于中气不足者	久泻不止、内脏下垂
补中益气丸（水丸、浓缩丸、颗粒、口服液、合剂）		补中益气、升阳举陷		脾胃虚弱、中气下陷者	体倦乏力、食少腹胀、久泻不止、内脏下垂
人参健脾丸（片）		益气和胃、理气渗湿		气虚明显者	大便溏泻、水谷不化、稍进油腻之物，则大便次数增多；脘闷嘈杂、午后为甚、矢气则舒、饮食减少、恶心呕吐、脘腹疼痛
参苓白术散（丸、颗粒、片、胶囊、口服液）		脾肺双补、和胃渗湿		脾虚夹湿者	食少便溏、面色萎黄、困倦乏力
补脾益肠丸		温阳涩肠、行气疏风		偏于气滞者	腹痛腹泻、腹胀肠鸣

八、阳虚泄泻

四神丸（片）

【处方组成】肉豆蔻（煨）、补骨脂（盐炒）、五味子（醋制）、吴茱萸（制）、大枣（去核）。

【功能主治】温肾暖脾、涩肠止泻。主治肾阳不足

证。症见肠鸣腹胀、五更泄泻、久泻不止、大便稀溏、腰酸肢冷、食少不化、面黄肢冷、舌淡苔白、脉虚。

【现代药理】具有抑制小肠运动、止泻、抗应激、影响肠道菌群等作用。

【临床应用】慢性腹泻、非特异性结肠炎。临床以五

更泄泻、肠鸣腹胀、腰膝酸软为特征症状。

【用药特征】本成药重在温肾暖脾、涩肠止泻，兼能温中祛寒。用药具有温补收涩兼顾、先后天并补的特点。适用于命门火衰、脾肾虚寒所致的泄泻。

【用法用量】①丸：口服。一次9g，一日1~2次。②片：口服。一次4片，一日2次。

【使用注意】孕妇慎用。湿热痢疾、湿热泄泻者忌用。清淡饮食，忌食生冷、油腻之品。

【规格贮藏】①丸：9g/袋。密封。②片：0.35g/片。密封。

固本益肠片

【处方组成】党参、黄芪、山药、白术、补骨脂、赤石脂、木香、炮姜、当归、白芍、玄胡、儿茶、地榆炭、炙甘草。

【功能主治】健脾温肾、涩肠止泻。主治脾肾阳虚证。症见腹痛绵绵、大便清稀或有黏液及黏液血便、食少腹胀、腰酸乏力、形寒肢冷、舌淡苔白、脉虚。

【现代药理】具有促进机体免疫功能、增进食欲、提高耐寒能力、抗炎、止泻、止血等作用。

【临床应用】慢性结肠炎、溃疡性结肠炎、慢性腹泻等。临床以腹痛绵绵、大便清稀、腰酸乏力肢冷为特征。

【用药特征】本成药重在健脾益气、补肾助阳、涩肠止泻，兼能温中散寒、养血止血。用药重在甘温补脾肾，其涩肠止泻作用较强，具有脾肾同治、收敛行气兼顾的特点。适用于脾肾阳虚所致的泄泻。

【用法用量】口服。一次4片，一日3次，30天为一疗程，连服2~3个疗程。

【使用注意】急性肠炎及急性痢疾者忌用。泄泻时腹部热胀痛者忌服。实证、热证及阴虚证者均忌用。忌食生冷、辛辣、油腻食物。

【规格贮藏】0.6g/片。密封。

参倍固肠胶囊

【处方组成】五倍子、肉豆蔻（煨）、诃子肉（煨）、乌梅、木香、苍术、茯苓、鹿角霜、红参。

【功能主治】固肠止泻、健脾温肾。主治脾肾阳虚证。症见久泻不止、腹痛腹胀、肢体倦怠、神疲懒言、形

寒肢冷、食少纳呆、腰膝酸软、舌淡苔白、脉细。

【现代药理】具有止泻、抑制肠运动、镇痛、抗炎等作用。

【临床应用】肠易激综合征（腹泻型）、慢性非特异性溃疡性结肠炎。临床以慢性久泻、疲倦乏力、腰酸肢冷为特征症状。

【用药特征】本成药重在收敛止泻、健脾益气、温补肾阳，兼能燥湿行气。用药酸涩收敛与甘温补益共用，收敛止泻作用显著。适用于脾肾阳虚，偏于气滞者，泄泻较重。

【用法用量】口服。一次4粒，一日3次。2~4周为一疗程。

【使用注意】肠道狭窄或占位性病变者禁用。孕妇及哺乳期妇女慎用。忌食生冷、辛辣、油腻之物。

【不良反应】个别患者可出现恶心、腹胀。

【规格贮藏】胶囊：0.45g/粒。密封，置阴凉处，避光。

肠胃宁片（胶囊）

【处方组成】党参、白术、黄芪、赤石脂、干姜（炭）、木香、砂仁、补骨脂、葛根、防风、白芍、延胡索、当归、儿茶、罂粟壳、甘草（炙）。

【功能主治】健脾益肾、温中止痛、涩肠止泻。主治脾肾阳虚证。症见大便不调、五更泄泻、时带黏液、伴腹胀腹痛、胃脘不舒、小腹坠胀、腰酸肢冷、舌淡苔白、脉虚。

【现代药理】尚未检索到本成药相关的药理资料。

【临床应用】慢性结肠炎、溃疡性结肠炎、肠功能紊乱。临床以久泻久痢、腰酸肢冷为特征症状。

【用药特征】本成药用在健脾温肾、涩肠止泻，兼能补气疏风、温中散寒。用药具有甘温辛温并用、脾肾兼顾、补敛兼施的特点。适用于偏于虚寒兼有气滞者。

【用法用量】①片：口服。一次4~5片，一日3次。②胶囊：一次4~5粒。一日3次。

【使用注意】儿童禁用。严禁用于食物和饲料中。运动员慎用。禁食酸、冷、刺激性的食物。

【规格贮藏】①片：0.3g/片。密封（5~30℃贮藏）。②胶囊：0.3g/粒。密封。

附：阳虚泄泻中成药特点比较

中成药名	功效		临床治疗主症		
	共同点	独有功效	相同主治	独有主治	主治自身特点
四神丸（片）	温肾健脾、涩肠止泻	温中祛寒	主治脾肾阳虚证。症见慢性泄泻、食少腹胀、形寒肢冷、舌淡苔白、脉虚	偏于肾阳虚者	五更泄泻或便溏腹痛、腰酸肢冷
固本益肠片		温中散寒、养血止血		偏于虚寒者	腹痛绵绵、大便清稀、腰酸乏力
参倍固肠胶囊		燥湿行气		偏于气滞者	慢性久泻、疲倦乏力、腰酸肢冷
肠胃宁片（胶囊）		补气疏风、温中散寒		偏于虚寒兼有气滞者	久泻久痢、腰酸肢冷

九、阴虚久痢

驻车丸

【处方组成】黄连、炮姜、当归、阿胶。

【功能主治】滋阴、止痢。主治久痢伤阴证。症见发热烦渴、入夜转剧、痢下五色、脓血黏稠、滑泄无度或下鲜血、脐下急痛、舌红绛少津、脉细数。

【现代药理】具有调节胃肠运动、抗菌、抗炎、镇痛等作用。

【临床应用】慢性痢疾。临床以痢疾日久、时发时止、休作无定、经久不愈为特征症状。

【用药特征】本成药重在滋阴养血、固肠止痢，兼能温阳燥湿。用药具有寒温并用、甘温滋润的特点。适用于阴虚所致的久痢者。

【用法用量】口服。一次6～9g，一日3次。

【使用注意】孕妇慎用。湿热积滞、痢疾初起者忌服。忌生冷、油腻食物。

【规格贮藏】3g/50丸。密封。

乌梅丸

【处方组成】乌梅、细辛、干姜、黄连、当归、附子（制）、花椒、桂枝、人参、黄柏。

【功能主治】缓肝调中、清上温下。主治肠寒胃热证。症见腹痛下痢、巅顶疼痛、时发时止、心烦呕吐、食

入吐蛔、手足厥冷、舌淡苔薄黄、脉细滑。

【现代药理】具有增强胆囊收缩、促进胆汁分泌、抗菌、镇痛等作用。

【临床应用】原发性痛经、梅尼埃病、急性细菌性痢疾、溃疡性结肠炎、血管性头痛、神经性头痛等。临床以腹痛下痢、巅顶疼痛、时发时止、烦闷呕逆、得食则呕为特征症状。

【用药特征】本成药重在清上温下、缓肝调中，兼能温脏安蛔。用药具有酸苦辛合用、温清补兼顾的特点。适用于肠寒胃热、寒热错杂所致的久泻、蛔厥、巅顶疼痛等。

【用法用量】①大蜜丸：口服。一次2丸，每日2～3次。②水蜜丸：口服。一次6g，一日1～3次。

【使用注意】肾脏病患者、孕妇、新生儿禁用。定期复查肾功能。忌食生冷、辛辣油腻之物。

【规格贮藏】①大蜜丸：3g/丸。密封。②水蜜丸：1g/10丸。密封。

玛木然止泻胶囊

【处方组成】黄连、血竭、西黄蓍胶、乳香、没食子、蚤状车前子、诃子肉、天竺黄、芜荑子、毛诃子肉、石榴花、石榴皮、小檗果、西青果。

【功能主治】清除败血、降解异常胆液质过盛、止泻。主治胆汁瘀积腹泻证。症见大便不调、水谷不化、大便溏薄或泄泻。

【现代药理】具有抗菌、抗炎、保护肠胃黏膜等作用。

【临床应用】溃疡性结肠炎、慢性细菌性痢疾、慢性肠炎、肠易激综合征（腹泻型）。临床以腹痛腹泻、水谷不化为特征症状。

【用药特征】本成药重在清热解毒、活血化瘀，兼有涩肠止泻。用药以苦寒温热为主，兼有酸涩收敛。适用于痢疾日久阴虚者。

【用法用量】口服。一次3粒，一日3次。

【使用注意】孕妇忌服。忌食生冷、油腻、不易消化食物。

【规格贮藏】0.3g/粒。密封。

附：阴虚久痢中成药特点比较

中成药名	功效		临床治疗主症		
	共同点	独有功效	相同主治	独有主治	主治自身特点
驻车丸	滋阴止痢	养血，温阳燥湿	主治久痢伤阴证。症见久泻水谷不化、大便溏薄	兼有血虚者	痢疾日久、时发时止、休作无定、经久不愈，痢疾厚重感
乌梅丸		温脏安蛔		肠寒胃热、寒热错杂者	腹痛下痢、巅顶疼痛、时发时止、烦闷呕逆、得食则呕
玛木然止泻胶囊		清热解毒，活血化瘀		痢疾日久阴虚者	腹痛腹泻、水谷不化

第五节　腹痛

一、中焦寒凝

暖脐膏

【处方组成】当归、白芷、乌药、木香、八角茴香、小茴香、生香附、乳香、母丁香、没药、肉桂、沉香、麝香。

【功能主治】温阳散寒、行气止痛。主治寒凝气滞证。症见少腹疼痛、畏寒喜暖、大便溏泻、脘腹痞满、舌淡苔薄白、脉沉紧。

【现代药理】具有镇痛、抗炎等作用。

【临床应用】慢性肠炎、慢性胃炎、腹股沟疝气、原发性痛经等。临床以腹部冷痛、脘腹痞满、大便溏泄为特征症状。

【用药特征】本成药重在暖脐温中、散寒止痛，兼能理气活血。用药温燥，其散寒止痛作用明显。适用于寒凝气滞所致的腹痛者。亦可用于肾寒腰痛、妇女子宫寒冷、少腹冷痛等。

【用法用量】外用。加温软化，外贴脐腹部。

【使用注意】孕妇禁用。皮肤糜烂或过敏者禁用。脐疮者禁用。运动员慎用。忌生冷食物。

【规格贮藏】3g/张。密封，置阴凉处（不超过20℃）。

十香丸

【处方组成】沉香、木香、丁香、茴香、香附、陈皮、乌药、泽泻、荔枝核、猪牙皂。

【功能主治】疏肝行气、散寒止痛。主治气滞寒凝证。症见腹胀腹痛、腹部有块、喜温喜按、按压移动、经行腹痛、脘腹胀闷、舌淡苔白、脉弦或细。

【现代药理】具有调整胃肠功能、纠正胃肠紊乱、解痉止痛、抗菌等作用。

【临床应用】肠疝、肠功能紊乱。临床以疝气、腹痛腹胀为特征症状。

【用药特征】本成药重在理气止痛，兼能散寒调中、利水渗湿。用药辛香温燥为主，具有寒温并用，以温散为主的特点。适用于腹痛属于寒凝气滞者。

【用法用量】口服。一次3g，一日1～2次。温开水送下，儿童酌减。

【使用注意】孕妇忌服。湿热内侵、瘀血阻滞、气虚下陷所致的疝气不宜使用。猪牙皂有毒，不宜过服、久服。勿食生冷腥腻之品。

【规格贮藏】3g/丸。密封。

茴香橘核丸

【处方组成】小茴香（盐炒）、八角茴香、橘核（盐炒）、川楝子、荔枝壳、香附（醋制）、青皮（醋制）、木香、桃仁、延胡索（醋制）、乳香（制）、穿山甲（制）、莪术（醋制）、肉桂、补骨脂（盐炒）、槟榔、昆布。

【功能主治】散寒行气、消肿止痛。主治寒凝气滞证。症见睾丸坠胀疼痛、阴囊冷痛肿硬、痛引睾丸、阴茎不举、喜暖畏寒、形寒肢冷、身冷蜷缩、舌淡苔白、沉脉细。

【现代药理】尚未检索到本成药相关的药理资料。

【临床应用】腹股沟疝气、睾丸炎、副睾炎、睾丸鞘膜积液。临床以睾丸坠胀冷痛、喜暖肢冷为特征症状。

【用药特征】本成药重在温经散寒、补火助阳，兼能消肿止痛、软坚散结、疏肝理气。用药偏于温燥，通络、散寒、温经、行气、软坚集于一身，具有气血兼顾的特点，适用于寒凝气滞所致的寒疝疼痛者。

【用法用量】口服。一次6～9g，一日2次。

【使用注意】湿热下注、睾丸红肿胀痛者不宜使用。若伴睾丸肿物或阴囊溃破者需配合外科治疗。宜空腹服，姜汤、淡盐水或温开水送下。忌食生冷食物。

【规格贮藏】6g/100粒。密封。防潮。

纯阳正气丸

【处方组成】广藿香、半夏（制）、土木香、陈皮、丁香、肉桂、苍术、白术、茯苓、朱砂、硝石（精制）、硼砂、雄黄、金礞石（煅）、麝香、冰片。

【功能主治】温中散寒。主治暑天感受寒湿证。症见腹痛吐泻、胸膈胀满、头痛恶寒、肢体酸重、舌淡苔腻、脉滑。

【现代药理】尚未检索到本成药相关的药理资料。

【临床应用】胃肠型感冒、急性肠炎、急性胃肠炎。临床以腹痛吐泻、胸膈胀满、肢体酸重为特征症状。

【用药特征】本成药重在温化寒湿、暖脾止泻，兼能燥湿豁痰、健脾渗湿、解毒辟秽。用药具有表里兼顾、攻补兼施、芳香温散与重坠豁痰并用的特点。适用于暑湿中阻者。

【用法用量】口服。每次1.5～3g，每日1～2次。

【使用注意】孕妇禁用。运动员慎用。不可过量、久服。忌生冷、油腻和难以消化的食物。

【规格贮藏】3g/袋。密封。

十香暖脐膏

【处方组成】八角茴香、小茴香（盐制）、乌药、香附、当归、白芷、母丁香、肉桂、沉香、乳香（醋制）、没药（醋制）、木香。

【功能主治】温中、散寒、止痛。主治脾肾虚寒证。症见脘腹冷痛、腹胀腹泻、腰痛寒疝、宫寒带下、白带色白量多、舌淡苔薄、脉沉细。

【现代药理】尚未检索到本成药相关的药理资料。

【临床应用】慢性肠炎、慢性非特异性结肠炎、慢性盆腔炎、宫颈糜烂。临床以脘腹冷痛、腹胀腹泻、腰部冷痛、白带清稀为特征症状。

【用药特征】本成药重在温脾暖肾、散寒止痛，兼能行气活血。用药具有辛温甘温并用、脾肾兼顾的特点。适用于脾肾虚寒所致的腹痛、腰痛、疝气、带下病等。

【用法用量】外用。先用生姜擦净患处，加温软化，贴于脐腹或痛处。

【使用注意】孕妇忌贴。皮肤溃烂者禁用。皮肤过敏者慎用。忌生冷食物。

【规格贮藏】6g/张；12g/张。密封，置阴凉干燥处（不超过20℃）。

附：寒凝腹痛中成药特点比较

中成药名	功效		临床治疗主症		
	共同点	独有功效	相同主治	独有主治	主治自身特点
暖脐膏	温中散寒	行气止痛	主治寒积腹痛证。症见脘腹胀痛、喜温喜按、形寒肢冷、舌淡苔白，脉沉	偏于寒凝气滞者	腹部冷痛、脘腹痞满、大便溏泄
十香丸		消肿		偏于寒凝气滞者	腹胀腹痛、腹部有块、喜温喜按、按压移动、经行腹痛
茴香橘核丸		消肿止痛		偏于寒疝疼痛者	睾丸坠胀疼痛、阴囊冷痛肿硬、痛引睾丸、阴茎不举、喜暖畏寒、形寒肢冷、身冷蜷缩
纯阳正气丸		温阳止痛		偏于暑湿中阻者	少腹疼痛、大便溏泻、脘腹痞满。并治肾寒腰痛、妇女子宫寒冷、少腹作痛
十香暖脐膏		理气止痛		偏于脾肾虚寒者	气滞腹胀、腹痛、痛经、疝痛

二、郁热内盛

牛黄清火丸

【组成】大黄、黄芩、桔梗、山药、丁香、人工牛黄、冰片、雄黄、薄荷脑。

【功能主治】清热、散风、解毒。主治肝胃肺蕴热证。症见腹痛腹胀、拒按、伴有头晕目眩、口鼻生疮、风火牙痛、咽喉肿痛、痄腮红肿、耳鸣肿痛、舌质红苔黄腻、脉滑数。

【现代药理】具有镇痛、泻下、抗炎、解热等作用。

【临床应用】急性胃肠炎、上呼吸道感染、牙龈炎、结膜炎、腮腺炎。临床以腹痛腹胀、口舌生疮为特征症状。

【用药特征】本成药重在清热解毒，兼能疏风、泻下、开窍。用药苦寒降泄与辛温芳香合用，具有升降兼顾、表里兼顾的特点。适用于郁热内盛所致的腹痛、口舌生疮、乳蛾、喉风、痄腮者。

【用法用量】口服。一次6g，一日2次。

【使用注意】孕妇忌服。肝肾功能不全者慎用。不宜久服。不可整丸吞服。服用前应除去蜡皮、塑料球壳。忌辛辣香燥食物。

【规格贮藏】3g/丸。密封。

栀子金花丸

【组成】栀子、金银花、黄芩、黄柏、大黄、黄连、知母、天花粉。

【功能主治】清热降火、凉血解毒。主治热毒炽盛证。症见腹痛拒按、口舌生疮、牙龈肿痛、目赤涩痛、咽喉肿痛、患处红肿、甚至溃烂、伴有发热、烦躁口渴、喜冷饮、大便秘结、小便短赤、舌红苔黄、脉数。

【现代药理】尚未检索到本成药相关的药理学资料。

【临床应用】急性肠炎、上呼吸道感染、牙龈炎、结膜炎。临床以腹痛便秘、口渴喜饮、烦躁为特征症状。

【用药特征】本成药重在清热解毒，兼能凉血。用药苦寒，具有清上攻下、以泻代清的特点。适用于三焦热盛所致的腹痛、溃疡等。

【用法用量】口服。一次9g，一日1次。

【使用注意】孕妇慎用。儿童、哺乳期妇女慎用。不宜久服。忌烟、酒及辛辣物。

【规格贮藏】9g/袋。密封。

附：郁热内盛中成药特点比较

中成药名	功效		临床治疗主症		
	共同点	独有功效	相同主治	独有主治	主治自身特点
牛黄清火丸	清热解毒	散风	主治郁热证。病见腹痛拒按、口舌生疮、大便秘结、舌红苔黄，脉弦	偏于肺胃郁热内盛者	腹痛腹胀、拒按、伴有头晕目眩、口鼻生疮
栀子金花丸		凉血		偏于三焦热盛者	腹痛拒按、烦躁腹痛便秘、口渴喜饮

三、湿热壅滞

肠胃舒胶囊

【成分组成】蜘蛛香、草果、紫地榆、草血竭、木香。

【功能主治】清热燥湿、理气止痛、止痢止血。主治湿热蕴结证。症见脘腹疼痛、食少纳呆、腹痛阵作而欲泻、下痢脓血、里急后重、大便秽臭、肛门灼热、口苦口黏、舌质红苔黄腻、脉滑数。

【现代药理】尚未检索到本成药相关的药理资料。

【临床应用】急性肠炎、痢疾。临床以脘腹疼痛、食少纳呆、痢下赤白为特征症状。

【用药特征】本成药重在清热燥湿，兼能理气止痛、止痢。用药苦温，其行气燥湿作用较明显。适用于湿热蕴结所致的腹痛。

【用法用量】口服。一次3～5粒，一日3次；儿童酌减。

【使用注意】孕妇慎用。应配合其他抗菌措施。忌生冷、辛辣、油腻食物。

【规格贮藏】0.4g/粒。密封。

陆氏润字丸

【组成】大黄（酒制）、陈皮、前胡、山楂、天花粉、白术（炒）、半夏（制）、枳实（炒）、槟榔、六神曲（炒）。

【功能主治】开胸涤痰、润肠去积。主治湿热食积证。症见腹痛、胸满痞闷、腹部胀满拒按、大便干结、数日一行、舌苔厚腻，脉沉实。

【现代药理】具有泻下、促进胃肠运动、镇痛等作用。

【临床应用】不完全性肠梗阻、肠炎。临床以便秘干结、腹痛拒按为特征症状。

【用药特征】本成药重在消积导滞、开胸涤痰，兼能润燥导滞、通腑泻热。用药偏于寒凉，具有消导结合的特点。适用于湿热食积痰滞所致的腹痛。

【用法用量】口服。一次9g，一日2次。

【使用注意】孕妇忌服。完全性肠梗阻禁用。饮食宜清淡。

【规格贮藏】60g/瓶；120g/瓶。密闭。防潮。

附：湿热壅滞中成药特点比较

中成药名	功效		临床治疗主症		
	共同点	独有功效	相同主治	独有主治	主治自身特点
肠胃舒胶囊	清热燥湿、止痛	理气、止痢止血	湿热壅滞证。症见腹痛拒按、便秘或泻下脓血、舌红苔黄腻脉滑	偏于湿热蕴结者	脘腹疼痛、食少纳呆、痢下赤白
陆氏润字丸		开胸涤痰、润肠去积		偏于湿热食积痰滞者	腹痛、胸满痞闷、腹部胀满拒按、大便干结、数日一行、舌苔厚腻，脉沉实

第一篇

四、瘀血腹痛

桂枝茯苓丸

【组成】桂枝、茯苓、牡丹皮、桃仁、赤芍。

【功能主治】活血、化瘀、消癥。主治瘀血阻胞证。症见腹中包快、腹痛拒按、伴有月经量少或量多、色暗红有血块、经行腹痛或漏下不止、产后恶露不绝、妊娠胎动不安、舌质紫暗、脉沉涩。

【现代药理】具有活血、化瘀的作用。

【临床应用】子宫内膜炎、附件炎、月经不调、痛经、流产后阴道出血、子宫肌瘤、宫外孕、卵巢肿瘤、不孕症。临床以妇人素有癥块、行经腹痛、产后恶露不尽为特征症状。

【用药特征】本成药重在活血消癥，兼能祛痰利水。用药温燥，具有化瘀生新、缓消癥块的特点。适用于瘀血阻胞所致的癥块、痛经、崩漏等。

【用法用量】①水丸：口服。一次4g，一日1～2次。②浓缩丸：口服。大丸一次6丸，小丸一次9丸，一日1～2次。

【使用注意】孕妇慎用。用于妊娠后漏下不止，胎动不安者，需经医师诊断认可后服用，以免误用伤胎。经期及经后3天停用。不宜与含有藜芦的药物合用。忌生冷食物。

【不良反应】服药后偶见胃肠不适、隐痛。

【规格贮藏】①水丸：4g/袋。密封。②浓缩丸：小丸1.5g/10丸。大丸2.2g/10丸。密封。

大黄䗪虫丸

【组成】熟地黄、土鳖虫、水蛭、虻虫、蛴螬、干漆、桃仁、苦杏仁、黄芩、地黄、白芍、甘草。

【功能主治】活血破瘀、通经消癥。主治瘀血内停证。症见腹部肿块、腹痛拒按、目眶暗黑、肌肤甲错、潮热羸瘦、经闭不行、舌质淡或暗淡、脉细涩。

【现代药理】具有改善血液流变学、抗血小板聚聚、降血脂、保肝、防治肠粘连等作用。

【临床应用】慢性乙型活动性肝炎、慢性附件炎、盆腔炎、子宫肌瘤、原发性痛经、闭经、继发性不孕症、肝硬化、脂肪肝、高血脂、静脉曲张综合征、血栓闭塞性脉管炎、中风后遗症等。临床以腹部肿块、肌肤甲错、面色暗黑、潮热羸瘦、经闭不行为特征症状。

【用药特征】本成药重在破血逐瘀、祛瘀生新，兼能滋阴清热。用药甘温辛温并举，甘寒苦寒并用。适用于瘀血内停所致的腹痛、痛经等。

【用法用量】①蜜丸：口服。一次1～2丸，一日1～2次。温黄酒或温开水送服。②水丸：口服。一次3g，一日1～2次。用于慢性乙型活动性肝炎一次3g，一日3次。或遵医嘱。

【使用注意】孕妇禁用。皮肤过敏者停服。血虚经闭者忌服。月经量多或有出血倾向者慎用。蜜丸可嚼服，也可分份吞服。戒烟酒，忌辛辣厚味。

【规格贮藏】①蜜丸：3g/袋。密封。②小蜜丸：60g/瓶。③水丸：0.723g/10丸。密封。

少腹逐瘀颗粒

【组成】当归、蒲黄、五灵脂（醋制）、赤芍、小茴香（盐制）、延胡索（醋制）、没药（炒）、川芎、肉桂、炮姜。

【功能主治】活血逐瘀、祛寒止痛。主治血瘀寒凝证。症见少腹积块、疼痛或不痛或痛而无积块，或少腹胀满，或经期腰酸、小腹胀，或月经一月见三五次，接连不断、断而又来，其色或紫或黑，或有血块，或崩或漏，兼少腹疼痛，或粉红兼白带、舌淡紫、苔有瘀点，脉弦细涩。

【现代药理】具有镇痛、抗炎的作用。

【临床应用】原发性痛经、月经不调、附件粘连。临床以小腹疼痛、经血偏暗为特征症状。

【用药特征】本成药重在活血化瘀、温经通络止痛。用药偏于温燥，具有温通与活血兼顾的特点。适用于寒凝血瘀所致的少腹疼痛者。

【用法用量】口服。用温黄酒或温开水冲服。一次5g，一日2～3次，或遵医嘱。

【使用注意】孕妇忌服。月经过多慎服。

【规格贮藏】5g/袋。密封，置阴凉干燥处。

附：瘀血腹痛中成药特点比较

中成药名	功效		临床治疗主症		
	共同点	独有功效	相同主治	独有主治	主治自身特点
桂枝茯苓丸	活血止痛	化瘀、消癥	瘀血阻滞证。症见腹痛有块、拒按、月经异常、舌紫、脉沉	偏于瘀血阻胞者	妇人素有癥块、行经腹痛、产后恶露不尽
大黄䗪虫丸		通经破瘀、滋阴清热		偏于瘀血内停者	腹部肿块、肌肤甲错、面色暗黑、潮热赢瘦、经闭不行
少腹逐瘀颗粒		祛寒止痛		偏于寒凝血瘀者	小腹疼痛、经血偏暗

五、肝气犯胃

痛泻宁颗粒

【处方组成】白芍、青皮、薤白、白术。

【功能主治】柔肝缓急、疏肝行气、理脾运湿。主治肝气犯脾证。症见腹痛腹泻、腹胀、腹部不适、泻必腹痛、泻后痛减、舌淡苔薄白、脉弦或缓。

【现代药理】具有止泻、镇痛、抗炎等作用。

【临床应用】肠易激综合征（腹泻型）。临床以腹痛、腹泻、泻后痛减为特征症状。

【用药特征】本成药重在补脾柔肝，祛湿止泻。用药酸甘缓急，兼有辛香散气、温通燥湿。适用于腹痛属于肝脾不调者。

【用法用量】口服。一次1袋，一日3次。

【使用注意】忌酒、辛辣、生冷、油腻食物。

【不良反应】偶见轻度恶心、皮肤感觉异常。

【规格贮藏】5g/袋。密封，置阴凉处。

第一篇

第 3 章　心脑系病症

第一节　胸痹

一、瘀血痹阻

心安胶囊

【处方组成】山楂叶。

【功能主治】活血行气。主治瘀血痹阻证。症见胸闷、胸痛、心悸、舌淡紫、脉涩。

【现代药理】具有扩张血管、抗心肌缺血、抗脑缺血、抗血栓等作用。

【临床应用】冠心病、心绞痛、高血压等。临床以胸闷、胸痛、心悸为特征症状。

【用药特征】本成药为单味药制剂，具有活血行气、化浊降脂的作用，适用于胸痹属于瘀血痹阻兼有痰浊者。

【用法用量】口服。一次3粒，一日2～3次。

【使用注意】孕妇慎用。月经期或有出血倾向者慎用。忌生冷、油腻食物。

【规格贮藏】0.3g（含总黄酮80mg）/粒。密封。

益心酮片

【处方组成】山楂叶提取物。

【功能主治】活血化瘀、宣通血脉。主治瘀血阻脉证。症见胸闷憋气、心前区刺痛、心悸健忘、眩晕耳鸣、舌淡紫苔薄或腻、脉沉弦。

【现代药理】具有抗心肌缺血、降血脂等作用。

【临床应用】冠心病、心绞痛、脑动脉供血不足、高脂血症。临床以胸闷憋气、心前区刺痛、心悸健忘为特征症状。

【用药特征】本成药活血化瘀为主，宣通血脉，兼能化浊降脂。用药为单味提取物，适用于胸痹属于瘀血阻脉者，亦可用药血浊、眩晕。

【用法用量】口服。一次2～3片，一日3次。

【使用注意】孕妇慎用。月经期慎用。忌生冷、油腻食物。

【规格贮藏】32mg/片。密封。

心达康片（胶囊）

【处方组成】沙棘。

【功能主治】补益心气、化瘀通脉、消痰运脾。主治心气虚弱、心脉瘀阻、痰湿困脾证。症见胸闷心痛、心悸心慌、气短无力、神疲乏力，或易汗出、舌淡紫暗或有瘀斑、脉细涩或结代。

【现代药理】具有抗心肌缺血、改善血流动力学、抗缺氧等作用。

【临床应用】冠心病、心绞痛、肺源性心脏病、高原心脏病、高血压。临床以胸闷心痛、心悸气短、神疲乏力为特征症状。

【用药特征】本成药为单味药提取物（醋柳黄酮）制剂，能补心化痰、活血通脉，兼有运脾化湿、止咳消痰。用药微苦，适用于心虚痰阻、心脉瘀痹所致的胸痹、咳喘者。

【用法用量】①片：口服。一次10mg，一日3次。3个月为一疗程。②胶囊：一次10mg，一日3次。1个月为一疗程。

【使用注意】孕妇慎用。过敏体质者慎用。饮食宜清淡，忌食油腻。

【规格贮藏】①片：0.13g/片（含总黄酮，以异鼠李素计5mg）。密封。②胶囊：5mg/粒（以异鼠李素计5mg）。密封。

心脑舒通胶囊（片）

【处方组成】蒺藜。

【功能主治】活血化瘀、舒利血脉。主治瘀血痹阻证。症见心胸闷痛绞痛、痛处常常固定不移、胸闷心悸、面晦唇青，或见半身不遂、语言謇涩、口眼歪斜、肢体麻木、口苦或口干、时或心悸不宁、舌质紫暗或暗

红、舌下脉络瘀曲、苔黄、脉弦涩或结代。

【现代药理】具有抗脑缺血、抗心肌缺血、改善心肌能量代谢、降血脂等作用。

【临床应用】冠心病、脑栓塞。临床以胸部猝然而痛、活动不利、语言不清为特征症状。

【用药特征】本成药长于活血化瘀、舒利血脉，兼能疏肝理气。用药为苦温的单味药制剂，理气与活血兼顾，适用于瘀血阻络兼有气滞所致的胸痹和中风恢复期，亦可用于半身不遂、语言障碍和动脉硬化等心脑血管缺血性疾患及各种血液高黏症。

【用法用量】①胶囊：口服。饭后服用。一次2～3粒，一日3次。②片：口服。饭后服用。一次2～3片，一日3次。

【使用注意】孕妇慎用。颅内出血尚未完全止血者禁用。有出血史或血液低黏度患者禁用。月经期及有出血倾向禁用。饮食宜清淡、低盐、低脂。食勿过饱。忌食生冷、辛辣、油腻之品，忌烟酒、浓茶。

【不良反应】偶见药疹。

【规格贮藏】①胶囊：15mg（呋甾皂苷）/粒。密封。②片：0.22g/片。密封。

银杏叶胶囊（口服液、片）

【处方组成】银杏叶。

【功能主治】活血化瘀、通脉舒络。主治瘀血痹阻证。症见胸部疼痛、痛处不移、入夜更甚、心悸不宁、头痛头晕、半身不遂、语言謇涩、口眼歪斜、舌暗红、脉沉细涩。

【现代药理】具有扩张血管、抗心肌缺血、抗脑缺血、抗血栓形成、增强学习记忆等作用。

【临床应用】冠心病稳定型心绞痛、脑梗死、中风恢复期、血管性痴呆。临床以胸部疼痛、痛处不移、入夜更甚、心悸不宁为特征症状。

【用药特征】本成药为单味药制剂，有活血化瘀之功用药苦甘。适用于瘀血阻滞的胸痹、中风者。

【用法用量】①胶囊：口服。一次2粒，一日3次；或遵医嘱。②口服液：口服。一次10ml，一日3次；或遵医嘱。一个疗程4周。③片：口服。一次2片〔规格（1）〕，或一次1片〔规格（2）〕，一日3次；或遵医嘱。

【使用注意】孕妇及心力衰竭者慎用。月经期及有出血倾向者禁用。饮食宜清淡、低盐、低脂。食勿过饱。忌食生冷、辛辣、油腻之品，忌烟酒、浓茶。

【规格贮藏】①胶囊：总黄酮醇苷9.6mg/粒，萜类内酯2.4mg/粒；总黄酮醇苷19.2mg/粒，萜类内酯4.8mg/粒。密封。②口服液：10ml/支。密封，遮光。③片：总黄酮醇苷9.6mg/粒，萜类内酯2.4mg/粒〔规格（1）〕；总黄酮醇苷19.2mg/粒、萜类内酯4.8mg/粒〔规格（2）〕。密封，遮光。

愈风宁心片（胶囊）

【处方组成】葛根。

【功能主治】解痉止痛。主治瘀血痹阻证。症见心胸疼痛、如刺如绞、痛处固定、伴有胸闷、头晕目眩、肢体麻木、头痛耳鸣、颈项强痛或不适，或听力突然下降、舌暗红、有瘀点、脉弦涩或细涩。

【现代药理】具有抗缺血、抗缺氧、增强脑血流量、增加冠脉血流量等作用。

【临床应用】冠心病、心绞痛、原发性高血压、早期突发性耳聋、神经性头痛。临床以心胸疼痛、如刺如绞、痛处固定、肢体麻木为特征症状。

【用药特征】本成药为单味药制剂，具有舒筋解肌，活血化瘀、通络止痛的作用。用药辛、微凉，适用于胸痹属于瘀血痹阻者。亦可用药眩晕、耳鸣耳聋、头痛等属于瘀血阻络者。

【用法用量】①片：口服。一次5片，一日3次。②胶囊：口服。一次4粒，一日3次。

【使用注意】孕妇慎用。月经期及有出血倾向者忌用。饮食宜清淡、低盐、低脂；食勿过饱；忌食生冷、辛辣、油腻之品，忌烟酒、浓茶。

【规格贮藏】①片：薄膜衣片0.25g/片。②胶囊：0.4g/粒。密封。

地奥心血康胶囊
（软胶囊、片、颗粒、口服液）

【处方组成】薯蓣科植物黄山药或穿龙薯蓣的根茎提取物（甾体总皂苷）。

【功能主治】活血化瘀、行气止痛。主治瘀血痹阻证。症见胸部疼痛、痛处固定、甚或痛引肩背，或心悸不

宁、胸闷不舒、眩晕、气短，或见唇甲青紫、舌质紫暗或有瘀斑，脉弦涩或结代。

【现代药理】具有抗心肌缺血、抗脑缺血、抗血栓、降血脂等作用。

【临床应用】冠心病、心绞痛、功能性心律失常、偏头痛、梅尼埃病。临床以胸部疼痛、痛处固定、甚或痛引肩背、舌紫为特征症状。

【用药特征】本成药长于活血化瘀、行气止痛，兼能宣痹通阳、芳香温通。用药简单，具有气血兼顾的特点，适用于胸痹属于瘀血阻滞者。

【用法用量】①胶囊：口服。一次1~2粒，一日3次。②软胶囊：口服。一次1~2粒，一日3次，饭后服用；或遵医嘱。③片：口服。一次1~2片，一日3次。④颗粒：开水冲服。一次1~2g，一日3次。或遵医嘱，⑤口服液：开水冲服。一次10~20ml，一日3次；或遵医嘱；服时摇匀。

【使用注意】孕妇慎用。月经期妇女及出血倾向者禁用。过敏体质者慎服。年长体弱及肝功能不全者，长期用药应注意检查肝功能。忌烟酒、浓茶。

【不良反应】偶有头痛、头晕，可自行缓解。极少数病例空腹服用有胃肠不适。

【规格贮藏】①胶囊：地奥心血康100mg/粒（相当于甾体总皂苷元35mg）。密封。②软胶囊：0.35g/粒（含甾体总皂苷100mg）。密封。③片：地奥心血康100mg/片（相当于甾体总皂苷元35mg）。密封。④颗粒：2g/袋（地奥心血康100mg）/粒。密封，置于阴凉干燥处。⑤口服液：10ml/支（地奥心血康100mg）/粒。密封，置于阴凉干燥处。

薯蓣皂苷片

【处方组成】穿山龙水溶性总皂苷。

【功能主治】活血化瘀。主治瘀血阻滞证。症见胸闷而痛、心前区刺痛，或胸痛隐隐、痛有定处、舌暗红或边有瘀边、脉弦或弦涩。

【现代药理】具有增加冠脉血流量、减少心肌耗氧量、改善心肌缺血、保护心肌缺血和缺血再灌注损伤等作用。

【临床应用】冠心病、心绞痛。临床以胸闷而痛、心前区刺痛为特征症状。

【用药特征】本成药为单味药提取物制剂，具有活血化瘀的作用，兼能行气止痛。适用于胸痹属于瘀血阻滞者。

【用法用量】口服。一次0.12~0.16g，一日3次。

【使用注意】孕妇慎用。经期及出血倾向者禁用。对本品过敏者禁用。宜饭后服。忌生冷。

【不良反应】空腹服用时偶有胃肠道不适。

【规格贮藏】80mg/片。密封。

龙血竭胶囊（片、散）

【处方组成】龙血竭。

【功能主治】活血散瘀、定痛止血、敛疮生肌。主治瘀血痹阻证。症见胸闷刺痛、绞痛、固定不移、入夜更甚、时或心悸不宁、舌质紫暗、脉沉。

【现代药理】具有改善微循环、止血、加速淋巴回流等作用。

【临床应用】冠心病、软组织损伤。临床以胸痹刺痛、绞痛、固定不移、入夜更甚为特征症状。

【用药特征】本成药有活血散瘀、定痛止血之功，兼敛疮生肌之效。适用于胸痹属于瘀血阻滞者；亦可用于跌打损伤、瘀血作痛、妇女气血凝滞、外伤出血、脓疮久不收口，以及慢性结肠炎所致的腹痛、腹泻等症。

【用法用量】①胶囊：口服。一次4~6粒，一日3次；外用。取内容物适量，敷患处或用酒调敷患处。②片：口服。一次4~6片，一日3次；或遵医嘱。③散：用酒或温水送服。一次1.2g，一日2~3次；水煎服。一次4.8~6.0g（4~5袋），一日1次。外用适量，敷患处或用酒调敷患处。

【使用注意】孕妇禁用。经期或哺乳期妇女慎用。忌食生冷、油腻食物。

【规格贮藏】①胶囊：0.3g/粒。密封。②片：0.4g/基片。密封。③散：1.2g/袋。密封。

大株红景天胶囊（片）

【处方组成】大株红景天。

【功能主治】活血化瘀、通脉止痛。主治瘀血痹阻证。症见胸部刺痛、绞痛、固定不移、痛引肩背及臂内侧、胸闷、心悸不宁、唇舌紫暗、脉细涩。

【现代药理】具有增强心肌收缩力、改善心脏血流动力学指标及心外膜缺血性心电图、减轻心肌细胞的酸中毒等作用。

【临床应用】冠心病、心绞痛等。临床以胸痛固定、胸闷、心慌、心悸气短为特征症状。

【用药特征】本成药为单味药制剂，有活血化瘀、通脉止痛之功效。用药性味微苦，益气、活血、化瘀兼顾，适用于胸痹属于瘀血痹阻者。

【用法用量】①胶囊：口服。一次4粒，一日3次。②片：口服。一次2片，一日3次。

【使用注意】孕妇禁用。忌食生冷、油腻食物。

【不良反应】个别患者服药后出现口干、胃部不适。

【规格贮藏】①胶囊：0.38g/粒。密闭，防潮。②片：0.4g/片。密封，置阴凉干燥处。

丹参舒心胶囊（片）

【处方组成】丹参提取物。

【功能主治】活血化瘀、镇静安神。主治瘀血痹阻证。症见胸部疼痛、痛处固定、入夜尤甚、甚或痛引肩背、时或心悸不宁、舌质紫暗或有瘀斑、脉弦涩。

【现代药理】具有抗心肌缺血、抗脑缺血、降血脂、改善血流变学等作用。

【临床应用】心绞痛、心律失常。临床以胸部疼痛、痛处固定、入夜尤甚为特征症状。

【用药特征】本品药以单味药提取物入药，有活血化瘀的功效，兼能清心、镇静安神，适用于胸痹属于瘀血痹阻兼有热象者。

【用法用量】①胶囊：口服。一次1~2粒，一日3次。②片：口服。一次2片，一日3次。

【使用注意】孕妇慎用。过敏体质慎服。不宜与藜芦同。饮食宜清淡，忌辛辣、肥腻食物，戒烟酒。

【规格贮藏】①胶囊：0.3g/粒。密封。②片：0.2g/片。密封。

丹参颗粒（片、口服液）

【处方组成】丹参。

【功能主治】活血化瘀。主治瘀血痹阻证。症见胸部疼痛、痛处固定、入夜尤甚、甚或痛引肩背、时或心悸不宁、舌质紫暗或有瘀斑、脉弦涩。

【现代药理】具有抗心肌缺血、抗脑缺血、降血脂、改善血流变学等作用。

【临床应用】冠心病、心绞痛。临床以胸部疼痛、痛处固定、入夜痛甚为特征症状。

【用药特征】本成药活血散瘀、通经止痛为主，并兼凉血、安神。用药辛行、微寒，兼顾活血养血。适用于胸痹属于瘀血阻脉者。

【用法用量】①颗粒：温开水冲服。一次10g，一日3次。②片：口服。一次3~4片，一日3次；或遵医嘱。③口服液：一次10ml，一日3次。

【使用注意】孕妇慎用。过敏体质慎服。不宜与藜芦同用。饮食宜清淡，忌辛辣、肥腻食物，戒烟酒。

【不良反应】口服液偶见胃脘不适、恶心、口苦、口干。

【规格贮藏】①颗粒：10g/袋（相当于原生药10g）。密封。②片：0.44g/片。密封。③口服液：10ml/支。避光、密封、防潮。

丹七片

【处方组成】丹参、三七。

【功能主治】活血化瘀、通脉止痛。主治瘀血痹阻证。症见心胸绞痛、刺痛、痛有定处、入夜尤甚、胸闷心悸、眩晕头痛、经期腹痛、拒按、舌质紫暗或有瘀斑、脉弦涩或结代。

【现代药理】具有抗缺氧、降血脂、降低血黏度等作用。

【临床应用】冠心病、心绞痛、外伤头痛、痛经。临床以心胸绞痛、刺痛、痛有定处为特征症状。

【用药特征】本成药活血止痛之力较强。用药辛行活血，兼以甘温补益、行气活血，适用于胸痹属于瘀血阻滞，兼有气滞者。

【用法用量】口服。一次3~5片，一日3次。

【使用注意】孕妇慎用。月经期及有出血倾向者慎用。寒凝血瘀之胸痹、头痛、痛经者，不宜单独使用本品。忌辛辣、肥腻食物，戒烟酒。

【规格贮藏】0.31g/片。密封。

双丹口服液（颗粒、片、胶囊）

【处方组成】丹参、牡丹皮。

【功效主治】活血化瘀、通脉止痛。主治瘀血痹阻证。症见心胸疼痛、痛处固定、入夜尤甚、甚或痛引肩背、时或胸闷、心悸、舌质紫暗或有瘀斑、脉弦涩。

【现代药理】具有抗心肌缺血、抗缺氧、抗血小板聚集、抗心肌梗死等作用。

【临床应用】冠心病、心绞痛。临床以心胸疼痛、痛处固定、入夜尤甚、心悸为特征症状。

【用药特征】本成药活血通脉，兼能清心凉血、安神除烦。用药辛凉，清热凉血作用较为突出。适用于胸痹属于心脉瘀阻兼有热者。

【用法用量】①口服液：口服。一次20ml，一日3次；小儿酌减或遵医嘱。②颗粒：温开水冲服。一次5g，一日2次。③片：口服。一次6片，一日2次。④胶囊：口服。一次4粒，一日2次。

【使用注意】孕妇及月经过多者禁用。寒凝血瘀胸痹心痛者慎用。口服液久贮后有少许沉淀，请摇匀服用。宜清淡饮食，忌食油腻，戒烟酒。

【规格贮藏】①口服液：10ml/支。密封。②颗粒：5g/袋。密封。③片：0.35g/片。密封。④胶囊：0.5g/粒。密封。

心血宁片（胶囊）

【处方组成】葛根提取物、山楂提取物。

【功能主治】活血化瘀、通络止痛。主治瘀血痹阻证。症见心胸闷痛绞痛、痛处常常固定不移、胸闷心悸、面晦唇青，或见半身不遂、语言謇涩、口眼歪斜、肢体麻木、口苦或口干、时或心悸不宁、舌质紫暗或暗红、舌下脉络瘀曲、苔黄、脉弦涩或结代。

【现代药理】具有减轻脑缺血损伤、抗心肌缺血、改善心肌能量代谢、降血脂等作用。

【临床应用】冠心病、高血压、心绞痛、高脂血症等。临床以心胸闷痛绞痛、痛处固定不移、胸闷心悸为特征症状。

【用药特征】本成药活血化瘀、疏通经络，兼能化浊降脂。用药辛甘合用、散敛兼顾、活血与化浊并举，适用于胸痹、眩晕、血浊属于瘀血痹阻者。

【用法用量】①片：口服。一次4片，一日3次；或遵医嘱。②胶囊：口服。一次2粒，一日3次。

【使用注意】孕妇慎用。忌食生冷、辛辣、油腻之品，

忌烟酒、浓茶。

【规格贮藏】①片：糖衣片0.2g/片；薄膜衣片0.21g/片。密封。②胶囊：0.4g/粒。密封，置阴凉处。

复方川芎片（胶囊）

【处方组成】川芎、当归。

【功能主治】活血化瘀、通脉止痛。主治瘀血痹阻证。症见心胸疼痛、痛处固定、入夜尤甚、甚或痛引肩背、时或胸闷、心悸、舌质紫暗或有瘀斑、脉弦涩。

【现代药理】具有抗心肌缺血、抗心肌梗死、降低心肌耗氧量、增加冠脉流量、改善心肌供血供氧、抑制血小板聚集和血栓的形成等作用。

【临床应用】冠心病、心绞痛。临床以心胸疼痛、痛处固定、时或胸闷、心悸为特征症状。

【用药特征】本成药活血化瘀，兼行气通脉止痛。用药气血兼顾、辛温活血和甘温补血并举，适用于胸痹属于瘀血痹阻，兼有气滞者。

【用法用量】①片：口服。一次4片，一日3次，饭后服用或遵医嘱。②胶囊：口服。一次4粒，一日3次，饭后服用或遵医嘱。

【使用注意】孕妇或哺乳期妇女慎用。有出血倾向者慎用。忌生冷食物。

【规格贮藏】①片：0.412g/片。密封。②胶囊：0.37g/粒。密封。

舒胸胶囊（片、颗粒）

【处方组成】三七、川芎、红花。

【功能主治】活血祛瘀、通络止痛。主治瘀血痹阻证。症见胸闷、心前区刺痛、心悸，或伤处皮肤青紫、肿胀疼痛、活动受限、苔薄舌暗紫、脉弦细或弦涩。

【现代药理】具有抗血小板聚集、抗心肌缺血、改善微循环等作用。

【临床应用】冠心病、心绞痛、心律失常。临床以胸闷、心前区刺痛、心悸舌暗紫为特征症状。

【用药特征】本成药活血化瘀之力强，兼能行气消滞、通络止痛。用药辛温甘温配伍，行气、散瘀、活血兼顾，适用于胸痹属于瘀血痹阻且瘀血明显者。

【用法用量】①胶囊：口服。一次3粒，一日3次。

②片：口服。一次5片，一日3次。③颗粒：开水冲服，服用时需搅拌均匀。一次1袋，一日3次。

【使用注意】孕妇慎用。热证所致瘀血禁用。忌食生冷、辛辣、油腻之品，忌烟酒、浓茶。

【规格贮藏】①胶囊：0.35g/粒。密封。②片：0.25g/片。密封。③颗粒：1g/袋（无糖型）。密封。

葛兰心宁软胶囊

【处方组成】葛根总黄酮、山楂提取物、绞股蓝总皂苷。

【功能主治】活血化瘀、通络止痛。主治瘀血痹阻证。症见胸闷、胸痛、心悸、舌淡紫苔薄白、脉沉涩。

【现代药理】具有扩血管、抗心肌缺血、抗脑缺血、抗血栓形成等作用。

【临床应用】冠心病、心绞痛。临床以胸闷、胸痛、心悸为特征症状。

【用药特征】本成药为提取物制剂，活血通络止痛作用较强。用药具有寒温并用、辛温和甘凉合用的特点，适用于胸痹属于瘀血痹阻者。

【用法用量】口服。一次2粒，一日3次；或遵医嘱。

【使用注意】孕妇慎用。忌寒凉、生冷及油腻食物。

【规格贮藏】0.58g/粒。密封。

银丹心泰滴丸

【处方组成】银杏叶、滇丹参、绞股蓝、天然冰片。

【功能主治】活血化瘀、通脉止痛。主治瘀血痹阻证。症见胸闷、胸痛、心悸、舌淡苔薄、脉沉涩。

【现代药理】具有扩张血管、抗心肌缺血、抗脑缺血、抗血栓形成等作用。

【临床应用】冠心病、心绞痛。临床以胸闷、胸痛、心悸为特征症状。

【用药特征】本成药有活血化瘀，通脉止痛之功效，兼能健脾益气、清热化痰。用药偏凉，活血清热力强，适用于胸痹属于瘀血痹阻、热扰心神者。

【用法用量】口服或舌下含服。一次10丸，一日3次，疗程4周；或遵医嘱。

【使用注意】孕妇和哺乳期妇女慎用。胸痹属于寒性者慎用。忌生冷、油腻食物。

【规格贮藏】0.35g/10丸。密封。

银盏心脉滴丸

【处方组成】灯盏细辛、银杏叶、丹参、天然冰片。

【功能主治】活血化瘀、通脉止痛。主治瘀血痹阻证。症见胸闷、胸痛、心悸、气短、舌淡苔薄、脉沉涩。

【现代药理】具有增加冠脉血流量、降低心肌养耗，减轻心肌缺血的作用。

【临床应用】冠心病、心绞痛。临床以胸闷、胸痛、心悸、气短为特征症状。

【用药特征】本成药以活血化瘀通脉见长，兼能散寒止痛。用药具有寒温并用、活血止痛兼顾的特点，与银丹心泰滴丸比较，本品以苦温的灯盏细辛代替寒凉的绞股蓝，药性更趋平和，适用于胸痹属于瘀血痹阻、血脉不通、寒热不显者。

【用法用量】口服或舌下含服。一次10丸，一日3次；或遵医嘱。

【使用注意】脑出血急性期、月经期、有出血倾向者禁用。孕妇慎用。过敏体质慎用。在治疗期间，心绞痛持续发作，宜加用硝酸酯类药。若出现剧烈心绞痛、心肌梗死，或见气促、汗出、面色苍白者，应及时急诊救治。饮食宜清淡、低盐、低脂。食勿过饱。忌食生冷、辛辣、油腻之品，忌烟酒、浓茶。

【规格贮藏】25mg/丸。密封。

精制冠心胶囊
（颗粒、片、软胶囊、口服液）

【处方组成】丹参、红花、川芎、赤芍、降香。

【功能主治】活血化瘀。主治瘀血痹阻证。症见胸闷而痛或猝然而痛、痛有定处，或痛引肩背、舌紫暗或瘀斑、脉沉涩。

【现代药理】具有抗心肌缺血、增加冠脉血流量、保护心肌细胞等作用。

【临床应用】冠心病、心绞痛。临床以胸闷而痛或猝然而痛、痛有定处或痛引肩背为特征症状。

【用药特征】本成药活血化瘀止痛作用较强，兼能行气、养血、安神。用药寒温并用，重在活血消瘀止痛，适用于胸部以瘀血阻滞而疼痛明显者，亦可用药胁痛、胃脘痛等属于瘀血阻滞者。

【用法用量】①胶囊：口服。一次2~3粒，一日3次。

②颗粒：开水冲服。一次13g，一日2～3次。③片：口服。一次6～8片，一日3次。④软胶囊：口服。一次4～5粒，一日3次。⑤口服液：口服。一次1支，一日2～3次。

【使用注意】孕妇禁用。有出血倾向或出血性疾病者慎用。饮食宜清淡、低盐、低脂。食勿过饱。忌食生冷、辛辣、油腻之品，忌烟酒、浓茶。

【规格贮藏】①胶囊：0.35g/粒。密封。②颗粒：13g/袋。密封。③片：0.25g/片。密封。④软胶囊：0.5g/粒。密封，置阴凉处（不超过20℃）。⑤口服液：10ml/支。密封、避光、置阴凉处（不超过20℃）。

脉管复康片（胶囊）

【处方组成】丹参、鸡血藤、郁金、乳香、没药。

【功能主治】活血化瘀、通经活络。主治瘀血痹阻证。症见肢体麻木疼痛、四肢欠温怕冷、感觉异常、皮肤增厚或颜色改变、舌淡紫苔薄、脉弦涩。

【现代药理】具有抑制血栓形成、抗血小板聚集作用、降低全血黏度、增加下肢血流量、镇痛等作用。

【临床应用】脉管炎、硬皮病、动脉硬化性下肢血管闭塞、冠心病、脑血栓后遗症。临床以肢体麻木疼痛、感觉异常、皮肤颜色改变为特征症状。

【用药特征】本成药活血通络作用较强，兼能行气养血。用药辛行温通，逐瘀定痛，适用于脉痹或胸痹等属于瘀血阻滞证，临床以麻木疼痛明显者。

【用法用量】①片：口服。一次4片，一日3次。②胶囊：口服。一次4粒，一日3次。

【使用注意】孕妇慎用。经期减量。肺结核慎用。宜饭后服用。忌食生冷、辛辣、油腻之品，忌烟酒、浓茶。

【规格贮藏】①片：0.6g/片（薄膜衣片）。密封。②胶囊：0.45g/粒。密封。

冠心舒通胶囊

【处方组成】广枣、丹参、丁香、冰片、天竺黄。

【功能主治】活血化瘀、通经活络、行气止痛。主治瘀血痹阻证。症见胸痛、胸闷、心慌、气短、舌紫苔薄、脉弦涩。

【现代药理】具有抗心肌缺血、减小心肌梗死面积、

改善血液流变性、增加冠脉血流量、抗血栓等作用。

【临床应用】冠心病、心绞痛。临床以胸痛、胸闷、心慌、气短为特征症状。

【用药特征】本成药活血通络、行气止痛作用较强，兼能清热豁痰、养心安神。用药寒凉辛透、寒温并用、气血兼顾、痰瘀并治，适用于胸痹属于瘀血痹阻兼有痰凝者。

【用法用量】口服。一次3粒，一日3次，温开水送服。4周为一疗程。

【使用注意】孕妇禁用。哺乳期妇女慎用。重度心绞痛不宜单独使用本品，可与硝酸甘油等药物合并使用。忌肥甘、厚腻食物。

【不良反应】个别患者服药后出现恶心、胃部不适、胃中嘈杂不安等胃肠道反应。

【规格贮藏】0.3g/粒。密封，置阴凉干燥处。

脉平片

【处方组成】银杏叶提取物、何首乌、当归、芦丁、维生素C。

【功能主治】活血化瘀。主治瘀血痹阻证。症见胸闷、胸痛、心悸、舌暗或有瘀斑、脉沉涩。

【现代药理】具有抗心肌缺血、抗脑缺血、降血脂、改善血流变学等作用。

【临床应用】冠心病、心绞痛、高脂血症。临床以胸闷、胸痛、心悸为特征症状。

【用药特征】本成药为中西药制剂，活血化瘀作用较明显，兼能补血，用药具有行而不伤、补而不滞的特点，适用于瘀血痹阻所致的胸痛、心悸和血浊。

【用法用量】口服。一次4片，一日3次。

【使用注意】孕妇忌服。经期及出血倾向者慎用。忌生冷、肥甘食物。

【不良反应】偶见食欲减退、便稀、腹胀等。

【规格贮藏】0.28g/片。密封。

心舒宁片

【处方组成】毛冬青、银杏叶、葛根、益母草、豨莶草、柿树叶。

【功能主治】活血化瘀。主治瘀血痹阻证。症见心胸闷痛绞痛、痛处常常固定不移、胸闷心悸、面晦唇

青，或见半身不遂、语言謇涩、口眼㖞斜、肢体麻木、口苦或口干、时或心悸不宁、舌质紫暗或暗红、舌下脉络瘀曲、苔白、脉弦涩或结代。

【现代药理】具有扩张血管、增加冠脉血流、改善心肌缺血等作用。

【临床应用】冠心病、心绞痛、冠状动脉供血不足、动脉粥样硬化。临床以心胸闷痛绞痛、痛处常常固定不移、胸闷心悸、面晦唇青为特征症状。

【用药特征】本成药活血通脉，兼能清热。用药具有辛散温通、寒热并用、气血兼顾的特点，适用于胸痹属于瘀血痹阻者。

【用法用量】口服。一次5～8片，一日3次。

【使用注意】孕妇慎用。肝肾功能不全者及心肌梗死急性期忌用。宜清淡饮食，忌生冷、肥腻食物。

【不良反应】可见恶心、呕吐、神经过敏、眩晕、体位性低血压、多尿。

【规格贮藏】0.5g/片。密封。

丹参益心胶囊

【处方组成】三七、灯盏细辛、回心草、紫丹参、制何首乌、延胡索。

【功能主治】活血化瘀、通络止痛。主治瘀血痹阻证。症见胸部疼痛、痛处固定、入夜尤甚、甚或痛引肩背、时或心悸不宁、舌质紫暗或有瘀斑、脉弦涩。

【现代药理】具有抗心肌缺血、抗脑缺血、改善血液流变、降血脂、抑制血管平滑肌细胞增殖等作用。

【临床应用】心绞痛。临床以胸部疼痛、痛处固定、入夜尤甚为特征症状。

【用药特征】本成药活血化瘀、通络止痛作用较强，尤其止痛作用见长，兼能补益精血。用药具有活血不伤血的特点，适用于胸痹属于瘀血痹阻者。

【用法用量】口服。一次3～4粒，一日3次。

【使用注意】孕妇禁用。有出血倾向者慎用。忌生冷、辛辣、油腻之品。

【规格贮藏】0.4g/粒。密封。

麝香心脑乐片

【处方组成】丹参、人参茎叶总皂苷、葛根、郁金、红花、三七、淫羊藿、人工麝香、冰片。

【功效主治】活血化瘀、开窍止痛。主治瘀血痹阻证。症见胸部刺痛、胸痛彻背、心悸气短或偏瘫失语、伴有胸闷，或胸部压迫感、短气喘息、舌质紫暗或有瘀斑，脉弦涩或结代。

【现代药理】具有抗心肌缺血、改善血液流变学等作用。

【临床应用】冠心病、心绞痛、心肌梗死、脑梗死、缺血性脑中风恢复期和后遗症期等。临床以胸部刺痛、胸痛彻背、心悸气短或偏瘫失语为特征症状。

【用药特征】本成药活血化瘀、理气止痛较强，兼能开窍醒神。用药具有活血而不伤血、理气而不耗气、凉而不寒、温而不燥的特点。适用于胸痹、中风、心悸等气血瘀阻者。

【用法用量】口服。一次3～4片，一日3次；或遵医嘱。

【使用注意】孕妇禁用。运动员慎用。阴虚内热者不宜服用。饮食宜清淡。忌食生冷、辛辣、油腻之品，忌烟酒、浓茶。

【规格贮藏】0.3g（薄膜衣片）/片。密封。

心脑康胶囊（片）

【处方组成】丹参、赤芍、川芎、红花、九节菖蒲、郁金、远志（蜜炙）、地龙、葛根、泽泻、制何首乌、枸杞子、鹿心粉、牛膝、酸枣仁（炒）、甘草。

【功效主治】活血化瘀、通窍止痛。主治瘀血痹阻证。症见胸闷、心前区刺痛、头晕目眩、阵发头痛、痛处固定不移、苔薄舌紫、脉弦涩或弦细。

【现代药理】具有扩血管、增加冠脉及脑血流量等作用。

【临床应用】冠心病、心绞痛、脑动脉硬化等。临床以胸闷、心前区刺痛、头晕目眩、阵发头痛为特征症状。

【用药特征】本成药活血通络、涤痰开窍，兼能补益肝肾、养心利水。用药不仅可利用虫药的走窜之性，搜剔络脉之瘀，使瘀祛新生、血脉通畅，还可利用血肉有情之品养心补心，整体具有祛瘀而不伤阴血的特点，适用于胸痹肝肾阴虚兼有痰瘀阻络者。

【用法用量】①胶囊：口服。一次4粒，一日3次。②片：口服。一次4片，一日3次。

【使用注意】孕妇慎用。宜饭后服用。忌食生冷、辛辣、油腻之品，忌烟酒、浓茶。

【规格贮藏】①胶囊：0.25g/粒。密封。②片：0.25g/片。密封。

附：瘀血痹阻胸痹中成药作用特点比较

中成药名	功效		临床治疗主症	
	共同点	独有功效	相同主治	主治自身特点
心安胶囊	活血化瘀	活血行气	主治瘀血阻脉证。症见胸闷心痛、心悸健忘、舌紫、脉涩	胸痛、心悸、血瘀疼痛
益心酮片		宣通血脉		胸闷憋气、心前区刺痛、心悸健忘、眩晕耳鸣
心达康片（胶囊）		祛痰通脉补益心气		胸闷心痛、心悸气短、神疲乏力，或易汗出
心脑舒通胶囊（片）		舒利血脉		胸闷心悸、面晦唇青，或见半身不遂、语言謇涩、口眼歪斜、肢体麻木、口苦口干
银杏叶胶囊（口服液、片）		化瘀通络		心悸不宁、头痛头晕、半身不遂、语言謇涩、口眼歪斜
愈风宁心片（胶囊）		解痉止痛		心胸疼痛、如刺如绞、肢体麻木、头痛耳鸣、颈项强痛或不适，或听力突然下降
地奥心血康胶囊（软胶囊、片、颗粒、口服液）		行气止痛		胸闷不舒、眩晕、气短，或见唇甲青紫
薯蓣皂苷片		行气止痛		胸闷而痛、心前区刺痛，或胸痛隐隐
龙血竭胶囊（片、散）		定痛止血，敛疮生肌		胸闷刺痛、绞痛、固定不移、入夜更甚、时或心悸不宁
大株红景天胶囊（片）		通脉止痛		胸痛、胸闷、心慌、气短
丹参舒心胶囊（片）		镇静安神		心悸不宁、胸部疼痛、痛处固定、入夜尤甚、甚或痛引肩背
丹参颗粒（片、口服液）		养血凉血		胸部疼痛、痛处固定、入夜尤甚、甚或痛引肩背
丹七片		通脉止痛		心胸绞痛、刺痛、眩晕头痛、经期腹痛、拒按
双丹口服液（颗粒、片、胶囊）		通脉止痛		心胸疼痛、痛处固定、入夜尤甚、甚或痛引肩背
心血宁片（胶囊）		祛瘀通络		语言謇涩、口眼歪斜、肢体麻木、口苦或口干、时或心悸不宁
复方川芎片（胶囊）		通脉止痛		心胸疼痛、痛处固定、入夜尤甚、甚或痛引肩背、时或胸闷
舒胸胶囊（片、颗粒）		通络止痛		心前区刺痛、心悸，或伤处皮肤青紫、肿胀疼痛、活动受限

续表

中成药名	功效		临床治疗主症	
	共同点	独有功效	相同主治	主治自身特点
葛兰心宁软胶囊	活血化瘀	通络止痛	主治瘀血阻脉证。症见胸闷心痛、心悸健忘、舌紫、脉涩	胸闷、胸痛、心悸
银丹心泰滴丸		通脉止痛		胸闷、胸痛、心悸
银盏心脉滴丸		通脉止痛		胸闷、胸痛、心悸、气短
精制冠心胶囊（颗粒、片、软胶囊、口服液）		活血止痛		胸闷而痛或猝然而痛，痛有定处，或痛引肩背
脉管复康片（胶囊）		通经活络		疼痛怕冷、感觉异常、皮肤颜色改变、出现游走性血栓性浅静脉炎
冠心舒通胶囊		通经活络、行气止痛		胸痛、胸闷、心慌、气短
脉平片		补血养血		胸痛、心悸、舌暗或有瘀斑
心舒宁片		活血通脉		胸闷心悸、面晦唇青，或见半身不遂、语言謇涩、口眼歪斜
丹参益心胶囊		通络止痛		胸部疼痛、痛处固定、入夜尤甚、甚或痛引肩背、时或心悸不宁
麝香心脑乐片		理气开窍、止痛		心悸气短或偏瘫失语、伴有胸闷，或胸部压迫感、短气喘息
心脑康胶囊（片）		通窍止痛		心前区刺痛、头晕目眩、阵发头痛、痛处固定不移

二、气滞血瘀

盾叶冠心宁片

【处方组成】盾叶薯蓣。

【功能主治】活血化瘀、理气止痛、养血安神。主治气滞血瘀证。症见胸闷而痛、心前区刺痛，或胸痛隐隐、痛有定处、时欲叹息、失眠、脘胀憋气、舌暗红或边有瘀边、脉弦或弦涩。

【现代药理】具有抗血小板聚集、抗心肌缺血、降血脂、免疫调节等作用。

【临床应用】冠心病、心绞痛、高脂血症。临床以胸闷而痛、痛有定处、时欲叹息、失眠为特征症状。

【用药特征】本成药为单味药制剂，以活血化瘀为主，兼有理气止痛、养心安神的作用。适用于胸痹属于气滞血瘀者。

【用法用量】口服。一次2片，一日3次。3个月为一疗程或遵医嘱。

【使用注意】孕妇禁用。脾胃虚弱者慎用。心绞痛急性发作时，可加服硝酸酯类药。年老体弱者不宜久服。饮食宜清淡、低盐、低脂。食勿过饱。忌食生冷、辛辣、油腻之品，忌烟酒、浓茶。

【规格贮藏】0.16g/片。密封，置干燥处。

速效救心丸

【处方组成】川芎、冰片。

【功效主治】行气活血、祛瘀止痛。主治气滞血瘀证。症见胸闷而痛，或心悸或痛有定处或牵引左臂内侧、舌紫暗苔薄、脉细涩。

【现代药理】具有抗心肌缺血、抗缺氧、改善心脏血流动力学、增加冠脉血流量、镇静、镇痛等作用。

【临床应用】冠心病、心绞痛。临床以胸闷而痛，或心悸，或痛有定处或牵引左臂内侧为特征症状。

【用药特征】本成药为临床常用的具有代表性的治疗胸痹急症的中成药之一。其活血散瘀止痛作用较明确，用药辛散和凉开并举、化瘀行气和开窍止痛兼顾，适用于胸痹属于气滞血瘀轻者。

【用法用量】含服。一次4~6粒，一日3次；急性发作时，一次10~15粒。

【使用注意】孕妇禁用。有过敏史者慎用。寒凝血瘀、阴虚血瘀胸痹心痛不宜单用。伴有中重度心力衰竭的心肌缺血者慎用。治疗期间，心绞痛持续发作，宜加用硝酸酯类药。饮食宜清淡、低盐、低脂。食勿过饱。忌食生冷、辛辣、油腻之品，忌烟酒、浓茶。

【不良反应】偶见口腔溃疡、口唇肿胀、急性荨麻疹及全身性皮疹。

【规格贮藏】40mg/丸。密封，置阴凉干燥处。

复方丹参滴丸
（颗粒、胶囊、片、丸、气雾剂、喷雾剂）

【处方组成】丹参、三七、冰片。

【功效主治】活血化瘀、理气止痛。主治气滞血瘀证。症见胸前闷痛，或卒然心痛如绞、痛有出处、甚则胸痛彻背、背痛彻胸、舌紫暗或有瘀斑、脉弦涩或结代。

【现代药理】具有抗心肌缺血、改善血液流变学、抗动脉粥样硬化、抗心律失常、降血脂等作用。

【临床应用】冠心病、心绞痛。临床以胸闷胀痛、心悸气短舌紫为特征症状。

【用药特征】本成药为临床治疗胸痹的代表性中成药之一，以活血理气见长。用药寒热并用、辛散温通、适用于胸痹属于气滞血瘀者。

【用法用量】①滴丸：口服或舌下含服。一次10丸，一日3次。28天为一疗程；或遵医嘱。②颗粒：口服。一次1g，一日3次。③胶囊：口服。一次3粒，一日3次。④片：口服。一次3片，一日3次。⑤丸：口服。一次1g，一日3次。⑥气雾剂：口腔喷射，吸入。一次喷1~2下，一日3次；或遵医嘱。⑦喷雾剂：口腔喷射，吸入。一次喷1~2下，一日3次，或遵医嘱。

【使用注意】孕妇禁用。脾胃虚寒患者慎用。寒凝血瘀胸痹心痛者不宜。宜饭后服用。饮食宜清淡、低盐、低脂。食勿过饱。忌食生冷、辛辣、油腻之品，忌烟酒、浓茶。

【不良反应】偶有胃肠不适、腹泻。

【规格贮藏】①滴丸：27mg/丸。密封。②颗粒：1g/袋。密封。③胶囊：0.3g/粒。密封。④片：0.25g/片。密封。⑤丸：0.2g/丸。密封。⑥气雾剂：每瓶14.2g（含药液7.85ml，以重量计7.2g，含二氟二氯甲烷7.0g）。⑦喷雾剂：8ml/瓶。密封。

冠心丹参片（胶囊、颗粒、滴丸）

【处方组成】丹参、三七、降香油。

【功效主治】活血化瘀、理气止痛。主治气滞血瘀证。症见胸闷憋气、心胸隐痛、甚或卒痛、如刺如绞、心悸短气、舌暗红或有瘀斑、舌下脉络青紫、脉弦涩或结代。

【现代药理】具有抗心肌缺血、抗缺氧、改善微循环等作用。

【临床应用】冠心病、心绞痛。临床以胸闷憋气、心胸隐痛、如刺如绞、心悸短气为特征症状。

【用药特征】本成药长于活血化瘀，其活血散瘀之效显著，止痛之功亦佳，适用于胸痹气血阻滞经脉以疼痛为突出表现者。胁痛、胃脘部疼痛之瘀血阻滞者亦可选择使用。

【用法用量】①片：口服。一次3片，一日3次。②胶囊：口服。一次3粒，一日3次。③颗粒：口服。一次1.5g，一日3次。④滴丸：舌下含服。一次10粒，一日3次。

【使用注意】孕妇慎用。月经期及有出血倾向者禁用。保持心情舒畅。忌过度思虑、避免恼怒、抑郁等不良情绪。饮食宜清淡、低盐、低脂。食勿过饱。忌食生冷、辛辣、油腻之品，忌烟酒、浓茶。

【不良反应】少数患者可有口干、胃轻度不适。

【规格贮藏】①片：丹参0.2g，三七0.2g，降香油0.00175ml/片。密封。②胶囊：0.3g/粒。密封。③颗粒：1.5g/袋。密封。④滴丸：0.04g/粒。密封。

保心宁胶囊

【处方组成】丹参干浸膏、枳壳干浸膏、当归干浸膏、

三七。

【功效主治】活血化瘀、行气止痛。主治气滞血瘀证。症见胸闷气短、胸部刺痛、固定不移、心悸、舌质紫暗或有瘀斑、脉弦涩或结代。

【现代药理】具有抗心肌缺血、抗血小板聚集等作用。

【临床应用】冠心病、心绞痛、心律失常。临床以胸闷刺痛、心悸气短为特征症状。

【用药特征】本成药以活血止痛见长，具有活血养血、行气止痛之效。用药以活血为主，兼能行气解瘀。适用于气滞血瘀以血瘀为主的轻型胸痹患者。

【用法用量】口服。一次2～4粒，一日3次。

【使用注意】孕妇禁用。宜饭后服用。忌生冷、油腻、肥甘厚味。

【规格贮藏】0.5g/粒。密封，置干燥处。

心痛康胶囊（片）

【处方组成】白芍、红参、淫羊藿、北山楂。

【功效主治】益气活血、温阳养阴、散结止痛。主治气滞血瘀证。症见心胸刺痛或闷痛、痛有定处、胸闷不舒、心悸、气短，或兼有神疲乏力、自汗、盗汗、咽干、心烦、舌质暗或见瘀点或瘀斑、脉涩、细弦或结代。

【现代药理】具有增强心肌收缩力和冠脉流量、抑制血小板聚集、提高心肌耐缺氧能力等作用。

【临床应用】冠心病、心绞痛、高脂血症。临床以心胸刺痛或闷痛、痛有定处、胸闷不舒为特征症状。

【用药特征】本成药长于益气活血，侧重温阳益气，兼能化浊。适用于胸痹属于心肾阳虚，气滞血瘀者。

【用法用量】①胶囊：口服。一次3～4粒，一日3次。②片：口服。一次3～4片，一日3次。

【使用注意】孕妇慎用。肝火亢盛或肝阳上亢所致的头目眩晕胀痛者慎用。饮食宜清淡。忌烟酒、浓茶。低盐、低脂饮食。食勿过饱。忌食生冷、辛辣、油腻之品。

【规格贮藏】①胶囊：0.3g/粒。密封。②片：0.3g/片。密封。

心可舒胶囊（片、颗粒、丸）

【处方组成】丹参、葛根、三七、山楂、木香。

【功效主治】活血化瘀、行气止痛。主治气滞血瘀证。症见心前区憋闷、疼痛剧烈、痛有定处、两胁胀痛、气短、心悸、头晕、颈项疼痛、舌质紫暗或瘀斑、脉弦涩或结代。

【现代药理】具有抗心肌缺血、降血压、改善血流动力学和血液流变性、抗缺氧等作用。

【临床应用】冠心病、心绞痛、心律失常、原发性高血压、高脂血症、脑梗死、高黏血症等。临床以心前区憋闷、疼痛剧烈、痛有定处、两胁胀痛为特征症状。

【用药特征】本成药长于化瘀行气止痛，活血化瘀之力较明显。用药具有气血兼顾的特点。适用于胸痹属于气滞血瘀者。此外，本成药尚有宣清化浊之功，适用于痰浊上扰胸膈及清窍者所致的头痛、眩晕等。

【用法用量】①胶囊：口服。一次4粒，一日3次；或遵医嘱。②片：口服。一次4片，一日3次；或遵医嘱。③颗粒：口服。一次1袋，一日3次；或遵医嘱。④丸：口服。一次8丸，一日3次；或遵医嘱。

【使用注意】孕妇禁用。有出血性疾病及出血倾向者慎用。气虚血瘀，痰瘀互阻之胸痹、心悸不宜单用。饮食宜清淡、低盐、低脂。食勿过饱。忌食生冷、辛辣、油腻之品，忌烟酒、浓茶。

【规格贮藏】①胶囊：0.3g/粒。密封。②片：0.62g/片。密封。③颗粒：5g/袋。密封。④丸：1.9g/10丸。密封。

冠心康颗粒

【处方组成】丹参、红花、赤芍、川芎、降香。

【功效主治】行气活血、化瘀止痛。主治气滞血瘀证。症见胸闷而痛，或卒发绞痛，或痛有定处或痛无定处、气短、舌质紫暗或瘀斑，脉沉涩。

【现代药理】具有抗动脉粥样硬化、抗心肌缺血、抗缺氧、降血脂、改善血黏度等作用。

【临床应用】冠心病、心绞痛。临床以胸闷痛或绞痛、固定不移气短为特征症状。

【用药特征】本成药长于活血化瘀，行气止痛。用药具有气血兼顾、寒温并用的特点。适用于胸痹属于气滞血瘀、心脉痹阻者。亦可用于胁痛证属气滞血瘀者。

【用法用量】口服。一次10g，一日3次。

【使用注意】孕妇慎用。有出血性疾病或出血倾向的患者慎用。寒凝、气虚、阴虚血瘀之胸痹心痛者不宜单用。饮食宜清淡、低盐、低脂。食勿过饱。忌食生冷、辛辣、油腻之品，忌烟酒、浓茶。

【规格贮藏】10g（相当于原生药19g）/袋。密封。

心脑宁胶囊

【处方组成】银杏叶、小叶黄杨、丹参、大果木姜子、薤白。

【功能主治】活血行气、通络止痛。主治气滞血瘀证。症见胸闷刺痛、心悸不宁、头晕目眩、舌淡苔薄、脉细弦。

【现代药理】具有抗心肌缺血、抗脑缺血、降低血黏度、降血脂等作用。

【临床应用】心绞痛、冠心病、脑动脉硬化。临床以胸闷刺痛、心悸不宁、头晕目眩为特征症状。

【用药特征】本成药有活血行气、通络止痛、通阳散结之功效。用药辛香行气活血，具有活血凉血兼顾的特点。适用于胸痹气滞血瘀者。

【用法用量】口服。一次2~3粒，一日3次。

【使用注意】孕妇忌服。忌食生冷、辛辣、油腻之品，忌烟酒、浓茶。

【规格贮藏】0.45g/粒。密封。

心宁片

【处方组成】丹参、川芎、降香、三七、红花、赤芍、槐花。

【功效主治】理气止痛、活血化瘀。主治气滞血瘀证。症见胸闷气短、心胸闷痛或绞痛、固定不移、按之不减、心悸不安、气短、舌暗红或有瘀斑、脉弦涩或结代。

【现代药理】具有抗心肌缺血、抗心律失常、抗血栓、降血脂、抗氧化、抗缺氧、改善血流动力学等作用。

【临床应用】冠心病、心绞痛。临床以胸闷气短、心胸闷痛或绞痛、固定不移、按之不减为特征症状。

【用药特征】本成药行气活血之力较强，兼能清肝凉血、润肠通便。用药具有寒热并用、气血并治、清心宁神的特点。适合于胸痹属于气滞血瘀者。此外，本成药亦可用于治疗胁痛证属气滞血瘀者。

【用法用量】口服。一次6~8片，一日3次。

【使用注意】孕妇慎用。月经期及有出血倾向者禁用。寒凝血瘀、气虚血瘀、阴虚血瘀、痰瘀互阻之胸痹心痛，不宜单独使用本品。饮食宜清淡、低盐、低脂。食勿过饱。忌食生冷、辛辣、油腻之品，忌烟酒、浓茶。

【规格贮藏】0.31g/片。密封。

银丹心脑通软胶囊

【处方组成】银杏叶、丹参、灯盏细辛、绞股蓝、山楂、大蒜、三七、天然冰片。

【功能主治】活血化瘀、行气止痛、消食化滞。主治气滞血瘀证。症见胸痛、胸闷、气短、心悸、舌紫暗或有瘀斑、脉弦涩或结代。

【现代药理】具有抗心肌缺血、抗血小板聚集等作用。

【临床应用】冠心病、心绞痛、脑动脉硬化、脑卒中、中风后遗症、高脂血症。临床以胸闷胀痛、心悸气短为特征症状。

【用药特征】本成药活血化瘀、行气止痛，兼有消食化滞、温阳补血之功效。用药具有寒温并用、气血兼顾、心脑同治的特点，适用于胸痹属于气滞血瘀者。

【用法用量】口服。一次2~4粒，一日3次。

【使用注意】孕妇慎用。凝血功能障碍或有出血倾向者慎用。月经期慎用。忌生冷、油腻、肥甘厚味。

【规格贮藏】0.4g/粒。密封。

冠脉宁片（胶囊）

【处方组成】丹参、葛根、延胡索（醋制）、郁金、血竭、乳香（炒）、没药（炒）、桃仁（炒）、红花、当归、鸡血藤、制何首乌、黄精（蒸）、冰片。

【功效主治】活血化瘀、行气止痛。主治气滞血瘀证。症见胸闷、心前区刺痛、固定不移、入夜更甚、心悸不宁、舌质紫暗、脉沉弦。

【现代药理】具有抗脑缺血再灌注、增加脑血流量等作用。

【临床应用】冠心病、心绞痛、冠状动脉供血不足。临床以胸闷刺痛、心悸气短为特征症状。

【用药特征】本成药以活血化瘀、行气止痛见长，兼能补益精血。用药以行气活血定痛为主，适用于气滞

血瘀兼有血虚所致的胸痹。

【用法用量】①片：口服。一次5片，一日3次；或遵医嘱。②胶囊：口服。一次4粒，一日3次；或遵医嘱。

【使用注意】孕妇禁用。有出血倾向或出血性疾病者慎用。脾胃虚弱者，年老体衰者不宜长期服用。饮食宜清淡、低盐、低脂。食勿过饱。忌食生冷、辛辣、油腻之品，忌烟酒、浓茶。

【不良反应】部分患者可有口干、便秘、面红身热反应。偶有胃中不适感，味觉异常。

【规格贮藏】①片：0.5g/片。密封。②胶囊：0.33g/粒。密封。

冠心安口服液

【处方组成】川芎、三七、延胡索（醋炙）、牛膝、降香、珍珠母、野菊花、柴胡、桂枝、半夏（炙）、首乌藤、茯苓、大枣、冰片、炙甘草。

【功效主治】宽胸散结、活血行气。主治气滞血瘀证。症见胸闷心悸、心前区刺痛、气短、烦躁易怒、舌紫暗或有瘀斑、脉沉涩。

【现代药理】具有抗心肌缺血、抗心律失常等作用。

【临床应用】冠心病、心绞痛、心力衰竭。临床以胸闷胀痛、心前区刺痛、心悸气短、烦躁易怒为特征症状。

【用药特征】本成药活血化瘀、理气宽胸、化痰散结，兼能安神镇惊、平冲降逆。用药具有寒热并用、气血兼顾、心脾同调的特点。适用于胸痹血瘀兼有痰气阻滞者。

【用法用量】口服。一次10ml，一日2~3次。

【使用注意】孕妇禁用。心气虚、心血瘀阻型冠心病患者慎用。气阴不足，胸痹心痛者不宜单用。饮食宜清淡、低盐、低脂。食勿过饱。忌食生冷、辛辣、油腻之品，忌烟酒、浓茶。

【规格贮藏】10ml/支。密封。置阴凉处（不超过20℃）。

血府逐瘀片
（颗粒、丸、软胶囊、胶囊、口服液）

【处方组成】桃仁（炒）、红花、地黄、川芎、赤芍、当归、牛膝、柴胡、桔梗、枳壳（麸炒）、甘草。

【功效主治】活血祛瘀、行气止痛。主治气滞血瘀证。症见胸痛、头痛日久、痛如针刺而有定处、烦躁、心悸气短、失眠多梦、舌暗红或有瘀斑、脉弦紧或涩。

【现代药理】具有抗心肌缺血、抗血小板聚集、改善微循环、降血脂、改善血液流变性、抗缺氧等作用。

【临床应用】冠心病、心绞痛、偏头痛、原发性痛经、高脂血症、糖尿病肾病等。临床以胸闷胀痛、心悸气短烦躁失眠为特征症状。

【用药特征】本成药长于活血化瘀，兼能理气止痛。用药具有升降兼施、气血并调、活血不伤血的特点。不仅活血之力较为突出，且疏肝行气之功也较强，适用于胸痹属于气滞血瘀者。亦可用于妇女月经不调、胁痛、腹痛、神经衰弱、更年期综合征等证属气滞血瘀者。

【用法用量】①片：口服。一次2~3片，一日2~3次。②颗粒：开水冲服。一次5g，一日3次。③丸：空腹，红糖水送服。一次1~2丸，一日2次。④软胶囊：口服。一次4粒，一日2次。⑤胶囊：口服。一次6粒，一日2次。1个月为一疗程。⑥口服液：空腹口服。一次20ml，一日3次。

【使用注意】孕妇禁用。气虚血瘀者慎用。体弱无瘀者不宜使用。忌食生冷、油腻之品。

【不良反应】个别患者服用软胶囊后可出现轻度面部感觉异常，面部潮红，或出现凝血指标异常。

【规格贮藏】①片：0.42g/片。密封。②颗粒：5g/袋。密封。③丸：9g/丸。密封。④软胶囊：0.5g/粒。密封，防潮。⑤胶囊：0.4g/粒。密闭，置干燥处。⑥口服液：10ml/支。密闭，置阴凉处（不超过20℃）。

麝香保心丸

【处方组成】人工麝香、人参提取物、肉桂、苏合香、蟾酥、人工牛黄、冰片。

【功效主治】芳香温通、益气强心。主治气滞血瘀证。症见胸闷、心前区冷痛、痛处固定不移、舌质暗红或紫、脉弦涩。

【现代药理】具有抗心肌缺血、改善血液流变性、降血脂、抗心肌纤维化等作用。

【临床应用】冠心病、心绞痛、心肌梗死、心肌缺

血。临床以胸闷、心前区冷痛、痛处固定不移为特征症状。

【用药特征】本成药功长温通行气、活血化瘀定痛，兼能补气温阳。用药具有寒温并用、芳香开窍的特点，其止痛作用较强。适用于胸痹属于气滞血瘀或寒凝气滞证者，疼痛较为明显者。

【用法用量】口服。一次1~2丸，一日3次。或症状发作时服用。

【使用注意】孕妇禁用。对本品过敏者禁用，过敏体质者慎用。运动员慎用。不宜与洋地黄类药物同用。不宜大量或久服。饮食宜清淡、低盐、低脂，忌食生冷、辛辣、油腻之品。食勿过饱。忌烟酒。

【不良反应】舌下含服时偶有麻舌感。

【规格贮藏】22.5mg/粒。密封。

脉络通片（胶囊、颗粒）

【处方组成】丹参、郁金、三七、降香、人参、黄连、安息香、檀香、石菖蒲、朱砂、冰片、琥珀、甘松、木香、麦冬、钩藤、黄芩、夏枯草、槐米、甘草、珍珠、人工牛黄。

【功能主治】通脉活络、行气化瘀。主治气滞血瘀证。症见胸闷刺痛、心悸不宁、头晕目眩或见中风肢体麻木、半身不遂、舌紫苔暗、脉细涩。

【现代药理】具有抗心肌和脑缺血、抗血小板聚集、改善微循环等作用。

【临床应用】心律失常、心绞痛、高血压。临床以胸闷刺痛、心悸不宁、头晕目眩为特征症状。

【用药特征】本成药用药以通脉活络、行气化瘀为主。

用药具有气血兼顾、攻补兼施、寒温并用的特点。适用于胸痹属于气滞血瘀者亦可用于气滞血瘀所致中风者。

【用法用量】①片：口服。一次4片，一日2~3次。②胶囊：口服。一次2粒，一日3次。③颗粒：开水冲服，搅匀后服用。一次6g（1袋），一日3次。

【使用注意】孕妇忌服。痰火内盛者忌服。忌生冷食物。

【规格贮藏】①片：0.4g/片。密封。②胶囊：0.42g/粒。密封。③颗粒：6g/袋。密封。

延丹胶囊

【处方组成】丹参、瓜蒌、乳香（醋制）、五灵脂、延胡索（醋制）、枳壳、柴胡、白芍。

【功能主治】活血祛瘀、理气止痛。主治气滞血瘀证。症见胸痛、胸闷、心慌、憋气、舌淡紫苔薄、脉细弦。

【现代药理】具有抗血小板聚集、抗心肌缺血、降血脂、免疫调节等作用。

【临床应用】冠心病、心绞痛。临床以胸闷胀痛、心慌憋气为特征症状。

【用药特征】本成药以活血祛瘀为主，兼有理气止痛的作用。用药具有气血并治的特点，其宽胸理气、活血定痛作用较为突出。适用于胸痹属于气滞血瘀者。

【用法用量】口服。一次4粒，一日3次。

【使用注意】孕妇禁用。忌食生冷、油腻之品。

【不良反应】个别患者服药后出现头晕、轻度恶心。

【规格贮藏】0.3g/粒。密封。

附：气滞血瘀胸痹中成药作用特点比较

中成药名	功效		临床治疗主症	
	共同点	独有功效	相同主治	主治自身特点
盾叶冠心宁片	活血化瘀	理气止痛、养血安神	主治气滞血瘀证。症见胸闷而痛、心前区刺痛、或胸痛隐隐、痛有定处、时欲叹息、失眠、脘胀憋气	胸痛隐隐、痛有定处、时欲叹息、失眠、脘胀憋气
速效救心丸		祛瘀止痛		胸闷而痛，心悸，或痛有定处或牵引左臂内侧
复方丹参滴丸（颗粒、胶囊、片、丸、气雾剂、喷雾剂）		理气止痛		胸前闷痛、或卒然心痛如绞、痛有出处、甚则胸痛彻背、背痛彻胸、舌紫暗或有瘀斑、脉弦涩或结代

中成药名	功效		临床治疗主症	
	共同点	独有功效	相同主治	主治自身特点
冠心丹参片（胶囊、颗粒、滴丸）	活血化瘀	理气止痛	主治气滞血瘀症。症见胸闷而痛、心前区刺痛、或胸痛隐隐、痛有定处、时欲叹息、失眠、脘胀憋气	胸闷憋气、心胸隐痛、甚或卒痛、如刺如绞、心悸短气
保心宁胶囊		行气止痛		胸闷气短、胸部刺痛、固定不移、心悸、舌质紫暗或有瘀斑
心痛康胶囊（片）		温阳养阴、散结止痛		心胸刺痛或闷痛、痛有定处、胸闷不舒
心可舒胶囊（片、颗粒、丸）		化瘀行气		心前区憋闷、疼痛剧烈、痛有定处、两胁胀痛
冠心康颗粒		化瘀止痛		胸闷而痛，或卒发绞痛，或痛有定处或痛无定处，气短
心脑宁胶囊		通络止痛		胸闷刺痛、心悸不宁、头晕目眩
心宁片		化瘀止痛		胸闷气短、心胸闷痛或绞痛、固定不移、按之不减
银丹心脑通软胶囊		消食化滞		胸痛、胸闷、气短、心悸
冠脉宁片（胶囊）		行气止痛		胸闷、心前区刺痛、心悸、舌质紫暗
冠心安口服液		宽胸散结		胸闷心悸、心前区刺痛、气短、烦躁易怒、舌紫暗或有瘀斑
血府逐瘀片（颗粒、丸、软胶囊、胶囊、口服液）		祛瘀止痛		胸痛、头痛日久、痛如针刺而有定处、烦躁失眠
麝香保心丸		芳香温通，益气强心		胸闷、心前区疼痛、痛处固定不移
脉络通片（胶囊、颗粒）		通脉活络		心悸不宁、头晕目眩
延丹胶囊		祛瘀止痛		胸痛、胸闷、心慌、憋气

三、寒凝血瘀

神香苏合丸（庆余救心丸）

【处方组成】麝香、苏合香、冰片、木香、香附、沉香、安息香、乳香（制）、水牛角浓缩粉、白术、丁香。

【功效主治】温通宣痹、行气化浊。主治寒凝心脉证。症见心痛、胸闷、气短、胀满、甚则喘息、不能平卧、面色苍白、遇寒加重、舌淡苔白、脉弦紧。

【现代药理】具有抗心肌缺血、扩张冠状动脉、镇痛

等作用。

【临床应用】冠心病、心绞痛、室性期前收缩、慢性充血性心力衰竭。临床以心胸闷痛、遇寒加重、面色苍白为特征症状。

【用药特征】本成药长于宣通化浊，用药集众多香药于一身，芳香走窜，行气开窍之力突出，兼有益气健脾之功，以防过于耗散正气。具有寒温并用，以温为主的特点。适用于胸痹寒凝心脉、心脉痹阻者。

【用法用量】口服。一次0.7g，一日1~2次。

【使用注意】孕妇及经期妇女禁用。阴虚者慎用。运

动员慎用。胃弱者慎服。清淡饮食。

【规格贮藏】0.7g/瓶。密封。

冠心苏合滴丸（丸、胶囊、软胶囊）

【处方组成】苏合香、冰片、乳香（制）、檀香、土木香。

【功效主治】理气宽胸、止痛。主治寒凝气滞证。症见卒然心痛如绞、遇寒即发、形寒肢冷、甚则胸痛彻背、背痛彻胸、舌淡苔薄白、脉沉弦或沉迟。

【现代药理】具有抗心肌缺血、抗血栓、降血脂、抗氧化等作用。

【临床应用】冠心病、心绞痛急性发作期。临床以胸痛彻背、背痛彻心、四肢厥冷为特征症状。

【用药特征】本成药以理气止痛、宽胸温通见长。用药以温通行气为主，兼以芳香行气、活血止痛，具有辛香温通和活血止痛兼顾的特点。适用于胸痹属于寒凝气滞者。

【用法用量】①滴丸：含服或口服。一次10～15丸，一日3次；或遵医嘱。②丸：嚼碎服。一次1丸，一日1～3次；或遵医嘱。③胶囊：含服或吞服。一次2粒，一日1～3次。临睡或发病时服用。④软胶囊：口服或急重症时嚼碎服。一次2粒，一日3次。

【使用注意】孕妇禁用。阴虚血瘀、痰瘀互阻所致胸痹者禁用。胃炎、胃溃疡、✝管炎者慎用。不宜长期服用。饮食宜清淡、低盐、低脂。食勿过饱。忌食生冷、辛辣、油腻之品，忌烟酒、浓茶。

【不良反应】偶见药疹，极个别患者可见轻微肾脏损害。

【规格贮藏】①滴丸：40mg/丸。密封。②丸：8.5g/10丸。密封。③胶囊：0.35g/粒。密封。④软胶囊：0.31g/粒。密封。

宽胸气雾剂

【处方组成】细辛油、檀香油、高良姜油、荜茇油、冰片。

【功能主治】辛温通阳、理气止痛。主治阴寒阻滞、气机郁痹证。症见胸闷心痛、甚则胸痛彻背、背痛彻胸、形寒肢冷、遇寒即发、舌淡苔薄白、脉沉弦或沉迟。

【现代药理】具有扩张冠脉血管、增加冠脉血流量、抑制血小板聚集、抑制血栓形成、抗氧化等作用。

【临床应用】冠心病、心绞痛。临床以胸部彻痛、四肢不温为特征症状。

【用药特征】本成药以理气止痛见长。用药辛温通阳为主，具有寒热并用、以温热为主，理气活血、以理气为主的特点。适用于胸痹属于寒凝气机郁痹者。

【用法用量】吸入。将瓶倒置，喷口对准舌下喷，一日2～3次。

【使用注意】乙醇过敏者禁用。孕妇禁用。不得直接启开瓶盖。必须倒置喷射。用前请充分振摇。忌生冷、油腻食物。

【规格贮藏】69mg/揿（内容物5.8g/瓶，其中药液2.7ml/瓶，含挥发油0.6ml）。密封，置凉暗处（避光并不超过20℃）。

附：寒凝血瘀胸痹中成药作用特点比较

中成药名	功效		临床治疗主症	
	共同点	独有功效	相同主治	主治自身特点
神香苏合丸（庆余救心丸）	温经散寒、化瘀止痛	温通宣痹、行气化浊	主治寒凝心脉证。症见卒然心痛如绞、遇寒即发、舌淡苔薄白、脉沉弦或沉迟	心痛、胸闷、气短、胀满、甚则喘息、不能平卧、面色苍白、遇寒加重
冠心苏合滴丸（丸、胶囊、软胶囊）		理气宽胸、止痛		形寒肢冷、甚则胸痛彻背、背痛彻胸
宽胸气雾剂		辛温通阳、理气止痛		胸闷心痛、形寒肢冷

四、气虚血瘀

诺迪康胶囊（片、颗粒、口服液）

【处方组成】圣地红景天。

【功效主治】益气活血、通脉止痛。主治气虚血瘀证。症见心胸疼痛、刺痛或隐痛、心悸气短、胸闷乏力、少气懒言、头晕目眩，或易汗出、舌质紫暗或有瘀斑、脉细涩或结代。

【现代药理】具有抗心肌缺血、增强心肌收缩力、降血脂、抗疲劳等作用。

【临床应用】冠心病、心绞痛、偏头痛、高脂血症、慢性疲劳综合征。临床以心胸疼痛、刺痛或隐痛、心悸气短、胸闷乏力为特征症状。

【用药特征】本成药为单味药制剂，具有补气活血、养心益智、散瘀消肿的作用，适用于胸痹属于气虚血瘀者。

【用法用量】①胶囊：口服。一次1~2粒，一日3次。②片：口服。一次1~2片，一日3次。③颗粒：开水冲服，临睡前服。一次1袋。④口服液：口服。一次10ml，一日3次。

【使用注意】孕妇禁用。月经期妇女慎用。宜饭前服用。饮食宜清淡。忌辛辣、生冷、油腻食物。

【规格贮藏】①胶囊：0.28g/粒。密闭，置阴凉干燥处。②片：0.4g/片。密封。③颗粒：5g/袋。密封。④口服液：10ml/支。密封。

七叶神安片

【处方组成】三七总皂苷。

【功能主治】益气安神、活血止痛。主治气血不足、心血瘀阻证。症见失眠、胸痛、胸闷、舌紫苔薄、脉弦涩。

【现代药理】具有抗心肌缺血、改善血流变、抗疲劳等作用。

【临床应用】心绞痛、心律失常。临床以失眠、胸痛、胸闷为特征症状。

【用药特征】本成药为单味药制剂，具有益气安神之功，兼活血止痛之效，适用于胸痹、失眠、心悸属于气血不足、心血瘀阻者。

【用法用量】口服。一次50~100mg（1~2片），一日3次；饭后服或遵医嘱。

【使用注意】孕妇慎用。高血压、心脏病、肝病、糖尿病、肾病等慢性病严重者应在医师指导下服用。忌生气恼怒。忌烟、酒及辛辣、油腻食物。

【规格贮藏】50mg/片。密封。

山玫胶囊

【处方组成】山楂叶、刺玫果。

【功能主治】益气化瘀。主治气虚血瘀证。症见胸痛隐隐，或痛有定处、遇劳加重、心悸气短、胸闷憋气、眩晕耳鸣、健忘迷惑、倦怠乏力或少气懒言、舌质瘀暗或有瘀点、脉虚缓或沉涩。

【现代药理】具有抗心肌缺血、抗脑缺血、降低血黏度、降血脂等作用。

【临床应用】冠心病、心绞痛、脑动脉硬化。临床以胸痛隐痛，或痛有定处、遇劳加重、脘腹痞满、胸闷憋气为特征症状。

【用药特征】本成药用药长于益气化瘀，兼能健脾理气、养血化浊。用药具有心脾同调、气血兼顾的特点。适用于胸痹属于气虚血瘀者。

【用法用量】口服。一次3粒，一日3次。疗程4周，或遵医嘱。

【使用注意】孕妇慎用。饮食宜清淡、低盐、低脂。食勿过饱。忌食生冷、辛辣、油腻之品，忌烟酒、浓茶。

【规格贮藏】0.25g/粒。密封。

参芍胶囊（片）

【处方组成】人参茎叶皂苷、白芍。

【功效主治】活血化瘀、益气止痛。主治气虚血瘀证。症见胸闷心痛、心悸气短、苔薄舌紫、脉细弦涩。

【现代药理】具有抗心肌缺血、增加冠脉血流量、抗缺氧、抗疲劳、抗寒冷等作用。

【临床应用】冠心病、心绞痛。临床以胸闷心痛、心悸气短为特征症状。

【用药特征】本成药长于益气养血、柔肝止痛。用药具有寒热并用、气血双补的特点。适用于胸痹属于气血不足、气虚血瘀者。

【用法用量】①胶囊：口服。一次4粒，一日2次。

②片：口服。一次4片，一日2次。

【使用注意】妇女经期和孕妇慎用。胸痹痰热者慎用。清淡饮食，忌食生冷、辛辣、油腻之品，忌烟酒、浓茶。

【不良反应】个别患者可见口干、舌燥、大便稀溏现象。

【规格贮藏】①胶囊：0.25g/粒。密封。②片：0.3g/片。密封。

愈心痛胶囊

【处方组成】延胡索、红参、三七。

【功能主治】益气活血、通脉止痛。主治气虚血瘀证。症见胸部刺痛或绞痛、痛有定处、胸闷气短、倦怠乏力、舌淡紫苔薄、脉沉涩。

【现代药理】具有抗心肌缺血、改善血流变、降低血液黏稠度、抗疲劳等作用。

【临床应用】冠心病、心绞痛。临床以胸部刺痛或绞痛、痛有定处、胸闷气短、倦怠乏力为特征症状。

【用药特征】本成药有益气活血、通脉止痛之功效，其活血镇痛作用较为突出。用药甘温补气，兼以辛温活血，具有气血兼顾、补气行气并施的特点。适用于胸痹属于气虚血瘀者。

【用法用量】口服。每次4粒，每日3次。疗程4周。

【使用注意】孕妇禁用。忌生冷、肥甘厚味。

【规格贮藏】0.33g/粒。置阴凉干燥处保存。

芪参益气滴丸

【处方组成】黄芪、丹参、三七、降香油。

【功能主治】益气通脉、活血止痛。主治气虚血瘀证。症见胸闷、胸痛、气短乏力、心悸、自汗、面色少华、舌体胖有齿痕、舌质暗或紫暗或有瘀斑、脉沉或沉弦。

【现代药理】具有抗心肌缺血、降血脂、抗血栓、增加冠脉血流量、降低心肌耗氧量等作用。

【临床应用】冠心病、心绞痛。临床以胸闷胸痛、气短乏力、心悸自汗、面色少华为特征症状。

【用药特征】本成药长于益气通脉、活血止痛，兼能养血。用药甘温益气活血为主，具有补而不滞、行而不伤的特点。适用于胸痹属于气虚血瘀者。

【用法用量】餐后半小时服用。一次1袋，一日3次，4周为一疗程或遵医嘱。

【使用注意】孕妇慎用。忌食生冷、辛辣、油腻食物。

【规格贮藏】0.5g/袋。密封。

心舒宝片

【处方组成】刺五加、丹参、山楂、白芍、郁金。

【功效主治】益气活血、化瘀止痛。主治气虚血瘀证。症见心悸不安、气短懒言、胸闷不适、心前区刺痛、舌淡暗、脉细涩。

【现代药理】具有抗心肌缺血、抗缺氧等作用。

【临床应用】冠心病、心绞痛。临床以心悸不安、气短懒言、胸闷不适为特征症状。

【用药特征】本成药长于活血化瘀，兼有补益肝肾、益气养血之功。用药具有攻补兼施、气血并治的特点。适用于胸痹属于气虚血瘀轻者。

【用法用量】口服。每次1~2片，一日2次，饭后服。

【使用注意】孕妇慎用。宜饭后服用。清淡饮食。忌烟酒、浓茶。忌食生冷、辛辣、油腻之品。

【规格贮藏】0.5g/片。密闭，置阴凉干燥处。

正心泰片（胶囊、颗粒）

【处方组成】黄芪、葛根、槲寄生、丹参、山楂、川芎。

【功能主治】补气活血、化瘀通络。主治气虚血瘀证。症见胸痛、胸闷、心悸、气短、乏力、舌淡紫苔薄、脉细弦。

【现代药理】具有抗心肌缺血、改善血流变、抗疲劳等作用。

【临床应用】冠心病、心绞痛、心律不齐。临床以胸痛、胸闷、心悸气短、疲乏无力为特征症状。

【用药特征】本成药长于补气活血通络，兼能养血化浊。用药攻补兼施、气血并调，适用于胸痹属于气虚血瘀者。

【用法用量】①片：口服。一次4片，一日3次。②胶囊：口服。一次4粒，一日3次。③颗粒：开水冲服。一次1袋，一日3次。

【使用注意】孕妇慎用。忌生冷、辛辣、油腻食物。

【规格贮藏】①片：薄膜衣片0.36g/片；糖衣片0.36g/

片芯。密闭，防潮，置于阴凉干燥处保存。②胶囊：0.46g/粒。密封。③颗粒：5g/袋。密封。

救心丸

【处方组成】牛黄、蟾酥、人参、鹿茸末、羚羊角末、猪胆、珍珠、冰片。

【功能主治】益气强心。主治气虚血瘀证。症见心痛、胸闷、气促、眩晕、心悸、神疲乏力、自汗、手足发冷、食欲不振、浮肿、舌淡紫苔薄黄、脉沉涩。

【现代药理】具有抗心肌缺血、改善血流变、抗疲劳等作用。

【临床应用】冠心病、心绞痛、心肌梗死。临床以心痛、胸闷、气促、眩晕、心悸、神疲乏力为特征症状。

【用药特征】本成药长于益气强心。用药辛香走窜力强，具有阴阳兼顾、寒温并用、气血并调、攻补兼施的特点。适用于胸痹属于气虚血瘀兼有心肾两虚者。

【用法用量】成人：轻、中度症状者，每次2粒，每日3次；重症者，酌情增量至每次4粒，每日3次，每日用量12粒为限。早、晚饭后及睡前用温开水送服。

【使用注意】孕妇、哺乳期妇女禁用。患消化道溃疡、慢性结肠炎者忌用。宜饭后服用。不宜大量久服。忌食生冷。

【不良反应】个别病人服药后出现口干、头晕、腹泻、轻度不适、心慌等。

【规格贮藏】15mg/瓶。用后须旋紧瓶盖，存放于凉爽干燥无直射阳光及孩童取不到之处。

冠心静胶囊

【处方组成】丹参、三七、赤芍、川芎、红花、人参、玉竹、苏合香、冰片。

【功效主治】益气通脉、活血化瘀。主治心气不足、瘀血阻滞证。症见胸闷、胸痛隐隐、烦躁易怒、气短、心悸、自汗、乏力、舌暗淡胖、脉沉或细涩。

【现代药理】具有抗心肌缺血、抗缺氧等作用。

【临床应用】冠心病、心绞痛。临床以胸闷、胸痛隐隐、烦躁易怒、气短心悸为特征症状。

【用药特征】本成药长于活血通脉，兼能益气养阴、芳香开窍、宣痹止痛。用药攻补兼施，但以活血为

主。适用于胸痹属于气虚血瘀、偏于血瘀者。

【用法用量】口服。一次4粒，一日3次。

【使用注意】孕妇禁用。有出血倾向及出血性疾病者慎用。饮食宜清淡、低盐、低脂。食勿过饱。忌食生冷、辛辣、油腻之品，忌烟酒、浓茶。

【规格贮藏】0.3g/粒。密封。

心灵丸

【处方组成】人工麝香、牛黄、熊胆、蟾酥、珍珠、冰片、三七、人参、水牛角干浸膏。

【功能主治】活血化瘀、益气通脉、宁心安神。主治气虚血瘀证。症见胸痹心痛、心悸气短、头痛眩晕、舌淡紫苔薄、脉沉细弦。

【现代药理】具有抗心肌和脑缺血、抗血小板聚集、改善微循环等作用。

【临床应用】心绞痛、心律失常、高血压。临床以胸闷胀痛、心悸气短、头痛眩晕为特征症状。

【用药特征】本成药长于活血通脉、益气养心，兼能清心定惊。用药具有寒热并用、攻补兼施、气血同调的特点。适用于胸痹属于气虚血瘀兼有心神不宁者。

【用法用量】舌下含服或咀嚼后咽服。一次2丸，一日1～3次。也可在临睡前或发病时服用。

【使用注意】孕妇禁服。心脏传导阻滞应遵医嘱服用。忌生冷食物。

【规格贮藏】20mg/丸。密封。

血栓心脉宁胶囊（片）

【处方组成】人参茎叶皂苷、丹参、人工麝香、人工牛黄、冰片、蟾酥、川芎、水蛭、毛冬青、槐米。

【功效主治】益气活血、开窍止痛。主治气虚血瘀证。症见胸闷、疼痛隐隐、头晕目眩、半身不遂、心悸气短、乏力、动则气短、苔薄舌紫、脉细涩。

【现代药理】具有抗脑缺血、抗心肌缺血、抗血栓形成、改善血液流变性等作用。

【临床应用】冠心病、心绞痛、缺血性中风后遗症或恢复期。临床以胸闷、疼痛隐隐、头晕目眩、心悸气短为特征症状。

【用药特征】本成药以活血化瘀，开窍止痛见长，其益气之力较弱，活血定痛、开窍醒神作用较明显。用

药具有寒热并用、攻补兼施、气血并治的特点。适用于血瘀为主兼有气虚轻证的胸痹或中风者。

【用法用量】①胶囊：口服。一次4粒，一日3次。②片：口服。一次2片，一日3次。

【使用注意】孕妇禁用。经期妇女慎用。运动员慎用。宜餐后服。不宜大量久服。饮食宜清淡、低盐、低脂。食勿过饱。忌食生冷、辛辣、油腻之品，忌烟酒、浓茶。

【规格贮藏】①胶囊：0.5g/粒。密封。②片：0.40g/片。密封。

灵宝护心丹

【处方组成】红参、人工麝香、冰片、三七、丹参、蟾酥、人工牛黄、苏合香、琥珀。

【功效主治】强心益气、通阳复脉、芳香开窍、活血镇痛。主治气虚血瘀证。症见胸闷气短、心前区疼痛、心中动悸、气短胸闷、动则益甚、倦怠乏力、易汗、舌淡暗、舌体胖边有齿痕、苔薄白、脉虚细缓或结代。

【现代药理】具有强心、抗心肌缺血、抗心律失常、保护心功能等作用。

【临床应用】冠心病、心绞痛、心动过缓型病态窦房结综合征、心律失常。临床以胸闷气短、心前区疼痛、心中动悸、气短胸闷为特征症状。

【用药特征】本成药益气温阳、活血化瘀止痛之力较强，开窍止痛之力亦较突出。用药攻补兼施、辛香走窜，具有寒热并用的特点。适用于胸痹气虚血瘀、心脉痹阻者。

【用法用量】口服。一次3~4丸，一日3~4次。饭后服用或遵医嘱。

【使用注意】孕妇慎用。月经期及有出血倾向者禁用。忌与洋地黄类药物同用和过量久服。饮食宜清淡、低盐、低脂。食勿过饱。忌食生冷、辛辣、油腻之品，忌烟酒、浓茶。

【规格贮藏】0.08g/10丸。密封。

心可宁胶囊

【处方组成】丹参、三七、红花、水牛角浓缩粉、人工牛黄、冰片、蟾酥、人参须。

【功效主治】益气活血、通脉止痛。主治气虚血瘀证。症见胸闷心痛、痛处固定、心悸气短、动则喘息、倦怠乏力，或少气懒言、面色无华，或易汗出、舌淡红胖，有齿痕，脉细弱无力或结代。

【现代药理】具有抗心肌缺血、强心、改善微循环、降血脂等作用。

【临床应用】冠心病、心绞痛等。临床以胸闷心痛、痛处固定、心悸气短、动则喘息为特征症状。

【用药特征】本成药具有益气活血、化瘀止痛之功，兼有芳香化痰开窍之效，以活血开窍见长，益气之力偏弱。适用于胸痹属于气虚血瘀者而血瘀为突出表现者。

【用法用量】口服。一次2粒，一日3次。

【使用注意】孕妇慎用。出血性疾病及妇女月经期禁用。忌与洋地黄类药品同用。饮食宜清淡，忌食油腻。

【规格贮藏】0.4g/粒。密闭，置阴凉干燥处。

麝香通心滴丸

【处方组成】人工麝香、人参茎叶总皂苷、蟾酥、丹参、人工牛黄、熊胆粉、冰片。

【功能主治】芳香益气通脉、活血化瘀止痛。主治气虚血瘀证。症见胸痛、胸闷、心悸气短、神倦乏力、舌淡紫苔薄、脉沉细涩。

【现代药理】具有抗心肌缺血、抗心肌梗死、改善血流变、抗疲劳等作用。

【临床应用】心绞痛、心律失常。临床以胸痛、胸闷、心悸气短、神倦乏力为特征症状。

【用药特征】本成药有益气通脉之功效，兼可活血化瘀止痛。用药气味芳香，走窜力强，具有攻补兼施、寒热并用、气血兼顾的特点。适用于胸痹属于气虚血瘀者。

【用法用量】口服。一次2丸，一日3次。

【使用注意】孕妇禁用。肝肾功能不全者慎用。运动员慎用。勿超剂量服用。忌生冷、油腻食物。

【不良反应】极个别患者用药后出现身热、颜面潮红，停止服药后很快缓解；极个别患者可出现舌麻辣感。较高剂量服用可导致丙氨酸转氨酶升高。

【规格贮藏】35mg/丸。密封，置阴凉干燥处（不超过20℃）。

活血通脉片（胶囊）

【处方组成】鸡血藤、桃仁、丹参、赤芍、红花、降香、郁金、三七、川芎、陈皮、木香、石菖蒲、枸杞子、酒黄精、人参、麦冬、冰片。

【功能主治】活血通脉、强心镇痛。主治气虚血瘀症。症见胸痹刺痛、绞痛、固定不移、入夜更甚、心悸不宁、胸闷气短、头晕头痛、舌紫或有瘀点、脉弦细或涩。

【现代药理】具有抗心肌和脑缺血、抗血小板聚集、改善微循环等作用。

【临床应用】冠心病、心绞痛。临床以胸痹刺痛、固定不移、入夜更甚、胸闷气短为特征症状。

【用药特征】本成药用药以益气活血，通脉止痛为主，兼以行气豁痰、补益气阴。用药具有补气行气兼顾、活血养血并行、攻补兼施、以祛邪为主的特点。适用于胸痹属于气虚血瘀者。

【用法用量】①片：口服。一次5片，一日3～4次。②胶囊：口服。2～4粒/次，一日3次；或遵医嘱。

【使用注意】孕妇慎用。宜饭后服用。忌生冷、辛辣、油腻、高脂食物。

【规格贮藏】①片：0.45g/片。密封。②胶囊：0.25g/粒。密封。

山海丹胶囊

【处方组成】黄芪（炙）、人参、三七、红花、川芎、丹参、葛根、山羊血粉、决明子、炙何首乌、灵芝、海藻、佛手、麦冬、香附、蒲黄。

【功效主治】益气活血、宣痹通络。主治气虚血瘀证。症见胸闷心痛、心前区刺痛、心悸气短、乏力自汗、舌紫、脉细涩。

【现代药理】具有抗动脉粥样硬化、抗心肌缺血、抗脑缺血、抗血栓、降血压等作用。

【临床应用】冠心病、心绞痛。临床以胸闷心痛、心前区刺痛、心悸气短、自汗为特征症状。

【用药特征】本成药益气活血之力突出，兼有补益肝肾之力、理气燥湿、化痰软坚散结之功，清热凉血之效。用药气血兼顾、补而不滞、活血不伤正。适用于胸痹属于气虚瘀阻较重者。

【用法用量】口服。饭后服用。一次5粒，一日3次。

【使用注意】孕妇禁用。经期妇女或有出血倾向者慎用。清淡饮食，应多饮水。忌食生冷、辛辣、油腻。

【不良反应】个别患者可见口舌干燥感。少数患者服用后腹胀、肝区疼痛及上消化道出血。

【规格贮藏】0.5g/粒。密封，置阴凉干燥处。

通心络胶囊（片）

【处方组成】人参、水蛭、土鳖虫、赤芍、乳香（制）、降香、全蝎、蜈蚣、檀香、冰片、蝉蜕、酸枣仁（炒）。

【功效主治】益气活血、通络止痛。主治心气虚乏、血瘀络阻证。症见胸部憋闷、刺痛、绞痛、固定不移、心悸自汗、气短乏力、或半身不遂或偏身麻木、口舌歪斜、言语不利、舌质紫暗或有瘀斑、脉细涩或结代。

【现代药理】具有抗心肌缺血、抗脑缺血、改善血流动力学、改善微循环、抗血栓、抗血小板聚集等作用。

【临床应用】冠心病、心绞痛、缺血性中风。临床以胸部憋闷、刺痛、绞痛、固定不移、心悸自汗为特征症状。

【用药特征】本成药益气活血通络作用较强，兼能养心安神。用药多用虫类，破血逐瘀、通络走窜之力突出，兼有益气理气开窍之功，适用于胸痹属于气虚较轻，血瘀较重者。亦可用于气虚血瘀所致的中风症见半身不遂或偏身麻木、口舌歪斜、言语不利者。

【用法用量】①胶囊：口服。一次2～4粒，一日3次；4周为一疗程。对轻度、中度心绞痛患者可一次2粒，一日3次；对较重度、重度患者以一次4粒，一日3次为优，心绞痛等症状明显减轻或消失，心电图改善后，可改为一次2粒，一日3次。②片：口服，一次2～4片，一日3次。

【使用注意】孕妇禁用。月经期及有出血倾向者禁用。阴虚火旺型中风禁用。宜饭后服。清淡饮食。忌食生冷、辛辣、油腻之品，忌烟酒、浓茶。

【不良反应】个别患者服药后可见胃部不适、轻度腹泻。

【规格贮藏】①胶囊：0.26g/粒。密闭，置阴凉干燥处。②片：0.45g/粒。密封。

养心氏片

【处方组成】黄芪、丹参、党参、人参、当归、山楂、葛根、延胡索（炙）、灵芝、地黄、淫羊藿、黄连、炙甘草。

【功效主治】益气活血、化瘀止痛。主治气虚血瘀证。症见胸闷、心前区刺痛、心悸气短、自汗乏力、舌紫、脉细涩。

【现代药理】具有抗心肌缺血、降血脂、抗血栓、改善血液流变性等作用。

【临床应用】冠心病、心绞痛、心律失常、病毒性心肌炎。临床以胸闷、心前区刺痛、心悸气短为特征症状。

【用药特征】本成药益气温阳之力较为突出，活血化瘀止痛之力也较强，兼有一定清热凉血、补血之效。适用于胸痹气虚血瘀明显，兼有化热之象者。

【用法用量】口服。一次4～6片〔规格（1）〕，或一次2～3片〔规格（2）〕，一日3次。

【使用注意】孕妇慎用。清淡饮食。

【规格贮藏】0.3g/片〔规格（1）〕；0.6g/片〔规格（2）〕。密闭，置阴凉干燥处。

活心丸

【处方组成】人参、灵芝、红花、冰片、人工牛黄、人工麝香、蟾酥、珍珠、熊胆、附子。

【功效主治】益气活血、芳香开窍、宣痹止痛。主治气虚血瘀、胸阳不振证。症见胸闷、心前区刺痛、心悸、气短、乏力、舌紫，脉细。

【现代药理】具有抗心肌缺血、改善血流变、抗疲劳等作用。

【临床应用】冠心病、心绞痛。临床以胸闷、心前区刺痛、心悸气短为特征症状。

【用药特征】本成药益气温阳之力稍强，开窍通痹之功则较为突出，兼有一定清热之功。用药寒热并用、气血并调、寒而不遏、温而不燥、以益气开窍见长。适用于胸痹气虚血瘀者。

【用法用量】口服。一次1～2粒，一日1～3次；或遵医嘱。

【使用注意】孕妇及月经期妇女禁用。运动员慎用。忌与洋地黄类药物同服。宜餐后服用。清淡饮食。

【规格贮藏】20mg/素丸。密闭，置阴凉干燥处。

附：气虚血瘀胸痹中成药作用特点比较

中成药名	功效		临床治疗主症	
	共同点	独有功效	相同主治	主治自身特点
诺迪康胶囊（片、颗粒、口服液）	益气活血	补气清肺、益智养心	主治气虚血瘀证。症见心胸疼痛、刺痛或隐痛、心悸气短、胸闷乏力、少气懒言、头晕目眩	心胸疼痛、刺痛或隐痛、心悸气短、胸闷乏力
七叶神安片		安神、止痛		失眠、胸痛、胸闷
山玫胶囊（片）		化瘀止痛		胸痛隐隐，或痛有定处、遇劳加重、心悸气短、胸闷憋气、眩晕耳鸣、健忘迷惑、倦怠乏力或少气懒言
参芍胶囊（片）		益气止痛		胸闷心痛、心悸气短、苔薄舌紫
愈心痛胶囊		通脉止痛		胸部刺痛或绞痛、痛有定处、胸闷气短、倦怠乏力等
芪参益气滴丸		通脉止痛		胸闷胸痛、气短乏力、心悸自汗、面色少华
心舒宝片		化瘀止痛		心悸不安、气短懒言、胸闷不适、心前区刺痛
正心泰片（胶囊、颗粒）		补气活血、化瘀通络		胸痛、胸闷、心悸、气短、乏力

续表

中成药名	功效		临床治疗主症	
	共同点	独有功效	相同主治	主治自身特点
救心丸	益气活血	益气强心	主治气虚血瘀证。症见心胸疼痛、刺痛或隐痛、心悸气短、胸闷乏力、少气懒言、头晕目眩	心痛、胸闷、气促、眩晕、心悸、神疲乏力、自汗、手足发冷、食欲不振、浮肿
冠心静胶囊		化瘀通脉		胸闷、胸痛隐隐、烦躁易怒、气短心悸
心灵丸		化瘀通脉、宁心安神		胸闷胀痛、心悸气短、头痛眩晕
血栓心脉宁胶囊（片）		开窍止痛		胸闷、疼痛隐隐、头晕目眩、半身不遂、心悸气短
灵宝护心丹		益气强心通阳复脉，芳香开窍		胸闷气短、心前区疼痛、心中动悸、气短胸闷、动则益甚
心可宁胶囊		芳香开窍、化痰通脉		胸闷心痛、痛处固定、心悸气短、动则喘息、倦怠乏力，或少气懒言、面色无华
麝香通心滴丸		益气通脉、化瘀止痛		胸痛胸闷、心悸气短、神倦乏力
活血通脉片（胶囊）		通脉止痛、强心		胸痹刺痛、绞痛、固定不移、入夜更甚
山海丹胶囊		宣痹通络		心前区刺痛、心悸气短、乏力自汗
通心络胶囊（片）		通络止痛		心悸自汗、气短乏力，或半身不遂或偏身麻木
养心氏片		益气温阳、化瘀止痛		胸闷、心前区刺痛、心悸气短
活心丸		芳香开窍、宣痹止痛		胸闷、心前区刺痛、心悸气短

五、心阳不振

熊胆救心丹（丸）

【处方组成】人参、人工麝香、蟾酥、冰片、珍珠、熊胆、人工牛黄、猪胆膏、水牛角浓缩粉。

【功效主治】强心益气、芳香开窍。主治心气不足证。症见胸闷不舒、心前区疼痛、气短乏力、心悸、不寐、舌淡苔白、脉弱。

【现代药理】具有抗心肌缺血、抗缺氧、降血脂等作用。

【临床应用】冠心病、心绞痛。临床以胸闷不舒、心前区疼痛、心悸、气短乏力为特征症状。

【用药特征】本成药长于芳香开窍、益气强心，兼能清热除烦。用药攻补兼施、寒热并用，但以寒为主，适用于胸痹邪热郁闭心包，兼有气虚轻证者较为适宜，若兼神昏窍闭，甚则猝然昏倒、不省人事者更为适合。

【用法用量】①丹：口服。一次2粒，一日3次。②丸：口服。一次2粒，一日3次。

【使用注意】孕妇禁用。不宜与洋地黄类药物同用。本成药性味偏寒且过于走窜，易败胃伤正，故不宜常服久服。清淡低脂饮食。

【规格贮藏】①丹：25mg/粒。密封。②丸：0.25g/10丸。密封。

补心气口服液

【处方组成】黄芪、人参、石菖蒲、薤白。

【功能主治】补益心气、理气止痛。主治心气虚损证。症见气短、心悸、乏力、头晕、舌淡苔薄、脉沉弱。

【现代药理】具有扩张冠脉、改善心肌缺血、降低心肌耗氧量、镇痛等作用。

【临床应用】冠心病、心绞痛。临床以心悸气短、头晕乏力为特征症状。

【用药特征】本成药长于益气养心，兼能通阳散结、行气止痛、化痰开窍。用药补气为主，兼以行气化痰，适用于胸痹属于心气虚损者。

【用法用量】口服。一次10ml，一日3次。

【使用注意】孕妇慎用。宜饭后服用。饮食宜清淡、低盐、低脂。食勿过饱。忌食生冷、辛辣、油腻之品，忌烟酒、浓茶。

【规格贮藏】10ml/支。密闭，置阴凉干燥处（不超过20℃）。

七味广枣丸

【处方组成】广枣、肉豆蔻、丁香、木香、枫香脂、沉香、牛心粉。

【功能主治】养心益气、安神。主治心阳不振证。症见胸闷疼痛、心悸气短、动则加剧、心神不安、失眠健忘、倦怠乏力、舌质淡或紫暗、苔白、脉虚弱。

【现代药理】具有强心、改善心脏功能、抗心肌缺血等作用。

【临床应用】冠心病、高血压。临床以胸闷疼痛、心悸气短、心神不安、失眠健忘、倦怠乏力为特征症状。

【用药特征】本成药养心益气、温中行气、养血心神。

用药散敛同用、气血兼顾，适用于胸痹属于心阳不振者。

【用法用量】口服。一次1丸，一日1~2次。

【使用注意】孕妇慎用。宜饭后服用。饮食宜清淡、低盐、低脂。食勿过饱。忌食生冷、辛辣、油腻之品，忌烟酒、浓茶。

【规格贮藏】6g/丸。密封。

养心达瓦依米西克蜜膏

【处方组成】麝香、檀香、珍珠、薰鲁香、肉桂、牛舌草花、蚕茧、沉香、西红花、盒果腾、天竺黄、苹果、紫檀香、芫荽子、玫瑰花、豆蔻、小檗果、大叶补血草、马齿苋子、松罗、香青兰等。

【功能主治】健胃醒神。主治心阳不振证。症见心胸作痛、乏力和容易疲劳、注意力难以集中、记忆不佳、常忘事，不论进行脑力或体力活动，稍久即感疲乏，舌淡、脉弱。

【现代药理】具有强心、改善心脏功能、抗心肌缺血等作用。

【临床应用】心律失常、神经衰弱。临床以心胸作痛、乏力和容易疲劳、注意力难以集中、记忆不佳为特征症状。

【用药特征】本成药开窍醒神、活血散结、通络止痛。用药具有香烈窜散、升降结合、气血同调的特点。适用于胸痹属于心阳不振者。

【用法用量】口服。一次3g，每日2次。

【使用注意】孕妇、哺乳期妇女慎用。忌食生冷、辛辣油腻之物。

【规格贮藏】100g/瓶；35g/瓶；18g/瓶。密封。

附：心阳不振胸痹中成药作用特点比较

中成药名	功效		临床治疗主症	
	共同点	独有功效	相同主治	主治自身特点
熊胆救心丹（丸）	益气温阳	芳香开窍	主治心阳不振证。症见胸闷心痛、四肢不温、心悸心慌、舌淡苔白、脉弱	胸闷不舒、心前区疼痛、气短乏力、心悸、不寐
补心气口服液		理气止痛		气短、心悸、乏力、头晕
七味广枣丸		养心安神		胸闷疼痛、心悸气短、心神不安、失眠健忘
养心达瓦依米西克蜜膏		健胃醒神		心胸作痛、乏力和容易疲劳。注意力难以集中，记忆不佳，进行脑力或体力活动，稍久即感疲乏

六、阳虚血瘀

羊藿三七胶囊

【处方组成】淫羊藿、三七。

【功能主治】温阳通脉、化瘀止痛。主治阳虚血瘀证。症见胸痛、胸闷、心悸、乏力、气短、舌淡苔薄、脉沉细。

【现代药理】具有强心、改善心功能等作用。

【临床应用】冠心病、心绞痛。临床以胸痛心悸、乏力、气短为特征症状。

【用药特征】本成药长于温阳通脉、化瘀止痛。用药甘温为主，兼能辛散，适用于胸痹属于阳虚血瘀者。

【用法用量】口服。一次3～4粒，一日2次。

【使用注意】孕妇、儿童、经期及哺乳期妇女、年老体弱者慎用。忌生冷、油腻食物。

【规格贮藏】0.3g/粒。密封。

参桂胶囊

【处方组成】红参、川芎、桂枝。

【功效主治】益气通阳、活血化瘀。主治心阳不振、气虚血瘀证。症见胸部刺痛、固定不移、入夜更甚、遇冷加重，或畏寒喜暖、面色少华、舌质淡或紫暗、脉沉细或沉涩。

【现代药理】具有改善心功能、保护心肌细胞及抗心绞痛等作用。

【临床应用】冠心病、心绞痛。临床以胸部刺痛、固定不移、入夜更甚、遇冷加重、气短为特征症状。

【用药特征】本成药温阳益气与活血化瘀并重，兼有行气止痛之功。用药甘温补益、辛温通阳、辛散活血，适合于胸痹属于心阳不振，气虚血瘀者。

【用法用量】口服。一次4粒，一日3次。

【使用注意】孕妇慎用。有出血倾向者慎用。忌油腻、高脂食品，宜清淡饮食。

【不良反应】少数患者服药期间出现口干、口渴症状。

【规格贮藏】0.3g/粒。密封。

理气活血滴丸

【处方组成】大果木姜子、冰片、川芎、薤白。

【功能主治】温阳宽胸、理气活血。主治心阳不足、心血瘀阻证。症见胸闷、胸痛、心悸、气短、形寒肢冷、舌淡苔薄、脉沉弦。

【现代药理】具有强心、改善心脏功能、抗心肌缺血等作用。

【临床应用】冠心病、心绞痛。临床以胸闷、胸痛、心悸气短、遇寒加重为特征症状。

【用药特征】本成药长于温阳活血，兼能理气止痛。用药辛香走窜、开窍作用较强。适用于胸痹属于心阳不振、气虚血瘀者。

【用法用量】口服。一次10丸，一日3次。疗程4周。

【使用注意】孕妇慎用。忌食生冷、辛辣、油腻之品。

【不良反应】偶见头痛头晕、皮疹、上腹部不适。

【规格贮藏】25mg/丸。密封。

益心丸（胶囊、颗粒）

【处方组成】红参、附子（制）、红花、三七、冰片、人工麝香、安息香、蟾酥、牛角尖粉、人工牛黄、珍珠。

【功效主治】益气温阳、活血止痛。主治心阳不振、瘀血痹阻证。症见胸闷心痛、心悸怔忡、气短、畏寒肢冷、乏力自汗、舌淡紫、脉细。

【现代药理】具有抗心肌缺血、改善冠状动脉循环、增加心肌收缩力、减慢心率、改善循环、镇痛等作用。

【临床应用】冠心病、心绞痛。临床以胸闷心痛、心悸怔忡、气短为特征症状。

【用药特征】本成药长于温阳益气、通痹开窍，兼能活血开窍。用药具有寒温并用、攻补兼施的特点，适用于胸痹属于心阳不振兼有瘀阻心脉者。

【用法用量】①丸：舌下含服或吞服。一次1～2丸，一日1～2次。②胶囊：口服。一次4粒，一日3次，或遵医嘱。③颗粒：开水冲服。一次10g，一日3次，或遵医嘱。

【使用注意】孕妇禁用。经期妇女慎用。胸痹属阴虚证者不宜使用。忌与洋地黄类药物同用。宜饭后服。忌生冷食物。

【规格贮藏】①丸：0.22g/10丸。密封。②胶囊：0.35g/粒。密封。③颗粒：10g/袋。密封，置阴凉干燥处。

芪苈强心胶囊

【处方组成】黄芪、人参、附子、丹参、葶苈子、泽泻、玉竹、桂枝、红花、香加皮、陈皮。

【功效主治】益气养阳、活血通络、利水消肿。主治阳气虚乏、络瘀水停证。症见心慌气短、动则加剧、夜间不能平卧、下肢浮肿、倦怠乏力、小便短少、口唇青紫、畏寒肢冷、咳痰稀白、舌质淡或紫暗、苔白、脉虚弱或沉涩。

【现代药理】具有强心、改善心脏功能、抗心肌缺血、利尿、抗缺氧、抗疲劳等作用。

【临床应用】冠心病、高血压病所致轻、中度充血性心力衰竭。临床以心慌气短、动则加剧、夜间不能平卧、下肢浮肿为特征症状。

【用药特征】本成药长于益气温阳，兼能行气活血利水，其温补之力较为突出，活血之力较弱，行气滋阴之效较弱，兼有利水消肿之长，适用于胸痹、心衰属于阳虚水泛兼有瘀血阻滞轻证者。

【用法用量】口服。一次4粒，一日3次。

【使用注意】孕妇慎用。宜饭后服用。临床应用时，如果正在使用其他抗心衰的药物，不宜突然停药。打开防潮袋后，应注意防潮。饮食宜清淡、低盐、低脂。食勿过饱。忌食生冷、辛辣、油腻之品，忌烟酒、浓茶。

【规格贮藏】0.3g/粒。密封。防潮。

附：阳虚血瘀胸痹中成药作用特点比较

中成药名	功效		临床治疗主症	
	共同点	独有功效	相同主治	主治自身特点
羊藿三七胶囊	温阳化瘀	温补肾阳、化瘀通脉	主治阳虚血瘀证。症见胸痛、胸闷、心悸、乏力、气短	胸痛、胸闷、心悸、乏力、气短
参桂胶囊		活血化瘀、益气		胸部刺痛、固定不移、入夜更甚、遇冷加重，或畏寒喜暖
理气活血滴丸		宽胸、理气活血		胸闷、胸痛、心悸、气短、形寒肢冷
益心丸（胶囊、颗粒）		活血止痛		胸闷心痛、心悸怔忡、气短、畏寒肢冷、乏力自汗
芪苈强心胶囊		活血通络、利水消肿		心慌气短、小便短少、口唇青紫、畏寒肢冷、咳痰稀白

七、阴虚血瘀

滋心阴口服液（颗粒、胶囊）

【处方组成】麦冬、北沙参、赤芍、三七。

【功能主治】滋养心阴、活血止痛。主治心阴虚夹血瘀证。症见胸闷不舒、胸前区刺痛、心悸怔忡、五心烦热、夜寐不安、舌红少苔、脉细数。

【现代药理】具有抗心肌缺血、抗冠状动脉痉挛、增加冠脉血流量、镇痛等作用。

【临床应用】冠心病、心绞痛、病毒性心肌炎、慢性心力衰竭。临床以胸前区刺痛、心悸、五心烦热、舌红少苔为特征症状。

【用药特征】本成药长于滋养心阴，兼能活血养血。用药以甘寒为主，兼以甘温，其养心阴之力较强，活血化瘀较弱。适用于胸痹属于心阴虚，兼有血瘀者。

【用法用量】①口服液：口服。一次10ml，一日3次。②颗粒：口服。一次6g，一日3次。③胶囊：口服。一次2粒，一日3次。

【使用注意】孕妇慎用。忌过度劳累，保持心情舒畅。清淡饮食。

【规格贮藏】①口服液：10ml/支。密封。②颗粒：6g/袋。密封。③胶囊：0.35g/粒。密封。

心元胶囊

【处方组成】制何首乌、丹参、地黄、麦冬等。

【功能主治】滋肾养心、活血化瘀。主治心肾阴虚、心血瘀阻证。症见胸闷不适、胸部刺痛或绞痛、胸痛彻背、固定不移、入夜更甚、心悸盗汗、心烦不寐、腰酸膝软、耳鸣头晕、舌淡紫苔薄少、脉沉细。

【现代药理】具有抗心肌缺血、降血脂、抗动脉粥样硬化、改善血液流变学等作用。

【临床应用】冠心病、稳定型劳累性心绞痛、高脂血症。临床以胸部刺痛或绞痛、心悸盗汗、心烦不寐、腰酸膝软为特征症状。

【用药特征】本成药长于养血滋阴，兼能化瘀止痛。用药具有心肾同治、阴血并调的特点。适用于胸痹属于心肾阴虚、心血瘀阻者。

【用法用量】口服。一次3～4粒，一日3次。

【使用注意】孕妇慎用。在治疗期间，心绞痛持续发作，宜加用硝酸酯类药。若出现剧烈心绞痛、心肌梗死，见有气促、汗出、面色苍白者，应及时救治。系防潮袋包装，开袋后应连续服用。忌食生冷、辛辣、油腻食物，忌烟酒、浓茶。

【规格贮藏】0.3g/粒。密封。

养心生脉颗粒

【处方组成】人参、麦冬、丹参、五味子、龙眼肉、枸杞子、赤芍、牛膝、郁金、木香、佛手、茯苓、泽泻、甘草。

【功能主治】益气养阴、活血祛瘀。主治气虚阴亏血瘀证。症见胸闷、胸痛、心悸、气短、乏力、口干咽燥、舌淡紫苔薄少、脉细涩。

【现代药理】具有抗心肌缺血、抗动脉粥样硬化等作用。

【临床应用】冠心病、心绞痛。临床以胸闷胸痛、心悸气短、疲倦乏力、口干咽燥为特征症状。

【用药特征】本成药长于益气养阴，兼能活血祛瘀、行气止痛。用药甘温益气，甘寒养阴生津，具有寒热并用、气血并治、补泻兼顾的特点。适用于胸痹属于气虚阴亏血瘀者。

【用法用量】口服。一次1袋，一日3次。温开水冲服。

【使用注意】孕妇慎用。忌食生冷、辛辣、油腻食物。

【不良反应】个别患者服药后出现口干咽燥、食欲不振、上腹不适。

【规格贮藏】14g/袋。密封。

心安宁片

【处方组成】制何首乌、山楂、葛根、珍珠粉。

【功能主治】补肾宁心、活血通络、化浊降脂。主治肾虚血瘀证。症见胸闷心痛、甚或刺痛、入夜为甚、心悸少寐、心烦少寐、头晕头痛、目涩耳鸣、舌暗红、脉沉细涩。

【现代药理】具有降血脂、抗凝血等作用。

【临床应用】冠心病、心绞痛、高脂血症、原发性高血压、神经官能症。临床以胸闷心痛、心烦少寐、头晕头痛、舌暗红为特征症状。

【用药特征】本成药长于补肾填精，兼有活血化瘀，镇惊安神之效。用药具有补泻兼施、心肾同治的特点。适用于肾虚血瘀所致的胸痹、心悸、眩晕等。

【用法用量】口服。一次4～5片，一日3次。

【使用注意】孕妇慎用。保持心情舒畅。心绞痛持续发作，应急诊救治。饮食宜清淡。忌食生冷、辛辣、油腻食物。

【规格贮藏】①薄膜衣片：0.31g/片。密封。②糖衣片：0.30g/片。密封。

保心片

【处方组成】丹参、制何首乌、何首乌、川芎、三七、山楂。

【功能主治】滋补肝肾、活血化瘀。主治肝肾不足、瘀血内停证。症见胸闷而痛或隐痛、心前区刺痛、腰酸膝软、眩晕、心悸、舌暗红苔薄、脉弦细涩。

【现代药理】具有抗心肌缺血、增加冠脉血流量、抗缺氧等作用。

【临床应用】冠心病、心绞痛。临床以胸闷痛或心前区刺痛、腰酸膝软、舌暗红苔薄为特征症状。

【用药特征】本成药长于活血化瘀止痛，滋肝补肾。用药具有肝肾并补、气血同调、虚实兼顾的特点。适用于胸痹属于肝肾不足，瘀血阻滞较重者。

【用法用量】口服。一次4～6片，一日3次。

【使用注意】孕妇禁用。有出血倾向及出血性疾病者慎用。脾虚便溏，痰湿较重者不宜服用。年老体虚，气血阴阳虚衰者，不宜久服。忌辛辣、生冷、油腻。

【规格贮藏】0.52g/片。密封。

附：阴虚血瘀中成药特点比较

中成药名	功效		临床治疗主症	
	共同点	独有功效	相同主治	主治自身特点
滋心阴口服液（颗粒、胶囊）	养阴活血	滋养心阴活血止痛	阴虚血瘀证。症见胸闷胸痛、心悸气短、乏力、口干咽燥、舌质暗或紫暗或有瘀斑	胸闷不舒、胸前区刺痛、心悸怔忡、五心烦热、夜寐不安
心元胶囊		滋补心肾活血化瘀		胸部刺痛或绞痛、胸痛彻背、固定不移、入夜更甚、心悸盗汗、心烦不寐、腰酸膝软、耳鸣头晕
养心生脉颗粒		益气养阴祛瘀止痛		胸闷、胸痛、心悸、气短、乏力、口干咽燥
心安宁片		补肾宁心化瘀降脂		胸闷心痛、心烦少寐、头晕头痛、舌暗红
保心片		滋肾填精止痛		胸闷痛或心前区刺痛、腰酸膝软、舌暗红苔薄

八、气阴两虚

心悦胶囊

【处方组成】西洋参茎叶总皂苷。

【功能主治】益气养心、利血。主治气阴两虚证。症见胸闷、心悸气短、心烦不寐、倦怠懒言、面色少华、舌红嫩少津，脉细弱无力。

【现代药理】具有抗心肌缺血、抗缺血再灌注损伤、降血压、抗缺氧等作用。

【临床应用】冠心病、心绞痛。临床以胸闷、心悸气短、倦怠懒言、面色少华为特征症状。

【用药特征】本成药为单味药物提取物制剂，功善补气养阴、清热生津。用药以滋阴生津益气为主。适用于胸痹属于阴津亏虚、心悸气短者。

【用法用量】口服。一次2粒，一日3次。

【使用注意】宜饭后服用。忌辛辣、刺激性食物。

【不良反应】个别患者服药后可出现胃部胀闷不适感。

【规格贮藏】0.3g/粒。密封，置通风干燥处。

振源片（胶囊、口服液）

【处方组成】人参果总皂苷。

【功能主治】益气养阴。主治气阴两虚证。症见久病虚弱、胸闷心痛、头晕、心悸气短、疲倦乏力、口干、舌淡苔薄、脉沉弱。

【现代药理】具有强心、抗疲劳、抗应激、抗缺氧等作用。

【临床应用】神经衰弱、冠心病、内分泌失调。临床以胸闷心痛、久病头晕、心悸气短为特征症状。

【用药特征】本成药长于滋阴益气。用药具有气阴双补，以补气为主的特点。适用于胸痹、慢性疲劳综合征、神经衰弱、内分泌失调属于气阴两虚者。

【用法用量】①片：口服。一次4片，一日3次。②胶囊：口服。一次1~2粒，一日3次。③口服液：口服。一次20ml，一日3次。

【使用注意】孕妇慎用。糖尿病患者慎用。宜饭前服用。饮食宜清淡、低盐、低脂。食勿过饱。忌食生冷、辛辣、油腻之品。忌烟酒、浓茶。

【规格贮藏】①片：0.15g/片（含人参果总皂苷25mg）。密封。②胶囊：0.25g/粒（含人参果总皂苷25mg）。③口服液：10mlg/支。密封。

洛布桑胶囊

【处方组成】红景天、冬虫夏草、手参。

【功能主治】益气养阴、活血通脉。主治气阴两虚、心血瘀阻证。症见胸闷、胸前区刺痛或隐痛、不寐、心悸气短、倦怠懒言、头晕目眩、面色无华、倦怠乏力、脉细涩无力。

【现代药理】具有抗心肌缺血、改善冠脉血流量、降低心肌耗氧量等作用。

【临床应用】冠心病、心绞痛。临床以胸前区刺痛或隐痛、心悸气短、倦怠懒言、面色无华为特征症状。

【用药特征】本成药长于益气养阴，兼能活血止痛。用药具有肺肾同补、气血兼顾的特点。适用于胸痹、虚性喘咳属于气阴两虚、心血瘀阻者。

【用法用量】口服。一次2粒，一日3次。或遵医嘱。

【使用注意】孕妇慎用。宜饭后服用。宜清淡饮食。

【不良反应】偶见轻微恶心、胃脘不适等消化道症状。

【规格贮藏】0.45g/粒。密闭。

黄芪生脉饮

【处方组成】黄芪、党参、麦冬、五味子。

【功能主治】益气滋阴、养心补肺。主治气阴两虚证。症见胸闷心痛、心悸气短，心烦不寐、倦怠懒言、面色少华、舌红嫩少津、脉细弱无力或结代。

【现代药理】具有抗心肌缺血、抗缺氧、增强免疫功能等作用。

【临床应用】冠心病、病毒性心肌炎、心律失常、慢性心衰。临床以胸闷心痛、心悸气短、倦怠懒言、舌红嫩少津为特征症状。

【用药特征】本成药长于甘温益气、养阴生津，兼能清心润肺。用药具有酸甘收敛、心肺同治的特点。适用于胸痹气阴两虚证以气虚证为甚者。此外对于妇女脏躁、不寐、健忘、头痛、心悸等以气阴两虚证为主者皆可使用。

【用法用量】口服。一次10ml，一日3次。

【使用注意】宜饭后服用。宜清淡饮食，忌食辛辣、生冷。

【规格贮藏】10ml/支；100ml/瓶。密封，置阴凉处（不超过20℃）。

心荣口服液

【处方组成】黄芪、地黄、赤芍、麦冬、五味子、桂枝。

【功效主治】助阳、益气、养阴。主治心阳不振、气阴两虚证。症见胸闷、心前区隐痛、心悸气短、头晕目眩、倦怠懒言、面色少华、舌淡苔少有瘀点，脉细弱或细涩。

【现代药理】具有抗心肌缺血、保护心肌损伤、抗心衰等作用。

【临床应用】冠心病、心绞痛。临床以胸闷、心悸气短、头晕目眩、倦怠懒言、面色少华为特征症状。

【用药特征】本成药益气温阳、活血通络、养阴益心、温通经脉。用药具有气血兼顾、阴阳并重的特点。适用于胸痹属于心阳不振、气阴两虚者。

【用法用量】口服。一次20ml，一日3次，6周为一个疗程，或遵医嘱。

【使用注意】孕妇慎用。久置可有沉淀，摇匀后服用。清淡饮食，忌食生冷、辛辣、油腻之品，忌烟酒、浓茶。

【不良反应】偶见口干、恶心、大便失调。

【规格贮藏】10ml/支。密封，置阴凉干燥处。

益心胶囊（口服液、颗粒）

【处方组成】人参、麦冬、五味子、当归、知母、石菖蒲。

【功能主治】益气养阴、活血通脉。主治气阴两虚证。症见胸痛胸闷、心悸乏力、心烦失眠、多汗、动则益甚、口干、头晕、面色少华、舌质淡红胖嫩或有齿痕、脉细涩或结代。

【现代药理】具有抗心肌缺血、改善血液流变性等作用。

【临床应用】冠心病、心绞痛、心律失常、期前收缩。临床以胸痛胸闷、心悸乏力、失眠多汗、舌质淡红胖嫩或有齿痕为特征症状。

【用药特征】本成药益气滋阴养血为主，兼以活血、化痰开窍。用药具有气阴双补，以补气为主，滋阴养心与具豁痰醒神兼顾的特点。适用于气阴两虚、瘀血阻络所致的胸痹、心悸，若兼阴虚内热及痰浊阻心之

象者尤为适宜。

【用法用量】①胶囊：口服。一次4粒，一日3次；或遵医嘱。②口服液：口服。一次10ml，一日3次；或遵医嘱。③颗粒：一次10g，一日3次；或遵医嘱。

【使用注意】孕妇慎用。忌食辛辣、油腻之物。

【规格贮藏】①胶囊：0.35g/粒。密闭。②口服液：10ml/支。密闭。③颗粒：10g/袋。密闭，置阴凉干燥处。

益心舒胶囊（丸、片、颗粒）

【处方组成】人参、黄芪、丹参、麦冬、五味子、川芎、山楂。

【功能主治】益气复脉、活血化瘀、养阴生津。主治气阴两虚证。症见胸闷隐痛、心悸气短、动则汗出、头晕乏力、心烦失眠、少气懒言、口干咽燥、面色不华、舌淡红或紫暗或有瘀斑、苔少、脉细数或结代。

【现代药理】具有抗心肌缺血、抗血栓、增加冠脉血流量、抗缺氧、镇痛等作用。

【临床应用】冠心病、心绞痛、心律失常。临床以胸痛胸闷、心悸盗汗、口干为特征症状。

【用药特征】本成药长于益气滋阴，兼能活血散瘀。用药具有气血兼顾的特点，其益气活血通脉作用较强。适用于胸痹属于气阴两虚兼有轻度血瘀者。

【用法用量】①胶囊：口服。一次4粒，一日3次。②丸：口服。一次1袋（2g），一日3次。③片：口服。一次3片，一日2次。④颗粒：开水冲服，一次1袋，一日3次。

【使用注意】孕妇及月经期妇女慎用。忌食辛辣、油腻之物。

【规格贮藏】①胶囊：0.4g/粒。密闭。②丸：2g/袋。密封，置干燥处。③片：0.6g/片。密封，置干燥处。④颗粒：4g/袋（无蔗糖）。密封。

康尔心胶囊

【处方组成】人参、麦冬、三七、丹参、山楂、枸杞子、何首乌。

【功能主治】益气活血、滋阴补肾。主治气阴两虚、瘀血阻滞证。症见胸闷不适、心前区疼痛或隐痛或刺痛、心悸气短、腰膝酸软、耳鸣眩晕、舌淡红或有瘀象者、脉细无力。

【现代药理】具有抗心肌缺血再灌注损伤、改善血液流变学、降血脂等作用。

【临床应用】冠心病、心绞痛。临床以胸闷不适、心前区疼痛或隐痛或刺痛、心悸气短为特征症状。

【用药特征】本成药以益气养心、补血活血、滋阴为主，兼能活血止痛。用药具有攻补兼施、气血并治、阴阳兼顾的特点。适用于胸痹属于气阴两伤，兼有瘀血阻滞，以阴虚明显、气虚瘀滞不甚者更为适宜。

【用法用量】口服。一次4粒，一日3次。

【使用注意】孕妇、经期妇女慎用。饮食宜清淡、低盐、低脂。

【规格贮藏】0.4g/粒。密闭。

芪冬颐心口服液（颗粒）

【处方组成】生晒参、黄芪、麦冬、茯苓、地黄、龟甲（烫）、丹参、郁金、桂枝、紫石英（煅）、淫羊藿、金银花、枳壳（炒）。

【功能主治】益气养心、安神止悸。主治气阴两虚证。症见胸闷气短、胸痛时作、心悸怔忡、倦怠乏力、自汗盗汗、心烦失眠、多梦易惊、口干、舌淡红胖少津、苔少、脉虚细或结代或细弱。

【现代药理】具有抗心肌缺血、抗病毒、改善心肌功能等作用。

【临床应用】冠心病、心绞痛、病毒性心肌炎等。临床以胸痛心悸、怔忡自汗、倦怠乏力、舌红少津、多梦易惊为特征症状。

【用药特征】本成药以益气温阳、滋阴养血、活血化瘀为主，兼有安神定惊之功。用药具有阴阳兼顾、气血同调、养心清心并用的特点。适用于胸痹属于气阴两虚、瘀阻经络，兼有轻度热象者。

【用法用量】①口服液：饭后口服。一次20ml，一日3次；或遵医嘱，28天为一疗程。②颗粒：饭后口服，一次1袋，一日3次。或遵医嘱。

【使用注意】孕妇慎用。痰热内盛者不宜使用。保持心情舒畅。宜清淡、低盐、低脂饮食。

【不良反应】偶见胃脘不适。

【规格贮藏】①口服液：10ml/支。密封。②颗粒：10g/袋。密封。

通脉养心口服液（丸）

【处方组成】地黄、鸡血藤、麦冬、甘草、制何首乌、阿胶、五味子、党参、醋龟甲、大枣、桂枝。

【功能主治】益气养阴、通脉止痛。主治气阴两虚证。症见胸痛、胸闷、心悸、气短、脉弦细。

【现代药理】具有抗心肌缺血、抗血小板聚集等作用。

【临床应用】冠心病、心绞痛。临床以胸痛、胸闷、心悸、气短为特征症状。

【用药特征】本成药长于补气养阴、活血止痛，兼能补血助阳。用药具有阴阳兼顾、气血并举的特点，但以滋阴益气为主。适用于胸痹属于气阴两虚者。

【用法用量】①口服液：口服。一次10ml，一日2次。②丸：口服。一次40粒，一日1~2次。

【使用注意】孕妇慎用。宜清淡饮食，忌食辛辣、生冷。

【规格贮藏】①口服液：10ml/支。密封，置阴凉处。②丸剂：1g/10丸。密封。

附：气阴两虚中成药特点比较

中成药名	功效		临床治疗主症	
	共同点	独有功效	相同主治	主治自身特点
心悦胶囊	益气养阴	益气、养心、利血	气阴两虚证。症见胸闷心悸、倦怠乏力、自汗盗汗、舌红苔少、脉细	胸闷、心悸气短、倦怠懒言
振源片（胶囊、口服液）		滋补强壮气阴双补		胸闷心痛、头晕、心悸气短、久病体弱
洛布桑胶囊		活血通脉		胸闷、胸前区刺痛或隐痛、不寐、心悸气短、倦怠懒言、头晕目眩、面色无华
黄芪生脉饮		养心补肺		胸闷心痛、心悸气短、倦怠懒言、舌红嫩少津
心荣口服液		助阳、活血化瘀		胸闷、心前区隐痛、心悸气短、头晕目眩、倦怠懒言、面色少华
益心胶囊（口服液、颗粒）		活血通脉		胸痛胸闷、心悸乏力、失眠多汗、舌质淡红胖嫩或有齿痕
益心舒胶囊（丸、片、颗粒）		益气复脉、活血化瘀、养阴生津		胸痛胸闷、心悸乏力、动则汗出、口干、面色不华
康尔心胶囊		活血止痛、滋补肝肾		胸闷不适、心前区疼痛或隐痛或刺痛、腰膝酸软、舌淡红或有瘀点者
芪冬颐心口服液（颗粒）		安神止悸		胸闷气短、心悸怔忡、倦怠乏力、自汗盗汗、心烦失眠、多梦易惊
通脉养心口服液（丸）		通脉止痛		胸痛、胸闷、心悸、气短、脉弦细

九、心肾阳虚

四逆汤

【处方组成】附子（制）、干姜、炙甘草。

【功能主治】温中祛寒、回阳救逆。主治心阳虚衰证。症见胸闷胸痛、甚则胸痛彻背、畏寒肢冷、面色苍白、甚则四肢厥冷、大汗淋漓、口唇发绀、肢端青紫、神志恍惚或神昏、唇甲淡暗或青紫、脘腹冷痛、下利清谷、舌淡暗或紫暗、脉沉细或脉微。

【现代药理】具有抗休克、抗心肌缺血、抗动脉粥样硬化、强心、增强免疫等作用。

【临床应用】冠心病、心绞痛、休克。临床以胸部冷痛、畏寒肢冷、面色苍白、舌淡为特征症状。

【用药特征】本成药长于回阳救逆，且温阳散寒之力

较为突出。用药以甘温助阳为主。适用于胸痹、腹痛、腹泻、痛经以及大汗亡阳等属于阳虚寒甚者。

【用法用量】口服。一次10~20ml，一日3次；或遵医嘱。

【使用注意】孕妇忌用。湿热、阴虚、实热之证慎用。热邪所致呕吐、腹痛、泄泻者慎用。不宜过量、久服。饮食宜清淡，忌辛辣、油腻之品。

【规格贮藏】10ml/支。密封，置阴凉处（不超过20℃）。

参附强心丸

【处方组成】人参、附子（制）、桑白皮、葶苈子、猪苓、大黄。

【功能主治】益气助阳、强心利水。主治心肾阳衰证。症见胸部闷痛、甚则胸痛彻背、心悸气短、胸闷喘咳、喘息不得卧、面肢浮肿、小便不利、脉结代。

【现代药理】具有强心、抗心肌缺血、改善心功能、抗疲劳等作用。

【临床应用】慢性心力衰竭。临床以胸痛心悸、胸闷气喘、面浮肢肿、小便不利为特征症状。

【用药特征】本成药长于益气温阳、强心利水，兼能益气泻肺。用药具有补泻兼施、心肾同治的特点，其温阳益气之力较强，且利水作用较为突出。适用于胸痹、心衰属于心肾阳衰，兼有水肿者。

【用法用量】口服。大蜜丸一次2丸，水蜜丸一次5.4g，一日2~3次。

【使用注意】孕妇慎用。蜜丸不宜直接整丸吞服，宜嚼服或搓成小丸吞服。不宜久服。低盐、低脂饮食。忌食生冷、辛辣、油腻之品，忌烟酒、浓茶。

【规格贮藏】3g/丸（大蜜丸）；0.9g/10丸（水蜜丸）。密封，置阴凉干燥处。

附：心肾阳虚中成药特点比较

中成药名	功效		临床治疗主症	
	共同点	独有功效	相同主治	主治自身特点
四逆汤	强心补肾	温阳散寒	心阳虚证。症见胸部冷痛、畏寒肢冷、心悸气短、舌淡脉沉	胸闷胸痛、甚则胸痛彻背、畏寒肢冷、面色苍白、脘腹冷痛、下利清谷、舌淡暗或紫暗
参附强心丸		益气温阳、强心利水		胸痛心悸、胸闷喘咳、面浮肢肿、小便不利

十、痰瘀互阻

通窍镇痛散

【处方组成】苏合香、安息香、冰片、石菖蒲、郁金、乳香、沉香、香附（醋炙）、木香、檀香、丁香、荜茇。

【功能主治】行气活血、通窍止痛。主治痰瘀互阻证。症见心胸憋闷、疼痛、短气、心悸、突然神志不清、恶心呕吐、上吐下泻、腹痛、舌质瘀点或瘀斑、苔白腻、脉弦涩。

【现代药理】具有抗心肌缺血、镇痛等作用。

【临床应用】冠心病、心绞痛、霍乱。临床以心胸憋闷、疼痛、舌质瘀点或瘀斑、苔白腻为特征症状。

【用药特征】本成药长于芳香开窍、行气止痛，集众多香药于一身，既可辟秽开窍以醒神，又可行气温中以止痛。其行气温中之力较为突出，但活血化痰之力相对较弱。适用于胸痹属于痰瘀互阻者。

【用法用量】姜汤或温开水送服。一次3g，一日2次。

【使用注意】孕妇禁用。久病气虚者忌用。不宜久服，中病即止，否则易伤正气。保持心情舒畅。忌辛辣油腻食物。

【规格贮藏】3g/瓶。密封。

丹蒌片

【处方组成】瓜蒌皮、薤白、葛根、川芎、丹参、赤芍、泽泻、黄芪、骨碎补、郁金。

【功能主治】宽胸通阳、化痰散结、活血化瘀。主治

痰瘀互结证。症见胸闷胸痛、憋气、舌质紫暗、苔白脉弦。

【现代药理】具有抗心肌缺血、改善血流动力学、抗缺氧等作用。

【临床应用】冠心病、心绞痛。临床以胸闷如窒、心痛、痛有定处为特征症状。

【用药特征】本成药长于宽胸通阳、化痰散结，兼以补血活血、益气扶正。用药具有气血兼顾的特点。适用于胸痹属于痰瘀互结者。

【用法用量】饭后服用。一次5片，一日3次。

【使用注意】孕妇禁用。产妇及便溏泄泻者慎用。忌生冷辛辣食物。

【不良反应】部分患者服药后可出现大便偏稀。少数患者服药期间可出现口干。

【规格贮藏】0.3g（糖衣片：片芯）；0.3g/片（薄膜衣片）。密封。

延枳丹胶囊

【处方组成】延胡索、瓜蒌、薤白、丹参、枳壳、茯苓、黄连。

【功能主治】宣痹豁痰、活血通脉。主治痰浊壅滞、瘀血内阻证。症见胸前闷痛或猝然心痛如绞、甚则胸痛彻背、气短、肢体沉重、形体肥胖、痰多、舌质紫暗、苔浊腻、脉弦滑。

【现代药理】具有抗心肌缺血等作用。

【临床应用】冠心病、心绞痛。临床以胸前闷痛、气短、肢体沉重、舌质紫暗、苔浊腻为特征症状。

【用药特征】本成药长于清热豁痰、散结止痛、行气宽胸、健脾。用药具有寒热并用、标本兼治的特点。适用于胸痹属于痰热壅滞、气血郁阻者。

【用法用量】口服。一日3次，一次4粒。

【使用注意】孕妇禁用。宜饭后服药。忌食生冷、辛辣、油腻之品，忌烟酒、浓茶。

【不良反应】个别患者服用后可出现胃部不适。

【规格贮藏】0.5g/粒。密封。

镇心痛口服液

【处方组成】党参、三七、肉桂、薤白、葶苈子（炒）、延胡索（醋炙）、冰片、薄荷脑、地龙。

【功能主治】益气活血、通络化痰。主治气虚血瘀、痰瘀互阻证。症见胸闷如窒、心痛、痛有定处、心悸不安、气短乏力、胸闷痰多、舌淡或紫、脉细涩或虚弦。

【现代药理】具有抗心肌缺血、改善血流动力学、抗缺氧等作用。

【临床应用】冠心病、心绞痛。临床以胸闷如窒、心痛、痛有定处心悸气短、痰多为特征症状。

【用药特征】本成药以活血止痛见长，兼能益气化痰、通络开窍。用药具有寒热并用、攻补兼施的特点。适用于胸痹属于气虚血瘀、痰瘀互阻者。

【用法用量】口服。一次20ml，一日3次。3周为一个疗程，或遵医嘱。

【使用注意】孕妇慎用。忌油腻、甘甜食品，饮食宜清淡。

【规格贮藏】10ml/支；20ml/支。密封。

附：痰瘀互阻中成药特点比较

中成药名	功效		临床治疗主症	
	共同点	独有功效	相同主治	主治自身特点
通窍镇痛散	化痰通络	辟秽开窍、行气温中	痰瘀互阻证。症见胸前闷痛或猝然心痛如绞、甚则胸痛彻背、气短、肢体沉重、形体肥胖、痰多	心胸憋闷、疼痛、舌质瘀点或瘀斑、苔白腻
丹蒌片		宽胸通阳、代瘀散结		胸闷胸痛、憋气、心悸气短、舌质紫暗
延枳丹胶囊		清热宣痹、豁痰通脉		胸前闷痛、气短、肢体沉重、舌质紫暗、苔浊腻
镇心痛口服液		活血益气		胸闷如窒、心痛、痛有定处、心悸不安、气短乏力、胸闷痰多

十一、热扰心神

八味沉香散（丸）

【处方组成】沉香、肉豆蔻、广枣、石灰华、乳香、木香、诃子（煨）、木棉花。

【功能主治】清心安神、行气降压。主治热病攻心证。症见神昏谵语、胸闷心痛、舌红、脉数。

【现代药理】具有活血化瘀、改善血流动力学等作用。

【临床应用】冠心病、心绞痛。临床以心胸疼痛、心悸心慌神昏为特征症状。

【用药特征】本成药清心安神、醒神开窍，兼以活血化瘀。适用于胸痹属于热病攻心、神昏谵语者。

【用法用量】①散：口服。一次0.9～1.5g，一日2～3次。②丸：口服。一次1～1.5g，一日2～3次。

【使用注意】孕妇慎用。忌油腻、辛辣食物。

【规格贮藏】①散：2g/袋。密闭，防潮。②丸：0.3g/丸。密闭，防潮，置阴凉干燥处。

心速宁胶囊

【处方组成】黄连、茯苓、常山、苦参、人参、甘草、半夏、枳实、莲子心、青蒿、麦冬。

【功能主治】清热化痰、宁心定悸。主治痰热扰心证。症见心悸、胸闷、心烦、易惊、口干口苦、失眠多梦、眩晕、脉结代。

【现代药理】具有抗心律失常、抗应激、抗疲劳、抗缺氧等作用。

【临床应用】冠心病、病毒性心肌炎引起的轻、中度室性期前收缩。临床以心悸胸闷、心烦易惊、失眠多梦为特征症状。

【用药特征】本成药长于清热化痰、宁心定悸，兼能养心定悸。用药苦寒清心、甘温益气、清泄苦降。适用于胸痹属于痰热扰心者。

【用法用量】口服。一次4粒，一日3次。

【使用注意】孕妇禁用。有胃病者宜饭后服用。服药中出现恶心等反应时，可减量服用或暂停用药。本品组方中常山有催吐等副作用，应用时应注意其不良反应。忌食生冷、甜腻食物。

【不良反应】偶见恶心、呕吐。

【规格贮藏】0.48g/粒。密封，置干燥处保存。

速效心痛滴丸

【处方组成】牡丹皮、川芎、冰片。

【功能主治】清热凉血、活血止痛。主治血热瘀阻证。症见胸闷心痛、烦热口渴、舌红苔黄、脉细数。

【现代药理】具有抗心肌缺血、抗缺氧等作用。

【临床应用】冠心病、心绞痛。临床以胸闷心痛、烦热口渴、舌红苔黄为特征症状。

【用药特征】本成药长于清热凉血活血，兼能宽胸止痛。用药以寒凉为主，具有辛散凉开的特点。适用于胸痹属于血热瘀阻，兼有烦热口渴者。

【用法用量】舌下含化服。一次3～9丸，一日3次。急性发作时12～18丸。

【使用注意】孕妇禁用。忌生冷、油腻之品。

【规格贮藏】40mg/丸。密封，置凉暗处（避光并不超过20℃）。

清心沉香八味丸

【处方组成】沉香、广枣、檀香、紫檀香、红花、肉豆蔻、天竺黄、北沙参。

【功能主治】清心肺、理气、镇静安神。主治用于心肺火盛证。症见胸闷不舒、胸肋闷痛、心慌气短、舌红苔黄、脉数。

【现代药理】具有活血化瘀、改善血流动力学等作用。

【临床应用】冠心病、心绞痛。临床以胸闷不舒、胸肋闷痛、心慌气短为特征症状。

【用药特征】本成药长于清心肺、理气、镇静安神。用药具有寒热并用、理气活血、心肺并治的特点。适用于胸痹心属于肺火盛者。

【用法用量】口服。一次20～25g，一日1～2次。

【使用注意】孕妇慎用。患有出血性疾病及糖尿病者慎用。忌食生冷、辛辣、动物油脂食物。

【规格贮藏】30g/袋。密闭，防潮。

附：热扰心神中成药特点比较

中成药名	功效		临床治疗主症	
	共同点	独有功效	相同主治	主治自身特点
八味沉香散（丸）	清心安神	清心热、行气降压	热扰心神证，症见心悸、胸闷、心烦、易惊	热病攻心、神昏谵语、胸闷心痛
心速宁胶囊		清热化痰、宁心定悸		痰热扰心、心悸、胸闷、心烦、易惊、口苦、失眠多梦
速效心痛滴丸		凉血活血、止痛		血热瘀血、胸闷心痛、烦热口渴、舌红苔黄
清心沉香八味丸		清心肺、理气、镇静安神		心肺火盛、胸闷不舒、胸肋闷痛、心慌气短

十二、气滞血瘀痰阻

舒心降脂片

【处方组成】紫丹参、山楂、桃仁、红花、赤芍、虎杖、鸡血藤、薤白、降香、葛根、荞麦花粉。

【功效主治】活血化瘀、通阳化浊、行气止痛。主治气滞血瘀、痰浊阻络证。症见胸痛或憋闷感、痛有定处或叹息、心悸、乏力、寐差、脘腹痞满、头身沉重、形体肥胖、舌暗红苔白腻、脉弦滑或涩。

【现代药理】具有抗心肌缺血、降血脂等作用。

【临床应用】冠心病、心绞痛、高脂血症。临床以胸痹胸痛、心悸失眠、脘痞乏力、头身沉重为特征症状。

【用药特征】本成药长于活血化瘀、通阳化浊，兼能宽胸理气、化浊止痛。用药具有气血兼顾、寒温并举、心脾肝兼顾的特点，其豁痰宣痹作用较为显著。适用于胸痹属于气滞血瘀兼有痰浊闭阻者。

【用法用量】口服。一次3~4片，一日3次。

【使用注意】孕妇禁用。气虚血瘀，阴虚血瘀，寒凝血瘀胸痛不宜单用。湿热内蕴，肝胆湿热，肝肾阴虚之高脂血症者不宜单用。饮食宜清淡、低盐、低脂。食勿过饱。忌食生冷、辛辣、油腻之品，忌烟酒、浓茶。

利脑心胶囊

【规格贮藏】0.3g/片。密封。

【处方组成】赤芍、川芎、丹参、地龙、甘草、葛根、枸杞子、红花、九节菖蒲、牛膝、酸枣仁、郁金、远志、泽泻、制何首乌。

【功能主治】活血祛瘀、行气化痰、通络止痛。主治气滞血瘀、痰浊阻络证。症见胸痹刺痛、绞痛、固定不移、入夜更甚、心悸不宁、头晕头痛、舌紫、有瘀点，脉弦细或涩。

【现代药理】具有抗心肌和脑缺血、抗血小板聚集、改善微循环等作用。

【临床应用】冠心病、心肌梗死、脑动脉硬化、脑血栓。临床以胸痹刺痛、固定不移、入夜更甚、心悸不宁、头晕头痛特征症状。

【用药特征】本成药长于活血通络、祛瘀化痰，兼能行气止痛。用药具有气血兼顾、痰瘀并治的特点。适用于胸痹属于气滞血瘀兼有痰浊者。

【用法用量】口服。一次4粒，一日3次。

【使用注意】孕妇慎用。有出血倾向或脑出血急性期者慎用。宜饭后服用。忌辛辣、油腻、高脂食物。

【规格贮藏】0.25g/粒。密封。

附：气滞血瘀痰阻中成药特点比较

中成药名	功效		临床治疗主症	
	共同点	独有功效	相同主治	主治自身特点
舒心降脂片	活血化瘀、行气化痰	通阳化浊、行气止痛	气滞血瘀、痰浊阻络证。症见胸痛或憋闷感、痛有定处、脘腹痞满、头身沉重、形体肥胖	胸痛或憋闷感、痛有定处或叹息、乏力、寐差、脘腹痞满、头身沉重、形体肥胖
利脑心胶囊		行气化痰、通络止痛		胸痹刺痛、绞痛、心悸不宁、头晕头痛

十三、气阴两虚瘀阻

益心复脉颗粒

【处方组成】生晒参、黄芪、丹参、麦冬、五味子、川芎。

【功能主治】益气养阴、活血复脉。主治气阴两虚、瘀血阻脉证。症见心胸隐痛、痛处固定、胸闷不舒、心悸气短、心烦、口干、动则汗出、舌淡红或暗、苔薄或剥、脉细涩或结代。

【现代药理】具有抗心肌缺血、抗心律失常等作用。

【临床应用】冠心病、心绞痛、心律失常。临床以心胸隐痛、痛处固定、心悸气短、心烦口干为特征症状。

【用药特征】本成药长于益气养阴，兼能行气活血。用药具有气血兼顾、阴阳并补的特点。适用于胸痹属于气阴两虚、瘀血阻脉者。

【用法用量】开水冲服。一次15g，一日2～3次。

【使用注意】孕妇慎用。宜清淡、低盐、低脂饮食。

【规格贮藏】15g/袋。密闭。

益心通脉颗粒

【处方组成】黄芪、人参、丹参、川芎、郁金、北沙参、玄参、甘草（蜜炙）。

【功能主治】益气养阴、活血化瘀。主治气阴两虚、瘀血阻络证。症见胸闷心痛、心悸怔忡、头晕气短、倦怠乏力、少气懒言、汗出、咽喉干燥、舌淡红或暗或有瘀斑、苔少、脉细数或结代。

【现代药理】具有抗心肌缺血、改善血流动力学和血液流变学等作用。

【临床应用】冠心病、心绞痛、心律失常。临床以胸闷心痛、心悸少气、口干懒言、自汗盗汗为特征症状。

【用药特征】本成药以益气、活血、滋阴生津为主，兼有清热凉血。用药具有气阴双补的特点。适用于胸痹属于气阴两虚、瘀血阻络，若兼有热象者尤为适宜。

【用法用量】温开水冲服。一次10g，一日3次。4周为一疗程，或遵医嘱。

【使用注意】孕妇慎用。出血性疾病、月经期妇女慎用。宜饭后服用。宜清淡饮食，忌食辛辣、油腻之物。

【不良反应】个别患者服药后可见胃部不适。

【规格贮藏】10g/袋。密封，置阴凉干燥处。

心通口服液（颗粒）

【处方组成】黄芪、党参、葛根、麦冬、丹参、当归、何首乌、淫羊藿、海藻、昆布、牡蛎、皂角刺、枳实。

【功能主治】益气活血、化痰通络。主治气阴两虚、痰瘀痹阻证。症见心胸疼痛、胸闷气短、心悸乏力、心烦少寐、呕恶纳呆、口干咽痛、头晕、舌淡红或暗或有齿痕、苔白腻，脉沉细、弦滑或结代。

【现代药理】具有抗心肌缺血、降血脂、改善血流动力学等作用。

【临床应用】冠心病、心绞痛、心律失常等。临床以心胸疼痛、气短乏力、呕恶纳呆、心烦少寐为特征症状。

【用药特征】本成药以益气活血、化痰通络为主，兼能软坚散结止痛。用药具有气血阴阳兼顾、攻补兼施、虚实兼顾的特点。适用于胸痹属于气阴两虚、痰瘀痹阻者。此外，对于瘰疬、瘿瘤等证属气虚痰阻血瘀者也可选用。

【用法用量】①口服液：口服。一次10～20ml，一日2～3次。②颗粒：开水冲服。一次1～2袋，一日2～3次。

【使用注意】孕妇禁用。寒凝血瘀胸痹心痛不宜单用本品。饭后服用。清淡饮食，忌食油腻、高脂高糖食品。

【不良反应】偶见服药后泛酸、过敏性皮疹。

【规格贮藏】①口服液：10ml/支。密封，置阴凉处（不超过20℃）。②颗粒：5.3g/袋。密封。

附：气阴两虚瘀阻中成药特点比较

中成药名	功效		临床治疗主症	
	共同点	独有功效	相同主治	主治自身特点
益心复脉颗粒	益气养阴、活血化瘀	活血复脉	气阴两虚、瘀血阻络证。症见胸闷心痛、心悸怔忡、头晕气短、倦怠乏力、少气懒言	胸痛、心悸气短、舌淡红或紫暗或有瘀斑者
益心通脉颗粒		活血、通络		胸闷心痛、心悸少气、口干、舌淡红或暗或有瘀斑、苔少，兼明显热象者
心通口服液（颗粒）		化痰通络		心胸疼痛、胸闷气短、心悸乏力、心烦少寐、口干咽痛

第二节　心悸

一、气阴两虚

生脉饮（胶囊、颗粒、口服液）
[益气复脉胶囊（颗粒）]

【处方组成】人参（党参、红参）、麦冬、五味子。

【功能主治】益气复脉、养阴生津。主治气阴两亏证。症见胸痛胸闷、心悸气短、头晕健忘、乏力自汗、夜寐不安、多梦、口舌干燥、惊悸怔忡、舌质略红而干燥少津、舌微红、脉微细。

【现代药理】具有抗心衰、抗休克、抗心律失常、保护心肌、提高细胞免疫、抗氧化、增强学习记忆等作用。

【临床应用】心律失常、冠心病、心绞痛、病毒性心肌炎、突发性耳聋。临床以心悸气短、头晕健忘、乏力自汗、脉微等为特征症状。

【用药特征】本成药为益气养阴的基础方，功能补脾益肺、益气复脉、养阴生津。用药一补一润一敛，气阴双补，补气为主，补敛同施，标本并治，治本为主。适用于肺脾气阴不足者。

【用法用量】①饮剂：口服。一次10ml，一日3次。②胶囊：口服。一次3粒，一日3次。③颗粒：开水冲服。一次10g，一日3次。④口服液：口服。一次10ml，一日3次。

【使用注意】热邪尚盛者，咳而尚有表证未解者慎用。宜饭前服用。凡脾胃虚弱、呕吐泄泻、腹胀便溏、咳嗽痰多者慎用。忌食辛辣、油腻之物。

【规格贮藏】①生脉饮：10ml/支。密封，置阴凉处。②胶囊：0.3g/粒。密封。③颗粒：10g/袋。密封。④口服液：10ml/支。密封，置阴凉处。⑤益气复脉胶囊：0.37g/粒。密封，置阴凉处保存（不超过20℃）。⑥益气复脉颗粒：3g/袋。密封。

益心颗粒（口服液）

【处方组成】人参、麦冬、五味子、当归、知母、石菖蒲。

【功能主治】益气、养阴、通脉。主治气阴两虚证。症见胸痛胸闷、心悸乏力、心烦失眠、多汗、动则益甚、口干、头晕、面色少华或潮红、舌质淡红或胖嫩或有齿痕、脉细涩或结代。

【现代药理】具有抗心肌缺血、改善血液流变等作用。

【临床应用】心律失常、期前收缩、冠心病、心绞痛。临床以胸痛胸闷、心悸乏力、心烦失眠、多汗、动则益甚为特征症状。

【用药特征】本成药长于益气养阴，兼能祛痰宁神、化湿开胃。用药寒温并用、气阴并补、散敛结合、养阴益气中，兼顾豁痰开窍。适用于气阴两虚或心气虚所致的心悸。

【用法用量】①胶囊：口服。一次4粒，一日3次，或遵医嘱。②口服液：口服。一次10ml，一日3次，或遵医嘱。

【使用注意】孕妇慎用。心阳虚者慎用。保持心情舒畅，劳逸适度。忌食辛辣、油腻之物。

【规格贮藏】①胶囊：0.35g/粒。密封，置阴凉干燥处。②口服液：10ml/支。密封，置阴凉处。

益气养血口服液

【处方组成】人参、黄芪、当归、制何首乌、党参、炒白术、鹿茸、地黄、麦冬、五味子、淫羊藿、地骨皮、陈皮。

【功能主治】益气养血。主治气血不足证。症见气短心悸、面色不华、体虚乏力、失眠多梦、舌淡苔白、脉沉弱。

【现代药理】具有抗心律失常、抗心肌缺血等作用。

【临床应用】心律失常、贫血。临床以气短心悸、面色不华、体虚乏力为特征症状。

【用药特征】本成药长于益气生血，兼能养血柔肝、和血养阴。用药阴阳相济、气血阴阳并补、心脾肾同调。适用于心悸属于气血不足者。

【用法用量】口服。一次15~20ml，一日3次。

【使用注意】孕妇慎用。儿童、哺乳期妇女慎用。月经期及有出血倾向者慎用。湿热内蕴、痰火壅盛者慎用。保持心情舒畅，忌过度思虑、避免恼怒、抑郁等不良情绪。忌食生冷、辛辣、油腻及不易消化的食物，忌烟酒、浓茶。

【规格贮藏】10ml/支。密封，置阴凉处。

附：气阴两虚中成药特点比较

中成药名称	功效		临床治疗主症	
	共同点	独有功效	相同主治	主治自身特点
生脉饮（胶囊、颗粒、口服液）	益气养阴	复脉生津	气阴两虚证。症见心悸不安、乏力自汗、失眠多梦、口干舌红少津、脉细	头晕健忘、乏力自汗、夜寐不安、舌微红、脉微细
益心颗粒（口服液）		益气通脉		胸痛胸闷、心悸乏力、心烦失眠、多汗、动则益甚
益气养血口服液		益气养血		气短心悸、面色不华、体虚乏力

二、气阴两虚、血脉瘀阻

稳心颗粒（片、胶囊）

【处方组成】黄精、党参、三七、琥珀、甘松。

【功能主治】益气养阴、活血化瘀。主治气阴两虚、心脉瘀阻证。症见心悸不宁、怔忡、气短喘息、胸闷不舒、胸痛时作、神疲乏力、心烦少寐、头晕、舌暗

苔少或有瘀点、瘀斑、脉虚或结代。

【现代药理】具有抗心律失常、改善微循环、增强心肌收缩力等作用。

【临床应用】心律失常、室性期前收缩、房性期前收缩。临床以心悸怔忡、气短乏力、胸闷胸痛、心烦少寐为特征症状。

【用药特征】本成药长于益气养阴、定悸复脉，兼能

活血养血、健脾理气、开郁定痛。用药具有气血并治、心脾同调、阴阳兼顾的特点。适用于气阴两虚、心脉瘀阻所致的心悸。

【用法用量】①颗粒：开水冲服。一次9g，一日3次；或遵医嘱。②片：口服。一次4片，一日3次，疗程4周；或遵医嘱。③胶囊：口服。一次4粒，一日3次，疗程4周；或遵医嘱。

【使用注意】孕妇慎用。缓慢性心律失常禁用。保持心情舒畅，劳逸适度。忌食生冷食物。忌烟酒、浓茶。

【不良反应】偶见轻度头晕、恶心。

【规格贮藏】①颗粒：9g/袋；5g/袋（无糖型）。密封，置阴凉处。②片：0.5g/片。密封。③胶囊：0.45g/粒。密封。

冠心生脉口服液

【处方组成】人参、麦冬、醋五味子、丹参、郁金、赤芍、三七。

【功能主治】益气生津、活血通脉。主治气阴不足、心脉瘀阻证。症见心悸气短、胸闷作痛、自汗乏力、舌淡苔少、脉微结代。

【现代药理】具有抗心律失常、抗心衰等作用。

【临床应用】心律失常、冠心病、心绞痛、脑梗死。临床以心悸气短、胸闷作痛、自汗乏力为特征症状。

【用药特征】本成药长于补气养阴、活血通脉，兼能行气止痛、解郁清心。用药攻补兼施，其活血通脉作用较强。适用于气阴不足、心脉瘀阻，尤其以心脉瘀阻较明显者为宜。

【用法用量】口服。一次10～20ml，一日2次。

【使用注意】孕妇慎用。保持心情舒畅。心绞痛持续发作者应及时救治。饮食宜清淡，食勿过饱。

【规格贮藏】10ml/支。密封，置阴凉处。

参松养心胶囊

【处方组成】人参、麦冬、南五味子、山茱萸、酸枣仁（炒）、桑寄生、丹参、赤芍、土鳖虫、甘松、黄连、龙骨。

【功能主治】益气养阴、活血通络、清心安神。主治气阴两虚、心络瘀阻证。症见心悸不安、气短乏力、胸部闷痛、失眠多梦、盗汗、神倦懒言、舌淡紫苔少或有瘀点、脉细弦或结代。

【现代药理】具有抗心肌缺血、抗心律失常、降低心肌耗氧量、抗血栓等作用。

【临床应用】冠心病、室性期前收缩、高脂血症。临床以心悸不安、气短乏力、胸部闷痛、失眠多梦、盗汗为特征症状。

【用药特征】本成药长于益气养阴、活血通络，兼能清心安神、定魂魄。用药具有寒热并用、散敛结合、养心重镇并举、养心通络兼顾、气血同调的特点。适用于气阴两虚、心络瘀阻所致的惊悸心悸者。

【用法用量】口服。一次2～4粒，一日3次。

【使用注意】孕妇禁用。应注意配合原发性疾病的治疗。在治疗期间心绞痛持续发作者应及时就诊。忌食生冷、辛辣、油腻食物，忌烟酒、浓茶。

【不良反应】个别患者偶可见胃胀。

【规格贮藏】0.4g/粒。密封，防潮。

附：气阴两虚、血脉瘀阻中成药作用特点比较

中成药名称	功效		临床治疗主症	
	共同点	独有功效	相同主治	主治自身特点
稳心颗粒（片、胶囊）	益气养阴、活血化瘀	健脾益气	气阴两虚血脉瘀阻证。症见心悸不安、神疲乏力、心烦失眠、汗多苔少、脉虚	短气喘息、胸闷不舒、胸痛时作
冠心生脉口服液		生津通脉		气短、自汗乏力、脉微结代
参松养心胶囊		活血通络，清心安神		气短乏力、动则加剧、失眠多梦、盗汗

三、心肾阳虚

宁心宝胶囊

【处方组成】新鲜冬虫夏草中分离得到的麦角菌科真菌虫草头孢经液体深层发酵所得菌丝体的干燥粉末。

【功能主治】补肾益肺、固本秘精。主治心肾阳虚、精血不足证。症见心悸、气短、倦怠乏力、自汗、舌红、脉弱。

【现代药理】具有提高窦性心率、改善窦房结和房室传导功能等作用。

【临床应用】心律失常、房室传导阻滞、缓慢性心律失常。临床以心悸、气短为特征症状。

【用药特征】本成药补肾益肺、养心补血。用药甘温，功专补虚损、益精气，具有阴阳同补的特点。适用于心悸心肾阳虚、精血不足者。

【用法用量】口服。一次1粒，一日3次。或遵医嘱。

【使用注意】婴幼儿慎用。心肾阳虚兼有气滞、血瘀、痰浊者，应配合其他药物治疗。保持心情愉快，情绪稳定，劳逸适度。忌烟酒、茶等刺激食物。

【规格贮藏】0.25g/粒。密封。

参仙升脉口服液

【处方组成】红参、淫羊藿、补骨脂（盐炙）、枸杞子、麻黄、细辛、丹参、水蛭。

【功能主治】温补心肾、活血化瘀。主治阳虚脉迟证。症见心悸、胸闷、畏寒肢冷、腰膝酸软、气短乏力或头晕、舌质暗淡或有齿痕或有瘀斑、瘀点、脉迟、脉结。

【现代药理】具有增加心率、缩短窦房结传导时间等作用。

【临床应用】轻、中度窦房结心动过缓、病态窦房结综合征合并有室上性快速心律失常。临床以脉迟、脉结、心悸、胸闷、畏寒肢冷、气短乏力为特征症状。

【用药特征】本成药长于温心补肾、活血化瘀通脉。用药以扶正为主，辅以活血通络化瘀，具有气血并治、虚实兼顾、标本同治的特点。适用于心悸心肾阳虚，寒凝血脉证。

【用法用量】口服。一次2支（20ml），一日2次。或遵医嘱。应在医生指导下使用。

【使用注意】肝阳上亢、湿热内盛者禁用。不宜用于病态窦房结综合征中的慢-快综合征。合并高血压者慎用。孕妇及哺乳期妇女慎用。有严重心脏病者慎用。病态窦房结综合征病情需安装起搏器者不推荐使用本品治疗。服药期间注意心率、血压的变化，如发现心率改善不明显，应加用其他治疗措施，如血压过低或过高者，应采取相应的治疗措施。治疗期间如发现病情加重者，应坚持中西医综合救治措施。忌过食生冷。

【不良反应】部分患者服药后出现不同程度的口干、胃部不适。

【规格贮藏】10ml/支。密封，避光。

心宝丸

【处方组成】附子、鹿茸、人参、肉桂、洋金花、三七、麝香、蟾酥、冰片。

【功能主治】温补心肾、益气助阳、活血通脉。主治心肾阳虚、心脉瘀阻证。症见畏寒肢冷、动则喘促、心悸气短、下肢肿胀、脉结代。

【现代药理】具有抗心律失常等作用。

【临床应用】冠心病、慢性心功能不全、窦房结功能不全引起的心动过缓、病态窦房结综合征、缺血性心脏病引起的心绞痛或心电图缺血改变。临床以畏寒肢冷、动则喘促、心悸气短、下肢肿胀、脉结代为特征症状。

【用药特征】本成药长于温阳益气、活血通脉、开窍醒神。用药寒热并用、攻补兼施，药性峻猛，且多含有毒中药，整体以温通为主。适用于心肾阳虚、心脉瘀阻较重者。

【用法用量】口服。慢性心功能不全按心功能1、2、3级一次分别用120mg（2丸）、240mg（4丸）、360mg（6丸），一日3次，一疗程为2个月；心功能正常后改为日维持最量60～120mg。病窦综合征病情严重者一次300～600mg（5～10丸），一日3次，疗程为3～6个月；其他心律失常（期外收缩）及房颤、心肌缺血或心绞痛一次120～240mg（2～4丸），一日3次，一个疗程为1～2个月。

【使用注意】孕妇、经期妇女禁用。青光眼患者禁用。不宜过量、久用。阴虚内热、肝阳上亢、痰火内盛者不宜使用。运动员慎用。正在服用洋地黄类药物者慎用。服药后如觉口干者，可饮淡盐开水或每日用生地黄10g水煎送饮。

【规格贮藏】0.06g/丸。密封。

附：心肾阳虚中成药特点比较

中成药名称	功效		临床治疗主症	
	共同点	独有功效	相同主治	主治自身特点
宁心宝胶囊	温补心肾	益肺固本秘精	心肾阳虚证。症见心悸胸闷、气短乏力、畏寒肢冷、舌暗苔少、脉沉或结代	气短、心悸、畏寒肢冷
参仙升脉口服液		活血化瘀		脉迟、脉结、畏寒肢冷、腰膝酸软、气短乏力
心宝丸		益气助阳、活血通脉		畏寒肢冷、动则喘促、气短、下肢肿胀、脉结代

四、肝肾阴虚

宁神补心片

【处方组成】丹参、熟地黄、生地黄、女贞子（制）、旱莲草、珍珠母（煅）、石菖蒲、首乌藤、合欢皮、五味子、滑石。

【功能主治】养血安神、滋补肝肾。主治肝肾阴血不足证。症见头昏、耳鸣、心悸、健忘、失眠、舌淡苔薄、脉沉细。

【现代药理】尚未检索到本成药相关的药理资料。

【临床应用】心律失常、失眠。临床以头昏、耳鸣、心悸、健忘、失眠为特征症状。

【用药特征】本成药长于滋补肝肾、养血安神，兼能镇静安神。用药以滋阴补血、凉血养心为主，亦能滋补肝肾，具有标本兼顾的特点。适用于失眠、心悸属肝肾阴血不足者。

【用法用量】口服。一次4~6片，一日3次。

【使用注意】孕妇、哺乳期妇女禁用。脾肾阳虚和脾胃虚寒、大便稀溏者禁服。忌辛辣、生冷、油腻食物。

【规格贮藏】0.25g/片。密封。

养心定悸口服液（胶囊、颗粒）

【处方组成】地黄、红参、麦冬、阿胶、炙甘草、大枣、黑芝麻、桂枝、生姜。

【功能主治】养血益气、复脉定悸。主治气虚血少、心失所养、脉道空虚证。症见气虚血少、心悸气短、盗汗失眠、咽干舌燥、大便干结、舌淡红苔少、脉细。

【现代药理】具有抗心肌缺血、增加冠脉血流量等作用。

【临床应用】心律失常。临床以心悸、气短乏力、盗汗失眠、咽干舌燥、大便干结为特征症状。

【用药特征】本成药长于益气补血、养阴通阳，兼能通阳复脉、补益精血。用药重用滋补之品、补血复脉，具有寒热并用、气血兼顾、阴阳并治的特点。适用于心悸属气血亏虚、经脉失养者。

【用法用量】①口服液：口服。一次20ml，一日2次。②胶囊：口服。一次6粒，一日2次。③颗粒：口服。一次1袋，一日2次。

【使用注意】孕妇禁用。腹胀便溏、食少苔腻者忌用。严重感冒者慎用。保持心情舒畅，劳逸适度。忌食生冷、油腻食物。

【规格贮藏】①口服液：10ml/支；20ml/支。密封，置阴凉处。②胶囊：0.5g/粒。密封，置阴凉处。③颗粒：12g/袋。密封，置阴凉处。

附：肝肾阴虚中成药特点比较

中成药名称	功效		临床治疗主症	
	共同点	独有功效	相同主治	主治自身特点
宁神补心片	滋阴补肾	养血补肝、安神定惊	肝肾不足证。症见心悸、健忘失眠、盗汗、舌红、脉沉、头晕耳鸣	心悸、头昏耳鸣、健忘失眠
养心定悸口服液（胶囊、颗粒）		益气养血、复脉定悸		气虚血少、心悸气短、盗汗失眠、咽干舌燥、大便干结、苔少

五、气滞血瘀

黄杨宁片

【处方组成】环维黄杨星D。

【功能主治】行气活血、通络止痛。主治气滞血瘀证。症见胸痹、心痛、脉结代。

【现代药理】具有抗心肌缺血、抗脑缺血、抗心律失常作用。

【临床应用】心律失常、冠心病。临床以胸痹、心痛、脉结代为特征症状。

【用药特征】本成药行气活血、通络止痛。用药功专行气活血。适用于胸痹气滞血瘀者。

【用法用量】口服。一次1~2mg，一日2~3次。

【使用注意】孕妇禁用。肝肾功能不全者慎用。月经期妇女慎用。在治疗期间，心绞痛持续发作，宜加用硝酸酯类药。若出现剧烈心绞痛、心肌梗死，应及时急诊救治。饮食宜清淡。忌食生冷、辛辣、油腻食物。忌烟酒、浓茶。

【不良反应】服用初期出现的轻微四肢麻木感、头晕、胃肠不适。

【规格贮藏】0.5mg/片。密封，避光。

乐脉颗粒（片、胶囊、丸）

【处方组成】丹参、川芎、赤芍、红花、香附、木香、山楂。

【功能主治】行气活血、化瘀通脉。主治气滞血瘀证。症见头痛、眩晕、胸痛、刺痛拒按、痛处不移、心悸、胸胁胀闷、面色晦暗或黧黑、舌紫暗或有瘀斑、脉细涩或沉涩或结代。

【现代药理】具有抗脑缺血等作用。

【临床应用】冠心病、心绞痛、多发性脑梗死、心律失常。临床以头痛眩晕、胸痛心悸为特征症状。

【用药特征】本成药行气活血、化瘀通脉。用药以行气活血为主。适用于心悸气滞血瘀者。

【用法用量】①颗粒：开水冲服。一次1~2袋，一日3次。②片：口服。一次3~6片，一日3次。③胶囊：口服。一日3~6粒，一日3次。④丸：口服。一次2~4g，一日3次。

【使用注意】孕妇慎用。气虚血瘀、阴虚血瘀、寒凝血瘀胸痹者慎用。湿热内蕴、肝胆湿热、肝肾阴虚之高脂血症者慎用。在治疗期间，心绞痛持续发作宜加用硝酸酯类药。如果出现剧烈心绞痛、心肌梗死等，应及时救治。忌食生冷、辛辣、油腻食物，忌烟酒、浓茶。

【规格贮藏】①颗粒：3g/袋。密封。②片：0.45g/片。密封。③胶囊：0.29g/粒。密封。④丸：2g/丸。密封。

附：气滞血瘀中成药特点比较

中成药名称	功效		临床治疗主症	
	共同点	独有功效	相同主治	主治自身特点
黄杨宁片	行气活血	通络止痛	气滞血瘀证，症见心悸、胸闷心痛、脉结代	胸痹、心痛、脉结代
乐脉颗粒（片、胶囊、丸）		化瘀通脉		头痛、眩晕、胸痛、心悸、胸胁胀闷

六、气虚血瘀

舒心口服液（糖浆）

【处方组成】党参、黄芪、红花、当归、川芎、三棱、蒲黄。

【功能主治】补益心气、活血化瘀。主治心气不足、瘀血内阻证。症见胸闷憋气、心前区刺痛、气短乏力、自汗、腹胀便溏、食后心慌、舌淡有齿痕、脉虚缓或结代。

【现代药理】具有抗心肌缺血、增加冠脉血流量、抗缺氧等作用。

【临床应用】心律失常、冠心病、心绞痛。临床以胸闷心悸、气短懒言、倦怠乏力、动则易汗为特征症状。

【用药特征】本成药长补益心气、温养心脉，兼能散瘀止痛、通经活血。用药甘温，具有气血并调、益气活血兼顾的特点。适用于心气不足、瘀血内阻所致的胸痹、心悸。

【用法用量】①口服液：口服。一次20ml，一日2次。②糖浆：口服。一次30～35ml，一日2次。

【使用注意】孕妇禁用。糖尿病患者禁用。月经期妇女慎用。阴虚血瘀、痰瘀互阻胸痹心痛者慎用。在治疗期间，心绞痛持续发作，宜加用硝酸酯类药。若出现剧烈心痛、心肌梗死，或见气促、汗出、面色苍白者，应及时救治。保持心情舒畅。忌过度思虑，避免恼怒、抑郁等不良情绪。饮食宜清淡、低盐、低脂。食勿过饱。忌食生冷、辛辣、肥甘油腻食物，忌烟酒、浓茶。

【规格贮藏】①口服液：20ml/支。密封。②糖浆：100ml/瓶。密封，置阴凉处（不超过20℃）。

芪参胶囊

【处方组成】黄芪、丹参、人参、茯苓、三七、水蛭、红花、川芎、山楂、蒲黄、制何首乌、葛根、黄芩、玄参、甘草。

【功能主治】益气活血、化瘀止痛。主治气虚血瘀证。症见胸痛、胸闷、心悸气短、神疲乏力、面色紫暗、舌淡紫、脉弦而涩。

【现代药理】具有抗心肌梗死、抗心肌缺血、抗凝血等作用。

【临床应用】冠心病稳定型、劳累性心绞痛Ⅰ、Ⅱ型、心律失常。临床以胸痛胸闷、心悸气短、神疲乏力为特征症状。

【用药特征】本成药长于益气活血、化瘀止痛，兼能养血生津。用药具有寒温并用、虚实兼顾、气血并调的特点。适用于胸痹、心悸属于气虚血瘀者。

【用法用量】口服。饭后温开水送服。一次3粒，一日3次，42天为一疗程。

【使用注意】孕期、哺乳期、月经期妇女慎用。有出血倾向者慎用。忌食生冷、肥甘油腻食物。忌烟酒、浓茶。

【规格贮藏】0.3g/粒。密封，防潮，置阴凉处。

复脉定胶囊

【处方组成】党参、黄芪、远志、桑椹、川芎。

【功能主治】补气活血、宁心安神。主治气虚血瘀证。症见怔忡、心悸、胸闷、胸痛、气短乏力、脉结代。

【现代药理】具有抗心律失常、增加心肌血流量、镇静、止痛等作用。

【临床应用】轻、中度房性期前收缩或室性期前收缩、心律失常。临床以怔忡、心悸、气短为特征症状。

【用药特征】本成药长于补气，兼能行滞通脉、宁心安神。用药以甘温益气为主，兼以辛温通脉、苦温宁神、酸寒补血、滋阴敛神。适用于心悸属气虚血瘀者。

【用法用量】口服。一次3粒，一日3次。

【使用注意】多源性室性期前收缩、R在T上的室性期前收缩及其他严重心律失常者慎用。长期应用西药而不能停药者慎用。忌食生冷、肥甘油腻食物。忌烟酒、浓茶。

【规格贮藏】0.35g/粒。密封，防潮。

复方高滋斑片

【处方组成】牛舌草、欧矢车菊根、檀香、大叶补血草、香青兰、家独行菜子、紫苏子、牛舌草花、蚕茧、薰衣草、芫荽子。

【功能主治】强心健脑、安神、通脉。主治气虚血瘀证。症见心悸失眠、头晕头痛、舌淡苔少、脉细弦。

【现代药理】尚未检索到本成药相关的药理资料。

【临床应用】高血压、神经衰弱等。临床以心率不齐、头痛头晕、失眠、高血压为特征症状。

【用药特征】本成药长于宁心安神、行气温中。用药寒温并用、气血兼顾。适用于心悸属气虚血瘀者。

【用法用量】口服，一次4～6片，一日2次。

【使用注意】孕妇禁用。严重感冒者慎用。保持心情舒畅，劳逸适度。忌食生冷、油腻食物。

【规格贮藏】12g/片。密封，置阴凉处。

补肺活血胶囊

【处方组成】黄芪、赤芍、补骨脂。

【功能主治】益气活血、补肺固肾。主治气虚血瘀证。症见咳嗽气促或咳喘胸闷、心悸气短、肢冷乏力、腰膝酸软、口唇发绀、舌淡苔白或舌紫暗、脉细涩。

【现代药理】具有抗肺心病、降低血黏度、改善冠脉血流量、降低心肌耗氧量、止咳、平喘等作用。

【临床应用】肺心病缓解期。临床以咳嗽气促、心悸气短、乏力、腰膝酸软为特征症状。

【用药特征】本成药长于补肺益气、固肾益精，兼能散瘀止痛。用药寒温并用，以甘温滋补为主；肺肾同治，以补肾为主。适用于肺胀属于气虚血瘀者。

【用法用量】口服。一次4粒，一日3次。

【使用注意】尚不明确。

【规格贮藏】0.35g/粒。密封。

附：气虚血瘀中成药特点比较

中成药名	功效		临床治疗主症	
	共同点	独有功效	相同主治	主治自身特点
舒心口服液（糖浆）	益气、活血、化瘀	补心定悸	气虚血瘀证。症见心悸、胸闷、气短乏力、苔薄脉细	胸闷憋气、心前区刺痛、气短乏力、自汗、腹胀、便溏、食后心慌、舌淡有齿痕、脉虚缓或结代
芪参胶囊		止痛宁神		胸痛、胸闷、神疲乏力、面色紫暗、舌淡紫、脉弦而涩
复脉定胶囊		宁心安神		心悸怔忡、气短乏力、脉结代
复方高滋斑片		健脑安神、通脉		失眠、头晕头痛、舌淡苔少
补肺活血胶囊		补肺固肾		咳嗽气促、心悸气短、乏力、腰膝酸软

第三节　头痛

一、外感头痛

川芎茶调散（丸、片、颗粒、口服液、袋泡剂）

【处方组成】川芎、羌活、白芷、荆芥、薄荷、防风、细辛、甘草。

【功能主治】疏风止痛。主治外感风邪证。症见头痛、恶寒、发热、鼻塞、舌红苔白、脉浮。

【现代药理】具有解热、抗炎、镇痛等作用。

【临床应用】外感头痛、紧张性头痛、偏头痛、感冒、上呼吸道感染、急慢性鼻窦炎、额窦炎、三叉神经痛、耳源性眩晕、中枢性眩晕、颈椎痛、周围性神经麻痹等。临床以头痛、眩晕遇风加重为特征症状。

【用药特征】本成药以疏风散热为主，兼以祛风止痛。药物组成含有少阳经、阳明经、太阳经等引经药，针对巅顶、两颞、后枕等各部的疼痛均有较好疗效。适用于外感风寒引起的上述诸证者。

【用法用量】①散：饭后清茶冲服。一次3～6g，一日2次。②丸：饭后清茶冲服。一次3～6g，一日2次。

③片：饭后清茶冲服。一次4~6片，一日3次。④颗粒：饭后用温开水或浓茶冲服。一次1袋，一日2次；儿童酌减。⑤口服液：口服。一次10ml，一日3次。⑥袋泡剂：开水泡服。一次2袋，一日2~3次。

【使用注意】孕妇慎服。不可多服、久服。久病气虚、血虚，或因肝肾不足、肝阳上亢之头痛者慎用。忌食辛辣、油腻之物。

【规格贮藏】①散：6g/袋。密封。②丸：3g/8丸。密封。③片：0.48g/片。密封。④颗粒：7.8g/袋。密封。⑤口服液：10ml/支。⑥密封。袋泡剂：1.6g。密封。

清眩片（丸）

【处方组成】川芎、石膏、白芷、荆芥穗、薄荷。

【功能主治】疏风清热。主治风热外感证。症见头晕头痛、鼻塞流涕、牙龈肿痛、舌红苔薄黄、脉浮数。

【现代药理】具有降血压、改善脑循环、保护脑功能等作用。

【临床应用】紧张性头痛、偏头痛、上呼吸道感染、额窦炎、副鼻窦炎、慢性鼻炎、牙周炎、牙龈炎等。临床以眉棱骨疼痛、流浊涕、牙痛为特征症状。

【用药特征】本成药以祛风散热为主，兼以止痛。用药辛凉升散。适用于由风热侵袭所致的眩痛诸证，如上呼吸道感染、鼻-鼻窦炎所致的头晕，尤其对于偏头痛性眩晕系由风热侵袭头面者。

【用法用量】①片：口服。一次4片，一日2次。②丸：口服。一次1~2丸，一日2次。

【使用注意】孕妇慎服。阴虚阳亢引起的头痛、眩晕慎用。肝病、肾病患者慎用。忌食辛辣、油腻之品。

【规格贮藏】①片：0.3g/片。密封。②丸：6g/丸。密封。

都梁软胶囊（滴丸、丸）

【处方组成】白芷（黄酒浸蒸）、川芎。

【功能主治】疏风散寒、活血通络。主治风寒瘀血阻络证。症见头胀痛或刺痛、痛有定处、舌暗红苔白、脉涩。

【现代药理】具有镇痛、抗炎、改善微循环、抗凝血、降低血液黏度、抗菌等作用。

【临床应用】神经性头痛、血管性头痛、上呼吸道感

染等。临床以头痛、痛处固定，每遇风寒则诱发或加重为特征症状。

【用药特征】本成药以辛温散寒为主，兼以活血通络。用药芳香走窜、辛散温通、通窍止痛。适用于外感风寒、瘀血阻络者。

【用法用量】①胶囊：口服。一次3粒，一日3次。②滴丸：口服或舌下含服。一次6丸，一日4次。③丸：口服。一次1丸。

【使用注意】孕妇禁用。哺乳期妇女禁用。阴虚阳亢、肝火上扰之头痛、头晕者慎用。忌食辛辣、油腻食物。

【不良反应】个别患者可见上腹不适、恶心。含化时偶有口内麻木感。

【规格贮藏】①胶囊：0.54g/粒。密封。②滴丸：30mg/丸。密封。③丸：9g/丸。密封，置阴凉处避光保存（不超过20℃）。

六经头痛片

【处方组成】白芷、辛夷、藁本、川芎、葛根、细辛、女贞子、茺蔚子、荆芥穗油。

【功能主治】疏风活络、止痛利窍。主治风邪外犯证。症见全头痛、偏头痛或局部头痛、伴有恶心呕吐、舌红苔白、脉浮。

【现代药理】尚未检索到本成药相关的药理资料。

【临床应用】血管神经性头痛、感冒头痛、鼻炎性头痛、偏头痛、神经性头痛等。临床以头痛为特征症状。

【用药特征】本成药以解表利窍为主。用药主达肝胆经，以疏风止痛为主，兼有补益肝肾，具有表里同治的特点。适用于风邪阻络者。

【用法用量】口服。一次2~4片，一日3次。

【使用注意】孕妇慎用。宜清淡饮食，忌食辛辣、油腻食物。

【规格贮藏】0.35g/粒。密封。

头风痛丸（胶囊）

【处方组成】白芷、川芎、绿茶。

【功能主治】祛风止痛。主治肝阳上亢证。症见头痛、眉棱骨痛、眩晕、心烦易怒、失眠多梦、口干口苦、

舌红苔薄黄、脉弦。

【现代药理】具有镇静、抗炎、镇痛、抗脑缺血、改善微循环、改善血黏度等作用。

【临床应用】血管神经性头痛、额窦炎等。临床以头痛头晕、眉棱骨痛、心烦易怒、失眠口苦为特征症状。

【用药特征】本成药以祛风活血、行气止痛为主。用药标本兼顾、调畅气血。加用绿茶，取茶叶苦寒之性，既能上清风热，又可防风药过于温燥升散，使之升中有降，祛除经络伏邪。适用于肝风内动、肝阳上亢者。

【用法用量】①丸：口服。一次6~9g，一日2次。②胶囊：口服。一次2~3粒，一日2次。

【使用注意】孕妇慎用。产妇慎用。宜清淡饮食，忌烟酒及辛辣、油腻食物。

【不良反应】个别患者可见轻度腹胀、食欲不振、轻度皮疹、瘙痒。

【规格贮藏】①丸：6g/100丸。密封。②胶囊：0.5g/粒。密封。

天麻壮骨丸

【处方组成】天麻、豹骨、鹿茸、独活、人参、五加皮、豨莶草、防风、藁本、羌活、防己、桑枝、老鹤草、杜仲（盐炙）、常春藤、秦艽、当归、川芎、细辛。

【功能主治】祛风除湿、活血通络。主治风湿阻络证。症见头痛头晕、关节疼痛僵硬、腰膝酸软、四肢麻木、舌淡胖苔白、脉缓。

【现代药理】尚未检索到本成药相关的药理资料。

【临床应用】血管性头痛、风湿性关节炎、类风湿关节炎等。临床以头痛头晕、关节僵硬疼痛为特征症状。

【用药特征】本成药以祛风除湿、补益肝肾为主，兼能补肾祛痰。用药祛瘀通络、调养肝肾、驱邪补虚兼顾。适用于肝肾不足、风湿瘀阻者。

【用法用量】口服。一次4丸，一日3次。

【使用注意】孕妇忌用。肾功能异常者慎用。宜清淡饮食，忌食辛辣、油腻食物。

【规格贮藏】10丸/1.7g。密封。

附：外感头痛中成药特点比较

中成药名	功效		临床治疗主症	
	共同点	独有功效	相同主治	主治自身特点
川芎茶调散（丸、片、颗粒、口服液、袋泡剂）	疏风散邪	止痛	外感风邪证。症见头晕、头痛、恶寒、发热、鼻塞	头痛，遇风加重
清眩片（丸）		清热止痛		眉棱骨疼痛、流浊涕、牙龈肿胀疼痛
都梁软胶囊（滴丸、丸）		活血通络		头胀痛、痛处固定，每遇风寒则诱发或加重
六经头痛片		通窍活络		局部头痛，伴有恶心呕吐
头风痛丸（胶囊）		行气活血		眉棱骨痛、眩晕、心烦易怒、失眠多梦
天麻壮骨丸		除湿通络		关节疼痛僵硬、腰膝酸软、四肢麻木

二、实火头痛

牛黄上清胶囊（片、丸、软胶囊）

【处方组成】人工牛黄、黄芩、黄连、黄柏、大黄、栀子、石膏、菊花、连翘、荆芥穗、白芷、薄荷、赤芍、地黄、当归、川芎、冰片、桔梗、甘草。

【功能主治】清热泻火、散风止痛。主治热毒内盛、风火上攻证。症见头痛头晕、目赤耳鸣、口舌生疮、牙龈肿痛、口干口苦、眼内刺痒交作、羞明流泪、大便干结、舌红苔黄、脉数。

【现代药理】尚未检索到本成药相关的药理资料。

【临床应用】血管神经性头痛、原发性高血压、急性结膜炎、急性咽（喉）炎、急性口炎、复发性口腔溃疡、急性牙龈（周）炎、急性智齿冠周炎等。临床以头痛头晕、目赤耳鸣、牙龈肿痛、大便干结为特征症状。

【用药特征】本成药以泻火解毒为主，兼以清热燥湿，长于清泻上焦实火，如风热、胃火等。用药清泻同用、祛风止痛。适用于热毒壅盛者。

【用法用量】①胶囊：口服。一次3粒，一日2次。②片：口服。一次4片，一日2次。③丸：口服。水丸一次3g；大蜜丸一次1丸，一日2次。④软胶囊：口服。一次4粒，一日2次。

【使用注意】老人、儿童、素体脾胃虚弱者及孕妇、哺乳期妇女慎用。阴虚火旺所致的头痛眩晕、牙痛、咽痛等慎用。本品用药苦寒清泄，应注意中病即止，不宜久用。宜清淡饮食，忌食辛辣、油腻之品。

【不良反应】偶见便溏、胃脘不适。

【规格贮藏】①胶囊：0.3g/粒。密封。②片：0.25g/片；0.52g/片。密封。③丸：3g/16粒（水丸）；6g/丸（大蜜丸）。密封。④软胶囊：0.6g/粒。密封。

夏枯草膏（口服液、片、胶囊、颗粒）

【处方组成】夏枯草。

【功能主治】清热散结消肿。主治火热内蕴证。症见头痛、眩晕、瘰疬、瘿瘤、乳痈肿痛、甲状腺肿大、淋巴结结核、乳腺增生、舌红苔黄、脉沉实。

【现代药理】具有镇痛、抗炎、改善微循环、抗凝血、降低血液黏度、抗菌等作用。

【临床应用】血管性头痛、原发性高血压、淋巴结核、单纯性甲状腺肿大、乳腺增生病等。临床以头痛、眩晕、组织增生为特征症状。

【用药特征】本成药以散结消肿为主，兼以清热泻火。用药专入肝胆经，清肝胆实火作用明显，兼能疏肝解郁、消肿散结。适用于火热内盛、痰瘀内结者。

【用法用量】①膏：口服。一次9g，一日2次。②口服液：口服。一次10ml，一日2次。③片：口服。一次6片，一日2次。④胶囊：口服。一次2粒，一日2次。⑤颗粒：口服。一次1袋，一日2次。

【使用注意】气血亏虚、孕妇慎用。宜清淡及易消化饮食，忌食辛辣食物。

【规格贮藏】①膏：100g/瓶。密封。②口服液：10ml/支。密封。③片：0.51g/片。密封。④胶囊：0.35g/粒。密封。⑤颗粒：9g/袋。密封。

栀芩清热合剂

【处方组成】栀子、黄芩、淡竹叶、甘草、连翘、薄荷油。

【功能主治】疏风散热、清热解毒。主治三焦火盛证。症见头痛、发热、口渴、尿赤、舌红苔黄、脉数。

【现代药理】尚未检索到本成药相关的药理资料。

【临床应用】血管神经性头痛。临床以头痛、发热、口渴、尿赤为特征症状。

【用药特征】本成药以解毒散热为主。用药辛凉苦寒，清泄三焦实火，兼能清心除烦。适用于三焦内热炽盛者。

【用法用量】口服。一次10~20ml，一日2次。

【使用注意】老人、孕妇、儿童及素体脾胃虚弱者慎用。忌食辛辣、油腻食物。忌烟酒。

【规格贮藏】10ml/瓶。密封。

附：实火头痛中成药特点比较

中成药名	功效		临床治疗主症	
	共同点	独有功效	相同主治	主治自身特点
牛黄上清胶囊（片、丸、软胶囊）	清热解毒	散风止痛	热毒内盛、风火上攻证。症见头痛头晕、目赤耳鸣、咽痛、口渴、大便干结	目赤耳鸣、牙龈肿痛
夏枯草膏（口服液、片、胶囊、颗粒）		散结消肿		瘰疬、瘿瘤、乳痈肿痛、甲状腺肿大、淋巴结核、乳腺增生等
栀芩清热合剂		疏风散热		发热、尿赤等

三、血虚头痛

养血清脑颗粒（丸）

【处方组成】熟地黄、当归、钩藤、珍珠母、决明子、夏枯草、白芍、川芎、鸡血藤、延胡索、细辛。

【功能主治】养血平肝、活血通络。主治血虚肝亢证。症见头痛、眩晕、不寐、两目干涩、视物昏花、心悸多梦、舌淡红苔白、脉弦细。

【现代药理】具有镇痛、改善微循环、降血压、抗脑缺血等作用。

【临床应用】原发性高血压、血管神经性头痛、神经衰弱等。临床以眩晕、视物昏花、失眠多梦为特征症状。

【用药特征】本成药以滋阴平肝养血为主，兼以活血通络。用药具有行血补血、补泻同用、补而不滞、滋而不腻的特点。适用于肝血不足、肝阳偏亢所致的头昏、头痛者。

【用法用量】①颗粒：口服。一次4g，一日3次。②丸：口服。一次1袋，一日3次。

【使用注意】孕妇慎用。低血压者慎用。外感或湿痰阻络所致头痛、眩晕者慎用。脾虚便溏患者慎用。饮食宜用清淡、易消化之品，忌食辛辣、油腻之品。

【不良反应】偶见恶心、呕吐，罕见皮疹。

【规格贮藏】①颗粒：4g/袋。密封。②丸：2.5g/袋。密封。

天麻头痛片

【处方组成】天麻、白芷、荆芥、川芎、当归、乳香（醋制）。

【功能主治】养血祛风、散寒止痛。主治外感风寒、瘀血阻滞、血虚失养证。症见头痛绵绵或胀痛、劳则加重或头痛如刺、痛处不移、眩晕耳鸣或伴恶寒鼻塞、舌淡苔白、脉浮弱。

【现代药理】具有镇痛、改善微循环等作用。

【临床应用】紧张性头痛、偏头痛、原发性高血压病等。临床以头痛绵绵、痛处不移、眩晕耳鸣为特征症状。

【用药特征】本成药以平肝潜阳为主，兼以祛风散邪，辅以养血扶正。用药具有治风治血兼顾、驱邪不伤正的特点。适用于肝阳上亢，兼以外感风寒引发头昏痛者。

【用法用量】口服。一次4~6片，一日3次。

【使用注意】孕妇慎服。肝火上炎所致的头痛、头晕慎用。脾胃虚弱者慎服。忌食辛辣、油腻之品。

【规格贮藏】0.31g/片。密封。

附：血虚头痛中成药特点比较

中成药名	功效		临床治疗主症	
	共同点	独有功效	相同主治	主治自身特点
养血清脑颗粒（丸）	养血止痛	平抑肝阳、活血通络	血虚失养证。症见头痛、眩晕、不寐、耳鸣、多梦	眩晕、视物昏花、失眠多梦
天麻头痛片		平肝潜阳、祛风散寒		头痛绵绵、痛处不移、劳则加重

四、瘀血头痛

通天口服液

【处方组成】川芎、天麻、羌活、白芷、赤芍、菊花、薄荷、防风、细辛、茶叶、甘草。

【功能主治】活血化瘀、祛风止痛。主治瘀血阻滞、风邪上扰证。症见头部胀痛或刺痛、痛有定处、头晕目眩、遇风尤甚、恶心呕吐、舌暗红苔白、脉涩。

【现代药理】具有抗脑缺血损伤、抗炎、改善血黏度等作用。

【临床应用】血管神经性头痛、紧张性头痛、偏头痛、原发性高血压、椎-基底动脉供血不足等。临床以头

刺痛、痛处固定、遇风尤甚为特征症状。

【用药特征】本成药以活血止痛为主，兼以祛风通络。用药辛散温通，具有活血散寒并用、祛风开窍兼施、寒温并用，以温为主的特点。适用于瘀血阻络，兼以风邪夹寒或夹热者。

【用法用量】口服。第1日：即刻、服药1小时后、2小时后、4小时后各服10ml，以后每6小时服10ml；第2、3日：一次10ml，一日3次。3天为一疗程，或遵医嘱。

【使用注意】孕妇慎服。出血性脑病禁用。阴虚阳亢者禁用。肝火上炎头痛者慎用。忌食辛辣、油腻食物。

【不良反应】偶见胃痛、皮疹、肝功能异常、凝血功能异常。

【规格贮藏】10ml/支。密封。

天舒胶囊（大川芎颗粒）（口服液、片）

【处方组成】川芎、天麻。

【功能主治】活血平肝、通络止痛。主治瘀血阻络、肝阳上亢证。症见头痛日久、入夜尤甚、固定不移、头晕、胁痛、失眠、烦躁、舌暗或有瘀斑、脉弦。

【现代药理】具有改善软脑膜微循环、抗血管性头痛等作用。

【临床应用】血管性头痛、神经性头痛、丛集性头痛、三叉神经痛、脑外伤、焦虑抑郁症、高血压性头痛、颈椎病、脑外伤综合征等。临床以头痛日久、入夜尤甚、固定不移为特征症状。

【用药特征】本成药仅由两味药物组成，头晕失眠，长于平肝活血，兼能通络止痛。用药辛温甘平，活血行气兼顾，祛风柔肝并行。适用于瘀血阻络者。

【用法用量】①胶囊：饭后口服。一次4粒，一日3次。②颗粒：开水冲服。一次4g，一日2次。③口服液：口服。一次10ml，一日3次。④片：口服。一次4片，一日3次。

【使用注意】孕妇忌用。月经量过多者慎用。肝肾功能不全者慎用。头晕属阴虚阳亢及肝阳上亢、舌绛苔花剥者慎用。忌食辛辣、刺激性食物。

【不良反应】偶见胃部不适、头胀、妇女月经量增多。

【规格贮藏】①胶囊：0.34g/粒。密封。②颗粒：4g/袋。

密封。③口服液：10ml/支，密封。④片：0.34g/片。密封。

脑震宁颗粒

【处方组成】丹参、当归、川芎、地龙、牡丹皮、地黄、酸枣仁（炒）、柏子仁、茯苓、陈皮、竹茹。

【功能主治】凉血活血、化瘀通络、养血安神。主治瘀血阻络证。症见头痛、头晕、烦躁、心悸、健忘、失眠、舌暗苔薄黄、脉涩。

【现代药理】具有镇静、镇痛、止呕、改善学习记忆等作用。

【临床应用】脑震荡、脑外伤等。临床以头痛、痛处固定、健忘失眠为特征症状。

【用药特征】本成药以活血止痛为主，兼以清热养血，辅以养心安神。用药寒温同用、扶正祛邪。适用于脑外伤属于瘀血阻滞、心神扰动者，及外伤后头痛伴惊悸失眠者。

【用法用量】开水冲服。一次20～30g，一日2次。

【使用注意】孕妇禁用。外感及虚证头痛忌用。忌辛辣、油腻食物。

【规格贮藏】10g/袋。密封。

天菊脑安胶囊

【处方组成】川芎、天麻、菊花、蔓荆子、藁本、白芍、丹参、墨旱莲、女贞子、牛膝。

【功能主治】平肝息风、活血化瘀。主治肝风夹瘀证。症见头痛，尤以巅顶为甚，烦躁易怒，伴有胁肋疼痛、口干口苦、舌暗苔黄、脉弦。

【现代药理】具有镇痛、镇静、改善微循环等作用。

【临床应用】血管性头痛。临床以头痛、巅顶为甚、烦躁易怒为特征症状。

【用药特征】本成药以平肝息风为主，兼以活血化瘀通络。用药清上润下、祛风祛瘀，兼以固本止痛。适用于肝风夹瘀者。

【用法用量】口服。每次5粒，一日3次。

【使用注意】孕妇、哺乳期妇女禁用。外感头痛忌用。忌辛辣、油腻食物及烟酒。

【不良反应】偶见皮疹。

【规格贮藏】0.4g/粒。密封。

消瘀康片（胶囊）

【处方组成】当归、苏木、木香、赤芍、泽兰、乳香、地黄、泽泻、没药、川芎、川木通、桃仁、续断、甘草、红花、香附。

【功能主治】活血化瘀、消肿止痛。主治瘀血阻络证。症见头痛、痛处固定、呈刺痛感、头晕、舌暗有瘀斑、脉沉涩。

【现代药理】尚未检索到本成药相关的药理资料。

【临床应用】血管性头痛、脑震荡、脑外伤、颅内血肿吸收期等。临床以头刺痛、痛处固定、舌暗为特征症状。

【用药特征】本成药以活血行气为主，兼能消肿定痛。用药活血行血兼顾。适用于瘀血阻滞所致的头痛，由于其活血破瘀的作用力强，对于气虚血瘀者需慎用或配以补气之品。

【用法用量】①片：口服。一次3~4片，一日3次；或遵医嘱。②胶囊：口服。一次3~4粒，一日3次；或遵医嘱。

【使用注意】孕妇禁用。忌辛辣、油腻食物。

【规格贮藏】①片：0.62g/片。密封。②胶囊：0.4g/粒。密封。

正天丸（胶囊）

【处方组成】钩藤、白芍、川芎、当归、地黄、白芷、防风、羌活、桃仁、红花、细辛、独活、麻黄、附片、鸡血藤。

【功能主治】疏风活血、养血平肝、通络止痛。主治瘀血阻络证。症见头痛、胀痛或刺痛、头晕乏力、烦躁易怒、头部体位变化时可加重，或见月经前头痛、舌暗红苔白、脉浮无力。

【现代药理】具有改善脑循环、降低血黏度、抑制血小板聚集等作用。

【临床应用】血管性头痛、紧张性头痛、神经性头痛、颈椎病性头痛、经前头痛等。临床以头痛、烦躁易怒与体位和经期有关为特征症状。

【用药特征】本成药以活血通络止痛为主。用药活血养血、祛风通络、攻补兼施。适用于外感风邪、瘀血阻络、血虚失养、肝阳上亢者。

【用法用量】①丸：饭后服用。一次1袋（6g），一日2~3次，15天为一个疗程。②胶囊：饭后服用。一次2粒，一日3次，疗程2周。

【使用注意】婴幼儿、孕妇、哺乳期妇女禁用。肝肾功能不全者禁服。素体脾胃虚弱者及肝功能异常者慎用。忌烟酒及辛辣、油腻食物。

【不良反应】个别病例服药后谷丙转氨酶轻度升高；偶见口干、口苦、腹痛及腹泻、皮肤过敏。

【规格贮藏】①丸：6g/袋。密封。②胶囊：0.45g/粒。密封。

附：瘀血头痛中成药特点比较

中成药名	功效		临床治疗主症	
	共同点	独有功效	相同主治	主治自身特点
通天口服液	活血化瘀	祛风止痛	瘀血阻络证。症见头痛、头晕、乏力、烦躁、失眠、口干口苦	头痛、遇风尤甚
天舒胶囊（大川芎颗粒、口服液、片）		平肝通络		头痛日久、入夜尤甚
脑震宁颗粒		凉血通络、养血安神		头痛、痛处固定
天菊脑安胶囊		凉血养肝、平肝		巅顶头痛、烦躁易怒、胁肋疼痛
消瘀康片（胶囊）		消肿止痛		头痛、痛处固定、刺痛感
正天丸（胶囊）		疏风养肝、养血通络		头痛与体位、经期等有关

五、肝阳上亢

杜仲双降袋泡剂

【处方组成】杜仲叶、苦丁茶。

【功能主治】平肝清热。主治肝阳上亢证。症见头痛眩晕、耳鸣、心烦易怒、目赤口苦、腰膝酸软、少寐多梦、心烦胸闷、舌红苔黄、脉细数。

【现代药理】具有抗炎、降血压、降血脂等作用。

【临床应用】原发性高血压、高脂血症等。临床以头痛、耳鸣、心烦易怒为特征症状。

【用药特征】本成药以补益肝肾为主，兼能清热。用药清补同用，使上下交通、阴阳平衡。适用于肝肾不足、肝阳上亢者。

【用法用量】开水泡服。一次1袋，一日2~3次。

【使用注意】外感发热头痛者不宜服用。饮食宜清淡、低盐、低脂。忌烟酒、浓茶。

【规格贮藏】3.5g/袋。密封防潮。

天麻头风灵胶囊（片）

【处方组成】天麻、钩藤、地黄、玄参、当归、川芎、杜仲、槲寄生、牛膝、野菊花。

【功能主治】滋阴潜阳、祛风湿、强筋骨。主治阴虚阳亢及风湿阻络。症见头痛而胀、反复不愈、朝轻暮重、头晕目眩、腰膝酸软或腰腿疼痛、感受风湿后加重、手足麻木、舌红苔白、脉细。

【现代药理】具有抗炎、改善微循环等功能。

【临床应用】原发性高血压、血管神经性头痛、类风湿关节炎等。临床以头目胀痛、朝轻暮重、四肢麻木为特征症状。

【用药特征】本成药以平肝潜阳为主，兼能滋阴补肾、祛风强肾。用药清补同用、肝肾兼顾。适用于肝肾阴虚、肝阳上亢者。

【用法用量】①胶囊：口服。一次4粒，一日2次。②片：口服。一次3片，一日2次。

【使用注意】孕妇慎用。外感发热头痛者不宜服用。饮食宜清淡、低盐、低脂。忌烟酒、浓茶。

【规格贮藏】①胶囊：0.2g/袋。密封。②片：0.38g/片。密封。

镇脑宁胶囊

【处方组成】水牛角浓缩粉、天麻、川芎、丹参、细辛、白芷、葛根、藁本、猪脑粉。

【功能主治】息风通络。主治风邪上扰证。症见头痛头昏、烦躁易怒、恶心呕吐、头晕目眩、耳鸣耳聋、视物不清、肢体麻木、舌红苔白、脉浮。

【现代药理】具有改善微循环、降血脂等作用。

【临床应用】血管神经性头痛、原发性高血压、动脉粥样硬化等。临床以头痛头昏、耳鸣、视物不清、四肢麻木为特征症状。

【用药特征】本成药以平肝息风通络为主，兼以活血止痛、疏风散邪。用药具有升降相宜、表里同治的特点。适用于风邪上攻头痛者。

【用法用量】口服。一次4~5粒，一日3次。

【使用注意】孕妇慎用。外感或肝火上炎所致的头痛者慎用。痰湿中阻所致眩晕慎用。不宜久服。忌食辛辣、油腻食物。

【不良反应】偶见皮疹、瘙痒、全身不适、恶心。

【规格贮藏】0.3g/粒。密封。

松龄血脉康胶囊

【处方组成】鲜松叶、葛根、珍珠层粉。

【功能主治】平肝潜阳、镇心安神。主治肝阳上亢证。症见头痛、眩晕耳鸣、心烦易怒、目赤口苦、夜寐不安、少寐多梦、舌暗红苔白、脉弦。

【现代药理】具有降血压、改善血液流变性、改善微循环、降血脂等作用。

【临床应用】高血压病头痛、原发性高血压、原发性高脂血症等。临床以头痛、目赤眩晕、心烦易怒为特征症状。

【用药特征】本成药以平肝潜阳为主，兼能养血通脉。用药入心肝经，药简力专，具有心肝同治的特点。适用于肝肾阴虚、肝阳上亢者。

【用法用量】口服。一次3粒，一日3次，或遵医嘱。

【使用注意】气血不足证者慎用。宜饭后服。忌食辛辣、油腻食物。戒烟、酒。

【不良反应】个别患者可见轻度腹泻、胃脘胀满。

【规格贮藏】0.5g/粒。密封。

丹珍头痛胶囊

【处方组成】高原丹参、夏枯草、川芎、当归、白芍、熟地黄、珍珠母、鸡血藤、菊花、蒺藜、钩藤、细辛。

【功能主治】平肝息风、祛瘀通络、解痉止痛。主治肝阳上亢、瘀血阻络证。症见头痛、眩晕耳鸣、心烦易怒、口苦、背痛颈酸、舌紫暗苔白、脉弦。

【现代药理】尚未检索到本成药相关的药理资料。

【临床应用】血管性头痛。临床以头痛、眩晕、心烦口苦、颈酸背痛为特征症状。

【用药特征】本成药以平肝息风、祛瘀通络为主。用药具有养肝、清肝、柔肝兼顾的特点，使肝经气血调达，疏泄顺畅。适用于肝肾不足、肝阳上亢者。

【用法用量】口服。一次3～4粒，一日3次，或遵医嘱。

【使用注意】孕妇、新生儿、肾脏病患者禁用。定期复查肾功能。忌食辛辣、油腻食物。戒烟、酒。

【规格贮藏】0.5g/粒。密封。

复方羊角片（颗粒）

【处方组成】羊角、川芎、白芷、制川乌。

【功能主治】平肝潜阳、活血止痛。主治肝阳上亢证。症见头痛、巅顶头痛、心烦易怒、口干口苦、舌红苔白、脉弦数。

【现代药理】尚未检索到本成药相关的药理资料。

【临床应用】血管性头痛、紧张性头痛、神经性头痛、神经痛等。临床以巅顶头痛、心烦易怒、口干苦为特征症状。

【用药特征】本成药以平肝潜阳为主，兼能清肝活血定痛。用药入肝肾经，具有肝肾并治、寒温并用的特点。适用于肝肾阴虚、肝阳上亢者。

【用法用量】①片：口服。一次5片，一日3次。②颗粒：口服。一次8g，一日2～3次。

【使用注意】孕妇慎用。肝大、肝风患者不宜。气血不足证者慎用。忌食辛辣、油腻食物。戒烟、酒。

【规格贮藏】①片：0.32g/片。密封。②颗粒：8g/袋。密封，防潮。

附：肝阳上亢中成药特点比较

中成药名	功效		临床治疗主症	
	共同点	独有功效	相同主治	主治自身特点
杜仲双降袋泡剂	平肝潜阳	清散虚热	主治肝阳上亢证。症见头痛眩晕、耳鸣、口苦、腰膝酸软、少寐多梦	头痛、眩晕、目赤、心烦胸闷
天麻头风灵胶囊（片）		滋阴、祛风湿、强筋骨		头痛、朝轻暮重、头晕目眩、四肢麻木、感受风湿后加重
镇脑宁胶囊		息风通络		头痛头昏、恶心呕吐、视物不清、肢体麻木
松龄血脉康胶囊		镇心安神		头痛、眩晕、夜寐不安
丹珍头痛胶囊		祛瘀通络、解痉止痛		头痛、痛处固定、夜间尤甚
复方羊角片（颗粒）		活血止痛		头痛、巅顶头痛

六、肝肾阴虚

天麻首乌片（胶囊）

【处方组成】天麻、何首乌、熟地黄、墨旱莲、女贞子、黄精、当归、白芍、桑叶、蒺藜（炒）、丹参、川芎、白芷、甘草。

【功能主治】滋阴补肾、养血息风。主治肝肾阴虚证。症见头痛、眩晕、耳鸣、口苦咽干、夜寐不安、腰膝酸软、脱发、白发、舌淡苔白、脉细。

【现代药理】具有降血压、改善血液流变性、改善

脑循环、调节血管内皮细胞功能、镇痛和降血脂等作用。

【临床应用】血管神经性头痛、脑动脉硬化、早期高血压、脂溢性脱发等。临床以头痛目眩、头晕耳鸣、腰膝酸软为特征症状。

【用药特征】本成药以滋补肝肾为主，兼能养血平肝。用药甘平调和、调畅气机，具有肝肾同治的特点。适用于肝肾阴虚、肝阳上亢者。

【用法用量】①片：口服。一次6片，一日3次，或遵医嘱。②胶囊：口服。一次3粒，一日3次。

【使用注意】孕妇慎用。气血不足证者慎用。忌食辛辣、油腻食物。戒烟、酒。

【规格贮藏】①片：0.25g/粒。密封。②胶囊：0.48g/粒。密封。

养阴降压胶囊

【处方组成】龟甲（砂烫）、白芍、天麻、钩藤、珍珠层粉、赭石（煅醋淬）、夏枯草、槐米、牛黄、冰片、人参、五味子（醋炙）、大黄（酒炙）、石膏、土木香、吴茱萸（醋炙）。

【功能主治】滋阴潜阳、平肝安神。主治肝肾阴虚、肝阳上亢证。症见头痛头晕、颈项不适、目眩耳鸣、行走不稳、心悸心疼、面红目赤、失眠多梦、烦躁易怒、腰膝酸软、口苦而干、舌暗红苔白、脉弦数。

【现代药理】具有抗炎、降压、改善微循环等作用。

【临床应用】神经性头痛、顽固性偏头痛、原发性高血压、神经衰弱。临床以头痛眩晕、腰膝酸软、耳鸣心烦为特征症状。

【用药特征】本成药以潜阳为主，兼以清热养阴。用药酸收入肝、沉降气机，同时兼用泻下之品，使邪有

出处。适用于肝肾阴虚、肝阳上亢者。

【用法用量】口服。一次4~6粒，一日2~3次。

【使用注意】孕妇慎用。痰湿阻滞、肾虚所致头痛、眩晕者慎用。脾虚便溏者慎用。忌食辛辣、厚味食品。

【规格贮藏】0.5g/粒。密封。

天麻醒脑胶囊

【处方组成】天麻、地龙、石菖蒲、远志、熟地黄、肉苁蓉。

【功能主治】滋补肝肾、平肝息风、通络止痛。主治肝肾不足、肝风上扰证。症见头痛头晕、心烦易怒、记忆力减退、失眠耳鸣、腰膝酸软、舌暗红苔、脉弦。

【现代药理】具有降低脑内自由基水平、抗血小板凝聚、抗血栓、镇静、改善学习记忆能力等作用。

【临床应用】血管性头痛等。临床以头痛头晕、腰膝酸软、记忆力减退为特征症状。

【用药特征】本成药以滋补肝肾为主，肝肾同补，精血得生，清窍得养，加以祛风，使头痛得宁。适用于肝肾阴虚、肝阳上亢者。亦可用于头痛、头晕、耳鸣、失眠、记忆力减退、反应迟钝等早期脑疾病的中老年人群；或已患有脑中风、脑萎缩、脑瘫、帕金森、老年痴呆等严重疾病的老年人群；有失眠、记忆力减退、反应迟钝等症状的学生群体；或用脑过度及经常长时间脑力工作的金领、白领人群。

【用法用量】口服。一次2粒，一日3次。

【使用注意】儿童、孕妇、哺乳期妇女禁用。不宜长期服用。忌食辛辣、油腻食物。戒烟、酒。

【规格贮藏】0.4g/粒。密封。

附：肝肾阴虚中成药特点比较

中成药名	功效		临床治疗主症	
	共同点	独有功效	相同主治	主治自身特点
天麻首乌片（胶囊）	滋补肝肾	养血息风	肝虚阴虚、肝阳上亢证。症见头痛、眩晕、耳鸣、心烦易怒、目赤、口苦、腰膝酸软	头痛、夜寐不安、少寐多梦
养阴降压胶囊		平肝潜阳、养阴安神		头痛、颈项不适、目眩
天麻醒脑胶囊		平肝息风、通络止痛		头痛头晕、记忆力减退

七、痰瘀互阻

头痛宁胶囊

【处方组成】天麻、土茯苓、制何首乌、当归、防风、全蝎。

【功能主治】息风涤痰、逐瘀止痛。主治痰瘀阻络证。症见头痛、痛势剧烈，或攻冲作痛，或痛如锥刺，伴目眩畏光、胸闷脘胀、恶心呕吐、急躁易怒、反复发作、舌暗红苔白、脉弦涩。

【现代药理】具有改善微循环、镇静、抗炎等作用。

【临床应用】偏头痛、紧张性头痛。临床以头痛剧烈、急躁易怒为特征症状。

【用药特征】本成药以祛风逐瘀为主，兼能涤痰息风、行血养血、祛瘀生新、引邪下行。适用于日久痰湿瘀血入经络者。

【用法用量】口服。一次3粒，一日3次。

【使用注意】孕妇慎用。忌食辛辣、厚味食品。

【规格贮藏】0.4g/粒，密封。

第四节　眩晕

一、热扰清窍

麝香牛黄丸

【处方组成】金银花、连翘、黄连、黄芩、黄柏、栀子、石膏、大黄、人工牛黄、人工麝香、冰片、薄荷脑、朱砂、雄黄、麦冬、当归、赤芍、防风、钩藤、桔梗、甘草。

【功能主治】清热解毒。主治热毒内盛证。症见头晕目赤、咽干咳嗽、风火牙疼、大便秘结、舌红苔黄、脉弦数。

【现代药理】具有解热、抗炎、镇咳等作用。

【临床应用】眩晕、上呼吸道感染、牙周炎等。临床以头晕头痛、牙龈肿痛、目赤咽干、便干为特征症状。

【用药特征】本成药长于清热解毒、开窍息风，兼滋阴活血之效，尤以清解见长。其特点有三：①集众多清解之品于一方，以苦寒直折为主，兼以"以泻代清"、辛寒散火等诸法，清解之力尤著；②多用辛香走窜、开窍醒神之品，以助散火解毒；③配以滋阴活血之药，实寓"治风先治血"之义。适用于热毒内盛者。

【用法用量】①水蜜丸：口服。一次2g，一日2～3次。②大蜜丸：一次1丸，一日2～3次。

【使用注意】孕妇禁用。脾胃虚寒者、哺乳期妇女慎用。不宜过量、久用。忌烟酒、辛辣、香燥、肥甘厚味、油腻食物。

【规格贮藏】①水蜜丸：2g/袋。密封。②大蜜丸：3g/丸。密封。

醒脑降压丸

【处方组成】黄芩、黄连、栀子、郁金、玄精石、冰片、朱砂、珍珠母、辛夷、零陵香、雄黄。

【功能主治】通窍醒脑、清心镇静。主治火热上扰阻窍证。症见眩晕头痛、头疼脑胀、烦躁不宁、言语不利、痰涎壅盛、肢体麻木、胸闷、口苦口渴、舌红苔黄、乏津、脉弦数。

【现代药理】具有解痉、舒张血管、降血压等作用。

【临床应用】原发性高血压、血管神经性头痛。临床以头痛眩晕、头疼脑胀、烦躁不安为特征症状。

【用药特征】本成药长于清热解毒、通窍醒神，兼能清三焦实火、宁心安神。用药多用芳香走窜之品，开窍解毒之力强，兼用重镇平肝之品以平肝潜阳。适用于心肝火炽、热扰神明者。

【用法用量】口服。一次10～15粒，一日1～2次。

【使用注意】胃肠溃疡者、孕妇禁用。阴虚阳亢者、体虚者慎用。不宜过量、久用。宜清淡、低盐饮食。

【规格贮藏】2.2g/10粒。密封。

乌兰十三味汤散

【处方组成】土木香、苦参、悬钩子木、山奈、诃子、川楝子、栀子、茜草、枇杷叶、紫草茸、橡子、紫草、金莲花。

【功能主治】清血热。主治血热上盛证。症见头晕头痛、目赤、舌红苔黄、脉弦数。

【现代药理】尚未检索到本成药相关的药理资料。

【临床应用】原发性眩晕、高血压。临床以头晕、头痛、血压高为特征症状。

【用药特征】本成药以清热凉血为主，兼清肝热、疏肝解郁。用药以寒凉或甘寒为主。适用于血热上盛所致的眩晕。

【用法用量】水煎服。一次3～5g，一日1～3次。

【使用注意】孕妇、哺乳期妇女慎用。脾胃虚寒者慎用。不宜久用，过量使用。忌食辛辣、油腻食物。

【规格贮藏】3g/袋。密闭，防潮。

牛黄降压丸（胶囊、片）

【处方组成】人工牛黄、羚羊角、珍珠、冰片、水牛角浓缩粉、黄芩提取物、黄芪、党参、白芍、郁金、川芎、决明子、薄荷、甘松。

【功能主治】清心化痰、平肝安神。主治心肝火旺、痰热壅盛证。症见头晕目眩、头痛失眠、烦躁不安、急躁易怒、面红口苦、痰黏色黄、舌红苔黄腻、脉弦数。

【现代药理】具有降压、抑制血小板聚集、利尿、抗炎、解热、镇静、降血脂、改善血液流变学等作用。

【临床应用】血管神经性头痛、原发性高血压。临床以眩晕头痛、急躁易怒、面红目赤、舌红苔黄腻为特征症状。

【用药特征】本成药长于清心凉肝、益气养血，兼能活血行气、健脾化痰，善于清泻心、肝二经火热。用药具有心肝同治、气血兼顾、补而不滞的特点。适用于心肝火旺、痰热壅盛兼有一定气血不足的眩晕头痛、急躁失眠。

【用法用量】①水蜜丸：口服。一次20～40丸，一日1次。②大蜜丸：口服。一次1～2丸，一日1次。③胶囊：口服。一次2～4粒，一日1次。④片：口服。一次2片，一日2次。

【使用注意】孕妇慎用。腹泻便溏者忌服。气血不足所致的晕眩、失眠患者慎用。大蜜丸不可整丸吞服，防止噎膈。宜清淡、低盐饮食，忌寒凉、油腻食物。

【规格贮藏】①水蜜丸：1.3g/20丸。密封。②大蜜丸：1.6g/丸。密封。③胶囊：0.4g/粒。密封。④片：0.27g/片。密封。

降压平片

【处方组成】夏枯草、菊花、葛根、地龙、珍珠母、地黄、槲寄生、薄荷脑、黄芩、淡竹叶、芦丁。

【功能主治】清热、平肝、潜阳。主治肝火上扰证。症见头晕、目眩、耳鸣、口苦咽干、舌质红、苔薄黄、脉弦。

【现代药理】具有降血压、镇静、利尿等作用。

【临床应用】原发性高血压。临床以头晕目眩、目赤口苦为指征症状。

【用药特征】本成药重在清热平肝，兼有滋阴潜阳、醒脑清窍之效。用药邪正兼顾、标本兼治，具有补而不滞的特点，重在清肝。适用于肝经火热炽盛、上扰清窍所致的头晕、目眩。

【用法用量】口服。一次4片，一日3次。

【使用注意】孕妇、体弱便溏者慎用。气血亏虚所致眩晕者慎用。忌食辛辣、油腻食物。宜低盐饮食。

【规格贮藏】0.35g/糖衣片（片芯）。密封，置阴凉处。

山绿茶降压片（胶囊）

【处方组成】山绿茶。

【功能主治】清热解毒、平肝潜阳。主治肝火旺盛证。症见眩晕耳鸣、头痛头胀、心烦易怒、少寐多梦、便干尿黄、舌红苔黄、脉弦数。

【现代药理】具有镇静、催眠、降压、降血脂作用。

【临床应用】高血压病、高血脂。临床以头晕目眩、耳鸣、头痛头胀、失眠心烦为特征症状。

【用药特征】本成药为山绿茶单味药制剂。用药苦甘，具有清热平肝的功效，兼能利咽。适用于肝火旺所致眩晕、失眠轻症。

【用法用量】①片：口服。一次2～4片，一日3次。②胶囊：口服。一次1～2粒，一日3次。

【使用注意】脾胃虚寒便溏者慎用。忌辛辣、肥腻食物。

【规格贮藏】①片：0.2g/薄膜衣片；0.2g/糖衣片（片芯）。密封，置阴凉处。②胶囊：0.4g/粒。密封。

复方羚角降压片

【处方组成】羚羊角、夏枯草、黄芩、槲寄生。

【功能主治】平肝泄热。主治肝火上炎、肝阳上亢证。

症见头晕、头胀、头痛、耳鸣耳聋、耳鸣如风雷声、耳聋时轻时重、每郁怒之后耳聋加重、面红耳赤、烦躁易怒、口苦咽干、舌红苔黄、脉弦数。

【现代药理】具有降血压、抗心律失常、镇静等作用。

【临床应用】原发性眩晕、原发性高血压、紧张性头痛、偏头痛、神经性耳聋。临床以头痛、眩晕、烦躁易怒为特征症状。

【用药特征】本成药以清泻肝火、平肝息风为主，佐以补肝肾，尤以清肝见长。适用于肝火上炎、肝阳上亢引起的眩晕、头痛患者。

【用法用量】口服。一次4片，一日2～3次。

【使用注意】孕妇忌用。脾胃虚寒者慎用。不可过量、久用。忌食辛辣、油腻食物。

【规格贮藏】0.35g/片。密封。

附：热扰清窍中成药特点比较

中成药名	功效		临床治疗主症	
	共同点	独有功效	相同主治	主治自身特点
麝香牛黄丸	清热开窍	解毒、滋阴活血	热毒内盛证。症见头晕目赤、咽干咳嗽、风火牙疼、大便秘结、舌红苔黄、脉弦数	头晕头痛、牙龈肿痛、目赤咽干
醒脑降压丸		清心安神、平肝潜阳		头痛眩晕、烦躁不安或伴短时言语不清、肢体麻木、胸闷、痰多
乌兰十三味汤散		清血热、舒肝解郁		头晕头痛、目赤、高血压
牛黄降压丸（胶囊、片）		清心凉肝、益气养血、健脾化痰		眩晕头痛、急躁易怒、面红目赤、舌红苔黄腻
降压平片		平肝滋阴潜阳		头晕目眩、目赤口苦
山绿茶降压片（胶囊）		解毒、平肝潜阳		头晕目眩耳鸣、头痛头胀、失眠心烦、便干尿黄
复方羚羊角降压片		平肝泄热		头痛、眩晕、耳鸣耳聋、烦躁易怒

二、痰湿内阻

晕复静片

【处方组成】制马钱子、珍珠、僵蚕（炒）、九里香。

【功能主治】化痰、息风。主治痰浊中阻证。症见头晕目眩、耳胀、胸闷恶心、视物昏旋、舌红苔腻、脉滑。

【现代药理】具有抗运动性眩晕、舒张血管、抗血小板聚集等作用。

【临床应用】梅尼埃病、椎动脉型颈椎病、颅脑外伤等。临床以头晕目眩、视物旋转、耳胀、胸闷苔腻为特征症状。

【用药特征】本成药长于化痰通络、升达清阳、潜阳息风、镇心安神，兼能行气活血、散瘀止痛。用药涤痰息风之力并不突出。适用于痰浊中阻之轻证。

【用法用量】饭后服。一次1～3片，一日3次。

【使用注意】孕妇禁用。肝火上炎者慎用。不宜久服、过量服用。服药后若出现肌肉颤抖、复视等症状应停药。忌食辛辣、寒凉食物。

【规格贮藏】0.1g/片芯，密封。

半夏天麻丸

【处方组成】法半夏、天麻、人参、炙黄芪、炒白术、苍术（米泔炙）、陈皮、茯苓、泽泻、六神曲（麸炒）、炒麦芽、黄柏。

【功能主治】健脾祛湿、化痰息风。主治脾虚湿盛、痰浊内阻证。症见头痛头晕、如蒙如裹、视物旋转、胸脘满闷、呕吐痰涎、苔白腻、脉弦滑。

【现代药理】尚未检索到本成药相关的药理资料。

【临床应用】原发性眩晕、梅尼埃病、偏头痛、神经性头痛。临床以眩晕头痛、如蒙如裹、脘闷苔腻为特征症状。

【用药特征】本成药长于益气健脾、燥湿化痰、平肝息风，兼有行气消食、清热之效。用药具有肝脾同治、气津并调、标本兼顾、寒热并用、补泻兼施的特点。适用于脾虚湿盛、痰浊内阻证。

【用法用量】口服。一次6g，一日2~3次。

【使用注意】孕妇禁用。肝肾阴虚、肝阳上亢者慎用。大便干燥者慎用。忌食生冷、油腻及海鲜类食物。

【规格贮藏】6g/100丸。密封。

心脑健片（胶囊）

【处方组成】茶叶提取物。

【功能主治】清利头目、醒神健脑、化浊降脂。主治痰浊上扰证。症见头晕目眩、胸闷气短、倦怠乏力、精神不振、记忆力减退、舌苔厚腻、脉滑。

【现代药理】具有抗凝、抗氧化、降血脂、改善微循环、促进骨髓再生、增强免疫功能的作用。

【临床应用】原发性眩晕、高血压病、动脉粥样硬化、冠心病、心绞痛、心肌梗死、高血脂、肿瘤放疗和化疗所致的白细胞减少症。临床以头晕、倦怠、记忆力减退为特征症状。

【用药特征】本成药为单味药制剂，功长醒神清脑、化浊降脂。适用于痰浊上扰所致的疲倦乏力、精神不振、眩晕。

【用法用量】①片：口服。一次2片，一日3次。②胶囊：口服。一次2粒，一日3次。心血管病：1个月为一个疗程。肿瘤放、化疗病人：2个月为一个疗程，从放、化疗之日开始服用，或遵医嘱。

【使用注意】孕妇、失眠患者慎用。忌食油腻食物。

【规格贮藏】①片：0.1g茶叶提取物/片（以茶多酚计）。避光，密封。②胶囊：0.1g茶叶提取物/粒（以茶多酚计）。避光，密封，置干燥处。

附：痰湿内阻中成药特点比较

中成药名	功效		临床治疗主症	
	共同点	独有功效	相同主治	主治自身特点
晕复静片	化痰息风	潜阳息风、镇心安神、行气活血	痰浊内阻证。症见头晕头痛、胸闷呕恶、舌苔厚腻	头晕目眩、视物旋转、胸闷苔腻
半夏天麻丸		益气健脾、行气消食、清热		眩晕头痛、如蒙如裹、胸脘满闷、呕吐痰涎、舌苔白腻
心脑健片（胶囊）		化浊降脂、醒神清脑		头晕、倦怠、记忆力减退、舌厚腻

三、肝阳上亢

全天麻胶囊（片）

【处方组成】天麻。

【功能主治】平肝、息风。主治肝风上扰或肝阳化风证。症见头晕目眩、肢体麻木、头痛耳鸣、口舌歪斜、癫痫抽搐、烦躁失眠、关节肿痛、舌红、脉弦。

【现代药理】具有改善脑血流量、增强小鼠红细胞免疫黏附的作用。

【临床应用】原发性眩晕、偏头痛、原发性高血压、风湿性关节炎、类风湿关节炎、糖尿病周围神经病变等。临床以头晕目眩、肢体麻木、中风偏瘫、癫痫、关节痹痛为特征症状。

【用药特征】本成药为单味药制剂，味甘性平，入肝经，长于平肝息风、平肝阳。既可息内风，又散外

风。适用于肝阳上亢、肝风内动之眩晕轻证。

【用法用量】①胶囊：口服。一次2～6粒，一日3次。②片：口服。一次2～6片，一日3次。

【使用注意】孕妇禁用。气血亏虚者慎用。儿童、哺乳期妇女、年老体弱者慎用。用于痫病、中风时宜配合其他药物治疗。保持情绪乐观，切忌生气恼怒。忌生冷及油腻难消化的食物。

【规格贮藏】①胶囊：0.5g/粒。密封，置阴凉处。②片：0.6g/片。密封。

清脑降压片（胶囊、颗粒）

【处方组成】黄芩、夏枯草、决明子、槐米、钩藤、煅磁石、珍珠母、牛膝、地黄、当归、丹参、地龙、水蛭。

【功能主治】平肝潜阳。主治肝阳上亢证。症见头晕目眩、头痛、心烦易怒、项强背痛、失眠健忘、目赤耳鸣、口苦、大便干燥、血压偏高、舌红苔黄、脉弦数。

【现代药理】具有降压、降血脂等作用。

【临床应用】原发性眩晕、神经性头痛、原发性高血压。临床以头晕目眩、血压偏高、心烦口苦、失眠健忘为特征症状。

【用药特征】本成药长于凉肝息风，兼养血活血，尤以清热平肝见长，滋补作用弱。具有补泻兼施、标本兼治的特点。适用于眩晕属肝阳上亢、肝火上炎证。

【用法用量】①片：口服。一次4～6片，一日3次。②胶囊：口服。一次3～5粒，一日3次。③颗粒：开水冲服。一次2～3g，一日3次。

【使用注意】孕妇禁用。气血不足所致头晕、头痛者慎用。有出血倾向者慎用。血压明显升高，或药后血压不降时，应配合其他降压药使用。饮食宜清淡、低盐，忌烟酒。

【规格贮藏】①片：0.33g/薄膜衣片；0.3g/糖衣片（片芯）。密封。②胶囊：0.55g/粒。密封。③颗粒：2g/袋。密封。

安宫降压丸

【处方组成】人工牛黄、水牛角浓缩粉、天麻、黄连、黄芩、栀子、郁金、冰片、珍珠母、黄芪、党参、麦冬、白芍、醋五味子、川芎。

【功能主治】清热镇惊、平肝降压。主治胸中郁热、肝阳上亢证。症见头晕目眩、项强脑胀、心悸多梦、烦躁起急、目赤口苦、耳鸣耳聋、舌红苔黄或少津、脉弦数有力。

【现代药理】具有扩张血管、降血压、镇静等作用。

【临床应用】原发性眩晕、原发性高血压。临床以头目眩晕、项强脑胀、烦躁心悸、目赤口苦、舌质红苔黄少津为特征症状。

【用药特征】本成药以清热解毒、化痰开窍、平肝息风为主，兼能活血行气。用药具有邪正兼顾、散收并用、气血并调、心肝同治的特点，其清心开窍、平肝镇惊之功显著。适用于心肝火盛、胸中郁热、肝阳上亢、肝火上炎所致的眩晕。

【用法用量】口服。一次1～2丸，一日2次。

【使用注意】孕妇忌用。痰湿中阻，清阳不升之眩晕慎用。无高血压症状时停服或遵医嘱。降压效果不明显时，宜配合其他降压药物。可嚼服，也可分份吞服。忌食辛辣香燥、肥甘油腻食物。

【规格贮藏】3g/丸。密封。

脑立清丸（胶囊、片）

【处方组成】磁石、珍珠母、赭石、猪胆汁（或猪胆粉）、冰片、薄荷脑、清半夏、熟酒曲、酒曲、牛膝。

【功能主治】平肝潜阳、醒脑安神。主治肝阳上亢证。症见头晕目眩、耳鸣口苦、心烦难寐、头痛且胀、每因烦劳或恼怒而增剧、面色潮红、性急易怒、少寐多梦、心烦口苦、舌红苔黄、脉弦。

【现代药理】具有镇静、改善微循环、保护血管内皮等作用。

【临床应用】原发性眩晕、原发性高血压、神经衰弱、血管神经性头痛。临床以头晕目眩、心烦失眠、烦躁易怒为特征症状。

【用药特征】本成药长于重镇安神、平肝潜阳，兼能化痰活血，其重镇安神、凉肝息风、开窍醒脑作用强，但药性偏苦寒，易伤脾胃。适用于肝阳上亢、邪热上扰者。

【用法用量】①丸：口服。一次10丸，一日2次。②胶囊：口服。一次3粒，一日2次。③片：口服：一次5片，一日2次。

【使用注意】孕妇禁用。体弱虚寒者忌服。肾精亏虚者慎用。高血压、心脏病、肝病、糖尿病、肾病等慢性病严重者应在医师指导下服用。保持情绪乐观，切忌生气恼怒。忌食寒凉、油腻和难以消化的食物。

【不良反应】偶见慢性皮肤过敏。

【规格贮藏】①丸：1.1g/10丸。密封。②胶囊：0.33g/粒。密封。③片：0.5g/片。密封。防潮。

心脑静片

【处方组成】钩藤、夏枯草、珍珠母、龙胆、槐米、黄芩、黄柏、莲子心、淡竹叶、人工牛黄、冰片、制天南星、朱砂、铁丝威灵仙、木香、甘草。

【功能主治】平肝潜阳、清心安神。主治肝阳上亢证。症见头晕目眩、烦躁不宁、言语不清、手足不遂、肢体麻木、口舌歪斜、少寐多梦、胸闷痰多、口干口苦、舌质红苔黄腻、脉弦。

【现代药理】具有降血压、镇静、抗惊厥、抗脑缺血、改善心肌缺血等作用。

【临床应用】原发性眩晕、中风、原发性高血压、脑出血、脑梗死恢复期。临床以头晕目眩、烦躁不宁、手足不遂、胸闷痰多为特征症状。

【用药特征】本成药长于平肝潜阳、清心安神，兼能通络开窍、镇心安神。用药侧重于清肝泻火。适用于眩晕、中风属肝阳上亢或肝阳化风、风痰阻窍轻证。

【用法用量】口服。一次4片，一日1~3次。

【使用注意】孕妇禁用。肝肾功能不全者慎用。气血不足眩晕者慎用。不宜过量或长期服用。忌辛辣、油腻、生痰动风之品。

【规格贮藏】0.4g/片。密封。

山菊降压片

【处方组成】山楂、炒决明子、菊花、夏枯草、盐泽泻、小蓟。

【功能主治】平肝潜阳。主治阴虚阳亢证。症见头晕目眩、耳鸣健忘、腰膝酸软、五心烦热、心悸失眠、目赤口苦、便秘、尿赤、舌暗红、苔薄黄、脉弦。

【现代药理】尚未检索到本成药相关的药理资料。

【临床应用】原发性眩晕、原发性高血压、高脂血症。临床以头晕目眩、目赤口苦、五心烦热、耳鸣健忘、腰膝酸软为特征症状。

【用药特征】本成药长于清肝利水，为攻伐之剂，兼以活血散瘀。用药以清泻肝火为主，佐以利湿化浊。适用于阴虚所致肝阳上亢兼瘀热阻窍之眩晕。

【用法用量】口服。小片：一次5片；大片：一次3片，一日2次，或遵医嘱。

【使用注意】孕妇慎用。脾胃虚寒者慎用。气血两虚眩晕者慎用。忌食辛辣、油腻食物。

【不良反应】偶见胃脘部不适。

【规格贮藏】0.3g/片；0.5g/片。密封。

抑眩宁胶囊（颗粒）

【处方组成】牡蛎（煅）、生铁落、黄芩、胆南星、竹茹、白芍、枸杞子、山楂、陈皮、茯苓、菊花、苍耳子（炒）。

【功能主治】平肝潜阳、降火涤痰、养血健脾、祛风清热。主治肝阳上亢、气血两虚证。症见头晕目眩、头痛、目赤耳鸣、烦躁不安、心悸失眠、口干口苦、纳呆、便秘、舌红苔黄腻、脉弦数。

【现代药理】具有降血压、抗缺氧、镇静等作用。

【临床应用】原发性眩晕、原发性高血压病、颈椎病、脑梗死。临床以头晕目眩、心悸失眠、健忘口苦为特征症状。

【用药特征】本成药以平肝潜阳、清热化痰为主，辅以健脾化痰、清心泻火，长于涤痰清火、滋阴潜阳，兼行气祛风，尤以清热化痰见长。用药具有清中有滋、气血并调、邪正兼顾、补而不滞之特点。适用于肝阳上亢、痰热上扰伴有气血两虚之轻症眩晕。

【用法用量】①胶囊：口服，一次4~6粒，一日3次。②颗粒：开水冲服，一次10g，一日3次。

【使用注意】孕妇禁用。体虚眩晕者慎用。不易过量，久服。忌食辛辣、油腻食物。

【规格贮藏】①胶囊：0.3g/粒。密封。②颗粒：10g/袋。密封。

天母降压片

【处方组成】天麻、珍珠母、钩藤、菊花、桑椹。

【功能主治】平肝潜阳。主治肝阳上亢证。症见眩晕、头痛、心悸、心烦、失眠、舌红苔黄、脉弦。

【现代药理】具有降血压、降低心肌耗氧量等作用。

【临床应用】原发性眩晕、原发性高血压。临床以眩晕、心悸、失眠为特征症状。

【用药特征】本成药以平肝息风、清肝热为主，佐以滋阴补血的作用，具有标本兼治、邪正兼顾之特点。适用于肝阳上亢，兼肝阴不足轻症眩晕患者。

【用法用量】口服，一日3次，一次4片。

【使用注意】孕妇慎用。忌食辛辣、油腻食物。

【不良反应】偶见恶心、呕吐、大便不成形。

【规格贮藏】0.3g/片。密封。

复方罗布麻颗粒

【处方组成】罗布麻叶、菊花、山楂。

【功能主治】平肝泄热、镇静安神。主治肝阳上亢、肝火上攻证。症见头晕头胀、失眠多梦、面红耳赤、烦躁易怒、口苦咽干、耳鸣如蝉、舌红苔黄、脉弦数。

【现代药理】具有降压、镇静、抗心律失常等作用。

【临床应用】原发性眩晕、失眠、原发性高血压、神经衰弱。临床以眩晕、烦躁易怒、口苦而干、失眠多梦为特征症状。

【用药特征】本成药以平降肝阳、清泻肝火为主，佐以活血通脉、化浊，尤以降压为长，清热之力较弱。适用于肝阳上亢、肝火上攻之轻症眩晕。

【用法用量】开水冲服。一次1~2袋，一日2次。

【使用注意】孕妇慎用。脾胃虚寒者、体弱、虚寒便溏者慎用。糖尿病、痛风的高血压患者慎用。忌食辛辣、油腻食物。

【规格贮藏】15g/袋；6g/袋。密封，防潮保存。

罗布麻茶

【处方组成】罗布麻叶。

【功能主治】平肝安神、清热利水。主治肝阳上亢证。症见眩晕、心悸失眠、浮肿尿少、舌淡苔腻、脉沉滑。

【现代药理】具有降血压、镇静、降血脂、利尿、抗辐射、延缓衰老等作用。

【临床应用】原发性高血压、神经衰弱、心力衰竭、肾炎。临床以眩晕、心悸失眠、浮肿尿少为特征症状。

【用药特征】本成药为单味药，具有平降肝阳、清泻肝火之功效。适用于肝阳上亢、肝火上攻所致的眩晕轻症患者。

【用法用量】开水冲泡代茶饮。一次1~2袋，一日2~3次。

【使用注意】孕妇慎用。脾胃便溏者慎用。忌食辛辣、油腻食物。

【规格贮藏】3g/袋。密封，置阴凉干燥处。

清肝降压胶囊

【处方组成】制何首乌、桑寄生、夏枯草、槐花（炒）、小蓟、丹参、葛根、川牛膝、泽泻（盐炒）、远志（去心）。

【功能主治】清热平肝、补益肝肾。主治肝肾阴虚、肝火亢盛证。症见眩晕头痛、面红目赤、急躁易怒、口干口苦、腰膝酸软、心悸不寐、耳鸣健忘、便秘溲黄、舌质红、苔薄黄、脉弦细。

【现代药理】具有扩张血管、降血压等作用。

【临床应用】原发性眩晕、血管神经性头痛、原发性高血压。临床以眩晕头痛、腰膝酸软、耳鸣健忘为特征症状。

【用药特征】本成药以补益肝肾、滋阴潜阳为主，兼顾清泻肝火、凉血祛湿、安神，尤以滋补肝肾功效显著。适用于肝肾阴虚、肝火旺盛之眩晕。

【用法用量】口服。一次3粒，一日3次；或遵医嘱。

【使用注意】孕妇禁用。气血不足、脾胃虚寒之眩晕者慎用。不宜过量、久服。忌食辛辣、油腻食物。饮食宜清淡、易消化、低盐、低脂。

【规格贮藏】0.5g/粒。密封。

晕可平颗粒

【处方组成】赭石、夏枯草、车前草、法半夏。

【功能主治】镇肝潜阳。主治肝阳上亢证。症见头晕目眩、视物旋转、恶心呕吐、急躁易怒、胸闷脘痞、

舌红苔黄腻、脉弦滑。

【现代药理】具有降血压、镇静、催眠等作用。

【临床应用】原发性高血压、耳源性眩晕。临床以头晕目眩、恶心呕吐、急躁易怒为特征症状。

【用药特征】本成药以镇肝潜阳、清泻肝火，兼能清肝明目、化痰利水。用药具有重镇降逆和清肝并用，化痰、利水兼顾的特点。适用于肝阳上亢、夹痰热上扰之眩晕轻症。

【用法用量】开水冲服。一次10g，一日3次。

【使用注意】孕妇禁用。气血不足之眩晕者慎用。忌食辛辣、油腻食物。

【规格贮藏】10g/瓶；100g/瓶。密封。

天麻钩藤颗粒

【处方组成】天麻、钩藤、石决明、栀子、黄芩、牛膝、盐杜仲、益母草、桑寄生、首乌藤、茯苓。

【功能主治】平肝息风、清热安神。主治肝阳上亢证。症见头痛、眩晕、耳鸣、眼花、震颤、失眠、舌红苔黄、脉弦数。

【现代药理】具有降血压、调节神经活动、抗氧化、抗血小板聚集等作用。

【临床应用】原发性眩晕、血管神经性头痛、原发性高血压、面肌痉挛。临床以头痛、眩晕、震颤为特征症状。

【用药特征】本成药长于平肝息风，兼能清肝泻火，内寓"治风先治血"之意，又能安神定志、补肾活血。适用于肝肾不足、肝火旺盛、肝阳化风所致的眩晕。

【用法用量】开水冲服。一次1袋，一日3次，或遵医嘱。

【使用注意】糖尿病患者忌服有糖型。阴虚之动风证忌用。过敏体质慎用。忌食辛辣、油腻食物。

【规格贮藏】5g/袋（无蔗糖）；10g/袋。密封，置干燥处。

天智颗粒

【处方组成】天麻、石决明、桑寄生、首乌藤、栀子、川牛膝、钩藤、杜仲、茯神、槐花、黄芩、益母草。

【功能主治】平肝潜阳、补益肝肾、益智安神。主治肝阳上亢证。症见头晕目眩、头痛失眠、烦躁易怒、口苦咽干、腰膝酸软、智能减退、思维迟缓、定向性差、舌红苔黄腻、脉弦。

【现代药理】具有降低血黏度、改善学习记忆、抗氧化等作用。

【临床应用】血管性痴呆、继发性眩晕。临床以头晕目眩、心烦口苦、记忆力减退为特征用药。

【用药特征】本成药以平肝泻火、安神益智为主，兼补益肝肾、益气活血，并以益智安神特点为长。适用于肝阳上亢伴有记忆力减退的眩晕较宜。

【用法用量】口服。一次1袋，一日3次。

【使用注意】孕妇禁用。低血压患者禁用。忌食辛辣、油腻食物。

【不良反应】偶见腹泻、腹痛、恶心、心慌等症状。

【规格贮藏】5g/袋。密封。

脉君安片

【处方组成】钩藤、葛根、氢氯噻嗪。

【功能主治】平肝息风、解肌止痛。主治肝阳上亢证。症见高血压、头痛眩晕、颈项强痛、失眠、心悸、舌淡红苔薄黄、脉弦滑。

【现代药理】具有降血压等作用。

【临床应用】原发性眩晕、原发性高血压、冠心病。临床以头痛头晕、颈项强痛、失眠心悸为特征症状。

【用药特征】本成药为中西医结合制剂，以平肝息风，解肌止痛见长，兼有利尿降压之效。适用于肝阳上亢者。

【用法用量】口服。一次3片，一日3～4次。

【使用注意】孕妇慎用。运动员慎用。低血压患者禁用。忌食辛辣、油腻食物。

【规格贮藏】0.5g/片。密封。

附：肝阳上亢中成药特点比较

中成药名	功效		临床治疗主症	
	共同点	独有功效	相同主治	主治自身特点
全天麻胶囊（片）	平肝息风	平肝潜阳，祛风通络	肝阳上亢证。症见头晕目眩、心烦易怒、目赤耳鸣、高血压、舌红苔腻、脉弦	头晕目眩、中风偏瘫、癫痫、关节痹痛
清脑降压片（胶囊、颗粒）		平肝潜阳		头晕目眩、血压偏高、失眠健忘、便干口苦
安宫降压丸		清热镇惊、化痰开窍、活血行气		头目眩晕、项强脑胀、烦躁心悸、目赤口苦、舌质红苔黄少津
脑立清丸（胶囊、片）		醒脑安神、化痰活血		头晕头痛、失眠、烦躁易怒
心脑静片		清心安神		头晕目眩、烦躁不宁、手足不遂
山菊降压片		利水活血		头晕目眩、目赤口苦、耳鸣健忘、腰膝酸软
抑眩宁胶囊（颗粒）		降火涤痰、养血健脾、健脾化痰		头晕目眩、心悸失眠、健忘口干口苦
天母降压片		滋阴补血		眩晕、心悸、失眠
复方罗布麻颗粒		活血降浊、泄热		眩晕、烦躁易怒、口苦而干、失眠多梦
罗布麻茶		清热利水		眩晕、心悸失眠、浮肿尿少
清肝降压胶囊		补益肝肾、滋阴潜阳		眩晕头痛、腰膝酸软、心悸失眠
晕可平颗粒		镇肝潜阳、化痰利水		头晕目眩、急躁易怒
天麻钩藤颗粒		清热安神、补肾活血		头晕目眩、震颤
天智颗粒		安神益智、补益肝肾		头晕目眩、记忆力减退、烦躁易怒、口苦咽干
脉君安片		解肌止痛、利尿		头痛头晕、颈项强痛、失眠心悸

四、瘀血阻窍

逐瘀通脉胶囊

【处方组成】水蛭、虻虫、桃仁、大黄。

【功能主治】破血逐瘀、通经活络。主治血瘀证。症见头晕头痛、耳鸣、舌质暗红、脉沉涩。

【现代药理】具有抗脑缺血、抑制血小板聚集、抗血栓等作用。

【临床应用】原发性眩晕、血管性头痛、原发性高血压病、脑梗死、脑动脉硬化。临床以头晕头痛、舌质暗红为特征症状。

【用药特征】本成药多用嗜血动物药，以破血逐瘀为主，兼有攻积导滞之功，通经活络，活血作用强大。适用于血瘀所致眩晕重症者。

【用法用量】口服。一次2粒，一日3次。

【使用注意】孕妇禁用。月经过多、脑出血等出血性疾病及倾向者禁用。体虚、便溏者慎用。忌生冷食物。

【不良反应】少数病例有轻微恶心及上腹不适。

【规格贮藏】0.2g/粒。密封。

通窍益心丸

【处方组成】麝香、牛黄、蟾酥、珍珠、冰片、三七、人参、水牛角干浸膏、胆酸钠。

【功能主治】活血化瘀、益气强心、通窍止痛。主治瘀血阻窍证。症见眩晕、头痛，兼健忘、失眠、胸痹心痛、心悸气短、面唇紫暗、舌暗有瘀斑、脉涩或细涩。

【现代药理】具有恢复心肌氧的供求平衡、改善心肌供血、恢复心脏功能等作用。

【临床应用】原发性眩晕、冠心病、心绞痛、心功能不全、心律失常。临床以左前胸疼痛、心悸、眩晕、舌暗有瘀斑为特征症状。

【用药特征】本成药以清热开窍、益气活血为主，清解通窍作用明显。用药以活血凉血并举、开窍醒神兼顾，兼有益气通脉。适用于瘀血阻窍所致的眩晕者。

【用法用量】舌下含服或咀嚼后咽服。一次2～3丸，一日2～3次。

【使用注意】孕妇禁用。月经过多、出血性疾病及倾向者禁用。忌食生冷、辛辣、油腻食物、烟酒、浓茶。

【规格贮藏】20mg/丸。密封，置凉暗处保存。

滇白珠糖浆

【处方组成】透骨香。

【功能主治】祛湿化痰、活血化瘀。主治痰瘀交阻证。症见头晕、胸闷、腹胀、舌暗苔腻、脉弦滑。

【现代药理】具有镇静、增强免疫功能、增加椎动脉血流量、改善脑膜微循环等作用。

【临床应用】原发性眩晕、原发性高血压。临床以头晕、胸闷、舌暗为特征症状。

【用药特征】本成药为单味药制剂，以祛湿化痰、活血化瘀为主，药性辛温，其除湿通络作用较强，兼能化痰。适用于痰瘀交阻之眩晕症。

【用法用量】口服。一次20ml，一日3次。

【使用注意】孕妇，哺乳期妇女禁用。肝肾功能异常者慎用。糖尿病患者不宜。忌辛辣、生冷食物。

【不良反应】部分患者服药后出现肝肾功能异常；个别患者服药后出现口干，面色潮红。

【规格贮藏】100ml/瓶。密封，置阴凉处。

常松八味沉香散

【处方组成】沉香、广枣、檀香、降香、肉豆蔻、天竺黄、红花、丛菔。

【功能主治】清心安神、行气降压。主治气血不调、血瘀阻窍证。症见头痛头晕、胸闷气促、胸背疼痛、舌淡紫、脉沉涩。

【现代药理】尚未检索到本成药相关药理资料。

【临床应用】原发性眩晕、原发性高血压、冠心病、心绞痛、心律失常。临床以头晕、胸闷心悸、胸背疼痛为特征症状。

【用药特征】本成药以行气调中为主，兼顾活血化瘀，兼能清心。用药以芳香开窍见长，具有气血并调的特点，兼能活血定痛。适用于气血不调、瘀血阻窍所致的眩晕。

【用法用量】温开水冲服。一次2g，一日2～3次。

【使用注意】孕妇、哺乳期妇女慎用。对过敏者禁用，过敏体质者慎用。忌辛辣、生冷食物。

【规格贮藏】2g/袋。密封，置阴凉干燥处。

杏灵颗粒

【处方组成】银杏酮酯。

【功能主治】活血化瘀。主治瘀血阻滞证。症见头痛头晕、心悸胸闷、舌紫暗苔薄腻、脉弦细。

【现代药理】具有抗心肌缺血、抗血小板聚集等作用。

【临床应用】冠心病、心绞痛、原发性眩晕。临床以以胸腹刺痛、头晕头痛为特征症状。

【用药特征】本成药为单味药的活性成分，其活血化瘀作用较强。适用于瘀血阻窍之眩晕，也可用于血瘀胸痹。

【用法用量】口服。一次1袋，一日3次。

【使用注意】孕妇禁用。月经过多、出血性疾病及倾向者禁用。心力衰竭者慎用。过敏体质者慎用。忌食生冷、辛辣、油腻食物。忌烟酒、浓茶。

【不良反应】个别患者服药后出现胃部不适、恶心。

【规格贮藏】1g/袋。密封。

附：瘀血阻窍中成药特点比较

中成药名	功效		临床治疗主症	
	共同点	独有功效	相同主治	主治自身特点
逐瘀通脉胶囊	活血化瘀	破血、通经活络	血瘀证。症见头晕头痛、耳鸣、舌质暗红、脉沉涩	头晕头痛、舌质暗红
通窍益心丸		益气强心、通窍止痛		左前胸疼痛、心悸、眩晕左前胸疼痛、心悸、眩晕、舌暗有瘀斑
滇白珠胶囊		祛湿化痰		头晕、胸闷、舌暗苔腻、脉弦滑
常松八味沉香散		行气调中、清心安神		头晕、胸闷心悸、胸背疼痛舌淡紫
杏灵颗粒		通络		胸腹刺痛、头晕头痛、舌紫暗苔薄腻、脉弦细

五、气血亏虚

驴胶补血颗粒

【处方组成】阿胶、黄芪、党参、熟地黄、白术、当归。

【功能主治】补血、益气、调经。主治气血两虚证。症见头晕目眩、动则加剧、遇劳而发、体虚乏力、面黄肌瘦、食欲不振、精神疲惫、月经过少、闭经、舌淡苔白、脉细弱或沉细。

【现代药理】具有促进骨髓造血功能、调节胃肠功能等作用。

【临床应用】原发性眩晕、贫血、闭经、白细胞减少症、血小板减少性紫癜、高脂血症、阳痿等。临床以头晕目眩、动则加剧、体虚乏力、月经过少为特征症状。

【用药特征】本成药具有补血益气，兼顾活血调经、补益作用强。具有气血并重、阳生阴长、补而不滞的特点。适用于久病气血两虚者。

【用法用量】开水冲服。一次1袋，一日2次。

【使用注意】孕妇、糖尿病患者慎用。体实有热者慎用。感冒者慎用。月经提前而月经量多，血色鲜红有血块或乳房胀痛者不宜服用。不宜同时服用含藜芦制剂。忌食辛辣、油腻、生冷食物。

【规格贮藏】20g/袋；8g（无蔗糖）/袋。密封，置干燥处。

复方活脑舒胶囊

【处方组成】猪脑、五味子、麦冬、人参、枸杞子、地黄、丹参。

【功能主治】补气养血、健脑益智。主治气血亏虚证。症见健忘、记忆减退、倦怠乏力、头晕、心悸、舌淡苔白、脉细弱。

【现代药理】尚未检索到本成药相关药理资料。

【临床应用】原发性眩晕、老年痴呆。临床以头晕、记忆减退、疲倦乏力为特征症状。

【用药特征】本成药以补气养血、滋阴活血为主，用药以血肉有情之品，重在补脑益智，具有气血双补、阴阳并举的特点。适用于气血亏虚之眩晕、健忘。

【用法用量】口服。一次3粒（重症5粒），一日2次，饭后服。12~15天为一个疗程。

【使用注意】糖尿病患者慎用。高脂血症患者慎用。月经量多者慎用。不宜同时服用含藜芦制剂。忌辛辣香燥之品。

【规格贮藏】0.25g/袋。密封。

石榴补血糖浆

【处方组成】石榴、酸石榴。

【功能主治】维医：补血健脑，用于异常胆液质偏盛引起的贫血、心悸气短、焦虑、头晕等。中医：补气血。主治气血亏虚证。症见气短、头晕、心悸、健忘、舌淡苔白、脉细弱。

【现代药理】具有抗贫血等作用。

【临床应用】贫血、原发性眩晕。临床以头晕心悸、焦虑、健忘为特征症状。

【用药特征】本成药以养阴生津见长，兼能疏肝柔肝、宁心定志。用药以药食两用为主，滋阴养血作用较强，补气作用不足。适用于气血两虚、以血虚为主的眩晕、心悸。

【用法用量】口服。一次20～30ml，一日3次。用前摇匀。

【使用注意】儿童、孕妇、哺乳期妇女、年老体弱者慎用。感冒发热病人不宜服用。高血压、心脏病、肝病、糖尿病、肾病等慢性病患者应在医师指导下服用。用前摇匀。忌不易消化食物。

【规格贮藏】250ml/瓶。密封，置阴凉处（不超过20℃）。

附：气血亏虚中成药特点比较

中成药名	功效		临床治疗主症	
	共同点	独有功效	相同主治	主治自身特点
驴胶补血颗粒	补血益气	调经活血	气血两虚证。症见头晕目眩、舌淡苔白、脉细弱或沉细	头晕目眩、体虚乏力、月经过少、闭经
复方活脑舒胶囊		滋阴活血、补脑益智		头晕、记忆减退、疲倦乏力
石榴补血糖浆		滋阴养血、宁心安神、舒肝柔肝		头晕心悸、焦虑、健忘

六、肾虚

全杜仲胶囊

【处方组成】杜仲。

【功能主治】补肝肾、强筋骨、降血压。主治肾阳虚证。症见眩晕、腰膝无力、腰痛、筋骨痿软、阳痿、遗精、舌白苔白、脉沉细。

【现代药理】具有镇静、镇痛、降血压、利尿等作用。

【临床应用】原发性高血压、高血压肾病、妊娠高血压、骨质疏松。临床以眩晕、腰膝酸软为特征症状。

【用药特征】本成药为单味药制剂，归肝、肾经，具有补肝肾、强筋骨的作用。适用于肾阳不足之眩晕、腰痛轻症。

【用法用量】口服。一次4～6粒，一日2次。

【使用注意】对本品或是牛乳过敏者禁用。保持情绪乐观，忌生气恼怒。忌烟、酒及辛辣、油腻食物。

【规格贮藏】0.48g（2.5g原药材）/粒。密封。

苁蓉益肾颗粒

【处方组成】五味子（酒制）、茯苓、盐车前子、酒苁蓉、菟丝子（酒炒）、制巴戟天。

【功能主治】补肾填精。主治肾气不足证。症见腰膝酸软、记忆减退、头晕耳鸣、四肢无力、舌淡苔薄、脉沉细。

【现代药理】具有改善肾阳虚症状、提高记忆能力、增加性功能、提高免疫功能等作用。

【临床应用】原发性眩晕、神经衰弱、慢性疲劳综合征、男性勃起功能障碍。临床以眩晕、记忆减退、四肢无力为特征症状。

【用药特征】本成药以补肾填精、助阳补气见长，用药具有补而不燥、通肾阳、补肾虚的作用。适用于肾气不足挟痰湿瘀阻之眩晕、健忘。

【用法用量】开水冲服。一次1袋，一日2次。

【使用注意】孕妇、儿童慎用。体实热证者不宜服用。忌食辛辣、油腻、生冷食物。

【规格贮藏】2g/袋。密封。

健脑灵片

【处方组成】五味子、甘草、柏子仁（霜）、鹿茸、白芍（酒炒）、酸枣仁（炒）、地黄、当归、肉苁蓉

（制）、熟地黄、茯苓、川芎、红参。

【功能主治】滋肾、镇静、安神。主治肾阳不足证。症见头晕、失眠、尿频、多梦、舌淡苔白、脉沉细。

【现代药理】具有镇静、催眠、增强学习记忆等作用。

【临床应用】原发性眩晕、失眠、神经衰弱。临床以头晕目眩、失眠多梦、尿频为特征症状。

【用药特征】本成药以温补肝肾、益气养血为主，佐以健脾化痰、安神定志。用药重在温补肾阳，兼顾气血。适用于肾阳不足、气血两虚所致的眩晕、失眠、健忘。

【用法用量】口服。一次4～5片，一日3次。

【使用注意】外感发热患者禁服。儿童、孕妇、年老体弱者慎用。高血压、心脏病、糖尿病、肝病、肾病患者慎用。保持情绪乐观，忌生气恼怒。忌烟、酒及辛辣、油腻食物。

【规格贮藏】1g生药/片。密封。

龟鹿补肾丸（胶囊、口服液、片）

【处方组成】鹿角胶（炒）、龟甲胶（炒）、盐菟丝子、淫羊藿（蒸）、续断（盐蒸）、锁阳（蒸）、狗脊（盐蒸）、熟地黄、制何首乌、覆盆子（蒸）、金樱子（蒸）、炙黄芪、山药（炒）、酸枣仁（炒）、陈皮（蒸）、炙甘草。

【功能主治】补肾壮阳、益气血、壮筋骨。主治肾阳虚证。症见头晕目眩、身体虚弱、精神疲乏、腰腿酸软、精冷、性欲减退、小便夜多、健忘、失眠、舌淡苔薄、脉沉迟或细。

【现代药理】具有激素样作用、增强免疫功能、抗缺氧、催眠等作用。

【临床应用】原发性眩晕、失眠、高血压、神经衰弱、性功能障碍、不育症。临床以头晕目眩、记忆力减退、腰膝酸软、精冷、夜尿多为特征症状。

【用药特征】本成药以温肾填精、益气补血为主。用药具有阴阳并补、气血共调、补而不滞的特点，但温补肾阳之力强。适用于肾阳亏虚、气血不足之眩晕、失眠、健忘。

【用法用量】①水蜜丸：口服。一次4.5～9g，一日2次。②大蜜丸：口服。一次6～12g，一日2次。③胶囊：口服。一次2～4粒，一日2次。④口服液：口服。

一次10～20ml，一日2次。⑤片：口服。一次2～4片，一日2次。

【使用注意】孕妇忌服。儿童禁用。脾胃虚弱、呕吐泄泻、腹胀便溏、咳嗽痰多者慎用。感冒病人不宜。宜饭前服用。忌食辛辣、油腻、不易消化食物。

【规格贮藏】①水蜜丸：4.5g/袋。密封。②大蜜丸：6g/丸；12g/丸。密封。③胶囊：4g/粒。密封。④口服液：10ml/支。密封。⑤片：0.43g/片。密封。

深海龙胶囊

【处方组成】海龙、淫羊藿、海马、鹿茸、羊鞭（砂烫）、蛇床子、肉苁蓉、五味子、熟地黄、当归、枸杞子、天冬、麦冬、人参、黄芪、大枣、山药、茯苓、附片、干姜、牛膝、桃仁、水蛭、牡丹皮、砂仁、炙甘草。

【功能主治】温补肾阳、补髓填精。主治肾阳虚证。症见的头晕、耳鸣、腰膝酸软、畏寒肢冷、神疲乏力、心悸、失眠、小便频数、性功能减退、舌淡苔薄、脉沉迟或细。

【现代药理】尚未检索到本成药相关药理资料。

【临床应用】眩晕、神经性耳鸣、贫血。临床以头晕耳鸣、腰膝酸软、畏寒怕冷为特征症状。

【用药特征】本成药以温肾填精、益气养血为主，尤以温肾见长，峻补元阳。用药具有阴阳并补、气血并调、补泄结合、补而不滞、滋而不腻的特点，多种血肉有情之品合用，补肾填精、温阳益气作用较强。适用于气血阴阳俱虚，但以元阳虚衰为主者。

【用法用量】口服。一次2～3粒，一日2～3次。饭后用温开水送服。

【使用注意】孕妇、儿童禁用。阴虚阳亢、血分有热、胃火炽盛、肺有痰热、外感热病者慎服。年老体弱者、高血压、糖尿病患者慎用。不可过量、久用。不宜同时服用藜芦、五灵脂、皂荚或其制剂。不宜喝茶和吃萝卜。忌食生冷、辛辣食物。

【规格贮藏】0.3g/粒（相当于原药材0.48g）。密封。

还精煎口服液

【处方组成】地黄、熟地黄、何首乌、桑椹子、女贞子、沙苑子、锁阳、钟乳石、菟丝子、牛膝、续断、

白术（炒）、远志（炙）、石菖蒲、菊花、地骨皮、车前子、细辛。

【功能主治】补肾填精、阴阳两补、益元强壮。主治肾精不足、髓海空虚证。症见头晕、心悸、腰酸肢软、失眠、健忘、舌淡红苔薄少、脉沉细。

【现代药理】具有抗衰老等作用。

【临床应用】原发性眩晕、原发性高血压、不育症、免疫性不孕症、青春期功能性子宫出血。临床以头晕、心悸、腰酸背痛、失眠健忘为特征症状。

【用药特征】本成药以补肝肾、益气血为主。用药具有精血并补、阴阳兼顾的特点，尤以补肾填精为长。适用于肾虚精亏、髓海失充者。

【用法用量】口服。一次10ml，一日2～3次。

【使用注意】孕妇慎用。儿童忌服。脾虚湿滞、腹满便溏者慎用。忌过度思虑、避免恼怒、抑郁等不良情绪。忌食生冷、辛辣、油腻食物。

【规格贮藏】10ml/支。密封。

六味地黄胶囊
（颗粒、口服液、片、软胶囊、丸、浓缩丸）

【处方组成】熟地黄、酒黄肉、山药、泽泻、茯苓、牡丹皮。

【功能主治】滋阴补肾。主治肾阴亏损证。症见头晕耳鸣、腰膝酸软、骨蒸潮热、盗汗遗精、舌红苔少、脉细数或弦细。

【现代药理】具有增强免疫功能、降血糖、降血脂、抗肿瘤、抗应激、延缓衰老、增强性功能、降压、抗心肌缺血、抗心律失常等作用。

【临床应用】原发性眩晕、神经性耳鸣、性功能障碍、2型糖尿病、复发性口腔溃疡、支气管哮喘、更年期综合征。临床以头晕耳鸣、潮热、口渴为特征症状。

【用药特征】本成药以滋补肝肾、填精益髓为主，兼以健脾利湿、清泻虚热。用药具有肝脾肾同调、三补三泻的特点，补泻结合，以泻助补，相辅相成，为平补肾阴之剂。适用于肾阴虚者。

【用法用量】①胶囊：口服。一次1粒或一次2粒，一日2次。②颗粒：开水冲服，一次5g，一日2次。③口服液：口服。一次10ml，一日2次；儿童酌减或遵医嘱。④片：口服。一次8片，一日2次。⑤软胶囊：口服。一次3粒，一日2次。⑥丸：口服。水蜜丸一次6g；小蜜丸一次9g；大蜜丸一次1丸，一日2次。⑦浓缩丸：一次8丸，一日3次。

【使用注意】高血压、心脏病、肝病、糖尿病、肾病等慢性病严重者应在医师指导下服用。体实及阳虚者、感冒者、脾虚、气滞、食少纳呆者慎用。忌食辛辣、油腻、不易消化食物。

【规格贮藏】①胶囊：0.3g/粒；0.5g/粒。密封。②颗粒：5g/袋。密封。③口服液：10ml/支。密封。④片：0.31g/片。密封。⑤丸：1.44g/8浓缩丸（每8丸相当于饮片3g）；9g/大蜜丸；20g/100水蜜丸。密封。⑥软胶囊：3g/粒。密封。

安康颗粒

【处方组成】红参、当归、鹿茸、山药、猪脊髓、银耳、山楂。

【功能主治】安和五脏、健脑安神。主治阴阳两虚证。症见头目眩晕、耳鸣、四肢乏力疲软、食欲不振、睡眠不深、多梦、舌淡苔白、脉细。

【现代药理】尚未检索到本成药相关药理资料。

【临床应用】原发性眩晕、失眠。临床以头痛头晕、四肢疲软、多梦为特征症状。

【用药特征】本成药以气血双补见长，有五脏并调、阴阳双补、气血并调的特点，重在补益气血，填精益髓，具有补而不滞的特点。适用于阴阳两虚之眩晕、失眠。

【用法用量】开水冲服。一次20g，一日2~3次。

【使用注意】高血压患者慎用。月经量多或者出血患者、经前、经期腹痛拒按、乳房胀痛者不宜服用。忌油腻食物。

【规格贮藏】20g/袋。密封。

古汉养生精片（颗粒、口服液）

【处方组成】人参、炙黄芪、黄精（制）、淫羊藿、枸杞子、女贞子（制）、菟丝子、金樱子、白芍、炒麦芽、炙甘草。

【功能主治】补气、滋肾、益精。主治气阴亏虚、肾精不足证。症见头晕目眩、心悸耳鸣、劳累易发、失眠健忘、疲乏无力、多梦易醒、阳痿、早泄、舌淡苔

白、脉沉细。

【现代药理】具有抗疲劳、抗氧化、降血脂、抗动脉粥样硬化、改善血液流变性、抗脑缺血、增强免疫功能等作用。

【临床应用】原发性眩晕、阳痿、神经衰弱、失眠、骨质疏松症、前列腺炎、脑动脉硬化、冠心病、更年期综合征。临床以眩晕健忘、阳痿遗精、健忘失眠、多梦为特征症状。

【用药特征】本成药长于补气养阴，滋补肝肾。用药具有气阴并调、阴阳兼顾的特点，为平补之剂。适用于气血阴阳不足的轻症患者。

【用法用量】①片：口服。一次4片，一日3次。②颗粒：开水冲服。一次10~20g。一日2次。③口服液：口服。一次10~20ml，一日2~3次。

【使用注意】孕妇慎用。外感或实热内盛者不宜。阳热体质者慎用。宜饭前服用。不宜同时服用藜芦、五灵脂、皂荚或其制剂。不宜喝茶和吃萝卜。忌食辛辣、油腻食物。

【规格贮藏】①片：0.41g/片。密封。②颗粒：10g/袋；15g/袋。密封。③口服液：10ml/支。密封。

附：肾虚中成药特点比较

中成药名	功效		临床治疗主症	
	共同点	独有功效	相同主治	主治自身特点
全杜仲胶囊	补肝肾、益气血	强筋骨、降血压	肾虚证。症见眩晕、腰膝无力、腰痛、筋骨痿软、阳痿、遗精、舌白苔白、脉沉细	眩晕、腰膝酸软
苁蓉益肾颗粒		补肾填精、助阳化气		眩晕、记忆减退、四肢无力
健脑灵片		益气养血		眩晕、失眠、健忘
龟鹿补肾丸（胶囊、口服液、片）		温肾填精、益气补血		头晕目眩、记忆力减退、腰膝酸软、精冷、夜尿多
深海龙胶囊		温肾填精、益气养血		头晕耳鸣、腰膝酸软、畏寒怕冷、尿频、性功能障碍
还精煎口服液		温肾填精、益气补血		头晕、心悸、腰酸背痛、舌淡红苔薄少、脉沉细
六味地黄胶囊（颗粒、口服液、片、软胶囊、丸、浓缩丸）		清虚热、利湿健脾		头晕耳鸣、潮热、口渴、舌红苔少、脉细数或弦细
安康颗粒		安和五脏		头痛头晕、四肢疲软、多梦
古汉养生精片（颗粒、口服液）		补气养阴		眩晕健忘、阳痿遗精、健忘失眠

七、肝肾两虚

益龄精

【处方组成】制何首乌、桑椹、女贞子（酒蒸）、菟丝子（酒蒸）、金樱子肉、川牛膝（酒蒸）、豨莶草（蜜酒蒸）。

【功能主治】补肝肾、益精髓。主治肝肾亏虚证。症见头昏目眩、耳鸣、心悸失眠、腰膝酸软、疲倦乏力、咽干、尿频、舌红少苔、脉沉细。

【现代药理】具有抗衰老、抗缺氧等作用。

【临床应用】原发性眩晕、原发性高血压。临床以头晕目眩、心悸失眠、舌红咽干为特征症状。

【用药特征】本成药以滋补肝肾为主，兼祛风通络。用药具有肝肾并补、补中有泄、补而不滞之特点。适用于肝肾亏虚之眩晕。若兼有遗精、遗尿、尿频等肾不固摄之证，更为适宜。

【用法用量】口服。一次10ml，一日2～3次。

【使用注意】糖尿病患者慎用。痰湿中阻、清阳不升者、脾虚便溏者慎用。忌过度思虑，避免抑郁等不良情绪刺激。忌食肥甘油腻食物、烟酒、浓茶。

【规格贮藏】10ml/支。密封，置阴凉处（不超过20℃）。

二至丸（浓缩丸）

【处方组成】女贞子（蒸）、墨旱莲。

【功能主治】补益肝肾、滋阴止血。主治肝肾阴虚证。症见眩晕耳鸣、咽干鼻燥、腰膝酸痛、月经量多、舌淡苔白、脉细数。

【现代药理】具有增强免疫功能、改善血液流变性、保肝、抗衰老、抗肿瘤等作用。

【临床应用】原发性眩晕、原发性高血压、功能性子宫出血、月经不调。临床以眩晕、腰膝酸软、月经过多为特征症状。

【用药特征】本成药以补益肝肾见长，兼能滋阴止血，用药具有甘凉平补、补而不滞、润而不腻的特点。适用于肝肾阴虚所致的眩晕、崩漏、月经量多。

【用法用量】①丸：口服。一次9g，一日2次。②浓缩丸：口服。一次20粒，一日1～2次。

【使用注意】小儿、孕妇慎用。肝火上炎所致头晕、耳鸣者不宜。实热内盛所致月经过多、色泽鲜红者不宜。脾胃虚寒腹泻者慎用。忌食辛辣、油腻食物。

【规格贮藏】①丸：9g/丸。密封。②浓缩丸：1.7g/10丸。密封。

归芍地黄丸

【处方组成】熟地黄、当归、白芍（酒炒）、山茱萸（制）、山药、茯苓、牡丹皮、泽泻。

【功能主治】滋肝肾、补阴血、清虚热。主治肝肾两亏、精血亏虚证。症见头晕目眩、耳鸣咽干、午后潮热、腰腿酸痛、足跟疼痛、盗汗、舌红苔少、脉细数。

【现代药理】具有抗缺氧等作用。

【临床应用】原发性眩晕、神经性耳聋、原发性高血压、神经衰弱、月经失调、功能性子宫出血。临床以眩晕、午后潮热、耳鸣咽干、足跟疼痛为特征症状。

【用药特征】本成药长于养血滋阴、补精益髓，兼能养血柔肝、涩精止血、健脾渗湿、清肝泄热。用药具有寒温并用、补泄结合、补而不滞、滋而不腻、阴血并调的特点，尤以补益肝肾精血见长。适用于肝肾亏虚、精血不足或阴虚内热眩晕、潮热、盗汗。

【用法用量】①水蜜丸：口服。一次30粒（6g），一日2～3次。②大蜜丸：口服。一次9g，一日2～3次。

【使用注意】脾虚便溏者慎用。糖尿病患者慎用。肾阳虚、脾虚湿困所致头晕、腰酸痛者不宜用。忌食寒凉、油腻食物。

【规格贮藏】①水蜜丸：2g/10粒，密封。②大蜜丸：9g/丸。密封。

杞菊地黄丸（片、口服液、胶囊、浓缩丸）

【处方组成】熟地黄、酒萸肉、山药、枸杞子、菊花、茯苓、泽泻、牡丹皮。

【功能主治】滋肾养肝。主治肝肾阴亏证。症见眩晕耳鸣、羞明畏光、迎风流泪、视物昏花、腰酸背痛、口干、乏力、盗汗、舌红苔少、脉细数。

【现代药理】具有降血脂、抗动脉粥样硬化、抗氧化、增强免疫等作用。

【临床应用】原发性眩晕、神经性耳聋、原发性高血压、视神经萎缩、老年性白内障、干眼症、2型糖尿病、注意力缺陷多动障碍。临床以眩晕、头痛、耳鸣耳聋、双目干涩、视物昏花等为特征症状。

【用药特征】本成药以滋肾养肝明目为主，兼有清肝。用药具有肝脾肾三阴共补、清肝明目、补泻结合的特点。适用于肝肾阴虚之眩晕、目涩。

【用法用量】①丸：口服。水蜜丸一次6g；小蜜丸一次9g；大蜜丸一次1丸，一日2次。②片：口服。一次3～4片，一日3次。③口服液：口服。一次10ml，一日2次。④胶囊：口服。一次5～6粒，一日3次。⑤浓

缩丸：口服。一次8粒，一日3次。

【使用注意】孕妇慎用。实火亢盛所致头晕、耳鸣者慎用。脾虚便溏者慎用。忌食酸冷食物。

【规格贮藏】①丸：60g/瓶（水蜜丸）；10g/20丸（小蜜丸）；9g/丸（大蜜丸）。密封。②片：0.3g/片。密封。③口服液：10ml/支。密封。④胶囊：0.3g/粒。密封。⑤浓缩丸：3g药材/8丸。密封。

首乌丸

【处方组成】制何首乌、桑椹、墨旱莲、酒女贞子、黑芝麻、酒牛膝、菟丝子（酒蒸）、补骨脂（盐炒）、熟地黄、金樱子、豨莶草（制）、桑叶（制）、金银花（制）。

【功能主治】补肝肾、强筋骨、乌须发。主治肝肾两虚证。症见头晕目花、耳鸣、腰酸肢麻、须发早白、舌红苔少、脉细涩。

【现代药理】具有抗氧化、抗衰老等作用。

【临床应用】原发性眩晕、神经性耳鸣、原发性高血压、神经性耳聋、高脂血症、白发症。临床以头晕、耳鸣、白发、舌红苔少为特征症状。

【用药特征】本成药功长补肝肾、益精血、强腰乌发，兼能清热、涩精止遗、通利关节之功。用药具有肝肾并治、阴阳并补、纯补无泻、阳中求阴的特点。适用于肝肾两虚之眩晕、耳鸣、须发早白。

【用法用量】口服。一次6g，一日2次。

【使用注意】孕妇禁用。肝功能不全者禁用。哺乳期妇女服药期间应选择停止哺乳或停止使用本品。儿童应慎用。本品或组方药物肝损伤个人史者或家族史患者不宜使用。老年人及肝生化指标异常、有肝病史者慎用。严格按用法用量服用，不超剂量、长期连续服用。服药期间应注意监测肝生化指标，如发现肝生化指标异常或出现全身乏力、食欲不振、厌油、恶心、尿黄、目黄、皮肤黄染等可能与肝损伤有关的临床表现时，或原有肝生化检查异常、肝损伤临床症状加重时，应立即停药并就医。避免与其他有肝毒性的药物联合使用。忌食辛辣、油腻、生冷食物。

【不良反应】可见食欲不振、尿黄、目黄、皮肤黄染、皮疹、乏力等，转氨酶升高等肝生化指标异常。

【规格贮藏】6g/丸。密封。

滋肾宁神丸

【处方组成】熟地黄、制何首乌、黄精（制）、白芍（炒）、女贞子、首乌藤、酸枣仁（炒）、菟丝子（制）、五味子、丹参、山药、茯苓、牛大力、五指毛桃、珍珠母、金樱子。

【功能主治】滋补肝肾、宁心安神。主治肝肾阴亏证。症见头晕耳鸣、失眠多梦、怔忡健忘、腰酸遗精、舌红苔少、脉细涩。

【现代药理】具有镇静、催眠、抗心律失常、促进造血功能、增强机体免疫功能、抗缺氧、抗衰老等作用。

【临床应用】原发性眩晕、神经性耳鸣、失眠、遗精、原发性高血压、神经性耳聋、神经衰弱、脑动脉硬化、儿童多动症。临床以眩晕、耳鸣耳聋、失眠、记忆力减退、遗精为特征症状。

【用药特征】本成药以滋补肝肾、补血养阴、养心安神为主，佐以健脾、固涩止精之功效。用药具有阴阳并补、气血同调、补泻结合、补而不滞、五脏兼顾的特点，重在肝肾，兼能宁心健脾。适用于肝肾不足、心神受扰、神魄不安之眩晕、失眠等。

【用法用量】口服。一次10g，一日2次。

【使用注意】严重感冒者慎用。痰火实热者忌服。宜餐后服用。无气血虚弱、肝肾亏虚者慎服。忌食辛辣、油腻、生冷食物。

【规格贮藏】10g/瓶。密封。

平眩胶囊

【处方组成】万丈深、椆木、黄精、天麻、三七、猪殃殃、仙鹤草。

【功能主治】彝医：呵咪呵夏、乃都荷、乃啰。中医：滋补肝肾、平肝潜阳。主治肝肾不足、肝阳上扰证。症见眩晕、头痛、心悸耳鸣、失眠多梦、腰膝酸软、舌淡苔薄、脉细弦。

【现代药理】尚未检索到本成药相关药理资料。

【临床应用】原发性眩晕、神经性头痛、失眠、原发性高血压。临床以头晕耳鸣、失眠多梦、腰膝酸软为特征症状。

【用药特征】本成药主要以平肝息风、滋阴潜阳为主，兼活血行气止痛的功效。适用于肝肾阴虚、肝阳上扰清窍所致眩晕、头痛、失眠等。

【用法用量】口服。一次2~4粒，一日3次。或遵医嘱。

【使用注意】孕妇禁用。服药后两小时内忌食鱼、酸冷食物。

【规格贮藏】0.5g/粒。密封。

强力定眩片（胶囊）

【处方组成】天麻、杜仲、野菊花、杜仲叶、川芎。

【功能主治】降压、降脂、定眩。主治肝肾不足、肝阳上亢证。症见头痛、头晕、目眩、耳鸣、失眠、舌淡苔白、脉细数。

【现代药理】具有降血脂、降血压、抗血小板聚集、改善微循环、抗血栓等作用。

【临床应用】原发性高血压、动脉粥样硬化症、高脂血症。临床以头晕目眩、耳鸣失眠为特征症状。

【用药特征】本成药以补益肝肾、平肝息风为主，辅以化痰、清热、活血。用药以补肾化痰、息风定眩为主，具有肝肾同治的特点。适用于肝肾不足、水不涵木、肝阳上亢所致的眩晕，尤以伴有高血压、高血脂者为宜。

【用法用量】①片：口服。一次4~6片，一日3次。②胶囊：口服。一次4~6粒，一日3次。

【使用注意】孕妇忌服。阴虚火旺者慎用。忌食辛辣、寒凉食物。

【规格贮藏】①片：0.35g/片。密闭，置干燥处。②胶囊：0.4g/粒。密封。

附：肝肾两虚中成药特点比较

中成药名	功效		临床治疗主症	
	共同点	独有功效	相同主治	主治自身特点
益龄精	补肝肾、益精髓	利湿泻浊	肝肾亏虚证。症见头昏目眩、耳鸣、心悸失眠、腰膝酸软、疲倦乏力、咽干、尿频、舌红苔少、脉细	头晕目眩、心悸乏力、舌红咽干
二至丸（浓缩丸）		滋阴止血		眩晕、崩漏、月经量多、舌淡苔白
归芍地黄丸		养血滋阴、清虚热		眩晕、午后潮热、足跟疼痛
杞菊地黄丸（片、口服液、胶囊、浓缩丸）		清肝明目		眩晕、头痛、耳鸣耳聋、双目干涩、视物昏花
首乌丸		清热、强腰乌发、涩精止遗		头晕、耳鸣、白发
滋肾宁神丸		养心安神、健脾固涩		眩晕、耳鸣耳聋、失眠、记忆力减退、遗精
平眩胶囊		平肝息风、滋阴潜阳		头晕耳鸣、失眠多梦、腰膝酸软
强力定眩片（胶囊）		平肝息风、化痰清热、活血		头晕目眩、失眠、舌淡苔白

八、虚实夹杂

眩晕宁颗粒（片）

【处方组成】泽泻、菊花、陈皮、白术、茯苓、半夏（制）、女贞子、墨旱莲、牛膝、甘草。

【功能主治】健脾利湿、滋肾平肝。主治痰湿中阻、肝肾不足证。症见头晕目眩、头痛耳鸣、视物旋转、胸脘痞闷、腰膝酸软、心烦口干、舌红苔腻、

脉滑或弦滑。

【现代药理】具有镇静、降血压、解痉、抗炎、舒张血管等作用。

【临床应用】原发性眩晕、神经性头痛、原发性高血压、梅尼埃病。临床以头晕耳鸣、头重如蒙、视物旋转、腰膝酸软、舌红苔腻为特征症状。

【用药特征】本成药长于健脾化痰，兼以滋肾清肝。具有肝脾肾同治、补泻兼施、补而不滞、滋而不腻、利水化痰不伤阴、滋阴补肾不恋邪的特点。适用于痰浊中阻、肝肾不足之眩晕、高血压症、高脂血症。

【用法用量】①颗粒：开水冲服。一次8g，一日3～4次。②片：口服。一次4～6片，一日3～4次。

【使用注意】孕妇、外感者及糖尿病患者禁服。肝火上炎、大便干燥者慎用。宜餐后服用。保持情绪乐观，切忌生气恼怒。忌食辛辣、寒凉食物。少吃生冷及油腻难消化的食品。

【规格贮藏】①颗粒：8g（15g原药材）/袋。密封。②片：3g/片。密封。

消眩止晕片

【处方组成】火炭母、鸡矢藤、姜半夏、白术、天麻、丹参、当归、白芍、茯苓、木瓜、枳实、砂仁、石菖蒲、白芷。

【功能主治】豁痰、化瘀、平肝。主治肝阳挟痰瘀上扰证。症见眩晕、视物旋转、烦躁易怒、疲倦乏力、舌白苔腻、脉弦数。

【现代药理】具有抗脑缺血损伤、改善脑微循环、降血脂、镇静、镇吐等作用。

【临床应用】原发性眩晕、脑动脉硬化。临床以头晕目眩、烦躁、疲倦为特征症状。

【用药特征】本成药以平肝潜阳、豁痰化瘀为主，兼具健脾化痰、清肝火。用药以涤痰化湿健脾见长，适用于肝阳上亢夹痰瘀之眩晕。

【用法用量】口服。一次5片，一日3次，4周为一个疗程。

【使用注意】孕妇慎用。忌生冷、油腻和不易消化的食物。

【规格贮藏】0.35g（相当于饮片1g）/片芯。密封。

心脉通片（胶囊）

【处方组成】当归、丹参、毛冬青、牛膝、三七、决明子、钩藤、夏枯草、槐花、葛根。

【功能主治】活血化瘀、平肝通脉。主治瘀血阻滞、肝阳上亢证。症见头痛头晕、头昏耳鸣、项强不适、胸闷烦躁、项强肢麻、口苦咽干、面红目赤、胸闷心悸、舌暗红或有瘀斑、苔薄黄、脉弦。

【现代药理】具有降血脂、抗动脉粥样硬化、抗凝血、抗血栓等作用。

【临床应用】原发性眩晕、血管性头痛、原发性高血压、高脂血症。临床以头晕头痛、胸闷烦躁、舌暗红或有瘀斑为特征症状。

【用药特征】本成药以清肝活血为主，兼有一定的养血功效。其清肝调血作用显著，尤以心、肝二经血脉瘀阻见长，具有清热而不阻滞血行、活血而不伤血、止血而不留瘀血的特点。适用于瘀血阻窍、肝阳上亢所致眩晕。

【用法用量】①片：口服。一次4片，一日3次。②胶囊：口服。一次4粒，一日3次。

【使用注意】孕妇忌用。月经期及有出血倾向者禁用。脾胃虚寒便溏者慎用。饭后服用。忌食生冷、辛辣、油腻食物、烟酒、浓茶。食宜清淡、低盐、低脂。

【不良反应】偶有病人服药后感觉口干、腹胀、胃纳差。

【规格贮藏】①片：0.3g/片。密封。②胶囊：0.25g/粒。密封。

清脑复神液

【处方组成】人参、黄芪、当归、鹿茸（去皮）、菊花、薄荷、柴胡、决明子、荆芥穗、丹参、远志、五味子、枣仁、莲子心、麦冬、百合、竹茹、黄芩、桔梗、陈皮、茯苓、甘草、半夏（制）、枳壳、干姜、石膏、冰片、大黄、木通、黄柏、柏子仁、莲子肉、知母、石菖蒲、川芎、赤芍、桃仁（炒）、红花、山楂、牛膝、白芷、藁本、蔓荆子、葛根、防风、羌活、钩藤、地黄。

【功能主治】清心安神、化痰醒脑、活血通络。主治肾虚瘀血阻窍证。症见头痛、眩晕、健忘、失眠、舌暗有瘀斑、脉细。

【现代药理】具有镇静催眠、镇痛、抗惊厥、抗血栓

形成、改善微循环、提高学习记忆能力等作用。

【临床应用】神经衰弱、失眠、顽固性头痛、脑震荡后遗症。临床以眩晕、健忘、失眠舌暗为特征症状。

【用药特征】本成药长于活血通脉、化痰醒脑，兼能益气养心、平肝息风、健脾化痰等。用药具有心脑同治、气血兼顾、补泻兼施的特点。适用于肾虚血瘀者。

【用法用量】口服。轻症一次10ml，一日2次；重症一次20ml，一日2次。

【使用注意】孕妇禁用。酒精过敏者慎用。月经过多、出血性疾病及倾向者禁用。不可过量、久服。忌食寒凉、油腻和难以消化的食物。

【规格贮藏】10ml/支。密封，置阴凉干燥处（不超过20℃）。

心脑欣胶囊（片、丸）

【处方组成】红景天、枸杞子、沙棘鲜浆。

【功能主治】益气养阴、活血化瘀。主治气阴两虚、瘀血阻滞证。症见头晕头痛、心悸、气喘、乏力、舌淡苔白、有瘀点、脉细涩。

【现代药理】具有抗氧化、降低血液黏稠度、改善微循环等作用。

【临床应用】原发性眩晕、原发性高血压、颈椎病、缺氧引起的红细胞增多症、短暂性脑缺血发作、恢复期脑梗死。临床以头晕头痛、心悸乏力、苔有瘀点为特征症状。

【用药特征】本成药以益气滋阴为主，但补益作用平缓，兼顾活血健脾之功效，为平补之剂。适用于轻度气虚血瘀的头晕目眩。

【用法用量】①胶囊：口服。一次2粒，一日2次；饭后服。②片：口服。一次2片，一日2次。③丸：口服。一次1袋（一次5丸），一日2次；饭后服。

【使用注意】孕妇慎用。高血压、心脏病、肝病、糖尿病、肾病等慢性病严重者应在医师指导下服用。保持情绪乐观，切忌生气恼怒。宜饭后服用。忌食寒凉、油腻和难以消化的食物。

【规格贮藏】①胶囊：0.5g/粒。密封。②片：0.52g/片。密封。③丸：1.0g（约1250丸）/袋；1.0g（约30~40丸）/袋；0.2g/丸。密封。

附：虚实夹杂中成药特点比较

中成药名	功效		临床治疗主症	
	共同点	独有功效	相同主治	主治自身特点
眩晕宁颗粒（片）	健脾化痰平肝	滋肾清肝	虚实夹杂证。症见眩晕头痛、肢体麻木、烦躁、失眠健忘、乏力等	头重如蒙、视物旋转、腰膝酸软、舌红苔腻
消眩止晕片		平肝潜阳		头晕目眩、肢体麻木、舌白苔腻、脉弦数
心脉通片（胶囊）		活血化瘀		头晕头痛、胸闷烦躁、舌暗红或有瘀斑、苔薄黄、脉弦
清脑复神液		活血通脉、化痰醒脑		眩晕、健忘、失眠、舌暗有瘀斑
心脑欣胶囊（片、丸）		益气滋阴		头晕头痛、心悸乏力、苔白、有瘀点

九、心（脾）肾两亏

健脑胶囊（片、丸）

【处方组成】肉苁蓉（盐制）、枸杞子、益智仁（盐炒）、酸枣仁（炒）、五味子（酒蒸）、柏子仁（炒）、琥珀、龙齿（煅）、胆南星、天竺黄、远志（甘草水

炙）、九节菖蒲、天麻、菊花、赭石、当归、人参、山药、丹参。

【功能主治】补肾健脑、养血安神。主治心肾亏虚证。症见记忆减退、头晕目眩、心悸失眠、心烦易倦、畏寒体虚、腰膝酸痛、舌淡红、脉沉细。

【现代药理】尚未检索到本成药相关药理资料。

【临床应用】脑动脉硬化、神经官能症、神经衰弱、轻度认知障碍。临床以眩晕头痛、心悸失眠、健忘为特征症状。

【用药特征】本成药以养心补肾、涤痰安神为主，兼顾益气养血。用药具有心肝脾肾并调、气血并治、补而不滞、散收并用的特点，尤其交通心肾为要。适用于心肾亏虚所致的眩晕、健忘或用脑过度所致的记忆衰退、神经衰弱。

【用法用量】①胶囊：口服。一次2粒，一日3次。②片：口服。一次2片，一日3次。③丸：口服。一次5粒，一日2~3次。饭后服。

【使用注意】孕妇禁用。感冒发热病人不宜服用。宜饭后服用。忌辛辣、生冷、油腻食物。

【规格贮藏】①胶囊：0.3g/粒。密封。②片：0.5g/片。密封。③丸：1.5g/10粒。密封。

益血生胶囊

【处方组成】阿胶、龟甲胶、鹿角胶、鹿茸、紫河车、鹿血、牛髓、黄芪（蜜制）、党参、茯苓、白术（麸炒）、大枣、熟地黄、制何首乌、白芍、当归、炒麦芽、炒鸡内金、炒山楂、大黄（酒制）、花生衣、知母（盐制）。

【功能主治】健脾补肾、生血填精。主治脾肾两虚、精血不足证。症见眩晕气短、面色无华、体倦乏力、腰膝酸软、舌淡苔白、脉沉弱。

【现代药理】具有抗贫血、抗辐射等作用。

【临床应用】缺铁性贫血、慢性再生障碍性贫血、白细胞减少症、血小板减少症。临床以眩晕气短、疲倦、面色无华为特征症状。

【用药特征】本成药以滋阴补肾、益气补血、补肾填精

为主。用药具有脾肾双补、阴阳兼顾、消补并用、补泻并施的特点。多用血肉有情之品，其补血填精作用较强。适用于脾肾不足、阴阳气血皆虚所致的眩晕。

【用法用量】口服。一次4粒，一日3次，儿童酌减。

【使用注意】哺乳期妇女慎用。脾胃虚弱、呕吐泄泻、腹胀便溏、咳嗽痰多者慎用。外感或虚热者慎用。孕妇、高血压、糖尿病患者应在医师指导下服用。宜饭前服用。忌食辛辣、油腻食物。

【规格贮藏】0.25g/粒。密封。

利舒康胶囊

【处方组成】手参、甘青青兰、红景天、烈香杜鹃、黄柏、甘草。

【功能主治】藏医：温升胃火、生精养血、养隆宁心。主治胃火衰败、隆血亏虚证。中医：健脾补肾、生精养血、益肺宁心。主治脾肾不足、精血亏虚证。症见头晕目眩、心悸气短、动辄喘乏、食少纳差、腰膝酸软、易于疲劳、舌淡苔白、脉沉弱。

【现代药理】尚未检索到本成药相关药理资料。

【临床应用】眩晕、高原反应、高原红细胞增多症。临床以头晕头痛、心悸气短为特征症状。

【用药特征】本成药以健脾益肾、生精养血为主，兼顾益气活血、清热凉血之功效。用药具有五脏并调、气血并治、补写兼施的特点。适用于脾肾不足、精血亏虚所致的眩晕。

【用法用量】口服。一次2粒，一日3次。

【使用注意】孕妇、哺乳期妇女慎用。忌食辛辣、油腻食物。

【规格贮藏】0.5g/粒。密封。

附：心（脾）肾两亏中成药特点比较

中成药名	功效		临床治疗主症	
	共同点	独有功效	相同主治	主治自身特点
健脑胶囊（片、丸）	补肾、益气养血	养心补肾、涤痰安神	心（脾）肾亏虚证。症见头晕目眩、心悸失眠、心烦易倦、畏寒体虚、腰膝酸痛、脉沉细弱	眩晕头痛、失眠、健忘、舌淡红
益血生胶囊		健脾补肾、生血填精		眩晕、疲倦、面色无华、舌淡苔白
利舒康胶囊		健脾益肾、生精养血、益肺宁心		头晕头痛、心悸气短、舌淡苔白

第五节　失眠

一、心神受扰

朱砂安神丸（片）

【处方组成】朱砂、黄连、地黄、当归、甘草。

【功能主治】清心养血、镇惊安神。主治心火亢盛、阴血不足证。症见心中烦热、失眠多梦、心悸不宁、五心烦热、舌尖红、脉细数。

【现代药理】具有镇静、催眠、抗惊厥、抗心律失常等作用。

【临床应用】失眠神经衰弱、精神分裂症、抑郁症、癫痫、心肌炎、心脏期前收缩等。临床以心烦心悸、失眠多梦、五心烦热为特征症状。

【用药特征】本成药以清心镇惊安神为主，兼以补养阴血。用药补泻结合、以清泻为主。适用于失眠属于心火亢盛、阴血不足者。

【用法用量】①丸：口服。水蜜丸一次6g，小蜜丸一次9g，大蜜丸一次1丸；一日1~2次。②片：口服。一次4~5片，一日2次。

【使用注意】孕妇忌用。因含朱砂不宜过服或长期服用。肝肾功能不全者禁用。不宜与碘、溴化物同用，以免中毒。不宜与酶类制合用，以免抑制酶活性。脾胃虚弱者不宜服用。忌浓茶、咖啡。

【规格贮藏】①丸：9g/丸（大蜜丸）；9g/45丸（小蜜丸）；6g/袋（水蜜丸）。密封。②片：0.46g/片。密封。

磁朱丸

【处方组成】磁石（煅）、朱砂、六神曲（炒）。

【功能主治】镇惊、安神、明目。主治心肾阴虚、心阳偏亢、心肾不交证。症见心烦不寐、耳鸣耳聋、视物昏花、烦躁不安、舌红苔黄、脉数。

【现代药理】具有镇静、催眠等作用。

【临床应用】精神分裂症、抑郁症、躁狂症、癫痫、耳源性眩晕、失眠、健忘、白内障、单纯性青光眼等。临床以心烦不寐、视物昏花、烦躁不安为特征症状。

【用药特征】本成药以重镇安神清心为主，兼以明目，略有健脾消食。用药以镇惊安神为主。适用于失眠属心肾阴虚、心阳偏亢、心肾不交者。

【用法用量】口服。一次3g，一日2次。

【使用注意】急性眼病、气虚下陷、孕妇及胃溃疡患者禁用。因含朱砂不宜过服或长期服用。肝肾功能不全者禁用。不宜与碘同用，以免中毒。不宜与酶类制合用，以免抑制酶活性。忌浓茶、咖啡。

【规格贮藏】3g/袋。密封。

泻肝安神丸（胶囊）

【处方组成】龙胆草、栀子（姜炙）、黄芩、酸枣仁（炒）、柏子仁、远志（去心，甘草炙）、地黄、当归、珍珠母、牡蛎、龙骨、蒺藜（去刺，盐炙）、麦冬、茯苓、车前子（盐炙）、泽泻（盐炙）、甘草。

【功能主治】清肝泻火、重镇安神。主治肝火亢盛证。症见不寐、急躁易怒、头目晕眩、目赤、口苦口渴、舌红苔黄、脉弦数。

【现代药理】具有镇静、催眠、降血压等作用。

【临床应用】神经衰弱、失眠等。临床以不寐、急躁易怒、头晕目赤、口苦为特征症状。

【用药特征】本成药以清肝泻火为主，兼以镇惊安神、养阴滋血。用药以清泻重镇收敛与补益结合。适用于肝火炽盛、心神受扰所导致的失眠。

【用法用量】①丸：口服。一次6g，一日2次。②胶囊：口服。一次3粒，一日2次，14天为一个疗程。

【使用注意】孕妇慎用。外感发热患者、脾虚便溏者忌服。宜饭后服。忌浓茶、咖啡。

【不良反应】个别患者可出现便溏、恶心。

【规格贮藏】①丸：6g/100丸。密闭，防潮。②胶囊：0.4g/粒。密封。

补脑丸

【处方组成】当归、胆南星、酸枣仁（炒）、益智仁（盐炒）、枸杞子、柏子仁（炒）、龙骨（煅）、石菖蒲、肉苁蓉（蒸）、五味子（酒炖）、核桃仁、天竺黄、远志（制）、琥珀、天麻。

【功能主治】滋补精血、安神镇惊。主治精血亏虚、风痰阻络、痰火扰心证。症见不寐、记忆减退、头晕

头重、腰酸膝软、舌红苔黄腻、脉滑数。

【现代药理】具有镇静、催眠、抗惊厥、提高学习记忆能力等作用。

【临床应用】神经衰弱、记忆力减退、癫痫等。临床以失眠、记忆力减退、腰酸膝软为特征症状。

【用药特征】本成药以滋补精血为主，兼能益智安神，并能清热化痰息风。用药攻补兼施，补而不滞。适用于失眠、健忘属精血亏虚、风痰扰心者。

【用法用量】口服。一次2～3g，一日2～3次。

【使用注意】孕妇、心脏病、糖尿病患者忌服。脾胃虚弱、呕吐泄泻、腹胀便溏、咳嗽痰多者慎用。感冒病人不宜服用。宜饭前服用。忌油腻食物。

【规格贮藏】1.5g/10丸。密闭，防潮。

肉蔻五味丸

【处方组成】肉豆蔻、土木香、木香、广枣、荜茇。

【功能主治】祛心"赫依"病。主治心"赫依"病。症见心烦、失眠、心神不安。

【现代药理】具有镇静、催眠、抗抑郁等作用。

【临床应用】神经衰弱、失眠、焦虑症、抑郁症等。临床以失眠、心神不安、疲乏无力为特征症状。

【用药特征】本成药以用蒙医辨证施治，以治心赫依为主，辅以调理气血不和、止痛，配以强心和祛寒调元。用药调理气血、调整机体的脏腑功能。适用于心"赫依"病。

【用法用量】口服。一次9～15粒，1～3次。

【使用注意】孕妇忌用。感冒病人不宜服用。忌油腻食物。

【规格贮藏】2g/10粒。密闭，防潮。

附：心神受扰中成药特点比较

中成药名	功效		临床治疗主症	
	共同点	独有功效	相同主治	主治自身特点
朱砂安神丸（片）	镇惊安神	清心养血	主治心神受扰。症见失眠、多梦、心神不宁、舌红苔黄、脉数	心中烦热、心悸不宁、五心烦热
磁朱丸		明目		耳鸣耳聋、视物昏花
泻肝安神丸（胶囊）		清肝泻火		急躁易怒、头目晕眩、目赤、口苦口渴
补脑丸		滋补精血		记忆减退、头晕头重、腰酸膝软
肉蔻五味丸		祛心"赫依"病		心神不安、心烦、疲乏无力

二、气血亏虚

复方枣仁胶囊

【处方组成】酸枣仁（制）、左旋延胡索乙素。

【功能主治】养心安神。主治心神失养证。症见心神不安、失眠、多梦、惊悸、舌淡红苔薄白、脉弱。

【现代药理】具有镇静、催眠等作用。

【临床应用】失眠。临床以失眠、多梦、惊悸为特征症状。

【用药特征】本成药重在养心安神，兼能活血通脉。用药以养心安神为主，兼能活血通脉。适用于失眠属心神失养者。

【用法用量】口服。一次1粒，睡前服。

【使用注意】孕妇及哺乳期妇女禁用。锥体外系疾病患者（如震颤、多动、肌张力不全等）禁用。外感发热患者忌服。肝病患者慎用。儿童、老年患者慎用。驾机、车、船、从事高空作业、机械作业及操作精密仪器者工作期间慎用。宜餐后睡前服。不宜长期服用。忌生冷、油腻食物。

【不良反应】偶见恶心、眩晕、乏力、头晕、呕吐、皮疹、头痛、心悸、口干、胸闷、呼吸困难。剂量过大可致嗜睡与锥体外系症状。

【规格贮藏】0.4g/粒（含左旋延胡索乙素60mg）。密封，遮光，置于阴凉干燥处（不超过20℃）。

柏子养心丸（片、胶囊）

【处方组成】炙黄芪、党参、当归、川芎、柏子仁、酸枣仁、远志（制）、五味子（蒸）、肉桂、茯苓、半夏曲、朱砂、炙甘草。

【功能主治】补气、养血、安神。主治心气虚寒、心神失养证。症见精神恍惚、心悸易惊、失眠多梦、遇事善忘、食少、面色少华、舌淡苔白、脉弱。

【现代药理】具有镇静、催眠、抗惊厥等作用。

【临床应用】失眠、心脏神经官能症、更年期综合征等。临床以精神恍惚、惊悸怔忡、遇事善忘、食少、面色少华为特征症状。

【用药特征】本成药重在补养心血、温助心阳，同时养心安神。用药补益与安神并重。适用于失眠属心气不足、心阳虚者。

【用法用量】①丸：口服。水蜜丸一次6g，小蜜丸一次9g，大蜜丸一次1丸，一日2次。②片：口服。一次3~4片，一日2次。③胶囊：口服。一次3~4粒，一日2次。

【使用注意】孕妇、小儿慎用。心火亢盛证、肝阳上亢者不宜使用；因含朱砂不宜过服或长期服用。肝肾功能不全者禁用。不宜与碘、溴化物同用，以免中毒；亦不宜与酶类制合用，以免抑制酶活性。忌辛辣、茶。

【规格贮藏】①丸：9g/丸（大蜜丸）；5丸/g（小蜜丸）。密封。②片：0.3g/片。密封。③胶囊：0.3g/粒。密封。

参芪五味子片（胶囊、颗粒）

【处方组成】黄芪、党参、南五味子、酸枣仁（炒）。

【功能主治】健脾益气、宁心安神。主治气血不足、心脾两虚证。症见失眠多梦、健忘、疲劳乏力、动则汗出、食少纳呆、气短、舌质淡苔薄白、脉弱。

【现代药理】具有镇静、催眠、抗衰老、提高机体免疫功能、抗焦虑、抗抑郁等。

【临床应用】神经衰弱、失眠、焦虑症、抑郁症等。临床以心悸健忘、倦怠乏力、动则汗出为特征症状。

【用药特征】本成药以补益脾气为主，同时滋心阴、养心安神。适用于心脾两虚、气血不足所导致的失眠。

【用法用量】①片：口服。一次3~5片，一日3次。

②胶囊：口服。一次3~5粒，一日3次。③颗粒：开水冲服，一次3~5g，一日3次。

【使用注意】孕妇慎用。肝热上扰、痰火扰心、瘀血阻络之失眠者不宜服用。感冒发热病人不宜服用。忌不易消化食物。

【规格贮藏】①片：0.25g/片。密封。②胶囊：0.2g/粒；0.21g/粒；0.25g/粒。密封。③颗粒：3g/袋。密封。

人参首乌胶囊（精）

【处方组成】红参、制何首乌。

【功能主治】益气养血。主治气血两虚证。症见失眠、健忘、纳呆食少、精神萎靡、疲劳乏力、须发早白、面色萎黄、唇甲淡白、舌淡苔薄、脉细弱。

【现代药理】尚未检索到本成药相关的药理资料。

【临床应用】神经衰弱、失眠、贫血等。临床以失眠、健忘、疲劳乏力、精神萎靡为特征症状。

【用药特征】本成药以两味药制剂入药，补气养血为主，同时兼以安神益智。用药甘温，气血双补。适用于气血两虚之失眠。

【用法用量】①胶囊：口服。一次1~2粒，一日3次，饭前服用。②精：口服。一次1~2ml，一日3次。

【使用注意】高血压及动脉硬化忌服。糖尿病患者、体实有热者慎服。服用本品时不宜服用藜芦、五灵脂、皂荚或其制剂。不宜喝茶和吃萝卜。睡前勿吸烟，勿喝酒、茶和咖啡。

【规格贮藏】①胶囊：0.3g/粒。密封。②精：10ml/瓶。密封，置阴凉处。

阿胶益寿晶

【处方组成】人参、熟地黄、炙黄芪、制何首乌、阿胶、陈皮、木香、甘草。

【功能主治】补气养血。主治气血两虚证。症见不寐、入睡困难或多梦易醒、心悸怔忡、遇事善忘、眩晕、疲劳乏力、食少便溏、脘腹胀满、面色萎黄或苍白、唇甲淡白或产后眩晕、倦怠、面色无华、舌淡苔白、脉细弱。

【现代药理】具有抗衰老、增强机体免疫功能等作用。

【临床应用】神经衰弱、失眠、贫血、手术后及肿瘤放化疗支持治疗等。临床以失眠心悸、疲劳乏力、面

色无华为特征症状。

【用药特征】本成药以补气养血安神为主，兼以燥湿行气。用药补中有行，使补而不滞、行而不伤。适用于失眠、健忘、产后虚损之气血两虚兼有气滞者。

【用法用量】开水冲服。一次10g，一日1～2次。

【使用注意】脾胃虚弱、呕吐泄泻、腹胀便溏、咳嗽痰多者慎用。体实有热者慎服。服用本品时不宜服用藜芦、五灵脂、皂荚或其制剂。不宜喝茶和吃萝卜。宜饭前服用。不宜吸烟、饮酒、喝茶和咖啡。

【规格贮藏】10g/袋。密封。

枣仁安神颗粒（液、胶囊）

【处方组成】酸枣仁（炒）、五味子（醋制）、丹参。

【功能主治】补心养肝、安神益智。主治心血不足证。症见失眠多梦、健忘心烦、头晕、面色苍白、舌淡苔白、脉细弱。

【现代药理】具有镇静、催眠等作用。

【临床应用】神经衰弱、失眠等。临床以失眠多梦、健忘、头晕、面色苍白为特征症状。

【用药特征】本成药以养心安神为主，兼以补养气阴和清心活血。用药酸甘补益为主，兼能清心安神。适用于失眠属心血不足者。

【用法用量】①颗粒：开水冲服。一次5g，一日1次，临睡前。②口服液：口服。一次10～20ml，一日1次，临睡前服。③胶囊：口服。一次5粒，一日1次，临睡前服用。

【使用注意】孕妇慎用。胃酸过多者慎用。消化不良所导致的睡眠差者忌用。不宜吸烟、饮酒、喝茶和咖啡。

【规格贮藏】①颗粒：5g/袋。密封。②口服液：10ml/支。③密封。胶囊：0.45g/粒。密封。

夜宁糖浆（颗粒）

【处方组成】甘草、浮小麦、大枣、首乌藤、合欢皮、灵芝、女贞子。

【功能主治】养血安神。主治心血虚证。症见不寐多梦易醒、心悸怔忡、精神恍惚、头晕耳鸣、神疲乏力、面色少华、唇淡白、舌淡苔薄白、脉细弱。

【现代药理】具有催眠、镇静、抗惊厥等作用。

【临床应用】神经衰弱、失眠等。临床以不寐多梦易醒、心悸怔忡、精神恍惚、乏力、面色少华为特征症状。

【用药特征】本成药益阴养血、养心安神为主，兼以疏肝解郁。用药补益为主，兼以行气。适用于心血不足之失眠兼有肝气不舒者。

【用法用量】①糖浆：口服。一次40ml，一日2次。②颗粒：开水冲服。一次20g，一日2次。

【使用注意】糖尿病者不宜使用糖浆剂。保持情绪乐观，切忌生气恼怒。感冒发热病人不宜服用。不宜吸烟、饮酒、喝茶和咖啡。

【规格贮藏】①糖浆：20ml/瓶；200ml/瓶；250ml/瓶。密封。②颗粒：20g/袋。密封。

安神健脑液

【处方组成】人参、麦冬、五味子（醋炙）、枸杞子、丹参。

【功能主治】益气养血、滋阴生津、养心安神。主治气血不足、阴液亏虚证。症见失眠多梦、入睡困难、易醒、心悸健忘、倦怠乏力、口燥咽干、舌红、脉细数。

【现代药理】具有镇静、催眠、抗惊厥、提高学习记忆能力等作用。

【临床应用】失眠、神经衰弱、慢性疲劳综合征等。临床以失眠健忘、多梦易醒、神疲乏力、口燥咽干为特征症状。

【用药特征】本成药以补益气血、滋阴安神为主，兼以活血清心除烦。用药补益活血兼顾，养心凉血并行。适用于失眠之气血阴液不足，兼以瘀血阻滞之证。

【用法用量】口服。一次10ml，一日3次。

【使用注意】外感发热患者忌服。宜餐后服。不宜同时服用藜芦、五灵脂、皂荚或其制剂。不宜喝茶和吃萝卜。不宜吸烟、饮酒、喝咖啡。

【规格贮藏】10ml/支。密封，置阴凉处。

眠安宁口服液（颗粒）

【处方组成】丹参、熟地黄、首乌藤、白术（麸炒）、陈皮、远志（制）、大枣。

【功能主治】补养心脾、宁心安神。主治心脾两虚证。症见失眠多梦、心悸怔忡、倦怠乏力、饮食无味、痰多、腹胀、面色少华、舌质淡苔白厚、脉细弱。

【现代药理】具有催眠、镇静、抗惊厥等作用。

【临床应用】神经衰弱、失眠等。临床以失眠多梦、气短乏力、痰多、腹胀为特征症状。

【用药特征】本成药以补益气血与养心安神并重，兼以行气燥湿化痰、清心除烦。用药补益同时，佐以辛行。适用于失眠属心脾两虚，兼有气滞痰阻者。

【用法用量】①口服液：口服。一次20ml，一日2次。②颗粒：开水冲服。一次1袋，一日2次。

【使用注意】孕妇慎用。感冒发热病人不宜服用。保持情绪乐观，切忌生气恼怒。不宜吸烟、饮酒、喝茶和咖啡。忌食辛辣、油腻食物。

【规格贮藏】①口服液：10ml/支。密封。②颗粒：6g/袋。密封。

北芪五加片

【处方组成】黄芪干浸膏、刺五加浸膏。

【功能主治】益气健脾、宁心安神。主治心脾两虚证。症见失眠多梦、心悸、记忆力减退、神疲乏力、纳呆便溏、腰膝酸软、舌淡苔薄白、脉弱。

【现代药理】具有镇静、催眠、提高学习记忆能力等作用。

【临床应用】神经衰弱、失眠等。临床以失眠多梦、神疲乏力、腰膝酸软为特征症状。

【用药特征】本成药以补益心脾、养血安神为主，兼以补益肝肾、强健筋骨。用药补益为主。适用于失眠属心脾两虚，兼有肝肾不足筋骨不健者。

【用法用量】口服。一次4～6片，一日3次。

【使用注意】孕妇、高血压、糖尿病患者慎用。宜饭前服用。不宜吸烟、饮酒、喝茶和咖啡。忌油腻食物。

【规格贮藏】0.3g/片（薄膜衣片）；0.5g/片（薄膜衣片）；0.35g/片（糖衣片）。密封。

刺五加脑灵液（胶囊）

【处方组成】刺五加浸膏、五味子流浸膏。

【功能主治】健脾补肾、宁心安神。主治心脾两虚、

脾肾不足证。症见入睡困难或多梦易醒、心悸怔忡、气短乏力、纳呆便溏、腰膝酸软、舌质淡苔白、脉细弱。

【现代药理】具有镇静、催眠、降血糖、抗抑郁等作用。

【临床应用】神经衰弱、失眠、抑郁症等。临床以失眠、入睡困难、体虚乏力为特征症状。

【用药特征】本成药重在补益心脾、宁心安神，兼以补益肝肾之功。用药以补心脾肾之气为主。适用于心脾两虚、脾肾不足之失眠。

【用法用量】①口服液：口服。一次10ml，一日2次。②胶囊：口服。一次1粒，一日2次。

【使用注意】外感发热患者忌服。宜餐后服。不宜吸烟、饮酒、喝茶和咖啡。

【规格贮藏】①口服液：10ml/瓶；100ml/瓶。密封，置阴凉处。②胶囊：0.4g/粒。密封。

补肾益脑丸（片、胶囊）

【处方组成】鹿茸（去毛）、红参、熟地黄、枸杞子、补骨脂（盐制）、当归、川芎、牛膝、麦冬、五味子、酸枣仁（炒）、朱砂（水飞）、茯苓、远志、玄参、山药（炒）。

【功能主治】补肾生精、益气养血。主治肾虚精亏、气血两虚证。症见心悸、气短、失眠、健忘、遗精、潮热盗汗、腰腿酸软、耳鸣耳聋、舌质淡苔白、脉沉。

【现代药理】具有催眠、镇静等作用。

【临床应用】失眠、神经衰弱、焦虑症、抑郁症、轻度认知障碍等。临床以失眠、腰腿酸软、健忘为特征症状。

【用药特征】本成药以补肾益精为主，兼以补益气血，具有合养心安神和镇惊安神相兼顾的特点。适用于失眠属肾虚精亏、气血两虚者。

【用法用量】①丸：口服。一次8～12丸，一日2次。②片：口服。一次4～6片，一日2次。③胶囊：口服。一次4～6粒，一日2次。

【使用注意】孕妇忌服。感冒发热者忌用。因含朱砂，不宜久服。忌烟酒、浓茶、咖啡，忌生冷、油腻食物。

【规格贮藏】①丸：2g/10丸。密封。②片：0.34g/片。密封。③胶囊：0.35g/粒。密封。

定心丸

【处方组成】党参、茯苓、地黄、麦冬、柏子仁、石菖蒲、甘草（蜜炙）、远志、酸枣仁、黄芩、当归、五味子、琥珀、朱砂、虫白蜡。

【功能主治】益气养血、宁心安神。主治心气血不足证。症见失眠多梦、心悸健忘、眩晕、烦躁、精神萎靡、疲劳乏力、舌淡苔白、脉细弱。

【现代药理】尚未检索到本成药相关的药理资料。

【临床应用】失眠、神经衰弱等。临床以失眠、心悸、健忘、眩晕、烦躁、疲乏多梦为特征症状。

【用药特征】本成药长于补益气血、益阴养心、养心安神和镇静安神结合，兼以清心。养心安神之力强。适用于失眠属心气血不足，兼有心火者。

【用法用量】口服。水蜜丸一次4g（1袋），大蜜丸一次1丸，一日2次。

【使用注意】孕妇忌服。不宜过量、久服。保持情绪乐观。忌烟、酒及辛辣、油腻食物。

【规格贮藏】4g/袋（水蜜丸）；6g/丸（大蜜丸）。密封。

五味安神颗粒

【处方组成】小麦、葛根、大枣、甘草、银杏叶浸膏。

【功能主治】养心安神、健脾和中。主治心脾两虚证。症见失眠多梦、易醒、心烦心悸、易汗出、倦怠乏力、纳差呕吐、腹胀、便溏、舌淡苔白、脉弱。

【现代药理】尚未检索到本成药相关的药理资料。

【临床应用】失眠、神经衰弱等。临床以失眠、心烦心悸、纳差呕吐、腹胀、便溏为特征症状。

【用药特征】本成药心脾双补、补益气血，兼能安神，具有养心清心兼顾的特点。适用于失眠属心脾气血亏虚，兼有中气下陷者。

【用法用量】口服。一次9g，一日2次。

【使用注意】孕妇、糖尿病患者禁服。对本品过敏者禁用。过敏体质者慎用。感冒发热病人不宜服用。忌食辛辣、生冷、油腻食物。

【规格贮藏】9g/袋。密封，置阴凉处。

归脾丸（浓缩丸、合剂、颗粒、片、胶囊）

【处方组成】炙黄芪、龙眼肉、党参、白术（炒）、当归、茯苓、酸枣仁（炒）、远志（制）、木香、炙甘草。

【功能主治】益气健脾、养血安神。主治心脾两虚证。症见气短心悸、失眠多梦、头晕头昏、肢倦乏力、食欲不振、崩漏便血、舌淡苔白、脉细弱。

【现代药理】具有催眠、镇静、止血、抗抑郁等作用。

【临床应用】神经衰弱、失眠、慢性疲劳综合征、贫血、功能性子宫出血等。临床以失眠健忘、倦怠乏力、食欲不振、崩漏便血为特征症状。

【用药特征】本成药补益心脾气血为主，兼以养心安神，标本兼治。适用于失眠、眩晕、心悸属心脾气血两虚者证。

【用法用量】①大蜜丸：用温开水或生姜汤送服。一次1丸，一日3次。②浓缩丸：口服。一次8~10丸，一日3次。③合剂：口服。一次10~20ml，一日3次，用时摇匀。④颗粒：开水冲服。一次1袋，一日3次。⑤片：口服。一次4~5片，一日3次。⑥胶囊：口服。一次4粒，一日3次，4周为一个疗程。

【使用注意】阴虚火旺者慎用。宜食清淡易消化食品，忌食辛辣、生冷、油腻食物。

【规格贮藏】①大蜜丸：9g/丸。密封。②浓缩丸：3g/8丸。密封。③合剂：10ml/支；100ml/瓶；120ml/瓶。密封。④颗粒：3g/袋。密封。⑤片：0.45g/片。密封。⑥胶囊：0.3g/粒。密封。

人参归脾丸

【处方组成】人参、白术（麸炒）、茯苓、甘草（蜜炙）、黄芪（蜜炙）、当归、木香、远志（去心，甘草炙）、龙眼肉、酸枣仁（炒）。

【功能主治】益气补血、健脾养心。主治心脾两虚、气血不足证。症见失眠健忘、体倦乏力、面色萎黄、便血、舌淡苔白、脉细弱。

【现代药理】具有镇静、催眠、抗疲劳、止血等作用。

【临床应用】失眠、神经衰弱、慢性疲劳综合征等。临床以失眠、健忘、食少体倦、面色萎黄为特征症状。

【用药特征】本成药重补益心脾、益气养血，兼以养心安神。用药甘温补益为主。适用于失眠属心脾两

虚、气血不足者。

【用法用量】①水蜜丸：口服。一次6g，一日2次。②小蜜丸：口服。一次9g，一日2次。

【使用注意】感冒发热病人不宜服用。宜饭前服用。忌辛辣、生冷、油腻食物。

【规格贮藏】①水蜜丸：10g/100粒；1.5g/10丸。密封。②小蜜丸：2g/10丸。密封。

九味镇心颗粒

【处方组成】人参（去芦）、酸枣仁、五味子、茯苓、远志、延胡索、天冬、熟地黄、肉桂。

【功能主治】养心补脾、益气安神。主治心脾两虚证。症见失眠心烦、多思虑、心悸、纳呆、体倦乏力、头晕、易汗出、善太息、面色苍白、舌淡苔薄白、脉弦细或沉细。

【现代药理】具有镇静、催眠、抗焦虑等作用。

【临床应用】神经衰弱、失眠、焦虑症等。临床以失眠心烦、多思虑、心悸易汗、纳呆为特征症状。

【用药特征】本成药补益心脾、养心安神为主，兼有活血补血、调和阴阳。用药甘温补益为主，调和气血阴阳。适宜心脾两虚导致的失眠。

【用法用量】温开水冲服。一次6g，一日3次。

【使用注意】心功能、肝功能异常及白细胞减少者慎用。忌辛辣、生冷、油腻食物。

【不良反应】偶见口干、视物模糊、便秘增多、恶心呕吐、腹泻、食欲减退或厌食、腹胀、口苦、胃痛、嗜睡、失眠、震颤、头痛、头昏、昏厥、心电图异常、心悸、心动过速、ALT升高、白细胞减少、月经紊乱。

【规格贮藏】6g/袋。密封，贮藏。

珍合灵片

【处方组成】珍珠层粉、灵芝、甘草。

【功能主治】养心安神。主治心脾两虚、心神失养证。症见失眠、心烦、多梦、心悸怔忡、疲劳、舌淡红苔薄白、脉弱。

【现代药理】具有镇静、催眠等作用。

【临床应用】神经衰弱、失眠等。临床以失眠、心烦、多梦、心悸怔忡为特征症状。

【用药特征】本成药长于补益心脾、安心定神、调和

心神。适用于失眠属心脾两虚、心神失养者。

【用法用量】口服。一次3~4片，一日3次。

【使用注意】外感发热患者忌服。对本品过敏者禁用，过敏体质者慎用。宜餐后服。忌辛辣、生冷、油腻食物。

【规格贮藏】80片/瓶。密封。

健心合米尔高滋斑安比热片

【处方组成】牛舌草、牛舌草花、龙涎香、珍珠、琥珀、蚕茧、珊瑚、檀香、金箔、银箔、红宝石、黄花柳花、香青兰、玫瑰花。

【功能主治】补益支配器官。主治用于心悸、失眠、多梦。

【现代药理】具有抗心律不齐、催眠等作用。

【临床应用】神经衰弱、失眠、焦虑症、抑郁症、更年期综合征、心律不齐、心绞痛等。临床以失眠、多梦、心烦为特征症状。

【用药特征】本成药以调整、补益支配器官为主。通过补益、调节心脑支配器官的失调功能，使其功能恢复正常，使心、脑虚病症得到改善。适用于心悸、失眠、多梦。

【用法用量】口服。一次2片，一日2次。早晚服用。

【使用注意】孕妇忌用。宜饭后服用。保持情绪乐观，切忌生气恼怒。忌烟、酒及辛辣、油腻食物。

【规格贮藏】0.5g/片。密封。

益心巴迪然吉布亚颗粒

【处方组成】香青兰。

【功能主治】补益心脑、利尿、止喘。主治失眠。症见神疲、失眠、心烦、气喘等。

【现代药理】具有镇静、催眠等作用。

【临床应用】失眠、神经衰弱、抑郁症等。临床以失眠、神疲心烦、气喘为特征症状。

【用药特征】本成药为单味药入药，发挥补益心脑、利尿、止喘的作用。适用于失眠多梦、疲劳气喘等。

【用法用量】口服。一次1袋，一日3次。

【使用注意】儿童、哺乳期妇女慎用。忌烟、酒及辛辣、油腻食物。

【规格贮藏】12g/袋；3g/袋（无糖型）。密封。

第一篇

附：气血亏虚中成药特点比较

中成药名	功效		临床治疗主症	
	共同点	独有功效	相同主治	主治自身特点
复方枣仁胶囊	养心安神	活血通脉	主治心神失养证。症见心神不安、失眠、舌淡苔白、脉弱	多梦、惊悸
柏子养心丸（片、胶囊）		补气、养血		遇事善忘、食少、面色少华
参芪五味子片（胶囊、颗粒）		健脾益气		健忘、疲劳乏力、动则汗出、食少纳呆、气短
人参首乌胶囊（精）		益气养血		健忘、纳呆食少、精神萎靡、疲劳乏力、须发早白、面色萎黄
阿胶益寿晶		补气养血		遇事善忘、疲劳乏力、食少便溏、脘腹胀满
枣仁安神颗粒（液、胶囊）		补心养肝、安神益智		头晕、面色苍白
夜宁糖浆（颗粒）		滋阴养血		精神恍惚、头晕耳鸣、神疲乏力、面色少华
安神健脑液		益气养血、滋阴生津		倦怠乏力、口燥咽干
眠安宁口服液（颗粒）		补养心脾、宁心		饮食无味、痰多、腹胀
北芪五加片		益气健脾		记忆力减退、神疲乏力、纳呆便溏、腰膝酸软
刺五加脑灵液（胶囊）		健脾补肾		气短乏力、纳呆便溏、腰膝酸软
补肾益脑丸（片、胶囊）		益气养血、补肾生精		健忘、遗精、潮热盗汗、腰腿酸软、耳鸣耳聋
定心丸		益气养血		烦躁、精神萎靡、疲劳乏力
五味安神颗粒		健脾和中		纳差呕吐、腹胀、便溏
归脾丸（浓缩丸、合剂、颗粒、片、胶囊）		益气健脾、养血		食欲不振、崩漏便血
人参归脾丸		健脾养心、益气补血		体倦乏力、面色萎黄、便血
九味镇心颗粒		健脾益气		心烦、多思虑
珍合灵片		镇心安神		心烦、多梦
健心合米尔高滋斑安比热片		补益支配器官		多梦、心烦
益心巴迪然吉布亚颗粒		补益心脑、利尿、止喘		神疲、心烦、气喘

三、心肾不足

交泰丸

【处方组成】肉桂、黄连。

【功能主治】交通心肾、安神定志。主治心肾不交证。症见失眠心烦、心悸怔忡、五心烦热、口燥咽干、舌红少苔、脉细数。

【现代药理】具有镇静、催眠、抗抑郁、降血糖等作用。

【临床应用】神经衰弱、失眠、心律失常等。临床以失眠心烦、心悸怔忡、五心烦热为特征症状。

【用药特征】本成药降心火、暖肾水，使水火既济、心肾相交。用药寒热并用。适用于失眠属心肾不交之证。

【用法用量】口服。一次1.5～2.5g，空腹时用淡盐汤送服。

【使用注意】感冒发热者忌用。孕妇忌服。忌茶、咖啡。

乌灵胶囊

【处方组成】发酵乌灵菌粉。

【功能主治】补肾健脑、养心安神。主治心肾不足证。症见失眠、心悸心烦、健忘、神疲乏力、腰膝酸软、头晕耳鸣、少气懒言、脉细或沉无力。

【现代药理】具有催眠、镇静、抗焦虑、抗抑郁等作用。

【临床应用】神经衰弱、失眠、焦虑症、抑郁症。临床以失眠健忘、神疲乏力、腰膝酸软、少气懒言为特征症状。

【用药特征】本成药以单味发酵乌灵菌粉制剂，能补益心肾、交通心肾而安神。用药以补益心肾为主。适用于心肾不交之失眠者。

【用法用量】口服。一次3粒，一日3次。

【使用注意】孕妇禁用。高血压、心脏病、糖尿病、肝病、肾病慎用。保持情绪乐观，切忌生气恼怒。不宜吸烟、饮酒、喝茶和咖啡。忌辛辣、油腻食物。

【不良反应】偶见腹泻、食欲减退、恶心、胃胀。

【规格贮藏】0.33g/粒。密闭，防潮。

安神宝颗粒

【处方组成】炒酸枣仁、枸杞子、合欢花。

【功能主治】补肾益精、养心安神。主治心肾两虚证。症见失眠、健忘、眩晕耳鸣、腰膝酸软、舌淡苔白、脉弱。

【现代药理】尚未检索到本成药相关的药理资料。

【临床应用】神经衰弱症、失眠等。临床以失眠、健忘、眩晕耳鸣、腰膝酸软为特征症状。

【用药特征】本成药以补益肾精为主，兼有疏肝解郁之力，兼以养心安神。用药补益为主。适用于失眠之心肾精血不足者。

【用法用量】口服。开水冲服。一次1～2袋，一日3次。

【使用注意】外感发热患者忌服。宜餐后服。不宜吸烟、饮酒、喝茶和咖啡。忌辛辣、油腻食物。

【规格贮藏】14g/袋。密封。

甜梦胶囊（口服液）

【处方组成】刺五加、黄精、蚕蛾、桑椹、党参、黄芪、砂仁、枸杞子、山楂、熟地黄、淫羊藿（制）、陈皮、茯苓、马钱子（制）、法半夏、泽泻、山药。

【功能主治】益气补肾、健脾和胃、养心安神。主治心肾气虚、脾胃不和证。症见失眠健忘、心慌气短、头晕耳鸣、视物昏花、耳鸣耳聋、纳差便溏、腹胀恶心、腰膝酸软、舌淡苔白厚、脉弱。

【现代药理】具有镇静、催眠、抗焦虑、抗抑郁等作用。

【临床应用】失眠、神经衰弱、焦虑症、抑郁症、中风后遗症、脑功能减退等。临床以失眠健忘、心慌气短、头晕耳鸣、纳差便溏、腹胀恶心、腰膝酸软为特征症状。

【用药特征】本成药补益心脾肾之气血精，兼以理气和胃、除湿化痰。适用于失眠、中风后遗症属于心肾气虚、脾胃不和，兼有中焦湿阻者。

【用法用量】①胶囊：口服。一次3粒，一日2次。②口服液：口服。一次10～120ml，一日2次。

【使用注意】孕妇慎用。运动员慎用。饮食宜清淡。不宜喝咖啡、浓茶、酒等。

【规格贮藏】①胶囊：0.4g/粒。密封贮藏。②口服液：10ml/支。密封。

安神补脑液（片、胶囊、颗粒）

【处方组成】鹿茸、制何首乌、淫羊藿、干姜、甘草、大枣、维生素B$_1$。

【功能主治】生精补髓、益气养血、强脑安神。主治肾精不足、气血两亏证。症见入睡困难、多梦易醒、健忘、头晕、神疲乏力、纳呆、腰膝酸软、遗精滑泄、舌质淡苔薄白、脉细弱。

【现代药理】具有镇静、催眠、抗惊厥、抗氧化、提高学习记忆能力等作用。

【临床应用】神经衰弱、失眠等。临床以入睡困难、多梦易惊、腰膝酸软为特征症状。

【用药特征】本成药为中西药结合制剂，用药重在填精补髓、补益气血、补益心肾脑，具有阴阳兼顾、气血并补的特点。适用于失眠、健忘属肾精不足、气血亏虚者。

【用法用量】①口服液：口服。一次10ml，一日2次。②片：口服。一次1片或3小片，一日2次。③胶囊：口服。一次1粒，一日2次。④颗粒：开水冲服，一次1袋，一日2次。

【使用注意】感冒发热病人不宜服用。保持心情舒畅。忌烟、酒及辛辣、油腻食物。

【规格贮藏】①口服液：10ml/支。密封。②片：0.11g/片；0.31g/片。密封。③胶囊：0.3g/粒。密封。④颗粒：1g/袋。密封。

健脑安神片

【处方组成】黄精（蒸）、鹿茸、鹿角胶、鹿角霜、淫羊藿、枸杞子、熟地黄、五味子、茯苓、远志（制）、酸枣仁（炒）、麦冬、龟甲、红参、大枣（去核）、苍耳子。

【功能主治】滋补强壮、镇静安神。主治肾精暗耗、心气不足、髓海空虚证。症见失眠多梦、头目眩晕、耳鸣耳聋、遇事善忘、神疲乏力、腰膝酸软、舌淡苔薄、脉沉细。

【现代药理】具有镇静、催眠、提高学习记忆能力等作用。

【临床应用】失眠、神经衰弱、老年痴呆、慢性疲劳综合征等。临床以失眠多梦、遇事善忘、头晕耳鸣、腰膝酸软为特征症状。

【用药特征】本成药重在滋补心肾之精血，填精益髓而安神。用药甘温为主，少佐甘寒。适用于失眠、健忘属心肾精气亏虚、髓海空虚之证。

【用法用量】口服。一次5片，一日2次。

【使用注意】高血压患者忌服。保持心情舒畅。不宜饮用浓茶、咖啡等。

【规格贮藏】0.21g/片。密封。

附：心肾不足中成药特点比较

中成药名	功效		临床治疗主症	
	共同点	独有功效	相同主治	主治自身特点
交泰丸	安神定志	交通心肾	心肾两虚证。症见失眠心烦、心悸怔忡、舌淡少苔、脉细	心烦、心悸、五心烦热、口燥咽干
乌灵胶囊		补肾、健脑、养心		健忘、神疲乏力、腰膝酸软
安神宝颗粒		补肾、益精		健忘、眩晕耳鸣、腰膝酸软
甜梦胶囊（口服液）		益气补肾、健脾和胃		健忘、纳差便溏、腹胀恶心、腰膝酸软
安神补脑液（片、胶囊、颗粒）		生精补髓、益气养血、强脑		多梦易惊、腰膝酸软
健脑安神片		滋补强壮、镇静安神		遇事善忘、头晕耳鸣、腰膝酸软

四、肝郁伤神

舒眠胶囊（片）

【处方组成】柴胡（酒炒）、白芍（炒）、酸枣仁（炒）、合欢花、僵蚕（炒）、蝉蜕、灯心草。

【功能主治】舒肝解郁、宁心安神。主治肝郁伤神证。症见入睡困难、失眠多梦、精神抑郁、善太息、胸胁胀痛、口苦目眩、舌边尖红苔微黄、脉弦。

【现代药理】具有催眠、镇静、抗惊厥等作用。

【临床应用】失眠、神经衰弱等。临床以入睡困难、失眠多梦、精神抑郁、善太息为特征症状。

【用药特征】本成药以疏肝、养血柔肝为主，兼能养心安神，用药具有心肝同治的特点。适用于肝气郁结、心神不宁之失眠。

【用法用量】①胶囊：口服。一次3粒，一日2次，临睡前服用。②片：口服。一次3片，一日2次，临睡前服用。

【使用注意】阴虚阳亢及痰瘀互阻的失眠者忌用。妊娠妇女慎用。不宜空腹服用。注意避免精神刺激、酗酒、过度疲劳。睡前避免摄食过量，不参加导致过度兴奋的活动。忌烟、酒及辛辣、油腻食物。

【不良反应】少数患者可见胃部不适。

【规格贮藏】①胶囊：0.4g/粒。密封。②片：0.48g/片。密封。

解郁安神颗粒

【处方组成】柴胡、郁金、龙齿、酸枣仁（炒）、远志（制）、百合、白术（炒）、茯苓、栀子（炒）、石菖蒲、胆南星、半夏（姜制）、当归、炙甘草、大枣、浮小麦。

【功能主治】舒肝解郁、安神定志。主治肝郁气滞证。症见失眠、入睡困难、多梦易醒、心烦易怒、善太息、胸胁胀痛、舌红苔黄腻、脉弦细。

【现代药理】具有镇静、催眠、抗抑郁等作用。

【临床应用】失眠、焦虑症、健忘症、更年期综合征、抑郁症等。临床以失眠、入睡困难、多梦易醒、心烦易怒为特征症状。

【用药特征】本成药长于舒肝解郁安神。用药辛行疏肝、养心安神，兼以化痰活血养血。具有养心疏肝结

合、清心化痰并举的特点。适用于肝郁气滞兼有痰瘀证。

【用法用量】开水冲服。口服。一次5g，无蔗糖者一次2g，一日2次。

【使用注意】孕妇、哺乳期妇女禁用。保持情绪乐观，切忌生气恼怒。高血压、心脏病、糖尿病慎用。不宜长期服用。少吃生冷及油腻难消化的食品。忌食咖啡、浓茶、辛辣食物。

【规格贮藏】5g/袋；2g/袋（无蔗糖）。密封。

十五味沉香丸

【处方组成】沉香、藏木香、檀香、紫檀香、红花、肉豆蔻、高山辣根菜、悬钩子茎（去皮、心）、木藤蓼（去皮）、干姜、石灰华、广枣、诃子（去核）、毛诃子（去核）、余甘子。

【功能主治】调和气血、止咳、安神。主治气血郁滞证。症见失眠多梦、胸痛、干咳气短、心烦易怒、胸胁胀满、舌红苔白、脉弦。

【现代药理】尚未检索到本成药相关的药理资料。

【临床应用】失眠、神经衰弱等。临床以失眠、胸痛、干咳气短、心烦为特征症状。

【用药特征】本成药行气活血、补益肝肾，兼能安神、化痰止咳。适用于气血郁滞、干咳气短、失眠。

【用法用量】研碎后开水送服。一次3～4丸，一日2次。

【使用注意】肾病患者慎用。高血压、心脏病、肝病、糖尿病患者以及儿童、孕妇、哺乳期妇女、年老体弱者慎用。感冒发热病人不宜服用。忌生气恼怒。忌烟、酒及辛辣、油腻食物。

【规格贮藏】0.5g/丸。密封，防潮。

白草香解郁安神胶囊

【处方组成】夏枯草、白芍、合欢花、酸枣仁（炒）、香附、柴胡、地黄、五味子、首乌藤。

【功能主治】疏肝、解郁、安神。主治肝气郁结证。症见失眠多梦、精神抑郁、善太息、胸胁胀满、口苦、舌边尖略红、苔微黄、脉弦。

【现代药理】尚未检索到本成药相关的药理资料。

【临床应用】神经衰弱、失眠等。临床以失眠多梦、

精神抑郁、善太息、口苦为特征症状。

【用药特征】本成药长于疏肝解郁、养心安神，兼以清肝，补气阴。用药具有清肝疏肝结合，养心宁神兼顾的特点。适用于肝郁扰心、心阴不足，兼有郁热者。

【用法用量】口服。一次4粒，一日2次。晚饭后及临睡前各服一次。

【使用注意】肝功能异常者慎用。感冒发热病人不宜服用。忌不易消化食物。忌烟、酒、茶和咖啡。

【不良反应】偶见丙氨酸转氨酶（ALT）轻度升高。

【规格贮藏】0.5g/粒。密封。

附：肝郁伤神中成药特点比较。

中成药名	功效		临床治疗主症	
	共同点	独有功效	相同主治	主治自身特点
舒眠胶囊（片）	舒肝解郁、宁心安神	清心	主治肝郁伤神证。症见入睡困难、失眠多梦、舌边尖红苔微黄、脉弦	精神抑郁、善太息、胸胁胀痛
解郁安神颗粒		养血定志		心烦易怒、善太息、胸胁胀痛
十五味沉香丸		调和气血、止咳、安神		胸痛、干咳气短、心烦易怒
白草香解郁安神胶囊		清肝宁神		精神抑郁、善太息、胸胁胀满、口苦

五、肝肾亏虚

遐龄颗粒

【处方组成】制何首乌、枸杞子、黑芝麻（炒）、桑椹、菟丝子、楮实子、黄精（制）、山楂、三七、菊花。

【功能主治】滋补肝肾、生精益髓。主治肝肾亏损、精血不足证。症见失眠多梦、易于惊醒、遇事善忘、倦怠乏力、腰膝酸软、须发早白、耳鸣耳聋、舌淡苔白、脉细弱。

【现代药理】具有催眠、镇静、提高学习记忆能力等作用。

【临床应用】失眠、神经衰弱、老年痴呆等。临床以失眠易惊、腰膝酸软、遇事善忘、须发早白为特征症状。

【用药特征】本成药重在滋补肝肾之精髓，兼能活血清肝。用药甘温滋补肝肾精血，兼以辛行活血，使补而不滞、行而不伤。适用于失眠、健忘属肝肾精血亏虚证。

【用法用量】口服。饭前开水冲服。一次10g，一日2~3次。

【使用注意】外感、实热内盛者体实及阳虚者不宜服用。忌吸烟、喝酒、茶和咖啡。忌食辛辣、油腻、生冷食品。

【规格贮藏】10g/袋。密封。

精乌胶囊（颗粒）

【处方组成】黄精（制）、制何首乌、女贞子（酒蒸）、墨旱莲。

【功能主治】补肝肾、养精血、壮筋骨。主治肝肾亏虚证。症见失眠多梦、心烦易醒、头晕耳鸣、遇事善忘、须发早白、腰膝酸软、舌红苔少、脉细数。

【现代药理】具有镇静、催眠、增强免疫、抗氧化、抗焦虑等作用。

【临床应用】神经衰弱、失眠、贫血、更年期综合征等。临床以失眠多梦、记忆减退、腰膝酸软、苔少为特征症状。

【用药特征】本成药重在补益肝肾精血，略有清虚热

之功，兼以强壮筋骨。用药以滋阴养血为主。适用于肝肾精血亏虚、虚火上炎、扰动心神导致的失眠、健忘。

【用法用量】①胶囊：口服。一次6粒，一日3次。②颗粒：开水冲服。一次1块或1袋，一日2~3次。

【使用注意】痰火扰心、瘀血痹阻者慎服。忌过度思虑、避免恼怒、抑郁等不良情绪。不宜饮用浓茶、咖啡。

【规格贮藏】①胶囊：0.45g/粒。密封。②颗粒：10g/袋。密封。

肝肾滋

【处方组成】枸杞子、党参、阿胶、麦冬、黄芪。

【功能主治】益肝明目、滋阴补肾。主治肝肾阴虚、气血亏虚证。症见失眠、多梦易醒、视物昏花、疲劳乏力、面色苍白、腰膝酸软、舌淡、脉细。

【现代药理】具有催眠、镇静等作用。

【临床应用】神经衰弱、失眠等。临床以失眠、头晕目眩、视物昏暗为特征症状。

【用药特征】本成药偏于补肝肾之气血阴津、养肝明目，兼能健脾益气。用药以补益肝肾为主，具有肝脾肾同治的特点。适用于失眠属肝肾阴亏、气血不足证。

【用法用量】开水冲服。一次10g，一日2次。早晚使用。

【使用注意】血分有热、胃火炽盛、肺有痰热、外感风寒或风热者慎服。忌油腻食物、浓茶、咖啡等。

【规格贮藏】200g/瓶。密封。

参乌健脑胶囊（抗脑衰胶囊）

【处方组成】何首乌（制）、熟地黄、枸杞子、山药、人参、党参、黄芪、茯神、酸枣仁、麦冬、龙骨（粉）、石菖蒲、远志、丹参、白芍、菊花、黄芩、葛根、香附、卵磷脂、维生素E。

【功能主治】补肾填精、益气养血、强身健脑。主治肾精不足、肝气血亏证。症见入睡困难、多梦心烦、易醒、头晕、精神恍惚、体倦乏力、腰膝酸痛、记忆力减退、舌淡苔腻、脉细滑。

【现代药理】具有催眠、抗血管性痴呆、增强免疫等作用。

【临床应用】神经衰弱、失眠、血管性痴呆等。临床以失眠、头晕目眩、精神恍惚、记忆力减退为特征症状。

【用药特征】本成药是中西结合制剂。用药重在补益肾肝脑之气血阴精，补血养心、镇惊安神，兼以化痰开窍、活血、清热疏肝。用药甘温补益为主，兼以辛行、苦寒。适用于失眠属肝肾精亏、气血亏虚，兼有气郁痰热者。

【用法用量】口服。一次5~6粒，一日3次；儿童酌减或遵医嘱。

【使用注意】孕妇、哺乳期妇女禁用。感冒发热病人不宜服用。宜饭前服用。忌食辛辣油腻之品。不宜饮用浓茶、咖啡、酒等。

【规格贮藏】0.3g/粒。密封。

补脑安神片（胶囊）

【处方组成】当归、制何首乌、女贞子、酸枣仁（生、炒各半）、黄精（蒸）、茯苓、合欢皮、墨旱莲、朱砂、远志、桑叶。

【功能主治】补肝益肾、养血安神。主治肝肾不足证。症见失眠多梦、记忆力减退、遇事善忘、头痛眩晕、心悸不宁、面色痿黄、舌淡苔白、脉弱。

【现代药理】尚未检索到本成药相关的药理资料。

【临床应用】失眠、健忘症、神经衰弱等。临床以失眠多梦、头痛眩晕、心悸不宁、记忆力减退为特征症状。

【用药特征】本成药甘温补益肝肾精血为主，结合养心安神和镇惊安神，少佐以辛凉清热。适用于失眠属肝肾精血不足，略有热者。

【用法用量】①片：口服。一次3~4片，一日3次。②胶囊：口服。一次3~4粒，一日3次。

【使用注意】肝肾功能不全者禁用。忌辛辣、生冷、油腻食物。不宜饮用浓茶、咖啡、酒等。

【规格贮藏】①片：0.25g/片。②胶囊：0.3g/粒。密封。

附：肝肾亏虚中成药特点比较

中成药名	功效		临床治疗主症	
	共同点	独有功效	相同主治	主治自身特点
遐龄颗粒	安神、补肝肾	生精益髓	肝肾精血不足证。症见失眠多梦、健忘、耳鸣耳聋、舌淡苔白、脉细弱	遇事善忘、腰膝酸软、须发早白
精乌胶囊（颗粒）		养精血、壮筋骨		遇事善忘、须发早白、腰膝酸软
肝肾滋		益肝明目		视物昏花、疲劳乏力
参乌健脑胶囊（抗脑衰胶囊）		益气养血、强身健脑		体倦乏力、腰膝酸痛、记忆力减退
补脑安神片（胶囊）		养血滋阴		遇事善忘、面色萎黄

六、阴虚血少

天王补心丸（丹、浓缩丸、片、口服液）

【处方组成】地黄、天冬、麦冬、酸枣仁（炒）、柏子仁、当归、党参、五味子、茯苓、远志（制）、石菖蒲、玄参、丹参、朱砂、桔梗、甘草。

【功能主治】滋阴养血、补心安神。主治心阴虚火旺证。症见失眠多梦、心烦意乱、心悸怔忡、神疲乏力、遇事善忘、手足心热、便干尿黄、舌红少苔、脉细数。

【现代药理】具有镇静、催眠、抗惊厥、提高学习记忆能力、抗心肌梗死、改善心肌缺血、抗心律失常、抗衰老、抗氧化、增强机体免疫功能等作用。

【临床应用】失眠神经衰弱、冠心病、精神分裂症、甲状腺功能亢进等。临床以心悸多梦、心烦、健忘、手足心热为特征症状。

【用药特征】本成药滋阴养血，兼能补心安神。用药甘温补心为主，以苦寒清心为辅，标本兼治。适用于失眠属于心阴虚火旺之证。

【用法用量】①丸：口服。水蜜丸一次6g，小蜜丸一次9g，大蜜丸一次1丸，一日2次。②丹：一次1丸，一日2次，温开水送下。③浓缩丸：口服，一次8丸，一日3次。④片：口服。一次4~6片，一日2次。用温水分次送服。⑤口服液：口服。一次15ml，一日2次。

【使用注意】外感发热患者、孕妇忌用。因含朱砂不宜过服或长期服用。肝肾功能不全者禁用。不宜与碘、溴化物同用，以免中毒。不宜与酶类制合用，以免抑制酶活性。脾胃虚弱者不宜服用。忌茶、咖啡。

【规格贮藏】①丸：60g/瓶（水蜜丸）；9g/丸（大蜜丸）；120g/瓶（小蜜丸）。密封。②浓缩丸：8丸/3g（饮片）。密封。③丹：9g/丸。密封，储于阴凉干燥处。④片：0.5g/片。密封。⑤口服液：100ml/瓶。

养血安神片（糖浆、丸、颗粒）

【处方组成】熟地黄、首乌藤、墨旱莲、合欢皮、仙鹤草、地黄、鸡血藤。

【功能主治】滋阴养血、宁心安神。主治阴虚血少证。症见虚烦不眠、多梦、入睡困难或易于惊醒、头目晕眩、心悸怔忡、健忘神疲、舌红少津、脉细数。

【现代药理】具有镇静、催眠、提高免疫功能等作用。

【临床应用】神经衰弱、失眠、贫血等。临床以虚烦不眠、健忘神疲为特征症状。

【用药特征】本成药重在滋阴养血、养心安神，兼以清热除烦。适用于失眠属阴虚血少证。

【用法用量】①片：口服。一次5片，一日3次。②糖浆：口服。一次18ml，一日3次；或遵医嘱。③丸：口服。一次6g，一日3次。④颗粒：口服。一次1袋，一日3次。

【使用注意】脾胃虚寒者忌服。脾胃虚弱者宜在饭后服用。保持心情舒畅。糖尿病患者不宜服用糖浆。不宜饮用浓茶、咖啡等。

【规格贮藏】①片：0.25g/片。密封。②糖浆：160ml/

瓶。密封。③丸：12g/100粒。密闭，防潮。④颗粒：3g/袋（无蔗糖）。密封。

安神胶囊

【处方组成】酸枣仁（炒）、麦冬、制何首乌、茯苓、知母、五味子、丹参、川芎。

【功能主治】补血滋阴、养心安神。主治阴血不足证。症见心烦失眠、多梦、心悸、五心烦热、盗汗、耳鸣、口干咽燥、舌红少苔、脉细数。

【现代药理】具有催眠、镇静、抗惊厥等作用。

【临床应用】神经衰弱、失眠等。临床以失眠、心烦多梦、五心烦热、口干苔少为特征症状。

【用药特征】本成药长于滋阴补血安神，兼有清心除烦。用药甘温为主，佐以寒凉。适用于肝血不足、虚热上扰心神所致的失眠。

【用法用量】口服。一次4粒，一日3次。

【使用注意】孕妇慎用。感冒发热病人不宜服用。保持心情愉快，劳逸适度。不宜饮用浓茶、咖啡等。

【规格贮藏】0.25g/粒。密封。

养阴镇静片

【处方组成】当归、麦冬、五味子、首乌藤、地黄、玄参、柏子仁、党参、茯苓、珍珠母、朱砂、丹参、远志、桔梗。

【功能主治】滋阴养血、镇静安神。主治心阴血不足证。症见不寐、入睡困难、多梦易醒、心悸气短、健忘、五心烦热、舌淡红苔薄、脉细弱。

【现代药理】具有催眠、镇静、抗惊厥等作用。

【临床应用】神经衰弱、失眠等。临床以失眠、入睡困难、心烦、多梦易醒、五心烦热为特征症状。

【用药特征】本成药以滋阴养血、益气安神为主，兼以清心活血。用药补益为主，重镇安神和养心安神兼顾。适用于心阴血、心气不足所导致的失眠。

【用法用量】口服。一次4~6片，一日3次。

【使用注意】孕妇、肝肾功能不全者禁用。因含朱砂不宜过服或长期服用。不宜与碘、溴化物同用，以免中毒。不宜与酶类制合用，以免抑制酶活性。不宜吸烟、饮酒、喝茶和咖啡。

【规格贮藏】0.318g/片。密封。

安神补心丸（片、胶囊、颗粒）

【处方组成】丹参、五味子（蒸）、石菖蒲、首乌藤、地黄、墨旱莲、女贞子、菟丝子、合欢皮、珍珠母。

【功能主治】养心安神。主治心阴血不足、虚火内扰证。症见心烦不寐、入睡困难、口咽干燥、头晕耳鸣、五心烦热、腰膝酸软、舌红少苔、脉细数。

【现代药理】具有镇静、催眠、抗心律失常等作用。

【临床应用】失眠、神经衰弱、抑郁症、更年期综合征、心律失常等。临床以心烦、不寐、五心烦热、口干、腰酸为特征症状。

【用药特征】本成药滋阴养血安神，兼以清热除烦、疏肝解郁、开窍。用药以补养为主，兼以清热和行气。适用于失眠之心阴血亏虚、虚火扰动，伴有肝郁者。

【用法用量】①丸：口服。一次15丸，一日3次。②片：口服。一次5片，一日3次。③胶囊：口服。一次4粒，一日3次。④颗粒：口服。一次1.5g，一日3次。

【使用注意】感冒发热病人不宜服用。服药期间保持情绪乐观，切忌生气恼怒。不宜吸烟、饮酒、喝茶和咖啡。

【规格贮藏】①丸：2g/15丸。密封。②片：0.32g/片。密封。③胶囊：0.5g/粒。密封。④颗粒：1.5g/袋。密封。

百乐眠胶囊

【处方组成】百合、刺五加（生）、首乌藤、合欢花、珍珠母、石膏、酸枣仁、茯苓、远志、玄参、地黄（生）、麦冬、五味子、灯心草、丹参。

【功能主治】滋阴清热、养心安神。主治阴虚火旺证。症见入睡困难、易醒多梦、体倦乏力、心烦易怒、心悸怔忡、舌红少苔、脉细弦。

【现代药理】具有镇静、催眠等作用。

【临床应用】神经衰弱、失眠、焦虑症等。临床以入睡困难、易醒多梦、体倦乏力、心悸为特征症状。

【用药特征】本成药养阴液、清虚热、镇惊安神和养心安神并举，兼以清心除烦。适用于失眠属阴虚火旺者。

【用法用量】口服。一次4粒，一日2次，14天为一个疗程。

【使用注意】孕妇禁用。儿童、哺乳期妇女慎用。高血压、心脏病、糖尿病患者慎用。保持情绪乐观。不宜与葱、姜、蒜、辣椒、海腥发物及寒凉等刺激性食物同用。忌烟、酒及辛辣、油腻食物。

【规格贮藏】0.27g/粒。密封，置阴凉干燥处。

附：阴虚血少中成药特点比较

中成药名	功效		临床治疗主症	
	共同点	独有功效	相同主治	主治自身特点
天王补心丸（丹、浓缩丸、片、口服液）	补心安神、滋阴	养血清心	心阴虚火旺证。症见失眠多梦、心悸怔忡、便干尿黄、舌红少苔、脉细数	心烦、五心烦热
养血安神片（糖浆、丸、颗粒）		养血宁神		心悸怔忡、健忘神疲
安神胶囊		补血养心		心烦多梦、五心烦热
养阴镇静片		养血镇静		健忘、五心烦热
安神补心丸（片、胶囊、颗粒）		疏肝行气		心烦、五心烦热
百乐眠胶囊		清热除烦		心烦易怒、心悸怔忡

七、脾肾阳虚

刺五加片（胶囊、颗粒）

【处方组成】刺五加浸膏。

【功能主治】益气健脾，补肾安神。主治脾肾阳虚、心神失养证。症见失眠多梦、形寒肢冷、疲劳乏力、纳差、腰膝酸痛、舌淡苔薄白、脉沉迟。

【现代药理】具有镇静、催眠、抗疲劳、增强免疫功能、抗氧化等作用。

【临床应用】神经衰弱、失眠等。临床以失眠多梦、形寒肢冷、疲劳乏力、纳差、腰膝酸痛为特征症状。

【用药特征】本成药为单味药制剂，补益心、脾、肾三脏之阳，养心安神。适用于失眠属于脾肾阳虚，心神失养证之证。

【用法用量】①片：口服。一次2～3片，一日2次。②胶囊：口服。一次2～3粒，一日3次。③颗粒：开水冲服。一次10g，一日2～3次。

【使用注意】糖尿病患者慎用。感冒发热病人不宜服用。阴虚内热及邪实体壮者慎用。宜餐后服。不宜喝咖啡、浓茶、酒等品。忌油腻食物。

【规格贮藏】①片：0.26g/片；0.3g/片。②胶囊：0.25g/粒。密封。③颗粒：10g/袋。密封，置阴凉处。

杜仲补天素片

【处方组成】杜仲（盐水炒）、菟丝子（制）、肉苁蓉、淫羊藿、巴戟天、山茱萸、金樱子、黄芪、党参、白术、山药、甘草、熟地黄、当归（酒制）、枸杞子、女贞子、白芍、牡丹皮、茯苓、泽泻、莲子、砂仁、陈皮、远志（制）、柏子仁。

【功能主治】温肾强腰、养心安神。主治肾阳不足、心血亏虚证。症见失眠多梦、腰膝酸软、夜尿频多、畏寒肢冷、面色痿黄、舌淡苔白、脉弱。

【现代药理】具有镇静、催眠、提高免疫功能、肾上腺皮质激素样等作用。

【临床应用】神经衰弱、失眠、慢性腰肌劳损等。临床以失眠多梦、腰膝酸软、夜尿频多、面色苍白为特征症状。

【用药特征】本成药重在温补心肾、甘温养血安神，佐以淡渗利湿、芳香化湿。用药具有脾肾同治、阴阳兼顾、以温阳为主的特点。适用于失眠属肾阳不足、心血亏虚，兼有湿阻之证。

【用法用量】口服。一次2～4片，一日2次。

【使用注意】孕妇慎用。胃虚弱、呕吐泄泻、腹胀便溏、咳嗽痰多者慎用。感冒病人不宜服用。肝郁化火、痰热内扰、瘀血痹阻及阴虚火旺者不宜服用。湿热腰痛或跌扑外伤、气滞瘀血实邪所致腰痛不宜服用。宜饭前服用。不宜喝咖啡、浓茶等兴奋性饮品。

【规格贮藏】0.27g/片。密封。

五加参精

【处方组成】刺五加清膏、蜂蜜。

【功能主治】益气健脾、安神益智。主治脾肺气虚证。症见失眠多梦、体虚乏力、记忆力减退、食欲不振、神疲倦怠、舌淡苔薄白、脉沉迟。

【现代药理】具有催眠、镇静、抗衰老、增强免疫、抗氧化等作用。

【临床应用】神经衰弱、失眠等。临床以失眠多梦、体虚乏力、记忆力减退、神疲倦怠为特征症状。

【用药特征】本成药重在补益脾肺气为主，安神益智。用药甘温补益。适用于失眠属脾肺气虚证。

【用法用量】早晚空腹时温开水送服。一次10ml，一日2次。

【使用注意】孕妇、小儿及年老体弱者慎用。宜饭前服用。不宜服用咖啡、浓茶等兴奋性饮品。忌油腻食物。

【规格贮藏】10ml/支；50ml/瓶。密封置于阴凉干燥处。

附：脾肾阳虚中成药特点比较

中成药名	功效		临床治疗主症	
	共同点	独有功效	相同主治	主治自身特点
刺五加片（胶囊、颗粒）	养心安神	益气健脾、补肾	脾肾阳虚、心神失养证。症见失眠多梦、形寒肢冷、腰膝酸痛、舌淡苔薄白、脉沉迟	形寒肢冷、疲劳乏力
杜仲补天素片		温肾强腰、养心安神		腰膝酸软、夜尿频多
五加参精		益气健脾、益智		体虚乏力、记忆力减退

八、气阴两虚

安眠补脑糖浆

【处方组成】红参、甘草（蜜炙）、五味子（醋制）、麦冬、大枣、桑椹、远志（制）、枸杞子、柏子仁、制何首乌。

【功能主治】益气滋肾、养心安神。主治气阴两虚证。症见失眠、心悸、健忘、眩晕、精神萎靡、五心烦热、舌红少苔、脉细数。

【现代药理】尚未检索到本成药相关的药理资料。

【临床应用】神经衰弱、失眠等。临床以失眠、心悸、健忘、五心烦热为特征症状。

【用药特征】本成药长于补益心肾之气阴精血，结合养心安神之功。适用于失眠属心肾两虚、气阴不足者。

【用法用量】口服。一次15ml，一日3次；或临睡前服30～50ml。

【使用注意】糖尿病、外感发热患者禁服。保持情绪乐观。忌烟、酒及辛辣、油腻食物。

【规格贮藏】10ml/支。密封，置阴凉处（不超过20℃）。

五味子颗粒（糖浆）

【处方组成】五味子。

【功能主治】益气生津、补肾宁心。主治心肾气阴不足证。症见入睡困难、多梦易惊、头晕、心悸气短、口干、神疲乏力、腰膝酸软、耳鸣耳聋、舌淡苔白、脉弱。

【现代药理】具有镇静、保肝、增强免疫力、抗氧化、降血压等作用。

【临床应用】神经衰弱、失眠等。临床以多梦、头晕、口干、腰膝酸软为特征症状。

【用药特征】本成药为单味药入药，以补益心肾的气阴为主。用药重在补益。适用于失眠属心肾气阴两虚者。

【用法用量】①颗粒：开水冲服。一次1袋，一日3次。

②糖浆：口服。一次5～10ml，一日3次。

【使用注意】糖尿病者忌用。胃酸过多者慎用。外感发热患者忌服。宜餐后服。不宜吸烟、饮酒、喝茶和咖啡。

【不良反应】偶见口舌麻木、皮肤潮红、瘙痒、药疹。

【规格贮藏】①颗粒：10g/袋。密封。②糖浆：10ml/瓶；100ml/瓶。密闭，置阴凉干燥处。

心脑舒口服液

【处方组成】人参、麦冬、五味子、党参、黄芪。

【功能主治】补气养阴。主治气阴两虚证。症见失眠心烦、健忘、心悸怔忡、头目晕眩、短气、疲劳、自汗盗汗、舌淡苔白、脉细弱。

【现代药理】尚未检索到本成药相关的药理资料。

【临床应用】失眠、慢性疲劳综合征等。临床以失眠健忘、心悸怔忡、头晕目眩、短气、疲劳为特征症状。

【用药特征】本成药气阴双补，兼以养心安神。用药甘温为主，佐以甘寒。适用于失眠属气阴两虚证。

【用法用量】口服。一次10ml，一日2次；短期突击用药：一次20ml，一日2～3次，竞技或工作前服用。

【使用注意】糖尿病患者及有高血压、心脏病、肝病、肾病患者慎用。感冒发热患者不宜服用。忌烟、酒及辛辣、油腻食物。

【规格贮藏】10ml/支。密封，置阴凉处（不超过20℃）。

益心宁神片

【处方组成】人参茎叶总皂苷、藤合欢、五味子、灵芝。

【功能主治】补气生津、养心安神。主治心气阴两虚证。症见心悸气短、心烦失眠、多梦、口干、记忆力减退、舌淡少苔、脉细弱。

【现代药理】具有镇静、催眠等作用。

【临床应用】神经衰弱、失眠等。临床以失眠多梦、心悸怔忡、气短乏力、口干为特征症状。

【用药特征】本成药重在气阴双补、养心安神。用药补益为主。适用于失眠属心气阴两虚者。

【用法用量】口服。一次3片，一日3次。

【使用注意】外感发热患者忌服。服本药时不宜同时服用藜芦、五灵脂、皂荚或其制剂。宜饭前服用。不

宜喝茶和吃萝卜。忌辛辣、生冷、油腻。

【规格贮藏】①糖衣片：0.3g/片。密闭，防潮。②薄膜衣大片：0.52g/片。密闭，防潮。③薄膜衣小片：0.31g/片。密闭，防潮。

活力源口服液（片）

【处方组成】人参茎叶总皂苷、麦冬、五味子、黄芪、附片。

【功能主治】益气养阴、强心益肾。主治气阴两虚、心肾亏损证。症见入睡困难、失眠多梦、健忘、头晕、心悸、气短乏力、舌淡、脉细弱或细沉。

【现代药理】具有镇静、催眠等作用。

【临床应用】失眠、神经衰弱、冠心病、慢性肝炎、2型糖尿病、更年期综合征、老年痴呆等。临床以失眠多梦、健忘头晕、心悸气短为特征症状。

【用药特征】本成药长于心肾双补、补益气阴以安神，佐以补阳。用药补益气阴为主，阳中求阴。适用于失眠、健忘属气阴两虚、心肾亏损证。

【用法用量】①口服液：口服。一次20ml，一日2～3次。②片：口服。一次1片，一日2～3次。

【使用注意】孕妇慎用。不宜长期使用。睡前不宜饮用浓茶、咖啡等。

【规格贮藏】①口服液：10ml/支。密封置于阴凉处。②片：0.25g/片。密封，防潮。

益脑胶囊（片）

【处方组成】人参、灵芝、龟甲胶、五味子、党参、茯苓、麦冬、龙骨、石菖蒲、远志。

【功能主治】补气养阴、滋肾健脑、益智安神。主治心肝肾气阴两亏证。症见心烦失眠、多梦易醒、头晕耳鸣、气短乏力、五心烦热、腰膝酸软、遗精滑泄、舌淡红苔少、脉细数。

【现代药理】具有镇静、催眠、改善记忆、抗痴呆、耐缺氧、抗疲劳等作用。

【临床应用】神经衰弱、失眠、脑动脉硬化等。临床以失眠多梦、气短乏力、腰膝酸软、五心烦热为特征症状。

【用药特征】本成药重在补益心肝肾三脏之气阴，同时安神开窍益智，兼以滋阴潜阳。用药甘温补益，兼

以甘寒。适用于失眠属心肝肾气阴者。

【用法用量】口服。一次3粒，一日3次。

【使用注意】不宜与藜芦、五灵脂、皂荚或其制剂同用。不宜喝茶和吃萝卜。宜餐后服用。不宜服用咖啡、浓茶等。

【规格贮藏】0.3g/粒。密封。

附：气阴两虚中成药特点比较

中成药名	功效		临床治疗主症	
	共同点	独有功效	相同主治	主治自身特点
安眠补脑糖浆	补气养阴、养心安神	益气滋肾	气阴两虚证。症见失眠、精神萎靡、五心烦热、舌红少苔，脉细数	失眠、心悸、健忘、眩晕
五味子颗粒（糖浆）		生津、补肾宁心		心悸气短、口干、神疲乏力
心脑舒口服液		补益生津		短气、疲劳、自汗盗汗
益心宁神片		生津		多梦、心悸怔忡、气短乏力、口干
活力源口服液（片）		强心益肾		多梦、健忘头晕、心悸气短
益脑胶囊（片）		滋肾健脑、益智		多梦、气短乏力、腰膝酸软

第六节 中风

一、急性期

（一）热入心包

安宫牛黄丸（散）

【处方组成】牛黄、水牛角浓缩粉、麝香、珍珠、朱砂、雄黄、黄连、黄芩、栀子、郁金、冰片。

【功能主治】清热解毒、镇惊开窍。主治热入心包证。症见高热惊厥、神昏谵语、四肢抽搐、颈项强直、面赤、气粗口臭、舌质红绛、苔黄腻、脉滑数。

【现代药理】具有镇静、抗惊厥、抗炎等作用。

【临床应用】中风昏迷、脑炎、脑膜炎、中毒性脑病、脑出血、败血症等。临床以高热惊厥、神昏谵语、气短口臭、红绛舌为特征症状。

【用药特征】本成药重在清热解毒，兼能化痰芳香开窍。用药苦寒为主，兼以芳香走窜。适用于中风、热病热入心包者。

【用法用量】①丸：口服。一次1丸，一日1次；小儿3岁以内一次1/4丸，4～6岁一次1/2丸，一日1次；或遵医嘱。②散：口服。一次1.6g，一日1次；小儿3岁以内一次0.4g，4～6岁一次0.8g，一日1次；或遵医嘱。

【使用注意】寒闭神昏者忌用。孕妇慎用。处方中含朱砂、雄黄，不宜过量久服，肝肾功能不全者慎用。过敏体质者慎用。

【规格贮藏】①丸：3g/丸。密闭。②散：1.6g/瓶。密闭。

安脑丸（片）

【处方组成】人工牛黄、猪胆粉、朱砂、冰片、水牛角浓缩粉、珍珠、黄芩、黄连、栀子、雄黄、郁金、石膏、煅赭石、珍珠母、薄荷脑。

【功能主治】清热解毒、醒神安脑、豁痰开窍、镇惊息风。主治热入心包证。症见高热神昏、烦躁谵语、四肢抽搐、颈项强直、头痛眩晕、舌质红绛、苔黄而燥、脉滑数。

【现代药理】具有解热、抗炎、抗血栓、降压等作用。

【临床应用】中风、高血压、多种急性炎症伴有的高热不退。临床以高热神昏、烦躁谵语、抽搐惊厥、红绛舌为特征症状。

【用药特征】本成药重在寒凉清热解毒、息风止痉、辛凉开窍，加入动物药增强清热解毒、开窍力量较强。

用药苦寒为主。适用于中风、热病热入心包证者。

【用法用量】①丸：口服。一次1～2丸，一日2次，或遵医嘱，小儿酌减。②片：口服。一次4片，一日2～3次，或遵医嘱，小儿酌减。

【使用注意】寒闭神昏者忌用。孕妇慎用。处方中含朱砂、雄黄，不宜过量久服，肝肾功能不全者慎用。过敏体质者慎用。

【规格贮藏】①丸：3g/丸。密闭，防潮。②片：0.5g/片。密闭。

二十五味珍珠丸

【处方组成】珍珠、珍珠母、肉豆蔻、石灰华、草果、丁香、降香、豆蔻、诃子、檀香、余甘子、沉香、肉桂、毛诃子、螃蟹、木香、冬葵果、荜茇、志达萨增、金礞石、体外培育牛黄、香旱芹、红花、西红花、黑种草子、水牛角浓缩粉、人工麝香、水牛角。

【功能主治】安神开窍。主治热入心包证。症见昏迷不醒、神志错乱、谵语发狂、半身不遂、口眼歪斜、口角流涎、舌质红绛、苔黄而燥、脉细滑数。

【现代药理】具有改善脑循环、抗缺氧、抑制血栓形成、改善血液流变性等作用。

【临床应用】脑出血、脑梗死、脑供血不足、血管性痴呆、偏瘫症、脑棘球蚴病、坐骨神经痛、椎间盘突出、脑震荡、神经官能症等。临床以谵语发狂、半身不遂、口眼歪斜、昏迷不醒、神志紊乱为特征症状。

【用药特征】本成药长于舒筋通络养脑、解毒、清脏腑热、调和诸药药性及人体"三因"、调和气血两虚、利尿。适用于中风热入心包者。

【用法用量】口服。一次1g，一日1～2次。

【使用注意】忌食酸、冷食物及饮酒。

【规格贮藏】1g/4丸。密封。

紫雪散（胶囊、颗粒）

【处方组成】石膏、北寒水石、滑石、磁石、玄参、木香、沉香、升麻、甘草、丁香、芒硝（制）、硝石（精制）、水牛角浓缩粉、羚羊角、人工麝香、朱砂。

【功能主治】清热开窍、止痉安神。主治热入心包、肝风内动证。症见高热、神昏谵语、躁扰不宁、惊风、四肢抽搐、斑疹吐衄、尿赤便秘、舌质红绛苔黄燥、脉滑数。

【现代药理】具有镇静、解热、抗惊厥等作用。

【临床应用】中风、流行性乙型脑炎、流行性脑脊髓膜炎、重症肺炎、病毒性肺炎、猩红热、化脓性感染等各种发热性感染性疾病、肝昏迷、小儿高热惊厥、小儿麻疹等。临床以高热、神昏谵语、惊风抽搐为特征症状。

【用药特征】本成药重在寒凉清热、息风止痉、开窍醒神。用药苦寒清泄为主。适用于中风热入心包、肝风内动者。

【用法用量】①散：口服。一次1.5～3g，一日2次；1岁小儿一次0.3g；5岁以内小儿每增1岁递增0.3g，一日1次；5岁以上小儿酌情服用。②胶囊：口服。一次1.5～3g，一日2次；周岁小儿一次0.3g，5岁以内小儿每增1岁，递增0.3g，一日1次；5岁以上小儿酌情服用。③颗粒：口服。一次1.5～3g，一日2次；1岁小儿一次0.3g，5岁以内小儿每增1岁递增0.3g，一日1次；5岁以上小儿酌情服用。

【使用注意】孕妇禁用。运动员慎用。本品含朱砂，不宜过量久服，肝肾功能不全者慎用。

【规格贮藏】①散：1.5g/瓶。密封，置阴凉处（不超过20℃）。②胶囊：0.5g/粒。密封，置阴凉处（不超过20℃）。③颗粒：1.5g/瓶。密封，置阴凉处（不超过20℃）。

同仁牛黄清心丸

【处方组成】人工牛黄、羚羊角、人工麝香、人参、白术（麸炒）、当归、白芍、柴胡、干姜、阿胶、桔梗、水牛角浓缩粉。

【功能主治】益气养血、镇静安神、化痰息风。主治气血不足、痰热上扰证。症见胸中郁热、惊悸虚烦、头目眩晕、神志昏迷、痰涎壅盛、口眼歪斜、半身不遂、言语不清、舌红苔黄腻、脉滑数。

【现代药理】具有镇静、降血压、解热、抗缺氧、抗血栓、抗动脉粥样硬化等作用。

【临床应用】高血压病、眩晕、中风先兆、脑血管意外、脑血栓后遗症、神经衰弱、冠心病、心绞痛等。临床以神志昏迷、口眼歪斜、半身不遂、痰涎壅盛为特征。

【用药特征】本成药重在补益正气，同时化痰息风安神。用药标本兼治，攻补兼施。适用于中风气血不足、痰热上扰者。

【用法用量】口服。一次1～2丸，一日2次，小儿酌减。

【使用注意】孕妇慎用。孕妇及哺乳期妇女、儿童、老年人使用本品应遵医嘱。过敏体质者慎用。不可过量久服。

【规格贮藏】3g/丸。密封。

如意珍宝丸

【处方组成】珍珠母、沉香、石灰华、金礞石、红花、螃蟹、丁香、毛诃子（去核）、肉豆蔻、豆蔻、余甘子、草果、香旱芹、檀香、黑种草子、降香、荜茇、诃子、高良姜、甘草膏、肉桂、乳香、木香、决明子、水牛角、黄葵子、短穗兔耳草、藏木香、人工麝香、牛黄。

【功能主治】清热、醒脑开窍、舒筋通络、干黄水。主治热入心包证。症见神志不清、肢体麻木瘫痪、口眼歪斜、肢体强直、关节拘挛、舌红苔黄、脉数。

【现代药理】具有抗缺血缺氧、改善关节炎、镇痛及抗痛风等作用。

【临床应用】中风、神经系统疾病（偏头痛、坐骨神经痛、三叉神经痛、眶上神经痛、糖尿性神经病变）、视网膜静脉阻塞、急性扭挫伤、慢性扭挫伤、风湿性关节炎、类风湿关节炎、急性痛风性关节炎、骨关节炎、卡志目病、白脉病等。临床以四肢麻木、瘫痪、口眼歪斜、神志不清、关节拘挛为特征。

【用药特征】本成药长于清热、醒脑开窍、舒筋通络、干黄水。适用于瘟热、陈旧热症、痹症、痛风、白脉病热入心包者。

【用法用量】口服。一次8～10丸，一日2次。

【使用注意】运动员慎用。忌酸、冷、酒。

【规格贮藏】0.25g/丸。密闭，置阴凉干燥处。

珊瑚七十味丸

【处方组成】珊瑚、珍珠、玛瑙、当归、藏党参、红景天、雪莲花、余甘子、藏红花、黄精、牛黄、人工麝香等七十味药。

【功能主治】镇心、安神、定惊、调血。主治热入心包证。症见突发头痛头晕、呕吐、意识障碍、偏瘫、二便失禁、舌红苔黄、脉数。

【现代药理】具有溶血栓、保护血管内血流通畅、脑保护、改善大脑和心脏循环功能、降低血液黏稠度、增强免疫功能、抗衰老、抗疲劳、提高缺氧耐受力等作用。

【临床应用】脑血栓、脑溢血、冠心病、心动过速或过缓、高血压、小儿麻痹、癫痫及各种神经炎等。临床以突发头痛、头晕、呕吐、意识障碍、偏瘫为特征症状。

【用药特征】本成药重在镇心、安神、定惊、调血。用药为70味药物组方制剂，增强安神定惊调血之力。适用于中风热入心包证。

【用法用量】一次1丸。将药丸碾碎或嚼碎后用温开水冲服。

【使用注意】运动员慎用。不可过量久服。

【规格贮藏】1g/丸。密闭，置干燥阴凉处。

珍珠通络丸

【处方组成】珍珠（制）、石膏、红花、丁香、肉豆蔻、白豆蔻、草果、人工牛黄、白檀香、紫檀香、沉香、地锦草、方海、人工麝香、木香、荜茇、肉桂、诃子、川楝子、栀子、海金沙、冬葵果、白巨胜、黑巨胜、水牛角浓缩粉。

【功能主治】清热、开窍、燥黄水。主治热入心包证。症见偏瘫、失语、头晕头痛、健忘、记忆力下降、四肢麻木、活动不灵、舌红苔黄、脉数。

【现代药理】具有抑制血小板聚集、抗血栓、改善微循环、降低血液黏稠度等作用。

【临床应用】脑萎缩、老年痴呆、脑瘫、帕金森病、癫痫、脑出血后遗症、中风偏瘫、脑外伤后遗症等。临床以偏瘫、失语、头晕头痛、健忘、记忆力明显下降为特征症状。

【用药特征】本成药重在清热、开窍、息风、除湿、化痰、通络。适用于类风湿关节炎、肾病、脉病、偏瘫属于热入心包者。

【用法用量】口服。一次9～13粒，一日1～2次。

【使用注意】运动员慎用。不可过量久服。

【规格贮藏】2g/10粒。密闭，防潮。

附：中风热入心包中成药特点比较

中成药名	功效		临床治疗主症	
	共同点	独有功效	相同主治	主治自身特点
安宫牛黄丸（散）	镇惊开窍	清热解毒	热入心包证。症见高热惊厥、神昏谵语、气粗口臭、舌质红绛、苔黄腻、脉滑数	四肢抽搐、颈项强直、面赤
安脑丸（片）		清热解毒、醒神安脑、豁痰息风		四肢抽搐、颈项强直、头痛眩晕
二十五味珍珠丸		安神开窍		半身不遂、口眼歪斜、口角流涎
紫雪（散、胶囊、颗粒）		清热、止痉安神		惊风、四肢抽搐、斑疹吐衄
同仁牛黄清心丸		益气养血、化痰息风		胸中郁热、惊悸虚烦、头目眩晕、痰涎壅盛
如意珍宝丸		舒筋通络、干黄水		四肢麻木、瘫痪、口眼歪斜、神志不清、关节拘挛
珊瑚七十味丸		镇心、安神、定惊、调血		神志昏迷、偏瘫、二便失禁
珍珠通络丸		燥黄水		失语、头晕头痛、健忘、记忆力下降、四肢麻木

（二）风热瘀血

秦归活络口服液

【处方组成】秦艽、党参、赤芍、当归、川芎、茯苓、生地黄、黄连、黄芩、石膏、九节菖蒲、郁金香、川牛膝、羌活、桑枝。

【功能主治】祛风清热、活血化瘀。主治风中经络、风热瘀血、痹阻脉络证。症见半身不遂、口眼歪斜、口角流涎、言语不利、舌质暗红有瘀斑、苔黄。

【现代药理】具有脑缺血保护作用、扩张脑血管、增加脑血流量、抗血小板聚集等作用。

【临床应用】急性缺血性中风。临床以半身不遂、口舌歪斜、言语謇涩为特征。

【用药特征】本成药攻补兼施、祛风清热、活血通络，兼能补益气血。适用于急性期缺血性中风中经络、风热瘀血、痹阻脉络。

【用法用量】口服。一次20ml，一日3次。

【使用注意】孕妇慎用。出血性中风忌用。

【不良反应】个别患者服药后出现轻度腹泻。

【规格贮藏】20ml/支。密封，置阴凉处。

珍宝丸

【处方组成】石膏、丁香、诃子、川楝子、栀子、红花、肉豆蔻、白豆蔻、决明子、草果仁、苘麻子、枫香脂、土木香、木香、甘草、檀香、降香、地锦草、白巨胜、黑种草子、方海、海金沙、沉香、荜茇、肉桂、人工麝香、人工牛黄、珍珠（制）、水牛角浓缩粉。

【功能主治】清热、安神、舒筋活络、除"协日乌素"。主治风热瘀血证。症见口眼歪斜、半身不遂、四肢麻木无力、肌筋萎缩、眼睑下垂、舌淡苔黄、脉数。

【现代药理】具有降血脂、抗动脉粥样硬化、缺氧性脑损伤保护等作用。

【临床应用】急性中风、慢性脑血管疾病、中风后遗症、风湿性关节炎、类风湿关节炎等。临床以口眼歪斜、半身不遂、四肢麻木、肌筋萎缩为特征症状。

【用药特征】本成药重在清热、安神、舒筋活络，除"协日乌素"。用药调理体素，通白脉（祛风活络），行气血。适用于白脉病。

【用法用量】口服。一次13～15粒，一日1～2次。

【使用注意】孕妇禁用。运动员慎用。不可过量久服。

【规格贮藏】2g/10粒。密闭，防潮。

附：中风风热瘀血中成药特点比较

中成药名	功效		临床治疗主症	
	共同点	独有功效	相同主治	主治自身特点
秦归活络口服液	祛风清热、活血化瘀	补益气血	风中经络、风热瘀血、痹阻脉络证。症见半身不遂、口舌歪斜、舌质暗红有瘀斑、苔黄	口角流涎、言语不利
珍宝丸		安神、舒筋活络，除"协日乌素"		四肢麻木、肌筋萎缩

（三）肝阳化风

清眩治瘫丸

【处方组成】天麻、蕲蛇（酒炙）、僵蚕、全蝎、地龙、铁丝威灵仙、白附子（矾炙）、决明子、牛膝、没药（醋炙）、血竭、丹参、川芎、赤芍、玄参、桑寄生、葛根、香附（醋炙）、骨碎补、槐米、郁金、沉香、枳壳（炒）、安息香、人参（去芦）、白术（炒）、麦冬、茯苓、黄连、黄芩、地黄、泽泻、法半夏、黄芪、山楂、水牛角浓缩粉、人工牛黄、珍珠、冰片。

【功能主治】活血降压、化痰息风。主治肝阳上亢、肝火内炽证。症见头目眩晕、耳鸣耳聋、突发半身不遂、口眼歪斜、痰涎壅盛、言语不清、舌红苔黄腻、脉弦数。

【现代药理】具有改善血液流变性、抑制血小板聚集、降血压等作用。

【临床应用】脑出血、脑梗死恢复期、原发性高血压病等。临床以半身不遂、口眼歪斜、痰涎壅盛、舌红苔黄腻为特征症状。

【用药特征】本成药长于平肝潜阳、息风止痉、活血通络、化痰开窍，兼以清肝火。用药以清肝平肝为主。适用于中风肝阳上亢、肝火内炽者。

【用法用量】用温开水或黄酒送服。一次1丸，一日2次。

【使用注意】孕妇忌用。气血亏虚所致的眩晕慎用。忌食辛辣、厚味、油腻食物。

【规格贮藏】9g/丸。密封。

强力天麻杜仲胶囊（丸）

【处方组成】天麻、杜仲（盐制）、川牛膝、槲寄生、玄参、地黄、当归、附子（制）、制草乌、羌活、独活、藁本。

【功能主治】散风活血、舒筋止痛。主治肝阳化风、瘀血阻络证。症见半身不遂、肢体麻木、行走不便、筋脉挛痛、腰膝酸软、头昏头痛、舌苔白、脉弦细。

【现代药理】具有增加脑血流、改善血液流变学、减轻脑水肿、抑制血小板聚集、改善学习记忆功能、镇痛、抗炎等作用。

【临床应用】急性脑梗死、脑梗死恢复期、颈源性头痛、高血压病、慢性脑供血不足、风湿性关节炎、类风湿关节炎等。临床以筋脉挛痛、半身不遂、腰膝酸软为特征症状。

【用药特征】本成药补益阴血、补肝肾强筋骨，同时息风止痉、祛风湿止痛、活血通络。用药攻补兼施，标本兼顾。适用于中风肝阳化风、瘀血阻络证。

【用法用量】口服。一次0.8～1.2g，一日2次。

【使用注意】孕妇忌用。不宜过服、久服。内热炽盛中风及风湿热痹者慎用。

【规格贮藏】0.2g/粒。密封。

石龙清血颗粒

【处方组成】石决明、莪术、赭石、仙鹤草、龙骨、泽泻、牡蛎、地黄、山茱萸、槐花、夏枯草、天麻、牛膝、钩藤。

【功能主治】滋阴潜阳、平肝息风、化瘀止血。主治肝阳化风、脑脉瘀阻证。症见半身不遂、口眼歪斜、口角流涎、语言不利、偏身麻木、眩晕头痛、面红口苦、舌暗红有瘀斑苔黄、脉弦数。

【现代药理】具有抑制血小板聚集、减轻脑水肿等作用。

【临床应用】轻度出血性脑血管病、中度出血性脑血

管病。临床以半身不遂、口眼歪斜、语言不清、偏身麻木为特征。

【用药特征】本成药标本兼顾、滋补肝肾之阴、重镇潜阳，兼以活血止血、止血不留瘀血、活血不妄行。适用于中风肝阳化风、脑脉瘀阻者。

【用法用量】温开水冲服。一次1袋，一日3次，必要时鼻饲给药。

【使用注意】孕妇禁用。产妇慎用。本品应在其他常规治疗下配合使用，出血量幕上大于40ml，幕下大于10ml或有脑疝倾向者应考虑手术或其他抢救措施。

【规格贮藏】10g/袋。密封。

溶栓胶囊

【处方组成】地龙。

【功能主治】清热定惊、活血通络。主治脉络瘀阻、肝风内动证。症见突发昏扑、四肢抽搐、半身不遂、肢体麻木、语音不利、口眼歪斜、舌暗有瘀斑苔黄、脉涩。

【现代药理】具有抑制血栓形成、降低血小板聚集率及血液黏度、改善血液流变学等作用。

【临床应用】脑栓塞、高血压病等。临床以半身不遂、肢体麻木、口眼歪斜为特征症状。

【用药特征】本成药为单味动物药制剂，能搜风通络、活血化瘀，且清肝热、息风定惊。适用于中风脉络瘀阻、肝风内动者。

【用法用量】口服。饭前半小时服用。一次2～3粒，一日3次。或遵医嘱。

【使用注意】对本品过敏者禁用。有出血倾向者、过敏体质者慎用。

【不良反应】偶见轻微腹泻，轻度恶心。

【规格贮藏】0.25g/粒。密封，置阴凉干燥处。

脑血栓片

【处方组成】红花、当归、水蛭（制）、赤芍、桃仁、川芎、丹参、土鳖虫、羚羊角、牛黄。

【功能主治】活血化瘀、醒脑通络、潜阳息风。主治瘀血、肝阳上亢证。症见头晕目眩、肢体麻木、舌强不语、口眼歪斜、口角流涎、半身不遂、舌暗有瘀斑苔薄白、脉涩。

【现代药理】具有抗凝血、扩张血管、抗血栓、抗缺氧等作用。

【临床应用】中风先兆、脑血栓。临床以肢体麻木、舌强不语、口眼歪斜、半身不遂为特征症状。

【用药特征】本成药长于活血化瘀，配伍动物药走窜通络之力强，且息风止痉、醒脑开窍，具有心脑同治的特点。适用于中风先兆、中风瘀血、肝阳上亢者。

【用法用量】口服。一次6片，一日3次。

【使用注意】孕妇、有出血倾向者禁服。

【规格贮藏】0.3g/片。密封。

附：中风肝阳化风中成药特点比较

中成药名	功效		临床治疗主症	
	共同点	独有功效	相同主治	主治自身特点
清眩治瘫丸	活血、息风	降压、化痰	肝阳上亢、肝火内炽证。症见半身不遂、口眼歪斜、舌红苔黄腻、脉弦数	痰涎壅盛、言语不清、头目眩晕、耳鸣耳聋
强力天麻杜仲胶囊（丸）		散风、舒筋止痛		筋脉挛痛、腰膝酸软
石龙清血颗粒		滋阴潜阳、平肝、止血		偏身麻木、眩晕、头痛、面红、口苦
溶栓胶囊		清热、通络		四肢抽搐、半身不遂、肢体麻木
脑血栓片		醒脑通络、潜阳		头晕目眩、肢体麻木

（四）风痰阻络

醒脑再造胶囊（丸）

【处方组成】黄芪、淫羊藿、石菖蒲、红参、三七、地龙、当归、红花、粉防己、赤芍、桃仁（炒）、石决明、天麻、仙鹤草、槐花（炒）、白术（炒）、胆南星、葛根、玄参、黄连、连翘、泽泻、川芎、枸杞子、全蝎（去钩）、制何首乌、决明子、沉香、白附子（制）、细辛、木香、僵蚕（炒）、猪牙皂、冰片、珍珠（豆腐制）、大黄。

【功能主治】化痰醒脑、祛风活络。主治风痰瘀阻证。症见神志不清、语音不利、口角流涎、半身不遂、手足拘挛、四肢酸痛、舌暗红、苔腻、脉弦涩。

【现代药理】具有抗血栓、抗脑缺血、改善血液流变学、降血脂等作用。

【临床应用】脑血栓恢复期、脑血栓后遗症、血管性痴呆等。临床以口眼歪斜、舌强不语、手足不遂、手足拘挛为特征症状。

【用药特征】本成药长于祛风化痰通络，活血化瘀力强，祛除瘀滞经络之痰、瘀血，同时兼以补益气血。具有标本兼顾、虚实兼顾的特点。适用于中风风痰瘀阻者。

【用法用量】①胶囊：口服。一次4粒，一日2次。②丸：口服。一次1丸，一日2～3次。

【使用注意】孕妇忌服。不可过量、久服。

【规格贮藏】①胶囊：0.35g/粒。密封。②丸：9g/丸。密封。

再造丸

【处方组成】蕲蛇肉、全蝎、地龙、僵蚕（炒）、穿山甲（制）、人工麝香、水牛角浓缩粉、人工牛黄、龟甲（制）、朱砂、天麻、防风、羌活、白芷、川芎、葛根、麻黄、肉桂、细辛、附子（制）、油松节、桑寄生、骨碎补（炒）、威灵仙（酒炒）、粉草薢、当归、赤芍、片姜黄、血竭、三七、乳香（制）、没药（制）、人参、黄芪、白术（炒）、茯苓、甘草、天竺黄、制何首乌、熟地黄、玄参、黄连、大黄、化橘红、青皮（醋炒）、沉香、檀香、广藿香、母丁香、冰片、乌药、豆蔻、草豆蔻、香附（醋制）、两头尖

（醋制）、建曲、红曲。

【功能主治】祛风化痰、活血通络。主治风痰瘀阻证。症见半身不遂、活动不利、四肢麻木、手足拘挛、口舌歪斜、言语謇涩、饮水呛咳、口角流涎、舌淡苔腻、脉弦滑或弦细。

【现代药理】具有改善血液流变学指标、改善微循环、抗凝血、抗炎等作用。

【临床应用】脑血栓恢复期、脑血栓后遗症期、类风湿关节炎等。临床以半身不遂、手足拘挛、肢体关节疼痛为特征症状。

【用药特征】本成药长于温阳散寒、平肝息风、祛风通络、祛风湿利关节、化痰镇静安神，兼能活血散瘀、补益气血。具有标本兼顾的特点。适用于中风风痰瘀阻者。

【用法用量】口服。一次15丸，一日2次。

【使用注意】孕妇禁用。感冒期间停服。不可过量久服。

【规格贮藏】60g/100丸。密封。

牛黄清心丸（局方）

【处方组成】牛黄、羚羊角、水牛角浓缩粉、黄芩、白蔹、大豆黄卷、苦杏仁（炒）、桔梗、防风、柴胡、麝香、冰片、朱砂、雄黄、川芎、蒲黄（炒）、人参、白术（炒）、茯苓、山药、甘草、大枣（去核）、当归、白芍、阿胶、麦冬、干姜、六神曲（炒）、肉桂。

【功能主治】清心化痰、镇惊祛风。主治风痰瘀阻窍证。症见头晕目眩、神志混乱、言语不利、口舌歪斜、口角流涎、口苦、痰涎壅盛、瘫痪、疲劳乏力及惊风抽搐、癫痫、舌红苔黄腻、脉弦滑数。

【现代药理】具有镇静、解热、抗缺氧、降血压等作用。

【临床应用】眩晕、神经衰弱、中风先兆、脑血栓后遗症、高血压病、癫痫。临床以头晕目眩、神志混乱、口苦、痰涎壅盛为特征症状。

【用药特征】本成药长于清热化痰，兼以镇惊安神、息风止痉，兼能补益气血。用药攻补兼施。适用于中风、癫痫、惊风风痰瘀阻窍，兼有正气亏虚兼有热象者。

【用法用量】口服。一次1丸，一日1次。

【使用注意】孕妇慎用。不宜长期久服。忌食油腻食

物。戒烟酒。

【规格贮藏】3g/丸。密封。

大活络丸（胶囊）

【处方组成】蕲蛇、乌梢蛇、全蝎、地龙、天麻、威灵仙、制草乌、肉桂、细辛、麻黄、羌活、防风、松香、广藿香、豆蔻、僵蚕（炒）、天南星（制）、牛黄、乌药、木香、沉香、丁香、青皮、香附（醋制）、麝香、安息香、冰片、两头尖、赤芍、没药（制）、乳香（制）、血竭、黄连、黄芩、贯众、葛根、水牛角、大黄、玄参、红参、白术（麸炒）、甘草、熟地黄、当归、何首乌、骨碎补（烫，去毛）、龟甲（醋淬）、狗骨（油酥）。

【功能主治】祛风止痛、除湿豁痰、舒筋活络。主治风痰瘀阻证。症见半身不遂、肢体麻木、口眼歪斜、言语不利、肢体关节疼痛、屈伸不利、筋脉拘急及跌打损伤、行走不利、舌暗淡、苔白腻、脉沉弦或沉缓。

【现代药理】具有改善实验性微循环障碍、抗血栓、镇痛、抗炎等作用。

【临床应用】脑梗死、脑血栓、风湿性关节炎、骨关节炎、坐骨神经痛、冠心病、心绞痛、急性软组织损伤等。临床以半身不遂、肢体关节疼痛、屈伸不利、苔腻为特征症状。

【用药特征】本成药长于祛风湿、益气血、豁痰除湿、活络止痛，加入动物药增强搜风通络之力。用药祛邪与扶正兼顾。适用于中风、痹病、胸痹或跌打损伤、风痰瘀阻证。

【用法用量】①丸：温黄酒或温开水送服。一次1丸，一日1~2次。②胶囊：口服。一次4粒，一日3次。

【使用注意】孕妇禁用。阴虚火旺或脾胃虚寒者慎用。不可长期服用。忌食油腻食物。戒烟酒。

【不良反应】少数患者出现口干、大便偏干、胃部短暂不适。

【规格贮藏】①丸：3.5g/丸。密封。②胶囊：0.25g/粒。密封。

天丹通络片（胶囊）

【处方组成】川芎、丹参、天麻、石菖蒲、黄芪、稀

莶草、水蛭、槐花、人工牛黄、牛膝。

【功能主治】活血通络、息风化痰。主治风中经络、风痰瘀血痹阻脉络证。症见半身不遂、肢体麻木、肢体关节疼痛、口眼歪斜、语音不利、舌淡暗苔白腻、脉滑。

【现代药理】具有抗凝血、抗血小板聚集、减轻脑缺血时脑组织水肿、抑制血栓形成、促进血栓溶解等作用。

【临床应用】脑梗死急性期、脑梗死恢复早期。临床以半身不遂、肢体麻木、肢体关节疼痛、口眼歪斜、语言謇涩为特征。

【用药特征】本成药长于活血化痰、通络止痛、息风止痉，兼能化痰开窍。具有气血并治、标本兼顾的特点。适用于中风风中经络、风痰瘀血痹阻脉络证。

【用法用量】①片：口服。一次5片，一日3次。②胶囊：口服。一次5粒，一日3次。

【使用注意】脑出血患者急性期禁用。忌食生冷、辛辣、油腻食物。忌烟酒。

【规格贮藏】①片：0.415g/片。密封。②胶囊：0.4g/粒。密封。

脑栓通胶囊

【处方组成】蒲黄、赤芍、郁金、天麻、漏芦。

【功能主治】活血通络、祛风化痰。主治风中经络、风痰瘀阻脉络证。症见半身不遂、口眼歪斜、语言不利、肢体麻木疼痛、眩晕耳鸣、舌质暗红苔白腻、脉弦滑。

【现代药理】具有降低全血黏度、血浆黏度、红细胞压积、抑制血小板聚集、延长血栓形成等作用。

【临床应用】脑梗死急性期、脑梗死恢复期。临床以半身不遂、口舌歪斜、语言不利或失语、肢体麻木疼痛、眩晕耳鸣为特征症状。

【用药特征】本成药以活血化瘀通络为主，兼以祛风息风、化痰开窍，佐以清热解毒。适用于风中经络、风痰瘀阻脉络者。

【用法用量】口服。一次3粒，一日3次，4周为一个疗程。

【使用注意】孕妇禁用。产妇慎用。

【不良反应】少数患者服药后可出现胃脘部嘈杂不适

感、便秘等。

【规格贮藏】0.4g/粒。密封，置阴凉处。

稀莶通栓丸（胶囊）

【处方组成】稀莶草（蜜酒炙）、胆南星、清半夏、酒当归、天麻、秦艽、川芎、三七、桃仁、水蛭、红花、冰片、人工麝香。

【功能主治】活血化瘀、祛风化痰、舒筋活络、醒脑开窍。主治风中经络、风痰瘀阻脉证。症见半身不遂、行走不利、偏身麻木、口舌歪斜、语言不利、舌暗有瘀斑、苔白腻，脉滑。

【现代药理】具有抗血栓形成、促进血栓溶解等作用。

【临床应用】脑血栓急性期、脑血栓恢复期等。临床以半身不遂、偏身麻木、口舌歪斜为特征症状。

【用药特征】本成药活血化瘀通络力强，兼能祛风舒筋活络、化痰芳香开窍、息风止痉。具有痰瘀兼顾、标本同治的特点。适用于中风风中经络、风痰瘀阻脉者。

【用法用量】①丸：口服。一次1丸，一日3次。②胶囊：口服。一次3粒，一日3次，4周为一个疗程。

【使用注意】孕妇及出血性中风急性期禁用。运动员慎用。

【不良反应】极个别病例可能出现嗜睡、面部发热、头痛等。

【规格贮藏】①丸：9g/丸。密封，置干燥处。②胶囊：0.37g/粒。密封，置干燥处。

麝香脑脉康胶囊

【处方组成】山羊角、水牛角浓缩粉、桃仁、丹参、穿山甲、莱菔子、天麻、大黄、三七、地龙、川芎、人工麝香。

【功能主治】平肝息风、化瘀通络、豁痰开窍。主治中经络、风痰瘀血、痹阻脉络证。症见半身不遂、偏身麻木、肢体疼痛、头面眩晕、口舌歪斜、语言謇涩、舌暗有瘀斑、苔白腻、脉滑。

【现代药理】具有抗脑缺血、抑制血栓形成、延长凝血时间、降低全血黏度等作用。

【临床应用】脑梗死恢复期。临床以半身不遂、偏身麻木、头面眩晕、肢体疼痛、语言謇涩为特征症状。

【用药特征】本成药化瘀通络力强，兼有平肝潜阳、息风止痉、化痰开窍。适用于中风中经络、瘀血痹阻者。

【用法用量】口服。一次4粒，一日3次。15天为一个疗程。

【使用注意】孕妇禁用。哺乳期妇女、运动员慎用。如本品发生性状改变时禁止服用。

【规格贮藏】0.3g/粒。密封。

化风丹

【处方组成】药母、紫苏叶、僵蚕、全蝎、天南星（制）、苍术、雄黄、硼砂、巴豆霜、麝香、冰片、天麻、荆芥、檀香、朱砂。

【功能主治】息风镇痉、豁痰开窍。主治风痰闭阻证。症见口眼歪斜、口角流涎、语言謇涩、痉挛抽搐、喉间痰鸣、痰多、舌淡苔白腻、脉滑。

【现代药理】具有降血压、抗脑血栓形成、改善血液流变学、增加记忆能力等作用。

【临床应用】脑梗死、面神经炎、癫痫、脑萎缩、脑瘫等。临床以口眼歪斜、口角流涎、语言謇涩、痉挛抽搐、喉间痰鸣、痰多为特征症状。

【用药特征】本成药既息内风又祛外风、止痉作用明显，兼能芳香开窍化痰。适用于中风、癫痫、面神经麻痹属风痰闭阻者。

【用法用量】口服。成人一次8～10丸，一日2～3次，18天为一个疗程；或遵医嘱。

【使用注意】肝肾功能不全、造血系统疾病、孕妇及哺乳期妇女禁用。儿童慎用。服用本品定期检查血、尿中汞、砷离子浓度。检查肝、肾功能。

【规格贮藏】0.12g/丸。密封。

散风活络丸

【处方组成】乌梢蛇（酒炙）、草乌（甘草银花炙）、附子（炙）、威灵仙（酒炙）、防风、麻黄、海风藤、细辛、白附子（矾炙）、胆南星（酒炙）、蜈蚣、地龙、乳香（醋炙）、桃仁、红花、当归、川芎、赤芍、桂枝、牛膝、骨碎补、熟地黄、党参、白术（麸炒）、茯苓、木香、香附（醋炙）、草豆蔻、石菖蒲、黄芩、

熟大黄、赭石、人工牛黄、冰片、蜂蜜（炼）。

【功能主治】祛风化痰、舒筋活络。主治风痰阻络证。症见口眼歪斜、半身不遂、手足麻木、腰腿疼痛、关节筋脉拘挛、行走不利、舌暗有瘀斑、苔白腻、脉滑数。

【现代药理】尚未检索到本成药相关的药理资料。

【临床应用】中风后遗症等。临床以瘫痪、腰腿疼痛、关节筋脉拘挛、行走不利为特征症状。

【用药特征】本成药温经通络、搜风除湿为主，温通并行，兼以养血益气、祛痰逐瘀。适用于中风瘫痪属风痰阻络证。

【用法用量】口服。一次1丸，一日2次；或遵医嘱。

【使用注意】孕妇忌服。高血压、心脏病患者慎服，或在医生指导下服用。运动员慎用。

【规格贮藏】6g/丸。密封。

复方牵正膏

【处方组成】白附子、地龙、全蝎、僵蚕、川芎、白芷、当归、赤芍、防风、生姜、樟脑、冰片、薄荷脑、麝香草酚。

【功能主治】祛风活血、舒经活络。主治风邪中络、瘀血痹阻证。症见突发口眼歪斜、口角流涎、肢体麻木、筋骨疼痛、舌暗瘀斑、脉弦或涩。

【现代药理】具有加快神经传导、提高神经兴奋性等作用。

【临床应用】脑梗死后遗症期、面神经炎。临床以口眼歪斜、肌肉麻木、筋骨疼痛为特征症状。

【用药特征】本成药长于祛风化痰、活血通络，兼有补血清热、开窍醒神，其祛风活络作用较明显。适用于中风风邪中络、瘀血痹阻者。

【用法用量】外用。贴敷于患侧相关穴位。贴敷前，将相关穴位处用温水洗净或酒精消毒。

【使用注意】使用过程中如有皮肤过敏，可暂停用药。贴敷期间应防受风寒。开放性创伤忌用。

【规格贮藏】4cm×6.5cm；6.5cm×10cm。密封，置阴凉干燥处。

附：中风风痰阻络中成药特点比较

中成药名	功效		临床治疗主症	
	共同点	独有功效	相同主治	主治自身特点
醒脑再造胶囊（丸）	祛风化痰	醒脑、活络	风痰瘀阻证。症见神志不清、半身不遂、舌暗红、苔腻、脉弦涩	手足拘挛、四肢酸痛
再造丸		活血通络		言语謇涩、饮水呛咳、口角流涎
牛黄清心丸（局方）		清心、镇惊		口苦、痰涎壅盛、疲劳乏力
大活络丸（胶囊）		止痛、除湿、舒筋活络		肢体痹痛、筋脉拘急及跌打损伤、行走不利
天丹通络片（胶囊）		活血通络		肢体麻木、肢体关节疼痛
脑栓通胶囊		活血通络		肢体麻木疼痛、眩晕耳鸣
豨莶通栓丸（胶囊）		活血化瘀、舒筋活络、醒脑开窍		行走不利、偏身麻木、口舌歪斜
麝香脑脉康胶囊		平肝、豁痰开窍		偏身麻木、头面眩晕
化风丹		镇痉、开窍		语言謇涩、痉挛抽搐、喉间痰鸣
散风活络丸		舒筋活络		腰腿疼痛、关节筋脉拘挛、行走不利
复方牵正膏		活血、舒经活络		肌肉麻木、筋骨疼痛

（五）瘀血阻络

丹灯通脑软胶囊（胶囊、滴丸、片）

【处方组成】丹参、灯盏细辛、川芎、葛根。

【功能主治】活血化瘀、祛风通络。主治瘀血痹阻证。症见口眼歪斜、言语不利、口角流涎，甚则半身不遂、舌紫、脉涩。

【现代药理】具有扩血管、增加冠脉及脑血流量等作用。

【临床应用】缺血性脑病。临床以口眼歪斜、言语不利、口角流涎为特征症状。

【用药特征】本成药活血化瘀，兼祛风通络。用药活血化瘀力强。适用于瘀血阻络所致的中风（中经络）所致的半身不遂等证。

【用法用量】①软胶囊：口服。一次4粒，一日3次；30天为一个疗程。②胶囊：口服。一次4粒，一日3次；一个月为一个疗程。③滴丸：口服。一次4粒，一日3次；一个月为一个疗程。④片：口服。一次4片，一日3次；一个月为一个疗程。

【使用注意】急性期的脑溢血患者忌用。孕妇忌服。胃病患者宜饭后服用。忌生冷食物。

【不良反应】个别患者用药后偶见胃部不适。

【规格贮藏】①软胶囊：0.55g/粒。密封。②胶囊：0.35g/粒。密封。③滴丸：60mg/丸。密封。④片：0.35g/片。密封。

脑心通胶囊

【处方组成】黄芪、赤芍、丹参、当归、川芎、桃仁、红花、乳香（制）、没药（制）、鸡血藤、牛膝、桂枝、桑枝、地龙、全蝎、水蛭。

【功能主治】益气活血、化瘀通络。主治气虚血滞、脉络瘀阻证。症见半身不遂、肢体麻木、行走艰难、口眼歪斜、言语不利、疲劳乏力或胸痹心痛、心悸、心胸闷胀、气短、活动尤甚、舌淡苔白、脉细弱。

【现代药理】具有降低血黏度、抑制血小板聚集、抑制血栓形成、增加脑血流量、改善心功能、缩小心肌梗死等作用。

【临床应用】脑梗死、冠心病、心绞痛、急性冠脉综合征、高血压伴糖尿病、缺血性脑病、脑动脉硬化、高脂血症、颈源性疾病、2型糖尿病等。临床以半身不遂、肢体麻木、行走艰难、疲劳乏力、胸痹心痛为特征症状。

【用药特征】本成药长于补气养血、活血化瘀，合用动物药增强舒筋通络之力。用药标本兼治，气血并调。适用于气虚血瘀导致的中风后遗症、胸痹心痛等病症。

【用法用量】口服。一次2~4粒，一日3次。

【使用注意】孕妇禁用。胃病患者饭后服用。

【规格贮藏】0.4g/粒。密封。

灯盏花颗粒（胶囊、片）

【处方组成】灯盏细辛。

【功能主治】活血化瘀、通经活络。主治瘀血阻络证。症见半身不遂、活动不灵、肢体麻木疼痛、言语謇涩，或胸闷、心悸，甚则胸痛彻背、痛处固定不移、夜间为甚、舌质暗或有瘀点瘀斑、脉涩或弦涩。

【现代药理】具有抑制脑血栓形成、抗脑组织缺血缺氧、降血脂、降低血黏度等作用。

【临床应用】缺血性脑病、冠心病、心绞痛等。临床以半身不遂、肢体麻木、言语謇涩或胸部憋闷疼痛为特征症状。

【用药特征】本成药为单味药制剂，重在活血化瘀、通络止痛。适用于中风、胸痹瘀血阻络者。

【用法用量】①颗粒：口服。一次5~10g，一日3次。②胶囊：口服。一次2~3粒，一日3次。③片：口服。一次2片，一日3次；或遵医嘱。

【使用注意】孕妇慎用。脑出血急性期及有出血倾向者不宜使用。

【规格贮藏】①颗粒：5g/袋；3g/袋（无蔗糖）。密封，置干燥处。②胶囊：0.18g/粒。密封。③片：20mg/片。密闭，避光，置干燥处。

灯盏花素片（滴丸）

【处方组成】灯盏花素。

【功能主治】活血化瘀、通脉止痛。主治瘀血阻络证。症见半身不遂、肢体麻木、言语謇涩或胸部憋闷疼痛，甚则胸痛彻背、痛处固定不移、夜间为甚、舌质暗或有瘀点瘀斑、脉涩或弦涩。

【现代药理】具有保护缺血再灌注损伤、抑制脑血栓形成、抗脑组织缺血缺氧、降血脂及降低血黏度等作用。

【临床应用】缺血性脑病、冠心病、心绞痛、椎动脉型颈椎病、椎底动脉供血不足性眩晕等。临床以半身不遂、肢体麻木、言语謇涩或胸部憋闷疼痛为特征症状。

【用药特征】本成药为单味药提取物制剂，活血化瘀力强，兼能通络。适用于中风、胸痹瘀血阻络者。

【用法用量】①片：口服。一次2片，一日3次；或遵医嘱。②滴丸：口服。一次10丸，一日3次。

【使用注意】孕妇忌服。不宜用于脑出血急性期或有出血倾向患者。

【不良反应】个别患者服用本品出现皮肤瘙痒和瘀斑。

【规格贮藏】①片：20mg/片。密闭，避光，置干燥处。②滴丸：0.032g/丸。密封，避光。

通脉颗粒

【处方组成】丹参、川芎、葛根。

【功能主治】活血通脉。主治瘀血阻络证。症见半身不遂、口眼歪斜、言语不利、肢体麻木疼痛，或胸闷、胸痛，甚则胸痛彻背、痛处固定不移、夜间为甚、舌质暗有瘀斑、脉弦涩。

【现代药理】具有抗动脉粥样硬化、降血压等作用。

【临床应用】动脉粥样硬化、脑血栓、脑缺血、冠心病、心绞痛等。临床以半身不遂、肢体麻木疼痛，或胸闷、胸痛为特征症状。

【用药特征】本成药为多味活血药制剂，活血化瘀通络力强，兼能行气。适用于中风、胸痹血脉瘀阻者。

【用法用量】口服。一次10g，一日2～3次。

【使用注意】孕妇慎用。阴虚阳亢或肝阳化风及者慎用。

【规格贮藏】10g/袋。密封。

血栓通胶囊

【处方组成】三七总皂苷。

【功能主治】活血祛瘀、通脉活络。主治脉络瘀阻证。症见半身不遂、活动不灵、口眼歪斜、口角流涎、肢体麻木、舌强语謇或胸闷痛，甚则胸痛彻背、痛处固

定、夜间为甚、舌质暗有瘀斑、脉涩。

【现代药理】具有抑制血小板聚集、增加心、脑血流量、扩张血管、改善血液循环等作用。

【临床应用】脑梗死、冠心病、心绞痛、视网膜中央静脉阻塞等。临床以为半身不遂、口眼歪斜、肢体麻木、言语謇涩或胸部憋闷疼痛为特征症状。

【用药特征】本成药为单味药提取物制剂，活血通络力强，疏通心脉、脑脉的瘀滞。适用于中风偏瘫、胸痹心痛、脉络瘀阻者。

【用法用量】口服。一次1粒，一日3次。

【使用注意】脑溢血急性期禁用。孕妇慎用。既往对人参、三七过敏的患者禁用。

【规格贮藏】0.18g/粒（含三七总皂苷100mg）。密封。

血塞通颗粒（胶囊、片）

【处方组成】三七总皂苷。

【功能主治】活血祛瘀、通脉活络。主治瘀血阻络证。症见麻木偏瘫、肢体活动不利、口眼歪斜、舌强语謇或胸闷心痛、舌质暗淡有瘀点、脉涩。

【现代药理】具有抑制血小板聚集、增加脑血流量等作用。

【临床应用】脑血管病后遗症、冠心病、心绞痛、颈椎病、脑动脉硬化性眩晕等。临床以麻木偏瘫、肢体活动不利、舌强语謇或胸闷心痛为特征症状。

【用药特征】本成药为单味药提取物制剂，活血通络力强，疏通心脉、脑脉的瘀滞。适用于中风偏瘫、胸痹心痛、脉络瘀阻者。

【用法用量】①颗粒：开水冲服。一次1～2袋，一日3次。②胶囊：口服。一次100mg（2粒），一日3次。③片：口服。一次50～100mg（2～4片），一日3次。

【使用注意】脑溢血急性期禁用。既往对人参、三七过敏的患者禁用。孕妇慎用。

【规格贮藏】①颗粒：1.5g/袋（含三七总皂苷50mg，无蔗糖）。密封。②胶囊：50mg/粒。密封。③片：0.068g/片（含三七总皂苷25mg）。密封。

脑得生胶囊（丸、颗粒、片）

【处方组成】三七、葛根、红花、川芎、山楂（去核）。

【功能主治】活血化瘀、疏通经络、醒脑开窍。主治瘀血阻络证。症见麻木偏瘫、口舌歪斜、语言謇涩、头晕目眩、遇事善忘、失眠、舌质紫暗，脉弦涩。

【现代药理】具有抗脑缺血、抗血栓形成等作用。

【临床应用】脑栓塞、脑出血后遗症、缺血性中风、脑动脉硬化症等。临床以半身不遂、口舌歪斜、语言謇涩、头晕目眩、遇事善忘为特征症状。

【用药特征】本成药由多味活血化瘀药组成，其化瘀通络之力较强，兼能开窍醒神。用药具有气血并治的特点。适用于中风瘀血阻滞实证者。

【用法用量】①胶囊：口服。一次4粒，一日3次。②丸：口服。一次9g，一日3次。③颗粒：口服。一次1袋，一日3次。④片：口服。一次6片，一日3次。

【使用注意】孕妇忌服。脑出血急性期忌用。

【规格贮藏】①胶囊：0.45g/粒；0.3g/粒。密封。②丸：9g/丸。密封。③颗粒：3g/袋。密封。④片：0.35g/片（薄膜衣片）;0.38g/片（薄膜衣片）;0.3g/片（糖衣片）。密封。

抗栓再造丸

【处方组成】红参、黄芪、胆南星、穿山甲（烫）、牛黄、冰片、水蛭（烫）、麝香、丹参、三七、大黄、地龙、苏合香、全蝎、葛根、穿山龙、当归、牛膝、何首乌、乌梢蛇、桃仁、朱砂、红花、土鳖虫、天麻、细辛、威灵仙、草豆蔻、甘草。

【功能主治】活血化瘀、舒筋通络、息风镇痉。主治血瘀气虚证。症见半身不遂、肢体麻木、行走艰难、口眼歪斜、言语謇涩、疲劳乏力、舌红暗有瘀斑苔腻、脉弦。

【现代药理】具有抗血小板聚集、改善脑部微循环等作用。

【临床应用】脑血栓后遗症恢复期等。临床以半身不遂、手足麻木、行走艰难、疲劳乏力为特征症状。

【用药特征】本成药活血化瘀之功强，有破血之功，兼能益气扶正以祛邪。用药辛香走窜、化瘀通络。适用于中风后遗症期气虚兼有痰瘀证者。

【用法用量】口服。一次3g，一日3次。

【使用注意】有出血者禁用。孕妇忌服。阴虚风动或年老体弱者慎用。肝功能异常者慎用。运动员慎用。

不可过量或久服。

【规格贮藏】3g/袋。密封。

益脑复健胶囊

【处方组成】三七、赤芍、红花、川芎、血竭、葛根、豨莶草、地龙。

【功能主治】活血化瘀、祛风通络。主治风痰瘀血阻络。症见半身不遂、舌强语謇、口眼歪斜、口角流涎、手足麻木、头晕头痛、舌质暗红有瘀点、脉涩。

【现代药理】具有改善血液流变学、抗脑缺血、镇痛等作用。

【临床应用】脑血栓急性期、脑血栓恢复期等。临床以半身不遂、舌强语謇、口眼歪斜、口角流涎、口眼歪斜、头晕头痛为特征症状。

【用药特征】本成药活血化瘀通络力强，兼能祛风、走窜通络。扶正之功薄弱。适用于瘀血阻滞脑脉实证者。

【用法用量】口服。一次3~4粒，一日3次。

【使用注意】孕妇忌服。有出血者禁用。久病气血亏虚者或阴虚阳亢、肝阳化风者慎用。

【规格贮藏】0.3g/粒。密封。

脑血康胶囊（片、丸、颗粒、滴丸、口服液）

【处方组成】水蛭。

【功能主治】活血化瘀、破血散结。主治瘀血阻络证。症见麻木偏瘫、行走艰难、舌强语謇、口眼歪斜、头晕头痛、舌紫暗有瘀斑、脉涩。

【现代药理】具有抗血栓形成、改善血液流变学、改善微循环、抗脑缺血、提高学习记忆等作用。

【临床应用】高血压脑出血后脑血肿、脑血栓等。临床以半身不遂、舌强语謇、口眼歪斜为特征症状。

【用药特征】本成药为单味动物药制剂，化瘀、破血、逐瘀、通经并用，活血通络作用明显。适用于中风中经络之瘀血阻络、正气充盛者。

【用法用量】①胶囊：口服。一次1粒，一日3次。②片：口服。一次3片，一日3次。③丸：口服。一次1袋，一日3次。④颗粒：口服。一次2g，一日3次。⑤滴丸：口服。一次10~20丸，一日3次，或遵医嘱。⑥口服液：口服。一次10ml，一日3次。

【使用注意】孕妇忌用。出血患者禁用。肝阳化风者慎用。

【规格贮藏】①胶囊：0.15g/粒。②片：0.16g/片。密封，防潮，置阴凉处干燥处保存（不超过20℃）。③丸：1.5g/袋。密封。④颗粒：2g/粒。密封。⑤滴丸：35mg/丸。密封。⑥口服液：10ml/支。密封，置凉暗处保存。

消栓通络胶囊（颗粒、片）

【处方组成】川芎、丹参、黄芪、三七、桂枝、郁金、木香、泽泻、槐花、山楂、冰片。

【功能主治】活血化瘀、温经通络。主治血瘀水湿阻络兼气虚证。症见言语謇涩、半身不遂、口舌歪斜、肢体困重、疲劳乏力、舌暗有瘀点、苔白腻或薄白、脉弦滑。

【现代药理】具有降血脂、抗血栓形成等作用。

【临床应用】轻中度脑梗死恢复期、原发性高胆固醇血症等。临床以言语謇涩、半身不遂、肢体困重、疲倦乏力为特征症状。

【用药特征】本成药活血化瘀之力较温和，无破血之功，兼有利水消肿、益气温通之功。用药具有辛温苦温并用的特点。适用于中风风中经络恢复期瘀血阻络、水湿停滞兼有气虚者。

【用法用量】①胶囊：口服。一次2粒，一日3次；或遵医嘱。②颗粒：口服。一次12g，一日3次。③片：口服。一次6片，一日3次。

【使用注意】孕妇禁用。出血性中风忌用。阴虚内热者慎用。忌食生冷、辛辣、动物油脂食物。

【规格贮藏】①胶囊：0.54g/粒。密封。②颗粒：6g/袋（无蔗糖）；12g/袋。密封。③片：0.38g/片。密封。

华佗再造丸

【处方组成】川芎、吴茱萸、冰片、当归、冰片、马钱子、红花、胆星、红参、白芍等。

【功能主治】活血化瘀、化痰通络、行气止痛。主治痰瘀阻络证。症见半身麻木偏瘫、口眼歪斜、言语不清、体倦肢重、关节疼痛或活动不利、舌质紫暗有瘀斑瘀点苔白腻、脉涩。

【现代药理】具有增加脑部血流量、抗凝血、抗血栓、改善血液流变学、抑制血小板聚集等作用。

【临床应用】脑梗死恢复期和后遗症、冠心病、血栓闭塞性脉管炎、特发性三叉神经痛等。临床以半身不遂、拘挛麻木、口眼歪斜、体倦肢重、关节疼痛为特征症状。

【用药特征】本成药重在活血化瘀，兼有温经散寒、化痰行气之功。用药具有寒温并用，以温为主的特点。适用于中风恢复期和后遗症痰瘀阻络证者。

【用法用量】口服。一次4~8g，一日2~3次，重症一次8~16g，或遵医嘱。

【使用注意】孕妇禁用。脑出血急性期禁用。中风痰热壅盛证或平素大便干燥者慎用。不可过量久服。服用期间如有燥热感，可用白菊花蜜糖水送服，或减半服用，必要时停药1~2天。忌辛辣、生冷、油腻食物。

【规格贮藏】80g/瓶；120g/瓶。密封。

丹膝颗粒

【处方组成】丹参、牛膝、天麻、牡丹皮、赤芍、川芎、地黄、淫羊藿、桑寄生、栀子、决明子、火麻仁。

【功能主治】养阴平肝、息风通络、清热除烦。主治病瘀血阻络兼肾虚证。症见偏身瘫痪、活动不遂、口眼歪斜、舌强语謇、肢体麻木、腰膝酸软、舌质暗有瘀斑瘀点、舌下脉络瘀曲、苔白腻、脉涩。

【现代药理】具有抗脑血管损伤、缩小脑梗死范围等作用。

【临床应用】脑梗死恢复期。临床以半身不遂、口眼歪斜、舌强语謇、偏身麻木、腰膝酸软为特征症状。

【用药特征】本成药滋阴以潜阳、息风通络，兼以活血通络、清热通便、温肾强筋骨。适用于中风病中经络恢复期瘀血阻络、肾阴阳两虚、兼有便秘者。

【用法用量】开水冲服。一次1袋，一日3次。

【使用注意】孕妇禁用。脑出血急性期禁用。应定期复查肝功能。

【不良反应】个别患者服用后可出现轻度腹泻。极个别患者可见肝功能（ALT）升高。

【规格贮藏】10g/袋。密封置阴凉干燥处（不超过20℃）。

灯盏细辛胶囊（颗粒、软胶囊）

【处方组成】灯盏细辛。

【功能主治】活血化瘀。主治瘀血阻络证。症见肢体麻木、偏瘫、活动不灵、语言謇涩，或胸痛胸闷、痛有定处、舌质暗有瘀斑瘀点、舌下脉络瘀曲、苔白、脉涩。

【现代药理】具有抗血小板聚集、抗血栓、扩张血管、改善微循环、抗脑缺血再灌注损伤等作用。

【临床应用】脑梗死、冠心病、心绞痛等。临床以半身偏瘫、肢体麻木、活动不灵、语言謇涩，或胸痛胸闷、痛有定处为特征症状。

【用药特征】本成药为单味药提取物制剂，长于活血化瘀。适用于中风中经络、胸痹、瘀血阻络者。

【用法用量】①胶囊：口服。一次2～3粒，一日3次。②颗粒：口服。一次1～2袋，一日3次。③软胶囊：口服。一次2～3粒，一日3次，或遵医嘱。

【使用注意】孕妇禁用。脑出血急性期禁用。

【规格贮藏】①胶囊：0.18g/粒。密封。②颗粒：5g/袋；3g/袋（无蔗糖）。密封，置干燥处。③软胶囊：0.4g/粒；密封。

脑心清片（胶囊）

【处方组成】柿叶乙酸乙酯浸出物。

【功能主治】活血化瘀、通络。主脉络瘀阻证。症见肢体麻木、眩晕头痛，或胸痹心痛、胸中憋闷、心悸怔忡、气短乏力、舌暗有瘀点、舌下脉络瘀曲、苔白、脉涩。

【现代药理】具有扩张心脑血管、增加心脑动脉血流、改善心脑组织供血等作用。

【临床应用】脑梗死、冠心病、脑动脉硬化症。临床以肢体麻木、眩晕头痛、胸痹心痛为特征症状。

【用药特征】本成药为单味药制剂，具有凉血活血、化瘀通络之功。适用于中风、胸痹、脉络瘀阻，兼有郁热者。

【用法用量】①片：口服。一次2～4片，一日3次。②胶囊：口服。一次2～4粒，一日3次。

【使用注意】孕妇禁用。脑出血急性期禁用。

【规格贮藏】①片：0.41g/片。密封。②胶囊：0.25g/粒。密封。

豨红通络口服液

【处方组成】豨莶草、红花、川牛膝。

【功能主治】祛风活血、通络止痛。主治瘀血阻络证。症见半身麻木偏瘫、肢体活动不灵、语言謇涩、舌暗有瘀点苔白、脉涩。

【现代药理】具有抑制血栓形成、改善微循环、降血脂等作用。

【临床应用】脑梗死后遗症。临床以偏瘫麻木、肢体活动不灵、语言謇涩、舌暗苔白为特征症状。

【用药特征】本成药长于祛风止痛、活血舒筋通络，兼以补肝肾强筋骨。用药攻补兼施。适用于中风之瘀血阻络者。

【用法用量】口服。一次10ml，一日3次；或遵医嘱。

【使用注意】孕妇忌服。脑出血患者禁用。

【规格贮藏】10ml/支。密封，置阴凉处（不超过20℃）。

灯银脑通胶囊

【处方组成】灯盏细辛、银杏叶、三七、满山香。

【功能主治】彝医：习咪且奴、涡格怒涡革衣、查麻欧咪。中医：行气活血、散瘀通络。主治瘀血阻络证。症见麻木偏瘫、肢体活动不灵、肿痛、舌强言謇、舌暗有瘀点、苔白、脉涩。

【现代药理】具有抑制血栓形成、改善微循环、提高学习记忆能力等作用。

【临床应用】脑梗死恢复期、脑梗死后遗症期等。临床以麻木偏瘫、肢体活动不灵肿痛、舌强言謇为特征症状。

【用药特征】本成药活血通络力强，兼以行气、止血，具有行而不滞的特点。适用于瘀血阻络所致的中风。

【用法用量】口服。一次2粒，一日3次，14天为一个疗程；或遵医嘱。

【使用注意】孕妇忌服。连续用药不要超过14天。脑出血患者禁用。

【规格贮藏】0.26g/粒。密封。

龙心素胶囊

【处方组成】鲜地龙提取物。

【功能主治】活血通络。主治瘀血阻络证。症见偏瘫、

肢体麻木、活动不灵、口眼歪斜、言语謇涩、舌紫暗有瘀点苔白、脉涩。

【现代药理】具有保护脑缺血再灌注损伤、降低血液黏度、抑制血小板聚集、改善微循环等作用。

【临床应用】脑血栓、脑血管硬化、顽固性头痛等。临床以半身不遂、活动不灵、口眼歪斜、言语謇涩为特征症状。

【用药特征】本成药为单味动物药提取物制剂，长于活血，走窜通络之力强。适用于中风瘀血阻络者。

【用法用量】口服。一次1粒，一日3次，饭后温开水送服，每30天为一个疗程。

【使用注意】有出血性疾患者禁用。孕妇禁用。

【规格贮藏】0.15g/粒。密封，置阴凉干燥处（不超过20℃）。

脑栓康复胶囊

【处方组成】三七、葛根、赤芍、红花、豨莶草、血竭、川芎、地龙、水蛭、牛膝。

【功能主治】活血化瘀、通经活络。主治瘀血阻络证。症见半身不遂、肢体麻木疼痛、舌謇语涩、口眼歪斜、口角流涎、舌暗有瘀斑苔薄白、脉沉涩。

【现代药理】具有抑制血栓形成、改变血液流变学等作用。

【临床应用】脑梗死后遗症期等。临床以舌謇语涩、口眼歪斜、半身不遂、舌暗有瘀斑为特征症状。

【用药特征】本成药以长于活血化瘀、舒筋通络，兼以止血、补肝肾强筋骨。用药寒温并用，配伍动物药增强走窜通络之力，化瘀同时兼以止血，使活血不妄行。适用于中风中经络瘀血阻络者。

【用法用量】口服。一次3~4粒，一日3次。

【使用注意】孕妇及有出血倾向者忌服。

【规格贮藏】0.3g/粒。密封。

龙灯胶囊

【处方组成】灯盏细辛、鲜地龙。

【功能主治】活血通络。主治瘀血阻络证。症见半身不遂、肢体麻木、手足拘挛、舌謇语涩、口眼歪斜、口角流涎、舌暗有瘀斑、苔薄白、脉沉涩。

【现代药理】具有抑制血栓形成、降低血小板聚集率、

及血液黏度、改善血液流变学等作用。

【临床应用】脑梗死等。临床以舌謇语涩、口眼歪斜、口角流涎、半身不遂为特征症状。

【用药特征】本成药以两味药物制剂，能搜风通络、活血化瘀。适用于中风脉络瘀阻者。

【用法用量】口服。一次1~2粒，一日2~3次。

【使用注意】孕妇禁服。有出血倾向者禁服。

【规格贮藏】0.25g/粒。密封。

疏痛安涂膜剂

【处方组成】透骨草、伸筋草、红花、薄荷脑。

【功能主治】舒筋活血、消肿止痛。主治风中经络、脉络瘀滞证。症见突发头面疼痛、口眼歪斜、口角流涎或跌打损伤局部肿痛、舌淡苔白、脉涩。

【现代药理】具有镇痛、抗炎等作用。

【临床应用】头面部神经痛、面神经麻痹、急性软组织损伤、慢性软组织损伤及其他部位神经痛。临床以突发头面疼痛、口眼歪斜、口角流涎为特征症状。

【用药特征】本成药长于辛散通透、活血化瘀、舒筋通络止痛。适用于中风风中经络、脉络瘀滞证者。

【用法用量】涂患处或有关穴位。一日2~3次。

【使用注意】孕妇慎用。皮肤破损处不宜使用。外用药，忌内服。

【不良反应】偶有过敏性皮疹。

【规格贮藏】20ml/瓶；120ml/瓶。密封，置阴凉处。

葛酮通络胶囊

【处方组成】葛根总黄酮。

【功能主治】活血化瘀。主治瘀血痹阻脉络证。症见半身不遂、口舌歪斜、偏身麻木、肢体疼痛、语言不利、头晕目眩、颈项强痛、舌紫暗有瘀斑、苔白、脉涩。

【现代药理】具有抗凝血、抑制血栓形成、增加脑血流量、镇痛、降血压等作用。

【临床应用】腔隙性脑梗死、脑梗死恢复期、动脉粥样硬化性血栓性脑梗死等。临床以半身不遂、口舌歪斜、偏身麻木、头晕目眩、颈项强痛为特征症状。

【用药特征】本成药为单味药提取物制剂，活血通络、化瘀通脉作用明显。适用于中风中经络、瘀血痹阻脉

络者。

【用法用量】口服。一次2粒，一日2次。

【使用注意】孕妇慎用。肝功能不全者宜慎用。

【不良反应】个别患者可出现肝功能（ALT）异常。

【规格贮藏】0.25g/粒。密封。

辛辣刺激性食物。

【不良反应】偶见胃肠不适、大便次数增过、口唇发麻、轻度心动过速、过敏性皮疹。

【规格贮藏】①丸：1g/4丸；1g/丸。密封。②胶囊：0.5g/粒。密封。

二十五味珊瑚丸（胶囊）

【处方组成】珊瑚、珍珠、青金石、珍珠母、诃子、木香、红花、丁香、沉香、朱砂、龙骨、炉甘石、脑石、磁石、禹粮土、芝麻、葫芦、紫菀花、獐牙菜、藏菖蒲、草乌、打箭菊、甘草、西红花、人工麝香。

【功能主治】开窍、通络、止痛。主治瘀血阻络证。症见意识不清、头晕目眩、口眼歪斜、四肢麻木偏瘫、偏废不用、拘挛僵直、角弓反张、头部震颤、失语謇言。

【现代药理】具有镇静、镇痛、降血压等作用。

【临床应用】脑出血后遗症、癫痫、原发性高血压、偏头痛、顽固性头痛、脑梗死、心律失常等。临床以四肢麻木偏瘫、偏废不用、拘挛僵直、角弓反张为特征。

【用药特征】本成药重在开窍、通络、止痛。用药重镇开窍醒神，长于止痛、活血通络。适用于"白脉病"、癫痫及各种神经性疼痛属于瘀血阻络者。

【用法用量】①丸：开水泡服。一次1g（一次4丸），一日1次。②胶囊：口服。一次2粒，一日1次。

【使用注意】肝肾疾患者和神经系统疾病患者慎用。运动员慎用。胶囊不宜大量长期服用。服用时间不能超过7天。宜餐后服用。忌油腻、生、冷、酸、腐、

扎冲十三味丸

【处方组成】诃子、制草乌、石菖蒲、木香、麝香、制珊瑚、制珍珠、丁香、肉豆蔻、沉香、禹粮土、煅磁石、甘草。

【功能主治】祛风通窍、舒筋活血、镇静安神、除"协日乌素"。主治瘀血阻络证。症见半身不遂、偏瘫麻木、腰腿不利、筋骨疼痛、口眼歪斜、四肢、言语不清、舌暗苔薄白、脉沉细。

【现代药理】具有抗血小板聚集、抑制血栓形成、改善微循环等作用。

【临床应用】脑梗死后遗症、脑溢血后遗症等。临床以半身不遂、偏瘫麻木、腰腿不利、筋骨疼痛为特征症状。

【用药特征】本成药重在祛风通窍、舒筋活血、镇静安神，除"协日乌素"。用药长于芳香开窍醒神，祛风湿、温经止痛，兼清热。适用于中风。

【用法用量】口服。一次5～9粒（2g/10粒）或10～20粒（1g/10粒），一日1次，晚间临睡前服，或遵医嘱。

【使用注意】孕妇忌服。年老体弱者慎用。运动员慎用。不可过量久服。不可与含酒精的药物或食物合用。忌烟酒。

【规格贮藏】2g/10粒；1g/10粒。密闭，防潮。

附：中风瘀血阻滞中成药特点比较

中成药名	功效		临床治疗主症	
	共同点	独有功效	相同主治	主治自身特点
丹灯通脑软胶囊（胶囊、滴丸、片）	活血化瘀	祛风通络	瘀血阻络证。症见半身不遂、言语謇涩，或胸痛、舌质暗或有瘀点、脉涩	口眼歪斜、言语不利、口角流涎，甚则半身不遂
脑心通胶囊		益气通络		行走艰难、疲劳乏力及胸痹心痛
灯盏花颗粒（胶囊、片）		通经活络		活动不灵、肢体麻木疼痛或胸闷、心悸，甚则胸痛彻背
灯盏花素片（滴丸）		通脉止痛		肢体麻木或胸部憋闷疼痛

续表

中成药名	功效		临床治疗主症	
	共同点	独有功效	相同主治	主治自身特点
通脉颗粒	活血化瘀	通脉止痛	瘀血阻络证。症见半身不遂、言语謇涩，或胸痛、舌质暗或有瘀点、脉涩	肢体麻木疼痛或胸闷、胸痛
血栓通胶囊		通脉活络		肢体麻木、舌强语謇或胸闷痛，甚则胸痛彻背
血塞通颗粒（胶囊、片）		通脉活络		肢体活动不利、舌强语謇或胸闷心痛
脑得生胶囊（丸、颗粒、片）		疏通经络、醒脑开窍		语言謇涩、头晕目眩、遇事善忘
抗栓再造丸		舒筋通络、息风镇痉		手足麻木、行走艰难、疲劳乏力
益脑复健胶囊		祛风通络		口眼歪斜、口角流涎、口眼歪斜、头晕头痛
脑血康胶囊（片、丸、颗粒、滴丸、口服液）		破血散结		舌强语謇、口眼歪斜、头晕头痛
消栓通络胶囊（颗粒、片）		温经通络		言语謇涩、半身不遂、口舌歪斜、肢体困重
华佗再造丸		化痰通络、行气止痛		体倦肢重、关节疼痛
丹膝颗粒		养阴平肝、息风、清热除烦		舌强语謇、肢体麻木、腰膝酸软
灯盏细辛胶囊（颗粒、软胶囊）		通经活络		活动不灵、语言謇涩，或胸痛胸闷、痛有定处
脑心清片（胶囊）		通络		眩晕头痛、胸痹心痛
豨红通络口服液		祛风、通络止痛		肢体活动不灵、语言謇涩
灯银脑通胶囊		行气、通络		麻木偏瘫、肢体活动不灵肿痛、舌强言謇
龙心素胶囊		通络		活动不灵、口眼歪斜、言语謇涩
脑栓康复胶囊		通经活络		舌謇语涩、口眼歪斜、半身不遂
龙灯胶囊		搜风通络		手足拘挛、舌謇语涩、口眼歪斜、口角流涎
疏痛安涂膜剂		舒筋活血、消肿止痛		突发头面疼痛、口眼歪斜、口角流涎或跌打损伤局部肿痛、舌淡苔白、脉涩
葛酮通络胶囊		通脉		头晕目眩、颈项强痛
二十五味珊瑚丸（胶囊）		开窍、通络		四肢麻木偏瘫、偏废不用、拘挛僵直、角弓反张
扎冲十三味丸		祛风通窍、镇静安神、除"协日乌素"		偏瘫麻木、腰腿不利、筋骨疼痛

（六）气滞血瘀

夏天无片

【处方组成】夏天无。

【功能主治】活血通络、行气止痛。主治气滞血瘀证。症见半身偏瘫麻木、活动不灵或关节疼痛、痛处固定，或跌扑损伤、局部肿胀、舌暗瘀斑、脉弦。

【现代药理】具有抑制血栓形成、抗血小板聚集、镇痛、提高学习记忆能力等作用。

【临床应用】脑栓塞恢复期、脑栓塞后遗症期、风湿性关节炎、坐骨神经痛、软组织损伤等。临床以半身不遂、肢体麻木、活动不灵或关节疼痛、痛处固定为特征症状。

【用药特征】本成药为单味药制剂，长于辛散行气、活血止痛。适用于中风、痹症属于气滞血瘀、疼痛明显者。

【用法用量】口服。一次4～6片，一日3次。

【使用注意】孕妇慎用。中风痰迷、湿热痹病慎用。忌食生冷、油腻食品。

【规格贮藏】0.3/片。密封。

七十味珍珠丸

【处方组成】珍珠、檀香、降香、甘草、天竺黄、西红花、体外培育牛黄、人工麝香、珊瑚、玛瑙、九眼石、坐台等70味。

【功能主治】安神、镇静、通经活络、调和气血、醒脑开窍。主治"龙血"不调。症见半身偏瘫、肢体麻木、活动不灵、舌暗瘀斑、脉涩。

【现代药理】具有抗惊厥、增加脑血流量、改善微循环、改善记忆、抑制血栓形成等作用。

【临床应用】脑血栓后遗症期、脑血栓恢复期、癫痫、脑震荡、高血压、神经性障碍等。临床以肢体麻木、活动不灵为特征症状。

【用药特征】本成药重在安神、镇静、通经活络，兼以调和气血、醒脑开窍。适用于"黑白脉病"、"龙血"不调。

【用法用量】研碎后开始送服。重病者一日1丸；每隔3～7日1丸。

【使用注意】运动员慎用。禁用陈旧、酸性食物。

【规格贮藏】1g/丸。密封，在干燥处保存。

二十味沉香丸

【处方组成】沉香、丁香、木瓜、肉豆蔻、红花、广枣、藏木香、石灰华、鹿角、乳香、珍珠母、木香、马钱子、诃子、短穗兔耳草、木棉花、余甘子、降香、兔心、人工牛黄。

【功能主治】调和气血、安神镇静。主治气滞血瘀证。症见肢体麻木、偏瘫、口眼歪斜、失眠、神志紊乱、舌暗瘀斑、脉弦或涩。

【现代药理】具有抗血小板聚集、降血压等作用。

【临床应用】脑梗死恢复期、高血压等。临床以口眼歪斜、肢体麻木、偏瘫为特征症状。

【用药特征】本成药重在行气活血止痛、清心安神，通络兼温阳、清热利湿解毒。用药具有攻补兼施、寒温并用的特点。适用于中风中经络、气滞血瘀者。

【用法用量】口服。一次3～4g（5～7丸），一日2次。将药丸碾碎成细粉用温开水冲服。

【使用注意】孕妇忌用。

【规格贮藏】5.6g/10丸。密闭，置阴凉干燥处。

附：中风气滞血瘀中成药特点比较

中成药名	功效		临床治疗主症	
	共同点	独有功效	相同主治	主治自身特点
夏天无片	活血、行气	通络、止痛	气滞血瘀证。症见半身偏瘫麻木、活动不灵、舌暗瘀斑、脉弦	活动不灵或关节疼痛、痛处固定
七十味珍珠丸		安神、镇静、通经活络、醒脑开窍		肢体麻木、活动不灵
二十味沉香丸		安神镇静		口眼歪斜、肢体麻木、偏瘫

（七）气虚血瘀

三七通舒胶囊

【处方组成】三七三醇皂苷。

【功能主治】活血化瘀、活络通脉。主治气虚血瘀证。症见半身不遂、口舌歪斜、言语謇涩、偏身麻木、舌紫苔薄、脉细涩。

【现代药理】具有改善脑梗死、抗血小板聚集、防止脑血栓形成、改善微循环、降低全血黏度、增强颈动脉血流量等作用。

【临床应用】中风、脑缺血。临床以半身不遂、口舌歪斜、言语謇涩、偏身麻木为特征症状。

【用药特征】本成药为单味药提取物制剂，具有活血化瘀、活络通脉之功效，兼以补益。适用于胸痹、中风气虚血瘀者。

【用法用量】口服。一次1粒，一日3次，4周为一个疗程。建议划破铝箔（平整的一面），取出胶囊服用。

【使用注意】孕妇禁用。产妇慎用。脑出血禁用。出血性中风在出血期间忌用。对出血后的瘀血症状要慎用。忌生冷食物。

【不良反应】个别患者服药后可出现恶心。

【规格贮藏】0.2g/粒。密封。

脑脉利颗粒

【处方组成】益母草、三七、黄芪、姜黄、川芎、红花、丹参、赤芍、当归、白芍、川牛膝。

【功能主治】活血化瘀、益气通脉。主治气虚血瘀证。症见半身不遂、偏身麻木、肢体疼痛、口舌歪斜、语言謇涩、疲劳乏力、舌淡有瘀点苔白、脉涩。

【现代药理】具有抗脑梗死、抑制血栓形成、抑制血小板聚集、增加脑血流量等作用。

【临床应用】脑梗死急性期等。临床以半身不遂、偏身麻木、口舌歪斜、气短疲倦为特征症状。

【用药特征】本成药攻补兼施、补益气血、扶正以助祛邪、活血化瘀以通脉，兼以强筋骨。适用于中风病中经络急性期气虚血瘀者。

【用法用量】开水冲服。一次1袋，一日3次。20天为一个疗程。

【使用注意】孕妇禁用。有脑出血倾向者禁用。产妇、过敏体质者及血小板减少症患者慎用。肝肾功能不良者慎用。定期复查血常规和肝肾功能。

【不良反应】个别患者可出现轻度腹胀、恶心呕吐、胃部不适。极个别患者可出现白细胞降低、血小板异常或轻度肝肾功能异常。

【规格贮藏】10g/袋。密封。

蛭蛇通络胶囊

【处方组成】黄芪、人参、天麻、丹参、红花、葛根、川芎、石菖蒲、郁金、水蛭、冰片、乌梢蛇。

【功能主治】益气活血、息风通络。主治中风中经络气虚血瘀证。症见半身瘫痪、肢体麻木、口舌歪斜、舌强言謇、气短乏力、自汗、脉沉细涩或弦。

【现代药理】具有降低血小板聚集、改善血液流变学等作用。

【临床应用】轻中度脑梗死恢复期等。临床以半身不遂、偏身麻木、口舌歪斜、气短乏力、自汗为特征症状。

【用药特征】本成药长于扶正祛邪、补益正气，同时活血化瘀，配伍动物药搜风走窜疏通脉络，兼以芳香开窍醒神。适用于中风病中经络气虚血瘀、络脉闭阻者。

【用法用量】口服。一次4粒，一日3次，疗程为4周。

【使用注意】孕妇禁用。

【规格贮藏】0.5g/粒。密封。

通塞脉片

【处方组成】当归、牛膝、黄芪、党参、石斛、玄参、金银花、甘草。

【功能主治】活血通络、益气养阴。主治气虚血瘀证。症见偏身瘫痪、半身麻木、口眼歪斜、言语不利、肢体感觉减退或消失、疲劳、舌暗红少苔、脉细涩。

【现代药理】具有抗脑缺血、改善微循环、改善血液流变学、降低脑水肿等作用。

【临床应用】轻中度动脉粥样硬化、血栓性脑梗死恢复期、血栓性脉管炎等。临床以言语不利、肢体感觉减退或消失、疲劳为特征症状。

【用药特征】本成药活血化瘀，兼能培补气血，少佐

清热解毒。用药寓通于补中,具有标本同治、攻补兼施的特点。适用于中风中经络恢复期、气虚血瘀兼有瘀热者。

【用法用量】口服。治疗缺血性中风恢复期气虚血瘀证,一次5片,一日3次;治疗血栓性脉管炎,一次5~6片,一日3次。

【使用注意】血栓性脉管炎属于阴寒证者慎用。糖尿病人应用时应注意监测血糖的变化情况。脂肪肝病人注意监测ALT情况。

【规格贮藏】0.35g/片。密封。

川蛭通络胶囊

【处方组成】水蛭、川芎、丹参、黄芪。

【功能主治】活血化瘀、益气通络。主治血瘀气虚证。症见半身不遂麻木、口舌歪斜、口角流涎、手足肿胀、语言不利、气短乏力、舌暗有瘀斑、苔薄白、脉涩。

【现代药理】具有减轻缺血性脑梗死的神经症状异常、降低脑梗死面积、抗缺氧、抗血栓、抗凝血、抑制血栓形成、抗血小板聚集等作用。

【临床应用】脑梗死恢复期、脑梗死后遗症期。临床以半身不遂、手足肿胀、语言不利、气短乏力为特征症状。

【用药特征】本成药偏于破血逐瘀通络,兼有补气行气。用药寓通于补中,具有气血并调、标本同治、攻补兼施的特点。适用于中风中经络恢复期、气虚血瘀者。

【用法用量】口服。一次2粒,一日3次。疗程为4周。

【使用注意】对本品过敏者禁用。孕妇慎用。

【不良反应】少数患者可见头晕、恶心、腹泻。

【规格贮藏】0.25g/粒。密封,避光,置阴凉干燥处(不超过20℃)。

脑安颗粒(胶囊、片、滴丸)

【处方组成】川芎、当归、红花、人参、冰片。

【功能主治】活血化瘀、益气通络。主治气虚血瘀证。症见突发半身不遂、偏身麻木、手足肿胀、口眼歪斜、语言不清、气短乏力、舌质暗有瘀点、舌苔薄白、脉细弦。

【现代药理】具有抗血小板聚集、抗动脉粥样硬化、抑制血栓形成、改善脑循环等作用。

【临床应用】脑梗死急性期、脑梗死恢复期等。临床以肢体活动不利、手足肿胀、气短乏力为特征症状。

【用药特征】本成药重在活血化瘀、益气通络。用药具有邪正兼顾、标本兼顾的特点。适用于中风气虚血瘀者。

【用法用量】①颗粒:口服。一次1袋,一日2次,4周为一个疗程,或遵医嘱。②胶囊:口服。一次2粒,一日2次,4周为一个疗程,或遵医嘱。③片:口服。一次2片,一日2次,4周为一个疗程,或遵医嘱。④滴丸:口服。一次20粒,一日2次,疗程为4周。

【使用注意】孕妇禁用。产妇慎用。出血性中风慎用。

【不良反应】少数患者可见轻度恶心、胃胀。

【规格贮藏】①颗粒:1.2g/袋。密封。②胶囊:0.4g/粒。密封。③片:0.53g/片。密封。④滴丸:50mg/粒。密封,置阴凉干燥处。

中风安口服液

【处方组成】水蛭、黄芪。

【功能主治】益气活血。主治气虚血瘀证。症见半身瘫痪、肢体麻木、口舌歪斜、舌强言謇、气短乏力、舌紫暗、苔白、脉细涩。

【现代药理】具有抑制血栓形成、抗血小板聚集、抗脑损伤、抗疲劳等作用。

【临床应用】脑血栓急性期、脑血栓恢复期等。临床以偏身麻木、口舌歪斜、气短乏力为特征症状。

【用药特征】本成药重在益气活血。用药益气活血并举,攻补兼顾。适用于中风气虚血瘀以瘀血阻滞甚者。

【用法用量】口服。一次10~20ml,一日3次,3周为一个疗程。

【使用注意】有出血倾向者、脑出血急性期、孕妇禁用。痰热阴虚者慎用。本品久贮后可稍有沉淀,可摇匀后服用。

【不良反应】少数患者可见腹胀、纳差、口干、咽痛。

【规格贮藏】10ml/支。密封,置阴凉处。

附：中风气虚血瘀中成药特点比较

中成药名	功效		临床治疗主症	
	共同点	独有功效	相同主治	主治自身特点
三七通舒胶囊	活血益气	活络通脉	气虚血瘀证。症见半身不遂、偏身麻木、气短、舌淡有瘀点苔白、脉涩	半身不遂、口舌歪斜、言语謇涩、偏身麻木
脑脉利颗粒		通脉		肢体疼痛、口舌歪斜、语言謇涩、疲劳乏力
蛭蛇通络胶囊		息风通络		口舌歪斜、气短乏力、自汗
通塞脉片		通络、益气养阴		肢体感觉减退或消失、疲劳
川蛭通络胶囊		通络		手足肿胀、语言不利、气短乏力
脑安颗粒（胶囊、片、滴丸）		通络		手足肿胀、口眼歪斜、语言不清、气短乏力
中风安口服液		通络		口舌歪斜、气短乏力

（八）痰迷心窍

十香返生丸

【处方组成】沉香、丁香、檀香、土木香、香附（醋炙）、降香、广藿香、乳香（醋炙）、天麻、僵蚕（麸炒）、郁金、莲子心、瓜蒌子（蜜炙）、金礞石（煅）、诃子肉、甘草、苏合香、安息香、人工麝香、冰片、朱砂、琥珀、牛黄。

【功能主治】开窍化痰、镇静安神。主治痰迷心窍证。症见突然昏扑、神志昏迷、牙关紧闭、语言不清、半身偏瘫、痰涎壅盛、四肢不温、舌淡苔白腻、脉沉滑。

【现代药理】具有抗惊厥、脑保护、抗血小板聚集、抗缺氧等作用。

【临床应用】脑出血、脑梗死等。临床以猝然昏扑、痰涎壅盛、四肢不温为特征症状。

【用药特征】本成药重在开窍化痰、镇静安神。用药长于温通行气开窍、化痰镇静。适用于中风痰迷心窍、气机阻滞之证。

【用法用量】口服。一次1丸，一日2次；或遵医嘱。

【使用注意】孕妇、中风脱证忌服。不宜过量或长期服用。肝肾功能不全者慎用。忌食辛辣、生冷、油腻食物。戒烟酒。

【规格贮藏】6g/丸。密封。

苏合香丸

【处方组成】苏合香、安息香、冰片、水牛角浓缩粉、人工麝香、檀香、沉香、丁香、香附、木香、乳香（制）、荜茇、白术、诃子肉、朱砂。

【功能主治】芳香开窍、行气止痛。主治痰迷心窍证。症见突然昏迷、牙关紧闭、言语不清、痰涎壅盛、半身不遂、四肢不温，或胃脘疼痛、舌淡苔白腻、脉沉滑。

【现代药理】具有显著扩张冠状动脉、增加冠脉流量、减慢心率、降低心肌耗氧量、抑制血栓形成、抗血小板聚集等作用。

【临床应用】脑梗死急性期、冠心病、心绞痛、心肌梗死等。临床以突然昏迷、牙关紧闭、痰涎壅盛、言语不清、半身不遂为特征症状。

【用药特征】本成药长于芳香开窍、行气止痛，兼有散寒化滞，佐以清热解毒、镇惊安神、健脾化痰。用药具有寒温并用，以辛温为主的特点。适用于中风、中暑、心胃气痛、痰迷心窍者。

【用法用量】口服。一次1丸，一日1~2次。

【使用注意】脱证、热闭证及孕妇忌服。

【不良反应】偶见过敏性皮疹。

【规格贮藏】3g/丸。密封。

附：中风痰迷心窍中成药特点比较

中成药名	功效		临床治疗主症	
	共同点	独有功效	相同主治	主治自身特点
十香返生丸	开窍化痰	镇静安神	痰迷心窍证。症见突然昏扑、半身偏瘫、痰涎壅盛、舌淡苔白腻、脉沉滑	昏迷、牙关紧闭、语言不清
苏合香丸		芳香、行气止痛		半身不遂、四肢不温或胃脘疼痛

二、恢复期

（一）气虚血阻

麝香抗栓胶囊（丸）

【处方组成】麝香、羚羊角、黄芪、豨莶草、忍冬藤、鸡血藤、络石藤、地黄、当归、红花、赤芍、乌梢蛇、地龙、葛根、全蝎、僵蚕、水蛭（制）、大黄、三七、川芎、天麻、胆南星。

【功能主治】通络活血、醒脑散瘀。主治气虚血瘀证。症见半身不遂、肢体麻木、口舌歪斜、舌强语謇、疲劳乏力、舌紫暗有瘀点苔腻、脉细涩。

【现代药理】具有改善微循环、抗血小板聚集等作用。

【临床应用】脑梗死恢复期。临床以半身不遂、口舌歪斜、舌强语謇、肢体麻木、疲劳乏力为特征症状。

【用药特征】本成药长于活血化瘀，兼以补益气血之功。用药寒温并用，补泻兼顾。适用于中风血瘀气血虚者。

【用法用量】①胶囊：口服。一次4粒，一日3次。②丸：口服。一次14丸，一日3次。

【使用注意】孕妇、脑出血患者禁用。运动员慎用。

【规格贮藏】①胶囊：0.25g/粒。密封。②丸：0.2g/丸。密封。

益脑宁片

【处方组成】炙黄芪、党参、制何首乌、灵芝、女贞子、旱莲草、桑寄生、天麻、钩藤、丹参、赤芍、地龙、山楂、琥珀、麦芽。

【功能主治】益气补肾、活血通脉。主治气虚血瘀、肝肾不足证。症见半身不遂、肢体麻木、活动不灵、口舌歪斜、语音謇涩，或心胸闷痛、头晕耳鸣、疲劳乏力、舌淡有瘀斑苔白、脉细涩。

【现代药理】具有抗动脉硬化、抗脑缺血、抗心肌缺血、抗血栓形成、降血脂等作用。

【临床应用】脑动脉硬化、脑梗死后遗症、冠心病、心绞痛、高血压病等。临床以头晕耳鸣、半身不遂、活动不灵、口舌歪斜为特征症状。

【用药特征】本成药长于补益肝肾、强筋骨，兼能补益气血、活血通络。适用于肝肾不足、气虚血瘀所导致的中风、胸痹、眩晕。

【用法用量】口服。一次4~5片，一日3次。

【使用注意】孕妇禁用。哺乳期妇女慎用。中风病风火、痰热等实证者忌用。

【规格贮藏】0.37g/片（薄膜衣片）; 0.35g/片（糖衣片）。密封，置阴凉干燥处（不超过20℃）。

消栓通颗粒

【处方组成】黄芪、当归、地黄、桃仁、赤芍、川芎、地龙、枳壳（炒）、三七、丹参、甘草、红花、牛膝、冰片。

【功能主治】益气活血、祛瘀通络。主治气虚血瘀证。症见半身不遂麻木、偏身活动不灵、口眼歪斜、语言不清、气短乏力或头痛、心胸疼痛、胁痛、舌质暗或有瘀点、舌胖苔薄白或白腻、脉沉细。

【现代药理】具有降低血液黏度、改善微循环、抑制血栓形成等作用。

【临床应用】脑栓塞恢复期、脑栓塞后遗症期、中风先兆、冠心病、心绞痛、偏头痛等。临床以半身不遂、偏身麻木、口眼歪斜、语言不清、气短乏力为特征症状。

【用药特征】本成药重在补气补血以扶正祛邪，同时

活血通络。适用于中风、胸痹、头痛、胁痛之气虚血瘀者。

【用法用量】开水冲服。一次10g，一日3次。

【使用注意】脑血管病有出血倾向者、妇女月经期、孕妇均忌服。

【不良反应】偶见上腹不适。

【规格贮藏】5g/袋。密封，防潮。

消栓胶囊（颗粒、口服液）

【处方组成】黄芪、当归、赤芍、川芎、红花、桃仁、地龙。

【功能主治】补气活血通络。主治气虚血瘀证。症见头目眩晕、半身瘫软、四肢麻木、半身不遂、口舌歪斜、言语謇涩、面色㿠白、气短乏力、舌淡或有瘀点苔白、脉细涩。

【现代药理】具有抗血栓形成、抑制血小板聚集、抗动脉硬化等作用。

【临床应用】脑梗死恢复期、脑梗死后遗症期、冠心病等。临床以半身不遂、面色㿠白、气短乏力、头目眩晕为特征症状。

【用药特征】本成药重在补气血扶正，活血化瘀，走窜通络。用药攻补兼施。适用于中风气虚血瘀者。

【用法用量】①胶囊：口服。一次2粒，一日3次。②颗粒：口服。一次10g，一日3次。③口服液：口服。一次10ml，一日3次。

【使用注意】孕妇禁用。阴虚阳亢、风火上扰、痰浊蒙蔽者禁用。饮食宜清淡，忌辛辣、油腻之品。

【不良反应】个别患者服药后即出现头痛、头晕。

【规格贮藏】①胶囊：0.2g/粒。密封，置阴凉干燥处（不超过20℃）。②颗粒：5g/袋。密封。③口服液：10ml/支。密封，置阴凉处。

复方地龙胶囊（片）

【处方组成】黄芪、地龙、川芎、牛膝。

【功能主治】化瘀通络、益气活血。主治气虚血瘀证。症见半身瘫痪、肢体麻木、口舌歪斜、言语謇涩、气短乏力、心悸、口角流涎、自汗、舌淡、脉细涩。

【现代药理】具有抗凝血、抑制血栓形成、增加脑血流量、改善微循环、降血脂等作用。

【临床应用】缺血性脑血管病恢复期。临床以半身不遂、偏身麻木、乏力为特征症状。

【用药特征】本成药重在活血化瘀，兼能益气、补肝肾强筋骨、通络。适用于中风气虚血瘀较轻者。

【用法用量】①胶囊：饭后口服。一次2粒，一日3次。②片：口服。一次2片，一日3次。饭后服用。

【使用注意】不宜用于痰火证、火郁证、瘀热证等热象者。饮食宜清淡。

【不良反应】个别患者服药2~3天后出现胃部不适感。

【规格贮藏】①胶囊：0.28g/粒。密封，避光，置阴凉干燥处。②片：0.53g/片。密封，避光，置阴凉干燥处。

参七脑康胶囊

【处方组成】人参、三七、制何首乌、川芎、红花、丹参、山楂、桑寄生、淫羊藿、葛根、水牛角、人参叶、石菖蒲、冰片。

【功能主治】益气活血、滋补肝肾。主治气虚血瘀、肝肾不足证。症见半身不遂、手足麻木、头痛眩晕、舌强言謇、气短乏力、耳鸣、健忘、腰膝酸软、舌淡、脉细涩。

【现代药理】具有降血脂、降低全血黏度、脑缺血保护、改善脑部微循环等作用。

【临床应用】脑梗死恢复期。临床以半身不遂、气短乏力、耳鸣健忘、腰膝酸软为特征症状。

【用药特征】本成药长于滋补肝肾、活血化瘀，兼以开窍豁痰。适用于中风恢复期肝肾不足、气血虚弱、瘀血阻络者。

【用法用量】口服。一次4粒，一日3次。

【使用注意】孕妇禁服。有出血倾向或血小板偏低者、中风急性期患者慎用。

【不良反应】个别患者可见恶心、口干、腹胀、便秘等胃肠不适症状。极个别患者可出现血小板减少。

【规格贮藏】0.5g/粒。密封。

偏瘫复原丸

【处方组成】黄芪、人参、当归、熟地黄、白术（炒）、茯苓、泽泻、豆蔻仁、川芎、赤芍、丹参、三七、牛膝、天麻、僵蚕（炒）、全蝎、钩藤、白附

子（矾炙）、地龙、法半夏、秦艽、铁丝威灵仙、防风、杜仲（炭）、补骨脂（盐炙）、骨碎补、香附（醋炙）、沉香、枳壳（炒）、肉桂、桂枝、冰片、安息香、麦冬、甘草。

【功能主治】补气活血、祛风化痰。主治气虚血瘀、风痰阻络证。症见半身不遂、行步艰难、筋骨疼痛、手足拘挛、口眼歪斜、痰涎涌盛、言语不清、足膝浮肿、气短乏力、自汗、舌淡苔有瘀斑、脉涩或弦涩。

【现代药理】具有抗血栓形成、抑制血小板聚集、减轻脑水肿等作用。

【临床应用】脑血管病恢复期、脑血管病后遗症期等。临床以半身不遂、肢体麻木、痰涎涌盛、气短乏力为特征症状。

【用药特征】本成药长于补气活血、通络化痰。用药扶正祛邪、标本兼治，兼以补益肝肾。适用于中风气虚血瘀、风痰阻滞经络者。

【用法用量】①蜜丸：用温开水或温黄酒送服。一次1丸，一日2次。②水丸：一次4.5g，一日2次。

【使用注意】孕妇禁用。阴虚阳亢、风火上扰、痰浊蒙蔽者禁用。

【规格贮藏】①蜜丸：9g/丸。密封，置阴凉处。②水丸：4.5g/24丸。密封。

人参再造丸

【处方组成】人参（去芦）、黄芪、白术（麸炒）、茯苓、制何首乌、当归、熟地黄、龟甲（制）、豹骨（制）、桑寄生、骨碎补（炒）、天麻、胆南星、僵蚕（炒）、地龙、全蝎、天竺黄、三七、川芎、赤芍、片姜黄、乳香（醋制）、没药（醋制）、血竭、蕲蛇（黄酒浸制）、白芷、羌活、威灵仙、麻黄、防风、葛根、粉萆薢、细辛、母丁香、乌药、青皮、沉香、香附（醋制）、檀香、草豆蔻、豆蔻、橘红、广藿香、六神曲（麸炒）、制附子、肉桂、麝香、冰片、朱砂（水飞）、琥珀、牛黄、水牛角浓缩粉、黄连、大黄、玄参、甘草。

【功能主治】祛风化痰、活血通络。主治气虚血瘀、风痰阻络证。症见半身不遂、手足麻木、口眼歪斜、语言不利、肢体疼痛、关节拘挛、疲劳乏力、舌暗淡、苔白腻、脉弦涩。

【现代药理】具有抗凝血、改善微循环、增加脑血流量等作用。

【临床应用】脑梗死恢复期、冠心病、心绞痛、风湿性关节炎、类风湿关节炎等。临床以口眼歪斜、半身不遂、肢体疼痛、关节拘挛、疲劳乏力为特征症状。

【用药特征】本成药重在益气补血，兼以补肝肾健脾、辅助正气，具有扶正祛邪、活血通络、温经散寒与祛风化痰并用的特点。适用于中风气虚血瘀、风痰阻络证。

【用法用量】①蜜丸：口服。一次1丸，一日2次。②水丸：口服。一次4丸，一日2次。

【使用注意】孕妇忌服。运动员慎用。不宜过量或长期服用。

【规格贮藏】①蜜丸：3g/丸。密封。②水丸：1.5g/4丸。密封，防潮。

龙生蛭胶囊

【处方组成】黄芪、水蛭、川芎、当归、红花、桃仁、赤芍、木香、石菖蒲、地龙、桑寄生、刺五加浸膏。

【功能主治】补气活血、逐瘀通络。主治气虚血瘀证。症见半身不遂、偏身麻木、口角歪斜、语言謇涩、体倦乏力、头晕、舌暗淡、苔白、脉弦涩。

【现代药理】具有降低血黏度、抑制血栓形成、增加脑血流等作用。

【临床应用】脑梗死恢复期。临床以半身不遂、偏身麻木、口角歪斜、体倦乏力、头晕为特征症状。

【用药特征】本成药长于破血逐瘀通络，兼以补益气血、开窍醒神。用药攻补兼施。适用于中风中经络气虚血瘀者。

【用法用量】口服。一次5粒，一日3次。疗程为4周。

【使用注意】脑出血者禁服。孕妇忌服。

【规格贮藏】0.4g/粒。密封，干燥处保存。

芪龙胶囊

【处方组成】黄芪、地龙、丹参、当归、赤芍、川芎、红花、桃仁。

【功能主治】益气活血、化瘀通络。主治气虚血瘀证。

症见半身不遂、口舌歪斜、语言不清、偏身麻木、倦怠乏力、舌有瘀斑或瘀点。

【现代药理】具有改善脑循环、增加脑血流量、抑制血小板聚集等作用。

【临床应用】脑梗死恢复期等。临床以半身不遂、口舌歪斜、语言不清、偏身麻木、倦怠乏力为特征症状。

【用药特征】本成药长于活血化瘀通络，兼以益气通脉。用药攻补兼施。适用于中风中经络血瘀为主兼有气虚者。

【用法用量】口服。一次2粒，一日3次，4周为一个疗程。

【使用注意】孕妇禁用。产妇、有出血疾病者慎用。

【不良反应】个别患者服药后自觉口鼻干燥。

【规格贮藏】0.2g/粒。密封，置阴凉干燥处。

龙血通络胶囊

【处方组成】人参、水蛭、全蝎、赤芍、蝉蜕、土鳖虫、蜈蚣、檀香、降香、乳香（制）、酸枣仁（炒）、冰片。

【功能主治】活血化瘀、温经通络。主治瘀血阻络证。症见半身不遂、口舌歪斜、语言不利、肢体肿胀疼痛、失眠、舌紫暗有瘀斑、苔白、脉涩。

【现代药理】具有抗凝血、抑制血栓形成等作用。

【临床应用】脑血栓恢复期。临床以半身不遂、口舌歪斜、肢体肿胀疼痛、失眠为特征症状。

【用药特征】本成药重在破血祛瘀、通络力强、行气止痛、息风止痉，兼能安神开窍、益气，具有攻补兼施的特点。适用于中风中经络、瘀血阻络，兼以气虚者。

【用法用量】口服。一次2~4粒，一日3次。

【使用注意】孕妇禁用。禁食生冷、辛辣、动物油脂食物。

【规格贮藏】0.33g/粒（含龙血竭酚类提取物0.30g）。密封。

脑血疏口服液

【处方组成】黄芪、水蛭、石菖蒲、牛膝、牡丹皮、大黄、川芎。

【功能主治】益气、活血、化瘀。主治气虚血瘀证。症见半身瘫痪、偏身麻木、口眼歪斜、舌强语謇、气短乏力、舌暗苔薄白或白腻、脉沉细或细数。

【现代药理】具有抗脑出血、增加脑血流量、改善脑微循环、抗血栓、抗血小板聚集等作用。

【临床应用】脑出血急性期、脑出血恢复早期。临床以半身不遂、口眼歪斜、舌强语謇、偏身麻木、气短乏力为特征症状。

【用药特征】本成药偏于活血化瘀通络，兼以益气通脉、开窍通闭、攻补兼施。适用于中风中经络血瘀为主兼有气虚者。

【用法用量】口服。一次10ml，一日3次，30天为一个疗程。

【使用注意】孕妇禁用。产妇慎用。有再出血倾向的患者慎用。有高热、感染、高颅压、高血压者应加用相应对症处理措施。出血量大于40ml或有脑疝表现者，应考虑手术或其他抢救措施。

【规格贮藏】10ml/支。密封，置阴凉处。

脑脉泰胶囊

【处方组成】红参、三七、当归、丹参、鸡血藤、红花、银杏叶、葛根、制何首乌、山楂、菊花、石决明、石菖蒲。

【功能主治】益气活血、息风豁痰。主治气虚血瘀、痰瘀阻络证。症见半身不遂、肢体麻木、口眼歪斜、口角流涎、言语謇涩、头晕目眩、气短乏力、舌质暗有瘀斑、舌体胖、舌苔白腻、脉滑。

【现代药理】具有抗脑梗死、改善血液流变性、降血脂、改善微循环等作用。

【临床应用】缺血性脑梗死急性期轻症、缺血性脑梗死恢复期等。临床以半身不遂、口舌歪斜、言语謇涩、头晕目眩、气短乏力为特征症状。

【用药特征】本成药重在益气活血、息风豁痰。用药活血化瘀祛邪，同时补益气血扶正，并有一定的醒脑开窍之力。适用于中风气虚血瘀、痰瘀阻络者。

【用法用量】口服。一次2粒，一日3次。

【使用注意】孕妇忌用。中风病痰热证、风火上扰证慎用。忌辛辣、厚腻肥甘之品。

【规格贮藏】0.5g/粒。密封。

附：中风气虚血阻中成药特点比较

中成药名	功效		临床治疗主症	
	共同点	独有功效	相同主治	主治自身特点
麝香抗栓胶囊（丸）	益气活血	通络活血、醒脑散瘀	气虚血阻证。症见半身不遂麻木、口舌歪斜、舌紫暗有瘀点苔腻、脉细涩	半身不遂、口舌歪斜、舌强语謇、肢体麻木、疲劳乏力
益脑宁片		补肾、通脉		活动不灵、口舌歪斜、语音謇涩或心胸闷痛
消栓通颗粒		祛瘀通络		偏身活动不灵、口眼歪斜、气短乏力或头痛、心胸疼痛、胁痛
消栓胶囊（颗粒、口服液）		通络		面色㿠白、气短乏力、头目眩晕
复方地龙胶囊（片）		通络		气短乏力、心悸、口角流涎、自汗
参七脑康胶囊		滋补肝肾		气短乏力、耳鸣健忘、腰膝酸软
偏瘫复原丸		祛风化痰		痰涎涌盛、气短乏力
人参再造丸		祛风化痰		口眼歪斜、半身不遂、肢体疼痛、关节拘挛、疲劳乏力
龙生蛭胶囊		通络		语言謇涩、体倦乏力、头晕
芪龙胶囊		通络		偏身麻木、倦怠乏力
龙血通络胶囊		温经通络		肢体肿胀疼痛、失眠
脑血疏口服液		化瘀		偏身麻木、气短乏力
脑脉泰胶囊		息风豁痰		头晕目眩、气短乏力

（二）痰瘀互阻

中风回春胶囊（片、丸）

【处方组成】川芎（酒制）、丹参、当归（酒制）、川牛膝、桃仁、红花、茺蔚子（炒）、鸡血藤、土鳖虫（炒）、全蝎、蜈蚣、地龙（炒）、僵蚕（麸炒）、木瓜、金钱白花蛇、威灵仙（酒制）、忍冬藤、络石藤、伸筋草。

【功能主治】活血化瘀、舒筋通络。主治痰瘀阻络证。症见半身不遂、肢体麻木、口舌歪斜、言语不利、痰多、舌质紫暗、脉细涩或弦滑。

【现代药理】具有抗血小板聚集、延长凝血时间、抗血栓、降血脂、改善血液流变学等作用。

【临床应用】脑梗死恢复期、脑梗死后遗症期等。临床以半身不遂、肢体麻木、口舌歪斜、痰多为特征症状。

【用药特征】本成药活血化瘀力强，配伍大量动物药走窜通络力强，兼以舒筋化痰。用药标本兼顾。适用于中风痰瘀阻滞经络者。

【用法用量】①胶囊：口服。一次4~6粒，一日3次；或遵医嘱。②片：口服。一次4~6片，一日3次。③丸：口服。用温开水送服，一次1.2~1.8g，一日3次；或遵医嘱。

【使用注意】孕妇禁用。脑出血急性期、风火痰热上攻者忌用。

【规格贮藏】①胶囊：0.5g/粒。密封。②片：0.3g/片（薄膜衣片）。密封。③丸：1.8g/袋。密封。

豨蛭络达胶囊

【处方组成】豨莶草（蜜酒制）、水蛭、秦艽、人工牛黄、姜半夏、麝香。

【功能主治】化痰活血、息风通络。主治痰瘀阻证。

症见半身不遂、口舌歪斜、语言不清、偏身麻木、肢体肿胀、头晕、痰多、舌暗有瘀点、苔白、脉弦滑。

【现代药理】具有抗血小板聚集、降低血浆黏度、改善脑部微循环、抗氧化等作用。

【临床应用】轻型脑梗死急性期。临床以半身不遂、偏身麻木、肢体肿胀、头晕、痰多为特征症状。

【用药特征】本成药活血化瘀之功显著，且化痰通络，兼以开窍醒神。适用于中风急性期、风痰瘀阻脉络、正气尚可者。

【用法用量】口服。一次3～4粒，一日3次。

【使用注意】孕妇禁用。产妇慎用。有出血倾向者慎用。

【规格贮藏】0.3g/粒。密封，置阴凉干燥处。

消栓再造丸

【处方组成】血竭、赤芍、没药（醋炙）、当归、牛膝、丹参、川芎、桂枝、三七、豆蔻、郁金、枳壳（麸炒）、白术（麸炒）、人参、沉香、金钱白花蛇、僵蚕（麸炒）、白附子、天麻、防己、木瓜、全蝎、铁丝威灵仙、黄芪、泽泻、茯苓、杜仲（炭）、槐米、麦冬、五味子（醋炙）、骨碎补、松香、山楂、肉桂、冰片、苏合香、安息香、朱砂。

【功能主治】活血化瘀、息风通络、补气养血、消血栓。主治气虚血滞、风痰阻络证。症见半身偏瘫、半身不遂、口眼歪斜、言语障碍、胸中郁闷、痰多、头晕、舌暗有瘀点、苔白、脉涩。

【现代药理】具有抑制血栓形成、降血脂等作用。

【临床应用】脑血栓后遗症、冠脉粥样硬化性心脏病、心绞痛、心肌梗死等。临床以肢体偏瘫、半身不遂、口眼歪斜、胸中郁闷、痰多、头晕为特征症状。

【用药特征】本成药重在活血化瘀、息风通络，兼能补气养血、消血栓。用药攻补兼施、扶正祛邪。适用于中风后遗症气虚血滞、风痰阻络证者。

【用法用量】口服。一次1～2丸，一日2次。

【使用注意】孕妇禁用。有出血倾向者慎用。不宜过量久服，肝肾功能不全者慎用。

【规格贮藏】9g/丸。密封。

附：中风痰瘀互阻中成药特点比较

中成药名	功效		临床治疗主症	
	共同点	独有功效	相同主治	主治自身特点
中风回春胶囊（片、丸）	化痰活血	活血化瘀、舒筋通络	痰瘀阻证。症见半身不遂、口舌歪斜、偏身麻木、舌暗有瘀点、苔白、脉弦滑	言语不利、痰多
豨莶络达胶囊		息风通络		肢体肿胀、头晕、痰多
消栓再造丸		息风通络、补气养血		胸中郁闷、痰多、头晕

（三）正虚血瘀

脉络宁口服液（颗粒）

【处方组成】牛膝、玄参、金银花、石斛。

【功能主治】养阴清热、活血祛瘀。主治阴虚内热、血脉瘀阻证。症见半身不遂、口眼歪斜、偏身麻木、言语不利、烦躁、五心烦热、潮热盗汗，或局部肿胀、疼痛、破溃、持续性静止痛、夜间痛甚、舌红少苔、脉涩。

【现代药理】具有抑制血栓形成、降低全血黏度、减轻脑水肿、抗血小板聚集等作用。

【临床应用】脑栓塞恢复期、脑血栓、血栓闭塞性脉管炎、动脉硬化性闭塞症等。临床以半身不遂、口眼歪斜、潮热盗汗或局部肿胀、疼痛为特征症状。

【用药特征】本成药长于养阴清热，兼能活血化瘀、强筋骨。用药攻补兼施。适用于中风、脱疽之阴虚内热、血瘀阻滞者。

【用法用量】①口服液：口服。一次20ml，一日3次。

②颗粒：冲服。一次10g，一日3次。

【使用注意】孕妇忌用。有过敏史或过敏体质者禁用。脑出血患者慎用。出血性疾病或有出血倾向的患者慎服。

【不良反应】少数患者可出现恶心、上腹饱满、便溏等胃肠道反应。

【规格贮藏】①口服液：10ml/支；20ml/支。密封，置阴凉处。②颗粒：10g/袋。密封置阴凉处（不超过20℃）。

灯盏生脉胶囊

【处方组成】灯盏细辛、人参、五味子、麦冬。

【功能主治】益气养阴、活血健脑。主治气阴两虚、瘀阻脑络证。症见半身不遂、口眼歪斜、偏身麻木、言语不利、疲劳乏力、潮热，或心胸疼痛、舌淡少苔、脉细涩。

【现代药理】具有调节血脂、抗氧化、抗炎、降低胆固醇、改善血液高黏状态等作用。

【临床应用】冠心病、心绞痛、缺血性心脑血管疾病、高脂血症。临床以偏身麻木、言语不利、疲劳乏力、潮热为特征症状。

【用药特征】本成药重在活血通络，益气养阴。用药攻补兼施。适用于胸痹心痛、中风后遗症气阴两虚、瘀阻脑络者。

【用法用量】口服。一次2粒，一日3次，饭后30分钟服用。2个月为一个疗程，疗程可连续。巩固疗效或预防复发，一次1粒，一日3次。

【使用注意】脑出血急性期禁用。孕妇禁用。

【规格贮藏】0.18g/粒。密封。

软脉灵口服液

【处方组成】熟地黄、五味子、枸杞子、牛膝、茯苓、制何首乌、白芍、柏子仁、远志、炙黄芪、陈皮、淫羊藿、当归、川芎、丹参、人参。

【功能主治】滋补肝肾、益气活血。主治肝肾阴虚、气虚血瘀证。症见半身不遂、头晕、失眠、胸闷胸痛、心悸、气短乏力、口眼歪斜、偏身麻木、五心烦热、腰膝酸软、舌淡少苔、脉细涩。

【现代药理】具有抑制血小板聚集、抗血栓形成等作用。

【临床应用】脑动脉硬化、冠心病、心肌炎、脑梗死后遗症等。临床以乏力、半身不遂、口眼歪斜、五心烦热、腰膝酸软为特征症状。

【用药特征】本成药长于补益气血、补肝肾阴精为主，兼以活血行气。用药攻补兼施。适用于中风肝肾阴虚、气虚血瘀证。

【用法用量】口服。一次10ml。一日3次。40天为一个疗程。

【使用注意】孕妇忌用。

【不良反应】少数患者可出现口干、口苦、大便干燥。

【规格贮藏】10ml/支（无糖型）。密封。

培元通脑胶囊

【处方组成】制何首乌、熟地黄、天冬、醋龟甲、鹿茸、酒苁蓉、肉桂、赤芍、全蝎、烫水蛭、地龙、炒山楂、茯苓、甘草。

【功能主治】益肾填精、息风通络。主治肾元亏虚、瘀血阻络证。症见偏身瘫痪、活动不灵、半身麻木、口眼歪斜、言语謇涩、眩晕耳鸣、腰膝酸软、脉沉细。

【现代药理】具有抗血小板聚集、抗凝血、改善血液流变学等作用。

【临床应用】缺血性脑梗死恢复期。临床以半身不遂、口眼歪斜、眩晕耳鸣、腰膝酸软为特征症状。

【用药特征】本成药重在益肾填精、息风通络、补益肾精，扶正以祛邪，加入动物药搜风通络走窜以通络、息风止痉，兼以活血和温通。适用于中风肾元亏虚、瘀血阻络者。

【用法用量】口服。一次3粒，一日3次。

【使用注意】孕妇禁用。产妇慎用。忌辛辣、油腻食物。禁烟酒。

【不良反应】个别患者可见恶心，偶见嗜睡、乏力。

【规格贮藏】0.6g/粒。密封。

复方苁蓉益智胶囊

【处方组成】制何首乌、荷叶、肉苁蓉、地龙、漏芦。

【功能主治】益智养肝、活血化浊、健脑增智。主治肝肾亏虚兼痰瘀阻络证。症见智力减退、遇事善忘、

反应迟钝、神情呆滞、腰膝酸软、头晕耳鸣、失眠多梦、舌淡苔白、脉细。

【现代药理】具有增加脑血流量、抑制血小板聚集、提高学习记忆能力等作用。

【临床应用】 血管性痴呆、脑中风后遗症。临床以遇事善忘、反应迟钝、神情呆滞、腰膝酸软为特征症状。

【用药特征】本成药长于益智养肝、活血化浊、健脑

增智。用药补益肝肾精血、温阳通络。适用于中风后血管性痴呆属于肝肾亏虚兼痰瘀阻络证。

【用法用量】口服。一次4粒，一日3次。

【使用注意】孕妇忌用。

【不良反应】个别病例出现心慌、恶心、腹痛、便溏、腹泻、脘腹胀满、食欲下降、轻度皮肤瘙痒等。

【规格贮藏】0.3g/粒。密封。置阴凉干燥处（不超过20℃）。

附：中风正虚血瘀中成药特点比较

中成药名	功效		临床治疗主症	
	共同点	独有功效	相同主治	主治自身特点
脉络宁口服液（颗粒）	扶正、活血祛瘀	养阴清热	正虚血瘀。症见半身不遂、口眼歪斜、偏身麻木、言语不利、舌淡少苔、脉涩	局部肿胀、疼痛、破溃、持续性静止痛、夜间痛甚
灯盏生脉胶囊		益气养阴、健脑		疲劳乏力、潮热
软脉灵口服液		滋补肝肾、益气		五心烦热、腰膝酸软
培元通脑胶囊		益肾填精、息风通络		眩晕耳鸣、腰膝酸软
复方苁蓉益智胶囊		益智养肝、活血化浊、健脑增智		遇事善忘、反应迟钝、神情呆滞、腰膝酸软

第 4 章　肝胆系病症

第一节　胁痛

一、肝郁气滞

柴胡舒肝丸

【处方组成】柴胡、青皮（炒）、陈皮、防风、香附（醋制）、枳壳（炒）、木香、乌药、半夏（姜炙）、茯苓、桔梗、厚朴（姜炙）、紫苏梗、豆蔻、甘草、山楂（炒）、槟榔（炒）、六神曲（炒）、大黄（酒炒）、白芍（酒炒）、当归、三棱（醋炙）、莪术（制）、黄芩、薄荷。

【功能主治】舒肝理气、消胀止痛。主治肝郁气滞证。症见胁肋胀满、走窜不定、因情绪而增减、胸胁痞闷、呕吐酸水、善太息、苔薄白、脉弦。

【现代药理】具有抗抑郁、镇痛、抗焦虑等作用。

【临床应用】慢性肝炎、慢性胆囊炎、急性胃炎、慢性胃炎、消化性溃疡等。临床以胁肋胀满、走窜不定、因情绪而增减、呕吐酸水为特征症状。

【用药特征】本成药重在疏肝理气、消胀止痛，兼能健脾消食和中、活血养血、柔肝止痛。用药肝脾同调，清热化痰与祛湿兼顾。适用于胁痛肝郁气滞、肝胃不和者。

【用法用量】口服。一次1丸，一日2次。

【使用注意】孕妇忌用。服药期间要持情绪乐观，切忌生气恼怒。忌生冷、油腻、难消化的食物。

【规格贮藏】10g/丸。密封。

舒肝止痛丸

【处方组成】柴胡、黄芩、当归、白芍、赤芍、川芎、香附（醋制）、川楝子、延胡索（醋制）、薄荷、郁金、木香、白术（炒）、半夏（制）、陈皮、生姜、莱菔子（炒）、甘草。

【功能主治】舒肝理气、和胃止痛。主治肝气郁结证。

症见胸胁胀满串痛、情志抑郁、善太息、呕吐酸水、嗳气频作、脘腹胀满、舌淡红苔薄、脉弦。

【现代药理】具有镇痛、抗溃疡、利胆等作用。

【临床应用】慢性肝炎、慢性胆囊炎、急性胃炎、慢性胃炎等。临床以胸胁串痛、情志抑郁、呕吐酸水、嗳气频作为特征症状。

【用药特征】本成药疏肝理气止痛之力显著，同时活血行气止痛，兼以健脾消食、燥湿和胃，佐以清肝，具有肝胃同治的特点。适用于肝气郁结、胃失和降者。

【用法用量】口服。一次4～4.5g，一日2次。

【使用注意】孕妇慎用。宜用温开水送服。服药期间忌气怒。忌食生冷、油腻、不消化食物。

【规格贮藏】12g/100粒。密封。

平肝舒络丸

【处方组成】柴胡、青皮（醋炙）、陈皮、佛手、乌药、香附（醋炙）、木香、檀香、丁香、沉香、广藿香、砂仁、豆蔻、厚朴（姜炙）、枳壳（去瓤麸炒）、羌活、白芷、铁丝威灵仙（酒炙）、细辛、木瓜、防风、钩藤、僵蚕（麸炒）、胆南星（酒炙）、天竺黄、桑寄生、何首乌（黑豆酒炙）、牛膝、川芎、熟地黄、龟甲（砂烫醋淬）、延胡索（醋炙）、乳香（醋炙）、没药（醋炙）、白及、人参、白术（麸炒）、茯苓、肉桂、黄连、冰片、朱砂、羚羊角粉。

【功能主治】平肝疏络、活血祛风。主治肝气郁结证。症见胸胁胀痛或肩背窜痛、四肢麻木、关节筋脉拘挛、半身不遂、胸闷气短、舌红苔腻、脉弦或弦滑。

【现代药理】具有镇痛、抗乙肝病毒、利胆等作用。

【临床应用】慢性肝炎、慢性胆囊炎、脑梗死恢复期等。临床以胸胁胀痛、四肢麻木、关节筋脉拘挛、胸闷气短为特征症状。

【用药特征】本成药长于疏肝理气通经络、活血祛风舒筋，兼能滋养肝血，内服"治风先治血，血行风自

灭"。用药具有升降结合、寒温并用、气血兼顾的特点。适用胁痛肝气郁结日久、气滞血瘀、瘀血阻滞经络、经脉失去濡养者。

【用法用量】温黄酒或温开水送服。一次1丸，一日2次。

【使用注意】孕妇慎用。处方中含朱砂，不宜过量久服。肝肾功能不全者慎用。忌不良情绪。忌生冷、难以消化的食物。

【规格贮藏】6g/丸。密封。

四逆散

【处方组成】柴胡、白芍、枳壳（麸炒）、甘草。

【功能主治】透解郁热、疏肝理脾。主治肝气郁结证。症见胁肋胀痛、手足不温、脘腹胀满、大便溏泻、腹胀肠鸣、舌淡苔白、脉弦数。

【现代药理】具有保肝、抗胃溃疡、镇静、催眠、抗缺氧等作用。

【临床应用】急性胆囊炎、慢性胆囊炎、胆石症、慢性肝炎、慢性结肠炎、胃肠炎、肋间神经痛等。临床以胁肋胀痛、手足不温、脘腹胀满、大便溏泻为特征症状。

【用药特征】本成药长于和解少阳，解除因少阳枢机不利、阳气郁结所致发热兼能疏肝。用药辛散行气为主，兼以酸甘柔肝、养血止痛。适用于胁痛少阳失疏、肝郁犯脾郁而化热者。

【用法用量】开水冲泡或炖服。一次9g，一日2次。

【使用注意】孕妇慎用。肝阴亏虚气郁胁痛者慎用。寒厥所致四肢不温者慎用。忌恼怒劳碌，持心情舒畅。忌油腻食物。

【规格贮藏】9g/袋。密封，防潮。

胆乐胶囊

【处方组成】连钱草、郁金、猪胆汁酸、山楂、陈皮。

【功能主治】理气止痛、利胆排石。主治肝郁气滞证。症见胁肋胀痛或肩背窜痛、心急烦躁、厌食油腻、食少纳呆、口苦口干、尿黄、便秘、舌质红舌苔黄腻、脉弦。

【现代药理】具有镇痛、抗炎、利胆排石、缓解胆道平滑肌痉挛等作用。

【临床应用】慢性胆囊炎、胆结石。临床以胁肋胀痛或肩背窜痛、厌食油腻、口苦为特征症状。

【用药特征】本成药长于疏肝理气止痛、清利肝胆湿热、利胆排石，兼以消食行气健脾。用药寒凉为主，兼以辛温。适用于胁痛肝郁气滞、湿热中阻者。

【用法用量】口服。一次4粒，一日3次。

【使用注意】孕妇、哺乳期妇女慎用。肝阴不足所致胁痛者慎用。忌油腻食物。忌酒。

【规格贮藏】0.3g/粒。密封。

朴沉化郁丸

【处方组成】香附（醋制）、厚朴（姜制）、木香、枳壳（麸炒）、檀香、陈皮、沉香、柴胡、青皮（醋制）、延胡索（醋制）、片姜黄、莪术（醋制）、丁香、高良姜、肉桂、豆蔻、砂仁、甘草。

【功能主治】疏肝解郁、开胃消食。主治肝气郁滞证。症见胁肋胀满窜痛、善太息、情绪抑郁、胃脘胀满、恶心呕吐、纳食减少、舌红苔薄、脉弦。

【现代药理】具有镇痛、保肝、利胆、抗炎等作用。

【临床应用】慢性肝炎、胆囊炎、慢性胃炎、胃溃疡、十二指肠溃疡等。临床以胁肋窜痛、胃脘胀满、情绪抑郁、恶心呕吐为特征症状。

【用药特征】本成药重在疏肝理气止痛、行气和胃降逆，兼能活血温散。用药肝胃同治，以温散为主。适用于胁痛肝气郁滞、肝胃不和者。

【用法用量】口服。一次1丸，一日2次。

【使用注意】孕妇慎用。哺乳期妇女慎用。不适用于小儿、年老体弱者及平素身体虚弱、脾胃阴虚、肾阴虚及头晕高血压病人。服药期间避免精神刺激。忌食生冷、油腻、不易消化食物。

【规格贮藏】9g/丸。密封。

胆宁片

【处方组成】大黄、虎杖、青皮、陈皮、郁金、山楂、白茅根。

【功能主治】疏肝利胆、清热通下。主治肝郁气滞、湿热未清证。症见胁肋胀痛、食入作胀、食少嗳气、大便秘结、舌苔薄腻、脉弦。

【现代药理】具有利胆、抗炎、镇痛、保肝等作用。

【临床应用】急性胆囊炎、慢性胆囊炎、胆石症、胆道感染。临床以右上腹隐隐作痛、食入作胀、食少嗳气、便秘为特征症状。

【用药特征】本成药长于疏肝利胆、清热通下，兼能行气消胀。用药辛行疏肝利胆，苦寒清热燥湿泻下，具有肝胆同治、上下兼顾的特点。适用于肝郁气滞、湿热阻滞者。

【用法用量】口服。一次5片，一日3次。饭后服。

【使用注意】孕妇、过敏体质者慎用。忌恼怒忧郁等情志刺激。忌饮酒。忌食辛辣、生冷、油腻食物。

【不良反应】可见腹泻、口苦、腹痛等胃肠道反应。

【规格贮藏】0.36g/片。密封，防潮。

七味铁屑丸

【处方组成】铁屑（诃子制）、北寒水石（奶制）、藏木香、木香、甘青青兰、红花、五灵脂膏。

【功能主治】行气活血、平肝清热止痛。主治肝郁化火兼血瘀证。症见胁部胀痛或刺痛、胁下痞块、急躁易怒、口苦咽干、尿黄、便秘、舌红苔黄、脉弦数。

【现代药理】具有保肝、降低转氨酶等作用。

【临床应用】慢性乙型肝炎、脂肪肝等。临床以胁部胀痛或刺痛、胁下痞块、急躁易怒、口苦为特征症状。

【用药特征】本成药重在疏肝行气止痛、活血化瘀止痛，兼以清肝热、平肝。适用于胁痛肝郁化火兼血瘀者。

【用法用量】口服。一次1g，一日2次。

【使用注意】孕妇、哺乳期妇女慎用。忌饮酒。忌食辛辣、生冷、油腻食物。

【规格贮藏】1g/丸。密闭，防潮。

附：肝郁气滞中成药特点比较

中成药名	功效		临床治疗主症	
	共同点	独有功效	相同主治	主治自身特点
柴胡舒肝丸	舒肝理气	消胀止痛	肝郁气滞证。胁肋胀痛、善太息、苔薄白、脉弦	胁肋疼痛走窜不定、因情绪而增减
舒肝止痛丸		和胃止痛		胁肋串痛、情志抑郁、呕吐酸水、嗳气频作
平肝舒络丸		疏络、活血祛风		肩背窜痛、四肢麻木、关节筋脉拘挛
四逆散		透解郁热、理脾		手足不温、脘腹胀满、大便溏泻
胆乐胶囊		止痛、利胆排石		心急烦躁、厌食油腻、口苦
朴沉化郁丸		开胃消食		善太息、情绪抑郁、胃脘胀满
胆宁片		利胆、清热通下		食入作胀、食少嗳气、大便秘结
七味铁屑丸		活血、平肝清热止痛		胁部胀痛或刺痛、胁下痞块、急躁易怒、口苦咽干、尿黄

二、肝郁脾虚

肝达片

【处方组成】山茱萸、酸枣仁、蒺藜、黄芪、太子参、丹参、忍冬藤、制何首乌。

【功能主治】滋补肝肾、健脾活血。主治肝郁脾虚、肝肾阴虚证。症见胁肋疼痛、串通、脘腹胀满、纳差、疲劳乏力、头晕目涩、五心烦热、腰膝酸软、舌质红少苔、脉弦细。

【现代药理】具有保肝、抗病毒、降低转氨酶等作用。

【临床应用】慢性迁延性乙型肝炎、慢性活动性乙型肝炎。临床以胁肋疼痛、五心烦热、腰膝酸软、纳差疲乏为特征症状。

【用药特征】本成药养肝肾阴血之力较强、健脾益气，兼以疏肝解郁活血。用药补泻结合，以补为主。适用于胁痛肝郁脾虚、肝肾阴虚，兼有瘀血者。

【用法用量】口服。一次5片，一日3次。疗程为3个月；或遵医嘱。

【使用注意】孕妇慎服。忌食辛辣、酒类等刺激性食物。

【不良反应】偶见腹胀、腹泻。

【规格贮藏】0.27g/片。密封。

乙肝益气解郁颗粒

【处方组成】柴胡（醋炙）、枳壳、白芍、橘叶、丹参、黄芪、党参、桂枝、茯苓、刺五加、瓜蒌、法半夏、黄连、决明子、山楂、五味子。

【功能主治】益气化湿、疏肝解郁。主治肝郁脾虚证。症见胁痛、腹胀痞满、纳呆食少、恶心呕吐、疲劳乏力、大便溏薄、舌质淡暗、舌苔白腻、脉沉弦。

【现代药理】具有保肝、降低转氨酶等作用。

【临床应用】慢性肝炎。临床以胁痛腹胀、痞满纳呆、身倦乏力、大便溏薄为特征症状。

【用药特征】本成药长于补气健脾以除湿化痰，疏肝解郁以消痞胀，佐以活血清泻。用药寒温并用、补虚与祛邪同用。适用于胁痛肝郁脾虚兼有瘀热、湿阻者。

【用法用量】开水冲服。一次10g，一日3次。

【使用注意】孕妇慎用。肝胆湿热、邪实证者忌用。忌烟、酒、油腻食物。

【规格贮藏】10g/袋。密封，置阴凉干燥处。

护肝丸（片、胶囊、颗粒）

【处方组成】柴胡、板蓝根、猪胆粉、茵陈、五味子、绿豆。

【功能主治】疏肝理气、健脾消食。主治肝郁脾虚证。症见胁痛、腹胀痞满、纳呆恶心、大便溏薄、舌质淡、舌苔黄腻、脉沉弦。

【现代药理】具有保肝、降低转氨酶、抑制肝细胞脂肪变性、抗肝炎病毒、增强机体免疫功能等作用。

【临床应用】慢性肝炎、迁延性肝炎、早期肝硬化。临床以胁痛腹胀、痞满纳呆、大便溏薄为特征症状。

【用药特征】本成药重在疏肝理气、健脾消食，兼能清热利湿。用药肝脾同调。适用于胁痛肝郁脾虚、湿热阻滞者。

【用法用量】①丸：口服。一次3g，一日3次。②片：口服。一次4片，一日3次。③胶囊：口服。一次4粒，一日3次。④颗粒：口服。一次2g，一日3次。

【使用注意】阴黄患者忌服。不能长期服用。脾胃虚寒者慎用。忌烟、酒、油腻食物。

【规格贮藏】①丸：3g/50丸。密封。②片：0.36g/片（薄膜衣片）；0.38g/片（薄膜衣片）；0.35g/片（糖衣片）。密封。③胶囊：0.35g/粒。密封。④颗粒：2g/袋。密封。

茵芪肝复颗粒

【处方组成】茵陈、焦栀子、大黄、白花蛇舌草、猪苓、柴胡、当归、黄芪、党参、甘草。

【功能主治】清热解毒利湿、舒肝补脾。主治肝胆湿热兼脾虚肝郁证。症见右胁胀满疼痛、恶心呕吐、厌油纳差、口淡乏味、舌淡苔黄腻、脉弦滑。

【现代药理】具有抗乙肝病毒、促进胆汁分泌、保肝等作用。

【临床应用】慢性乙型病毒性肝炎。临床以右胁胀满、恶心厌油、纳差食少、口淡乏味为特征症状。

【用药特征】本成药重在清热解毒利湿，同时肝脾同调、疏肝理气、益气健脾。用药具有肝脾同治，扶正祛邪兼顾的特点。适用于胁痛肝胆湿热兼脾虚肝郁者。

【用法用量】口服。一次18g，一日3次。

【使用注意】孕妇禁服。忌烟、酒、油腻食物。

【不良反应】少数病例可见恶心、腹泻。

【规格贮藏】18g/袋。密封，置干燥处。

脾胃舒丸

【处方组成】鳖甲（制）、炙黄芪、陈皮、枳实、白芍、麸炒白术、醋香附、草果、乌梅（炒）、川芎、焦槟榔、厚朴。

【功能主治】疏肝理气、健脾和胃、消积化食。主治脾虚肝郁证。症见胁肋胀痛、纳差食少、胃脘痞满、腹胀、恶心呕吐、大便溏泻、失眠多梦、舌淡红苔薄白、脉弦。

【现代药理】具有增强胃、十二指肠收缩力、加速胃排空、抑制呕吐等作用。

【临床应用】慢性胃炎、慢性肝炎、早期肝硬化等。

临床以不思饮食、胃脘嘈杂、恶心呕吐、大便溏泻、胁肋胀痛为特征症状。

【用药特征】本成药重在肝脾胃同调、疏肝健脾和胃，兼以消积，具有消补结合的特点。适用于胁痛脾虚肝郁兼有食积者。

【用法用量】口服。一次9g，一日3次。

【使用注意】孕妇慎用。不宜久服。不适用于急性肠道传染病。忌情绪激动或生闷气。忌食生冷、辛辣、油腻之品。戒酒。

【规格贮藏】9g/丸。密封。

慢肝解郁胶囊

【处方组成】白芍、柴胡、白术、薄荷、麦芽、川楝子、当归、三棱、茯苓、甘草、丹参、香橼、延胡索。

【功能主治】疏肝解郁、健脾养血。主治肝郁脾虚证。症见胁部胀痛、串痛、胸闷不舒、不思饮食、腹胀便溏、面色苍白、头目眩晕、舌淡苔薄白、脉弦。

【现代药理】具有保肝、增强免疫功能等作用。

【临床应用】迁延性肝炎、慢性肝炎。临床以胁部胀痛、胸闷不舒、不思饮食、面色苍白为特征症状。

【用药特征】本成药重在调和肝脾、气血同治。用药疏肝行气为主，补血活血与破血结合。适用于胁痛肝气郁滞、脾血不足，兼有瘀血者。

【用法用量】口服。一次4粒，一日3次。

【使用注意】孕妇慎用。不宜久服。忌食生冷、辛辣、油腻之品。戒酒。

【规格贮藏】0.25g/粒。密封。

甲芪肝纤颗粒

【处方组成】黄芪、防己、茯苓、厚朴、延胡索、赤芍、牛膝、桃仁、莪术、鳖甲、土鳖虫。

【功能主治】舒肝活血、健脾祛湿。主治肝郁血瘀兼脾虚湿滞证。症见胁肋刺痛、胁下有癥块、脘腹胀满、体倦身重、纳差便溏、舌质紫暗或有瘀斑、舌苔腻、脉弦。

【现代药理】具有保肝、抑制肝纤维化、降低转移酶等作用。

【临床应用】乙型肝炎、肝纤维化。临床以胁肋刺痛、

胁下有癥块、脘腹胀满、身重便溏为特征症状。

【用药特征】本成药长于活血化瘀、通络散结，兼以益气健脾除湿。用药补消结合、肝郁同调。适用于胁痛肝郁血瘀为主，兼有脾虚湿滞者。

【用法用量】开水冲服。一次4g，一日3次，3个月为一个疗程。

【使用注意】孕妇忌用。肝功能不全者慎用。定期复查肝功。忌烟酒。忌食生冷、油腻之品。

【不良反应】偶见口苦、恶心、呕吐、乏力、食欲下降、黄疸、瘙痒、肝功能异常。

【规格贮藏】4g/袋。密封。

复方灵芝颗粒

【处方组成】灵芝、柴胡、五味子、郁金。

【功能主治】舒肝健脾、利湿退黄。主治肝郁脾虚湿阻证。症见胁肋胀痛、脘腹痞闷、善太息、疲劳乏力、四肢困重或身目小便发黄、舌红苔黄腻、脉弦滑。

【现代药理】具有降低谷丙转氨酶、退黄等作用。

【临床应用】急性传染性黄疸型肝炎、慢性肝炎、丙氨酸转氨酶升高。临床以胁肋胀满、胸胁痞闷、善太息、乏力疲劳、四肢困重为特征症状。

【用药特征】本成药长于疏肝理气，同时益气健脾除湿，兼以活血。用药辛行，兼以甘温。适用于胁痛肝郁脾虚湿阻兼有气滞血瘀者。

【用法用量】口服。一次5g，一日2次，小儿减半。

【使用注意】孕妇忌用。忌食辛辣。

【规格贮藏】5g/袋。密封。

利肝康片

【处方组成】青叶胆总苷。

【功能主治】舒肝健脾。主治肝郁脾虚证。症见胁部胀痛、神疲乏力、纳后腹胀、大便溏而不爽或便结而秘、舌淡苔白腻、脉弦。

【现代药理】具有改善肝功能、抑制乙肝病毒复制等作用。

【临床应用】急性肝炎、慢性肝炎等。临床以胁部胀痛、神疲乏力、纳后腹胀为特征症状。

【用药特征】本成药为单味药提取物制剂，既疏肝解

郁，又健运脾气、肝脾同调。适用于胁痛属肝郁脾虚者。

【用法用量】口服。糖衣片一次4片或薄膜衣片一次2片，一日3次。宜在饭后30分钟服用。

【使用注意】孕妇慎用。忌生冷、油腻之品。

【规格贮藏】0.2g/片（糖衣片）；0.36g/片（薄膜衣片）。密封。

肝爽颗粒

【处方组成】柴胡（醋制）、白芍、当归、茯苓、白术（炒）、党参、鳖甲（烫）、蒲公英、虎杖、夏枯草、丹参、桃仁、鳖甲（烫）

【功能主治】疏肝健脾、清热散瘀、保肝护肝、软坚散结。主治肝郁脾虚、瘀热蕴结证。症见胁肋胀痛或刺痛、口苦、神疲乏力、食少纳呆、腹胀、便溏、小便黄、舌红苔腻、脉弦涩。

【现代药理】具有保肝、降低转氨酶、增强免疫功能等作用。

【临床应用】急性肝炎、慢性肝炎、肝硬化、肝功能损害等。临床以胁肋胀痛或刺痛、腹胀、口苦、神疲乏力为特征症状。

【用药特征】本成药长于养血柔肝、益气健脾，兼以活血散络、疏肝解毒。具有肝脾同治、瘀热兼顾的特点。适用于胁痛日久肝郁脾虚兼有瘀热蕴结者。

【用法用量】口服。一次3g，一日3次。

【使用注意】孕妇慎用。忌生冷、油腻之品。

【规格贮藏】3g/袋。密封。

五灵胶囊（丸）

【处方组成】柴胡、丹参、灵芝、五味子。

【功能主治】疏肝健脾活血。主治肝郁脾虚挟瘀证。症见胁肋胀痛或刺痛、腹部胀满、嗳气、倦怠无力、便溏、舌暗有瘀斑、苔薄白、脉细涩。

【现代药理】具有保肝、抗肝纤维化、增强免疫功能、改善血液流变学等作用。

【临床应用】慢性乙型肝炎等。临床以胁肋胀痛或刺痛、腹部胀满、嗳气、疲乏无力为特征症状。

【用药特征】本成药重在长于补益脾气，使得化源充足，扶正以祛邪，同时活血疏肝并举。适用于胁痛之肝郁脾虚挟瘀者。

【用法用量】①胶囊：口服。一次1丸，一日3次，饭后半小时服用。1个月为一个疗程或遵医嘱。②丸：口服。一次1丸，一日3次，饭后半小时服用。1个月为一个疗程或遵医嘱。

【使用注意】孕妇慎用。消化性溃疡者慎用。急性肝炎属温热疫毒内盛者慎用。忌生冷、油腻之品。

【不良反应】偶见轻度恶心、上腹不适等消化道反应。

【规格贮藏】①胶囊：0.35g/粒。密封。②丸：9/丸。密封。

附：肝郁脾虚中成药特点比较

中成药名	功效		临床治疗主症	
	共同点	独有功效	相同主治	主治自身特点
肝达片	疏肝健脾	滋补肝肾、解郁活血	肝郁脾虚证。症见胁肋疼痛、串通、脘腹胀满、纳差、舌质淡红苔白、脉弦细	疲劳乏力、五心烦热、腰膝酸软
乙肝益气解郁颗粒		益气化湿		腹胀痞满、纳呆食少、恶心呕吐、疲劳
护肝丸（片、胶囊、颗粒）		理气消食		腹胀痞满、纳呆恶心、大便溏薄
茵芪肝复颗粒		清热解毒利湿		恶心呕吐、厌油纳差
脾胃舒丸		理气和胃、消积化食		纳差食少、胃脘痞满、腹胀
慢肝解郁胶囊		解郁养血		胁肋串痛、胸闷不舒、不思饮食

续表

中成药名	功效		临床治疗主症	
	共同点	独有功效	相同主治	主治自身特点
甲芪肝纤颗粒	疏肝健脾	活血、祛湿	肝郁脾虚证。症见胁肋疼痛、串通、脘腹胀满、纳差、舌质淡红苔白、脉弦细	胁肋刺痛、胁下有癥块、脘腹胀满、体倦身重
复方灵芝颗粒		利湿退黄		胁肋疼痛
利肝康片		利湿		神疲乏力、纳呆
肝爽颗粒		清热散瘀、保肝护肝、软坚散结		胁肋刺痛、腹胀、口苦、神疲乏力
五灵胶囊（丸）		活血		胁肋刺痛、腹部胀满、嗳气

三、肝郁毒蕴

澳泰乐颗粒（片、胶囊）

【处方组成】返魂草、郁金、黄精（蒸）、白芍、麦芽。

【功能主治】舒肝理气、清热解毒。主治肝郁毒蕴证。症见胁肋胀痛、口苦纳呆、体倦乏力、舌苔黄腻、脉弦滑。

【现代药理】具有保肝、抗炎等作用。

【临床应用】甲型肝炎、乙型肝炎、慢性肝炎。临床以胁肋胀痛、口苦纳呆、体倦乏力为特征症状。

【用药特征】本成药长于清热解毒、活血理气，兼有补益肝脾。适用于胁痛肝气郁结不甚，兼有毒瘀热阻滞者。

【用法用量】①颗粒：口服。一次1袋，一日3次。②片：口服。一次4片，一日3次。③胶囊：口服。一次4粒，一日3次。

【使用注意】脾胃虚寒、瘀血停着、肝阴不足所致胁痛者慎用。忌酒及辛辣油腻物。

【规格贮藏】①颗粒：5g/袋。密封。②片：0.4g/片。密封。③胶囊：0.35g/粒。密封。

肝脾康胶囊

【处方组成】柴胡、黄芪、青皮、白芍、白术、板蓝根、姜黄、茯苓、水蛭、三七、郁金、鸡内金（炒）、熊胆粉、水牛角浓缩粉。

【功能主治】疏肝健脾、活血解毒。主治肝郁脾虚、毒瘀内蕴证。症见胁肋胀痛、胁下积块、疼痛拒按、胸脘痞闷、食少纳呆、神疲乏力、面色晦暗、舌红苔多薄白、脉沉弦。

【现代药理】具有保肝、抗乙肝病毒、提高免疫功能等作用。

【临床应用】慢性肝炎、早期肝硬化等。临床以胁肋胀痛、胁下积块疼痛拒按、脘痞纳少为特征症状。

【用药特征】本成药活血化瘀力强，兼有破血之力，又能理气疏肝、化瘀解毒，兼以健脾。适用于胁痛肝郁脾虚、肝脉毒瘀内蕴者。

【用法用量】餐前半小时口服。一次5粒，一日3次。3个月为一个疗程，或遵医嘱。

【使用注意】孕妇禁用。血虚肝旺所致胁痛者慎用。忌酒、辛辣、油腻食物。

【规格贮藏】0.35g/粒。密封，置阴凉干燥处。

乙肝灵丸

【处方组成】大黄、白芍、茵陈、贯众、柴胡、黄芪、人参、甘草。

【功能主治】清热解毒、疏肝健脾。主治毒热蕴结证。症见胁肋胀痛、口苦、厌油腻食物、腹部胀满、疲乏无力、便干、舌质红、苔黄腻、脉弦数。

【现代药理】具有保肝、抗乙肝病毒、利胆、抗炎等作用。

【临床应用】乙型病毒性肝炎。临床以胁肋胀痛、口

苦、厌油腻食物、腹胀、疲乏为特征症状。

【用药特征】本成药长于清热解毒、清利肝胆湿热，又能益气健脾，兼以疏肝活血。用药攻补兼施、清泻并用。适用于胁痛毒热蕴结，兼有肝郁脾虚者。

【用法用量】口服。一次2g，一日3次；小儿酌减。20~50天为一个疗程。

【使用注意】孕妇忌用。单纯毒热证或肝郁脾虚证所致胁痛者慎用。饮食宜清淡，忌食辛辣、油腻之品。戒酒。

【规格贮藏】0.1g/粒。密闭，置阴凉干燥处。

肝宁片

【处方组成】斑蝥、糯米、紫草。

【功能主治】清热解毒、利湿、化瘀散结。主治毒热瘀滞证。症见胁肋刺痛、胁下痞块、胸脘痞闷、口苦、尿黄、便秘、舌红有瘀斑、苔黄腻、脉弦涩。

【现代药理】具有保肝、降低转氨酶、抗肝纤维化等作用。

【临床应用】慢性肝炎、肝硬化等。临床以胁肋刺痛、胁下痞块、口苦尿黄、便秘为特征症状。

【用药特征】本成药重在清热解毒、利湿，且活血化瘀力强，长于破血逐瘀、凉血解毒。适用于胁痛肝脉瘀血阻滞、血分热毒者。

【用法用量】口服。一次2~3片，一日3次，温开水送下。

【使用注意】孕妇忌用。不宜过量、久服。忌食辛辣、油腻食物。戒烟酒。

【规格贮藏】0.3g/片。密闭，防潮。

二十五味松石丸

【处方组成】松石、珍珠、珊瑚、朱砂、诃子肉、铁屑（诃子制）、余甘子、五灵脂膏、檀香、降香、木香马兜铃、鸭嘴花、牛黄、木香、绿绒蒿、船形乌头、肉豆蔻、丁香、伞梗虎耳草、毛诃子（去核）、天竺黄、西红花、木棉花、麝香、石灰华。

【功能主治】清热解毒、疏肝利胆、化瘀。主治肝脉热毒血瘀证。症见胁部刺痛、口干口苦、厌油、纳呆、恶心呕吐、便秘、尿黄、舌红苔黄腻、脉滑数。

【现代药理】具有保肝、降低转氨酶、利胆等作用。

【临床应用】急性肝炎、慢性肝炎、胆囊炎等。临床以胁部刺痛、口干口苦、纳呆恶心、厌油为特征症状。

【用药特征】本成药长于清热解毒利湿、凉血活血、清热涤痰，兼以健脾化湿。用药具有寒温并用的特点。适用于胁痛肝脉热毒血瘀者。

【用法用量】开水泡服。一次1g，一日1次。

【使用注意】孕妇、婴幼儿及肾功能不全者禁用。儿童及老年人慎用。运动员慎用。定期复查肾功能。戒酒。忌生冷、辛辣、油腻食物。

【规格贮藏】1g/丸。密封。

九味牛黄丸

【处方组成】红花、巴夏嘎、木香马兜铃、牛黄、渣驯膏、波棱瓜子、獐牙菜、绿绒蒿、木香。

【功能主治】清肝热。主治肝热证。症见胁痛、恶心、目赤、口苦口干。

【现代药理】具有保肝、降低转氨酶、利胆等作用。

【临床应用】各种肝炎、培根、木布病等。临床以胁痛、恶心、目赤为特征症状。

【用药特征】本成药重在清肝热、疏肝行气、利胆退黄、清热解毒、凉血活血。适用于胁痛、培根、木布病、肝热者。

【用法用量】口服。一次4~5丸，一日3次。

【使用注意】孕妇、婴儿、肾功能不全者忌用。儿童及老年人慎用。定期复查肾功能。忌生冷、油腻、酸、腐、辛辣刺激食物。

【规格贮藏】5g/10丸。密闭，置阴凉干燥处。

红花清肝十三味丸

【处方组成】红花、麦冬、木香、诃子、川楝子、栀子、紫檀香、人工麝香、水牛角浓缩粉、人工牛黄、银朱、丁香、莲子。

【功能主治】清肝热、除"亚玛"病、解毒。主治肝热证。症见胁部刺痛、口苦、厌食油腻、便秘、尿黄、舌红苔黄腻、脉滑数。

【现代药理】具有保肝、降低转氨酶、增强免疫功能等作用。

【临床应用】肝功衰竭、药物中毒性肝炎、酒精肝、

脂肪肝、腰肾损伤、尿频、尿血、偏正头痛、牙痛、眼疾等。临床以胁部刺痛、口苦、厌食油腻为特征症状。

【用药特征】本成药重在清肝热，除"亚玛"病，解毒。用药长于清热解毒，兼以清希拉热、平赫依血骚热，解毒、调整体素为辅。适用于胁痛肝热证以及肝功能衰退、"亚玛"病、腰肾损伤、尿频、尿血。亦可用于血热引起的眼病。

【用法用量】口服。一次25～30粒，一日1～2次。

【使用注意】孕妇忌服。运动员慎用。忌生冷、酸腐刺激性食物。

【规格贮藏】1g/10粒。密闭，防潮。

清热八味丸（散、胶囊）

【处方组成】檀香、石膏、红花、苦地丁、瞿麦、胡黄连、麦冬、人工牛黄。

【功能主治】清热解毒。主治肝火证。症见胁部胀痛、口苦、便秘、尿黄、舌红苔黄腻、脉滑数。

【现代药理】具有抗炎、保肝、增强免疫功能等作用。

【临床应用】病毒性肝炎。临床以胁部胀痛、口苦、便秘、尿黄为特征症状。

【用药特征】本成药重在清热解毒。用药长于清泻肝胆热毒。适用于胁痛肝热者以及炽热、血热、脏腑之热。

【用法用量】①丸：口服。一次8～15粒，一日1～2次。②散：口服。一次1.5～3g，一日1～2次。③胶囊：口服。一次3～5粒，一次1～2次，白糖水为引。

【使用注意】孕妇忌用。脾胃虚弱慎用。忌油腻食物等。

【规格贮藏】①丸：2g/10粒。密闭，防潮。②散：15g/袋。密闭，防潮。③胶囊：0.3g/粒。密闭，防潮。

天胡荽愈肝片

【处方组成】杏叶防风、天胡荽、酢浆草、虎掌草。

【功能主治】清热解毒、疏肝利胆。主治肝胆热毒证。症见胁部胀痛、口苦口干、厌油、食少恶心、便秘尿黄、舌红苔黄腻、脉滑数。

【现代药理】具有保肝、降低转氨酶等作用。

【临床应用】急性肝炎、慢性肝炎等。临床以胁部胀

痛、口苦、厌油、便秘尿黄为特征症状。

【用药特征】本成药长于清利肝胆湿热和热毒、活血化瘀，兼以行气温中。用药寒温并用。适用于胁痛肝胆热毒湿瘀者。

【用法用量】口服。一次6片，一日3次。

【使用注意】孕妇慎用。忌辛辣、食香燥食物，避免饮酒。

【规格贮藏】0.3g/片。密封。

藏茵陈胶囊

【处方组成】藏茵陈。

【功能主治】清热解毒、舒肝利胆、退黄。主治肝胆热毒证。症见胁部胀痛、口苦口干、厌油、食少、脘腹胀满、便秘尿黄或身目发黄、舌红苔黄腻、脉滑数。

【现代药理】具有保肝、降低转氨酶等作用。

【临床应用】急性肝炎、慢性肝炎、慢性胆囊炎等。临床以胁部胀痛、口苦口干、厌油、食少、便秘尿黄为特征症状。

【用药特征】本成药为单味药制剂，具有清利肝胆热毒、利胆退黄之功。用药寒凉。适用于胁痛肝胆热毒阻滞者。

【用法用量】口服。一次2～3粒，一日3次。

【使用注意】孕妇慎用。忌食辛辣、香燥之食物，避免饮酒。

【规格贮藏】0.35g/粒。密封。

肝得治胶囊

【处方组成】五味子提取五物、黄芩、丹参浸膏、甘草提取物等。

【功能主治】清热解毒、活血化瘀、护肝理脾、降转氨酶。主治肝胆热毒瘀滞证。症见胁肋胀满疼痛或刺痛、胁下痞块、脘腹痞胀、疲劳乏力、口苦、小便色黄、舌红苔黄腻、脉滑数。

【现代药理】具有保肝、抗肝纤维化等作用。

【临床应用】迁延性肝炎、慢性肝炎等。临床以胁肋胀满疼痛或刺痛、脘痞腹胀、口苦口干为特征症状。

【用药特征】本成药长于清利肝胆湿热、热毒为主，

第一篇

同时活血化瘀，兼以补益肝脾。用药攻补兼施、扶正以祛邪。适用于胁痛肝胆热毒瘀滞，兼有肝脾不足者。

【用法用量】口服。一次4粒，一日3次。

【使用注意】孕妇慎用。忌酒、辛辣、油腻食物。

【规格贮藏】0.45g/粒。密封。

益肝灵片（胶囊）

【处方组成】水飞蓟素。

【功能主治】清热解毒。主治肝胆毒蕴证。症见胁部胀痛、食欲不振、口苦咽干、脘腹痞满、嗳气频作、苔薄黄或腻、脉弦或弦数。

【现代药理】具有保肝、护肝细胞膜等作用。

【临床应用】急性肝炎、慢性肝炎、迁延性肝炎等。临床以胁部胀痛、食欲不振、口苦咽干、脘腹痞满为特征症状。

【用药特征】本成药为水飞蓟提取物水飞蓟素制剂，长于清热解毒。其疏肝利胆之力微弱，但清热解毒之力显著。适用于胁痛热毒毒蕴结证。

【用法用量】①片：口服。一次2片，一日3次。②胶囊：口服。一次2粒，一日3次，3个月为一个疗程。

【使用注意】心力衰竭、孕妇及过敏体质者慎用。肝郁脾虚所致的胁痛不宜服用。慎食辛辣、油腻食物。忌酒。

【不良反应】偶见轻微腹泻。

【规格贮藏】①片：0.2g/片（含水飞蓟宾38.5mg）。密封。②胶囊：0.2g/粒（含水飞蓟宾38.5mg）。密封。

利肝隆颗粒（片、胶囊）

【处方组成】板蓝根、茵陈、郁金、五味子、甘草、当归、黄芪、刺五加浸膏。

【功能主治】疏肝解郁、清热解毒、益气养血。主治肝郁热毒、气血两虚证。症见胁部胀痛、口苦、烦热、腹胀、纳呆恶心、疲乏无力、尿黄、舌淡苔薄白、脉细。

【现代药理】具有保肝、降低转氨酶等作用。

【临床应用】急性肝炎、慢性肝炎、迁延性肝炎、慢性活动性肝炎等。临床以两胁胀痛、口苦、烦热、纳呆、疲乏无力为特征症状。

【用药特征】本成药重在疏肝解郁、清热解毒，兼能益气养血。清热解毒利湿以祛邪，益气养血以扶正，用药扶正祛邪兼顾。适用于胁痛肝郁湿热、气血两虚者。

【用法用量】①颗粒：开水冲服。一次10g，一日3次；小儿酌减。②片：口服。一次5片，一日3次；小儿酌减。③胶囊：一次2~4粒，一日3次。

【使用注意】寒湿型黄疸、肝阴不足所致胁痛者慎用。饮食宜清淡，忌食油腻辛辣之品，并宜戒酒。

【规格贮藏】①颗粒：10g/袋。密封。②片：0.37g/片。密封。③胶囊：0.3g/粒。密封。

附：肝郁毒蕴中成药特点比较

中成药名	功效		临床治疗主症	
	共同点	独有功效	相同主治	主治自身特点
澳泰乐颗粒（片、胶囊）	疏肝解毒	理气清热	肝郁毒蕴证。症见胁痛、便秘、舌苔黄腻、脉弦滑	口苦纳呆、体倦乏力
肝脾康胶囊		健脾、活血		胁下积块、刺痛、胸脘痞闷
乙肝灵丸		清热、健脾		口苦口干、厌油、纳呆
肝宁片		清热利湿、化瘀散结		胁肋刺痛、胁下痞块、口苦
二十五味松石丸		清热、利胆、化瘀		胁肋刺痛、口干口苦、纳呆恶心、厌食油腻
九味牛黄丸		清肝热		胁痛、恶心、目赤
红花清肝十三味丸		清肝热、除"亚玛"病、解毒		胁部刺痛、口苦、厌食油腻、便秘

续表

中成药名	功效		临床治疗主症	
	共同点	独有功效	相同主治	主治自身特点
清热八味丸（散、胶囊）	疏肝解毒	清热	肝郁毒蕴证。症见胁痛、便秘、舌苔黄腻、脉弦滑	口苦、便秘、尿黄
天胡荽愈肝片		清热、利胆		口苦口干、厌油、食少恶心
藏茵陈胶囊		清热、利胆退黄		厌油、食少或身目发黄
肝得治胶囊		清热、活血化瘀、理脾、降转氨酶		胁肋刺痛、胁下痞块、脘腹痞胀、疲劳
益肝灵片（胶囊）		清热		食欲不振、口苦咽干
利肝隆颗粒（片、胶囊）		解郁益气养血		两胁胀痛、口苦、烦热、纳呆、疲乏无力

四、热毒血瘀

片仔癀胶囊

【处方组成】片仔癀。

【功能主治】清热解毒、凉血化瘀、消肿止痛。主治热毒血瘀证。症见胁部刺痛、口干口苦、厌食油腻、便秘、尿黄、舌红苔黄腻、脉滑数。

【现代药理】具有保肝、降低转氨酶、抗炎、抗血小板聚集等作用。

【临床应用】慢性乙型肝炎、甲型病毒性肝炎、酒精性肝炎、中耳炎、牙龈炎等。临床以胁部刺痛、口干口苦、厌食油腻为特征症状。

【用药特征】本成药为单味药制剂，具有祛除热毒瘀热的功效，兼能凉血消肿。适用于胁痛热毒血瘀者。

【用法用量】口服。一次2粒，1～5岁儿童一次1粒，一日3次；或遵医嘱。

【使用注意】孕妇忌用。戒酒。宜清淡饮食。

【规格贮藏】0.3g/粒。密封。

克癀胶囊

【处方组成】三七、黄连、黄芩、黄柏、大黄、白花蛇舌草、山银花、蛇胆汁、人工牛黄、皂角刺、人工麝香、冰片、郁金、防风、石菖蒲、甘草。

【功能主治】清热解毒、化瘀散结。主治湿热毒邪内蕴、瘀血阻络证。症见胁肋胀痛、胁下痞块、刺痛、口苦口黏、纳呆、腹胀、身目发黄、小便短赤、大便秘结、舌质暗红或瘀斑舌苔黄腻、脉弦滑或涩。

【现代药理】具有保肝、降低转氨酶等作用。

【临床应用】急性肝炎、慢性肝炎等。临床以胁肋胀痛或刺痛、胁下痞块、口苦口黏为特征症状。

【用药特征】本成药长于清泄肝胆热毒，兼能清利肝胆湿热，佐以活血、祛风。适用于胁痛湿热毒邪内蕴，兼有瘀血阻络者。

【用法用量】口服。一次4粒，病重者适加至6粒，一日3次。小儿减半或遵医嘱。1个月为一个疗程。一般用药三个疗程。

【使用注意】孕妇忌用。运动员慎用。戒酒、清淡饮食。

【不良反应】偶有轻度非感染性腹泻，减量后腹泻停止。

【规格贮藏】0.4g/粒。密封。

乙肝舒康胶囊

【处方组成】叶下珠、白花蛇舌草、虎杖、丹参、黄芪、何首乌。

【功能主治】清热解毒、活血化瘀。主治湿热瘀阻证。症见胁部胀痛或刺痛、胁下痞块、疲劳乏力、纳差、腹胀、口苦口黏、舌红苔黄腻、脉弦。

【现代药理】具有保肝、降低转氨酶、抗乙肝病毒等作用。

【临床应用】急性乙型肝炎、慢性乙型肝炎等。临床

以胁部胀痛或刺痛、胁下痞块、疲劳乏力口苦口黏为特征症状。

【用药特征】本成药长于清热解毒，以清利肝胆湿热为主，兼以消散瘀血。用药具有邪正兼顾，以祛邪为主的特点。适用于胁痛湿热瘀阻，兼有气血不足者。

【用法用量】口服。一次4粒，一日3次。

【使用注意】孕妇忌服。定期复查肝肾功能。忌酒、辛辣、油腻食物。

【规格贮藏】0.4g/粒。密封。

胰胆舒胶囊（颗粒）

【处方组成】姜黄、赤芍、蒲公英、牡蛎、延胡索、大黄、柴胡。

【功能主治】散瘀行气、活血止痛。主治气滞血瘀、热毒内盛证。症见两胁胀痛或刺痛拒按、口干口苦、烦躁易怒、厌油、大便干结、尿黄、舌红苔黄腻、脉滑数。

【现代药理】具有利胆、镇痛、抗炎等作用。

【临床应用】急性胰腺炎、慢性胰腺炎、胆囊炎等。临床以两胁胀痛或刺痛拒按、烦躁易怒、口干口苦为特征症状。

【用药特征】本成药长于活血化瘀、行气止痛，兼以清热解毒。用药具有清泻并用的特点。适用于胁痛气滞血瘀、热毒内盛者。

【用法用量】①胶囊：口服。一次4粒，一日2～3次。②颗粒：开水冲服。一次10g，一日2～3次。

【使用注意】孕妇忌用。忌辛辣、油腻食物。戒烟酒。

【规格贮藏】①胶囊：0.5g/粒。密封。②颗粒：10g/袋。密封。

乙肝宁颗粒（片）

【处方组成】黄芪、丹参、绵茵陈、党参、白术、金钱草、制何首乌、白芍、茯苓、蒲公英、白花蛇舌草、牡丹皮、川楝子。

【功能主治】益气健脾、活血化瘀、清热解毒。主治脾虚气弱、血瘀阻络、湿热毒蕴证。症见胁肋胀痛或刺痛、胁下痞块、腹胀腹痛、倦怠乏力、口苦口干、尿黄、便秘、舌质暗或有瘀斑、脉涩。

【现代药理】具有保肝、抗乙肝病毒、提高免疫功能等作用。

【临床应用】急性肝炎、慢性肝炎等。临床以胁肋胀痛或刺痛、腹胀、乏力、口苦、便秘为特征症状。

【用药特征】本成药重在益气解毒、活血逐瘀，补益气血同时活血化瘀，兼以清热解毒利湿。用药具有攻补兼施，气血兼顾的特点。适用于胁痛脾虚气弱、血瘀阻络、湿热毒蕴者。

【用法用量】①颗粒：口服。一次1袋，一日3次；儿童酌减。治疗慢性肝炎，以3个月为一个疗程。②片：口服。一次4片，一日3次；儿童酌减。治疗慢性肝炎，以3个月为一个疗程。

【使用注意】孕妇、糖尿病患者、肝阴不足所致胁痛者慎用。忌食辛辣、油腻食物。戒酒。

【规格贮藏】①颗粒：17g/袋。密封。②片：0.55g/片。密封。

附：热毒血瘀中成药特点比较

中成药名	功效		临床治疗主症	
	共同点	独有功效	相同主治	主治自身特点
片仔癀胶囊	清热解毒、化瘀	凉血、消肿止痛	热毒血瘀证。症见胁部刺痛、口苦、厌油、便秘、舌红苔黄腻、脉滑数	口苦、便秘、尿黄
克癀胶囊		散结		胁下痞块、刺痛、口苦口黏
乙肝舒康胶囊		益气利湿		胁肋刺痛、胁下痞块、疲劳乏力
胰胆舒胶囊（颗粒）		行气、活血止痛		刺痛拒按、口干口苦、烦躁易怒
乙肝宁颗粒（片）		益气健脾		腹胀腹痛、倦怠乏力、口苦口干

五、肝胆湿热

复方胆通片（胶囊）

【处方组成】胆通、溪黄草、茵陈、穿心莲、大黄。

【功能主治】清热利胆、解痉止痛。主治肝胆湿热证。症见胁腹胀痛、触痛明显而拒按或痛及肩背、口苦口黏、厌油、便秘、尿黄、舌红苔黄腻、脉滑数。

【现代药理】具有镇痛、利胆、解痉、抗菌等作用。

【临床应用】急性胆囊炎、慢性胆囊炎、胆管炎、胆结石合并感染、胆囊术后综合征、胆道功能性疾患等。临床以胁腹胀痛、触痛明显而拒按、口苦厌油、便秘为特征症状。

【用药特征】本成药长于清利肝胆湿热，止痛力强。用药苦寒清利，解毒清下并用。适用于胁痛肝胆湿热阻滞、疼痛明显者。

【用法用量】①片：口服。一次2片，一日3次。②胶囊：口服。一次2粒，一日3次。

【使用注意】孕妇忌用。肝郁血虚者慎用。年老体弱者慎用。不可过量、久用。宜食清淡易消化食物，忌食辛辣、油腻之品。

【不良反应】个别患者可有头晕、腹胀、胸闷、皮疹。

【规格贮藏】①片：0.3g/片。密封。②胶囊：0.4g/粒。密封。

茵莲清肝合剂（颗粒）

【处方组成】茵陈、板蓝根、绵马贯众、茯苓、郁金、当归、红花、琥珀、白芍（炒）、白花蛇舌草、半枝莲、广藿香、佩兰、砂仁、虎杖、丹参、泽兰、柴胡、重楼。

【功能主治】清热解毒、调和肝脾。主治肝胆湿热、肝脾不和证。症见胁腹胀痛或刺痛、口苦口干、纳呆、恶心呕吐、身目发黄、倦怠、尿黄、便秘、舌红苔黄、脉滑数。

【现代药理】具有保肝、抗乙肝病毒、利胆、镇痛等作用。

【临床应用】急性甲型病毒性肝炎、慢性乙型病毒性肝炎等。临床以胁腹胀痛或刺痛、口苦倦怠、身目发黄为特征症状。

【用药特征】本成药重在清热利湿、芳香化湿、舒肝利胆，同时清热解毒、活血化瘀，兼以健脾养血。用药攻补兼施、肝脾同治。适用于肝胆湿热、肝脾不和、湿浊瘀阻者。

【用法用量】①合剂：口服。一次50ml，一日2次，服时摇匀。②颗粒：温开水冲服。一次10g，一日3次。急性甲型病毒性肝炎的一个疗程为4周，慢性乙型病毒性肝炎的一个疗程为3个月。

【使用注意】孕妇忌用。儿童及老年人慎用。婴幼儿及肾功能不全者慎用。忌食辛辣、油腻之品。忌酒。

【不良反应】偶见恶心、呕吐、轻度腹泻。

【规格贮藏】①合剂：100ml/瓶。密封，置阴凉处。②颗粒：10g/袋。密封。

胰胆炎合剂

【处方组成】柴胡、黄芩、厚朴、大黄、枳实、赤芍、蒲公英、北败酱、法半夏、甘草。

【功能主治】清泻肝胆湿热。主治肝胆湿热证。症见两胁胀痛或腹痛剧烈、触痛明显而拒按、口干口苦、发热、烦躁易怒、便干、尿黄、舌红苔黄腻、脉滑数。

【现代药理】具有镇痛、抗炎、利胆、抗菌等作用。

【临床应用】急性胰腺炎、慢性胰腺炎、急性胆囊炎、慢性胆囊炎急性发作等。临床以胁胀痛或腹痛剧烈、触痛明显而拒按、烦躁易怒、口干口苦为特征症状。

【用药特征】本成药重在清泻肝胆湿热。用药长于釜底抽薪，通腑泄热，清热解毒，消肿排脓散结。适用于湿热瘀阻肝胆、胆胰热毒盛者。

【用法用量】口服。一次用药液20ml，冲服药粉1g，一日2次。急性期服药量加倍，症状缓解后，根据大便情况酌减药量，或遵医嘱。

【使用注意】胰腺炎患者急性发作时应禁食，并配合输液等支持疗法。忌食辛辣、油腻食物。

【规格贮藏】药液：20ml/支；药粉：1g/袋。密封。

利肝片

【处方组成】金钱草、猪胆汁。

【功能主治】清肝利胆。主治肝胆湿热证。症见两胁胀痛、口苦口干、身目俱黄、厌油、小便黄赤、大便秘结、舌苔黄腻、脉弦滑数。

【现代药理】具有保肝、利胆、排石等作用。

【临床应用】急性肝炎、慢性肝炎、胆囊炎等。临床以胁肋胀痛、口苦口干、身目小便俱黄、厌油为特征症状。

【用药特征】本成药长于清利肝胆湿热，利胆作用较强。用药苦寒清泻，肝胆同治。适用于胁痛湿热阻滞肝胆者。

【用法用量】口服。一次2~4片，一日3次。

【使用注意】阴黄者慎用。忌食辛辣、油腻食物。戒烟酒。

【规格贮藏】0.2g/片。密封，置干燥处。

鸡骨草胶囊

【处方组成】毛鸡骨草、三七、牛至、茵陈、人工牛黄、猪胆汁、栀子、白芍、枸杞子、大枣。

【功能主治】疏肝利胆、清热解毒。主治肝胆湿热证。症见两胁胀痛、口苦口干、厌油、烦躁、便秘、小便黄赤、舌红苔黄腻、脉滑数。

【现代药理】具有保肝、利胆、抗炎、提高免疫功能等作用。

【临床应用】急性肝炎、慢性肝炎、胆囊炎等。临床以胁部胀痛、口苦口干、厌油、烦躁为特征症状。

【用药特征】本成药重在清利肝胆湿热、清热解毒与活血解毒并用，兼以补血柔肝。用药攻补兼施。适用于胁痛肝胆湿热瘀毒，兼有血虚者。

【用法用量】口服。一次4粒，一日3次。

【使用注意】孕妇忌用。忌辛辣、油腻食物。戒烟酒。

【规格贮藏】0.5g/粒。密封，置阴凉处。

双虎清肝颗粒

【处方组成】金银花、虎杖、黄连、白花蛇舌草、蒲公英、丹参、野菊花、紫花地丁、法半夏、甘草、瓜蒌、枳实。

【功能主治】清热利湿、化痰宽中、理气活血。主治湿热内蕴证。症见胁肋隐痛、胃脘痞闷、恶心、厌油、食少纳差、腹部胀满、大便黏滞不爽或臭秽，或身目发黄、舌质暗边尖红、舌苔腻或厚腻、脉弦滑或弦数。

【现代药理】具有保肝、抗乙肝病毒、抗炎、增强免疫功能等作用。

【临床应用】急性肝炎、慢性肝炎等。临床以胁肋隐痛、胃脘痞闷、恶心厌油、大便不爽为特征症状。

【用药特征】本成药重在清利肝胆湿热，兼以化痰理气宽中。用药肝胆脾胃同治，清热、化痰、活血、利湿兼顾。适用于胁痛肝胆湿热内蕴、湿阻中焦者。

【用法用量】开水冲服。一次2袋，一日2次。或遵医嘱。

【使用注意】孕妇忌用。脾胃虚寒者、寒湿阴黄者慎用。忌食辛辣、油腻食物。戒酒。

【规格贮藏】12g/袋。密封。

强肝糖浆（丸、片、胶囊、颗粒）

【处方组成】茵陈、板蓝根、当归、白芍、丹参、郁金、黄芪、党参、泽泻、黄精、地黄、山药、山楂、六神曲、秦艽、甘草。

【功能主治】清热利湿、补脾养血、益气解郁。主治肝郁脾虚、湿热蕴结证。症见胁肋胀痛、肢体困倦、疲劳乏力、腹脘痞满、面色无华、腰膝酸软、舌淡红苔黄腻、脉弦滑。

【现代药理】具有保肝、抗乙肝病毒、抗炎等作用。

【临床应用】慢性肝炎、早期肝硬化、脂肪肝、中毒性肝炎等。临床以两胁胀痛、肢体困倦、疲劳、脘痞为特征症状。

【用药特征】本成药重在滋养脾胃气血，兼以活血行气、清热利胆解毒。用药标本兼顾，补虚扶正。适用于胁痛肝郁脾虚、湿热瘀毒蕴结。

【用法用量】①糖浆：口服。一次10ml，一日2次，每服6日停1日。8周为一个疗程，停一周，再进行第二个疗程。②丸：口服。一次2.5g，一日2次。③片：口服。一次5片，一日2次，每服6日停1日。8周为一个疗程，停一周，再进行第二个疗程。④胶囊：口服。一次5粒，一日2次，每服6日停1日。8周为一个疗程，停一周，再进行第二个疗程。⑤颗粒：温开水冲服。一次1袋，一日2次。每服6日停1日，8周为一个疗程，停一周，再进行第二个疗程。

【使用注意】有胃、十二指肠溃疡或高酸性慢性胃炎者应减量服用。妇女经期暂停服数日。服药期间饮食宜清淡，忌食辛辣、油腻食物。戒酒。

【规格贮藏】①糖浆：10ml/支。密封，置阴凉处。②丸：0.6g/10丸。密封。③片：0.5g/片。密封。④胶囊：0.4g/粒。密封。⑤颗粒：5g/袋。密封，置阴凉处。

复方益肝丸

【处方组成】茵陈、板蓝根、龙眼、野菊花、蒲公英、山豆根、垂盆草、蝉蜕、苦杏仁、人工牛黄、夏枯草、车前子、土茯苓、胡黄连、牡丹皮、丹参、红花、大黄、香附、青皮、枳壳、槟榔、鸡内金、人参、桂枝、五味子、柴胡、炙甘草。

【功能主治】清热利湿、疏肝理脾、化瘀散结。主治湿热毒蕴证。症见两胁胀痛或刺痛、胁下痞块、口干口苦，或身目发黄、小便黄赤、便干、舌红苔黄腻、脉弦滑数。

【现代药理】具有保肝、降低转氨酶、抗乙肝病毒、提高免疫功能等作用。

【临床应用】急性肝炎、慢性肝炎等。临床以胁肋胀痛或刺痛、胁下痞块或身目发黄为特征症状。

【用药特征】本成药重在清利肝胆湿热、清热解毒、活血化瘀，同时兼有补气扶正之功。用药扶正祛邪，寒温并用。适用于胁痛湿热毒蕴、肝脉瘀阻，兼有气虚者。

【用法用量】口服。一次4g，一日3次，饭后服用。

【使用注意】孕妇忌用。脾胃虚寒者慎用。忌食辛辣、油腻食物。戒酒。

【不良反应】偶见胃脘不适、恶心。

【规格贮藏】36g/瓶。密封，置阴凉处。

虎驹乙肝胶囊

【处方组成】虎杖、蚂蚁、茵陈、枸杞子、黄芪、板蓝根、柴胡、五味子、丹参、三七、大枣。

【功能主治】疏肝健脾、清热利湿、活血化瘀。主治肝郁脾虚、湿热瘀滞证。症见两胁胀满疼痛或刺痛、脘痞腹胀、食少纳差、四肢倦怠、小便色黄、舌红苔黄腻、脉滑数。

【现代药理】具有保肝、降低转氨酶、抗乙肝病毒、利胆、增强免疫功能等作用。

【临床应用】慢性乙型肝炎等。临床以胁肋胀满疼痛或刺痛、脘痞腹胀、四肢倦怠、纳少尿黄为特征症状。

【用药特征】本成药重在清利肝胆湿热，配伍虫药增强活血化瘀功效，兼以滋养阴血、健脾益气。用药攻补兼施。适用于胁痛肝郁脾虚、湿热瘀滞者。

【用法用量】饭后温开水送服。一次5粒，一日3次，3个月为一个疗程，或遵医嘱。

【使用注意】孕妇禁用。忌食生冷、辛辣、油腻及不易消化食物。

【不良反应】少数患者可出现轻度胃脘不适、腹泻及皮疹。

【规格贮藏】0.2g/粒。密封。

清肝扶正胶囊

【处方组成】黄连、蜂王浆冻干粉、青黛、山豆根、大黄、五味子。

【功能主治】清热解毒、泻火燥湿、疏肝健脾。主治湿热困脾证。症见胁部胀痛、口苦口黏、神疲乏力、纳后腹胀，或黄疸、大便溏而不爽或便结而秘、舌苔黄腻。

【现代药理】具有保肝、降低转氨酶、抗乙肝病毒、抗炎等作用。

【临床应用】慢性乙型肝炎。临床以胁部胀痛、口苦口黏、神疲乏力、大便不爽为特征症状。

【用药特征】本成药重在清利脾胃湿热，同时辅以活血化瘀、益气养阴。用药苦寒甘寒并用。适用于胁痛湿热困阻脾胃，兼有瘀阻、气阴不足者。

【用法用量】口服。一次4粒，一日3次，3个月为一个疗程，或遵医嘱。

【使用注意】孕妇禁用。不可过服、久服。忌食生冷、辛辣、油腻及不易消化食物。

【不良反应】偶见呕吐、便溏、腹泻、胸闷、心悸。

【规格贮藏】0.45g/粒。密封。

和络舒肝胶囊

【处方组成】白术（炒）、白芍、三棱、香附（制）、莪术、当归、木瓜、大黄、红花、鳖甲（炙）、桃仁、郁金、茵陈、海藻、昆布、玄参、地黄、熟地黄、虎杖、土鳖虫、柴胡、制何首乌、凌霄花、蜣螂、五灵脂、黑豆、半边莲。

【功能主治】疏肝理气、清热化湿、活血化瘀、滋养肝

肾。主治瘀血阻络、湿热蕴结、肝肾不足证。症见胁肋部刺痛固定不移或胁下痞块、肌肤甲错、四肢困倦、腰膝酸软、腹胀、纳差、舌暗有瘀斑苔黄腻，脉细涩。

【现代药理】具有保肝、抗肝纤维化、抗炎等作用。

【临床应用】慢性迁延性肝炎、慢性活动性肝炎、早期肝硬化。临床以胁部刺痛固定不移或胁下痞块、肌肤甲错、腰膝酸软为特征症状。

【用药特征】本成药长于软坚散结、活血化瘀，兼以清利肝胆湿热，并有滋养肝肾阴血的作用。用药具有虚实兼顾、攻补兼施、肝肾同治的特点。适用于胁痛瘀血阻络、湿热蕴结、肝肾不足者。

【用法用量】饭后温开水送服。一次5粒，一日3次，或遵医嘱；小儿酌减。

【使用注意】孕妇禁用。饮食宜清淡，忌食辛辣、油腻食物。戒酒。

【规格贮藏】0.4g/粒。密封。

乙肝解毒胶囊

【处方组成】黄柏、拳参、黄芩、大黄、胡黄连、土茯苓、黑矾、绵马贯众。

【功能主治】清热解毒、清肝利胆。主治肝胆湿热证。症见胁部疼痛、倦怠乏力、口苦口腻、头晕耳鸣、心烦易怒、便干、小便黄赤、舌苔黄腻、脉滑数或弦数。

【现代药理】具有保肝、抗炎、抗病毒、利胆、增强免疫功等作用。

【临床应用】乙型肝炎等。临床以胁部疼痛、倦怠乏力、口苦口腻、苔腻为特征症状。

【用药特征】本成药重在清利肝胆湿热，兼有清热解毒、活血。用药肝胆同治，清热解毒力强。适用于胁痛肝胆湿热、热重于湿者。

【用法用量】口服。成人一次4粒，一日3次；小儿酌减或遵医嘱。

【使用注意】孕妇、脾胃虚弱者忌服。忌酒，宜清淡饮食。

【规格贮藏】0.25g/粒。密闭，防潮。

乙肝清热解毒颗粒（片、胶囊）

【处方组成】虎杖、白花蛇舌草、北豆根、拳参、茵陈、白茅根、茜草、淫羊藿、甘草、土茯苓、蚕砂、野菊花、橘红。

【功能主治】清肝利胆、解毒逐瘟。主治肝胆湿热证。症见身目小便发黄或无、发烧、口苦或口黏、厌油、脘腹胀满、恶心呕吐、舌红舌苔厚腻、脉弦滑数。

【现代药理】具有保肝、抑制乙肝病毒、免疫调节等作用。

【临床应用】急性病毒性乙型肝炎、慢性病毒性乙型肝炎初期或活动期、乙型肝炎病毒携带者等。临床以身目小便发黄或无、脘腹胀满、口苦或口黏、厌油恶心为特征症状。

【用药特征】本成药重在清热解毒和清利肝胆湿热，兼能活血凉血，佐以补肾温阳、扶助正气。用药攻补兼施，解毒作用明显。适用于胁痛、肝胆湿热瘀毒互结，兼有肾阳不足者。

【用法用量】①颗粒：开水冲服。一次1袋（6g），一日3次。②片：口服。一次8片，一日3次。③胶囊：口服。一次6粒，一日3次。

【使用注意】孕妇慎用。脾虚便泄者慎用或减量服用。忌烟、酒、油腻食物。

【规格贮藏】①颗粒：6g/袋（无糖型）。密封。②片：0.3g/片。密封。③胶囊：0.4g/粒。密封，置阴凉干燥处。

龙胆泻肝丸
（片、颗粒、胶囊、口服液、软胶囊）

【处方组成】龙胆、柴胡、黄芩、栀子（炒）、泽泻、木通、车前子（盐炒）、当归（酒炒）、地黄、炙甘草。

【功能主治】清肝胆、利湿热。主治肝胆湿热或肝经实火证。症见胁部疼痛、头晕目赤、耳鸣耳聋、耳肿疼痛、口苦、尿赤涩痛、外阴瘙痒、舌红苔黄腻、脉滑数。

【现代药理】具有保肝、利胆、抗菌、抗炎、增强免疫功能等作用。

【临床应用】急性肝炎、胆囊炎、外阴瘙痒等。临床以胁部疼痛、头晕目赤、耳鸣耳聋、口苦或尿赤涩痛为特征症状。

【用药特征】本成药重在清利肝胆湿热与实火，兼以滋补肝阴。用药苦寒清泄为主，兼以甘温。适用于胁痛肝胆湿热或肝经实火。

【用法用量】①丸：口服。一次3～6g，一日2次。②片：口服。一次5～6片，一日2次。③颗粒：口服。一次1袋，一日2次。④胶囊：口服。一次2粒，一日2次。⑤口服液：口服。一次1支，一日3次。⑥软胶囊：口服。一次4粒，一日3次。

【使用注意】孕妇、年老体弱、大便溏软者慎用。脾胃虚弱者不宜久服。忌辛辣食物。

【规格贮藏】①丸：6g/100粒。密封。②片：0.5g/片。密封。③颗粒：6g/袋。密封。④胶囊：0.5g/粒。密封。⑤口服液：10ml/支。密封。⑥软胶囊：0.45g/粒。密封，置阴凉干燥处。

肝苏丸（片、胶囊、颗粒、分散片）

【处方组成】扯根菜。

【功能主治】降酶、保肝、退黄、健脾。主治湿热内蕴证。症见胁部胀痛、口干口苦、厌油、小便黄赤、便秘、舌红苔黄腻、脉弦数。

【现代药理】具有抗乙肝病毒、保肝、利胆等作用。

【临床应用】慢性活动性肝炎、乙型肝炎、急性病毒性肝炎。临床以右胁胀痛、口干口苦、厌油、尿黄便秘为特征症状。

【用药特征】本成药为单味药制剂，清利肝胆湿热之力强，兼以健脾利湿。适用于胁痛湿热内蕴兼以脾虚者。

【用法用量】①丸：口服。一次3g，一日3次，小儿酌减。②片：口服。一次5片，一日3次，小儿酌减。③胶囊：口服。一次3粒，一日3次，小儿酌减。④颗粒：口服。一次9g，一日3次，小儿酌减。⑤分散片：口服。一次4片，一日3次，小儿酌减。

【使用注意】孕妇年老体弱，大便溏软者慎用。忌辛辣食物。

【规格贮藏】①丸：2.5g/袋。密封。②片：0.3g/片。密封。③胶囊：0.42g/粒。密封。④颗粒：9g/袋。密封。⑤分散片：0.5g/片。密封。

泻青丸

【处方组成】龙胆、酒大黄、防风、羌活、栀子、川芎、当归、青黛。

【功能主治】清肝泻火。主治肝火上炎、肝胆湿热证。

症见两胁疼痛、耳鸣耳聋、口苦口臭、小便赤涩、大便秘结、舌红苔黄、脉弦数。

【现代药理】具有保肝、利胆等作用。

【临床应用】急性肝炎、慢性肝炎。临床以胁痛、耳鸣耳聋、口苦、小便赤涩为特征症状。

【用药特征】本成药重在清肝热、利湿热，兼以活血化瘀、祛风除湿。适用于胁痛肝火上炎、湿热内蕴者。

【用法用量】口服。一次1丸，一日2次。

【使用注意】孕妇忌服。年老体弱、大便溏软及脾肾两虚寒症者慎用。忌食辛辣、鱼腥刺激性食物。

【规格贮藏】10g/丸。密封。

肝泰舒胶囊

【处方组成】獐牙菜、唐古特乌头、山苦荬、小檗皮、节裂角茴香、木香、黄芪、甘草。

【功能主治】清热解毒、疏肝利胆。主治肝胆湿热证。症见两胁疼痛、耳鸣耳聋、口苦口干、小便赤涩、大便秘结、舌红苔黄腻、脉弦数。

【现代药理】具有抗炎、镇静、镇痛、保肝等作用。

【临床应用】乙型肝炎等。临床以两胁疼痛、耳鸣耳聋、口苦口干、小便赤涩为特征症状。

【用药特征】本成药重在清热解毒、祛邪为主，兼以甘温益气扶正。用药苦寒甘温并用，以苦寒为主。适用于胁痛肝胆湿热，兼以正气不足轻症。

【用法用量】口服。一次2～4粒，一日3次。

【使用注意】孕妇忌服。定期复查肝功能。忌酒、辛辣食物。

【规格贮藏】0.4g/粒。密封。

七味红花殊胜散（丸）

【处方组成】红花、天竺黄、獐牙菜、诃子、麻黄、木香马兜铃、五脉绿绒蒿。

【功能主治】清利湿热。主治肝胆湿热证。症见胁肋胀痛、身目发黄、厌油、脘腹胀痛、纳差、口苦口干、舌红苔厚腻、脉弦数。

【现代药理】具有保肝、利胆等作用。

【临床应用】急性肝炎、慢性肝炎。临床以胁肋胀痛、身目发黄、厌油、脘腹胀痛为特征症状。

【用药特征】本成药重在清利肝胆湿热主，兼以活血温通。用药寒温并用。适用于胁痛肝胆湿热者。

【用法用量】①散：口服。一次2~3g，一日2次。②丸：口服。一次4~6丸，一日2次，早晚服。

【使用注意】肾脏病患者、孕妇、新生儿禁用。因含有马兜铃科植物木香马兜铃，不宜长期使用。

【规格贮藏】①散：20g/袋。密封，防潮。②丸：0.3g/丸。密封，防潮。

愈肝龙胶囊

【处方组成】茵陈、小檗根、柴胡、蒲公英、黄芩、紫草。

【功能主治】清肝利湿。主治肝胆湿热证。症见两胁疼痛、口苦口腻、厌油、耳鸣耳聋、尿黄、便秘、舌红苔黄腻、脉滑数。

【现代药理】具有抗乙肝病毒、抗肝纤维化等作用。

【临床应用】急性肝炎、慢性肝炎、肝硬化初期、水肿等。临床以胁痛、口苦口腻、厌油、耳鸣耳聋为特征症状。

【用药特征】本成药长于清利肝胆湿热、清热解毒为主，兼以疏肝凉血，适用于胁痛肝胆湿热，兼有气郁化火者。

【用法用量】口服。一次6粒，一日3次。

【使用注意】孕妇及过敏体质者慎用。忌酒、辛辣、油腻食物。

【规格贮藏】0.5g/粒。密封，在阴凉干燥处保存（不超过20℃）。

叶下珠胶囊

【处方组成】叶下珠。

【功能主治】清热解毒、祛湿利胆。主治肝胆湿热证。症见胁部疼痛、腹胀、纳差、恶心呕吐、便溏、舌红苔黄腻、脉滑数。

【现代药理】具有保肝、抗乙肝病毒等作用。

【临床应用】慢性肝炎等。临床以胁痛、腹胀、纳差、恶心呕吐为特征症状。

【用药特征】本成药为单味药制剂，既清热解毒又祛湿利胆。适用于胁痛肝胆湿热又有热毒阻滞者。

【用法用量】口服。一次2~4粒，一日3次。

【使用注意】定期复查肝肾功能。忌酒、辛辣、油腻食物。

【规格贮藏】0.25g/粒。密封。

熊胆舒肝利胆胶囊

【处方组成】熊胆、龙胆、木香、姜黄、大黄、诃子。

【功能主治】利湿热、舒肝止痛。主治肝胆湿热证。症见胁部胀痛、倦怠乏力、口苦口臭、急躁易怒、大便秘结、小便黄赤、舌苔黄腻、脉滑数或弦数。

【现代药理】具有保肝、降低转氨酶等作用。

【临床应用】急性病毒性肝炎。临床以胁部胀痛、全身乏力、口苦口臭、急躁易怒为特征症状。

【用药特征】本成药长于清利肝胆湿热、清热解毒，兼以疏肝理气、活血止痛。用药苦寒为主，兼以辛温。适用于胁痛肝胆湿热，兼以气滞血瘀者。

【用法用量】口服。一次2~3粒，一日3次；或遵医嘱。

【使用注意】孕妇禁服。忌酒、辛辣、油腻食物。

【规格贮藏】0.5g/粒。密封。

田基黄胶囊

【处方组成】地耳草。

【功能主治】清热利湿、散瘀消肿。主治肝胆湿热证。症见两胁胀痛、倦怠乏力、口苦咽干、大便干结、小便黄赤、舌苔黄腻、脉滑数或弦数。

【现代药理】具有保肝、降低转氨酶等作用。

【临床应用】病毒性肝炎等。临床以胁部胀痛、乏力、口干口苦为特征症状。

【用药特征】本成药为单味药制剂，既可清利肝胆湿热，又可散瘀消肿散结。适用于胁痛肝胆湿热瘀阻者。

【用法用量】口服。一次1~2粒，一日3次；或遵医嘱。

【使用注意】孕妇慎用。忌食生冷、辛辣、油腻及不易消化食物。

【规格贮藏】0.45g/粒。密封。

茵山莲颗粒

【处方组成】茵陈、半枝莲、栀子、板蓝根、五味子、甘草。

【功能主治】清热解毒利湿。主治湿热蕴毒证。症见胁肋疼痛、口苦、厌油腻食物、尿黄、舌苔黄腻、脉弦滑数。

【现代药理】具有保肝、利胆、降低胰蛋白酶活性、镇痛、抗炎等作用。

【临床应用】慢性肝炎、胰腺炎、胆囊炎等。临床以胁肋疼痛、口苦、厌油腻食物、尿黄为特征症状。

【用药特征】本成药重在清热解毒利湿。用药长于清利肝胆湿热，以清热解毒为主，兼以补益肝脾。适用于湿热、热毒阻滞肝胆，兼有肝脾两虚者。

【用法用量】开水冲服。每次3～9g，一日2次；或遵医嘱。

【使用注意】脾胃虚寒者慎用。饮食宜清淡，忌食辛辣油腻之品，并戒酒。

【规格贮藏】3g/袋。密封。

护肝宁丸（片、胶囊）

【处方组成】垂盆草、虎杖、丹参、灵芝。

【功能主治】清热利湿、益肝化瘀、舒肝止痛。主治肝胆湿热、瘀阻肝脉证。症见胁肋胀痛或刺痛、口苦咽干、纳呆、恶心呕吐、大便不爽、小便黄、舌红苔黄腻、脉弦涩。

【现代药理】具有降转氨酶、修复损伤的肝细胞、抑制肝细胞脂肪变性、抗肝炎病毒、增强机体免疫功能等作用。

【临床应用】急性肝炎、慢性肝炎等。临床以胁肋胀痛或刺痛、口苦咽干、纳呆、大便不爽为特征症状。

【用药特征】本成药长于清利肝胆湿热，同时活血化瘀，兼以益肝扶正。用药标本兼顾。适用于胁痛肝胆湿热、瘀阻肝脉者。

【用法用量】①丸：口服。一次4～5粒，一日3次。②片：口服。一次4～5片，一日3次。③胶囊：口服。一次4～5粒，一日3次。

【使用注意】孕妇慎服。宜清淡饮食，忌辛辣、油腻食物。

【规格贮藏】①丸：2.2g/10丸。密封。②片：0.3g/片。密封。③胶囊：0.3g/粒。密封。

乙肝健片

【处方组成】花锚草、黄芪、甘草。

【功能主治】利胆退黄、改善肝功能、调节免疫功能。主治肝胆湿热、肝郁脾虚证。症见胁肋胀痛、口苦咽干、纳呆食少、腹胀、便溏、神疲乏力、小便黄、舌红苔腻、脉弦涩。

【现代药理】具有保肝、增强免疫功能等作用。

【临床应用】急性乙型肝炎、慢性乙型肝炎、肝炎等。临床以胁肋胀痛、神疲乏力、口苦为特征症状。

【用药特征】本成药重在利胆退黄、改善肝功能，调节免疫功能。用药攻补兼施，清利肝胆湿热同时益气健脾，扶正与祛邪并重。适用于胁痛肝胆湿热、肝郁脾虚者。

【用法用量】口服。A、B片合用，一次各2～3片，一日3次。

【使用注意】孕妇慎用。宜饭后服。

【不良反应】偶见轻度胃肠不适，饭后服用可减轻。

【规格贮藏】0.25g/片。密闭，防潮。

附：肝胆湿热中成药特点比较

中成药名	功效		临床治疗主症	
	共同点	独有功效	相同主治	主治自身特点
复方胆通片（胶囊）	清泻肝胆湿热	利胆解痉止痛	肝胆湿热证。症见胁腹胀痛、口苦、便秘、尿黄、舌红苔黄腻、脉滑数	胁部触痛明显而拒按或牵及肩背
茵莲清肝合剂（颗粒）		解毒、调和肝脾		胁腹刺痛、纳呆、恶心呕吐、身目发黄、倦怠
胰胆炎合剂		通腑泄热		腹痛剧烈、触痛明显而拒按、口干口苦、发热

续表

中成药名	功效		临床治疗主症	
	共同点	独有功效	相同主治	主治自身特点
利肝片	清泻肝胆湿热	利胆	肝胆湿热证。症见胁腹胀痛、口苦、便秘、尿黄、舌红苔黄腻、脉滑数	口干、身目小便俱黄、厌油
鸡骨草胶囊		清热解毒		厌油、烦躁、便秘、小便黄赤
双虎清肝颗粒		化痰宽中、理气活血		胁肋隐痛、胃脘痞闷、恶心、厌油、食少纳差或身目发黄
强肝糖浆（丸、片、胶囊、颗粒）		补脾养血、益气解郁		肢体困倦、疲劳、脘痞
复方益肝丸		疏肝理脾、化瘀散结		胁肋刺痛、胁下痞块或身目发黄
虎驹乙肝胶囊		疏肝健脾、活血化瘀		两胁刺痛、脘痞腹胀、四肢倦怠
清肝扶正胶囊		清热解毒、泻火燥湿健脾		胁部胀痛、口苦、神疲乏力
和络舒肝胶囊		疏肝理气、活血化瘀、滋养肝肾		胁部刺痛固定不移或胁下痞块、肌肤甲错、腰膝酸软
乙肝解毒胶囊		清热解毒		倦怠乏力、口苦口腻
乙肝清热解毒颗粒（片、胶囊）		解毒逐瘟		身目小便发黄或无、发烧、口苦或口黏、厌油
龙胆泻肝丸（片、颗粒、胶囊、口服液、软胶囊）		清肝胆		头晕目赤、耳鸣耳聋、口苦或尿赤涩痛
肝苏丸（片、胶囊、颗粒、分散片）		降酶、健脾保肝、退黄		右胁胀痛、口干口苦、厌油、尿黄便秘
泻青丸		清肝火		耳鸣耳聋、口苦、小便赤涩
肝泰舒胶囊		清热解毒		耳鸣耳聋、口苦口干、小便赤涩
七味红花殊胜散（丸）				身目发黄、厌油、脘腹胀痛
愈肝龙胶囊				口苦口腻、厌油、耳鸣耳聋
叶下珠胶囊		清热解毒		腹胀、纳差、恶心呕吐
熊胆舒肝利胆胶囊		舒肝止痛		全身乏力、口苦口臭、急躁易怒
田基黄胶囊		散瘀消肿		乏力、口干口苦
茵山莲颗粒（无糖型）		清热解毒		口苦、厌油腻食物、恶心呕吐
护肝宁丸（片、胶囊）		益肝化瘀、舒肝止痛		胁肋刺痛、口苦咽干、纳呆、恶心呕吐
乙肝健片		利胆退黄、改善肝功		口苦咽干、纳呆食少、腹胀

六、瘀血阻络

中华肝灵胶囊

【处方组成】柴胡（醋制）、糖参、厚朴（姜制）、鳖甲（醋制）、三七、当归、木香、川芎、香附（醋制）、青皮（醋制）、郁金、枳实（麸炒）。

【功能主治】疏肝健脾、理气止痛、活血化瘀、软坚散结。主治肝郁气滞血阻、积聚不消证。症见两胁胀痛或刺痛、胁下积块、情志抑郁、善太息、食少便溏、脘腹胀满、舌有瘀斑、脉弦或沉涩无力。

【现代药理】具有保肝、抗肝纤维化等作用。

【临床应用】急性肝炎、慢性肝炎、肝硬化、肝癌早期等。临床以两胁胀痛或刺痛、胁下积块、情志抑郁为特征症状。

【用药特征】本成药长于软坚散结、理气疏肝，使得肝气条达、郁结自祛，且药多以醋制，增强入肝经作用。适用于气滞瘀血阻滞肝脾者。

【用法用量】口服。一次7～8粒，一日3次。

【使用注意】孕妇慎用。肝胆湿热蕴结、肝阴不足者慎用。忌酒。忌食辛辣、油腻食物。

【规格贮藏】0.3g/粒。密封。

肝达康颗粒（片、胶囊）

【处方组成】柴胡（醋炙）、白芍（醋炙）、枳实（麸炒）、青皮（麸炒）、甘草、党参、茯苓、白术（麸炒）、砂仁、湘曲、鳖甲（醋炙）、地龙（炒）、当归（酒炙）、茜草、白茅根。

【功能主治】疏肝健脾、化瘀通络。主治肝郁脾虚兼血瘀证。症见两胁胀痛或刺痛、胁下痞块、腹胀腹泻、疲乏无力、食少纳呆、舌暗有瘀点、脉弦涩。

【现代药理】具有保肝、降低转氨酶、抗肝纤维化、抗乙肝病毒、增强免疫功能等作用。

【临床应用】慢性乙型肝炎、肝硬化等。临床以两胁胀痛或刺痛、胁下痞块、疲乏为特征症状。

【用药特征】本成药长于疏肝行气，兼能益气健脾。活血化瘀与走窜通络的虫药合用，增强通络之力。适用于胁痛肝郁脾虚兼血瘀阻滞者。

【用法用量】①颗粒：口服。一次1袋，一日3次。疗程1个月，可持续使用3个月。②片：口服。一次

8～10片，一日3次。1个月为一个疗程。可连续使用3个疗程。③胶囊：口服。一次8～10粒，一日3次。1个月为一个疗程。可连续使用3个疗程。

【使用注意】孕妇禁用。肝阴不足者慎用。忌食生冷及辛辣、油腻食物。戒酒。

【不良反应】偶见服药后轻度腹胀、恶心。

【规格贮藏】①颗粒：4g/袋。密封。②片：0.3g/片。密封。③胶囊：0.3g/粒。密封。

清胰利胆颗粒（丸）

【处方组成】牡蛎、姜黄、金银花、柴胡、大黄、延胡索（醋制）、牡丹皮、赤芍。

【功能主治】行气解郁、活血止痛、舒肝利胆、解毒通便。主治肝胆郁热、气滞血瘀证。症见胁肋疼痛、脘腹胀满疼痛、口苦口臭、便秘、舌红苔黄腻、脉弦数。

【现代药理】具有抗炎、降低血清胰淀粉酶、提高免疫功能等作用。

【临床应用】急性胰腺炎、急性胃炎等。临床以胁肋疼痛、脘腹胀痛、口苦口干为特征症状。

【用药特征】本成药重在活血止痛、行气疏利肝胆，兼以清泻湿热、通泻大便、釜底抽薪以清导热邪。适用于胁痛肝胆气滞血瘀为主兼有湿热郁滞者。

【用法用量】①颗粒：开水冲服。一次10g，一日2～3次。②丸：口服。一次1袋，一日2～3次。

【使用注意】孕妇忌用。阴血不足胁痛、胃痛者慎用。忌辛辣、油腻之品。戒烟酒。

【规格贮藏】①颗粒：10g/袋。密封。②丸：0.5g/袋。密封。

安络化纤丸

【处方组成】地黄、三七、水蛭、僵虫、地龙、白术、郁金、牛黄、瓦楞子、牡丹皮、大黄、生麦芽、鸡内金、水牛角浓缩粉。

【功能主治】健脾养肝、凉血活血、软坚散结。主治肝脾两虚、瘀热互结证。症见胁肋胀痛或刺痛、胁下痞块、脘腹胀满、神疲乏力、口干咽燥、纳食减少、便溏不爽、小便黄、舌暗有瘀点苔腻、脉弦涩。

【现代药理】具有保肝、降低转氨酶、抗肝纤维化、抗乙肝病毒、抗炎等。

【临床应用】慢性乙型肝炎、乙肝后早期或中期肝硬化等。临床以胁肋胀痛或刺痛、胁下痞块、脘腹胀满、神疲乏力为特征症状。

【用药特征】本成药攻补兼施，补益肝脾气血扶正，同时活血化瘀，加入虫类药物走窜搜剔络脉之瘀血，增强软坚散结通络之力，兼以清热凉血。适用于治胁痛肝脾两虚、瘀热互结者。

【用法用量】口服。一次6g，一日2次；或遵医嘱。3个月为一个疗程。

【使用注意】孕妇忌用。月经期减量。忌酒及辛辣食物。

【规格贮藏】6g/袋。密封。

鳖甲煎丸

【处方组成】鳖甲胶、阿胶、蜂房（炒）、鼠妇虫、土鳖虫、蜣螂、硝石（精制）、柴胡、黄芩、半夏（制）、党参、干姜、厚朴（姜制）、桂枝、白芍（炒）、射干、桃仁、牡丹皮、大黄、凌霄花、葶苈子、石韦、瞿麦。

【功能主治】活血化瘀、软坚散结。主治瘀热互结证。症见胁肋刺痛固定不移、胁下有痞块、脘腹胀满、口苦、纳食减少、便溏不爽、小便黄、舌红有瘀斑苔腻、脉弦涩。

【现代药理】具有抗肝纤维化、保肝、抗肿瘤等作用。

【临床应用】慢性乙型肝炎、肝硬化等。临床以胁肋刺痛固定不移、胁下有痞块、脘腹胀满为特征症状。

【用药特征】本成药长于活血软坚，加入虫类药物祛瘀通络力强，同时清肝热凉血，兼以补益气血、温通经脉。用药攻补兼施、寒温并用。适用于胁痛瘀热互结，兼有气血不足者。

【用法用量】口服。一次3g（3g约半瓶盖），一日2～3次。

【使用注意】孕妇忌服。忌酒、辛辣、油腻食物。

【规格贮藏】50g/瓶。密闭，防潮。

附：瘀血阻络中成药特点比较

中成药名	功效		临床治疗主症	
	共同点	独有功效	相同主治	主治自身特点
中华肝灵胶囊	活血化瘀	疏肝健脾、理气止痛、软坚散结	瘀血阻络证。症见两胁刺痛或胁下积块、舌有瘀斑、脉弦	两胁胀痛、情志抑郁、善太息、食少便溏
肝达康颗粒（片、胶囊）		疏肝健脾		两胁胀痛、疲乏无力、食少纳呆
清胰利胆颗粒（丸）		行气解郁、舒肝利胆、解毒通便		脘腹胀满疼痛、口苦口臭、便秘
安络化纤丸		健脾养肝、凉血		脘腹胀满、神疲乏力
鳖甲煎丸		软坚散结		脘腹胀满、口苦、纳食减少、便溏不爽

七、肝络失养

慢肝养阴胶囊（片）

【处方组成】地黄、枸杞子、北沙参、麦冬、人参、党参、五味子、当归、川楝子、桂枝。

【功能主治】滋补肝肾、养阴清热。主治肝肾阴虚证。症见两胁隐痛或胁下癥积痞块、体倦乏力、腰酸膝软、五心烦热、潮热盗汗、舌红或有瘀斑、少苔、脉细涩。

【现代药理】具有保肝、抗炎、抗肝纤维化等作用。

【临床应用】迁延性肝炎、慢性肝炎、早期肝硬化等。临床以胁肋隐痛或胁下癥积痞块、体倦乏力、腰酸膝软、五心烦热、潮热盗汗为特征症状。

【用药特征】本成药长于滋养肝肾精血与气血、滋阴潜阳，兼以清肝热、温经脉。用药寒温并用，以防寒凉冰伏。适用于胁痛肝肾阴虚阳亢者。

【用法用量】①胶囊：口服。一次4粒，一日3次。
②片：口服。一次3片，一日3次。

【使用注意】孕妇禁用。忌食辛辣、油腻食物。戒酒。

【规格贮藏】①胶囊：0.25g/粒。密封。②片：0.4g/片。
密封。

复方益肝灵片

【处方组成】水飞蓟素、五仁醇浸膏。

【功能主治】益肝滋肾、解毒祛湿。主治肝肾阴虚、
湿毒未清证。症见胁痛、脘腹胀满、纳差食少、倦怠
乏力、尿黄、舌苔厚腻、脉沉弱。

【现代药理】具有保肝、降低转氨酶、增强免疫功能
等作用。

【临床应用】慢性肝炎等。临床以胁痛、脘腹胀满、
纳差食少、倦怠乏力、苔厚腻为特征症状。

【用药特征】本成药长于清热解毒，兼以滋补肝肾阴
精。适用于胁痛肝肾阴虚、湿毒未清者。

【用法用量】口服。一次4片，一日3次；饭后服用。

【使用注意】肝郁脾虚所致的胁痛者慎用。慎食辛辣、
油腻食物。忌饮酒。

【规格贮藏】0.44g/片（每片含水飞蓟素以水飞蓟宾计
为21mg）。密闭，避光保存。

六味五灵片

【处方组成】五味子、女贞子、连翘、莪术、苣荬菜、
灵芝孢子粉。

【功能主治】滋肾养肝、活血解毒。主治肝肾不足、
邪毒瘀热互结证。症见胁肋疼痛、口干咽燥、倦怠乏
力、纳差、脘胀、身目发黄或不黄、小便色黄、头昏
目眩、两目干涩、五心烦热、失眠多梦、腰膝酸软、
舌暗红或有瘀斑、苔少或无苔、脉弦细。

【现代药理】具有保肝、降低转氨酶、抗乙肝病毒、
增强免疫功能等作用。

【临床应用】慢性乙型肝炎。临床以胁肋疼痛、腰膝
酸软、口干咽燥、倦怠乏力为特征症状。

【用药特征】本成药重在补益肝肾阴液，兼以清热解
毒、活血化瘀。用药攻补兼施。适用于胁痛日久肝肾
不足、邪毒瘀热互结者。

【用法用量】口服。一次3片，一日3次，连服3个月；

随后每月递减，再连服3个月。减量第1个月，一次3
片，一日2次；减量第2个月，一次2片，一日2次；减
量第3个月，一次2片，一日1次。

【使用注意】孕妇禁用。忌烟酒及辛辣、刺激食物。

【规格贮藏】0.5g/片。密封。

扶正化瘀片（胶囊）

【处方组成】丹参、发酵虫草菌粉、桃仁、松花粉、
绞股蓝、五味子（制）。

【功能主治】活血祛瘀、益精养肝。主治瘀血阻络、
肝肾不足证。症见胁肋疼痛或刺痛、胁下痞块、面色
晦暗或见赤缕红斑、腰膝酸软、疲倦乏力、头晕目
涩、舌质暗红或有瘀斑苔薄或微黄、脉弦细。

【现代药理】具有抑制肝纤维化、降低转氨酶等作用。

【临床应用】乙型肝炎、肝纤维化等。临床以胁下痞
块、胁肋疼痛、面色晦暗、腰膝酸软、疲倦乏力、头
晕目涩为特征症状。

【用药特征】本成药长于活血化瘀、祛邪，兼能补益
肝肾精气扶正。用药标本兼顾。适用于胁痛瘀血阻
络、肝肾不足者。

【用法用量】①片：口服。一次2片，一日3次，24周
为一个疗程。②胶囊：口服。一次5粒，一日3次
（0.3g/粒）；或口服。一次3粒，一日3次（0.5g/粒），
24周为一个疗程。

【使用注意】孕妇忌用。温热甚者慎用。

【不良反应】偶见胃中不适。

【规格贮藏】①片：0.8g/片。密封。②胶囊：0.3g/粒；
0.5g/粒。密封。

五酯片（胶囊、颗粒）

【处方组成】华中五味子。

【功能主治】益气健脾。主治脾虚证。症见胁部隐痛、
纳呆食少、疲乏无力、腹胀、便溏、舌淡苔薄白、脉
细弱。

【现代药理】具有保肝、降低转氨酶等作用。

【临床应用】慢性肝炎、迁延性肝炎。临床以胁部隐
痛、纳呆食少、疲乏无力为特征症状。

【用药特征】本成药为单味药制剂，具有益气健脾保
肝功效。适用于胁痛脾虚证。

【用法用量】①片：口服。一次3片，一日3次。②胶囊：口服。一次2粒，一日3次，或遵医嘱。③颗粒：开水冲服。一次1袋，一日3次，或遵医嘱。

【使用注意】孕妇慎用。忌辛辣、生冷食物。

【不良反应】偶见轻度肠胃不适。

【规格贮藏】①片：0.31g/片。密闭。②胶囊：11.25mg/粒。密闭。③颗粒：2g/袋。密闭。

香菇多糖胶囊

【处方组成】香菇菌多糖。

【功能主治】益气健脾、补虚扶正。主治脾虚证。症见胁肋胀痛、纳呆、腹胀、便溏、神疲乏力、舌淡苔腻、脉细弱。

【现代药理】具有增强机体免疫力、抗肿瘤、抗病毒、抗感染、降血糖、降血脂、抗血小板凝聚等作用。

【临床应用】慢性乙型迁延性肝炎、消化道肿瘤的放、化疗辅助治疗等。临床以胁肋胀痛、神疲乏力为特征症状。

【用药特征】本成药为单味药物制剂，具有补益脾气作用。适用于胁痛脾虚者。

【用法用量】口服。一次3~5粒，一日2次。

【使用注意】孕妇、月经期妇女慎用。出血症患者慎用。

【规格贮藏】0.185g/粒。密封。

附：肝络失养中成药特点比较

中成药名	功效		临床治疗主症	
	共同点	独有功效	相同主治	主治自身特点
慢肝养阴胶囊（片）	滋补肝肾	养阴清热	肝肾阴虚证。症见胁肋隐痛、舌红少苔、脉细涩	胁下癥积痞块、体倦乏力、腰酸膝软、潮热盗汗、五心烦热
复方益肝灵片		解毒祛湿		胁痛、脘腹胀满、纳差食少、倦怠乏力、五心烦热
六味五灵片		活血解毒		胁肋疼痛、腰膝酸软、口干咽燥、倦怠乏力、五心烦热
扶正化瘀片（胶囊）		活血祛瘀		胁肋疼痛或刺痛、胁下痞块、面色晦暗
五酯片（胶囊、颗粒）	益气健脾		脾虚证。症见胁部隐痛、纳呆、舌淡苔薄白、脉细弱	食少、疲乏无力、腹胀、便溏
香菇多糖胶囊		补虚扶正		腹胀、便溏、神疲乏力

八、虚实夹杂

九味肝泰胶囊

【处方组成】三七、郁金、蜈蚣（不去头足）、大黄（酒制）、黄芩、山药、蒺藜、姜黄、五味子。

【功能主治】化瘀通络、疏肝健脾。主治肝郁脾虚、气滞血瘀证。症见两胁胀痛或刺痛、胁下痞块、精神抑郁、食少纳呆、食后腹胀、大便不调、舌淡苔白、脉弦细。

【现代药理】具有保肝、降低转氨酶等作用。

【临床应用】慢性肝炎等。临床以两胁胀痛或刺痛、胁下痞块、精神抑郁、食欲不振、食后腹胀脘痞为特征症状。

【用药特征】本成药重在活血化瘀，兼以疏肝清肝、益气健脾。用药攻补兼施。适用于胁痛肝郁脾虚、气滞血瘀者。

【用法用量】口服。一次4粒，一日3次；或遵医嘱。

【使用注意】孕妇忌用。出血倾向者慎用。忌生冷、辛辣、油腻食物。

【规格贮藏】0.35g/粒。密封。

复方鳖甲软肝片

【处方组成】鳖甲（制）、莪术、赤芍、当归、三七、党参、黄芪、紫河车、冬虫夏草、板蓝根、连翘。

【功能主治】软坚散结、化瘀解毒、益气养血。主治瘀血阻络、气血亏虚兼热毒未尽证。症见胁肋隐痛或刺痛、肋下痞块、口干口苦、面色晦暗、脘腹胀满、纳差便溏、倦怠乏力、舌暗苔白、脉弦涩。

【现代药理】具有抗肝纤维化、抑制贮脂细胞增殖等作用。

【临床应用】慢性乙型肝炎、肝纤维化、早期肝硬化等。临床以胁肋隐痛或刺痛、肋下痞块、面色晦暗、脘腹胀满、纳差便溏、神疲乏力为特征症状。

【用药特征】本成药重在补益气血，温补精血以扶正，活血化瘀以通络，清热解毒以祛邪。用药标本兼治。适用于胁痛日久瘀血阻络、气血亏虚兼热毒未尽者。

【用法用量】口服。一次4片，一日3次，6个月为一个疗程，或遵医嘱。

【使用注意】孕妇禁用。忌酒、辛辣、油腻食物。

【不良反应】偶见轻度消化道不适。

【规格贮藏】0.5g/片。密封。

朝阳丸（胶囊）

【处方组成】黄芪、鹿茸粉、硫黄（豆腐炙）、鹿角霜、干姜、核桃仁、石膏、铜绿、大黄、青皮、大枣、绿矾、川楝子、黄芩、甘草、薄荷、冰片、玄参、木香。

【功能主治】温肾健脾、疏肝散郁、化湿解毒。主治脾肾不足、肝郁血滞、痰湿内阻证。症见面色晦暗或㿠白、神疲乏力、纳呆腹胀、胁肋隐痛、肋下痞块、小便清或淡黄、大便溏或不爽、腰酸腿软、面颈血痣或见肝掌、舌体胖大、舌色暗淡、舌苔白或腻、脉弦而濡或沉弦或弦细。

【现代药理】具有抗实验性肝损伤、调节机体免疫功能、抗病毒等作用。

【临床应用】慢性肝炎。临床以面色晦暗或㿠白、神疲乏力、纳呆腹胀、胁肋隐痛、肋下痞块为特征症状。

【用药特征】本成药长于温补脾肾阳气，同时疏肝清肝，兼以燥湿解毒。用药具有标本兼顾、寒温并用、

肝脾肾兼顾的特点。适用于胁痛日久、脾肾不足、肝郁血滞、痰湿内阻证。

【用法用量】①丸：口服。一次1丸，一日1次，或遵医嘱。②胶囊：口服。一次4粒，一日1次，或遵医嘱。

【使用注意】肝肾阴虚及湿热甚者慎用。忌食生、冷、酒、蒜。不宜吃油腻食品。

【规格贮藏】①丸：2g/丸。密封。②胶囊：0.42g/粒。密封。

护肝布祖热颗粒

【处方组成】芹菜子、芹菜根、菊苣子、菟丝子、菊苣根、茴香根皮、小茴香。

【功能主治】补益肝胃、散气止痛、利胆、利水。主治肝寒证。症见胁肋隐痛、肋下痞块、脘腹痞满、关节疼痛。

【现代药理】具有抗肝纤维化、保肝等作用。

【临床应用】急性胆囊炎、慢性胆囊炎、慢性肝炎等。临床以胁部隐痛、脘腹痞满、关节疼痛为特征症状。

【用药特征】本成药补益肝胃、散气止痛，兼能利胆、利水。用药温行为主。适用于胁痛肝寒、胃痛、脾阻肋痛及关节痛。

【用法用量】开水冲服。一次6g，一日3次。

【使用注意】孕妇慎用。忌酒、辛辣、油腻食物。

【规格贮藏】12g/袋。密封。

参灵肝康胶囊

【处方组成】人参、灵芝、半边莲、旱莲草、田基黄、熊胆粉、三七、红花、龙胆草、山豆根、五味子、枸杞子、杜仲、当归、补骨脂、溪黄草、甘草。

【功能主治】清热化结、消肿止痛、调和气血、养肝益肾、抑制病毒、增强免疫力。主治气滞血瘀、肝肾不足证。症见食欲不振、厌油口苦、胁肋胀痛、脘腹胀满、倦怠乏力、急躁易怒、小便赤黄、舌暗苔白、脉涩弦。

【现代药理】具有保肝、抗病毒等作用。

【临床应用】急性乙型肝炎、慢性乙型肝炎、肝功能不正常者等。临床以食欲不振、胁肋胀痛、脘腹胀满、急躁易怒为特征症状。

【用药特征】本成药长于扶正祛邪、补气养血、补益肝

肾，阴阳双补以扶助正气，兼以清热解毒、活血化瘀。适用于胁痛气滞血瘀、肝肾不足、气血两亏者。

【用法用量】饭后温开水送服。一日3次，一次4粒，急性肝炎30天为一个疗程，慢性肝炎100天为一个疗程。

【使用注意】孕妇慎用。服药期间忌酒。

【规格贮藏】0.5g/粒。密封，避光。

复方五仁醇胶囊

【处方组成】五仁醇浸膏、白芍、茵陈干浸膏、碳酸钙。

【功能主治】清热利胆、平肝养血、降低血清谷丙转氨酶。主治肝胆湿热、肝血不足证。症见胁部胀痛、口苦、神疲乏力、面色痿黄、舌淡苔黄腻、脉弦。

【现代药理】具有保肝作用、降低转氨酶等作用。

【临床应用】迁延性肝炎、慢性肝炎等。临床以胁部胀痛、口苦、面色痿黄为特征症状。

【用药特征】本成药养血柔肝止痛，同时清利肝胆湿热，具有攻补兼施的特点。适用于胁痛肝胆湿热、肝血不足者。

【用法用量】口服。一次3粒，一日3次。4周为一个疗程。肝功正常后再服两个疗程，药量可酌减。

【使用注意】孕妇慎用。高钙血症、高尿血症、含钙肾结石或肾结石病史者禁用。服用洋地黄类药物期间禁用。忌食生冷、辛辣、油腻及不易消化食物。

【不良反应】偶见恶心、腹部不适。

【规格贮藏】0.45g（含五味子乙素10mg）/粒。密封。

附：虚实夹杂中成药特点比较

中成药名	功效		临床治疗主症	
	共同点	独有功效	相同主治	主治自身特点
九味肝泰胶囊	扶正祛邪	化瘀通络、疏肝健脾	正虚邪实证。症见两胁胀痛、食少纳呆、食后腹胀、大便不调、舌淡苔白、脉弦细	两胁刺痛、胁下痞块、精神抑郁、食欲不振、食后腹胀脘痞
复方鳖甲软肝片		软坚散结、化瘀解毒、益气养血		胁肋隐痛或刺痛、肋下痞块、面色晦暗、脘腹胀满、纳差便溏、神疲乏力
朝阳丸（胶囊）		温肾健脾、疏肝散郁、化湿解毒		面色晦暗或㿠白、神疲乏力、纳呆腹胀、胁肋隐痛、胁下痞块
护肝布祖热颗粒		散气止痛、利胆、利水		胁肋隐痛、胁下痞块、脘腹痞满或关节疼痛
参灵肝康胶囊		清热化结、消肿止痛、调和气血、养肝益肾、抑制病毒、增强免疫力		食欲不振、厌油口苦、胁肋胀痛、脘腹胀满、倦怠乏力、急躁易怒
复方五仁醇胶囊		清热利胆、平肝养血、降低血清谷丙转氨酶		口苦、神疲乏力、面色痿黄

九、肝肾阴虚

乙肝养阴活血颗粒

【处方组成】地黄、北沙参、麦冬、酒女贞子、五味子、黄芪、当归、制何首乌、白芍、阿胶珠、泽兰、牡蛎、橘红、丹参、川楝子、黄精（蒸）。

【功能主治】滋补肝肾、活血化瘀。主治肝肾阴虚证。

症见胁下痞块、赤缕红斑、面色晦暗、头晕耳鸣、五心烦热、腰腿酸软、齿鼻衄血、舌质红少苔、脉沉弦、细涩。

【现代药理】具有保肝、降低转氨酶等作用。

【临床应用】慢性肝炎等。临床以面色晦暗、五心烦热、腰腿酸软、齿鼻衄血、胁下痞块为症状。

【用药特征】本成药长于滋补肝肾之阴，益气养血以

补足正气，兼以活血化瘀，佐以软坚散结、燥湿化痰、疏肝清热。适用于胁痛日久肝肾阴虚、痰瘀阻络，兼有肝热者。

【用法用量】开水冲服。一次10g（无蔗糖），一日3次。

【使用注意】肝胆湿热、脾虚气滞者忌用。忌烟、酒、油腻食物。

【规格贮藏】10g/袋。密封，置干燥处。

珍珠灵芝片

【处方组成】灵芝浸膏、女贞子、郁金、香附、墨旱莲、陈皮、珍珠层粉。

【功能主治】养心安神、滋补肝肾。主治肝肾不足、肝胆湿热证。症见胁部胀痛、五心烦热、潮热盗汗、腰膝酸软、尿黄、舌红少苔、脉细涩。

【现代药理】具有保肝、增强免疫功能等作用。

【临床应用】慢性肝炎、神经衰弱、胃肠溃疡、慢性支气管炎、冠心病等。临床以胁部胀痛、五心烦热、潮热盗汗、腰膝酸软为特征症状。

【用药特征】本成药长于滋补肝肾之阴，同时养心安神，兼以疏肝、活血、清利肝胆湿热。适用于胁痛肝肾不足、肝胆湿热、心神受扰者。

【用法用量】口服。一次2片，一日3次。

【使用注意】孕妇慎用。忌食生冷、辛辣、油腻及不易消化食物。戒酒。

【规格贮藏】0.25g/片。密封。

附：肝肾阴虚中成药特点比较

中成药名	功效		临床治疗主症	
	共同点	独有功效	相同主治	主治自身特点
乙肝养阴活血颗粒	滋补肝肾	活血化瘀	肝肾阴虚证。症见胁下痞块、舌质红少苔、脉沉弦、细涩	五心烦热、腰腿酸软、齿鼻衄血
珍珠灵芝片		养心安神、滋补肝肾		五心烦热、潮热盗汗、腰膝酸软

第二节 黄疸

黄疸肝炎丸

【处方组成】竹叶柴胡、茵陈、栀子（炒）、青叶胆、延胡索（醋炙）、郁金（醋炙）、香附（醋炙）、枳壳（麸炒）、槟榔、青皮、佛手、白芍（酒炙）、甘草。

【功能主治】舒肝理气、利胆退黄。主治肝郁湿热蕴结证。症见身目发黄、胸胁胀痛、口苦泛恶、腹胀纳呆、小便短赤黄少、大便秘结、舌红苔黄厚腻、脉弦数。

【现代药理】尚未检索到本成药相关的药理资料。

【临床应用】急性肝炎、胆囊炎。临床以身目发黄、胸胁胀痛、口苦为特征症状。

【用药特征】本成药疏肝理气与利湿退黄并举，辛散行气与苦寒燥湿并用。适用于肝胆湿热、瘀阻气滞所导致的黄疸。

【用法用量】口服。一次1~2丸，一日3次。

【使用注意】孕妇、阴黄者忌用。肝硬化者忌用。忌食辛辣、油腻食物及酒。

【规格贮藏】9g/丸。密封。

茵陈五苓丸

【处方组成】茵陈、茯苓、白术（炒）、泽泻、猪苓、肉桂。

【功能主治】清湿热、利小便。主治肝胆湿热、脾肺郁结证。症见身目俱黄、胸脘痞满、头身困重、纳差食少、恶心呕吐、小便不利、舌红苔黄腻、脉濡数或滑数。

【现代药理】具有利胆、保肝、抗病毒、利尿、降血脂、降血压等作用。

【临床应用】急性肝炎、急性胆囊炎、慢性胆囊炎、

胆石症并胆道不完全梗阻、急性肠炎、慢性肠炎、痢疾、消化不良、胃肠功能紊乱、尿路感染、前列腺炎等。临床以身目俱黄、胸脘痞满、头身困重、纳差食少、小便不利为特征症状。

【用药特征】本成药重在利水渗湿而退黄，兼以温阳化气、利水以除湿。用药具有寒温并用的特点。适用于肝胆湿热、湿重于热所致的黄疸。

【用法用量】口服。一次6g，一日2次。

【使用注意】孕妇慎用。阴黄者忌用。保持心情舒畅。忌酒及食辛辣、油腻食物。

【规格贮藏】1g/20粒。密封，防潮。

茵栀黄口服液
（片、颗粒、软胶囊、泡腾片、胶囊）

【处方组成】茵陈提取物、栀子提取物、黄芩苷、金银花提取物。

【功能主治】清热解毒、利湿退黄。主治肝胆湿热夹热毒证。症见面目悉黄、胸胁胀痛、发热口苦、恶心呕吐、便秘、小便黄赤、舌红苔黄厚而腻、脉弦数。

【现代药理】具有保肝、降低转氨酶、利胆、退黄、抗菌、利尿、抗肝纤维化等作用。

【临床应用】急性肝炎、慢性肝炎、迁延性肝炎和重症肝炎（Ⅰ型）。临床以面目悉黄、发热口苦、便秘为特征症状。

【用药特征】本成药清热利湿退黄和清热解毒并重。用药以苦寒为主。适用于湿热毒互结、热重于湿所导致的黄疸。

【用法用量】①口服液：口服。一次10ml，一日3次。②片：口服。一次3片，一日3次。③颗粒：开水冲服。一次6g，一日3次。④软胶囊：口服。一次3粒（0.65g/粒），或一次4粒（0.6g/粒），一日3次。⑤泡腾片：温开水溶解后服用。一次2片，一日3次。⑥胶囊：口服。一次2粒（0.33g/粒），或一次3粒（0.26g/粒），一日3次。

【使用注意】孕妇、脾胃虚弱者忌服。阴黄者不宜使用。过敏体质慎用。葡萄糖-6-磷酸脱氢酶（G-6-PD）缺乏者慎用。脾虚大便溏者慎用。忌酒及食辛辣、油腻之品。

【不良反应】偶见腹泻、呕吐和皮疹等。

【规格贮藏】①口服液：10ml/支（含黄芩苷0.4g）。密封。②片：0.32g/片；0.4g/片。密封，置阴凉干燥处。③颗粒：3g/袋。密封。④软胶囊：0.6g/粒；0.65g/粒。密封。⑤泡腾片：0.6g/片。密封。⑥胶囊：0.26g/粒；0.33g/粒。密封。

肝舒乐颗粒

【处方组成】柴胡、茵陈、虎杖、蒲公英、马蓝草、白茅根、夏枯草、苍术、甘草。

【功能主治】疏肝开郁、和解少阳、清热解毒、利黄疸、健脾胃。主治肝胆湿热证。症见身目俱黄或无黄疸、胁肋胀痛、脘腹胀满、纳呆、口苦口干、小便黄赤、舌红苔黄腻、脉弦数。

【现代药理】具有保肝作用、降低转氨酶等作用。

【临床应用】黄疸型及非黄疸型急性肝炎、慢性肝炎、迁延性肝炎等。临床以身目俱黄、胁肋胀痛、脘腹胀满、纳呆为特征症状。

【用药特征】本成药长于疏肝解郁、清热解毒、利湿退黄，兼以活血化瘀、燥湿健脾。用药苦寒清利为主，辅助辛甘温燥。适用于肝胆湿热黄疸，兼有肝郁脾虚湿阻者。

【用法用量】开水冲服。一次20g，一日3次，儿童酌减。

【使用注意】阴黄者慎用。孕妇慎用。不宜久服。忌酒、忌食辛辣、油腻之品。

【规格贮藏】20g/袋。密封，防潮。

当飞利肝宁胶囊（片）

【处方组成】水飞蓟、当药。

【功能主治】清热利湿、益肝退黄。主治肝胆湿热证。症见身目俱黄、脘腹痞满、口干口苦、胁痛不适、身重困倦、恶心呕吐、便秘、小便黄赤、舌质红苔黄腻、脉滑数。

【现代药理】具有保肝、降血脂、改善血液流变学等作用。

【临床应用】急性黄疸型肝炎、传染性肝炎、慢性肝炎、非酒精性脂肪肝等。临床以身目俱黄、脘腹痞满身重困倦为特征症状。

【用药特征】本成药重在清热利湿兼能保肝。药用苦

寒为主。适用于黄疸属于肝胆湿热者。

【用法用量】①胶囊：黄疸、急性黄疸型肝炎、传染性肝炎和慢性肝炎用法用量如下：口服。一次4粒，一日3次，或遵医嘱，小儿酌减。非酒精性单纯性脂肪肝用法用量如下：口服。一次4粒，一日3次，疗程12周。②片：口服。一次2片，一日3次，或遵医嘱，小儿酌减。

【使用注意】阴黄者慎用。忌酒及辛辣、油腻食物。

【规格贮藏】①胶囊：0.25g/粒。密封。②片：0.45g/片。密封，置阴凉处。

肝炎康复丸

【处方组成】茵陈、金钱草、滑石、菊花、板蓝根、拳参、郁金、丹参、当归。

【功能主治】清热解毒、利湿化郁。主治肝胆湿热毒郁证。症见目黄身黄、胁痛、口苦口干、恶心呕吐、纳呆、小便黄、便秘、舌苔黄腻、脉滑数。

【现代药理】尚未检索到本成药相关的药理资料。

【临床应用】急性黄疸型肝炎、慢性肝炎、迁延性肝炎等。临床以身目俱黄、胁痛口苦、瘦黄便秘为特征症状。

【用药特征】本成药以清热解毒利湿为主，兼有活血化瘀、行气解郁之功。用药苦寒清利、结合辛行。适用于肝胆湿热毒郁导致的黄疸。

【用法用量】口服。一次1丸，一日3次。

【使用注意】孕妇慎用。阴黄者慎用。忌酒及辛辣、油腻食物。

【规格贮藏】9g/丸。密封。

肝福颗粒

【处方组成】金钱草、茵陈、板蓝根、黄芩、栀子、柴胡（制）、枳壳（炒）。

【功能主治】清热利湿、舒肝理气。主治肝胆湿热兼肝郁气滞证。症见胁肋胀痛、身目发黄、脘腹痞满、口苦尿黄、舌苔黄腻、脉弦滑数。

【现代药理】尚未检索到本成药相关的药理资料。

【临床应用】急性黄疸性肝炎、慢性肝炎活动期、急性胆囊炎、慢性胆囊炎等。临床以胁肋胀痛、口苦尿黄、脘腹痞满、舌苔黄腻为特征症状。

【用药特征】本成药长于清热利湿并兼以疏肝理气、利胆排石。用药苦寒清泄兼以辛散。适用于肝胆湿热阻滞为主，兼有肝气不舒之黄疸。

【用法用量】口服。一次25g，一日3次。

【使用注意】阴黄者慎用。保持心情舒畅。忌酒及食辛辣、油腻食物。

【规格贮藏】25g/袋。密闭，置阴凉干燥处。

青叶胆片

【处方组成】青叶胆。

【功能主治】清肝利胆、清热利湿。主治肝胆湿热证。症见身目发黄、胁肋胀痛、尿黄涩痛、口干口苦、舌苔黄腻、脉滑数。

【现代药理】具有保肝作用、降低转氨酶等作用。

【临床应用】急性肝炎、慢性肝炎、胆囊炎等。临床以身目发黄、尿黄涩痛为特征症状。

【用药特征】本成药长于清利肝胆热湿。适用于黄疸肝胆湿热阻滞初期。

【用法用量】口服。一次4～5片，一日4次。

【使用注意】阴黄、脾胃虚寒者慎用。忌食辛辣、油腻食物。戒酒。

【规格贮藏】54片/盒。密封。

茵胆平肝胶囊

【处方组成】茵陈、龙胆草、黄芩、猪胆膏、栀子、白芍（炒）、当归、甘草。

【功能主治】清热、利湿、退黄。主治肝胆湿热证。症见身黄、目黄、小便黄、胁肋胀痛、腹胀口苦、大便秘结、舌苔黄腻、脉滑数。

【现代药理】具有保肝作用、降低转氨酶等作用。

【临床应用】急性黄疸型肝炎、慢性肝炎。临床以身目俱黄、胁痛、舌苔黄腻为特征症状。

【用药特征】本成药长于清热利湿，兼以活血、补血柔肝。用药苦寒燥湿为主，兼以甘润柔肝。适用于肝胆湿热导致的黄疸、胁痛。

【用法用量】口服。一次2粒，一日3次。

【使用注意】胆道完全阻塞者忌服。阴黄、脾胃虚寒者慎用。服药后大便次数增多且不成形者，应酌情减量。忌酒及食辛辣、油腻食物。

【不良反应】偶见大便稀溏、便次增多。

【规格贮藏】0.5g/粒。密闭，防潮，置阴凉处。

复方熊胆乙肝胶囊

【处方组成】熊胆粉、龙胆、虎杖、板蓝根、丹参、柴胡、郁金、白芍、枸杞子、黄芪、茯苓、麦芽（炒）、甘草。

【功能主治】清热利湿。主治湿热中阻证。症见身目发黄或胸胁脘闷、纳呆恶心、厌油、口黏口苦、倦怠乏力、肢体困重、舌红苔黄腻、脉滑。

【现代药理】具有保肝、抗乙肝病毒、提高免疫功能等作用。

【临床应用】慢性乙型肝炎。临床以胸胁脘闷、纳呆恶心、厌油口苦、肢体困重为特征症状。

【用药特征】本成药重在清热利湿，兼以活血化瘀、益气健脾利湿。用药苦寒燥湿结合辛行活血，助以甘温益气利湿。具有寒温并用的特点。适用于黄疸湿热阻滞日久、瘀血阻滞、脾虚湿阻者。

【用法用量】饭后口服。一次6粒，一日3次，3个月为一个疗程或遵医嘱。

【使用注意】孕妇及哺乳期妇女禁用。阴黄者、脾胃虚寒者慎用。忌食生、冷、酒、蒜、油腻食物。

【不良反应】少数患者可出现胃脘不适、腹泻、头晕。偶见心脏期前收缩，亦可引起皮疹、瘙痒等。

【规格贮藏】0.45g/粒。密封，防潮。

胆康胶囊（片）

【处方组成】茵陈、栀子、大黄、蒲公英、郁金、柴胡、人工牛黄、薄荷素油。

【功能主治】舒肝利胆、清热解毒、消炎止痛。主治肝胆湿热毒瘀兼气滞证。症见身目小便发黄、胁痛或胁肋窜痛、口黏口苦、舌红苔黄腻、脉滑数。

【现代药理】具有利胆、镇痛等作用。

【临床应用】急性胆囊炎、慢性胆囊炎、胆管结石等。临床以身目小便发黄、胁痛或胁肋痛、小便发黄、舌苔黄腻为特征症状。

【用药特征】本成药长于舒肝利胆、清热解毒，兼能活血理气止痛。用药苦寒解毒燥湿，兼以辛行。具有寒温并用、肝脾并治的特点。适用于黄疸肝胆湿热毒瘀气滞者。

【用法用量】口服。一次4粒，一日3次，30日为一个疗程。

【使用注意】孕妇禁用。阴黄者、老年体弱、大便稀溏者慎用。服药后大便次数增多且不成形者，应酌情减量。忌食辛辣、刺激性食物及寒凉、油腻、不易消化食物。

【不良反应】少数患者可出现恶心、呕吐、腹泻、胃腹不适、皮肤瘙痒。

【规格贮藏】0.38g/粒。密封，防潮。

参芪肝康胶囊（片）

【处方组成】党参、黄芪、当归、茵陈、水飞蓟、五味子、刺五加。

【功能主治】祛湿清热、调和肝脾。主治湿热内蕴、肝脾不和证。症见身目小便黄、纳呆、倦怠乏力、便溏、舌红苔白腻或略黄腻、脉濡。

【现代药理】具有保肝、抑制肝纤维化等作用。

【临床应用】急性肝炎、慢性肝炎等。临床以身目小便黄、纳呆、倦怠乏力为特征症状。

【用药特征】本成药重在扶助正气、调和肝脾，兼以清热利湿。药用以甘温补益气血为主，兼以苦寒利湿。适用于黄疸脾虚肝郁、肝脾不和，兼有湿热内蕴者。

【用法用量】①胶囊：口服。一次5粒，一日3次。②片：口服。一次5片，一日3次。

【使用注意】孕妇禁用。热毒内盛者慎用。忌服辛辣、刺激性食物及寒凉、油腻、不易消化食物。

【规格贮藏】①胶囊：0.4g/粒。密封。②片：0.42g/片。密封。

黄疸茵陈颗粒

【处方组成】茵陈、黄芩、大黄（制）、甘草。

【功能主治】清热利胆、退黄疸。主治肝胆湿热证。症见身目小便发黄、口苦口黏、胁痛、发热、恶心呕吐、腹胀、大便秘结、舌苔黄腻、脉滑数。

【现代药理】具有促进胆汁分泌、加速胆红素排泄等作用。

【临床应用】急性黄疸型传染性肝炎、慢性黄疸型传染性肝炎、新生儿高胆红素血症等。临床以身目发

黄、口苦口黏、恶心呕吐、腹胀便秘为特征症状。

【用药特征】本成药重在清热利湿退黄。用药苦寒燥湿为主，具有清泻并举的特点。适用于黄疸肝胆湿热并重者。

【用法用量】开水冲服。一次10g，一日2次。

【使用注意】孕妇忌服。忌辛辣、油腻及难消化食物。

【规格贮藏】10g/袋；20g/袋。密封。

垂盆草颗粒（片）

【处方组成】鲜垂盆草。

【功能主治】清热解毒、活血利湿。主治湿热瘀结证。症见身目小便发黄、口苦、右胁刺痛、大便秘结、舌红苔黄腻、脉滑数。

【现代药理】具有保肝、降低转氨酶等作用。

【临床应用】急性肝炎、慢性肝炎活动期等。临床以身目小便发黄、口苦、右胁刺痛为特征症状。

【用药特征】本成药重在清热解毒，兼能活血利湿。用药苦寒清热解毒与辛行活血兼顾。适用于黄疸湿热瘀结证。

【用法用量】①颗粒：开水冲服。一次1袋，一日2～3次；或遵医嘱。②片：口服。一次6片，一日3次。

【使用注意】孕妇忌服。脾胃虚寒者慎用。忌辛辣、油腻及难消化食物。

【规格贮藏】①颗粒：5g/袋（无蔗糖）；10g/袋。密封。②片：0.32g/片。密封。

黄连胶囊

【处方组成】黄连。

【功能主治】清热燥湿、泻火解毒。主治湿热蕴毒证。症见发热、目赤、黄疸、吐泻、纳呆、小便黄、牙龈肿痛或腹痛、里急后重、泻下脓血便、舌红苔黄腻、脉滑数。

【现代药理】具有抑菌、抗病毒、解热等作用。

【临床应用】急性肝炎、慢性肝炎、细菌性痢疾等。临床以发热、黄疸或泻下脓血便为特征症状。

【用药特征】本成药为单味药制剂，苦寒之力强，重在清热燥湿、泻火解毒。适用于痢疾、黄疸湿热蕴毒证。

【用法用量】口服。一次2～6粒，一日3次。

【使用注意】孕妇、脾胃虚寒者慎用。不宜久服。忌辛辣、油腻、黏滑及不宜消化食品。

【规格贮藏】0.25g/粒。密封。

八宝丹胶囊

【处方组成】牛黄、蛇胆、羚羊角、珍珠、三七、麝香等。

【功能主治】清利湿热、活血解毒、去黄止痛。主治湿热蕴毒证。症见身目小便黄赤、恶心呕吐、纳呆、胁腹胀痛或尿道灼热刺痛、小便频数、小腹胀痛、舌红苔黄腻、脉滑。

【现代药理】具有保肝、降低转氨酶、利胆、抗炎、解热、镇痛、镇静等作用。

【临床应用】传染性病毒性肝炎、急性胆囊炎、急性尿路感染等。临床以黄疸、小便黄赤、恶心呕吐、胁腹胀痛或尿道灼热刺痛、小便频数为特征症状。

【用药特征】本成药重在清热解毒，苦寒清利，解毒力强，兼以辛行活血。适用于黄疸、淋证属于热毒炽盛兼有湿热瘀阻者。

【用法用量】温开水送服。1～8岁一次0.15～0.3g；8岁以上一次0.6g，一日2～3次。

【使用注意】孕妇忌用。运动员慎用。忌辛辣、油腻及难消化食物。

【规格贮藏】胶囊：0.3g/粒。密封，置阴凉干燥处（不超过20℃）。

阿拉坦五味丸

【处方组成】诃子、石榴、木鳖子（制）、五灵脂、黑冰片。

【功能主治】祛"赫依、协日"病、健胃、助消化。主治胃肠炽热、宿食不消、肝胆热证。症见胃脘疼痛、反酸呕逆、腹胀或身目小便发黄、右胁胀痛、刺痛、腹胀泛恶、乏力、口干苦黏、舌红苔黄腻脉滑。

【现代药理】具有保护胃黏膜、保肝等作用。

【临床应用】慢性胃炎、胃溃疡、十二指肠溃疡、急性肝炎、慢性肝炎等。临床以胃脘疼痛、口苦、反酸嗳气或身目小便发黄、右胁胀痛为特征症状。

【用药特征】本成药祛"赫依、协日"病、健胃、助消化。适用于胃肠炽热、宿食不消、肝胆热证、黄疸。

【用法用量】口服。一次11～15粒，一日1～2次。

【使用注意】孕妇忌用。忌辛辣、油腻食物。

【规格贮藏】2g/10粒。密封，防潮。

清热卡森颗粒

【处方组成】菊苣。

【功能主治】清肝利胆、健胃消食、利尿消肿。主治湿热内盛证。症见身目小便发黄、右胁胀痛、胃脘疼痛、纳呆、腹胀泛恶、水肿尿少、舌红苔黄腻脉滑。

【现代药理】具有保肝、利胆、利尿等作用。

【临床应用】急性肝炎、慢性肝炎等。临床以身目小便发黄、右胁胀痛、胃痛食少、水肿尿少特征症状。

【用药特征】本成药重在清肝利胆、健胃消食，兼能利尿消肿。用药苦寒。适用于湿热黄胆、胃痛食少、水肿尿少者。

【用法用量】口服。一次6g，一日3次。

【使用注意】孕妇禁用。忌烟酒及刺激性食物。

【规格贮藏】12g/袋。密封。

附：黄疸中成药特点比较

中成药名	功效		临床治疗主症	
	共同点	独有功效	相同主治	主治自身特点
黄疸肝炎丸	利湿退黄	舒肝理气	肝胆湿热证。症见身目小便发黄、胁痛、口苦、舌红苔黄厚腻、脉弦数	胸胁胀痛
茵陈五苓丸		利小便		小便不利、胸脘痞满、头身困重、纳差食少、恶心呕吐
茵栀黄口服液（片、颗粒、软胶囊、泡腾片、胶囊）		清热解毒		发热、口苦、便秘
肝舒乐颗粒		疏肝开郁、和解少阳、清热解毒、健脾胃		胁肋胀痛、脘腹胀满、纳呆、口苦口干
当飞利肝宁胶囊（片）		清热、益肝		脘腹痞满
肝炎康复丸		清热解毒、化郁		口苦口干、恶心呕吐、便秘
肝福颗粒		舒肝理气		胁肋胀痛、脘腹痞满
青叶胆片		清肝利胆		胁肋胀痛、尿黄涩痛、口干口苦
茵胆平肝胶囊		清热解毒		胁肋胀痛、腹胀口苦、大便秘结
复方熊胆乙肝胶囊		清热解毒		胸胁脘闷、纳呆恶心、厌油、口黏口苦、倦怠乏力、肢体困重
胆康胶囊（片）		清热解毒、消炎止痛		胁痛或胁肋窜痛、口黏口苦
参芪肝康胶囊（片）		调和肝脾		纳呆、倦怠乏力、便溏
黄疸茵陈颗粒		清热利胆		口苦口黏、胁痛、发热、恶心呕吐、腹胀、大便秘结
垂盆草颗粒（片）		清热解毒、活血		右胁刺痛、大便秘结
黄连胶囊		泻火解毒		发热、目赤、吐泻、纳呆、牙龈肿痛或腹痛、里急后重、泻下脓血便
八宝丹胶囊		活血解毒、止痛		恶心呕吐、纳呆、胁腹胀痛或尿道灼热刺痛、小便频数、小腹胀痛
阿拉坦五味丸		祛"赫依、协日"病、健胃、助消化		胃脘疼痛、口苦、反酸嗳气或身目小便发黄、右胁胀痛
清热卡森颗粒		健胃消食、利尿消肿		右胁胀痛、胃脘疼痛、纳呆、腹胀泛恶、水肿尿少

第三节　胆胀

一、肝胆湿热

胆舒胶囊（片、软胶囊）

【处方组成】薄荷素油。

【功能主治】舒肝解郁、利胆溶石。主治肝胆郁结、湿热胃滞证。症见两胁或右胁胀痛、口苦尿黄、舌苔薄白或薄黄、脉弦滑。

【现代药理】具有抗炎、镇痛、增加胆汁分泌、降低胆固醇浓度等作用。

【临床应用】慢性胆囊炎、胆固醇性胆石症、非酒精性脂肪肝等。临床以两胁或右胁胀痛、口苦尿黄为特征症状。

【用药特征】本成药利胆排石之力较弱，但长于舒肝，兼能解痉。适用于湿热阻滞肝胆、经脉郁结不通者。

【用法用量】①胶囊：口服。一次1～2粒，一日3次；或遵医嘱。②片：口服。一次1～2片，一日3次；或遵医嘱。③软胶囊：口服。一次1～2粒，一日3次；或遵医嘱。

【使用注意】脾阳虚者慎用。忌食辛辣、油腻之品。宜戒酒。

【规格贮藏】①胶囊：0.45g/粒。密封。②片：0.4g/片。密封。③软胶囊：0.1mg/粒；0.12mg/粒；0.2g/粒；0.24g/粒；0.3g/粒。密封。

利胆片

【处方组成】柴胡、大黄、黄芩、木香、茵陈、金钱草、金银花、大青叶、知母、白芍、芒硝。

【功能主治】舒肝止痛、清热利湿。主治肝胆湿热证。症见胁肋及脘腹疼痛、按之痛剧、大便不爽、面目俱黄、小便短赤、身热头痛、呕吐、舌质红、苔黄腻、脉弦滑。

【现代药理】尚未检索到本成药相关的药理资料。

【临床应用】急性胆囊炎、慢性胆囊炎、胆囊结石、胆管结石。临床以胁肋及脘腹疼痛、身热头痛、大便不爽为特征症状。

【用药特征】本成药重在清热利胆，兼有清疏肺卫郁热之功。适用于肝胆湿热兼有表郁者。

【用法用量】口服。一次6～10片，一日3次。

【使用注意】孕妇慎服。脾胃虚寒者慎用。忌食辛辣、油腻之品。宜戒酒。

【规格贮藏】0.37g/粒。密封。

清肝利胆胶囊（口服液、颗粒）

【处方组成】茵陈、山银花、栀子、厚朴、防己。

【功能主治】清利肝胆湿热。主治湿热蕴结肝胆证。症见纳呆、胁痛、疲倦、乏力、尿黄、苔腻、脉弦。

【现代药理】具有保肝、利胆、抗炎等作用。

【临床应用】慢性肝炎或急性肝炎活动期、急性胆囊炎。临床以胁肋胀痛、疲倦乏力、尿黄为特征症状。

【用药特征】本成药长于利胆退黄。用药清肝利胆，同时兼有行气消胀之功。适用于湿热蕴结肝胆者。

【用法用量】①胶囊：口服。一次4～6粒，一日2次，10天为一个疗程。②口服液：口服。一次20～30ml，一日2次，10天为一个疗程。③颗粒：一次2～3袋，一日2次，10天为一个疗程。

【使用注意】孕妇慎用。忌烟酒及辛辣、油腻食物。

【规格贮藏】①胶囊：0.35g/粒。密封。②口服液：10ml/支。密封，避光，置阴凉处。③颗粒：2g/袋。密封。

胆石通胶囊

【处方组成】蒲公英、水线草、绵茵陈、广金钱草、溪黄草、大黄、枳壳、柴胡、黄芩、鹅胆粉。

【功能主治】清热利湿、利胆排石。主治肝胆湿热证。症见两胁或右胁胀痛、胃脘痞满、痞满呕恶、厌食油腻、尿黄口苦、舌苔黄腻、脉弦滑数。

【现代药理】具有保肝、抑制胆石形成、抗炎等作用。

【临床应用】急性肝炎、慢性肝炎、胆囊炎、胆石症等。临床以两胁或右胁胀痛甚则痛引肩背、厌油、痞满为特征症状。

【用药特征】本成药长于利胆排石，兼以活血化瘀、疏肝。适用于胆石瘀阻肝脉之轻证。

【用法用量】口服。一次4～6粒，一日3次。

【使用注意】孕妇慎服。严重消化道溃疡、心脏病及重症肌无力者忌服。忌烟酒及辛辣、油腻食物。

【规格贮藏】0.65g/粒。密封。

消炎利胆片（颗粒、胶囊、软胶囊）

【处方组成】穿心莲、溪黄草、苦木。

【功能主治】清热、祛湿、利胆。主治肝胆湿热证。症见两胁或右胁胀痛、口苦、厌食油腻、尿黄、舌苔黄腻、脉弦滑数。

【现代药理】具有抗炎、抗菌、利胆、镇痛等作用。

【临床应用】急性胆囊炎、胆管炎。临床以两胁或右胁胀痛、口苦尿黄为特征症状。

【用药特征】本成药重在清利肝胆湿热，排石之力较弱。适用于肝胆湿热轻证。

【用法用量】①片：口服。一次6片（薄膜衣小片、薄膜衣大片）或3片（糖衣片），一日3次。②颗粒：用温开水送服。一次2.5g（1袋），一日3次。③胶囊：口服。一次4粒，一日3次；或遵医嘱。④软胶囊：口服。一次4粒，一日3次；或遵医嘱。

【使用注意】孕妇慎用。脾胃虚寒者慎用。不宜久服。饮食宜清淡，忌食辛辣油腻之品，并戒酒。

【规格贮藏】①片：薄膜衣小片（0.26g/粒，相当于饮片2.6g）；薄膜衣大片（0.52g/粒，相当于饮片5.2g）；糖衣片（0.25g/粒，相当于饮片2.6g）。密封。②颗粒：2.5g/袋。密封。③胶囊：0.45g/粒。密封。④软胶囊：0.5g/粒；0.52g/粒；0.62g/粒。密封。

金黄利胆胶囊

【处方组成】金钱草、大黄、川西獐牙菜。

【功能主治】舒肝利胆、清热解毒。主治肝胆湿热证。症见两胁或右胁胀痛、口苦、厌食油腻、大便干结、尿黄、舌苔黄腻、脉弦滑数。

【现代药理】尚未检索到本成药相关的药理资料。

【临床应用】急性胆囊炎、慢性胆囊炎。临床以两胁或右胁胀痛、口苦、大便干结为特征症状。

【用药特征】本成药重在通利肝胆、通腑泻热，兼能通腑活血。适用于肝胆湿热证较重者。

【用法用量】口服。一次2~3粒，一日3次。

【使用注意】孕妇忌服。脾胃虚寒者慎用。不宜久服。饮食宜清淡，忌食辛辣、油腻之品，并戒酒。

【规格贮藏】0.3g/粒。密封。

金龙舒胆颗粒

【处方组成】金钱草、柴胡、龙胆草、茵陈、黄芩、木香、青皮、滑石、大黄、硝石、丹参、莪术。

【功能主治】清热利胆、疏肝理气。主治湿热气滞证。症见两胁胀痛、触痛明显而拒按、可牵及肩背、口干、口苦、纳呆、恶心呕吐、厌油腻、苔黄腻、脉弦数。

【现代药理】具有抗炎、镇痛、溶石、排石、保肝等作用。

【临床应用】急性胆囊炎、慢性胆囊炎。临床以两胁胀痛牵及肩背、厌油、苔黄腻为特征症状。

【用药特征】本成药长于清热利胆、活血化瘀，兼以疏肝解郁。适用于湿热瘀阻肝胆之气、气机不舒者。

【用法用量】开水冲服。一次1袋，一日3次，2周为一个疗程，可连服1~2个疗程。

【使用注意】孕妇禁服。脾胃虚寒者慎用。不宜久服。饮食宜清淡，忌食辛辣、油腻之品，并戒酒。

【不良反应】少数患者服药后可见大便次数增多。

【规格贮藏】20g/袋。密闭，置阴凉干燥处（不超过20℃）。

舒胆胶囊

【处方组成】大黄、金钱草、枳实、柴胡、栀子、延胡索、黄芩、木香、茵陈、薄荷脑。

【功能主治】疏肝利胆止痛、清热解毒排石。主治湿热蕴结、肝胆气滞证。症见两胁胀痛、触痛明显而拒按、可牵及肩背、口苦、纳呆、厌油腻、苔黄腻、脉弦数。

【现代药理】尚未检索到本成药相关的药理资料。

【临床应用】胆囊炎、胆管炎、胆道术后感染、胆管结石。临床以两胁胀痛、触痛明显而拒按、纳呆口苦为特征症状。

【用药特征】本成药为大柴胡汤加减而来，重在疏肝利胆、清热化湿，兼以行气消胀。适用于湿热蕴结肝胆，兼有气滞者。

【用法用量】口服。一次4粒，一日4次。

【使用注意】寒湿困脾、脾虚便溏者慎用。饮食宜清淡，忌食辛辣、油腻之品，并戒酒。

【规格贮藏】0.3g/粒。密封。

舒胆片

【处方组成】木香、厚朴、枳壳、郁金、栀子、茵陈、大黄、虎杖、芒硝。

【功能主治】清热化湿、利胆排石、行气止痛。主治肝胆湿热证。症见黄疸、胁痛、发热、口苦、尿赤、大便干结、苔黄腻、脉弦数。

【现代药理】具有利胆、抗菌等作用。

【临床应用】胆囊炎、胆管炎、胆道术后感染、胆管结石。临床以黄疸、胁痛、大便干结为特征症状。

【用药特征】本成药融合了大黄硝石汤、大柴胡汤之要义，重在软坚化石、疏肝利胆，兼以清热化湿，佐以导滞散瘀。用药以通腑攻下、排石化石为主，攻邪之力较强。适用于肝胆湿热较重者。

【用法用量】口服。一次5~6片，一日3次，小儿酌减，或遵医嘱。

【使用注意】寒湿困脾、脾虚便溏者慎用。饮食宜清淡，忌食辛辣、油腻之品，并戒酒。

【规格贮藏】1.15g/片。密封。

大黄利胆片（胶囊）

【处方组成】大黄、手掌参、余甘子。

【功能主治】清热利湿、解毒退黄。主治肝胆湿热证。症见胁痛、口苦、食欲不振、口渴、乏力、舌红苔黄或黄腻、脉弦数。

【现代药理】尚未检索到本成药相关的药理资料。

【临床应用】胆囊炎、脂肪肝。临床以食欲不振、口渴、乏力、纳呆、舌红苔黄或黄腻为特征症状。

【用药特征】本成药重在通腑泻浊、利湿退黄，兼以补益气血、生津止渴。适用于肝胆湿热兼有气阴不足者。

【用法用量】①片：口服。一次2片，一日2~3次。②胶囊：口服。一次2粒，一日2~3次。

【使用注意】孕妇忌用。寒湿困脾、脾虚便溏者慎用。饮食宜清淡，忌食辛辣、油腻之品，并戒酒。

【规格贮藏】①片：0.35g/片。密封。②胶囊：0.3g/片。密封。

胆胃康胶囊

【处方组成】青叶胆、西南黄芩、枳壳、竹叶柴胡、白芍、泽泻、茯苓、茵陈、淡竹叶、灯心草。

【功能主治】舒肝利胆、清利湿热。主治肝胆湿热证。症见胁痛、黄疸、舌红苔黄腻、脉弦数。

【现代药理】尚未检索到本成药相关的药理资料。

【临床应用】胆汁反流性胃炎、食道炎、胆囊炎等。临床以胁痛、舌红苔黄腻为特征症状。

【用药特征】本成药重在清利肝胆湿热，兼以行气，佐以养肝。适用于肝胆湿热轻者。

【用法用量】口服。一次1~2粒，一日3次；饭后服用。

【使用注意】孕妇禁服。哺乳期妇女慎用。在服药期间，不能同时服用藜芦及其制剂。寒湿困脾、脾虚便溏者慎用。饮食宜清淡，忌食辛辣、油腻之品，并戒酒。

【规格贮藏】0.3g/粒。密封。

苦黄颗粒

【处方组成】茵陈、柴胡、大青叶、大黄、苦参。

【功能主治】清热利湿、疏肝退黄。主治湿热内蕴证。症见胁痛、黄疸、口苦、大便干结、舌红苔黄腻、脉弦数。

【现代药理】尚未检索到本成药相关的药理资料。

【临床应用】黄疸型病毒性肝炎、药物性肝损伤等。临床以胁痛、黄疸、口苦为特征症状。

【用药特征】本成药重在清肝退黄、利湿解毒。用药苦寒通利泻下为主，兼能疏肝。适用于湿热内蕴证所致黄疸较重者。

【用法用量】口服。一次1袋，一日3次。

【使用注意】孕妇及绞窄性肠梗阻患者忌服。严重心、肾功能不全者慎用。脾虚患者慎用。寒湿困脾、脾虚便溏者慎用。不宜久服。饮食宜清淡，忌食辛辣、油腻之品，并戒酒。

【规格贮藏】6g/袋。密封，置干燥处。

大柴胡颗粒

【处方组成】柴胡、大黄、枳实（炒）、黄芩、半夏（姜）、芍药、大枣、生姜。

【功能主治】和解少阳、内泻热结。主治少阳不和、肝胆湿热证。症见右上腹隐痛或胀满不适、口苦、恶

心呕吐、大便秘结、舌红苔黄腻、脉弦数或弦滑。

【现代药理】具有抗炎、镇痛、增加胆汁流量等作用。

【临床应用】急性胆囊炎、慢性胆囊炎。临床以右上腹隐痛不适、口苦、大便秘结为特征症状。

【用药特征】本成药为大柴胡汤改剂型而来，重在和解少阳，兼以行气泻热。适用于邪热稽留少阳，兼有热结者。

【用法用量】开水冲服。一次1袋，一日3次。

【使用注意】发热 > 38.5℃（口温）或血WBC > 10×10^9/L者不适宜单用本品治疗。本品仅适主治改善胆囊炎的临床症状，若出现腹痛加重、发热或血常规升高明显等严重病情者，需在医生指导下进一步治疗。若患者不能耐受或出现腹痛加剧、恶心、呕吐等症，可予以减量或停止使用本品。寒湿困脾、脾虚便溏者慎用。饮食宜清淡，忌食辛辣、油腻之品，并戒酒。

【不良反应】正常用药后可见大便次数增多，个别患者出现腹泻。

【规格贮藏】8g/袋。密封，避光，置阴凉干燥处。

益胆片（胶囊）

【处方组成】郁金、白矾、硝石、玄参、金银花、滑石粉、甘草。

【功能主治】行气散结、清热通淋。主治湿热蕴结证。症见右上腹隐痛或胀满不适、口干、小便不利、大便秘结、舌红苔黄腻、脉弦数或弦滑。

【现代药理】具有增加胆汁流量和收缩胆总管括约肌等作用。

【临床应用】胆结石、肾结石、膀胱结石、阻塞性黄疸、胆囊炎等。临床以右上腹隐痛或胀满不适、大便秘结、口干舌红为特征症状。

【用药特征】本成药重在排石散结、行气，兼以清热通淋。适用于胆石症属湿热蕴结，兼小便不利者。

【用法用量】①片：口服。一次3片，一日2次。②胶囊：口服。一次3粒，一日2次。

【使用注意】孕妇慎服。饮食宜清淡，忌食辛辣、油腻之品，并戒酒。

【规格贮藏】①片：0.5g/片；0.55g/片。密封。②胶囊：0.525g/粒。密封。

十味蒂达胶囊

【处方组成】蒂达、洪连、榜嘎、木香、波棱瓜子、角茴香、苦荬菜、金腰草、小檗皮、熊胆粉。

【功能主治】疏肝理气、清热解毒、利胆溶石。主治肝胆湿热证。症见右上腹钝痛或绞痛、口苦、恶心、嗳气、泛酸、腹胀、舌红苔黄腻、脉滑数。

【现代药理】具有促进胆汁分泌等作用。

【临床应用】慢性胆囊炎、胆石症等。临床以右上腹钝痛或绞痛、口苦、腹胀、舌红苔黄腻为特征症状。

【用药特征】本成药重在治疗"热源性赤巴"（即藏医称谓热证性肝胆疾病）。适用于肝胆疾病属湿热证者。

【用法用量】口服。一次2粒，一日3次。

【使用注意】孕妇慎服。饮食宜清淡，忌食辛辣、油腻之品，并戒酒。

【规格贮藏】0.45g/粒。密封。

十味黑冰片丸

【处方组成】黑冰片、石榴子、肉桂、豆蔻、荜茇、诃子、光明盐、波棱瓜子、止泻木子、熊胆。

【功能主治】温胃消食、破积利胆。主治肝胆血瘀、脾胃不和证。症见胸胁、脘腹胀满疼痛、纳呆、恶心、嗳气、舌苔厚腻、脉弦。

【现代药理】具有抗炎、抗菌、促进胆汁分泌、抑制息肉、胆石形成、排石等作用。

【临床应用】胆囊炎、胆结石、胆管结石、肝内胆管结石、急慢性肝炎、黄疸、胆结石等。临床以胸胁、脘腹胀满疼痛、纳呆、嗳气为特征症状。

【用药特征】本成药重在治疗隆病（即藏医称谓瘀血性疾病）、镇痛作用较强，兼以运脾和胃。用药肝胃同治。适用于肝胆气滞、瘀血内停，兼有脾胃失运者。

【用法用量】口服。一次8～12丸，一日2次。

【使用注意】孕妇慎服。饮食宜清淡，忌食辛辣、油腻之品，并戒酒。

【规格贮藏】1g/丸。置阴凉干燥处。

附：肝胆湿热中成药特点比较

中成药名	功效		临床治疗主症	
	共同点	独有功效	相同主治	主治自身特点
胆舒胶囊（片、软胶囊）	清肝利胆	疏肝解郁、利胆溶石	肝胆湿热证。症见两胁或右胁胀痛、口苦尿黄、舌苔薄白或薄黄、脉弦滑	两胁或右胁胀痛
利胆片		疏肝、通腑止痛		胁肋及脘腹部痛剧、身热头痛、呕吐
清肝利胆胶囊（口服液、颗粒）		利胆退黄		纳呆、胁痛
胆石通胶囊		利胆排石		两胁或右胁胀痛、痞满呕恶、厌食油腻
消炎利胆片（颗粒、胶囊、软胶囊）		清热利湿		两胁或右胁胀痛、口苦
金黄利胆胶囊		清热解毒		两胁或右胁胀痛、口苦、大便干结
金龙舒胆颗粒		疏肝理气		两胁胀痛、牵及肩背
舒胆胶囊		疏肝止痛、清热排石		两胁胀痛、触痛明显而拒按
舒胆片		利胆排石、行气止痛		黄疸、胁痛、大便干结
大黄利胆片（胶囊）		解毒退黄		胁痛、口苦、食欲不振
胆胃康胶囊		清利湿热		胁痛、黄疸
苦黄颗粒		疏肝退黄		胁痛、黄疸、口苦
大柴胡颗粒		行气泻热		右上腹隐痛或胀满不适、口苦、大便秘结
益胆片（胶囊）		行气散热、通淋散结		右上腹隐痛或胀满不适、大便秘结
十味蒂达胶囊		疏肝理气、利胆溶石		右上腹钝痛或绞痛、口苦、腹胀
十味黑冰片丸		温胃消食、破积利胆		胸胁、脘腹胀满疼痛、纳呆、嗳气

二、肝郁气滞

胆石利通片

【处方组成】硝石（制）、白矾、郁金、三棱、猪胆膏、金钱草、陈皮、乳香（制）、没药（制）、大黄、甘草。

【功能主治】理气解郁、化瘀散结、利胆排石。主治肝郁气滞证。症见右上腹胀满疼痛、痛引肩背、胃脘痞满、厌食油腻、舌苔白腻、脉弦滑。

【现代药理】具有抗炎、促进胆汁分泌、降低胆固醇

含量、增强胆囊收缩力等作用。

【临床应用】胆石症、慢性胆囊炎等。临床以右上腹胁肋部胀痛甚则牵引肩背、胃脘痞满为特征症状。

【用药特征】本成药长于化瘀排石兼有破血之功，活血化瘀之力显著，佐以疏肝利胆，为肝胆同治之剂。适用于结石阻滞胆道、肝胆之气不舒。

【用法用量】口服。一次6片，一日3次，或遵医嘱。

【使用注意】孕妇禁用。胆道狭窄、急性胆道感染者忌用。脾胃虚弱及老年体弱者慎用。月经过多者慎用。忌食辛辣、刺激性食物及寒凉、油腻、不易消化食物。

【不良反应】少数患者可出现呕吐、腹痛、腹泻以及过敏反应。

【规格贮藏】0.45g/片。密封。

三、湿毒壅滞

利胆排石颗粒（片、散、胶囊）

【处方组成】金钱草、茵陈、木香、大黄、枳实（炒）、厚朴（姜制）、黄芩、槟榔、芒硝（精制）、郁金。

【功能主治】清热除湿、利胆排石。主治湿热蕴毒、腑气不通证。症见胁肋胀痛、尿黄、发热、腹部胀满、厌食油腻、大便不通、伴有黄疸、身目俱黄、舌红苔黄腻、脉弦滑数。

【现代药理】具有利胆、抗炎、镇痛等作用。

【临床应用】急性肝炎、慢性肝炎、胆囊炎、胆石症等。临床以胁肋胀痛、大便不通、脘腹胀满为特征症状。

【用药特征】本成药长于通腑泄热、利胆除湿，兼以疏肝解郁。用药重在通腑，使得湿热之邪从大便而解，体现六腑以通为用的特点。适用于湿热瘀阻肝胆、腑气不通者。

【用法用量】①颗粒：口服。排石：一次2袋，一日2次；炎症：一次1袋，一日2次。②片：口服。一次6～10片，一日3次。③散：口服。排石：一次3～5袋，一日2次；炎症：一次2～3袋，一日2次。④胶囊：口服。排石：一次6～10粒，一日2次；炎症：一次4～6粒，一日2次。

【使用注意】孕妇禁用。体弱、肝功能不良者慎用。忌食油腻。

【规格贮藏】①颗粒：3g/袋。密封，置干燥处。②片：0.37g/片。密封。③散：0.76g/袋。密封，置阴凉干燥处。④胶囊：0.35g/粒。密封。

胆石清片

【处方组成】硝石、皂矾、牛羊胆汁、大黄、芒硝、威灵仙、鸡内金、郁金、山楂。

【功能主治】消食化积、清热利胆、行气止痛。主治肝胆湿热、腑气不通证。症见胁肋胀痛、脘腹胀满、口苦纳呆、小便黄赤、大便不通、舌苔黄厚腻、脉滑数。

【现代药理】具有溶石、抗菌、解痉、镇痛等作用。

【临床应用】胆囊结石。临床以胁肋胀痛、大便不通、口苦纳呆为特征症状。

【用药特征】本成药重在利胆化石，止痛之功显著。适用于结石阻滞引起疼痛轻证。此外本成药清热利湿之功较弱，通腑泻下之功较显著，亦适用于肝胆湿热不甚，但热结肠腑较甚者。

【用法用量】口服。一次5～8片，一日3次，或遵医嘱。

【使用注意】孕妇忌用。慢性腹泻患者、脾胃虚寒者慎用。饮食宜清淡，忌食辛辣、油腻之品，并戒酒。

【规格贮藏】0.3g/片。密封，防潮。

金胆片

【处方组成】龙胆、金钱草、虎杖、猪胆膏。

【功能主治】清利肝胆湿热。主治肝胆湿热证。症见胁肋或右胁胀痛、腹部胀满、厌食油腻、口苦、尿黄、便干、舌苔黄、脉弦数。

【现代药理】具有抗炎、利胆等作用。

【临床应用】急性胆囊炎、慢性胆囊炎、胆石症、胆道感染。临床以胁肋或右胁胀痛、口苦、尿黄、便干为特征症状。

【用药特征】本成药长于清利湿热，兼能利胆，排石之功较弱。适用于肝胆湿热胁痛之轻证。

【用法用量】口服。一次5片，一日2～3次。

【使用注意】孕妇慎用。肝肾功能不全慎用。忌油腻。

【规格贮藏】0.32g/片（糖衣片）；0.33g/片（薄膜衣片）。密封。

乌军治胆片

【处方组成】乌梅、大黄、佛手、枳实、牛至、栀子、甘草、槟榔、威灵仙、姜黄。

【功能主治】疏肝解郁、利胆排石、泄热止痛。主治肝胆湿热证。症见胁肋或右胁胀痛、厌食油腻、善太息、发热、尿黄、舌苔黄腻、脉弦滑数。

【现代药理】具有抗胆石形成、抗炎、镇痛等作用。

【临床应用】急性肝炎、慢性肝炎、胆囊炎、胆道感

染、胆道术后。临床以胁肋或右胁胀痛、厌食油腻、喜太息为特征症状。

【用药特征】本成药长于理气疏肝，兼能利胆泄热，其行气之力显著。适用于肝胆湿热证或胆道蛔虫症。

【用法用量】口服。一次4片，一日3次。

【使用注意】孕妇忌用。脾胃虚寒者慎用。饮食宜清淡，忌食辛辣、油腻之品，并戒酒。

【规格贮藏】0.32g/片（薄膜衣）；0.31g/片（糖衣片，片芯）。密封。

十三味榜嘎散

【处方组成】榜嘎、波棱瓜子、秦艽花、獐牙菜、巴夏嘎、苦荬菜、洪连、小檗皮、节裂角茴香、金腰草、牛黄、红花、止泻木子。

【功能主治】清热解毒、凉肝利胆。主治肝胆湿热证。症见胁肋胀痛或刺痛、口苦、口干、腹胀、舌暗红、苔黄腻、脉弦数。

【现代药理】尚未检索到本成药相关的药理资料。

【临床应用】胆囊炎、黄疸型肝炎。临床以口苦、舌暗红为特征症状。

【用药特征】本成药重在治疗"热源性赤巴"（即藏医称谓热证性肝胆疾病），兼以活血化瘀。适用于肝胆疾病属湿热证，兼有瘀血者。

【用法用量】口服。一次1~1.5g，一日2次。

【使用注意】孕妇忌用。脾胃虚寒者慎用。饮食宜清淡，忌食辛辣、油腻之品，并戒酒。

【规格贮藏】15g/袋。密闭，防潮。

金钱胆通颗粒

【处方组成】连钱草、金钱草、茵陈、虎杖、柴胡、蒲公英、香附（制）、丹参、决明子、乌梅。

【功能主治】清利湿热、疏通肝胆、止痛排石。主治湿热郁结少阳胆腑证。症见痛在右胁、固定不移、继发绞痛、上引肩背、便秘尿黄甚至身目俱黄发热、舌质暗红、苔厚腻或黄腻、脉弦滑或弦紧。

【现代药理】尚未检索到本成药相关的药理资料。

【临床应用】胆石症。临床以痛在右胁、固定不移、苔厚腻或黄腻为特征症状。

【用药特征】本成药重在利胆排石，兼以清热利湿，佐以行气活血。适用于胆石症属湿热内蕴，兼有气滞血瘀者。

【用法用量】开水冲服。一日4次，第一次2袋，后三次各服1袋。3周为一个疗程。

【使用注意】脾胃虚寒者慎用。风寒咳嗽和体虚久咳者忌服。饮食宜清淡，忌食辛辣、油腻之品，并戒酒。

【不良反应】偶见服药后便溏。

【规格贮藏】8g/袋。密封，避光，置阴凉处。

炎消迪娜儿糖浆

【处方组成】菊苣根、菊苣子、菟丝子、大黄、睡莲花、玫瑰花、牛舌草。

【功能主治】利尿、消肿、降热、止痛。主治湿热内蕴证。症见胁肋隐痛、口苦、口干、小便不利、腰膝酸软、舌暗红、苔黄腻、脉弦数。

【现代药理】尚未检索到本成药相关的药理资料。

【临床应用】肝炎、胆囊炎、尿路感染等。临床以胁肋隐痛、小便不利为特征症状。

【用药特征】本成药重在疏肝利胆、利水通淋，兼以滋养肝肾。适用于湿热内蕴兼有肝肾不足者。

【用法用量】口服。一次30ml，一日3次。

【使用注意】糖尿病患者慎用。脾胃虚寒者慎用。饮食宜清淡，忌食辛辣、油腻之品，并戒酒。

【规格贮藏】200ml/瓶；30ml/瓶。密封，置阴凉处。

消石利胆胶囊

【处方组成】醋北柴胡、青皮、黄芩、白芍、大黄、郁金、金钱草、海金沙、鸡内金（烫）、茵陈、姜黄、醋三棱、威灵仙。

【功能主治】疏肝利胆、行气止痛、清热解毒。主治肝胆湿热证。症见右胁疼痛甚至上引肩背、便秘、尿黄、舌红、苔厚腻或黄腻、脉弦滑或弦紧。

【现代药理】具有促进胆囊平滑肌收缩等作用。

【临床应用】慢性胆囊炎、胆囊结石、胆管炎、胆囊手术后综合征、胆道功能性疾病。临床以右胁疼痛、便秘尿黄、苔厚腻或黄腻为特征症状。

【用药特征】本成药重在疏肝利胆，兼以行气化瘀，

佐以清热排石。适用于肝胆湿热兼有胆石淤滞、气滞血瘀者。

【用法用量】口服。一次3粒，一日3次。

【使用注意】孕妇忌服。脾胃虚寒者慎用。饮食宜清淡，忌食辛辣、油腻之品，并戒酒。

【规格贮藏】0.4g/粒。密封。

胆清胶囊

【处方组成】虎耳草、凤尾草、大黄、牛胆汁。

【功能主治】清热利湿、舒肝利胆。主治肝胆湿热证。症见脘胁疼痛、呃逆呕恶、口干口苦、大便秘结、舌红苔黄腻、脉滑数。

【现代药理】尚未检索到本成药相关的药理资料。

【临床应用】急性胆囊炎、慢性胆囊炎、胆石症。临床以脘胁疼痛、呃逆呕恶、口苦、便秘为特征症状。

【用药特征】本成药长于疏肝利胆、清热利湿，兼能解毒通腑。适用于肝胆湿热较重者。

【用法用量】口服。一次3～5粒，一日3次，饭前服用。

【使用注意】孕妇忌用。脾胃虚寒者慎用。慢性肠炎泄泻患者慎服。饮食宜清淡，忌食辛辣、油腻之品，并戒酒。

【规格贮藏】0.3g/粒。密封。

利胆止痛胶囊

【处方组成】柴胡（炒）、赤芍、枳壳（炒）、甘草、茵陈、延胡索（炒）、苍术、川楝子（炒）、仙鹤草、板蓝根、蒲公英、姜黄。

【功能主治】清热利胆、理气止痛。主治肝胆湿热证。症见胁痛较甚、黄疸、舌红苔黄、脉弦或弦数。

【现代药理】具有抑菌、抗炎、镇痛、利胆作用。

【临床应用】急性肝炎、慢性肝炎、胆囊炎。临床以胁痛较甚、黄疸、脉弦为特征症状。

【用药特征】本成药重在理气止痛，兼以清利肝胆、燥湿。适用于肝胆气滞，兼有湿热者。

【用法用量】口服。一次3粒，一日3次。

【使用注意】脾胃虚寒者慎用。饮食宜清淡，忌食辛辣、油腻之品，并戒酒。

【规格贮藏】0.4g/粒。密封。

七味肝胆清胶囊

【处方组成】兔耳草、獐牙菜、金钱草、大黄、红花、黄芪、甘草。

【功能主治】清肝胆、利湿热。主治肝胆湿热证。症见胁肋隐痛或刺痛、口苦、小便黄赤、大便干结、乏力、舌红苔黄、脉数。

【现代药理】尚未检索到本成药相关的药理资料。

【临床应用】肝炎、急性胆囊炎、慢性胆囊炎等。临床以胁肋隐痛或刺痛、大便干结为特征症状。

【用药特征】本成药重在清利肝胆，兼以活血化瘀，佐以益气护中。适用于肝胆湿热证兼有气虚血瘀者。

【用法用量】口服。一次2粒，一日2次，必要时加服一次，或遵医嘱。

【使用注意】孕妇忌服。脾胃虚寒者慎用。饮食宜清淡，忌食辛辣、油腻之品，并戒酒。

【规格贮藏】0.3g/粒。密封。

附：肝郁气滞和湿毒壅滞中成药特点比较

中成药名	功效		临床治疗主症	
	共同点	独有功效	相同主治	主治自身特点
胆石利通片		化瘀散结、利胆排石	湿热壅滞证。症见：右上腹胁肋部胀满疼痛、痛引肩背、胃脘痞满、厌食油腻、舌苔白腻、脉弦	右上腹胁肋部胀痛，甚则牵引肩背
利胆排石颗粒（片、散、胶囊）	行气解郁			胁肋胀痛、大便不通、脘腹胀满
胆石清片		消食化积、清热利胆		胁肋胀痛、大便不通
金胆片		清利肝胆湿热		胁肋或右胁胀痛、口苦、尿黄、便干

续表

中成药名	功效		临床治疗主症	
	共同点	独有功效	相同主治	主治自身特点
乌军治胆片	行气解郁	利胆排石、泄热止痛	湿热壅滞证。症见：右上腹胀满疼痛、痛引肩背、胃脘痞满、厌食油腻、舌苔白腻、脉弦	胁肋或右胁胀痛、厌食油腻
十三味榜嘎散		清热解毒、凉肝利胆		胁肋胀痛或刺痛、口苦、口干
金钱胆通颗粒		清利湿热、止痛排石		痛在右胁、固定不移
炎消迪娜儿糖浆		利尿消肿、降热止痛		胁肋隐痛、小便不利
消石利胆胶囊		清热解毒、利胆止痛		右胁疼痛甚至上引肩背、便秘
胆清胶囊		清热利湿、利胆		脘胁疼痛、呃逆呕恶
利胆止痛胶囊		清热利胆		胁痛较甚、黄疸
七味肝胆清胶囊		清利湿热		胁肋隐痛或刺痛、大便干结

第四节　郁症

一、肝郁气滞

逍遥丸（颗粒、片、胶囊）

【处方组成】柴胡、当归、白芍、炒白术、茯苓、炙甘草、薄荷、生姜。

【功能主治】疏肝健脾、养血调经。主治肝郁脾虚证。症见郁闷不舒、胸胁胀痛、乳房胀痛、月经不调、头晕目眩、神疲食少、舌淡苔白、脉弦而虚。

【现代药理】具有抗抑郁、抗焦虑、抗痴呆、镇静、保肝、调节性激素水平等作用。

【临床应用】抑郁症、焦虑症、神经官能症、乳腺小叶增生、经前期紧张综合征、围绝经期综合征、慢性肝炎、慢性胃炎、胃溃疡、十二指肠溃疡等。临床以郁闷不舒、胸胁胀痛、乳房胀痛、月经不调为特征症状。

【用药特征】本成药长于疏肝柔肝、养肝以调节情志，兼能健脾养血。适用于肝郁脾虚、阴血不足者。

【用法用量】①水丸：口服。一次6~9g，一日1~2次。②浓缩丸：口服。一次8丸，一日3次。③颗粒：开水冲服。一次1袋，一日2次。密封。④片：口服。

一次4片，一日2次。⑤胶囊：口服。一次4粒，一日2次。

【使用注意】服药期间要保持情绪乐观，切忌生气恼怒。平素月经正常，突然出现月经量少，或月经错后，或阴道不规则出血应去医院就诊。忌生冷及油腻难消化的食物。

【规格贮藏】①水丸：6g/袋。密封。②浓缩丸：3g/8丸。密封。③颗粒：15g/袋。④片：0.35g/片。密封。⑤胶囊：0.4g/粒。密封。

越鞠丸

【处方组成】香附（醋制）、川芎、栀子（炒）、苍术（炒）、六神曲（炒）。

【功能主治】理气解郁、宽中除满。主治肝气郁结证。症见精神抑郁、情绪不宁、一侧或两侧胁痛并因情志不遂而疼痛加重、胸脘痞闷、腹中胀满、饮食停滞、嗳气吞酸、乳房胀痛、恶心呕吐、厌食嘈杂、呃逆不畅、月经量少色暗、舌苔白腻、脉弦滑。

【现代药理】具有抗抑郁等作用。

【临床应用】更年期综合征、月经不调、痛经、肝炎、胆囊炎、胆石症、肋间神经痛、慢性胃炎、功能性消化不良、乳腺增生、胃神经官能症、胃及十二指肠溃疡、慢性胃炎等。常以精神抑郁、腹中胀满、饮食停

滞为特征症状。

【用药特征】本成药具有行气解郁之功，集行气、活血、祛湿、清热、消食等诸法于一身。本品疏肝之力并不很强，但贵在诸法并用，兼顾全面。适用于肝气郁结导致的血、痰、食、湿、火郁者。

【用法用量】口服。一次6~9g，一日2次。

【使用注意】阴虚火旺者慎用。久服易伤正气。忌忧思恼怒，避免情志刺激。忌生冷及油腻难消化的食物。

【规格贮藏】18g/袋；60g/袋。密封。

解郁丸

【处方组成】白芍、柴胡、当归、郁金、茯苓、百合、合欢皮、甘草、小麦、大枣。

【功能主治】疏肝解郁、养心安神。主治肝郁气滞、心神不安证。症见悲伤欲哭、郁闷不舒、心烦心悸、胸胁胀满、易怒、失眠多梦、舌红脉弦。

【现代药理】具有抗抑郁、催眠等作用。

【临床应用】抑郁症、神经官能症、更年期综合征等。临床以悲伤欲哭、郁闷不舒、心烦心悸、失眠多梦为特征症状。

【用药特征】本成药补心养血安神之力相对较强，而疏肝解郁之效相对一般。适用于心肝阴血不足，兼有气滞之证。

【用法用量】口服。一次4g，一日3次。

【使用注意】孕妇禁用。外感患者禁服。服药期间要保持情绪乐观，切忌生气恼怒。少吃生冷及油腻难消化的食品。

【规格贮藏】1g/15丸。密封。

舒神灵胶囊

【处方组成】首乌藤、郁金、丹参、香附（醋炙）、北合欢、百合、龙骨（煅）、牡蛎（煅）、五味子、人参、甘草（蜜炙）。

【功能主治】舒肝理气、解郁安神。主治肝郁气滞、热扰心神证。症见精神抑郁、胸胁满闷或疼痛、乳房、小腹胀痛、月经失调、失眠多梦、惊悸怔忡、舌苔薄、脉弦。

【现代药理】具有镇静、催眠、抗抑郁等作用。

【临床应用】神经衰弱、更年期综合征、神经官能症等。临床以精神抑郁、失眠多梦、惊悸怔忡为特征症状。

【用药特征】本成药疏肝解郁之力不强，但安神之力较为突出，滋阴安神与重镇安神及凉血安神并用。适用于肝气不舒、神志不安者。

【用法用量】口服。一次3~6粒，一日2~3次。

【使用注意】孕妇忌服。服药期间要保持平和心态，有规律的生活，切忌生气恼怒。不宜喝茶和吃萝卜，忌食辛辣、油腻不消化的食物。

【规格贮藏】0.3g/粒。密封。

安乐胶囊

【处方组成】柴胡、当归、川芎、茯苓、钩藤、首乌藤、白术（炒）、甘草。

【功能主治】舒肝解郁、定惊安神。主治肝郁气滞证。症见精神抑郁、惊恐失眠、胸闷不适、纳少神疲、舌苔薄、脉弦。

【现代药理】尚未检索到本成药相关的药理资料。

【临床应用】神经官能症、更年期综合征、小儿夜啼等。临床以精神抑郁、惊恐失眠、纳少神疲为特征症状。

【用药特征】本成药长于疏肝解郁、健脾除湿，兼能清热平肝、养心安神。适用于肝气不舒、脾虚湿滞、神志不安者。

【用法用量】口服。一次2~3粒，一日3次。

【使用注意】孕妇慎用。火郁证者不适用。服药期间要保持情绪乐观，切忌生气恼怒。有高血压、心脏病、肝病、糖尿病、肾病等慢性病严重者应在医师指导下服用。服药3天症状无缓解，应去医院就诊。少吃生冷及油腻难消化的食品。

【规格贮藏】0.6g/粒。密封。

开胸顺气丸

【处方组成】槟榔、炒牵牛子、陈皮、木香、姜厚朴、醋三棱、醋莪术、猪牙皂。

【功能主治】消积化滞、行气止痛。主治气郁食滞证。症见胸胁胀满、胃脘痞满胀痛、嗳腐吞酸、胃脘痞满不喜按、不欲饮食、恶心呕吐、吐后痛减、大便不

爽、舌苔厚或白或黄、脉弦滑或沉滑有力。

【现代药理】具有助消化、调节胃肠功能、抗菌等作用。

【临床应用】神经官能症、功能性呕吐、消化不良、急性胃肠炎、细菌性痢疾、抑郁症等。临床以胸胁胀满、胃脘痞满胀痛、不欲饮食为特征症状。

【用药特征】本成药集行气消积药物于一身，以消积化滞、行气止痛为主，兼有活血祛痰、宽胸利膈之功，既可疏理无形之气郁，又可消导有形之食滞。适用于气滞不舒、宿食停滞者。

【用法用量】口服。一次3~9g，一日1~2次。

【使用注意】孕妇禁用。年老体弱者慎用。少吃生冷及油腻难消化的食品。

【规格贮藏】6g/袋。密封。

附：肝郁气滞中成药特点比较

中成药名	功效		临床治疗主症	
	共同点	独有功效	相同主治	主治自身特点
逍遥丸（颗粒、片、胶囊）	疏肝解郁	健脾、养血调经	肝郁脾虚证。症见郁闷不舒、胸胁胀痛、乳房胀痛、月经不调、舌淡苔白、脉弦	郁闷不舒、胸胁胀痛、乳房胀痛、月经不调
越鞠丸		宽中除满		精神抑郁、腹中胀满、饮食停滞
解郁丸		养心安神		悲伤欲哭、郁闷不舒、心烦心悸、失眠多梦
舒神灵胶囊		理气安神		精神抑郁、失眠多梦、惊悸怔忡
安乐胶囊		定惊安神		精神抑郁、惊恐失眠、纳少神疲
开胸顺气丸		消积化滞止痛		胸胁胀满、胃脘痞满胀痛、不欲饮食

二、肝郁化火

宁神灵颗粒

【处方组成】柴胡、黄芩、大黄、半夏（制）、桂枝、甘草、龙骨、牡蛎。

【功能主治】舒肝开郁、镇惊安神。主治肝郁化火证。症见精神抑郁、烦闷不舒、心烦易怒、心悸失眠、头昏头痛、胸闷少气、舌红苔黄、脉弦数。

【现代药理】具有镇静、催眠、抗焦虑、抗抑郁等作用。

【临床应用】神经官能症、抑郁症等。临床以烦闷、易怒、心悸失眠为特征症状。

【用药特征】本成药具有通阳泄热、重镇安神之功。清泻之力相对较强，重镇之效也较突出。适用于肝郁化火、神志不安之证。

【用法用量】开水冲服。一次14g，一日2次。

【使用注意】孕妇及糖尿病患者慎用。有心血管疾病的患者及年老体弱者慎用。禁服咖啡、浓茶等兴奋性饮料。

【规格贮藏】14g/袋。密封。

三、肝郁脾虚

舒肝解郁胶囊

【处方组成】贯叶金丝桃、刺五加。

【功能主治】疏肝解郁、健脾安神。主治肝郁脾虚证。症见情绪低落、兴趣下降、迟滞、入睡困难、早醒、多梦、紧张不安、急躁易怒、食少纳呆、胸闷、疲乏无力、多汗、疼痛、舌苔白或腻、脉弦或细。

【现代药理】具有镇静、抗焦虑、抗抑郁、抗疲劳、促进免疫的作用。

【临床应用】抑郁症。临床以情绪低落、入睡困难、紧张不安、急躁易怒、疲乏无力为特征症状。

【用药特征】本成药重在疏肝解郁，兼以益气健脾、补肾安神。适用于肝气郁滞，兼有脾气不足、神志不安者。

【用法用量】口服。一次2粒，一日2次，早晚各1次。疗程为6周。

【使用注意】孕妇慎用。肝功能不全的患者慎用。忌服咖啡、浓茶。

【不良反应】偶见恶心呕吐、口干、头痛、头昏或晕厥、失眠、食欲减退或厌食、腹泻、便秘、视物模糊、皮疹、心慌、ALT轻度增高。

【规格贮藏】0.36g/粒。密封。

四、心脾两虚

脑乐静

【处方组成】甘草浸膏、小麦、大枣。

【功能主治】养心安神。主治心脾两虚、心神失养证。症见多梦易醒、心悸健忘、精神恍惚、心神不宁、悲忧善哭、神疲乏力、面色少华、舌淡、脉细或弦细。

【现代药理】具有镇静、抗抑郁、抗惊厥和镇痛等作用。

【临床应用】抑郁症、神经衰弱、癔病、更年期综合征等。临床以精神恍惚、悲忧善哭、心悸失眠为特征症状。

【用药特征】本成药重在养心安神，兼有和中缓急之功。适用于忧思郁结、心神不宁者。

【用法用量】口服。一次30ml，一日3次。小儿酌减。

【使用注意】糖尿病患者慎用。保持心情舒畅。劳逸适度。饮食宜清淡。睡前不宜饮用浓茶、咖啡等兴奋性饮品。

【规格贮藏】糖浆剂：200ml/瓶。密封。

五、肾阳不足

巴戟天寡糖胶囊

【处方组成】巴戟天寡糖。

【功能主治】温补肾阳。主治肾阳不足证。症见情绪抑郁、心绪低落、失眠多梦、疲倦乏力、手足不温、腰膝酸软、舌淡苔白、脉弱。

【现代药理】具有抗抑郁等作用。

【临床应用】轻、中度抑郁症、肠易激综合征等。临床以情绪抑郁、心绪低落、疲倦乏力、手足不温、腰膝酸软为特征症状。

【用药特征】本成药长于温补肾阳。适用于郁证属肾阳不足者。

【用法用量】口服。一次150mg（1粒），一日2次；必要时可加至一次300mg（2粒），一日2次。

【使用注意】火郁证者不宜使用。睡前不宜饮用浓茶、咖啡等兴奋性饮品。

【规格贮藏】0.3g/粒（含巴戟天寡糖150mg）。密封。

第 5 章　肾系病症

第一节　水肿

一、风热犯肺

肾炎解热片

【处方组成】白茅根、连翘、荆芥、蝉蜕、茯苓、泽泻（盐制）、车前子（炒）、赤小豆、蒲公英、大腹皮、陈皮、石膏（生）、杏仁（炒）、桂枝。

【功能主治】疏风解热、宣肺利水。主治风热犯肺证。症见发热恶寒、眼睑头面浮肿、咽喉干痛、肢体酸痛、小便短赤、舌苔薄黄、脉浮数。

【现代药理】具有解热、利尿、降低尿蛋白、提高机体免疫功能等作用。

【临床应用】急性肾炎。临床以发热恶寒、眼睑、头面浮肿、小便短赤为特征症状。

【用药特征】本成药长于疏散风热、宣肺利水，兼能清热解毒。重在疏解因风邪犯肺，肺气失于宣畅，不能通调水道，风水相搏之水肿。

【用法用量】口服。一次4～5片，一日3次。

【使用注意】孕妇慎用。外感风寒、阳气亏虚所致的水肿者慎用。低盐饮食。忌食辛辣、油腻之品。

【规格贮藏】0.34g/片。密封。

二、湿热内蕴

肾炎四味片（胶囊、丸、颗粒）

【处方组成】细梗胡枝子、黄芪、北京石韦、黄芩。

【功能主治】清热利尿、补气健脾。主治湿热内蕴兼气虚证。症见神疲乏力、浮肿、腰痛、小便不利、舌苔黄腻、脉细或滑数。

【现代药理】具有抗实验性肾炎等作用。

【临床应用】慢性肾炎。临床以浮肿、神疲乏力、小便不利、舌苔黄腻为特征症状。

【用药特征】本成药长于清利湿热，健脾益气之功微弱。用药具有肺脾胃兼顾，宣肺、健脾、利尿结合的特点。适用于慢性肾炎属湿热内蕴兼有脾气虚弱之轻症。

【用法用量】①片：口服。一次8片，一日3次。②胶囊：口服。一次8粒，一日3次。③丸：口服。一次5g，一日3次。④颗粒：开水冲服。一次5g，一日3次。

【使用注意】孕妇、哺乳期妇女禁用。高血压、心脏病、糖尿病、肝肾功能不全者慎用。肝肾阴虚、脾肾阳虚所致水肿以及风水水肿者慎用。宜低盐、低脂饮食。忌食辛辣、油腻之品。

【不良反应】个别患者可见恶心、纳差、腹胀、口干、口苦。

【规格贮藏】①片：0.36g/片。密封。②胶囊：0.3g/粒。密封。③丸：5g/袋。密封。④颗粒：5g/袋。密封。

肾炎灵胶囊（颗粒、片）

【处方组成】猪苓、茯苓、车前子（盐炒）、赤芍、栀子、大蓟、小蓟、地榆、马齿苋、茜草、当归、川芎、旱莲草、女贞子、狗脊（烫）、地黄、山药。

【功能主治】清热利尿、凉血止血、滋阴补肾。主治下焦湿热、热迫血行、肾阴不足证。症见下肢浮肿、腰膝疼痛、神疲乏力、小便不利、尿频或有尿血、舌红苔黄、脉细数。

【现代药理】具有保护肾功能、减轻肾小球病变等作用。

【临床应用】慢性肾炎。临床以下肢浮肿、腰膝疼痛或有尿血、小便不利为特征症状。

【用药特征】本成药长于清热凉血、利尿消肿，兼以滋肝肾阴、凉血止血。用药重在清利下焦湿热，具有标本兼顾的特点。适用于湿热入于血分、迫血妄行，兼有肝肾虚弱之浮肿、尿血。

【用法用量】①胶囊：口服。一次6～7粒，一日3次。②颗粒：口服。一次1袋，一日3次。③片：口服。一

次6~7片，一日3次。

【使用注意】孕妇禁用。脾肾阳虚水肿者慎用。脾肾两亏、血失统摄所致尿血者慎用。低盐饮食。忌烟酒及辛辣、油腻食品。

【规格贮藏】①胶囊：0.25g/粒。密封。②颗粒：10g/袋。密封。③片：0.25g/片。密封。

黄葵胶囊

【处方组成】黄蜀葵花。

【功能主治】清利湿热、解毒消肿。主治下焦湿热证。症见浮肿、腰痛、蛋白尿、血尿、舌苔黄腻、脉滑数。

【现代药理】具有保护肾功能、减轻肾小球病变等

作用。

【临床应用】慢性肾炎、肾病综合征。临床以浮肿、血尿、蛋白尿、舌苔黄腻为特征症状。

【用药特征】本成药长于利尿通淋、活血止血，兼能解毒消肿，但力量较弱。用药药性偏凉。适用于湿热入血分较轻者。

【用法用量】口服。一次5粒，一日3次；8周为一个疗程。

【使用注意】孕妇禁用。脾肾阳虚水肿慎用。脾肾两亏、血失统摄所致尿血者慎用。宜饭后服用。低盐饮食。忌烟酒及辛辣、油腻食品。

【不良反应】个别患者可见上腹部饱胀不适。

【规格贮藏】0.5g/粒。密封。

附：湿热内蕴中成药特点比较

中成药名	功效		临床治疗主症	
	共同点	独有功效	相同主治	主治自身特点
肾炎四味片（胶囊、丸、颗粒）	清热利尿	补气健脾	温热内蕴、下焦湿热证。症见浮肿、腰痛、小便不利、舌苔黄腻、脉滑数	浮肿、腰痛、小便不利
肾炎灵胶囊（颗粒、片）		凉血止血、滋阴补肾		下肢浮肿、腰膝痛或有尿血
黄葵胶囊		解毒消肿		浮肿、血尿、蛋白尿

三、水停气滞

舟车丸

【处方组成】甘遂（醋制）、红大戟（醋制）、芫花（醋制）、牵牛子（炒）、大黄、青皮（醋制）、陈皮、木香、轻粉。

【功能主治】行气利水。主治水停气滞证。症见胸腹胀满而坚、其状如鼓、停饮喘急甚则不能平卧、四肢浮肿、口渴气粗、尿少便秘、舌淡红或边红、苔白滑或黄腻、脉沉数或滑数。

【现代药理】具有利尿等作用。

【临床应用】肝硬化腹水、血吸虫病腹水。临床以腹胀满而坚、其状如鼓、停饮喘急甚则不能平卧为特征症状。

【用药特征】本成药专于行气利水、攻逐浊毒。用药逐水消肿与行气消胀兼顾。适用于气滞水饮内停者。本成药药力迅猛，易损伤人体正气，故体虚者忌用。

【用法用量】口服。一次3g，一日1次。

【使用注意】孕妇忌用。久病气虚者忌服。水肿属阴水者慎用。不可过量久服。应从小剂量开始，逐渐加量为妥。低盐饮食。

【规格贮藏】3g/袋。密封。

四、脾虚湿阻

肾炎消肿片

【处方组成】桂枝、苍术、陈皮、茯苓、香加皮、大腹皮、姜皮、冬瓜皮、益母草、泽泻、椒目、黄柏。

【功能主治】健脾渗湿、通阳利水。主治脾虚气滞、水湿内停证。症见肢体浮肿、晨起面肿甚、按之凹陷、身体重倦、纳差、尿少、脘腹胀满、舌苔白腻、脉沉缓。

【现代药理】具有利尿、抗实验性肾炎、保肾等作用。

【临床应用】急性肾炎、慢性肾炎。临床以肢体浮肿、

晨起面肿甚、按之凹陷、身重脘胀、尿少为特征症状。

【用药特征】本成药为五皮散及五苓散加减而成，长于利水消肿、理气健脾，兼以温阳化气。用药具有虚实兼顾的特点。适用于脾虚湿盛、气虚水犯者。

【用法用量】口服。一次4～5片，一日3次。

【使用注意】孕妇慎用。风水者慎用。心脏病患者慎用。宜低盐、低脂饮食。忌食荤腥、辛辣、油腻及烟酒刺激之品。

【规格贮藏】0.34g/片。密封。

肾衰宁胶囊（片、颗粒）

【处方组成】太子参、大黄、茯苓、半夏（制）、陈皮、黄连、丹参、红花、牛膝、甘草。

【功能主治】益气健脾、活血化瘀、通腑泄浊。主治脾胃气虚、浊瘀内阻、升降失调证。症见面色萎黄、浮肿、腰以下肿甚、恶心呕吐、食欲不振、小便不利、大便黏滞、舌苔腻、脉细弱。

【现代药理】具有治疗慢性肾功能衰竭作用。

【临床应用】慢性肾功能衰竭。临床以面色萎黄、浮肿、腰以下肿、食少恶心为特征症状。

【用药特征】本成药长于益气健脾、祛湿泻浊，兼以活血通络。用药具有扶正祛邪并用、标本兼顾的特点。适用于水湿停留日久、血行不畅兼有气血所致的水肿、肾劳、溺毒。

【用法用量】①胶囊：口服。一次4～6粒，一日3～4次。45天为一个疗程，小儿酌减。②片：口服。一次4～6片，一日3～4次，45天为一个疗程，小儿酌减。③颗粒：开水冲服。一次1袋，一日3～4次，45天为一个疗程，小儿酌减。

【使用注意】有出血症状者及孕妇禁用。肝肾阴虚、脾肾阳虚、阴阳两虚所致水肿、肾劳者慎用。宜低盐饮食。慎用植物蛋白类食物。忌烟酒及辛辣、油腻食品。服药后大便次数略有增加，以一日2～3次为宜，超过4次宜减量。

【不良反应】可见大便次数增多。

【规格贮藏】①胶囊：0.35g/粒。密封，防潮。②片：0.36g/片。密封，防潮。③颗粒：5g/袋。密封，防潮。

海昆肾喜胶囊

【处方组成】褐藻多糖硫酸酯。

【功能主治】化浊排毒。主治湿浊内停证。症见恶心、呕吐、纳差、腹胀、身重困倦、尿少、浮肿、苔厚腻、脉沉缓。

【现代药理】具有治疗慢性肾功能衰竭作用。

【临床应用】肾小球疾病、肾间质纤维化、肾小管疾病、慢性肾功能衰竭（代偿期、失代偿期和尿毒症早期）等。临床以尿少、浮肿、腹胀、身重、恶心、纳差为特征症状。

【用药特征】本成药是从海带中提取的成分制剂，褐藻多糖硫酸酯是一种高效吸附剂，可吸附毒素物质并将其直接排出体外，能增加肾血流量及免疫抑制作用，促进受损细胞修复。本成药具有化浊排毒、利水消肿、健脾祛湿作用。适用于湿浊内停者。

【用法用量】口服。一次2粒，一日3次；2个月为一个疗程。餐后1小时服用。

【使用注意】有明显出血征象者慎用。宜低盐饮食。慎用植物蛋白类食物。忌烟酒及辛辣、油腻食品。

【不良反应】个别患者服用后出现胃脘不适、纳差。

【规格贮藏】0.22g/粒（含褐藻多糖硫酸酯100mg）。密封，室温保存。

附：脾虚湿阻中成药特点比较

中成药名	功效		临床治疗主症	
	共同点	独有功效	相同主治	主治自身特点
肾炎消肿片	健脾渗湿	通阳利水	脾虚气滞、水湿内停证。症见肢体浮肿、晨起面肿甚、按之凹陷、身体重倦、舌苔白腻、脉沉缓	肢体浮肿、晨起面肿甚、按之凹陷
肾衰宁胶囊（片、颗粒）		活血化瘀、通腑泄浊		面色萎黄、浮肿、腰以下肿甚
海昆肾喜胶囊		化浊排毒		尿少、浮肿、腹胀身重、恶心呕吐

五、脾肾阳虚

五苓散（片）

【处方组成】泽泻、茯苓、猪苓、白术（炒）、肉桂。

【功能主治】温阳化气、利湿行水。主治阳不化气、水湿内停证。症见小便不利、肢体水肿、腹胀不适、呕逆泄泻、渴不思饮、舌苔白腻、脉濡。

【现代药理】具有利尿、降血压、降血脂等作用。

【临床应用】慢性肾炎、尿潴留、慢性支气管炎、慢性肠炎等。临床以小便不利、肢体水肿、腹胀呕逆、渴不思饮、舌苔薄白为特征症状。

【用药特征】本成药源自五苓散，长于温阳化气、利水渗湿。适用于膀胱气化不利之蓄水证。

【用法用量】①散：口服。一次6~9g，一日2次。②片：口服。一次4~5片，一日3次。

【使用注意】孕妇慎用。不宜进食辛辣、油腻和煎炸类食物。

【规格贮藏】①散：6g/袋；9g/袋。密封，防潮。②片：0.35g/片。密封。

肾康宁片（胶囊、颗粒）

【处方组成】黄芪、淡附片、山药、锁阳、丹参、益母草、泽泻、茯苓。

【功能主治】补脾温肾、渗湿活血。主治脾肾阳虚、血瘀湿阻证。症见下肢浮肿、乏力、腰膝冷痛、夜尿多、舌淡胖略紫、苔薄白而润、脉细弱或沉细。

【现代药理】具有抗实验性肾炎作用。

【临床应用】慢性肾炎。临床以下肢浮肿、乏力、腰膝冷痛、夜尿多为特征症状。

【用药特征】本成药长于温补肾阳、健脾利水，兼以活血化瘀。具有脾胃同治的特点。适用于脾肾阳虚、水湿内停兼有瘀血者。

【用法用量】①片：口服。一次5片，一日3次。②胶囊：口服。一次4粒，一日3次。③颗粒：开水冲服。一次1袋，一日3次。

【使用注意】孕妇禁用。肝肾阴虚及湿热下注所致的水肿慎用。血钾偏高者、老年人阳盛者慎用。宜饭后服用。不宜长期服用。避免剧烈运动。宜低盐、低蛋白饮食。忌辛辣、生冷、油腻食物。

【不良反应】部分患者有口干现象，停药后即消失。偶见一过性心律失常。

【规格贮藏】①片：0.33g/片。密封。②胶囊：0.43g/粒。密封。③颗粒：5g/袋。密封。

肾炎舒颗粒（片、胶囊）

【处方组成】生晒参（去芦）、菟丝子、黄精、枸杞子、苍术、茯苓、汉防己、白茅根、金银花、蒲公英。

【功能主治】益肾健脾、利水消肿。主治脾肾阳虚、水湿内停证。症见浮肿、腰痛、乏力、畏寒肢冷、夜尿多、尿频急或尿少、苔腻、脉细弱。

【现代药理】尚未检索到本成药相关的药理资料。

【临床应用】慢性肾炎。临床以浮肿、腰痛、乏力、畏寒肢冷为特征症状。

【用药特征】本成药长于益肾温阳、健脾燥湿，兼以清热解毒、凉血止血。用药阴阳并补、气血并治。适用于脾肾阳虚、水湿内停兼血热较轻者。

【用法用量】①颗粒：口服。一次10g，一日3次。②片：口服。一次6片，一日3次；小儿酌减。③胶囊：口服。一次4粒，一日3次；小儿酌减。

【使用注意】风水水肿者慎用。低盐饮食。忌烟酒及辛辣、油腻食品。

【规格贮藏】①颗粒：5g/袋。密封。②片：0.27g/片。密封。③胶囊：0.35g/粒。密封。

肾炎温阳片（胶囊）

【处方组成】人参、附子（盐制）、黄芪、党参、茯苓、白术、肉桂、木香、香加皮、葶苈子、大黄。

【功能主治】温肾健脾、化气行水。主治脾肾阳虚证。症见全身浮肿、面色苍白、脘腹胀满、纳少、便溏、神倦、尿少、舌淡苔白、脉沉细。

【现代药理】具有抗实验性肾炎、抗疲劳、增强免疫功能、保护肾功能等作用。

【临床应用】慢性肾炎。临床以全身浮肿、面色苍白、脘腹胀满、纳少、便溏为特征症状。

【用药特征】本成药为四君子汤及参附汤加减而成，长于益气健脾、温阳利水，兼以通腑泻浊，佐以行气。用药以补为主，具有通补兼施的特点，适用于脾肾阳虚较重兼有湿浊内停者。

【用法用量】①片：口服。一次4～5片，一日3次。②胶囊：口服。一次3粒，一日3次。

【使用注意】孕妇禁用。阴虚火旺、津亏者慎用。心脏病患者慎用。不宜过量久服。宜低盐、低脂饮食。忌食荤腥、辛辣、油腻及烟酒刺激之品。

【规格贮藏】①片：0.34g/片。密封。②胶囊：0.48g/粒。密封。

桂附地黄丸
（金匮肾气丸）（片、颗粒、胶囊）

【处方组成】肉桂、附子（制）、熟地黄、山茱萸、山药、茯苓、泽泻、牡丹皮。

【功能主治】温补肾阳。主治肾阳不足证。症见面浮身肿、腰以下尤甚、按之凹陷不起、心悸、气促、畏寒神疲、腰部酸胀、畏寒怕冷、四肢欠温、小便不利、喘促日久、气息短促、呼多吸少、动则喘甚、舌淡、脉沉细。

【现代药理】具有抗实验性肾病、提高耐缺氧能力等作用。

【临床应用】慢性肾炎、糖尿病肾病性水肿、腰肌劳损、慢性支气管炎、2型糖尿病等。临床以面浮身肿、腰部酸胀、畏寒怕冷、四肢欠温为特征症状。

【用药特征】本成药源自肾气丸，长于温补肾阳。具有补泻兼施、阴中求阳的特点。适用于肾阳不足者。

【用法用量】①大蜜丸：口服。一次1丸，一日2次。②浓缩丸：口服。一次8丸，一日3次。③片：口服。一次4～6片，一日2次。④颗粒：口服。一次5g，一日2次。⑤胶囊：口服。一次7粒，一日2次。

【使用注意】孕妇慎用。阴虚内热者慎用。中病即可，不可过服、久服。宜节制房事。忌食生冷、油腻、不易消化的食物。

【规格贮藏】①大蜜丸：9g/丸。密封。②浓缩丸：生药3g/8丸。密封。③片：0.4g/片（相当于总药材1g）。密封。④颗粒：5g/袋，密封。⑤胶囊：0.34g/粒，密封。

济生肾气丸（片）

【处方组成】肉桂、附子（制）、牛膝、熟地黄、山茱萸（制）、山药、茯苓、泽泻、车前子、牡丹皮。

【功能主治】温肾化气、利水消肿。主治肾阳不足、水湿内停证。症见面浮身肿、腰以下尤甚、按之凹陷不起、心悸、气促、畏寒、神疲、腰膝酸软、四肢欠温、喘促日久、气息短促、呼多吸少、动则喘甚、小便不利、舌淡、脉沉细。

【现代药理】具有抗实验性肾炎和抑制膀胱收缩等作用。

【临床应用】慢性肾炎、糖尿病肾病性水肿、腰肌劳损、慢性支气管炎、2型糖尿病。临床以面浮身肿、腰以下尤甚、按之凹陷不起、心悸、肢冷为特征症状。

【用药特征】本成药为肾气丸基础上加用车前子、牛膝而成，长于温肾化气、利水消肿。适用于肾阳不足、水湿内停所致的水肿、腰痛、喘嗽。

【用法用量】①大蜜丸：口服。一次1丸，一日2～3次。②片：口服。一次6片，一日3次。

【使用注意】孕妇慎用。湿热壅盛、风水泛溢水肿者慎用。不可过服、久服。加强体育锻炼，劳逸适度，避免过度劳累。宜清淡、低盐饮食。忌烟酒。

【不良反应】少数患者可出现恶心等消化道不适症状。

【规格贮藏】①大蜜丸：9g/丸。密封。②片：0.3g/片。密封。

缩泉丸（胶囊）

【处方组成】山药、益智仁（盐炒）、乌药。

【功能主治】温肾祛寒、缩尿止遗。主治下元虚寒证。症见小便频数、夜间遗尿、小便清长、舌淡、脉沉弱。

【现代药理】具有抗利尿、改善肾上腺萎缩和调节内分泌及免疫功能等作用。

【临床应用】神经性尿频症、遗尿症、尿失禁、尿崩症、慢性前列腺炎等。临床以尿频或遗尿、小便清长为特征症状。

【用药特征】本成药源自古方缩泉丸，长于温肾祛寒、缩尿止遗。适用于下元虚寒之证。除了可主治尿频、尿崩症之外，还可用于遗精、带下病等属肾气亏虚、固摄无权者。

【用法用量】①丸：口服。一次3～6g，一日3次。②胶囊：口服。成人一次6粒，5岁以上儿童一次3粒，

一日3次。

【使用注意】儿童、孕妇慎用。尿频属湿热壅盛者忌用。宜饭前服用。忌辛辣、生冷、油腻食物。

【规格贮藏】①丸：1g/20粒。密封，防潮。②胶囊：0.3g/粒。密封，置阴凉干燥处（不超过20℃）。

腰肾膏

【处方组成】肉苁蓉、八角茴香、熟地黄、补骨脂、淫羊藿、蛇床子、牛膝、续断、甘草、杜仲、菟丝子、枸杞子、车前子、小茴香、附子、五味子、乳香、没药、丁香、锁阳、樟脑、冰片、薄荷油、肉桂油、水杨酸甲酯、枫香脂、盐酸苯海拉明。

【功能主治】温肾助阳、强筋壮骨、祛风止痛。主治肾虚证。症见腰膝酸痛、肌肉酸痛、夜尿、舌淡、脉沉弱。

【现代药理】具有镇痛和抑制膀胱收缩等作用。

【临床应用】腰肌劳损、夜尿、尿道综合征等。临床以腰膝酸痛、夜尿、舌淡为特征症状。

【用药特征】本成药集补肾壮阳、活血化瘀、祛风止痛于一体。治疗痛症时贴于患处。关元穴具有培元固本、补益下焦的功能；腰眼穴有益肾强腰的作用。如用于肾虚型的夜尿频多，需贴于腰部两侧腰眼穴或加贴脐下关元穴。

【用法用量】外用。贴于腰部两侧腰眼穴或加贴脐下关元穴，痛症贴患处。

【使用注意】孕妇及哺乳期妇女慎用。皮肤病者慎用。皮肤破损者不宜使用。皮肤过敏者停用。本品含盐酸苯海拉明。每贴膏片贴用时间不宜超过12小时。使用过程中如出现皮肤发红、瘙痒等症状，可适当减少贴用时间，并延长贴用的间隔时间。出现严重不良反应者应及时到医院就诊。

【规格贮藏】7cm×10cm。密封，防晒。

附：脾肾阳虚中成药特点比较

中成药名	功效		临床治疗主症	
	共同点	独有功效	相同主治	主治自身特点
五苓散（片）	温阳利水	温阳化气、利湿行水	阳虚水停证。症见小便不利、乏力、肢冷、舌苔薄白、脉濡	肢体浮肿、晨起面肿甚、按之凹陷
肾康宁片（胶囊、颗粒）		补肾活血、渗湿活血		下肢浮肿、乏力、腰膝冷痛、夜尿多
肾炎舒颗粒（片、胶囊）		益肾健脾、消肿		浮肿、腰痛、乏力、畏寒肢冷
肾炎温阳片（胶囊）		温肾化气		全身浮肿、面色苍白、脘腹胀满、纳少、便溏
桂附地黄丸（金匮肾气丸）（片、颗粒、胶囊）		温补肾阳		面浮身肿、腰部酸胀、畏寒怕冷、四肢欠温
济生肾气丸（片）		温补肾阳、利水消肿		面浮身肿、腰以下尤甚、按之凹陷不起
缩泉丸（胶囊）		温肾祛寒、缩尿止遗		尿频或遗尿
腰肾膏		强筋壮骨、祛风止痛		腰膝酸痛、夜尿

六、虚实夹杂

尿毒清颗粒

【处方组成】大黄、黄芪、丹参、川芎、何首乌（制）、党参、白术、茯苓、桑白皮、苦参、车前草、半夏（姜制）、柴胡、菊花、白芍、甘草。

【功能主治】通腑降浊、健脾利湿、活血化瘀。主治脾肾亏损、湿浊内停、瘀血阻滞证。症见面色萎黄、神疲乏力、纳差、恶心呕吐、腰膝酸软、胀痛不适、痛有定处、夜尿频数而清长、肌肤甲错、肢体浮肿、舌淡苔腻、脉弱或弦。

【现代药理】具有改善肾功能等作用。

【临床应用】慢性肾功能衰竭早期、尿毒症早期。临床以面色萎黄、神疲乏力、纳差、恶心呕吐、腰膝酸

软、肢体浮肿为特征症状。

【用药特征】本成药长于通腑泻浊、活血化瘀，兼以健脾益气。用药重在通腑祛邪，兼以扶正。适用于湿浊内停日久、瘀血阻滞之重症兼有脾胃虚弱者。

【用法用量】温开水冲服。一日4次：6时、12时、18时各服1袋，22时服2袋。每日最大服用量为8袋；也可另定服药时间，但两次服药间隔勿超过8小时。

【使用注意】肝肾阴虚证慎用。24小时尿量<1500ml患者，服药时应监测血钾。避免与肠道吸附剂同时服用。忌食肥肉、动物内脏、豆类、果汁、坚果等含高植物蛋白食物。低盐饮食，并严格控制入水量。

【规格贮藏】5g/袋。密封。

强肾颗粒（片）

【处方组成】鹿茸、人参茎叶总皂苷、补骨脂、杜仲、枸杞子、桑椹、熟地黄、山茱萸、山药、茯苓、泽泻、牡丹皮、益母草、丹参。

【功能主治】补肾填精、益气壮阳。主治阴阳两虚证。症见肾虚水肿、腰痛、遗精、阳痿、早泄、夜尿频数。症见浮肿、腰以下肿甚、腰膝酸软或疼痛、喜温喜按、阳痿遗精多为无梦而遗甚则滑泄不禁、神疲乏力、畏寒肢冷、小便短少或夜尿频数、大便稀溏、舌淡胖、脉细弱。

【现代药理】尚未检索到本成药相关的药理资料。

【临床应用】慢性肾炎、慢性肾盂肾炎、性功能障碍等。临床以浮肿、腰以下肿甚、腰膝酸软或疼痛、喜温喜按、阳痿遗精为特征症状。

【用药特征】本成药为六味地黄丸加益气壮阳、活血利水之品而成，长于补肾填精、益气温阳，但活血化瘀之力较弱，无通腑泻浊之功。用药长于补益先天之本（肾），使得先天充足，后天亦得以滋补。适用于慢性肾病属肾精不足，兼轻度湿瘀停滞者。另外，本成药有一定的强壮腰膝之功，适用于腰膝酸软之轻症。

【用法用量】①颗粒：口服。一次3g，一日3次。或遵医嘱。②片：口服。一次4~6片，一日3次。用淡盐水或温开水送下，小儿酌减，30天为一个疗程。

【使用注意】湿热壅遏、膀胱气化不行之水肿者慎用。宜低盐饮食。忌食生冷食品。忌房事。

【规格贮藏】①颗粒：3g/袋。密封。②片：0.31g/片（薄膜衣片）；0.63g/片（薄膜衣片）；0.30g/片（糖衣片，片芯）。密封。

肾炎康复片

【处方组成】人参、西洋参、山药、地黄、杜仲（炒）、土茯苓、白花蛇舌草、黑豆、泽泻、白茅根、丹参、益母草、桔梗。

【功能主治】益气养阴、健脾补肾、清解余毒。主治气阴两虚、脾肾不足、水湿内停证。症见神疲乏力、腰膝酸软、面目及四肢浮肿、头晕耳鸣、舌偏红边有齿印、苔薄白腻、脉细弱或细数。

【现代药理】具有抗实验性肾炎、抗肾纤维化、抗炎、利尿等作用。

【临床应用】慢性肾炎、糖尿病肾病、肾病综合征等。临床以神疲乏力、腰膝酸软、面目及四肢浮肿为特征症状。

【用药特征】本成药长于益气养阴，兼以清热解毒，佐以活血止血。用药重在补益脾肾，兼祛余毒。适用于脾肾亏虚兼湿浊瘀血者。

【用法用量】口服。一次8片，一日3次。小儿酌减或遵医嘱。

【使用注意】孕妇禁用。急性肾炎所致的水肿慎用。低盐饮食。忌烟酒及辛辣、油腻食品。禁房事。

【规格贮藏】0.3g/片。密封。

肾康栓

【处方组成】大黄、丹参、红花、黄芪。

【功能主治】降逆泄浊、益气活血、通腑利湿。主治湿浊血瘀证。症见恶心呕吐、口中黏腻、面色晦暗、身重困倦、腰疼、纳呆、腹胀、肌肤甲错、肢体麻木、舌质紫暗或有瘀点、舌苔厚腻、脉涩或细涩。

【现代药理】具有抗氧化、抗肾功能衰竭、抗肾纤维化的作用。

【临床应用】慢性肾功能衰竭。临床以恶心呕吐、面色晦暗、腰疼腹胀为特征症状。

【用药特征】本成药长于有化瘀泄浊之功，兼以益气扶正，有扶正逐邪之效。适用于慢性肾功能衰竭属瘀血湿浊停滞者。

【用法用量】在一般治疗的基础上，以本品直肠给药。戴上一次性脂套，用食指将栓塞入肛门内2cm以上，一日5粒，分4次使用，早、中、晚各1粒，睡前2粒。8周为一个疗程。

【使用注意】肛周、直肠重度疾病者禁用。妊娠期妇女或哺乳期妇女以及对本药过敏者禁用。宜低蛋白、低磷、高热量饮食。

【不良反应】个别患者可见肛门灼热、腹痛、腹泻、全身怕冷。

【规格贮藏】3g/粒。密封。

附：虚实夹杂中成药特点比较

中成药名	功效		临床治疗主症	
	共同点	独有功效	相同主治	主治自身特点
尿毒清颗粒	扶正祛邪	通腑降浊、健脾利湿、活血化瘀	虚实夹杂证。症见面色萎黄、神疲乏力、纳差、恶心呕吐、腰膝软酸、夜尿频而清长、肢体浮肿、舌淡苔腻、脉弱或弦	面色萎黄、神疲乏力、纳差、恶心呕吐、腰膝酸软
强肾颗粒（片）		补肾填精、益气壮阳		浮肿、腰以下肿甚、腰膝酸软或疼痛、喜温喜按、阳痿遗精
肾炎康复片		益气养阴、健脾补肾、清解余毒		神疲乏力、腰膝酸软、面目及四肢浮肿
肾康栓		降逆泄浊、益气活血、通腑利湿		恶心呕吐、面色晦暗、腰疼

第二节　淋证

一、热淋

导赤丸

【处方组成】黄连、栀子（姜炒）、黄芩、连翘、木通、大黄、玄参、赤芍、滑石、天花粉。

【功能主治】清热泻火、利尿通便。主治火热内盛证。症见心胸烦热、小便短赤、尿道灼热、时有小腹刺痛、口舌生疮、咽喉疼痛、大便秘结、舌尖红赤、苔薄黄、脉数。

【现代药理】具有抗菌、抗炎、解热等作用。

【临床应用】尿路感染、口腔炎、口腔溃疡、复发性口腔溃疡、小儿鹅口疮、舌炎、急性咽炎、便秘等。临床以心胸烦热、小便短赤、尿道灼热、口舌生疮为特征症状。

【用药特征】本成药长于清心利水，兼能生津养阴。用药具有三焦兼顾、清热生津并行的特点。适用于心经火热所致的热淋、口疮、喉痹、便秘等。

【用法用量】口服。一次1丸，一日2次；周岁以内小儿酌减。

【使用注意】孕妇禁用。脾虚便溏或体弱年迈者慎用。食清淡饮食。忌烟、酒及辛辣食物。

【规格贮藏】3g/片。密封。

八正片（胶囊、合剂、颗粒）

【处方组成】木通、车前子（炒）、瞿麦、萹蓄、滑石、灯心草、栀子、大黄、甘草。

【功能主治】清热、利尿、通淋。主治湿热下注证。症见尿频尿急、尿血、淋沥不畅、小腹急满、口燥咽干、舌苔黄腻、脉滑数。

【现代药理】具有抗菌、利尿、解热、抗炎、镇痛等作用。

【临床应用】尿路感染、尿道结石、非细菌性前列腺炎。临床以尿频尿急、溺时涩痛为特征症状。

【用药特征】本成药源自古方八正散，长于清热利湿、利水通淋。适用于湿热所致热淋、血淋、石淋。

【用法用量】①片：口服。一次3~4片，一日3次。②胶囊：口服。一次4粒，一日3次。③合剂：口服。一次15~20ml，一日3次。用时摇匀。④颗粒：温开水冲服。一次1袋，一日3次。

【使用注意】孕妇禁用。双肾结石或结石直径≥1.5cm或结石嵌顿时间长的病例禁用。绞窄性肠梗阻者禁用。结肠、直肠黑变病患者禁用。久病体虚者、儿童及老年人慎用。肝郁气滞或脾肾两虚者慎用。腹泻患者慎用。不可过量、久服。注意多饮水，避免过度劳累。忌烟酒及辛辣、油腻等刺激之品。

【规格贮藏】①片：0.6g/片。密封。②胶囊：0.39g/粒。密封。③合剂：100ml/瓶；120ml/瓶；200ml/瓶。密封，置阴凉处。④颗粒：2.2g/袋。密封。

清淋颗粒

【处方组成】瞿麦、川木通、萹蓄、车前子（盐炒）、滑石、大黄、栀子、甘草。

【功能主治】清热泻火、利水通淋。主治膀胱湿热证。症见小便短数、尿色黄赤、灼热涩痛、大便干结、尿线变细甚至点滴而出、小腹胀满、舌红、苔黄腻、脉数。

【现代药理】具有抗炎、解热、镇痛、抗菌等作用。

【临床应用】下尿路感染、前列腺增生症等。临床以尿频尿急、溺时涩痛、大便干结为特征症状。

【用药特征】本成药源自八正散加减而成，与中成药八正片只有灯心草一味药之差，功效大同小异。用药长于清热利湿、利水通淋。适用于湿热淋或癃闭证。

【用法用量】开水冲服。一次10g，一日2次。小儿酌减。

【使用注意】孕妇禁用。淋证属于肝郁气滞或脾肾两虚、膀胱气化不行者慎用。肝郁气滞、脾虚气陷、肾阳衰惫、肾阴亏耗所致癃闭者慎用。体质虚弱者及老年人慎用。忌烟酒及辛辣、油腻食品。

【规格贮藏】10g/袋。密封。

荡涤灵颗粒

【处方组成】石韦、车前子（炒）、猪苓、虎杖、琥珀、地龙、黄连、知母、赤芍、黄芪、当归、地黄、甘草。

【功能主治】清热祛湿、利水通淋。主治下焦湿热证。症见小便频急、灼热涩痛、滴沥刺痛、少腹拘急、腰痛、口干、口苦、舌苔黄腻、脉滑数。

【现代药理】具有解热、抗炎、抗菌等作用。

【临床应用】尿路感染。临床以小便频急、灼热涩痛、滴沥刺痛、口干为特征症状。

【用药特征】本成药长于清热祛湿、利水通淋，兼以养阴活血，佐以益气。适用于湿热阻滞、血脉不通者。

【用法用量】口服。一次20g，一日3次。

【使用注意】孕妇禁用。肝郁气滞或脾肾两虚或脾胃虚寒、大便溏薄者慎用。注意多饮水，避免过度劳累。忌食油腻、煎炸食品。

【规格贮藏】12g/袋（无糖型）。密封。

复方石淋通片（胶囊）

【处方组成】广金钱草、海金沙、石韦、滑石粉、忍冬藤。

【功能主治】清热利湿、通淋排石。主治下焦湿热证。症见小便频数、灼热涩痛、尿色黄赤、尿频艰涩、欲出未尽、尿时疼痛或突然中断、少腹拘急甚至尿中时挟砂石、舌红苔黄、脉滑数或弦数。

【现代药理】具有抗菌、排石、利尿、抗炎、镇痛等作用。

【临床应用】下尿路感染、尿道结石等。临床以小便频数、灼热涩痛、尿时疼痛或突然中断、少腹拘急为特征症状。

【用药特征】本成药长于通淋排石，清热之力较弱。适用于湿热下注，结石阻滞经脉之热淋、石淋。

【用法用量】①片：口服。一次6片，一日3次。②胶囊：口服。一次6粒，一日3次。

【使用注意】孕妇禁用。双肾结石或结石直径≥1.5cm或结石嵌顿时间长的病例禁用。肝郁气滞或脾肾两虚或肾阴虚或脾胃虚寒者慎用。避免过度劳累。多饮水。忌烟酒及油腻、辛辣食品。

【规格贮藏】①片：0.25g/片。密封。②胶囊：0.32g/粒。密封。

复方石韦片

【处方组成】石韦、萹蓄、苦参、黄芪。

【功能主治】清热燥湿、利尿通淋。主治下焦湿热证。症见尿黄、赤涩热痛、淋沥不畅、口苦、舌红、脉滑数。

【现代药理】具有抗炎、利尿、抗菌、提高免疫功能等作用。

【临床应用】尿路感染。临床以尿黄、赤涩热痛、口苦为特征症状。

【用药特征】本成药清利湿热之功较弱，但有一定的益气之功。用药具有利湿与益气并举，但以清热为主。适用于湿热下注较轻者。

【用法用量】口服。一次5片，一日3次。15天为一个疗程，可连服两个疗程。

【使用注意】素体虚寒者慎用。避免过度劳累。多饮水。忌烟酒及油腻、辛辣食品。

【规格贮藏】0.4g/片（薄膜衣片）；0.4g/片（糖衣片，片芯）。密封。

泌尿宁颗粒（胶囊）

【处方组成】萹蓄、黄柏、苘麻子、桑寄生、续断、五味子、柴胡、白芷、甘草。

【功能主治】清热利尿、通淋止痛。主治下焦湿热证。症见小便赤涩热痛、淋沥不畅、腰痛、小腹坠痛、苔黄腻、脉滑数。

【现代药理】具有解热、镇痛、利尿、抗菌等作用。

【临床应用】尿路感染。临床以赤涩热痛、腰痛、小腹坠痛为特征症状。

【用药特征】本成药长于清利湿热，兼以理气止痛，佐以补肝肾、强腰膝。适用于肝肾不足、湿热下注兼气滞者。

【用法用量】①颗粒：口服。一次5片，一日3次。15天为一个疗程，可连服两个疗程。②胶囊：口服。一次5~6粒，一日3次，小儿酌减。

【使用注意】素体虚寒者慎用。避免过度劳累。多饮水。忌烟酒及油腻、辛辣食品。

【规格贮藏】①颗粒：12g/袋。密封。②胶囊：0.3g/粒。密封。

尿感宁颗粒

【处方组成】海金沙藤、连钱草、凤尾草、紫花地丁、萹草。

【功能主治】清热解毒、利尿通淋。主治膀胱湿热证。症见小便短数、尿色黄赤、灼热涩痛、大便干结、苔黄腻、脉滑数。

【现代药理】具有抗菌、利尿、抗炎、解痉等作用。

【临床应用】尿路感染。临床以小便短数、尿色黄赤、灼热湿痛为特征症状。

【用药特征】本成药长于清热解毒、利尿通淋。用药苦寒通利。适用于湿浊热毒互结者。

【用法用量】开水冲服。一次15g，一日3~4次。

【使用注意】肝郁气滞或脾肾两虚、膀胱气化不行者慎用。体虚、脾胃虚寒者慎用。注意多饮水，避免过度劳累。忌烟酒及辛辣、油腻食品。

【不良反应】极少数患者有胃部不适感及食欲减退。

【规格贮藏】5g/袋（无蔗糖）。密封。

三金片（颗粒、胶囊）

【处方组成】菝葜、金沙藤、金樱根、羊开口、积雪草。

【功能主治】清热解毒、利湿通淋。主治下焦湿热证。症见小便短赤、淋沥涩痛、尿急频数、舌苔黄腻、脉滑数。

【现代药理】具有利尿、抑菌、抗炎、镇痛、调节免疫功能等作用。

【临床应用】尿路感染、急性肾盂肾炎、慢性肾盂肾炎、膀胱炎、慢性非细菌性前列腺炎。临床以小便短赤、淋沥涩痛、苔腻为特征症状。

【用药特征】本成药长于清热解毒、利尿通淋，兼能理气。适用于湿热下注下焦、热毒郁结之证。

【用法用量】①片：口服。慢性非细菌性前列腺炎：一次3片，一日3次，疗程4周。其他适应证：一次3片，一日3~4次。②颗粒：开水冲服。一次14g，一日3~4次。③胶囊：口服。一次2粒，一日3~4次。

【使用注意】孕妇禁用。肝郁气滞或脾肾两虚者慎用。

定期复查肝肾功能。多饮水，避免过度劳累。忌食辛辣、油腻食品及烟酒刺激物品。

【不良反应】偶见血清谷丙转氨酶、血清门冬氨酸转氨酶、血尿素氮轻度升高，血白细胞轻度降低。

【规格贮藏】①片：0.29g/片。密封。②颗粒：14g/袋（相当于原药材10.5g）。密封。③胶囊：0.35g/粒。密封。

肾舒颗粒

【处方组成】白花蛇舌草、瞿麦、海金沙藤、大青叶、黄柏、淡竹叶、萹蓄、茯苓、地黄、甘草。

【功能主治】清热解毒、利尿通淋。主治下焦湿热证。症见尿色黄赤、灼热涩痛、小便频数、短急、痛引腰腹、发热、苔黄腻、脉滑数。

【现代药理】具有抗炎、利尿、抗菌等作用。

【临床应用】尿道炎、膀胱炎、急性肾盂肾炎、慢性肾盂肾炎等。临床以尿色黄赤、灼热涩痛、小便频数、发热为特征症状。

【用药特征】本成药长于清热解毒、利尿通淋，兼以健脾养阴。适用于热毒较重兼有阴液灼伤者。

【用法用量】开水冲服。一次30g，一日3次。小儿酌减或遵医嘱。

【使用注意】孕妇禁用。肝郁气滞、脾肾亏虚者慎用。不可过服、久服。多饮水，避免憋尿和劳累，宜节制房事。忌辛辣、油腻和煎炸类食物。

【规格贮藏】4g/袋。密封，防潮。

五淋丸

【处方组成】海金沙、石韦（去毛）、川木通、琥珀、茯苓皮、栀子（姜制）、黄连、川芎、当归、白芍、地黄、甘草。

【功能主治】清热利湿、分清止淋。主治下焦湿热证。症见尿急频数、淋沥涩痛、灼热黄赤、浑浊不清、溺血涩痛、尿中挟血、疼痛满急、痛引腰腹、发热、呕恶、苔黄腻、脉滑数。

【现代药理】具有利尿、抗炎、止血等作用。

【临床应用】尿路感染。临床以尿急频数、淋沥涩痛、灼热黄赤、尿中带血为特征症状。

【用药特征】本成药长于清热利湿，兼以滋阴养血，

使利水而不伤阴血。适用于湿热下注兼有阴血不足者。

【用法用量】口服。一次6g，一日2次。

【使用注意】孕妇慎用。脾肾亏虚的气淋、劳淋患者慎用。不可久服、过服。宜多饮水，避免憋尿，宜节制房事，避免劳累。忌辛辣、油腻和煎炸类食物。

【规格贮藏】6g/100粒。密封。

清热通淋胶囊（丸、片）

【处方组成】爵床、苦参、白茅根、硼砂。

【功能主治】清热、利湿、通淋。主治下焦湿热证。症见小便频急、尿道刺痛、尿液浑浊、口干苦、舌红苔黄、脉滑数。

【现代药理】具有抗炎、镇痛、抗菌、抑制前列腺炎等作用。

【临床应用】急性下尿路感染。临床以小便频急、尿道刺痛为特征症状。

【用药特征】本成药长于清热解毒，兼以凉血止血。适用于湿热郁结兼热迫血行者。

【用法用量】①胶囊：口服。一次4粒，一日3次，或遵医嘱。2周为一个疗程。②丸：一次10丸，一日3次，2周为一个疗程。③片：口服。一次4片，一日3次，或遵医嘱。2周为一个疗程。

【使用注意】孕妇忌服。虚证慎用。胃脘不适者宜在饭后服药。肾功能不良者注意定期复查。忌辛辣、油腻和煎炸类食物。

【不良反应】偶见消化道不适。

【规格贮藏】①胶囊：0.37g/粒。密封。②丸：0.16g/丸。密封。③片：0.39g/片。密封，置阴凉干燥处。

消淋败毒散

【处方组成】土茯苓、金银花、牛黄、羚羊角粉、川木通、泽泻、车前子（盐炒）、大黄、川芎、防风、薏苡仁、甘草。

【功能主治】清热解毒、祛湿通淋。主治下焦湿热证。症见尿频或尿急、尿道灼痛、尿黄赤、腰痛或小腹胀痛、舌红苔腻、脉滑数。

【现代药理】具有利尿、抗菌、抗炎、镇痛等作用。

【临床应用】急性非特异性下尿路细菌感染、慢性非

355

特异性下尿路细菌感染。临床以尿道灼痛、尿黄赤、小腹胀痛为特征症状。

【用药特征】本成药长于清热利湿，兼以清肝明目，佐以祛风活血。用药重在苦寒清热，兼以火郁发之。适用于下焦湿热较重之热淋、热毒所致斑疹、痈肿、疮毒或肝火炽盛所致头痛目赤等。

【用法用量】饭后30分钟用温开水冲服，一次5g，一日2~3次，2周为一个疗程。

【使用注意】孕妇忌服。脾虚或素体虚寒者慎用。忌食辛辣之品。

【不良反应】少数患者出现胃部不适、腹泻。

【规格贮藏】5g/袋。密封，防潮。

金钱通淋口服液

【处方组成】金钱草、海金沙、石韦、白茅根、忍冬藤。

【功能主治】清热祛湿、利尿通淋。主治下焦湿热证。症见尿频尿急、灼热刺痛、腰痛拒按、尿色黄赤、舌苔黄腻、脉滑数。

【现代药理】具有抗菌、利尿、抗炎等作用。

【临床应用】尿路感染、急性膀胱炎、急性肾盂肾炎、慢性肾盂肾炎急性发作等。临床以尿频尿急、灼热刺痛、腰痛拒按为特征症状。

【用药特征】本成药长于清利湿热、利尿通淋，兼有凉血止血之功。适用于血热所致热淋、血淋轻者。

【用法用量】口服。一次20ml，一日3次；2周为一个疗程或遵医嘱。

【使用注意】肝郁气滞、肾阴不足、脾肾两虚所致的淋证慎用。脾胃虚弱者慎用。宜多饮水，避免过度劳累。忌饮酒、辛辣食物。

【不良反应】个别患者可见便稀、纳差、恶心。

【规格贮藏】10ml/支。密闭，置阴凉处。

妇科分清丸

【处方组成】黄连、栀子、木通、滑石、石韦、海金沙、当归、白芍、川芎、地黄、甘草。

【功能主治】清热利湿、活血止痛。主治湿热瘀阻下焦证。症见尿频、尿急、涩痛、溲少、小腹急满、伴发热、口干、舌红苔黄、脉数或滑数。

【现代药理】具有抗炎、抗菌、利尿等作用。

【临床应用】尿路感染。临床以尿频尿急、血尿、小腹急满为特征症状。

【用药特征】本成药长于清热利湿、止痛，兼以养血活血。适用于湿热阻滞下焦兼有血虚及瘀血之证。

【用法用量】口服。一次9g，一日2次。

【使用注意】孕妇禁用。肾阳虚证者慎用。饮食宜清淡。

【规格贮藏】6g/100丸。密封，防潮。

三味蒺藜散

【处方组成】蒺藜、冬葵果、方海。

【功能主治】清湿热、利尿。主治湿热下注证。症见小便热痛、小便不利、水肿、尿闭、舌微红苔薄黄、脉数或滑数。

【现代药理】具有抗炎、镇痛、利尿、排石等作用。

【临床应用】尿路感染、前列腺增生。临床以小便不利、水肿、尿闭为特征症状。

【用药特征】本成药是蒙古族验方，药性较为平和，重在清热利湿。适用于湿热下注较轻者。

【用法用量】水煎服。一次3~4.5g，一日2~3次。

【使用注意】肾阳虚证者慎用。饮食宜清淡。

【规格贮藏】3g/袋；15g/袋。密闭，防潮。

分清五淋丸

【处方组成】木通、车前子（盐炒）、黄芩、茯苓、猪苓、黄柏、大黄、萹蓄、瞿麦、知母、泽泻、栀子、甘草、滑石。

【功能主治】清热泻火、利尿通淋。主治湿热下注证。症见小便黄赤、尿频尿急、尿道灼热涩痛、舌红苔黄、脉数或滑数。

【现代药理】具有抗炎、镇痛、利尿、排石等作用。

【临床应用】膀胱炎、尿道炎、急性肾盂肾炎、慢性肾盂肾炎、前列腺炎、尿道结石等。临床以尿频尿急、尿道灼热涩痛为特征症状。

【用药特征】本成药由八正散及五淋散加减而成，长于清热解毒、利湿通淋。适用于湿热下注较重者。

【用法用量】口服。一次6g，一日2~3次。

【使用注意】孕妇忌用。本品苦寒，不宜过量、久服。

淋证属于肝郁气滞或脾肾两虚、膀胱气化不行者不宜使用。通常结石直径≤0.5cm排石成功率较高；双肾结石或结石直径≥1.5cm或结石嵌顿时间长的病例忌用。饮食宜清淡，忌烟酒及辛辣食品，以免助湿生热。

【规格贮藏】6g/100粒。密封，防潮。

肾复康胶囊（片）

【处方组成】土茯苓、槐花、白茅根、益母草、藿香。

【功能主治】清热利尿、益肾化浊。主治湿热下注证。症见热淋涩痛、浮肿、腰痛、小便不利、纳呆、腹胀、舌苔黄腻、脉数。

【现代药理】具有降胆固醇、降肌酐、降尿素氮等作用。

【临床应用】急性肾炎水肿、慢性肾炎急性发作等。临床以热淋涩痛、浮肿、纳呆、腹胀为特征症状。

【用药特征】本成药长于清热利尿，兼以凉血活血，佐以健胃和中。适用于湿热下注兼血瘀、中焦失运者。

【用法用量】①胶囊：口服。一次4～6粒，一日3次。②片：口服。一次4～6片，一日3次。

【使用注意】孕妇慎用。饮食宜清淡，忌烟酒及辛辣食品。

【规格贮藏】①胶囊：0.3g/粒。密封。②片：0.32g/片。密封。

热淋清颗粒（片、胶囊）

【处方组成】头花蓼。

【功能主治】清热泻火、利尿通淋。主治下焦湿热证。症见尿黄赤、淋沥灼热、频数涩痛、大便干结、苔黄腻、脉滑数。

【现代药理】具有利尿、抗炎、镇痛、抗菌等作用。

【临床应用】尿路感染、尿道结石、肾盂肾炎等。临床以尿黄赤、淋沥灼热、大便干结为特征症状。

【用药特征】本成药长于利尿通淋，兼能清热泻火。适用于湿热下注之轻证。

【用法用量】①颗粒：开水冲服。一次1～2袋，一日3次。②片：口服。一次4～6片，一日3次。③胶囊：口服。一次4～6粒，一日3次。

【使用注意】双肾结石或结石直径≥1.5cm或结石嵌顿时间长的病例忌用。肝郁气滞、脾肾两虚、膀胱气化不利所致者慎用。避免过度劳累。多饮水。忌烟酒及辛辣、油腻食品。

【不良反应】偶见胃肠不适。

【规格贮藏】①颗粒：8g/袋；4g/袋（无蔗糖）。密封。②片：0.35g/片（含原药材3.0g）。密封。③胶囊：0.3g/片（含原药材3g）。密封。

淋通胶囊

【处方组成】头花蓼（四季红）、黄柏。

【功能主治】清热泻火、利尿通淋。主治湿热下注、热结膀胱证。症见小便频数、尿急、尿痛、小腹胀痛、腰痛、苔黄腻、脉滑数。

【现代药理】具有抗炎、利尿等作用。

【临床应用】急性前列腺炎、尿路感染等。临床以小便频数、尿急、尿痛、腹胀、腰痛为特征症状。

【用药特征】本成药清下焦湿热功效强于热淋清颗粒，兼能清热泻火、利尿通淋，但总体效果不强。适用于湿热下注之轻证。

【用法用量】口服。一次4～6粒，一日3次。

【使用注意】双肾结石或结石直径≥1.5cm或结石嵌顿时间长的病例忌用。肝郁气滞、脾肾两虚、膀胱气化不利所致者慎用。避免过度劳累。多饮水。忌烟酒及辛辣、油腻食品。

【规格贮藏】0.4g/粒。密封。

银花泌炎灵片

【处方组成】金银花、半枝莲、萹蓄、瞿麦、石韦、川木通、车前子、淡竹叶、桑寄生、灯心草。

【功能主治】清热解毒、利湿通淋。主治下焦湿热证。症见发热恶寒、小便频急、尿道刺痛或尿血、腰痛、心烦、舌红苔黄腻、脉滑数。

【现代药理】具有抗菌、抗炎、利尿、增强免疫功能等作用。

【临床应用】急性肾盂肾炎、急性膀胱炎等。临床以发热恶寒、小便频急、尿道刺痛、腰痛、心烦为特征症状。

【用药特征】本成药清热解毒、清心利尿作用较强，

兼有一定解表作用。适用于下焦湿热兼见心经有热、表邪未尽者。

【用法用量】口服。一次4片，一日4次。2周为一个疗程。可连服三个疗程，或遵医嘱。

【使用注意】孕妇禁用。哺乳期妇女慎用。忌烟酒及辛辣、油腻食品。

【规格贮藏】0.5g/片。密闭，防潮。

泌宁胶囊

【处方组成】酢浆草、车前草、石椒草。

【功能主治】清热解毒、利尿通淋。主治湿热蕴结证。症见小便黄赤、灼热刺痛、少腹拘急、舌红苔黄腻、脉滑数。

【现代药理】具有抗炎、镇痛、解痉、抗菌等作用。

【临床应用】尿路感染、淋病、急性肾炎、慢性肾炎、非淋菌性尿道炎、前列腺炎、膀胱炎、妇科炎症、尿道结石感染等。临床以小便黄赤、灼热刺痛、少腹拘急为特征症状。

【用药特征】本成药长于清热解毒、利尿通淋，兼能活血止痛。适用于湿热郁结下焦、膀胱气化不利者。

【用法用量】口服。一次3粒，一日3次。

【使用注意】孕妇慎用。忌烟酒及辛辣、油腻食品。

【规格贮藏】0.3g/粒。密封。

尿清舒颗粒

【处方组成】车前草、虎杖、地胆草、山木通、野菊花、重楼。

【功能主治】清热利湿、利水通淋。主治湿热蕴结证。症见小便不利、淋沥涩痛、会阴区胀痛、口苦、舌红、苔黄腻、脉滑数。

【现代药理】具有抗菌、抗炎、利尿等作用。

【临床应用】尿路感染、慢性前列腺炎。临床以淋沥涩痛、会阴区胀痛为特征症状。

【用药特征】本成药为彝医验方研究而成，长于清热解毒，兼以活血利水。适用于湿热邪毒蕴结、血瘀入络者。

【用法用量】口服。一次10～20g，一日3次。

【使用注意】孕妇及身体虚寒者慎用。忌烟酒及辛辣、油腻食品。

【规格贮藏】10g/袋。密封。

宁泌泰胶囊

【处方组成】四季红、白茅根、大风藤、三棵针、仙鹤草、芙蓉叶、连翘。

【功能主治】清热解毒、利湿通淋。主治湿热蕴结证。症见小便不利、淋沥涩痛、尿血、舌红、苔黄腻、脉滑数。

【现代药理】具有抗炎、利尿、解痉、增强机体免疫力等作用。

【临床应用】下尿路感染、慢性前列腺炎、单纯性肾小球性血尿、膀胱过度活跃症、阴道炎等。临床以小便不利、淋沥涩痛、尿血为特征症状。

【用药特征】本成药长于利尿通淋、解毒散瘀，兼以清热凉血、活血解毒、养阴止血。用药利湿而不伤阴，驱邪而不伤正。适用于湿热蕴结血分兼出血者。

【用法用量】口服。一次3～4粒，一日3次；7天为一个疗程，或遵医嘱。

【使用注意】孕妇慎服、忌烟酒及辛辣、油腻食物。

【规格贮藏】0.38g/粒。密封。

清浊祛毒丸

【处方组成】金沙藤、大血藤、蒲公英、牡丹皮、虎杖、地黄、山茱萸、广山药、茯苓、泽泻、益母草、黄芪。

【功能主治】清热解毒、利湿祛浊。主治湿热下注证。症见尿频、尿急、尿痛、尿不尽、腰膝酸软、舌红苔黄腻、脉濡数。

【现代药理】具有抑制非细菌性前列腺炎等作用。

【临床应用】尿路感染、前列腺炎等。临床以尿频、尿急、尿痛、尿不尽、腰膝酸软为特征症状。

【用药特征】本成药为六味地黄丸加金沙藤、大血藤、蒲公英、虎杖、益母草、黄芪而成，长于清热解毒、利湿泻浊，兼以滋补肝肾，佐以益气。用药重在渗利泻浊，兼以补肝脾肾，避免苦寒伤阴耗气之弊。适用于湿热下注兼肝肾不足者。

【用法用量】口服。一次8g，一日3次。

【使用注意】孕妇禁用。儿童慎用。忌辛辣、油腻之品。

【规格贮藏】0.13g/10丸。密封。

肾安胶囊（片）

【处方组成】石椒草、肾茶、黄柏、白茅根、茯苓、白术、金银花、黄芪、泽泻、淡竹叶、灯心草、甘草。

【功能主治】清热解毒、利尿通淋。主治湿热蕴结证。症见小便不利、淋沥涩痛、舌红苔黄腻、脉濡数。

【现代药理】尚未检索到本成药相关的药理资料。

【临床应用】下尿路感染、肾病综合征、慢性肾功能衰竭等。临床以小便不利、淋沥涩痛为特征症状。

【用药特征】本成药长于清热解毒、利水通淋，兼以益气解表。适用于湿热蕴结下焦兼气虚者。

【用法用量】①胶囊：口服。一次1~2粒，一日3次；饭前服用。②片：口服。一次1~2片，一日3次；饭前服用。

【使用注意】孕妇慎用。忌辛辣、油腻之品。

【规格贮藏】①胶囊：0.4g/粒。密封。②片：0.4g/片。密封。

黄柏八味片

【处方组成】黄柏、香墨、栀子、甘草、红花、荜茇、牛胆粉、黑云香。

【功能主治】清热燥湿、凉血止血、固精。主要用于下焦湿热证。症见小便不利、淋沥涩痛、小便点滴而出甚则闭塞不通、尿血、经下过多、遗精、舌红苔黄腻、脉数。

【现代药理】具有抗炎、抗菌、利尿等作用。

【临床应用】急性肾盂肾炎、慢性肾盂肾炎、膀胱炎、急性前列腺炎、慢性前列腺炎、前列腺增生、附件炎、急性盆腔炎、慢性盆腔炎、阴道炎、宫颈炎等。临床以小便不利、尿血、尿痛、遗精为特征症状。

【用药特征】本成药为具有清热利湿、清热凉血、固精功能，兼能行气。适用于下焦湿热所致的尿血、淋证、癃闭、遗精。

【用法用量】口服。一次3~6片，一日2~3次。

【使用注意】肝郁气滞、脾肾两虚、膀胱气化不利所致者慎用。避免过度劳累。多饮水。忌烟酒及辛辣、油腻食品。

【规格贮藏】0.5g/片。密封。

龙金通淋胶囊

【处方组成】龙胆、鱼腥草、白花蛇舌草、金钱草、紫丹参、地黄、栀子、竹叶柴胡、黄芪、茯苓、熊胆粉、人工牛黄。

【功能主治】清热利湿、化瘀通淋。主治湿热瘀阻证。症见尿急、尿频、尿痛、胁痛、口苦、目赤、舌红苔黄腻、脉弦数有力。

【现代药理】尚未检索到本成药相关的药理资料。

【临床应用】前列腺炎、前列腺增生等。临床以尿急、尿痛、口苦、目赤为特征症状。

【用药特征】本成药苦寒，重在泻肝胆实火、利肝胆湿热，兼以利水通淋、活血化瘀，佐以益气养血、舒畅肝胆。有祛邪不忘扶正的特点。适用于肝胆实火或湿热下注较甚，兼有瘀热者。

【用法用量】口服。一次2~3粒，一日3次。

【使用注意】肝郁气滞、脾肾两虚、膀胱气化不利所致者慎用。避免过度劳累。多饮水。忌烟酒及辛辣、油腻食品。

【规格贮藏】0.46g/粒。密封。

连参通淋片

【处方组成】黄连、苦参、瞿麦、川木通、萹蓄、栀子、大黄、丹参、绵萆薢、茯苓、白术、石菖蒲、甘草。

【功能主治】清热祛湿、利水通淋。主治湿热下注证。症见尿频、尿急、尿痛、尿道红肿刺痒、尿道口有分泌物、舌红苔黄腻、脉濡数。

【现代药理】尚未检索到本成药相关的药理资料。

【临床应用】非淋菌性尿道炎的辅助治疗等。临床以尿频、尿急、尿痛、尿道口有分泌物为特征症状。

【用药特征】本成药实为八正散与萆薢分清饮合方加减而成。用药以清热祛湿、利水通淋为主，兼以分清化浊。适用于湿热下注，兼有湿浊不化、清浊不分者。

【用法用量】口服。一次4片，一日3次，疗程为2周。

【使用注意】肝郁气滞、脾肾两虚、膀胱气化不利所致者慎用。避免过度劳累。多饮水。忌烟酒及辛辣、油腻食品。

【规格贮藏】0.8g/片。密封，置阴凉处。

金萆通淋颗粒

【处方组成】金钱草、绵萆薢、瞿麦、黄柏、三七、川楝子、桃仁、乌药、牛膝。

【功能主治】清热利湿、行气活血。主治湿热下注、瘀血阻滞证。症见尿频、尿急、尿道灼热涩痛、尿浊、尿道口滴白、舌暗或红或有瘀点瘀斑、苔薄黄或黄腻、脉数或脉涩。

【现代药理】尚未检索到本成药相关的药理资料。

【临床应用】慢性非特异性前列腺炎等。临床以尿道灼热涩痛、尿浊、尿道口滴白为特征症状。

【用药特征】本成药以清热通淋为主，兼以活血化瘀、分清化浊、行气止痛。适用于湿热下注，瘀血阻滞兼清浊不分者。

【用法用量】开水冲服。一次1袋，一日3次。疗程4周。

【使用注意】肝郁气滞、脾肾两虚、膀胱气化不利所致者慎用。避免过度劳累。多饮水。忌烟酒及辛辣、油腻食品。

【规格贮藏】8g/袋。密封。

金砂五淋丸

【处方组成】海金沙、猪苓、瞿麦、大黄、赤芍、萹蓄、茯苓、白木通、黄柏、地黄、车前子、黄芩、当归。

【功能主治】清热、通淋。主治膀胱湿热证。症见小便浑浊、尿中带血、小便频数、淋沥作痛、舌红、脉数。

【现代药理】尚未检索到本成药相关的药理资料。

【临床应用】急性尿路感染、尿道结石等。临床以小便浑浊、尿中带血、小便频数为特征症状。

【用药特征】本成药重在清热通淋，兼以清热凉血，佐以消瘀。适用于下焦瘀热、损伤膀胱血络、气化不利者。

【用法用量】灯心草汤或温开水送服。一次6g，一日

2～3次。

【使用注意】肝郁气滞、脾肾两虚、膀胱气化不利所致者慎用。避免过度劳累。多饮水。忌烟酒及辛辣、油腻食品。

【规格贮藏】1g/20丸。密闭，防潮。

泌淋清胶囊

【处方组成】四季红、黄柏、酢酱草、仙鹤草、白茅根、车前草。

【功能主治】清热解毒、利尿通淋。主治湿热蕴结证。症见小便不利、淋沥涩痛、尿血、舌苔黄或黄腻、脉数或滑数。

【现代药理】具有抗菌、抗炎、镇痛、解痉等作用。

【临床应用】尿血、急性非特异性尿路感染、前列腺炎等。临床以小便不利、淋沥涩痛、尿血为特征症状。

【用药特征】本成药长于清热解毒、利尿通淋，兼以凉血止血。适用于下焦湿热蕴结兼出血者。

【用法用量】口服。一次3粒，一日3次；或遵医嘱。

【使用注意】孕妇慎服。服药期间忌烟、酒等刺激食物。

【规格贮藏】0.4g/粒。密封。

泌淋胶囊（颗粒）

【处方组成】四季红、酢浆草、车前草、石椒草。

【功能主治】清热解毒、利尿通淋。主治湿热蕴结证。症见小便不利、淋沥涩痛、舌苔黄或黄腻、脉滑数。

【现代药理】具有抗炎、抑菌、解痉等作用。

【临床应用】尿路感染、慢性前列腺炎等。临床以小便不利、淋沥涩痛为特征症状。

【用药特征】本成药具有清热解毒、利尿通淋作用。适用于湿热郁阻于下焦所致淋证之轻症。

【用法用量】①胶囊：口服。一次3粒，一日3次。②颗粒：口服。一次6g，一日3次。

【使用注意】孕妇慎服。服药期间忌烟、酒等刺激食物。

【规格贮藏】①胶囊：0.3g/粒。密封。②颗粒：6g/袋。密封。

附：热淋中成药特点比较

中成药名	功效		临床治疗主症	
	共同点	独有功效	相同主治	主治自身特点
导赤丸		泻火通便		心胸烦热、小便短赤、尿道灼热
八正片（胶囊、合剂、颗粒）		利尿通淋		尿频尿急、溺时涩痛
清淋颗粒		泻火、利尿通淋		尿频尿急、溺时涩痛
荡涤灵颗粒		利水通淋		小便频急、灼热涩痛、滴沥刺痛、口干
复方石淋通片（胶囊）		通淋排石		小便频数、灼热涩痛、尿时疼痛或突然中断、少腹拘急
复方石韦片		燥湿、利尿通淋		尿黄、赤涩热痛
泌尿宁颗粒（胶囊）		利尿、通淋止痛		赤涩热痛、腰痛、小腹坠痛
尿感宁颗粒		解毒通淋		小便短数、尿色黄赤
三金片（颗粒、胶囊）		解毒通淋		小便短赤、淋沥涩痛
肾舒颗粒		解毒通淋		尿色黄赤、灼热涩痛、小便频数、发热
五淋丸	清热利湿	分清泌浊、止淋	湿热下注证。症见尿频尿急、尿血、淋沥不畅、小腹急满、舌苔黄腻、脉滑数	尿急频数、淋沥涩痛、灼热黄赤、头晕乏力
清热通淋胶囊（丸、片）		利湿通淋		小便频急、尿道刺痛
消淋败毒散		解毒通淋		尿道灼痛、尿黄赤
金钱通淋口服液		利尿通淋		尿频尿急、灼热刺痛、腰痛拒按
妇科分清丸		活血止痛		尿频、血尿
三味蒺藜散		利尿		小便不利、水肿、尿闭
分清五淋丸		泻火、利尿通淋		尿频尿急、尿道灼热涩痛
肾复康胶囊（片）		益肾化浊		纳呆、腹胀
热淋清颗粒（片、胶囊）		泻火、利尿通淋		尿黄赤、淋沥灼热
淋通胶囊		泻火、利尿通淋		小便频数、尿急、尿痛
银花泌炎灵片		解毒通淋		发热恶寒、小便频急、尿道刺痛、心烦
泌宁胶囊		解毒通淋		小便黄赤、灼热刺痛、少腹拘急
尿清舒颗粒		利尿通淋		淋沥涩痛、会阴区胀痛
宁泌泰胶囊		解毒通淋		小便不利、淋沥涩痛、尿血
清浊祛毒丸		解毒祛浊		尿频、尿不尽、腰膝酸软
肾安胶囊（片）		解毒通淋		淋沥涩痛

续表

中成药名	功效		临床治疗主症	
	共同点	独有功效	相同主治	主治自身特点
黄柏八味片	清热利湿	燥湿、凉血止血、固精	湿热下注证。症见尿频尿急、尿血、淋沥不畅、小腹急满、舌苔黄腻、脉滑数	小便不利、尿血、遗精
龙金通淋胶囊	清热利湿	化瘀通淋		口苦、目赤
连参通淋片	清热利湿	利水通淋		尿频、尿急、尿痛、尿道口有分泌物
金草通淋颗粒	清热利湿	行气活血		尿道灼热涩痛、尿浊、尿道口滴白
金砂五淋丸	清热利湿	清热通淋		尿中带血、小便频数
泌淋清胶囊	清热利湿	解毒通淋		小便不利、尿血
泌淋胶囊（颗粒）	清热利湿	解毒通淋		小便不利、淋沥涩痛

二、石淋

金钱草片（颗粒、胶囊）

【处方组成】金钱草。

【功能主治】清热利湿、利尿通淋。主治湿热下注证。症见小便频数短涩、淋沥疼痛、尿色赤黄、腰腹疼痛甚至尿挟砂石、口咽干燥、舌苔黄腻、脉滑数。

【现代药理】具有抗实验性肾结石形成、利胆、抗炎、增强免疫功能等作用。

【临床应用】下尿路感染、尿道结石等。临床以小便频数短涩、淋沥疼痛、腰痛、口咽干燥为特征症状。

【用药特征】本成药长于清热利湿、利水通淋，但排石之力较弱。适用于湿热下注较轻者。

【用法用量】①片：口服。一次4~8片，一日3次。②颗粒：开水冲服。一次10g，一日3次。③胶囊：口服。一次3~6粒，一日3次。

【使用注意】双肾结石或结石直径≥1.5cm或结石嵌顿时间长的病例忌用。肝郁气滞、脾肾两虚、膀胱气化不利所致者慎用。避免过度劳累。多饮水。忌烟酒及辛辣、油腻食品。

【规格贮藏】①片：0.30g/片。密封。②颗粒：10g/袋。密封。③胶囊：0.4g/粒。密封。

石淋通片（颗粒）

【处方组成】广金钱草浸膏。

【功能主治】清热利尿、通淋排石。主治湿热下注证。症见小便频数短涩、淋沥疼痛、尿色赤黄、腰腹疼痛甚至尿挟砂石、口咽干燥、舌苔黄腻、脉滑数。

【现代药理】具有抗炎、利尿、排石等作用。

【临床应用】下尿路感染、尿路结石等。临床以小便频数短涩、淋沥疼痛、腰痛、口干为特征症状。

【用药特征】本成药长于清热利尿，但通淋排石之功较弱。适用于湿热阻滞下焦之轻症。

【用法用量】①片：口服。一次5片，一日3次。②颗粒：开水冲服。一次15g，一日3次。

【使用注意】双肾结石或结石直径≥1.5cm或结石嵌顿时间长者禁用。肝郁气滞、脾肾两虚者慎用。多饮水、配合适量运动。忌食辛辣、油腻和煎炸类食物。

【规格贮藏】①片：含干浸膏0.12g/片。密封。②颗粒：15g/袋（相当于总药材15g）。密封（10~30℃）。

复方金钱草颗粒

【处方组成】广金钱草、车前草、石韦、玉米须。

【功能主治】清热利湿、通淋排石。主治湿热下注证。症见小便短数、尿色黄赤、尿道灼热刺痛或排尿时突然中断、少腹拘急或腰腹绞痛难忍或痛引腰腹、苔黄腻、脉滑数。

【现代药理】具有抗炎、镇痛、排石等作用。

【临床应用】尿路感染、尿道结石。临床以小便短数或排尿时突然中断、少腹拘急为特征症状。

【用药特征】本成药长于利湿通淋排石，具有利尿排石兼顾的特点。适用于湿热下注石淋证。

【用法用量】用开水冲服。一次1～2袋，一日3次。

【使用注意】双肾结石或结石直径≥1.5cm或结石嵌顿时间长的病例禁用。肝郁气滞、脾肾阳虚者慎用。多饮水，适当运动。忌食辛辣、油腻和煎炸类食物。

【规格贮藏】3g/袋（无蔗糖）（相当于总药材4.9g）。密封。

净石灵胶囊

【处方组成】黄芪、淫羊藿、巴戟天、广金钱草、萹蓄、海金沙、车前子、滑石、冬葵子、茯苓、鸡内金、当归、桃仁、赤芍、延胡索（醋制）、夏枯草、甘草。

【功能主治】益气温阳、利尿排石。主治脾肾亏虚、膀胱气化无权证。症见小便艰涩、尿道窘迫疼痛或排尿突然中断甚至尿中夹带砂石、少腹拘急或腰腹绞痛难忍、尿中带血、面色少华、精神萎顿、少气乏力、脉细弱。

【现代药理】具有利尿、增强平滑肌蠕动等作用。

【临床应用】尿道结石。临床以小便艰涩、尿道窘迫疼痛、尿中带血、面色少华、少气乏力为特征症状。

【用药特征】本成药长于益气温阳、利尿排石，兼以活血止痛。用药重在通淋止痛，活血化瘀之功亦较为突出。适用于脾肾亏虚、瘀血阻滞伴见疼痛明显者。

【用法用量】口服。一次5粒，一日3次（疗程为6周左右）。饭后1小时饮水300～500ml，并做跳跃运动10～15次，体弱者酌减。每次排尿注意结石排出情况。

【使用注意】孕妇禁用。双肾结石或结石直径≥1.5cm或结石嵌顿时间长的病例禁用。湿热炽盛所致石淋、热淋、未见脾肾两虚者慎用。忌食生冷。

【规格贮藏】0.3g/粒。密封。

尿路通片

【处方组成】金钱草、海金沙、冬葵子、鸡内金（炒）、泽泻、小蓟、芒硝、郁金、延胡索（醋制）。

【功能主治】清热利湿、通淋排石。主治下焦湿热证。症见尿色黄赤、淋沥频数、小便艰涩或尿时突然中断甚至尿夹砂石、少腹拘急或腰腹疼痛难忍、尿中带血、舌红、苔薄黄、脉弦数。

【现代药理】具有利尿、抑制结石形成、镇痛等作用。

【临床应用】尿道结石。临床以小便淋沥频数、小便艰涩、少腹拘急为特征症状。

【用药特征】本成药长于清热凉血、通淋排石，兼有止痛。用药排石、化石结合。适用于湿热阻滞下焦、郁结脉络，以疼痛为主者。

【用法用量】口服。一次4～6片，一日3次。或遵医嘱。

【使用注意】孕妇及哺乳期妇女禁用。双肾结石或结石直径≥1.5cm或结石嵌顿时间长的病例禁用。多饮水，宜适量跑、跳运动。忌辛辣、油腻和煎炸食品。

【规格贮藏】0.3g/片。密封。

肾石通颗粒（丸、片）

【处方组成】金钱草、王不留行（炒）、萹蓄、瞿麦、海金沙、鸡内金（烫）、丹参、牛膝、延胡索（醋制）、木香。

【功能主治】清热通淋、化瘀排石。主治湿热下注、热瘀搏结证。症见小便短数、灼热刺痛、艰涩不畅、尿中带血、尿流突然中断或尿夹砂石、少腹拘急甚至腰腹疼痛难忍、舌红、苔黄、脉弦数。

【现代药理】具有抗炎、排石等作用。

【临床应用】尿道结石。临床以小便短数、灼热刺痛、艰涩不畅、尿中带血为特征症状。

【用药特征】本成药长于化瘀排石，兼以利湿消肿。用药重在活血化瘀，有引血下行之效，使得药物直达病所。适用于下焦瘀热搏结者。

【用法用量】①颗粒：温开水冲服。一次1袋，一日2次。②丸：口服。一次1袋，一日2次。③片：口服。一次4片，一日2次。

【使用注意】孕妇及有出血倾向者禁用。双肾结石，结石直径≥1.5cm或结石嵌顿时间长的病例禁用。肝郁气滞、脾肾亏虚所致的淋证慎用。忌食辛辣、油腻和煎炸类食物。

【规格贮藏】①颗粒：15g/袋。密封。②丸：2g/袋。密封。③片：0.52g/片。密封。

消石片

【处方组成】半边莲、郁金、铁线草、猪苓、琥珀、

核桃、红穿破石、水河剑、威灵仙、乌药。

【功能主治】清热利尿、通淋排石。主治湿热下注、热瘀搏结证。症见小便黄赤、频急短涩、尿道窘迫疼痛、尿流不畅或尿流中断甚至尿夹砂石、少腹拘急或痛引腰腹、舌红、苔薄黄、脉弦或弦数。

【现代药理】具有利尿、排石等作用。

【临床应用】尿道结石。临床以小便黄赤、频急短涩、尿道窘迫疼痛、少腹拘急为特征症状。

【用药特征】本成药长于清热通淋、活血化瘀，兼以理气止痛，排石之功较弱。用药利水通淋与活血化瘀并重。适用于湿热淋证，兼瘀热搏结者。

【用法用量】口服。一次4～6片，一日3次。

【使用注意】孕妇及有活动性出血者禁用。双肾结石，结石直径≥1.5cm或结石嵌顿时间长的病例禁用。宜多饮水，适量跑、跳运动。忌食用辛辣、油腻和煎炸食品。

【规格贮藏】0.32g/片（相当于总药材3g）。密封。

排石颗粒

【处方组成】连钱草、车前子（盐水炒）、苘麻子、川木通、石韦、瞿麦、滑石、徐长卿、忍冬藤、甘草。

【功能主治】清热利水、通淋排石。主治下焦湿热内蕴证。症见小便艰涩、尿中带血、尿道窘迫疼痛、尿流不畅或尿流中断甚至尿夹砂石、少腹拘急或痛引腰腹、舌红、苔薄黄、脉弦或弦数。

【现代药理】具有抗结石、利尿、抗炎、镇痛等作用。

【临床应用】尿道结石。临床以小便艰涩、尿中带血、尿道窘迫疼痛为特征症状。

【用药特征】本成药长于利尿通淋、利水排石，兼以清热解毒。适用于湿热郁结、结石阻滞脉络兼有轻度热毒郁结者。

【用法用量】开水冲服。一次1袋，一日3次。或遵医嘱。

【使用注意】孕妇禁用。双肾结石或结石直径≥1.5cm或结石嵌顿时间长的病例禁用。久病伤正，兼见肾阴不足或脾气亏虚等证者慎用。多饮水、配合适量运动。忌食辛辣、油腻和煎炸类食物。

【规格贮藏】颗粒：5g/袋（无糖型）；20g/袋。密封。

五淋化石丸（胶囊）

【处方组成】广金钱草、海金沙、车前子、石韦、琥珀、沙牛、鸡内金、泽泻、延胡索（醋制）、黄芪、甘草。

【功能主治】利湿通淋、除石止痛。主治湿热蕴结下焦、膀胱气化不利证。症见尿短频急、淋沥涩痛、尿中带血、少腹拘急、腰腹疼痛、滴沥不尽或尿柱细软、尿道口米泔样或糊状浊物、会阴不适、睾丸疼痛、大便干结、苔黄腻、脉滑数。

【现代药理】具有抗炎、抗菌、解热、镇痛、排石等作用。

【临床应用】尿路感染、尿路结石、慢性前列腺炎。临床以尿短频急、会阴不适、睾丸疼痛为特征症状。

【用药特征】本成药长于利尿通淋、消石排石止痛，兼以益气。用药重在排石止痛。适用于湿热下注结石梗阻经络所致的石淋、热淋、精浊。

【用法用量】①丸：口服。一次5丸，一日3次。②胶囊：口服。一次5粒，一日3次。

【使用注意】双肾结石或结石直径≥1.5cm或结石嵌顿时间长的病例禁用。脾肾亏虚的气淋、劳淋慎用。加饮水，避免憋尿，适量运动。忌辛辣、油腻和煎炸类食物。

【规格贮藏】①丸：2.5g/10丸（相当于总药材3g）。密封。②胶囊：0.3g/粒。密封。

结石通片（胶囊）

【处方组成】广金钱草、鸡骨草、石韦、白茅根、海金沙草、车前草、玉米须、茯苓。

【功能主治】清热利湿、通淋排石、止痛止血。主治下焦湿热证。症见小便黄赤、频急短涩、淋沥疼痛、尿流不畅或尿流中断甚至尿夹砂石、少腹拘急或痛引腰腹、口苦、苔黄腻、脉滑数。

【现代药理】具有利尿、排石、抗炎、抗菌、改善肾功能等作用。

【临床应用】尿路感染、尿路结石。临床以小便黄赤、频急短涩、淋沥疼痛甚则血尿为特征症状。

【用药特征】本成药长于清热利湿、止血，兼有一定的利水之功，作用平和。适用于水湿阻滞或热邪迫血妄行较轻者。

【用法用量】①片：口服。一次5片，一日3次。②胶囊：口服。一次4粒，一日3次。

【使用注意】孕妇禁用。双肾结石或结石直径≥1.5cm或结石嵌顿时间长的病例禁用。肝郁气滞、脾肾亏虚、膀胱气化不行所致的淋证慎用。忌食辛辣、油腻和煎炸类食物。

【规格贮藏】①片：0.3g/片（相当于原药材2g）。密封。②胶囊：0.35g/粒。密封。

泌石通胶囊

【处方组成】槲叶干浸膏、滑石粉。

【功能主治】清热利湿、行气化瘀。主治湿热下注、气滞血瘀证。症见小便黄赤、频急短涩、淋沥疼痛、苔黄腻、脉滑数。

【现代药理】具有利尿、抑制肾组织含钙结晶沉积等作用。

【临床应用】肾结石或输尿管结石在1.0cm以下者。临床以小便黄赤、频急短涩、淋沥疼痛为特征症状。

【用药特征】本成药重在利水通淋，兼以行气化瘀。适用于石淋属湿热下注，气滞血瘀轻证。

【用法用量】口服。一次2粒，一日3次。

【使用注意】孕妇慎用。出现胃脘不适、头眩、血压升高者应停药。结石>1.0cm者禁用。宜多饮水。忌食辛辣、煎炸类食物。

【不良反应】偶有胃脘不适、头眩、血压升高者。

【规格贮藏】0.45g/粒。密封，置阴凉干燥处。

荡石胶囊（片）

【处方组成】茼麻子、石韦、海浮石、蛤壳、茯苓、小蓟、玄明粉、牛膝、甘草。

【功能主治】清热利尿、通淋排石。主治湿热下注证。症见小便频急短涩、淋沥疼痛、尿流不畅或尿流中断甚至尿夹砂石、尿血、少腹拘急或痛引腰腹、苔黄腻、脉滑数。

【现代药理】具有利尿、排石、抗菌等作用。

【临床应用】肾结石、输尿管结石、膀胱结石等尿道结石。临床以小便频急短涩、淋沥疼痛、尿流不畅或尿流中断、尿血、少腹拘急为特征症状。

【用药特征】本成药长于清热利尿、软坚散结、通淋排石，兼以清热止血，佐以活血。适用于石淋、血淋属湿热下注者。

【用法用量】①胶囊：口服。一次6粒，一日3次。②片：口服。一次6片，一日3次。

【使用注意】孕妇忌服。忌辛辣、油腻、煎炸类食物。

【规格贮藏】①胶囊：0.3g/粒，密封。②片：0.3g/片（片芯）。密封。

琥珀消石颗粒

【处方组成】赤小豆、当归、琥珀、海金沙、金钱草、鸡内金、蒲黄、牛膝、郁金。

【功能主治】清热利湿、通淋消石。主治湿热瘀结证。症见腰腹疼痛、排尿困难、小便淋沥不尽、尿血、舌红苔黄、脉弦或弦数。

【现代药理】具有抗炎、抑制肾组织含钙结晶沉积等作用。

【临床应用】肾结石、输尿管结石、膀胱结石。临床以腰腹疼痛、排尿困难、小便淋沥不尽、尿血为特征症状。

【用药特征】本成药长于清热利湿、通淋消石，兼以活血止血。用药重在消石排石，兼以止血不留瘀。适用于石淋、血淋属湿热瘀结证者。

【用法用量】冲服。一次30g，一日2次；或遵医嘱。

【使用注意】素体虚寒者不宜服用。本品所含沉淀是有效成分，服用时将沉淀物一同服下。忌辛辣、油腻、煎炸类食物。

【规格贮藏】15g/袋。密封。

结石康胶囊

【处方组成】三叶青、广金钱草、海金沙、琥珀、预知子、黄芪、毛柱铁线莲、延胡索、乌药、三棱、鸡内金、威灵仙。

【功能主治】清热利湿、益气活血、利尿排石。主治湿热蕴结兼气滞血瘀证。症见腰腹疼痛、排尿困难、小便淋沥不尽、尿血、舌红苔黄、脉弦或弦数。

【现代药理】具有抑制草酸钙结晶形成、利尿、抗菌、抗炎和镇痛作用。

【临床应用】肾结石、输尿管结石、膀胱结石。临床以腰腹疼痛、排尿困难、小便淋沥为特征症状。

【用药特征】本成药除有清热利湿、利尿排石作用外，兼有行气活血、止痛作用。适用于湿热蕴结、气虚血瘀所致的肾、输尿管或膀胱的小结石（结石横径≤1.0cm，纵径≤1.8cm），或是肾、输尿管结石经过体外碎石后，粉碎之结石在肾、输尿管内结集凝结成团块状或条索状不能自排者。

【用法用量】口服。一次4粒，一日3次。2个月为一个疗程。

【使用注意】结石部位远端出现输尿管畸形、狭窄、梗塞及手术瘢痕粘连者、合并严重前列腺增生影响排尿或尿道狭窄者、发生结石嵌顿者禁用。病情重者慎用。本品适用于肾功能良好、无中度以上肾积水患者。结石在某一部位滞留时间超过1年者，建议考虑其他方法治疗。忌辛辣、油腻食物。

【不良反应】个别患者服药后出现恶心、呕吐、头晕等症状；极个别患者尿常规检测可见少许白细胞、红细胞。

【规格贮藏】0.38g/粒。密封，防潮。

尿石通丸

【处方组成】广金钱草、海金沙、茯苓、车前草、苘麻子、川木通、丝瓜络、鸡内金、枳实、牛膝。

【功能主治】清热祛湿、行气逐瘀、通淋排石。主治湿热下注、气滞血瘀证。症见少腹拘急、腰部隐痛、钝痛或腰部、小腹疼痛如掣如绞、小便频数短赤、涩痛、舌质红、苔黄或黄白相兼而腻、脉弦紧或涩。

【现代药理】具有排石、降低肌酐、尿素氮等作用。

【临床应用】尿路结石、慢性非细菌性前列腺炎等。临床以少腹拘急、腰部隐痛、钝痛或腰部、小腹疼痛如掣如绞为特征症状。

【用药特征】本成药重在清热祛湿、通淋排石，兼以行气祛瘀药。适用于气滞湿阻型尿路结石以及震波碎石后者。

【用法用量】口服。一次4g，一日2次，1个半月为一个疗程。

【使用注意】孕妇慎用。本品应在医生指导下使用，尤其是尿路狭窄、结石合并感染或鹿角状结石者。服药期间可适当饮水，以利排石。忌辛辣、油腻食物。

【不良反应】个别患者发生恶心、纳呆、口淡。

【规格贮藏】4g/袋；7g/袋。密闭，防潮。

附：石淋中成药特点比较

中成药名	功效		临床治疗主症	
	共同点	独有功效	相同主治	主治自身特点
金钱草片（颗粒、胶囊）	通淋排石	清热利湿	湿热下证。症见小便频数短涩、淋沥疼痛、尿色赤黄、腰腹疼痛甚至尿挟砂石、口咽干燥、舌苔黄腻、脉滑数	小便频数短涩、淋沥疼痛
石淋通片（颗粒）		清热利湿		小便频数短涩、淋沥疼痛
复方金钱草颗粒		清热利湿		小便短数或排尿时突然中断、少腹拘急
净石灵胶囊		益气温阳		小便艰涩、尿道窘迫疼痛、尿中带血
尿路通片		清热利湿		小便淋沥频数、小便艰涩或尿时突然中断甚至尿夹砂石、少腹拘急
肾石通颗粒（片、丸）		化瘀排石		小便短数、灼热刺痛、艰涩不畅、尿中带血
消石片		清热利尿		小便黄赤、频急短涩、尿道窘迫疼痛
排石颗粒		清热利水		小便艰涩、尿中带血、尿道窘迫疼痛
五淋化石丸（胶囊）		利湿止痛		尿短频急、会阴不适、睾丸疼痛

续表

中成药名	功效		临床治疗主症	
	共同点	独有功效	相同主治	主治自身特点
结石通片（胶囊）	通淋排石	清热利湿、止痛止血	湿热下证。症见小便频数短涩、淋沥疼痛、尿色赤黄、腰腹疼痛甚至尿挟砂石、口咽干燥、舌苔黄腻、脉滑数	小便黄赤、频急短涩、淋沥疼痛甚则血尿
泌石通胶囊		清热利湿、行气化瘀		小便黄赤、频急短涩
荡石胶囊（片）		清热利尿		小便频急短涩、淋沥疼痛、尿流不畅或尿流中断甚至尿夹砂石、尿血
琥珀消石颗粒		清热利湿		腰腹疼痛、排尿困难、尿血
结石康胶囊		清热利湿、益气活血		腰腹疼痛、排尿困难
尿石通丸		清热祛湿、行气逐瘀		少腹拘急、腰部隐痛、钝痛或腰部、小腹疼痛如掣如绞

三、膏淋

萆薢分清丸

【处方组成】粉萆薢、益智仁（炒）、乌药、石菖蒲、甘草。

【功能主治】分清化浊、温肾利湿。主治肾不化气、清浊不分证。症见小便频数、尿液浑浊或如米泔、淋沥不畅、舌淡苔薄、脉滑数。

【现代药理】具有解痉、利尿、镇静、抗菌等作用。

【临床应用】慢性前列腺炎。临床以小便频数、尿液浑浊或如米泔、淋沥不畅为特征症状。

【用药特征】本成药长于分清泌浊、温肾利湿，兼能益肾缩尿。适用于肾气不化、清浊不分之白浊、尿频。

【用法用量】口服。成人一次6~9g，一日2次。7岁以上儿童服成人二分之一量；3~7岁服三分之一量。

【使用注意】膀胱湿热壅盛所致小便白浊及尿频、淋沥涩痛者慎用。忌食生冷、油腻、辛辣刺激食物。

【规格贮藏】6g/袋。密封。

四、劳淋

无比山药丸

【处方组成】山药、肉苁蓉、菟丝子、牛膝、熟地黄、山茱萸（蒸）、巴戟天、五味子（蒸）、杜仲（姜汁炒）、茯苓、泽泻、赤石脂（煅）。

【功能主治】健脾补肾。主治脾肾两虚证。症见小便淋沥、日久不愈、遇劳即发、食少肌瘦、腰膝酸软、目眩耳鸣、舌淡、脉沉弱或缓。

【现代药理】具有增强免疫功能、抗骨质疏松等作用。

【临床应用】尿道综合征、尿路感染、肾病综合征、骨质疏松等。临床以小便淋沥、日久不愈、遇劳即发、腰膝酸软为特征症状。

【用药特征】本成药源自古方无比山药丸，长于健脾益气、补肾益精，兼以收敛固涩，佐以利水。用药补中有通，使补而不滞。适用于脾肾两虚之劳淋。此外，本方补肾壮腰较强，还可主治脾肾两虚所致之带下、骨质疏松等。

【用法用量】口服。一次9g，一日2次。

【使用注意】孕妇慎用。外感或实热内盛者不宜服用。宜饭前服用。忌油腻食物。

【规格贮藏】3g/40丸。密封。

五、血淋

血尿胶囊

【处方组成】棕榈子、菝葜、薏苡仁。

【功能主治】清热利湿、凉血止血。主治湿热蕴结膀胱证。症见小便色红或尿中带血、灼热涩痛或淋沥不畅、尿中断续、少腹拘急、口咽干燥、舌苔黄腻、脉滑数。

【现代药理】具有利尿、止血、抗菌、增强免疫功能等作用。

【临床应用】急性肾盂肾炎血尿、慢性肾盂肾炎血尿、肾小球肾炎血尿、尿道结石血尿、肾挫伤血尿、不明原因引起的血尿。临床以小便色红或尿中带血、灼热涩痛或淋沥不畅为特征症状。

【用药特征】本成药长于清热利湿、凉血止血。适用于湿热郁阻、热灼血络较轻者。

【用法用量】口服。一次5粒，一日3次，饭后开水吞服或遵医嘱。

【使用注意】孕妇慎用。清淡饮食。忌辛辣、厚味之品。

【规格贮藏】0.35g/粒（相当于生药材3.14g）。密封。

血尿安片（胶囊）

【处方组成】白茅根、小蓟、肾茶、黄柏。

【功能主治】清热利湿、凉血止血。主治湿热蕴结证。症见尿血、尿频、尿急、尿痛、舌红苔黄、脉数或滑数。

【现代药理】具有抗炎、利尿、抗菌等作用。

【临床应用】尿路感染、单纯性血尿等。临床以尿血、尿频、尿急、尿痛为特征症状。

【用药特征】本成药长于凉血止血、清热利湿，药性平和。适用于湿热蕴结型隐匿型肾炎引起的单纯血尿。

【用法用量】①片：口服。一次2片，一日3次。②胶囊：口服。一次4粒，一日3次。

【使用注意】孕妇慎服。忌辛辣、香燥食物。

【规格贮藏】①片：0.6g/片。密封。②胶囊：0.35g/粒。密封。

尿通卡乃其片

【处方组成】酸浆、黄瓜子、血竭、西黄蓍胶、阿拉伯胶、巴旦仁、甘草浸膏、乳香、芹菜子、阿片。

【功能主治】止痛、利尿。主治湿热下注证。症见尿痛、尿不尽、尿血、尿道流脓、舌红苔黄、脉数或滑数。

【现代药理】具有抗菌、抗炎、利尿等作用。

【临床应用】尿路感染。临床以尿痛、尿不尽、尿血、尿道流脓为特征症状。

【用药特征】本成药长于清热解毒、除腐排脓，兼以行气活血、通络止痛，佐以补肾固精、收敛止血。全方寒温并用，药性趋于平和。适用于湿热郁遏血分者。

【用法用量】口服。一次3～5片，一日2次。

【使用注意】孕妇忌服。忌辛辣、香燥食物。

【规格贮藏】0.5g/片。密封。

附：血淋中成药特点比较

中成药名	功效		临床治疗主症	
	共同点	独有功效	相同主治	主治自身特点
血尿胶囊	凉血止血	清热利湿	湿热下注所致血淋证。症见小便色红或尿中带血、灼热涩痛或淋沥不畅、舌苔黄腻、脉滑数	小便色红或尿中带血、灼热涩痛或淋沥不畅
血尿安片（胶囊）		清热利湿		尿血、尿频、尿急、尿痛
尿通卡乃其片		止痛、利尿		尿痛、尿不尽、尿血、尿道流脓

第 6 章　气血津液病症

第一节　血浊

一、痰浊瘀阻

山楂精降脂片

【处方组成】山楂。

【功能主治】化浊降脂。主治痰浊瘀阻证。症见胸闷、肢麻、体胖、乏力、纳呆脘痞、神疲倦怠、苔腻、舌质暗或有瘀斑、脉弦涩。

【现代药理】具有调血脂、抗心肌缺血等作用。

【临床应用】高脂血症、冠心病和高血压的辅助治疗。临床以胸闷、肢麻、神疲倦怠、纳呆脘痞为特征症状。

【用药特征】本成药为药食同源制剂，整体力量偏轻。重在降脂化浊，兼以醒脾、活血化瘀。适用于轻度高脂血症者。

【用法用量】口服。一次1～2片，一日3次。

【使用注意】孕妇慎用。不宜久服。脾胃虚弱者慎用。饮食宜清淡。

【规格贮藏】0.3g/片。密封，置阴凉处。

荷丹片（胶囊）

【处方组成】荷叶、丹参、山楂、番泻叶、补骨脂（盐炒）。

【功能主治】化痰降浊、活血化瘀。主治痰浊挟瘀证。症见形体肥胖、头晕头重、心悸气短、胸闷胸痛、肢麻、倦怠乏力、口苦口黏、苔白腻、脉弦滑。

【现代药理】具有降血脂、减少动脉粥样硬化斑块发生率等作用。

【临床应用】高脂血症。临床以形体肥胖、头晕心悸、胸闷倦怠、腰膝酸软为特征症状。

【用药特征】本成药重在通腑降浊，兼以活血化瘀，佐以补肾助阳。用药醒脾化浊兼顾。适用于痰浊挟瘀

型高脂血症兼有肾阳不足者。

【用法用量】①片：口服。糖衣片一次5片，薄膜衣片一次2片，一日3次；饭前服用。8周为一个疗程，或遵医嘱。②胶囊：一次4粒，一日3次；饭前服。8周为一个疗程，或遵医嘱。

【使用注意】孕妇禁服。脾胃虚寒、便溏者忌服。不宜久服。饮食宜清淡。

【不良反应】偶见腹泻、恶心、呕吐、口干。

【规格贮藏】①片：0.73g/片。密封。②胶囊：0.33g/粒。密封。

葶苈降血脂片

【处方组成】葶苈子、茵陈、泽泻、山楂、黄芩、大黄、木香。

【功能主治】宣通导滞、消痰渗湿。主治痰湿阻滞证。症见头晕目眩、四肢沉重、肢麻、胸闷腹胀、纳呆呕恶、便秘、苔黄或白腻、脉沉或滑。

【现代药理】具有调血脂等作用。

【临床应用】高脂血症。临床以眩晕、肢体沉重、胸闷腹胀、便秘为特征症状。

【用药特征】本成药重在清热利湿，化痰导浊之力突出，兼以行气活血。用药重在攻逐泻浊，兼以活血行气。适用于高脂血症属湿热郁阻较重，兼有气滞血瘀者。

【用法用量】口服。一次2～3片，一日3次。一个疗程30天。

【使用注意】孕妇禁用。体弱者忌用。饮食宜清淡，忌食辛辣、生冷、油腻食物。

【不良反应】偶见大便次数增多。

【规格贮藏】0.3g/片。密封，置阴凉处。

通脉降脂片

【处方组成】笔管草、荷叶、三七、川芎、花椒。

【功能主治】化浊降脂、活血通络。主治痰瘀阻滞证。

症见胸闷泛恶、头晕头重、肢体麻木、纳呆食少、头重体困、神疲倦怠、舌暗红、脉弦滑或弦涩。

【现代药理】具有调血脂、抗血栓形成等作用。

【临床应用】高脂血症、动脉粥样硬化等。临床以胸闷泛恶、头晕肢麻、身重神疲为特征症状。

【用药特征】本成药重在化浊醒脾、活血利水，兼以升发清阳。用药寒热并施，药性平和。适用于高脂血症兼见清阳不升者。

【用法用量】口服。一次4片，一日3次。

【使用注意】孕妇禁用。饮食宜清淡。

【不良反应】偶见轻度腹泻。

【规格贮藏】0.21g/片。密封。

血脂康胶囊（片）[脂必妥胶囊（片）]

【处方组成】红曲。

【功能主治】化浊降脂、活血化瘀、健脾消食。主治痰阻血瘀证。症见头晕头重、胸闷泛恶、腹胀、纳呆、肢体麻木、心悸气短、舌暗红或有瘀斑瘀点、脉弦滑或弦涩。

【现代药理】具有调血脂、抗动脉粥样硬化、改善胰岛素抵抗等作用。

【临床应用】高脂血症、高黏血症、脂肪肝、高血压等。临床以胸闷泛恶、腹胀、纳呆为特征症状。

【用药特征】本成药专于消导化浊、活血、醒脾降脂。适用于痰瘀阻滞的轻型高脂血症。

【用法用量】①胶囊：口服。一次2粒，一日2次。早晚饭后服用。轻、中度患者一日2粒。晚饭后服用或遵医嘱。②片：口服。一次2片，一日2次，早晚饭后服用；轻、中度患者一日2片，晚饭后服用或遵医嘱。

【使用注意】孕妇及哺乳期妇女慎用。有肝病史者尤其要注意肝功能的监测。定期检查血脂、血清转氨酶和肌酸激酶。在本品治疗过程中，如发生血清转氨酶增高达正常高限3倍或血清肌酸激酶显著增高时，应停用本品。饮食宜清淡，忌油腻食物。

【不良反应】偶见胃肠道不适，如胃痛、腹胀、胃部灼热等。偶可引起血清转氨酶和肌酸激酶可逆性升高。罕见乏力、口干、头晕、头痛、肌痛、皮疹、胆囊疼痛、浮肿、结膜充血和泌尿道刺激症状。

【规格贮藏】①胶囊：0.3g/粒。密封。②片：0.4g/片。密封。

血脂灵片

【处方组成】泽泻、决明子、山楂、制何首乌。

【功能主治】化浊降脂、润肠通便。主治痰浊阻滞证。症见形体肥胖、肢麻沉重、头晕头重、耳鸣心悸、腰膝酸软、胸闷胸痛、体困乏力、腹胀、纳呆或恶心、大便干燥、舌苔白腻、脉象濡滑。

【现代药理】具有调血脂、抗动脉粥样硬化形成等作用。

【临床应用】高脂血症。临床以形体肥胖、肢麻沉重、头晕头重、腰膝酸软为特征症状。

【用药特征】本成药重在利湿化浊、通便降脂，兼以活血、消食，佐以滋肾。用药甘淡利湿为主，兼以活血补肾。适用于高脂血症痰浊阻滞兼有肝肾不足者。

【用法用量】口服。一次4～5片，一日3次。

【使用注意】孕妇、哺乳期妇女慎用。严重胃溃疡、胃酸分泌多者禁用或慎用。有肝病史者尤其要注意肝功能的监测。饮食宜清淡。

【规格贮藏】0.3g/片。密封。

血脂宁丸

【处方组成】决明子、山楂、荷叶、制何首乌。

【功能主治】化浊降脂、润肠通便。主治痰浊阻滞证。症见头重体困、胸闷肢麻、纳呆脘痞、大便干燥、舌质暗苔白腻、脉弦涩或弦滑。

【现代药理】具有调血脂、改善血液流变性、增强冠状动脉的血液循环、抗心律失常等作用。

【临床应用】高脂血症、冠心病、心律失常等。临床以头重困倦、纳呆脘痞、腰膝酸软、大便干燥为特征症状。

【用药特征】本成药重在利湿化浊、润肠通便，兼以活血补肾，佐以升阳健脾。用药利湿泻浊为主，兼以醒脾活血。适用于高脂血症痰浊阻滞兼有肝肾不足、清阳不升者。

【用法用量】口服。一次2丸，一日2～3次。

【使用注意】孕妇、哺乳期妇女慎用。严重胃溃疡、

胃酸分泌多者慎用。有肝病史者尤其要注意肝功能的监测。饮食宜清淡。

【规格贮藏】9g/丸。密封。

降脂排毒胶囊

【处方组成】大黄、决明子、山楂、茵陈、泽泻、栀子、莪术、何首乌、柴胡。

【功能主治】清热解毒、化瘀降脂。主治痰浊瘀血证。症见体重困倦、胸闷肢麻、纳呆脘痞、大便干燥、面色晦暗、舌红苔黄腻、脉弦涩或弦滑。

【现代药理】具有调血脂、改善血液流变性等作用。

【临床应用】高脂血症、便秘、肥胖症等。临床以体重困倦、大便干燥、纳呆脘痞、面色晦暗为特征症状。

【用药特征】本成药重在攻逐热毒、活血化瘀，清热泻下作用较强为其特点。适用于高脂血症痰浊瘀血证兼有热毒者。

【用法用量】口服。一次2粒，一日1~2次。主治减肥清火时，可一日服用3次，一次2粒。

【使用注意】孕妇禁服。脾虚便溏者慎服。饮食宜清淡。

【规格贮藏】0.5g/粒。密封。

保利尔胶囊

【处方组成】广枣、丹参、肉豆蔻、栀子、川楝子、茜草、红花、麦冬、三七、土木香、木香、檀香、人工牛黄、牛心、降香、大黄、木通、黄芪、荜茇、人工麝香、诃子。

【功能主治】行气活血、化瘀解滞、升清降浊。主治气滞血瘀、痰浊内阻证。症见胸闷、气短、心胸刺痛、眩晕、头痛、舌暗或有伴有瘀斑、瘀点、苔腻、脉弦涩或弦滑。

【现代药理】具有调血脂、降血压等作用。

【临床应用】高脂血症。临床以胸闷气短、心胸刺痛、眩晕头痛为特征症状。

【用药特征】本成药长于升清降浊，众多芳香行气集于一体，行气活血、化瘀止痛力量较强。用药具有补泻并用的特点。适用于高脂血症痰浊阻滞兼明显气滞血瘀者。

【用法用量】口服。一次2粒，一日2次，早晚饭后服用；轻、中度患者一日2粒，晚饭后服用。或遵医嘱。

【使用注意】运动员慎用。孕妇及哺乳期妇女慎用。用药期间应定期检查血脂、血清转氨酶和肌酸激酶；有肝病史者服用本品尤其要注意肝功能的监测。忌烟、酒、生冷、油腻、辛辣食物。

【不良反应】极个别患者可出现GPT、BUN、Cr增高。

【规格贮藏】0.3g/粒。密封，置阴凉干燥处。

降脂通脉胶囊

【处方组成】决明子、姜黄、泽泻、三七、铁线草。

【功能主治】化痰祛湿、活血通脉。主治痰瘀阻滞证。症见头晕体重、神疲倦怠、胸闷泛恶、肢体麻木、舌质暗、苔腻、脉弦滑或弦涩。

【现代药理】具有调血脂等作用。

【临床应用】高脂血症。临床以头晕体重、肢体麻木、胸闷泛恶、舌质暗为特征症状。

【用药特征】本成药重在活血降脂、化痰祛湿，兼以舒筋活络。适用于痰瘀阻滞型高脂血症兼有经脉不通者。

【用法用量】口服。一次2~4粒，一日3次。

【使用注意】孕妇忌用。忌烟、酒、生冷、油腻、辛辣食物。

【规格贮藏】0.5g/粒。密封。

血脂平胶囊

【处方组成】刺梨、徐长卿、绞股蓝、山楂。

【功能主治】活血祛痰。主治痰瘀互阻证。症见胸闷、气短、乏力、心悸、头晕、脘痞、纳呆、舌质暗或有瘀斑、苔腻、脉弦涩。

【现代药理】具有调血脂等作用。

【临床应用】高脂血症。临床以胸闷、纳呆脘痞、舌质暗为特征症状。

【用药特征】本成药重在活血降脂，兼以消食、行气。用药力量平和。适用于痰瘀阻滞型高脂血症兼有食积气滞者。

【用法用量】口服。一次2~4粒，一日3次。

【使用注意】脾胃虚弱者慎用。饮食宜清淡，少吃甘

第一篇

肥性食物。

【规格贮藏】0.3g/粒。密封。

血滞通胶囊

【处方组成】薤白。

【功能主治】通阳散结、行气导滞。主治痰瘀互阻证。症见胸闷、胸痛、气短、乏力、腹胀、舌质暗、苔白腻、脉弦滑或弦涩。

【现代药理】具有调血脂等作用。

【临床应用】高脂血症。临床以胸闷胸痛、腹胀乏力、舌质暗为特征症状。

【用药特征】本成药专于通阳散结、行气导滞，兼能醒脾。适用于痰瘀阻滞型高脂血症兼有胸阳不振者。

【用法用量】口服。一次2粒，一日3次；4周为一个疗程或遵医嘱。

【使用注意】饮食宜清淡。忌烟、酒、生冷、油腻、辛辣食物。

【规格贮藏】0.45g/粒。密封，置阴凉干燥处。

维脂康胶囊

【处方组成】蒜粉、丹参、陈皮、山楂、槐花、三七。

【功能主治】行气、活血、降浊。主治痰瘀互阻证。症见体倦胸闷、呕恶痰涎、食少纳呆、腹胀、舌质暗或有瘀斑、苔腻、脉弦涩。

【现代药理】具有降血脂、降血压、降低胆固醇和脂蛋白等作用。

【临床应用】高脂血症、动脉粥样硬化等。临床以体倦胸闷、呕恶痰涎、食少纳呆为特征症状。

【用药特征】本成药重在化痰降脂，兼以活血化瘀，佐以行气理脾。用药重在开解痰瘀，兼理气通滞。适用于痰瘀互阻型高脂血症兼有脾胃气滞者。

【用法用量】口服。一次2~4粒，一日3次。

【使用注意】消化道溃疡者禁用。忌烟、酒、生冷、油腻、辛辣食物。

【规格贮藏】0.45g/粒。密封。

参泽舒肝胶囊

【处方组成】丹参、葛根、泽泻。

【功能主治】活血化瘀、降脂。主治瘀血阻滞、水湿壅滞证。症见胸闷、肢麻、体胖、乏力、头晕、神疲倦怠、苔腻、舌质暗或有瘀斑、脉弦涩。

【现代药理】具有调血脂等作用。

【临床应用】高脂血症、高血压、高血糖、脂肪肝等。临床以胸闷体胖、头晕乏力、神疲苔腻为特征症状。

【用药特征】本成药重在活血化瘀，兼利湿化浊、升举清阳。用药以活血为主，兼以升清降浊。适用于高脂血症水湿壅滞兼有瘀血阻滞、清阳不升者。

【用法用量】口服。一次5粒，一日3次。疗程8周。

【使用注意】脾胃虚寒者慎服。用药超过8周宜定期复查肾功能。饮食宜清淡。

【不良反应】个别患者可见腹泻、腹痛、恶心。极个别患者可见血肌酐异常。

【规格贮藏】0.5g/粒。密封，置阴凉处。

苏子油软胶囊

【处方组成】苏子油。

【功能主治】行气消痰、降脂通脉。主治痰浊阻遏证。症见胸闷、纳呆脘痞、呕恶、神疲倦怠、苔白腻、脉滑。

【现代药理】具有抗氧化、调血脂等作用。

【临床应用】高胆固醇血症、高甘油三脂血症、混合型高脂血症。临床以纳呆脘痞、呕恶倦怠为特征症状。

【用药特征】本成药专于行气消痰、降逆止呕。适用于痰湿壅滞型高脂血症兼有气滞、气逆者。

【用法用量】口服。一次4粒，一日2次。早晚餐后半小时服用。

【使用注意】孕妇慎用。饮食宜清淡。

【规格贮藏】0.5g/粒。密闭，避光保存。

附：痰浊瘀阻中成药特点比较

中成药名	功效		临床治疗主症	
	共同点	独有功效	相同主治	主治自身特点
山楂精降脂片	化浊祛瘀	化浊降脂	痰浊瘀阻证。症见胸闷、肢麻、体胖、乏力、纳呆脘痞、神疲倦怠、苔腻、舌质暗或有瘀斑、脉弦涩	胸闷、肢麻、纳呆脘痞
荷丹片（胶囊）		化痰降浊、活血化瘀		形体肥胖、头晕心悸、腰膝酸软
葶苈降血脂片		宣通导滞、消痰渗湿		眩晕、胸闷腹胀、便秘
通脉降脂片		活血通络、降脂		胸闷泛恶、头晕肢麻
血脂康胶囊（片）[又名脂必妥胶囊（片）]		化浊祛瘀、健脾消食		胸闷泛恶、腹胀、纳呆
血脂灵片		润肠通便、降脂		形体肥胖、头晕头重、腰膝酸软
血脂宁丸		润肠通便、降脂		头重困倦、腰膝酸软
降脂排毒胶囊		清热解毒		体重困倦、大便干燥、面色晦暗
保利尔胶囊		行气活血、化瘀解滞、升清降浊		胸闷、心胸刺痛、头痛
降脂通脉胶囊		化痰祛湿、活血通脉		头晕体重、肢体麻木、舌质暗
血脂平胶囊		活血祛痰		胸闷、纳呆脘痞
血滞通胶囊		通阳散结、行气导滞		胸闷、胸痛、腹胀
维脂康胶囊		行气降浊		体倦胸闷、呕恶痰涎、食少纳呆
参泽舒肝胶囊		活血化瘀		胸闷、头晕
苏子油软胶囊		行气消痰通脉		纳呆脘痞、呕恶

二、脾虚瘀阻

脂脉康胶囊（降脂灵胶囊）（片、颗粒）

【处方组成】普洱茶、山楂、荷叶、三七、茺蔚子、莱菔子、何首乌、杜仲、桑寄生、刺五加、黄芪、黄精、大黄（酒制）、葛根、菊花、槐花。

【功能主治】消食、降脂、通血脉、益气血。主治瘀浊内阻、气血不足证。症见头晕头重、耳鸣目眩、健忘、胸闷胸痛、腹胀纳呆、泛恶、神疲倦怠、腰膝肢麻或疼痛、大便干燥、舌暗淡青或紫、苔白腻、脉弦滑或弦涩。

【现代药理】具有调血脂等作用。

【临床应用】动脉硬化症、高脂血症等。临床以头晕头重、腹胀纳呆、腰膝肢麻、大便干燥为特征症状。

【用药特征】本成药重在清热利湿，兼以益气活血、补益肝肾。适用于瘀浊内阻型高脂血症兼有肝肾不足、湿热瘀阻者。本品清肝之力较强，亦适用于肝肾阴虚、肝阳上亢之高血压。

【用法用量】①胶囊：口服。一次5粒，一日3次。②片：口服。一次5片，一日3次。③颗粒：口服。一次3~5g，一日3次。

【使用注意】孕妇禁用。脾虚便溏者慎用。饮食宜清淡、低糖、低盐、低脂。忌辛辣、油腻之品。

【不良反应】服药后可见便溏。

【规格贮藏】①胶囊：0.3g/粒。密封。②片：0.25g/粒。密封。③颗粒：3g/袋。密封，防潮。

健脾降脂颗粒

【处方组成】党参、灵芝、南山楂、丹参、泽泻、远志。

【功能主治】健脾化浊、益气活血。主治脾运失调、气虚血瘀证。症见眩晕耳鸣、胸闷纳呆、心悸气短、呕恶、舌暗苔厚腻、脉濡滑。

【现代药理】具有调血脂等作用。

【临床应用】高脂血症等。临床以眩晕耳鸣、心悸气短、呕恶为特征症状。

【用药特征】本成药重在益气健脾、利湿化浊，兼以活血化瘀，佐以消导化积。用药重在健脾利湿以治本，兼以活血消积以治标。适用于高脂血症属脾虚失运、湿阻血瘀者。

【用法用量】口服。一次10g，一日3次。一个疗程20天。

【使用注意】孕妇禁用。饮食宜清淡。忌辛辣、油腻之品。

【规格贮藏】10g/袋。密封，防潮。

丹香清脂颗粒

【处方组成】丹参、大黄（酒制）、川芎、桃仁、降香、枳壳、三棱、莪术。

【功能主治】活血化瘀、行气通络。主治气滞血瘀、痰浊内阻证。症见血脂升高、胸闷胸痛、头痛眩晕、纳呆食少、腹胀便秘、舌暗红、脉弦滑。

【现代药理】具有调血脂、降低血液黏稠度等作用。

【临床应用】高脂血症。临床以胸闷胸痛、眩晕纳呆、腹胀便秘为特征症状。

【用药特征】本成药重在活血逐瘀，兼有一定行气、凉血、养血、安神之效。用药重在通过理气消导恢复脾运，体现"以通为补"。适用于气滞血瘀型高脂血症。

【用法用量】开水冲服。一次10g，一日3次。

【使用注意】孕妇及有出血倾向者禁用。体质虚弱者慎用。忌食辛辣、油腻之品。

【不良反应】个别患者服药后可见恶心。

【规格贮藏】10g/袋。密封，防潮。

正心降脂片

【处方组成】羊红膻、决明子、陈皮、何首乌、黄芪、丹参、葛根、槐米。

【功能主治】益气活血、祛痰降浊。主治气虚血瘀、

痰浊蕴结证。症见倦怠乏力、眩晕、心悸气短、头痛、胸痛、心痛、舌暗红或有瘀斑瘀点、苔腻、脉弦滑或弦涩、重按无力。

【现代药理】具有调血脂、降血压等作用。

【临床应用】高脂血症、高血压等。临床以眩晕、头痛、胸痛、心痛为特征症状。

【用药特征】本成药重在活血逐瘀、燥湿化痰，兼以健脾益气、升举清阳。用药重在活血消痰，兼以扶正升清。适用于血瘀痰凝型高脂血症或胸痹，兼有脾胃气虚、清阳不升者。

【用法用量】口服。一次4片，一日3次。

【使用注意】心动过缓及低血压者慎用。饮食宜清淡。忌油腻食物。

【规格贮藏】0.31g/片（薄膜衣片）；0.3g（糖衣片，片芯）。密封。

复方降脂片（胶囊）

【处方组成】蒲公英、山楂、槲寄生、黄芪、五味子。

【功能主治】清热、散结、降脂。主治郁热浊阻证。症见头晕头重、腹胀纳呆、神疲倦怠、腰膝酸软、自汗、苔白腻或黄腻、脉滑数或弦涩。

【现代药理】具有调血脂、降低血液黏度和血浆黏度等作用。

【临床应用】高脂血症、脂肪肝等。临床以头晕头重、神疲倦怠、自汗、腰膝酸软为特征症状。

【用药特征】本成药重在清热散结，兼以益气固表，佐以祛风湿、补肝肾。用药重在苦寒散结，兼以酸涩固表。适用于郁热浊阻型高脂血症或脂肪肝，兼有表虚不固、肝肾不足者。

【用法用量】①片：口服。一次4～6片，一日3次。②胶囊：口服。一次2粒，一日3次。

【使用注意】孕妇慎用。饮食宜清淡。忌油腻食物。

【规格贮藏】①片：0.27g/片。密封。②胶囊：0.3g/粒。密封。

绞股蓝总苷片（胶囊、颗粒）

【处方组成】绞股蓝总苷。

【功能主治】养心健脾、益气和血、除痰化瘀。主治心脾气虚、痰阻血瘀证。症见有心悸气短、胸闷肢

麻、眩晕头痛、健忘耳鸣、自汗乏力、脘腹胀满、舌暗苔厚腻、脉濡滑。

【现代药理】具有调血脂、抗动脉粥样硬化、抗氧化、免疫调节等作用。

【临床应用】高脂血症、脂肪肝。临床以心悸气短、健忘耳鸣、自汗乏力、脘腹胀满为特征症状。

【用药特征】本成药降脂作用温和，且有健脾益气、养心安神之功。具有攻补兼施，以补为主的特点。适用于痰瘀阻滞型高脂血症，兼有脾胃虚弱、心神不安者。

【用法用量】①片：口服。一次1片，一日3次。②胶囊：口服。一次1粒，一日3次。③颗粒：开水冲服。一次1袋，一日3次。

【使用注意】孕妇慎用。饮食宜清淡。忌油腻食物。

【规格贮藏】①片：60mg/片（绞股蓝总苷）。密闭。②胶囊：60mg/片（绞股蓝总苷）。密封。③颗粒：3g/袋（含绞股蓝总苷40mg）。密封。

附：脾虚瘀阻中成药特点比较

中成药名	功效		临床治疗主症	
	共同点	独有功效	相同主治	主治自身特点
脂脉康胶囊（降脂灵胶囊）（片、颗粒）	健脾化浊祛瘀	益气消食、通血脉	瘀浊内阻、气血不足证。症见头晕头重、胸闷胸痛、腹胀纳呆、泛恶、神疲倦怠、舌暗淡青或紫、苔白腻、脉弦滑或弦涩	头晕头重、腹胀纳呆、腰膝肢麻、大便干燥
健脾降脂颗粒		益气活血		眩晕耳鸣、心悸气短、呕恶
丹香清脂颗粒		活血、行气通络		胸闷胸痛、腹胀便秘
正心降脂片		益气活血、祛痰降湿		头晕头重、神疲倦怠、自汗
复方降脂片（胶囊）		清热散结		胸闷泛恶、腹胀、纳呆
绞股蓝总苷片（胶囊、颗粒）		养心和血、除痰化瘀		心悸气短、健忘耳鸣、自汗乏力

三、肝肾不足

化浊轻身颗粒

【处方组成】何首乌、龙胆草、夏枯草、玄参、陈皮、益母草、黄芪、冬瓜皮。

【功能主治】补益肝肾、清热降浊。主治肝肾阴虚、痰湿郁结证。症见头晕目眩、耳鸣耳聋、腰膝酸软、胸中烦闷、痰多、肢体麻木、口苦咽干、二便不畅、闭经或月经不调、舌红、苔黄腻、脉弦细或弦滑。

【现代药理】具有调血脂等作用。

【临床应用】单纯性肥胖症、肥胖性高血压、2型糖尿病、闭经、月经不调等。临床以面赤口苦、耳鸣耳聋、二便不畅、痰多胸闷为特征症状。

【用药特征】本成药重在清热利湿，兼以滋补肝肾，佐以益气补肺。用药重在清泻肝胆湿热，兼以气阴双补，但仍以祛邪为主。适用于肝胆湿热兼有气阴不足的高脂血症。另外，本品还有一定降压之力，故而对于肝胆湿热或肝阳上亢型高血压也可使用。

【用法用量】用开水冲服。一次2.5～5g，一日2次。饭前服。

【使用注意】孕妇慎用。饮食宜清淡。忌油腻食物。

【规格贮藏】5g/袋。密封。

脂康颗粒

【处方组成】决明子、枸杞子、桑椹、红花、山楂。

【功能主治】滋阴清肝、活血通络。主治肝肾阴虚挟瘀证。症见头晕或胀或痛、耳鸣、眼花、腰膝酸软、手足心热、胸闷、口干、疲劳乏力、胁肋隐痛、大便干结、舌红苔少、有瘀点或瘀斑、脉弦细或数。

【现代药理】具有调血脂、降低血液黏稠度等作用。

【临床应用】高脂血症等。临床以头晕眼花、腰膝酸

软、手足心热舌红苔少为特征症状。

【用药特征】本成药重在滋阴清肝，兼以活血化瘀。用药重在柔润肝肾，兼以活血化浊。适用于肝肾阴虚、瘀血阻滞的高脂血症。

【用法用量】开水冲服。一次1袋，一日2次，8周为一个疗程。

【使用注意】孕妇禁用。气虚便溏者慎用。妇女月经过多者忌用。饮食宜清淡。禁烟酒及高脂饮食。

【规格贮藏】8g/袋。密封。

泰脂安胶囊

【处方组成】女贞叶乙醇提取物。

【功能主治】滋养肝肾、化浊降脂。主治肝肾阴虚、阴虚阳亢证。症见头晕目胀、口干、烦躁易怒、肢麻、腰酸、舌红少苔、脉细。

【现代药理】具有调血脂、抗肝纤维化等作用。

【临床应用】高脂血症、脂肪肝等。临床以头晕目胀、烦躁易怒、腰酸为特征症状。

【用药特征】本成药专于滋养肝肾、平肝明目。适用于肝肾阴虚、阴虚阳亢所致原发性高脂血症。

【用法用量】口服。一次3粒，一日3次。

【使用注意】孕妇及哺乳期妇女慎用。肾功能异常者慎用。宜饭后服用。饮食宜清淡。忌油腻食物。

【不良反应】个别患者可见胃部胀满、嘈杂不适、食欲减退或肾功能轻度异常、头晕、乏力。

【规格贮藏】0.3g/袋（含熊果酸35mg）。密封。

附：肝肾不足中成药特点比较

中成药名	功效		临床治疗主症	
	共同点	独有功效	相同主治	主治自身特点
化浊轻身颗粒	补肝肾、化痰浊	清热降浊	肝肾不足、痰湿郁结证。症见头晕目眩、耳鸣耳聋、腰膝酸软、胸中烦闷、痰多、肢体麻木、二便不畅、舌红、苔黄腻、脉弦细或弦滑	面赤口苦、耳鸣耳聋、二便不畅
脂康颗粒		活血通络		头晕眼花、腰膝酸软、手足心热
泰脂安胶囊		化浊降脂		头晕目胀、烦躁易怒、腰酸

四、脾肾不足

桑葛降脂丸

【处方组成】桑寄生、葛根、山药、山楂、丹参、红花、大黄、泽泻、茵陈、蒲公英。

【功能主治】补肾健脾、通下化瘀、清热利湿。主治脾肾两虚、痰浊血瘀证。症见乏力、纳呆、腰膝酸软、眩晕、耳鸣、头重体困、胸闷、心悸、气短、肢麻、大便干燥、舌暗淡或有瘀斑齿痕、苔厚腻、脉沉涩或弦滑。

【现代药理】具有调血脂等作用。

【临床应用】高脂血症等。临床以眩晕、耳鸣、胸闷、心悸、肢麻、大便干燥为特征症状。

【用药特征】本成药重在逐瘀泻浊，兼以补脾益肾。用药虽为补泻兼施，但清热利湿之力较为突出，仍以攻邪为主。适用于湿热壅滞、血瘀不畅，兼有脾肾不足的高脂血症。

【用法用量】口服。一次4g，一日3次。30天为一个疗程；或遵医嘱。

【使用注意】孕妇禁用。月经期及有出血倾向者慎用。脾虚便溏者慎用。饮食宜清淡。忌食生冷、油腻食物。

【不良反应】偶见上腹部不适及腹泻。

【规格贮藏】1g/30丸。密封。

丹田降脂丸

【处方组成】人参、丹参、三七、川芎、当归、黄精、何首乌、淫羊藿、肉桂、五加皮、泽泻。

【功能主治】益气活血、健脾补肾。主治脾肾两虚、气虚血瘀证。症见头晕、头重、目眩、耳鸣、腰膝酸软、乏力、多寐、胸中窒闷甚或隐痛刺痛、心悸、气短、恶心少食、咳吐痰沫、苔白腻、舌质紫暗、脉沉涩或滑。

【现代药理】具有调血脂、改善微循环等作用。

【临床应用】高脂血症、脑动脉硬化、冠心病等。临床以腰膝酸软、脑转耳鸣、心悸气短、多寐、咳吐痰沫特征症状。

【用药特征】本成药重在填精益髓、健脾补肾、温壮下元，兼以活血泄浊。用药重在补益肝肾。适用于气血阴阳俱虚，但以肾精不足为主，兼有气虚瘀血阻滞的高脂血症。

【用法用量】口服。一次1~2g，一日2次。

【使用注意】孕妇禁用。月经期及有出血倾向者慎用。饮食宜清淡。

【不良反应】个别患者服用后有口干、腹胀、上腹痛、腹泻、皮疹、一过性血清蛋白减少等反应。

【规格贮藏】1g/5粒。密封。

附：脾肾不足中成药特点比较

中成药名	功效		临床治疗主症	
	共同点	独有功效	相同主治	主治自身特点
桑葛降脂丸	补肾健脾、消痰化瘀	清热利湿	脾肾两虚、痰浊血瘀证。症见乏力、纳呆、腰膝酸软、眩晕、耳鸣、头重体困、胸闷、心悸、气短、肢麻、大便干燥、舌暗淡或有瘀斑齿痕、苔厚腻、脉沉涩或弦滑	胸闷、心悸、肢麻、大便干燥
丹田降脂丸		益气活血		腰膝酸软、脑转耳鸣、心悸气短

五、气滞血瘀

降脂通络软胶囊

【处方组成】姜黄提取物。

【功能主治】活血行气、降脂祛浊。主治气滞血瘀证。症见胸胁胀痛、心前区刺痛、胸闷、舌边尖有瘀点或瘀斑、脉弦或涩。

【现代药理】具有调血脂、抗肿瘤等作用。

【临床应用】高脂血症等。临床以胸胁胀痛、心前区刺痛、胸闷为特征症状。

【用药特征】本成药为姜黄提取物，行气破瘀，效专力宏。适用于气滞血瘀型的高脂血症。

【用法用量】口服。一次2粒，一日3次，饭后服用；或遵医嘱。

【使用注意】孕妇慎用。饮食宜清淡。

【不良反应】偶有腹胀、腹泻。

【规格贮藏】50mg/片（姜黄素类化合物）。密封，置阴凉干燥处。

蒲参胶囊

【处方组成】何首乌、蒲黄、丹参、川芎、赤芍、山楂、泽泻、党参。

【功能主治】活血祛瘀、滋阴化浊。主治气滞血瘀证。症见头晕目眩、头部刺痛、胸部刺痛、胸闷憋气、心悸怔忡、肢体麻木、舌质紫暗或有瘀点、脉象细涩。

【现代药理】具有调血脂等作用。

【临床应用】高脂血症等。临床以头部刺痛、胸部刺痛、胸闷憋气、心悸怔忡为特征症状。

【用药特征】本成药重在活血化瘀，兼有一定的行气、益气之功。用药重在以攻邪为主，益气为辅。适用于气滞血瘀型高脂血症兼有轻度肝肾不足、脾气亏虚者。

【用法用量】口服。一次4粒，一日3次。

【使用注意】孕妇慎用。饮食宜清淡。

【不良反应】少数病人服药后出现胃脘部不适、恶心、腹胀、腹泻、纳呆、口干等。

【规格贮藏】0.25g/粒。密闭，防潮。

六味能消胶囊

【处方组成】大黄、诃子、干姜、藏木香、碱花、寒水石。

【功能主治】宽中理气、润肠通便、调节血脂。主治气滞血瘀证。症见胃脘胀痛、厌食、纳差、嗳气、大便秘结、舌苔厚腻、脉弦滑。

【现代药理】具有调血脂、抗动脉粥样硬化、促进胃肠动力的作用。

【临床应用】消化不良、便秘、高脂血症、肥胖症。临床以胃脘胀痛、厌食、纳差、嗳气为特征症状。

【用药特征】本成药重在宽中理气、通腑泻浊，主治消化不良、便秘，也可调节血脂。适用于高血脂、肥胖症、气泄血瘀兼明显消化不良者。

【用法用量】口服。便秘、胃脘胀痛一次2粒，高脂血症一次1粒，一日3次。

【使用注意】妊娠及哺乳期妇女忌用。饮食宜清淡。

【规格贮藏】0.45g/粒。密封。

附：气滞血瘀中成药特点比较

中成药名	功效		临床治疗主症	
	共同点	独有功效	相同主治	主治自身特点
降脂通络软胶囊	行气活血	降脂祛浊	气滞血瘀证。症见头晕目眩、头部刺痛、胸部刺痛、胸闷憋气、心悸怔忡、肢体麻木，舌质紫暗或有瘀点、脉涩	胸胁胀痛、心前区刺痛
蒲参胶囊		滋阴化浊		头部刺痛、胸部刺痛、胸闷憋气
六味能消胶囊		宽中理气、润肠通便		胃脘胀痛、厌食、纳差、嗳气

六、湿热中阻

化滞柔肝颗粒

【处方组成】茵陈、决明子（清炒）、大黄（酒炖）、泽泻、猪苓、山楂、苍术（麸炒）、白术（麸炒）、陈皮、瓜蒌、女贞子（酒蒸）、墨旱莲、枸杞子、小蓟、柴胡（醋炙）、甘草。

【功能主治】清热利湿、化浊解毒、祛瘀柔肝。主治湿热中阻证。症见肝区不适或隐痛、乏力、食欲减退、舌苔黄腻、脉弦数或弦滑。

【现代药理】具有保肝作用、降转氨酶、调血脂等作用。

【临床应用】脂肪肝、高血脂等。临床以肝区不适或隐痛、乏力、食欲减退为特征症状。

【用药特征】本成药重在疏肝活血、清利肝胆，兼以养血柔肝、健脾益气。用药以祛肝胆湿热为主，兼以养肝扶正，使祛邪而不伤正。适用于湿热中阻、肝气不舒型的非酒精性单纯性脂肪肝。

【用法用量】开水冲服。一次1袋，一日3次，每服6日需停服1日或遵医嘱。

【使用注意】孕妇慎服。饮食宜清淡。忌油腻食物。

【不良反应】偶见腹泻或胃部不适。

【规格贮藏】8g/袋。密封。置阴凉干燥处（不超过20℃）。

壳脂胶囊

【处方组成】甲壳、制何首乌、茵陈、丹参、牛膝。

【功能主治】消化湿浊、活血散结、补益肝肾。主治湿浊内蕴、气滞血瘀证。症见肝区闷胀不适或闷痛、耳鸣、胸闷气短、肢麻体重、腰膝酸软、口苦口黏、尿黄、舌质暗红、苔薄黄腻、脉弦数或弦滑。

【现代药理】具有保肝降转氨酶、调血脂等作用。

【临床应用】脂肪肝、高血脂等。临床以肝区闷胀不适或闷痛、耳鸣、腰膝酸软为特征症状。

【用药特征】本品重在活血散结、补益肝肾，兼以清肝化浊。用药扶正与祛邪并重。适用于非酒精性脂肪肝病程较久，伴随瘀血阻滞和肝肾不足者。

【用法用量】口服。一次5粒，一日3次。

【使用注意】妊娠及哺乳期妇女禁用。饮食宜清淡。忌油腻食物。

【规格贮藏】0.25g/粒。密封，避光，置阴凉干燥处。

附：湿热中阻中成药特点比较

中成药名	功效		临床治疗主症	
	共同点	独有功效	相同主治	主治自身特点
化滞柔肝颗粒	清热利湿	化浊解毒、祛瘀柔肝	湿热蕴结证。症见肝区闷胀不适或闷痛、胸闷气短、肢麻体重、口苦口黏、尿黄、舌质暗红、苔薄黄腻、脉弦数或弦滑	肝区不适或隐痛、乏力、食欲减退
壳脂胶囊		活血散结、补益肝肾		肝区闷胀不适或闷痛、耳鸣、腰膝酸软

第二节　消渴

一、阴虚内热

玉泉丸

【处方组成】葛根、天花粉、地黄、麦冬、五味子、甘草。

【功能主治】清热养阴、生津止渴。主治阴虚内热证。症见口渴喜冷饮、多食易饥、多尿而赤、咽干口燥、心烦、便秘、舌红苔黄、脉细滑数。

【现代药理】具有降血糖、调血脂等作用。

【临床应用】2型糖尿病、早期糖尿病肾病肾损害等。临床以口渴喜冷饮、咽干口噪、尿赤便秘为特征症状。

【用药特征】本成药重在酸甘化阴，长于清热养阴生津，兼能清热。适用于消渴属阴虚内热者。

【用法用量】口服。一次6g，一日4次。7岁以上一次3g，3～7岁小儿一次2g。

【使用注意】孕妇忌用。阴阳两虚消渴者慎用。脾胃虚弱、脘腹胀满、食少便溏者慎用。合理锻炼。控制饮食，注意合理的饮食结构。避免长期精神紧张。忌烟酒。忌食肥甘、辛辣食物。

【不良反应】偶见腹胀、腹泻。

【规格贮藏】1.5g/10丸。密闭，防潮。

十味玉泉胶囊（片、颗粒）

【处方组成】天花粉、葛根、地黄、麦冬、五味子、人参、黄芪、茯苓、乌梅、甘草。

【功能主治】益气养阴、生津止渴。主治气阴不足、虚热内扰证。症见口渴喜饮、消食善饥、多尿而赤、咽干口燥、气短乏力、心烦、便秘、舌红苔少、脉细数或虚数。

【现代药理】具有降血糖、调血脂等作用。

【临床应用】2型糖尿病、早期糖尿病肾病肾损害。临床以气短乏力、口渴多饮、消谷善饥、尿急而赤为特征症状。

【用药特征】本成药重在益气养阴、生津止渴，兼以清热除烦。用药重在益气养阴以治本，清热生津、酸甘化阴以治标，具有标本兼顾的特点。适用于消渴属气阴两虚、内热内扰者。

【用法用量】①胶囊：口服。一次4粒，一日4次。②片：口服。一次4片，一日4次。③颗粒：开水冲服。一次5g，一日4次。

【使用注意】孕妇忌用。阴阳两虚消渴者慎用。合理锻炼。控制饮食，注意合理的饮食结构。忌烟酒。忌食肥甘、辛辣食物。

【不良反应】个别患者服药后可见胃部不适、恶心。

【规格贮藏】①胶囊：0.5g/粒。②片：0.65g/片（薄膜衣，片芯0.3g）。密封。③颗粒：5g/袋。密封。

糖尿灵片

【处方组成】天花粉、生地黄、葛根、麦冬、五味子、南瓜粉、糯米（炒黄）、甘草。

【功能主治】滋阴清热、生津止渴。主治阴虚燥热证。症见口渴多饮、消谷善饥、尿多尿频、疲乏无力、形体消瘦、五心烦热、潮热盗汗、失眠多梦、舌光红无苔或苔少、脉细数。

【现代药理】具有降血糖等作用。

【临床应用】2型糖尿病。临床以口渴多饮、五心烦热、潮热盗汗、失眠多梦、苔少为特征症状。

【用药特征】本成药重在清热养阴生津，兼以健脾补中。适用于阴虚内热型消渴兼有脾胃气虚者。

【用法用量】口服。一次4~6片，一日3次。

【使用注意】孕妇忌用。阴阳两虚消渴者慎用。合理锻炼。控制饮食，注意合理的饮食结构。忌烟酒。忌食肥甘、辛辣食物。

【规格贮藏】①糖衣片：0.3g/片。密封。②薄膜衣片：0.32g/片；0.64g/片。密封。

消渴平片（胶囊）

【处方组成】黄芪、天花粉、人参、葛根、天冬、黄连、知母、枸杞子、沙苑子、五倍子、五味子、丹参。

【功能主治】益气养阴、清热泻火。主治阴虚燥热、气阴两虚证。症见口渴喜饮、多食易饥、尿频尿多、机体消瘦、气短乏力、手足心热、自汗盗汗、少苔、脉细数。

【现代药理】具有降血糖、调血脂等作用。

【临床应用】2型糖尿病。临床以口渴喜饮、身热、气短乏力、手足心热为特征症状。

【用药特征】本成药重在益气生津，兼以清热泻火，佐以活血凉血。适用于阴虚燥热、气阴两虚，兼有血瘀者。

【用法用量】①片：口服。一次6~8片，一日3次；或遵医嘱。②胶囊：口服。一次6~8粒，一日3次；或遵医嘱。

【使用注意】孕妇禁用。阴阳两虚消渴者慎用。控制饮食，注意合理的饮食结构。忌烟酒。忌食肥甘、生冷、辛辣之品。

【规格贮藏】①片：0.3g/片。密封。②胶囊：0.4g/粒。密封。

玉兰降糖胶囊

【处方组成】黄芩、桑叶、牛蒡子、蓝花参、半枝莲、假万寿竹根、青葙子。

【功能主治】清热养阴、生津止渴。主治阴虚内热证。症见多饮、多尿、多食易饥、视物模糊、消瘦、舌质红、苔少、脉细数。

【现代药理】具有降血糖等作用。

【临床应用】2型糖尿病。临床以多饮、多食、视物模糊、消瘦为特征症状。

【用药特征】本成药重在清热，兼以益气养阴，佐以明目、生津止渴。适用于消渴内热较重兼有视物昏花者。

【用法用量】口服。一次3~5粒，一日3次；饭前服用。

【使用注意】孕妇忌用。定期复查血糖。控制饮食，注意合理的饮食结构。忌食肥甘、辛辣食物。

【规格贮藏】0.3g/粒。密封。

珍芪降糖胶囊

【处方组成】珍珠、黄芪、黄精、黄芩、生地黄、天花粉、麦冬、石斛、蝉蜕、鸡内金、山药、沙苑子。

【功能主治】益气养阴、清热生津。主治气阴两虚、肺胃有热证。症见口干而渴、饮水不解、小便数多、困倦气短、失眠多梦、舌红而干、脉虚细无力。

【现代药理】具有降血糖等作用。

【临床应用】2型糖尿病。临床以口干而渴、困倦气短、小便数多、失眠多梦、舌红而干为特征症状。

【用药特征】本成药以滋阴清热为主，兼以益气固肾，佐以定惊安神。适用于阴虚内热，兼有脾肾气虚者。

【用法用量】口服。一次4粒，一日3次，饭后服用。

【使用注意】有严重心、肝、肾（包括糖尿病肾病等）并发症，或合并有其他严重疾病者慎用。近一个月内有糖尿病酮症、酮症酸中毒以及感染者慎用。控制饮食。忌食肥甘、辛辣食物。

【规格贮藏】0.5g/粒。置阴凉干燥处保存。

附：阴虚内热中成药特点比较

中成药名	功效		临床治疗主症	
	共同点	独有功效	相同主治	主治自身特点
玉泉丸	清热养阴	生津止渴	阴虚内热证。症见口渴喜冷饮、多食易饥、多尿而赤、咽干口燥、心烦、便秘、舌红苔黄、脉细滑数	口渴喜饮、咽干口噪、尿赤便秘
十味玉泉胶囊（片、颗粒）		益气生津、清热除烦		气短乏力、口渴多饮、消谷善饥、尿多而赤
糖尿灵片		生津止渴		五心烦热、潮热盗汗、口渴多饮、失眠多梦、苔少
消渴平片（胶囊）		益气泻火		口渴喜饮、身热、手足心热、气短乏力
玉兰降糖胶囊		生津止渴		多饮、多食、视物模糊、消瘦
珍芪降糖胶囊		益气生津		口干而渴、困倦气短、失眠多梦、舌红而干

二、气阴两虚

麦芪降糖丸

【处方组成】麦冬、黄芪、地黄、党参、天花粉、五味子、女贞子、牡丹皮、白茅根。

【功能主治】益气养阴、生津除烦。主治气阴两虚证。症见口渴多饮、消谷善饥、尿多尿频、疲乏无力、形体消瘦、五心烦热、潮热盗汗、心烦、小便黄、舌光红无苔或苔少、脉细数。

【现代药理】尚未检索到本成药相关的药理资料。

【临床应用】2型糖尿病。临床以口渴多饮、消谷善饥、五心烦热、潮热盗汗、小便黄为特征症状。

【用药特征】本成药重在益气养阴，兼以生津除烦，佐以养肝明目。适用于气阴不足型消渴兼有虚热内扰、视物昏花者。

【用法用量】口服。一次6g，一日4次。

【使用注意】定期复查血糖。控制饮食，注意合理的饮食结构。忌食肥甘、辛辣食物。

【规格贮藏】1g/10丸。密封。

消渴丸

【处方组成】葛根、地黄、黄芪、天花粉、玉米须、南五味子、山药、格列本脲。

【功能主治】滋肾养阴、益气生津。主治气阴两虚证。症见多饮、多尿、多食、消瘦、体倦乏力、眠差、腰痛、舌红苔少、脉细数或虚数。

【现代药理】具有降血糖等作用。

【临床应用】2型糖尿病。临床以多饮多尿、体倦乏力、腰痛为特征症状。

【用药特征】本成药为中西结合制剂，长于养阴清热，兼以益气固肾。用药以柔润养阴为主，佐以甘温酸涩。适用于阴虚内热型消渴兼有肾虚者。

【用法用量】口服。一次5～10丸，一日2～3次。饭前用温开水送服。或遵医嘱。

【使用注意】孕妇、哺乳期妇女不宜服用。1型糖尿病患者、2型糖尿病患者伴有酮症酸中毒、昏迷、严重烧伤、感染、严重外伤和重大手术者禁用。肝肾功能不全者、对磺胺类药物过敏者、白细胞减少者禁用。服用量应根据病情从每次5丸起逐渐递增。每次服用量不超过10丸，每日不超过30丸；至疗效满意时，可逐渐减少每次服用量或减少服用次数至每日2次的维持剂量。每日服用2次时，应在早餐及午餐前各服用1次，晚餐前尽量不使用。请在医生指导下，进行服量控制。年龄超过65岁的糖尿病患者对低血糖耐受差，对此类糖尿病患者用药时应密切注意避免低血糖反应。不宜与其他磺胺类药物合用。应定期检测血糖、尿糖、尿酮体、尿蛋白和肝肾功能、血常规，并进行眼科检查。体质虚弱、高热、恶心和呕吐、肾上腺皮质功能减退或垂体前叶功能减退者慎用。本品含格列本脲，严格按处方药使用，并注意监测血糖。控

制饮食，注意合理的饮食结构。忌食肥甘、辛辣食物。对肝肾功能不全者、年老、体弱者，若剂量偏大（对成年患者的一般剂量对年老、体弱者即可能过量），则可引起严重低血糖。

【不良反应】偶见药疹、低血糖以及轻度恶心、呕吐等消化道反应。罕见脱发。

【规格贮藏】2.5g/10丸（含格列本脲2.5mg）。密封。

降糖舒胶囊

【处方组成】人参、枸杞子、黄芪、葛根、山药、黄精、五味子、熟地黄、地黄、玄参、麦冬、知母、生石膏、天花粉、刺五加、益智仁、牡蛎、芡实、枳壳、丹参、荔枝核、乌药。

【功能主治】益气养阴、生津止渴。主治气阴两虚证。症见口渴多饮、多食善饥、小便频多、形体消瘦、体倦乏力、潮热盗汗、舌红苔少、脉细数或弦细。

【现代药理】具有降血糖、降低蛋白尿等作用。

【临床应用】2型糖尿病。临床以口渴多饮、小便频多、潮热盗汗、舌红苔少为特征症状。

【用药特征】本成药长于气阴双补，兼以活血化瘀、收敛固涩，佐以行气，使补而不滞。适用于阴虚内热、瘀血阻滞，兼有气津不固者。

【用法用量】口服。一次4～6粒，一日3次。

【使用注意】孕妇禁服。阴阳两虚消渴者慎服。控制饮食，注意合理的饮食结构。忌烟酒。忌食肥甘、辛辣之品。

【规格贮藏】0.3g/粒。密封。

参芪降糖胶囊（颗粒、片）

【处方组成】人参茎叶皂苷、黄芪、山药、麦冬、五味子、枸杞子、覆盆子、地黄、天花粉、茯苓、泽泻。

【功能主治】益气养阴、健脾补肾。主治气阴两虚证。症见咽干口燥、倦怠乏力、口渴多饮、多食多尿、消瘦、舌红、脉细数。

【现代药理】具有降血糖、抗氧化等作用。

【临床应用】2型糖尿病。临床以咽干口噪、口渴多尿、倦怠乏力为特征症状。

【用药特征】本成药长于健脾补肾、益气养阴，兼以利湿泻浊。具有脾肾兼顾、气阴并补的特点。适用于气阴两虚、肾精不足者。

【用法用量】①胶囊：口服。一次3粒，一日3次。1个月为一个疗程。效果不显著或治疗前症状较重者，每次用量可达8粒，一日3次。②颗粒：口服。一次1g，一日3次。1个月为一个疗程。效果不显著或治疗前症状较重者，一次用量可达3g，一日3次。③片：口服。一次3片，一日3次。1个月为一个疗程。效果不显著或治疗症状较重者，每次用量可达8片，一日3次。

【使用注意】孕妇禁用。阴阳两虚消渴者慎用。邪盛实热者慎用。控制饮食，注意合理的饮食结构。忌烟酒。忌食肥甘、辛辣之品。

【规格贮藏】①胶囊：0.35g/粒。密封。②颗粒：3g/袋。密封。③片：0.35g片。密封。

糖尿乐胶囊

【处方组成】天花粉、山药、黄芪、红参、地黄、葛根、枸杞子、知母、天冬、茯苓、山茱萸、五味子、鸡内金（炒）。

【功能主治】益气养阴、生津止渴。主治气阴两虚证。症见口渴多饮、饮不解渴、消谷善饥、肌肉消瘦、四肢无力、小便频数、有甜味、四肢乏力、舌红苔少、脉细数。

【现代药理】具有降血糖等作用。

【临床应用】2型糖尿病。临床以口渴多饮、饮不解渴、四肢无力、尿频、苔少为特征症状。

【用药特征】本成药长于益气养阴、生津止渴，兼能清热。适用于气阴两虚证，尤以阴津亏虚为甚者。

【用法用量】口服。一次3～4粒，一日3次。

【使用注意】孕妇忌用。阴阳两虚消渴者慎用。合理锻炼。控制饮食，注意合理的饮食结构。严忌含糖食物，烟酒。忌食肥甘、辛辣食物。

【规格贮藏】0.3g/粒。密封。

消渴灵胶囊（片、颗粒）

【处方组成】地黄、黄芪、枸杞子、天花粉、麦冬、红参、茯苓、石膏、黄连、五味子、牡丹皮。

【功能主治】益气养阴、清热泻火、生津止渴。主治气阴两虚证。症见多饮、多食易饥、尿频量多、形体

消瘦、气短乏力、舌红苔少、脉弦细数。

【现代药理】具有降血糖、调血脂等作用。

【临床应用】轻型、中型2型糖尿病。临床以多食易饥、形体消瘦、气短、舌红少苔为特征症状。

【用药特征】本成药长于益气养阴，兼以清泻胃火。用药以味甘养阴为主，兼以辛寒、苦寒。适用于气阴两虚兼有胃火炽甚者。

【用法用量】①胶囊：口服。一次8粒，一日3次。②片：口服。一次8片，一日3次。③颗粒：开水冲服。每次1袋，一日1次。

【使用注意】孕妇禁服。阴阳两虚消渴者慎服。控制饮食，注意合理的饮食结构。忌烟酒。忌食肥甘、辛辣之品。

【规格贮藏】①胶囊：0.35g/粒。密封。②片：0.36g/片（素片）；0.37g/片（薄膜衣片）。密封。③颗粒：4g/袋。密封。

益津降糖口服液

【处方组成】人参、白术、茯苓、仙人掌、甘草。

【功能主治】健脾益气、生津止渴。主治气阴两虚证。症见气短、乏力、自汗、动则加重、口干、口渴喜饮、多尿、多食易饥、五心烦热、大便秘结、腰膝酸软、舌苔花剥、少津、脉细少力。

【现代药理】具有降血糖、调血脂等作用。

【临床应用】2型糖尿病。临床以气短乏力、大便秘结自汗、动则加重为特征症状。

【用药特征】本成药为四君子汤加仙人掌而成，长于益气健脾，生津止渴之功较弱。适用于气阴两虚之证，以气虚之证突出者。

【用法用量】口服。一次20ml，一日3次。饭前服用或遵医嘱。

【使用注意】孕妇慎用。应注意监测血糖。控制饮食，注意合理的饮食结构。忌烟酒。忌食肥甘、辛辣之品。

【不良反应】偶见恶心、呕吐、头晕。

【规格贮藏】20ml/支。遮光，密闭保存。

愈三消胶囊

【处方组成】黄芪、红参、生地黄、熟地黄、玄参、

麦冬、天冬、党参、五味子、丹参、红花、当归、淫羊藿（制）、黄连、知母、天花粉、鹿茸。

【功能主治】养阴生津、益气活血。主治气阴两虚挟瘀证。症见口渴喜饮、易饥多食、尿多、疲倦乏力、面色无华、口干咽干、自汗盗汗、舌质暗有瘀斑、脉细数无力。

【现代药理】具有降血糖、调血脂作用。

【临床应用】轻、中度2型糖尿病。临床以口渴喜饮、多食易饥、面色无华、自汗盗汗、舌暗为特征症状。

【用药特征】本成药长于益气养阴、生津，兼以活血化瘀，佐以温补肾阳。适用于气阴两虚挟瘀，兼有轻度肾阳亏虚者。

【用法用量】饭前口服。一次8粒，一日3次。疗程3个月或遵医嘱。

【使用注意】孕妇禁用。阴虚火旺者慎用。控制饮食，注意合理的饮食结构。忌烟酒。忌食肥甘、辛辣之品。

【不良反应】少数患者服药后可见上腹部不适、恶心。

【规格贮藏】0.4g/粒。密封。

糖脉康颗粒（片、胶囊）

【处方组成】黄芪、生地黄、赤芍、丹参、牛膝、麦冬、葛根、桑叶、黄连、黄精、淫羊藿。

【功能主治】养阴清热、活血化瘀、益气固肾。主治气阴两虚血瘀证。症见口渴喜饮、倦怠乏力、气短懒言、自汗、盗汗、五心烦热、胸中闷痛、肢体麻木或刺痛、便秘、舌淡红少苔、脉细数无力。

【现代药理】具有降血糖、调血脂、降低血液黏稠度、抗缺氧等作用。

【临床应用】2型糖尿病。临床以口渴喜饮、气短懒言、肢体麻木、胸闷、苔少为特征症状。

【用药特征】本成药长于养阴清热、活血化瘀，兼有益气固肾之效。具有肺脾肾同治、益气活血通络兼顾的特点。适用于气阴亏虚兼有瘀热及肝肾不足者。

【用法用量】①颗粒：口服。一次1袋，一日3次。②片：口服。一次5片，一日3次。③胶囊：口服。一次6粒，一日3次。

【使用注意】孕妇慎服。控制饮食，注意合理的饮食结构。忌烟酒。忌食肥甘、辛辣之品。

【规格贮藏】①颗粒：5g/袋。密闭。②片：0.6g/片。密封。③胶囊：0.5g/粒。密封。

渴乐宁胶囊（降糖甲片）

【处方组成】黄芪、黄精（酒灸）、地黄、太子参、天花粉。

【功能主治】益气养阴生津。主治气阴两虚证。症见口渴多饮、五心烦热、乏力多汗、心慌气短、舌红苔少、脉细数。

【现代药理】具有降血糖作用。

【临床应用】非胰岛素依赖型糖尿病。临床以口渴多饮、五心烦热、乏力气短、汗多、苔少为特征症状。

【用药特征】本成药长于益气养阴生津，清热之力微弱。适用于气阴亏虚之轻症。

【用法用量】①胶囊：口服。一次4粒，一日3次，3个月为一个疗程。②降糖甲片：口服。一次6片，一日3次。

【使用注意】阴虚火旺或实火者慎用。适量运动，均衡饮食。忌食肥甘、辛辣之品。忌烟酒。

【规格贮藏】①胶囊：0.45g/粒。密封，置阴凉干燥处。②降糖甲片：0.31g/片。密封。

津力达颗粒

【处方组成】人参、黄精、苍术（麸炒）、苦参、麦冬、地黄、制何首乌、山茱萸、茯苓、佩兰、黄连、知母、淫羊藿（灸）、丹参、葛根、荔枝核、地骨皮。

【功能主治】益气养阴、健脾运津。主治气阴两虚证。症见口渴多饮、消谷易饥、尿多、形体渐瘦、倦怠乏力、自汗盗汗、五心烦热、便秘、舌红苔腻、脉细数。

【现代药理】具有降血糖、抗炎、抗疲劳等作用。

【临床应用】2型糖尿病。临床以口渴多饮、倦怠乏力、五心烦热、便秘为特征症状。

【用药特征】本成药重在益气养阴，兼以运脾布津，佐以行气活血。用药柔润与辛燥并施。适用于气阴两虚，兼有脾失健运、气滞血瘀者。

【用法用量】开水冲服。一次1袋，一日3次。8周为一个疗程，或遵医嘱。对已经使用西药患者，可合并使用本品，并根据血糖情况，酌情调整西药用量。

【使用注意】孕妇慎用。定期复查血糖。忌食肥甘厚味、油腻食物。

【规格贮藏】9g/袋。密封，防潮，置阴凉干燥处。

参芪消渴胶囊（十味消渴胶囊）

【处方组成】天花粉、乌梅肉、枇杷叶、麦冬、五味子、瓜蒌、人参、黄芪、粉葛、檀香。

【功能主治】益气养阴、生津止渴。主治气阴两虚证。症见口渴喜饮、自汗盗汗、倦怠乏力、五心烦热、舌红苔薄、脉细数。

【现代药理】具有降血糖作用。

【临床应用】2型糖尿病。临床以口渴多饮、倦怠乏力、五心烦热为特征症状。

【用药特征】本成药长于益气养阴，兼以生津止渴、润肺降气，佐以行气止痛。用药重在甘温益气、酸甘化阴，兼以肃降肺气。适用于气阴两虚，兼有肺失宣降者。

【用法用量】口服。一次6粒，一日3次。

【使用注意】孕妇慎用。血糖较高者宜注意与西药降糖药配合使用。忌食肥甘厚味、油腻食物。

【规格贮藏】0.44g/粒。密封。

天芪降糖胶囊

【处方组成】黄芪、天花粉、女贞子、石斛、人参、地骨皮、黄连（酒蒸）、山茱萸、墨旱莲、五倍子。

【功能主治】益气养阴、清热生津。主治气阴两虚证。症见倦怠乏力、口渴喜饮、五心烦热、自汗盗汗、气短懒言、心悸失眠、舌红少苔、脉细数。

【现代药理】具有降血糖、降血脂等作用。

【临床应用】2型糖尿病。临床以倦怠乏力、自汗盗汗、口渴喜饮、五心烦热为特征症状。

【用药特征】本成药长于益气养阴，兼以清热生津。用药重在滋肝肾阴，具有肺肾同补的特点。适用于气阴两虚、肾阴不足较甚者。

【用法用量】口服。一次5粒，一日3次，8周为一个疗程，或遵医嘱。

【使用注意】孕妇禁服。定期复查血糖。忌肥甘、辛辣。忌烟酒。

【不良反应】偶见胃部不适。

【规格贮藏】0.32g/片。密闭，防潮。

通脉降糖胶囊

【处方组成】太子参、丹参、黄连、黄芪、绞股蓝、山药、苍术、玄参、水蛭、冬葵果、葛根。

【功能主治】养阴清热、活血通络。主治气阴两虚、脉络瘀阻证。症见神疲乏力、肢麻疼痛、头晕耳鸣、自汗、舌暗、脉涩。

【现代药理】具有降血糖、调血脂、降低血黏度等作用。

【临床应用】2型糖尿病、糖尿病周围神经病变。临床以神疲乏力、肢麻疼痛自汗、舌暗为特征症状。

【用药特征】本成药长于益气养阴，兼以活血化瘀、通络止痛，佐以清热。适用于气阴两虚兼脉络瘀阻者。

【用法用量】口服。一次3粒，一日3次。

【使用注意】孕妇禁用。定期复查血糖。忌烟酒、辛辣、油腻和高糖食物。

【规格贮藏】0.4g/粒。密封。

附：气阴两虚中成药特点比较

中成药名	功效		临床治疗主症	
	共同点	独有功效	相同主治	主治自身特点
麦芪降糖丸		益气生津除烦		五心烦热、潮热盗汗、小便黄
消渴丸		滋肾益气		多饮、体倦乏力、腰痛
降糖舒胶囊		益气生津止渴		口渴多饮、小便频多、潮热盗汗
参芪降糖胶囊（颗粒、片）		健脾益气补肾		咽干口噪、多尿、倦怠乏力
糖尿乐胶囊		益气生津止渴		口渴多饮、饮不解渴
消渴灵胶囊（片、颗粒）	清热养阴	益气生津、清热泻火	气阴两虚证。症见口渴多饮、消谷善饥、尿多尿频、疲乏无力、形体消瘦、五心烦热、潮热盗汗、心烦、小便黄、舌光红无苔或苔少、脉细数	多食易饥、形体消瘦
益津降糖口服液		健脾益气		乏力短气、自汗
愈三消胶囊		益气活血		口渴喜饮、多食易饥
糖脉康颗粒（片、胶囊）		活血化瘀、益气固肾		口渴喜饮、气短懒言
渴乐宁胶囊（降糖甲片）		益气生津止渴		口渴多饮、五心烦热
津力达颗粒		健脾益气运津		口渴多饮、倦怠乏力、五心烦热
参芪消渴胶囊（十味消渴胶囊）		益气生津		口渴多饮、倦怠乏力、五心烦热
天芪降糖胶囊		健脾益气		倦怠乏力、口渴喜饮、五心烦热
通脉降糖胶囊		活血通络		神疲乏力、肢麻疼痛

三、胃热炽盛

消渴康颗粒

【处方组成】石膏、知母、生地黄、麦冬、天花粉、玉竹、玄参、牛膝、丹参、泽泻、党参、山茱萸、枇杷叶、南五味子。

【功能主治】清热养阴、生津止渴。主治阴虚热盛证。症见口渴喜饮、消谷易饥、小便频数、急躁易怒、怕热心烦、大便干结、舌红苔黄少、脉细数或滑数。

【现代药理】具有降血糖、调血脂等作用。

【临床应用】2型糖尿病。临床以口渴喜饮、消谷善饥、急躁易怒、大便干结为特征症状。

【用药特征】本成药长于清热泻火、生津止渴，兼能养阴。用药重在清泻胃火，益气补肾功效较弱。适用于胃火炽盛、津液亏损者。

【用法用量】餐前温开水冲服。一次1袋，一日3次。30天为一个疗程。

【使用注意】孕妇和脾胃虚弱者慎用。阴虚火旺者慎用。定期复查血糖。忌肥甘、辛辣之品。忌烟酒。

【规格贮藏】9g/袋。密闭，防潮，避光。

金芪降糖片（颗粒、胶囊、丸）

【处方组成】黄芪、金银花、黄连。

【功能主治】清热泻火、补益中气。主治内热兼气虚证。症见口渴喜饮、口干舌燥、多食易饥、体乏无力、气短困倦、舌红苔少、脉弦细数。

【现代药理】具有降血糖、调血脂等作用。

【临床应用】轻、中度2型糖尿病、糖尿病胰岛素抵抗。临床以口渴喜饮、口干舌燥、体乏无力为特征症状。

【用药特征】本成药长于清热泻火，兼以健脾益气，无生津之功。适用于胃火炽盛，兼轻度气虚者。

【用法用量】①片：饭前半小时口服。一次7～10片，一日3次。疗程2个月或遵医嘱。②颗粒：饭前半小时口服。一次5g，一日3次，疗程3个月或遵医嘱。③胶囊：饭前半小时口服。一次6～8粒，一日3次，疗程2个月或遵医嘱。④丸：饭前半小时口服。一次12丸，一日3次，疗程2个月或遵医嘱。

【使用注意】孕妇慎用。阴阳两虚消渴者慎用。重度2型糖尿病患者慎用。避免长期精神紧张，适当进行体育活动。控制饮食，注意合理的饮食结构。忌食肥甘、辛辣之品。忌烟酒。

【规格贮藏】①片：0.42g/片。密封。②颗粒：5g/袋。密封。③胶囊：0.4g/粒。密封。④丸：3g/10丸。密封。

消渴安胶囊

【处方组成】地黄、知母、人参、枸杞子、玉竹、黄连、地骨皮、丹参。

【功能主治】清热生津、益气养阴、活血化瘀。主治阴虚燥热兼气虚血瘀证。症见烦渴多饮、多食善饥、五心烦热、大便秘结、倦怠乏力、自汗盗汗、舌暗红少苔、脉细数。

【现代药理】具有降血糖作用。

【临床应用】2型糖尿病。临床以烦渴多饮、五心烦热、倦怠乏力、舌暗为特征症状。

【用药特征】本成药长于益气养阴、生津止渴，兼以清热泻火，佐以活血化瘀之功。适用于阴虚燥热兼气虚血瘀者。

【用法用量】口服。一次3粒，一日3次，或遵医嘱。

【使用注意】阴阳两虚消渴者慎用。定期测定血糖，肝、肾功能。控制饮食，坚持合理运动。均衡饮食，忌辛辣、燥热、油腻之品。

【规格贮藏】0.4g/粒。密封。

附：胃热炽盛中成药特点比较

中成药名	功效		临床治疗主症	
	共同点	独有功效	相同主治	主治自身特点
消渴康颗粒	清热养阴	生津止渴	胃热炽盛证。症见口渴喜饮、消谷易饥、小便频数、大便干结、舌红苔黄少、脉细数或滑数	口渴喜饮、消谷善饥、便干易怒
金芪降糖片（颗粒、胶囊、丸）		泻火补益中气		口渴喜饮、口干舌燥、体乏困倦
消渴安胶囊		益气生津、活血化瘀		烦渴多饮、五心烦热、倦怠汗多、舌暗

四、肾阴亏虚

麦味地黄口服液（丸）

【处方组成】熟地黄、山茱萸（制）、山药、麦冬、牡丹皮、茯苓、泽泻、五味子。

【功能主治】滋肾养肺。主治肺肾阴亏、阴虚燥热证。症见口渴多饮、多食易饥、小便频数、身体消瘦、干咳带血、午后潮热、骨蒸盗汗、全身乏力、舌红少苔、脉沉细数。

【现代药理】具有降血糖、降甘油三酯、增强免疫功能等作用。

【临床应用】2型糖尿病、肺结核。临床以多食易饥、口渴多饮、干咳带血、骨蒸潮热、盗汗为特征症状。

【用药特征】本成药源自古方麦味地黄丸。本成药长于滋补肺肾之阴，具有补泻兼施为主的特点。适用于肺肾阴虚兼内热者。

【用法用量】①口服液：口服。一次10ml，一日2次。②丸：口服。水蜜丸一次6g，大蜜丸一次1丸，一日2次。

【使用注意】感冒患者慎用。均衡饮食。忌食辛辣、厚味之品。

【规格贮藏】①口服液：10ml/支（无糖型）。密封，置阴凉处（不超过20℃）。②丸：3g/30丸（水蜜丸）；9g/丸（大蜜丸）。密封。

降糖胶囊

【处方组成】知母、三颗针、人参、五味子、干姜、人参茎叶皂苷。

【功能主治】清热生津、滋阴润燥。主治阴虚燥热证。症见口渴多饮、消谷善饥、尿频量多、形体消瘦、体倦乏力、舌红少苔、脉细数。

【现代药理】具有降血糖、调血脂等作用。

【临床应用】2型糖尿病。临床以多饮多食、倦怠乏力、形体消瘦为特征症状。

【用药特征】本成药长于清热生津，兼能滋阴，有一定的益气之功。适用于阴虚燥热兼气虚轻症。

【用法用量】口服。一次4~6粒，一日3次。

【使用注意】阴阳两虚消渴者慎用。均衡饮食。忌食肥甘、辛辣食物。忌烟酒。

【规格贮藏】0.3g/粒。密封。

附：肾阴亏虚中成药特点比较

中成药名	功效		临床治疗主症	
	共同点	独有功效	相同主治	主治自身特点
麦味地黄口服液（丸）	滋阴补肾	滋肾养肺	肾阴亏虚证。症见口渴多饮、多食易饥、小便频数、骨蒸盗汗、舌红苔少、脉沉细数	多食易饥、口渴多饮、干咳带血、骨蒸潮热
降糖胶囊		清热生津、滋阴润燥		多饮多食、倦怠乏力、消瘦乏力

五、虚实夹杂

参精止渴丸（降糖丸）

【处方组成】红参、黄精、黄芪、白术、茯苓、葛根、五味子、黄连、大黄、甘草。

【功能主治】益气养阴、生津止渴。主治肺胃燥热、气阴两亏证。症见少气乏力、口干多饮、易饥、形体消瘦、便秘、舌红苔少、脉细数。

【现代药理】具有降血糖、调血脂等作用。

【临床应用】2型糖尿病。临床以少气乏力、多饮口干、便秘为特征症状。

【用药特征】本成药长于补益脾胃之气，兼以清热生津。用药重于甘温补气，兼以苦寒泻热。适用于气阴两亏、肺胃燥热者。

【用法用量】口服。一次10g，一日2~3次。

【使用注意】孕妇慎用。阴阳两虚消渴者慎用。适当运动锻炼。控制饮食，注意合理的饮食结构。忌食肥甘、辛辣之品。忌烟酒。

【规格贮藏】7g/100丸。密封。

养阴降糖片

【处方组成】黄芪、地黄、党参、枸杞子、葛根、玄参、知母、玉竹、五味子、牡丹皮、虎杖、川芎。

【功能主治】养阴益气、清热活血。主治气阴不足、瘀热互结证。症见烦热口渴喜饮、多食易饥、小便频数、形体消瘦、体倦乏力、五心烦热、舌暗少苔、脉细数。

【现代药理】具有降血糖作用。

【临床应用】2型糖尿病。临床以烦扰口渴、体倦乏力、五心烦热、舌暗为特征症状。

【用药特征】本成药长于清热养阴，兼以凉血活血，佐以健脾益气。适用于气阴不足、瘀血阻滞兼有内热者。

【用法用量】口服。一次8片（糖衣片片芯0.33g/片和薄膜衣片0.36g/片），一次4片（薄膜衣片0.72g/片），一日3次。

【使用注意】孕妇慎用。阴阳两虚消渴者慎用。控制饮食，注意合理的饮食结构。忌食肥甘、辛辣之品。忌烟酒。

【规格贮藏】0.33g/片（糖衣片片芯）；0.36g/片（薄膜衣片）；0.72g/片（薄膜衣片）。密封。

芪蛭降糖胶囊（片）

【处方组成】黄芪、地黄、黄精、水蛭。

【功能主治】益气养阴、活血化瘀。主治气阴两虚兼血瘀证。症见口渴多饮、多尿易饥、体疲乏力、自汗盗汗、面色晦暗、肢体麻木、舌淡紫、有瘀斑瘀点、脉细涩或细数。

【现代药理】具有降血糖、改善微循环、降血脂等作用。

【临床应用】2型糖尿病。临床以口渴多饮、面色晦暗、肢体麻木为特征症状。

【用药特征】本成药益气养阴之功较弱，活血化瘀之功显著，甚则有破血之力。适用于气阴两虚夹瘀血阻滞较甚者。

【用法用量】①胶囊：口服。一次5粒，一日3次。疗程3个月。②片：口服。一次5片，一日3次。疗程3个月。

【使用注意】孕妇禁用。有凝血机制障碍、出血倾向者慎用。阴阳两虚消渴者慎用。控制饮食，注意合理的饮食结构。忌食肥甘、辛辣之品。忌烟酒。

【规格贮藏】①胶囊：0.5g/粒。密闭，防潮。②片：0.52g/片。密闭，防潮。

渴络欣胶囊

【处方组成】黄芪、女贞子、水蛭、大黄、太子参、枸杞子。

【功能主治】益气养阴、活血化瘀。主治气阴两虚夹血瘀证。症见咽干口燥、倦怠乏力、多食易饥、气短懒言、五心烦热、肢体疼痛、尿浑浊、舌淡、脉细弦。

【现代药理】具有降血糖、调血脂、减少尿蛋白渗出量等作用。

【临床应用】糖尿病肾病。临床以咽干口燥、气短乏力、五心烦热、肢体疼痛、尿浑浊为特征症状。

【用药特征】本成药长于益气养阴、补益肝肾，兼以活血化瘀、通腑泻浊。具有正邪兼顾的特点。适用于气阴亏虚以肾阴不足为主，兼有血瘀浊毒者。

【用法用量】口服。一次4粒，一日3次，疗程8周。

【使用注意】孕妇、哺乳期妇女慎用。慢性腹泻者慎用。定期检测血糖及尿白蛋白。控制饮食，注意合理的饮食结构。忌食肥甘、辛辣之品。忌烟酒。

【不良反应】个别患者偶见腹痛、腹泻。

【规格贮藏】0.5g/粒。密闭。

天麦消渴片

【处方组成】五味子、麦冬、天花粉、吡考啉酸铬。

【功能主治】滋阴、清热、生津。用于气阴两虚、阴虚内热证。症见口渴多饮、消谷善饥、形体消瘦、气短乏力、自汗盗汗、五心烦热、舌红少津、脉细数。

【现代药理】具有降血糖作用。

【临床应用】2型糖尿病。临床以口渴多饮、五心烦热、气短汗多、舌红少津为特征症状。

【用药特征】本成药为中西结合制剂，长于酸甘化阴、

清热生津。适用于阴虚内热、津亏较重证。

【用法用量】口服。第一周一次2片，一日2次，以后一次1~2片，一日2次。

【使用注意】小儿和重型糖尿病患者应在医生指导下使用。药品性状发生改变时禁止服用。请将此药品放在儿童不能接触的地方。控制饮食，注意合理的饮食结构。忌食肥甘、辛辣之品。忌烟酒。

【规格贮藏】0.12g/片（含吡考啉酸铬1.6mg）。密封。

消渴清颗粒

【处方组成】知母、苍术、黄连、蒲黄、地锦草。

【功能主治】清热养阴、活血化瘀。主治阴虚热盛挟血瘀证。症见口渴欲饮、多食易饥、怕热心烦、溲赤或尿多、大便干结、胸中闷痛、肢体麻木、刺痛、盗汗、舌红苔黄、脉数。

【现代药理】具有降血糖、调血脂、改善微循环等作用。

【临床应用】2型糖尿病。临床以怕热心烦、胸中闷痛、大便干结或肢体麻木、刺痛为特征症状。

【用药特征】本成药养阴、清热、活血并施，兼能祛湿，功效平和。适用于阴血内热挟血瘀轻证。

【用法用量】温开水冲服。一次1袋，一日3次。疗程8周。

【使用注意】孕妇禁用。有出血倾向者慎用。肝肾功能不全者慎用。服药期间定期检测血糖、肝肾功能。控制饮食，注意合理的饮食结构。忌食肥甘、辛辣之品。忌烟酒。

【规格贮藏】6g/袋。密封。

木丹颗粒

【处方组成】黄芪、延胡索（醋制）、三七、赤芍、丹参、川芎、红花、苏木、鸡血藤。

【功能主治】益气活血、通络止痛。主治气虚络阻证。症见四肢末梢及躯干部麻木、疼痛及感觉异常；或见肌肤甲错、面色晦暗、倦怠乏力、神疲懒言、自汗、舌暗、伴瘀斑或瘀点、脉涩。

【现代药理】具有镇痛、加快神经传导速度、降低全血黏度、血浆黏度和红细胞压积等作用。

【临床应用】糖尿病周围神经病变。临床以四肢末梢及躯干部麻木、疼痛及感觉异常、倦怠神瘦、舌暗为特征症状。

【用药特征】本成药长于行气活血、化瘀通络，兼有益气之功。用药重在祛邪化瘀通络，兼以扶正，具有攻补兼施的特点。适用于瘀血阻络，兼有气虚者。

【用法用量】饭后半小时服用，用温开水冲服。一次1袋，一日3次。4周为一个疗程，可连续服用两个疗程。

【使用注意】孕妇、哺乳期妇女禁用。有出血倾向者慎用。肝、肾功能不全者慎用。18岁以下或70岁以上患者慎用。定期检测血糖、肝肾功能、糖基化血红蛋白。控制饮食，注意合理的饮食结构。忌食肥甘、辛辣之品。忌烟酒。

【不良反应】偶见恶心、呕吐、腹泻等消化道反应，偶见皮疹和转氨酶升高。

【规格贮藏】7g/袋。密封，阴凉干燥保存。

金糖宁胶囊

【处方组成】蚕沙、甘草。

【功能主治】化浊祛湿、活血定痛。主治湿浊中阻兼血瘀证。症见脘腹胀满、头身困重、倦怠乏力、大便不爽、舌苔白腻、脉濡。

【现代药理】具有降血糖作用。

【临床应用】2型糖尿病。临床以脘腹胀满、头身困重、大便不爽、舌苔白腻为特征症状。

【用药特征】本成药重在化浊祛湿，兼以益气和中，佐以活血。适用于中焦湿阻兼有中气不足者。

【用法用量】用餐前即刻服用。一次4粒，一日3次。疗程4周。

【使用注意】控制饮食，注意合理的饮食结构。忌食肥甘、辛辣之品。忌烟酒。

【不良反应】个别患者发生心前区疼痛、头晕、头痛、头胀、腹胀、吞酸、腹泻、恶心、呕吐、右肾区痛、腰痛、肛门排气增多、皮疹、瘙痒。

【规格贮藏】0.55g/粒。密封。

附：虚实夹杂中成药特点比较

中成药名	功效		临床治疗主症	
	共同点	独有功效	相同主治	主治自身特点
参精止渴丸（降糖丸）	扶正祛邪	益气养阴、生津止渴	虚实夹杂证。症见口渴多饮、多食易饥、小便频数、骨蒸盗汗、舌红苔少、脉沉细数	少气乏力、多饮口干、便秘
养阴降糖片		养阴益气、清热活血		烦扰口渴、体倦乏力、五心烦热、舌暗
芪蛭降糖胶囊（片）		益气养阴、活血化瘀		口渴多饮、面色晦暗、肢体麻木
渴络欣胶囊		益气养阴、活血化瘀		咽干口燥、肢体疼痛、尿浑浊、气短乏力、五心烦热
天麦消渴片		滋阴、清热、生津		口渴多饮、五心烦热、舌红少津、气短汗多
消渴清颗粒		清热养阴、活血化瘀		怕热心烦、胸中闷痛、肢体麻木、刺痛、大便干结
木丹颗粒		益气活血、通络止痛		四肢末梢及躯干部麻木、疼痛及感觉异常、倦怠神疲、舌暗
金糖宁胶囊		化浊祛湿、活血定痛		口渴喜饮、多食易饥、头重困重、大便不爽

第三节　血症

一、热伤血络

血康口服液

【处方组成】肿节风浸膏粉。

【功能主治】活血化瘀、消肿散结、凉血止血。主治血热妄行证。症见皮肤出现青紫斑点或斑块，或伴有鼻衄、齿衄、便血、尿血，或有发热、口渴、便秘、舌红、苔黄、脉弦数。

【现代药理】具有升高血小板、止血、增强造血功能、调节免疫功能、抗应激等作用。

【临床应用】原发性血小板减少性紫癜、继发性血小板减少性紫癜。临床以皮下紫斑、口渴便秘舌红苔黄为特征症状。

【用药特征】本成药药简而力专，功长活血散结，兼有清热凉血之效。适用于热盛动血所致的皮下紫癜或出血者。

【用法用量】口服。一次10~20ml，一日3~4次；小儿酌减；可连服一个月。

【使用注意】孕妇禁用。体弱年迈者慎用。忌生冷、油腻、辛辣之品。

【不良反应】个别患者可出现恶心、轻度嗜睡现象。

【规格贮藏】10ml/支。密封，置阴凉处。

止血宝胶囊

【处方组成】小蓟。

【功能主治】凉血止血、祛瘀消肿。主治血热妄行证。症见出血、血色鲜红、口鼻干燥、夹有食物残渣、身热烦躁、口干口臭、牙龈红肿热痛、小便黄赤灼热、月经量多、血色鲜红或有瘀块、舌红苔薄黄、脉数。

【现代药理】具有止血、抗菌等作用。

【临床应用】干燥性鼻炎、萎缩性鼻炎、胃出血、十二指肠溃疡出血、尿路感染出血、痔疮出血、功能性子宫出血等。临床以出血、血色鲜红、口鼻干燥、身热烦躁为特征症状。

【用药特征】本成药功效长于凉血止血，兼一定祛瘀之效。具有止血不留瘀的特点。由于用药简单，力量有所偏弱。适用于鼻出血、吐血、尿血、便血、崩漏

下血等属血热妄行轻证者。

【用法用量】口服。一次2～4粒，一日2～3次。

【使用注意】阴虚火旺出血证慎用。饮食宜清淡、易消化。忌食辛辣、油腻之品。

【规格贮藏】0.3g/粒（含原药材3g）。密封。

紫珠止血液

【处方组成】紫珠草叶。

【功能主治】清热解毒、收敛止血。主治热毒炽盛证。症见吐血或便血、血色鲜红、身热烦躁、口干口臭、牙龈红肿热痛、口舌生疮、大便秘结、小便黄赤、舌红苔黄、脉数有力。

【现代药理】具有止血、抗菌等作用。

【临床应用】胃溃疡出血、十二指肠球部溃疡出血、痔疮出血。临床以血色鲜红、口干口臭、便秘溲赤为特征症状。

【用药特征】本成药用药简单，但功长止血化瘀，兼有清热解毒之效。用药标本兼治。适用于吐血或便血属热盛动血者。

【用法用量】口服。一次40ml，一日2～3次，亦可用胃管灌胃。外用，取本品制成纱布条使用。

【使用注意】体弱年迈者慎服。忌生冷、油腻、辛辣之品。

【规格贮藏】20ml/瓶。密封，置阴凉处。

裸花紫珠片（胶囊、颗粒、栓）

【处方组成】裸花紫珠干浸膏。

【功能主治】清热解毒、收敛止血。主治血热毒盛证。症见月经过多、崩漏、吐血、衄血、咯血、尿血、便血、血色鲜红或紫红、心烦口渴、尿黄、便结、舌红、苔黄、脉滑数。

【现代药理】具有止血、抗炎、抗菌等作用。

【临床应用】呼吸道出血、消化道出血、细菌感染性炎症等。临床以血色鲜红、便秘溲赤为特征症状。

【用药特征】本成药用药简单，但功长止血化瘀，兼有清热解毒之效。用药标本兼治。适用于出血属热盛动血者。

【用法用量】①片：口服。一次2片，一日3次。②胶囊：口服。一次3～5粒（0.3g/粒），一次2～3

粒（0.4g/粒），一日3～4次或一次3粒（0.33g/粒），一日3次。③颗粒：开水冲服。一次1袋，一日3～4次。④栓：阴道给药，先将外阴洗净擦干，每晚插入1粒；8天为一个疗程。

【使用注意】体弱年迈者慎服。忌生冷、油腻、辛辣之品。

【规格贮藏】①片：干浸膏0.5g/片。密封。②胶囊：0.3g/粒（含干浸膏0.2g）；0.4g/粒（含干浸膏0.3g）；0.33g/粒（含干浸膏0.33g）。密封。③颗粒：3g/袋（含干浸膏0.8g）。密封。④栓：1.4g/粒。密闭，置阴凉处。

紫地宁血散

【处方组成】大叶紫珠、地芩。

【功能主治】清热凉血、收敛止血。主治胃中积热证。症见吐血或便血、血色鲜红、夹有食物残渣、身热烦躁、口干口臭、口疮、便秘尿赤、肛门灼热、舌红苔黄、脉数有力。

【现代药理】具有止血、兴奋血管平滑肌、收缩血管等作用。

【临床应用】胃溃疡出血、十二指肠溃疡出血、痔疮出血等。临床以血色鲜红、口疮、便秘、尿赤、肛门灼热为特征症状。

【用药特征】本成药清热止血之力稍强。适用于吐血、便血属胃热出血者。但整体力量偏弱。故对于出血量较大者往往力有不及。

【用法用量】口服。一次8g，一日3～4次。

【使用注意】孕妇慎用。阴虚火旺出血者慎用。饮食宜清淡、易消化。忌食辛辣、油腻之品。

【规格贮藏】4g/瓶。密封。

四红丹

【处方组成】地榆（炭）、槐花（炭）、大黄、大黄（炭）、当归、当归（炭）。

【功能主治】清热止血。主治热迫血行证。症见吐血、衄血、便血、崩漏下血、血色鲜红、夹有食物残渣、口鼻干燥、烦渴喜饮、牙龈肿痛、身热口臭、大便不畅、肛门灼痛、月经量多鲜红、舌红苔黄、脉数。

【现代药理】具有止血、抗炎等作用。

【临床应用】消化性溃疡出血、食管炎出血、干燥性鼻炎、萎缩性鼻炎、牙周炎、功能性子宫出血等。临床以血量多、色红、口鼻干燥、大便不畅、肛门灼痛为特征症状。

【用药特征】本成药重在清热凉血，且多以炭制，止血之力较强，兼以活血止痛，使止血而不留瘀。用药寒热并施，寒而不遏，通补兼施，活血而不伤血。适用于热盛动血证。

【用法用量】口服。一次1丸，一日2次。

【使用注意】孕妇慎用。脾不统血者慎用。体弱年迈者慎服。饮食宜清淡、易消化。忌食辛辣、油腻之品。

【规格贮藏】9g/丸。密闭，置阴凉干燥处。

脏连丸

【处方组成】黄连、黄芩、槐角、槐花、地榆炭、地黄、赤芍、荆芥穗、当归、阿胶。

【功能主治】清肠止血。主治热毒壅遏肠道证。症见大便下血、血色鲜红或伴有黏液或脓液、痔核肿胀坠痛、大便不畅、常有小腹疼痛、肛门灼热、舌苔黄腻、脉濡数。

【现代药理】具有止血、抗菌、抗炎等作用。

【临床应用】消化性溃疡出血、痔疮出血等。临床以血色鲜红、肛门灼热为特征症状。

【用药特征】本成药源自槐角丸加减，长于清肠止血，兼以养阴、清热燥湿。适用于肠风下血、痔疮出血属热毒者。

【用法用量】口服。水蜜丸一次6～9g，小蜜丸一次9g，大蜜丸一次1丸，一日2次。

【使用注意】经期及哺乳期妇女慎用。体弱年迈者慎服。虚寒证出血者慎用。保持大便通畅。饮食宜清淡、易消化。忌烟酒及辛辣、油腻、刺激性食物。

【规格贮藏】①水蜜丸：6g/袋；60g/瓶。密封。②小蜜丸：9g/袋。密封。③大蜜丸：9g/袋。密封。

荷叶丸

【处方组成】荷叶、藕节、大蓟（炭）、小蓟（炭）、白茅根（炭）、棕榈（炭）、栀子（焦）、知母、黄芩（炭）、地黄（炭）、玄参、当归、白芍、香墨。

【功能主治】凉血止血。主治血热妄行证。症见咯血、衄血、尿血、便血、崩漏、痰中带血、咽痒咳嗽、口鼻干燥、烦渴喜饮、牙龈肿痛、口臭、苔薄黄、脉滑数。

【现代药理】具有止血、抗菌、抗炎等作用。

【临床应用】肺结核咯血、支气管炎咯血、支气管扩张咯血、干燥性鼻炎、萎缩性鼻炎、牙周炎、急性尿路感染、急性肾盂肾炎、胃及十二指肠溃疡出血、功能性子宫出血等。临床以出血量多、色红、烦渴喜饮为特征症状。

【用药特征】本成药为十灰散加减而成，长于清热滋阴凉血，兼有收敛止血。适用于热盛动血较重，兼有明显阴血亏损者。

【用法用量】口服。一次1丸，一日2～3次。

【使用注意】体弱年迈者慎服。虚寒性出血者不宜使用。可嚼服，也可分份吞服。饮食宜清淡。忌食辛辣之品。

【规格贮藏】9g/丸。密封。

血美安胶囊

【处方组成】猪蹄甲、地黄、赤芍、牡丹皮。

【功能主治】清热养阴、凉血活血。主治血热伤阴挟瘀证。症见皮肤紫癜、齿衄、鼻衄、妇女月经过多、血色鲜红或有瘀块、烦热口渴、盗汗、舌红苔少、脉弦数。

【现代药理】具有升白细胞、升血小板、增强免疫功能等作用。

【临床应用】原发性血小板减小性紫癜、齿龈出血、功能性子宫出血等。临床以皮肤紫癜、齿衄、鼻衄、血色鲜红或有瘀块、口渴盗汗为特征症状。

【用药特征】本成药源自古方犀角地黄汤，长于清热解毒、凉血散瘀。用药凉血散瘀共用、热清血止又无冰伏留瘀之弊。虽无明显止血之药，但却为治本澄源之剂。适用于血热较重、伤阴挟瘀者。

【用法用量】口服。一次6粒，一日3次；小儿酌减。1个月为一个疗程，或遵医嘱。

【使用注意】孕妇慎用。脾胃虚寒者慎用。饮食宜清补、易消化。忌食辛辣、油腻之品。

【不良反应】偶见轻度腹胀、呕吐、大便稀。

【规格贮藏】0.27g/粒。密封，置阴凉干燥处（不超过20℃）。

十灰丸（散）

【处方组成】大蓟（炒炭）、小蓟（炒炭）、茜草（炒炭）、白茅根（炒炭）、荷叶（煅炭）、侧柏叶（炒炭）、棕榈（煅炭）、栀子（炒炭）、大黄（炒炭）、牡丹皮（炒炭）。

【功能主治】凉血止血。主治血热妄行证。症见吐血、衄血、血崩。症见吐血或鼻燥衄血或经血量多、色红或紫暗常夹有食物残渣、脘腹胀闷甚则作痛、口干臭秽、口臭、便秘、大便色黑、舌红苔黄、脉滑数。

【现代药理】具有止血、收缩子宫平滑肌等作用。

【临床应用】上消化道出血、齿龈出血、功能性子宫出血等。临床常以各种出血、血色鲜红、量多、口臭便秘为特征症状。

【用药特征】本成药为古方十灰散改型而成。用药重在清降凉血，收涩与化瘀兼顾，且方中用药皆为炭制，实寓"红见黑则止"之意，更增塞流止血之效，止血功效较强。适用于热盛动血，尤其是上部出血诸证。

【用法用量】①丸：口服。一次3~9g，一日1~2次。②散：温开水冲服。一次3~9g，一日1~2次。

【使用注意】孕妇禁用。体弱年迈者及脾胃虚寒者慎用。不可过服、久服。忌辛辣、油腻食物。

【规格贮藏】①丸：1g/30丸。密封。②散：3g/瓶。密封。

槐角丸

【处方组成】槐角（炒）、地榆（炭）、防风、黄芩、当归、枳壳（炒）。

【功能主治】清肠疏风、凉血止血。主治血热证。症见便血、先血后便、血色鲜红、大便不畅、痔疮肿痛、腹部胀痛、食少纳呆、舌红苔黄腻、脉濡数。

【现代药理】具有止血、抗菌等作用。

【临床应用】消化性溃疡出血、痔疮出血。临床以便血、先血后便、血色鲜红、大便不畅、痔疮肿痛为特征症状。

【用药特征】本成药源自槐角丸，长于清肠凉血，兼以疏风行气。用药除苦寒清肠外，兼以行气，祛风以

宽肠，使气血调和，运行无碍，则邪无所居，热无所稽，且祛风还有升提化湿之功。适用于血热所致肠风、痔漏下血等下焦出血者。

【用法用量】口服。小蜜丸一次9g，大蜜丸一次1丸，一日2次。

【使用注意】虚寒性者慎用。体弱年迈者慎服。保持大便通畅。饮食宜清淡、易消化。忌食辛辣、油腻之品。

【不良反应】部分患者可见轻度腹泻。

【规格贮藏】①小蜜丸：6g/丸。密封。②大蜜丸：9g/丸。密封。

断血流胶囊（颗粒、片、口服液）

【处方组成】断血流浸膏。

【功能主治】凉血止血。主治血热妄行证。症见月经过多、崩漏、吐血、衄血、咯血、尿血、便血、血色鲜红或紫红、心烦口渴、尿黄、便结、舌红、苔黄、脉滑数。

【现代药理】具有止血、增强子宫收缩、抗炎等作用。

【临床应用】功能失调性子宫出血、子宫肌瘤出血、上消化道出血、萎缩性鼻炎、肾结石尿血、痔疮出血、单纯性紫癜、原发性血小板减少性紫癜等。临床以出血量多、血色鲜红或紫红、尿黄便结为特征症状。

【用药特征】本成药药简而力专，长于凉血止血，兼能清热凉血，力量偏弱。适用于血热妄行较轻者。

【用法用量】①胶囊：口服。一次3~6粒，一日3次。②颗粒：开水冲服。一次1袋，一日3次。③片：口服。一次3~6片，一日3次。④口服液：口服。一次10ml，一日3次。

【使用注意】妊娠期出血或暴崩者慎用。脾虚证、肾虚证、血瘀证者所致出血忌用。糖尿病患者慎用。忌肥甘厚味、辛辣之品。

【规格贮藏】①胶囊：0.35g/粒。密封。②颗粒：6.5g/袋。密封。③片：0.35g/片。密封。④口服液：10ml/支。密封，置阴凉干燥处。

止红肠辟丸

【处方组成】地榆、槐花、黄连、黄芩、白芍、当归、阿胶、荆芥穗、地黄炭、侧柏叶、升麻、栀子、乌梅。

【功能主治】清热凉血、止血养血。主治风热湿毒、壅遏肠道证。症见便前出血或便后出血或粪中带血以及痔疮出血、血色鲜红或晦暗、口干、舌红苔黄或黄腻、脉数。

【现代药理】具有止血、抗菌等作用。

【临床应用】消化性溃疡出血、痔疮出血等。临床以痔疮下血量多、血色鲜红或晦暗、口干舌红为特征症状。

【用药特征】本成药为槐花散加清热解毒、养血活血药而成，长于清大肠湿热，兼以清热凉血、养血止血，佐以升清、固涩。适用于风热、湿热邪毒较重、出血量多者。

【用法用量】口服。一次1丸（9g/丸），一日2次。一次6丸（1.5g/丸），一日2次。

【使用注意】糖尿病患者禁服。孕妇、儿童及年老体弱者慎用。脾虚便溏者慎用。忌烟酒。忌食辛辣、油腻及刺激性食物。

【规格贮藏】9g/丸；1.5g/丸。密封。

妇科断红饮

【处方组成】赤芍、益母草、三七、仙鹤草、地榆炭、蒲黄炭。

【功能主治】凉血、化瘀、止血。主治热迫血行证。症见经血量多或淋沥不净、色深红或紫红、质黏稠夹有少量血块、面赤头晕、烦躁易怒、口干喜饮、便秘尿赤、舌红苔黄、脉数。

【现代药理】尚未检索到本成药相关的药理资料。

【临床应用】功能失调性子宫出血。临床以经血量多、色深红或紫红、质黏稠、烦躁易怒、口干便秘为特征症状。

【用药特征】本成药重在收敛止血、活血化瘀，兼以清热凉血。用药重在收敛、散瘀止血，治标为主，兼以凉血。适用于热迫血行轻证。

【用法用量】口服。一次3粒，一日3次，14天为一个疗程，或中病即止。

【使用注意】孕妇、哺乳期妇女及对本品过敏者禁用。因肿瘤、节育器、外伤及全身出血性疾病所致的子宫异常出血非本品适用范围。忌烟酒。忌食辛辣、刺激性食物。

【规格贮藏】0.4g/片。密封。

地榆升白片（胶囊）

【处方组成】地榆。

【功能主治】清热解毒。主治热毒证。症见白细胞减少、舌红苔黄、脉滑数或弦数。

【现代药理】具有刺激骨髓造血和改善骨髓象、促进造血细胞增殖与分化、促进白细胞生成、促进血小板生成等作用。

【临床应用】白细胞减少症。临床以白细胞减少、舌红为特征症状。

【用药特征】本成药为单味中药制剂，源自药理学研究成果。地榆对于放、化疗导致的骨髓抑制有改善作用。适用于放、化疗对骨髓造血细胞的损伤、破坏，白细胞下降明显属热毒者。

【用法用量】①片：口服。一次2~4片，一日3次。②胶囊：口服。一次1~2粒，一日3次。

【使用注意】脾肾两亏者慎用。忌食辛辣、生冷、油腻之品。

【规格贮藏】①片：0.1g/片。密封。②胶囊：0.255g/粒。密封。

升血小板胶囊

【处方组成】青黛、连翘、仙鹤草、牡丹皮、甘草。

【功能主治】清热解毒、凉血止血、散瘀消斑。主治热毒证。症见全身瘀点或瘀斑、发热烦渴、小便短赤、大便秘结，或见鼻衄、齿衄、舌红苔黄、脉滑数或弦数。

【现代药理】尚未检索到本成药相关的药理资料。

【临床应用】原发性血小板减少性紫癜。临床以全身瘀点或瘀斑、发热烦渴、尿赤便结、烦渴为特征症状。

【用药特征】本成药长于清热解毒、凉血止血，兼以散瘀消斑，用药苦寒为主。适用于发斑或出血证属热入营血者。

【用法用量】口服。一次4粒，一日3次。

【使用注意】骨髓巨核细胞减少型的血小板减少症及白细胞减少者慎用。定期复查血常规。忌食辛辣、生冷、油腻之品。

【规格贮藏】0.45g/粒。密封。

附：热伤血络中成药特点比较

中成药名	功效		临床治疗主症	
	共同点	独有功效	相同主治	主治自身特点
血康口服液	凉血止血	活血化瘀、消肿散结	血热妄行证。症见鼻衄、齿衄、便血、尿血、皮肤出现青紫斑点或斑块，或有发热、口渴、便秘、舌红苔黄、脉数	皮肤出现青紫斑点或斑块，或伴有鼻衄、齿衄、便血、尿血
止血宝胶囊		祛瘀消肿		出血、血色鲜红、口鼻干燥
紫珠止血液		清热解毒、收敛止血		出血、血色鲜红、便秘溲赤
裸花紫珠片（胶囊、颗粒、栓）		清热解毒、收敛止血		出血、血色鲜红、便秘溲赤
紫地宁血散		清热、收敛止血		出血、血色鲜红、便秘尿赤
四红丹		清热止血		血量多、色红、大便不畅、肛门灼痛
脏连丸		清肠止血		血色鲜红、肛门灼热
荷叶丸		滋阴、凉血		出血量多、色红
血美安胶囊		清热、养阴活血		皮肤紫癜、齿衄、鼻衄、血色鲜红或有瘀块
十灰丸		收敛止血		各种出血、血色鲜红、量多
槐角丸		清肠疏风		便血、先血后便、血色鲜红、大便不畅、痔疮肿痛
断血流胶囊（颗粒、片、口服液）		清热凉血		出血量多、血色鲜红或紫红
止红肠辟丸		清热养血		痔疮下血量多、血色鲜红或晦暗
妇科断红饮		化瘀止血		经血量多、色深红或紫红、质黏稠
地榆升白片（胶囊）		清热解毒		白细胞减少、舌红
升血小板胶囊		清热解毒、散瘀消斑		全身瘀点或瘀斑、发热烦渴

二、瘀血阻络

三七血伤宁胶囊（散）

【处方组成】三七、大叶紫珠及提取物、重楼、冰片、朱砂、生草乌、黑紫藜芦、山药。

【功能主治】止血镇痛、祛瘀生新。主治瘀血阻滞证。症见咯血、吐血、月经过多、痛经、闭经、外伤出血、痔疮出血，可伴有脘腹疼痛、小腹疼痛拒按、乳房胀痛、皮肤局部青紫、肿胀疼痛、舌紫暗或有瘀点、脉涩。

【现代药理】具有止血、抗炎等作用。

【临床应用】胃溃疡出血、十二指肠溃疡出血、支气管扩张出血、肺结核咯血、功能性子宫出血、痔疮出血等。临床以出血兼疼痛、皮肤局部青紫、肿胀疼痛、舌紫暗为特征症状。

【用药特征】本成药重在止血镇痛、活血化瘀，兼以清热解毒，佐以重镇安神、健脾护胃。适用于瘀血阻络所致的各种出血证。由于方中多用镇痛有毒之药，故本品不可久服。

【用法用量】①胶囊：温开水送服。一次1粒（重症者2粒），一日3次，每隔4小时服一次。初服者若无副作用，可如法连服多次：2～5岁一次1/10

粒, 5岁以上一次1/5粒; 跌打损伤较重者, 可服1粒保险子; 瘀血肿痛者, 用酒调和药粉, 外擦患处。

②散: 温开水送服。一次0.3 ~ 0.5g (重症者0.8g), 一日3次, 每隔4小时服一次, 初服者若无副作用, 可如法连服多次: 2 ~ 5岁一次0.03 ~ 0.05g, 5岁以上一次0.05 ~ 0.08g; 跌打损伤较重者, 可先用酒送服1粒保险子; 瘀血肿痛者, 用酒调和药粉, 外擦患处。

【使用注意】孕妇禁用。肝肾功能不全者禁用。不宜过量、久服。忌食蚕豆、鱼类和酸冷、辛辣食物。

【规格贮藏】①胶囊: 0.4g/粒, 每10粒胶囊配装1粒保险子。密封。②散: 4g/瓶, 内装1粒保险子。密封。

云南红药胶囊

【处方组成】三七、重楼、紫金龙、玉葡萄根、滑叶跌打、大麻药、制黄草乌、金铁锁、石菖蒲、西南黄芩。

【功能主治】散瘀止血、祛风除湿、活血止痛。主治瘀血痹阻或风湿阻络证。症见鼻衄、咯血、吐血、便血、痔疮出血、月经过多, 或关节腰腿痛、关节屈伸不利、舌紫暗、边有瘀斑、脉涩或弦紧。

【现代药理】具有止血、镇痛、抗炎、改善免疫功能等作用。

【临床应用】胃溃疡出血、十二指肠球部溃疡出血、支气管扩张咯血、功能性子宫出血、眼底出血、球结膜出血、风湿性关节炎、类风湿关节炎、风湿性腰腿痛、软组织损伤等。临床以出血量多、疼痛明显、舌紫暗为特征症状。

【用药特征】本成药重在祛瘀止血、活血止痛, 兼有祛风除湿、清热解毒之功。适用于瘀血阻络或风湿阻滞所致的出血症、痹病、跌打损伤; 若兼一定化热之征者更为适宜。由于方中多用镇痛有毒之药, 故本品不可久服。

【用法用量】口服。一次2 ~ 3粒, 一日3次。

【使用注意】孕妇禁用。不可过量、久服。忌生冷、油腻、辛辣之品。

【规格贮藏】0.25g/粒。密闭, 防潮。

三七片 (胶囊)

【处方组成】三七。

【功能主治】散瘀止血、消肿止痛。主治瘀血阻络证。症见咯血、吐血、衄血、便血、崩漏、伤处皮肤青紫、肿胀疼痛、活动受限, 或胸腹刺痛、舌暗或伴瘀斑、瘀点、脉弦或涩。

【现代药理】具有止血、抗炎、保肝、抗贫血等作用。

【临床应用】支气管扩张出血、胃及十二指肠球部溃疡出血、干燥性鼻炎、牙周炎、消化道溃疡、痔疮出血、功能性子宫出血、软组织损伤等。临床以各种出血兼有瘀血疼痛为特征症状。

【用药特征】本成药药简而力专, 功长散瘀止血止痛。适用于瘀血阻滞所致的各种疾病, 如出血、疼痛、瘀肿等。若以治疗出血症, 可不拘泥于瘀血症候。此外, 本品还兼有一定补虚之效。

【用法用量】①片: 口服。一次2 ~ 6片, 一日3次。②胶囊: 口服。一次3 ~ 5粒, 一日1 ~ 2次。

【使用注意】孕妇慎用。儿童、经期及哺乳期妇女慎用。忌生冷、油腻、辛辣之品。

【规格贮藏】①片: 0.25g/片 (小片); 0.5g/片 (大片)。密封。②胶囊: 0.3g/粒。密封。

茜芷胶囊 (片)

【处方组成】川牛膝、三七、茜草、白芷。

【功能主治】活血止血、祛瘀生新、消肿止痛。主治气滞血瘀证。症见子宫出血过多、时间延长、淋沥不止、小腹疼痛、舌暗或伴瘀点、脉弦或脉涩。

【现代药理】具有促进子宫内膜腺上皮细胞生长等作用。

【临床应用】药物流产后子宫出血。临床以子宫出血过多、淋沥不净、舌暗、小腹疼痛为特征症状。

【用药特征】本成药功专祛除下焦瘀血、活血止血、消肿止痛。用药重在止血止痛、祛瘀生新。适用于气滞血瘀所致的子宫出血。

【用法用量】①胶囊: 饭后温开水送服。一次5粒, 一日3次, 连服9天为一个疗程, 或遵医嘱。②片: 饭后温开水送服。一次5粒, 一日3次, 连服9天为一个疗程, 或遵医嘱。

【使用注意】孕妇忌服。大出血者注意综合治疗。忌生冷、油腻、辛辣之品。

【不良反应】少数患者服药后胃脘不适。偶见皮疹。

【规格贮藏】①胶囊：0.4g/粒。密封。②片：0.4g/片。

独一味片（胶囊、丸、颗粒、软胶囊）

【处方组成】独一味。

【功能主治】活血止痛、化瘀止血。主治外伤出血。症见外伤、手术史、疼痛、出血。

【现代药理】具有止血、镇痛、抗炎、抗溃疡等作用。

【临床应用】多种外科手术后的刀口疼痛、术后出血、外伤骨折、筋骨扭伤、风湿痹痛以及崩漏、痛经、牙龈肿痛、出血等。临床以外伤、手术史、疼痛、出血为特征症状。

【用药特征】本成药为独一味单味药制剂，性平、味甘苦，有活血止血、祛风止痛之效，是藏医、蒙医临床上用于治疗跌打损伤、外伤出血、风湿痹痛的常用药。因其止血、止痛之力专，且性平。适用于各种外伤后的刀口疼痛及出血。

【用法用量】①片：口服。一次3片，一日3次。7日为一个疗程；或必要时服。②胶囊：口服。一次3粒，一日3次。7日为一个疗程；或必要时服。③丸：口服。一次3粒，一日3次，7天为一个疗程；或必要时服。④颗粒：开水冲服。一次1袋，一日3次，7日为一个疗程，或必要时服。⑤软胶囊：口服。一次3粒，一日3次，7天为一个疗程；或必要时服用。

【使用注意】孕妇慎用。忌生冷、油腻、辛辣之品。

【规格贮藏】①片：0.28g/片（薄膜衣）；0.26g/片［糖衣片（片芯）］。密封。②胶囊：0.3g/粒。密封。③丸：2.5g/袋。密闭，在凉暗干燥处。④颗粒：2g/袋；3g/袋；4g/袋；5g/袋；6g/袋。密封。⑤软胶囊：0.6g/粒。密封。

止血镇痛胶囊

【处方组成】独一味。

【功能主治】活血止痛、化瘀止血。主治外伤出血。症见外伤、手术史、疼痛、出血。

【现代药理】具有止血、镇痛、抗炎、抗溃疡等作用。

【临床应用】多种外科手术后的刀口疼痛、术后出血、外伤骨折、筋骨扭伤、风湿痹痛以及崩漏、痛经、牙龈肿痛、出血等。临床以外伤、手术史、疼痛、出血为特征症状。

【用药特征】本成药为单一中药制剂，独一味性平、味甘苦，有活血止血、祛风止痛之效，是藏医、蒙医临床上用于治疗跌打损伤、外伤出血、风湿痹痛的常用药。因其止血、止痛之力专，且性平。适用于各种外伤后的刀口疼痛及出血。

【用法用量】口服。一次2~3粒，一日3次。或遵医嘱。

【使用注意】孕妇慎用。忌生冷、油腻、辛辣之品。

【规格贮藏】0.35g/粒。密封。

附：瘀血阻络中成药特点比较

中成药名	功效		临床治疗主症	
	共同点	独有功效	相同主治	主治自身特点
三七血伤宁胶囊（散）	活血化瘀	止血镇痛、祛瘀生新	瘀血阻滞证。症见咯血、吐血、月经过多、痛经、出血兼疼痛、皮肤局部青紫、肿胀疼痛、闭经、外伤出血、痔疮出血，可伴有脘腹疼痛、小腹疼痛拒按、乳房胀痛、皮肤局部青紫、肿胀疼痛、舌紫暗、脉涩	出血兼疼痛、皮肤局部青紫、肿胀疼痛
云南红药胶囊		祛风除湿、活血止痛		出血量多、疼痛明显
三七片（胶囊）		止血、消肿止痛		各种出血兼有瘀血疼痛
茜芷胶囊（片）		止血、祛瘀生新、消肿止痛		子宫出血过多、小腹疼痛
独一味片（胶囊、丸、颗粒、软胶囊）		止血止痛		外伤手术史、疼痛、出血
止血镇痛胶囊		止血止痛		外伤手术史、疼痛、出血

三、气不摄血

固本统血颗粒

【处方组成】淫羊藿、黄芪、锁阳、巴戟天、菟丝子、党参、山药、附子、肉桂、枸杞子。

【功能主治】温肾健脾、填精益气。主治阳气虚损、血失固摄证。症见皮肤出血、瘀斑瘀点、色泽暗淡，伴有畏寒肢冷、腰酸乏力、尿清便溏、舌淡苔薄、脉沉细。

【现代药理】具有提高血小板聚集、增强免疫功能、类糖皮质激素样作用等。

【临床应用】血小板减少性紫癜。临床以皮肤瘀点色泽暗淡、畏寒肢冷、腰酸乏力为特征症状。

【用药特征】本成药长于温阳补肾、益气健脾。用药脾肾双补，重在治本。适用于阳虚失血诸证。此外，对于脾肾阳虚之其他疾病，如泄泻、阳痿、水肿等皆可使用。

【用法用量】饭前开水冲服。一次20g，一日2次。1个月为一个疗程。

【使用注意】孕妇慎用。阴虚火旺、血热妄行和高血压患者忌服。忌生冷、油腻、辛辣之品。

【不良反应】偶见口咽干燥、心中烦热、大便干燥。

【规格贮藏】20g/袋。密封。

益气止血颗粒

【处方组成】白及、党参、黄芪、白术（炒）、茯苓、功劳叶、地黄、防风。

【功能主治】益气、止血、固表、健脾。主治气不摄血证。症见咯血或吐血、血色淡红夹有痰涎或食物残渣、气短懒言、精神疲惫、神疲乏力、面色苍白、唇甲色淡、舌质淡、脉细无力。

【现代药理】具有止血、提高免疫功能等作用。

【临床应用】肺结核咯血、支气管扩张咯血、胃溃疡出血、十二指肠球部溃疡出血等。临床以血色淡红、气短神疲懒言、面色苍白为特征症状。

【用药特征】本成药长于健脾益气、固卫实表，兼以止血养阴、清热疏风。适用于气虚不摄，兼有轻度虚热的出血证。

【用法用量】口服。一次20g，一日3～4次。儿童用量酌减。

【使用注意】孕妇慎用。忌生冷、油腻、辛辣之品。

【规格贮藏】20g/袋。密封。

止血灵胶囊

【处方组成】扶芳藤、地榆、黄芪、蒲公英。

【功能主治】清热解毒、益气止血。主治气虚血热证。症见月经过多、崩冲漏下、产后恶露不净、痔疮出血、鼻衄、色淡红、质清稀或鲜红，伴气短、乏力、心烦、口渴、尿黄、舌淡或淡红、苔黄、脉滑数。

【现代药理】具有止血、抗炎、提高免疫功能等作用。

【临床应用】子宫肌瘤、功能性子宫出血、放环后出血、产后子宫复旧不全、痔疮出血、萎缩性鼻炎、干燥性鼻炎等。临床常以血色红、气短乏力、心烦口渴为特征症状。

【用药特征】本成药益气、止血、活血、清热并用，功效较弱。适用于气虚血热程度较轻者。

【用法用量】口服。一次2～3粒，一日3次。大出血症用量可加倍。

【使用注意】妊娠期出血或暴崩者忌用。瘀证出血者忌用。脾胃虚寒者慎用。忌肥甘厚味及辛辣之品。

【规格贮藏】0.5g/粒。密封。

宫血停颗粒

【处方组成】黄芪、益母草、党参、升麻、当归、蒲黄、龙骨（煅）、牡蛎（煅）、女贞子、旱莲草、枳壳。

【功能主治】益气活血、固涩止血。主治气虚血瘀证。症见月经量多、过期不止或淋沥日久、有血块、经行小腹隐痛，伴神疲乏力、气短懒言、舌质淡暗体胖、舌边或有齿痕、苔薄白、脉沉细弱或涩。

【现代药理】具有兴奋子宫平滑肌、提高免疫功能等作用。

【临床应用】功能性子宫出血、自然流产或人工流产后出血、子宫复旧不全出血等。临床以月经量多、淋沥不净、有血块、气短懒言为特征症状。

【用药特征】本成药长于益气活血，兼以补益肝肾、养血滋阴、收敛固涩，佐以升阳举陷。用药具有气血

阴三者并调、标本兼治、止血不留瘀、活血不伤血的特点。适用于气虚血瘀所致的崩漏。

【用法用量】开水冲服。一次20g，一日3次。

【使用注意】孕妇禁用。恶性肿瘤出血忌服。糖尿病、阴虚火旺者慎用。忌食辛辣、生冷、油腻之品。

【规格贮藏】10g/袋。密封，防潮。

葆宫止血颗粒

【处方组成】牡蛎（煅）、白芍、侧柏叶（炒炭）、地黄、金樱子、柴胡（醋炙）、三七、仙鹤草、椿皮、大青叶。

【功能主治】固经止血、滋阴清热。主治冲任不固、阴虚血热证。症见月经量多或经期延长、经色深红、质稠或有小血块、腰膝酸软、咽干口燥、潮热心烦、舌红少津、苔少或无苔、脉细数。

【现代药理】具有止血、兴奋子宫平滑肌、抗炎、镇痛等作用。

【临床应用】功能性子宫出血、上环后子宫出血、药流后阴道出血等。临床以月经量多、经色深红、质稠、腰膝酸软、舌红少津、苔少为特征症状。

【用药特征】本成药长于滋阴清热，兼以固涩止血，佐以活血凉血。适用于阴虚血热、冲任不固所致各种子宫出血。

【用法用量】开水冲服。一次1袋，一日2次。月经来后开始服药，14天为一个疗程，连续服用2个月经周期。

【使用注意】孕妇禁用。忌食辛辣、生冷、油腻之品。

【规格贮藏】15g/袋。遮光，密封保存。

附：气不摄血中成药特点比较

中成药名	功效		临床治疗主症	
	共同点	独有功效	相同主治	主治自身特点
固本统血颗粒	益气摄血	温肾填精、健脾	气不摄血证。症见皮肤出血、瘀斑瘀点、色泽暗淡，伴有气短乏力、便溏、舌淡苔薄、脉沉细	血色暗淡、畏寒肢冷、腰酸乏力
益气止血颗粒		健脾固表		血色淡红、气短懒言
止血灵胶囊		清热解毒		血色红、气短乏力
宫血停颗粒		活血化瘀、固涩		经量多、有血块、气短懒言
葆宫止血颗粒		固经止血、滋阴清热		月经量多、经色深红、质稠、腰膝酸软

四、气血两虚

健脾生血颗粒（片）

【处方组成】党参、炒白术、黄芪、茯苓、甘草、山药、炒鸡内金、醋龟甲、山麦冬、龙骨、大枣、醋南五味子、煅牡蛎、硫酸亚铁。

【功能主治】健脾和胃、养血安神。主治心脾两虚证。症见面色萎黄或㿠白、食少纳呆、腹胀脘闷、大便不调、烦躁多汗、倦怠乏力、舌胖色淡、苔薄白、脉细弱。

【现代药理】具有改善缺铁性贫血指标等作用。

【临床应用】缺铁性贫血。临床以面色萎黄或㿠白、食少纳呆、腹胀脘闷、大便不调为特征症状。

【用药特征】本成药为中西结合制剂，为古方四君子汤、生脉散加减而来，长于益气健脾、养血安神，兼以收敛止汗，佐以西药补铁。用药重在健脾治本，兼以治标。适用于缺铁性贫血属心脾两虚者。

【用法用量】①颗粒：饭后用开水冲服。1岁以内一次2.5g（半袋），1～3岁一次5g，3～5岁一次7.5g，5～12岁一次10g，成人一次15g，一日3次或遵医嘱。②片：饭后口服。1岁以内一次0.5片，1～3岁一次1片，3～5岁一次1.5片，5～12岁一次2片，成人一次3片，一日3次或遵医嘱，4周为一个疗程。

【使用注意】非缺铁性贫血（如地中海贫血）患者禁用。孕妇、哺乳期妇女、糖尿病、高血压、心脏病、肝病、肾病患者慎用。酒精中毒、肝炎、急性感染、

肠道炎症、胰腺炎、胃与十二指肠溃疡、溃疡性肠炎慎用。感冒病人不宜服用。勿与含鞣酸类药物合用。宜饭后服用。忌茶。忌油腻食物。

【不良反应】服药期间部分患儿可出现牙齿颜色变黑。可排黑便、上腹疼痛、便秘。少数患儿服药后，可见短暂性食欲下降、恶心、呕吐、轻度腹泻。

【规格贮藏】①颗粒：5g/袋。密封。②片：0.6g/片。密封。

十全大补丸（口服液）

【处方组成】党参、白术（炒）、茯苓、炙甘草、当归、川芎、白芍（酒炒）、熟地黄、炙黄芪、肉桂。

【功能主治】温补气血。主治气血两虚证。症见面色苍白、神疲气短、心悸、头晕、自汗、体倦乏力、四肢不温、舌淡、脉细弱。

【现代药理】尚未检索到本成药相关的药理资料。

【临床应用】贫血、神经衰弱、慢性荨麻疹、月经不调、疮疡溃后久不愈合、外科手术后、肿瘤等慢性消耗性疾病等。临床以神疲气短、头晕目眩、自汗、四肢不温为特征症状。

【用药特征】本成药源自十全大补汤，长于益气温阳、滋养阴血。用药气血兼顾、补中寓通，侧重于温养气血。适用于气血两亏兼阳虚者。

【用法用量】①丸：口服。小蜜丸一次9g，大蜜丸一次1丸，一日2~3次。②口服液：口服。一次1支，一日2~3次。

【使用注意】阴虚火旺者慎用。宜饭前服用或进食同时服用。不宜同时服用藜芦、赤石脂或其制剂。外感风寒、风热、实热内盛者不宜服用。忌食辛辣、生冷、油腻之品。

【规格贮藏】①小蜜丸：20g/100粒。密封。②大蜜丸：9g/丸。密封。③口服液：10ml/支。密封。

当归补血口服液（丸、胶囊、颗粒）

【处方组成】当归、黄芪。

【功能主治】补养气血。主治气血两虚证。症见面色苍白、神疲气短、心悸、头晕、自汗、舌淡、脉细弱或脉洪大而虚、重按无力。

【现代药理】具有延长荷瘤小鼠放疗组存活时间、提高白细胞计数等作用。

【临床应用】贫血、月经不调、疮疡溃后久不愈合、外科手术后、肿瘤等慢性消耗性疾病等。临床以神疲气短、心悸自汗为特征症状。

【用药特征】本成药源自古方当归补血汤，长于补气生血。用药重在补无形之气，助生血之功，兼以养血，使气旺血冲。适用于气血两亏之轻证。

【用法用量】①口服液：口服。一次10ml，一日2次。②蜜丸：口服。一次1丸，一日2次。③水丸：口服。一次6g（一次1袋），一日2次。④胶囊：口服。一次5粒，一日2次。⑤颗粒：口服。一次10g，一日2~3次。

【使用注意】阴虚火旺者慎用。高血压患者慎用。月经提前量多、色深红或经前、经期腹痛拒按、乳房胀痛者不宜服用。宜饭前服用。忌食辛辣、生冷、油腻之品。

【规格贮藏】①口服液：10ml/支。密封。②蜜丸：9g/丸。密封。③水丸：6g/袋，密封。④胶囊：0.4g/粒；0.3g/粒。密封，防潮。⑤颗粒：10g/袋。密封。

升血颗粒

【处方组成】皂矾、黄芪、山楂、新阿胶、大枣。

【功能主治】补气养血。主治气血两虚证。症见面色㿠白、眩晕、心悸、神疲乏力、气短、食欲不振、舌淡、脉细弱。

【现代药理】尚未检索到本成药相关的药理资料。

【临床应用】缺铁性贫血。临床以面色㿠白、神疲乏力、食欲不振为特征症状。

【用药特征】本成药长于补气养血，兼以活血。用药重在补益，兼以祛瘀生新、补而不滞。适用于气血两虚兼血瘀者。

【用法用量】口服。小儿周岁内一次5g，1~3岁一次10g，3岁以上及成人一次15g，一日3次。

【使用注意】糖尿病患者慎用。外感或实热内盛者不宜服用。宜饭前服用。禁用茶水冲服。忌食辛辣、生冷、油腻之品。

【规格贮藏】5g/袋；10g/袋；15g/袋。密封。

参茸固本丸

【处方组成】当归、酒白芍、山茱萸、枸杞子、鹿茸

血、熟地黄、鹿茸（去毛）、红参、山药（炒）、茯苓、杜仲（炭）、牡丹皮、盐泽泻、五味子、菟丝子（酒制）。

【功能主治】补气养血。主治气血两亏证。症见四肢倦怠、面色无华、腰膝酸软、耳鸣目眩、阳痿、遗精、舌淡、脉细弱。

【现代药理】尚未检索到本成药相关的药理资料。

【临床应用】贫血遗精、阳痿、神经衰弱、月经不调、慢性消耗性疾病等。临床以腰膝酸软、耳鸣目眩、阳痿、遗精为特征症状。

【用药特征】本成药由六味地黄丸加养血补肾及血肉有情之品而成，长于补肾填精，兼以益气养血。用药气血阴阳兼顾，以补为主。适用于气血两亏以肾精不足较重者。

【用法用量】口服。一次5～6片，一日3次。

【使用注意】孕妇慎用。阴虚阳亢、血分有热、胃火炽盛、肺有痰热、外感热病者慎服。不宜同时服用藜芦、五灵脂、皂荚或其制剂。不宜喝茶和吃萝卜，以免影响药效。饭前服用。忌油腻食物。

复方扶芳藤合剂

【处方组成】扶芳藤、黄芪、红参。

【功能主治】益气补血、健脾养心。主治气血不足、心脾两虚证。症见气短胸闷、少气懒言、神疲乏力、自汗、心悸健忘、失眠多梦、面色不华、纳谷不馨、脘腹胀满、大便溏软、舌淡胖或有齿痕、脉细弱。

【现代药理】具有抗氧化、抗衰老、增强免疫功能、降低血液黏度等作用。

【临床应用】白细胞减少症、神经衰弱、慢性疲劳综合征、血管性痴呆等。临床以少气懒言、失眠多梦、心悸健忘、便溏为特征症状。

【用药特征】本成药长于益气补血，兼以健脾养心。用药具有气血兼顾、心脾同治的特点。适用于气血不足兼心神不安者。

【用法用量】口服。一次15ml，一日2次。

【使用注意】周岁以内婴儿忌服。糖尿病患者及有高血压、心脏病、肝病、肾病患者慎用。外感发热患者忌服。忌不易消化食物。

【规格贮藏】15ml/支；120ml/瓶。密封。

复方阿胶浆

【处方组成】阿胶、红参、熟地黄、党参、山楂。

【功能主治】补气养血。主治气血两虚证。症见面色无华、头晕目眩、心悸失眠、食欲不振、舌淡、脉细弱。

【现代药理】具有促进造血、增强免疫功能、抗缺氧、抗疲劳等作用。

【临床应用】贫血、白细胞减少症、月经不调等。临床以面色无华、头晕目眩、食欲不振为特征症状。

【用药特征】本成药长于补精益髓、补血养血，兼以大补元气，佐以健脾消食、行气消积。用药重在气血双补、滋而不腻。适用于贫血属气血两虚者。

【用法用量】口服。一次20ml，一日3次。

【使用注意】脾胃虚弱、呕吐泄泻、腹胀便溏、咳嗽痰多者慎用。感冒病人不宜服用。不宜同时服用藜芦、五灵脂、皂荚或其制剂。不宜喝茶和吃萝卜，以免影响药效。宜饭前服用。忌生冷、油腻食物。

【规格贮藏】20ml/瓶；200ml/瓶；250ml/瓶；20ml/瓶（无蔗糖）。密封。

阿胶补血口服液（膏）

【处方组成】阿胶、熟地黄、党参、黄芪、枸杞子、白术。

【功能主治】补益气血、滋阴润肺。主治气血两虚证。症见久病体弱、目昏、虚劳咳嗽、面色无华、食少、舌淡、脉细弱。

【现代药理】具有升高白细胞等作用。

【临床应用】贫血、白细胞减少症、月经不调等。临床以久病体弱、面色无华、虚劳咳嗽为特征症状。

【用药特征】本成药长于补精益髓、补血养血，兼以健脾益气。用药纯补无泻。适用于气血两虚，以血虚为主者。

【用法用量】①口服液：口服。一次20ml，早晚各一次，或遵医嘱。②膏：口服。一次20g，早晚各一次。

【使用注意】脾胃虚弱、呕吐泄泻、腹胀便溏、咳嗽痰多者慎用。感冒病人不宜服用。孕妇、高血压、糖尿病患者应在医师指导下服用。宜饭前服用或进食同时服。忌油腻食物。

【规格贮藏】①口服液：10ml/支；20ml/支。密封，置阴凉处。②膏：100g/瓶；200g/瓶；300g/瓶。密封。

阿胶当归胶囊

【处方组成】当归、阿胶、熟地黄、白芍（酒制）、党参、炙黄芪、川芎（酒制）、茯苓、炙甘草。

【功能主治】补养气血。主治气血亏虚证。症见面色萎黄、倦怠食少、头晕目眩、神疲气短、心悸怔忡、自汗盗汗、舌淡、脉细弱。

【现代药理】尚未检索到本成药相关的药理资料。

【临床应用】贫血、产后血虚、月经不调、闭经等。临床以面色萎黄、头晕目眩、心悸怔忡为特征症状。

【用药特征】本成药为八珍汤去白术加阿胶、黄芪而成，重在滋养精血，兼以益气健脾，佐以行气活血，使动静结合，补中寓通。适用于精血亏虚较甚，兼有脾气虚弱者。

【用法用量】口服。一次3粒，一日3次，病情较重者可加倍服用。

【使用注意】感冒病人不宜服用。脾胃虚弱、呕吐泄泻、腹胀便溏、咳嗽痰多者慎用。孕妇、高血压、糖尿病患者应在医师指导下服用。宜饭前服用。服药2周或服药期间症状无改善，或症状加重，或出现新的严重症状，应立即停药并去医院就诊。忌油腻食物。

【规格贮藏】0.3g/粒。密封，置阴凉干燥处保存（不超过20℃）。

益气维血颗粒（胶囊、片）

【处方组成】猪血提取物、黄芪、大枣。

【功能主治】补血益气。主治气血两虚证。症见面色萎黄或苍白、眩晕、神疲乏力、少气懒言、自汗、唇舌色淡、脉细弱。

【现代药理】尚未检索到本成药相关的药理资料。

【临床应用】缺铁性贫血。临床以面色萎黄或苍白、唇舌色淡、神疲懒言为特征症状。

【用药特征】本成药重在健脾补血，兼以益气生血，具有气血双补的特点。适用于缺铁性贫血属气血两虚者。

【用法用量】①颗粒：口服。成人一次10g，一日3次；儿童一次10g，一日2次；3岁以下儿童一次5g，一日2

次；或遵医嘱。②胶囊：口服。成人一次4粒，一日3次；儿童一次4粒，一日2次；3岁以下儿童一次2粒，一日2次；或遵医嘱。③片：口服。成人一次4粒，一日3次；儿童一次4粒，一日2次；3岁以下儿童一次2粒，一日2次；或遵医嘱。

【使用注意】孕妇、高血压、糖尿病患者慎用。脾胃虚弱、呕吐泄泻、腹胀便溏、咳嗽痰多者慎用。感冒病人不宜服用。宜饭前服用。忌油腻食物。

【不良反应】偶见恶心、呕吐、腹泻、便秘。

【规格贮藏】①颗粒：10g/袋。密封，遮光。②胶囊：0.45g/粒。密封。③片：0.57g/片。密封，置凉暗处保存。

新血宝胶囊

【处方组成】鸡血藤、黄芪、大枣、当归、白术、陈皮、硫酸亚铁。

【功能主治】补血益气、健脾和胃。主治气血两虚证。症见面色萎黄或苍白、眩晕、神疲乏力、少气懒言、纳呆、唇舌色淡、脉细弱。

【现代药理】具有抗贫血等作用。

【临床应用】缺铁性贫血。临床以面色萎黄或苍白、眩晕、神疲、纳呆、唇淡为特征症状。

【用药特征】本成药为中西结合制剂，长于益气养血，兼以健脾助运。用药以补益为主。适用于气血两虚兼有脾虚不运者。

【用法用量】口服。一次2粒，一日3次。10~20天为一个疗程。

【使用注意】胃溃疡进行性出血者忌服。非缺铁性贫血（如地中海贫血）患者禁用。忌饮茶、咖啡及含鞣酸类药物合用。宜饭后服。感冒发热病人不宜服用。忌辛辣、生冷、油腻食物。

【不良反应】可见胃肠道不良反应，如恶心、呕吐、上腹疼痛、便秘。可排黑便。

【规格贮藏】0.25g/粒。密封。

生血宁片

【处方组成】蚕砂提取物。

【功能主治】益气补血。主治气血两虚证。症见面部、肌肤萎黄或苍白、神疲乏力、眩晕耳鸣、心悸气短、

纳差、舌淡或胖、脉弱。

【现代药理】具有促进骨髓红系祖细胞和粒-巨噬系祖细胞的增殖、提高外周血网织红细胞的百分率、促进红细胞、血红蛋白和网织红细胞的恢复、提高血清铁含量和转铁蛋白的饱和度等作用。

【临床应用】缺铁性贫血。临床以面部、肌肤萎黄或苍白、神疲、气短为特征症状。

【用药特征】本成药为单一中药制剂，具有祛风除湿、和胃化浊、活血通经的作用。适用于缺铁性贫血兼有胃失和降者。

【用法用量】轻度缺铁性贫血患者，一日2次，一次2片；中、重度患者，一日3次，一次2片；儿童患者，一日3次，一次1片。30天为一个疗程。

【使用注意】服药期间注意复查血常规、血清铁等相关生化指标。忌油腻食物。

【不良反应】少数患者用药后可见上腹不适、恶心。个别患者大便次数增多、皮疹。个别病例用药后出现中性粒细胞异常。

【规格贮藏】0.25g/片。密封，防潮。

芪胶升白胶囊

【处方组成】大枣、阿胶、血人参、淫羊藿、苦参、黄芪、当归。

【功能主治】补血益气。主治气血亏损证。症见头昏眼花、气短乏力、自汗盗汗、舌淡苔白、脉弱。

【现代药理】具有增强免疫、改善骨髓抑制等作用。

【临床应用】白细胞减少症。临床以头昏眼花、气短乏力、自汗盗汗为特征症状。

【用药特征】本成药重在补血，兼以益气，佐以祛瘀生新。适用于气血两虚以血虚为主者。

【用法用量】口服。一次4粒，一日3次；或遵医嘱。

【使用注意】孕妇慎服。宜饭前服用。感冒发热病人不宜服用。忌辛辣、生冷、油腻食物。

【规格贮藏】0.5g/粒。密封。

附：气血两虚中成药特点比较

中成药名	功效		临床治疗主症	
	共同点	独有功效	相同主治	主治自身特点
健脾生血颗粒（片）	益气生血	健脾和胃、养血安神	气血两虚证。症见面色萎黄或㿠白、食少纳呆、腹胀脘闷、大便不调、倦怠乏力、舌淡、苔薄白、脉细弱	面色萎黄或㿠白、食少纳呆、腹胀脘闷、大便不调
十全大补丸（口服液）		温补气血		神疲气短、头晕目眩、四肢不温
当归补血口服液（丸、胶囊、颗粒）		补养气血		神疲气短、自汗
升血颗粒		补气养血		面色淡白、神疲乏力、食欲不振
参茸固本丸		补气养血		腰膝酸软、耳鸣目眩、阳痿、遗精
复方扶芳藤合剂		健脾养心		少气懒言、失眠多梦
复方阿胶浆		补精益髓		面色无华、头晕目眩、食欲不振
阿胶补血口服液（膏）		滋阴润肺		久病体弱、面色无华
阿胶当归胶囊		补养气血		面色萎黄、头晕目眩
益气维血颗粒（胶囊、片）		补血益气		面色萎黄或苍白、唇舌色淡
新血宝胶囊		健脾和胃		面色萎黄或苍白
生血宁片		和胃化浊		面部、肌肤萎黄或苍白
芪胶升白胶囊		补血益气		头昏眼花、气短乏力

五、肾阴不足

妇科止血灵

【处方组成】熟地黄、五味子、白芍、杜仲（炭）、续断、槲寄生、山药、牡蛎（煅）、海螵蛸、地榆（炒）、蒲黄（炭）。

【功能主治】补肾敛阴、固冲止血。主治肾阴不足证。症见行经先后无定期、经量多或淋沥不止、经色紫黑、质稍稠、伴头晕耳鸣、手足心热、腰膝酸软、舌质红少苔、脉细数。

【现代药理】具有升高白细胞、增强免疫功能、止血等作用。

【临床应用】功能性子宫出血、排卵型功能性子宫出血。临床以经期不定、量多质稠、手足心热、腰膝酸软为特征症状。

【用药特征】本成药重在填精益髓，兼以收涩止血，佐以活血。用药以治本为主，治标为辅，具有止血而不留瘀的特点。适用于肝肾阴虚所致崩漏。

【用法用量】口服。一次5片，一日3次。

【使用注意】孕妇慎用。气不摄血者慎用。忌食辛辣、油腻之品。

【规格贮藏】0.37g/片。密封。

生血宝合剂（颗粒）

【处方组成】制何首乌、女贞子、桑葚、墨旱莲、白芍、黄芪、狗脊。

【功能主治】滋补肝肾、益气生血。主治肝肾不足、气血两虚证。症见神疲乏力、腰膝酸软、头晕耳鸣、心悸、气短、失眠、咽干、纳差食少、舌淡、脉细弱。

【现代药理】具有升高白细胞等作用。

【临床应用】放疗所致白细胞减少症、化疗所致白细胞减少症、缺铁性贫血等。临床以腰膝酸软、头晕耳鸣为特征症状。

【用药特征】本成药长于滋补肝肾，兼以益气养血。用药重在补益先天之本。适用于放化疗后血细胞减少属于肝肾不足兼有气虚者。

【用法用量】①合剂：口服。一次15ml，一日3次。②颗粒：开水冲服。一次8g，一日2~3次。

【使用注意】阴虚火旺及有出血倾向者禁用。热毒证者禁用。忌食辛辣、油腻之品。

【规格贮藏】①合剂：100ml/瓶。密封，置阴凉处。②颗粒：4g/袋；8g/袋。密封，置阴凉处。

生白口服液（颗粒、合剂）

【处方组成】淫羊藿、补骨脂、附子（制）、枸杞子、黄芪、鸡血藤、茜草、当归、芦根、麦冬、甘草。

【功能主治】温肾健脾、补益气血。主治脾肾阳虚、气血不足证。症见神疲乏力、少气懒言、畏寒肢冷、纳差便溏、腰膝酸软、舌淡苔白、脉细弱。

【现代药理】尚未检索到本成药相关的药理资料。

【临床应用】放疗所致白细胞减少症、化疗引起的白细胞减少。临床以畏寒肢冷、腰膝酸软、纳差便溏为特征症状。

【用药特征】本成药重在温阳补气，兼以滋养阴血，佐以利湿清热。适用于气血两虚、阴阳两亏，以阳虚为主的放化疗后白细胞减少症。

【用法用量】①口服液：温开水送服。一次40ml，一日3次，或遵医嘱。②颗粒：开水冲服。一次1袋，一日3次；或遵医嘱。③合剂：一日3次，一次40ml，用温开水送服。或遵医嘱。

【使用注意】孕妇禁用。阴虚火旺及有出血倾向者禁用。热毒证禁用。忌辛辣、油腻食物。

【不良反应】个别病人服后有轻度胃脘不适。

【规格贮藏】①口服液：10ml/支；20ml/支。密封，置阴凉干燥处。②颗粒：9g/袋。密封。③合剂：250ml/瓶。密封。

再造生血片（胶囊）

【处方组成】菟丝子（酒制）、红参、鸡血藤、阿胶、当归、女贞子、黄芪、益母草、熟地黄、白芍、制何首乌、淫羊藿、黄精（酒制）、鹿茸（去毛）、党参、麦冬、仙鹤草、白术（炒）、补骨脂（盐制）、枸杞子、墨旱莲。

【功能主治】补肝益肾、补气养血。主治肝肾不足、气血两虚证。症见心悸气短、头晕目眩、倦怠乏力、腰膝酸软、面色苍白、唇甲色淡或伴出血、舌淡苔白、脉细弱。

【现代药理】尚未检索到本成药相关的药理资料。

【临床应用】再生障碍性贫血、缺铁性贫血等。临床以心悸气短、头晕目眩、面色苍白、腰膝酸软为特征症状。

【用药特征】本成药长于填精补髓、补益肝肾，兼以益气养血。用药以柔润填精为主，兼以健脾助运，使生化有源。适用于肝肾不足、气血两虚较重者。

【用法用量】①片：口服。一次5片，一日3次。②胶囊：口服。一次5粒，一日3次。

【使用注意】阴虚火旺及有出血倾向者禁用。热毒证禁用。忌生冷、辛辣、油腻食物。

【规格贮藏】①丸：0.38g/片。密封。②胶囊：0.32g/粒。密封。

维血宁（合剂、颗粒）

【处方组成】虎杖、炒白芍、仙鹤草、地黄、鸡血藤、熟地黄、墨旱莲、太子参。

【功能主治】滋阴养血、清热凉血。主治阴虚血热证。症见出血、乏力、口干、腰膝酸软、舌红苔少、脉细数。

【现代药理】具有改善环磷酰胺致骨髓抑制等作用。

【临床应用】白细胞减少症、血小板减少性紫癜等。临床以乏力、口干、舌红苔少为特征症状。

【用药特征】本成药长于滋阴养血，兼以泻实火、清虚热。用药以滋养肝肾之阴为主。适用于肝肾阴虚兼有热邪者。

【用法用量】①合剂：口服。一次25～30ml，一日3次，小儿酌减或遵医嘱。②颗粒：开水冲服。一次1袋，一日3次。

【使用注意】热毒证禁用。忌油腻食物。

【规格贮藏】①合剂：25ml/瓶；150ml/瓶；180ml/瓶；250ml/瓶。密封，置阴凉处。②颗粒：20g/袋；8g/袋（无蔗糖）。密封。

附：肾阴不足中成药特点比较

中成药名	功效		临床治疗主症	
	共同点	独有功效	相同主治	主治自身特点
妇科止血灵	滋肾止血	补肾敛阴、固冲止血	肾阴不足证。症见神疲乏力、腰膝酸软、头晕耳鸣、手足心热、腰膝酸软、舌质红少苔、脉细数	经期不定、量多质稠、手足心热、腰膝酸软
生血宝合剂（颗粒）		滋补肝肾、益气生血		腰膝酸软、头晕耳鸣
生白口服液（颗粒、合剂）		温肾健脾、补益气血		畏寒肢冷、腰膝酸软、纳差便溏
再造生血片（胶囊）		补肝益肾、补气养血		心悸气短、头晕目眩、面色苍白、腰膝酸软
维血宁（合剂、颗粒）		滋阴养血、清热凉血		乏力、口干、舌红苔少

六、脾肾不足

补白颗粒

【处方组成】补骨脂、白扁豆、淫羊藿、黑大豆、赤小豆、丹参、柴胡、苦参。

【功能主治】健脾温肾。主治脾肾不足证。症见便溏、纳呆、乏力、四肢不温、舌淡、脉缓。

【现代药理】尚未检索到本成药相关的药理资料。

【临床应用】放疗、化疗所致白细胞减少症、慢性白细胞减少症。临床以便溏、乏力、四肢不温为特征症状。

【用药特征】本成药长于温脾暖肾，兼以利湿活血，佐以健脾。适用于脾肾虚寒兼有湿浊瘀血者。

【用法用量】开水冲服。一次1袋，一日3次。

【使用注意】热毒证禁用。忌油腻食物。

【规格贮藏】15g/袋。密封。

补肾养血丸

【处方组成】制何首乌、当归、黑豆、牛膝（盐制）、

茯苓、菟丝子、补骨脂（盐制）、枸杞子。

【功能主治】补肝肾、益精血。主治肝肾亏虚证。症见遗精、脱发、须发早白、舌淡苔白、脉弱。

【现代药理】尚未检索到本成药相关的药理资料。

【临床应用】贫血、脱发等。临床以遗精、脱发、须发早白为特征症状。

【用药特征】本成药长于补肝肾、益精血、乌须发，兼以健脾渗湿。适用于肝肾亏虚以须发早白为主者。

【用法用量】口服。水蜜丸一次6g，大蜜丸一次1丸，一日2～3次。

【使用注意】脾胃虚弱、呕吐泄泻、腹胀便溏、咳嗽痰多者慎用。感冒病人不宜服用。宜饭前服用。忌油腻食物。

【规格贮藏】①水蜜丸：7.2g/100丸；②大蜜丸：9g/丸。密封。

复方皂矾丸

【处方组成】皂矾、西洋参、海马、肉桂、大枣（去核）、核桃仁。

【功能主治】温肾健髓、益气养阴、生血止血。主治肾阳不足、气血两虚证。症见畏寒怕冷、四肢不温、倦怠乏力、少气懒言、舌淡、脉细弱。

【现代药理】尚未检索到本成药相关的药理资料。

【临床应用】再生障碍性贫血、白细胞减少症、血小板减少症、骨髓增生异常综合征、放疗和化疗引起的骨髓损伤及白细胞减少等。临床以畏寒怕冷、四肢不温、倦怠乏力为特征症状。

【用药特征】本成药长于温补肾阳、养阴补髓，兼以益气养血，具有气血阴阳并治的特点。适用于肾阳不足兼有气血两亏者。

【用法用量】口服。一次7～9丸，一日3次，饭后即服。

【使用注意】孕妇慎用。热毒证禁用。忌茶水。忌油腻食物。

【不良反应】少数患者初服时有轻微消化道反应。

【规格贮藏】0.2g/丸。密封。

微达康口服液

【处方组成】刺五加、黄芪、陈皮、熟地黄、女贞子、附子（制）、淫羊藿。

【功能主治】扶正固本、补肾安神。主治脾肾两虚证。症见体虚乏力、失眠多梦、食欲不振、舌淡苔白、脉弱。

【现代药理】尚未检索到本成药相关的药理资料。

【临床应用】微波损伤、肿瘤放疗、化疗引起的白细胞减少、血小板减少、免疫功能降低等。临床以体虚乏力、失眠多梦、食欲不振为特征症状。

【用药特征】本成药重在益气生血，兼以温补肾精，佐以安神运脾。适用于脾肾两虚，兼有神志不安者。

【用法用量】口服。主治肿瘤放疗、化疗及射线损伤：一次40ml，一日3次；一周后，一次20ml，一日3次。主治微波损伤：一次20ml，一日2次。

【使用注意】孕妇慎用。热毒证禁用。忌油腻食物。

【规格贮藏】10ml/支。密闭，置阴凉处。

附：脾肾不足中成药特点比较

中成药名	功效		临床治疗主症	
	共同点	独有功效	相同主治	主治自身特点
补白颗粒	补脾益肾	健脾温肾	脾肾不足证。症见便溏、纳呆、乏力、四肢不温、舌淡、脉缓	便溏、乏力、四肢不温
补肾养血丸		补肝肾、益精血		遗精、脱发、须发早白
复方皂矾丸		温肾健髓、益气养阴、生血止血		畏寒怕冷、四肢不温、倦怠乏力
微达康口服液		扶正固本、补肾安神		体虚乏力、失眠多梦、食欲不振

第四节　内伤发热

一、阴虚发热

知柏地黄丸（浓缩丸、片、胶囊、颗粒）

【处方组成】熟地黄、山茱萸（制）、山药、知母、黄柏、茯苓、泽泻、牡丹皮。

【功能主治】滋阴降火。主治肝肾阴虚、虚火上炎证。症见午后潮热、骨蒸劳热、夜间发热、手足心热、烦躁、形体消瘦、潮热盗汗、咽干不适、灼热隐痛、耳鸣眩晕、遗精梦泄、舌质红苔少、脉细数。

【现代药理】具有降血糖、调节神经内分泌、增强免疫等作用。

【临床应用】功能性低热、慢性咽炎、性功能障碍、口腔溃疡、妇女更年期综合征、经间期出血、慢性前列腺炎、女童单纯性乳房早发育等。临床以骨蒸劳热、手足心热、烦躁盗汗、舌红苔少为特征症状。

【用药特征】本成药以滋阴为主，降火为辅，兼有利湿泄浊的作用。适用于肝肾阴虚、虚火上炎者。

【用法用量】①丸：口服。水蜜丸一次6g，小蜜丸一次9g，大蜜丸一次1丸，一日2次；浓缩丸一次8丸，一日3次。②片：口服。一次6片，一日4次。③胶囊：口服。一次8粒，一日2次。④颗粒：口服。一次8g，一日2次。

【使用注意】孕妇慎服。气虚发热及实热者慎服。感冒者慎服。脾虚便溏、气滞中满者慎服。虚寒性病证患者不适用。宜空腹或饭前服用开水或淡盐水送服。忌食辛辣、油腻食品。

【规格贮藏】①水蜜丸：0.2g/丸。密封。②小蜜丸：120g/瓶。密封。③大蜜丸：9g/丸。密封。④浓缩丸：生药3g/8丸。密封。⑤片：0.7g/片。密封。⑥胶囊：0.4g/粒。密封。⑦颗粒：8g/袋。密封。

大补阴丸

【处方组成】熟地黄、龟甲（醋炙）、知母（盐炒）、黄柏（盐炒）、猪脊髓。

【功能主治】滋阴降火。主治阴虚火旺证。症见形体消瘦、潮热盗汗、骨蒸潮热或夜间发热、手足心热、咳嗽痰少、痰中带血或反复咯血、眩晕耳鸣、烦躁咽干、腰膝酸软、遗精、舌质红苔少、尺脉数而有力。

【现代药理】具有免疫调节等作用。

【临床应用】功能性低热、甲状腺功能亢进、2型糖尿病、肺结核、神经性耳聋、性功能障碍、早泄等。临床以形体消瘦、骨蒸潮热、腰膝酸软、遗精为特征症状。

【用药特征】本成药以大补真阴为主，兼以降火，滋阴与降火之力并重。适用于阴虚火旺明显者。

【用法用量】口服。水蜜丸一次6g，一日2~3次；大蜜丸一次1丸，一日2次。

【使用注意】气虚发热者及火热实证者慎服。感冒者慎用。脾胃虚弱、痰湿内阻、脘腹胀满、食少便溏者慎用。忌食辛辣、油腻、不易消化之品。

【规格贮藏】①水蜜丸：60g/瓶。密封。②大蜜丸：9g/丸。密封。

河车大造丸（胶囊）

【处方组成】熟地黄、龟甲（醋炙）、紫河车、天冬、麦冬、杜仲（盐炒）、牛膝（盐炒）、黄柏（盐炒）。

【功能主治】养阴清热、补肾益肺。主治肺肾阴虚证。症见午后潮热或夜间发热、不欲近衣、手足心热、咳嗽、干咳、痰中带血、口干咽燥、烦躁、少寐多梦、盗汗、腰膝酸软、梦则遗精、舌红或有裂纹、苔少甚至无苔、脉细数。

【现代药理】具有促进造血功能等作用。

【临床应用】功能性低热、肺结核、性功能障碍等。临床以夜间发热、咳嗽、干咳少痰、失眠多梦、盗汗舌红为特征症状。

【用药特征】本成药以血肉有情之品填精补髓为主，兼以柔润养肺，佐以清虚热。用药肺肾同调，以治肾为主。适用于肺肾阴虚，兼有虚热者。

【用法用量】①丸：口服。水蜜丸一次6g，大蜜丸一次1丸，一日2次。②胶囊：口服。一次3粒，一日3次；或遵医嘱。

【使用注意】孕妇慎服。气虚发热汗出者慎服。忌食辛辣、油腻、生冷食品。

【规格贮藏】①水蜜丸：10g/100粒。密封。②大蜜丸：9g/丸。密封。③胶囊：0.35g/粒。密封，置阴凉干燥处（不超过20℃）。

附：阴虚发热中成药特点比较

中成药名	功效		临床治疗主症	
	共同点	独有功效	相同主治	主治自身特点
知柏地黄丸（浓缩丸、片、胶囊、颗粒）	滋阴降火	利湿泄浊	阴虚内热证。症见午后潮热、骨蒸劳热、夜间发热、手足心热、烦躁、形体消瘦、潮热盗汗、舌质红苔少、脉细数	午后潮热、骨蒸劳热、手足心热、烦躁盗汗、舌红苔少
大补阴丸		大补真阴		形体消瘦、骨蒸潮热、腰膝酸软、遗精
河车大造丸（胶囊）		补肾益肺		夜间发热、咳嗽、干咳少痰、失眠多梦、盗汗

二、血虚发热

四物合剂（膏、片、胶囊、颗粒）

【处方组成】当归、川芎、白芍、熟地黄。

【功能主治】补血养血。主治营血虚滞证。症见面色萎黄、头晕眼花、心悸气短、月经不调、唇甲色淡、长期低热、舌淡脉细弱。

【现代药理】具有松驰子宫平滑肌、解痉、抗炎、镇痛、升高血红蛋白和红细胞等作用。

【临床应用】功能性低热、月经量少、贫血、低蛋白血症等。临床以面色萎黄、唇甲色淡、头晕心悸为特征症状。

【用药特征】本成药以阴柔补血为主，辛香活血为辅，补而不滞，滋而不腻，为补血调血之常用药。适用于肝血不足，兼有瘀血者。

【用法用量】①合剂：口服。一次10~15ml，一日3次。②膏：口服。一次14~21g，一日3次。③片：口服。一次4~6片，一日3次。④胶囊：口服。一次5~7粒，一日3次。⑤颗粒：温开水冲服。一次5g，一日3次。

【使用注意】有外感者慎用。经期忌食生冷饮食。

【规格贮藏】①合剂：10ml/支；100ml/瓶。密封，置阴凉处。②膏：400g/瓶。密封。③片：0.5g/粒（薄膜衣片）。密封。④胶囊：0.5g/粒。密封，置阴凉处保存（不超过20℃）。⑤颗粒：5g/袋。密封，置阴凉处保存。

八珍丸（颗粒、片、胶囊）

【处方组成】熟地黄、党参、当归、白芍（炒）、白术（炒）、茯苓、川芎、炙甘草。

【功能主治】补气益血。主治气血两虚证。症见面色苍白或萎黄、头晕耳眩、四肢倦怠、气短懒言、心悸怔忡、饮食减少、舌淡苔薄白、脉细弱或虚大无力。

【现代药理】具有增强造血功能、调节免疫功能、改善血液流变性等作用。

【临床应用】功能性低热、贫血、月经过多、白细胞减少症等。临床以气短乏力、心悸眩晕、四肢倦怠、纳少、懒言、舌淡为特征症状。

【用药特征】本成药长于益气补血，具有气血双补，健脾同治的特点。适用于气血两虚者。

【用法用量】①丸：口服。水蜜丸一次6g，大蜜丸一次1丸，一日2次。②颗粒：开水冲服。一次1袋，一日2次。③片：开水冲服。一次2片，一日2次。④胶囊：口服。一次3粒，一日2次。

【使用注意】体实有热者慎服。感冒者慎用。饮食宜选清淡、易消化之品。忌食辛辣、油腻、生冷之品。

【规格贮藏】①水蜜丸：6g/袋，密封。②大蜜丸：9g/丸。③颗粒：8g/袋；3.5g/袋（无蔗糖）。密封，防潮，避热。④片：0.6g/片，密封。⑤胶囊：0.4g/粒，密封。

附：血虚发热中成药特点比较

中成药名	功效		临床治疗主症	
	共同点	独有功效	相同主治	主治自身特点
四物合剂（膏、片、胶囊、颗粒）	养血除热	补血养血	血虚发热证。症见面色萎黄、头晕眼花、心悸气短、月经不调、唇甲色淡、长期低热、舌淡、脉细弱	面色萎黄、唇甲色淡、心悸头晕
八珍丸（颗粒、片、胶囊）		补气益血		气短乏力、心悸眩晕、四肢倦怠、纳少、懒言、舌淡

三、气虚发热

参芪口服液（片、糖浆）

【处方组成】黄芪、党参。

【功能主治】补益中气。主治气虚发热证。症见发热、热势或低或高，常在劳累后发作或加剧、身体虚弱、精神倦怠、四肢无力、易疲劳、自汗、饮食减少、舌淡苔白、脉弱。

【现代药理】具有增强免疫功能、抗疲劳、抗溃疡等作用。

【临床应用】功能性低热、慢性胃炎、慢性疲劳综合征等。临床以发热且常在劳累后发作或加剧、易疲劳为特征症状。

【用药特征】本成药专于补益中气、养血除热。适用于气虚发热，兼有血虚者。

【用法用量】①口服液：口服。一次10ml，一日2次。②片：口服。一次4片，一日3次。③糖浆：口服。一次15ml，一日2次。

【使用注意】阴虚或实热证者慎用。感冒者慎用。宜清淡饮食。忌食辛辣、生冷、油腻之品。

【规格贮藏】①口服液：10ml/支。密封，置阴凉处。②片：0.3g/片。密封，防晒。③糖浆：300ml/瓶。密封。

黄芪精

【处方组成】黄芪。

【功能主治】养气除热、固本止汗。主治气虚发热证。症见低热且劳累后加重、自汗、四肢乏力、气短乏力、舌淡、脉虚弱。

【现代药理】具有强心、扩血管、抗病毒、抗溃疡等作用。

【临床应用】功能性低热、多汗症、病毒性心肌炎、反复呼吸道感染等。临床以低热且劳累后加重、自汗、疲乏为特征症状。

【用药特征】本成药长于益气止汗，兼能健脾。适用于内伤发热以气虚为突出表现，兼有自汗者。

【用法用量】口服。一次10ml，一日2次，早晚服用。

【使用注意】阴虚或实热发热者禁用。实热邪盛多汗者慎用。清淡饮食。

【规格贮藏】10ml/支（无糖型）。密封，置阴凉干燥处（不超过20℃）。

附：气虚发热中成药特点比较

中成药名	功效		临床治疗主症	
	共同点	独有功效	相同主治	主治自身特点
参芪口服液（片、糖浆）	益气除热	补益中气	气虚发热证。症见发热且常在劳累后发作或加剧、易疲劳、舌淡苔白、脉弱	低热且常在劳累后发作或加剧、易疲劳
黄芪精		固本止汗		低热且劳累后加重、自汗、气短乏力

第五节　汗证

玉屏风口服液
（颗粒、胶囊、丸、袋泡茶、滴丸）

【处方组成】黄芪、白术、防风。

【功能主治】益气、固表、止汗。主治表虚不固证。症见自汗恶风、面色㿠白、易感风邪、舌淡苔薄白、脉浮虚。

【现代药理】具有增强免疫、抗流感病毒、抗炎等作用。

【临床应用】多汗症、呼吸道感染、支气管哮喘、慢性支气管炎、过敏性鼻炎、病毒性心肌炎、慢性肾炎等。临床以自汗恶风、易感风邪、面色㿠白为特征症状。

【用药特征】本成药源自治疗表虚自汗、虚人腠理不固，易感风邪的名方玉屏风散。长于益气固表以止汗，兼能益气固表以御外邪。用药补中兼疏、散中寓收。适用于表虚自汗及多种易因外感而诱致反复发作的疾病，如肾小球肾炎、过敏性鼻炎、荨麻疹、支气管哮喘等。

【用法用量】①口服液：口服。一次10ml，一日3次。②颗粒：开水冲服。一次1袋，一日3次。③胶囊：口服。一次2粒，一日3次。④丸：温开水冲服。一次6g，一日3次。⑤袋泡茶：开水浸泡15分钟后饮服。一次2袋，一日2～3次。⑥滴丸：口服。一次1袋，一日3次。

【使用注意】阴虚发热之盗汗不宜使用。感冒发热病人不宜服用。宜饭前服用。忌油腻、不易消化的食物。

【规格贮藏】①口服液：10ml/支。密封，置阴凉处。②颗粒：5g/袋。密封。③胶囊：0.5g/粒。密封，防潮，阴凉处保存。④丸：6g/袋（1g/15粒）。密闭，防潮。⑤袋泡茶：3g/袋。密闭，防潮。⑥滴丸：2.4g/袋。密封，置干燥处。

复芪止汗颗粒

【处方组成】黄芪、党参、麻黄根、炒白术、煅牡蛎、五味子（蒸）。

【功能主治】益气、固表、敛汗。主治气虚不固证。症见多汗、倦怠、乏力、舌淡苔薄白、脉细弱。

【现代药理】具有增强免疫功能等作用。

【临床应用】多汗症等。临床以多汗、倦怠、乏力、舌淡为特征症状。

【用药特征】本成药以益气健脾、收敛止汗为主。用药专于补气固表及收涩止汗并重。适用于气虚不固、脾虚显著者。

【用法用量】开水冲服。儿童5岁以下一次1袋，一日2次；5～12岁一次1袋，一日3次；成人一次2袋，一日2次。

【使用注意】感冒发热病人不宜服用。佝偻病、结核病、甲状腺功能亢进、更年期综合征等患者，服用本品同时应作病因治疗。忌辛辣、生冷、油腻食物。

【规格贮藏】20g/袋。密封，置干燥处。

虚汗停颗粒（胶囊）

【处方组成】黄芪、浮小麦、大枣、糯稻根、牡蛎（煅）。

【功能主治】益气养阴、固表敛汗。主治气阴不足证。症见汗出、夜卧尤甚、心悸、短气、烦倦、舌淡、脉细弱。

【现代药理】具有增强免疫功能、提高网状内皮系统吞噬功能等作用。

【临床应用】自汗、盗汗、小儿多汗症等。临床以汗出、心悸、短气、舌淡以特征症状。

【用药特征】本成药以益气养心为主，兼以收涩止汗。用药以益气和收涩并重。适用于气阴不足，侧重于气虚所致自汗、盗汗者。

【用法用量】①颗粒：用开水冲服。成人一次10g，一日3次；4周岁以下儿童，一次5g，一日2次。4周岁以上儿童，一次5g，一日3次。②胶囊：口服。成人一次4粒，一日3次；4周岁以上儿童，一次2粒，一日3次。

【使用注意】糖尿病患者禁服。感冒发热病人不宜服用。宜饭前服用。高血压、心脏病、肝病、肾病等慢性病患者应在医师指导下服用。服药2周症状无缓解，应去医院就诊。儿童、孕妇、哺乳期妇女应在医师指导下服用。忌辛辣、生冷、油腻食物。

【规格贮藏】①颗粒：5g/袋；10g/袋；4g/袋（无蔗糖）。密封。②胶囊：0.35g/粒。密封。

黄芪颗粒（片）

【处方组成】黄芪。

【功能主治】补气固表、利尿、托毒排脓、生肌。主治气虚证。症见气短心悸、虚脱、自汗、体虚浮肿、久泻、脱肛、子宫脱垂、痈疽难溃、疮口久不愈合、舌淡、脉弱。

【现代药理】具有增强非特异性和特异性免疫功能等作用。

【临床应用】多汗症、病毒性心肌炎、咳嗽变异性哮喘等。临床以气短、自汗、疮口久不愈合、舌淡、脉弱为特征症状。

【用药特征】本成药力专效宏，专于固表止汗。适用于气虚所致自汗、心悸、脱肛、疮疡不敛者。

【用法用量】①颗粒：开水冲服。一次1袋，一日2次。②片：口服。一次4片，一日2次。

【使用注意】感冒发热病人不宜服用。忌辛辣、生冷、油腻食物。

【规格贮藏】①颗粒：10g/袋；15g/袋；4g/袋（无蔗糖）。密封。②片：0.41g/片；0.55g/片。密封。

固本丸

【处方组成】熟地黄、党参、地黄、天冬、麦冬。

【功能主治】滋阴补气、清肺降火。主治气阴两虚证。症见潮热、咳嗽、形体瘦弱、自汗盗汗、乏力或病后津伤、舌红苔少、脉细数。

【现代药理】具有提高免疫和肾上腺皮质功能等作用。

【临床应用】多汗症、慢性支气管炎等。临床以潮热、咳嗽、形体瘦弱、自汗盗汗、舌红苔少为特征症状。

【用药特征】本成药重在滋阴清热，兼以补益肺脾之气。用药以滋肺肾之阴为主，兼能清虚热，佐以健脾补气。适用于肺肾阴虚、虚火上炎，兼有气虚者。

【用法用量】口服。一次10～12丸，一日3次。

【使用注意】脾胃虚弱、呕吐泄泻、腹胀便溏、咳嗽痰多者慎用。感冒病人不宜服用。宜饭前服用。忌油腻食物。

【规格贮藏】3g/12丸。密封。

附：汗证中成药特点比较

中成药名	功效		临床治疗主症	
	共同点	独有功效	相同主治	主治自身特点
玉屏风口服液（颗粒、胶囊丸、袋泡茶、滴丸）	固表止汗	益气祛风	表虚不固证。症见汗出、易感风邪、舌淡、脉弱	自汗恶风、面色㿠白、易感风邪
复芪止汗颗粒		益气收敛		多汗、倦怠、乏力
虚汗停颗粒（胶囊）		养阴敛汗		汗出、夜卧尤甚、心悸、短气、烦倦
黄芪颗粒（片）		补气固表		自汗、气短心悸、虚脱、体虚浮肿、久泻、脱肛、子宫脱垂、痈疽难溃、疮口久不愈合
固本丸		滋阴补气、清肺降火		自汗盗汗、潮热、咳嗽、形体瘦弱

第7章 肢体经络病症

第一节 腰痛

一、寒湿腰痛

腰痛宁胶囊

【处方组成】马钱子粉（调制）、全蝎、乳香、没药、土鳖虫、僵蚕、川牛膝、苍术、麻黄、甘草。

【功能主治】消肿止痛、疏散寒邪、温经通络。主治寒湿瘀阻经络证。症见腰痛腿痛、关节痛、屈伸不利、动则加剧、舌淡紫、边有瘀斑、脉沉涩。

【现代药理】具有镇痛、改善微循环、促进损伤神经再生修复等作用。

【临床应用】腰椎间盘突出症、坐骨神经痛、腰肌劳损、腰肌纤维炎、风湿性关节炎、类风湿关节炎、股骨头无菌坏死症等。临床以腰痛腿痛、关节痛、屈伸不利遇寒加重、舌紫为特征症状。

【用药特征】本成药重在活血通络，兼能温经散寒，佐以补益肝肾，通络止痛之效较为显著。适用于寒湿侵袭，瘀阻痛甚者。本成药虽然止痛之功较强，但破血耗血之力较甚，且个别药物有一定毒性，故不宜久服。

【用法用量】黄酒兑少量温开水送服。一次4～6粒，一日1次。睡前半小时服或遵医嘱。

【使用注意】孕妇及小儿禁用。风湿热体温37.5℃以上慎用，合并高血压23/14kPa（170/100mmHg）不宜使用。癫痫患者忌服。运动员慎用。严重心、肝、肾疾患者忌服。心脏病、高血压患者慎用。不可过服、久服。饭后服用。服药后宜卧床休息，当晚不宜喝大量白开水及茶水。忌生冷食物。

【不良反应】有文献报道使用本品可引起严重过敏、大疱表皮松解坏死型药疹及血压升高。

【规格贮藏】0.3g/粒。密封。

筋骨痛消丸

【处方组成】丹参、鸡血藤、香附、乌药、川牛膝、桂枝、威灵仙、秦艽、白芍、地黄、甘草。

【功能主治】活血行气、温经通络、消肿止痛。主治血瘀寒凝证。症见腰膝疼痛、肿胀、活动受限、舌淡紫、边有瘀斑、脉沉涩。

【现代药理】具有抗炎、抗血小板聚集等作用。

【临床应用】骨折、软组织挫伤、膝骨性关节炎、膝关节骨质增生、肩关节周围炎等。临床以腰膝疼痛、肿胀、活动受限遇寒加重、舌紫暗为特征症状。

【用药特征】本成药以活血行气为主，兼以温经通络、祛风止痛，佐以养血柔筋。用药重在活血祛寒，兼顾养血扶正，适用于血瘀气滞，血虚寒凝者。

【用法用量】口服。一次6g，一日2次，温开水送服。30天为一疗程。

【使用注意】孕妇禁服。属阳热证患者不宜使用。忌生冷食物。

【规格贮藏】6g/袋。密封。

附：寒湿腰痛中成药特点比较

中成药名	功效		临床治疗主症	
	共同点	独有功效	相同主治	主治自身特点
腰痛宁胶囊	祛寒散湿	消肿止痛、温经通络	寒湿痹阻证。症见腰痛腿痛、关节痛、活动受限、遇寒加重、舌淡紫、边有瘀斑	腰痛腿痛、关节痛、屈伸不利、动则加剧
筋骨痛消丸		活血消肿、温经行气		腰膝疼痛、肿胀、活动受限

二、瘀血腰痛

腰痹通胶囊

【处方组成】三七、川芎、延胡索、白芍、狗脊、独活、熟大黄、牛膝。

【功能主治】活血化瘀、祛风除湿、行气止痛。主治血瘀气滞、脉络痹阻证。症见腰腿不适、痛有定处、拒按、轻者俯仰不便、重者则因痛剧而不能转侧、舌暗或有瘀点、瘀斑、脉涩。

【现代药理】具有促进脊髓损伤修复、抗炎、镇痛等作用。

【临床应用】腰椎间盘突出症、强直性脊柱炎等。临床以腰部刺痛、痛有定处、舌暗为特征症状。

【用药特征】本成药活血化瘀止痛之功较为突出，兼能祛风除湿。而补益肝肾之功则稍逊。具有活血而不伤血，补血而不滞血之特点。适用于肝肾不足，瘀血阻滞而致腰痛较甚者。

【用法用量】口服。宜饭后服，一次3粒，一日3次。30天为一疗程。

【使用注意】孕妇禁用。消化性溃疡患者慎服。忌辛辣刺激食物。

【规格贮藏】0.42g/粒。密封。

骨质宁搽剂

【处方组成】云母石、黄连、枯矾。

【功能主治】活血化瘀、消肿止痛。主治瘀血阻络证。症见肿胀、酸胀、麻木疼痛及活动功能障碍、舌淡紫、脉涩。

【现代药理】具有抗炎、镇痛等作用。

【临床应用】骨质增生、骨性关节炎、软组织损伤等。临床以肿胀、酸胀、麻木疼痛及活动功能障碍为特征症状。

【用药特征】本成药具有活血化瘀，消肿止痛之功，其活血化瘀作用不强、消肿止痛作用较明显。适用于瘀血阻络以筋骨疼痛明显者。

【用法用量】外用适量。涂于患处，一日3~5次。

【使用注意】有擦破伤或溃疡不宜使用。忌生冷、辛辣食物。

【规格贮藏】50ml/瓶；100ml/瓶。密封，置阴凉处。

恒古骨伤愈合剂

【处方组成】黄芪、人参、红花、三七、杜仲、鳖甲、陈皮、钻地风、洋金花。

【功能主治】活血益气、补肝肾、接骨续筋、消肿止痛。主治瘀血停滞、肝肾不足证。症见腰膝疼痛、麻木、活动功能障碍、舌暗或有瘀斑、脉涩。

【现代药理】具有抗炎、镇痛、抗股骨头坏死、促进骨折愈合等作用。

【临床应用】骨折、股骨头坏死、骨关节病、腰椎间盘突出症等。临床以腰膝疼痛、麻木、活动功能障碍为特征症状。

【用药特征】本成药组方符合骨伤科三期辨证论治的原则，早期具有活血化瘀，消肿止痛之效；中期能和营通络，接骨续筋；后期能滋补肝肾，舒筋活络，通利关节。本成药具有肝肾并补、气血兼顾、标本同治的特点，适用于骨折、股骨头坏死等骨病，肝肾不足，瘀血停滞，虚实夹杂者。

【用法用量】口服。成人一次25ml，6～12岁一次12.5ml，每两日服用1次。饭后一小时服用，12天为一个疗程。

【使用注意】精神病史者、青光眼、孕妇忌用。骨折患者需固定复位后再用药。心、肺、肾功能不全者慎用。不宜过量久服。忌生冷、辛辣、油腻食物。

【不良反应】少数患者服药后出现口干、轻微头晕。

【规格贮藏】12.5ml/瓶；25ml/瓶；50ml/瓶。密封，置阴凉处。

丹鹿通督片

【处方组成】丹参、鹿角胶、黄芪、延胡索、杜仲。

【功能主治】活血通督、益肾通络。主治瘀阻督脉证。症见间歇性跛行、腰腿疼痛、活动受限、下肢酸胀疼痛、舌质暗或有瘀斑、脉涩。

【现代药理】具有镇痛、抗炎、抗氧化、抑制血小板聚集等作用。

【临床应用】颈椎病、腰椎管狭窄症、腰椎间盘突出症等。临床以腰腿疼痛、间歇性跛行、活动受限、下肢酸胀疼痛为特征症状。

【用药特征】腰椎间盘突出症、腰椎管狭窄症等的治疗，非行瘀，不能通督脉之瘀滞，非滋养，不能填补

肝肾之亏损。本成药以温补督脉，活血化瘀为主，兼以益气补肾，佐以行气止痛，具有活血通督，补肾益气，活络定痛之功效，用药以补为主、标本兼顾。适用于肾精不足，督脉瘀阻，兼有气滞者。

【用法用量】口服。一次4片，一日3次。1个月为一疗程，或遵医嘱。

【使用注意】孕妇忌服。不宜用于先天性腰椎管狭窄症或脊椎滑脱症所致腰椎管狭窄症。忌生冷食物。

【不良反应】个别患者可见皮疹。

【规格贮藏】0.6g/片。密封。

附：瘀血腰痛中成药特点比较

中成药名	功效		临床治疗主症	
	共同点	独有功效	相同主治	主治自身特点
腰痹通胶囊	活血化瘀	祛风除湿 行气止痛	瘀血停滞证。症见腰部疼痛、腰肌酸软、遇劳加重、腰部屈伸不利、腿痛或间歇性跛行、活动受限、舌淡脉涩	腰部刺痛、痛有定处、舌暗
骨质宁搽剂		消肿止痛		肿胀、酸胀、麻木疼痛及活动功能障碍
恒古骨伤愈合剂		益气血、补肝肾、续筋骨、消肿痛		麻木疼痛、活动功能障碍
丹鹿通督片		通督益肾		腰腿疼痛、间歇性跛行、活动受限、下肢酸胀疼痛

三、肾阳不足

青娥丸

【处方组成】杜仲（盐炒）、补骨脂、核桃仁（炒）、大蒜。

【功能主治】补肾强腰。主治肾阳亏虚、肾府失养证。症见腰膝酸痛、下肢痿软、起坐不利、畏寒怕冷、四肢欠温、少气乏力、舌淡、脉沉细。

【现代药理】具有促进成骨细胞增生分化、抗骨质疏松等作用。

【临床应用】骨质疏松症、慢性腰肌劳损等。临床以腰膝酸痛、下肢痿软、畏寒怕冷、少气乏力为特征症状。

【用药特征】本成药具有温肾壮阳，暖腰强膝之功。本成药补肾之力较为平和，具有温而不燥的特点。适用于治疗肾阳不足之腰腿疼痛。

【用法用量】口服。一次1丸，一日2~3次。

【使用注意】湿热或寒湿痹阻及外伤腰痛慎用。高血压、心脏病、肝病、糖尿病、肾病患者慎用。节制房事。忌辛辣、油腻、煎炸类及不易消化的食物。

【规格贮藏】9g/丸。密封。

右归丸（胶囊）

【处方组成】肉桂、附子（炮附片）、鹿角胶、杜仲（盐炒）、菟丝子、山茱萸（酒制）、熟地黄、枸杞子、当归、山药。

【功能主治】温补肾阳、填精止遗。主治肾阳不足证。症见腰膝酸痛、下肢痿软、畏寒怕冷、四肢欠温、阳痿早泄、泄泻、少气乏力、夜尿频多、舌淡、脉沉细。

【现代药理】具有抗实验性肾阳虚证、增强造血功能、增强免疫功能、抗衰老等作用。

【临床应用】慢性腰肌劳损、骨质疏松症、性功能低下、男子不育症、慢性结肠炎等。临床以腰膝酸软、神疲乏力、畏寒肢冷、夜尿频多为特征症状。

【用药特征】本成药具有温补肾阳，填精益髓之效，不仅温补肾阳之力较为显著，且滋补肝肾之功也较明显，用药阴阳双补，但以温肾为主，具有"善补阳者，必于阴中求阳，则阳得阴助而生化无穷"的特点。适用于肾阳不足，命门火衰重者。

【用法用量】①丸：口服。小蜜丸一次9g，大蜜丸一次1丸，一日3次。②胶囊：口服。一次4粒，一日3次。

【使用注意】孕妇慎用。阴虚火旺、心肾不交、湿热下注者慎用。不宜过服。慎房事。忌生冷饮食。

【规格贮藏】①丸：小蜜丸，1.8g/10丸；大蜜丸，9g/丸。密封。②胶囊：0.45g/粒。密封，防潮。

杜仲颗粒

【处方组成】杜仲、杜仲叶。

【功能主治】补肝肾、强筋骨。主治肾气亏虚证。症见腰膝酸痛、喜按喜揉、腿膝无力、遇劳更甚、手足不温、少气乏力、夜尿频多、舌淡、脉沉细。

【现代药理】具有降血压、调血脂、抗衰老、增强免疫功能等作用。

【临床应用】原发性骨质疏松症、慢性腰肌劳损、妊娠高血压等。临床以腰膝酸痛、喜按喜揉、腿膝无力为特征症状。

【用药特征】本成药用药简单，温肾强骨之力较为平和，为平补肝肾之剂。虽然温补之力不强，但由于药性平和，可长期服用。适用于肾虚腰痛者。

【用法用量】开水冲服。一次5g，一日2次。

【使用注意】湿热痹阻、外伤瘀血所致腰痛慎用。低血压患者慎用。饭前半小时服用。忌生冷。

【规格贮藏】5g/袋。密封。

骨松宝颗粒（胶囊）

【处方组成】淫羊藿、续断、赤芍、川芎、三棱、莪术、知母、地黄、牡蛎（煅）。

【功能主治】补肾壮骨、活血强筋。主治肝肾不足证。症见背痛、腰痛膝软、骨脆易折、舌淡、脉沉细。

【现代药理】具有抗骨质疏松、抗炎、镇痛、提高免疫功能等作用。

【临床应用】骨性关节炎、骨质疏松症等。临床以腰痛较甚、骨脆易折为特征症状。

【用药特征】本成药补益肝肾之力平和，但活血化瘀止痛之功较为突出。适用于肝肾不足、瘀血阻滞所致腰痛较甚者。

【用法用量】口服。一次1袋，治疗骨折及骨关节炎，一日3次；预防骨质疏松，一日2次；30天为一疗程。

【使用注意】孕妇禁用。饮食宜清淡，适量补充牛乳、豆制品等，以便促进钙质吸收。

【规格贮藏】10g/袋。密封。

骨疏康颗粒（胶囊）

【处方组成】淫羊藿、熟地黄、骨碎补、黄芪、丹参、木耳、黄瓜子。

【功能主治】补肾益气、活血壮骨。主治肾阳不足、气虚血瘀证。症见腰脊酸痛、胫膝酸软、神疲乏力、舌淡脉细。

【现代药理】具有增强成骨细胞活性、减少骨丢失、促进骨折愈合、抗炎、镇痛等作用。

【临床应用】中老年骨质疏松症。临床以腰膝酸软、神疲乏力为特征症状。

【用药特征】本成药以温阳补肾为主，兼以益气活血，养血利湿。适用于肾阳不足，兼气血亏虚之腰腿疼痛。

【用法用量】①颗粒：口服。一次12g，一日3次。饭后开水冲服。②胶囊：口服。一次4粒，一日2次。一疗程6个月。

【使用注意】年老体虚者、高血压患者慎用。发热患者慎用。忌食辛辣、生冷、油腻食物。

【不良反应】偶见轻度胃肠反应。

【规格贮藏】①颗粒：10g/袋。密封。②胶囊：0.32g/粒。密封。

金天格胶囊

【处方组成】人工虎骨粉。

【功能主治】强筋健骨。主治肝肾不足证。症见腰膝酸软、下肢痿弱、步履艰难、舌淡、脉弱。

【现代药理】具有抗炎、镇痛、镇静、保护关节软骨、促进骨生长等作用。

【临床应用】骨质疏松症、骨关节炎等。临床以腰背疼痛、腰膝酸软、下肢痿弱、步履艰难为特征症状。

【用药特征】传统医学认为虎骨能祛风镇痛，强筋健骨，镇惊，治疗筋骨及腰腿疼痛疗效显著。金

天格胶囊是应用仿生学研究，采用非保护动物特定部位的骨骼，以天然虎骨的特征图谱为标准研发的新一代虎骨代用品制剂，含丰富的骨胶原蛋白及生物来源钙、磷，适用于肝肾不足，筋骨痿软者。

【用法用量】口服。一次3粒，一日3次。一个疗程为3个月。

【使用注意】服药期间多饮水。忌食辛辣、生冷、油腻食物。

【规格贮藏】0.4g/粒。密封，置阴凉干燥处。

复方杜仲健骨颗粒

【处方组成】杜仲、白芍、续断、黄芪、枸杞子、牛膝、三七、鸡血藤、人参、当归、黄柏、威灵仙。

【功能主治】滋补肝肾、养血荣筋、通络止痛。主治肝肾不足、筋脉瘀滞证。症见关节疼痛、肿胀、活动不利、动作牵强、舌质偏红、苔薄白、脉滑或弦。

【现代药理】具有抗炎、镇痛、提高血红蛋白等作用。

【临床应用】膝关节骨性关节炎等。临床以关节疼痛、肿胀、活动不利为特征症状。

【用药特征】本成药以滋补肝肾为主，兼以养血荣筋，通经活络，祛瘀止痛，佐以清虚热，药性趋于平和。适用于肝肾不足、血虚血瘀、筋脉瘀滞者。

【用法用量】开水冲服。一次12g，一日3次。1个月为一疗程，或遵医嘱。

【使用注意】孕妇忌服。感冒发热病人不宜服用。忌辛辣、生冷、油腻食物。

【不良反应】偶见消化道不适反应。

【规格贮藏】12g/袋。密封。

附：肾阳不足中成药特点比较

中成药名	功效		临床治疗主症	
	共同点	独有功效	相同主治	主治自身特点
青娥丸	补肾阳	补肾强腰	肾阳亏虚证。症见腰膝酸痛、下肢痿软、起坐不利、畏寒怕冷、四肢欠温、少气乏力、舌淡、脉沉细	腰膝酸痛、畏寒怕冷、下肢痿软
右归丸（胶囊）		填精止遗		腰膝酸软、神疲乏力、畏寒肢冷、夜尿频多
杜仲颗粒		补肝强筋骨		腰膝酸软、喜按喜揉、腿膝无力
骨松宝颗粒（胶囊）		壮骨活血强筋		腰痛较甚、骨脆易折
骨疏康颗粒（胶囊）		益气活血壮骨		腰脊酸痛、腰膝酸软、神疲乏力
金天格胶囊		强筋健骨		腰背疼痛、腰膝酸软、步履艰难
复方杜仲健骨颗粒		养血荣筋、通络止痛		关节疼痛、肿胀、活动不利

四、肾阴亏虚

左归丸

【处方组成】熟地黄、龟板胶、鹿角胶、枸杞子、菟丝子、山茱萸、山药、牛膝。

【功能主治】滋肾补阴。主治肝肾不足证。症见腰膝酸软、盗汗、乏力、耳鸣、健忘、神疲口燥、遗精、早泄、舌红少苔、脉细数。

【现代药理】具有调节神经-内分泌-免疫网络功能、抗骨质疏松、抗老年痴呆等作用。

【临床应用】慢性腰肌劳损、性功能低下、更年期综合征等。临床以腰酸腿软、头目眩晕、盗汗健忘为特征症状。

【用药特征】本成药重在滋阴补肾，填精益髓。用药以血肉有情之品，峻补精髓为主，纯补无泻，为"纯甘补阴"之剂，具有阳中求阴的特点，适用于真阴不

足较重者。

【用法用量】口服。一次9g，一日2次。

【使用注意】孕妇忌服。儿童禁用。肾阳亏虚、命门火衰、阳虚或外感寒湿、跌扑外伤、气滞血瘀所致的腰痛者慎用。脾虚便溏、胃弱痰多者慎用。忌食用辛辣、油腻之品。

【规格贮藏】1g/10粒。密封，防潮。

补肾健骨胶囊

【处方组成】熟地黄、山茱萸（制）、山药、狗脊、淫羊藿、当归、泽泻、牡丹皮、茯苓、牡蛎（煅）。

【功能主治】滋补肝肾、强筋健骨。主治肝肾不足证。症见腰脊疼痛、筋软膝酸、肢节痿弱、步履艰难、目眩、舌红苔少、脉细数。

【现代药理】具有增加骨矿含量、提高血清骨钙素含量、抗骨质疏松、镇痛、抗炎等作用。

【临床应用】原发性骨质疏松症等。临床以腰脊疼痛、筋软膝酸、目眩、苔少为特征症状。

【用药特征】本成药以滋补肝肾，强筋健骨为主，兼以养血止痛，佐以敛阴潜阳，适用肝肾不足，筋骨痿软者。

【用法用量】口服。一次10g，一日2次，饭后开水冲服。

【使用注意】忌辛辣、生冷、油腻食物。发热病人暂停使用。

【不良反应】偶见口干、便秘。

【规格贮藏】0.58g/粒。密封。

杜仲补腰合剂

【处方组成】杜仲、熟地黄、枸杞子、牛膝、菟丝子、补骨脂、党参、当归、香菇、猪腰子。

【功能主治】补肝肾、益气血、强腰膝。主治气血两亏、肝肾不足证。症见腰腿酸软疼痛、疲乏无力、遇劳尤甚、精神不振、小便频数、舌淡、脉细。

【现代药理】具有降低血清肌酐、尿素氮等作用。

【临床应用】慢性腰肌劳损等。临床以腰腿酸软、疲乏无力、遇劳尤甚、小便频数为特征症状。

【用药特征】本成药以补肝肾，强腰膝为主，兼以补

气血，为气血并补，阴阳同治之剂。适用于肝肾不足，气血两虚者。

【用法用量】口服。一次30~40ml，一日2次。

【使用注意】孕妇慎用。湿热、瘀血或其他实邪所致腰痛慎用。高尿酸血症或高脂血症患者慎用。宜饭前直接服用。开盖后以当天服完为宜。忌生冷食物。

【规格贮藏】70ml/瓶。密封。

护骨胶囊

【处方组成】制何首乌、淫羊藿、熟地黄、龟甲、巴戟天、杜仲、续断、骨碎补、当归、山药。

【功能主治】补肾益精。主治肾精亏虚证。症见腰脊疼痛、酸软无力、不能持重、下肢痿弱、步履艰难、足跟痛、面色淡暗、脱发、性欲减退、头晕耳鸣、舌淡红或红、苔薄或薄白、脉细或沉弱或沉细或弦细、两尺尤甚。

【现代药理】具有提高成骨细胞的活性、增加骨密度等作用。

【临床应用】骨质疏松症、骨质增生等。临床以腰脊疼痛、酸软无力、不能持重、足跟痛为特征症状。

【用药特征】本成药以补肝肾、益精血为主，辅以养血活血，祛风除湿，强筋壮骨，用药以补为主，适用于肾精亏虚、筋骨失养证。

【用法用量】口服。一次4粒，一日3次。饭后30分钟服用，3个月为一个疗程。

【使用注意】阴虚火旺、心肾不交、湿热下注者慎用。不宜过服。慎房事。忌生冷饮食。

【不良反应】少数患者可出现恶心、腹泻、便秘、皮疹、瘙痒。个别患者出现肝肾功能轻度异常。

【规格贮藏】0.45g/粒。密封。

抗骨增生胶囊（丸、片、颗粒）

【处方组成】熟地黄、鸡血藤、肉苁蓉（酒蒸）、莱菔子（炒）、狗脊（盐制）、骨碎补、女贞子（盐制）、牛膝、淫羊藿。

【功能主治】补腰肾、强筋骨、活血止痛。主治肝肾

第一篇

不足、瘀血阻络证。症见关节肿胀、麻木、疼痛、活动受限、舌淡、脉细或沉弱。

【现代药理】具有抗炎、镇痛、促进成骨细胞增殖、增强免疫功能等作用。

【临床应用】肥大性脊椎炎、增生性脊椎炎、肥大性腰椎炎、颈椎综合征、跟骨骨质增生、增生性关节炎、大骨节病等。临床以关节肿胀、麻木、疼痛、活动受限为特征症状。

【用药特征】本成药以滋阴补血，填精生髓，补益肝肾为主，兼以活血止痛，佐以行气化痰，用药治本为主，补而不滞，滋而不腻。适用于肝肾不足，兼有气滞血瘀者。

【用法用量】①胶囊：口服。一次5粒，一日3次。②丸：口服。一次2.2g（11丸），一日3次。③片：口服。一次4片，一日2次。④颗粒：每次1袋，一日3次。

【使用注意】阴虚火旺、心肾不交、湿热下注者慎用。不宜过服。慎房事。忌生冷饮食。

【规格贮藏】①胶囊：0.35g/粒。密封。②丸：0.22g/丸。密封。③片：0.3g/片。密封。④颗粒：2.5g/袋。密封。

穿龙骨刺片

【处方组成】穿山龙、淫羊藿、狗脊、川牛膝、熟地黄、枸杞子。

【功能主治】补肾健骨、活血止痛。主治肝肾不足证。症见足跟疼痛、腰背或四肢关节疼痛、腰膝酸软、下肢无力、舌淡、脉弱。

【现代药理】具有抗炎、镇痛、促进成骨细胞增殖、降尿酸等作用。

【临床应用】骨质增生、骨刺疼痛等。临床以足跟疼痛、腰背或四肢关节疼痛、下肢无力为特征症状。

【用药特征】本成药以强筋健骨为主，兼以补肾填精，佐以祛风除湿，舒筋通络，具有标本兼治的特点。适用于肝肾不足所致的骨质增生、骨刺者。

【用法用量】口服。一次6~8片，一日3次。

【使用注意】孕妇、儿童、经期及哺乳期妇女、年老体弱者慎用。服药期间遇有感冒发烧、腹泻者应暂停服用。忌生冷、油腻食物。

【规格贮藏】0.5g/片。密封。

芪骨胶囊

【处方组成】淫羊藿、制何首乌、黄芪、石斛、肉苁蓉、骨碎补、菊花。

【功能主治】滋养肝肾、强筋健骨。主治肝肾不足证。症见腰膝酸软无力、腰背疼痛、步履艰难、不能持重、头目眩晕、舌质偏红或淡、舌苔薄或薄白、脉细或沉细。

【现代药理】具有提高骨密度、促进成骨细胞增殖、分化和矿化、抑制破骨细胞的骨吸收、降低血清骨钙素含量等作用。

【临床应用】原发性骨质疏松症等。临床以腰膝酸软无力、腰背疼痛、头目眩晕为特征症状。

【用药特征】本成药重在滋养肝肾，强筋健骨，兼以平肝明目，佐以益气固表。用药具有标本兼顾的特点。适用于肝肾不足型的女性绝经后产生的原发性骨质疏松症，兼有肝阳上亢者。

【用法用量】口服。一次3粒，一日3次，一疗程6个月。

【使用注意】肝肾功能不全者禁用。服药期间定期检测肝肾功能。阴虚火旺者慎用。忌生冷、油腻食物。

【规格贮藏】0.55g/粒。密封。

强骨胶囊

【处方组成】骨碎补总黄酮。

【功能主治】补肾、强骨、止痛。主治肾阳虚证。症见骨脆易折、腰背或四肢关节疼痛、畏寒肢冷或抽筋、下肢无力、夜尿频多、舌淡、脉弱。

【现代药理】具有镇痛、抗炎、促进骨形成、抑制骨吸收等作用。

【临床应用】原发性骨质疏松症、骨量减少等。临床以骨脆易折、腰背或四肢关节疼痛、畏寒肢冷为特征症状。

【用药特征】本成药专于补肾强骨，续伤止痛。具有补肾为主的特点，适用于肾虚所致骨痿。

【用法用量】饭后用温开水送服。一次1粒，一日3次，3个月为一疗程。

【使用注意】孕妇慎用。感冒发热病人不宜服用。高血压、心脏病、肝病、糖尿病、肾病等慢性病严重者应在医师指导下服用。忌辛辣、生冷、油腻食物。

【不良反应】偶见口干、便秘。

【规格贮藏】0.25g/粒。密封。

壮骨止痛胶囊

【处方组成】补骨脂、淫羊藿、枸杞子、女贞子、骨碎补（烫）、狗脊、川牛膝。

【功能主治】补益肝肾、壮骨止痛。主治肝肾不足证。症见腰背疼痛、腰膝酸软、四肢骨痛、肢体麻木、步履艰难、舌质偏红或淡、脉细弱等。

【现代药理】具有增加骨密度、抑制骨吸收、促进骨形成、提高阳虚模型抗应激能力、改善血液流变学、改善微循环、镇痛等作用。

【临床应用】原发性骨质疏松症等。临床以腰背疼痛、四肢骨痛、肢体麻木、步履艰难为特征症状。

【用药特征】本成药重在补肾助阳，强壮筋骨，兼有滋肾益肝，填精充髓，佐以通经活络。用药以补益肝肾，强筋壮骨为主，兼有止痛之功。适用于肝肾不足所致腰腿痛证。

【用法用量】口服。一次4粒，一日3次，3个月为一疗程。服用1～2疗程。

【使用注意】感冒发热病人不宜服用。忌辛辣、生冷、油腻食物。

【不良反应】个别患者可见消化不良、腹胀。

【规格贮藏】0.45g/粒。密封。

附：肾阴亏虚中成药特点比较

中成药名	功效		临床治疗主症	
	共同点	独有功效	相同主治	主治自身特点
左归丸		填精补髓		腰酸腿软、头目眩晕、盗汗健忘
补肾健骨胶囊		强筋健骨		腰脊疼痛、筋软膝酸、目眩、苔少
杜仲补腰合剂		益气血、强腰膝	肾阴亏虚证。症见腰膝酸软、盗汗、乏力、耳鸣、健忘、神疲口燥、遗精、早泄、舌红少苔、脉细数	腰腿酸软、疲乏无力、遇劳尤甚、小便频数
护骨胶囊	滋肾阴	补肾益精		腰脊疼痛、酸软无力、足跟痛、不能持重
抗骨增生胶囊（丸、片、颗粒）		强筋骨、活血止痛		关节肿胀、麻木、疼痛、活动受限
穿龙骨刺片		活血止痛		足跟疼痛、腰背或四肢关节疼痛、下肢无力
芪骨胶囊		强筋健骨		腰膝酸软无力、腰背疼痛、头目眩晕
强骨胶囊		强骨、止痛		骨脆易折、腰背或四肢关节疼痛、畏寒肢冷或抽筋
壮骨止痛胶囊		壮骨止痛		腰背疼痛、四肢骨痛、肢体麻木、步履艰难

五、虚实夹杂

腰痛片（丸）

【处方组成】杜仲叶（盐炒）、肉桂、当归、补骨脂（盐炒）、续断、狗脊（制）、牛膝、赤芍、乳香（制）、土鳖虫（酒炒）、白术（炒）、泽泻。

【功能主治】补肾活血、强筋止痛。主治肾阳不足、瘀血阻络证。症见腰膝酸痛、下肢痿软、畏寒、四肢欠温、少气乏力，或腰痛部位固定、肿痛不适、痛如锥刺、日轻夜重，或疼痛持续不解、活动不利、痛处

拒按、舌淡、脉沉细或弦涩。

【现代药理】具有促进血液循环、抗炎、镇痛等作用。

【临床应用】腰肌劳损、外伤腰痛等。临床以腰膝酸痛、下肢痿软、乏力畏寒、少气懒言为特征症状。

【用药特征】本成药重在温补肾阳，活血化瘀，兼能益气健脾，利水泻浊。具有脾肾双补，邪正兼顾，标本并治的特点，侧重于虚者补之。适用于脾肾两虚兼有血瘀湿阻者。

【用法用量】①片：盐开水送服。一次6片，一日3次。②丸：盐开水送服。一次9g，一日2次。

【使用注意】孕妇禁用。湿热痹阻所致腰痛慎用。阴虚火旺、有实热者忌用。忌辛辣、油腻和煎炸类食物。

【规格贮藏】①片：0.3g/片。密封，遮光。②丸：0.75g/10粒；1g/10粒。密封。

腰椎痹痛丸

【处方组成】五加皮、桑寄生、千年健、骨碎补、续断、独活、制草乌、威灵仙、秦艽、海风藤、川萆薢、当归、白芷、桃仁、红花、赤芍、防风、防己、桂枝。

【功能主治】壮筋骨、益气血、祛风除湿、通痹止痛。主治肝肾不足、寒湿阻络证。症见腰部疼痛、膝软无力、遇寒加重、舌淡、脉紧或弦紧。

【现代药理】具有抗炎、镇痛、改善微循环、增强免疫功能等作用。

【临床应用】风湿性腰痛、腰肌劳损等。临床以腰痛、膝软无力、遇寒加重为特征症状。

【用药特征】本成药重在散寒除湿，祛风止痛，兼能活血化瘀，佐以补益肝肾。用药以辛散寒湿为主，兼能活血化瘀，补益肝肾，具有虚实兼顾，标本同治的特点。适用于风寒湿邪阻滞经络，兼有瘀血停滞、肝肾不足者。

【用法用量】口服。一次2g，一日3次。

【使用注意】孕妇禁用。感冒发热者禁用。忌辛辣、刺激等食物。

【规格贮藏】6.3g/100粒。密封。

壮腰健肾口服液（丸）

【处方组成】狗脊、桑寄生、黑老虎、牛大力、菟丝子（盐制）、千斤拔、女贞子、金樱子、鸡血藤。

【功能主治】壮腰健肾、祛风活络。主治肝肾精血亏虚、风寒湿邪痹阻证。症见腰部疼痛、关节活动屈伸不利、疼痛、压痛、肿胀或卡压弹响、膝软无力、小便频数、舌淡、脉细。

【现代药理】具有抗衰老、抗炎、镇痛、促进性器官发育等作用。

【临床应用】腰肌劳损、腰椎肥大、腰椎间盘突出症、风湿性关节炎、类风湿关节炎、骨性关节炎等。临床以腰痛、屈伸不利、膝软无力、小便频数为特征症状。

【用药特征】本成药重在补益肝肾、祛风活络，兼以活血通络。适用于肝肾不足，风湿阻络之轻证。

【用法用量】①口服液：口服。一次10ml，一日3次。4周为一疗程，或遵医嘱。②丸：口服。一次1丸，一日2~3次。

【使用注意】感冒发热者禁用。风湿热痹，关节红肿热痛者慎用。宜饭前服用。忌生冷食物。

【不良反应】偶见口苦、消化道反应和过敏反应。

【规格贮藏】①口服液：10ml/支。密封。②丸：9g/丸。密封。

仙灵骨葆胶囊（片、颗粒）

【处方组成】淫羊藿、续断、补骨脂、丹参、地黄、知母。

【功能主治】滋补肝肾、活血通络、强筋壮骨。主治肝肾不足、瘀血阻络证。症见腰脊疼痛、足膝酸软、乏力困倦、骨脆易折、舌淡紫、脉细涩。

【现代药理】具有抗骨质疏松、镇痛、抗疲劳、抗股骨头坏死等作用。

【临床应用】骨质疏松症。临床以腰膝酸痛、骨脆易折为特征症状。

【用药特征】本成药重在补益肝肾、填精益髓，兼以活血化瘀，佐以祛风散寒除湿。用药以滋补肝肾

为主，兼能活血通络，适用于肝肾不足兼有瘀阻经络者。

【用法用量】①胶囊：口服。一次3粒，一日2次。4~6周为一疗程，或遵医嘱。②片：口服。一次3片，一日2次。4~6周为一疗程。③颗粒：口服。一次1袋，一日2次。4~6周为一疗程，或遵医嘱。

【使用注意】孕妇禁用。有肝病史或肝生化指标异常者禁用。用药期间应定期监测肝生化指标。出现肝生化指标异常或全身乏力、食欲不振、厌油、恶心、上腹胀痛、尿黄、目黄、皮肤黄染等可能与肝损伤有关的临床表现时，应立即停药并到医院就诊。应避免与有肝毒性的药物联合用药。感冒时不宜服用。忌生冷、油腻食物。

【不良反应】偶见皮疹、瘙痒、恶心、呕吐、纳差、胃部不适、腹痛、腹泻、便秘、乏力、外周水肿、尿色加深等。极少数患者可见丙氨酸氨基转移酶、天冬氨酸氨基转移酶、胆红素等升高，严重者可出现肝衰竭。

【规格贮藏】①胶囊：0.5g/粒。密封。②片：0.3g/片。密封。③颗粒：3g/袋。密封。

腰疼丸

【处方组成】补骨脂（盐炒）、续断、牛膝（酒炒）、南藤（山）、吉祥草、山药。

【功能主治】行气活血、散瘀止痛。主治肝肾不足、风湿瘀阻证。症见腰部疼痛、腰肌酸软、遇劳加重、腰部屈伸不利、腿痛或间歇性跛行，或腰痛甚则连及下肢、活动受限、舌淡脉涩。

【现代药理】具有改善微循环、镇痛等作用。

【临床应用】急性腰扭伤、腰肌劳损、陈旧性腰部损伤、腰椎管狭窄症等。临床以腰痛、腰肌酸软、遇劳加重为特征症状。

【用药特征】本成药重在补益肝肾，兼以活血化瘀，佐以祛风除湿。用药以补肾为主，兼以活血通络，适用于肝肾不足兼有风湿瘀阻者。

【用法用量】口服。一次1~2丸，一日2次。

【使用注意】孕妇禁用。阴虚火旺者慎用。忌生冷、油腻食物。

【规格贮藏】9g/丸。密封。

补益地黄丸

【处方组成】熟地黄、盐车前子、菟丝子、诃子（去核）、麸炒枳壳、地骨皮、牛膝、茯苓。

【功能主治】滋阴补气、益肾填精。主治脾肾两虚证。症见腰痛脚重、四肢浮肿、行步艰难、疲乏无力、舌淡、脉细弱或脉濡。

【现代药理】尚未检索到本成药相关的药理资料。

【临床应用】慢性腰肌劳损、骨质疏松症等。临床以腰痛脚重、四肢浮肿、疲乏无力为特征症状。

【用药特征】本成药具有填精补髓，行气利湿的作用，功效平和，适用于脾肾两虚所致的肾虚腰痛。

【用法用量】口服。一次1丸，一日2次。

【使用注意】孕妇忌服。脾胃虚弱、呕吐泄泻、腹胀便溏、咳嗽痰多者慎用。感冒病人不宜服用。宜饭前服用。忌油腻食物。

【规格贮藏】9g/丸。密封。

骨愈灵片（胶囊）

【处方组成】三七、血竭、红花、乳香（制）、大黄、当归、川芎、没药（制）、白芍、熟地黄、赤芍、骨碎补、续断、自然铜（煅）、五加皮、硼砂。

【功能主治】活血化瘀、消肿止痛、强筋壮骨。主治气血瘀滞证。症见髋关节、大腿近侧疼痛、旋转活动受限，或有痛性和短缩性跛行、舌淡紫、脉弦或脉涩。

【现代药理】具有扩张毛细血管、改善微循环、镇痛、改善骨丢失等作用。

【临床应用】股骨头坏死、骨折、骨质疏松症等。临床以髋关节、大腿近侧疼痛、旋转活动受限为特征症状。

【用药特征】本成药以四物汤为基础，增加三七、红花、血竭、赤芍、乳香、没药，行气活血力宏，兼能补肾补骨。适用于气血瘀滞不畅导致的股骨头坏死及其引起的疼痛症状，兼有肝肾亏虚者。另可兼顾久病气血亏虚之证。

【用法用量】口服。一次5片，一日3次。饭后服用或遵医嘱。

【使用注意】孕妇禁用。脾胃虚弱、呕吐泄泻、腹胀便溏、咳嗽痰多者慎用。忌油腻食物。

【规格贮藏】0.4g/片。密封。

骨康胶囊（合剂）

【处方组成】芭蕉根、酢浆草、补骨脂、续断、三七。

【功能主治】滋补肝肾、强筋壮骨、通络止痛。主治肝肾不足、经络瘀阻证。症见腰脊疼痛、骨脆易折、舌淡紫、脉细涩。

【现代药理】具有抗股骨头坏死、促进骨折愈合等作用。

【临床应用】骨折、骨性关节炎、骨质疏松症等。临床以腰脊疼痛、骨脆易折为特征症状。

【用药特征】本成药为苗药，用药重在补肝肾、强筋骨，兼以活血散瘀，佐以消肿定痛。具有肝肾并补，活血与止痛并重的特点。适用于肝肾不足兼有经络瘀阻者。

【用法用量】口服。一次3～4粒，一日3次。

【使用注意】肝功能异常者禁用。消化性溃疡患者慎用。治疗期间需要监测肝功能。忌生冷、油腻食物。

【不良反应】偶见头痛、恶心、呕吐、胃肠不适、皮疹、肝功能异常。

【规格贮藏】0.4g/粒。密封。

附：虚实夹杂中成药特点比较

中成药名	功效		临床治疗主症	
	共同点	独有功效	相同主治	主治自身特点
腰痛片（丸）	补肾通络	活血、强筋止痛	肝肾不足、经络瘀阻证。症见腰脊疼痛、骨脆易折、舌淡紫、脉细涩	腰膝酸痛，或痛如锥刺、乏力畏寒、少气懒言
腰椎痹痛丸		祛风除湿、通痹止痛		腰痛、膝软无力、遇寒加重
壮腰健肾口服液（丸）		祛风活络		腰痛、膝软无力、屈伸不利
仙灵骨葆胶囊（片、颗粒）		滋补肝肾、强筋壮骨		腰膝酸痛、骨脆易折
腰疼丸		行气散瘀止痛		腰痛、腰肌酸软、遇劳加重
补益地黄丸		滋阴补气、益肾填精		腰痛脚重、四肢浮肿、疲乏无力
骨愈灵片（胶囊）		消肿止痛、强筋壮骨		髋关节、大腿近侧疼痛、旋转活动受限
骨康胶囊（合剂）		强筋壮骨、通络止痛		腰脊疼痛、骨脆易折

第二节　痹症

一、风寒湿痹

汉桃叶片

【处方组成】汉桃叶。

【功能主治】祛风止痛、舒筋活络。主治风寒内袭证。

症见关节疼痛、筋脉拘挛、屈伸不利、微恶风寒、遇寒加剧、舌淡苔薄白、脉沉或浮紧。

【现代药理】具有镇痛、解痉、镇静作用。

【临床应用】三叉神经痛、坐骨神经痛、风湿关节痛。临床以关节疼痛、筋脉拘挛、遇寒加剧为特征症状。

【用药特征】本成药以单味药制剂，祛风止痛、舒筋活络。用药微温而苦，适用于痹证风寒入侵，筋脉拘

急者。

【用法用量】口服。一次3~5片，一日3次。

【使用注意】孕妇慎用。忌生冷、油腻食物。

【规格贮藏】0.3g/片。密封。

正清风痛宁片（缓释片、胶囊）

【处方组成】青风藤。

【功能主治】祛风除湿、活血通络、消肿止痛。主治风寒湿阻络证。症见四肢关节肿胀冷痛、屈伸不利、夜间痛甚，或恶风畏寒、肢体麻木、肌肉酸痛、舌质暗红，或有瘀斑、舌苔薄白、脉弦紧或细涩。

【现代药理】具有抗炎、镇痛、免疫抑制作用。

【临床应用】类风湿关节炎、风湿性关节炎、坐骨神经痛。临床以四肢关节肿胀冷痛、夜间痛甚、畏寒、舌质暗红为特征症状。

【用药特征】本成药以盐酸青风藤碱制备而成，其祛风通络止痛作用较强，兼能除湿散寒，活血消肿。适用于痹证风寒湿痹兼有瘀血阻络者。亦可用于慢性肾炎。

【用法用量】①片：口服。一次1~4片，一日3次，饭前服或遵医嘱。2个月为一疗程。②缓释片：口服。用于风湿性与类风湿关节炎属风寒湿痹证患者，一次1片，一日2次，2个月为一疗程。用于慢性肾炎（普通型为主）患者，一次2片，一日2次，3个月为一疗程。③胶囊：口服。一次3粒，一日3次。饭前服或遵医嘱。

【使用注意】孕妇、哺乳期妇女禁用。支气管哮喘患者禁用。肝肾功能不全者禁用。糖尿病、高脂血症、再生障碍性贫血患者慎用。湿热痹证慎用。忌生冷、油腻食物。

【不良反应】偶见药疹、月经紊乱、血小板减少、心律失常、耳鼻喉过敏反应。

【规格贮藏】①片：20mg/片。密封。②缓释片：60mg/片。密封。③胶囊：0.15g/粒。密封。

黑骨藤追风活络胶囊

【处方组成】青风藤、黑骨藤、追风伞。

【功能主治】祛风除湿、通络止痛。主治风寒湿痹证。症见肩臂腰腿疼痛、苔白腻、脉弦紧。

【现代药理】具有抗炎、镇痛等作用。

【临床应用】关节炎、腰痛等。临床以肩臂腰腿痛为特征症状。

【用药特征】本成药祛风湿、止痹痛、舒筋通络。用药以辛散祛邪为主，兼能活络定痛。适用于痹证风寒湿痹者。

【用法用量】口服。一次3粒，一日3次。

【使用注意】孕妇禁用。消化道溃疡者禁服。忌生冷食物。

【规格贮藏】0.3g/粒。密封。

消络痛片（胶囊）

【处方组成】芫花枝条、绿豆。

【功能主治】散风祛湿。主治风湿阻络证。症见肢体、关节、肌肉疼痛，或肿胀、肢体沉重、随天气变化而发作、肌肤麻木不仁、小便不利、舌红、舌苔薄白或腻、脉浮缓或濡。

【现代药理】具有抗炎、镇痛等作用。

【临床应用】风湿性关节炎。临床以肢体、关节、肌肉疼痛，随天气变化为特征症状。

【用药特征】本成药以散风除湿见长，利湿通络作用较强。用药以苦温燥湿和甘凉健脾利湿合用，适用于痹证风湿阻络者。

【用法用量】①胶囊：口服。一次1~2粒，一日3次。饭后服。②片：口服。一次2~4片，一日3次。饭后服。

【使用注意】孕妇禁用。风湿热痹慎用。宜饭后服。用药后如出现月经过多、胃部发热感或关节疼痛加剧现象，可适当减量或遵医嘱。忌食辛辣刺激性食物。

【规格贮藏】①胶囊：0.3g/粒。密封。②片：0.25g/片。密封。

马钱子散

【处方组成】马钱子（炒烫）、地龙（焙黄）。

【功能主治】祛风湿、通经络。主治风湿痹阻证。症见关节疼痛、臂痛、腰痛、周身疼痛、肢体肌肉萎缩、舌淡苔白、脉沉迟。

【现代药理】尚未检索到本成药相关的药理资料。

【临床应用】类风湿关节炎、多发性神经炎、坐骨神经痛。临床以关节疼痛、周身疼痛、肌肉萎缩为特征症状。

【用药特征】本成药以祛风除湿，消肿散结，通络止痛为主。用药苦温咸寒并用，镇痛作用较强，祛风通络作用亦较强，适用于痹证属于风湿痹阻者。

【用法用量】口服。每晚用黄酒或开水送服。一次0.2g，如无反应，可增至0.4g，最大服用量不超过0.6g。老幼及体弱者酌减。

【使用注意】13岁以下儿童、身体虚弱、心脏病、严重气管炎、单纯性高血压、孕妇禁用。哺乳期、月经量多者慎用。不可过服、久服。忌食生冷食物。

【规格贮藏】0.6g/袋。密封。

复方风湿宁胶囊（片、颗粒）

【处方组成】两面针、七叶莲、宽筋藤、过岗龙、威灵仙、鸡骨香。

【功能主治】祛风除湿、活血散瘀、舒筋止痛。主治风湿痹证。症见肢体关节疼痛、喜温畏寒，或关节肿胀、局部僵硬、肢体麻木、活动不利，或颈肩腰背疼痛、遇寒痛增、苔白腻、脉弦紧。

【现代药理】具有抗炎、镇痛等作用。

【临床应用】类风湿关节炎。临床以肢体关节疼痛、关节肿胀、局部僵硬、遇寒痛增为特征症状。

【用药特征】本成药以散寒除湿，活血化瘀，行气止痛为主。用药辛温发散，能温散寒湿，缓急止痛，舒筋活络作用较为显著，适用于痹证寒湿阻络者。

【用法用量】①胶囊：口服。一次5粒，一日3～4次。②片剂：口服。一次5片，一日3～4次。③颗粒：温开水冲服。一次1袋，一日3～4次。

【使用注意】儿童、孕妇禁用。宜饭后服用。高血压、心脏病、糖尿病、肝病、肾病等慢性病严重者应在医师指导下服用。忌与酸味食物同服。忌生冷、油腻食物。

【规格贮藏】①胶囊：0.3g/粒。密封。②片剂：0.2g/片；薄膜衣片0.21g/片。密封。③颗粒：4g/袋。密封。

风湿定片（胶囊）

【处方组成】八角枫、徐长卿、白芷、甘草。

【功能主治】活血通络、除痹止痛。主治风湿阻络证。症见关节疼痛、关节肿胀、肢体重着、屈伸不利、筋脉拘急、腰腿沉重、行走不便，或痛处不移、转侧不利、舌质淡红、苔薄白或腻、脉浮缓或濡缓。

【现代药理】具有抗炎、镇痛、解热、免疫增强作用。

【临床应用】风湿性关节炎、类风湿关节炎、颈神经痛、坐骨神经痛、肋间神经痛。临床以肢体关节疼痛肿胀、痛处不移、屈伸不利、腰腿沉重为特征症状。

【用药特征】本成药以祛风通络，散瘀镇痛为主，兼能散寒除湿。用药以辛温为主，祛风除湿作用较强，兼能活血止痛、舒筋活络，适用于痹证风湿阻络者。

【用法用量】①片：口服。一次4片，一日2次。6天为一疗程。②胶囊：口服。一次2粒，一日2次。6天为一疗程。

【使用注意】儿童、孕妇、心脏病患者、过度衰弱有并发症者禁用。八角枫所含生物碱有横纹肌松弛作用，动物实验发现有呼吸抑制、心率减慢等作用，请在医生指导下使用，不可过量服用。湿热瘀阻所致痹病、麻木、胁痛者慎用。忌生冷食物。

【规格贮藏】①片：0.22g/片。密封。②胶囊：0.3g/粒。密封。

风湿骨痛丸（片、胶囊）

【处方组成】制川乌、制草乌、麻黄、红花、木瓜、乌梅肉、甘草。

【功能主治】温经散寒、通络止痛。主治寒湿痹阻经络证。症见肢体关节疼痛、喜温畏寒，或关节肿胀、局部僵硬、肢体麻木、活动不利，或颈肩腰背疼痛、遇寒痛增、苔白腻、脉弦紧。

【现代药理】具有抗炎、镇痛等作用。

【临床应用】类风湿关节炎、强直性脊柱炎、骨关节病、颈椎病、腰椎骨质增生。临床以肢体关节疼痛、关节肿胀、局部僵硬、遇寒痛增为特征症状。

【用药特征】本成药以温经散寒止痛为主，兼以活血化瘀，舒筋活络。用药辛散温通为主，兼能散寒除湿，缓急止痛，适用于痹证寒湿阻络者。

【用法用量】①水丸：口服。一次10～15粒，一日2次。②片：口服。一日2次，一次2～4片。③胶囊：

口服。一次2～4粒，一日2次。

【使用注意】孕妇禁用。阴虚火旺，湿热痹病慎服。运动员慎用。不可过量服用。高血压、心脏病患者慎用。忌食生冷食物。

【规格贮藏】①水丸：1.5g/10粒。密封。②片：0.37g/片。密封。③胶囊：0.3g/粒。密封。

风寒双离拐片

【处方组成】地枫皮、千年健、制川乌、制草乌、红花、乳香（制）、没药（制）、制马钱子、防风、木耳。

【功能主治】祛风除湿、散寒止痛。主治风寒湿痹阻证。症见关节疼痛、四肢麻木、腰腿疼痛、冷痛或刺痛、局部畏寒、遇阴寒天气疼痛加重、筋骨拘挛、腰膝酸软、头昏、耳鸣、舌苔白、脉弦。

【现代药理】尚未检索到本成药相关的药理资料。

【临床应用】类风湿关节炎、骨关节炎。临床以腰背肢体疼痛、四肢麻木、筋骨拘挛、遇寒加重为特征症状。

【用药特征】本成药以散寒祛风除湿，行气止痛为主，兼以活血通经，散瘀止痛。用药辛温发散，兼能通络止痛，消肿散结，适用于痹证风寒痹阻兼有瘀血阻络者。

【用法用量】黄酒或热开水送服。一次3～4片，一日2次。或遵医嘱。

【使用注意】孕妇禁用。高血压、心脏病、肝肾功能不全、癫痫、破伤风、甲亢者慎用。风湿热痹者慎用。不可过量服用。忌食生冷食物。

【规格贮藏】0.3g/片。密封。

复方雪莲胶囊

【处方组成】雪莲、制川乌、制草乌、羌活、独活、延胡索（醋制）、木瓜、香加皮。

【功能主治】温经散寒、祛风逐湿、化瘀消肿、舒筋活络。主治风寒湿痹阻证。症见关节冷痛、屈伸不利、局部畏恶风寒，甚则肢体变形、活动受限、舌苔白、脉弦紧。

【现代药理】具有抗炎、镇痛、降低风湿性关键炎模型原发和激发肿胀、降低血黏度等作用。

【临床应用】骨关节炎、类风湿关节炎、强直性脊柱炎、退行性骨关节病。临床以关节冷痛、遇寒加重、肢体变形为特征症状。

【用药特征】本成药以祛风散寒，除湿止痛为主。用药辛散温通，辛温、酸温、苦温并用，祛风湿、强筋骨作用较强，适用于痹证属于风寒湿痹阻者。

【用法用量】口服。一次2粒，一日2次。

【使用注意】孕妇禁用。风湿热痹者慎用。高血压、心脏病患者慎用。不可过量服用。忌食生冷食物。

【规格贮藏】0.3g/粒。密封。置于阴凉干燥处（不超过20℃）。

寒湿痹颗粒（片、胶囊）

【处方组成】附子（制）、制川乌、麻黄、桂枝、细辛、威灵仙、木瓜、白术（炒）、黄芪、当归、白芍、甘草（制）。

【功能主治】祛寒除湿、温通经络。主治风寒湿痹阻证。症见肢体关节冷痛、疲困沉重，或肿胀、局部畏寒、皮色不红、触之不热、遇寒痛增、得热痛减、舌质暗淡、苔白滑腻、脉弦紧或沉迟。

【现代药理】具有抗炎、镇痛、抑制滑膜增生、增强免疫功能等作用。

【临床应用】风湿性关节炎、类风湿关节炎、骨关节炎、强直性脊柱炎。临床以关节冷痛、遇寒加重、疲困肿胀、皮色不红、得热痛减为特征症状。

【用药特征】本成药以温阳散寒，祛风除湿为主，兼能舒筋活络，益气健脾，养血活血。用药大辛大热，辛润并施，温通辛散并举，散敛兼顾，适用于痹证属于风寒湿痹阻者。

【用法用量】①颗粒：开水冲服。一次3g（无糖型）或5g（含糖型），一日3次。②片：口服。一次4片，一日3次。③胶囊：口服。一次4片，一日3次。

【使用注意】孕妇禁用。身热高烧者禁用。风湿热痹者慎用。老年、体弱者或心脏病患者慎用。不可过量服用。忌生冷食物。

【规格贮藏】①颗粒：3g/袋（无糖型）或5g/袋（含糖型）。密封。②片：0.25g/片。密封。③胶囊：0.43g/粒。密封。

木瓜丸

【处方组成】制川乌、制草乌、白芷、海风藤、威灵仙、木瓜、鸡血藤、川芎、当归、人参、狗脊（制）、牛膝。

【功能主治】祛风散寒、除湿通络。主治风寒湿痹阻证。症见关节疼痛、肿胀、屈伸不利、局部畏恶风寒、肢体麻木、腰膝酸软、遇阴寒加重、得温痛减、舌苔薄白、脉弦紧。

【现代药理】具有抑制佐剂性关节炎的原发病变和继发病变等作用。

【临床应用】类风湿关节炎、骨关节炎。临床以关节疼痛肿胀、腰膝酸软、遇阴寒加重、得温痛减为特征症状。

【用药特征】本成药以祛风散寒，舒筋通络，温经止痛为主，兼能养血益气，强健筋骨。用药辛温甘温并举，气血兼顾，其散寒止痛作用较强，适用于痹证属于风寒湿痹阻者。

【用法用量】①水丸：口服。一次30丸，一日2次。②大蜜丸：口服。一次1丸，一日2次。

【使用注意】孕妇禁用。风湿热痹者慎用。不可过量服用。忌食生冷食物。

【不良反应】有文献报道本品有致心律失常、紫癜性胃炎的不良反应。

【规格贮藏】①水丸：1.8g/10丸。密封。②大蜜丸：9g/丸。密封。置阴凉干燥处（不超过20℃）。

祛痹舒肩丸

【处方组成】桂枝、羌活、威灵仙、秦艽、地龙、黄芪、黄精、当归、淫羊藿、巴戟天、骨碎补、三七、延胡索（醋制）、夏天无。

【功能主治】祛风寒、强筋骨、益气血、止痹痛。主治风寒痹阻证。症见肩部疼痛、日轻夜重、局部怕冷、遇热痛缓、肩部肌肉萎缩、舌淡苔白、脉弦或紧。

【现代药理】具有抗炎、镇痛、增加颈动脉血流量等作用。

【临床应用】肩周炎。临床以肩部疼痛怕冷、日轻夜重、肌肉萎缩为特征症状。

【用药特征】本成药以祛风除湿，散寒通络为主，兼能补气生血，养血荣筋，补肾强骨。用药以辛温苦温并用，肝肾并调，气血兼治，散中有补，补中有散，散收兼顾，适用于肩部寒湿痹阻兼有肝肾亏虚、气血不足者。

【用法用量】口服。一次7.5g，一日2次，饭后服。一疗程4周。或遵医嘱。

【使用注意】孕妇禁用。肝肾功能不全者慎用。肩部局部红肿热痛者慎用。忌食生冷食物。

【不良反应】偶见服药后胃部胀满不适。

【规格贮藏】30g/瓶。密封。

祛风舒筋丸

【处方组成】制川乌、制草乌、桂枝、麻黄、防风、威灵仙、木瓜、秦艽、海风藤、青风藤、穿山龙、老鹳草、茄根、骨碎补（炒）、牛膝、茯苓、苍术（炒）、甘草。

【功能主治】祛风散寒、除湿活络。主治风寒湿痹阻证。症见关节疼痛、局部畏恶风寒、屈伸不利、四肢麻木、腰腿疼痛、舌苔白、脉弦紧。

【现代药理】尚未检索到本成药相关的药理资料。

【临床应用】类风湿关节炎。临床以关节疼痛、遇寒加重、四肢麻木、腰腿疼痛为特征症状。

【用药特征】本成药以祛风除湿，温经散寒，通络止痛为主，兼能强筋健骨，健脾渗湿。用药具有辛温发散，祛风利湿，肝肾同治的特点，其温络止痛、舒筋活络作用较强，适用于痹证属于风寒湿痹阻者。

【用法用量】①蜜丸：口服。一次1丸，一日2次。②水丸：口服。一次12丸，一日2次。

【使用注意】孕妇禁用。风湿热痹者忌用。不可过量服用。忌食生冷食物。

【规格贮藏】①蜜丸：7g/丸。密封。②水丸：60g/100丸。密封。

麝香风湿胶囊

【处方组成】麝香、制川乌、全蝎、乌梢蛇（去头酒浸）、地龙（酒洗）、蜂房（酒洗）、黑豆（炒）。

【功能主治】祛风除湿、活络镇痛。主治风寒湿痹阻证。症见关节疼痛、局部畏恶风寒、屈伸不利、手足拘挛、舌淡苔白、脉弦紧或沉迟。

【现代药理】尚未检索到本成药相关的药理资料。

【临床应用】类风湿关节炎。临床以关节疼痛、遇寒加重、手足拘挛为特征症状。

【用药特征】本成药以祛风湿、散寒止痛、搜风通络、活血化瘀为主。用药辛香走窜，苦温散寒，虫药合用，其搜风通络、止痛作用较强。适用于痹证属于风寒湿痹阻经络者。

【用法用量】口服。一次4～5粒，一日3次。

【使用注意】孕妇禁用。运动员慎用。月经量多或有出血倾向者慎用。心脏病患者慎用。风湿热痹者慎用。不可过量服用。忌食生冷食物。

【规格贮藏】0.3g/粒。密封。

舒筋丸

【处方组成】马钱子（粉）、麻黄、羌活、独活、桂枝、防风、乳香（醋制）、没药（醋制）、千年健、地枫皮、牛膝、续断、杜仲（盐制）、木瓜、甘草。

【功能主治】祛风除湿、舒筋活血。主治风寒湿痹证。症见四肢麻木、筋骨疼痛剧烈、肢体活动艰难、恶风畏寒、遇寒加重、舌暗淡苔白、脉弦紧或迟。

【现代药理】尚未检索到本成药相关的药理资料。

【临床应用】类风湿关节炎、骨关节炎、坐骨神经痛。临床以四肢麻木、关节疼痛剧烈、遇寒加重为特征症状。

【用药特征】本成药以舒筋通络、祛风除湿、搜风祛湿、透达关节为主，兼能活血散瘀，补益肝肾，强健筋骨。用药苦寒与辛温并用，辛温苦温兼施，散寒温理兼顾，适用于痹证属于风寒湿痹阻者。

【用法用量】口服。一次1丸，一日1次。

【使用注意】孕妇禁用。实热证或脾胃虚弱者慎用。儿童、老弱者慎服。不可过服、久服。高血压、心脏病、肝肾功能不全、癫痫、破伤风、甲亢病人慎用。忌食生冷食物。

【规格贮藏】3g/丸。密封。

追风透骨丸（片、胶囊）

【处方组成】制川乌、制草乌、麻黄、桂枝、细辛、白芷、秦艽、防风、羌活、天麻、地龙、当归、川芎、赤芍、乳香（制）、没药（制）、香附（制）、朱砂、茯苓、白术（炒）、制天南星、甘松、赤小豆、甘草。

【功能主治】祛风除湿、通经活络、散寒止痛。主治风寒湿痹证。症见肢体关节疼痛、痛有定处、感寒加重、关节屈伸不利，或畏寒肢冷、肌肤麻木不仁、舌淡苔白腻、脉弦紧或濡缓。

【现代药理】具有抗炎、镇痛、降低血黏度作用。

【临床应用】骨关节炎、类风湿关节炎、坐骨神经痛。临床以肢体关节疼痛、痛有定处、遇寒加重或肌肤麻木不仁为特征症状。

【用药特征】本成药以温经散寒，祛风通络为主，兼能活血化瘀，健脾燥湿化痰。用药标本兼治，适用于痹证风寒湿邪痹阻经络，血行不畅者。

【用法用量】①水蜜丸：口服。一次6g，一日2次。②片：口服。一次4片，一日2次。③胶囊：口服。一次4粒，一日2次。

【使用注意】孕妇禁用。高血压、冠心病、肾病患者慎用。湿热痹阻、脾胃湿热、脾胃虚弱者慎用。不可过量服用。忌生冷。

【不良反应】偶可引起药疹、下肢浮肿及胃肠道反应。

【规格贮藏】①水蜜丸：1g/10丸。密封。②片：0.29g/片。密封。③胶囊：0.26g/粒。密封。

伸筋活络丸

【处方组成】马钱子（制）、制川乌、制草乌、木瓜、全蝎、川牛膝、杜仲（炭）、续断、当归、透骨草、木香。

【功能主治】舒筋活络、祛风除湿、温经止痛。主治风寒湿邪痹阻脉络证。症见肢体关节冷痛、筋脉拘急、腰部冷痛、手足麻木、肢体不利或痿软无力、舌淡苔白、脉沉。

【现代药理】具有抗炎、镇痛等作用。

【临床应用】风湿性关节炎、类风湿关节炎、腰肌劳损。临床以关节腰部冷痛、筋脉拘急或痿软无力为特征症状。

【用药特征】本成药以通经络、消肿痛、祛风湿、止痹痛为主，兼能补肝肾，强筋骨，行气血。用药以苦温散寒为主，兼以甘温补益，适用于痹证风寒湿痹阻者。

【用法用量】口服。成人男子一次2～3g，女子一次1～2g，一日1次，晚饭后温开水冲服。服药后应卧床休息6～8小时。老弱酌减；小儿慎用或遵医嘱。

【使用注意】孕妇禁用。湿热痹者慎用。严重高血压、气管炎患者慎用。动脉硬化、肝肾功能不全、癫痫、破伤风、甲亢病人慎用。本品应从小剂量服起，渐增至微出现头晕口紧，全身麻痒，微汗，肢体浅表有蚁行感等一种或两种反应为止。以此剂量继续服用。切勿过量。忌食生冷及荞麦。

【规格贮藏】2g/管。密封。

风湿痹康胶囊

【处方组成】土茯苓、穿山龙、青风藤、马钱子粉、白屈菜、没药（制）、当归、麻黄、桂枝、天麻、穿山甲（烫）、蜈蚣、僵蚕、全蝎、木瓜、川牛膝。

【功能主治】祛风除湿、温经散寒、通络止痛。主治寒湿阻络证。症见关节冷痛沉重、屈伸不利、局部畏寒、皮色不红、舌淡、脉沉。

【现代药理】具有抗炎、镇痛、改善微循环等作用。

【临床应用】风湿性关节炎。临床以关节冷痛沉重、局部畏寒、皮色不红为特征症状。

【用药特征】本成药以祛风湿、散寒止痛、利关节、通经络为主，兼能活血通络，散结消肿。用药以散寒除湿、活络止痛为主，其活血散寒定痛功效较强，适用于痹证寒湿阻络者。

【用法用量】口服。一日3次，一次2粒。或遵医嘱。

【使用注意】孕妇禁用。急慢性肝炎、急慢性肾炎患者慎用。湿热阻络证慎用。忌生冷。

【规格贮藏】0.3g/粒。密封。

痹痛宁胶囊

【处方组成】马钱子粉、全蝎、僵蚕（麸炒）、乳香（制）、没药（制）、麻黄、苍术（麸炒）、川牛膝、刺五加（浸膏）、甘草。

【功能主治】祛风除湿、消肿定痛。主治寒湿阻络证。

症见筋骨关节疼痛、肿胀、麻木、重着、屈伸不利、遇寒加重、舌淡脉沉。

【现代药理】具有抗炎、镇痛等作用。

【临床应用】类风湿关节炎、风湿性关节炎、强直性脊椎炎、骨质疏松、坐骨神经痛。临床以筋骨关节疼痛肿胀、麻木重着、遇寒加重为特征症状。

【用药特征】本成药以通络止痛、消肿散寒、祛风除湿为主，兼能补益肝肾、强筋骨、活血化瘀。用药辛温宣散、甘温补益为主，其散寒活络作用较强，适用于痹证寒湿痹阻经络者。

【用法用量】口服。一次2粒，一日2次。2周为一疗程或遵医嘱。

【使用注意】孕妇禁用。运动员慎用。高血压、心脏病、肝肾功能不全、癫痫、破伤风、甲亢病人禁用。风湿热痹者慎用。儿童、年老体弱者慎服。脾胃虚弱者慎用。不可过服、久服。服药后若出现头晕、恶心、肌肉痉挛，可减量或停药，可多饮凉开水，或甘草、绿豆煎水服。

【不良反应】偶见头昏、恶心、过敏性皮疹。

【规格贮藏】0.2g/粒。密封。置阴凉干燥处（不超过20℃）。

疏风活络片（丸）

【处方组成】马钱子（炒）、麻黄、桂枝、防风、秦艽、菝葜、木瓜、虎杖、桑寄生、甘草。

【功能主治】疏风活络、散寒除湿。主治风寒湿痹阻证。症见关节疼痛、局部畏恶风寒、四肢麻木、腰背疼痛、舌淡苔白、脉紧。

【现代药理】具有抗炎、镇痛等作用。

【临床应用】类风湿关节炎、风湿性关节炎、骨关节炎。临床以关节疼痛、局部畏恶风寒为特征症状。

【用药特征】本成药以疏风活络，散寒祛湿为主。用药辛温苦温并用，通痹散寒兼顾，适用于痹证风寒湿痹阻者。

【用法用量】①片：口服。一次2～3片，一日2次。②丸：口服。一次半粒，一日2次，或于睡前服一粒。

【使用注意】孕妇、高血压慎用。运动员慎用。心脏病、肝肾功能不全、癫痫、破伤风、甲亢病人禁用。风湿热痹者慎用。不可过服、久服。忌生冷、

油腻。

【规格贮藏】①片：0.3g/片。密封。②丸：7.8g/丸。密封。

根痛平颗粒（胶囊、片）

【处方组成】桃仁（去皮）、红花、乳香（醋炙）、没药（醋炙）、葛根、续断、狗脊（砂烫去毛）、牛膝、地黄、伸筋草、白芍、甘草。

【功能主治】活血、通络、止痛。主治风寒阻络证。症见肩颈肌肉筋骨疼痛、上肢麻木、活动受限、屈伸不利、舌淡、脉紧。

【现代药理】具有抗炎、镇痛、改善血液循环等作用。

【临床应用】神经根型颈椎病、腰椎病、腰椎间盘突出症。临床以肩颈肌肉筋骨疼痛、上肢麻木、屈伸不利为特征症状。

【用药特征】本成药以活血止痛、舒筋通络见长，兼以补肝肾、补血柔肝止痛。用药以舒筋活络、化瘀止痛为主，辛温甘温并用，适用于颈椎病、腰椎病属于风寒阻络者。

【用法用量】①颗粒：开水冲服。一次1袋，一日2次。宜饭后服，或遵医嘱。②胶囊：饭后服用。一次5粒，一日2次。或遵医嘱。③片：口服。一次3片，一日3次。饭后服。

【使用注意】孕妇禁用。严重肝肾功能不良者忌用。胃溃疡、十二指肠溃疡、急性胃炎、胃出血者忌用。过敏者禁用。忌生冷、油腻食物。

【不良反应】对胃肠道有轻度刺激作用。

【规格贮藏】①颗粒：12g/袋。密封。②胶囊：0.5g/粒。密封。③片：0.5g/片。密封。

云香祛风止痛酊

【处方组成】白芷、大皂角、桂枝、木香、莪术、五味藤、豆豉姜、千斤拔、朱砂根、羊耳菊、枫荷桂、虎杖、头麻藤、过岗龙、广西海风藤、穿壁风、香樟、徐长卿、山豆根、细辛、薄荷脑、樟脑。

【功能主治】祛风除湿、活血止痛。主治风寒湿痹证。症见肢体关节疼痛、喜温畏寒，或关节肿胀、局部僵硬、肢体麻木、活动不利，或颈肩腰背疼痛、遇寒痛增、苔白腻、脉弦紧。

【现代药理】具有抗炎、镇痛等作用。

【临床应用】类风湿关节炎。临床以肢体关节疼痛、喜温畏寒，遇寒痛甚为特征症状。

【用药特征】本成药以祛风湿、止痹痛为主，兼能活血化瘀。用药辛温发散，芳香走窜，通络为主，适用于痹证风寒湿痹阻经络者。亦可用于伤风感冒、头痛、肚痛、心胃气痛、冻疮等见上述症状者。

【用法用量】口服。一次0.5~2ml，一日2~3次。外用取适量，搽患处。

【使用注意】孕妇、哺乳期妇女与未满三岁儿童忌内服。患有肝病、肾病者禁止口服。酒精过敏者禁用。过敏体质者慎用。本品含乙醇（酒精）55%~65%，服药后不得驾驶机、车、船、从事高空作业、机械作业及操作精密仪器。切勿触及眼睛，皮肤破损处忌用。外用时，涂布部位如有明显灼热感或瘙痒、局部红肿等情况，应停止用药，洗净，必要时向医师咨询。不宜在服药期间同时服用滋补性中药。高血压、心脏病、糖尿病等慢性病严重者应在医师指导下服用。口服时不可超量或长期服用，外用时不可长期大面积使用。忌生冷。

【规格贮藏】30ml/瓶。密封，避光。

万通筋骨片

【处方组成】制川乌、制草乌、马钱子（制）、淫羊藿、牛膝、羌活、贯众、黄柏、乌梢蛇、鹿茸、续断、乌梅、细辛、麻黄、桂枝、红花、刺五加、金银花、地龙、桑寄生、甘草、骨碎补（烫）、地枫皮、没药（制）、红参。

【功能主治】祛风散寒、通络止痛。主治风寒湿痹证。症见腰腿疼痛、肌肉关节疼痛、屈伸不利、舌淡白苔薄、脉浮紧。

【现代药理】具有镇痛、抗炎等作用。

【临床应用】肩周炎、颈椎病、风湿性关节炎、类风湿关节炎。临床以腰腿疼痛、关节屈伸不利为特征症状。

【用药特征】本成药以祛风除湿、温阳散寒、强筋健骨、通络止痛为主，兼以活血止痛。用药甘温补阳，辛温发散，兼以苦寒，寒温并用，标本兼顾。适用于痹证风寒湿痹者。

【用法用量】口服。一次2片，一日2～3次。

【使用注意】孕妇禁服。不宜超量服用。定期复查肾功能。高血压、心脏病患者慎用，或在医生指导下服用。运动员慎用。忌生冷、油腻食物。

【规格贮藏】0.28g/片。密封。

关节克痹丸

【处方组成】川乌、虎杖、草乌、黄芩、独活、秦艽、片姜黄、苍术、麻黄、薏苡仁、牛膝、海桐皮、桑枝、桂枝、生姜。

【功能主治】祛风散寒、活络止痛。主治风寒湿痹证。症见关节疼痛、屈伸不利、苔白腻、脉弦紧。

【现代药理】尚未检索到本成药相关的药理资料。

【临床应用】关节炎等。临床以四肢酸痛、伸展不利为特征症状。

【用药特征】本成药以祛风散寒、温通经络为主，兼有活血止痛。用药以辛温发散为主，兼以苦寒燥湿，适用于痹证风寒湿痹者。

【用法用量】口服。一次8粒，一日2次。

【使用注意】孕妇禁用。运动员慎服。忌生冷。

【规格贮藏】1g/6粒。密封。

加味天麻胶囊

【处方组成】天麻、玄参、羌活、木瓜、独活、地黄、牛膝、穿山龙、杜仲、千年健、当归、鹿骨、草薢、地枫皮、附子。

【功能主治】强筋骨、祛风湿、舒筋通络、活血止痛。主治风寒湿痹证。症见肢体拘挛、手足麻木、腰腿酸痛等、苔白腻、脉弦紧。

【现代药理】尚未检索到本成药相关的药理资料。

【临床应用】风湿性关节炎、腰肌劳损等。临床以肢体拘挛、手足麻木、腰腿酸痛为特征症状。

【用药特征】本成药以补肝肾、强筋骨、祛风湿通络为主，兼以止痛活血，化湿散结。用药以甘温补阳结合辛温祛邪，适用于风中经络引起的风寒湿痹证。

【用法用量】口服。一次6粒，一日2次。

【使用注意】孕妇禁用。忌生冷、油腻食物。

【规格贮藏】0.25g/粒。密封。

金骨莲片

【处方组成】透骨香、汉桃叶、大血藤、八角枫、金铁锁。

【功能主治】祛风除湿、消肿止痛。主治风寒湿痹证。症见关节肿痛、屈伸不利、苔白腻、脉弦紧。

【现代药理】尚未检索到本成药相关的药理资料。

【临床应用】风湿性关节炎。临床以关节肿痛、屈伸不利为特征症状。

【用药特征】本成药祛风除湿，消肿止痛。用药长于祛湿消肿，适用于痹证风寒湿痹者。

【用法用量】口服。一次2片，一日3次。

【使用注意】孕妇、儿童、哺乳期妇女、心脏病患者禁服。忌食滑腻辛辣之品。

【规格贮藏】0.24g/片。密封。

二十五味儿茶丸

【处方组成】儿茶、诃子、毛诃子、余甘子、西藏棱子芹、黄精、天冬、喜马拉雅紫茉莉、蒺藜、乳香、决明子、黄葵子、宽筋藤、荜芨、铁粉（制）、渣驯膏、铁棒锤、人工麝香、藏菖蒲、木香、水牛角、珍珠母、甘肃棘豆、扁刺蔷薇、秦艽花。

【功能主治】祛风除痹、消炎止痛、干黄水。主治风寒湿痹证。症见关节疼痛、屈伸不利，或肿痛变形、四肢僵硬等、苔白腻、脉弦紧。

【现代药理】尚未检索到本成药相关的药理资料。

【临床应用】痛风、风湿性关节炎、脉管炎等。临床以关节疼痛、屈伸不利、四肢僵硬为特征症状。

【用药特征】本成药长于祛风湿、除痹痛、活血消炎止痛、干黄水。用药以祛风除痹为主，具有寒温并用，以温为主的特点。适用于痹证风寒湿痹者。

【用法用量】口服。一次4～5丸，一日2～3次。

【使用注意】孕妇禁用。忌生冷、油腻。

【规格贮藏】0.3g/丸。密封，置阴凉干燥处。

二十五味驴血丸

【处方组成】驴血、生等膏、降香、檀香、毛诃子、

诃子、石灰华、余甘子、肉豆蔻、丁香、草果、豆蔻、决明子、乳香、木棉花、黄葵子、翼首草、龙胆草、莲座虎耳草、巴夏嘎、宽筋藤、秦皮、人工麝香、西红花、人工牛黄。

【功能主治】祛风除湿、干黄水。主治风湿痹阻证。症见四肢关节肿大疼痛、变形、黄水积聚、苔白腻，脉弦紧。

【现代药理】尚未检索到本成药相关的药理资料。

【临床应用】关节炎、类风湿关节炎、痛风。临床以四肢关节肿大疼痛、变形、黄水积聚为特征症状。

【用药特征】本成药以芳香通络止痛为主，兼能活血行气。用药辛温发散，破气消积，可破壅满而下冲逆，适用于痹证风寒湿痹阻者。

【用法用量】口服。一次3丸，一日2~3次。

【使用注意】孕妇慎用。运动员慎用。忌生冷。

【规格贮藏】0.25g/丸。密封，置阴凉干燥处。

钻山风糖浆

【处方组成】钻山风、黄鳝藤、四块瓦、威灵仙、千斤拔、丰城鸡血藤、山姜。

【功能主治】祛风除湿、散瘀镇痛、舒筋活络。主治风寒湿痹证。症见腰膝冷痛、肢体麻木、伸屈不利、遇冷加重、舌淡苔薄、脉沉细。

【现代药理】尚未检索到本成药相关的药理资料。

【临床应用】风湿性关节炎、类风湿关节炎。临床以腰膝冷痛、肢体麻木、伸屈不利为特征症状。

【用药特征】本成方重在祛风除湿、活血止痛，兼以舒筋通络。用药以温经通络、散瘀止痛为主，适用于痹证属于风寒湿痹者。

【用法用量】口服。一次20~30ml，一日2~3次。

【使用注意】孕妇禁用。热痹者禁用。有高血压、心脏病、肝病、糖尿病、肾病等慢性病严重者应在医师指导下服用。过敏体质者慎用。宜饭后服用。久置出现少量沉淀，用时摇匀。忌寒凉及油腻食物。

【规格贮藏】10ml/支；50ml/瓶；160ml/瓶；200ml/瓶；250ml/瓶。密封，置阴凉干燥处（不超过20℃）。

代温灸膏

【处方组成】辣椒、肉桂、生姜、肉桂油。

【功能主治】温通经脉、散寒镇痛。主治风寒阻络证。症见腰背、四肢关节冷痛、舌淡脉沉。

【现代药理】具有镇痛等作用。

【临床应用】风湿性关节炎、慢性胃肠炎。临床以腰背、四肢关节冷痛、脘腹冷痛、喜暖喜按、食少便溏为特征症状。

【用药特征】本成药以辛温发散，温经散寒为主。用药补火助阳，温通经脉，散寒止痛，适用于痹证风寒阻络或寒伤脾胃者。

【用法用量】外用。根据病证，按穴位贴一张。

【使用注意】孕妇禁用。皮肤溃破者禁用。

【规格贮藏】10ml/支。密封，置阴凉处。

关节止痛膏

【处方组成】辣椒流浸膏、颠茄流浸膏、薄荷素油、水杨酸甲酯、樟脑、盐酸苯海拉明。

【功能主治】活血、消炎、镇痛。主治寒湿内侵证。症见关节疼痛、筋脉拘挛、遇寒加剧、舌淡苔白腻，脉滑或沉紧。

【现代药理】具有消炎、镇痛、扩张局部血管作用。

【临床应用】关节扭伤、风湿性关节炎。临床以关节疼痛、筋脉拘挛、遇寒加剧为特征症状。

【用药特征】本成药以活血消肿、消炎镇痛、舒筋活络为主。用药辛香走窜，适用于痹证寒湿凝聚经脉或跌打损伤者。

【用法用量】贴患处。

【使用注意】忌贴于创伤处。有皮肤病者慎用。皮肤过敏者停用。哺乳期妇女慎用。青光眼、前列腺肥大患者应在医师指导下使用。不宜长期或大面积使用，用药后皮肤过敏如出现瘙痒、皮疹等现象时，应停止使用，症状严重者应去医院就诊。

【规格贮藏】7cm×10cm。密封，置于阴凉处。

寒痛乐熨剂

【处方组成】川乌（生）、草乌（生）、麻黄、当归、吴茱萸、苍术、八角茴香、山奈、薄荷脑、樟脑、冰片、水杨酸甲酯。

【功能主治】祛风散寒、舒筋活血。主治风寒湿痹阻证。症见肢体关节疼痛、屈伸不利、筋脉拘急、畏寒

喜暖、舌淡苔白腻、脉弦或沉缓。

【现代药理】尚未检索到本成药相关的药理资料。

【临床应用】风湿性关节炎。临床以关节疼痛、屈伸不利、筋脉拘急、麻木不仁、畏寒喜暖为特征症状。

【用药特征】本成药以祛风湿、散寒止痛为主，兼能养血活血。用药大辛大热，辛香走窜，散寒止痛作用明显。适用于痹证风寒湿瘀阻者。

【用法用量】外用。一日1次。将外袋剪开，取出药袋，晃动数次，使药物充分松散，接触空气，手摸有热感时，置于固定袋内，覆盖于痛患处，每袋可发热不少于15小时，产热过程中，如有结块，用手轻轻揉散。

【使用注意】孕妇和皮肤溃烂、破损者忌用。使用时注意调节温度，防止烫伤。运动员慎用。

【规格贮藏】55g/袋。密闭，置常温干燥处。

麝香海马追风膏

【处方组成】生马钱子、荆芥、当归、红花、怀牛膝、木瓜、防己、赤芍、防风、甘草、川芎、天麻、杜仲、没药、肉桂、乳香、海马、樟脑、人工麝香、冰片、水杨酸甲酯等。

【功能主治】驱风散寒、活血止痛。主治风寒湿痹证。症见肢体麻木、腰腿疼痛、四肢不仁。

【现代药理】尚未检索到本成药相关的药理资料。

【临床应用】膝关节骨性关节炎、腰椎间盘突出症、强直性脊柱炎等。临床以肢体麻木、腰腿疼痛为特征症状。

【用药特征】本成药祛风湿、散寒止痛、活血通络。用药以祛邪为主，兼以养血、强筋健骨，适用于痹证风寒湿痹，兼有肝肾不足者。

【用法用量】贴患处。每日用量不得超于4片。

【使用注意】孕妇禁用。本品为外用药，禁止内服。忌食生冷、油腻食物。

【规格贮藏】5cm×6.5cm。密封。

罗浮山风湿膏药

【处方组成】金钱白花蛇、七叶莲、过岗龙、宽筋藤、洋金花、骨碎补、威灵仙、山苍子、蓖麻根、白

鲜皮、续断、粉草薜、半枫荷、漆树根、羊角拗、麻黄、三七、两面针、防风、防己、槲寄生、土加皮、五加皮、丁公藤、茜草、六棱菊、生草乌、木瓜、毛麝香、生川乌、小罗伞、益母草、鸡骨草、徐长卿、红花、当归、油松节、独活、荆芥、羌活、牛膝。

【功能主治】驱风除湿、消肿止痛。主治风寒湿痹证。症见肢体麻木、四肢不仁。

【现代药理】尚未检索到本成药相关的药理资料。

【临床应用】风湿性关节炎、类风湿关节炎、坐骨神经痛、外伤肿痛等。临床以肢体麻木、四肢不仁为特征症状。

【用药特征】本成药以祛风除湿，通络消肿止痛为主，兼以活血止痛、补肝肾、强筋骨，适用于痹证风寒湿痹者。

【用法用量】外用。加温软化，贴于患处。

【使用注意】孕妇禁用。

【规格贮藏】5g/张。密闭，置阴凉干燥处。

麝香追风膏

【处方组成】人工麝香、独活、香加皮、海风藤、苏木、海桐皮、延胡索、生川乌、生草乌、威灵仙、血竭、木香、乳香、没药、乌药、红花、当归、熟地黄、地黄、麻黄、牛膝、薄荷脑、冰片、樟脑、桉油、肉桂油、丁香罗勒油、水杨酸甲酯。

【功能主治】祛风散寒、活血止痛。主治风寒湿痹证。症见四肢麻木、腰背酸痛、扭伤、挫伤、苔白腻、脉弦紧涩。

【现代药理】尚未检索到本成药相关的药理资料。

【临床应用】关节痛、筋骨痛、神经痛、腰背酸痛。临床以四肢麻木、腰背酸痛为特征症状。

【用药特征】本成药长于祛风除湿、散寒止痛、活血通络，兼以补血、强筋骨。用药以祛邪为主，兼以补益，辛香走窜力强，适用于痹证风寒湿痹者。

【用法用量】外用。贴于患处。

【使用注意】孕妇禁用。皮肤破溃处禁用。本品为外用药，禁止内服。忌食生冷、油腻食物。

【规格贮藏】7cm×10cm。密封，置阴凉处。

麝香追风止痛膏

【处方组成】麝香追风止痛流浸膏、樟脑、冰片、芸香浸膏、薄荷脑、颠茄流浸膏、水杨酸甲酯。

【功能主治】祛风除湿、散寒止痛。主治寒湿痹阻证。症见关节、肌肉疼痛、扭伤疼痛、苔白腻、脉弦紧。

【现代药理】尚未检索到本成药相关的药理资料。

【临床应用】肩关节周围炎、膝骨关节炎等。临床以关节、肌肉疼痛、扭伤痛为特征症状。

【用药特征】本成药长于祛风湿，散寒止痛。用药以辛香走窜为主，祛风湿力强，适用于痹证寒湿痹阻者。

【用法用量】外用。一次1贴，一日1次。

【使用注意】儿童、孕妇禁用。本品为外用药。皮肤破溃处禁用。忌生冷食物。

【规格贮藏】7cm×10cm。密封。

麝香镇痛膏

【处方组成】人工麝香、生川乌、辣椒、红茴香根、樟脑、水杨酸甲酯、颠茄流浸膏。

【功能主治】散寒、活血、镇痛。主治寒湿凝滞证。症见关节疼痛、遇寒加重、关节活动受限、小便清长、舌苔淡白或白腻、脉弦紧或浮紧。

【现代药理】尚未检索到本成药相关的药理资料。

【临床应用】风湿性关节痛、关节扭伤。临床以关节肿胀、疼痛、屈伸不利、遇寒加重为特征症状。

【用药特征】本成药为中西药物合用制剂。长于散寒止痛、活血化瘀。用药苦温辛香兼用，活血通络、解痉止痛作用较强。适用于外感风寒湿邪，凝滞经络所致的痹证或关节扭伤者。

【用法用量】外用。贴患处。

【使用注意】孕妇禁用。皮肤破损者禁用。开放性创口禁用。经期、哺乳期妇女慎用。创伤处忌用。风湿热痹关节红肿热痛者慎用。有皮肤病者慎用。不宜大面积长期使用。外擦引起过敏反应者应立即停药。青光眼、前列腺肥大者应在医师指导下使用。

【不良反应】偶见皮肤红痒。

【规格贮藏】9cm×13cm。密闭，避热。

国公酒

【处方组成】羌活、独活、防风、五加皮、苍术（炒）、川芎、白芷、广藿香、天南星（矾炙）、木瓜、白术（麸炒）、槟榔、厚朴、枳壳（麸炒）、陈皮、青皮（醋炒）、乌药、佛手、红花、牡丹皮、紫草、红曲、当归、白芍、补骨脂（盐炙）、枸杞子、牛膝、麦冬、玉竹、栀子。

【功能主治】散风祛湿、舒筋活络。主治风寒湿邪痹阻证。症见关节疼痛、沉重、屈伸不利、手足麻木、腰腿疼痛；或经络不和所致的半身不遂、口眼歪斜、下肢痿软、行走无力、舌淡苔白，脉弦。

【现代药理】具有抗炎、镇痛、扩血管、改善局部微循环等作用。

【临床应用】关节风湿症、骨关节炎、脑卒中后遗症。临床以关节疼痛、屈伸不利、半身不遂、口眼歪斜、下肢痿软、行走无力为特征症状。

【用药特征】本成药以祛风胜湿，散寒止痛为主，兼能补益肝肾，强壮筋骨。用药温燥与养阴清热结合，活血养血并用，适用于痹证风寒湿痹阻经络，或瘀血阻络，经脉不和者。

【用法用量】口服。一次10ml，一日2次。

【使用注意】孕妇或酒精过敏者禁用。阴虚有热或湿热阻络者慎用。忌食生冷食物，避风寒。

【规格贮藏】328ml/瓶；375ml/瓶；656ml/瓶；750ml/瓶。密封，置于阴凉处。

胡蜂酒

【处方组成】鲜胡蜂。

【功能主治】祛风除湿。主治风湿痹阻证。症见关节疼痛、沉重、屈伸不利、舌淡苔白腻、脉滑。

【现代药理】尚未检索到本成药相关的药理资料。

【临床应用】急性风湿病、风湿性关节炎。临床以关节疼痛、沉重、屈伸不利为特征症状。

【用药特征】本成药祛风胜湿，散寒止痛。用药气味甘平，药借酒势，走窜活血之力增强，适用于痹证风寒湿痹阻经络者。

【用法用量】口服。一次15～25ml，一日2次。

【使用注意】孕妇慎用。忌食生冷食物，避风寒。

【不良反应】服后偶有皮肤瘙痒。

【规格贮藏】1000ml/瓶。密封，置阴凉处。

第一篇

附：风寒湿痹中成药特点比较

中成药名	功效		临床治疗主症	
	共同点	独有功效	相同主治	主治自身特点
汉桃叶片	温经散寒，通络止痛	祛风、舒筋活络	风寒湿痹证。症见肢体关节疼痛、喜温畏寒，或关节肿胀、局部僵硬、肢体麻木、活动不利，或颈肩腰背疼痛、遇寒痛增、苔白腻、脉弦紧	关节疼痛、筋脉拘挛、遇寒加剧
正清风痛宁片（缓释片、胶囊）		活血通络、消肿止痛		恶风畏寒、肢体麻木、夜间痛甚
黑骨藤追风活络胶囊		祛风散寒		肩臂腰腿痛
消络痛片（胶囊）		清热解毒		肌肉疼痛，或肿胀、肢体沉重、肌肤麻木不仁、小便不利
马钱子散		祛风除湿，消肿散结		肢体肌肉萎缩
复方风湿宁胶囊（片、颗粒）		活血散瘀、舒筋		肢体关节疼痛、关节肿胀、局部僵硬、遇寒痛增
风湿定片（胶囊）		活血止痛、祛风除湿		痛处不移、转侧不利
风湿骨痛丸（片、胶囊）		温经散寒		关节疼痛、喜温畏寒，或关节肿胀、局部僵硬、肢体麻木、活动不利
风寒双离拐片		活血通络		腰腿疼痛、冷痛或刺痛、局部畏寒、遇阴寒天气疼痛加重、腰膝酸软、头昏、耳鸣
复方雪莲胶囊		舒筋活络、化瘀消肿		肢体变形、活动受限
寒湿痹颗粒（片、胶囊）		祛寒除湿		皮色不红、触之不热、遇寒痛增、得热痛减
木瓜丸		养血益气、强筋健骨		关节疼痛、肿胀、屈伸不利、局部畏恶风寒、肢体麻木、腰膝酸软、遇阴寒加重、得温痛减
祛痹舒肩丸		强筋骨、益气血		肩部疼痛、日轻夜重、遇热痛缓、肩部肌肉萎缩
祛风舒筋丸		强筋健骨，利水渗湿		关节疼痛、遇寒加重、四肢麻木、腰腿疼痛
麝香风湿胶囊		补肝肾，强筋骨		关节疼痛、遇寒加重、手足拘挛
舒筋丸		舒筋活血		四肢麻木、关节疼痛剧烈、遇寒加重
追风透骨丸（片、胶囊）		活血化瘀，健脾燥湿		畏寒肢冷、肌肤麻木不仁
伸筋活络丸		舒筋活络		腰部冷痛、手足麻木、肢体不利或痿软无力

续表

中成药名	功效		临床治疗主症	
	共同点	独有功效	相同主治	主治自身特点
风湿痹康胶囊		活血通络，散结消肿		关节冷痛沉重、屈伸不利、局部畏寒
痹痛宁胶囊		消肿定痛		筋骨关节疼痛肿胀、麻木重着、遇寒加重
疏风活络片（丸）		祛风散寒		腰背疼痛、舌淡苔白、脉紧
根痛平颗粒		活血、通络		肩颈肌肉筋骨疼痛、上肢麻木、屈伸不利
云香祛风止痛酊		解表散寒		肢体关节疼痛、喜温畏寒，或关节肿胀、局部僵硬、肢体麻木、活动不利，或颈肩腰背疼痛、遇寒痛增
万通筋骨片	温经散寒，通络止痛	祛风散寒	风寒湿痹证。症见肢体关节疼痛、喜温畏寒，或关节肿胀、局部僵硬、肢体麻木、活动不利，或颈肩腰背疼痛、遇寒痛增、苔白腻、脉弦紧	肌肉关节疼痛
关节克痹丸		祛风散寒		四肢酸痛、伸展不利
加味天麻胶囊		强筋骨、活血止痛		肢体拘挛，手足麻木，腰腿酸痛
金骨莲片		祛湿消肿		关节肿痛、屈伸不利
二十五味儿茶丸		消炎止痛		肿痛变形、四肢僵硬
二十五味驴血丸		活血行气		关节肿大疼痛，变形，黄水积聚
钻山风糖浆		散瘀镇痛		腰膝冷痛、肢体麻木、伸屈不利
代温灸膏		散寒镇痛		腰背、四肢关节冷痛，寒伤脾胃所致的脘腹冷痛、虚寒泄泻，舌淡脉弱
关节止痛膏		活血消肿、消炎镇痛		关节疼痛、筋脉拘挛、遇寒加剧
寒痛乐熨剂		舒筋活血		关节疼痛、屈伸不利、筋脉拘急、麻木不仁、畏寒喜暖
麝香海马追风膏		驱风散寒		肢体麻木、腰腿疼痛
罗浮山风湿膏药		祛风除湿		肢体麻木、四肢不仁
麝香追风膏		活血止痛		四肢麻木、腰背酸痛
麝香追风止痛膏		散寒止痛		关节、肌肉疼痛、扭伤痛
麝香镇痛膏		活血镇痛		关节肿胀、疼痛、屈伸不利、遇寒加重
国公酒		舒筋活络		关节疼痛、半身不遂、口眼歪斜、下肢痿软、行走无力
胡蜂酒		祛风除湿		关节疼痛、沉重、屈伸不利、舌淡苔白腻、脉滑

二、寒湿瘀阻

祖师麻膏药（片）

【处方组成】祖师麻。

【功能主治】祛风除湿、活血止痛。主治风寒湿痹、瘀血痹阻证。症见肢体关节肿痛、畏寒、肢体局部肿胀、有硬结或瘀斑、舌暗，或有瘀斑、脉涩或结代。

【现代药理】具有抗炎、镇痛、改善局部微循环等作用。

【临床应用】关节风湿症。临床以关节疼痛、肢体局部肿胀、有硬结或瘀斑为特征症状。

【用药特征】本成药以单味药制剂，祛风湿，止痹痛，活血化瘀。用药辛苦温通，适用于痹证风湿瘀阻经络者。

【用法用量】①膏：温热软化后贴于患处。②片：口服。一次3片，一日3次。

【使用注意】忌贴于创伤处。孕妇慎用。忌生冷。

【规格贮藏】①膏：10g/张。密封，置于阴凉处。②片：0.3g/片。密封。

坎离砂

【处方组成】川芎、防风、透骨草、当归。

【功能主治】祛风散寒、活血止痛。主治风寒湿内侵，瘀血内停证。症见四肢麻木、关节疼痛遇寒加重、不发热或微热、小便清长、舌苔淡白或白腻、脉弦紧或浮紧。

【现代药理】具有镇痛作用。

【临床应用】风湿性关节炎、类风湿关节炎。临床以四肢麻木、关节疼痛遇寒加重、不发热或微热为特征症状。

【用药特征】本成药以辛散温通，行气止痛为主，兼能补血和血。用药辛散与和血结合，走窜经络而不至耗血动血，适用于痹证风寒湿邪入侵，阻滞经络，气血不畅者。

【用法用量】外用。将布袋抖动至发热后置于患处，一次1袋。

【使用注意】风湿热痹，关节红肿热痛者慎用。患处有皮肤病者慎用。有过敏反应时，应立即停药。

【不良反应】偶见过敏性皮疹。

【规格贮藏】62.5g/袋。密封，置于阴凉处。

寒痹停片

【处方组成】青风藤、马钱子（制）、制川乌、制草乌、地黄、淫羊藿、薏苡仁、乳香（制）、没药（制）、乌梢蛇。

【功能主治】温经散寒、祛风除湿、化瘀通络。主治风寒湿痹阻兼瘀血阻络证。症见关节冷痛、刺痛或疼痛夜甚、关节肿胀、屈伸不利、局部恶风畏寒、舌淡苔白、脉弦或弦涩。

【现代药理】尚未检索到本成药相关的药理资料。

【临床应用】风湿性关节炎、类风湿关节炎、骨关节炎。临床以关节冷痛、遇寒加重、疼痛夜甚、关节肿胀为特征症状。

【用药特征】本成药以祛风除湿，通络止痛为主。用药温经散寒，兼能补肾壮骨，健脾利湿，活血化瘀，舒筋通络，其搜风通络、散寒止痛作用较强，适用于痹证风寒湿痹阻，瘀血阻络者。

【用法用量】口服。一次3~4片，一日3次。

【使用注意】孕妇禁用。风湿热痹或脾胃虚弱者慎用。高血压、心脏病、肝肾功能不全、癫痫、破伤风、甲亢者、儿童慎用。不可过服、久服。忌生冷食物。

【规格贮藏】0.33g/片。密封。

虎力散（片、胶囊）

【处方组成】制草乌、三七、断节参、白云参。

【功能主治】祛风除湿、舒筋活络、行瘀、消肿定痛。主治风寒湿痹阻兼瘀血阻络证。症见关节疼痛、冷痛或刺痛或疼痛夜甚、屈伸不利、局部微恶风寒、肢体麻木，或跌打损伤，或外伤出血、舌淡苔白、脉沉紧。

【现代药理】尚未检索到本成药相关的药理资料。

【临床应用】类风湿关节炎、关节风湿症、骨关节炎、软组织损伤。临床以关节冷痛刺痛、遇寒加重、疼痛夜甚、肢体麻木为特征症状。

【用药特征】本成药以祛风除湿，散寒通络为主，兼能补肾强筋健骨，活血化瘀止痛。用药甘温苦温并

举，散寒活血兼顾，适用于痹证属于风寒湿痹阻，瘀血阻络者。

【用法用量】①散：开水或温酒送服。一次0.3g，一日1～2次；外用。撒于伤口处。②片：开水或温酒送服。一次1片，一日1～2次。③胶囊：开水或温酒送服。一次1粒，一日1～2次。外用，将内容物撒于伤口处。

【使用注意】孕妇禁用。哺乳期妇女禁用。严重高血压、心脏病、肝病、肾疾病忌用。风湿热痹者慎用。不宜与贝母类、半夏、白及、白蔹、天花粉、瓜蒌类同用。不可过服、久服。宜饭后服用。服药后如果出现唇舌发麻、头痛头昏、腹痛腹泻、心烦欲呕、呼吸困难等，应立即停药并到医院就医。忌食生冷食物。

【规格贮藏】①散：0.9g/瓶。密封。②片：0.5g/片。密封。③胶囊：0.3g/粒。密封。

疏风定痛丸（追风舒筋活血片）

【处方组成】马钱子粉、麻黄、乳香（醋制）、没药（醋制）、桂枝、羌活、独活、防风、千年健、木瓜、地枫皮、牛膝、杜仲（盐炙）、自然铜（煅）、甘草。

【功能主治】祛风散寒、活血止痛。主治风寒湿痹阻兼瘀血阻络证。症见关节疼痛、冷痛、刺痛或疼痛至甚、屈伸不利、局部恶寒、腰腿疼痛、四肢麻木及跌打损伤所致的局部肿痛、舌淡苔白、脉沉细或弦紧。

【现代药理】尚未检索到本成药相关药理资料。

【临床应用】类风湿关节炎、骨关节炎、软组织挫伤。临床以关节疼痛、遇寒加重、四肢麻木、跌打损伤所致的局部肿痛为特征症状。

【用药特征】本成药以祛风湿、散寒止痛、舒筋通络为主，兼能活血散瘀。用药苦寒与辛温并用，透达关节，善止痹痛，适用于痹证风寒湿痹阻，瘀血阻络者。

【用法用量】①丸：口服。一次4g（20丸）。②片：口服。一次3片，一日2次。

【使用注意】孕妇禁用。运动员慎用、体弱者慎用。风湿热痹或脾胃虚弱者慎用。高血压、心脏病、肝肾功能不全、癫痫、破伤风、甲亢病人慎用。不可过服、久服。忌食生冷食物。

【规格贮藏】①丸：6g/丸。密封。②片：0.3g/片。密封。

盘龙七片

【处方组成】盘龙七、当归、丹参、红花、乳香、没药、木香、支柱蓼、重楼、过山龙、羊角七、八里麻、老鼠七、青蛙七、珠子参、缬草、秦艽、络石藤、壮筋丹、伸筋草、白毛七、祖师麻、川乌、草乌、铁棒锤、五加皮、竹根七、杜仲、牛膝。

【功能主治】活血化瘀、祛风除湿、消肿止痛。主治风湿瘀阻证。症见关节疼痛、刺痛或疼痛夜甚、屈伸不利，或腰痛、劳累加重，或跌打损伤、舌有瘀点瘀斑、脉滑或弦涩。

【现代药理】具有抗炎、抗风湿、改善微循环等作用。

【临床应用】风湿性关节炎、类风湿关节炎、腰肌劳损、急性软组织损伤。临床以关节疼痛、刺痛或疼痛夜甚，或劳累加重，或跌打损伤、舌有瘀点瘀斑为特征症状。

【用药特征】本成药以活血化瘀，祛风除湿，消肿止痛见长，兼能补肝肾、强筋骨。用药攻补兼施，肝肾并治，寒热并用，适用于痹证寒湿痹阻，兼有瘀血阻滞者。

【用法用量】口服。一次3～4片，一日3次。

【使用注意】孕妇、哺乳期妇女禁用。严重心脏病、高血压、肝肾疾病忌用。风湿热痹者慎用。严格在医生指导下按规定量服用，不可任意增加服用量或服用时间。服药后出现唇舌发麻、头痛头昏、腹痛腹泻、心烦欲呕、呼吸困难等，应立即停药，并到医院急救。忌食生冷、油腻食品。

【规格贮藏】0.3g/片。密封。防潮。

小活络丸（片）

【处方组成】制川乌、制草乌、胆南星、乳香（制）、没药（制）、地龙。

【功能主治】祛风散寒、化痰除湿、活血止痛。主治风寒湿邪痹阻、痰瘀阻络证。症见肢体关节疼痛、酸楚、重着、麻木、遇阴寒潮湿加剧，或关节肿大、屈

伸不利、步履艰难、行动受阻、舌苔薄白或白腻、脉弦紧或濡缓。

【现代药理】具有抗炎、镇痛、抗氧化、免疫抑制等作用。

【临床应用】类风湿关节炎、骨关节炎、强直性脊柱炎、坐骨神经痛。临床以肢体酸楚疼痛、重着麻木、遇寒加重或关节肿大为特征症状。

【用药特征】本成药以祛风除湿，活络通痹为主，兼能燥湿化痰，行气活血定痛。用药辛温并举，苦温兼施，以活血定痛，化痰通痹见长，适用于痹证属于风寒湿邪痹阻，痰瘀阻络者。

【用法用量】①丸：黄酒或温开水送服。一次1丸，一日2次。②浓缩丸：黄酒或温开水送服。一次6丸，一日2次。或遵医嘱。③片：口服。一次4片，一日2次。

【使用注意】孕妇禁用。有出血倾向者忌用。心脏病患者慎服。湿热瘀阻或阴虚有热或脾胃虚弱者慎用。不可过量服用。忌食生冷食物。

【不良反应】文献报道本品可见心律失常、药疹、急性胃黏膜出血。

【规格贮藏】①丸：3g/丸。密封。②浓缩丸：2.3g/6丸。密封。③片：0.4g/片。密封。

风湿马钱子片

【处方组成】马钱子粉、乳香（炒）、全蝎、苍术、甘草、炒僵蚕、没药（炒）、牛膝、麻黄。

【功能主治】祛风除湿、活血祛瘀、通络止痛。主治风湿痹阻、瘀血阻络证。症见关节疼痛、刺痛、苔薄白、脉浮紧。

【现代药理】尚未检索到本成药相关的药理资料。

【临床应用】风湿性关节炎、类风湿关节炎、坐骨神经痛。临床以关节疼痛、痛有定处、得热痛减、遇寒痛增、关节不可屈伸为特征症状。

【用药特征】本成方长于祛风湿、通络止痛。用药苦温散结、辛温通络，其镇痛通络作用较强，适用于痹证风湿痹阻、瘀血阻络者。

【用法用量】口服。常用量：一次3~4片；极量：一次5片。一日1次。睡前温开水送服。连服7日为一疗程，两疗程间需停药2~3日。

【使用注意】孕妇忌用。高血压病、心脏病、肝肾功能不全、癫痫、破伤风、甲亢者禁用。风湿热痹者慎用。脾胃虚弱者慎用。年老体弱者慎服或遵医嘱。本品含马钱子，不得久服和过量服用。忌生冷。

【规格贮藏】0.17g/片。密封，置阴凉干燥处。

活血壮筋丸

【处方组成】制川乌、红花、血竭、乳香（去油）、没药（去油）、土鳖虫、地龙、全蝎、川牛膝、桂枝、人参。

【功能主治】祛风活血、壮筋强腰。主治瘀血阻滞、兼有寒湿证。症见关节筋骨疼痛、遇寒加重、得热症减、周身麻木、半身不遂、口歪眼斜、舌有瘀斑瘀点、脉细涩或弦涩。

【现代药理】具有抗炎、镇痛、改善局部微循环等作用。

【临床应用】风湿性关节炎、类风湿关节炎、中风后遗症。临床以关节疼痛、遇寒加重、周身麻木，或半身不遂、口眼歪斜为特征症状。

【用药特征】本成药长于散寒止痛、活血散瘀，兼以益气通络、强筋骨。用药标本兼治，扶正与祛邪并举，其活血通络止痛作用较强，适用于痹证寒凝经脉、瘀血阻滞者。

【用法用量】口服。一次2丸，一日2次，酒或温开水送下，或遵医嘱。

【使用注意】孕妇忌服。风湿热痹，中风属热闭神昏者忌服。饭后服用。不可久服。忌生冷油腻食物。

【规格贮藏】1g/10丸。密封，防潮。

天和追风膏

【处方组成】生草乌、生川乌、麻黄、细辛、羌活、白芷、独活、高良姜、肉桂、威灵仙、蜈蚣、蛇蜕、海风藤、乌药、红花、桃仁、苏木、赤芍、乳香、没药、广西血竭、当归、牛膝、续断、香加皮、冰片、红大戟、麝香酮、肉桂油、薄荷脑、辣椒流浸膏、丁香、罗勒油、樟脑、水杨酸甲酯。

【功能主治】温经散寒、祛风除湿、活血止痛。主治风寒湿痹阻、瘀血阻络证。症见关节疼痛、局部畏

恶风寒、腰背痛、屈伸不利、四肢麻木、舌苔白润、脉弦。

【现代药理】尚未检索到本成药相关的药理资料。

【临床应用】风湿性关节炎、类风湿关节炎、腰肌劳损、脉管炎。临床以关节疼痛、局部畏恶风寒、腰背痛、屈伸不利、四肢麻木为特征症状。

【用药特征】本成药为中西药合剂，长于散寒止痛、祛风湿、通经活络、活血止痛。用药辛温苦温兼用，风、寒、瘀兼顾，表里兼顾，适用于风寒痹阻、瘀血阻络所致的风湿痹痛、腰背酸痛、四肢麻木、经脉拘挛。

【用法用量】外用。贴患处。

【使用注意】孕妇禁用。风湿热痹者忌用。皮肤破损处禁用。皮肤易过敏者慎用。运动员慎用。对橡胶膏过敏、皮肤溃烂有渗液者及外伤合并感染化脓者不宜贴用。每次贴用的时间不宜超过12小时。忌生冷、油腻食物。

【不良反应】偶见皮肤刺痛、瘙痒、发红。

【规格贮藏】7cm×10cm。密封，置阴凉干燥处。

活血风湿膏

【处方组成】川乌、草乌、地黄、白蔹、白及、肉桂、白芷、大黄、当归、赤芍、羌活、苦参、木鳖子、乌药、甘草、独活、玄参、柳枝、薄荷脑、水杨酸甲酯。

【功能主治】祛风散寒、活血止痛。主治风寒痹阻、血行瘀滞证。症见关节疼痛及活动不利、苔白腻、脉弦紧涩。

【现代药理】具有抗炎、镇痛等作用。

【临床应用】骨性关节炎等。临床以关节疼痛及活动不利为特征症状。

【用药特征】本成药长于祛风除湿、散寒止痛、活血化瘀。用药以大辛大热为主，温通经脉，兼能活血补血，辛香发散，适用于痹证风寒湿痹，兼有瘀血者。

【用法用量】贴敷患处。一次1～2贴，一日2次，一次贴12小时。

【使用注意】孕妇及皮肤破损处禁用。心脏病患者慎用。本品为外用药。忌生冷、油腻食物。

【规格贮藏】10cm×15cm。密封。

伤湿止痛膏

【处方组成】伤湿止痛流浸膏（生川乌、生草乌、乳香、没药、生马钱子、丁香、肉桂、荆芥、防风、老鹳草、香加皮、积雪草、骨碎补、白芷、山柰、干姜）、水杨酸甲酯、薄荷脑、冰片、樟脑、芸香浸膏、颠茄流浸膏。

【功能主治】祛风湿、活血止痛。主治外感风寒湿邪、经络阻滞证。症见肌肉疼痛、关节肿痛、小便清长、舌苔淡白或白腻、脉弦紧或浮紧。

【现代药理】具有镇痛等作用。

【临床应用】风湿性关节炎。临床以关节痛、不肿或肿胀、不红不热、遇寒加重、遇热则减为特征症状。

【用药特征】本成药重在辛温祛风散寒，活血止痛，兼以芳香透达。用药中西结合，散寒除湿、消肿止痛作用较明显。适用于痹证外感风寒湿邪，阻滞经络，气血不通者。亦可用于肌肉疼痛、关节肿痛。

【用法用量】外用。贴于患处。

【使用注意】孕妇慎用。皮肤破溃或感染处禁用。儿童、经期及哺乳期妇女、年老体弱者应在医师指导下使用。青光眼、前列腺肥大患者应在医师指导下使用。用药后皮肤过敏如出现瘙痒、皮疹等现象时，应停止使用，症状严重者应去医院就诊。对本品过敏者禁用，过敏体质者慎用。

【不良反应】偶见过敏性紫癜。

【规格贮藏】7cm×10cm。密封，置阴凉干燥处。

安阳精制膏

【处方组成】生川乌、生草乌、乌药、肉桂、白芷、三棱、莪术、当归、赤芍、大黄、血竭、阿魏、乳香、没药、儿茶、白及、木通、白蔹、连翘、木鳖子、木瓜、薄荷脑、冰片、水杨酸甲酯。

【功能主治】消积化癥、逐瘀止痛、舒筋活血、祛风散寒。主治风寒瘀阻证。症见癥瘕积聚、风寒湿痹、胃寒疼痛、手足麻木、舌苔薄、舌质紫暗或见瘀点、脉沉涩或细涩。

【现代药理】尚未检索到本成药相关的药理资料。

【临床应用】风湿性关节炎、类风湿关节炎。临床以关节肌肉冷痛、部位固定不移、痛处拒按为特征症状。

【用药特征】本成药长于散寒止痛、活血化瘀、消积化癥，兼以舒筋活络、消肿止痛。用药苦温为主，其散寒止痛、消积化癥作用较明显，适用于风寒瘀阻所致的痹证、癥瘕积聚、胃寒疼痛、手足麻木。

【用法用量】外用。贴患处。

【使用注意】孕妇禁用。风湿热痹、肝胃郁热、胃痛者、湿热及实热证者慎用。皮肤破损处不宜贴用。宜食清淡易消化食物，忌食辛辣、油腻、刺激食物，忌烟酒。

【规格贮藏】8cm×9.5cm。密封，置阴凉干燥处（不超过20℃）。

附：寒湿瘀阻中成药特点比较

中成药名	功效		临床治疗主症	
	共同点	独有功效	相同主治	主治自身特点
祖师麻膏药（片）	散寒止痛	祛风除湿、活血止痛	寒湿瘀阻证。症见四肢麻木、关节疼痛、遇寒加重	肢体局部肿胀、有硬结或瘀斑、舌暗，或有瘀斑，脉涩或结代
坎离砂		祛风散寒、活血止痛		四肢麻木、关节疼痛遇寒加重、不发热或微热、小便清长、舌苔淡白或白腻、脉弦紧或浮紧
寒痹停片		化瘀通络		刺痛或疼痛夜甚
虎力散（片、胶囊）		活血通络		冷痛、刺痛或疼痛夜甚、肢体麻木，或跌打损伤、舌淡苔白、脉沉紧
疏风定痛丸（追风舒筋活血片）		活血消肿止痛		冷痛、刺痛或疼痛至甚、屈伸不利、局部恶寒、腰腿疼痛、四肢麻木及跌打损伤所致的局部肿痛、舌淡苔白、脉沉细或弦紧
盘龙七片		消肿止痛、滋养肝肾		疼痛夜甚、屈伸不利，或腰痛、劳累加重，或跌打损伤、舌有瘀点瘀斑、脉滑或弦涩
小活络丸（片）		化痰除湿		肢体关节疼痛、酸楚、重着、麻木、遇阴寒潮湿加剧，或关节肿大、屈伸不利、步履艰难、行动受阻、舌苔薄白或白腻、脉弦紧或濡缓
风湿马钱子片		活血通络		关节疼痛、刺痛或疼痛较甚、痛有定处、得热痛减、遇寒痛增、关节不可屈伸
活血壮筋丸		活血散瘀、壮筋强腰		关节疼痛、遇寒加重、周身麻木，或半身不遂、口眼歪斜
天和追风膏		温经活血		关节疼痛、局部畏恶风寒、腰背痛、屈伸不利、四肢麻木
活血风湿膏		活血止痛		关节疼痛、活动不利
伤湿止痛膏		活血止痛		关节痛、不肿或肿胀、不红不热、遇寒加重、遇热则减
安阳精制膏		逐瘀止痛、舒筋活血、消积化癥		关节肌肉冷痛、部位固定不移、痛处拒按

三、风湿热痹

豨莶丸

【处方组成】豨莶草。

【功能主治】清热祛湿、散风止痛。主治风湿热阻络证。症见肢体麻木、腰膝酸软、筋骨无力、关节疼痛、伴有发热、汗出不解、口渴、心烦、小便黄、舌红苔黄腻、脉滑数。

【现代药理】尚未检索到本成药相关的药理资料。

【临床应用】类风湿关节炎、骨关节炎。临床以关节红肿热痛、痛无定处、麻木不仁为特征症状。

【用药特征】本成药以单味药制剂，长于祛风湿、通经络、止痹痛、清热解毒。用药苦、辛、寒，适用于痹证属于风湿热阻络者。

【用法用量】①丸：口服。一次1丸，一日2~3次。②片：一次4片，一日2~3次。

【使用注意】寒湿痹病慎用。忌生冷、辛辣、油腻食物。

【规格贮藏】①丸：9g/丸。密封，置阴凉干燥处。②片：0.6g/片。密封。

昆明山海棠片

【处方组成】昆明山海棠。

【功能主治】祛风除湿、舒筋活络、清热解毒。主治湿热痹阻证。症见皮肤红斑、关节或肌肉局部疼痛、屈伸不利、局部红肿灼热，或面部、躯干及四肢斑疹鲜红、伴有发热、口渴、溲黄、舌质红、苔黄腻、脉滑数。

【现代药理】具有免疫抑制、抗炎、抗自由基损伤、抗肿瘤作用。

【临床应用】类风湿关节炎、红斑狼疮。临床上以关节或肌肉疼痛、屈伸不利、局部红肿灼热或面部、躯干及四肢斑疹鲜红为特征症状。

【用药特征】本成药以单味药制剂，长于清热除湿，用药苦温燥湿，舒筋活络，适用于痹证湿热之邪痹阻经络者。

【用法用量】口服。一次2片，一日3次。

【使用注意】孕妇、哺乳期妇女禁用。患有骨髓造血障碍疾病的患者禁用。胃、十二指肠溃疡活动期禁用。严重心律紊乱者禁用。肝肾功能不全者禁用。处于生长发育期的婴幼儿、青少年及生育年龄有孕育要求者不宜使用，或全面权衡利弊后遵医嘱使用。心、肝、肾功能不全或严重贫血、白细胞、血小板低下者慎用。用药期间应注意定期随诊、复查血、尿常规及心电图和肝肾功能。一般连续用药不宜超过三个月。如需继续用药，应由医生根据患者病情及治疗需要决定，必要时应及时停药，给予相应的处理。本品对性腺有明显的抑制作用，如女性月经减少或闭经，男子精子减少或消失。服药时间越久，对性腺的抑制越明显。停药后多数患者可恢复。本品对骨髓有抑制作用，可引起白细胞和血小板减少。使用本品后，部分患者出现恶心、胃不适、纳差、腹胀、胃痛、腹泻、便秘、口腔溃疡、皮疹、心慌，应中止治疗，给予相应处理措施或遵医嘱处理。

【不良反应】部分患者出现恶心、胃不适、纳差、腹胀、胃痛、腹泻、便秘、口腔溃疡、皮疹、心慌。本品可引起骨髓抑制和肝功能障碍，发生周围白细胞、血小板减少或贫血。另有本品引起肝损害、胃肠反应的报道。

【规格贮藏】①薄膜衣片：0.29g/片。密封，置阴凉干燥处。②糖衣片：0.28g/片。密封，置阴凉干燥处。

豨桐丸（胶囊）

【处方组成】豨莶草、臭梧桐叶。

【功能主治】祛风湿、止痛。主治湿热阻滞证。症见关节红肿热痛伴发热、汗出不解、口渴、心烦、小便黄、舌红苔黄腻、脉滑数。

【现代药理】具有抗炎、镇痛等作用。

【临床应用】风湿性关节炎。临床以四肢麻痹、骨节红肿疼痛为特征症状。

【用药特征】本成药以两味药制剂，长于祛风除湿、清热解毒、通利关节。用药苦寒，重在清热除湿，通利关节，适用于痹证属于风湿热痹者。

【用法用量】①丸：口服。一次10粒，一日3次。②胶囊：口服。一次2~3粒，一日3次。

【使用注意】寒湿痹病慎用。饮食宜清淡。忌食猪肝、

羊肉、羊血、番薯和辛辣食物。忌酒。

【规格贮藏】①丸：1.6g/10粒。密封，置阴凉干燥处。

②胶囊：0.25g/粒。密封，置阴凉干燥处。

二妙丸

【处方组成】黄柏（炒）、苍术（炒）。

【功能主治】清热燥湿。主治湿热下注证。症见足膝红肿热痛、下肢丹毒、白带、阴囊湿痒、目赤、口苦、舌红苔黄腻、脉滑数。

【现代药理】具有免疫抑制、抗炎、抗过敏等作用。

【临床应用】关节炎、类风湿关节炎、盆腔炎、阴囊湿疹。临床以足膝红肿热痛，或皮肤红如涂丹、热如火灼，或带下臭秽，或阴囊湿痒等为特征症状。

【用药特征】本成药以苦寒燥湿为主，兼以燥湿健脾。用药标本兼顾、攻补兼施，以祛邪为主，适用于湿热下注所致的痹病、丹毒、白带、阴囊湿痒等。

【用法用量】口服。一次6~9g，一日2次。

【使用注意】孕妇慎用。宜食用清淡易消化食物。多食新鲜的蔬菜和水果。忌生冷、辛辣、油腻、海鲜等。

【规格贮藏】6g/瓶。密封，置阴凉干燥处。

三妙丸

【处方组成】黄柏（炒）、苍术（炒）、牛膝。

【功能主治】清热燥湿。主治湿热下注证。症见足膝关节红肿疼痛重着、腰痛、乏力、纳呆及带下色黄、味臭、阴部瘙痒、小便短赤、舌质红、苔黄腻、脉滑数。

【现代药理】具有镇痛、抗炎、增强免疫力等作用。

【临床应用】风湿性关节炎、重症肌无力、下肢进行性肌萎缩、阴囊湿疹、盆腔炎、宫颈炎等。临床以足膝红肿热痛、关节积液、屈伸不利为特征症状。

【用药特征】本成药长于苦寒清热，苦温燥湿，兼以活血、利尿。用药寒热并行，标本兼顾，以祛除湿邪为主，适用于痹证湿热下注者。

【用法用量】口服。一次6~9g，一日2~3次。

【使用注意】孕妇禁用。寒湿痹阻、脾胃虚寒者慎用。宜食用清淡易消化食物。忌生冷、辛辣、油腻、海

鲜等。

【规格贮藏】3g/50粒。密封，置阴凉干燥处。

四妙丸

【处方组成】盐黄柏、苍术、薏苡仁、牛膝。

【功能主治】清热利湿。主治湿热下注证。症见足膝红肿、筋骨疼痛、小便热赤或涩痛、舌质红、舌苔黄腻、脉滑数或濡数。

【现代药理】具有抗炎、镇痛、免疫增强等作用。

【临床应用】风湿性关节炎、下肢肌萎缩。临床以下肢关节肿痛、痛处灼热、筋脉拘急，或下肢痿软无力、双足麻木肿痛为特征症状。

【用药特征】本成药长于苦寒清热、苦温燥湿，兼能逐瘀强筋。用药温寒并用，以寒为主，攻补兼施，以祛邪为主，直达下焦，其利湿祛湿作用较强，适用于痹证下焦湿热者。

【用法用量】口服。一次6g，一日2次。

【使用注意】孕妇禁用。风寒湿痹，虚寒痿证慎用。宜食用清淡易消化食物。忌生冷、辛辣、油腻、海鲜等。

【规格贮藏】1g/15粒。密封，防潮。

当归拈痛丸

【处方组成】当归、防风、苦参、羌活、猪苓、茵陈蒿、黄芩、党参、甘草、升麻、知母、粉葛根、炒白术、炒苍术、泽泻。

【功能主治】清热利湿、祛风止痛。主治湿热痹阻证。症见遍身肢节烦痛、关节红肿热痛，或足胫红肿热痛、全身肢体筋骨疼痛、以下肢关节为甚、两足痿软无力、口苦口干、苔黄燥、脉滑数。

【现代药理】具有抗炎、镇痛、抗过敏、增强免疫功能等作用。

【临床应用】痛风（活动期）、类风湿关节炎、骨质增生、腰椎间盘突出症、颈椎病、湿疹、神经性皮炎、脓疱疮、臁疮、外阴瘙痒等。临床以遍身肢节烦痛、局部红肿、重着、触之灼热或有热感、足胫红肿热痛为特征症状。

【用药特征】本成药长于利湿清热，兼能疏风止痛。

用药辛温苦泄、扶正祛邪，标本兼顾，燥湿、利湿、祛湿合用，用药苦燥为主，兼用益气养血，清热养阴之品，防诸苦燥药物伤阴，使祛邪不伤正。适用于湿热相搏，外受风邪所致的痹证。

【用法用量】口服。一次9g，一日2次。

【使用注意】孕妇慎用。寒湿痹阻证者慎用。宜食用清淡易消化食物。忌生冷、辛辣、油腻、海鲜等。

【规格贮藏】1g/18丸。密封，置阴凉干燥处。

风痛安胶囊

【处方组成】石膏、黄柏、汉防己、薏苡仁、连翘、木瓜、滑石、通草、桂枝、姜黄、忍冬藤、海桐皮。

【功能主治】清热利湿、活血通络。主治湿热阻络证。症见关节红肿热痛、肌肉酸楚、口渴不欲饮、烦闷不安、溲黄、便干，或发热、舌质红、苔黄腻、脉濡数或滑数。

【现代药理】具有抗炎、抗风湿、解热等作用。

【临床应用】急性风湿性关节炎、慢性风湿性关节炎、慢性风湿性关节炎活动期。临床以关节红肿热痛、肌肉酸楚、烦闷不安为特征症状。

【用药特征】本成药长于清热活络，利湿除痹。用药寒温并用，燥湿利湿兼顾，化瘀舒筋通络并用。适用于痹证湿热阻络者。

【用法用量】口服。一次3~5粒，一日3次。急性风湿性关节炎2周为一疗程，慢性风湿性关节炎1月为一疗程。

【使用注意】孕妇禁用。寒湿痹阻、脾胃虚寒者慎用。

年老体弱者慎用。忌辛辣香燥及生冷食物。

【规格贮藏】0.3g/粒。密封。

湿热痹颗粒（片、胶囊）

【处方组成】黄柏、苍术、粉萆薢、薏苡仁、汉防己、连翘、川牛膝、地龙、防风、威灵仙、忍冬藤、桑枝。

【功能主治】祛风除湿、清热消肿、通络定痛。主治湿热阻络证。症见肌肉或关节疼痛、有沉重感、局部灼热红肿、步履艰难、触之发热、遇热加重、痛不可触、多伴发热、恶风、口渴不欲饮、烦闷不安、苔黄燥、脉滑数。

【现代药理】具有抗炎、镇痛、调节免疫功能等作用。

【临床应用】类风湿关节炎。临床以肌肉或关节疼痛、局部灼热红肿，遇热加重、痛不可触为特征症状。

【用药特征】本成药长于除湿、消肿定痛。用药寒温并用、以寒为主，清热燥湿、善治湿热痹痛。适用于痹证属于湿热阻络者。

【用法用量】①颗粒：开水冲服。一次1袋，一日3次。②片：口服。一次6片，一日3次。③胶囊：口服。一次4粒，一日3次，或遵医嘱。

【使用注意】孕妇禁用。寒湿痹、脾胃虚寒者慎用。宜食用清淡，忌食辛辣食物和酒。

【规格贮藏】①颗粒：减糖型，5g/袋；无糖型，3g/袋。密封，置阴凉干燥处。②片：0.25g/片。密封，置阴凉干燥处。③胶囊：0.37g/粒。密封，防潮。

附：风湿热痹中成药特点比较

中成药名	功效		临床治疗主症	
	共同点	独有功效	相同主治	主治自身特点
豨莶丸	清热燥湿	散风止痛	风湿热痹证。症见关节红肿热痛、屈伸不利、肢体困重、舌质红、发热、口渴不欲饮、溲黄、舌苔黄腻、脉濡数或滑数	腰膝酸软、筋骨无力、汗出不解
昆明山海棠片		舒筋活络、解毒		皮肤红斑、四肢斑疹鲜红
豨桐丸（胶囊）		散风止痛		关节红肿热痛伴发热、汗出不解、心烦
二妙丸		燥湿健脾		关节积液、屈伸不利、口苦口黏、下肢丹毒、白带、阴囊湿痒

续表

中成药名	功效		临床治疗主症	
	共同点	独有功效	相同主治	主治自身特点
三妙丸	清热燥湿	补肝肾、强筋骨	风湿热痹证。症见关节红肿热痛、屈伸不利、肢体困重、舌质红、发热、口渴不欲饮、溲黄、舌苔黄腻、脉濡数或滑数	关节积液、口苦而黏、口渴不欲饮
四妙丸		健脾祛湿		下肢关节肿痛灼热、下肢痿软、筋脉拘急
当归拈痛丸		祛风止痛		足胫红肿热痛、全身肢体筋骨疼痛、以下肢关节为甚、两足痿软无力
风痛安胶囊		活血通络		肌肉酸楚、烦闷不安、便干
湿热痹颗粒（片、胶囊）		祛风消肿、通络定痛		局部灼热红肿、触之发热、遇热加重、痛不可触、恶风、烦闷不安

四、湿热瘀阻

雷公藤多苷片（雷公藤片）

【处方组成】雷公藤多苷（雷公藤提取物）。

【功能主治】祛风解毒、除湿消肿、舒筋通络。主治风湿热瘀、毒邪阻滞证。症见晨僵、关节肿痛，多见于手、足、腕等小关节，呈对称性，或伴发热、无力、纳差、舌红、脉滑数。

【现代药理】具有免疫抑制、抗炎、镇痛等作用。

【临床应用】类风湿关节炎、肾病综合征、白塞综合征、麻风、自身免疫性肝炎。临床以晨僵、小关节肿痛，或浮肿、大量蛋白尿，或结节性红斑性损害，或右上腹不适伴极度疲乏为特征症状。

【用药特征】本成药以单味药提取物制剂，长于祛风祛湿、活血通络、消肿止痛，适用于痹证风湿热瘀、毒邪阻滞者。

【用法用量】①雷公藤多苷片：口服。按体重每1kg每日1～1.5mg，分3次饭后服用，或遵医嘱。②雷公藤片：口服。一次1～2片，一日2～3次。

【使用注意】孕妇、哺乳期禁用。儿童、育龄期有孕育要求者禁用。心、肝、肾功能不全者禁用。严重贫血、白细胞、血小板降低者禁用。胃、十二指肠溃疡活动期禁用。用药期间应注意定期随诊及检查、复查血、尿常规及心电图和肝肾功能。一般连续用药不宜超过三个月。如需继续用药，应由医生根据患者病情

及治疗需要决定，必要时应及时停药，给予相应的处理。宜饭后服用。

【不良反应】消化系统可见口干、恶心、呕吐、乏力、食欲不振、腹胀、腹泻、黄疸、转氨酶升高，严重者可出现急性中毒性肝损伤、胃出血。血液系统可见白细胞、血小板下降，严重者可出血粒细胞缺乏或全血细胞减少。泌尿系统可见少尿或多尿、水肿，肾功能异常等肾脏损害，严重者可出现急性肾功能衰竭。心血管系统可见胸闷、心悸、心律失常、血压升高或下降，心电图异常。生殖及内分泌系统可见女子月经紊乱，月经减少或闭经，男子精子数量减少、活力下降。神经系统可见头昏、头晕、嗜睡、失眠、神经炎、复视。亦可见皮疹、瘙痒、脱发或面部色素沉着。

【规格贮藏】①雷公藤多苷片：10mg/片。密封，置阴凉干燥处。②雷公藤片：雷公藤甲素12μg/片。密封，置阴凉干燥处。

痛风舒片

【处方组成】大黄、车前子、泽泻、川牛膝、防己。

【功能主治】清热、利湿、解毒。主治湿热瘀阻证。症见关节疼痛，呈撕裂样或刀割样，关节红肿热痛、疼痛进行性加剧，呈撕裂样、刀割样或咬噬样，难以忍受，受累关节及周围组织红、肿、热、痛和功能受限、舌红苔黄、脉滑。

【现代药理】尚未检索到本成药相关的药理资料。

【临床应用】痛风。临床以关节痛而惊醒、疼痛进行性加剧、受累关节功能受限为特征症状。

【用药特征】本成药长于利湿解毒，兼能通利关节。用药以苦寒燥湿、淡渗利湿结合，重在祛湿利关节，适用于痛风属于温热瘀阻者。

【用法用量】口服。一次2~4片，一日3次，饭后服用。

【使用注意】孕妇慎用。忌啤酒和白酒。少食海鲜、动物内脏等食品。

【规格贮藏】0.35g/片。密封。

风湿圣药胶囊

【处方组成】土茯苓、黄柏、威灵仙、羌活、独活、防风、防己、青风藤、穿山龙、蚕沙、绵萆薢、桃仁、红花、当归、桂枝、人参、五味子、玉竹。

【功能主治】祛风除湿、舒筋通络止痛。主治湿热瘀阻证。症见关节红肿热痛、屈伸不利、肢体困重、局部灼热红肿、苔黄燥、脉滑数。

【现代药理】具有抗炎、镇痛、抗过敏等作用。

【临床应用】风湿性关节炎、类风湿关节炎（关节未变形者）。临床以关节疼痛、局部灼热红肿，多兼发热、恶风、口渴为特征症状。

【用药特征】本成药以清热燥湿、泻火解毒为主，兼以祛风通络，佐以活血化瘀、补气养阴。用药寒热并用，补泻兼顾，舒筋活络作用较强，适用于湿热痹阻，兼有关节脉络不通所致的痹证风湿热瘀阻者。

【用法用量】口服。一次4~6粒，一日3次。

【使用注意】孕妇禁用。寒湿痹病慎用。宜食用清淡易消化食物。忌生冷、辛辣、油腻、海鲜等。

【不良反应】偶可出现皮肤瘙痒。

【规格贮藏】0.3g/粒。密封，置阴凉干燥处。

痛风定胶囊（片）

【处方组成】秦艽、黄柏、川牛膝、延胡索、赤芍、泽泻、车前子、土茯苓。

【功能主治】清热祛风祛湿、活血通络定痛。主治湿热瘀阻证。症见关节红肿热痛、疼痛较剧、多累及足拇趾跖趾关节、踝膝及手关节亦可受累、伴发热、汗出不解、口渴心烦、小便黄、舌红苔黄腻、脉滑数。

【现代药理】具有抗炎、降低血尿酸等作用。

【临床应用】痛风。临床以关节红肿热痛、疼痛较剧、多累及足拇趾跖趾关节为特征症状。

【用药特征】本成药长于祛风湿、清湿热、活血通络，兼能利湿解毒。用药以除湿祛风为主，适用于痛风属于湿热瘀阻者。

【用法用量】①胶囊：口服。一次4粒，一日3次。②片：口服。一次4片，一日3次。

【使用注意】孕妇禁用。服药后不宜立即饮茶。忌食肉类、鱼虾、豆类、辛辣之品。忌酒。

【不良反应】可致胃肠反应，表现为胃痛、纳差等症状。

【规格贮藏】①胶囊：0.4g/粒。密封，置阴凉干燥处。②片：0.4g/片。密封，置阴凉干燥处。

脉络舒通颗粒（丸）

【处方组成】黄柏、金银花、当归、水蛭、蜈蚣、全蝎、薏苡仁、苍术、黄芪、玄参、白芍、甘草。

【功能主治】清热解毒、化瘀通络、祛湿消肿。主治湿热瘀阻脉络证。症见下肢肢体肿胀、疼痛、肤色暗红或伴有条索状物、舌红苔黄腻、脉滑数或弦数。

【现代药理】具有降低血栓闭塞性脉管炎模型血黏度、抑制动脉内皮增生、抗炎、抑制大鼠静脉血栓形成等作用。

【临床应用】血栓性浅静脉炎、非急性期深静脉血栓。临床以下肢局部浅层呈条索状红肿、压痛、触之较硬、全身不适为特征症状。

【用药特征】本成药长于清热解毒、通络消肿，兼以益气滋阴养血。用药以寒凉清泻与辛温发散并用，兼以扶正，适用于湿热之邪外侵，气滞血瘀，脉络滞塞者。

【用法用量】①颗粒：温开水冲服。一次20g，一日3次。②丸：口服。一次1瓶，一日3次。

【使用注意】孕妇禁用。深静脉血栓形成初发一周内患者禁用。月经过多者慎用。肝肾功能不全、有出血

性倾向或凝血机制障碍者慎用。忌食辛辣及其他刺激性食物。

【规格贮藏】①颗粒：20g/袋。密封。②丸：12g/丸。密封。

滑膜炎颗粒（片、胶囊）

【处方组成】夏枯草、土茯苓、汉防己、薏苡仁、丹参、当归、泽兰、川牛膝、丝瓜络、豨莶草、黄芪、女贞子、功劳叶。

【功能主治】清热祛湿、活血通络。主治湿热瘀阻证。症见关节红肿热痛，或关节积液、屈伸不利，或伴发热、口苦口黏、口渴不欲饮、溲黄、舌质红或暗、苔黄腻、脉滑数。

【现代药理】具有抗滑膜炎、镇痛等作用。

【临床应用】急性滑膜炎、慢性滑膜炎、膝关节术后。临床以关节红肿热痛、屈伸不利、口苦口黏、口渴不欲饮为特征症状。

【用药特征】本成药长于清热利湿、活血化瘀、通利关节，兼能益气活络。用药苦寒除湿，兼以辛温通利，甘温补益，适用于痹证湿热痹阻、瘀血阻络、气阴筋骨不健者。

【用法用量】①颗粒：开水冲服。一次1袋，一日3次。②片：口服。一次3片，一日3次。③胶囊：口服。一次3粒，一日3次。

【使用注意】孕妇禁用。糖尿病患者忌服。脾胃虚寒者慎用。饮食宜清淡易消化，忌食辛辣油腻之品。

【规格贮藏】①颗粒：12g/袋。密封。②片：0.5g/片。密封。③胶囊：0.5g/粒。密封。

附：湿热瘀阻中成药特点比较

中成药名	功效		临床治疗主症	
	共同点	独有功效	相同主治	主治自身特点
雷公藤多苷片（雷公藤片）	除湿化瘀	祛风解毒、舒筋通络	湿热瘀阻证。症见关节疼痛、口渴心烦或伴发热	晨僵、关节肿痛，多见于手、足、腕等小关节，呈对称性，无力、纳差，或见浮肿
痛风舒片		清热解毒		关节疼痛，呈撕裂样或刀割样
风湿圣药胶囊		散风舒筋通络		关节疼痛、局部灼热红肿
痛风定胶囊（片）		清热祛风、通络定痛		疼痛较剧，多累及足拇趾跖趾关节、踝膝及手关节亦可受累、汗出不解、口渴心烦
脉络舒通颗粒（丸）		清热解毒、祛湿通络		下肢局部浅层呈条索状红肿、压痛、触之较硬、全身不适、发热，或患肢肿胀疼痛、大腿内侧明显压痛
滑膜炎颗粒（片、胶囊）		清热通络		关节积液、口苦口黏

五、瘀血阻滞

青鹏膏剂（软膏）

【处方组成】棘豆、亚大黄、铁棒锤、诃子（去核）、毛诃子、余甘子、安息香、宽筋藤、人工麝香。

【功能主治】活血化瘀、消肿止痛。主治瘀血阻络证。症见关节红肿胀痛、皮肤瘙痒、日轻夜重、舌淡紫苔薄、脉滑偏涩。

【现代药理】尚未检索到本成药相关的药理资料。

【临床应用】风湿性关节炎、类风湿关节炎、骨关节炎、痛风、急慢性扭挫伤、肩周炎。临床上以关节、肌肉肿胀疼痛及皮肤瘙痒、湿疹为特征症状。

【用药特征】本成药长于活血通络，消肿定痛。用药以寒温并用，以苦寒药物为主，适用于痹证、痛风属于瘀血阻滞者。

【用法用量】外用。取本品适量涂于患处，一日2次。

【使用注意】孕妇禁用。运动员慎用。伤口破损处禁用。禁止口服。忌生冷、油腻之品。

【规格贮藏】①软膏：20g/支；35g/支。密封，置阴凉干燥处。②膏：10g/支；30g/支；35g/支；40g/支；50g/支；100g/支。密封，置阴凉干燥处。

瘀血痹颗粒（胶囊、片）

【处方组成】乳香（炙）、没药（炙）、威灵仙、丹参、川芎、当归、红花、川牛膝、姜黄、香附（炙）、炙黄芪。

【功能主治】活血化瘀、通络止痛。主治瘀血阻络证。症见肌肉关节剧痛、痛处拒按、固定不移、多呈刺痛感或久痛不已、局部肿胀可有硬结或瘀斑、舌质紫暗、有瘀斑、脉弦涩。

【现代药理】具有抗炎、镇痛、抗过敏等作用。

【临床应用】风湿性关节炎、类风湿关节炎。临床以肌肉关节疼痛剧烈、痛处固定不移、疼痛拒按为特征症状。

【用药特征】本成药长于活血行气、通络定痛，兼能利湿。用药温寒并用、辛散结合，适用于痹证属于瘀血阻于经络者。

【用法用量】①颗粒：开水冲服。一次10g，一日3次。②胶囊：口服。一次4粒，一日3次，或遵医嘱。③片：口服。一次5片，一日3次，或遵医嘱。

【使用注意】孕妇、高血压、动脉硬化、肝肾功能不全、癫痫、破伤风、甲亢病人禁用。有出血倾向者慎用。脾胃虚弱、月经过多或出血性溃疡或非确有瘀血者慎用。不可过量服用。忌生冷食物。

【不良反应】偶见月经量多、胃肠道症状。

【规格贮藏】①颗粒：10g/袋。密封。②胶囊：0.4g/袋。密封，防潮。③片：0.5g/片。密封，防潮。

复方夏天无片

【处方组成】夏天无、夏天无总碱、制草乌、豨莶草、安痛藤、鸡血藤、鸡矢藤、威灵仙、防己、五加皮、羌活、独活、秦艽、蕲蛇、麻黄、防风、全蝎、僵蚕、马钱子（制）、苍术、乳香（制）、没药（制）、木香、川芎、丹参、当归、三七、骨碎补、赤芍、人工麝香、山楂叶、冰片、牛膝。

【功能主治】祛风逐湿、舒筋活络、行血止痛。用于瘀血阻络证。症见关节肿痛、肢体麻木、屈伸不利、步履艰难、舌淡紫苔薄腻、脉细弦。

【现代药理】具有镇痛、抑制血小板聚集和脑血栓形成、改善中枢神经系统等功能。

【临床应用】风湿性关节炎、坐骨神经痛、脑血栓形成后遗症、小儿麻痹后遗症、痹症。临床以关节肿痛、肢体麻木、屈伸不利、步履艰难为特征症状。

【用药特征】本成药长于活血通络、祛风止痛。用药苦温辛温并举、寒热并用，标本兼顾，以温通经脉为主，融祛风、散寒、除湿、行气、活血、通络、补肝肾、壮筋骨于一体。适用于风湿瘀血阻滞，经络不通者。

【用法用量】口服。一次2片，一日3次，小儿酌减或遵医嘱。

【使用注意】孕妇禁服。运动员慎用。不可过量、久服。忌生冷、油腻、难以消化食物。

【规格贮藏】薄膜衣片，0.32g/片；糖衣片，0.3g/片。密封。

马栗种子提取物片

【处方组成】马栗种子干燥提取物。

【功能主治】散瘀止痛。主治瘀血阻络证。症见腿部沉重感、肿胀疼痛、筋脉拘挛、夜间小腿抽筋、发痒与腿部肿胀、创伤及手术后的肿胀、下腹疼痛及腰痛，舌紫苔薄、脉沉弦。

【现代药理】具有抗过敏、抗炎、抗氧化和清除自由基等作用。

【临床应用】慢性静脉功能不全、静脉曲张、深静脉血栓形成及血栓性静脉炎后综合征、软组织肿胀、静脉性水肿、痔静脉曲张引起的内、外痔急性发作症状、骨及关节于创伤或手术后、经期腹痛。临床以腿部的疼痛和沉重感、夜间小腿抽筋、发痒与腿部肿胀为特征症状。

【用药特征】本成药为单味药提取物入药，长于活血散瘀、消肿止痛。适用于瘀血痹阻所致的腿部静脉功能障碍导致的不适、骨及关节于创伤或手术后的肿胀、或经期障碍出现的下腹疼痛及腰痛。

【用法用量】口服。一次服用1～2片，一日2次，或遵医嘱。

【使用注意】孕妇忌用。经期或有出血倾向者慎用。

使用后如出现皮肤发痒、恶心或胃肠不适立即停止使用。

【不良反应】少数病例可能出现皮肤发痒、恶心或胃肠不适现象。

【规格贮藏】马栗种子干燥提取物263.2mg/片（七叶素50mg/片）。密封，置阴凉干燥处。

迈之灵片

【处方组成】马栗提取物。

【功能主治】消瘀止痛、利水渗湿。主治瘀血阻络或水湿内停证。症见肢体麻木拘挛、下肢红肿、局部肿胀，或肛周湿痒。

【现代药理】尚未检索到本成药相关的药理资料。

【临床应用】慢性静脉功能不全、静脉曲张、深静脉血栓形成及血栓性静脉炎后综合征、软组织肿胀、静脉性水肿、精索静脉曲张、痔静脉曲张引起的内、外痔急性发作症状。临床以下肢肿胀、瘙痒、灼热、麻木、疼痛、疲劳沉重感，或手术后、外伤、创伤、烧

烫伤所致的软组织肿胀，或肛门潮湿、瘙痒、出血、疼痛为特征症状。

【用药特征】本成药活血化瘀、散结消肿，用药成分单一。适用于慢性静脉功能不全，静脉曲张，深静脉血栓形成及血栓性静脉炎后综合征引起的下肢肿胀、痉挛、瘙痒、灼热、麻木、疼痛、疲劳沉重感、皮肤色素沉着、瘀血性皮炎、溃疡、精索静脉曲张引起的肿痛等。用于手术后、外伤、创伤、烧烫伤所致的软组织肿胀，静脉性水肿。痔静脉曲张引起的内、外痔急性发作症状，如肛门潮湿、瘙痒、出血、疼痛等。

【用法用量】饭后口服。成人：一次1~2片，早、晚各一次，一日2次。病情较重或治疗初期，一日2次，每次2片，或遵医嘱服用。20天为一疗程。可长期服用。

【使用注意】患胃溃疡患者慎用。药片应完整服下。

【不良反应】可引起胃肠道轻微不适。

【规格贮藏】0.15g/片。密封，置避光阴凉处。

附：瘀血阻滞中成药特点比较

中成药名	功效		临床治疗主症	
	共同点	独有功效	相同主治	主治自身特点
青鹏膏剂（软膏）	化瘀、通络、止痛	消肿止痛	瘀血阻滞证。症见关节肿痛、痛处固定	皮肤瘙痒
瘀血痹颗粒（胶囊、片）		行气活血		痛处拒按、固定不移、多呈刺痛感或久痛不已、可有硬节或瘀斑、舌质紫暗、有瘀斑、脉弦涩
复方夏天无片		祛风逐湿、舒筋活络		关节肿着、步履艰难
马栗种子提取物片		利水渗湿		腿部重着、肿胀疼痛、筋脉拘挛
迈之灵片		利水渗湿		下肢红肿、局部肿胀，或肛周湿痒

六、痰瘀互阻

肿痛安胶囊

【处方组成】三七、天麻、僵蚕、白附子（制）、防风、羌活、天南星（制）、白芷。

【功能主治】祛风化痰、行瘀散结、消肿定痛。主治风痰瘀阻证。症见关节肿胀疼痛、筋脉拘挛、屈伸不

利、舌淡苔薄、脉弦滑。

【现代药理】尚未检索到本成药相关的药理资料。

【临床应用】风湿性关节炎、类风湿关节炎。临床以病变关节肿胀疼痛、屈伸不利、筋脉拘挛为特征症状。

【用药特征】本成药长于祛风化痰，消肿定痛，兼能通络消瘀。用药以辛散祛风为主，适用于痹证风痰阻

络者。亦可用于风痰瘀阻引起的牙痛、咽喉肿痛、口腔溃疡或破伤风的辅助治疗。

【用法用量】口服：一次2粒，一日3次，小儿酌减。外用：用盐水清洁创面，将胶囊内的药粉撒于患处，或用香油调敷。

【使用注意】孕妇慎用。不可过量或久服。湿热者慎用。忌牛冷、油腻食物。

【规格贮藏】0.28g/粒。密封，置阴凉干燥处。

风湿二十五味丸

【处方组成】驴血粉、檀香、紫檀香、苦参、栀子、闹羊花、人工牛黄、西红花、草果、白豆蔻、紫花地丁、诃子、川楝子、人工麝香、漏芦花、石膏、玉簪花、肉豆蔻、茼麻子、枫香脂、草决明、木棉花蕊、木棉花瓣、丁香、杜仲。

【功能主治】散瘀止痛。主治痰瘀痹阻证。症见关节屈伸不利、局部肿胀疼痛。

【现代药理】尚未检索到本成药相关的药理资料。

【临床应用】类风湿关节炎、颈椎病、肩周炎、脊椎炎、坐骨神经痛、痛风、骨关节炎等。临床以关节晨起僵硬肿痛、肢体麻木、屈伸不利为特征症状。

【用药特征】本成药长于行气温中、活血止痛，兼能利水消肿，用药寒温并用，补泻兼施，适用于痹证属于痰瘀痹阻者。

【用法用量】口服。一次11～15粒，一日1～2次。

【使用注意】运动员慎用。孕妇、哺乳期妇女慎用。若在服药期间出现恶心呕吐、腹泻、心跳缓慢、血压下降，立即停止用药。忌生冷食物。

【规格贮藏】2g/10粒。密封。

通滞苏润江片（胶囊）

【处方组成】番泻叶、秋水仙、诃子肉、盒果藤、巴旦仁、西红花、司卡摩尼亚脂。

【功能主治】开通阻滞、消肿止痛。主治痰瘀痹阻证。症见关节肿痛、屈伸不利、肢体麻木、晨僵。

【现代药理】尚未检索到本成药相关的药理资料。

【临床应用】关节骨痛、风湿病、类风湿关节炎、坐骨神经痛。临床以关节疼痛、屈伸不利、晨起僵硬、肢体麻木或腿后部、小腿后外侧和足部疼痛剧烈为特征症状。

【用药特征】本成药泻下通滞，兼有活血化瘀。用药苦寒苦温兼用，散敛结合，其开通导滞、止痛作用较强，适用于痹证属于痰瘀痹阻者。

【用法用量】①片：口服。一次3～4片，一日2次。②胶囊：口服。一次5～7粒，一日2次。

【使用注意】孕妇禁用。痔疮患者慎用。肝肾功能不全者慎用。不宜长期、过量服用。由于秋水仙为毒性药，主含秋水仙碱等，当出现无力、食欲减退、恶心、呕吐或腹胀、腹泻等不良反应时，应减少用量。服药期间应定期进行血常规、肝、肾功能检查。忌生冷、油腻之品。

【规格贮藏】①片：0.52g/片。②胶囊：0.3g/粒。密封，置阴凉干燥处。

附：瘀瘀互阻中成药特点比较

中成药名	功效		临床治疗主症	
	共同点	独有功效	相同主治	主治自身特点
肿痛安胶囊	化瘀祛痰、止痛	祛风散结、消肿止痛	痰瘀互阻证。症见关节肿痛、筋脉拘挛	病变关节红肿胀痛、屈伸不利
风湿二十五味丸		活血散瘀		关节屈伸不利、肢麻肿痛
通滞苏润江片（胶囊）		开通阻滞、消肿		关节肿痛、屈伸不利、晨僵

七、虚实夹杂

风湿液

【处方组成】桑寄生、牛膝、鹿角胶、鳖甲胶、羌活、独活、秦艽、防风、木瓜、当归、白芍、川芎、红花、白术、红曲、甘草。

【功能主治】补益肝肾、养血通络、祛风除湿。主治肝肾亏虚、风寒湿痹证。症见骨节疼痛、四肢麻木、屈伸不利、舌淡苔薄、脉沉细。

【现代药理】尚未检索到本成药相关的药理资料。

【临床应用】风湿性关节炎、类风湿关节炎、软组织损伤、肩周炎。临床以肢体、关节、肌肉、筋骨疼痛，或肢体麻木重着、屈伸不利、关节肿大为特征症状。

【用药特征】本成药长于补肝肾、通经络、祛痹痛。用药以温肾阳、强筋骨、祛风湿为主，兼以补血活血、健脾燥湿，具有扶正祛邪结合，以扶正为主，标本兼顾的特点，适用于痹证属于肝肾血亏、风寒湿邪者。

【用法用量】口服。一次10~15ml，一日2~3次。

【使用注意】儿童、孕妇、月经期妇女禁用。严重肝肾功能损害者慎用。乙醇过敏者禁用。湿热痹者慎用。宜饭后服用。严格按照用法用量服用。忌食生冷、油腻食物。

【不良反应】偶见胸闷、呼吸困难、面部出汗，或皮肤潮红、丘疹、瘙痒等过敏反应。

【规格贮藏】10ml/瓶；100ml/瓶；250ml/瓶；500ml/瓶。密封，置阴凉干燥处。

骨龙胶囊

【处方组成】狗腿骨、穿山龙。

【功能主治】散寒止痛、活血祛风、强筋壮骨。主治肝肾两虚、寒湿痹阻证。症见筋骨痿软无力、肢体腰膝冷痛、屈伸不利、腰膝酸软、下肢无力、舌淡苔薄、脉沉细。

【现代药理】具有抗炎、镇痛、调节免疫功能等作用。

【临床应用】风湿性关节炎、类风湿关节炎。临床以筋骨疼痛、痿软无力、肢体麻木重着、屈伸不利为特征症状。

【用药特征】本成药以甘温祛寒、苦温燥湿、强筋壮

骨为主，兼以活血通经、消肿止痛。用药散中有收，肝肾同治，标本兼顾，适用于痹证肝肾两虚，寒湿瘀阻者。

【用法用量】口服。一次4~6粒，一日3次。

【使用注意】孕妇慎用。湿热痹者慎用。忌食生冷、油腻食物。

【规格贮藏】0.5g/粒。密封。

天麻丸（片、胶囊）

【处方组成】天麻、羌活、独活、粉萆薢、盐杜仲、牛膝、附子（制）、地黄、玄参、当归。

【功能主治】祛风除湿、通络止痛、补益肝肾。主治风湿瘀阻、肝肾不足证。症见肢体拘挛、手足麻木、腰腿酸痛、关节屈伸不利、舌淡苔薄、脉沉紧。

【现代药理】尚未检索到本成药相关的药理资料。

【临床应用】风湿性关节炎、类风湿关节炎。临床以肢体挛痛、腰腿疼痛、手足麻木为特征症状。

【用药特征】本成药长于祛风通络、除湿止痛，兼能补益肝肾。用药辛散温通与苦温燥湿结合，标本兼顾，既祛风湿之标，又顾肝肾不足之本，适用于痹证风湿瘀阻、肝肾不足者。

【用法用量】①丸：口服。水蜜丸一次6克，大蜜丸一次1丸，一日2~3次。②片：口服。一次6片，一日2~3次。③胶囊：口服。一次6粒，一日2~3次。

【使用注意】孕妇、儿童禁用。湿热痹者慎用。宜饭后服用。不宜过量或过久服用。忌食生冷油腻食物。

【不良反应】偶见红色丘疹，伴瘙痒、眼睑浮肿等过敏反应。

【规格贮藏】①水蜜丸：0.2g/丸；大蜜丸：9g/丸。密封。②片：0.31g/片。密封。③胶囊：0.25g/粒。密封。

妙济丸

【处方组成】龟甲（制）、盐杜仲、续断、土茯苓、木瓜、苍术、茯苓、当归、酒白芍、川芎、乳香（制）、川牛膝（酒蒸）、盐小茴香、木香、丁香、母丁香、黑木耳（醋制）。

【功能主治】补益肝肾、祛湿通络、活血止痛。主治肝肾不足、风湿瘀阻证。症见骨节疼痛、腰膝酸软、肢体麻木拘挛、关节屈伸不利、遇寒疼痛加重、舌淡苔薄、脉沉紧。

【现代药理】尚未检索到本成药相关的药理资料。

【临床应用】风湿性关节炎、类风湿关节炎、骨性关节炎、腰肌劳损、颈椎病、坐骨神经痛。临床以关节疼痛、肿胀、腰膝酸软、肢体拘挛、屈伸不利为特征症状。

【用药特征】本成药长于补益肝肾、兼能祛风除湿、活血通络。用药气血兼顾、扶正祛邪并用，适用于痹证肝肾不足、风湿瘀阻者。

【用法用量】用黄酒送服。一次1～2丸，一日2次。

【使用注意】孕妇禁用。湿热痹慎用。感冒患者不宜使用。忌生冷食物。避风寒。

【规格贮藏】6g/丸。密封。

独活寄生合剂（丸、颗粒）

【处方组成】独活、桑寄生、防风、秦艽、桂枝、细辛、川牛膝、盐杜仲、当归、白芍、熟地黄、川芎、党参、茯苓、甘草。

【功能主治】养血舒筋、祛风除湿、补益肝肾。主治风寒湿痹阻、肝肾两亏、气血不足证。症见腰膝冷痛、痿软、关节屈伸不利，或麻木不仁、畏寒喜温、心悸气短、舌淡苔白、脉细弱。

【现代药理】具有抗炎、镇痛、改善微循环等作用。

【临床应用】风湿性关节炎、类风湿关节炎、坐骨神经痛、骨性关节炎、腰椎骨质增生、腰肌劳损、腰椎间盘突出症、强直性脊柱炎、颈椎病。临床以腰膝酸软而痛、关节屈伸不利、麻木不仁、腰部酸冷而痛、畏寒喜温为特征症状。

【用药特征】本成药长于祛风寒湿邪，兼能补益肝肾、补益气血。用药以祛风寒湿邪为主，辅以补肝肾、益气血之品，邪正兼顾，祛邪不伤正，扶正不留邪。同时寓"治风先治血，血行风自灭"之意，适用于痹证风寒湿痹阻、肝肾两亏、气血不足者。

【用法用量】①合剂：口服。一次15～20ml，一日3次。用时摇匀。②丸：口服。一次1丸，一日2次。③颗粒：开水冲服。一次1袋，一日3次。

【使用注意】孕妇禁用。热痹慎用。小儿、年老患者应在医师指导下使用。高血压、心脏病、肝病、糖尿病、肾病患者应在医师指导下使用。忌生冷、油腻食物。避风寒。

【不良反应】偶见脸部潮热、头晕、恶心呕吐、四肢麻木、两腿发软等。

【规格贮藏】①合剂：200ml/瓶。密封，置阴凉处。②丸：9g/丸。密封。③颗粒：5g/袋。密封。

尪痹颗粒（片、胶囊）

【处方组成】地黄、熟地黄、续断、淫羊藿、骨碎补、狗脊（制）、羊骨、附片（黑顺片）、独活、桂枝、防风、伸筋草、威灵仙、红花、皂角刺、知母、白芍。

【功能主治】补肝肾、强筋骨、祛风湿、通经络。主治肝肾不足、风湿阻络证。症见肌肉关节疼痛、局部肿大、僵硬畸形、屈伸不利、腰膝酸软、畏寒乏力、舌淡苔薄、脉沉紧。

【现代药理】具有抗炎、镇痛、改善肾功能的作用。

【临床应用】类风湿关节炎、强直性脊柱炎、骨关节病。临床以关节疼痛，或关节肿大变形，甚则关节强直、肌肉瘦削为特征症状。

【用药特征】本成药长于补肝肾、强筋骨，兼能祛风湿、通经络、化瘀血。用药扶正为主，兼顾祛邪，肝肾并治，气血阴阳并调，适用于痹证属于肝肾不足、风湿阻络者。

【用法用量】①颗粒：开水冲服。一次6克，一日3次。②片：口服。一次7～8片，一日3次。③胶囊：口服。一次5粒，一日3次。

【使用注意】孕妇禁用。湿热实证者慎用。禁与含藜芦的药物合用。宜饭后服用。不宜过量久服。忌食生冷食物。

【规格贮藏】①颗粒：6g/袋。密封。②片：0.25g/片。密封。③胶囊：0.55g/粒。密封。

天麻祛风补片

【处方组成】附片（黑顺片）（砂炒）、肉桂、盐杜仲、酒川牛膝、地黄、羌活、独活、天麻（姜汁制）、玄参、当归、茯苓。

【功能主治】温肾养肝、祛风止痛。主治肝肾亏损、风湿入络证。症见头晕耳鸣、关节疼痛、腰膝酸软、畏寒肢冷、手足麻木、舌淡苔薄、脉沉紧。

【现代药理】具有抗炎、镇痛、调节免疫功能等作用。

【临床应用】风湿性关节炎、类风湿关节炎、骨关节病。临床以四肢麻木、腰腿疼痛、头晕耳鸣、畏寒肢冷为特征症状。

【用药特征】本成药长于温肾助阳、散寒止痛，兼能补益肝肾、化痰祛风、活血化瘀、祛风除湿。用药以助阳扶正为主，具有寒热并用、祛邪扶正兼顾的特点。适用于痹证肝肾亏损、风湿入络者。

【用法用量】口服。一次6片，一日3次。

【使用注意】孕妇及感冒发热期间禁用。湿热痹病者慎用。保持情绪乐观，切忌生气恼怒。忌食生冷油腻食物。

【规格贮藏】0.35g/片。密封。

玄七通痹胶囊

【处方组成】拟黑多刺蚁、黄芪、重楼、老鹳草、千年健、三七。

【功能主治】滋补肝肾、活血化瘀、消肿止痛。主治肝肾不足、寒湿痹阻证。症见关节疼痛肿胀、屈伸不利、手足不温、四肢麻木、肩臂腰腿疼痛、舌淡苔薄、脉沉细。

【现代药理】尚未检索到本成药相关的药理资料。

【临床应用】类风湿关节炎、强直性脊柱炎。临床以关节疼痛肿胀、屈伸不利、手足不温、四肢麻木为特征症状。

【用药特征】本成药补益肝肾与祛风除湿并用，长于补益肝肾、化瘀通络止痛。用药扶正祛邪并施，气血并调，寒热并用，适用于痹证肝肾不足、风湿痹阻者。

【用法用量】口服。一次4粒，一日3次。8周为一疗程。

【使用注意】孕妇慎用。热痹者不适用。宜饭后服用。忌寒凉及油腻食物。

【不良反应】个别患者用药后出现胃部不适，偶见皮疹。

【规格贮藏】0.4g/粒。密封。

益肾蠲痹丸

【处方组成】熟地黄、生地黄、淫羊藿、骨碎补、当归、鸡血藤、延胡索、土鳖虫、炮山甲、寻骨风、老鹳草、徐长卿、虎杖、萆草、鹿衔草、全蝎、僵蚕（麸炒）、蜈蚣、广地龙（酒制）、蜂房（清炒）、乌梢蛇（酒制）。

【功能主治】温补肾阳、益肾壮督、搜风剔邪、蠲痹通络。主治肝肾亏虚、寒湿瘀阻证。症见手指晨僵、关节疼痛、红肿、屈伸不利、肌肉疼痛、瘦削或僵硬畸形、舌淡苔薄、脉沉紧。

【现代药理】尚未检索到本成药相关的药理资料。

【临床应用】类风湿关节炎、风湿性关节炎、强直性脊柱炎、骨性关节炎、腰颈椎骨质增生、肩周炎、腰痛、腰背肌筋膜炎、颈椎病、甲亢周期性麻痹。临床以关节肿痛甚至畸形，或腰背隐痛、反复发作、严重时活动受限、不能直立为特征症状。

【用药特征】本成药益肾养阴、温肾助阳，兼能活血通络、祛湿止痛。用药补虚治本为主，辅以通络祛湿治标，加入多种血肉有情的动物药增强搜风通络之功，适用于肝肾亏虚、虚实夹杂的顽痹者。

【用法用量】口服。一次8g，疼痛剧烈可加至12g，一日3次，饭后用温开水送下。

【使用注意】孕妇、婴幼儿、肾功能不全者禁用。儿童、老年人慎用。妇女月经期及经行量多者停用。过敏体质或湿热偏盛者慎用。对曾服用多种药物治疗的患者，在服用本品疼痛减轻后方可逐渐递减原服用药物，不可骤停。本品寻骨风含有马兜铃酸，长期服用患者应定期检查肾功能，如发现肾功能异常者应立即停用本品。忌生冷、油腻食物。

【不良反应】偶见皮肤瘙痒等过敏反应和口干、便秘、胃肠不适。

【规格贮藏】8g/丸。密闭，防潮。

金乌骨通胶囊

【处方组成】金毛狗脊、淫羊藿、威灵仙、乌梢蛇、土牛膝、木瓜、葛根、姜黄、补骨脂、土党参。

【功能主治】滋补肝肾、祛风除湿、活血通络。主治肝肾不足、风寒湿痹证。症见腰腿酸痛、肢体麻木、关节屈伸不利、舌淡苔薄、脉沉细。

【现代药理】尚未检索到本成药相关的药理资料。

【临床应用】骨质增生、骨质疏松、膝关节骨性关节炎、强直性脊柱炎。临床以腰腿酸痛、肢体麻木、屈伸不利为特征症状。

【用药特征】本成药长于祛风除湿、补益肝肾，兼能通络活血。用药攻补兼施，以温补肝肾为主，适用于痹证属于肝肾不足，风寒湿痹者。

【用法用量】口服。一次3粒，一日3次。

【使用注意】孕妇禁用。热痹患者不宜。宜饭后服用。忌寒凉及油腻食物。

【规格贮藏】0.35g/粒。密封。

七味通痹口服液

【处方组成】蚂蚁、青风藤、鸡血藤、鹿衔草、石楠藤、千年健、威灵仙。

【功能主治】补肾壮骨、祛风蠲痹。主治肝肾不足、风湿阻络证。症见关节疼痛肿胀、屈伸不利、腰膝酸软、晨僵、舌淡苔薄、脉沉紧。

【现代药理】尚未检索到本成药相关的药理资料。

【临床应用】类风湿关节炎、强直性脊柱炎、特发性腰痛等。临床以关节疼痛肿胀、屈伸不利、晨僵等为特征症状。

【用药特征】本成药长于祛风湿、止痹痛，兼能补肾壮骨。用药以通络舒筋活络为主，具有邪正兼顾、以祛邪为主的特点。适用于痹证肝肾不足，风湿阻络证。

【用法用量】口服。宜饭后服。一次1支，一日3次。

【使用注意】孕妇禁用。不宜长期过量服用。宜饭后服用。忌生冷、油腻食物。

【规格贮藏】10ml/支。密封，置阴凉处。

昆仙胶囊

【处方组成】昆明山海棠、淫羊藿、枸杞子、菟丝子。

【功能主治】补肾通络、祛风除湿。主治风湿痹阻兼肾虚证。症见关节肿胀疼痛、屈伸不利、晨僵、关节喜暖畏寒、关节压痛、腰膝酸软、舌淡苔白、脉沉细。

【现代药理】具有镇痛、抗炎、抗过敏、抑制大鼠佐剂性关节炎原发和继发病变等作用。

【临床应用】类风湿关节炎、强直性脊柱炎等。临床以关节肿胀疼痛、喜暖畏寒、晨僵、腰膝酸软为特征症状。

【用药特征】本成药祛风除湿、通络温肾。用药攻补兼施，以补为主，适用于痹证风湿痹阻兼肾虚者。

【用法用量】口服。一次2粒，一日3次，饭后服用。一般12周为一疗程。

【使用注意】孕妇、哺乳期妇女、肝肾功能不全或严重全身性疾病患者禁用。婴幼儿、青少年或生育年龄有生育要求者禁用。骨髓造血障碍者禁用。胃及十二指肠溃疡活动期或严重心律失常者禁用。严重贫血、白细胞、血小板低下者禁用。心功能不全者慎用。定期随诊、检查，复查血、尿常规、心电图和肝肾功能。服药期间禁饮烈酒。

【不良反应】少数患者可出现恶心、胃部不适、纳差、腹胀、胃痛、便秘、皮疹、色素沉着、口干。个别患者可出现肝功能轻度异常、白细胞减少。可能会引起少数女性患者月经紊乱（月经延迟、闭经）、男子精子减少。

【规格贮藏】0.3g/粒。密封。

痹祺胶囊

【处方组成】马钱子（调制粉）、党参、白术、茯苓、丹参、三七、川芎、牛膝、地龙、甘草。

【功能主治】益气养血、祛风除湿、活血止痛。主治气血不足、风湿瘀阻证。症见肌肉关节酸痛、关节肿大、僵硬变形或肌肉萎缩、气短乏力、舌淡苔白、脉沉细。

【现代药理】具有抗炎、镇痛及增加肢体血流量等作用。

【临床应用】风湿性关节炎、类风湿关节炎、腰肌劳损、软组织损伤、颈椎病、肩周炎、血栓性浅静脉炎等。临床以肌肉关节酸楚疼痛、僵硬变形，甚则肌肉挛缩、气短乏力为特征症状。

【用药特征】本成药长于补气养血、活血止痛，兼能散寒消肿、通络止痛。用药标本兼治，治本为主，适用于痹证属于气血不足，风湿瘀阻者。

【用法用量】口服。一次4粒，每日2～3次。

【使用注意】孕妇禁用。运动员慎用。本品含有马钱子，高血压、冠心病、肝肾功能不全、癫痫、破伤风、甲亢病人禁用。风湿热痹慎用。不可过服、久服。如出现中毒症状时，应立即停药并采取相应急救措施。忌生冷、油腻食物。避风寒。

【规格贮藏】0.3g/粒。密封。

通痹片（胶囊）

【处方组成】制马钱子、金钱白花蛇、蜈蚣、全蝎、地龙、僵蚕、乌梢蛇、麻黄、桂枝、附子、制川乌、桃仁、红花、没药（制）、延胡索（制）、穿山甲（制）、王不留行、牡丹皮、阴行草、大黄、鸡血藤、川牛膝、续断、羌活、独活、苍术（炒）、防风、天麻、薏苡仁、路路通、木瓜、伸筋草、人参、黄芪、白术（炒）、砂仁、当归、香附（酒制）、广木香、枳壳、朱砂。

【功能主治】祛风胜湿、活血通络、散寒止痛、调补气血。主治寒湿痹阻、瘀血阻络、气血两虚证。症见关节冷痛、屈伸不利、舌淡苔薄、脉弦紧。

【现代药理】尚未检索到本成药相关的药理资料。

【临床应用】风湿性关节炎、类风湿关节炎、骨关节炎。临床以关节冷痛或肿痛、屈伸不利、腰膝酸痛、得热减轻、得寒加重为特征症状。

【用药特征】本成药长于通络散结、止痛，兼能调补气血、活血胜湿。用药以通络散结为主，以治标为急，兼能调补气血以扶正，适用于痹证寒湿痹阻、瘀血阻络、气血两虚者。

【用法用量】①片：口服。一次2片，一日2～3次，饭后服用或遵医嘱。②胶囊：饭后口服。一次1粒，一日2～3次，或遵医嘱。

【使用注意】孕妇禁用。高血压病、心脏病、肝肾功能不全、癫痫、破伤风、甲亢病人禁用。热痹者慎用。不可过量、久服；如出现中毒症状时，应立即停药并采取相应急救措施。忌食生冷油腻食品。

【不良反应】可引起心悸伴唇舌麻木。

【规格贮藏】①片：0.3g/片。密封。②胶囊：0.31g/粒。密封。

祛风止痛片（丸、胶囊）

【处方组成】老鹳草、槲寄生、续断、威灵仙、独活、制草乌、红花。

【功能主治】祛风止痛、舒筋活血、强壮筋骨。主治风寒湿邪痹阻、肝肾亏虚证。症见关节疼痛、重着，或麻木、局部畏寒、遇阴寒天气疼痛加重、腰膝酸软、头晕、耳鸣、舌苔白、脉弦。

【现代药理】具有抗炎、镇痛、降低尿酸、抗骨关节炎、改善微循环等作用。

【临床应用】类风湿关节炎、骨关节炎、痛风。临床以关节疼痛重着、遇寒加重、腰膝酸软、头晕耳鸣为特征症状。

【用药特征】本成药以祛风湿，通经络，补肝肾，强筋骨为主，兼能活血化瘀。本药祛风湿与补肝肾并用，甘温并用，寒热兼施，适用于痹证属于风寒湿邪痹阻、肝肾亏虚者。

【用法用量】①片：口服。一次6片，一日2次。②丸：口服。一次2丸，一日2次。③胶囊：口服。一次6粒，一日2次。

【使用注意】孕妇禁用。风湿热者慎用。不可过量服用。忌食生冷食物。

【规格贮藏】①片：0.3g/片。密封。②丸：1.1g/丸。密封，置于阴凉处（不超过20℃）。③胶囊：0.3g/粒。密封。

阳和解凝膏

【处方组成】牛蒡草、凤仙透骨草、生川乌、桂枝、大黄、当归、生草乌、生附子、地龙、僵蚕、赤芍、白芷、白蔹、白及、川芎、续断、防风、荆芥、五灵脂、木香、香橼、陈皮、肉桂、乳香、没药、苏合香、人工麝香。

【功能主治】温阳化湿、消肿散结。主治脾肾阳虚、痰瘀互结证。症见关节肿胀疼痛、晨僵、屈伸不利，或阴疽，或瘰疬未溃、舌淡苔薄、脉沉紧。

【现代药理】尚未检索到本成药相关的药理资料。

【临床应用】风湿性关节炎、类风湿关节炎、肩关节周围炎、乳腺增生、淋巴结结核、胸壁结核硬结期、Ⅰ～Ⅱ度冻伤、骨与关节结核初期。临床以阴疽、寒湿痹痛、瘰疬为特征症状。

【用药特征】本成药以温阳散寒、祛风通络、消散结肿为主，兼以活血化瘀。用药辛温发散为主，兼以甘温补益，活血通阳。适用于痹证脾肾阳虚、痰瘀互结证。亦可用于阴疽，或瘰疬未溃。

【用法用量】外用。加温软化，贴于患处。

【使用注意】孕妇慎用。运动员慎用。忌生冷。

【规格贮藏】1.5g/张。密闭，置阴凉干燥处。

舒筋活络酒

【处方组成】羌活、独活、防风、木瓜、蚕沙、桑寄生、续断、川牛膝、当归、川芎、红花、白术、红曲、玉竹、甘草。

【功能主治】祛风除湿、活血通络、养阴生津。主治风湿阻络、血脉瘀阻兼有阴虚证。症见关节疼痛、屈伸不利、四肢麻木、舌淡苔白、脉沉细偏涩。

【现代药理】具有抗炎、解热、抗凝血、扩张外周血管等作用。

【临床应用】风湿性关节炎、类风湿关节炎、骨关节炎、坐骨神经痛。临床以关节肿痛、腰腿疼痛、四肢麻木为特征症状。

【用药特征】本成药长于祛除全身上下风寒湿，兼以舒筋活络、补益肝肾。用药以散寒除湿为主，辅以扶正养阴，具有内外兼顾的特点，适用于痹证风湿阻络、血脉瘀阻兼有阴虚者。

【用法用量】口服。一次20～30ml，一日2次。

【使用注意】孕妇禁用。对本品及酒精过敏者禁用，过敏体质者慎用。儿童、哺乳期妇女、年老体弱者应在医师指导下服用。宜饭后服用。感冒发热病人不宜服用。糖尿病患者及有高血压、心脏病、肝病、肾病等慢性病严重者应在医师指导下服用。服药后不得驾驶机、车、船、从事高空作业、机械作业及操作精密仪器。不宜长期服用。不宜进食生冷油腻食物。

【规格贮藏】250ml/瓶。密封，置阴凉处。

寄生追风酒

【处方组成】独活、白芍、槲寄生、熟地黄、杜仲（炒）、牛膝、秦艽、桂枝、防风、细辛、党参、甘草、当归、川芎、茯苓。

【功能主治】补肝肾、祛风湿、止痹痛。主治肝肾两亏、风寒湿痹证。症见腰膝冷痛、屈伸不利、腰膝酸软、遇寒加重、舌淡苔薄、脉沉弦。

【现代药理】尚未检索到本成药相关的药理资料。

【临床应用】风湿性关节炎、腰肌劳损、跌打损伤后期。临床以腰膝冷痛、屈伸不利、遇寒加重为特征症状。

【用药特征】本成药长于祛湿散寒，兼能补肾柔肝养血。用药以祛风湿、除痹痛为主，辅以补益肝肾，益气养血，活血通络，具有肝肾同治、气血并调、邪正兼顾的特点。适用于痹证属于肝肾两亏，风寒湿痹者。

【用法用量】口服。一次20～30ml，一日2～3次。

【使用注意】酒精过敏患者禁用。孕妇、儿童慎用。湿热痹阻、关节红肿热痛者不宜服用。忌生冷、油腻食物。

【规格贮藏】120ml/瓶。密封，置阴凉处。

三两半药酒

【处方组成】炙黄芪、当归、牛膝、防风。

【功能主治】益气活血、祛风通络。主治气血不和、风湿阻络证。症见关节疼痛、筋脉拘挛、屈伸不利、俯仰不利、腰痛隐隐、重着、转侧不利、舌暗苔薄白、脉沉或浮紧。

【现代药理】具有抗炎、镇痛、改善微循环、提高免疫功能等作用。

【临床应用】骨关节炎、坐骨神经痛、腰肌劳损。临床以关节疼痛、筋脉拘挛、腰痛隐隐、转侧不利为特征症状。

【用药特征】本成药以补益气血，通利血脉见长。用药甘温益气为主，辛温、甘温、苦平合用，适用于痹证气虚血瘀、感受风湿之邪、经脉痹阻者。

【用法用量】口服。一次30～60ml，一日3次。

【使用注意】孕妇和酒精过敏者禁用。肝阳上亢证、湿热痹者慎用。高血压患者慎服。忌食生冷食物。避风寒。

【规格贮藏】500ml/瓶。密封。置阴凉处（不超过20℃）。

附：虚实夹杂中成药特点比较

中成药名称	功效		临床治疗主症	
	共同点	独有功效	相同主治	主治自身特点
风湿液	祛风除湿，补益肝肾	养血通络	风湿瘀阻、气血不足证。症见关节肿痛、畸形、屈伸不利	骨节疼痛、四肢麻木
骨龙胶囊		活血止痛、散寒		筋骨痿软无力、肢体腰膝冷痛
天麻丸（片、胶囊）		通络止痛		肢体拘挛、手足麻木、腰腿酸痛
妙济丸		活血止痛		骨节疼痛、腰膝酸软、肢体麻木拘挛
独活寄生合剂（丸、颗粒）		养血舒筋		腰膝冷痛、屈伸不利
尪痹颗粒（片、胶囊）		通络、强筋骨		肌肉、关节疼痛肿大、僵硬畸形、畏寒乏力
天麻祛风补片		温补肝肾、散寒止痛		头晕耳鸣、关节疼痛、畏寒肢冷、手足麻木
玄七通痹胶囊		活血消肿止痛		关节疼痛肿胀、屈伸不利、手足不温、四肢麻木
益肾蠲痹丸		蠲痹通络		手指晨僵、关节疼痛红肿、肌肉瘦削或僵硬畸形
金乌骨通胶囊		活血通络		腰腿酸痛、肢体麻木
七味通痹口服液		祛风蠲痹		关节疼痛肿胀、屈伸不利、腰膝酸软、晨僵
昆仙胶囊		温阳通络		关节肿胀疼痛、屈伸不利、喜暖畏寒、晨僵
痹祺胶囊		养血止痛		肌肉关节酸楚疼痛、僵硬变形或挛缩
通痹片（胶囊）		散寒止痛、调补气血		关节冷痛、屈伸不利
祛风止痛片（丸、胶囊）		补肝肾、舒筋活血、壮筋骨		腰膝酸软、头晕、耳鸣、舌苔白、脉弦
阳和解凝膏		温阳消肿、散结		阴疽、瘰疬未溃、风寒痹痛
舒筋活络酒		通络、养阴生津		关节疼痛、屈伸不利、四肢麻木
寄生追风酒		止痹痛		腰膝冷痛、屈伸不利
三两半药酒		益气活血、通络		关节疼痛、筋脉拘挛、腰痛隐隐、转侧不利

八、虚痹

耆鹿逐痹口服液

【处方组成】人参、黄芪、鹿角、川芎、乳香（制）、补骨脂、（炒）秦艽、麦冬、泽泻、地黄、地骨皮、甘草。

【功能主治】益气养阴、补肾健骨、活血祛风。主治气阴两虚、肝肾不足证。症见关节肿痛、屈伸不利或畸形、气短乏力、腰膝酸软、午后潮热、自汗盗汗、舌淡苔薄白、脉沉弱。

【现代药理】具有抗炎、镇痛、增强免疫功能、改善微循环等作用。

【临床应用】风湿性关节炎、类风湿关节炎。临床以关节肿痛、屈伸不利、神疲乏力、手足心热、午后潮热、自汗盗汗为特征症状。

【用药特征】本成药长于补气扶正，兼能补肾养阴、活血祛湿。用药具有气阴双补，肝肾同调，正邪兼顾的特点。适用于痹证日久所致的气阴两虚、肝肾不足者。

【用法用量】口服。一次10ml，一日2次，小儿酌减，30天为一疗程，或遵医嘱。

【使用注意】孕妇禁用。热痹、实证者慎用。脾胃虚弱、呕吐泄泻、腹胀便溏、咳嗽痰多者慎用。宜饭前服。年老体弱、高血压、糖尿病者应在医师指导下服用，过敏体质者慎用。月经过多者不宜服用。服药期间，病变部位忌接触凉水，服药后若有口干现象，毋须停药。不宜喝茶和吃萝卜，不宜食生冷、油腻食物，不宜同时服用藜芦、五灵脂、皂荚或其制剂。

【不良反应】偶见口干。

【规格贮藏】10ml/支。密封。

九、寒热互结

寒热痹颗粒

【处方组成】附子、地龙、干姜、桂枝、防风、麻黄、知母、白芍、白术、甘草。

【功能主治】散寒清热、和营定痛。主治寒热互结、营卫不和证。症见肌肉关节疼痛、局部触之发热、但自觉怕冷畏寒，或触之不热但自觉发热、全身热象不显、舌淡苔白、脉沉滑。

【现代药理】具有抗炎、镇痛、促进血液循环等作用。

【临床应用】风湿性关节炎、类风湿关节炎。临床以肢体关节疼痛肿胀、屈伸不利、畏寒恶风、伴关节局部发热为特征症状。

【用药特征】本成药辛甘化阳、酸甘化阴，散寒清热的同时滋阴养血、调和营卫。用药以散寒为主，兼以清热，又散中有收、清中寓补，适用于痹证寒热互结，营卫失和者。

【用法用量】开水冲服。一次10g，一日3次。

【使用注意】孕妇禁用。湿热痹阻证慎用。运动员慎用。忌食辛辣、油腻食物。

【规格贮藏】10g/袋。密封。

通络开痹片

【处方组成】马钱子粉、全蝎、川牛膝、荆芥、防风、木瓜、当归、红花。

【功能主治】祛风通络、活血散结。主治寒热错杂、瘀血阻络证。症见关节疼痛、肿胀、屈伸不利、活动受限、遇寒疼痛加重、舌淡苔白、脉紧。

【现代药理】尚未检索到本成药相关的药理资料。

【临床应用】类风湿关节炎。临床以关节肿胀肿痛、畏寒恶风、屈伸不利、晨僵为特征症状。

【用药特征】本成药长于祛风通络活血，兼能清热止痛、祛风湿。用药以辛散苦温结合，祛风通络活血为主，适用于痹证寒热错杂、瘀血阻络证。

【用法用量】饭后服。一次3片，一日1次。60天为一疗程。

【使用注意】孕妇禁用。运动员慎用。高血压、心脏病、肝肾功能不全、癫痫、破伤风、甲亢病人禁用。风湿热痹者慎用。不可过量、久服。如出现中毒症状时，应立即停药并采取相应急救措施。饮食宜清淡，忌食海鲜类食品。

【不良反应】个别患者可发生头晕、舌麻、唇麻、口

干、胃部不适、便秘、肌肉抽动、阳强、皮疹、全身发紧等。

【规格贮藏】0.31g/片。密封。

风湿祛痛胶囊

【处方组成】川黄柏、苍术、威灵仙、鸡血藤、蜂房、乌梢蛇、金钱白花蛇、蕲蛇、红花、土鳖虫、乳香、没药、独活、全蝎、蜈蚣、地龙、羌活、桂枝。

【功能主治】燥湿祛风、活血化瘀、通络止痛。主治寒热错杂证。症见肌肉关节疼痛肿胀、关节活动受限、晨僵、局部发热、舌淡苔白、脉沉紧。

【现代药理】尚未检索到本成药相关的药理资料。

【临床应用】风湿性关节炎、类风湿关节炎。临床以肌肉关节疼痛肿胀、晨僵、局部发热等作为特征症状。

【用药特征】本成药长于祛风燥湿，通络止痛，兼能活血化瘀。用药苦寒清热，苦温燥湿，多有动物药以增强通络搜风的作用。适用于痹证之寒热错杂者。

【用法用量】口服。一次5粒，一日3次，餐后30分钟口服。风湿性关节炎4周一疗程。类风湿关节炎8周一疗程。

【使用注意】孕妇忌用。过敏性体质者慎用。

【规格贮藏】0.3g/粒。密封。

附：寒热互结中成药特点比较

中成药名称	功效		临床治疗主症	
	共同点	独有功效	相同主治	主治自身特点
寒热痹颗粒	散寒清热	和营止痛	风湿阻络、寒热互结证。症见关节疼痛、屈伸不利	肌肉关节疼痛发热、但自觉怕冷畏寒，或全身热象不显
通络开痹片		祛风通络、活血散结		关节疼痛、肿胀、畏寒恶风、屈伸不利
风湿祛痛胶囊		通络化瘀、祛风止痛		肌肉关节疼痛肿胀、活动受限、晨僵、局部发热

第三节 阴阳毒

抗狼疮散

【处方组成】紫草、牡丹皮、地黄、羚羊角、红参、黄芪（蜜炙）、防风、山茱萸、茯苓、泽泻、水牛角、土茯苓、北沙参、野菊花、大黄（酒制）、甘草（蜜炙）。

【功能主治】清热凉血、解毒散瘀、益气养阴。主治热毒瘀结、气阴两虚证。症见低热、五心烦热、红斑、神疲乏力、口干、肌肉或关节疼痛、自汗、苔白腻、脉弦紧。

【现代药理】具有抗炎等作用。

【临床应用】系统性红斑狼疮非急性期、失眠症等。临床以五心烦热、红斑、神疲乏力、口干、肌肉或关

节疼痛为特征症状。

【用药特征】本成药以清热凉血、解毒散结为主，兼以益气养阴、祛风除湿。用药苦寒与甘温、甘寒结合，适用于热毒瘀结、气阴两虚者。

【用法用量】口服。每次6g，每日1次，早饭后半小时温开水送服。

【使用注意】不可随意骤增骤减用药。在应用本品治疗期间，如出现病情波动应及时加用其他治疗措施。避免精神刺激，日晒，劳累，感冒和胃肠道感染。

【规格贮藏】6g/袋。密封。

狼疮丸

【处方组成】金银花、连翘、蒲公英、黄连、大黄（酒炒）、炒桃仁、红花、赤芍、丹参、生地黄、当归、浙贝母、玄参、蜈蚣（去头尾足）、蝉蜕、甘草。

【功能主治】清热解毒、凉血活血。主治热毒壅滞、气滞血瘀证。症见面部蝶形红斑或紫暗红色水肿性斑片、光过敏、脱发、外阴或口腔溃疡、皮肤紫癜或色素改变，伴有肌肉关节疼痛无力，或皮下结块，皮温不高，舌红苔黄、脉滑数。

【现代药理】尚未检索到本成药相关的药理资料。

【临床应用】系统性红斑狼疮。临床以面部蝶形红斑、盘状红斑、口腔、外阴反复出现溃疡为特征症状。

【用药特征】本成方长于清热解毒、凉血活血，兼能散结祛风。用药苦寒甘寒并举，解毒与活血兼顾，适用于热毒壅滞、气滞血瘀所致红蝴蝶疮、皮痹、肌痹、痰核等。

【用法用量】口服。一次5.4g，一日2次。系统性红斑狼疮急性期一次服用量加倍，一日3次。

【使用注意】孕妇禁用。寒湿证者不宜使用。红斑狼疮、皮肌炎、硬皮病、白塞综合征病情严重伴内脏损害者，须配合西药治疗，不宜单用。

【规格贮藏】30g/100粒。密封。

附：阴阳毒中成药特点比较

中成药名称	功效		临床治疗主症	
	共同点	独有功效	相同主治	主治自身特点
抗狼疮散	清热解毒、凉血活血	益气养阴	系统性红斑狼疮	痹证热毒瘀结、气阴两虚、五心烦热、神疲乏力、口干
狼疮丸		解毒活血		热毒壅滞、气滞血瘀所致红蝴蝶疮、皮痹、肌痹、痰核等

第四节　骨刺

骨刺消痛片

【处方组成】川乌（制）、草乌（制）、穿山龙、薏苡仁、红花、秦艽、白芷、粉萆薢、天南星（炙）、当归、徐长卿、甘草。

【功能主治】祛风止痛。主治风湿痹阻、瘀血阻络证。症见关节疼痛、局部畏寒、遇寒或活动后加重、得热痛减、休息后关节僵硬、关节屈伸不利、舌质淡红、舌苔薄白或腻、脉浮缓或濡缓。

【现代药理】具有镇痛、抗炎、镇静、抗骨质增生、改善血液循环等作用。

【临床应用】骨质增生、骨性关节炎、风湿性关节炎。临床以关节疼痛、局部畏寒、遇寒或活动后加重、得热痛减为特征症状。

【用药特征】本成药长于祛寒止痛，兼能祛风活血通络。用药辛温苦温并举，祛风除湿并重，适用于骨刺风湿痹阻、瘀血内停者。

【用法用量】口服。一次4片，一日2~3次。

【使用注意】孕妇禁用。湿热痹证禁用。不可过量服用。忌生冷食物。

【规格贮藏】0.35g/片。密封，置阴凉干燥处。

骨刺宁胶囊（片）

【处方组成】三七、土鳖虫。

【功能主治】活血化瘀、通络止痛。主治瘀阻脉络证。症见关节疼痛、肿胀麻木、活动受限。

【现代药理】具有抗炎、镇痛、改善微循环等作用。

【临床应用】颈椎病、腰椎骨质增生。临床以颈部、腰部关节疼痛、肿胀麻木、活动受限为特征症状。

【用药特征】本成药以两味药物制剂，长于活血破血、消肿止痛。用药具有行而不伤，补而不滞的特点，适用于瘀阻脉络所致的颈椎病或腰椎骨质增生者。

【用法用量】①胶囊：口服。一次4粒，一日3次，饭后服。②片：口服。一次4片，一日3次，饭后服。

【使用注意】孕妇禁用。有出血倾向者慎用。月经量多者慎用。关节局部红肿热痛者不宜使用。忌生冷食物。

【规格贮藏】①胶囊：0.3g/粒。密封。②片：0.3g/片。密封。

骨刺丸（片、胶囊）

【处方组成】制川乌、制草乌、制天南星、秦艽、白芷、当归、甘草、薏苡仁（炒）、穿山龙、绵萆薢、红花、徐长卿。

【功能主治】祛风止痛。主治风寒湿邪痹阻证。症见关节疼痛、沉重、屈伸不利、手足麻木、腰腿疼痛、舌淡苔白、脉弦。

【现代药理】尚未检索到本成药相关的药理资料。

【临床应用】骨质增生、风湿性关节炎、风湿痛。临床以关节疼痛、沉重、手足麻木为特征症状。

【用药特征】本成药以外散风寒，内逐寒湿，通络止痛为主，兼能舒筋活血，补益脾气。用药大辛大热，兼以苦寒，适用于骨刺风寒湿痹阻经络者。

【用法用量】①丸：口服。水蜜丸一次6g，大蜜丸一次1丸，一日2~3次。②片：饭后口服。一次3片，一日3次。③胶囊：一次3粒，一日3次。

【使用注意】运动员慎用。本品含马钱子碱、乌头碱，应严格在医生指导下服用，不得任意增加服用量，不宜长期连续服用。严重心脏病、高血压、肝肾疾病及孕妇忌服。

【规格贮藏】①水蜜丸：5g/100丸；20g/100丸。大蜜丸：9g/丸。②片：0.37g/片。③胶囊：0.35g/粒。

通络骨质宁膏

【处方组成】鲜桑枝、鲜槐枝、鲜榆枝、鲜柳枝、鲜桃枝、青风藤、红花、红土茯苓、生扯拢、生草乌、血竭、见血飞、海马、半夏、铁筷子、生天南星。

【功能主治】祛风除湿、活血化瘀。主治湿瘀互阻证。症见关节屈伸不利、疼痛肿胀、遇寒或夜间疼痛明显、舌淡苔腻、脉滑。

【现代药理】尚未检索到本成药相关的药理资料。

【临床应用】骨质增生、风湿性关节炎、类风湿关节炎。临床以关节肿痛、关节僵硬、肢体麻木、屈伸不利、偶有关节内磨擦音为特征症状。

【用药特征】本成药长于祛风利湿、解毒消肿，兼以活血温经。以多数树木枝条鲜药入药，其祛风除湿、通利关节作用较强。用药寒热并用、标本兼顾，适用于痹证骨刺、湿瘀互阻者。

【用法用量】外用。加温软化，贴于患处，每贴连续使用2~4天。

【使用注意】孕妇慎用。若使用后出现皮肤过敏或皮疹瘙痒，请立即停用。不宜长期连续使用。皮肤破损或伤口处不宜使用。忌生冷、油腻食物。

【规格贮藏】6g/张。密封，置阴凉处。

骨仙片

【处方组成】熟地黄、骨碎补、仙茅、菟丝子、枸杞子、女贞子、牛膝、黑豆、汉防己。

【功能主治】补益肝肾、强壮筋骨、通络止痛。主治肝肾不足证。症见腰膝关节疼痛、屈伸不利、手足麻木，或脚跟疼痛、劳累尤甚、舌淡苔薄、脉沉。

【现代药理】具有抗炎、镇痛、改善血液流变性、促进骨修复等作用。

【临床应用】骨质增生、腰肌劳损。临床以腰膝关节疼痛、骨节酸软，或脚跟疼痛、劳累尤甚为特征症状。

【用药特征】本成药长于补益肝肾、强筋壮骨、补益精血，兼能通络止痛。用药补肾益肝为主，具有阴阳并补的特点，适用于肝肾不足所致的骨刺。

【用法用量】口服。一次4~6片，一日3次。

【使用注意】孕妇慎用。感冒发热者慎用。忌食生冷食物。

【规格贮藏】0.32g/片。密封。

附：骨刺中成药特点比较

中成药名	功效		临床治疗主症	
	共同点	独有功效	相同主治	主治自身特点
骨刺消痛片	舒筋通络	祛风止痛	骨质增生、腰肌劳损	关节疼痛、局部畏寒、遇寒或活动后加重、得热痛减
骨刺宁胶囊（片）		活血化瘀		颈部、腰部关节疼痛、肿胀麻木、活动受限
骨刺丸（片、胶囊）		祛风止痛		关节疼痛、沉重
通络骨质宁膏		活血温经		关节肿痛、关节僵硬、肢体麻木、屈伸不利
骨仙片		阴阳并补		腰膝关节疼痛、骨节酸软，或脚跟疼痛、劳累尤甚

第二篇
妇科病症

第 1 章 月经病

第一节 月经不调

一、瘀血阻胞

鲜益母草胶囊

【处方组成】鲜益母草。

【功能主治】活血调经、清热凉血、缩宫止血。主治胞宫瘀血证。症见月经不调，或人流、药流、产后阴道不规则出血、血色暗红、有凝血块、月经紊乱、小腹刺痛不适、舌淡红、脉细偏数。

【现代药理】具有兴奋子宫平滑肌、增加子宫收缩频率、改善微循环、延长凝血时间、提高纤溶活性等作用。

【临床应用】人流、药流、产后阴道不规则出血、子宫复旧不全、月经紊乱等。临床以阴道不规则出血、血色暗红、小腹刺痛为特征症状。

【用药特征】本成药为鲜益母草一味药制成，可活血化瘀、祛瘀通经，兼以利尿消肿。用药简单，药性偏寒，适用于恶露不尽、月经不调等属于瘀血阻滞，兼有热象者。

【用法用量】口服。一次2~4粒，一日3次。

【使用注意】孕妇忌服。气血虚弱者慎服。忌食辛辣香燥食物。

【规格贮藏】0.4g/粒。密封。

益母草颗粒（片、膏、胶囊、软胶囊、口服液）

【处方组成】益母草。

【功能主治】活血调经、祛瘀生新。主治瘀血内阻证。症见月经量少、淋沥不尽、产后出血时间过长、小腹疼痛、经色紫暗、有血块、行经腹痛、块下痛减，或经期错后、舌紫暗或有瘀点、脉涩或弦涩。

【现代药理】具有促进子宫平滑肌收缩、镇痛、抗炎、止血、改善微循环等作用。

【临床应用】功能性月经不调、产后子宫复旧不全、经期延长等。临床以经行不利、淋沥不尽、量少痛经、有血块、舌紫暗为特征症状。

【用药特征】本成药药简而力专，长于活血调经，兼能祛瘀生新。适用于瘀血阻滞所致的月经不调、痛经、恶露不尽等轻症。

【用法用量】①颗粒：开水冲服。一次15g，一日2次。②片：口服。一次3~4片，一日2~3次。③膏：口服。一次10g，一日1~2次。④胶囊：口服。一次2~4粒，一日3次。⑤软胶囊：口服。一次1~2粒，一日3次。⑥口服液：口服。一次10~20ml，一日3次；或遵医嘱。

【使用注意】孕妇禁用。月经量多、月经先期者慎用，或在医师指导下使用。气血两虚者不宜。不可过服、久服。忌生冷食物。

【规格贮藏】①颗粒：15g/袋。密封。②片：0.25g/片。密封。③膏：125g/瓶。密封。④胶囊：0.36g/粒。密封，防潮。⑤软胶囊：0.5g/粒。密封。⑥口服液：10ml/支。密封。

通经甘露丸

【处方组成】当归、桃仁（去皮）、红花、三棱（麸炒）、莪术（醋炙）、牡丹皮、牛膝、大黄（酒炒）、干漆（煅）、肉桂（去粗皮）。

【功能主治】活血祛瘀、通经止痛。主治瘀血阻滞证。症见经前一二日或经期小腹疼痛、拒按，或伴胸胁、乳房作胀，或腹部包块，或经量少，或经行不畅、经色紫暗有块、血块排出后痛减、经净疼痛消失，或见癥瘕积块、舌紫暗或有瘀点、脉弦或弦滑。

【现代药理】具有镇痛、抗炎、抗肿瘤等作用。

【临床应用】原发性痛经、子宫肌瘤、卵巢肿瘤、盆腔炎症包块、子宫内膜异位症、子宫腺肌病。临床以经行腹痛拒按、有血块、舌紫暗有瘀点为特征症状。

【用药特征】本成药重在活血化瘀，通经止痛，兼能

散结消癥，并有较弱的补益肝肾作用。用药具有攻补兼施，以祛邪消癥为主的特点。适用于痛经、闭经等重证属于瘀血阻滞明显者。

【用法用量】温黄酒或温开水送服。一次6g，一日2次。

【使用注意】孕妇忌用。有外感时禁用。热结血瘀闭经、痛经、癥瘕者不宜。月经量多、月经先期者慎用。气血亏虚者慎用。不可久服。忌生冷食品。

【规格贮藏】6g/袋。密闭，防潮。

桂枝茯苓丸（片、胶囊）

【处方组成】桂枝、茯苓、牡丹皮、赤芍、桃仁。

【功能主治】活血、化瘀、消癥。主治瘀血内阻证。症见月经不调、痛经、崩漏、胎动不安、妇人小腹宿有包块、腹痛拒按、月经先后不定期、经量或多或少，或下血色晦暗而有瘀块，或妇女妊娠后漏下不止、胎动不安、舌质紫暗、脉沉涩。

【现代药理】具有改善血液流变性、抗血小板聚集、调节内分泌、抗炎、镇痛、抗肿瘤等作用。

【临床应用】功能性月经不调、闭经、原发性痛经、子宫内膜炎、附件炎、子宫肌瘤、卵巢囊肿。临床以经行腹痛、下血色黑晦暗、腹痛拒按为特征症状。

【用药特征】本成药长于活血化瘀，缓消癥块，兼能祛瘀生新、调和气血。用药具有寒温并调、缓消缓散的特点。适用于癥瘕、月经不调、胎漏等瘀血内阻者。

【用法用量】①蜜丸：口服。一次1粒，一日1～2次。②浓缩丸：口服。一次6粒，一日2次。③片：口服。一次3粒，一日3次，饭后服。④胶囊：口服。一次3粒，一日3次，饭后服。

【使用注意】孕妇慎用。经期或经后三天内停用。不宜与含藜芦的药物合用。调畅情志，保持心情舒畅。忌生冷、辛辣食物。

【不良反应】偶见服药后胃脘不适、隐痛。

【规格贮藏】①蜜丸：6g/粒。密封。②浓缩丸：0.22g/粒。密封。③片：0.32g/片。密封。④胶囊：0.31g/粒。密封。

脉血康胶囊（肠溶片）

【处方组成】水蛭。

【功能主治】破血逐瘀、通脉止痛。主治血瘀证。症见月经停闭、行经前后或月经期下腹疼痛、针刺状、皮肤干燥、肌肤甲错、口干不欲饮、舌淡紫、脉细涩。

【现代药理】具有改善血流动力学、抗血栓、降血脂、提高细胞免疫功能等作用。

【临床应用】继发性闭经、原发性痛经。临床以月经停闭、行经前后或月经期下腹疼痛、针刺状，口干不欲饮等为特征症状。

【用药特征】本成药为水蛭一味药制成，破血通经、逐瘀消癥力强。适用于血瘀所致的月事不潮、经行腹痛者。亦可用于中风、半身不遂、跌打损伤等属于血瘀证者。

【用法用量】①胶囊：口服。一次2～4粒，一日3次。②肠溶片：口服。一次2～4片，一日3次。

【使用注意】孕妇禁用。有出血倾向者慎用。忌生冷、辛辣食物。

【规格贮藏】①胶囊：0.25g/粒（相当于14个抗凝血酶活性单位）。密封，置阴凉（不超过20℃）干燥处。②肠溶片：0.35g/片。密封。

宫瘤清胶囊（片、颗粒）

【处方组成】熟大黄、土鳖虫、水蛭、桃仁、蒲黄、黄芩、枳实、牡蛎、地黄、白芍、甘草。

【功能主治】活血逐瘀、消癥破积。主治瘀血内停证。症见下腹部肿块、固定不移、小腹作胀隐痛、月经量多或经期延长、经色红或紫暗有块、经行不畅、舌紫苔有瘀点、脉细涩。

【现代药理】具有抗雌激素、抗炎、止血、增加免疫功能等作用。

【临床应用】经期延长、子宫肌瘤。临床以下腹部肿块、固定不移、经行不爽、经色暗紫为特征症状。

【用药特征】本成药长于活血化瘀、散结消癥，兼能养阴清热，凉血化瘀止血，具有消中有补，行中有止的特点。适用于经闭、月经不调、癥瘕等属于血瘀者。

【用法用量】①胶囊：口服。一次3粒，一日3次；或遵医嘱。②片：口服。一次3片，一日3次；或遵医嘱。③颗粒：口服。一次4g，一日3次，或遵医嘱。

第二篇

【使用注意】经期停服，孕妇禁用。有出血倾向者慎用。调畅情志。忌生冷、辛辣食物。

【规格贮藏】①胶囊：0.37g/粒。密封，防潮。②片：0.4g/片。密封，置阴凉干燥处（不超过20℃）。③颗粒：4g/袋。密封，防潮。

十一味能消丸

【处方组成】土木香、小叶莲、野姜、沙棘膏、诃子（去核）、蛇肉（麝香制）、大黄、方海、寒水石（煅）、硇砂、碱花。

【功能主治】化瘀行血、通经催产。主治气滞血瘀证。症见经闭、月经不调、难产、胎盘不下、产后瘀血腹痛、舌淡紫、脉沉涩。

【现代药理】具有增加子宫收缩、促使未剥离组织蜕膜排出等作用。

【临床应用】闭经、月经不调、难产。临床以闭经、经期延后、腹部刺痛、瘀血腹痛为特征症状。

【用药特征】本成药以化瘀行气，通经催产为主，用药具有攻中有补，补中有攻，攻邪不伤正，补益不留邪的特点。适用于经闭、月经不调、难产、胎盘不下等属于气滞血瘀者。

【用法用量】研碎后开水送服。一次1~2丸，一日2次。

【使用注意】孕妇忌服。不可过量久服。忌辛辣刺激食物。

【规格贮藏】1.5g/丸。密闭，防潮。

丹莪妇康煎膏（颗粒）

【处方组成】紫丹参、莪术、竹叶柴胡、三七、赤芍、当归、三棱、香附、延胡索、甘草。

【功能主治】活血化瘀、疏肝理气、调经止痛。主治瘀血阻滞证。症见月经不调、痛经、经期不适、癥瘕积聚、舌淡紫、脉弦涩。

【现代药理】具有抑制异位内膜增生、改善微循环、溶解纤维蛋白、调节免疫功能等作用。

【临床应用】月经不调、原发性痛经、子宫肌瘤、子宫内膜异位症。临床以腹部包块、腹部刺痛、月经不调、痛经为特征症状。

【用药特征】本成药以活血化瘀，软坚化积为主，兼能疏肝理气，调经止痛。用药具有气血并调、攻补兼施的特点。适用于月经不调、痛经、癥瘕积聚等属于瘀血阻滞或气滞血瘀者。

【用法用量】①煎膏：口服。一次10~15g（2~3勺），一日2次。自月经前10~15天开始，连服10~15天为一疗程，经期可不停药。单纯痛经、月经不调者，用量和服药时间可酌减；或遵医嘱。②颗粒：开水冲服。一次10g，一日2次。自月经前10天开始，连服10天为一疗程。

【使用注意】孕期禁用。糖尿病患者禁服。合并胃炎者宜饭后服用。煎膏加适量蜂蜜调服可改善口感。忌食生冷食物。

【规格贮藏】①煎膏：100g/瓶；150g/瓶。密封，置阴凉处。②颗粒：5g/袋。密封。

附：瘀血阻胞中成药特点比较

中成药名	功效		临床治疗主症		
	共同点	独有功效	相同主治	独有主治	主治自身特点
鲜益母草胶囊	活血调经	清热凉血，缩宫止血	胞宫瘀阻证。症见经行不畅、经色紫暗有块、血块排出后痛减、舌紫暗或有瘀点、脉弦或弦滑	胞宫瘀血证	药流后阴道出血、产后恶露不尽、小腹刺痛不适
益母草颗粒（片、膏、胶囊、软胶囊、口服液）		祛瘀生新			产后恶露不尽、痛经、淋沥不尽
通经甘露丸		通经止痛，散结消癥		瘀血阻滞兼肝肾阴虚证	经前一二日或经期小腹疼痛、拒按，或伴胸胁、乳房作胀，或腹部包块、痛经、闭经等

中成药名	功效		临床治疗主症		
	共同点	独有功效	相同主治	独有主治	主治自身特点
桂枝茯苓丸（片、胶囊）	活血调经	缓消癥块、清热凉血	胞宫瘀阻证。症见经行不畅、经色紫暗有块、血块排出后痛减、舌紫暗或有瘀点、脉弦或弦滑	瘀血内阻夹热证	痛经、崩漏、胎动不安、妇人小腹宿有包块、腹痛拒按，或妇女妊娠后漏下不止、口干不欲饮
脉血康胶囊（肠溶片）		破血逐瘀消癥，通脉止痛		血瘀证	闭经、皮肤干燥、肌肤甲错
宫瘤清胶囊（片、颗粒）		消癥破积，养血清热		瘀血内停、阴血亏虚证	下腹部肿块、固定不移、小腹作胀隐痛、经闭
十一味能消丸		行气化瘀、通经催产		气滞血瘀证	经闭、难产、胎盘不下、产后瘀血腹痛
丹莪妇康煎膏（颗粒）		疏肝理气、调经止痛、软坚化积		瘀血阻滞，肝郁气滞证	痛经、癥瘕积聚

二、气滞血瘀

调经活血片（胶囊）

【处方组成】当归、香附（制）、川芎、赤芍、泽兰、红花、丹参、乌药、木香、吴茱萸（甘草水制）、延胡索（醋制）、鸡血藤、熟地黄、菟丝子、白术。

【功能主治】调经活血、行气止痛。主治气滞血瘀兼血虚证。症见经行错后、经水量少、行经小腹胀痛、夹有血块、经色紫暗、块下痛减、舌暗淡或有瘀点、脉弦涩。

【现代药理】具有促进卵巢发育、抑制子宫平滑肌收缩、镇痛等作用。

【临床应用】功能性月经不调、原发性痛经。临床以经行错后、量少腹痛、有血块、舌暗淡有瘀点为特征症状。

【用药特征】本成药重在养血活血，兼能调经养血，行气止痛，并有较弱的补益肝肾之力。用药具有气血兼顾，攻补兼施，以补血为主的特点。适用于月经不调、痛经等属于气滞血瘀兼血虚者。

【用法用量】①片：口服。一次5片，一日3次。②胶囊：口服。一次5粒，一日3次。

【使用注意】孕妇禁用。气血不足导致的月经不调、痛经不宜使用。月经量多者慎用。不可过服、久服。保持良好心态，避免情绪刺激。忌食生冷食物。

【规格贮藏】①片：0.34g/片。密封。②胶囊：0.4g/粒。密封。

调经丸

【处方组成】香附（醋制）、益母草、当归、川芎、牡丹皮、没药（制）、延胡索（醋制）、艾叶（炭）、小茴香（盐炒）、吴茱萸（制）、阿胶、熟地、白芍（酒炒）、续断、白术（炒）、半夏（制）、陈皮、茯苓、麦冬、黄芩（酒炒）、甘草。

【功能主治】理气活血、调经止痛。主治气郁血滞证。症见月经延期、经期腹痛、经血量少，或有血块，或见经前乳胀、烦躁不安、崩漏带下、舌淡暗、苔白、脉弦。

【现代药理】具有抑制子宫收缩、镇痛、调节免疫功能等作用。

【临床应用】功能性月经不调、原发性痛经。临床以月经延期、经行腹痛、血少有块、烦躁不安为特征症状。

【用药特征】本成药长于活血养血，养血调经，理气疏肝、温中散寒，兼较弱健脾化痰、养阴生津、清热

燥湿之效。用药具有攻补兼施、寒温并调的特点。适用于月经不调、痛经属于气滞血瘀兼脾虚夹湿者。

【用法用量】口服。一次1丸，一日2次。

【使用注意】孕妇禁用。气血不足引起的月经失调、痛经不宜使用。月经先期者慎用。保持良好心态，避免情绪刺激。忌食辛辣油腻、生冷及不易消化的食物。

【规格贮藏】9g/丸。密封。阴凉处贮存（20℃以下）。

妇科得生丸

【处方组成】益母草、柴胡、木香、当归、白芍、羌活。

【功能主治】疏肝解郁、活血调经。主治气滞血瘀证。症见经行错后或提前、月经量少、色暗有块，或经前烦躁易怒、胸闷不舒、双乳胀痛、舌质暗、脉弦。

【现代药理】具有调节子宫平滑肌、镇痛、抗炎等作用。

【临床应用】功能性月经不调、经前期紧张综合征。临床以经期不定、量少有血块、乳胀、烦躁易怒、舌暗淡为特征症状。

【用药特征】本成药重在疏肝理气，养血解郁，兼能活血调经，并具有较弱升清散郁之效。用药具有气血并调，以理气为主的特点。适用于月经不调、痛经、闭经、胁痛、腹痛等属于气滞血瘀者。

【用法用量】口服。一次1丸，一日2次。

【使用注意】孕妇禁用。气血不足或寒凝血瘀引起的月经失调不宜使用。月经错后时，应注意早早孕，已孕者应停服。保持良好心态，避免情绪刺激。经期忌食生冷及刺激性食物。

【规格贮藏】9g/丸。密封。

得生丸

【处方组成】益母草、柴胡、木香、川芎、当归、白芍。

【功能主治】养血化瘀、疏肝调经。主治气滞血瘀证。症见月经量少有血块、经行后期或前后不定、经行小腹胀痛，或有癥瘕痞块、胸腹、两胁作胀，或经前乳房胀痛、烦躁易怒、胸闷、喜叹息、经行浮肿、舌暗淡、脉弦涩。

【现代药理】具有兴奋子宫、降低血液黏稠度、抗炎等作用。

【临床应用】功能性月经不调、原发性痛经、产后子宫复旧不全。临床以经期不定、量少有块、小腹胀痛或隐痛、胁胀、舌暗淡为特征症状。

【用药特征】本成药长于疏肝养血、活血调经。其活血、理气、养血之功较为均衡。用药具有气血并调，力量均衡的特点。适用于月经不调、痛经、产后恶露不尽等气滞血瘀轻证。

【用法用量】口服。一次1丸，一日2次。

【使用注意】孕妇忌用。气血不足或寒凝血瘀者慎用。保持良好心情，避免情绪刺激。忌食辛辣、生冷、油腻食物。

【规格贮藏】9g/丸。密封。

复方益母口服液

【处方组成】益母草、当归、川芎、木香。

【功能主治】活血行气、化瘀止痛。主治气滞血瘀证。症见月经期小腹胀痛拒按、经行不畅、血色紫暗成块、血块下后痛减、乳房胀痛、腰部酸痛，或头晕眼花、心悸、少寐、舌暗红或有瘀点、脉沉涩或沉弦。

【现代药理】具有调节子宫平滑肌收缩、镇痛等作用。

【临床应用】功能性月经不调、原发性痛经、产后子宫复旧不全、经行浮肿。临床以月经期小腹胀痛拒按、经期延后、经血色紫暗成块、乳房胀痛为特征症状。

【用药特征】本成药长于活血行气、化瘀止痛，兼能利水。用药具有气血兼顾的特点。适用于以瘀阻为甚的月经不调或痛经属气滞血瘀者。

【用法用量】口服。一次20ml，一日2次。连服7天。从月经前2天开始。

【使用注意】孕妇忌用。月经量多者慎用。寒凝血瘀、气虚血瘀、气血亏虚者慎用。如有生育要求（未避孕）宜经行当日开始服药。保持良好心态，避免情绪刺激。不宜洗凉水澡。忌食辛凉、油腻食品。

【规格贮藏】10ml/支。密封。

气血和胶囊

【处方组成】当归、赤芍、川芎、桃仁、红花、桔梗、

牛膝、枳壳、柴胡、香附、乌药、丹参、延胡索、升麻、甘草。

【功能主治】疏肝理气、活血止痛。主治肝郁血瘀证。症见月经过少、经期后错、行经不畅、经色暗红有血块、小腹或少腹疼痛、经前乳房胀痛，或伴有黄褐斑、舌暗脉弦。

【现代药理】具有调节子宫功能、镇痛、抗炎等作用。

【临床应用】功能性月经不调、原发性痛经、卵巢囊肿、子宫肌瘤、子宫腺肌病。临床以经期延后、量少不畅、有血块、乳房胀痛、舌淡暗为特征症状。

【用药特征】本成药长于行气活血止痛，兼有较弱的升阳举陷之效。用药具有气血并调、升降兼施的特点。适用于月经不调、痛经、闭经、乳房胀痛有块等属于气滞血瘀者。

【用法用量】口服。一次4粒，一日3次。

【使用注意】孕妇禁用。感冒时不宜服用。月经过多者不宜服用。月经先期、体质虚弱者慎用。忌食辛辣、生冷食物。

【规格贮藏】0.4g/粒。密封。

调经姊妹丸

【处方组成】桃仁霜、红花、莪术、青皮、当归、丹参、香附（醋炙）、五灵脂、肉桂、大黄。

【功能主治】活血调经、逐瘀生新。主治气滞血瘀证。症见行经腹痛，或月经衍期、经血不畅、量少色暗有块、胸胁乳房胀痛、心烦易怒、喜叹息、舌质红、舌边有瘀斑、脉涩。

【现代药理】具有调节子宫平滑肌运动、镇痛、扩血管、改善微循环、抗炎、止血等作用。

【临床应用】功能性月经不调、原发性痛经、子宫肌瘤、子宫腺肌病、子宫内膜异位症、卵巢囊肿、乳腺增生等。临床以经行腹痛拒按、量少有血块、胁胀、心烦叹息、舌暗有瘀斑、瘀点为特征症状。

【用药特征】本成药长于活血逐瘀，兼能疏肝理气。用药具有消补兼施、缓消癥积、祛瘀生新的特点。适用于月经不调、痛经等血瘀显著兼有气滞者。

【用法用量】口服。一次30丸，一日2次。

【使用注意】孕妇忌服。月经过多者慎用。不宜与含有人参的制剂合用。体质虚弱、腹泻者慎用。不可过

服、久服。忌食寒凉、生冷食物。

【规格贮藏】3.2g/30丸。密封，防潮。

坤宁颗粒（口服液）

【处方组成】益母草、当归、赤芍、丹参、郁金、牛膝、枳壳、木香、荆芥、干姜、茜草。

【功能主治】活血行气、止血调经。主治气滞血瘀证。症见妇女月经过多、经期延长、舌淡紫、脉细弦。

【现代药理】具有缩短出血和凝血时间、抑制纤溶过程、改善血液流变性、增加子宫血流量、升高血清雌二醇和孕酮水平等作用。

【临床应用】月经过多、经期延长。临床以月经过多、经期延长、淋沥不尽为特征症状。

【用药特征】本成药以活血行气，止血调经为主，使瘀血得去，新血得生，气血运行通畅。用药具有气血兼顾、活血止血并用的特点。适用于气滞血瘀所致的月经量多或经期延长者。

【用法用量】①颗粒：经期或阴道出血期间服用。口服。一次15g，一日3次。②口服液：经期或阴道出血期间服用。口服。一次20ml，一日3次。

【使用注意】妊娠、肿瘤、血液病所致出血、急性大出血患者慎用。忌辛辣、生冷食物。

【不良反应】可有恶心、呕吐、胃部不适等反应。

【规格贮藏】①颗粒：15g/袋。密封，置阴凉处。②口服液：10ml/支。密封，置阴凉处（不超过20℃）。

宫瘤宁胶囊（片、颗粒）

【处方组成】海藻、三棱、蛇莓、石见穿、半枝莲、拳参、党参、山药、谷芽、甘草。

【功能主治】软坚散结、活血化瘀、扶正固本。主治气滞血瘀证。症见经期延长、经量过多、经色紫暗有块、小腹或乳房胀痛、舌淡紫苔薄、脉细涩。

【现代药理】具有提高免疫功能、改善子宫微循环碍、抗肉芽组织增生、止血等作用。

【临床应用】子宫肌瘤（肌壁间、浆膜下）、子宫内膜异位症、子宫腺肌病。临床以腹部包块、经期延长、经量过多、经色紫暗为特征症状。

【用药特征】本成药以软坚散结，活血化瘀为主，兼可健脾扶正固本。用药具有邪正兼顾、气血兼顾的特

点。适用于癥瘕属于气滞血瘀兼有轻微气虚者。

【用法用量】①胶囊：口服。一次4粒，一日3次，3个月经周期为一个疗程。②颗粒：口服。一次1袋，一日3次，3个月经周期为一个疗程。③片：口服。一次6片，一日3次，3个月经周期为一个疗程。

【使用注意】孕妇忌服。经期停药。忌生冷、辛辣食物。

【不良反应】服药初期偶见胃脘不适。

【规格贮藏】①胶囊：0.45g/粒。密封。②颗粒：4g/袋。密封。③片：0.3g/片。密封。

宫瘤消胶囊

【处方组成】牡蛎、香附（制）、土鳖虫、三棱、莪术、白花蛇舌草、仙鹤草、牡丹皮、党参、白术、吴茱萸。

【功能主治】活血化瘀、软坚散结。主治气滞血瘀证。

症见月经量多、夹有大小血块、经期延长，或有腹痛、舌暗红，或边有紫点、瘀斑、脉细弦或细涩。

【现代药理】具有改善子宫微循环、调整体内激素水平、提高免疫功能、抑制血小板聚集等作用。

【临床应用】子宫肌瘤（肌壁间、浆膜下）、子宫内膜异位症、子宫腺肌病。临床以腹部包块、经期延长、经量过多为特征症状。

【用药特征】本成药以软坚散结，活血化瘀为主，兼能健脾益气。用药具有化瘀不动血，清热解毒不留瘀，瘀祛而不伤正的特点。适用于癥瘕属于气滞血瘀者。

【用法用量】口服。一次3～4粒，一日3次，1个月经周期为一疗程，连续服用3个疗程。

【使用注意】孕妇忌服。经期停服。忌生冷、油腻食物。

【规格贮藏】0.5g/粒。密封。

附：气滞血瘀中成药特点比较

中成药名	功效		临床治疗主症		
	共同点	独有功效	相同主治	独有主治	主治自身特点
调经活血片（胶囊）	行气活血调经	调经止痛、补益肝肾	气滞血瘀证。症见经行错后、行经小腹胀痛、夹有血块、经色紫暗、块下痛减、舌暗或有瘀点、脉弦涩	气滞血瘀兼有血虚证	经水量少、腹痛、痛经
调经丸		理气疏肝、温中散寒		气郁血瘀兼脾虚痰湿内盛证	月经延期、经期腹痛、经血量少有块，或经前乳胀、烦躁不安、崩漏带下
妇科得生丸		疏肝理气散郁		气滞血瘀证	经行错后或提前、月经量少，或经前烦躁易怒、胸闷不舒、双乳胀痛、闭经、胁痛、腹痛等
得生丸		养血化瘀、疏肝理气		气滞血瘀兼虚证（无明显偏重）	经行小腹胀痛，或有癥瘕痞块、胸腹、两胁作胀，或经前乳房胀痛，烦躁易怒，喜叹息，经行浮肿，产后恶露不净
复方益母口服液		化瘀止痛		气滞血瘀，水湿内盛证	头晕眼花、心悸、少寐、痛经、经行浮肿
气血和胶囊		行气止痛、升阳举陷		肝郁血瘀	月经过少、经期错后、少腹或小腹疼痛、经前乳胀、伴有黄褐斑
调经姊妹丸		活血调经、逐瘀生新、缓消癥积		气滞血瘀兼癥积内生	经行不畅、腹痛有块、胸胁乳房胀痛、心烦易怒、喜叹息

续表

中成药名	功效		临床治疗主症		
	共同点	独有功效	相同主治	独有主治	主治自身特点
坤宁颗粒（口服液）	行气活血调经	活血止血	气滞血瘀证。症见经行错后、行经小腹胀痛、夹有血块、经色紫暗、块下痛减、舌暗或有瘀点、脉弦涩	气滞血瘀所致出血	月经过多、经期延长、淋沥不尽
宫瘤宁胶囊（片、颗粒）		软坚散结、扶正固本		气滞血瘀兼气虚	经期延长、经量过多、经色紫暗有块
宫瘤消胶囊		软坚散结、健脾益气		气滞血瘀兼脾气虚	月经量多、夹有大小血块、经期延长、舌暗经黑

三、肝郁血虚

香附丸

【处方组成】香附（醋制）、当归、白芍（炒）、熟地黄、白术（炒）、川芎、陈皮、砂仁、黄芩。

【功能主治】疏肝健脾、养血调经。主治肝郁血虚证。症见经行先后不定期、经量或多或少、有血块、经期胸闷心烦、双乳胀痛、食欲不振、经行后诸症减轻、舌质偏红、脉弦或弦数。

【现代药理】具有改善血液流变学、镇痛、止血等作用。

【临床应用】功能性月经不调、经前期紧张综合征。临床则以经期不定、有血块、乳胀、胸闷心烦、舌淡为特征症状。

【用药特征】本成药长于养血调经，疏肝解郁，兼能益气健脾，滋阴清热。用药具有肝脾同调、气血兼顾的特点。适用于月经不调肝郁血虚脾弱，兼有热象，尤以血虚为主者。

【用法用量】用黄酒或温开水送服。一次9~13g，一日2次。

【使用注意】孕妇禁用。气血不足或肾虚不足者慎用。保持心情舒畅。忌食辛辣刺激、油腻食物。

【规格贮藏】6g/100粒。密封。

妇科调经片（胶囊、颗粒、滴丸）

【处方组成】当归、香附（醋炙）、白术（麸炒）、白芍、熟地黄、延胡索（醋炙）、川芎、赤芍、大枣、甘草。

【功能主治】养血柔肝、理气调经。主治肝郁血虚证。症见月经先后不定期、量或多或少、或有血块、或色暗红、或经行不畅、小腹隐痛、胸闷不舒、经前乳胀、头晕心悸、食欲不振、舌淡红、苔薄白、脉细弦。

【现代药理】具有抑制子宫收缩、促进造血功能、止血、镇痛等作用。

【临床应用】功能性月经不调、原发性痛经。临床以经期不定、有血块、小腹隐痛、经前乳胀、舌淡红、苔薄白为特征症状。

【用药特征】本成药长于养血活血，健脾理气，兼能柔肝止痛。用药具有肝脾同调、攻补兼施的特点。适用于月经不调、痛经等肝郁血虚兼有瘀血者。

【用法用量】①片：口服。一次4片，一日4次。②胶囊：口服。一次3~4粒，一日3~4次。③颗粒：口服。一次14g，一日3次。④滴丸：口服。一次2粒，一日3次。

【使用注意】孕妇禁用。血虚所致月经不调、月经过多者慎用。颗粒剂糖尿病患者慎用。忌食生冷、油腻之品。

【规格贮藏】①片：0.3g/片。密封。②胶囊：0.3g/粒；0.45g/粒，密封。③颗粒：14g/袋，密封。④滴丸：60mg/粒。密封。

妇科十味片

【处方组成】香附（醋炙）、川芎、当归、延胡索（醋炙）、白术、甘草、红枣、白芍、赤芍、熟地黄、碳酸钙。

【功能主治】养血疏肝、调经止痛。主治血虚肝郁证。症见行经后错、经水量少、有血块、行经小腹疼痛、血块排出痛减、经前双乳胀痛、烦躁、食欲不振、舌淡紫苔薄、脉弦。

【现代药理】具有抑制子宫收缩、促进造血功能、止血、镇痛等作用。

【临床应用】月经不调、原发性痛经。临床以行经后错、经水量少、行经小腹疼痛、经前双乳胀痛、烦躁为特征症状。

【用药特征】本成药长于养血活血，柔肝止痛。用药具有肝脾同调、攻补兼施的特点。适用于月经不调、痛经、月经前后诸症等肝郁血虚兼有瘀血者。

【用法用量】①片：口服。一次4片，一日3次。②胶囊：口服。一次4粒，一日3次。

【使用注意】孕妇忌服。高钙血症、高尿酸血症、含钙肾结石或有肾结石病史者禁用。服用洋地黄类药物期间禁用。心肾功能不全者慎用。感冒发热病人不宜服用。忌辛辣、生冷食物。

【不良反应】偶见嗳气、便秘。

【规格贮藏】①片：0.3g/片。密封，置阴凉干燥处。②胶囊：0.3g/片。密封，置阴凉干燥处。

妇科养坤丸

【处方组成】熟地黄、甘草、地黄、川芎（酒制）、当归（酒蒸）、延胡索（酒醋制）、黄芩（酒制）、郁金、木香、杜仲（盐制）、香附（酒醋制）、白芍（酒炒）、蔓荆子（酒蒸）、砂仁。

【功能主治】疏肝理气、养血活血。主治血虚肝郁证。症见月经先后不定期、量或多或少，或有血块，或色暗红，或经期头痛、经行不畅、小腹隐痛、胸闷不舒、舌淡苔薄、脉虚弦。

【现代药理】具有促进骨髓间充质干细胞对子宫内膜的修复等作用。

【临床应用】月经不调、原发性痛经、经期头痛。临床以经期不定、经期头痛、小腹隐痛、乳胀、胸闷不舒为特征症状。

【用药特征】本成药长于疏肝理气，养血活血。兼能柔肝止痛。用药具有甘温补益，兼以辛香行气，肝脾肾同治的特点。适用于血虚肝郁所致的月经不调、痛经、经期头痛者。

【用法用量】①水蜜丸：口服。一次7.5g，一日2次。②蜜丸：口服。一次1丸，一日2次。

【使用注意】月经过多者不宜。感冒时不宜。忌食寒凉、生冷食物。

【规格贮藏】①水蜜丸：10g/100丸；7.5g/30丸。密封，防潮。②蜜丸：11.3g/丸。密封。

附：肝郁血虚中成药特点比较

中成药名	功效		临床治疗主症		
	共同点	独有功效	相同主治	独有主治	主治自身特点
香附丸	疏肝养血调经	益气健脾、滋阴清热	肝郁血虚证。症见经行前后不定期、经量或多或少、有血块、经期胸闷心烦、双乳胀痛	肝郁血虚脾弱兼有热象	食欲不振、舌质偏红
妇科调经片		养血柔肝、健脾理气		肝郁血虚兼血瘀	头晕心悸、食欲不振
妇科十味片		柔肝止痛、肝脾同调		血虚肝郁	食欲不振
妇科养坤丸		活血柔肝		血虚肝郁、肝脾肾同治	经期头痛、经行不畅、小腹隐痛

四、阴虚血热

安坤颗粒

【处方组成】牡丹皮、栀子、当归、白芍、墨旱莲、女贞子、白术、茯苓、益母草。

【功能主治】滋阴清热、养血调经。主治阴虚血热证。症见月经期提前、经水量较多、行经天数延长、经色红质稀、腰膝酸软、五心烦热、口干喜饮、舌红少苔、脉细数。

【现代药理】具有改善盆腔血液动力学等作用。

【临床应用】功能失调性子宫出血、放节育环后出血、药流或诊刮后异常出血。临床以经期提前、量多、色红质稀、五心烦热、舌红少苔为特征症状。

【用药特征】本成药长于滋阴清热，养血活血，兼能健脾益气。用药具有气阴兼顾、肝脾肾同治的特点。适用于崩漏属于阴血亏虚，血热妄行者。

【用法用量】开水冲服。一次10g，一日2次。

【使用注意】孕妇禁用。糖尿病患者禁服。脾胃虚寒者忌用。不可过服、久服。饮食宜清淡易消化，忌食辛辣刺激之品。

【规格贮藏】10g/袋。密封。

参茜固经颗粒

【处方组成】党参、地黄、白术（麸炒）、白芍（麸炒）、女贞子（制）、墨旱莲、茜草、槐米、大蓟、小蓟、蒲黄、山楂。

【功能主治】益气养阴、滋肝健脾、和血固经。主治气阴两虚、瘀血阻滞证。症见月经提前、经血量多、色红有块、经水淋沥不尽、神疲肢倦、气短懒言、手足心热、口干喜饮、面色少华、脉细弱或弦细。

【现代药理】具有收缩子宫平滑肌、止血等作用。

【临床应用】功能性月经不调、功能失调性子宫出血、放环后出血、诊刮后出血。临床以月经提前、经血量多、色红有块、神疲气短、手足心热为特征症状。

【用药特征】本成药长于益气养血，滋阴活血，兼能清热凉血，尤其长于凉血止血。适用于崩漏属于气阴两虚，热迫血行或兼有瘀血者。

【用法用量】温开水冲服。一次16g，一日2次。经前一周开始服用，至经净为止。

【使用注意】孕妇禁用。脾胃虚寒者忌用。寒凝血瘀、血虚者忌用。反复异常子宫出血者需排除子宫内膜病变后使用。清淡饮食，忌食辛辣、油腻之品。

【不良反应】个别患者偶见服药后胃部不适感。

【规格贮藏】8g/袋。密封。

宫宁颗粒

【处方组成】茜草、蒲黄、三七、地榆、黄芩、地黄、仙鹤草、海螵蛸、党参、白芍、甘草。

【功能主治】化瘀清热、固经止血。主治瘀血化热证。症见月经量多、经期延长、色暗红、有大小血瘀块、舌紫苔薄、脉弦。

【现代药理】具有止血、拮抗缩宫素所致子宫平滑肌收缩、镇痛、抗炎、改善微循环、抗血栓等作用。

【临床应用】放环后出血。临床以经期延长、月经量多、经色暗红为特征症状。

【用药特征】本成药以清热化瘀、收敛止血为主，兼以滋阴清热，凉血止血。用药具有化瘀不伤血，止血不留瘀的特点。适用于阴虚血瘀化热所致的月经量多、经期延长者。

【用法用量】口服。一次1袋，一日3次，连服7天。

【使用注意】月经过多者于经前2天或来经时开始服药，经期延长者于经期第3天开始服药。忌生冷、辛辣食物。

【规格贮藏】10g/袋。密封，防潮。

附：阴虚血热中成药特点比较

中成药名	功效		临床治疗主症		
	共同点	独有功效	相同主治	独有主治	主治自身特点
安坤颗粒	滋阴清热	养血调经、健脾益气	阴虚瘀热证。症见月经期提前、经水量较多、行经天数延长、经色红质稀、五心烦热、口干喜饮、舌红少苔、脉细数	阴血亏虚、血热妄行	腰膝酸软、五心烦热、口干喜饮
参茜固经颗粒		滋肝健脾、清热凉血、和血固经		气阴两虚、血热妄行、瘀血阻滞	经血量多、色红有块、神疲肢倦、气短懒言、面色少华
宫宁颗粒		固经止血、补益气血		瘀血化热证	经色暗红、有大小血瘀块

五、气血两虚

当归丸（浓缩丸）

【处方组成】黄芪（蜜炙）、当归。

【功能主治】益气养血、调经止痛。主治气血两虚证。症见月经提前、经水量多、色淡质稀、行经腹痛、面色无华、肢体乏力、舌淡、苔薄、脉虚弱。

【现代药理】具有促进造血、调节免疫功能、抗血栓等作用。

【临床应用】功能失调性子宫出血、原发性痛经、妇科术后调理、贫血。临床以经血色淡质稀、肢体乏力、舌淡苔薄为特征症状。

【用药特征】本成药长于补气生血，调经止痛。具有补气生血、气血双补的特点。适用于月经不调、痛经等气血两虚轻证者。

【用法用量】①小蜜丸：口服。一次9g，一日2次。②浓缩丸：口服。一次10~20丸，一日2次。

【使用注意】阴虚内热、气滞血瘀者慎用。月经提前量多，色深红者不宜服用。经前或经期腹痛拒按，伴乳胁胀痛者不宜选用。忌食辛辣刺激、生冷食物。

【规格贮藏】①小蜜丸：9g/袋。密封。②浓缩丸：0.25g/丸。密封。

八珍益母丸（胶囊、片）

【处方组成】益母草、熟地黄、当归、白芍（酒炒）、川芎、党参、白术（炒）、茯苓、甘草。

【功能主治】益气养血、活血调经。主治气血两虚兼血瘀证。症见月经周期错后、行经量少、淋沥不尽、精神不振、肢体乏力、面色无华、舌淡苔白、脉缓弱。

【现代药理】具有雌激素样作用、有调节子宫平滑肌收缩和促进造血功能等作用。

【临床应用】功能性月经不调、人流或药流后出血、原发性痛经。临床以经期延后、量少、乏力、舌淡苔白为特征症状。

【用药特征】本成药长于益气养血调经，为平补气血调经的常用制剂。用药具有补中有调、补中有行的特点。适用于气血两虚兼血瘀所致的月经不调、痛经、闭经者。

【用法用量】①丸：口服。水蜜丸一次6g，小蜜丸一次9g，大蜜丸一次1丸，一日2次。②胶囊：口服。一次3粒，一日3次。③片剂：口服。一次3粒，一日3次。

【使用注意】孕妇、月经过多者禁用。糖尿病患者禁服。肝肾不足，阴虚者慎用。感冒时不宜用。舌苔厚腻者慎用。忌辛辣、生冷、油腻食物。

【不良反应】偶见四肢、口唇、颈部出现大小不等的紫红色斑疹及水疱等超敏反应，局部轻度瘙痒，稍有全身不适。

【规格贮藏】①丸：1g/10丸。阴凉处贮存（20℃以下）。②胶囊：0.28g/粒。密封。③片：0.35g/片。密封。

参茸白凤丸

【处方组成】人参、熟地黄、鹿茸（酒制）、黄芪（酒制）、党参（炙）、白术（制）、当归（酒蒸）、白芍（酒炙）、川芎（酒制）、胡芦巴（盐炙）、桑寄生（蒸）、续断（酒制）、香附（制）、益母草（酒制）、延胡索（制）、黄芩（酒制）、砂仁、炙甘草。

【功能主治】益气补血、活血调经。主治气血不足、脾肾两虚、冲任不调证。症见经期延后、量少、色淡无块、质清稀、经期小腹隐隐坠痛、喜按、伴腰膝酸软、神疲乏力、面色苍白或萎黄、头晕眼花、心悸失眠、食少纳差、舌淡、苔薄白、脉细弱。

【现代药理】具有增强免疫、抑制子宫平滑肌收缩等作用。

【临床应用】功能失调性月经不调、原发性痛经。临床以经期延后、量少色淡质稀、经期小腹隐痛、腰膝酸软、神疲乏力为特征症状。

【用药特征】本成药长于益气补血，补肾活血，兼有清热和胃，调经止痛之用。用药具有脾肾双补，气血并调的特点。适用于月经不调、痛经属气血不足、脾肾两虚者。

【用法用量】口服。大蜜丸一次1丸，水蜜丸一次6g，一日1次。

【使用注意】孕妇禁用。脾胃虚弱者慎用。忌生冷食物。

【规格贮藏】①大蜜丸：9.4g/丸。密封。②水蜜丸：6g/袋。密封。

八宝坤顺丸

【处方组成】人参、白术、茯苓、甘草、熟地黄、当归、白芍、川芎、橘红、沉香、木香、砂仁、益母草、地黄、黄芩、琥珀、牛膝。

【功能主治】益气、养血、调经。主治气血两虚证。症见经期后错、经血量少，或点滴即净、色淡红、无块、行经腹痛、伴气短乏力、头晕眼花、心悸少寐、面色苍白、舌淡红、脉细弱。

【现代药理】具有增强免疫功能、抑制子宫平滑肌收缩、促进造血等作用。

【临床应用】功能失调性月经不调、原发性痛经。临床以经期后错、量少、经行腹痛、舌淡心悸为特征症状。

【用药特征】本成药长于益气养血，兼能理气活血，清热调经。用药具有肝脾同治、气血双补、补气生血、养血不留瘀的特点。适用于月经不调、痛经等气血两虚，兼气滞血瘀者。

【用法用量】口服。一次1丸，一日2次。

【使用注意】孕妇忌用。热证、实证者忌用。保持情绪舒畅。忌生冷、辛辣食物。

【规格贮藏】9g/丸。遮光，密封。

当归养血丸

【处方组成】当归、炙黄芪、白芍（炒）、地黄、阿胶、白术（炒）、茯苓、杜仲（炒）、牡丹皮、香附（制）。

【功能主治】益气、养血、调经。主治气血两虚证。症见月经提前、经水量少，或经血量多、经期延长、头晕、乏力、面色少华、腰酸肢软、舌质淡、脉虚弱。

【现代药理】具有增强造血功能、调节机体免疫功能、兴奋和抑制子宫、抗疲劳和激素样作用等。

【临床应用】功能性月经不调、原发性痛经。临床以经期提前、乏力、面色少华、腰酸为特征症状。

【用药特征】本成药长于益气养血，兼能理气补肾。用药具有肝脾肾同治、气血兼顾的特点。适用于月经不调、痛经等气血两虚兼轻微肾虚气滞者。

【用法用量】①大蜜丸：口服。一次9g，一日3次。②水蜜丸：口服。一次9g，一日3次。

【使用注意】孕妇慎用。瘀血导致的月经不调慎用。月经过多者慎用。忌食辛辣、生冷刺激食物。

【规格贮藏】①大蜜丸：9g/丸。密封。②水蜜丸：1.5g/10粒。密封。

当归红枣颗粒

【处方组成】当归、红枣。

【功能主治】活血调经、健脾益气。主治气血亏虚证。症见月经量少、色淡，或月经后期、点滴即净、舌苔薄白、脉细弱。

【现代药理】具有促进造血、抗凝血、调节免疫、抗炎等作用。

【临床应用】功能性月经不调、妇科术后调理、贫血。临床以月经量少色淡、苔薄白为特征症状。

【用药特征】本成药长于补脾养血、活血调经，兼能活血止痛。用药具有药性平和，补而不滞，以健脾促生化之源为主的特点。适用于月经不调、痛经等气血不足尤以血虚血滞为主的轻证者。

【用法用量】口服。一次15g，一日 2 ~ 3 次。

【使用注意】孕妇慎用。不宜和感冒药同时服用。忌食生冷油腻饮食。

【规格贮藏】15g/袋。密封，置于阴凉干燥处。

复方乌鸡口服液

【处方组成】乌鸡、炙黄芪、党参、山药、白术、当归、熟地黄、白芍（酒炒）、川芎、茯苓、牡丹皮、五味子（酒制）。

【功能主治】益气养血、滋补肝肾。主治气血两虚、肝肾不足证。症见经期错后、量少色淡、带下色白质稀、无臭气、绵绵不断、伴头晕眼花、心悸、少寐、面色苍白或萎黄、舌质淡红、脉细弱。

【现代药理】具有雌激素样作用，有止血、促进子宫平滑肌收缩、抗炎、镇痛、增强免疫功能等作用。

【临床应用】功能失调性月经不调、慢性盆腔炎、贫血。临床以经期错后、经量少、色淡、带下清稀、绵绵不断、舌淡红为特征症状。

【用药特征】本成药长于益气养血，活血调经，兼能滋补肝肾，养心安神。用药具有肝肾同治、气血兼顾的特点。适用于经、带诸证属于气血两虚，肝肾不

足者。

【用法用量】口服。一次10ml，一日2次。月经不调者于月经干净后服用，12日为一疗程，可连用3个疗程；带下病，10日为一个疗程，可连用一个月。

【使用注意】孕妇禁用。实证者忌用。饮食宜营养丰富，忌偏食。

【规格贮藏】10ml/支。密封，置阴凉处保存。

养血当归糖浆

【处方组成】当归、熟地黄、白芍、黄芪、党参、茯苓、川芎、炙甘草。

【功能主治】补气养血、调经。主治气血两虚证。症见经行提前、月经量少、经色暗淡、面黄肌瘦、神疲乏力、心悸气短、舌淡苔白、脉虚弱。

【现代药理】具有促进造血功能、增强免疫功能、扩张血管、抑制血小板聚集、抗血栓、抑制子宫收缩、抗炎、镇痛等作用。

【临床应用】功能性月经不调、贫血。临床以月经提前、经量少、色淡、面黄乏力为特征症状。

【用药特征】本成药重在养血益气，兼能活血调经。用药具有气血双补的特点。适用于崩漏、月经先期属于气血两虚者。

【用法用量】口服。一次10ml，一日3次。

【使用注意】孕妇禁用。糖尿病患者慎用。瘀血或血热导致的月经失调者慎用。月经过多者不宜服用。忌食寒凉、生冷食物。

【规格贮藏】10ml/支；100ml/瓶。密封。置阴凉干燥处。

女金丸（胶囊、片）

【处方组成】当归、白芍、熟地黄、鹿角霜、阿胶、党参、白术（炒）、茯苓、甘草、益母草、牡丹皮、没药（制）、延胡索（醋制）、川芎、香附（醋制）、砂仁、陈皮、肉桂、赤石脂（煅）、藁本、白芷、黄芩、白薇。

【功能主治】益气养血、理气活血、止痛。主治气血两虚、气滞血瘀证。症见月经提前或错后、经量或多或少、神疲乏力、经水淋沥不尽、行经腹痛、喜热喜按、小腹胀坠、舌暗淡、脉弦涩无力。

【现代药理】具有抑制子宫平滑肌收缩、镇痛等作用。

【临床应用】功能性月经不调、原发性痛经、盆腔炎性疾病后遗症。临床以经期不定、腹痛喜温、经水淋沥不尽、舌暗淡为特征症状。

【用药特征】本成药重在益气养血，理气调经，兼能化湿温经、祛风清热。用药具有脾肾双补、理气益气兼顾、养血活血并用的特点。适用于月经不调、痛经、闭经属于气血不足、气滞血瘀者。

【用法用量】①丸：口服。水蜜丸：一次5g；大蜜丸：一次1丸。一日2次。②片：口服。一次4片，一日2次。③胶囊：口服。一次3粒，一日2次。

【使用注意】孕妇禁用。湿热蕴结、阴虚火旺所致月经失调者慎用。不可久服。忌食生冷、寒凉之品。

【规格贮藏】①丸：水蜜丸，2g/10丸。密封。大蜜丸，9g/丸。密封。②片：0.6g/片。密封。③胶囊：0.38g/粒。密封。

祛斑调经胶囊

【处方组成】黄芪、当归、丹参、党参、枸杞子。

【功能主治】益气补血、活血祛斑。主治气血两亏证。症见月经后期、黄褐斑，或月经后期伴黄褐斑、量少、色淡或闭经、面色萎黄、神疲乏力、舌淡伴瘀点、脉细弱或细涩。

【现代药理】具有提高体内抗氧化酶的活性、减少组织中脂褐素生成、清除自由基等作用。

【临床应用】月经不调、黄褐斑。临床以月经周期错后、量少色淡、黄褐斑、面色萎黄、神疲乏力为特征。

【用药特征】本成药重在补益气血，活血祛斑，兼能滋阴活血。用药甘温补益为主，活血为辅，具有气血兼顾的特点。适用于月经后期、黄褐斑属气血双亏者。

【用法用量】口服。一次3粒，一日2次。

【使用注意】脾虚便溏，实热火胜者均慎用。有高血压、心脏病、肝病、糖尿病、肾病等慢性疾病严重者慎用。感冒发热病人不宜服用。忌忧思恼怒，保证充足睡眠，避免日光暴晒。忌辛辣、生冷食物。

【不良反应】少数患者出现腹泻，或便秘、口唇生疮、口干、面部红疹；个别患者出现经期腹痛、崩漏。

【规格贮藏】0.3g/粒。密封，置干燥处保存。

妇康宝颗粒

【处方组成】当归、白芍、川芎、熟地黄、艾叶、阿胶、甘草。

【功能主治】补血调经、止血安胎。主治血虚证。症见失血过多、面色萎黄、月经不调、小腹冷痛、胎漏胎动、痔漏下血、舌淡、脉细弦或细涩。

【现代药理】尚未检索到本成药相关的药理资料。

【临床应用】月经不调、功能性子宫出血、先兆流产、痔疮出血。临床以月经过多或淋沥不断、色淡质稀、面色苍白、胎漏或胎动不安为特征症状。

【用药特征】本成药重在补血养血，温经止血，兼以益气。用药具有甘温补益，补血为主，肝肾同治的特点。适用于月经过多、崩漏、胎漏属血虚者。

【用法用量】口服。一次15g，一日2次。胎动胎漏者加倍或遵医嘱。

【使用注意】孕妇慎用、糖尿病患者慎用。舌淡肢冷或舌红烦渴者忌用。经行有块伴腹痛拒按或胸胁胀痛者不宜选用。感冒时不宜服用。忌食辛辣、生冷食物。

【规格贮藏】15g/袋。密封。

调经养颜片（颗粒、胶囊）

【处方组成】地板藤、黄芪、女贞子、小红参、玉带草、三七。

【功能主治】补血益气、调经养颜。主治气血不足证。症见月经不调、痛经、面色淡暗或有暗斑、舌淡苔白、脉细。

【现代药理】尚未检索到本成药相关的药理资料。

【临床应用】月经不调、继发性痛经、黄褐斑。临床以经行腹痛、疲倦乏力、面部色斑为特征症状。

【用药特征】本成药重在补血益气、调经养颜，兼能清热活血。用药具有寒温并用、气血并调、阴血兼顾的特点。适用于痛经、月经不调、黄褐斑属气血两虚者，尤以面色淡暗或有暗斑为佳。

【用法用量】①片：口服。一次2～4片，一日3次。②颗粒：开水冲服。一次4～8g，一日3次。③胶囊：口服。一次2～4粒，一日3次。

【使用注意】孕妇禁用。治疗痛经，宜在经前3～5天开始服药，连服1周，服用此药期间需严格避孕，如有生育要求应在医师指导下服用。月经量多或患有其他疾病者慎用。感冒时不宜服用。忌食生冷食物。

【规格贮藏】①片：0.75g/片。密封。②颗粒：4g/袋。密封。③胶囊：0.5g/粒。密封。

二十七味定坤丸

【处方组成】西洋参、白术、茯苓、熟地黄、当归、白芍、川芎、黄芪、阿胶、五味子（醋炙）、鹿茸（去毛）、肉桂、艾叶（炒炭）、杜仲（炒炭）、续断、佛手、陈皮、厚朴（姜炙）、柴胡、香附（醋炙）、延胡索（醋炙）、牡丹皮、琥珀、龟板（沙烫醋淬）、地黄、麦冬、黄芩。

【功能主治】补气养血、疏郁调经。主治冲任虚损、气血两亏证。症见身体瘦弱、月经不调、经期紊乱、行经腹痛、崩漏不止、腰酸腿软、舌淡苔薄、脉沉细。

【现代药理】具有促排卵等作用。

【临床应用】月经不调、原发性痛经、功能性子宫出血。临床以身体瘦弱、月经不调、经期紊乱、行经腹痛、崩漏不止为特征症状。

【用药特征】本成药以补气养血为主，兼以温经行气，疏肝调经，滋阴降火。用药具有肝脾肾兼顾、寒温并用、气血阴阳同治的特点。适用于月经不调、痛经、崩漏等气血两虚者。

【用法用量】口服。小蜜丸一次40丸，大蜜丸一次1丸，一日2次。

【使用注意】孕妇忌服。忌生冷、辛辣食物。

【规格贮藏】①小蜜丸：30g/100丸，密封，防潮。②大蜜丸：12g/丸。密封，防潮。

当归调经颗粒

【处方组成】当归、熟地黄、川芎、党参、白芍、甘草、黄芪。

【功能主治】补血助气、调经。主治气血两虚证。症见月经推后、月经量少、经行色淡量少、产后血虚、痛经、喜温喜按、舌淡苔薄、脉弱。

【现代药理】尚未检索到本成药相关的药理资料。

【临床应用】月经不调、原发性痛经、病后或产后血虚、贫血。临床以经期推后量少、色淡量少、小腹隐痛、身体虚弱为特征症状。

【用药特征】本成药长于补气健脾、滋阴养血，兼能行气。用药具有气血兼顾、助气血生化有源的特点。适用于月经不调、痛经、病后或产后血虚等气虚血亏者。

【用法用量】口服。一次10g，一日2～3次。

【使用注意】感冒、糖尿病患者、月经过多者不宜。忌食寒凉、生冷食物。

【规格贮藏】10g/袋。密封，防潮。

乌鸡白凤丸（片、颗粒、胶囊、口服液）

【处方组成】乌鸡（去毛、爪、肠）、人参、黄芪、山药、熟地黄、当归、白芍、川芎、丹参、鹿角霜、鹿角胶、鳖甲（制）、地黄、天冬、香附（醋制）、银柴胡、芡实（炒）、桑螵蛸、牡蛎（煅）、甘草。

【功能主治】补气养血、调经止带。主治气血两亏证。症见经水先期而至或经乱无期、经量多或经量少，或淋沥不尽、带下量多、黄白相兼、午后潮热、盗汗、头晕乏力、腰腿酸软、心烦失眠、舌质偏红、脉细数。

【现代药理】具有促进造血、抑制子宫平滑肌收缩、保肝、性激素样作用、抗炎、镇痛、降血脂、增强免疫功能等作用。

【临床应用】功能性月经不调、功能失调性子宫出血、药物流产后出血、慢性盆腔炎、阴道炎。临床以经期不定、漏下不止、腰腿酸软、午后潮热、舌红为特征症状。

【用药特征】本成药重在益气养血，滋阴清热，兼以温肾固经，活血行气，收涩止血。用药具有攻补兼施、气血并调、寒温并用的特点。适用于月经不调、崩漏、带下病属气血阴阳不足，兼虚热扰经者。

【用法用量】①水蜜丸：口服。一次6g，一日2次。②蜜丸：口服。一次9g，一日2次。③片：口服。一次2片，一日2次。④颗粒：口服。一次2g，一日2次。⑤胶囊：口服。一次2～3粒，一日3次。⑥口服液：口服。一次10ml，一日2次。

【使用注意】孕妇慎用。气滞血瘀或血热实证者慎用。青春期或更年期妇女在医生指导下服用。保持心情舒畅。忌食生冷、辛辣刺激食物。

【不良反应】偶见过敏反应。

【规格贮藏】①水蜜丸：6g/袋。密封。②蜜丸：9g/丸。密封。③片：0.5g/片。密封。④颗粒：2g/袋。密封。⑤胶囊：0.3g/粒。密封。⑥口服液：10ml/支。密封，置阴凉处。

附：气血两虚中成药特点比较

中成药名	功效		临床治疗主症		
	共同点	独有功效	相同主治	独有主治	主治自身特点
当归丸	益气养血	补气生血、调经止痛	气血两虚证。症见面色无华、肢体乏力、舌淡、苔薄、脉虚弱	气血两虚轻证	月经提前、经水量多、色淡、行经腹痛
八珍益母丸（胶囊、片）		活血调经		气血两虚兼血瘀	月经周期错后、经量少、淋沥不净、精神不振
参茸白凤丸		活血调经、补肾和胃		气血不足、脾肾两虚、冲任不调	经期延后、量少、色淡无块、质清稀、经期小腹隐隐坠痛、喜按、伴腰膝酸软、头晕眼花、心悸失眠、食少纳差
八宝坤顺丸		理气活血、清热调经		气血两虚兼气滞血瘀	经期后错、经血量少，或点滴即净、色淡红、无块、行经腹痛、伴气短、头晕眼花、心悸少寐
当归养血丸		活血理气补肾		气血两虚兼轻微肾虚气滞	月经提前、经水量少，或经血量多、经期延长、腰酸肢软

中成药名	功效		临床治疗主症		
	共同点	独有功效	相同主治	独有主治	主治自身特点
当归红枣颗粒	益气养血	健脾益气	气血两虚证。症见面色无华、肢体乏力、舌淡、苔薄、脉虚弱	气血不足、血虚血滞轻证	月经量少、色淡，或月经后期、点滴即净
复方乌鸡口服液		滋补肝肾、养心安神		气血两虚、肝肾不足	经期错后、量少色淡、带下色白质稀、无臭气、绵绵不断、伴头晕眼花、心悸、少寐
养血当归糖浆		活血调经		气血两虚	经行提前、月经量少、经色暗淡、面黄肌瘦、心悸气短
女金丸（胶囊、片）		理气活血、止痛化湿温经		气血不足、气滞血瘀	月经提前或错后、经量或多或少、神疲乏力、经水淋沥不净、行经腹痛、喜热喜按、小腹胀坠、舌暗淡、脉弦涩无力
祛斑调经胶囊		活血祛斑滋阴活血		气血双亏兼阴虚	月经后期、黄褐斑，或月经后期伴黄褐斑、量少、色淡或闭经、舌淡伴瘀点
妇康宝颗粒		调经、止血安胎		血虚证	失血过多、面色萎黄、月经不调、小腹冷痛、胎漏胎动、痔漏下血、脉细弦或细涩
调经养颜片（颗粒、胶囊）		调经养颜、清热活血		气血两虚	月经不调、痛经、面色淡暗或有暗斑
二十七味定坤丸		舒郁调经、滋阴降火		气血两虚、肝郁气滞兼阴虚	身体瘦弱、月经不调、经期紊乱、行经腹痛、崩漏不止、腰酸腿软
当归调经颗粒		补血助气、滋阴养血		气虚血亏兼阴血亏虚	月经推后、月经量少、产后血虚以及痛经
乌鸡白凤丸（片、颗粒、胶囊、口服液）		调经止带		气血阴阳不足兼虚热	经量或多或少，或淋沥不尽、带下量多、黄白相兼、午后潮热、盗汗、头晕乏力、腰腿酸软、心烦失眠

六、肾虚血瘀

复方鸡血藤膏

【处方组成】滇鸡血藤、川牛膝、续断、红花、黑豆、糯米、饴糖。

【功能主治】活血养血、益肾。主治肾虚血瘀证。症见经期错后、行经量少、夹有血块、腰膝酸软、小腹下坠、手足麻木、关节疼痛、舌淡苔白、脉沉细涩。

【现代药理】具有改善造血功能、抗血栓、调节免疫功能等作用。

【临床应用】功能性月经不调。临床以经期错后、月经量少、有血块、腰膝酸软、舌淡苔白为特征症状。

【用药特征】本成药重在补肾调经，补血活血。用药具有脾肾同治、以补肾为主的特点。适用于月经不调属肾虚血瘀轻证者。

【用法用量】将膏研碎，用水、酒各半炖化服。一次6~10g，一日2次。

【使用注意】孕妇禁用。阴虚火旺者慎用。糖尿病患者及高血压、心脏病、肝病、肾病等慢性病严重者应在医师指导下服用。平素月经正常，突然出现月经过

第二篇

少，或经期错后，或阴道不规则出血者应去医院就诊。忌食寒凉之品。

【规格贮藏】200g/盒。密封，置阴凉处。

调经促孕丸

【处方组成】鹿茸（去毛）、淫羊藿（炙）、仙茅、续断、桑寄生、菟丝子、枸杞子、覆盆子、山药、莲子（去心）、茯苓、黄芪、白芍、酸枣仁（炒）、丹参、赤芍、鸡血藤、钩藤。

【功能主治】温肾健脾、活血调经。主治脾肾阳虚、瘀血阻滞证。症见月经后错、经水量少、有血块、行经小腹冷痛、经水日久不行、久不受孕、腰膝冷痛、肢倦神乏、畏寒肢冷、性欲淡漠、小便频数、大便溏薄、面色晦暗、舌淡苔白、脉沉弱。

【现代药理】具有促进造血、雌激素样作用等。

【临床应用】功能性月经不调、继发性闭经、不孕症、原发性痛经。临床以月经错后、经水量少、有血块、腰膝冷痛、肢倦神乏、舌淡苔白为特征症状。

【用药特征】本成药重在温补脾肾，兼能益气活血，补血调经。用药具有脾肾双补、阴阳同调的特点。适用于月经不调、闭经、痛经、不孕属脾肾阳气不足，气虚血瘀者。

【用法用量】口服。一次5g，一日2次。自月经周期第5天起连服20天；无周期者每月连服20天，连服3个月，或遵医嘱。

【使用注意】孕妇慎用。阴虚火旺、月经量过多者慎用。忌食生冷之品。保持心情舒畅。

【规格贮藏】10g/100丸。密封。

附：肾虚血瘀中成药特点比较

中成药名	功效		临床治疗主症		
	共同点	独有功效	相同主治	独有主治	主治自身特点
复方鸡血藤膏	益肾活血	补血养血	肾虚血瘀证，症见经期错后、行经量少、夹有血块、舌淡苔白、脉沉细涩	肾虚血瘀轻证	腰膝酸软、小腹下坠、手足麻木、关节疼痛
调经促孕丸		温补脾肾、补血调经		脾肾阳虚、瘀血阻滞	行经小腹冷痛、经水日久不行、久不受孕、腰膝冷痛、肢倦神乏、畏寒肢冷、性欲淡漠、小便频数、大便溏薄、面色晦暗

七、气虚血热

止血灵胶囊

【处方组成】扶芳藤、地榆、黄芪、蒲公英。

【功能主治】清热解毒、益气止血。主治气虚血热证。症见月经过多、崩冲漏下、产后恶露不净、痔疮出血、鼻衄、色淡红、质清稀或鲜红、伴气短、乏力、心烦、口渴、尿黄、舌淡或淡红、苔黄、脉滑数。

【现代药理】具有止血、抗炎、提高免疫功能等作用。

【临床应用】子宫肌瘤出血、功能性子宫出血、放环后出血、产后子宫复旧不全、痔疮出血、尿血、萎缩性或干燥性鼻炎等。临床以经量过多、乏力、口渴尿黄、舌淡红苔黄为特征症状。

【用药特征】本成药重在清热解毒，凉血止血，兼能益气固摄，具有寒热并用的特点。适用于崩漏、产后恶露不绝、月经过多、便血、鼻衄属气虚血热者。

【用法用量】口服。一次2~3粒，一日3次。大出血症用量可加倍。

【使用注意】妊娠期出血或暴崩者忌用。瘀证出血者忌用。脾胃虚寒者慎用。反复异常子宫出血需及时就医。忌肥甘厚味及辛辣之品。

【规格贮藏】0.5g/粒。密封。

白柏胶囊

【处方组成】黄芪、党参、茯苓、白术、山药、当归、地榆、小蓟、大蓟、藕节、炙甘草、乌梅、麦冬、枸杞子、续断、桑寄生、柏子仁、远志。

【功能主治】补气固冲、清热止血。主治气虚血热证。

症见月经过多、月经提前或延后、淋沥不尽、经色红、情绪烦躁、舌淡红苔薄、脉细数。

【现代药理】尚未检索到本成药相关的药理资料。

【临床应用】月经不调、功能性子宫出血。临床以月经前后不定、量多、色红、淋沥不断、情绪烦躁为特征症状。

【用药特征】本成药重在补气固冲，清热止血，兼能

健脾补肝肾。用药以益气固冲止血为主，清热凉血为辅，适用于崩漏、月经先期属气虚血热者。

【用法用量】口服。一次5~8粒，一日3次。

【使用注意】孕妇禁用。感冒时不宜服用。平素月经正常，突然出现月经过多，或阴道不规则出血应去医院就诊。忌食辛辣、生冷食物。

【规格贮藏】0.4g/粒。密封。

附：气虚血热中成药特点比较

中成药名	功效		临床治疗主症		
	共同点	独有功效	相同主治	独有主治	主治自身特点
止血灵胶囊	补气调经	清热解毒	气虚血热证。症见经水先期而至或经乱无期、经量多或经量少，或淋沥不尽、心烦失眠	气虚血热	月经过多、崩冲漏下、产后恶露不净、痔疮出血、鼻衄、色淡红、质清稀或鲜红、伴气短、乏力、尿黄、舌淡或淡红、苔黄、脉滑数
白柏胶囊		益气固冲止血兼健脾补肝肾		气虚血热兼肝肾亏虚	月经过多、经乱无期、经量多或经量少，或淋沥不尽

八、气虚血瘀

加味八珍益母胶囊

【处方组成】益母草、人参、茯苓、白术（炒）、当归、赤芍、川芎、熟地黄、红花、丹参、泽兰、甘草、香附、桃仁、炮姜。

【功能主治】补气养血、祛瘀调经。主治气血不足、兼有血瘀证。症见月经不调、经期后移或经行不畅、量少、舌淡苔白、脉细弱。

【现代药理】具有改善微循环、兴奋子宫平滑肌、促进子宫收缩、扩张血管、抑制血小板聚集、增强网状内皮系统吞噬功能等作用。

【临床应用】月经周期错后、月经量少、药物流产后阴道出血时间过长、产后恶露不尽、子宫复旧不良。临床以经血量少、经行不畅夹有血块为特征症状。

【用药特征】本成药重在益气养血，活血祛瘀，兼能温经止血。用药具有补中有消、祛瘀生新、消补兼顾的特点。适用于气血两虚兼有血瘀者。

【用法用量】口服。一次4~6粒，一日2次。

【使用注意】孕妇慎用。糖尿病患者慎用。月经过多，月经提前者慎用。感冒时不宜服用本药。不宜喝茶和吃萝卜，不宜同时服用藜芦、五灵脂、皂荚或其制剂。忌食寒凉、生冷食物。

【规格贮藏】0.35g/粒。遮光，密封。

妇科回生丸

【处方组成】人参、茯苓、白术（麸炒）、甘草、熟地黄、当归、白芍、川芎、青皮（醋炙）、陈皮、木香、乌药、香附（醋炙）、桃仁（去皮）、红花、牛膝、大黄、五灵脂（醋炙）、蒲黄、延胡索（醋炙）、三棱（麸炒）、苏木、乳香（醋炙）、没药（醋炙）、黑豆、高良姜、苍术、羌活、木瓜、山茱萸（酒炙）、地榆（炭）、米醋。

【功能主治】通经化瘀、止痛。主治气血不足、瘀血凝滞证。症见经水后错、经量或多或少、有血块、行经腹痛、癥积包块、小腹刺痛、神疲肢倦、头晕、心悸、皮肤不润、舌淡红或有瘀斑、苔薄白、脉细涩。

【现代药理】具有促进造血功能、增强机体免疫功能、改善垂体肾上腺皮质等内分泌功能、促进性腺激素分泌、舒张血管、改善血液黏度等作用。

【临床应用】功能失调性月经不调、原发性痛经、子宫内膜异位症、子宫肌瘤、卵巢囊肿、子宫腺肌病、子宫内膜息肉。临床以经期后错、经血有块、痛经、神疲心悸、舌有瘀斑为特征症状。

【用药特征】本成药重在益气养血，破瘀止痛，兼能疏肝行气，燥湿和胃。用药具有攻补兼施、气血兼顾、脾肾同治的特点。适用于月经不调、痛经、痹证属气血两虚，血瘀夹寒湿者。

【用法用量】温黄酒或温开水送服。一次1丸，一日2次。

【使用注意】孕妇忌用。过敏体质者慎用。本品不可整丸吞服。保持心情舒畅。忌食辛辣、生冷、油腻食物。

【规格贮藏】9g/丸。密封。

宫血停颗粒

【处方组成】黄芪、益母草、党参、升麻、当归、蒲黄、龙骨（煅）、牡蛎（煅）、女贞子、旱莲草、枳壳。

【功能主治】补益脾肾、活血止血。主治脾肾两虚、气虚血瘀证。症见经水量多、过期不止或淋沥日久、有血块、经行小腹隐痛、伴神疲乏力、气短懒言、舌质淡暗体胖、舌边或有齿痕、苔薄白、脉沉细弱或涩。

【现代药理】具有兴奋子宫平滑肌、提高免疫功能等作用。

【临床应用】功能性子宫出血、自然流产或人工流产后出血、上环后出血、子宫复旧不全出血。临床以经水量多、漏下不止、有血块、气短乏力为特征症状。

【用药特征】本成药重在补益脾肾、益气滋阴、活血调经，兼能收涩止血。用药具有脾肾同治、气血兼顾、益气、活血、固涩、止血并用的特点。适用于崩漏、月经不调属脾肾两虚、气阴两虚、瘀阻胞宫者。

【用法用量】开水冲服。一次20g，一日3次。

【使用注意】孕妇禁用。恶性肿瘤出血忌服。糖尿病患者慎用。忌食辛辣、生冷、油腻之品。

【规格贮藏】10g/袋。密封。

鹿胎胶囊

【处方组成】鹿胎、鹿茸、肉桂、当归、熟地黄、阿胶、龟甲（醋制）、续断、地骨皮、红参、茯苓、白术（麸炒）、益母草、丹参、赤蒲黄、川芎、牛膝、香附（醋制）、延胡索（醋制）、木香、莱菔子（炒）、小茴香（盐制）、甘草。

【功能主治】补气养血、通经散寒。主治气血两虚、肾阳不足、瘀血内阻证。症见月经先后不定期、经行不畅，或淋沥不尽、经色淡暗、神疲乏力、腰膝酸软、带下清冷、舌暗淡苔白、脉弱。

【现代药理】具有雌激素样活性、舒张子宫平滑肌、镇痛等作用。

【临床应用】功能性月经不调、原发性痛经、慢性盆腔炎。临床以经期不定、量少色淡、腰膝酸软、舌暗淡苔白为特征症状。

【用药特征】本成药重在益气养血、行气化瘀、温肾调经，兼能滋阴益阳，理气活血，尤以温肾填精见长。用药具有气血双补的特点。适用于月经先后不定期、崩漏属阴阳气血皆虚并兼气滞血瘀者。

【用法用量】口服。一次5粒，一日3次。

【使用注意】孕妇禁用。经期出血量过多者慎用。不宜喝茶和吃萝卜，不宜同时服用藜芦、五灵脂、皂荚或其制剂。忌食生冷、辛辣燥热食物。

【规格贮藏】0.3g/粒。密封。

止痛化癥片（胶囊、颗粒）

【处方组成】党参、黄芪（蜜炙）、白术（炒）、丹参、当归、鸡血藤、三棱、莪术、芡实、山药、延胡索、川楝子、鱼腥草、败酱草、蜈蚣、全蝎、土鳖虫、炮姜、肉桂。

【功能主治】活血调经、化癥止痛、软坚散结。主治气虚血瘀证。症见下腹包块、积块坚硬、固定不移、疼痛拒按或经期下腹胀痛拒按、经行不畅、经色紫暗、舌紫苔薄、脉沉强。

【现代药理】具有改善血液流变学、下调促血管生成因子、诱导内皮细胞凋亡、促进生殖系统微循环等作用。

【临床应用】子宫内膜异位症、子宫肌瘤、原发性痛经。临床以下腹包块固定不移、经行下腹胀痛、经行

不畅为特征症状。

【用药特征】本成药活血化瘀、软坚散结、消癥止痛之功强，兼能益气温经、清热解毒。用药具有补中有消、攻中有补、寒湿并用的特点。适用于癥瘕、痛经等属于气虚血瘀较甚者。

【用法用量】①片：口服。一次4～6片，一日2～3次。②胶囊：口服。一次4～6片，一日2～3次。③颗粒：开水冲服。一次2～3袋，一日2～3次。

【使用注意】孕妇忌用。忌生冷、辛辣食物。

【规格贮藏】①片：0.3g/片，密封。②胶囊：0.3g/粒，密封。③颗粒：2g/袋，密封。

四物益母丸

【处方组成】熟地黄、当归（酒炒）、川芎、白芍（麸炒）、益母草。

【功能主治】补血、活血、调经。主治血虚血滞证。症见月经后错、月经过少、色淡、经行腹痛、舌淡苔薄、脉沉细。

【现代药理】具有对子宫平滑肌双向调节等作用。

【临床应用】月经不调、原发性痛经。临床以经期推后、月经量少、有血块、乳胀、经期小腹刺痛或隐痛为特征症状。

【用药特征】本成药药味简单，以养血活血为主。用药具有气血兼顾的特点。适用于月经不调、痛经等属于血虚血滞者。

【用法用量】口服。一次9g，一日2次。

【使用注意】孕妇忌服。感冒、月经过多者不宜。忌食酸冷食物。

【规格贮藏】9g/袋。密封。

调经养血丸

【处方组成】当归、白芍（炒）、香附（制）、陈皮、熟地黄、川芎、甘草（蜜炙）、大枣、白术（炒）、续断、砂仁、黄芩（酒炒）。

【功能主治】补血、理气、调经。主治血虚气滞证。症见月经不调、腰酸腹胀、赤白带下、舌淡紫苔微腻、脉弦细。

【现代药理】具有抗炎、镇痛、促使骨髓造血、双向调节子宫平滑肌、促进卵巢和子宫发育、增强免疫功能等作用。

【临床应用】人工流产后月经失调、药流后月经失调。临床以人流或药流后月经不调、乳房胀痛、小腹疼痛为特征症状。

【用药特征】本成药以补血理气调经为主，兼能健脾活血。用药具有气血双调，兼能清热、化湿的特点。适用于血虚气滞，经血不通者。

【用法用量】口服。一次9g，一日2次。

【使用注意】孕妇忌服。感冒或月经过多者不宜。忌生冷、辛辣食物。

【规格贮藏】3g/40丸。密封。

附：气虚血瘀中成药特点比较

中成药名	功效		临床治疗主症		
	共同点	独有功效	相同主治	独有主治	主治自身特点
加味八珍益母胶囊	补气活血祛瘀	养血调经、温经止血	气虚血瘀证。症见有血块、行经腹痛、癥积包块、小腹刺痛、神疲肢倦、头晕、心悸、皮肤不润、舌淡红或有瘀斑、苔薄白、脉细涩	气血不足兼有血瘀证	月经不调、经期后移或经行不畅、量少、舌淡苔白、脉细弱
妇科回生丸		破瘀止痛、疏肝行气、燥湿和胃		气血两虚血瘀兼夹寒湿	经水后错、经量或多或少、经行腹痛、癥积包块、神疲肢倦、头晕、心悸
宫血停颗粒		固涩止血、补益脾肾、益气滋阴		脾肾两虚、气阴两虚、瘀阻胞宫	经水量多、过期不止或淋沥日久

续表

中成药名	功效		临床治疗主症		
	共同点	独有功效	相同主治	独有主治	主治自身特点
鹿胎胶囊	补气活血祛瘀	养血行气、通经散寒、滋阴益阳	气虚血瘀证。症见有血块、行经腹痛、癥积包块、小腹刺痛、神疲肢倦、头晕、心悸、皮肤不润、舌淡红或有瘀斑、苔薄白、脉细涩	阴阳气血皆虚兼气滞血瘀	经色淡暗、神疲乏力、腰膝酸软、带下清冷
止痛化癥片（胶囊、颗粒）		化癥止痛、软坚散结、益气温经、清热解毒		气虚血瘀证	下腹包块、积块坚硬、固定不移、疼痛拒按或经期下腹胀痛拒按
四物益母丸		养血活血		血虚血滞	月经推后、月经过少、痛经
调经养血丸		补血理气调经		血虚气滞、经血不通	月经不调、腰酸腹胀、赤白带下

九、肝郁气逆

经前平颗粒

【处方组成】柴胡、枳壳、白芍、香附、川楝子（炒）、川芎、豆蔻、木香、半夏（姜制）、甘草。

【功能主治】平肝理气、和胃止痛。主治肝郁气逆证。症见经前烦躁易怒、乳房或胃脘胀痛、头痛头晕、失眠多梦、小腹胀痛、恶心呕吐、失眠、舌暗、脉弦。

【现代药理】具有调节激素水平和神经递质释放等作用。

【临床应用】经前期紧张综合征、更年期综合征。临床以经前烦躁、乳房胃脘胀痛、失眠多梦、舌暗为特征症状。

【用药特征】本成药重在疏肝理脾、行气止痛、兼能化痰消癥。用药具有肝胃同治的特点。适用于经前期紧张综合征属于肝郁气逆证或更年期综合征属于阴虚肝旺证。亦可用于胃脘痛、胁痛、胆囊疾病、乳腺炎、乳腺小叶增生属肝脾不和或是肝郁气滞者。

【用法用量】温开水冲服：经前期紧张综合征患者，一次1袋，一日3次。月经来潮前10天开始服用，连服10天，两个月经周期为一个疗程。更年期综合征患者，一次1袋，一日3次，8周为一个疗程。

【使用注意】孕妇禁用。气血虚弱、肝肾不足者慎用。消化道溃疡史、脑血管病后遗症者慎用。经期不宜服用。忌食生冷与辛辣之品。

【不良反应】少数患者可有胃痛、恶心等消化道反应。个别患者可见乳房胀痛。极个别病例分别出现胸闷、带下量多、浮肿。

【规格贮藏】4g/袋。密封。

调经益灵片

【处方组成】香附、当归、青蒿、人参、地骨皮、白芍、川芎、鳖甲、艾叶（炭）、黄芪、牡丹皮、白术、茯苓。

【功能主治】调经养血、开郁舒气。主治气血两虚、肝气郁结证。症见月经先期量多、色淡质稀、阴部干涩、带下色黄、黏稠灼热、或夹有血丝、头晕耳鸣、心悸气短、口苦咽干、潮热、盗汗、舌红苔少、脉细数。

【现代药理】尚未检索到本成药相关的药理资料。

【临床应用】功能性月经不调。临床以月经先期、量多色淡、带下色黄、黏稠灼热、潮热盗汗为特征症状。

【用药特征】本成药重在益气养血补血，兼能退虚热，温经止血。用药具有寒温并用、气阴兼顾的特点。适用于月经先期、赤带、月经前后诸症属气血两虚夹血热者。

【用法用量】口服。每晚睡前服8片或早晚各服4片。

【使用注意】孕妇慎用。月经过多者或感冒时不宜服用本药。用药期间不宜喝茶和吃萝卜，不宜同时服用藜芦、五灵脂、皂荚或其制剂。忌生冷、辛辣之品。

【规格贮藏】0.3g/片。密封。

附：肝郁气逆中成药特点比较

中成药名	功效		临床治疗主症		
	共同点	独有功效	相同主治	独有主治	主治自身特点
经前平颗粒	平肝理气疏郁	和胃止痛、行气止痛、化痰消痞	肝气郁结证。症见经前烦躁易怒，乳房或胃脘胀痛	肝脾不和证，阴虚肝旺	胃脘胀痛、失眠多梦、小腹胀痛、恶心呕吐、失眠、舌暗、脉弦
调经益灵片		调经养血、退虚热、温经止血		气血两虚夹血热证	月经先期量多、色淡质稀、阴部干涩、带下色黄、黏稠灼热，或夹有血丝、头晕耳鸣、心悸气短、口苦咽干、潮热、盗汗、舌红苔少、脉细数

十、血虚气滞

妇康宁片

【处方组成】白芍、当归、党参、香附、三七、益母草、麦冬、艾叶（炭）。

【功能主治】养血理气、活血调经。主治血虚气滞证。症见月经周期后错、经水量少、有血块、色淡或暗、经期腹痛、面色苍白或萎黄、胸胁乳房胀痛、舌淡红、苔薄白或微黄、脉弦细弱。

【现代药理】具有抑制子宫平滑肌收缩等作用。

【临床应用】功能性月经不调、上环后出血。临床以经期后错、量少色淡、有血块、经期腹痛、舌淡红苔薄白为特征症状。

【用药特征】本成药长于养血活血止血，兼能理气通经，并有一定益气滋阴、活血化瘀之效。用药具有寒温并用、气血阴阳兼顾的特点。适用于月经不调、痛经属气血两虚尤以血虚为主，并兼气血阻滞者。

【用法用量】口服。一次8片，一日2～3次；经前4～5天服用。

【使用注意】孕妇忌用。糖尿病患者慎用。不宜洗凉水澡。一般宜在月经来潮前4～5天开始，服至疼痛缓解。如有生育要求（未避孕）宜经行当日开始服药。忌生冷饮食。

【规格贮藏】①糖衣片：0.25g/片。②薄膜衣片：0.412g/片。密封。

妇良片

【处方组成】当归、熟地黄、续断、白芍、山药、白术、地榆炭、白芷、煅牡蛎、海螵蛸、阿胶珠、血余炭。

【功能主治】补血健脾、固经止带。主治血虚脾弱证。症见月经过多、持续不断、经后少腹隐痛、头晕目眩、面色无华，或带多清稀、舌淡苔薄、脉沉细。

【现代药理】具有止血、抗炎、加速子宫颈溃疡修复等作用。

【临床应用】功能性月经不调、盆腔炎。临床以月经过多、淋沥不尽、经后少腹隐痛、带下量多清稀为特征症状。

【用药特征】本成药补血健脾、收敛止血、固经止带之力强，兼有补肾活血之效。用药具有脾肾兼顾、气血并调的特点。适用于月经不调、带下病等血虚脾弱，气不摄血者。

【用法用量】口服。一次4～6片，一日3次。

【使用注意】孕妇慎用。带下腥臭、色红暴崩、紫色成块及经前、经期腹痛患者慎服。忌食生冷、油腻食物。

【规格贮藏】0.3g/片。密封。

附：血虚气滞中成药特点比较

中成药名	功效		临床治疗主症		
	共同点	独有功效	相同主治	独有主治	主治自身特点
妇康宁片	养血理气	活血调经、益气滋阴	主治血虚证。症见经期腹痛、面色苍白或萎黄	气血两虚以血虚为主，兼气血阻滞	主治血虚气滞证。症见月经周期后错、经水量少、有血块、色淡或暗、胸胁乳房胀痛、舌淡红、苔薄白或微黄、脉弦细弱
妇良片		健脾、固经止带、补肾活血		血虚脾弱、气不摄血	月经过多、持续不断、经后少腹隐痛、头晕目眩，或带多清稀等

十一、肾阴不足

妇科止血灵（胶囊）

【处方组成】熟地黄、五味子、白芍、杜仲（炭）、续断、槲寄生、山药、牡蛎（煅）、海螵蛸、地榆（炒）、蒲黄（炭）。

【功能主治】补肾敛阴、固冲止血。主治肾阴不足、冲任不固证。症见月经先后无定期、经量多或淋沥不止、经色紫黑、质稍稠、伴头晕耳鸣、手足心热、腰膝酸软、舌质红少苔、脉细数。

【现代药理】具有升高白细胞、提高免疫功能、止血等作用。

【临床应用】功能性子宫出血、上环后出血、绝经后子宫出血（排除器质性疾病）、先兆流产。临床以经期不定、量多质稠、舌红少苔为特征症状。

【用药特征】本成药重在滋阴补肾，收涩止血。用药具有补肾止血兼顾，收敛止血作用较为突出的特点。适用于崩漏属阴虚火不旺者。

【用法用量】①片：口服。一次5片，一日3次。②胶囊：口服。一次4粒，一日3次。

【使用注意】孕妇慎用。气不摄血者慎用。清淡饮食，忌食辛辣、油腻之品。

【规格贮藏】①片：0.31g/片。密封。②胶囊：0.45g/粒。密封，置阴凉干燥处。

女金丹

【处方组成】炙黄芪、熟地黄、川芎、香附（醋炙）、三七（熟）、白术、杜仲（盐炙）、陈皮、砂仁、小茴香（盐炙）、益母草、地榆、牛膝、荆芥（炒）、木香、白芍（酒炙）、山药、党参、续断（酒炙）、阿胶（烫珠）、当归、茯苓、桑寄生、麦冬、海螵蛸、益智仁（盐炙）、朱砂、肉苁蓉、延胡索（醋炙）、白薇、艾叶（醋炙）、丁香、黄芩、酸枣仁（清炒）、炙甘草、肉桂、椿皮、蜂蜜（炼）。

【功能主治】补肾养血、调经止带。主治肾亏血虚证。症见月经先后不定期、月经量少或多、带下量多、腰腿酸软、小腹疼痛、舌淡苔白、脉弱。

【现代药理】具有增强卵巢功能、抑制子宫平滑肌收缩、镇痛等作用。

【临床应用】功能紊乱性月经失调、原发性痛经。临床以月经不定期、带下量多、腰膝酸软、畏寒怕冷为特征症状。

【用药特征】本成药重在滋阴补血、补肾固经、清热活血、兼能理气止痛、温经散寒。用药具有寒热并用、脾肾同治的特点。适用于月经先后不定期属阴血亏虚兼寒凝气滞血瘀者。

【用法用量】口服。一次5g，一日2次。

【使用注意】肝肾功能不全、造血系统疾病、孕妇及哺乳期妇女禁用。感冒忌用。湿热蕴结者禁用。不宜长期服用。服用本品超过一周者，应检查血、尿中汞离子浓度，检查肝、肾功能，超过规定限度者立即停用。忌食辛辣、油腻、生冷之品。

【规格贮藏】0.5g/10丸。密封。

坤宝丸

【处方组成】何首乌（黑豆酒炙）、地黄、枸杞子、女

贞子（酒炙）、墨旱莲、龟甲、覆盆子、菟丝子、南沙参、麦冬、石斛、当归、白芍、鸡血藤、赤芍、地骨皮、白薇、知母、黄芩、桑叶、菊花、珍珠母、酸枣仁（炒）。

【功能主治】滋补肝肾、镇静安神、养血通络。主治肝肾阴虚证。症见烘热汗出、心烦、眩晕耳鸣、腰腿酸软、急躁易怒、少寐健忘、头痛、手足心热、心悸、口渴咽干、舌红苔少、脉细数。

【现代药理】具有改善微循环、增强免疫及调节植物神经功能等作用。

【临床应用】更年期综合征、不孕症。临床以烘热汗出、五心烦热、腰腿酸软、易怒少寐、舌红少苔为特征症状。

【用药特征】本成药重在滋阴养血，清热安神，兼能活血通络。用药具有肝肾同治的特点。适用于绝经前后诸证、月经不调、崩漏属阴虚火旺者。

【用法用量】口服。一次50粒，一日2次，连续服用2个月或遵医嘱。

【使用注意】孕妇禁用。脾肾阳虚者忌用。感冒伤风应暂时停服。忌食辛辣食物。

【不良反应】可致过敏性荨麻疹。

【规格贮藏】10g/100粒。密封。

固经丸

【处方组成】龟甲（制）、白芍（炒）、黄柏（盐炒）、黄芩（酒炒）、椿皮（炒）、香附。

【功能主治】滋阴清热、固经止带。主治阴虚血热证。症见月经先期、经血量多、色紫黑、赤白带下、质黏稠，或阴道有灼热感、手足心热、颧红、潮热盗汗、心烦不寐，或咽干口燥、舌质红少苔、脉细数。

【现代药理】具有提高子宫张力、缩短凝血时间、镇痛、抗炎等作用。

【临床应用】功能性月经不调、盆腔炎、人流或药流出血、放环后出血、老年性阴道炎。临床以月经先期、经量多、血色紫黑、白带量多为特征症状。

【用药特征】本成药重在清热滋阴、燥湿止带，兼能疏肝调经。用药具有肝肾同治的特点。适用于崩漏、经期延长、带下病属阴虚血热者。

【用法用量】口服。一次6g，一日2次。

【使用注意】孕妇慎用。脾胃虚寒者忌用。高血压、心脏病、肝病、糖尿病、肾病等慢性病严重者应在医师指导下服用。青春期少女及更年期妇女应在医师指导下服用。饮食宜清淡，忌食辛辣、油腻之品。

【规格贮藏】6g/袋。密闭，防潮。

妇宁康片

【处方组成】人参、枸杞子、当归、熟地黄、赤芍、山茱萸、知母、黄柏、牡丹皮、石菖蒲、远志、茯苓、菟丝子、淫羊藿、巴戟天、蛇床子、狗脊、五味子。

【功能主治】补肾助阳、调理冲任、益气养血、安神解郁。主治肾阴阳两虚证。症见经断前后、头晕耳鸣、潮热汗出、情绪不稳定、激动易怒、失眠多梦、易疲劳、骨关节肌肉痛、心悸、性交痛、舌质红苔少、脉弦细。

【现代药理】具有提高体内雌孕激素水平、提高机体免疫功能等作用。

【临床应用】围绝经期综合征。临床以经断前后月经不调、阴道干燥、精神抑郁不安为特征症状。

【用药特征】本成药重在温补肾阳，兼有滋阴，阴中有阳，阳中有阴，少佐清虚热之药，使体内邪热得出，兼以宁心安神。用药具有阴阳并补的特点。适用于肾阴阳亏虚者。

【用法用量】口服。一次4片，一日3次。

【使用注意】月经过多或淋沥不尽者慎用。不宜同时服用藜芦、五灵脂、皂荚或其制剂。不宜喝茶和吃萝卜。忌食生冷，少进油腻。

【规格贮藏】①薄膜衣片：0.31g/片。密封。②糖衣片：0.3g/片。密封。

附：肾阴不足中成药特点比较

中成药名	功效		临床治疗主症		
	共同点	独有功效	相同主治	独有主治	主治自身特点
妇科止血灵	补肾敛阴	固冲止血	主治肾虚证。症见月经前后不定期、月经量少或多、腰膝酸软	阴虚火不旺者	经色紫黑、质稍稠、伴头晕耳鸣、手足心热、舌质红少苔、脉细数
女金丹		养血调经、理气止痛、温经散寒止带		阴血亏虚兼寒凝气滞血瘀证	月经前后不定期、月经量少或多、带下量多、小腹疼痛、舌淡苔白、脉弱
坤宝丸		滋补养血、镇静安神、通络		阴虚火旺	烘热汗出、心烦易怒、眩晕耳鸣、急躁易怒、少寐健忘、头痛、手足心热、心悸、口渴咽干、舌红苔少、脉细数
固经丸		清热燥湿、疏肝、调经止带		阴虚血热	经血色紫黑、赤白带下、质黏稠，或阴道有灼热感、手足心热、颧红、潮热盗汗、心烦不寐，或咽干口燥、舌质红少苔、脉细数
妇宁康片		补肾助阳、调理冲任、益气养血、安神解郁		肾阴阳亏虚	经断前后头晕耳鸣、阵发性潮热、汗出、情绪不稳定、失眠、多梦、激动易怒

十二、肾阳亏虚

金凤丸

【处方组成】女贞子、何首乌、淫羊藿、仙茅、鹿茸、人参、阿胶、益母草、肉桂、蜂蜜。

【功能主治】温肾益阳、活血和血。主治肾阳虚证。症见畏寒怯冷、月经量少、后错、带下量多、虚寒痛经、舌淡、脉沉。

【现代药理】具有促进卵巢发育、促卵泡发育、促排卵、修复子宫内膜、调整性激素水平、增强免疫功能等作用。

【临床应用】不孕症、更年期综合征、月经不调。临床以月经量少、少腹冷坠、畏寒、性欲冷淡、腰膝酸软为特征症状。

【用药特征】本成药重在补肾壮阳，益精填髓，兼能活血化瘀，暖宫调经。用药具有脾肾双补、精血兼顾的特点。适用于月经量少、月经后期、不孕属肾阳亏虚者。

【用法用量】口服。一次10丸，一日2次，饭前服用。月经失调症应经前服用。

【使用注意】孕妇禁用。阴虚阳亢者禁用。经行有血块伴腹痛拒按或胸胁胀痛者不宜。忌食辛辣、生冷食物。

【规格贮藏】1.8g/10丸。密封。

妇科再造丸

【处方组成】当归（酒炙）、香附（醋炙）、白芍、熟地黄、阿胶、茯苓、党参、黄芪、山药、白术、女贞子（酒蒸）、龟板（醋炙）、山茱萸、续断、杜仲（盐炙）、肉苁蓉、覆盆子、鹿角霜、川芎、丹参、牛膝、益母草、延胡索、三七（油酥）、艾叶（醋炙）、小茴香、藁本、海螵蛸、地榆（酒炙）、益智、泽泻、荷叶（醋炙）、秦艽、地骨皮、白薇、椿皮、琥珀、黄芩（酒炙）、酸枣仁、远志（制）、陈皮、甘草。

【功能主治】养血调经、补益肝肾、暖宫止痛。主治肝肾亏虚、阴血不足证。症见月经先后不定期、月经日久、淋沥出血、痛经、带下清稀、舌红苔薄、脉沉细。

【现代药理】具有镇痛、抗炎、止血、抗子宫肌瘤、收缩子宫平滑肌等作用。

【临床应用】功能性月经不调、子宫肌瘤、乳腺增生、黄褐斑、不孕症、更年期综合征。临床以月经先后不定期、月经日久、淋沥出血、不孕、神疲乏力、腰膝酸软为特征症状。

【用药特征】本成药重在温补肝肾、益气养血，兼有行气活血，清热利水，收涩止血，安神功效。适用于月经不调、崩漏、带下、闭经属肝肾不足，气血亏虚者。

【用法用量】口服。一次10丸，一日2次，一个月经周期为一疗程，经前一周开始服用，或遵医嘱。

【使用注意】孕妇禁用。湿热蕴结者慎用。感冒伤风应暂时停服。忌食辛辣、生冷、油腻食物。

【规格贮藏】0.26g/丸。密封。

附：肾阳亏虚中成药特点比较

中成药名	功效		临床治疗主症		
	共同点	独有功效	相同主治	独有主治	主治自身特点
金凤丸	温肾益阳	活血和血、暖宫调经、益精填髓	主治肾阳虚证。症见带下量多、虚寒痛经、舌淡、脉沉	肾阳亏虚	畏寒怯冷、月经量少、后错、虚寒痛经
妇科再造丸		养血调经、补益肝肾、暖宫止痛、清热利水		肝肾不足、气血亏虚	月经先后不定期、月经日久、淋沥出血、舌红苔薄、脉细

十三、对症止血

海墨止血胶囊

【处方组成】乌贼墨。

【功能主治】收敛止血。主治出血证。症见月经量多。

【现代药理】具有抗炎、止血等作用。

【临床应用】功能性子宫出血。临床以月经量过多为特征症状。

【用药特征】本成药以单味药制剂，重在收敛止血。适用于崩漏、月经过多缓解出血的对症治疗。

【用法用量】口服。一次4～6粒，一日3次，或遵医嘱。

【使用注意】孕妇慎用。不宜长期服用。

【规格贮藏】0.33g/粒。密封。

复方大红袍止血片

【处方组成】大红袍、柿蒂。

【功能主治】收敛止血。主治血热出血证。症见异常子宫出血、鼻出血、胃出血及内痔出血、血色鲜红、舌红、脉数。

【现代药理】尚未检索到本成药相关的药理资料。

【临床应用】功能性子宫出血、人工流产术后出血、放取环术后出血、鼻衄、胃出血及内痔出血。临床以异常子宫出血、吐血、便血、血色鲜红为特征症状。

【用药特征】本成药重在收敛止血，兼能清热凉血。适用于崩漏、鼻衄、便血等出血兼有热者。

【用法用量】口服。一次3～4片，一日3次；重症加倍服用，或遵医嘱。

【使用注意】孕妇慎用。

【规格贮藏】0.5g/片。密封。

附：对症止血中成药特点比较

中成药名	功效		临床治疗主症		
	共同点	独有功效	相同主治	独有主治	主治自身特点
海墨止血胶囊	收敛止血	重在收敛止血	主治出血证。症见月经量过多	出血证	月经量多
复方大红袍止血片		清热凉血		出血兼有热者	异常子宫出血、鼻衄、胃出血及内痔出血、血色鲜红、舌红、脉数

第二节　痛经

一、气滞血瘀

妇科通经丸

【处方组成】巴豆（制）、干漆（炭）、香附（醋炒）、红花、莪术（醋煮）、三棱（醋炒）、沉香、木香、艾叶（炭）、大黄（醋炒）、郁金、鳖甲（醋制）、黄芩、硇砂（醋制）、穿山甲（醋制）。

【功能主治】破瘀通经、软坚散结。主治气血瘀滞证。症见经前或经期小腹胀痛拒按、经行不畅，或经水日久不行、腹有癥块、精神抑郁、烦躁易怒、胸胁乳房胀满、嗳气叹息、舌紫暗或有瘀点、苔薄白或微黄、脉沉弦或涩而有力。

【现代药理】具有扩张血管、改善微循环、调节子宫收缩、镇痛、抗肿瘤等作用。

【临床应用】原发性痛经、闭经、子宫肌瘤、卵巢囊肿、子宫腺肌病。临床以经前和经行腹痛，或腹有癥瘕、胁肋胀满、乳房胀痛、舌紫暗为特征症状。

【用药特征】本成药重在破瘀行气、散结消肿、软坚散结。用药具有攻积散结与行气逐瘀兼顾的特点。适用于痛经、闭经、癥瘕属于气血瘀滞者。

【用法用量】饭后半小时温服，小米汤或黄酒送服。一次3g，一日1次。

【使用注意】孕妇忌用。气血虚弱、便溏、热结血瘀者慎用。不可过量、久服。体虚者慎用。忌食生冷辛辣食物及荞麦面等。

【规格贮藏】0.1g/丸。密封。

妇女痛经丸

【处方组成】延胡索（醋制）、五灵脂（醋炒）、蒲黄（炭）、丹参。

【功能主治】活血、调经、止痛。主治气滞血瘀证。症见经前或经期小腹胀痛拒按、经行不畅有血块、经水畅行痛缓，或经量较多、伴胸胁胀痛、舌紫暗，或有瘀点、苔薄白或微黄、脉弦或弦涩。

【现代药理】具有抑制子宫平滑肌收缩、抗炎、镇痛等作用。

【临床应用】原发性痛经、功能性月经不调、盆腔炎、子宫内膜异位症、子宫肌瘤、子宫腺肌病等。临床以下腹疼痛、经前或经行腹痛、有血块、舌紫暗为特征症状。

【用药特征】本成药重在活血化瘀、调经止痛、兼能行气。用药具有气血并治的特点。适用于痛经、月经不调、胸脘胁肋疼痛属气滞血瘀者。

【用法用量】口服。一次50粒，一日2次。

【使用注意】孕妇忌用。糖尿病患者慎用。气虚体弱者慎用。血虚无瘀者慎用。脾胃虚弱者慎用。宜调节情绪。一般宜在月经来潮前3～7天开始，服至疼痛缓解。不宜过服、久服。经期忌生冷饮食、不宜洗凉水澡。

【规格贮藏】0.18g/粒。密封。

痛经宁糖浆

【处方组成】香附（制）、当归（炒）、川楝子（炒）、延胡索（炒）、川芎（炒）、丹参、红花、白芍（炒）、炙甘草。

【功能主治】活血、理气、止痛。主治气滞血瘀证。症见经期或经前小腹疼痛、经行后错、经水量少、色紫暗、夹有血块、经水畅行后腹痛减轻、经前烦躁、易恼怒、乳房胀痛、舌暗、脉弦涩。

【现代药理】具有抑制子宫平滑肌收缩、镇痛等作用。

【临床应用】原发性痛经、功能性月经不调、盆腔炎、子宫腺肌病等。临床以经行或经前腹痛、经水后错、量少、有血块、烦躁易怒、舌暗为特征症状。

【用药特征】本成药重在清肝凉血，活血养血，兼能疏肝行气。用药长于清肝泻热。适用于痛经、妇人腹痛、月经不调属气滞血瘀兼有郁热者。

【用法用量】口服。一次25ml，一日2次。饭后半小时温服，于经前7天开始服用，连续10天。

【使用注意】孕妇禁用。糖尿病患者慎用。气血亏虚者慎用。保持良好心态，避免情绪刺激。经前、经期忌食生冷、辛酸等刺激性食物，不宜洗凉水澡。

【规格贮藏】100ml/瓶。密封。

舒尔经颗粒（片、胶囊）

【处方组成】柴胡、当归、白芍、赤芍、香附（醋

制）、延胡索（醋制）、陈皮、牡丹皮、桃仁、牛膝、益母草。

【功能主治】活血疏肝、止痛调经。主治气滞血瘀证。症见经前性情急躁、胸乳胀痛或乳房有块、下腹疼痛或小腹两侧或一侧胀痛、经初行不畅、色暗或有血块、舌质淡暗有瘀点、脉沉弦。

【现代药理】具有调节子宫功能、镇痛等作用。

【临床应用】原发性痛经、功能性月经不调、子宫肌瘤、子宫腺肌病等。临床以经行腹痛、乳房胀痛、下腹疼痛、有血块、舌暗有瘀点为特征症状。

【用药特征】本成药重在行气止痛、活血化瘀，兼有养血之功。其疏肝理气作用较强。适用于痛经或闭经属气滞血瘀者。

【用法用量】①颗粒：口服。开水冲服，一次10g，一日3次，经前3日开始至月经行后2日止。②片：口服。一次2片，一日2次。③胶囊：口服。一次2粒，一日2次，重症加倍。

【使用注意】孕妇禁用。小腹冷痛者不宜服。感冒发热病人不宜服用。不宜洗凉水澡。保持心情舒畅。忌辣及生冷食物。

【规格贮藏】①颗粒：10g/袋。密封。②片：0.5g/片。密封。③胶囊：0.5g/粒。密封。

痛经灵颗粒

【处方组成】丹参、赤芍、香附（醋制）、延胡索（醋制）、乌药、红花、五灵脂（制）、蒲黄、玫瑰花、桂枝。

【功能主治】活血化瘀、理气止痛。主治气滞血瘀证。症见经期或经前小腹疼痛、经水畅行后腹痛减轻、经前烦躁、易恼怒、乳房胀痛、舌暗、脉弦涩。

【现代药理】具有调节子宫平滑肌功能、镇痛等作用。

【临床应用】原发性痛经、子宫内膜异位症、子宫腺肌病、子宫肌瘤。临床以经行或经前腹痛、烦躁易怒、乳房胀痛、舌暗为特征症状。

【用药特征】本成药重在行气活血、化瘀止痛，兼能温经散寒。用药辛散温通为主，适用于痛经、闭经属气滞血瘀者。

【用法用量】口服。月经来潮前5天开始服药，隔日服，每次1~2袋，一日2次。经期开始后连服2日，3

个月经周期为一疗程。

【使用注意】孕妇及糖尿病患者禁用。痛经伴月经过多，或痛经表现为腹痛喜按，或小腹、阴部空坠者不宜选用。避免受寒。不宜洗冷水澡。忌生冷食物。

【规格贮藏】10g/袋。密封。

痛经调理口服液

【处方组成】当归、川芎、桃仁、红花、牡丹皮、丹参、熟地黄、柴胡、白芍、香附（制）、郁金、制何首乌、牛膝。

【功能主治】疏肝理气、活血养血。主治肝郁气滞或兼血瘀证。症见经期腹痛、经色紫暗、头晕、胁胀、腹胀、舌质暗、脉弦涩。

【现代药理】具有调节子宫平滑肌功能、镇痛、改善微循环等作用。

【临床应用】原发性痛经、子宫内膜异位症、子宫腺肌病、子宫肌瘤等。临床以经行腹痛、经色紫暗、头晕胁胀、舌质暗为特征症状。

【用药特征】本成药重在活血化瘀，养血调经，兼以疏肝行气、止痛滋肾。用药具有肝肾同治、气血兼顾的特点。适用于闭经、胸痹、神经衰弱、更年期综合征属血瘀兼有肝郁气滞者。

【用法用量】口服。一次10ml，一日2次，30天为一疗程。

【使用注意】孕妇禁用。经期或经后小腹隐痛喜按、痛经伴月经过多者均不宜选用。不宜洗凉水澡。忌食生冷食物。

【规格贮藏】10ml/支。密封。

乌金丸

【处方组成】香附（醋制）、蚕茧（炭）、当归、肉桂、没药（醋制）、红花、益母草、五灵脂（醋制）、大黄、乳香（醋制）、苏木、乌药、木香、莪术（醋制）、桃仁、黑豆、延胡索（醋制）。

【功能主治】活血祛瘀、行气止痛。主治气滞血瘀证。症见经前或经期小腹刺痛或胀痛、月经量少、有血块、经行后痛减、乳房胀痛、心情烦躁、舌淡苔黄、脉弦细或涩。

【现代药理】具有镇痛、抑制子宫平滑肌收缩等作用。

【临床应用】原发性痛经、子宫内膜异位症、子宫腺肌病、子宫肌瘤、卵巢囊肿。临床以经前或经行腹痛、量少、有血块、经行后痛或舌淡暗为特征症状。

【用药特征】本成药重在活血化瘀，行气止痛，兼能温经散寒。用药具有气血并调、辛温散寒的特点。适用于痛经重证属气滞血瘀兼寒凝者。

【用法用量】黄酒或温开水送服。一次1丸，一日2次。

【使用注意】孕妇忌服。不宜久服。月经量多慎用。避免受寒，不宜冷水洗浴。忌辛辣、生冷、油腻食物。

【规格贮藏】9g/丸。密封，阴凉干燥处。

复方益母草膏

【处方组成】益母草、当归、川芎、白芍、地黄、木香。

【功能主治】养血调经、化瘀生新。主治血瘀气滞证。症见产后恶露不绝、症见经期小腹疼痛、行经量少、经色暗、有血块、月经后错、产后恶露不净、面色少华、舌质淡暗、脉细涩。

【现代药理】具有抑制子宫平滑肌收缩、抗炎、镇痛、止血、改善微循环、抗血栓等作用。

【临床应用】原发性痛经、功能性月经不调、产后子宫复旧不全等。临床以经行腹痛、量少色暗、月经后错，或产后恶露不净为特征症状。

【用药特征】本成药重在养血调经，化瘀生新，兼有理气止痛之功。用药具有气血双调的特点。适用于痛经、产后恶露不绝、月经不调属血虚兼血瘀兼有气滞者。

【用法用量】口服。一次10~20g，一日2~3次。

【使用注意】孕妇禁用。糖尿病患者慎服。不宜洗冷水澡。少食生冷食物。

【规格贮藏】100g/瓶。密封，置阴凉处。

金佛止痛丸

【处方组成】郁金、佛手、白芍、延胡索、三七、姜黄、甘草。

【功能主治】行气止痛、疏肝和胃、祛瘀。主治肝胃不和、气滞血瘀证。症见经期腹痛、经色偏暗、乳房胀痛、胁胀、腹胀、胸闷嗳气、遇烦恼易怒则痛作或痛甚、舌质暗、脉弦涩。

【现代药理】具有调节子宫平滑肌功能、镇痛、改善微循环等作用。

【临床应用】原发性痛经、浅表性胃炎、消化道溃疡、慢性胃炎。临床以经期腹痛、乳房胀痛、胁胀、腹胀、胸闷嗳气为特征症状。

【用药特征】本成药重在行气止痛、活血化瘀，兼有疏肝和胃之功。用药具有肝胃同治、行气活血兼顾的特点。适用于痛经或胃脘疼痛属气滞血瘀者。

【用法用量】口服。一次5~10g，一日2~3次，或痛时服；寒证腹痛须用姜汤送服。

【使用注意】孕妇忌用。糖尿病患者及妇女月经过多者禁服。胃阴虚者慎用。忌情绪激动及生闷气等。忌生冷、油腻、海鲜。

【规格贮藏】5g/瓶。密闭，防潮，置阴凉处。

附：气滞血瘀中成药特点比较

中成药名	功效		临床治疗主症		
	共同点	独有功效	相同主治	独有主治	主治自身特点
妇科通经丸	活血理气	破瘀行气、散结消肿、软坚散结	气滞血瘀证。症见月经不调，行经不畅，经期腹痛，经色紫暗或有血块	气血瘀滞证	腹有癥块、精神抑郁、胸胁乳房胀满、舌紫暗或有瘀点
妇女痛经丸		活血化瘀、调经止痛、疏肝行气		气滞血瘀证	经行不畅有血块、经水畅行痛缓、舌紫暗或有瘀点
痛经宁糖浆		清肝凉血、活血养血、疏肝行气		气滞血瘀证	经行后错、经水量少、色紫暗、夹有血块、经前烦躁、易恼怒、乳房胀痛

续表

中成药名	功效		临床治疗主症		
	共同点	独有功效	相同主治	独有主治	主治自身特点
舒尔经颗粒（片、胶囊）	活血理气	活血化瘀、养血调经	气滞血瘀证。症见月经不调，行经不畅，经期腹痛，经色紫暗或有血块	气滞血瘀证	经前性情急躁、乳房胀痛或乳房有块、下腹疼痛或小腹两侧或一侧胀痛
痛经灵颗粒		化瘀止痛、温经散寒		气滞血瘀兼寒凝证	经期或经前小腹冷痛、经水畅行后腹痛减轻
痛经调理口服液		养血调经、疏肝止痛		肝郁气滞兼血瘀证	经期腹痛、经色紫暗、头晕、胁胀、腹胀
乌金丸		行气止痛、温经散寒		气滞血瘀兼寒凝证	小腹刺痛或胀痛、月经量少、有血块、经行后痛减、乳房胀痛、心情烦躁
复方益母草膏		养血调经、化瘀生新		血瘀气滞证	产后恶露不绝、经期小腹疼痛、经行量少、月经后期、面色少华
金佛止痛丸		疏肝和胃		肝胃不和、气滞血瘀证	经期腹痛、经色偏暗、乳房胀痛、胁胀、胸闷嗳气

二、寒凝血瘀

痛经片

【处方组成】香附（醋制）、益母草、肉桂、熟地黄、当归、白芍、川芎、丹参、干姜（制）、青皮、木香、五灵脂（醋制）、延胡索、红花、山楂（炭）、茺蔚子。

【功能主治】理气活血、温经散寒。主治血瘀寒凝证。症见经前数日或经期小腹冷痛、胀满拒按、得热痛减、经血色暗有块、经量或多或少、手足不温、面色青白、舌质暗或有瘀斑瘀点、苔薄白、脉沉弦或沉紧。

【现代药理】具有调节子宫平滑肌功能、镇痛等作用。

【临床应用】原发性痛经、子宫内膜异位症、子宫腺肌病、子宫肌瘤等。临床以经前或经行腹痛、得热痛减、有血块、手足不温、舌暗或有瘀点为特征症状。

【用药特征】本成药重在活血行气，温阳散寒，养血调经，兼能行气止痛。用药具有温通为主、气血并治的特点。适用于痛经属于寒凝气滞血瘀者。

【用法用量】口服。一次8片，一日3次；经前5～7天服药。

【使用注意】孕妇忌用。体虚、有热者忌用。月经先期量多者不宜使用。不可久服。平时注意保暖。经期禁食生冷食物。

【规格贮藏】0.6g/片。密封。

痛经宝颗粒（月月舒颗粒）

【处方组成】肉桂、三棱、五灵脂、红花、当归、丹参、莪术、延胡索（醋制）、木香。

【功能主治】温经化瘀、理气止痛。主治寒凝气滞血瘀证。症见妇女经期腹痛、少腹冷痛、月经不调、经色暗淡，或夹有血块、块下痛减、舌质暗淡、脉沉涩。

【现代药理】具有抗输卵管炎性阻塞、镇痛等作用。

【临床应用】原发性痛经、血栓性脉管炎、雷诺综合征、冻疮等。临床以经行腹痛、少腹冷痛、喜温怕冷、经色暗淡、舌暗为特征症状。

【用药特征】本成药重在温经散寒、活血化瘀，兼能理气止痛。用药具有温散辛通、气血并治的特点。适用于痛经、恶露不尽属气滞寒凝血瘀者。

【用法用量】温开水冲服。一次1袋，一日2次，于月经前1周开始，持续至月经来3天后停服，连续服用3个月经周期。

【使用注意】孕妇禁用。血热瘀滞者慎用。不宜同时

服用人参或其制剂。不宜洗凉水澡。忌食生冷食物。

【规格贮藏】4g/袋（无蔗糖型）；10g/袋。密封。

少腹逐瘀丸（颗粒）

【处方组成】当归、蒲黄、五灵脂（醋炒）、赤芍、延胡索（醋制）、没药（炒）、川芎、肉桂、炮姜、小茴香（盐炒）。

【功能主治】温经活血、散寒止痛。主治寒凝血瘀证。症见经期将至或经行之时小腹冷痛喜温、拒按、甚则腹痛难忍，或经行后错、经血或多或少、血块较多、块下痛减、腰腹胀、畏寒肢冷、四末不温，或产后小腹疼痛喜热、拒按、舌质淡暗或有瘀斑瘀点、脉沉迟。

【现代药理】具有镇痛、抗炎、改善血黏度等作用。

【临床应用】原发性痛经、功能性月经不调、产后腹痛、药流后子宫出血、子宫内膜异位症、子宫腺肌病等。临床以腹部冷痛、喜温喜按、畏寒肢冷、舌质紫暗为特征症状。

【用药特征】本成药重在温经散寒，活血止痛，兼能行气。用药具有温散结合、气血兼顾的特点。适用于痛经、崩漏、癥瘕属寒凝血瘀者。

【用法用量】①丸：用温黄酒或温开水送服。一次1丸，一日2～3次。②颗粒：用温黄酒或温开水送服。一次5g，一日3次，或遵医嘱。③胶囊：温开水送服。一次3粒，一日3次，或遵医嘱。

【使用注意】孕妇慎用。湿热、阴虚有热者忌用。感冒发热病人不宜服用。不宜洗凉水澡。忌食寒凉之品。

【不良反应】偶见胃肠不适或轻度皮肤过敏。

【规格贮藏】①丸：9g/丸。密封。②颗粒：1.6g/袋。密封。③胶囊：0.45g/粒。密封。

田七痛经胶囊

【处方组成】三七、川芎、延胡索、五灵脂、蒲黄、木香、小茴香、冰片。

【功能主治】活血止血、温经止痛。主治寒凝血瘀证。症见经乱无期、月经量多、有血块、血色紫暗、经期小腹冷痛、拒按、舌质紫暗、苔白或腻、脉沉弦或涩。

【现代药理】具有缓解子宫平滑肌痉挛、镇痛等作用。

【临床应用】原发性痛经、功能性月经失调。临床以经乱无期、经行腹冷痛、量多有血块、舌紫暗为特征症状。

【用药特征】本成药重在散寒行气止痛，活血化瘀，兼有止血之功。用药以暖肝散寒见长。适用于痛经、崩漏、闭经、癥瘕、疝气属寒凝血瘀者。

【用法用量】口服。经期或经前5天一次3～5粒，一日3次；经后可继续服用，一次3～5粒，一日2～3次。

【使用注意】孕妇慎用。阴虚火旺者忌用。不宜洗冷水澡。忌食绿豆及辛辣刺激之品。

【规格贮藏】0.4g/粒。密封。

经舒胶囊（颗粒）

【处方组成】丹参、香附（醋制）、延胡索（醋制）、桂枝。

【功能主治】温经化瘀，理气止痛。主治寒凝血瘀证。症见经期及经前小腹疼痛、腰骶部酸痛、肛门坠胀疼痛、经色紫暗、经行量少、血块、乳房胀痛、畏寒或手足欠温、舌暗或有瘀斑。

【现代药理】具有缓解子宫平滑肌痉挛、镇痛、抗炎等作用。

【临床应用】原发性痛经、功能性月经失调。临床以经期及经前小腹疼痛、经色紫暗有血块、畏寒或手足欠温等为特征症状。

【用药特征】本成药重在温经活血、散寒止痛。用药以辛行兼以温散并用，行气与活血兼顾，其温经通脉、理气止痛效果较明显。适用于痛经属寒凝血瘀者。

【用法用量】①胶囊：口服。一次3粒，一日3次。于月经来潮前1周开始服用，持续至月经来潮3天后停服。连续服用3个月经周期。②颗粒：开水冲服。一次1袋（12g），一日2次。月经来潮前3天开始服药，连服7天或遵医嘱。连续服用3个月经周期。

【使用注意】孕妇及血虚内热者忌用。感冒发热，气血亏虚及月经量过多者慎用。血虚内热者忌用。不宜洗凉水澡。忌食寒凉之品。

【规格贮藏】①胶囊：0.4g/粒。密封。②颗粒：12g/袋。密封。

暖宫七味丸（散）

【处方组成】白豆蔻、天门冬、手掌参、沉香、肉豆蔻、黄精、丁香。

【功能主治】调经养血、温暖子宫、驱寒止痛。主治寒凝血瘀证。症见气滞腰痛、手足不温、小腹冷痛、月经不调、白带过多、苔薄白或淡暗。

【现代药理】具有镇痛、抗炎等作用。

【临床应用】原发性痛经、月经失调、慢性盆腔炎等。临床以小腹冷痛、手足不温、白带过多为特征症状。

【用药特征】本成药重在散寒止痛、养血调经，兼能益气养阴。用药具有温中有补、心肾同治的特点。适用于腹痛、带下属寒凝血瘀兼有气血不足者。

【用法用量】①丸：口服。一次11～15丸，一日1～2次。②散：口服。一次1.5～3.0g，一日1～2次。

【使用注意】孕妇忌用。感冒发热者慎用。不宜洗凉水澡。忌气恼劳碌。忌食寒凉、生冷之品。

【规格贮藏】①丸：0.2g/粒。密封，防潮。②散：3g/袋。密封，防潮。

附：寒凝血瘀中成药特点比较

中成药名	功效		临床治疗主症		
	共同点	独有功效	相同主治	独有主治	主治自身特点
痛经片	温经散寒	理气活血	寒凝血瘀证。症见月经不调、经期腹痛、少腹冷痛、经色暗淡或夹有血块、舌暗淡、脉沉	寒凝血瘀证	经期小腹全痛、得温痛减、手足不温、面色青白
痛经宝颗粒（月月舒颗粒）		活血化瘀、理气止痛		气滞血瘀证	少腹冷痛、经色暗淡，或夹有血块、块下痛减、恶露不尽、脉沉涩
少腹逐瘀丸（颗粒）		活血止痛、温经行气		气滞血瘀证	血块较多、腰腹胀、畏寒肢冷、四末不温、产后小腹疼痛喜热、拒按、舌有瘀斑瘀点、脉沉迟
田七痛经胶囊		活血止血、调经止痛		寒凝血瘀证	经行腹冷痛、拒按、舌质紫暗、苔白或腻、脉沉弦或涩
经舒胶囊（颗粒）		理气止痛		寒凝血瘀兼气滞证	经期及经前小腹疼痛、腰骶部酸痛、肛门坠胀疼痛、经色紫暗有血块、胁腹胀满
暖宫七味丸（散）		养血调经、益气养阴		寒凝血瘀兼气阴两虚证	气滞腰痛、手足不温、月经不调、白带过多、日久不愈、乏力口干

三、瘀血阻滞

通经甘露丸

【处方组成】当归、桃仁（去皮）、红花、三棱（麸炒）、莪术（醋炙）、牡丹皮、牛膝、大黄（酒炒）、干漆（煅）、肉桂（去粗皮）。

【功能主治】活血祛瘀、通经止痛。主治瘀血阻滞证。症见经前一二日或经期小腹疼痛、拒按，或伴胸胁乳房作胀，或腹部包块，或经量少，或经行不畅、经色紫暗有块、血块排出后痛减、经净疼痛消失、舌紫暗或有瘀点、脉弦或弦滑。

【现代药理】具有镇痛、抗炎、抗肿瘤等作用。

【临床应用】原发性痛经、子宫肌瘤、卵巢肿瘤、盆腔炎性包块、子宫内膜异位症、结节包块、子宫腺肌病等。临床以经行腹痛拒按、经色紫暗、血块排出痛减、舌紫暗有瘀点为特征症状。

【用药特征】本成药重在活血化瘀，通经止痛，兼能散结消癥，并有一定养血调经、补益肝肾、温经散寒之力。用药具有攻补兼施、以攻为主的特点。适用于痛经、闭经等属瘀血阻滞重证者。

【用法用量】温黄酒或温开水送服。一次6g，一日2次。

【使用注意】孕妇忌用。有外感时禁用。热结血瘀闭经、痛经、癥瘕者不宜。月经量多、月经先期者慎用。气血亏虚者慎用。不可久服。忌生冷食品。

【规格贮藏】6g/100粒。密闭，防潮。

散结镇痛胶囊

【处方组成】龙血竭、三七、浙贝母、薏苡仁。

【功能主治】软坚散结、化瘀定痛。主治痰瘀互结证。症见经期小腹疼痛、拒按，或腹部包块，或经量少，或经行不畅、经色紫暗有块、血块排出后痛减、舌紫暗或有瘀点、脉弦或弦滑。

【现代药理】具有镇痛、抗炎、抑制子宫内膜增长、改善微循环等作用。

【临床应用】继发性痛经、月经不调、盆腔包块、不孕症、子宫内膜异位症。临床以月经不调、经期小腹

疼痛、腹痛拒按、经色紫暗有块、舌紫暗有瘀点为特征症状。

【用药特征】本成药以活血化瘀、软坚散结为主，兼能行气渗湿。用药具有气滞、痰湿、瘀血、水湿兼顾的特点。适用于痛经、不孕、癥瘕属痰瘀阻滞兼气滞者。

【用法用量】口服。一次4粒，一日3次。于月经来潮第1天开始服用，连续服用3个月经周期为一疗程，或遵医嘱。

【使用注意】孕妇禁用。忌辛辣、生冷食物。

【不良反应】偶见皮肤瘙痒、烦热、口渴、便秘、胃脘不适、头晕、恶心、腹泻、皮疹、心悸、皮肤多油多汗。偶见转氨酶、尿素氮轻度升高、心电图改变、尿中出现红细胞。

【规格贮藏】0.4g/粒。密封，置阴凉处（不超过20℃）。

附：瘀血阻滞中成药特点比较

中成药名	功效		临床治疗主症		
	共同点	独有功效	相同主治	独有主治	主治自身特点
通经甘露丸	活血祛瘀	散结消癥、调经止痛、温经散寒	瘀血阻滞证。症见经行不畅、经期小腹疼痛、拒按	瘀血阻滞兼肝肾亏虚	腹部包块、舌紫暗有瘀点
散结镇痛胶囊		祛瘀化痰、软坚散结、行气渗湿		痰瘀互结兼气滞证	腹痛拒按、经行不畅、经色紫暗有块

四、血虚寒凝

妇痛宁肠溶软胶囊（滴丸）

【处方组成】当归油。

【功能主治】养血、活血、止痛。主治血虚夹瘀证。症见经行或产后小腹隐痛绵绵、喜温喜按、多发生于经期后期、经血色淡质稀、倦怠乏力、面色无华、畏寒肢冷、舌淡、脉沉细或细弱。

【现代药理】具有抑制子宫平滑肌收缩、调节神经内分泌激素、调节免疫等作用。

【临床应用】原发性痛经、产后腹痛。临床以经行腹痛、喜温喜按、色淡质稀、倦怠乏力、舌淡为特征症状。

【用药特征】本成药为单味药提取物制剂，重在养血、

活血、调经止痛。用药具有补中有攻，行中有补，养血活血兼顾的特点。适用于痛经属于血虚血瘀者轻症。

【用法用量】①胶囊：口服。一次2～3粒，一日2次。②滴丸：口服。一次10～15粒，一日2次。顿服10～15粒。

【使用注意】孕妇慎用。湿热证忌用。痛经伴月经过多者不宜选用。不宜洗凉水澡。忌食生冷食物。

【规格贮藏】①胶囊：0.1g/粒。密封。②滴丸：10mg/丸；20mg/丸。密闭，置阴凉干燥处。

艾附暖宫丸

【处方组成】当归、地黄、白芍（酒炒）、川芎、炙黄芪、艾叶（炭）、吴茱萸（制）、肉桂、续断、香附

（醋制）。

【功能主治】理气养血、暖宫调经。主治血虚气滞、下焦虚寒证。症见经期小腹冷痛坠胀、喜温喜按、经血色暗、有血块、行经后错、经量少、腰酸肢冷、乏力、面黄、舌质淡暗或有瘀斑、脉沉细或弦细。

【现代药理】具有镇痛、改善血液流变性等作用。

【临床应用】原发性痛经、功能性月经不调、子宫内膜异位症。临床以经行腹痛坠胀、喜温喜按、色暗有血块、腰酸肢冷、舌质淡暗或有瘀斑为特征症状。

【用药特征】本成药重在温经暖宫、养血活血，兼能理气疏肝。用药具有气血并调、肝脾同治的特点。适用于痛经、不孕、月经不调、带下、腹痛、泄泻、尿频、新生儿硬肿症等属冲任虚寒，血瘀气滞者。

【用法用量】①蜜丸：口服。一次9g，一日2~3次。②水丸：口服。一次4g，一日2~3次。

【使用注意】孕妇禁用。热证、实证者忌用。忌恼怒。不宜洗凉水澡。忌服生冷食物，避免受寒。

【规格贮藏】①蜜丸：9g/丸。密封。②水丸：4g/袋。密封。

附：血虚寒凝中成药特点比较

中成药名	功效		临床治疗主症		
	共同点	独有功效	相同主治	独有主治	主治自身特点
妇痛宁肠溶软胶囊（滴丸）	养血活血、温经散寒	调经止痛	血虚寒凝证。症见月经不调、行经腹痛、喜温喜按	血虚夹瘀证	小腹隐痛绵绵、经血色淡质稀、倦怠乏力、面色无华、畏寒肢冷
艾附暖宫丸		温经暖宫、理气疏肝		血虚气滞，下焦虚寒证	小腹冷痛坠胀、经血色暗、有血块、腰酸肢冷、乏力、面黄

五、血虚夹瘀

七制香附丸

【处方组成】香附（醋制）、当归、熟地黄、阿胶、白芍、益母草、延胡索（醋制）、川芎、艾叶、茯苓、白术（麸炒）、人参、稻米、鲜牛乳、砂仁、小茴香（盐制）、地黄、天冬、食盐、山茱萸（酒制）、黄芩、酸枣仁（炒）、甘草。

【功能主治】疏肝理气、养血调经。主治气滞血虚证。症见胸胁胀痛、经行量少、行经小腹胀痛、经前双乳胀痛、经水数月不行、胸胁胀痛、烦躁易怒、面色萎黄、周身乏力、舌质淡暗有瘀点、脉沉弱弦。

【现代药理】具有改善血液循环、镇痛、调节子宫功能、止血等作用。

【临床应用】原发性痛经、功能性月经不调等。临床以经行腹痛、月经量少、胁胀易怒、疲倦乏力、舌暗有瘀点为特征症状。

【用药特征】本成药重在益气养血、温阳散寒，兼能行气疏肝，活血止血，滋补肝肾。用药具有攻补兼施的特点。适用于痛经、月经过少、闭经、月经后期属气滞血虚者。

【用法用量】口服。一次6g，一日2次。

【使用注意】孕妇慎用。阴虚血瘀者慎用。保持心情舒畅。饮食宜清淡易消化，忌食生冷之品。

【规格贮藏】6g/袋。密封。

当归芍药颗粒

【处方组成】白芍、当归、川芎、白术、茯苓、泽泻。

【功能主治】养血疏肝、健脾利湿、活血调经。主治肝郁脾虚兼血虚证。症见经行前后腹痛、乏力、呕吐、腹泻、腰酸、肛坠、经期乳房胀痛、烦躁易怒、舌红苔少、脉弦。

【现代药理】具有改变血液流变性、抑制血小板聚集、改善微循环、抗炎、镇痛、解痉等作用。

【临床应用】原发性痛经、附件炎、子宫内膜异位症等。临床以经行前后腹痛、绵绵作痛、腰酸坠胀、舌淡苔白腻为特征症状。

【用药特征】本成药重在疏肝活血、健脾除湿。用药

具有肝脾同调的特点。适用于痛经属肝虚血瘀，脾虚湿滞者。

【用法用量】口服。一次3g，一日3次。经前3天开始服药，连服10天，3个月经周期为一疗程。

【使用注意】孕妇慎用。感冒发热者忌用。调畅情绪。饮食宜清淡。

【不良反应】少数患者可见咽干、胃部不适（胃痛、恶心）、轻度腹泻、皮肤瘙痒。

【规格贮藏】3g/袋。密封。

调经止痛片

【处方组成】当归、党参、川芎、益母草、大红袍、泽兰叶、香附（炒）。

【功能主治】益气活血、调经止痛。主治气虚血瘀证。症见经行后错、经水量少、有血块、块下痛减、行经小腹疼痛、产后恶露不净、舌质暗、脉弦涩。

【现代药理】具有兴奋子宫、镇痛等作用。

【临床应用】原发性痛经、功能性月经不调、产后子宫复旧不全等。临床以经行后错、经水量少、痛经、有血块、舌质暗为特征症状。

【用药特征】本成药重在健脾益气，活血利水，调经止痛，兼能疏肝理气。用药具有肝脾同治、气血并调的特点。适用于痛经、月经不调、产后恶露不绝属气虚血瘀者。

【用法用量】口服。一次6片，一日3次。

【使用注意】孕妇禁用。宜在经前3～5天开始服药，连服1周。忌食生冷刺激食物。

【规格贮藏】糖衣片：0.4g/片；薄膜衣片：0.35g/片。密封。

定坤丹

【处方组成】熟地黄、当归、白芍、阿胶、红参、白术、鹿茸、鹿角霜、枸杞子、西红花、鸡血藤、三七、川芎、茺蔚子、香附、延胡索；黄芩。

【功能主治】滋补气血、调经舒郁。主治气血两虚、气滞血瘀证。症见痛经、月经后期、崩漏、带下病、经行腹痛、行经后错、经量少或多，或淋沥不尽、有血块、腹痛拒按、血块排出痛减、带下量多、烦躁、胸闷不舒、舌暗淡、脉虚涩。

【现代药理】具有雌激素样活性、抑制子宫平滑肌收缩、镇痛、抗炎、改善血液流变性等作用。

【临床应用】原发性痛经、功能性月经不调、功能性子宫出血、慢性盆腔炎等。临床以月经不调、经量或多或少、疲乏无力、眩晕、舌暗淡为特征症状。

【用药特征】本成药重在滋阴补血、健脾益气、补益肝肾，兼能疏肝理气止痛，活血调经。具有肝脾肾兼顾、气血同治的特点。适用于妇女身体虚弱、气血瘀滞、月经不调、行经腹痛、崩漏带下、产后诸虚、宫寒不孕、骨蒸潮热及更年期综合征等属气血两虚、肝肾亏损者。

【用法用量】①蜜丸：口服。一次半丸或1丸，一日2次。②水丸：口服。一次3.5～7g，一日2次。

【使用注意】孕妇禁用。伤风感冒时忌用。阴虚火旺者应当慎用。忌生冷、油腻及刺激性食物。

【规格贮藏】①蜜丸：10.8g/丸。密封。②水丸：7g/瓶。密封。

四制香附丸

【处方组成】香附、川芎、当归（炒）、白芍（炒）、熟地黄、白术（炒）、泽兰、陈皮、黄柏、炙甘草。

【功能主治】理气和血、补血调经。主治血虚气滞证。症见月经不调、小腹胀痛、舌淡苔白、脉细弦。

【现代药理】具有缓解子宫痉挛、镇痛等作用。

【临床应用】原发性痛经、慢性宫颈炎、附件炎等。临床以经行腹痛、下腹胀痛、舌淡苔白为特征症状。

【用药特征】本成药重在理气和血，补血调经，兼有清热燥湿之功。用药具有攻补兼施、气血兼顾的特点。适用于痛经或妇人腹痛属血虚气滞夹热者。

【用法用量】口服。一次9g，一日2次。

【使用注意】孕妇忌服。月经过多者慎用。感冒时不宜服用。忌食寒凉、生冷食物。

【规格贮藏】60g/瓶。密封，防潮。

附：血虚夹瘀中成药特点比较

中成药名	功效		临床治疗主症		
	共同点	独有功效	相同主治	独有主治	主治自身特点
七制香附丸	活血调经	行气疏肝、活血止血、滋补肝肾	血虚兼血瘀证。症见月经不调、小腹疼痛、脉细	气滞血虚证	行经小腹胀痛、经水数月不行、烦躁易怒、面色萎黄、周身乏力
当归芍药颗粒		疏肝养血、健脾除湿		肝郁脾虚兼血虚证	乏力、呕吐、腹泻、腰酸、坠胀、经期乳房胀痛、烦躁易怒、舌红苔少、脉弦
调经止痛片		健脾益气、活血利水、疏肝理气		气虚血瘀兼肝郁证	月经后期、经水量少、有血块、块下痛减、产后恶露不净、舌暗、脉弦涩
定坤丹		滋阴补血、健脾益气、调经舒郁		气血两虚、气滞血瘀证	经量少或多，或淋沥不净、烦躁、胸闷不舒、舌暗淡、脉虚涩
四制香附丸		理气养血、清热燥湿		血虚气滞夹热证	小腹胀痛、舌淡苔白、脉细弦

第三节　崩漏

一、气血两虚

山东阿胶膏

【处方组成】阿胶、党参、黄芪、白术、枸杞子、白芍、甘草。

【功能主治】养血补血、补虚润燥。主治气血两虚证。症见经血非时暴下不止，或淋沥日久不尽、血色淡、质清稀、面色㿠白、神疲气短，或面浮肢肿、小腹空坠、四肢不温、纳呆便溏、舌质淡胖、边有齿印、苔白、脉沉弱，或虚劳咳嗽、疲倦乏力、少气懒言、阴道不规则出血、舌淡苔少、脉细弱。

【现代药理】尚未检索到本成药相关的药理资料。

【临床应用】无排卵性功能性子宫出血。临床以经血非时暴下不止，或淋沥日久不尽、色淡质稀、神疲气短、四肢不温为特征症状。

【用药特征】本成药重在益气健脾、养血止血，兼能润燥。用药具有气血双补、肝脾同调的特点。适用于崩漏、虚劳咳嗽属气血两虚证者。

【用法用量】口服。一次20～25ml，一日3次。

【使用注意】脾胃虚弱、呕吐泄泻、腹胀便溏、咳嗽痰多者慎用。宜饭前服用。忌辛辣、油腻食物。

【规格贮藏】80g/瓶；200g/瓶；400g/瓶。密封。

阿胶三宝膏

【处方组成】阿胶、黄芪、大枣。

【功能主治】补气血、健脾胃。主治气血两亏、脾胃虚弱证。症见经水淋沥日久不尽、色淡质稀、面色㿠白、神疲乏力、小腹空坠、心悸不宁、气短食少、舌质淡胖、脉细弱。

【现代药理】尚未检索到本成药相关的药理资料。

【临床应用】无排卵性功能性子宫出血。临床以经水淋沥日久不尽、色淡质稀、面色㿠白、气短食少为特征症状。

【用药特征】本成药重在益气健脾、养血止血。用药具有气血双补、补气生血的特点。适用于崩漏属于气血两亏、脾胃虚弱者。

【用法用量】口服。一次10g，一日3次。

【使用注意】脾胃虚弱、呕吐泄泻、腹胀便溏、咳嗽痰多者慎用。宜饭前服用。忌生冷、油腻食物。

【规格贮藏】10g/支；20g/支；250g/瓶。密封，置阴凉处（不超过20℃）。

养血饮口服液

【处方组成】当归、黄芪、鹿角胶、阿胶、大枣。

【功能主治】补气养血、益肾助脾。主治气血两亏证。症见崩漏下血、量少色淡、淋沥不尽、神疲懒言、体虚羸弱、舌淡苔少、脉细弱。

【现代药理】尚未检索到本成药相关的药理资料。

【临床应用】无排卵性功能性子宫出血、贫血、血小板减少症、白细胞减少症。临床以崩漏下血、淋沥不尽、量少色淡、体虚贫血为特征症状。

【用药特征】本成药重在益气养血，健脾补肾，兼能止血。用药具有脾肾双补、气血兼顾的特点。适用于崩漏、贫血属于气血双亏者。

【用法用量】口服。一次10ml，一日2次。

【使用注意】孕妇慎用。外感或实热内盛者不宜服用。宜饭前服用。忌油腻食物。

【规格贮藏】10ml/支。密封，置阴凉处（不超过20℃）。

附：气血两虚中成药特点比较

中成药名	功效		临床治疗主症		
	共同点	独有功效	相同主治	独有主治	主治自身特点
山东阿胶膏	补益气血	养血补血、补虚润燥、益气健脾	主治气血亏虚证。症见经血非时而下、色淡质稀等	气血两虚证	虚劳咳嗽、疲倦乏力、少气懒言、阴道不规则出血、舌淡苔少、脉细弱
阿胶三宝膏		健脾胃、养血止血		气血两亏，脾胃虚弱证	心悸、气短、食少、舌淡苔少、脉细弱
养血饮口服液		益肾助脾、养血止血		气血双亏，脾肾不足证	崩漏下血、体虚羸弱、血小板减少及贫血、对放疗和化疗后引起的白细胞减少症有一定的治疗作用

二、肾虚宫冷

天紫红女金胶囊

【处方组成】黄芪、党参、山药、炙甘草、熟地黄、当归、阿胶、白术、茯苓、杜仲、川芎、陈皮、香附、肉桂、三七（熟）、砂仁、桑寄生、益母草、小茴香、牛膝、木香、酒白芍、丁香、艾叶（醋炙）、益智仁、续断（酒炙）、肉苁蓉、延胡索（醋炙）、地榆、荆芥、酸枣仁、海螵蛸、麦冬、椿皮、酒黄芩、白薇。

【功能主治】益气养血、补肾暖宫。主治气血两亏、肾虚宫冷证。症见月经不调、崩漏带下、痛经、腰膝冷痛、宫冷不孕、舌淡红苔薄白、脉细弱。

【现代药理】尚未检索到本成药相关的药理资料。

【临床应用】无排卵性功能性子宫出血、慢性盆腔炎、不孕症、原发性痛经。临床以崩漏下血、血色偏淡、带下稀薄如水、下腹冷痛、宫冷不孕为特征症状。

【用药特征】本成药重在益气养血、健脾补肾，兼能暖宫止血。用药具有气血双补、脾肾同调的特点。适用于崩漏、带下、不孕、痛经等属气血双亏、脾肾两虚者。

【用法用量】口服。一次3粒，一日2~3次。

【使用注意】孕妇禁用。感冒发热者禁用。平素月经正常，突然出现月经过少，或经期错后，或阴道不规则出血，或带下伴阴痒，或赤带者应去医院就诊。忌食辛辣、生冷食物。

【规格贮藏】0.35g/粒。密封。

全鹿丸

【处方组成】全鹿干、人参、白术（炒）、茯苓、炙甘草、当归、川芎、生地黄、熟地黄、黄芪（蜜炙）、天门冬、麦门冬、枸杞、杜仲（盐水炒）、牛膝（酒拌蒸）、山药（炒）、芡实（炒）、菟丝子（制）、五味

子、锁阳（酒拌蒸）、肉苁蓉、破故纸（酒炒）、巴戟肉、葫芦巴（酒拌蒸）、川续断、覆盆子（酒拌蒸）、楮实子（酒拌蒸）、秋石、陈皮、川椒（去目，炒）、小茴香（炒）、沉香、青盐。

【功能主治】补肾填精、益气培元。主治气血阴阳俱亏证。症见五劳七伤、精神虚惫、头眩耳鸣、面色萎黄、体虚怕冷、腰膝酸软、阳痿精冷、妇人宫寒不孕、崩漏带下、老年步履不便、手足麻木、遗尿失禁、舌淡胖苔薄白、脉沉细弱。

【现代药理】具有提高免疫功能、镇静等作用。

【临床应用】无排卵性功能性子宫出血、阳痿、不育症、不孕症、功能性遗尿。临床以崩漏、血色偏淡、带下稀薄如水、体虚怕冷、遗尿失禁、精神虚惫为特征症状。

【用药特征】本成药重在补肾培元、益气填精。用药甘温补益为主，具有气血阴阳并补的特点。适用于崩漏、不育、不孕、带下病、遗尿等属肾阴阳虚衰、气血不足者。

【用法用量】口服。一次6～9g，一日2次。

【使用注意】孕妇禁用。阴虚火旺者忌服。宜饭前服用。忌辛辣、油腻食物。

【规格贮藏】3g/40粒。密封。

附：肾虚宫冷中成药特点比较

中成药名	功效		临床治疗主症		
	共同点	独有功效	相同主治	独有主治	主治自身特点
天紫红女金胶囊	补肾暖宫、补益气血	补气养血、益肾助脾	主治肾虚宫冷，气血亏虚证。症见经血非时而下等	气血两亏，肾虚宫冷证	月经不调、崩漏、带下、痛经、腰膝冷痛、宫冷不孕
全鹿丸		温肾阳、益精髓、培元阴		阴阳俱亏，气血不足证	五劳七伤、精神虚惫、头眩耳鸣、面色萎黄、体虚怕冷、腰膝酸软、阳痿精冷；妇人宫寒不孕、崩漏带下；老年阳衰、精髓空虚、步履不便、手足麻木、遗尿失禁

三、瘀血内热

安宫止血颗粒

【处方组成】益母草、马齿苋。

【功能主治】活血化瘀、清热止血。主治瘀热内蕴证。症见恶露不止、小腹疼痛、口燥咽干、舌暗、脉细数。

【现代药理】具有兴奋子宫平滑肌等作用。

【临床应用】流产后子宫复旧不全、产后子宫复旧不全。临床以阴道流血、恶露不止、腰酸、下腹痛或下腹坠胀感为特征症状。

【用药特征】本成药重在活血调经，化瘀止痛，清热止血。用药具有瘀血血热兼顾，祛瘀生新的特点。适用于恶露不净属瘀热内蕴者。

【用法用量】温开水冲服。一次4g，一日3次。7～10天为一疗程。

【使用注意】孕妇禁用。不适用于因胎盘、胎膜残留引起的产后出血。用药期间应密切观察阴道出血量的变化。忌生冷、油腻食物。

【规格贮藏】4g/袋。密封。

宫血宁胶囊

【处方组成】重楼。

【功能主治】凉血止血、清热除湿、化瘀止痛。主治血热妄行证。症见经血量多、色深红或紫，或夹有少量血块，或血淋沥不绝、色鲜红、面赤烦躁、易怒、心烦不眠，或午后潮热、腰骶痛、带下增多、舌红苔腻、脉滑数。

【现代药理】具有抗炎、止血、增强子宫平滑肌收缩等作用。

【临床应用】无排卵性功能性子宫出血、流产后子宫复旧不全、产后子宫复旧不全、慢性盆腔炎。临床以

阴道流血、烦躁易怒、腰骶酸痛、下腹坠胀感为特征症状。

【用药特征】本成药重在清热凉血、化瘀止血。适用于崩漏下血、月经过多、产后或流产后宫缩不良出血、子宫功能性出血属于血热妄行证或慢性盆腔炎之湿热瘀结所致少腹痛。

【用法用量】月经过多或子宫出血期：口服。一次1~2粒，一日3次，血止停用。慢性盆腔炎：口服。一次2粒，一日3次。4周为一疗程。

【使用注意】孕妇禁用。胃肠道疾患慎用或减量用。忌辛辣、油腻食物。

【规格贮藏】0.13g/粒。密封。

益母丸

【处方组成】益母草、当归、川芎、木香。

【功能主治】调经养血、化瘀生新。主治气逆血滞、血亏血寒证。症见产后败血不净、经期不准、经行腹痛、白带增多、腰酸倦怠、血虚头晕、耳鸣、舌淡暗苔薄白、脉弦涩。

【现代药理】具有抗炎、镇痛等作用。

【临床应用】产后子宫复旧不全、月经不调、原发性痛经。临床以产后恶露不尽、经期不准、白带量多、腰酸倦怠、头晕耳鸣为特征症状。

【用药特征】本成药重在调经养血，化瘀止血，兼能理气活血。用药具有气血兼顾的特点。适用于月经不调，痛经属气滞血瘀夹虚者。

【用法用量】口服。一次9g，一日2次。

【使用注意】孕妇禁用。月经过多者忌服。忌食生冷食物。

【规格贮藏】9g/丸。密封。

加味生化颗粒

【处方组成】当归、桃仁、益母草、赤芍、艾叶、川芎、炙甘草、炮姜、荆芥、阿胶。

【功能主治】活血化瘀、温经止痛。主治瘀血不尽，冲任不固证。症见恶露不止、色紫暗或有血块、小腹冷痛、舌质暗红、脉弦滑。

【现代药理】尚未检索到本成药相关的药理资料。

【临床应用】无排卵性功能性子宫出血。临床以恶露不止、色紫暗或有血块、小腹冷痛或阴道不规则出血为特征症状。

【用药特征】本成药重在活血化瘀、温经止痛，兼能补血调经。用药具有调经祛瘀兼顾的特点。适用于恶露不绝、崩漏属瘀血内阻，冲任不固者。

【用法用量】口服。一次1袋，一日3次。

【使用注意】忌辛辣、生冷、油腻食物。

【规格贮藏】15g/袋。密封。

致康胶囊

【处方组成】大黄、黄连、三七、白芷、阿胶、龙骨（煅）、白及、没药（制）、海螵蛸、茜草、龙血竭、甘草、珍珠、冰片。

【功能主治】清热凉血、化瘀止血。主治瘀热互结证。症见呕血、崩漏、便血、血色鲜红、量多有血块、舌红苔腻、脉滑数。

【现代药理】具有止血、抗炎、镇痛等作用。

【临床应用】功能失调性子宫出血、人流术后出血、宫颈糜烂、阴道炎、消化道出血、过敏性紫癜、特发性血小板减少性紫癜、痔疮出血、牙龈出血等。临床以呕血、崩漏、便血、量多色红为特征症状。

【用药特征】本成药重在清热凉血止血，化瘀生肌定痛。适用于崩漏、呕血、便血、创伤性出血等属瘀热互结者。

【用法用量】口服。一次2~4粒，一日3次。

【使用注意】孕妇禁用。忌愤怒、忧郁，保持心情舒畅。在服用本品期间，尤其用于胃及十二指肠溃疡、急慢性胃炎、溃疡性结肠炎等消化系统疾病患者，饮食宜清淡，忌酒及辛辣、生冷、油腻食物。

【规格贮藏】0.3g/粒。密封。置阴凉干燥处。

血平片

【处方组成】地黄、熟大黄、地榆、三七、海螵蛸、茜草、蒲黄（炒）。

【功能主治】清热化瘀、止血调经。主治瘀热互结证。症见月经周期紊乱、经血非时而下、经量增多，或淋沥不断、色深红、质黏稠、夹有血块、伴心烦口干、便秘、舌质红、脉滑数。

【现代药理】尚未检索到本成药相关的药理资料。

【临床应用】无排卵性功能性子宫出血。临床以经血非时而下、经量增多，或淋沥不断、经行腹痛、口干便秘为特征症状。

【用药特征】本成药重在清热化瘀，调经止血，兼能收敛止血。用药具有活血、止血兼顾的特点。适用于血热夹瘀所致的崩漏。

【用法用量】口服。一次4片，一日3次。

【使用注意】孕妇禁用。月经过多者忌服。忌食生冷食物。

【规格贮藏】0.35g/片。密封。

附：瘀血内热中成药特点比较

中成药名	功效		临床治疗主症		
	共同点	独有功效	相同主治	独有主治	主治自身特点
安宫止血颗粒	活血化瘀、清热止血	化瘀止痛	主治瘀血内热证。症见经血非时而下等	瘀热内蕴	症见子宫异常出血、小腹疼痛、口燥咽干、舌暗、脉滑数
宫血宁胶囊		凉血止血、清热除湿、化瘀止痛		湿热瘀结证	崩漏下血、月经过多、产后或流产后宫缩不良出血、子宫功能性出血属于血热妄行证者，以及慢性盆腔炎之湿热瘀结所致少腹痛、腰骶痛、带下增多等
益母丸		调经养血、化瘀生新兼能理气		气逆血寒证	用于气逆血滞、血亏血寒引起的经期不准、经行腹痛、白带、腰酸倦怠、血虚头晕、耳鸣
加味生化颗粒		温经止痛、化瘀生新		冲任虚寒证	恶露不止、色紫暗或有血块、小腹冷痛、舌质暗红、脉弦滑
致康胶囊		凉血止血、清热凉血、化瘀止血		瘀热互结证	呕血、崩漏及便血等，舌红苔腻、脉滑数
血平片		清热调经、收敛止血		血热夹瘀证	月经周期紊乱、经血非时而下、经量增多，或淋沥不断、色深红、质黏稠、夹有血块、伴心烦口干、便秘

四、肝肾不足

春血安胶囊

【处方组成】熟地黄、盐车前子、茯苓、柴胡、牛膝、五味子（酒蒸）、肉桂、泽泻、三七、附片（黑顺片）、山药、黄连、牡丹皮。

【功能主治】益肾固冲、调经止血。主治肝肾不足、冲任失调证。症见经行错后、经水量多或淋沥不净、色淡质稀、经行小腹冷痛、腰部疼痛、面色晦暗、小便清长、舌淡苔薄、脉沉细。

【现代药理】尚未检索到本成药相关的药理资料。

【临床应用】青春期功能失调性子宫出血、上节育环后出血。临床以经行错后、经水量多或淋沥不尽、经行小腹冷痛、腰部疼痛、面色晦暗为特征症状。

【用药特征】本成药重在益肾固冲，止血调经，兼能疏肝健脾、清热燥湿。用药具有寒热并用、肝肾兼顾的特点。适用于肝肾不足、冲任失调所致的月经不调、崩漏、产后恶露不尽等出血性疾病。

【用法用量】口服。一次4粒，一日3次。或遵医嘱。

【使用注意】孕妇禁用。不宜久服。忌生冷。

【规格贮藏】0.5g/粒。密封。

安坤赞育丸

【处方组成】香附（醋制）、鹿茸、阿胶、紫河车、白

芍、当归、牛膝、川牛膝、北沙参、没药（醋制）、天冬、补骨脂（盐制）、龙眼肉、茯苓、黄柏、龟甲、锁阳、杜仲（盐制）、秦艽、鳖甲（醋制）、艾叶（炭）、白薇、延胡索（醋制）、山茱萸（酒制）、鹿尾、枸杞子、鸡冠花、黄芪、乳香（醋制）、赤石脂（煅）、鹿角胶、菟丝子、肉苁蓉（酒制）、鸡血藤、桑寄生、琥珀、甘草、人参、乌药、丝棉（炭）、血余炭、白术（麸炒）、西红花、地黄、砂仁、沉香、酸枣仁（炒）、续断、陈皮、橘红、川芎、泽泻、黄芩、青蒿、远志（制）、肉豆蔻（煨）、藁本、红花、柴胡、木香、紫苏叶、熟地黄、丹参。

【功能主治】益气养血、调补肝肾。主治气血两虚、肝肾不足证。症见月经量少或淋沥不尽、月经错后、神疲乏力、腰膝酸软、白带量多、舌淡暗苔薄白、脉细弱。

【现代药理】尚未检索到本成药相关的药理资料。

【临床应用】月经不调、异常子宫出血、慢性盆腔炎。临床以月经后错，量少淋沥、神疲乏力、腰膝酸软、白带量多为特征症状。

【用药特征】本成药重在补气养血，补益肝肾，兼能疏肝收敛。用药具有肝脾肾同治、气血阴阳兼顾的特点。适用于月经不调、崩漏、带下属气血两虚，肝肾不足者。

【用法用量】口服。一次9g，一日2次。

【使用注意】孕妇禁用。忌食生冷食物。

【规格贮藏】9g/丸。密封。

附：肝肾不足中成药特点比较

中成药名	功效		临床治疗主症		
	共同点	独有功效	相同主治	独有主治	主治自身特点
春血安胶囊	补益肝肾、调理冲任	益肾固冲、调经止血兼能疏肝	主治肝肾亏虚，冲任失调证。症见经血非时而下等	肝肾不足，寒热错杂证	经行错后、经水量多或淋沥不净、经行小腹冷痛、腰部疼痛、青春期功能失调性子宫出血、上节育环后出血、痛经、腰膝冷痛、宫冷不孕
安坤赞育丸		益气养血		气血两虚，肝肾不足证	月经量少或淋沥不尽、月经错后、神疲乏力、腰膝酸软、白带量多、舌淡暗苔薄白、脉细弱

五、收涩止血

血安胶囊

【处方组成】棕榈子。

【功能主治】止血、收敛、调经。主治出血证。症见月事不准、经血过量、崩漏下血、淋沥不止、产后恶露不尽、面色萎黄、舌淡苔薄、脉细。

【现代药理】尚未检索到本成药相关的药理资料。

【临床应用】异常子宫出血。临床以月经不调、经血非时而下、淋沥不止为特征症状。

【用药特征】本成药以单味药制剂，用药重在收涩止血，兼能补脾收涩。适用于气虚固摄无力所致的月经不调、崩漏、产后恶露不尽等出血性疾病。

【用法用量】口服。一次4粒或遵医嘱，一日3次。

【使用注意】孕妇禁用。

【规格贮藏】0.5g/粒。密封。

第 2 章 带下病

一、寒湿带下

除湿白带丸

【处方组成】党参、白术（麸炒）、山药、苍术、车前子（炒）、芡实、陈皮、柴胡、当归、白芍、茜草、荆芥（炭）、黄柏（炭）、海螵蛸、牡蛎（煅）、白果仁。

【功能主治】健脾益气、除湿止带。主治脾虚湿盛证。症见带下量多、色白质稀、无臭气、绵绵不断、面色黄白或萎黄、倦怠乏力、腹胀、食少、便溏、舌淡苔白或腻、脉细滑。

【现代药理】具有抗菌、抗炎等作用。

【临床应用】慢性盆腔炎、宫颈炎、子宫内膜炎。临床以带下绵绵不止、清稀色白无臭、腹胀便溏为特征症状。

【用药特征】本成药重在补脾疏肝，除湿收涩止带，兼能清热燥湿。用药具有补涩并举、肝脾同调的特点。适用于带下、妇人腹痛、崩漏属脾虚湿盛兼有轻微热象者。

【用法用量】口服。一次6～9g，一日2次。

【使用注意】孕妇慎用。白带量多味臭不宜。节房事。饮食宜清淡，忌寒凉、辛辣、油腻食物。

【规格贮藏】1g/20丸。密封。

妇科白带片

【处方组成】白术（炒）、苍术、陈皮、荆芥、党参、甘草、柴胡、山药、车前子（炒）、白芍（炒）。

【功能主治】健脾疏肝、除湿止带。主治脾虚湿盛证。症见白带量多、色白质稀、无异味、疲倦乏力、大便稀溏、腰腿酸痛、舌淡苔白、脉细弱或濡。

【现代药理】具有提高免疫功能、抗炎等作用。

【临床应用】慢性盆腔炎、附件炎。临床以白带量多、绵绵不止、疲倦乏力、腰腿酸痛为特征症状。

【用药特征】本成药重在补脾益气，疏肝解郁，燥湿止带，兼能利湿。用药具有肝脾同调、燥湿、制湿、

利湿并举的特点。适用于带下属脾虚肝郁湿盛者。

【用法用量】口服。一次4～5片，一日2次。

【使用注意】孕妇慎用。带下赤、味道臭者慎用。节房事。忌食生冷、少进油腻。

【规格贮藏】0.32g/片。密封。

参术止带糖浆

【处方组成】党参、苍术、白术、车前子、山药、陈皮、白芍、荆芥、柴胡、甘草。

【功能主治】补中健脾、疏肝解郁、化湿止带。主治脾虚湿盛、肝郁气滞证。症见带下色白、质稀无味、绵延不断、伴有两胁不适、烦躁易怒、舌淡苔白或黄、脉弦细或弦滑。

【现代药理】具有提高免疫功能、镇痛、抗炎、调节子宫平滑肌功能等作用。

【临床应用】慢性盆腔炎、非特异性阴道炎等。临床以带下色白质稀、无味、延绵不断、烦躁胁胀为特征症状。

【用药特征】本成药重在健脾化湿，利湿止带，兼能疏肝理气。用药具有肝脾同调、化湿利湿并举的特点。适用于脾虚湿盛兼有肝郁所致的带下症。

【用法用量】口服。一次35ml，一日3次。

【使用注意】糖尿病者慎用。孕妇慎用。忌食生冷、少进油腻。

【规格贮藏】150ml/瓶；200ml/瓶。密封，置阴凉处（不超过20℃）。

白带片

【处方组成】白术（麸炒）、泽泻、茯苓、车前子、椿皮。

【功能主治】健脾燥湿。主治脾虚湿盛证。症见白浊带下、量多质稀、无臭、大便溏泻、面色萎黄、舌淡苔白、脉濡。

【现代药理】具有抗菌、止痒、利尿等作用。

【临床应用】阴道炎、宫颈炎、子宫内膜炎。临床以带下色白量多、清稀无臭、大便溏泻、面色萎黄为特征症状。

【用药特征】本成药重在健脾燥湿，渗湿止带，兼能清热燥湿。用药具有健脾利湿兼顾、利湿燥湿为主的特点。适用于带下病属脾虚湿盛者。

【用法用量】口服。每次6片，一日2次。

【使用注意】肾虚带下或湿热带下者慎用。禁止性生活。忌食生冷、少进油腻。

【规格贮藏】0.2g/片。密封。

附：寒湿带下中成药特点比较

中成药名	功效		临床治疗主症		
	共同点	独有功效	相同主治	独有主治	主治自身特点
除湿白带丸	除湿止带	健脾益气，燥湿疏肝	脾虚湿盛证。症见带下量多、色白质稀、大便稀溏、舌淡苔白	脾虚湿盛兼有轻微热象者	面色㿠白或萎黄、倦怠乏力、腹胀、食少
妇科白带片		健脾疏肝		脾虚肝郁湿盛者	白带量多、绵绵不止、倦怠乏力、腰腿酸痛
参术止带糖浆		补中疏肝，健脾化湿		脾虚湿盛兼有肝郁者	带下绵延不断、伴两胁不适、烦躁易怒、舌淡苔白或黄
白带片		渗湿利水		脾虚湿盛者	白浊带下、量多质稀、大便溏泻、舌淡苔白

二、湿热带下

白带丸

【处方组成】黄柏（酒炒）、椿皮、当归、白芍、香附（醋制）。

【功能主治】清热、除湿、止带。主治湿热下注证。症见带下量多、色黄质黏稠、有臭味、阴痒、伴下腹坠痛、尿黄或尿频尿涩、舌红苔黄腻、脉滑数。

【现代药理】尚未检索到本成药相关的药理资料。

【临床应用】慢性盆腔炎、细菌性阴道炎、滴虫性阴道炎。临床以带下色黄质黏、有异常味道、阴痒为特征症状。

【用药特征】本成药重在清热燥湿，止带止痒，兼能养血疏肝。用药苦寒清泻为主，兼以甘温补益。适用于湿热下注或兼有肝郁血虚所致的带下病。

【用法用量】口服。一次6g，一日2次。

【使用注意】孕妇慎用。肝肾阴虚证者慎用。治疗期间禁止性生活。饮食宜清淡，应忌生冷、辛辣、油腻食物。

【规格贮藏】6g/袋。密闭，防潮。

杏香兔耳风片（胶囊、颗粒、软胶囊）

【处方组成】杏香兔耳风。

【功能主治】清热解毒、祛湿。主治湿热下注证。症见带下量多、色黄质稠、有臭味，或小腹作痛、拒按、纳食较差、小便黄少、舌苔黄腻或厚、脉滑数。

【现代药理】具有抗菌、抗炎等作用。

【临床应用】慢性宫颈炎、子宫内膜炎。临床以带下量多、色黄质稠、尿赤为特征症状。

【用药特征】本成药重在清热解毒，兼能祛湿止带。具有清热不凉遏血行的特点。适用于湿热带下偏热重者。

【用法用量】①片：口服。一次4～6片，一日3次。30天为一疗程。②胶囊：口服。一次4～6粒，一日3次。30天为一疗程。③颗粒：开水冲服。一次10g，一日3次。30天为一疗程。④软胶囊：口服。一次4～6粒，一日3次。30天为一疗程。

【使用注意】孕妇禁用。脾虚寒湿者慎用。糖尿病患者慎用。带下伴阴痒或有赤带者应去医院就诊。饮食宜清淡，忌辛辣、生冷、油腻食物。

【规格贮藏】①片：0.3g/片。密封。②胶囊：0.4g/粒。

密封，置阴凉干燥处（不超过20℃）。③颗粒：10g/袋。密封。④软胶囊：0.65g/粒。密封。

妇炎平胶囊（栓、泡腾片）

【处方组成】苦参、蛇床子、苦木、冰片、薄荷脑、硼酸、珍珠层粉、盐酸小檗碱、枯矾。

【功能主治】清热解毒、燥湿止带、杀虫止痒。主治湿热下注证。症见带下量多、色黄、质黏稠、有臭气，或伴阴部瘙痒、胸闷、口苦咽干、纳食较差、小便黄少、舌红、苔黄腻、脉濡数。

【现代药理】具有抗菌、抗滴虫、抗炎等作用。

【临床应用】滴虫性阴道炎、霉菌性阴道炎、细菌性阴道炎、外阴炎。临床以带下量多、色黄质稠、有臭气，或伴阴部瘙痒、口苦尿黄为特征症状。

【用药特征】本成药重在清热解毒，燥湿止带，杀虫止痒，兼能收涩止带。用药苦寒为主，其收涩止痒的作用较为突出。适用于带下属湿热下注者。

【用法用量】①胶囊：外用。睡前洗净阴部，置胶囊于阴道内，一次2粒，一日1次。②栓剂：外用。睡前洗净阴部，置胶囊于阴道内，一次2粒，一日1次。③泡腾片：阴道炎，外用，睡前洗净阴部，置胶囊于阴道深处。外阴炎，将药片加入灭菌生理盐水或开水约3～4ml，待发泡停止后均匀涂于患处，一次1片，一日1次。

【使用注意】孕妇禁用。脾肾阳虚者慎用。月经期前至经净3天内停用，切忌内服。局部黏膜破损者慎用。饮食宜清淡，忌食辛辣食物。

【不良反应】偶见用药局部刺激感。可致流产。

【规格贮藏】①胶囊：0.28g/粒。密封。②栓剂：0.21g/粒。密封。③泡腾片：0.95g/片。密封，置于阴凉干燥处（不超过20℃）。

洁尔阴泡腾片（洗液）

【处方组成】黄芩、苦参、金银花、栀子、土荆皮、黄柏、茵陈、地肤子、蛇床子、薄荷、艾叶、独活、苍术、石菖蒲。

【功能主治】清热燥湿、杀虫止痒。主治湿热下注证。症见带下量多、色黄质稠，或呈泡沫状，或色白如豆渣样、有臭气，或伴阴部红肿瘙痒、胸闷心烦、口苦咽干、纳食较差、小便黄少、舌红苔黄腻、脉濡数。

【现代药理】具有抗菌、抗滴虫、抗炎、止痒等作用。

【临床应用】霉菌性阴道炎、滴虫性阴道炎、细菌性阴道炎。临床以带下量多、色黄质稠、阴痒为特征症状。

【用药特征】本成药重在清热解毒，祛风燥湿，杀虫止痒。用药具有苦寒和辛散并用，祛风止痒兼顾的特点。适用于带下湿热较重、瘙痒明显者。

【用法用量】①泡腾片：外用。置阴道深部，每晚1片，或早晚各1片；或遵医嘱。7日为一疗程。②洗液：阴道炎，用10%浓度洗液（即取本品10ml加温开水至100ml混匀），擦洗外阴，或用冲洗器将10%的洁尔阴洗液送至阴道深部冲洗阴道，一日1次。7天为一疗程。

【使用注意】孕妇禁用。月经期禁用。寒湿带下者慎用。禁止房事。饮食宜清淡，忌食辛辣食物。

【不良反应】偶有阴道干涩不适感。

【规格贮藏】①泡腾片：0.3g/片。密封，防潮。②洗液：120ml/瓶；350ml/瓶。密封。

消糜栓

【处方组成】紫草、黄柏、苦参、儿茶、枯矾、冰片、人参皂苷。

【功能主治】清热解毒、燥湿杀虫、祛腐生肌。主治湿热下注证。症见带下量多、色黄、质黏稠、有臭气，或伴阴部瘙痒、胸闷心烦、口苦咽干、纳食较差、小便黄少、舌红苔黄腻、脉濡数。

【现代药理】具有抗菌、抗炎、促进创面愈合等作用。

【临床应用】滴虫性阴道炎、霉菌性阴道炎、非特异性阴道炎、宫颈糜烂。临床以带下量多、色黄质稠、气味腥臭、阴部瘙痒为特征症状。

【用药特征】本成药重在清热解毒，燥湿杀虫，兼能祛腐生肌。用药苦寒为主，兼以益气凉血，佐以收涩。适用于带下或阴痒属湿热下注者。

【用法用量】外用。阴道给药。一次1粒，一日1次。

【使用注意】孕妇禁用。月经期前至经净3天内停用。已婚妇女月经期及阴道局部有破损者不宜。外阴白色病变、糖尿病所致的瘙痒不宜。治疗期间应注意外阴清洁，禁止性生活。饮食宜清淡，忌食辛辣食物。皮

肤过敏者慎用。

【不良反应】偶见用药部位红肿、瘙痒、烧灼感。

【规格贮藏】3g/粒。密封，避光，30℃以下保存。

抗宫炎片（分散片、胶囊、颗粒）

【处方组成】广东紫珠、益母草、乌药。

【功能主治】清湿热、止带下。主治湿热下注证。症见带下量多、色黄、质黏稠、有臭气，或伴阴部瘙痒、胸闷心烦、口苦咽干、纳食较差、小便黄少、舌红苔黄腻、脉濡数。

【现代药理】具有抗菌、抗炎、镇痛、止血等作用。

【临床应用】慢性宫颈炎、宫颈糜烂、子宫颈炎、子宫内膜炎、盆腔炎、阴道炎、附件炎。临床以带下量多、色黄质稠、有臭气、舌红苔黄腻为特征症状。

【用药特征】本成药重在清热祛湿止带，兼能活血行气祛瘀。用药具有寒温兼顾、祛湿活血并用的特点。适用于带下属湿热下注兼夹瘀者。

【用法用量】①片：口服。一次6片，一日3次。②分散片：口服或加水分散均匀后服用，一次6片，一日3次。③胶囊：口服。一次3粒，一日3次；或遵医嘱。④颗粒：口服。一次1袋，一日3次。

【使用注意】孕妇禁用。寒湿带下者慎用。月经量多者慎用。忌生冷、辛辣、油腻食物。

【不良反应】偶见头晕和消化道反应、药疹、瘙痒。

【规格贮藏】①片：0.3g/片。密封。②分散片：0.5g/片。密封。③胶囊：0.5g/粒。密封。④颗粒：10g/袋。密封。

妇炎净胶囊

【处方组成】苦参、地胆草、当归、鸡血藤、两面针。

【功能主治】清热祛湿、调经止带。主治湿热蕴结证。症见带下量多、色黄质黏稠、有臭气，或伴阴部瘙痒、经期延长、淋沥不尽、月经量少，或经前或经期小腹灼痛拒按、痛连腰骶、胸闷心烦、口苦咽干、小腹胀痛、小便短赤、舌红、苔黄腻、脉滑数。

【现代药理】尚未检索到本成药相关的药理资料。

【临床应用】慢性盆腔炎、附件炎、子宫内膜炎、功能性子宫出血、原发性痛经等。临床以带下量多、色黄质稠、阴部瘙痒、经期延长、淋沥不尽、小腹灼痛

拒按为特征症状。

【用药特征】本成药重在清热祛湿，止带止痒，兼能养血活血调经。用药苦寒清热燥湿为主，兼以甘温活血。适用于带下及月经诸证、妇人腹痛属湿热瘀阻者。

【用法用量】口服。一次3粒，一日3次。

【使用注意】孕妇禁用。气血虚弱所致腹痛、带下者慎用。脾胃虚弱，便溏者慎用。忌食辛辣、生冷、油腻食物。

【规格贮藏】0.4g/粒。密封。

盆炎净胶囊（颗粒、咀嚼片）

【处方组成】忍冬藤、蒲公英、鸡血藤、益母草、狗脊、车前草、赤芍、川芎。

【功能主治】清热利湿、活血通络、调经止带。主治湿热带下证。症见下腹隐痛、带下量多、色黄质稠、气味臭秽，或伴阴部瘙痒、经期延长、淋沥不尽、舌红苔黄腻、脉滑。

【现代药理】具有抗菌、抗炎、镇痛、兴奋子宫等作用。

【临床应用】盆腔炎、阴道炎。临床以下腹隐痛、经期延长、带下量多、色黄质稠、味臭为特征症状。

【用药特征】本成药重在清热除湿，活血调经，燥湿止带。用药苦寒清热燥湿为主，兼以辛行活血。适用于带下和妇人腹痛属湿热下注者。

【用法用量】①胶囊：口服。一次4粒，一日3次。②颗粒：口服。一次1袋，一日3次。③咀嚼片：口腔中咀嚼或吮化后吞服。一次5片，一日3次。

【使用注意】孕妇禁用。月经期间或患有其他出血症者禁用。糖尿病患者慎用。服药期间禁性生活。忌食辛辣，少进油腻。

【规格贮藏】①胶囊：0.4g/粒。密封。②颗粒：5g/袋。密封。③咀嚼片：0.4g/片。密封。

消糜阴道泡腾片

【处方组成】人参茎叶总皂苷、紫草、黄柏、苦参、枯矾、冰片、儿茶。

【功能主治】清热解毒、燥湿杀虫、祛腐生肌。主治湿热毒下注证。症见带下量多、色黄、质稠、腥臭、

阴部瘙痒、舌红苔黄、脉滑数。

【现代药理】具有抗菌、抗炎、止痒等作用。

【临床应用】滴虫性阴道炎、霉菌性阴道炎、非特异性阴道炎、宫颈糜烂等。临床以带下量多、质稠腥臭、外阴瘙痒为特征症状。

【用药特征】本成药重在清热解毒，燥湿杀虫，祛腐生肌，兼能益气扶正止痒。用药苦寒清热燥湿为主，甘温益气为辅。适用于带下属湿热毒下注者。

【用法用量】外用。阴道给药。一次1片，一日1次。

【使用注意】孕妇忌用。治疗期间禁止性生活。忌生冷、辛辣、油腻食物。

【规格贮藏】2.2g/片。密闭。避光，在阴凉（不超过20℃）干燥处保存。

红核妇洁洗液

【处方组成】山楂核干馏液。

【功能主治】解毒祛湿、杀虫止痒。主治湿毒下注证。症见带下量多、色黄质稠、其味臭秽、舌红苔黄腻、脉滑数。

【现代药理】具有抗菌、抗炎、抗外伤感染等作用.

【临床应用】霉菌性阴道炎、细菌性阴道炎、非特异性阴道炎等。临床以带下量多、臭秽、阴痒为特殊症状。

【用药特征】本成药为单味药制剂，用药重在解毒祛湿，杀虫止痒。适用于阴痒、带下属湿毒下注者。

【用法用量】外用。一日2次，一次10ml，加温开水至100ml，摇匀，用稀释后的药液冲洗外阴和阴道，连用7天。重症患者用药应遵医嘱。

【使用注意】虚证带下慎用。忌生冷、辛辣、油腻食物。

【规格贮藏】150ml/瓶。密封。

柏洁洗剂

【处方组成】紫花地丁、黄柏、黄连、土茯苓、苦参、蛇床子、赤芍、降香、冰片。

【功能主治】清热解毒、燥湿杀虫、止痒除带。主治湿热下注证。症见外阴瘙痒、带下量多、小便短少、频数涩痛、舌质红、苔黄腻、脉滑或滑数。

【现代药理】具有抗菌、抗炎、止痒等作用。

【临床应用】细菌性阴道炎、念珠菌性阴道炎、滴虫性阴道炎等。临床以外阴瘙痒、带下量多、小便短少、频数涩痛为特征症状。

【用药特征】本成药重在清热燥湿止带，解毒杀虫止痒，兼以凉血活血。用药苦寒清热燥湿解毒为主，兼以辛行活血凉血。适用于湿热下注所致阴痒、带下者。

【用法用量】外用。阴道冲洗。每次取本品50ml置于冲洗器内，用温开水稀释至100ml，冲洗阴道，每日1次，连续7天为一疗程。

【使用注意】虚症带下慎用。治疗期间，配偶应同时用药，避免交叉感染。忌生冷、辛辣、油腻食物。

【规格贮藏】150ml/瓶。密封。置阴凉处（不超过20℃）。

百安洗液

【处方组成】黄柏、苦参、大叶桉叶、蒲公英、地肤子、赤芍、蛇床子、冰片。

【功能主治】清热解毒、燥湿止带。主治湿热下注证。症见外阴瘙痒、带下量多、小便短少、频数涩痛、舌质红、苔黄腻、脉滑或滑数。

【现代药理】尚未检索到本成药相关的药理资料。

【临床应用】滴虫性阴道炎、霉菌性阴道炎、细菌性阴道炎。临床以阴痒带下或阴部灼热、口苦口干、小便色黄短涩为特征症状。

【用药特征】本成药重在清热解毒，燥湿止痒，止带。用药苦寒清热燥湿为主，适用于湿热下注之阴痒、带下者。

【用法用量】外用。阴道冲洗。一次10ml药液，用温水稀释至100ml，一日2次，7天为1疗程。

【使用注意】经期禁用。虚症带下慎用。切勿接触眼睛及皮肤破溃处。未有性生活者忌用。忌生冷、辛辣、油腻食物。

【不良反应】偶见用药局部不适。

【规格贮藏】100ml/瓶。密封。置阴凉处（不超过20℃）。

日舒安洗液

【处方组成】苦参、马鞭草、蒲公英、蛇床子、五倍

子、百部、花椒、白矾。

【功能主治】清热、燥湿、止痒。主治湿热下注证。症见外阴瘙痒、带下量多、色黄味臭、舌红苔黄腻、脉滑数。

【现代药理】具有止痒、抗炎、抗菌等作用。

【临床应用】细菌性阴道炎、念珠菌性阴道炎、滴虫性阴道炎、非特异性阴道炎。临床以外阴瘙痒、带下量多、色黄、味臭为特征症状。

【用药特征】本成药重在清热燥湿止痒，兼以收湿止带。用药具有寒温并用，以苦寒燥湿解毒为主，兼有收湿敛疮的特点。适用于带下属湿热下注者。亦可用于男子湿热下注所致的阴囊湿疹。

【用法用量】外用。用时振摇。每晚睡前以本品适量，加10倍量温开水稀释后坐浴5分钟，重症者可用药液直接涂擦患处。

【使用注意】经期、孕期妇女禁用。切勿接触眼睛、口腔等黏膜处。皮肤破溃处禁用。治疗期间忌房事，配偶如有感染应同时治疗。带下伴血性分泌物，或外阴白色病变、糖尿病所致的瘙痒不宜。忌食辛辣食物。

【规格贮藏】250ml。密封，置阴凉处（不超过20℃）。

克痒舒洗液

【处方组成】苦参、黄柏、蛇床子、白鲜皮、花椒、冰片、薄荷脑、度米芬。

【功能主治】清热利湿、杀虫止痒。主治下焦湿热证。症见带下量多、色白呈豆腐渣样，或色黄、黄绿色、阴部瘙痒、甚则痒痛、舌红苔黄腻、脉滑数。

【现代药理】尚未检索到本成药相关的药理资料。

【临床应用】细菌性阴道炎、念珠菌性阴道炎、滴虫性阴道炎、非特异性阴道炎等。临床以带下量多、色白呈豆腐渣样、阴部瘙痒为特征症状。

【用药特征】本成药为中西药制剂，用药重在清热燥湿止带，祛风杀虫止痒，适用于带下属湿热下注者。

【用法用量】外用。阴道给药。将克痒舒洗液33ml，用温开水2倍稀释，放入100ml冲洗器内，直接冲洗阴道。冲洗后再用棉球蘸稀释药液塞入阴道深处。一日一次，24小时取出。7天为一疗程。

【使用注意】孕妇禁用。月经期间不宜使用。切勿接

触眼睛、口腔等黏膜处。皮肤破溃处禁用。忌食辛辣食物。

【规格贮藏】100ml/瓶。避光，密封，置阴凉处（不超过20℃）。

洁肤净洗剂

【处方组成】黄柏、苦参、蛇床子、百部、地肤子、土茯苓、黄芪、当归、赤芍、大青叶、苍术、花椒。

【功能主治】清热燥湿、杀虫止痒。主治下焦湿热证。症见阴部瘙痒、带下量多、色黄有味或带下呈豆渣状、舌红苔黄腻、脉滑数。

【现代药理】具有抗菌、抗滴虫、止痒、抗炎等作用。

【临床应用】非特异性外阴炎、滴虫性阴道炎、念珠菌性阴道炎等。临床以阴部瘙痒、带下量多、色黄有味或带下呈豆渣状为特征症状。

【用药特征】本成药重在清热燥湿止带，杀虫祛风止痒。用药具有苦寒、苦温、辛温并用的特点。适用于带下病属湿热下注者。

【用法用量】外用。非特异性外阴炎：取本品10ml，加温开水至50ml，混匀，擦洗外阴3~5分钟，一日2次。7天为一疗程。滴虫性阴道炎、念珠菌性阴道炎：取本品10ml，加温开水至50ml，混匀，送至阴道深部反复冲洗阴道壁，并使药液在阴道内保留3~5分钟，一日2次。7天为一疗程。

【使用注意】孕期、月经期间不宜使用。禁止内服。忌食辛辣食物。

【规格贮藏】100ml/瓶；200ml/瓶。密封。置阴凉处（不超过20℃）。

百仙妇炎清栓

【处方组成】苦参、百部、蛇床子、仙鹤草、紫珠叶、白矾、冰片、樟脑、硼酸。

【功能主治】清热解毒、杀虫止痒、祛瘀收敛。主治湿热热毒证。症见阴部瘙痒、带下量多、色黄有味或带下呈豆渣状、舌红苔黄、脉数。

【现代药理】尚未检索到本成药相关的药理资料。

【临床应用】霉菌性阴道炎、细菌性阴道炎、滴虫性阴道炎、宫颈糜烂等。临床以带下色黄黏稠量多、腥臭难闻、阴痒为特征症状。

【用药特征】本成药为中西药制剂，用药重在清热解毒，杀虫止痒，燥湿收敛。用药以苦温燥湿止痒为主，兼能收涩止带，祛瘀生新。适用于带下、阴痒属湿热下注者。

【用法用量】外用。阴道给药，一次1粒，一日1次。6天为一疗程。睡前将栓剂及特制消毒棉棒推入阴道深处，并将悬绳留置体外，次日清晨将悬绳拉山，取出棉团弃去。

【使用注意】孕妇、月经期间禁用。阴道分泌物少、阴道干燥者如使用，放药时间不得超过4小时。忌辛辣、油腻。

【规格贮藏】4g/粒。30℃以下密闭。

甘霖洗剂

【处方组成】甘草、苦参、白鲜皮、土荆皮、冰片、薄荷脑。

【功能主治】清热除湿、祛风止痒。主治热毒证。症见阴部瘙痒、带下量多、色黄有味或带下呈豆渣状、舌红苔黄、脉数。

【现代药理】具有抗菌、止痒、抗炎等作用。

【临床应用】阴道炎、外阴营养不良、外阴湿疹等。临床以外阴皮肤瘙痒、带下量多、色黄、有异味为特征症状。

【用药特征】本成药重在清热燥湿止带，祛风止痒。用药苦寒清热燥湿，辛散祛风止痒，兼以收涩。适用于带下、阴痒属湿热下注者。亦可用于湿热熏蒸所致的皮肤瘙痒者。

【用法用量】外用。皮肤瘙痒：取本品适量，稀释20倍，外搽患处，每日3次。外阴瘙痒：取本品适量，稀释10倍，冲洗外阴和阴道，再用带尾线的棉球浸稀释5倍的药液，置于阴道内，次日取出，一日1次。患者使用本品后，无需再用水冲洗。

【使用注意】妇女妊娠期忌用。月经期禁用于阴道。局部有明显皮肤破损者忌用。严禁接触眼、口、鼻等黏膜处。忌辛辣酒酪、油腻荤腥。

【规格贮藏】150ml/瓶。密封。

利夫康洗剂

【处方组成】苦参、黄柏、蛇床子、白鲜皮、黄连、花椒、地肤子、板蓝根、赤芍、何首乌、土茯苓。

【功能主治】清热燥湿、杀虫止痒。主治下焦湿热证。症见带下量多色黄，或白带呈豆渣状、泡沫状、外阴瘙痒、舌红苔黄腻、脉滑数。

【现代药理】尚未检索到本成药相关的药理资料。

【临床应用】外阴炎、滴虫性阴道炎、霉菌性阴道炎、细菌性阴道炎等。临床以带下量多色黄，或白带呈豆渣状、泡沫状及外阴瘙痒为特征症状。

【用药特征】本成药重在清热燥湿，杀虫止痒，兼能清热凉血通便。用药重在苦寒清热燥湿止痒，兼能甘温滋阴养血，辛散祛风止痒。适用于带下、阴痒属湿热下注者。

【用法用量】外用。取本品10ml加水至100ml外擦或用阴道冲洗器冲洗阴道，一日1～2次，7天为一疗程。

【使用注意】孕妇、月经期间禁用。忌食辛辣食物。

【规格贮藏】150ml/瓶。密封，置阴凉处。

妇炎灵栓（胶囊、泡腾片）

【处方组成】紫珠叶、樟脑、百部、仙鹤草、冰片、苦参、白矾、蛇床子、苯扎溴铵、硼酸。

【功能主治】清热燥湿、杀虫止痒。主治下焦湿热证。症见阴部瘙痒、灼痛、赤白带下、舌红苔黄腻、脉滑数。

【现代药理】具有抗炎、抗菌、止痒等作用。

【临床应用】霉菌性阴道炎、滴虫性阴道炎、细菌性阴道炎等。临床以阴部瘙痒、灼痛、赤白带下为特征症状。

【用药特征】本成药为中西药制剂，用药重在清热燥湿止带，杀虫止痒，适用于带下属湿热下注者。

【用法用量】①栓：外用。于睡前洗净双手及阴部，用手将栓剂放入阴道穹隆中，一次1粒，一日1次。②胶囊：外用。一次2粒，一日1次。于睡前洗净双手及阴部，用手将胶囊置入阴道前后或左右穹隆中各1粒。③泡腾片：外用。一次2片，一日1次。于睡前洗净双手及阴部，用手将片剂置入阴道前后穹隆中各1片。

【使用注意】孕妇禁用。皮肤及黏膜破溃者禁用。本品为外用消毒防腐药，切不可内服。忌生冷、辛辣、油腻食物。

【不良反应】个别患者使用初期偶见局部烧灼、疼痛不适。

【规格贮藏】①栓：2.0g/粒（含硼酸120mg与苯扎溴铵12mg）。密封，置阴凉干燥处。②胶囊：2.0g/粒。密封，置阴凉干燥处。③泡腾片：0.45g/片。密封，置阴凉干燥处（不超过20℃）。

复方黄松洗液

【处方组成】地肤子、千里光、黄柏、岗松油、大叶桉油、满山香油、蛇床子油、醋酸氯己定。

【功能主治】清热燥湿、祛风止痒。主治下焦湿热证。症见阴部瘙痒或灼热痛、带下量多、色黄、舌红苔黄腻、脉滑数。

【现代药理】具有抗炎、镇痛、抗菌、杀虫等作用。

【临床应用】霉菌性阴道炎、滴虫性阴道炎、外阴炎。临床以阴部瘙痒或灼热痛、带下量多、色黄为特征症状。

【用药特征】本成药重在清热燥湿止带，祛风杀虫止痒。用药以苦寒苦温并用，其杀虫止痒作用较为突出。适用于带下、阴痒属湿热下注者。

【用法用量】外用。用前摇匀。阴部疾患用本品15ml加温开水至1000ml冲洗或坐浴，一日1~2次，一周为一疗程。

【使用注意】经期、孕期妇女禁用。禁止内服。忌食辛辣食物。

【规格贮藏】50ml/瓶；100ml/瓶；150ml/瓶；280ml/瓶。密封。置阴凉干燥处（不超过20℃）。

治糜康栓

【处方组成】黄柏、苦参、儿茶、枯矾、冰片。

【功能主治】清热解毒、燥湿收敛。主治下焦湿热证。症见带下量多、有臭味、黄色或黄绿色白带或呈泡沫样白带、大便干燥、舌红苔黄腻、脉滑数。

【现代药理】具有抗菌、止痒、杀灭毛滴虫等作用。

【临床应用】慢性宫颈炎、细菌性阴道炎、滴虫性阴道炎、宫颈糜烂。临床以带下量多、色黄味臭、呈泡沫样白带、大便干燥为特征症状。

【用药特征】本成药重在清热解毒，燥湿收敛止带。适用于带下属湿热下注者。

【用法用量】外用。阴道给药。一次1粒，隔日1次。睡前清洗外阴部，将栓剂推入阴道深处，10日为一疗程。

【使用注意】孕妇忌用。月经期停用。忌食辛辣食物。

【规格贮藏】3g/粒。密闭，避光，于30℃以下保存。

复方芙蓉泡腾栓

【处方组成】苦参、蛇床子、黄柏、木芙蓉叶、艾叶、白矾。

【功能主治】清热燥湿、杀虫止痒。主治下焦湿热证。症见阴部潮红、肿胀、甚则痒痛、带下量多、色黄如脓或呈泡沫米泔样或豆腐渣样、其气腥臭、舌红苔黄腻、脉濡数。

【现代药理】具有抗菌、杀滴虫、抗炎、镇痛、止痒等作用。

【临床应用】滴虫性阴道炎、霉菌性阴道炎。临床以阴部潮红肿胀、带下量多、呈泡沫米泔样或豆腐渣样、气味腥臭为特征症状。

【用药特征】本成药重在清热燥湿止带、祛风杀虫止痒。用药具有寒温并用，以苦寒为主的特点。适用于湿热下注之带下。

【用法用量】外用。阴道上药，每晚一次，一次1粒，7天为一疗程，睡前放入，放入前用温开水擦洗外阴部，并湿润泡腾栓。

【使用注意】月经期、孕妇禁用。用药期间请注意检查血常规。忌食辛辣食物。

【不良反应】个别病人用药以后有轻度头晕、恶心及局部灼痛。

【规格贮藏】2.2g/粒。密封，置阴凉干燥处。

花百胶囊

【处方组成】金银花、百部、黄柏、马勃、僵蚕、乌梅、蒲黄、硼砂、冰片。

【功能主治】清热解毒、燥湿止带、杀虫止痒。主治下焦热毒证。症见带下量多、色黄如脓或呈泡沫米泔样或豆腐渣样、其气腥臭、阴部瘙痒、舌红苔黄、脉滑数。

【现代药理】具有抗菌、抗滴虫、抗炎、止痒、镇痛、改善微循环等作用。

【临床应用】细菌性阴道炎、滴虫性阴道炎、霉菌性阴道炎等。临床以带下量多、色黄、气味腥臭、阴部瘙痒为特征症状。

【用药特征】本成药重在清热燥湿止带、解毒杀虫止痒，兼以活血止痛。用药具有苦寒辛凉并举、散敛结合的特点。适用于湿热毒邪下注之带下。

【用法用量】外用。阴道上药，将本品塞入阴道内，一日1次，一次1粒。7天为一疗程。

【使用注意】孕妇禁用。月经期和经净后三天内禁用。忌食辛辣食物。

【规格贮藏】0.4g/粒。密封。置阴凉干燥处（不超过20℃）。

参柏舒阴洗液

【处方组成】黄柏、苦参、蛇床子、白鲜皮、重楼、何首乌、玄参、赤芍、花椒。

【功能主治】清热燥湿、杀虫止痒。主治湿热下注证。症见带下量多、色黄质稠、其味臭秽、舌红苔黄腻、脉滑数。

【现代药理】具有抗菌、抗滴虫、抗炎等作用。

【临床应用】外阴炎、滴虫性阴道炎、霉菌性阴道炎等。临床以阴部瘙痒不适、带下量多、色黄质稠、气味臭秽等为特征症状。

【用药特征】本成药重在清热燥湿，杀虫止痒，兼能温经行气，滋阴润肠。用药具有苦寒苦温并用的特点。适用于湿热下注之阴痒、带下者。

【用法用量】外用。外阴炎用10%浓度的洗液100ml坐浴擦洗，每次5分钟，一日1次，7天为一疗程。阴道炎用10%浓度的洗液100ml以阴道灌注器缓慢注入阴道内冲洗，每次5分钟，一日1次，7天为一疗程。

【使用注意】孕妇禁用。虚症带下慎用。用药期间禁止性生活。忌食辛辣食物。

【规格贮藏】100ml/瓶；150ml/瓶；200ml/瓶。密封。置阴凉干燥处。

金英胶囊

【处方组成】金银花、关黄柏、蒲公英、紫花地丁、野菊花、苍术、赤芍、延胡索（醋制）、丹参、皂角刺。

【功能主治】清热解毒、祛湿止带。主治湿热蕴结证。症见下腹、腰骶部胀痛不适、带下量多、色黄质稠、或伴低热起伏、神疲乏力、经前腹痛加重、月经量多或经期延长、小便黄赤、舌苔黄腻、脉滑数。

【现代药理】具有抑制子宫炎症等作用。

【临床应用】盆腔炎性疾病后遗症、慢性盆腔痛、附件包块、盆腔积液等。临床以下腹、腰骶部胀痛不适、带下量多、色黄质稠为临床特征。

【用药特征】本成药重在清热解毒，兼能祛湿止带，行气活血，通络止痛。用药具有清热解毒与燥湿活血兼顾的特点。适用于盆腔炎性疾病后遗症属湿热蕴结者。

【用法用量】口服。一次4粒，一日3次。疗程4周。

【使用注意】孕妇忌服。体质虚弱者、过敏体质者慎用。忌生冷、辛辣食物。

【规格贮藏】0.5g/粒。置阴凉处。

康妇炎胶囊

【处方组成】蒲公英、败酱草、赤芍、薏苡仁、苍术、当归、川芎、香附、泽泻、白花蛇舌草、延胡索。

【功能主治】清热解毒、化瘀行滞、除湿止带。主治湿热下注证。症见带下量多、色黄、质黏稠、有臭气，或伴月经量少、胸闷胁胀、口苦咽干、纳食较差、舌红苔黄腻、脉濡数。

【现代药理】具有镇痛、抗炎、抗菌、止痒等作用。

【临床应用】月经不调、痛经、附件炎、子宫内膜炎、盆腔炎等。临床以带下量多、色黄、质黏稠，或伴月经量少为特征症状。

【用药特征】本成药以清热解毒、活血化瘀、燥湿止痒为主。适用于带下或月经病以湿热蕴结证为主者。

【用法用量】口服。一次3粒，一日2次。

【使用注意】孕妇忌用。便溏、月经过多和带下清稀者慎用。忌生冷、油腻、辛辣等。

【规格贮藏】0.4g/粒。密封，置阴凉处。

妇必舒阴道泡腾片

【处方组成】苦参、蛇床子、大黄、百部、乌梅、硼砂、冰片、白矾、甘草。

【功能主治】清热燥湿、杀虫止痒。主治湿热下注证。

症见带下量多、色黄质稠，或呈泡沫状，或色白如豆渣样、有臭气，或伴阴部瘙痒、口苦咽干、小便黄少、舌红苔黄腻、脉濡数。

【现代药理】具有抗菌、抗滴虫、抗炎、止痒等作用。

【临床应用】霉菌性阴道炎、滴虫性阴道炎、细菌性阴道炎。临床以带下量多、色黄质稠、阴痒尿黄为特征症状。

【用药特征】本成药重在清热解毒、燥湿止痒，兼能活血收湿。用药具有苦温苦寒并用，燥湿收敛结合的特点。适用于带下湿热较重，瘙痒明显者。

【用法用量】外用。临睡前洗净外阴和手，戴上一次性指套，将本品塞入阴道深部，一日1次，一次2片，8日为一个疗程。

【使用注意】孕妇及阴道黏膜破损时忌用。月经期慎用。忌房事。忌生冷、油腻、辛辣等。

【规格贮藏】0.8g/片。密封，遮光，置阴凉干燥处。

妇科止带片

【处方组成】椿皮、五味子、黄柏、龟板、茯苓、阿胶、山药。

【功能主治】清热燥湿、收敛止带。主治湿热下注证。症见带下赤白量多、乏力口干、小便短少、频数涩痛、舌质红、苔黄腻、脉滑或滑数。

【现代药理】具有抗菌、抗炎、止痒等作用。

【临床应用】慢性子宫颈炎、子宫内膜炎、阴道黏膜炎等。临床以带下赤白、量多乏力、小便频数涩痛、阴痒为特征症状。

【用药特征】本成药重在清热燥湿、收敛止带，兼有益气养阴之效。用药具有清热燥湿、健脾滋阴、收敛止带兼顾，攻补兼施的特点。适用于湿热下注所致带下赤白者。

【用法用量】口服。一次4~6片，一日2~3次。

【使用注意】孕妇慎用。忌食辛辣、油腻、生冷等。

【规格贮藏】0.37g/片。密封，防潮。

苦参软膏（凝胶）

【处方组成】苦参总碱。

【功能主治】清热燥湿、杀虫止痒。主治湿热下注证。症见带下量多、质稠如豆腐渣或黄色泡沫样、其气腥

臭、阴道潮红、肿胀、外阴瘙痒、甚则痒痛、尿频急涩痛、口苦黏腻、大便秘结或溏而不爽、小便黄赤等。

【现代药理】具有抗菌、抗炎、促进创面愈合等作用。

【临床应用】滴虫性阴道炎、霉菌性阴道炎。临床以带下量多、质稠如豆腐渣或黄色泡沫样为特征症状。

【用药特征】本成药为单味药提取物制剂，用药重在清热解毒、杀虫止痒。适用于带下或阴痒属湿热下注者。

【用法用量】①软膏：阴道用药。每晚1支，将软膏轻轻挤入阴道深处，连用7日为一疗程，或遵医嘱。②凝胶：阴道用药。每晚1支，注入阴道深处。

【使用注意】孕妇慎用。月经期慎用。忌烟、酒及辛辣等食物。

【规格贮藏】①软膏：3g/支。密封。②凝胶：5g/支。密封。遮光。在25℃以下凉暗处保存，防止结冰。

复方杏香兔耳风颗粒

【处方组成】杏香兔耳风、白术（漂）。

【功能主治】清热解毒、祛瘀生新。主治湿热下注证。症见带下量多、色黄质稠、有臭味，或小腹作痛、拒按、纳食较差、小便黄少、舌苔黄腻或厚、脉滑数。

【现代药理】具有抗菌、抗炎等作用。

【临床应用】慢性宫颈炎、子宫内膜炎、阴道炎、慢性盆腔炎。临床以带下量多、色黄质稠、有臭味、尿赤为特征症状。

【用药特征】本成药重在清热解毒，兼能活血化瘀，健脾化湿。用药具有清补结合的特点。适用于湿热带下偏热重者。

【用法用量】①颗粒：开水冲服。一次18g，一日2次。②胶囊：口服。一次6粒，一日2次。③口服液：口服。一次20ml，一日2次。

【使用注意】孕妇及糖尿病患者禁用。脾虚寒湿者慎用。糖尿病患者慎用。饮食宜清淡，忌辛辣、生冷、油腻食物。

【规格贮藏】①颗粒：18g/袋。密封。②胶囊：0.47g/粒。密封。③口服液：10ml/支。密封，置阴凉处。

黄藤素片

【处方组成】黄藤素。

【功能主治】清热解毒。主治湿热毒盛证。症见带下量多、质稠、其气腥臭、眼目红肿、尿频急涩痛、口苦黏腻、大便秘结、小便黄赤。

【现代药理】具有抗菌、抗炎等作用。

【临床应用】妇科炎症、菌痢、肠炎、呼吸道感染、泌尿道感染、外科感染、眼结膜炎。临床可用于多种炎性疾病。

【用药特征】本成药为单味药提取物制剂，用药重在清热解毒、杀虫止痒。适用于带下或阴痒属湿热下注偏于热盛者。

【用法用量】口服。一次2～4片，一日3次。

【使用注意】孕妇慎用。对盐酸棕榈碱过敏者禁用。

【不良反应】个别患者可出现胃肠不适、食欲减退、便秘。

【规格贮藏】0.1g/片。密封。

康妇软膏（凝胶）

【处方组成】白芷、蛇床子、花椒、土木香、冰片。

【功能主治】祛风燥湿、杀虫止痒。主治湿热下注证。症见外阴或阴道充血、肿胀、灼热、疼痛、分泌物增多或局部溃疡、糜烂、瘙痒、舌淡苔腻、脉濡数。

【现代药理】具有抗菌、抗炎、止痒、促进创面愈合等作用。

【临床应用】外阴炎、外阴溃疡、阴道炎等。临床以带下量多、阴道充血、肿胀、灼热为特征症状。

【用药特征】本成药重在清热解毒、杀虫止痒，兼以防腐生肌。用药具有辛温苦温并举的特点。适用于带下或阴痒属湿热下注瘙痒较盛者。

【用法用量】外用。涂于洗净的患处，一日2～4次。

【使用注意】孕妇慎用。月经期慎用。忌烟、酒及辛辣食物。

【规格贮藏】①软膏：10g/支。密封，避光。②凝胶：3g/支。密封，避光。

康妇消炎栓

【处方组成】苦参、败酱草、紫花地丁、穿心莲、蒲公英、猪胆粉、紫草、芦荟。

【功能主治】清热解毒、利湿散结、杀虫止痒。主治下焦湿热证。症见带下量多、异味，或阴道充血、肿

胀、疼痛、小腹痛、舌红苔黄腻、脉滑数。

【现代药理】具有抗菌、止痒、抗炎等作用。

【临床应用】盆腔炎、外阴炎、外阴白斑。临床以带下量多、异味或阴道充血、肿胀、疼痛为特征症状。

【用药特征】本成药重在清热解毒，燥湿止痒，兼以散结消肿。用药具有苦寒苦温并用，清热散结兼顾的特点。适用于带下、阴痒、阴蚀属湿热毒盛者。

【用法用量】外用。直肠给药，一次1粒，一日1～2次。

【使用注意】孕妇忌用。忌烟、酒及辛辣食物。

【规格贮藏】2.8g/粒。密闭，置于阴凉干燥处（不超过20℃）。

妇炎舒胶囊（片）

【处方组成】忍冬藤、大血藤、赤芍、蒲公英、丹参、虎杖、川楝子、延胡索、大黄、大青叶、甘草。

【功能主治】清热凉血、活血止痛。主治湿热蕴结证。症见带下量多、色黄质稠、有臭味，或小腹作痛、拒按、口干咽燥、小便黄少、舌苔黄腻或厚、脉滑数。

【现代药理】具有镇痛、抗炎、抗菌、止痒、改善微循环等作用。

【临床应用】盆腔炎、阴道炎。临床以带下量多、小腹作痛、咽干口燥为特征症状。

【用药特征】本成药重在清热解毒，兼能凉血活血。具有气血兼顾、活血凉血作用较为突出，清热利湿作用不足的特点。适用于带下病属于湿热蕴结兼有血瘀化热者。

【用法用量】①胶囊：口服。一次5粒，一日3次。②片：口服。一次5片，一日3次。

【使用注意】孕妇忌用。脾虚便溏及带下清稀者慎用。忌生冷、油腻、海鲜等。

【规格贮藏】①胶囊：0.40g/粒。密闭。②片：0.47g/片。密封。

抗妇炎胶囊

【处方组成】苦参、黄柏、益母草、当归、乌药、杠板归、连翘、艾叶、红豆。

【功能主治】活血化瘀、清热燥湿。主治湿热下注证。症见赤白带下、阴痒、出血、痛经、小便黄、舌苔黄

腻或厚、脉滑数。

【现代药理】具有抗炎、抗菌、止痒、改善微循环等作用。

【临床应用】盆腔炎、阴道炎、慢性宫颈炎等。临床以赤白带下、阴痒为特征症状。

【用药特征】本成药重在清热利湿，兼有行气活血。用药以苦寒为主，兼以温通，适用于带下病属于湿热下注兼有血瘀者。

【用法用量】口服。一次4粒，一日3次。

【使用注意】孕妇禁用。外阴白色病变、糖尿病所致的瘙痒不宜。带下清稀者慎用。忌生冷、油腻、海鲜等。

【规格贮藏】0.35g/粒。密封。

妇阴康洗剂

【处方组成】秦皮、鱼腥草、苦参、仙鹤草、大青叶、紫花地丁。

【功能主治】清热燥湿、除痒止带。主治湿热蕴结证。症见带下量多、色黄或黄白、异味、外阴瘙痒肿痛伴尿频、尿急、尿痛、舌淡红苔黄腻、脉濡数。

【现代药理】具有抗真菌、抗滴虫、抗炎、镇痛、止痒等的作用。

【临床应用】细菌性阴道炎、滴虫性阴道炎、念珠菌性阴道炎等。临床以带下量多、血性白带或性交后出血为特征症状。

【用药特征】本成药重在清热燥湿、杀虫止痒、祛瘀止痛。用药苦温燥湿止痒，兼能祛瘀生新，适用于带下、阴痒属湿热下注者。

【用法用量】阴道用药。月经干净后开始用药。洗净外阴部，将本品10ml注入阴道深处，液体需在阴道中保留20分钟以上，每晚1次，7天为一疗程。

【使用注意】孕妇及月经期忌用。治疗期间避免房事。忌生冷、辛辣食物。

【规格贮藏】10ml/瓶。密封。置阴凉干燥处。

复方沙棘籽油栓

【处方组成】沙棘籽油、蛇床子、苦参、炉甘石、乳香、没药、冰片。

【功能主治】清热燥湿、消肿止痛、杀虫止痒。主治

湿热下注证。症见带下量多、色黄或黄白、血性白带或性交后出血、外阴瘙痒、肿痛、腰腹坠胀、舌苔黄腻、脉濡。

【现代药理】具有抗菌、杀滴虫、抗炎、镇痛、止痒、提高免疫功能等作用。

【临床应用】慢性宫颈炎、宫颈糜烂等。临床以带下量多、血性白带或性交后出血、外阴瘙痒、腰腹坠胀为特征症状。

【用药特征】本成药重在清热燥湿、杀虫止痒、祛瘀止痛。用药苦温燥湿止痒，兼能渗湿收敛，其燥湿作用较为显著。适用于带下、阴痒属湿热下注者。

【用法用量】阴道用药。月经干净后开始用药。洗净外阴部，将栓剂塞入阴道深处。每晚1粒，每日或隔日1次，6次为一疗程。

【使用注意】孕妇及月经期忌用。治疗期间避免房事。忌生冷、辛辣食物。

【不良反应】偶见外阴皮肤瘙痒，伴有丘疹和皮肤发红。

【规格贮藏】2.7g/粒。密闭，避光，置阴凉干燥处。

宫颈炎康栓

【处方组成】苦参、枯矾、苦杏仁、冰片。

【功能主治】清热燥湿、祛腐生肌。主治下焦湿热证。症见带下量多、异味、色黄质黏稠、有臭气，或局部溃疡、糜烂、瘙痒、腰痛、小腹坠胀、口苦、口干、尿黄、便干、舌淡苔腻、脉濡。

【现代药理】具有抗菌、止痒、抗炎、促进创面愈合等作用。

【临床应用】滴虫性阴道炎、非特异性阴道炎、慢性宫颈糜烂等。临床以带下量多、色黄质黏稠、口苦尿黄、阴痒、小腹坠痛为特征症状。

【用药特征】本成药重在清热燥湿，兼能祛腐生肌。用药苦温为主，兼以辛温，其收湿祛腐作用较为突出。适用于带下病属湿热下注者。

【用法用量】阴道给药。于月经干净后2~3天开始用药，一次1粒，隔天用药1次，连续用药10天为一个疗程。

【使用注意】孕妇及月经期忌用。皮肤过敏者慎用。治疗期间应注意外阴清洁，禁止性生活。饮食宜清

淡，忌食辛辣食物。

【不良反应】少数患者可出现局部疼痛、红肿、脱皮、瘙痒、腹痛等。

【规格贮藏】1.2g/粒。密闭，置于阴凉干燥处（不超过20℃）。

阿娜尔妇洁液

【处方组成】石榴皮、苦豆子、蛇床子、没食子、珊瑚、冰片、花椒。

【功能主治】清热燥湿、止痒。主治下焦湿热证。症见阴部瘙痒、红肿、带下量多、色黄有味或带下呈豆渣状、舌红苔黄腻、脉滑数。

【现代药理】具有抗菌、抗滴虫、止痒、抗炎等作用。

【临床应用】细菌性阴道炎、霉菌性阴道炎、滴虫性阴道炎、外阴炎。临床以阴部瘙痒、红肿、带下量多、色黄异味为特征症状。

【用药特征】本成药重在清热燥湿，杀虫止痒，兼以收涩止带。具有清、燥、敛、温并举的特点。适用于带下属湿热下注者。

【用法用量】外用。阴道炎：取本品10ml，加温开水至100ml，混匀，缓慢冲洗阴道，每次约5分钟，重症可加大浓度，一日1～2次。外阴瘙痒、外阴炎：用温开水稀释成30%的溶液，坐浴或湿敷，每次5～10分

钟，重者可用原药液涂擦外阴，一日1～2次。

【使用注意】月经期间不宜使用。治疗期间应注意外阴清洁，禁止性生活。饮食宜清淡，忌食辛辣食物。

【规格贮藏】150ml/瓶。密封，置于阴凉干燥处。

康妇灵胶囊

【处方组成】杠板归、苦参、黄柏、鸡血藤、益母草、红花龙胆、土茯苓、当归。

【功能主治】清热燥湿、活血化瘀、调经止带。主治湿热下注证。症见带下量多、月经量多、月经先期、痛经、妇人腹痛、舌红苔黄腻、脉滑数。

【现代药理】尚未检索到本成药相关的药理资料。

【临床应用】阴道炎、宫颈炎、盆腔炎、附件炎。临床以带下量多、月经量多、月经先期、痛经、妇人腹痛为特征症状。

【用药特征】本成药清热燥湿，清热解毒，活血化瘀，调经止带，兼以补血。用药具有苦寒苦温并用，经血并调的特点。适用于带下病、痛经、妇人腹痛属湿热下注，瘀血阻滞等。

【用法用量】口服。一次3粒，一日3次。

【使用注意】孕妇禁用。带下清稀者不宜使用。忌食辛辣、生冷、油腻食物。

【规格贮藏】0.4g/粒。密封。

附：湿热带下中成药特点比较

中成药名	功效		临床治疗主症		
	共同点	独有功效	相同主治	独有主治	主治自身特点
白带丸	清热燥湿、止带	养血疏肝	湿热带下证。症见带下量多、色黄质黏稠、有臭味、苔黄腻、脉滑数	湿热下注兼有肝郁血虚者	阴痒、下腹坠痛、尿黄或尿频尿涩
杏香兔耳风片（胶囊、颗粒、软胶囊）		解毒祛瘀		湿热下注偏热重者	小腹作痛、拒按、纳食较差、小便黄少
妇炎平胶囊（栓、泡腾片）		解毒杀虫、止痒		湿热下注者	阴部瘙痒、胸闷、口苦咽干、小便黄少
洁尔阴泡腾片（洗液）		解毒杀虫、止痒		带下湿热较重，瘙痒明显者	带下黄稠，或呈泡沫状，或色白如豆腐渣样、伴阴部瘙痒、胸闷心烦、口苦咽干
消糜栓		解毒杀虫、祛腐生肌		湿热下注者	阴部瘙痒、胸闷心烦、口苦咽干

续表

中成药名	功效		临床治疗主症		
	共同点	独有功效	相同主治	独有主治	主治自身特点
抗宫炎片（分散片、胶囊、颗粒）	清热燥湿、止带	清热利水	湿热带下证。症见带下量多、色黄质黏稠、有臭味、苔黄腻、脉滑数	湿热下注兼夹瘀者	阴部瘙痒、胸闷心烦、口苦咽干、纳食较差
妇炎净胶囊		养血活血、调经		湿热瘀阻者	阴部瘙痒、伴经期延长、淋沥不尽、经前或经期小腹灼痛拒按、小便短赤
盆炎净胶囊（颗粒、咀嚼片）		活血通络、调经		湿热下注夹瘀者	阴部瘙痒、伴经期延长、淋沥不尽
消糜阴道泡腾片		解毒杀虫、祛腐生肌		湿热毒下注者	带下色黄、质稠、腥臭、阴部瘙痒
红核妇洁洗液		解毒祛湿、杀虫		湿毒下注者	带下味臭秽、阴痒、舌红苔黄腻、脉滑数
柏洁洗剂		杀虫、止痒除带		湿热下注者	外阴瘙痒、带下量多、小便短少、频数涩痛
百安洗液		解毒、止带		湿热下注者	阴痒带下、阴部灼热、口苦口干、小便色黄短涩
日舒安洗液		止痒		湿热下注者	外阴瘙痒、带下量多、色黄、味臭
克痒舒洗液		杀虫止痒		湿热下注者	带下呈豆腐渣样，或色黄、黄绿色，阴部瘙痒、甚则痒痛
洁肤净洗剂		杀虫止痒		湿热下注者	阴部瘙痒、带下色黄有味或带下呈豆腐渣状
百仙妇炎清栓		祛瘀收敛、杀虫		湿热下注者	带下量多、腥臭难闻、阴痒
甘霖洗剂		祛风止痒		湿热下注者	外阴皮肤瘙痒、带下量多色黄
利夫康洗剂		杀虫止痒、凉血通便		湿热下注者	带下量多色黄，或呈豆腐渣状、泡沫状及外阴瘙痒、便秘
妇炎灵栓（胶囊、泡腾片）		杀虫止痒		湿热下注者	阴部瘙痒、灼痛、赤白带下
复方黄松洗液		祛风止痒		湿热下注者	阴部瘙痒或灼痛、带下量多、色黄
治糜康栓		解毒、收敛、止带		湿热下注者	带下量多异味、黄色或黄绿色或呈泡沫样
复方芙蓉泡腾栓		杀虫止痒		湿热下注者	阴部潮红、肿胀、甚则痒痛、带下色黄如脓或呈泡沫米泔样或豆腐渣样、其味腥臭
花百胶囊		清热解毒、杀虫止痒		湿热毒邪下注者	带下色黄如脓或呈泡沫米泔样或豆腐渣样、味腥臭、阴部瘙痒

续表

中成药名	功效		临床治疗主症		
	共同点	独有功效	相同主治	独有主治	主治自身特点
参柏舒阴洗液		杀虫止痒、滋阴润肠		湿热下注者	带下色黄质稠、味腥秽、阴部瘙痒不适、便秘
金英胶囊		解毒止痛、行气活血		盆腔炎性疾病后遗症属湿热蕴结者	下腹、腰骶部胀痛不适、神疲乏力、小便黄赤
康妇炎胶囊		清热解毒、化瘀行滞、调经止带		湿热蕴结者	带下量多、质黏稠，或伴月经量少、胸闷胁胀、口苦咽干
妇必舒阴道泡腾片		杀虫止痒		带下湿热较重，瘙痒明显者	带下量多、呈泡沫状或色白如豆渣样、有臭气
妇科止带片		益气养阴、收敛止带		湿热下注	带下赤白、乏力口干、小便短少、频数涩痛
苦参软膏（凝胶）	清热燥湿、止带	杀虫止痒	湿热带下证。症见带下量多、色黄质黏稠、有臭味、苔黄腻、脉滑数	湿热下注者	带下量多、质稠如豆腐渣或黄色泡沫样、阴部瘙痒
复方杏香兔耳风颗粒		活血化瘀、祛瘀生新		湿热带下偏热重者	小腹作痛、拒按、纳食较差、大便黏滞
黄藤素片		清热解毒		湿热下注偏于热盛者	眼目红肿、尿频急涩痛、口苦黏腻、大便秘结
康妇软膏（凝胶）		祛风杀虫、防腐生肌		湿热下注，瘙痒较甚者	局部溃疡、糜烂、瘙痒
康妇消炎栓		利湿散结、杀虫止痒		湿热毒盛者	阴道充血、肿胀、疼痛、小腹痛
妇炎舒胶囊（片）		凉血活血、止痛		湿热蕴结兼有血瘀化热者	小腹作痛、拒按、口干咽燥、局部肿痛、小便黄少
抗妇炎胶囊		活血化瘀		湿热下注兼有血瘀者	赤白带下、阴痒、痛经、小便黄、月经量少夹有血块
妇阴康洗剂		除痒止带、祛瘀止痛		湿热下注者	带下量多、外阴瘙痒肿痛、伴尿频尿急尿痛
复方沙棘籽油栓		消肿止痛、杀虫止痒		湿热下注者	带下量多、血性白带或性交后出血、外阴瘙痒、肿痛、腰腹坠胀
宫颈炎康栓		祛腐生肌		湿热下注者	局部溃疡、糜烂、瘙痒
阿娜尔妇洁液		杀虫止痒		湿热下注者	阴部瘙痒、红肿、带下量多、色黄有味或带下呈豆渣状
康妇灵胶囊		活血化瘀，补血调经		湿热下注兼有血瘀者	月经量多色暗、月经先期、痛经、妇人腹痛

三、湿热瘀阻

坤复康胶囊（片）

【处方组成】赤芍、苦参、猪苓、女贞子、南刘寄奴、乌药、粉萆薢、萹蓄。

【功能主治】活血化瘀、清利湿热。主治气滞血瘀、湿热蕴结证。症见带下量多、色黄质稠、有臭味，或小腹作痛、拒按、纳食较差、小便黄少、舌苔黄腻或厚、脉滑数。

【现代药理】具有镇痛、抗炎、抗菌、止痒等作用。

【临床应用】盆腔炎、痛经。临床以带下量多、色黄味臭、小腹作痛为特征症状。

【用药特征】本成药重在清热利湿，凉血解毒，兼有行气活血，散寒止痛。用药具有燥湿利湿并举，行气活血兼顾的特点。适用于带下病、痛经属于湿热蕴结兼有气滞血瘀者。

【用法用量】①胶囊：口服。一次3～4粒，一日3次。②片剂：口服。一次3～4片，一日3次。

【使用注意】孕妇忌用。脾虚便溏者慎用。忌生冷、油腻、海鲜等。

【规格贮藏】①胶囊：0.38g/粒。密闭。②片：0.4g/片。密封。

妇科千金片（胶囊）

【处方组成】千斤拔、功劳木、单面针、穿心莲、党参、鸡血藤、当归、金樱根。

【功能主治】清热除湿、益气化瘀。主治湿热瘀阻证。症见带下量多、色黄质稠、臭秽、小腹疼痛、腰骶酸痛、神疲乏力，或阴痒、伴纳食较差、小便黄少、舌苔黄腻或厚腻、脉滑数。

【现代药理】具有抗菌、抗炎、镇痛、抗肿瘤、提高机体免疫功能等作用。

【临床应用】急性盆腔炎、慢性盆腔炎、非特异性尿道炎、功能性月经不调、慢性宫颈炎、子宫内膜炎。临床以带下量多、色黄质稠、腹痛、腰骶酸痛、神疲乏力为特征症状。

【用药特征】本成药重在清热利湿，活血补血，兼能益气收涩。用药具有补敛结合、攻补兼施的特点。适用于带下、妇人腹痛、崩漏属湿热瘀阻者。

【用法用量】①片：口服。一次6片，一日3次。②胶囊：口服。一次2粒，一日3次，14天为一疗程，温开水送下。

【使用注意】孕妇禁用。糖尿病患者慎用。气滞血瘀证、寒凝血瘀证者慎用。脾胃虚寒者慎用。饮食宜清淡，忌辛辣、生冷、油腻食物。

【不良反应】偶可引起药疹、皮肤瘙痒。

【规格贮藏】①片：0.32g/片。密封。②胶囊：0.4g/粒。密封，置阴凉干燥处。

宫炎平片（胶囊、滴丸）

【处方组成】地稔、两面针、当归、穿破石、五指毛桃。

【功能主治】清热利湿、祛瘀止痛、收敛止带。主治湿热瘀阻证。症见妇人小腹隐痛、腰骶胀痛、经色紫暗有块、带下量多、色黄质稠，或有异味，或月经不调、舌苔黄腻或厚、脉弦数。

【现代药理】具有抗炎、镇痛、解痉等作用。

【临床应用】急性盆腔炎、慢性盆腔炎、阴道炎。临床以小腹隐痛、腰骶胀痛、带下黄稠、月经有块为特征症状。

【用药特征】本成药重在清热利湿、活血祛瘀、收敛止带，兼能补血止血、调经止痛。用药具有湿热瘀血兼顾的特点。适用于湿热瘀阻所致带下、妇人腹痛或月经诸症。

【用法用量】①片：口服。一次3～4片，一日3次。②胶囊：口服。一次3～4粒，一日3次。③滴丸：口服。一次15～20丸，一日3次。

【使用注意】孕妇慎用。血虚失荣腹痛及寒湿带下者慎用。饮食宜营养丰富，忌食生冷、辛辣食物。

【规格贮藏】①片：0.26g/片。密封。②胶囊：0.2g/粒。密封。③滴丸：0.05g/丸。密封（10～30℃）。

金鸡胶囊（颗粒、片）

【处方组成】金樱根、鸡血藤、千斤拔、功劳木、穿心莲、两面针。

【功能主治】清热解毒、健脾除湿、通络活血。主治湿热瘀阻证。症见带下量多、色黄质稠、有臭味、有灼热感，或阴痒、小便黄少、舌苔黄腻或厚、脉弦数。

【现代药理】具有抗炎、镇痛、抗菌、提高机体免疫功能等作用。

【临床应用】慢性盆腔炎、附件炎、子宫内膜炎。临床以带下量多、色黄质稠、外阴灼热，或少腹疼痛拒按为特征症状。

【用药特征】本成药重在清热化湿，活血通络，兼能清热燥湿，通络止痛。用药具有攻补兼施，以清热祛湿为主的特点。适用于带下、月经不调、妇人腹痛属湿热瘀阻者。

【用法用量】①胶囊：口服。一次4粒，一日3次。②颗粒：开水冲服。一次8g，一日2次，10日为一疗程，必要时可连服2～3个疗程。③片：口服。一次6片，一日3次。

【使用注意】孕妇禁用。糖尿病患者慎用。血虚者慎用。寒湿带下慎用。忌食生冷、辛辣、油腻食物。

【规格贮藏】①胶囊：0.35g/粒。密封。②颗粒：8g/袋。密封。③片：0.247g/片。密封。

妇炎康片

【处方组成】土茯苓、苦参、黄柏、当归、赤芍、丹参、三棱（醋炙）、莪术（醋炙）、延胡索（醋炙）、川楝子（炒）、香附（醋炙）、山药、芡实（炒）。

【功能主治】清热利湿、理气活血、散结消肿。主治湿热下注、毒瘀互阻证。症见带下量多、色黄气臭，或黏稠如脓、阴部瘙痒、小腹疼痛、按之痛甚、腰骶胀痛、心烦口苦、舌红苔黄腻、脉滑数或弦数。

【现代药理】具有抗炎、镇痛、抗菌、增强免疫功能等作用。

【临床应用】阴道炎、慢性附件炎、慢性盆腔炎、盆腔炎性包块、尿路感染。临床以带下量多、色黄味臭、腰腹疼痛、心烦口苦、舌红苔黄腻为特征症状。

【用药特征】本成药重在清热利湿、活血行气、散结消肿，兼能健脾涩带。用药具有行消结合、攻补兼施的特点。适用于带下病、妇人腹痛属湿热瘀阻者。

【用法用量】口服。一次6片，一日3次。

【使用注意】孕妇禁用。经期、哺乳期慎用。月经量多者慎用。气血虚弱、脾肾阳虚者慎用。忌食生冷及辛辣食物。

【规格贮藏】0.25g/片。密封。

妇炎消胶囊

【处方组成】酢浆草、败酱草、天花粉、大黄、牡丹皮、苍术、乌药。

【功能主治】清热解毒、化瘀除湿。主治湿热瘀阻证。症见带下量多、色黄气臭、阴部瘙痒、小腹疼痛、按之痛甚、腰骶胀痛、心烦口苦、舌红苔黄腻、脉滑数或弦数紧。

【现代药理】具有抗炎、镇痛、抗菌、增强免疫功能等作用。

【临床应用】阴道炎、慢性附件炎、慢性盆腔炎、原发性痛经。临床以带下量多、色黄气臭、阴部瘙痒、小腹疼痛为特征症状。

【用药特征】本成药重在清热解毒，活血化瘀，兼以燥湿止带，散寒止痛。用药具有寒温并用，以苦寒为主，清热活血燥湿的特点。适用于湿热瘀血所致的带下、痛经。

【用法用量】口服。一次3粒，一日3次。

【使用注意】孕妇及哺乳期妇女禁用。脾虚便溏及带下清稀者慎用。忌辛辣、油腻、生冷等。

【不良反应】个别患者偶有轻微腹泻。

【规格贮藏】0.45g/粒。密封，置干燥处。

金刚藤糖浆
（口服液、丸、片、胶囊、软胶囊颗粒）

【处方组成】金刚藤。

【功能主治】清热解毒、消肿散结。主治湿热瘀结证。症见带下量多、色黄质稠、有臭味，或小腹疼痛、按之痛甚、腰骶胀痛、小便黄少、舌苔黄腻或厚、脉弦数。

【现代药理】具有抗菌、抗炎、镇痛、增强免疫功能等作用。

【临床应用】附件炎、附件炎包块。临床以带下量多、小腹疼痛，或有包块、按之痛甚为特征症状。

【用药特征】本成药为单味药制剂，用药重在软坚散结，兼能清热解毒。适用于湿热下注夹瘀所致的带下之病。

【用法用量】①糖浆：口服。一次20ml，一日3次。②口服液：口服。一次20ml，一日3次。③丸：口服。一次20粒，一日3次。④片：口服。一次4片，一日

3次。1个月为一疗程。⑤胶囊：口服。一次4粒，一日3次。2周为一疗程或遵医嘱。⑥软胶囊：口服。一次3粒，一日3次，或遵医嘱。⑦颗粒：口服。饭后开水冲服。一次1袋，一日3次，30天为一疗程。

【使用注意】孕妇及哺乳期妇女禁用。脾虚便溏及带下清稀者慎用。不宜长期使用。忌辛辣、油腻、生冷等。

【不良反应】偶见恶心、呕吐等胃肠不适。长期应用可引起肝脏损害。

【规格贮藏】①糖浆：150ml/瓶，密封。②口服液：10ml/支，密封，置阴凉处（不超过20℃）。③丸：0.2g/粒，密封。④片：0.52g/片。密封，防潮。⑤胶囊：0.5g/粒，密封。⑥软胶囊：0.85g/粒，密封，置阴凉干燥处（不超过20℃）。⑦颗粒：6g/袋，密封。

保妇康栓

【处方组成】莪术油、冰片。

【功能主治】行气破瘀、生肌止痛。主治湿热瘀结证。症见带下量多、色黄气臭，或带呈豆渣样、阴部瘙痒、小腹疼痛、按之痛甚、腰骶胀痛、舌红苔黄腻、脉滑数。

【现代药理】具有抗病毒、抑菌、抗滴虫、抗炎、提高免疫功能等作用。

【临床应用】霉菌性阴道炎、老年性阴道炎、宫颈糜烂、宫颈高危HPV病毒感染等。临床以带下量多、色黄气臭、时有阴部瘙痒、小腹疼痛、腰骶胀痛为特征症状。

【用药特征】本成药重在破血祛瘀，消肿生肌，兼能清热止痛。用药具有寒温并用的特点。适用于湿热瘀滞所致的带下病。

【用法用量】洗净外阴部，将栓剂塞入阴道深部，或在医生指导下用药。每晚1粒。

【使用注意】孕妇禁用。月经期及未婚妇女禁用。禁止内服。哺乳期妇女在医生指导下用。外阴白色病变、糖尿病所致的瘙痒不宜。治疗期间忌房事，配偶如有感染应同时治疗。忌辛辣、生冷、油腻食物。

【不良反应】罕见出现用药后体温升高或畏寒、寒战，多为老年女性或雌激素低下者。罕见用药部位灼热感、疼痛、瘙痒、红肿、皮疹、过敏。

【规格贮藏】1.74g/粒。密封，避光，在30℃以下保存。

妇乐颗粒（片、胶囊）

【处方组成】忍冬藤、大青叶、蒲公英、牡丹皮、赤芍、川楝子、延胡索（制）、大血藤、大黄（制）、甘草。

【功能主治】清热凉血、化瘀止痛。主治瘀热蕴结证。症见带下增多、色黄质稠、有臭气，或小腹作痛、有灼热感、腰骶胀痛、经色紫暗有块，或阴痒、心烦、口苦、渴喜冷饮、溲赤便干、舌红苔黄、脉弦滑而数。

【现代药理】具有增强纤维蛋白溶酶活性、镇痛、抗菌、抗炎等作用。

【临床应用】慢性盆腔炎、子宫内膜炎、附件炎。临床以带下色黄质稠、腹痛、月经有块、舌红苔黄为特征症状。

【用药特征】本成药重在清热解毒，活血凉血，化瘀止痛。用药以苦寒清热为主，兼以辛行活血行气。适用于带下病、妇人腹痛属瘀热互结者。

【用法用量】①颗粒：口服。一次12g，一日2次。②片：口服。一次5片，一日2次。③胶囊：口服。一次6粒，一日2次。

【使用注意】孕妇慎用。气血虚弱所致腹痛、带下者慎用。饮食宜营养丰富，忌食生冷、厚味及辛辣食物。

【规格贮藏】①颗粒：6g/袋。密封。②片：0.5g/片。密封。③胶囊：0.5g/片。密封。

花红颗粒（片、胶囊）

【处方组成】一点红、白花蛇舌草、蒺藜、白背桐、地桃花、鸡血藤、桃金娘根。

【功能主治】清热解毒、燥湿止带、祛瘀止痛。主治湿热瘀滞证。症见带下量增多、色黄质稠、有臭味，或小腹作痛、腰骶酸痛、经行腹痛，或阴痒、胸闷心烦、口苦咽干、纳食较差、小便黄少、舌红苔黄腻、脉弦数。

【现代药理】具有抗炎、镇痛、解痉等作用。

【临床应用】盆腔炎、附件炎、子宫内膜炎。临床以

带下量多、色黄质稠、腰骶酸痛、经行腹痛，或阴痒为特征症状。

【用药特征】本成药重在清热解毒、活血利水、燥湿止带。用药具有湿、瘀、毒兼顾的特点。适用于带下、妇人腹痛属湿热瘀者，尤以热象明显者。

【用法用量】①颗粒：开水冲服。一次1袋，一日3次。7日为一疗程，必要时可连服2～3疗程，每疗程之间停服药3天。②片：口服。一次4～5片，一日3次。7天为一疗程，必要时可连服2～3疗程，每疗程之间休息3天。③胶囊：口服。一次3粒，一日3次，7天为一疗程，必要时可连服2～3疗程，每疗程之间休息3天。

【使用注意】孕妇禁用。含糖型颗粒糖尿病患者禁用。经期、哺乳期和月经量多者慎用。忌食生冷、厚味及辛辣食物。

【不良反应】偶可见药疹、面部红肿、皮肤瘙痒、红斑和水疱等。

【规格贮藏】①颗粒：2.5g/袋（无糖型）；10g/袋。密封。②片：0.29g/片。密封。③胶囊：0.25g/粒。密封。

妇肤康喷雾剂

【处方组成】爵床、千里光。

【功能主治】清热解毒、活血止痛、杀虫止痒。主治下焦热毒证。症见带下量多、色黄如脓或呈泡沫米泔样或豆腐渣样、其气腥臭、阴部瘙痒、舌红苔黄，脉滑数。

【现代药理】尚未检索到本成药相关的药理资料。

【临床应用】霉菌性阴道炎、滴虫性阴道炎、细菌性阴道炎、外阴炎、皮肤瘙痒症等。临床以带下色黄如脓或呈泡沫米泔样或豆腐渣样、其气腥臭、阴部瘙痒为特征症状。

【用药特征】本成药重在清热解毒，杀虫止痒，兼能活血止痛、燥湿止痒。适用于带下属湿毒蕴结者。

【用法用量】外用。用于阴道炎时将喷管插入阴道内喷洒药液约10ml；外阴炎及其他皮肤病直接喷于患处，一日2～4次。

【使用注意】使用时勿将喷雾瓶倒置。经期停用。治疗阴道炎时，将喷雾插入阴道深部，边喷洒药液边缓缓向外移，使药液充满整个阴道，合并外阴炎者同时喷洒外阴适量。

【规格贮藏】30ml/瓶；50ml/瓶；100ml/瓶。密封。置阴凉处（不超过20℃）。

肤疾洗剂

【处方组成】苦参、百部、花椒、白鲜皮、硼砂、雄黄。

【功能主治】解毒杀虫、止痒收敛、活血祛瘀。主治下焦湿热证。症见带下量多、色黄如脓或呈泡沫米泔样或豆腐渣样、其气腥臭、阴部瘙痒、舌红苔黄、脉滑数。

【现代药理】具有促进皮肤新陈代谢，增强抗病能力等作用。

【临床应用】疖疮、湿疹、脂溢性皮炎、瘙痒性皮肤病、花斑癣、妇女阴痒、盆腔炎、滴虫性阴（尿）道炎、霉菌性阴（尿）道炎、非特异性阴（尿）道炎等。临床以带下量多色黄、气味腥臭、阴痒或皮肤瘙痒为特征症状。

【用药特征】本成药重在清热解毒、杀虫止痒、收敛祛腐，兼能活血敛疮。用药苦温苦寒并用，以苦寒为主，兼以收涩，适用于湿热虫毒之邪所致皮肤湿烂、瘙痒。

【用法用量】外用。用温水将患部洗净，使用前将所附的小袋雄黄颗粒加入药液中摇匀，取出部分药液，按1∶150的比例用温水稀释，外搽或外洗患部，早晚各一次，用量可按患部面积大小而定，或遵医嘱。

【使用注意】孕妇禁用。本品仅供外用，切忌入口。不宜长期使用。忌生冷、辛辣食物。

【规格贮藏】100ml/瓶。密封，遮光，置阴凉处（不超过20℃）。

妇可靖胶囊

【处方组成】北败酱、车前子、蒲公英、香附（醋制）、赤芍、红花、丹参、延胡索、三七、秦艽、地骨皮、鳖甲、海藻、党参、白术（炒）、茯苓、熟地黄、当归、马齿苋、柴胡。

【功能主治】清热利湿、化瘀散结、行气止痛、调补气血。主治瘀毒内结、气滞血瘀证。症见带下量多、小腹坠痛、腰骶酸痛、舌红苔黄腻、脉弦数。

【现代药理】具有解热、抗炎、镇痛、增强免疫等作用。

【临床应用】慢性盆腔炎、阴道炎、宫颈炎、附件炎、子宫内膜炎、宫颈糜烂。临床以带下量多、小腹坠痛、腰骶酸痛为特征症状。

【用药特征】本成药重在清热利湿、化瘀散结，兼能补益气血、行气止痛。用药具有补泻兼施、气血并调的特点。适用于妇人腹痛、带下病属瘀毒内结、气滞血瘀者。

【用法用量】口服。一次3粒，一日3次。

【使用注意】孕妇禁用。调畅情志，保持心情舒畅。忌生冷、辛辣食物。

【不良反应】个别患者可出现恶心、呕吐等消化道症状。

【规格贮藏】0.36g/粒。密封。

宫炎康颗粒

【处方组成】当归、赤芍、北败酱、香附（醋制）、炮姜、泽兰、川芎、红花、柴胡、车前子（盐炙）、海藻、延胡索。

【功能主治】活血化瘀、解毒消肿。主治湿热瘀阻证。症见白带量多、色黄质黏味臭、小腹刺痛、腰骶部坠痛、舌暗红、苔白、脉涩。

【现代药理】具有抗炎、抗菌、双向调节子宫、抗凝血等作用。

【临床应用】慢性盆腔炎。临床以白带色黄量多、小腹刺痛、腰骶部坠痛为特征症状。

【用药特征】本成药重在活血化瘀、解毒消肿，兼能行气疏肝、散寒止痛、行气止带。用药具有寒热并用、气血并治的特点。适用于妇人腹痛、带下属湿热瘀血互结者。

【用法用量】口服。一次6粒，一日2次。

【使用注意】孕妇慎用。调畅情志，保持心情舒畅。忌生冷、辛辣食物。

【规格贮藏】9g/袋。密封。

妇炎康复片（咀嚼片、胶囊）

【处方组成】败酱草、薏苡仁、川楝子、柴胡、陈皮、黄芩、赤芍。

【功能主治】清热利湿、化瘀止痛。主治湿热瘀阻证。症见妇女带下、色黄质黏稠，或如豆渣状、气臭，少腹腰骶疼痛、舌红、苔黄腻。

【现代药理】具有抗炎、抗病毒、抗菌、镇痛、免疫调节等作用。

【临床应用】慢性盆腔炎。临床以带下色黄质黏稠，或如豆渣状、气臭、少腹腰骶疼痛为特征症状。

【用药特征】本成药重在清热利湿，兼能行气止痛，凉血化瘀。用药具有肝脾同治、清疏结合的特点。适用于带下病、妇人腹痛属湿热瘀阻者。

【用法用量】①片：口服。一次5片，一日3次。②咀嚼片：嚼服。一次4片，一日3次。20天为一疗程。③胶囊：口服。一次4粒，一日3次。30天为一疗程。

【使用注意】脾胃明显虚弱者慎用。虚症带下不宜选用。忌食辛辣、少进油腻。

【规格贮藏】①片：0.35g/片。密封，阴凉处保存。②咀嚼片：0.61g/片。密封。③胶囊：0.38g/粒。密封，阴凉处保存。

附：湿热瘀阻带下中成药特点比较

中成药名	功效		临床治疗主症		
	共同点	独有功效	相同主治	独有主治	主治自身特点
坤复康胶囊（片）	清热除湿，活血祛瘀	凉血解毒	湿热瘀阻证。症见带下量多、色黄质稠、臭秽，或阴痒，舌苔黄腻或厚、脉数	湿热蕴结兼气滞血瘀者	小腹作痛、拒按、纳食较差、小便黄少
妇科千金片（胶囊）		益气收涩		湿热瘀阻者	小腹疼痛、腰骶酸痛、神疲乏力、伴纳食较差
宫炎平片（胶囊、滴丸）		祛瘀止痛、收敛止带		湿热瘀阻者	小腹隐痛、腰骶胀痛、经色紫暗有块、月经不调、脉弦数

中成药名	功效		临床治疗主症		
	共同点	独有功效	相同主治	独有主治	主治自身特点
金鸡胶囊（颗粒、片）	清热除湿，活血祛瘀	健脾、通络活血	湿热瘀阻证。症见带下量多、色黄质稠、臭秽，或阴痒、舌苔黄腻或厚、脉数	湿热瘀阻者	少腹疼痛拒按、腰骶胀痛
妇炎康片		活血行气、散结消肿		湿热瘀阻者	小腹疼痛、按之痛甚、腰骶胀痛、心烦口渴
妇炎消胶囊		解毒、化瘀除湿		湿热瘀阻者	阴部瘙痒、小腹疼痛、腰骶胀痛、心烦口苦
金刚藤糖浆（口服液、丸、片、胶囊、颗粒）		消肿散结		湿热下注夹瘀者	小腹疼痛，或有包块、按之痛甚
保妇康栓		破血祛瘀、行气、止痛生肌		湿热瘀滞者	阴部瘙痒、红肿、小腹疼痛、按之痛甚、腰骶胀痛
妇乐颗粒（片、胶囊）		凉血止痛		瘀热互结者	小腹有灼热感、心烦、口苦、渴喜冷饮
花红颗粒（片、胶囊）		燥湿止带、活血止痛		湿热瘀结，热象明显者	小腹作痛、腰骶酸痛、经行腹痛、胸闷心烦、口苦咽干、小便黄少
妇肤康喷雾剂		活血止痛、杀虫止痒		湿毒蕴结者	带下量多、色黄如脓或呈泡沫米泔样、心烦口苦、外阴瘙痒
肤疾洗剂		解毒杀虫、收敛止痒		湿热虫毒之邪所致皮肤湿烂、瘙痒	阴部瘙痒、带下量多、色黄如脓或呈泡沫米泔样、其气腥臭
妇可靖胶囊		行气止痛、调补气血		瘀毒内结，气滞血瘀者	带下量多、小腹坠痛、腰骶酸痛
宫炎康颗粒		解毒消肿		湿热瘀结者	小腹刺痛、腰骶部坠痛、舌暗红、脉涩
妇炎康复片（咀嚼片、胶囊）		利湿止痛		湿热瘀阻者	带下色黄质黏稠或如豆腐渣状，少腹腰骶疼痛

四、气血亏虚

立止白带丸

【处方组成】白术、山药、党参、人参、当归、白芍、生阿胶、川芎、肉桂、巴戟肉、补骨脂、续断、茯苓、黄柏、牡丹皮、龙骨、牡蛎、赤石脂、乌贼骨、甘草。

【功能主治】补气养血、健脾化湿、止带收涩。主治气虚血亏证。症见带下量多色白、如涕如唾或质清稀，或行经时腹痛隐隐、腰酸、舌质淡、苔白、脉缓弱或细弱。

【临床应用】慢性盆腔炎、宫颈炎、功能性子宫出血、贫血、白细胞减少症等。临床以下腹隐痛、带下量多质稀色白、月经量少色淡、神疲乏力为特征症状。

【现代药理】具有增强免疫功能、抗菌、抗炎等作用。

【用药特征】本成药重在补益气血、健脾化湿、收涩止带，兼能补肾、燥湿收敛。用药具有气血双补、脾肾兼顾、标本同治的特点。适用于带下病、月经不调属气血两虚者。

【用法用量】口服。0.23g/粒，一次2.5g，一日2次。

【使用注意】湿热带下者禁用。忌食生冷、辛辣之品。

【规格贮藏】23g/100粒。密封。

愈带丸

【处方组成】当归、白芍、熟地黄、香附（醋炙）、木香、艾叶（炒炭）、干姜（微炒）、肉桂（炒焦）、知母、黄柏、牛膝、蒲黄（炒）、棕榈炭、百草霜、鸡冠花、芍药花、炙甘草。

【功能主治】益气调经、散寒止带。主治气虚血亏、子宫湿寒证。症见赤白带下、量多、月经先后

不定期、经行量少不畅、凝滞腹痛、腰腿酸软、潮热、头晕耳鸣、神疲乏力、舌淡或淡暗、脉细或细弦。

【现代药理】具有抗菌、抗炎、镇痛、提高免疫功能等作用。

【临床应用】慢性盆腔炎、阴道炎、功能性月经不调。临床以白带量多、月经先后不定期、经行不畅、腰腿酸软、神疲乏力为特征症状。

【用药特征】本成药重在益气散寒、养血调经，兼能暖宫柔肝、固经止带。用药具有寒热并用、肝脾同治、标本兼顾的特点。适用于带下、月经不调属于气虚血亏、子宫湿寒者。

【用法用量】口服。一次6g，一日2次。

【使用注意】孕妇禁用。服药期间禁止性生活。忌食辛辣、生冷、油腻食物。

【规格贮藏】0.06g/粒。密封。

附：气血亏虚带下中成药特点比较

中成药名	功效		临床治疗主症		
	共同点	独有功效	相同主治	独有主治	主治自身特点
立止白带丸	益气养血	健脾化湿、收敛止带	气血亏虚证。症见带下量多，或行经时腹痛隐隐、脉弱	气虚两虚者	带下量多、质清稀，或经行时腹痛隐隐、腰酸
愈带丸		调经、散寒止带		气虚血亏、子宫湿寒者	赤白带下、量多、月经先后不定期、经行量少不畅、凝滞腹痛

五、肾虚失摄

千金止带丸

【处方组成】党参、白术（炒）、杜仲（盐炒）、续断、补骨脂（盐炒）、当归、白芍、川芎、延胡索（醋炙）、香附（醋炙）、木香、小茴香（盐炒）、青黛、鸡冠花、椿皮（炒）、牡蛎（煅）、砂仁。

【功能主治】健脾补肾、调经止带。主治脾肾两虚证。症见带下量多、色白清稀，或月经先后不定期、量多或淋沥不尽、色淡无块、神疲乏力、腰膝酸软、无臭气、绵绵不断、面色无华、纳少便溏、舌质淡、苔薄白、脉弱或沉弱。

【现代药理】具有抗菌、抗炎、提高机体免疫功能等

作用。

【临床应用】慢性盆腔炎、功能性月经不调、慢性宫颈炎、宫颈糜烂等。临床以带下量多色白、月经先后不定期、量多或淋沥不尽、色淡无块、神疲乏力、腰膝酸软为特征症状。

【用药特征】本成药长于健脾补肾，调经止带，兼能温经暖肝、疏肝理气、清热利湿、收涩止带。用药具有气血双补、脾肾兼顾的特点。适用于脾肾不足见带下量多、色白质清、腰膝酸软者。

【用法用量】①水丸：口服。一次6~9g，一日2~3次。②大蜜丸：口服。一次1丸，一日2次。

【使用注意】孕妇禁用。肝郁血瘀证、湿热证、热毒证及阴虚火旺者慎用。温开水冲服。忌食生冷寒凉之品。

少食油腻。

【规格贮藏】①水丸：6g/袋。密封。②大蜜丸：9g/丸。密封。

妇宝颗粒

【处方组成】地黄、白芍（酒炒）、杜仲叶（盐水炒）、续断、侧柏叶（炒）、莲房（炭）、延胡索（醋制）、川楝子（炒）、红藤、忍冬藤、麦冬、甘草。

【功能主治】益肾和血、理气止痛。主治肾虚夹瘀症。症见带下量多、赤白相兼、小腹隐隐作痛、胀痛下坠、头晕、耳鸣、腰膝酸软，或小腹隐痛、舌淡暗苔有瘀点、脉沉涩。

【现代药理】具有抗炎、镇痛、提高免疫功能、抗血栓等作用。

【临床应用】慢性盆腔炎、附件炎。临床以带下量多、赤白相兼、小腹隐痛、头晕耳鸣、腰膝酸软、舌淡暗苔有瘀点为特征症状。

【用药特征】本成药重在滋肾养阴、解毒散结，理气活血，兼以止血。用药具有阴阳双补、气血并调的特点。适用于肾虚夹瘀兼有湿热下注所致的带下。

【用法用量】口服。用开水冲服。一次10g（无蔗糖）或20g，一日2次。

【使用注意】孕妇禁用。虚寒腹痛、湿热带下或寒湿带下者慎用。服药期间禁房事。忌食生冷、辛辣、油腻食物。

【规格贮藏】10g/袋。密封。

调经白带丸

【处方组成】党参、鱼鳔（制）、艾叶（醋制）、龙骨、牡丹皮、玉竹、仙茅、白芍、淫羊藿、女贞子、芡实、补骨脂、泽泻、制何首乌、锁阳（蒸）、桑寄生（盐制）、木瓜、石斛、菟丝子（盐水制）、阿胶、牛膝、龟甲（醋制）、牡蛎（煅）、当归、金樱子、茯苓、山药、续断、磁石（煅）、木香、陈皮、覆盆子、五味子、北沙参。

【功能主治】调经补血、滋肾养阴。主治肝肾不足，阴虚血亏证。症见带下色白或淡黄、如涕如唾、绵绵不断、无特殊臭味，或阴道出血淋沥不断、伴面色㿠白或萎黄、四肢乏力、精神倦怠、四肢不温、气短懒言、腰膝酸痛、纳少便溏、舌淡苔白、脉缓弱或沉细。

【现代药理】具有提高免疫功能、调节子宫平滑肌功能、镇痛等作用。

【临床应用】功能性子宫出血、慢性盆腔炎、慢性附件炎、功能性月经不调。临床以带下量多、腰膝酸痛、纳少便溏、崩漏、泄泻为特征症状。

【用药特征】本成药重在补益肝肾，补血养阴，兼以益气温阳，收敛固涩。用药具有肝肾兼顾、气血阴阳并治的特点。适用于肝肾不足所致的带下病及崩漏。

【用法用量】口服。一次9～15g，一日2次。

【使用注意】糖尿病患者慎用。服药期间禁止性生活。忌辛辣刺激食物。

【规格贮藏】10g/瓶。密封。

附：肾虚失摄带下中成药特点比较

中成药名	功效		临床治疗主症		
	共同点	独有功效	相同主治	独有主治	主治自身特点
千金止带丸	益肾和血	健脾、调经止带	肾虚失摄证。症见带下量多、腰膝酸软、无臭气、脉弱	脾肾两虚者	神疲乏力、绵绵不断、面色不华、纳少便溏
妇宝颗粒		养阴清热、理气止痛		肾虚夹瘀兼有湿热下注者	带下赤白相间、绵绵不断、无特殊臭味，或阴道出血淋沥不断、伴面色㿠白或萎黄、四肢乏力、精神倦怠
调经白带丸		调经补血、收敛固涩、滋肾养阴		肝肾不足者	带下色白或淡黄、如涕如唾、绵绵不断，或阴痒、伴腰膝酸软

六、虚实夹杂

止痛化癥胶囊

【处方组成】全蝎、蜈蚣、鱼腥草、三棱、丹参、当归、炙黄芪、延胡索、党参、炒白术、鸡血藤、莪术、芡实、山药、川楝子、鱼腥草、北败酱、土鳖虫、炮姜、肉桂。

【功能主治】益气活血、散结止痛。主治气虚瘀热互结证。症见白带量多、面部色斑、盆腔包块、经血色暗、血块、痛经或闭经、舌暗、脉细涩。

【现代药理】具有抗炎、镇痛、增强免疫力等作用。

【临床应用】慢性盆腔炎、阴道炎、月经不调、痛经、闭经、子宫内膜异位症、子宫腺肌病等。临床以白带量多、面部色斑、盆腔包块、经血色暗、痛经或闭经为特征症状。

【用药特征】本成药重在益气养血、活血调经、解毒散结，兼能通络止痛，清热解毒，温经散寒。用药具有攻补兼施、气血并调、寒热并用的特点。适用于妇人腹痛、癥瘕属气虚瘀热互结者。

【用法用量】口服。一次4～6粒，一日2～3次。

【使用注意】孕妇忌用。不宜长期使用。忌生冷食物。

【规格贮藏】0.3g/粒。密封。

丹黄祛瘀片（胶囊）

【处方组成】黄芪、丹参、党参、山药、土茯苓、当归、鸡血藤、芡实、鱼腥草、三棱、莪术、全蝎、败酱草、肉桂、白术、炮姜、土鳖虫、延胡索、川楝子、苦参。

【功能主治】活血止痛、软坚散结。主治气虚血瘀、痰湿凝滞证。症见带下量多、赤少白多、小腹隐隐作痛、胀痛下坠、气短乏力、腰膝酸软，或小腹隐痛、舌淡暗苔有瘀点、脉沉涩。

【现代药理】具有抗炎、镇痛、提高免疫功能、抗血栓等作用。

【临床应用】慢性盆腔炎、附件炎。临床以带下量多、赤少白多、小腹下坠胀痛、气短乏力为特征症状。

【用药特征】本成药重在软坚散结、活血止痛，兼能清热理气、温经散寒。用药具有气血并调、寒温并用、攻补兼施的特点。适用于气虚夹瘀兼有痰湿凝滞所致的带下之病。

【用法用量】①片：口服。一次2～4片，一日2～3次。②胶囊：口服。一次2～4片，一日2～3次。

【使用注意】孕妇忌用。服药期间禁止性生活。忌辛辣刺激食物。

【规格贮藏】①片：0.4g/片。密封。②胶囊：0.4g/粒。密封。

附：虚实夹杂带下中成药特点比较

中成药名	功效		临床治疗主症		
	共同点	独有功效	相同主治	独有主治	主治自身特点
止痛化癥胶囊	益气活血、散结止痛	温经散寒、通络止痛	气虚血瘀证。症见带下量多、小腹坠痛、经血色暗、痛经、脉沉细涩	气虚瘀热互结者	白带量多、面部色斑、盆腔包块、经色暗、血块、痛经
丹黄祛瘀片（胶囊）		清热理气、软坚止痛		气虚夹瘀兼有湿热下注者	带下量多、赤少白多、小腹下坠胀痛、气短乏力

第 3 章　乳腺疾病

一、肝气郁结

乳宁颗粒（丸、片、胶囊）

【处方组成】柴胡、当归、醋香附、丹参、炒白芍、王不留行、赤芍、炒白术、茯苓、青皮、陈皮、薄荷。

【功能主治】疏肝养血，理气解郁。主治肝气郁结证。症见经前乳房胀痛、两胁胀痛、乳房结节压痛、经前疼痛加重、舌淡苔薄、脉弦。

【现代药理】具有抑制乳腺增生等作用。

【临床应用】乳腺增生。临床以经前乳房胀痛、两胁胀痛、乳房结节压痛为特征症状。

【用药特征】本成药长于疏肝理气解郁，养血活血，兼能通络止痛。用药以疏肝解郁为主，养血柔肝化瘀为辅，具有疏散与通络兼顾的特点。适用于乳癖属于肝气郁结者。

【用法用量】①颗粒：开水冲服。一次1袋，一日3次；20天为一疗程，或遵医嘱。②丸：口服。一次6~9丸，一日3~4次，2~3个月为一疗程。③片：口服。一次4~6片，一日3~4次，2~3个月为一疗程。④胶囊：口服。一次4~6片，一日3~4次，2~3月为一疗程。

【使用注意】孕妇忌用。糖尿病患者宜选用无糖型。保持心情舒畅。忌食辛辣、油腻、生冷等。

【规格贮藏】①颗粒：15g/袋（无糖型）。密封。②丸：0.25g/丸。密封。③片：0.32g/片。密封。④胶囊：0.32g/粒。密封。

乳增宁片（胶囊）

【处方组成】艾叶、淫羊藿、天冬、柴胡、川楝子、土贝母。

【功能主治】疏肝解郁，调理冲任。主治肝郁气滞、冲任失调证。症见经前乳房胀痛、两胁胀痛、乳房结节、一个或多个、大小形状不一、质柔软、经前胀痛、腰酸无力、经少色淡、舌淡苔薄、脉细弦。

【现代药理】具有抑制乳腺增生等作用。

【临床应用】乳腺增生。临床以乳房结节、经前乳房胀痛、两胁胀痛、经少色淡、腰酸无力为特征症状。

【用药特征】本成药长于疏肝理气解郁，调理冲任，兼能温经散结。用药以疏肝解郁和温补冲任并重，其疏肝消结作用较明显，适用于乳癖、月经不调属于肝气郁结、冲任失调者。

【用法用量】①片：口服。一次2~3片，一日3次。②胶囊：口服。一次4粒，一日3次。

【使用注意】孕妇忌用。保持心情舒畅。忌食辛辣、油腻、生冷食物。

【规格贮藏】①片：0.6g/片。密封。②胶囊：5g/粒。密封。

红花逍遥片（颗粒、胶囊）

【处方组成】当归、白芍、白术、茯苓、红花、皂角刺、竹叶、柴胡、薄荷、甘草。

【功能主治】疏肝、理气、活血。主治肝气郁结证。症见乳房胀痛、头晕目眩、食欲减退、月经不调、乳房胀痛或伴颜面黄褐斑、舌淡苔薄、脉弦。

【现代药理】尚未检索到本成药相关的药理资料。

【临床应用】乳房增生、月经不调、黄褐斑。临床以乳房胀痛、头晕目眩、情志不遂为特征症状。

【用药特征】本成药长于疏肝理气、活血化瘀，兼能健脾清热。用药以辛散疏肝理气为主，辛温活血为辅，具有肝脾同治、气血并调的特点。适用于乳癖属于肝气郁结兼有轻度血瘀者。

【用法用量】①片：口服。一次2~4片，一日3次。②颗粒：开水冲服。一次3~6g，一日3次。③胶囊：口服。一次2~4粒，一日3次。

【使用注意】孕妇禁用。肝肾阴虚、气滞不运、火郁证者慎用。切忌生气恼怒。忌食生冷、辛辣、油腻及难消化食物。

【规格贮藏】①片：0.4g/片。密封。②颗粒：3g/袋。密封。③胶囊：0.4g/粒。密封。

附：肝气郁结中成药特点比较

中成药名	功效		临床治疗主症		
	共同点	独有功效	相同主治	独有主治	主治自身特点
乳宁颗粒（丸、片、胶囊）	疏肝、理气解郁	养血活血、通络止痛	主治肝气郁结证。症见经前乳房胀痛、两胁胀痛、乳房结节、经前疼痛加重	肝气郁结者	经前乳房胀痛、两胁胀痛、乳房结节压痛、经前疼痛加重
乳增宁片（胶囊）		调理冲任、温经散结		肝郁气滞，冲任失调者	经前乳房胀痛、两胁胀痛、腰酸无力、经少色淡
红花逍遥片（颗粒、胶囊）		活血化瘀		肝气郁结兼有血瘀者	乳房胀痛、头晕目眩、情志不遂

二、痰瘀互阻

乳宁片（丸、胶囊）

【处方组成】石刁柏。

【功能主治】温肺祛痰、活血化瘀。主治痰瘀互结证。症见乳房胀痛、乳腺结块、肿胀疼痛、经前疼痛加重、舌淡紫苔薄腻、脉沉弦。

【现代药理】具有抗肿瘤、抗菌等作用。

【临床应用】乳腺小叶增生。临床以乳房胀痛、乳腺结块、肿胀疼痛、经前疼痛加重为特征症状。

【用药特征】本成药长于温肺祛痰，活血散结，兼能清热利湿。用药微温、苦、辛，具有肺肝同治、痰瘀兼顾的特点。适用于乳癖属于痰瘀互结者。

【用法用量】①片：口服。一次4~6片，一日3~4次，2~3个月为一疗程。②丸：口服。一次6~9丸，一日3~4次，2~3个月为一疗程。③胶囊：口服。一次4~6片，一日3~4次，2~3月为一疗程。

【使用注意】孕妇忌用。保持心情舒畅。忌食辛辣、油腻、生冷等。

【规格贮藏】①片：0.32g/片。密封。②丸：0.25g/丸。密封。③胶囊：0.32g/粒。密封。

消乳散结胶囊

【处方组成】柴胡（醋炙）、白芍（炒）、香附（醋炙）、夏枯草、昆布、牡蛎、玄参、猫爪草、瓜蒌、丹参、牡丹皮、当归、土贝母、全蝎、山慈菇、黄芩。

【功能主治】疏肝解郁、化痰散结、活血止痛。主治肝郁气滞、痰瘀凝聚证。症见乳房胀痛、两胁胀痛、乳房结节、按压疼痛、经期疼痛加重、两胁胀痛、舌淡紫苔腻、脉沉弦。

【现代药理】尚未检索到本成药相关的药理资料。

【临床应用】乳腺增生。临床以乳房胀痛、乳房结节、质软压痛、经期疼痛加重、两胁胀痛为特征症状。

【用药特征】本成药长于疏肝解郁、化痰散结、活血止痛，兼能清热通络。用药以辛散疏肝解郁、化痰散结为主，以辛行活血止痛为辅，其通络散结作用较为显著。适用于乳癖属于肝气郁结、痰瘀凝聚者。

【用法用量】口服。一次3粒，一日3次。

【使用注意】孕妇忌用。气血亏虚型乳房胀痛不宜使用。保持心情舒畅。忌食辛辣、油腻、生冷等。

【规格贮藏】0.4g/粒。密封。

乳核散结片（胶囊）

【处方组成】柴胡、当归、黄芪、郁金、光慈菇、漏芦、昆布、海藻、淫羊藿、鹿衔草。

【功能主治】疏肝解郁、软坚散结、理气活血。主治肝郁气滞、痰瘀互结证。症见乳房胀痛、两胁胀痛、乳房结节、质软按压疼痛、经期与情绪不佳时疼痛加重、舌淡紫苔薄腻、脉沉弦。

【现代药理】尚未检索到本成药相关的药理资料。

【临床应用】乳腺囊性增生、乳痛症、乳腺纤维瘤、男性乳房发育。临床以乳房胀痛、两胁胀痛、经期与情绪不佳时疼痛加重为特征症状。

【用药特征】本成药长于疏肝解郁，化痰散结，理气活血，兼能清热益气。用药以辛散疏肝解郁、化痰散

结为主，以辛行理气活血为辅，具有攻补兼施、消散结合的特点，其散结消积作用较为突出。适用于乳癖属于肝气郁结，痰瘀互结者。

【用法用量】①片：口服。一次4片，一日3次。②胶囊：口服。一次4粒，一日3次。

【使用注意】孕妇忌用。气血亏虚型乳房胀痛不宜使用。保持心情舒畅。忌食辛辣、油腻、生冷等。

【规格贮藏】①片：0.36g/片。密封。②胶囊：0.43g/粒。密封。

乳癖消片（颗粒、胶囊、丸、贴膏）

【处方组成】鹿角、蒲公英、昆布、天花粉、鸡血藤、三七、赤芍、海藻、漏芦、木香、玄参、丹皮、夏枯草、连翘、红花。

【功能主治】软坚散结、活血消痈、清热解毒。主治痰瘀互结证。症见乳房结节、数目不等、大小形态不一、质地柔软，或产后乳房结块、红热疼痛、舌淡红苔腻、脉濡数。

【现代药理】具有抗乳腺增生、抗炎等作用。

【临床应用】乳腺增生、乳腺炎早期、乳腺化脓。临床以乳房结节、乳腺红肿疼痛为特征症状。

【用药特征】本成药长于软坚散结、活血消痈，兼能清热解毒。用药以咸寒软坚散结、活血消痈为主，以苦寒清热解毒为辅。适用于乳癖属于痰瘀互结，兼有热毒之象者。

【用法用量】①片：口服。一次5~6片，一日3次。②颗粒：开水冲服。一次8g，一日3次。③胶囊：口服。一次5~6粒，一日3次。④丸：口服。一次1袋，一日3次。⑤贴膏：外用。贴敷于洗净的患处。一次1贴，一日1次。

【使用注意】孕妇忌用。保持心情舒畅。患处皮肤溃烂或破损者禁用贴膏。皮肤过敏者禁用贴膏。忌食辛辣、油腻、生冷食物。

【不良反应】个别患者使用贴膏后有皮肤过敏现象。

【规格贮藏】①片：0.32g/片。密封。②颗粒：8g/袋（相当于原生药材6g）。密封，防潮。③胶囊：0.32g/粒。密封。④丸：2g/袋。密封，防潮。⑤贴膏：7cm×10cm。密闭。

乳疾灵颗粒（胶囊）

【处方组成】柴胡、醋香附、青皮、赤芍、丹参、炒王不留行、鸡血藤、牡蛎、海藻、昆布、淫羊藿、菟丝子。

【功能主治】疏肝活血、祛痰软坚。主治肝郁气滞、痰瘀互结证。症见乳房肿块或结节、数目不等、大小不一、质软或中等硬，或经前疼痛、舌淡紫、脉沉弦。

【现代药理】具有抑制乳腺增生等作用。

【临床应用】乳腺增生。临床以乳房肿块或结节、质软或中等硬、经前疼痛为特征症状。

【用药特征】本成药长于疏肝理气、活血化瘀、祛痰软坚，兼能益肾通络。用药以咸寒软坚散结、辛凉活血化瘀为主，辅以甘温补肾，具有攻补兼施、标本兼顾的特点。适用于乳癖属于肝郁气滞、痰瘀互结者。

【用法用量】①颗粒：开水冲服。一次1~2袋，一日3次。②胶囊：口服。一次3~6粒，一日3次。

【使用注意】孕妇忌用。体质虚弱者不宜长期使用。保持心情舒畅。忌食辛辣、油腻、生冷等。

【规格贮藏】①颗粒：5g/袋（无蔗糖）；14g/袋。密封。②胶囊：0.45g/粒。密封。

乳康丸（胶囊、片、颗粒）

【处方组成】牡蛎、乳香、瓜蒌、海藻、黄芪、没药、天冬、夏枯草、三棱、玄参、白术、浙贝母、莪术、丹参、鸡内金（炒）。

【功能主治】疏肝解郁、理气止痛、活血化瘀、消积化痰、软坚散结、补气健脾。主治肝郁气滞、痰瘀互结证。症见乳房肿块或结节、数目不等、大小不一、质软或中等硬，或经前疼痛、舌淡紫苔薄腻、脉沉细。

【现代药理】具有抗乳腺增生等作用。

【临床应用】乳腺增生。临床以乳房肿块或结节、经前疼痛为特征症状。

【用药特征】本成药长于疏肝解郁、理气止痛、活血化瘀、消积化痰、软坚散结，兼能补气健脾。用药以咸寒软坚散结、辛温活血化瘀为主，具有扶正祛邪、

第二篇

攻补兼施的特点。适用于乳癖肝郁气滞、痰瘀互结兼气虚者。

【用法用量】①丸：口服。一次0.5g~0.75g，一日2次，饭后服用，20天为一疗程。间隔5~7天，继续第二疗程，亦可连续用药。②胶囊：口服。一次2粒，一日3次，饭后服用。月经干净后服用20天。连续服用两个月经周期。③片：口服。一次2~3片，一日3次，饭后服用。20天为一疗程，间隔5~7天继续第二疗程，可连续用药。④颗粒：口服。一次1袋，一日2次，饭后服用，20天为一疗程。间隔5~7天继续第二疗程，亦可连续用药。

【使用注意】孕妇忌用（怀孕前三个月禁用）。女性患者宜于月经来潮前10~15天开始使用。脾胃虚弱者慎用。保持心情舒畅。忌食辛辣、油腻、生冷等。

【不良反应】极个别患者服药后有轻度恶心、腹泻、月经提前、量多或轻微药疹。

【规格贮藏】①丸：1g/20丸。密封。②胶囊：0.5g/粒。密封。③片：0.35g/片。密封。④颗粒：3g/袋。密封。

小金丸（胶囊、片）

【处方组成】麝香、木鳖子（去壳去油）、制草乌、枫香脂、乳香（制）、没药（制）、五灵脂（醋炒）、当归（酒炒）、地龙、香墨。

【功能主治】散结消肿、化瘀止痛。主治痰气凝滞证。症见乳腺、肌肤或肌肤下肿块一处或数处、推之能动，或骨及骨关节重大、皮色不变、肿硬作痛、舌淡紫苔腻、脉沉涩。

【现代药理】具有抑制乳腺增生、抗肿瘤、抗炎等作用。

【临床应用】乳腺增生、乳腺癌、乳腺囊肿、甲状腺肿瘤、淋巴结结核、淋巴结炎、多发性脓肿等。临床以乳房或皮下肿块或结节、皮色不变、肿硬作痛为特征症状。

【用药特征】本成药长于活血化瘀、软坚散结，兼能温中散寒，通络止痛。用药以咸寒软坚散结为主，具有寒温并用、消散结合的特点。适用于乳癖、瘿瘤、瘰疬、乳岩、阴疽等属于痰凝血瘀，偏寒凝者。

【用法用量】①丸：口服。一次1.2~3g，一日2次；小儿酌减。②胶囊：口服。一次3~7粒，一日2次。③片：口服，一次2~3片，一日2次；小儿酌减。

【使用注意】孕妇禁用。疮疡阳证者禁用。运动员慎用。过敏体质者慎用。保持心情舒畅。忌食辛辣、油腻、海鲜等食品。

【不良反应】偶见皮肤红肿、瘙痒等过敏症状。

【规格贮藏】①丸：6g/10丸。密封。②胶囊：0.35g/粒。密封，置阴凉干燥处。③片：0.36g/片。密封。

丹鹿胶囊

【处方组成】鹿角、制何首乌、蛇床子、牡丹皮、赤芍、郁金、牡蛎、昆布。

【功能主治】调摄冲任、散结止痛。主治冲任失调、郁滞痰凝证。症见乳房疼痛、乳房肿块、腰膝酸软、神疲乏力、胸胁胀痛、月经不调、舌质淡、苔薄白或白腻，脉弦细。

【现代药理】具有抑制乳腺增生等作用。

【临床应用】乳腺增生。临床以乳房疼痛、乳房肿块或结节、腰膝酸软为特征症状。

【用药特征】本成药长于软坚散结，调理冲任，兼能活血止痛。用药以甘温补益冲任，辛凉化瘀为主，具有肝肾同治、攻补兼施、气血同调的特点。适用于乳癖属于冲任失调、郁滞痰凝者。

【用法用量】口服。一次4粒，一日3次。疗程8周。

【使用注意】孕妇及哺乳期妇女禁用。凝血功能异常者慎用。经期停服。定期复查凝血功能。保持心情舒畅。忌食辛辣、油腻、海鲜等食品。

【不良反应】个别患者可见轻度恶心、腹痛、呕吐、胃部不适等胃肠道反应。

【规格贮藏】0.5g/粒。密封，置阴凉干燥处。

附：痰瘀互阻中成药特点比较

中成药名	功效		临床治疗主症		
	共同点	独有功效	相同主治	独有主治	主治自身特点
乳宁片（丸、胶囊）	活血、化痰、散结	温肺祛痰、祛瘀散结	主治肝郁气滞、痰瘀凝聚证。症见乳房胀痛、两胁胀痛、乳房结节	痰瘀互结者	乳房结块肿胀疼痛、经前疼痛加重
消乳散结胶囊		疏肝解郁、通络散结		肝气郁结，痰瘀凝聚者	乳房结节、按压疼痛、经期疼痛加重
乳核散结片（胶囊）		疏肝解郁、理气散结		肝气郁结，痰瘀互结者	乳房结节、质软按压疼痛、经期与情绪不佳时疼痛加重
乳癖消片（颗粒、胶囊、丸、贴膏）		活血消痈、清热解毒		痰瘀互结，兼有热毒之象者	乳房结节数目不等、大小形态不一、质地柔软，或产后乳房结块、红热疼痛，或乳腺增生、乳腺炎早期见上述证候者
乳疾灵颗粒（胶囊）		疏肝益肾、祛痰软坚		肝郁气滞，痰瘀互结者	乳房肿块或结节、数目不等、大小不一、质软或中等硬，或经前疼痛，或乳腺增生病见上述证候者
乳康丸（胶囊、片、颗粒）		疏肝解郁、理气止痛、补气健脾		肝郁气滞，痰瘀互结兼有气虚者	乳房肿块或结节、数目不等、大小不一、质软或中等硬，或经前疼痛、伴面色萎黄、气短乏力
小金丸（胶囊、片）		化瘀消肿、止痛		痰凝血瘀，偏寒凝者	肌肤或肌肤下肿块一处或数处、推之能动，或骨及骨关节重大、皮色不变、肿硬作痛
丹鹿胶囊		调摄冲任、止痛		冲任失调，郁滞痰凝者	乳房疼痛、乳房肿块、腰膝酸软、神疲乏力、胸胁胀痛、月经不调等，舌质淡、苔薄白或白腻、脉弦细，乳腺增生病见上述症状者

三、气滞血瘀

乳安片

【处方组成】黄芪、牡蛎、丹参、海藻、天冬、没药、柴胡、三棱、莪术、青皮、鸡内金、乳香、麦芽、淫羊藿、白术。

【功能主治】理气化瘀、软坚散结。主治气滞血瘀证。症见乳房疼痛、乳房肿块、胸胁胀痛、情绪波动时疼痛加重、月经不调、经行不畅有血块、舌淡苔薄、脉弦细。

【现代药理】具有抑制乳腺增生等作用。

【临床应用】乳腺增生。临床以乳房肿块或结节，情绪变动时疼痛加重、经行不畅为特征症状。

【用药特征】本成药长于理气化瘀，软坚散结，兼能健脾益气。用药以辛行理气化瘀，咸寒软坚散结为

主，具有攻补兼施的特点。适用于乳癖气滞血瘀者。

【用法用量】口服。一次5～8片，一日2次。

【使用注意】孕妇忌用。保持心情舒畅，忌情绪刺激。忌食辛辣油腻食物。

【规格贮藏】0.3g/片。密封。

乳块消片（丸、颗粒、胶囊、口服液）

【处方组成】橘叶、丹参、皂角刺、王不留行、川楝子、地龙。

【功能主治】疏肝理气、活血化瘀、消散乳块。主治肝气郁结、气滞血瘀证。症见乳腺增生、硬块疼痛、乳房胀痛、经期或情志不遂时加重、舌淡紫苔薄腻、脉弦。

【现代药理】具有抑制乳腺增生等作用。

【临床应用】乳腺增生。临床以乳房胀痛、肿块按压

疼痛、经期加重为特征症状。

【用药特征】本成药长于疏肝理气，活血化瘀，消散乳块。用药以辛行理气化瘀，咸寒软坚散结为主，具有疏散结合的特点。适用于乳癖属于肝气郁结，气滞血瘀者。

【用法用量】①片：口服。一次4~6片，一日3次。②丸：口服。一次2~3g，一日3次。③颗粒：开水冲服。一次10g，一日3次或遵医嘱。④胶囊：口服。一次4~6粒，一日3次。⑤口服液：口服。一次10ml，一日3次或遵医嘱。

【使用注意】孕妇忌用。忌恼怒生气。忌食辛辣油腻食物。

【规格贮藏】①片：0.36g/片。密封。②丸：0.5g/100丸。密封。③颗粒：10g/袋。密封。④胶囊：0.3g/粒。密封。⑤口服液：10ml/支。密封。

乳癖散结胶囊（片、颗粒）

【处方组成】夏枯草、川芎（酒炙）、僵蚕（麸炒）、鳖甲（醋制）、柴胡（醋制）、赤芍（酒炒）、玫瑰花、莪术（醋制）、当归（酒炙）、延胡索（醋制）、牡蛎。

【功能主治】行气活血、软坚散结。主治气滞血瘀证。症见乳房胀痛、乳房肿块、烦躁易怒、胸胁胀满、口苦、舌淡紫苔薄腻、脉弦数。

【现代药理】具有抗乳腺增生等作用。

【临床应用】乳腺增生。临床以乳房胀痛、烦躁易怒、胸胁胀满为特征症状。

【用药特征】本成药长于行气活血，软坚散结，兼能清肝热。用药具有气血兼顾、通络散结的特点。适用于乳癖属于气滞血瘀者。

【用法用量】①胶囊：口服。一次4粒，一日3次，45天为一疗程，或遵医嘱。②片：口服。一次4粒，一日3次，45天为一疗程，或遵医嘱。③颗粒：开水冲服。一次1袋，一日3次，45天为一疗程，或遵医嘱。

【使用注意】孕妇忌用。月经量过多者经期慎服。忌食辛辣油腻食物。

【不良反应】偶见口干、恶心、便秘。

【规格贮藏】①胶囊：0.53g/粒。密封，置阴凉干燥处。②片：0.53g/片。遮光，密封。③颗粒：4g/袋。密封。

红金消结片（胶囊、丸）

【处方组成】三七、香附、八角莲、鼠妇虫、黑蚂蚁、五香血藤、鸡矢藤、金荞麦、大红袍、柴胡。

【功能主治】疏肝理气、软坚散结、活血化瘀、消肿止痛。主治气滞血瘀证。症见乳房胀痛、月经不调、色暗有块、头晕目眩、食欲减退、乳房胀痛、舌淡苔薄、脉弦滑。

【现代药理】尚未检索到本成药相关的药理资料。

【临床应用】乳腺小叶增生、子宫肌瘤、卵巢囊肿。临床以乳房肿块胀痛、月经不调、子宫卵巢包块为特征症状。

【用药特征】本成药长于疏肝理气、软坚散结、活血化瘀、消肿止痛，兼能清热。用药具有辛温咸寒并用的特点。适用于乳癖属于气滞血瘀者。

【用法用量】①片：口服。一次4片，一日3次。②胶囊：口服。一次4粒，一日3次。③丸：口服。一次10丸，一日3次。

【使用注意】孕妇禁用。忌食酸、冷及刺激性食物。

【规格贮藏】①片：0.42g/片。密封，防潮。②胶囊：0.4g/粒。密封。③丸：2g/10丸。密封。

消结安胶囊

【处方组成】益母草、鸡血藤、三叉苦、连翘、劳功木、土茯苓。

【功能主治】活血化瘀、软坚散结。主治气滞血瘀证。症见乳房刺痛、经期痛甚、情绪烦躁、月经不调、经暗有块、舌淡苔薄、脉弦紧。

【现代药理】尚未检索到本成药相关的药理资料。

【临床应用】乳腺增生、卵巢囊肿、子宫肌瘤。临床以乳房、子宫、卵巢包块、乳房胀痛、经期痛楚为特征症状。

【用药特征】本成药长于活血化瘀，软坚散结，兼能清热解毒。用药具有寒热并用、辛散咸寒结合的特点。适用于乳癖、月经不调属于气滞血瘀者。

【用法用量】口服。一次2粒，一日3次；或遵医嘱。

【使用注意】孕妇忌服。保持心情舒畅。忌食酸、冷及刺激性食物。

【规格贮藏】0.38g/粒。密封。

附：气滞血瘀中成药特点比较

中成药名	功效		临床治疗主症		
	共同点	独有功效	相同主治	独有主治	主治自身特点
乳安片	理气化痰、软坚散结	活血化瘀	气滞血瘀证。症见乳房包块、乳房胀痛	气滞血瘀者	乳房疼痛、胸胁胀痛、月经不调等
乳块消片（丸、颗粒、胶囊、口服液）		疏肝理气、活血化瘀		肝气郁结，气滞血瘀者	乳腺增生、硬块疼痛、经期或情志不遂时加重
乳癖散结胶囊（片、颗粒）		行气活血、清热疏肝		气滞血瘀兼有热象者	乳房胀痛、乳房肿块、烦躁易怒、胸胁胀满、口苦
红金消结片（胶囊、丸）		疏肝理气、活血化瘀、消肿止痛		气滞血瘀者	乳房胀痛、月经不调、色暗有块、头晕目眩、食欲减退
消结安胶囊		活血化瘀、清热解毒		气滞血瘀者	乳房刺痛、经期痛甚、情绪烦躁、月经不调、经暗有块

四、热毒蕴盛

牛黄化毒片

【处方组成】天南星（制）、连翘、金银花、白芷、甘草、乳香、没药、牛黄。

【功能主治】解毒消肿、散结止痛。主治热毒蕴结证。症见乳腺结块红肿、疼痛剧烈、伴有全身发热、溃后脓出稠厚、舌红苔黄、脉滑。

【现代药理】尚未检索到本成药相关的药理资料。

【临床应用】乳腺炎、乳腺脓肿、皮肤化脓感染。临床以乳腺结块、红肿热痛、疼痛剧烈为特征症状。

【用药特征】本成药长于解毒消肿、散结止痛。用药具有苦寒辛温并举，解毒通络兼顾的特点。适用于乳痈属于热毒蕴结兼血瘀者。

【用法用量】口服。一次8片，一日3次，小儿酌减。

【使用注意】孕妇禁用。忌辛冷、油腻、烟酒。

【规格贮藏】0.3g/片。密封，置阴凉干燥处。

活血解毒丸

【处方组成】乳香（醋炙）、没药（醋炙）、蜈蚣、黄米（蒸熟）、石菖蒲、雄黄粉。

【功能主治】解毒消肿、活血止痛。主治热毒血瘀证。症见痈毒初起、乳痈乳炎、红肿高大、坚硬疼痛、舌红苔黄、脉滑数。

【现代药理】尚未检索到本成药相关的药理资料。

【临床应用】乳腺脓肿、乳腺炎、痈毒、疔毒恶疮等。临床以痈毒初起、乳痛疼痛、红肿高大坚硬为特征症状。

【用药特征】本成药长于解毒消肿、活血止痛。用药以苦寒解毒消肿为主，兼能健脾活血，用药具有攻补兼施、以攻为主的特点。适用于乳痈属于肺腑毒热、气血凝结者。

【用法用量】温黄酒或温开水送服。一次3g，一日2次。

【使用注意】孕妇禁用。疮疡阴证者禁用。疮疡成脓或已破溃者慎用。胃弱者慎用。不宜久服。忌食辛辣厚味、油腻、海鲜食品。

【规格贮藏】5g/100粒。密封。

附：热毒蕴盛中成药特点比较

中成药名	功效		临床治疗主症		
	共同点	独有功效	相同主治	独有主治	主治自身特点
牛黄化毒片	解毒消肿、止痛	清热散结	主治热毒蕴结证。症见乳痛、红肿疼痛、舌红苔黄、脉滑	热毒蕴结兼血瘀者	疮疡、伴全身发热、溃后脓出稠厚、舌红苔黄、脉滑
活血解毒丸		活血化瘀		肺腑毒热，气血凝结者	痈毒初起、乳痈乳炎、红肿高大、坚硬疼痛、结核、疔毒恶疮、无名肿毒

五、阳虚血瘀

岩鹿乳康片（胶囊）

【处方组成】岩陀、鹿衔草、鹿角霜。

【功能主治】益肾活血、软坚散结。主治肾阳不足，气滞血瘀证。症见乳房肿块、按压疼痛、腰膝冷痛、畏寒肢冷、舌淡苔厚腻、脉沉涩。

【现代药理】具有增强免疫功能、改善微循环、抑制纤维组织增生、抗菌等作用。

【临床应用】乳腺增生。临床以乳房肿块、按压疼痛、畏寒肢冷、腰膝冷痛为特征症状。

【用药特征】本成药长于益肾活血、软坚散结。用药以甘温补益肾阳、辛温活血散结，具有肝肾并治、气血兼顾的特点。适用于乳癖属于肾阳不足，气滞血瘀者。

【用法用量】①片：口服。一次3～5片，一日3次，饭后服用。月经前15天开始服，至月经来时停药。②胶囊：口服。一次3～5粒，一日3次，饭后服用。月经前15天开始服，至月经来时停药。

【使用注意】孕妇忌服。肾阴虚者慎用。忌食辛辣厚味、油腻、海鲜食品。

【规格贮藏】①片：0.4g/片。密封。②胶囊：0.4g/粒。密封。

第 4 章　胎产病

第一节　不孕症

一、寒凝胞宫

暖宫孕子丸（胶囊）

【处方组成】熟地黄、杜仲（炒）、续断、香附（醋炙）、艾叶（炒）、当归、川芎、阿胶、黄芩、白芍（酒炒）。

【功能主治】滋阴养血、温经散寒、行气止痛。主治血虚气滞证。症见腰酸疼痛、经水不调、赤白带下、下腹冷痛、久不受孕、舌淡苔薄白、脉沉细。

【现代药理】具有调节女性激素水平、刺激下丘脑-垂体-卵巢轴、促进脑垂体分泌FSH、诱发女性正常排卵、刺激卵泡发育成卵子、改善黄体功能等作用。

【临床应用】不孕症。临床以经水不调、赤白带下、下腹冷痛、久不受孕、腰酸疼痛为特征症状。

【用药特征】本成药长于滋阴养血，兼能温经散寒、行气止痛。用药具有补虚祛邪兼顾的特点。适用于不孕症属血虚气滞兼有寒凝者。亦可用于月经病、带下病属于血虚气滞者。

【用法用量】①丸：口服。一次8丸，一日3次。②胶囊：口服。一次4粒，一日3次。

【使用注意】孕妇忌服。忌生冷、油腻食物。

【规格贮藏】①丸：1.2g/8丸。密封，防潮。②胶囊：0.4g/粒。密封。

参茸鹿胎丸

【处方组成】红花、当归、杜仲（炭）、人参（去芦）、鹿胎、化橘红、熟地黄、丹参、小茴香、桃仁（炒）、益母草（炭）、川芎、荆芥穗（炭）、白芍、香附（醋制）、莱菔子（炒）、白术（炒）、肉桂（去粗皮）、银柴胡、泽泻、槟榔（焦）、厚朴（姜制）、附子（制）、麦芽（炒）、赤芍、山楂（焦）、延胡索（醋制）、苍术（炒）、续断、吴茱萸（盐制）、砂仁、海螵蛸、茯苓、乌药、牡丹皮、牛膝、龟甲（醋制）、豆蔻、木瓜、木香、山药、沉香、鹿茸、甘草。

【功能主治】调经活血、温宫止带、逐瘀生新。主治寒滞胞宫证。症见月经不调、行经腹痛、四肢无力、下腹冷痛、赤白带下、久不受孕、骨蒸劳热、产后腹痛、舌淡、苔薄白、脉沉。

【现代药理】尚未检索到本成药相关的药理资料。

【临床应用】不孕症、月经不调、原发性痛经。临床以月经不调、腰腹冷痛、久不受孕、产后腹痛为特征症状。

【用药特征】本成药重在温经暖宫，活血祛瘀，兼能养血调经、补益肝肾。用药具有寒热并用、消补结合的特点。适用于月经不调、痛经、不孕及产后腹痛属于寒滞胞宫者。

【用法用量】①蜜丸：口服。一次1丸，一日1~2次，空腹用红糖水送下。②水丸：口服。一次1袋，一日1~2次，空腹用红糖水送下。

【使用注意】孕妇忌服。忌生冷辛辣刺激食物。

【规格贮藏】①蜜丸：9g/丸。密封。②水丸：4.5g/袋。密封。

附：寒凝胞宫中成药特点比较

中成药名	功效		临床治疗主症		
	共同点	独有功效	相同主治	独有主治	主治自身特点
暖宫孕子丸（胶囊）	温经散寒，暖宫	行气止痛、滋阴养血	寒凝胞宫证。症见腰酸疼痛、经水不调、赤白带下、下腹冷痛、久不受孕、舌淡苔薄白、脉沉细	血虚气滞证	腰酸疼痛、经水不调、赤白带下、下腹冷痛、久不受孕
参茸鹿胎丸		温宫止带、逐瘀生新、补益肝肾		寒滞胞宫胞脉者	月经不调、行经腹痛、四肢无力、下腹冷痛、赤白带下、久不受孕、骨蒸劳热、产后腹痛

二、胞宫失养

培坤丸

【处方组成】黄芪、陈皮、甘草、白术、北沙参、茯苓、熟地黄、当归、麦冬、白芍、川芎、酸枣仁、砂仁、杜仲、核桃仁、胡芦巴、艾叶、龙眼肉、山茱萸、远志、五味子。

【功能主治】补气血、滋肝肾。主治气血两亏证。症见妇女血亏久不受孕、月经不调、赤白带下、小腹冷痛、气血衰弱、消化不良、舌淡苔薄、脉沉。

【现代药理】尚未检索到本成药相关的药理资料。

【临床应用】不孕症。临床以经行腹痛、月经紊乱、经久不孕、气血衰弱为特征症状。

【用药特征】本成药以补气养血、滋肝养肾为主，兼能温经散寒。用药具有气血双补、肝肾同治的特点。适用于不孕属气血两虚、肝肾不足、胞宫失养者。

【用法用量】口服。一次9g，一日2次。用黄酒或温开水送服。

【使用注意】肝郁气滞、内有湿阻者忌用。忌生冷、油腻食物。

【规格贮藏】9g/45丸。密封。防潮。

妇科养荣胶囊

【处方组成】当归、白术、熟地黄、川芎、白芍（酒炒）、香附（醋制）、益母草、黄芪、杜仲、艾叶（炒）、麦冬、阿胶、甘草、陈皮、茯苓、砂仁。

【功能主治】补养气血、疏肝解郁、祛瘀调经。主治气血不足、肝郁不舒证。症见月经不调、头晕目眩、血漏血崩、舌质淡、苔薄白、脉沉细。

【现代药理】具有增强体质、增强造血功能、改善失血性贫血、收缩子宫等作用。

【临床应用】不孕症、贫血。临床以久不受孕、月经不调、头晕目眩、血漏血崩为特征症状。

【用药特征】本成药重在补气养血，兼能滋阴活血，疏肝健脾解郁。用药具有肝脾同调、气血兼顾的特点。适用于月经不调、崩漏、不孕属于气血不足、肝郁不舒者。

【用法用量】口服。一次4粒，一日3次。

【使用注意】孕妇禁用。忌生冷辛辣刺激食物。

【规格贮藏】0.35g/粒。密封。

附：胞宫失养中成药特点比较

中成药名	功效		临床治疗主症		
	共同点	独有功效	相同主治	独有主治	主治自身特点
培坤丸	补养气血，调经助孕	滋肝养肾	胞宫失养证。症见腰膝酸痛、下腹冷痛、久不受孕	气血两虚、肝肾不足证	妇女血亏久不能孕、月经不调、赤白带下、小腹冷痛、气血衰弱、消化不良
妇科养荣胶囊		疏肝解郁、祛瘀调经		气血不足、肝郁不舒证	月经不调、头晕目眩、血漏血崩

三、瘀阻胞宫

坤灵丸

【处方组成】（一）香附（制）、甘草、白薇、益母草、黄芪、鸡冠花、麦冬、五味子、地黄、红花、木通、白术（炒）、赤石脂、茯苓、厚朴、肉苁蓉（制）、白芍（酒炒）。

（二）香附（制）、荆芥、牡丹皮、阿胶、当归、藁本、红参、鹿角胶、川贝母、没药（炒）、砂仁、延胡索、小茴香（盐制）、龟甲胶、川芎。

【功能主治】调经养血、逐瘀生新。主治气血不足、肾亏宫冷、瘀血内阻证。症见月经不调、或多或少、崩漏不止、行经腹痛、赤白带下、久不受孕、习惯性流产、舌暗、脉细涩。

【现代药理】具有促进卵泡生长与成熟、促进排卵、增加子宫内膜的血流和子宫内膜的容受性等作用。

【临床应用】不孕症、月经不调、原发性痛经。临床以月经不调、或多或少、崩漏不止、行经腹痛、赤白

带下、久不受孕、习惯性流产为特征症状。

【用药特征】本成药以活血调经为主，兼以补益气血、暖宫散寒。用药具有气血兼顾的特点。适用于月经不调、痛经、不孕症属气血不足、肾亏宫冷、瘀血内阻者。

【用法用量】口服。一次15丸，一日2次。

【使用注意】孕妇忌服。忌食辛辣、油腻食物。

【规格贮藏】2.6g/10丸。密封。

调经种子丸

【处方组成】熟地黄、当归、川芎、白芍、丹参、黄芪、白术、砂仁、香附（醋制）、延胡索（醋制）、郁金、木香、续断、龟甲（炒）、黄芩（酒炒）、萱草根（姜酒制）。

【功能主治】活血调经。主治瘀阻胞宫证。症见月经不调、经期腹痛、月经过多、久不受孕、舌淡暗、脉涩。

【现代药理】具有调节内分泌、促进卵泡发育及改善黄体功能等作用。

【临床应用】不孕症、月经不调、原发性痛经。临床以月经不调、经期腹痛、月经过多、久不受孕为特征症状。

【用药特征】本成药以活血调经为主，兼以行气止痛、滋肾补肾、疏肝健脾。用药具有补泻兼施的特点。适用于月经过多、痛经、不孕属瘀阻胞宫者。

【用法用量】①蜜丸：口服。一次1丸，一日2次。②水丸：口服。一次30丸，一日2次。

【使用注意】孕妇忌服。感冒发热病人不宜服用。忌辛辣、生冷食物。

【规格贮藏】①蜜丸：4.5g/丸。密封。②水丸：11g/100丸。密封。

附：瘀阻胞宫中成药特点比较

中成药名	功效		临床治疗主症		
	共同点	独有功效	相同主治	独有主治	主治自身特点
坤灵丸	调经助孕	养血调经、逐瘀生新、暖宫散寒	瘀阻胞宫证。症见月经不调、经期腹痛、月经过多、久不受孕、舌淡暗、脉涩	气血不足，肾亏宫冷，瘀血内阻证	月经不调、或多或少、崩漏不止、行经腹痛、久不受孕、习惯性流产
调经种子丸		活血调经、行气止痛、滋肾补肾		瘀阻胞宫证	月经不调、经期腹痛、月经过多、久不受孕

第二节　胎动不安

一、血虚

安胎丸

【处方组成】当归、川芎、黄芩、白芍、白术。

【功能主治】养血安胎。主治血虚证。症见妊娠早期阴道下血、胎动不安，或腰酸腹坠、面色萎黄、不思饮食、神疲乏力、舌边尖稍红、苔薄白、脉细滑。

【现代药理】尚未检索到本成药相关的药理资料。

【临床应用】先兆流产。临床以阴道下血、胎动不安，或腰酸腹坠、面色萎黄、神疲乏力为特征症状。

【用药特征】本成药以养血安胎为主，清热安胎为辅，用药具有养血健脾与清热安胎兼顾的特点。适用于血虚有热之滑胎。

【用法用量】空腹开水送服。一次1丸，一日2次。

【使用注意】糖尿病患者禁用。感冒发热患者忌服。宜饭前服用。忌生冷、辛辣及油腻食物。

【规格贮藏】6g/丸。密闭。

保胎无忧胶囊（散、片）

【处方组成】黄芪、艾叶（炭）、当归（酒制）、白芍（酒制）、川芎、菟丝子（酒泡）、枳壳（麸炒）、厚朴

（姜制）、川贝母、荆芥（炭）、羌活、甘草。

【功能主治】安胎、养血。主治血虚证。症见妊娠期间阴道不时少量出血、时出时止，或淋沥不断、腰酸腹痛、小腹下坠、舌淡苔白、脉细弱。

【现代药理】尚未检索到本成药相关的药理资料。

【临床应用】习惯性流产。临床以妊娠期间阴道不时少量出血、时出时止，或淋沥不断、腰酸腹痛、小腹下坠为特征症状。

【用药特征】本成药重在补益虚损、固摄冲任、养血安胎。具有气血阴阳兼顾、脾肾同调的特点。适用于胎漏、滑胎、不孕症属血虚不固者。

【用法用量】①胶囊：鲜姜汤送服。一次4～6粒，一日2～3次。②散：鲜姜汤送服。一次5g，一日1～2次。③片：鲜姜汤送服，一次4～6片，一日2～3次。

【使用注意】产妇禁用。忌食鱼类。

【规格贮藏】①胶囊：0.4g/粒。密封。②散：5g/袋。密封。③片：0.37g/片。密封。

保胎丸

【处方组成】熟地黄、艾叶（炭）、荆芥穗、平贝母、槲寄生、菟丝子（酒制）、黄芪、白术（炒）、枳壳（炒）、砂仁、黄芩、厚朴（姜制）、甘草、川芎、白芍、羌活、当归。

【功能主治】补气养血、保产安胎。主治气血两虚证。症见阴道出血、腰酸、下腹隐痛、坠胀不适、神疲乏力、头晕耳鸣、心悸气短、舌淡、脉细弱。

【现代药理】尚未检索到本成药相关的药理资料。

【临床应用】先兆流产、习惯性流产。临床以阴道出血、腰酸、下腹隐痛、坠胀不适为特征症状。

【用药特征】本成药长于补肾健脾、养血止血、健脾理气以保胎。用药具有气血兼顾的特点。适用于气血两虚所致的妊娠腹痛、胎漏、胎动不安。

【用法用量】口服。一次9g，一日2次。

【使用注意】难产、异位妊娠者禁用。服药期间防止剧烈运动。忌生冷、辛辣、油腻及鱼类。

【规格贮藏】9g/丸。密封。防潮。

附：血虚胎动不安中成药特点比较

中成药名	功效		临床治疗主症		
	共同点	独有功效	相同主治	独有主治	主治自身特点
安胎丸	养血安胎	清热安胎	气血两虚、胎元不固证。症见身体虚弱、腰膝酸痛、少腹坠胀、妊娠下血、胎动不安	血虚兼有热证者	妊娠早期阴道下血、胎动不安、舌边尖稍红、苔薄白、脉细滑
保胎无忧胶囊（散、片）		补益虚损、固摄冲任		血虚不固者	妊娠期间阴道不时少量出血、时出时止，或淋沥不断、腰酸腹痛
保胎丸		补肾健脾、养血理气		气血两虚者	阴道出血、腰酸、下腹隐痛、坠胀不适

二、肾虚

固肾安胎丸

【处方组成】制何首乌、地黄、肉苁蓉（制）、续断、桑寄生、钩藤、菟丝子、白术（炒）、黄芩、白芍。

【功能主治】滋阴补肾、固冲安胎。主治肾阴不足证。症见孕期腰酸胀痛、小腹坠痛、阴道流血、伴有头晕耳鸣、口干咽燥、神疲乏力、手足心热、舌淡、脉细弱。

【现代药理】对催产素致大鼠流产有保胎作用，具有抑制正常和妊娠子宫平滑肌收缩、降低平滑肌收缩幅度和频率、降低子宫平滑肌活动力等作用。

【临床应用】早期先兆流产。临床以孕早期阴道流血、腰酸胀痛、下腹痛或下腹坠胀感、手足心热、咽干口燥为特征症状。

【用药特征】本成药以补肾滋肾、固冲安胎为主，同时辅以健脾而调理气血，用药重在使胎气强壮，肾充脾强，气血冲盛，则胎元自安。具有保胎、安胎、固

胎、养胎兼顾的特点。适用于胎漏属肾阴不足者。

【用法用量】口服。一次6g，一日3次，连续服用14天为一疗程。

【使用注意】感冒发热患者忌服。服药后症状无缓解请到医院就诊。忌辛辣香燥的食物。

【规格贮藏】6g/袋。密封。

保胎灵胶囊（片）

【处方组成】熟地黄、续断、杜仲（炭）、槲寄生、菟丝子、山药、白术（炒）、巴戟天（取芯）、白芍、龙骨（煅）、牡蛎（煅）、五味子、阿胶、枸杞子。

【功能主治】补肾、固冲、安胎。主治肾虚不固证。症见妊娠后阴道少量流血、小腹坠痛或腰酸痛、两膝酸软、头晕耳鸣、夜尿频多、屡孕屡堕、舌淡、脉细弱。

【现代药理】尚未检索到本成药相关的药理资料。

【临床应用】早期先兆流产、习惯性流产、流产性不孕。临床以妊娠后阴道少量流血、小腹坠痛或腰酸痛、两膝酸软、屡孕屡堕为特征症状。

【用药特征】本成药重在补肾、固冲、安胎。用药既能补阳，又能补阴，温而不燥，补而不滞，使肾中精气俱盛，冲任气血两旺，则胎元得固，具有阴阳兼顾的特点。适用于胎漏、滑胎、不孕症属肾虚不固者。

【用法用量】①胶囊：口服。一次3粒，一日3次。②片：口服。一次5片，一日3次。

【使用注意】感冒发热患者忌服。忌食辛辣刺激性食品。

【规格贮藏】①胶囊：0.5g/粒。密封。②片：0.3g/片。密封。

附：肾虚胎动不安中成药特点比较

中成药名	功效		临床治疗主症		
	共同点	独有功效	相同主治	独有主治	主治自身特点
固肾安胎丸	补肾安胎	健脾滋阴、调理气血、固冲安胎	肾虚胎元不固证。症见妊娠后阴道少量流血、小腹坠痛或腰酸痛、两膝酸软、头晕耳鸣、夜尿频多、舌淡、脉细弱	肾阴不足者	腰酸胀痛、小腹坠痛、阴道流血，可伴有头晕耳鸣、口干咽燥、神疲乏力、手足心热
保胎灵胶囊（片）		阴阳同补、固冲安胎		肾虚不固者	妊娠后阴道少量流血、小腹坠痛或腰酸痛、两膝酸软、头晕耳鸣、夜尿频多、屡孕屡堕

三、脾肾两虚

乐孕宁口服液（颗粒）

【处方组成】黄芪、党参、白术、山药、白芍、当归、补骨脂、续断、杜仲、砂仁、大枣。

【功能主治】健脾养血，补肾安胎。主治脾肾两虚证。症见阴道出血、腰酸、下腹隐痛、坠胀不适、神疲乏力、头晕耳鸣、心悸气短、舌淡、脉细弱。

【现代药理】具有调节机体免疫功能、增强巨噬细胞吞噬功能、增强肌力和增加胎儿体质量、扩张冠状血管、对抗脑垂体后叶素对冠脉的收缩等作用。

【临床应用】先兆流产、习惯性流产。临床以阴道出血、腰酸、下腹隐痛、坠胀不适、神疲气短为特征症状。

【用药特征】本成药长于补肾、健脾、养血以保胎，用药具有脾肾双补、气血并补、冲任兼顾的特点。适用于脾肾两虚所致的妊娠腹痛、胎漏、滑胎、胎动不安。

【用法用量】①口服液：口服。一次10ml，一日3次。②颗粒：口服。一次1袋，一日3次。

【使用注意】难产、异位妊娠者禁用。服药期间防止剧烈运动。忌生冷、油腻食物。

【规格贮藏】①口服液：10ml/支。密封，置阴凉处。②颗粒：5g/袋。密封，置阴凉处。

孕康合剂（口服液、颗粒）

【处方组成】山药、续断、黄芪、当归、狗脊（去毛）、菟丝子、桑寄生、杜仲（炒）、补骨脂、党参、

茯苓、白术（焦）、阿胶、地黄、山茱萸、枸杞子、乌梅、白芍、砂仁、益智、苎麻根、黄芩、艾叶。

【功能主治】健脾固肾、养血安胎。主治脾肾两虚证。症见阴道出血、腰酸、下腹隐痛、坠胀不适、神疲乏力、头晕耳鸣、心悸气短、舌淡、脉细弱。

【现代药理】具有保胎等作用。

【临床应用】先兆流产、习惯性流产。临床以阴道出血、腰酸、下腹隐痛、坠胀不适、头晕耳鸣、气短乏力为特征症状。

【用药特征】本成药用药重在补肾健脾、养血止血以保胎，兼能清热安胎，具有脾肾兼顾、气血并补的特点。适用于脾肾两虚所致的妊娠腹痛、胎漏、胎动不安。

【用法用量】①合剂：口服。一次20ml，一日3次。②口服液：口服。一次20ml，一日3次。③颗粒：口服。一次1袋，一日3次。

【使用注意】难产、异位妊娠者禁用。服药期间防止剧烈运动和重体力劳动。宜空腹服用。忌食辛辣刺激性食物。

【规格贮藏】①合剂：10ml/支。密封。②口服液：10ml/支。密封。③颗粒：8g/袋。密封，置阴凉处。

滋肾育胎丸

【处方组成】菟丝子、砂仁、熟地黄、人参、桑寄生、阿胶（炒）、首乌、艾叶、巴戟天、白术、党参、鹿角霜、枸杞子、续断、杜仲。

【功能主治】补肾健脾、益气培元、养血安胎。主治脾肾两虚、冲任不固证。症见妊娠腹痛、妊娠后阴道出血、反复流产、孕后腰痛、舌暗、脉滑。

【现代药理】尚未检索到本成药相关的药理资料。

【临床应用】先兆流产、习惯性流产。临床以妊娠腹

痛、妊娠后阴道出血、反复流产、孕后腰痛为特征症状。

【用药特征】本成药以补益肝肾，健脾安胎为主，兼能养血暖宫。用药具有脾肾兼顾的特点。适用于胎漏、滑胎属肝脾肾虚、冲任不固者。

【用法用量】口服。淡盐水或蜂蜜水送服。一次5g，一日3次。

【使用注意】孕妇禁房事。感冒发热时不宜。忌食辛辣、油腻食物。

【规格贮藏】60g/瓶。密封。

参茸保胎丸

【处方组成】党参、龙眼肉、菟丝子（盐水制）、香附（醋制）、茯苓、山药、艾叶（醋制）、白术（炒）、黄芩、熟地黄、白芍、阿胶、炙甘草、当归、桑寄生、川芎（酒制）、羌活、续断、鹿茸、杜仲、川贝母、砂仁、化橘红。

【功能主治】滋养肝肾、补血安胎。主治肝肾不足、胎元不固证。症见身体虚弱、腰膝酸痛、少腹坠胀、妊娠下血、胎动不安、舌淡红苔白、脉滑数。

【现代药理】尚未检索到本成药相关的药理资料。

【临床应用】先兆流产、习惯性流产。临床以腰膝酸痛、少腹坠胀、妊娠下血、胎动不安为特征症状。

【用药特征】本成药长于补肝肾、健脾胃、养血止血、固冲保胎，用药具有阴阳兼顾、气血并调、肝肾同治的特点。适用于肝肾不足所致的妊娠腹痛、胎漏、胎动不安。

【用法用量】口服。一次15g，一日2次。

【使用注意】外感或实热内盛者不宜服用。宜饭前服用。忌油腻食物。

【规格贮藏】15g/袋。密封。防潮。

附：脾肾两虚胎动不安中成药特点比较

中成药名	功效		临床治疗主症		
	共同点	独有功效	相同主治	独有主治	主治自身特点
乐孕宁口服液（颗粒）	补肾健脾、安胎	益血养血	脾肾两虚、冲任不固证。症见妊娠腹痛、妊娠后阴道出血、反复流产、孕后腰痛、舌暗、脉滑	脾肾两虚者	阴道出血、腰酸、下腹隐痛、坠胀不适、神疲乏力、头晕耳鸣、心悸气短

续表

中成药名	功效		临床治疗主症		
	共同点	独有功效	相同主治	独有主治	主治自身特点
孕康合剂（口服液、颗粒）	补肾健脾、安胎	滋阴养血	脾肾两虚、冲任不固证。症见妊娠腹痛、妊娠后阴道出血、反复流产、孕后腰痛、舌暗、脉滑	脾肾两虚者	下腹隐痛、坠胀不适、神疲乏力、头晕耳鸣、心悸气短
滋肾育胎丸		益气培元、养血固冲		肝脾肾虚，冲任不固者	阴道出血、腰酸、下腹隐痛、坠胀不适、神疲乏力、头晕耳鸣、心悸气短、舌淡、脉细弱
参茸保胎丸		滋肝补血		肝肾不足，胎元不固	腰膝酸痛、少腹坠胀、妊娠下血、胎动不安

第二篇

第三节 产后出血

一、气虚血瘀

五加生化胶囊

【处方组成】刺五加、当归、川芎、桃仁、干姜、甘草。

【功能主治】益气养血、活血祛瘀。主治产后气虚血瘀证。症见阴道流血、血色紫暗或有血块、小腹疼痛按之不减、腰背酸痛、心悸气短、舌淡兼见瘀点、脉沉弱。

【现代药理】具有抗疲劳、增强子宫收缩等作用。

【临床应用】产后恶露不尽、产后腹痛。临床以产后腹痛、产后恶露不绝、腰背酸痛、心悸气短为特征症状。

【用药特征】本成药长于益气养血，活血祛瘀，兼能温经散寒。用药具有气血双补、活血祛瘀兼顾、攻补兼施的特点。适用于经期、人流术后或产后出血气虚血瘀者。

【用法用量】温开水送服。一次6粒，一日2次。疗程3天或遵医嘱。

【使用注意】孕妇禁服。感冒时不宜服用。忌生冷、辛辣、黏腻食物。

【规格贮藏】0.4g/粒。密封，置阴凉（不超过20℃）干燥处。

产复康颗粒

【处方组成】益母草、当归、人参、黄芪、何首乌、桃仁、蒲黄、熟地黄、醋香附、昆布、白术、黑木耳。

【功能主治】补气养血、祛瘀生新。主治产后气虚血瘀证。症见产后出血过多、淋沥不断、疲劳乏力、腰腿酸软、舌淡苔薄、脉沉。

【现代药理】尚未检索到本成药相关的药理资料。

【临床应用】产后恶露不尽。临床以产后出血过多、淋沥不断、疲劳乏力为特征症状。

【用药特征】本成药长于补气养血，祛瘀生新。用药具有肝脾肾同补、气血双补、祛瘀生新兼顾的特点。适用于产后恶露不尽属于气虚血瘀者。

【用法用量】开水冲服。一次1袋，一日3次。5~7日为一疗程，产褥期可长期服用。

【使用注意】孕妇禁服。忌生冷辛辣。

【不良反应】偶见腹泻。

【规格贮藏】5g/袋（无糖型）；10g/袋（含糖型）。密封。

吉祥安坤丸

【处方组成】益母草、沙棘、赤爬子、诃子、五灵脂、红花、木香、山柰、刺柏叶、土木香、鹿茸、小白蒿、丁香、朱砂、人工牛黄、冬虫夏草、牛胆粉、硼砂（微炒）。

【功能主治】调经活血、补气安神。主治气虚血瘀证。

症见月经不调、产后发烧、心神不安、头昏头痛、腰膝无力、四肢浮肿、乳腺肿胀、舌淡紫、脉沉涩。

【现代药理】尚未检索到本成药相关的药理资料。

【临床应用】产后月经不调。临床以月经不调、产后发烧、四肢浮肿为特征症状。

【用药特征】本成药长于调经活血，补气安神，兼可活血利水。用药具有寒温并用、攻补兼施的特点。适用于产后气虚血瘀夹湿者。

【用法用量】口服。一次11～15粒，一日1～2次。

【使用注意】孕妇禁服。忌生冷辛辣。

【规格贮藏】0.8g/10粒。密封，防潮。

益宫颗粒

【处方组成】黄芪、当归、续断、党参、益母草、丹参、败酱草、香附。

【功能主治】益气摄血、养血化瘀。主治产后气虚血瘀证。症见产后恶露过期淋沥不止、涩滞不爽、色淡红或紫暗、质地稀薄或夹有血块、小腹坠痛，或青春期阴道不规则出血、月经周期紊乱、月经过多和/或经期过长，可伴有贫血、头晕、心悸、失眠、舌淡紫或有瘀斑、脉缓弱或弦涩。

【现代药理】具有调节性腺轴、促排卵、促卵泡发育、止血、促进子宫复旧及产后泌乳、减少产后出血等作用。

【临床应用】产后子宫复旧不全、产后恶露不尽、绝经过渡期子宫出血、青春期功能失调性子宫出血。临床以产后恶露不绝、异常子宫出血、小腹坠痛、舌淡紫或有瘀斑为特征症状。

【用药特征】本成药长于益气摄血，养血化瘀，补肾化瘀，兼能清热。用药具有甘温辛温并用、气血双补、清热祛瘀兼顾的特点。适用于产后恶露不绝属气血亏虚夹瘀者。

【用法用量】口服。一次1袋，一日3次，疗程一周。

【使用注意】孕妇禁用。清淡饮食，忌生冷、辛辣。

【规格贮藏】10g/袋。密封。

参坤养血颗粒（口服液、胶囊）

【处方组成】黄芪、党参、丹参、当归、益母草、北败酱。

【功能主治】益气养血、活血化瘀。主治气虚血瘀证。症见产后恶露过期不止、淋沥量少或突然量多、色淡红或色暗有块、伴小腹疼痛、精神倦怠、四肢无力、气短懒言、舌紫暗、脉弦涩。

【现代药理】具有抑制子宫平滑肌收缩、促进子宫复旧、增强免疫功能等作用。

【临床应用】药物流产后阴道出血、产后恶露不绝、产后出血。临床以产后恶露过期不止、淋沥量少或突然量多、精神倦怠、四肢无力、气短懒言为特征症状。

【用药特征】本成药重在益气养血，活血化瘀，兼能清热解毒。用药具有寒温并用、气血兼顾的特点。适用于药物流产后阴道出血、产后恶露不尽等属气虚血瘀者。

【用法用量】①颗粒：开水冲服。一次1袋（7.5g），一日3次。②口服液：口服。一次10ml，一日3次。③胶囊：口服。一次4粒，一日3次。

【使用注意】避免过度劳累、感冒。禁房事。饮食宜清淡，忌食生冷、辛辣。

【规格贮藏】①颗粒：7.5g/袋。密封，防潮。②口服液：10ml/支。密封，置阴凉处。③胶囊：0.5g/粒。密封。

伊血安颗粒

【处方组成】滇桂艾纳香、益母草、延胡索（醋制）、甘草。

【功能主治】活血止血、行气止痛。主治气滞血瘀证。症见产后阴道内流出物持续不止，且流出物呈血样混合物、颜色暗紫、质地黏稠，伴有血块、小腹胀痛、拒按、脉沉涩、舌边缘有瘀点暗红、脉沉强。

【现代药理】具有缩短凝血时间、促凝血、镇痛、改善血液流变性等作用。

【临床应用】产后恶露不尽、人工流产后子宫出血不净、青春期功能失调性子宫出血。临床以产后恶露不尽、出血颜色暗紫、伴有血块、小腹胀痛拒按等为特征症状。

【用药特征】本成药长于活血止血、行气止痛，兼能祛瘀生新。用药具有辛温活血为主的特点。适用于产后恶露不绝、流产后子宫出血不净属气滞血瘀者。

【用法用量】开水冲服。一次15g，一日3次。

【使用注意】避免过度劳累、感冒。禁房事。饮食宜清淡，忌食生冷、辛辣。

【规格贮藏】15g/袋。密封防潮。

附：气虚血瘀中成药特点比较

中成药名	功效		临床治疗主症	
	共同点	独有功效	相同主治	主治自身特点
五加生化胶囊	益气活血	养血祛瘀、温经散寒	主治产后气虚血瘀证。症见阴道流血、血色紫暗或有血块、心悸气短、乏力、舌淡兼见瘀点、脉沉弱	阴道流血、血色紫暗或有血块、小腹疼痛按之不减、腰背酸痛
产复康颗粒		祛瘀生新		产后出血过多、淋沥不断、疲劳乏力、腰腿酸软
吉祥安坤丸		调经安神、活血利水		月经不调、产后发烧、心神不安、头昏头痛、腰膝无力、四肢浮肿、乳腺肿胀
益宫颗粒		养血摄血		产后恶露过期淋沥不止、涩滞不爽、色淡红或紫暗、质地稀薄或夹有血块、小腹坠痛
参坤养血颗粒（口服液、胶囊）		养血化瘀		产后恶露过期不止、淋沥量少或突然量多、色淡红或色暗有块、小腹疼痛、精神倦怠、四肢无力、气短懒言
伊血安颗粒		行气止痛、止血		产后阴道内流出物持续不止，且流出物呈血样混合物、颜色暗紫、质地黏稠，伴有血块、小腹胀痛、拒按

二、寒凝血瘀

生化丸

【处方组成】当归、川芎、桃仁、干姜（炒炭）、甘草。

【功能主治】养血祛瘀。主治产后血虚寒凝血瘀证。症见产后受寒恶露不行或行而不畅、夹有血块、小腹冷痛、舌淡紫苔有瘀点、脉沉涩。

【现代药理】具有促进子宫收缩和复旧、抗炎、镇痛等作用。

【临床应用】产后恶露不尽。临床以产后小腹冷痛、产后恶露不绝为特征症状。

【用药特征】本成药长于养血祛瘀，兼能温经。用药以甘温养血，辛温活血祛瘀为主，辅以温经散寒，具有祛瘀生新的特点。适用于产后寒凝血瘀兼血虚者。

【用法用量】口服。一次9g，一日3次。

【使用注意】孕妇禁服。忌生冷辛辣。

【规格贮藏】9g/袋。密封。防潮。

新生化片（颗粒）

【处方组成】当归、川芎、桃仁、干姜（炭）、炙甘

草、益母草、红花。

【功能主治】活血、祛瘀、止痛。主治产后寒凝血瘀兼血虚证。症见产后恶露不行、少腹疼痛、有块拒按、形寒肢冷、舌暗苔腻、脉沉涩。

【现代药理】具有收缩子宫、镇痛、抗血小板凝聚、抗血栓、造血、改善贫血和微循环、抗炎、抗菌等作用。

【临床应用】产后恶露不尽、上节育环后阴道出血、月经量多。临床以产后恶露不行、少腹疼痛、形寒肢冷为特征症状。

【用药特征】本成药长于活血祛瘀，兼能化瘀生新、止痛。用药具有辛温甘温并用，活血祛瘀兼顾，其活血祛瘀之力较强。适用于产后寒凝血瘀兼血虚者。也适用于上节育环后引起的阴道流血、月经过多。

【用法用量】①片：口服。一次4片，一日2～3次。②颗粒：热水冲服。一次12g，一日2～3次。

【使用注意】孕妇忌服，儿童禁用。忌生冷、辛辣食物。

【规格贮藏】①片：0.85g/片。密封。②颗粒：6g/袋。密封。

附：寒凝血瘀中成药特点比较

中成药名	功效		临床治疗主症	
	共同点	独有功效	相同主治	主治自身特点
生化丸	散寒祛瘀	养血活血	寒凝血瘀证。症见产后恶露不行或行而不畅、夹有血块、舌淡紫苔有瘀点、脉沉涩	产后受寒恶露不行或行而不畅、夹有血块、小腹冷痛
新生化片（颗粒）		活血止痛		产后恶露不行、少腹疼痛、形寒肢冷

三、瘀血阻滞

产后逐瘀胶囊（颗粒、片）

【处方组成】当归、川芎、益母草、炮姜。

【功能主治】活血调经、祛瘀止痛。主治产后瘀血内阻证。症见产后出血过期不止、淋沥少量或突然量多、色暗有块，或伴小腹疼痛拒按、块下痛减、舌紫暗，或有瘀点、脉弦涩。

【现代药理】具有双向调节子宫、增强子宫收缩力、促进子宫复旧等作用。

【临床应用】产后出血、产后腹痛。临床以产后瘀血不净、少妇腹痛、舌紫暗，或有瘀点、脉弦涩为特征症状。

【用药特征】本成药长于活血调经、祛瘀止痛，兼能温经止痛。用药具有温经、活血、祛瘀兼顾，祛瘀生新的特点。适用于产后恶露不尽、产后腹痛，亦可用于人工流产、终止妊娠引产、清宫及诊刮、药物流产后瘀血不净者。

【用法用量】①胶囊：口服。一次3粒，一日3次。②颗粒：开水冲服。一次1袋，一日3次。③片：口服。一次3片，一日3次。

【使用注意】孕妇禁服。气血两虚者不宜。忌生冷辛辣。

【规格贮藏】①胶囊：0.3g/粒。密封，防潮。②颗粒：4g/袋。密封。③片：0.3g/片。密封，防潮。

产妇安合剂（颗粒、胶囊、丸、口服液）

【处方组成】当归、川芎、红花、桃仁、甘草、益母草、干姜。

【功能主治】祛瘀生新。主治瘀血阻滞证。症见产后恶露过期不止、淋沥少量或突然量多、色暗有块，或伴小腹疼痛拒按、块下痛减、舌紫暗，或有瘀点、脉弦涩。

【现代药理】具有促进子宫血管收缩、促进子宫复旧、加快子宫内膜基底层的再生修复等作用。

【临床应用】流产后子宫出血不净、产后子宫复旧不全、人工流产术后宫腔粘连。临床以产后恶露不尽、腹痛、疼痛拒按、块下痛减、舌质暗为特征症状。

【用药特征】本成药长于祛瘀生新，兼能益气摄血。用药具有辛温甘温并用、祛瘀活血兼顾、温经止血并举的特点。适用于产后恶露不尽、产后腹痛属于瘀血阻滞者。

【用法用量】①合剂：口服。一次25ml，一日2次，温热后服用。②颗粒：开水冲服。一次6g，一日2次。③胶囊：口服。一次3粒，一日2次。④丸：口服。一次1丸，一日2次。⑤口服液：口服。一次25ml，一日2次，温热后服用。

【使用注意】产后发热慎用。忌食生冷。

【规格贮藏】①合剂：200ml/瓶。密封，置阴凉处（不超过20℃）。②颗粒：6g/袋。密封。③胶囊：0.38g/粒。密封。④丸：9g/丸。密封。⑤口服液：25ml/支。密封，置阴凉处（不超过20℃）。

慈航胶囊（片、丸）

【处方组成】益母草、当归、川芎。

【功能主治】逐瘀生新。主治瘀血阻滞证。症见妇人小腹宿有包块、腹痛拒按、月经前后不定期、经量或多或少，或血色晦暗而有瘀块，或产后恶露过期不止、淋沥不尽、舌质紫暗、脉沉涩。

【现代药理】具有促进子宫收缩、促进子宫复旧等作用。

【临床应用】月经不调、产后血晕、产后恶露不尽。临床以月经先后不定期、腹疼拒按、痛经、有血块、舌紫暗为特征症状。

【用药特征】本成药长于逐瘀生新。用药具有行气活血调经兼顾，祛瘀生新并举的特点。适用于月经不调、痛经、癥瘕、恶露不尽等属瘀血阻滞者。

【用法用量】①胶囊：口服。一次5粒，一日2次。②片：口服。一次5粒，一日2次，或遵医嘱。③丸：温黄酒或温开水送下。一次1丸，一日2次。

【使用注意】避免过度劳累、感冒。禁房事。饮食宜清淡，忌食生冷、辛辣。

【规格贮藏】①胶囊：0.3g/粒。密封。②片：0.26g/片。密封。③丸：9g/丸。密封，防潮。

益诺胶囊

【处方组成】益母草总碱。

【功能主治】化瘀止血。主治瘀血阻滞证。症见胎殒之后尚有部分妊娠组织残留于宫腔、腹痛阵作、阴道下血持续不止甚至大量出血、舌淡红、苔薄白、脉沉细。

【现代药理】具有提高子宫平滑肌收缩频率、兴奋子宫平滑肌、增强子宫收缩力、抗炎等作用。

【临床应用】负压吸宫术后子宫复旧不全、分娩后子宫复旧不全。临床以胎殒之后腹痛阵作、阴道下血持续不止为特征症状。

【用药特征】本成药为单味药提取物制剂，长于化瘀止血，适用于人流术后或药流后子宫出血不止属血

瘀者。

【用法用量】胎囊排除当日开始服药。口服。一次2粒，一日2次。连服7日。

【使用注意】胎囊未完全排出者禁用。忌生冷、辛辣、油腻食物。

【规格贮藏】0.32g/粒。密封。

妇月康胶囊（颗粒）

【处方组成】当归、川芎、甘草、桃仁、干姜（炭）、益母草、红花、徐长卿。

【功能主治】活血、祛瘀、止痛。主治瘀血阻滞证。症见产后恶露过期不止、淋沥量少或突然量多、色淡红或色暗有块、伴小腹疼痛、精神倦怠、四肢无力、气短懒言、舌紫暗、脉弦涩。

【现代药理】具有促进子宫复旧等作用。

【临床应用】产后恶露不尽、人工流产后子宫出血不净。临床以产后恶露不尽、小腹疼痛、四肢无力为特征症状。

【用药特征】本成药重在通滞和营、补血消瘀、兼以温经散寒。用药重在辛温祛瘀生新，具有气血兼顾、寒温并用的特点。适用于恶露不止属瘀血阻滞者。

【用法用量】①胶囊：口服。一次4粒，一日2～3次。②颗粒：开水冲服。一次3g，一日2～3次，或遵医嘱。

【使用注意】孕妇慎用。忌生冷、辛辣、油腻食物。

【规格贮藏】①胶囊：0.6g/粒。密封。②颗粒：3g/袋。密封。

附：瘀血阻滞中成药特点比较

中成药名	功效		临床治疗主症	
	共同点	独有功效	相同主治	主治自身特点
产后逐瘀胶囊（颗粒、片）	活血化瘀	调经、止痛	瘀血内阻证。症见出血过期不止、淋沥少量或突然量多、色暗有块、舌紫暗，或有瘀点、脉弦涩	出血过期不止、淋沥少量，或突然量多、色暗有块，或伴小腹疼痛拒按、块下痛减
产妇安合剂（颗粒、胶囊、丸、口服液）		益气摄血、祛瘀生新		产后恶露过期不止、淋沥少量，或突然量多、色暗有块，或伴小腹疼痛拒按、块下痛减
慈航胶囊（片、丸）		逐瘀生新		妇人小腹宿有包块、腹痛拒按、月经前后不定期、经量或多或少，或血色晦暗而有瘀块，或产后恶露过期不止、淋沥不尽

续表

中成药名	功效		临床治疗主症	
	共同点	独有功效	相同主治	主治自身特点
益诺胶囊	活血化瘀	止血	瘀血内阻证。症见出血过期不止、淋沥少量或突然量多、色暗有块、舌紫暗，或有瘀点、脉弦涩	胎殒之后，尚有部分妊娠组织残留于宫腔，腹痛阵作，阴道下血持续不止甚至大量出血
妇月康胶囊（颗粒）		温经散寒		产后恶露过期不止、淋沥量少或突然量多、色淡红或色暗有块、伴小腹疼痛、精神倦怠、四肢无力、气短懒言

四、阴虚血瘀

产复欣颗粒

【处方组成】菟丝子、枸杞子、北沙参、当归、白芍、阿胶、地骨皮、益母草、蒲黄（炒炭）、荆芥穗（炒炭）。

【功能主治】益肾养血、补气滋阴、活血化瘀。主治肾虚血瘀证。症见产后或人流术后子宫出血不止、色淡暗、腰腹酸软、神倦食少、气短多汗、面色无华、舌淡暗、苔少、脉细弱。

【现代药理】具有兴奋子宫平滑肌、增加子宫收缩频率等作用。

【临床应用】产后子宫复旧不全。临床以子宫出血不止、色淡暗、气短多汗、腰腹酸软为特征症状。

【用药特征】本成药重在滋补肝肾，益气养血，兼能理气健脾，化瘀止血。用药具有肝肾并补、气阴同调、养血活血祛瘀兼顾的特点。适用于产后或人流术后子宫出血不止属于肾虚血瘀者。

【用法用量】温开水冲服，一次10g，一日3次。

【使用注意】孕妇忌服。忌生冷、油腻食物。

【规格贮藏】10g/袋。密封。

阿胶生化膏

【处方组成】阿胶、熟地黄、黄芪、川芎、路路通、赤芍、麦冬、当归、益母草、关木通、桃仁、甘草、王不留行。

【功能主治】滋阴养血、祛瘀生新、通乳。主治阴血不足、瘀血阻滞证。症见产后少乳、甚或全无、乳汁清稀、乳房柔软、无胀满感、下腹疼痛、神倦食少、面色无华、舌淡、苔少、脉细弱。

【现代药理】具有促进子宫收缩、调节内分泌功能等作用。

【临床应用】产后恶露不尽、产后乳汁不下。临床以产后恶露不尽、少腹疼痛、神倦食少、产后乳少、面色无华为特征症状。

【用药特征】本成药重在滋阴养血、活血化瘀，兼能祛瘀生新、通络下乳。用药具有阴血并补、补通兼顾的特点。适用于产后恶露不绝或产后少乳属阴血不足，瘀血阻滞者。

【用法用量】温开水冲服或直接口服。一次20ml，一日2～3次。

【使用注意】孕妇忌用。忌生冷、辛辣、油腻食物。

【规格贮藏】200ml/瓶。密封，置阴凉处。

附：阴虚血瘀中成药特点比较

中成药名	功效		临床治疗主症	
	共同点	独有功效	相同主治	主治自身特点
产复欣颗粒	滋阴养血、活血化瘀	补气益肾	阴血不足、瘀血阻滞证。症见产后或人流术后子宫出血不止、舌淡暗、苔少、脉细弱	神倦食少、面色无华、舌淡暗、苔少、脉细弱
阿胶生化膏		通乳、化瘀生新		产后少乳、甚或全无、乳汁清稀、乳房柔软、无胀满感、神倦食少、面色无华

第四节 产后乳少

通乳颗粒

【处方组成】黄芪、熟地黄、通草、瞿麦、天花粉、路路通、漏芦、党参、当归、川芎、白芍（酒炒）、王不留行、柴胡、穿山甲（烫）、鹿角霜。

【功能主治】益气养血、通络下乳。主治产后气血亏虚证。症见乳少或无乳、乳汁不通、乳房胀痛、面色无华、神疲乏力、舌淡苔薄、脉沉弱。

【现代药理】具有提前产后通乳时间、防止乳汁积聚等作用。

【临床应用】产后缺乳、乳汁不通。临床以产后缺乳或乳汁不通、乳汁稀少、面色无华、乳房胀痛为特征症状。

【用药特征】本成药长于益气养血，通络下乳，兼能健脾疏肝。用药具有补泻兼施、通补结合的特点。适用于产后乳少属于气血亏虚兼轻度血瘀者。

【用法用量】开水冲服。一次2袋，一日3次。

【使用注意】恶露过多者不宜服用。感冒发热者不宜服用。乳房红肿疼痛者宜及时就诊。忌食辛辣，勿过食咸味、酸味，宜食富有营养的食物。

【规格贮藏】15g/袋。密封。

母乳多颗粒

【处方组成】黄芪、漏芦、羊乳根、王不留行、梗通草。

【功能主治】益气下乳。主治产后气血不足证。症见产后乳汁不下或稀少、神疲乏力、面色无华、气短乏力、舌淡苔薄、脉沉细。

【现代药理】尚未检索到本成药相关的药理资料。

【临床应用】产后缺乳、乳汁不通。临床以产后乳汁不下或稀少、面色无华、气短无力为特征症状。

【用药特征】本成药长于益气下乳，兼能理气通络。用药以甘温补益，辛行理气通络为主，具有通补兼顾的特点。适用于产后乳少属于气血不足者。

【用法用量】开水冲服。一次18g，一日3次。

【使用注意】乳汁不下伴有乳房红肿热痛，应去医院就诊治。饮食应富有营养，勿过食咸味、酸味。

【规格贮藏】18g/袋。密封。

补血生乳颗粒

【处方组成】黄芪、当归、白芍、茯苓、甘草、王不留行（炒）、川芎、枳壳、桔梗。

【功能主治】益气补血、通络生乳。主治产后气血亏虚证。症见产后气血不足、乳汁少、甚或全无、乳汁清稀、乳房柔软、舌淡苔薄、脉沉弱。

【现代药理】具有促进乳汁分泌及泌乳素分泌等作用。

【临床应用】产后缺乳。临床以产后乳汁不下或稀少、乳房柔软为特征症状。

【用药特征】本成药长于益气补血，通络生乳，兼能健脾理气。用药具有肝脾同治、补气行气兼顾的特点。适用于产后乳少属于气血亏虚者。

【用法用量】开水冲服。一次4g，一日2次，5天为一疗程，或遵医嘱。

【使用注意】孕妇忌服。恶露过多者不宜服用。感冒发热病人不宜服用。忌食辛辣，勿过食咸味、酸味，宜食富有营养的食物。

【规格贮藏】4g/袋。密封。

催乳颗粒

【处方组成】黄芪、党参、白术、当归、川芎、王不留行、漏芦、柴胡、萱草根。

【功能主治】益气养血、通络下乳。主治气血虚弱证。症见产后少乳、甚或全无、乳汁清稀、乳房柔软、无胀满感、神倦食少、面色无华、舌淡苔少、脉细弱。

【现代药理】具有增加催乳素分泌、增加乳汁分泌等作用。

【临床应用】产后缺乳。临床以少乳、乳汁清稀、乳房柔软、面色无华为特征症状。

【用药特征】本成药长于补气养血，通络下乳，兼能疏肝行气。用药以健脾益气为主，佐以通乳之药，具有补气生血化乳的特点。适用于产后缺乳、乳汁不通属气血虚弱者。

【用法用量】温开水冲服。每次20g，一日3次，4天为一疗程。

【使用注意】患有不宜哺乳疾病者忌服。不宜与感冒药同时服用。乳腺炎患者或乳汁突然减少应去医院就诊。饮食应富有营养，勿过食咸味、酸味。

【规格贮藏】20g/袋。密封，置阴凉干燥处。

附：产后乳少中成药特点比较

中成药名	功效		临床治疗主症	
	共同点	独有功效	相同主治	主治自身特点
通乳颗粒	益气下乳	养血通络	主治产后气血亏虚证。症见乳少、无乳、乳汁不通、面色无华、神疲乏力、舌淡苔薄、脉沉弱等	乳少、无乳、乳汁不通、乳房胀痛
母乳多颗粒		益气下乳		产后乳汁不下或稀少
补血生乳颗粒		补血通络		乳汁少、甚或全无、乳汁清稀、乳房柔软等
催乳颗粒		养血通络		产后少乳、甚或全无、乳汁清稀、乳房柔软、无胀满感

第五节　产后腹痛

补血益母颗粒

【处方组成】当归、黄芪、阿胶、益母草、陈皮。

【功能主治】补益气血、祛瘀生新。主治产后气血两虚兼血瘀证。症见产后腹痛隐隐、恶露不绝、舌淡紫苔薄、脉沉涩。

【现代药理】具有升高血细胞和血红蛋白、缩短凝血时间、提高免疫功能等作用。

【临床应用】产后腹痛、产后恶露不尽。临床以产后腹痛、产后恶露不绝、舌紫暗为特征症状。

【用药特征】本成药长于补益气血，祛瘀生新，兼能健脾化湿理气。用药具有气血双补、活血祛瘀兼顾、祛瘀生新的特点。适用于产后腹痛属于气血两虚兼血瘀者。

【用法用量】口服。一次12g，一日2次。

【使用注意】孕妇禁服。感冒时不宜服用。忌生冷辛辣。

【规格贮藏】12g/袋。密封，置阴凉干燥处。

第 5 章　更年期综合征

一、阴虚火旺

更年安片（胶囊、丸）

【处方组成】地黄、熟地黄、制何首乌、玄参、麦冬、茯苓、泽泻、牡丹皮、珍珠母、磁石、钩藤、首乌藤、五味子、浮小麦、仙茅。

【功能主治】滋阴清热、除烦安神。主治肾阴虚证。症见烦热汗出、眩晕耳鸣、心悸心烦、急躁易怒、手足心热、烘热汗出、舌红苔少、脉细数。

【现代药理】具有镇静、催眠、提高免疫功能、抗疲劳、增强记忆、抗氧化、雌激素样作用等。

【临床应用】更年期综合征。临床以潮热汗出、眩晕耳鸣、烦躁失眠、五心烦热为特征症状。

【用药特征】本成药重在滋阴清热，止汗安神，兼能滋阴潜阳、清心除烦。用药以甘寒清热滋阴为主，兼以收敛固涩，具有阴阳兼顾、补泻兼施、镇养结合的特点。适用于绝经前后诸证属肾阴亏虚、虚火上扰者。

【用法用量】①片：口服。一次6片，一日2～3次。②胶囊：口服。一次3粒，一日3次。③丸：口服。一次1袋，一日3次。

【使用注意】脾肾阳虚者不宜用。脾胃虚弱者慎用。感冒时不宜用。不宜长期服用。忌辛辣、油腻食物。

【规格贮藏】①片：0.31g/片。密封。②胶囊：0.3g/粒。密封。③丸：1g/片。密封。

地贞颗粒

【处方组成】地骨皮、女贞子、墨旱莲、五味子、沙苑子、合欢皮、甘草、郁金。

【功能主治】清虚热、滋肝肾、宁心养神。主治阴虚内热证。症见烘热汗出、心烦易怒、手足心热、失眠多梦、腰膝酸软、口干便秘、舌红苔少、脉细数。

【现代药理】具有降低大鼠下丘脑儿茶酚胺等作用。

【临床应用】更年期综合征。临床以烘热汗出、心烦易怒、失眠多梦、口干便秘、舌红苔少为特征症状。

【用药特征】本成药重在滋阴清热，宁心安神，兼能疏肝解郁。用药具有心肝肾并治的特点。适用于女性更年期综合征属于阴虚内热者。

【用法用量】饭后温开水冲服。一次5g，一日3次。8周为一个疗程。

【使用注意】肝病患者慎用。脾肾阳虚者不宜。脾胃虚弱者慎用。感冒时不宜用。忌辛辣、油腻食物。

【不良反应】个别患者服药后偶尔出现轻度头痛、口干。

【规格贮藏】5g/袋。密封。

坤泰胶囊

【处方组成】熟地黄、黄连、白芍、黄芩、阿胶、茯苓。

【功能主治】滋阴清热、安神除烦。主治阴虚火旺证。症见潮热面红、自汗盗汗、心烦不宁、失眠多梦、头晕耳鸣、腰膝酸软、手足心热、舌红苔少、脉细数。

【现代药理】具有促进阴道细胞成熟、提高 E_2 水平、降低FSH、LH水平、延长睡眠时间、止汗、抗缺氧、抗疲劳、增强免疫功能等作用。

【临床应用】更年期综合征。临床以五心烦热、潮热汗出、失眠多梦、腰膝酸软为特征症状。

【用药特征】本成药重在滋阴清热，养血安神，宁心除烦。用药以甘寒滋阴，苦寒清热为主，兼以甘平安神，具有滋阴养血与清心泻热兼顾的特点。适用于更年期综合征属阴虚火旺，虚火上扰者。

【用法用量】口服。一次4粒，一日3次。2～4周为一疗程。或遵医嘱。

【使用注意】阳虚体质者忌用。脾肾阳虚者不宜。脾胃虚弱者慎用。感冒时不宜用。宜饭后服用。忌辛辣、油腻食物。

【不良反应】偶见服药后腹胀、胃痛。

【规格贮藏】0.5g/粒。密封，防潮。

女珍颗粒

【处方组成】女贞子、墨旱莲、地黄、紫草、酸枣仁、柏子仁、钩藤、珍珠粉、茯苓、莲子心。

【功能主治】滋肾、宁心。主治肝肾阴虚、心肝火旺证。症见烘热汗出、五心烦热、心悸失眠、舌红苔薄、脉细弦。

【现代药理】具有镇静、增强学习记忆功能、催眠、抗惊厥等作用。

【临床应用】更年期综合征。临床以烘热汗出、五心烦热、心悸失眠为特征症状。

【用药特征】本成药重在补肝肾之阴，兼能清心肝之热，养心安神。适用于失眠、更年期综合征、心悸属阴虚火旺者。

【用法用量】口服。一次6g，一日3次。

【使用注意】阳虚体质者忌用。忌生冷、辛辣及油腻食物。

【不良反应】个别患者服药后偶见ALT轻度升高。

【规格贮藏】6g/袋。密封。

宁心安神胶囊

【处方组成】丹参、远志（制）、茯苓、石菖蒲、琥珀、珍珠母、磁石（煅）、黄连、小麦、红枣、甘草。

【功能主治】镇惊安神、宽胸宁心。主治阴虚内热、心火偏亢证。症见心悸失眠、心烦不宁、潮热盗汗、颧红口渴、健忘、神昏谵妄、舌尖红、脉细数。

【现代药理】具有延长睡眠时间、缓解睡眠时异常精神紧张、降低大脑兴奋、改善记忆障碍等作用。

【临床应用】更年期综合征、神经衰弱。临床以心悸失眠、潮热盗汗、神昏谵妄、心烦健忘为特征症状。

【用药特征】本成药长于安定五志、养阴宁心、镇静安神，兼能清心宁神，具有镇养结合、交通心肾的特点。适用于更年期综合征、神经衰弱等属阴虚内热、心火偏亢者。

【用法用量】口服。一次4粒，一日3次。

【使用注意】孕妇、哺乳期妇女禁用。外感发热患者禁服。不宜长期服用。忌烟、酒及辛辣、油腻食物。

【规格贮藏】0.5g/粒。密封。

佳蓉片

【处方组成】熟地黄、倒卵叶五加、菟丝子（制）、肉苁蓉（制）、枸杞子、女贞子（制）、附子（制）、山药、茯苓、泽泻、牡丹皮、肉桂。

【功能主治】滋阴扶阳、补肾益精。主治肾阴阳两虚证。症见烘热汗出、畏寒怕冷、外阴阴道干涩、瘙痒、性欲改变、腰膝酸软、尿频、舌淡、脉细弱。

【现代药理】具有改善神经-内分泌功能等作用。

【临床应用】更年期综合征、绝经后骨质疏松症、不孕症、不育症、男性少（弱）精症、雄激素缺乏综合征、黄褐斑。临床以烘热汗出、畏寒怕冷、腰膝酸软为特征症状。

【用药特征】本成药长于补精益气、养血安神、温补肝肾。用药具有气血阴阳并补的特点，遵循"阴中求阳，阳中求阴"之法，利水渗湿，平衡阴阳，和理气血，调理冲任。适用于更年期综合征属肾阴肾阳不足者。

【用法用量】口服。一次4~5片，一日3次。

【使用注意】孕妇、哺乳期妇女慎用。忌辛辣、生冷、油腻之品。

【规格贮藏】0.23g/片。密封。

附：阴虚火旺中成药特点比较

中成药名	功效		临床治疗主症		
	共同点	独有功效	相同主治	独有主治	主治自身特点
更年安片（胶囊、丸）	滋阴清热，宁心安神	滋阴潜阳、滋肝肾、清心除烦	主治绝经前后阴虚火旺虚证。症见潮热汗出、心悸失眠、舌红苔少、脉细弦	肾阴亏虚，虚火上扰者	五心烦热、手足心热、头晕目眩、潮热汗出、烦躁失眠
地贞颗粒		疏肝解郁		肝肾阴虚者	烘热汗出、心烦易怒、手足心热、失眠多梦、腰膝酸软、口干、便秘

续表

中成药名	功效		临床治疗主症		
	共同点	独有功效	相同主治	独有主治	主治自身特点
坤泰胶囊	滋阴清热，宁心安神	滋阴养血、清心泄热	主治绝经前后阴虚火旺虚证。症见潮热汗出、心悸失眠、舌红苔少、脉细弦	虚火上扰者	潮热面红、自汗盗汗、心烦不宁、失眠多梦、头晕耳鸣、腰膝酸软、手足心热、舌红苔少
女珍颗粒		清肝泻火、安神益脑		心肝火旺者	烘热汗出、手足心热、失眠
宁心安神胶囊		镇惊安神、交通心肾		心火偏亢者	心悸失眠、心烦不宁、颧红口渴、健忘、神昏谵妄
佳蓉片		滋阴扶阳、补肾益精		肾阴肾阳不足者	烘热汗出、外阴阴道干涩、瘙痒、性欲改变、腰膝酸软

二、心神不宁

灵莲花颗粒

【处方组成】乌灵菌粉、栀子、女贞子、墨旱莲、百合、玫瑰花、益母草、远志。

【功能主治】养阴安神、交通心肾。主治心肾不交证。症见烘热汗出、失眠、心烦不宁、心悸、多梦易惊、头晕耳鸣、腰腿酸痛、大便干燥、舌红苔薄、脉细弦。

【现代药理】具有提高去势雌性大鼠血清雌二醇水平、镇静、改善学习记忆功能、止汗等作用。

【临床应用】更年期综合征。临床以烘热汗出、心烦失眠、心悸多梦、腰腿酸痛为特征症状。

【用药特征】本成药重在滋肾阴，清心火，交通心肾，兼能疏肝调经。用药甘寒清热滋阴为主，具有心肾同治的特点。适用于绝经前后诸证属心肾不交者。

【用法用量】口服。一次4g，一日2次。

【使用注意】脾肾阳虚者不宜用。脾胃虚弱者慎用。感冒时不宜用。忌辛辣、油腻食物。

【不良反应】少数患者出现胃部不适、纳差或恶心。

【规格贮藏】4g/袋。密封，防潮。

心神宁片

【处方组成】酸枣仁（炒）、栀子、远志、甘草、茯苓、六神曲。

【功能主治】养血除烦、宁心安神。主治心肝血虚证。症见失眠多梦、烦躁而惊、疲倦食少、舌红苔少、脉细弱。

【现代药理】具有镇静、催眠、保护心肌细胞、抗氧化、降血脂等作用。

【临床应用】更年期综合征、失眠。临床以失眠多梦、烦躁而惊、疲倦食少为特征症状。

【用药特征】本成药重在养血除烦、宁心安神，兼能健脾化浊。用药甘温养血为主，兼以甘平宁神，具有心肝脾同治、养血清热兼顾的特点。适用于绝经前后失眠属心肝血虚证。

【用法用量】口服。一次4～6片，一日3次。

【使用注意】忌生气恼怒。忌烟、酒及辛辣、油腻食物。

【规格贮藏】0.25g/片。密封。

二十味肉豆蔻丸

【处方组成】肉豆蔻、降香、沉香、石灰华、广枣、红花、藏茴香、丁香、大蒜（炭）、豆蔻、阿魏、草果、诃子、乳香、毛诃子、儿茶、余甘子、力嘎都、檀香、牛黄。

【功能主治】镇静、安神。主治心神受扰证。症见烦躁不安、精神恍惚，甚至神志紊乱、失眠健忘、头晕耳鸣、颤抖、惊悸盗汗、心情压抑、爱发脾气、注意力和记忆力下降、舌红苔腻、脉数。

【现代药理】尚未检索到本成药相关的药理资料。

【临床应用】更年期综合征、精神分裂症。临床以烦躁不安、精神恍惚、失眠惊悸、耳鸣健忘为特征症状。

【用药特征】本成药重在镇静安神，兼能温经活血、开窍醒神，清心。适用于更年期综合征、精神分裂症、宁龙病属于心神受扰证。

【用法用量】口服。一次15～20丸，一日2次。

【使用注意】忌食油腻、生冷、酸腐、辛辣、刺激性食物。

【规格贮藏】3g/20丸。密封，置阴凉干燥处。

复方地茯口服液

【处方组成】人参、天冬、麦冬、地黄、茯苓、五味子、地骨皮、蜂王浆。

【功能主治】补气养心、滋阴生津、益脑安神。主治气血虚弱证。症见倦怠乏力、口渴、心悸失眠、潮热汗出、胸闷、抑郁焦虑、舌淡苔白、脉细。

【现代药理】具有降低血清LH、FSH水平、提高血清E_2水平、改善卵巢功能等作用。

【临床应用】更年期综合征。临床以倦怠乏力、心悸失眠、胸闷抑郁、潮热汗出为特征症状。

【用药特征】本成药长于益气滋阴、补肾养心，兼能安神益脑。具有气血并补，气阴兼顾的特点。适用于更年期综合征属于气血虚弱者。

【用法用量】口服。一次10ml，一日2次。

【使用注意】糖尿病患者禁用。宜饭前服用。感冒发热患者不宜服用。忌生冷、辛辣及油腻食物。

【规格贮藏】10ml/支；100ml/瓶。密封，置阴凉处（不超过20℃）。

益坤宁颗粒（片）

【处方组成】当归、香附、桂皮、熟地黄、白芍、川芎、益母草、延胡索、三棱、陈皮。

【功能主治】补气养血、调经止痛。主治血虚气滞证。症见经行前后下腹部痉挛性疼痛及全身不适，或经量经色异常、经期延长，或潮热出汗、感觉异常、失眠、易激动、性交痛、舌淡脉弦或细。

【现代药理】具有改善血液流变性、改善卵巢微循环、提高血清雌激素水平及降低FSH、LH水平等作用。

【临床应用】更年期综合征、原发性痛经、月经不调。临床以痛经、经量经色异常、潮热出汗、感觉异常、失眠、易激动为特征症状。

【用药特征】本成药活血养血、理气解郁、调经止痛，兼能通络。用药重在辛温活血化瘀，甘温温经止痛，具有温经调经兼顾的特点。适用于更年期综合征、痛经、月经不调属于血虚气滞者。

【用法用量】①颗粒：开水冲服。一次3g，一日3次。②片：口服。一次3片，一日3次。

【使用注意】孕妇忌用。血热引起的月经不调、经行腹痛、月经量多者慎用。忌生冷、辛辣及油腻食物。

【规格贮藏】①颗粒：3g/袋。密封，置干燥处（10～30℃）。②片：0.37g/片。密封，置阴凉处（不超过20℃）。

莉芙敏片

【处方组成】黑升麻。

【功能主治】活血调经。主治阴虚血瘀证。症见潮热盗汗、失眠烦躁、情绪抑郁、头痛心悸、舌淡苔薄、脉弦。

【现代药理】具有抗抑郁、抗炎、雌激素样作用。

【临床应用】更年期抑郁症。临床以潮热盗汗、失眠烦躁、情绪抑郁为特征症状。

【用药特征】本成药长于活血调经，兼能宁心安神。适用于更年期综合征、更年期抑郁症属于阴虚血瘀者。

【用法用量】口服。一次1片，一日2次，早晚各服一次，或遵医嘱。12周为一疗程。

【使用注意】诊断或怀疑妊娠者禁用。对本品任何成分过敏者禁用。肝功能不良及有肝病史患者慎用。用水吞服，不要含服。本品不会立即起效，通常在连续服用四周后起效。忌生冷、辛辣、油腻食物。

【不良反应】国外罕见皮疹、瘙痒、胃肠不适、水肿。极少情况下肝酶（氨基转移酶）可能升高。国内临床试验中少数病例出现乳房胀痛、阴道出血、腹痛、白带增多、水肿等。极少数病例出现头痛、胃肠不适、子宫内膜增厚。

【规格贮藏】0.28g/片。密封干燥保存。

附：心神不宁中成药特点比较

中成药名	功效		临床治疗主症		
	共同点	独有功效	相同主治	独有主治	主治自身特点
灵莲花颗粒	养心宁神	交通心肾、养阴安神	心神受扰证。症见烦躁不安、精神恍惚，甚至神志紊乱、失眠健忘、注意力和记忆力下降、舌红苔腻、脉数	心肾不交者	潮热、失眠心悸、多梦易惊、头晕耳鸣、腰腿酸痛、大便干燥
心神宁片		养血除烦、健脾化浊		心肝血虚者	失眠多梦、烦躁而惊、疲倦食少、舌红苔少、脉细数
二十味肉豆蔻丸		开窍醒神、镇静清心		心神受扰者	精神恍惚、烦躁、惊悸、心情压抑、注意力和记忆力下降
复方地茯口服液		补气养心、滋阴生津、安神益脑		气血虚弱者	倦怠乏力、口渴、心悸、失眠、胸闷、抑郁、焦虑、舌淡苔白、脉细
益坤宁颗粒（片）		补气养血、调经止痛		血虚气滞者	经行前后下腹部痉挛性疼痛及全身不适，或经量经色异常、经期延长，或潮热出汗、感觉异常、失眠、易激动、性交痛
莉芙敏片		活血调经		阴虚血瘀者	潮热、盗汗、失眠、烦躁、抑郁、头痛、心悸

第三篇
儿科病症

第 1 章 肺系病症

第一节 小儿感冒

一、风寒感冒

小儿感冒退热糖浆

【处方组成】板蓝根、大青叶、连翘、桑枝、荆芥、防风、紫苏叶。

【功能主治】清热解毒、疏风解表。主治伤风感冒证。症见恶寒发热、咽喉肿痛、头痛咳嗽、舌淡脉浮。

【现代药理】具有抗病毒、解热、抗感染、镇痛等作用。

【临床应用】感冒、上呼吸道感染、扁桃体炎。临床以恶寒、咽喉肿痛为特征症状。

【用药特征】本成药疏风解表作用较为突出，兼能清热解毒。用药辛温辛凉并用，适用于伤风感冒初期，热毒上壅咽喉者较宜，尤以咽喉肿痛者更为适宜。

【用法用量】口服。2个月~1岁一次4ml，2~5岁一次6ml，6~8岁一次8ml，9~10岁一次10ml，一日3~4次。

【使用注意】糖尿病患儿禁服。脾虚易腹泻者慎服。忌食辛辣、生冷、油腻食物。

【规格贮藏】10ml/瓶。密封，置阴凉处。

小儿清感灵片（小儿清热感冒片）

【处方组成】羌活、黄芩、荆芥穗、防风、苍术（炒）、白芷、川芎、葛根、牛黄、地黄、苦杏仁（炒）、甘草。

【功能主治】发汗解肌、清热透表。主治外感风寒、肺胃积热证。症见发热怕冷、肌表无汗、头痛口渴、咽痛鼻塞、咳嗽痰多、体倦乏力、舌淡苔白或白腻、指纹紫滞。

【现代药理】具有抗病毒、抗炎、解热、镇痛等作用。

【临床应用】感冒、上呼吸道感染、流行性感冒。临床以恶寒发热、头痛鼻塞、无汗、咽痛口渴、咳嗽痰多、舌红为特征症状。

【用药特征】本成药祛风除湿、散寒止痛，兼清肺胃之热。用药体现了"分经论治"的特点，具有表里兼顾、寒热并用、升降有度、辛温升散而不伤阴、清热寒凉而不碍邪的特点。适用于外寒里热偏于表证者为宜。

【用法用量】口服。周岁以内一次1~2片，1~3岁一次2~3片，3岁以上一次3~5片，一日2次。

【使用注意】糖尿病患儿、脾虚易腹泻者慎用。风热、暑湿感冒不宜应用。忌食生冷、辛辣及不消化食物。

【规格贮藏】①清感灵片：0.23g/片。密闭，防潮。②清热感冒片：0.18g/片。遮光，密封保存。

儿感清口服液

【处方组成】紫苏叶、荆芥穗、薄荷、黄芩、桔梗、化橘红、法半夏、甘草。

【功能主治】解表清热、宣肺化痰。主治外感风寒、肺胃蕴热证。症见发热恶寒、鼻塞流涕、咽喉肿痛、咳嗽有痰、色白、口渴、舌淡红或红、苔白、脉浮滑。

【现代药理】具有解热、镇痛、抗感染、止咳、化痰等作用。

【临床应用】感冒、上呼吸道感染。临床以恶寒发热、咽痛咳嗽、舌红口渴为特征症状。

【用药特征】本成药解表清里、化痰止咳作用较为突出，兼能解表和胃，但解表之力较弱。适用于外寒较轻，但痰热内蕴者较甚者为宜。

【用法用量】口服。1~3岁一次10ml，一日2次；4~7岁一次10ml，一日3次；8~14岁一次20ml，一日3次。

【使用注意】风热表证、单纯风寒表证不宜。忌食辛辣、生冷、油腻食物。

【规格贮藏】10ml/支。密封，置阴凉处。

解肌宁嗽丸

【处方组成】紫苏叶、葛根、前胡、苦杏仁、桔梗、浙贝母、陈皮、半夏（制）、茯苓、木香、枳壳、玄参、天花粉、甘草。

【功能主治】解表宣肺、止咳化痰。主治外感风寒、痰浊阻肺证。症见恶寒发热、鼻塞流涕、咳嗽痰稀、痰多色白、喷嚏、咽痛、舌苔白、脉浮、指纹青红。

【现代药理】具有镇咳、祛痰、抗炎、解热、抗菌等作用。

【临床应用】感冒、上呼吸道感染、支气管炎。临床以恶寒发热、鼻塞咳嗽、痰多色白为特征症状。

【用药特征】本成药宣肺化痰作用明显，兼有较弱的润肺生津之功。用药具有寒热并用、气津并调、升降同施、标本兼治的特点。本成药温而不燥，寒而不竣，用药温润平和，适用于无明显寒热之偏的四时感冒轻证或痰湿咳嗽。

【用法用量】口服。小儿周岁一次半丸，2～3岁一次1丸，一日2次。

【使用注意】痰热咳嗽者慎服。可用温开水化后服。忌辛辣、生冷、油腻之品。

【规格贮藏】3g/丸。密封。

小儿感冒舒颗粒

【处方组成】葛根、牛蒡子、荆芥、桔梗、玄参、甘草、蝉蜕、建曲。

【功能主治】疏风解表、利咽退热。主治表寒里热证。症见发热恶寒、无汗或少汗、咽干咽痛、咳嗽、舌红苔薄黄、脉浮数或浮紧。

【现代药理】具有解热、抗病毒、抗菌、抗炎、止咳等作用。

【临床应用】上呼吸道感染。临床以恶寒发热、咽痛咳嗽、舌红苔黄为特征症状。

【用药特征】本成药解表散寒，兼清里热，佐以消食、利咽。用药以解表为主，兼能生津利咽，适用于外感风寒，入里化热的表寒里热。

【用法用量】温开水冲服。1～3岁一次1/2袋，一日4次；4～7岁一次1袋，一日3次；8～14岁每次1袋，一日4次。

【使用注意】风热表证慎用。忌辛辣、生冷、油腻食物。

【不良反应】偶见恶心，呕吐，腹泻等。

【规格贮藏】6g/袋。密封，置阴凉干燥处。

小儿至宝丹

【处方组成】紫苏叶、广藿香、薄荷、羌活、陈皮、制白附子、胆南星、炒白芥子、川贝母、槟榔、炒山楂、茯苓、六神曲（炒）、炒麦芽、琥珀、冰片、天麻、钩藤、僵蚕、蝉蜕、雄黄、人工牛黄、全蝎、滑石、朱砂。

【功能主治】疏风镇惊、化痰导滞。主治小儿外感兼有食积证。症见发热鼻塞、咳嗽痰多、腹痛便泄、呕吐胀满、赤白痢疾、舌淡苔薄、脉浮滑或浮紧。

【现代药理】具有抗菌、抗惊厥、镇痛、解热、改善脑微循环等作用。

【临床应用】胃肠型感冒、小儿惊厥、流行性乙型脑炎、流行性脑脊髓膜炎、癫痫等。临床以身热咯痰、腹痛腹胀、呕吐泄泻为特征性症状。

【用药特征】本成药用药消补兼施、内外同治，心脾肺三脏并治，但含有多种矿物，不宜久用。适用于小儿惊疳吐泻诸症。

【用法用量】口服。一次1丸，1日2～3次。周岁以内酌减，白开水化下。感寒夹惊发热，葱姜汤送下；伤食呕吐泄泻，姜汤送下；赤白痢，米汤送下；大便秘结，火麻仁汤送下；小便赤涩，车前子汤送下；发热，薄荷汤送下；烦渴，灯心汤送下；霍乱，紫苏汤送下；喘咳，麻黄杏仁汤送下；积聚腹痛，姜汤送下；急惊搐搦，薄荷汤送下；慢惊，人参白术汤送下；疳积身瘦，肚大手足细，大便泄泻，小便如泔，陈米汤送下；诸病后无精神，少气力，不思饮食，姜枣汤送下。

【使用注意】感冒无积者慎用。中病即止，不宜久用。含有雄黄、朱砂等有毒矿物药，不宜过量使用。忌生冷、难以消化的食物。

【规格贮藏】1.5g/丸。密封。

附：风寒感冒中成药特点比较

中成药名	功效		临床治疗主症	
	共同点	独有功效	相同主治	主治自身特点
小儿感冒退热糖浆	疏风散寒解表	清热解毒	伤风或风寒外感证。症见恶寒发热、无汗、鼻塞流涕、咳嗽有痰、咽喉肿痛、舌淡苔白、脉浮	伤风见恶寒发热、咽喉肿痛、头痛咳嗽
小儿清感灵片（小儿清热感冒片）		发汗解肌、清热透表		外寒里热见口渴、痰多、体倦
儿感清口服液		清热、宣肺化痰		外寒里热见口渴、咳痰色白、舌淡红
解肌宁嗽丸		宣肺、止咳化痰		外寒痰浊阻肺见咳嗽、痰多、质稀色白、喷嚏、咽痛
小儿感冒舒颗粒		利咽退热		表寒里热见口渴咽干、咳嗽、舌红苔黄
小儿至宝丹		镇惊、化痰导滞		外感食积见无口渴、痰多、腹痛便泄、呕吐胀满、赤白痢疾

二、风热感冒

柴胡口服液（滴丸）

【处方组成】柴胡。

【功能主治】解表退热。主治风热外感证。症见身热面赤、头痛身楚、口干而渴、舌红苔薄黄、脉浮数。

【现代药理】具有退热的作用。

【临床应用】感冒、上呼吸道感染、流行性感冒、流行性腮腺炎。临床以发热、全身酸痛、口干渴、舌红为特征症状。

【用药特征】本成药用药单一，以辛苦微寒的柴胡成药。长于解热散火，兼有疏风散邪之效。适用于风热外感轻症，以身热面赤为主者。

【用法用量】①口服液：口服。一次10~20ml，一日3次。小儿酌减。②滴丸：含服。每次1袋，一日3次。

【使用注意】风寒感冒慎用。忌辛辣、生冷、油腻食物。

【规格贮藏】①口服液：10ml/支。密封，置阴凉处。②滴丸：0.551g/袋。密封，置阴凉干燥处。

小儿柴桂退热口服液（颗粒）

【处方组成】柴胡、桂枝、葛根、浮萍、黄芩、白芍、蝉蜕。

【功能主治】发汗解表、清里退热。主治风热袭表证。症见发热、头身痛、流涕、口渴咽红、溲黄便干、舌红苔黄、脉浮数。

【现代药理】具有解热、抗炎、抗菌、抗病毒、镇静、提高免疫功能等作用。

【临床应用】上呼吸道感染。临床以发热、头身痛、咽红为特征症状。

【用药特征】本成药为太阳少阳合治之剂。用药寒热并用，偏于辛凉，兼有解肌之效，全方虽清解之力较弱，但退热作用较为显著。适用于外感风热所致的中低度发热。

【用法用量】①口服液：口服。1岁以内每次5ml；1~3岁每次10ml；4~6岁每次15ml；7~14岁每次20ml。一日4次，3天为一个疗程。②颗粒剂：开水冲服。1岁以内每次2g；1~3岁每次4g；4~6岁每次6g；7~14岁每次8g。一日4次，3天为一个疗程。

【使用注意】风寒感冒者慎用。脾虚便溏者慎用。忌辛辣、生冷、油腻食物。

【不良反应】偶有胃肠反应。

【规格贮藏】①口服液：10ml/支。密封，置阴凉干燥处。②颗粒剂：4g/袋；5g/袋。密封。

小儿宝泰康颗粒

【处方组成】连翘、地黄、滇柴胡、玄参、桑叶、浙贝母、蒲公英、南板蓝根、滇紫草、桔梗、莱菔子、

甘草。

【功能主治】解表清热、止咳化痰。主治风热外感证。症见发热、鼻塞流涕、咳嗽痰多、咳嗽咯痰、咽喉肿痛、口干口渴、舌淡红苔薄黄、脉浮数或指纹青红。

【现代药理】具有抗病毒、抗炎、解热、镇痛等作用。

【临床应用】感冒、上呼吸道感染、急性支气管炎。临床以发热、咽红咽痛、流黏涕、咳嗽、咽喉肿痛、苔薄黄为特征症状。

【用药特征】本成药辛凉疏风，解表解热，兼有解毒利咽之功。配伍清热凉血之品，防止热入血分，体现治未病的思想，用药具有化痰降气并举、消食行气兼顾的特点。适用于小儿感冒证属风热外袭者。

【用法用量】温开水冲服。周岁以内一次2g，1～2岁一次4g，3～12岁一次8g，一日3次。

【使用注意】糖尿病患儿禁服。风寒感冒及脾虚易腹泻者慎服。忌食辛辣、生冷、油腻食物。

【规格贮藏】4g/袋。密封，置阴凉处（不超过20℃）保存。

小儿感冒颗粒（口服液、茶）

【处方组成】广藿香、菊花、连翘、大青叶、板蓝根、地黄、地骨皮、白薇、薄荷、石膏。

【功能主治】疏风解表、清热解毒。主治外感风热证。症见发热、头胀痛、咳嗽痰黏、咽喉肿痛、舌质红舌苔黄、脉象洪数。

【现代药理】具有解热、抗菌、抗病毒、镇痛等作用。

【临床应用】上呼吸道感染、流行性感冒。临床以发热头胀、咳嗽痰黏、咽喉肿痛、苔黄为特征症状。

【用药特征】本成药以清热解毒为主，兼有疏风解表、化湿和中之效。用药以辛凉为主，兼用芳香辟秽，凉血之品。本成药善化中焦湿浊，且柔和不烈，不至走窜耗散，兼有凉血养阴之效，清热而不伤阴。适用于小儿风热感冒表证不重，热象较明显，阴液已伤者。

【用法用量】①颗粒：开水冲服。1岁以内一次6g，1～3岁一次6～12g，4～7岁一次12～18g，8～12岁一次24g，一日2次。②口服液：口服。一岁以内一次5ml，1～3岁一次5～10ml，4～7岁一次10～15ml，8～12岁一次20ml，一日2次。摇匀服用。③茶：开水冲服。1岁以内一次6g，1～3岁一次6～12g，4～7岁

一次12～18g，8～12岁一次24g，一日2次。

【使用注意】风寒感冒者、糖尿病患儿、脾虚腹泻者慎用。忌食生冷、油腻、辛辣食品。

【规格贮藏】①颗粒：12g/袋。密封。②口服液：10ml/支。密封，置阴凉处。③茶：12g/袋。密封。

安儿宁颗粒

【处方组成】天竺黄、红花、人工牛黄、短管兔耳草、岩白菜、高山辣根菜、白檀香、唐古特乌头、甘草。

【功能主治】清热祛风、化痰止咳。主治外感风热证。症见咳嗽有痰、发热咽痛、舌质红舌苔黄燥、脉象洪数。

【现代药理】具有解热、抗感染、抗菌、抗病毒、镇痛等作用。

【临床应用】上呼吸道感染。临床以咳嗽痰多、咽喉肿痛、苔黄燥为特征症状。

【用药特征】本成药长于清肺退热、化痰止咳，兼有清心定惊之功。用药以清热化痰为主，兼能疏风止咳。适用于外感风热，痰热偏盛者。

【用法用量】开水冲服。1岁以内一次1.5g，1～5岁一次3g，5岁以上一次6g，一日3次。

【使用注意】风寒感冒或脾虚、大便稀薄者慎用。不宜过量。忌食生冷、油腻、辛辣食品。

【规格贮藏】3g/袋。密封。

解表清肺丸

【处方组成】紫苏叶、桑叶、前胡、浙贝母、桔梗、胆南星（酒炙）、陈皮、黄芩、青黛、天花粉、枳壳（麸炒）、山楂（炒）、甘草。

【功能主治】解表清热、止咳化痰。主治外感风热兼有肺热者。症见头痛身热、咳嗽痰盛、气促作喘、咽喉疼痛、烦燥不安、舌红苔黄、脉浮数或浮滑。

【现代药理】具有止咳、化痰、抗炎等作用。

【临床应用】上呼吸道感染、急性支气管炎。临床以头痛身热、咳嗽痰黄、咽痛气促、舌红苔黄为特征症状。

【用药特征】本成药长于清热化痰，解表止咳，尤以清化痰热见长。用药以辛凉清肺、清热化痰为主，佐以清热凉血、健脾生津之品，其清热化痰作用尤为突

出。适用于外感风热较轻，肺热痰热内壅者。

【用法用量】口服。一次1丸，一日2次，周岁以内小儿减半。

【使用注意】风寒外感者慎用。不宜久服。忌辛辣、生冷、油腻食物。

【规格贮藏】3g/丸。密封。

银翘双解栓

【处方组成】金银花、连翘、薄荷、荆芥、淡豆豉、牛蒡子、桔梗、淡竹叶、芦根、甘草。

【功能主治】疏解风热、清肺泻火。主治外感风热、肺热内盛证。症见发热、微恶风寒、咽喉肿痛、咳嗽、痰白或黄、口干微渴、舌红苔白或黄、脉浮数或滑数。

【现代药理】具有解热、抗炎、抗菌等作用。

【临床应用】上呼吸道感染、流行性感冒、急性扁桃体炎、急性支气管炎、急性咽炎、疱疹性咽峡炎。临床以发热恶风、咽肿咽干、口干舌红为特征症状。

【用药特征】本成药为表里同治之剂，重在辛凉透泄，兼有生津。用药以辛凉为主，辛凉苦甘合用，疏风清热与清热解毒并举，重在清泄上焦，适用于风热表证或肺热上熏者。

【用法用量】肛门给药。一次1粒，一日3次；儿童用量酌减。

【使用注意】禁止内服。脾虚便溏者慎用。应在排便后纳入肛门。风寒感冒者不适用。忌烟、酒及辛辣、生冷、油腻食物。

【规格贮藏】1.0g/粒；1.5g/粒。密封。

小儿感冒宁糖浆（合剂）

【处方组成】金银花、连翘、荆芥穗、薄荷、前胡、白芷、牛蒡子、桔梗、苦杏仁、黄芩、栀子（炒）、山楂（焦）、六神曲（焦）、麦芽（焦）、芦根。

【功能主治】疏散风热、清热止咳。主治风热外感证。症见发热、汗出不爽、鼻塞流涕、咳嗽咽痛、纳呆厌食、舌红苔腻、指纹紫或脉浮滑。

【现代药理】具有解热、抗炎、镇痛、抗菌等作用。

【临床应用】上呼吸道感染。临床以发热有汗、咽痛、鼻塞、纳呆、舌红为特征症状。

【用药特征】本成药长于解表透热，兼能消食止咳。用药以辛凉透邪为主，兼能清热化痰、消食生津，用药具有解表清里、宣降合用、行气消食并举的特点。适用于外感风热兼有食滞者。

【用法用量】口服。1岁以内一次5ml，2～3岁一次5～10ml，4～6岁一次10～15ml，7～12岁一次15～20ml，一日3～4次；或遵医嘱。

【使用注意】风寒感冒者慎用。脾虚便稀者慎用。忌食生冷、辛辣、油腻、不消化食物。

【规格贮藏】100ml/瓶；120ml/瓶。密封，置阴凉处（不超过20℃）。

疏清颗粒

【处方组成】石膏、大青叶、桑叶、芦根、甘草。

【功能主治】清热解毒、宣泄肺胃。主治风热外感证。症见发热鼻塞、咽痛、流涕、口渴、咳嗽、汗出、舌红或苔薄黄、脉浮数。

【现代药理】具有抗病毒、解热、抗炎等作用。

【临床应用】上呼吸道感染、急性支气管炎。临床以发热咽痛、咳嗽、口渴为特征性症状。

【用药特征】本成药长于清热疏风，清肺止咳，兼生津之功，体现治未病的思想。用药以辛凉为主，清泄肺热作用显著，适用于小儿感冒证属风热者。

【用法用量】开水冲服。1岁以下一次3g；1～3岁一次6g；4～6岁一次9g；7岁以上一次12g；一日3次。

【使用注意】肝病患儿禁服。脾虚易腹泻者慎服。不宜久服。忌食辛辣、生冷、油腻食物。

【不良反应】个别患儿可见恶心，呕吐、腹泻反应。

【规格贮藏】6g/袋。密封，置阴凉干燥处（不超过20℃）保存。

小儿解表颗粒（口服液）

【处方组成】金银花、连翘、荆芥穗、防风、紫苏叶、葛根、蒲公英、黄芩、牛蒡子（炒）、人工牛黄。

【功能主治】宣肺解表、清热解毒。主治外感风热证。症见发热恶风、头痛咳嗽、鼻塞流涕、咽喉痛痒、舌红苔薄黄、指纹青红或脉浮数。

【现代药理】具有抗病毒、解热、抗感染、镇痛等作用。

【临床应用】感冒、上呼吸道感染。临床以发热恶风、咽痛咽痒、舌红为特征症状。

【用药特征】本成药疏风解表之力较为显著，兼有清热解毒、利咽止咳之效。用药以辛凉配伍寒凉为主，佐以少量辛温解表之品，适用于外感风热表证兼有肺热者。

【用法用量】①颗粒：开水冲服。1~2岁一次4g，一日2次；3~5岁一次4g，一日3次；6~14岁一次8g，一日2~3次。②口服液：口服。1~2岁一次5ml，一日2次；3~5岁一次5ml，一日3次；6~14岁一次10ml，一日2~3次。服时摇匀。

【使用注意】风寒感冒者慎用。脾虚便稀者慎用。忌食生冷、辛辣、油腻的食品。

【规格贮藏】①颗粒：8g/袋。密封。②口服液：10ml/支；100ml/瓶。密封，置阴凉处。

小儿清热宁颗粒

【处方组成】板蓝根、金银花、黄芩、牛黄、羚羊角粉、水牛角浓缩粉、冰片、柴胡。

【功能主治】清热解毒。主治外感温热证。症见发热恶寒、壮热烦渴、高热不退、咽喉肿痛、烦躁不安、甚则惊厥、大便干结、舌质红舌苔黄燥、脉象洪数。

【现代药理】具有解热、抗炎、抗菌、抗病毒、镇痛等作用。

【临床应用】上呼吸道感染、流行性感冒。临床以壮热、咽喉肿痛、烦躁惊厥、大便干结为特征症状。

【用药特征】本成药长于清热解毒，兼有开窍醒神之效，尤擅清心肝之热。适用于温热疫毒邪犯肺卫者。

【用法用量】开水冲服。1~2岁一次4g，一日2次；3~5岁一次4g，一日3次；6~14岁一次8g，一日2~3次。

【使用注意】湿热者慎用。气虚、阴虚发热者忌用。脾胃虚弱、体质弱者慎用。热毒或邪热轻者不可轻用。忌食辛辣、油腻之品。

【规格贮藏】2g/袋。密封。

小儿双清颗粒

【处方组成】人工牛黄、羚羊角、水牛角浓缩粉、厚朴、板蓝根、连翘、拳参、石膏、莱菔子（炒）、荆

芥穗、薄荷脑、冰片。

【功能主治】清热解毒、表里双解。主治表里俱热证。症见发热口渴、咽红流涕、便干溲赤、舌红苔黄、脉数或浮数。

【现代药理】具有解热、抗感染、抗菌、抗病毒、镇痛等作用。

【临床应用】上呼吸道感染、流行性感冒。临床以发热口渴、咽红流涕、便秘、舌红苔黄为特征症状。

【用药特征】本成药解表清里，清热解毒，凉肝镇惊作用显著，兼能清泄气分邪热，但疏风解表之力较弱，具有防止小儿热盛而致痉厥神昏的作用。用药以寒凉为主，佐以少量辛温宣泄之品，为表里双解之剂，适用于小儿外感属表里俱热证，但以里热甚者为宜。

【用法用量】开水冲服。周岁以内一次1~2g；1~3岁一次2~3g；4~6岁一次3~4g；7岁以上一次4~5g。一日3次，重症者于服药后2小时加服一次。

【使用注意】脾虚患者慎用。不可过量久服。忌食生冷、油腻、辛辣食品。

【规格贮藏】2g/袋。密封。

黄栀花口服液

【处方组成】黄芩、金银花、大黄、栀子。

【功能主治】清肺泻热。主治小儿外感风热证。症见发热咳嗽、鼻塞流涕、头晕头痛、咽赤肿痛、心烦口渴、大便干结、小便短赤、舌红苔黄、指纹紫、脉浮数或滑数。

【现代药理】具有抗病毒、解热、抗炎等作用。

【临床应用】上呼吸道感染、疱疹性咽炎。临床以咽痛、便干、舌红苔黄为特征症状。

【用药特征】本成药长于清上泻下，肺肠同治，体现了以泻代清治则，清热解毒之力较强，但解表之力较弱。用药以苦寒为主，具有辛凉苦寒并用的特点，适用于邪热内郁于上中二焦者，有无表证均可使用。

【用法用量】饭后服。2.5~3岁一次5ml，4~6岁一次10ml，7~10岁一次15ml，11岁以上一次20ml，一日3次；疗程3天，或遵医嘱。

【使用注意】脾胃虚寒、大便次数多者慎用。不宜久服。忌食生冷、辛辣及油腻食物。

第三篇

【不良反应】个别患者可见恶心、呕吐、腹泻。

【规格贮藏】10ml/支。密封，置阴凉处。

小儿热速清口服液（颗粒、糖浆）

【处方组成】柴胡、黄芩、金银花、连翘、葛根、板蓝根、水牛角、大黄。

【功能主治】清热解毒、泻火利咽。主治外感风热证。症见高热、头痛、咽喉肿痛、鼻塞流涕、咳嗽、大便干结、舌红苔黄燥、指纹浮紫、脉浮数。

【现代药理】具有抗病毒、解热、抗炎、镇咳、祛痰、增强免疫功能等作用。

【临床应用】上呼吸道感染。临床以高热、咽痛、便干、舌红苔黄燥为特征症状。

【用药特征】本成药长于清热泻火，兼能解表散风。用药以辛凉宣泄为主，兼有苦寒泻下。适用于外感风热表证，以邪热内盛者较宜。

【用法用量】①口服液：口服。1岁以内一次2.5～5ml，1～3岁一次5～10ml，3～7岁一次10～15ml，7～12岁一次15～20ml，一日3～4次。②颗粒（前者为6g/袋规格，后者为2g/袋规格）：口服。1岁以内一次1.5～3g或0.5～1g；1～3岁一次3～6g或1～2g；3～7岁一次6～9g或2～3g；7～12岁一次9～12g或3～4g；一日3～4次。③糖浆：口服。1岁以内一次2.5～5ml，1～3岁一次5～10ml，3～7岁一次10～15ml，7～12岁一次15～20ml，一日3～4次。

【使用注意】风寒感冒或脾虚、大便稀薄者慎用。如病情较重或服药24小时后疗效不明显者，可酌情增加剂量。忌食生冷、油腻、辛辣食品。

【规格贮藏】①口服液：10ml/支。密封，避光。②颗粒：2g/袋；6g/袋。密封。③糖浆：10ml/支；120ml/瓶。密封，置阴凉（不超过20℃）处。

复方双花片（颗粒、口服液）

【处方组成】金银花、连翘、穿心莲、板蓝根。

【功能主治】清热解毒、利咽消肿。主治风热外感证或风热壅喉证。症见发热、微恶风、头痛、鼻塞流涕、咽红而痛或咽喉干燥灼痛、吞咽则加剧、咽扁桃体红肿、舌边尖红苔薄黄或舌红苔黄、脉浮数或数。

【现代药理】具有解热、抗炎、抗菌、抗病毒等作用。

【临床应用】上呼吸道感染、急性扁桃体炎、疱疹性角膜炎、流行性腮腺炎。临床以发热头痛、咽喉发红肿痛为特征症状。

【用药特征】本成药长于清热解毒，兼能疏散风热。用药以辛寒苦寒并用，适用于风热外感表证或风热上熏所致的乳蛾。

【用法用量】①片：口服。成人一次4片，一日4次；儿童3岁以下一次2片，一日3次；3～7岁一次2片，一日4次；7岁以上一次4片，一日3次，疗程3天。②颗粒：口服。成人一次6g，一日4次；儿童3岁以下一次3g，一日3次；3～7岁一次3g，一日4次；7岁以上一次6g，一日3次，疗程3天。③口服液：口服。成人一次20ml，一日4次。儿童3岁以下一次10ml，一日3次；3～7岁一次10ml，一日4次；7岁以上一次20ml，一日3次，疗程3天。

【使用注意】脾胃虚寒者慎用。便溏腹泻者慎用。忌烟、酒及辛辣、生冷、油腻食物。

【不良反应】口服液服药后偶见恶心、纳差、腹泻等。

【规格贮藏】①片剂：0.62g/片。密封。②颗粒剂：6g/袋。密封。③口服液：10ml/支。密封，置阴凉处。

儿感退热宁口服液（颗粒）

【处方组成】青蒿、板蓝根、菊花、苦杏仁、桔梗、连翘、薄荷、甘草。

【功能主治】解表清热、化痰止咳、解毒利咽。主治外感风热、内郁化火证。症见发热头痛、咳嗽、咽喉肿痛、舌红苔黄、脉浮数或滑数。

【现代药理】具有抗病毒、抗炎、祛痰、止咳、抗氧化等作用。

【临床应用】上呼吸道感染、急性咽炎、急性扁桃体炎。临床以发热咽痛、咳嗽舌红为特征症状。

【用药特征】本成药长于辛凉解表，清泻肺热，兼能利咽止咳，以清泻肺热为主，辛凉解表偏弱。用药以辛寒为主，透邪外出，宣降合用。适用于风热内壅，肺热郁闭所致的感冒、咽痛。

【用法用量】口服。3～5岁每次4～6ml，5～10岁每次6～10ml，10岁以上每次10～15ml，一日3次，或遵医嘱。

【使用注意】风寒感冒者慎用。脾胃虚弱、大便溏薄

者慎用。忌辛辣、生冷、油腻食物。

【规格贮藏】10ml/支。密封，置阴凉处。

小儿风热清口服液（颗粒）

【处方组成】金银花、连翘、板蓝根、荆芥穗、薄荷、僵蚕、防风、柴胡、黄芩、栀子、石膏、牛蒡子、桔梗、苦杏仁（炒）、淡竹叶、芦根、六神曲（炒）、枳壳、赤芍、甘草。

【功能主治】疏散风热、清热解毒、止咳利咽。主治外感风热证。症见发热、咳嗽、咳痰、鼻塞流涕、咽喉红肿疼痛、舌淡红苔薄黄、指纹青红或脉浮数。

【现代药理】具有抗病毒、解热、抗炎、镇痛等作用。

【临床应用】上呼吸道感染。临床以发热咳嗽、咽红肿痛、舌红苔薄黄为特征症状。

【用药特征】本成药长于解表清热，化痰止咳，兼能清热解毒、利咽消肿。用药辛凉寒凉并用，透邪与清热兼施，宣肺与肃肺并举，肺脾同治。适用于外感风热，肺热壅盛，兼有伤阴者。

【用法用量】①口服液：口服。3岁以下一次10～20ml，一日4次；3～6岁一次20～40ml，一日4次；6～14岁一次30～60ml，一日4次，或遵医嘱。用时摇匀。②颗粒：开水冲服。0～3岁一次2～4g；3～6岁一次4～8g；6～14岁一次6～12g，一日4次。

【使用注意】风寒感冒者慎用。脾虚便溏者慎用。忌食生冷、辛辣及不消化食物。

【规格贮藏】①口服液：10ml/支。密封，置阴凉处。②颗粒：6g/袋。密封，置阴凉干燥处。

芩香清解口服液

【处方组成】黄芩、广藿香、蝉蜕、石膏、葛根、大黄、芍药、板蓝根、桔梗、玄参、山豆根、甘草。

【功能主治】疏风解热、清泻里热、解毒利咽。主治表里俱热证。症见发热、鼻塞流涕、咳嗽、口干舌燥、咽喉肿痛、便秘、舌红苔黄、脉滑数。

【现代药理】具有解热、抗病毒、抗炎、泻下等作用。

【临床应用】上呼吸道感染。临床以发热咳嗽、口干、咽痛、便秘为特征症状。

【用药特征】本成药解表通里，解表、清热、攻下并用，以清热为主，解表为辅。用药具有上下分消、表里双解的特点。适用于表里俱热所致的发热、咳嗽、咽痛等。

【用法用量】口服。6月～3岁一次5ml；3～7岁一次10ml；7～14岁一次15ml，一日3次。

【使用注意】风寒感冒者或单纯风热外感者不宜。脾胃虚寒或大便溏薄者慎用。中病即止，不宜过量久服。忌辛辣、生冷、油腻食物。

【不良反应】少数患者服药后可见腹痛、腹泻等。

【规格贮藏】10ml/支，密封保存。

五粒回春丸

【处方组成】西河柳、金银花、连翘、牛蒡子（炒）、蝉蜕、薄荷、桑叶、防风、麻黄、羌活、僵蚕（麸炒）、胆南星（酒炙）、化橘红、苦杏仁（去皮炒）、川贝母、茯苓、赤芍、淡竹叶、甘草、羚羊角粉、人工麝香、牛黄、冰片。

【功能主治】宣肺透表、清热解毒。主治小儿瘟毒证。症见头痛高烧、流涕多泪、咳嗽气喘、烦躁口渴、麻疹初期、疹出不透、舌红苔薄黄、脉浮数或浮滑。

【现代药理】具有抗病毒、解热、抗炎等作用。

【临床应用】上呼吸道感染、麻疹、水痘。临床以高热烦渴、流涕多泪、咳嗽气喘、疹出不畅为特征症状。

【用药特征】本成药辛凉透表和清热凉肝合用，重在透邪外出，兼有化痰止咳，清心凉肝，适用于瘟毒初期者。

【用法用量】芦根、薄荷煎汤或温开水空腹送服。一次5丸，一日2次。

【使用注意】风热外感或风寒外感慎用。不可过量久服。忌油腻厚味。

【规格贮藏】0.12g/丸。密封，防潮。

小儿清热解毒口服液（颗粒）

【处方组成】生石膏、知母、地丁、金银花、麦门冬、黄芩、玄参、连翘、龙胆草、生地黄、栀子、板蓝根。

【功能主治】疏风解表、清热散瘟、解毒利咽、生津止渴。主治外感时邪、内有蕴热证。症见身热汗出、头痛身痛、心烦口渴、咽喉红肿疼痛、微恶寒或反恶

热、舌红苔黄、脉数或洪大。

【现代药理】具有解热、抗菌、抗病毒、增加免疫功能等作用。

【临床应用】上呼吸道感染、流行性感冒、急性咽炎、急性扁桃体炎。临床以身热汗出、心烦口渴、咽喉肿痛为特征症状。

【用药特征】本成药以清热解毒见长，兼有疏散风热，养阴生津。用药以苦寒清热为主，佐以辛凉透表，适用于邪毒内壅、兼有风热表证者。

【用法用量】口服。1次10~20ml，一日3次。

【使用注意】脾胃虚弱、阳虚便溏者慎用。不宜过量久服。忌辛辣、生冷、油腻食物。

【规格贮藏】10ml/支；60ml/瓶。密封，置阴凉处。

小儿退热口服液（颗粒）

【处方组成】大青叶、板蓝根、金银花、连翘、栀子、牡丹皮、黄芩、重楼、竹叶、地龙、白薇、柴胡。

【功能主治】疏风解表、解毒利咽。主治外感风热证。症见发热恶风、头痛目赤、咽喉肿痛，或耳下腮部肿胀、疼痛、咀嚼不便、咽喉痛痒、舌红苔黄、指纹紫或脉浮数或滑。

【现代药理】具有抗病毒、解热、抗感染等作用。

【临床应用】感冒、腮腺炎、上呼吸道感染。临床以发热恶风、咽痛腮肿、舌红苔黄为特征症状。

【用药特征】本成药清热解毒之力较为突出，兼有疏风清热之效，佐以少量凉血散瘀之品。用药辛凉寒凉并用，适用于外感风热、热毒壅盛者。

【用法用量】①口服液：口服。5岁以内一次10ml，5~10岁一次20~30ml，一日3次。②颗粒：开水冲服。5岁以内一次5g，5~10岁一次15g，一日3次；或遵医嘱。

【使用注意】风寒感冒者慎用。脾胃虚寒者慎用。饮食以流质、半流质为主。宜清淡，忌食生冷、辛辣、油腻食品。

【规格贮藏】①口服液：10ml/支。密封，置阴凉处。②颗粒：5g/袋。密封。

小儿消炎栓（双黄连栓）

【处方组成】银花、连翘、黄芩。

【功能主治】清热解毒，轻宣风热。主治外感风热证。

症见发热咳嗽、咽喉肿痛、腮腺肿痛、咽干口渴、舌红苔薄黄、脉浮数。

【现代药理】具有抗病毒、抗菌、解热、抗炎等作用。

【临床应用】上呼吸道感染、肺炎、急性扁桃体炎、腮腺炎。临床以发热咳嗽、咽红咽肿、咽干口渴为特征症状。

【用药特征】本成药长用清热解毒，兼有透泄风热的作用。用药以寒凉为主，兼用辛凉散邪之品。适用于外感风热所致的发热、咳嗽、咽痛者。

【用法用量】直肠给药。小儿每次1粒，一日2~3次。

【使用注意】肛裂患儿禁用。忌辛辣、生冷、油腻食物。

【规格贮藏】1.5g/粒。密闭，置阴凉干燥处。

玉枢散

【处方组成】麝香、冰片、朱砂、雄黄、千金子霜、红大戟、五倍子、山慈姑。

【功能主治】辟秽解毒。适用于内治湿温时邪，头昏胸闷，腹痛吐泻及小儿痰壅惊闭等症；外敷痈疽疔疮，肿核结毒等症。

【现代药理】具有抗菌、止泻、抗炎、镇静等作用。

【临床应用】急性上呼吸道感染、急性胃肠炎、痢疾、高热惊厥、皮肤及软组织急性化脓性感染、脓疱疮等。临床以头昏胸闷、腹痛吐泻、舌润而不燥、苔厚腻或浊腻为特征症状。

【用药特征】本成药药性凶猛，祛痰逐秽与醒神开窍合用。适用于感受秽恶痰浊或疫疠毒邪者。

【用法用量】口服：成人一次0.6~1.2g，一日2次；3岁以内每次0.3g，3~12岁每次0.6g，一日2次。外敷：用温开水调匀，涂敷患处，日敷数次，常蘸水潮润，易使药性吸入。

【使用注意】孕妇禁用。非重症不用。中病即止，不可过量或久服。忌生冷、油腻食物。

【规格贮藏】0.6g/瓶。密封。

珠珀猴枣散（小儿珠珀散）

【处方组成】茯神、薄荷、钩藤、双花、防风、神曲、麦芽、天竺黄、甘草、梅片、珍珠、琥珀、猴枣。

【功能主治】清热化痰、安神消积。主治小儿风热或

肺热证。症见发热、咳嗽痰鸣、不思饮食、烦躁易惊，或四肢抽搐、舌质红苔黄、脉浮数。

【现代药理】具有抗炎、镇静、祛痰、助消化等作用。

【临床应用】上呼吸道感染、急性支气管炎、急性扁桃体炎、小儿惊风。临床以咳嗽痰鸣、烦躁不宁、舌红为特征症状。

【用药特征】本成药重在化痰安神，兼能消积化滞。用药以重镇安神与清化痰热并举，适用于风热壅盛或痰热阻肺重症者。

【用法用量】用温开水送服，或调和于粥、奶等食物中服食。百日以内婴儿每次服用1/3瓶；百日～1岁每次服用1/2瓶；1～4岁每次服一瓶；5岁以上者每次服1.5～2瓶；每日2～3次。

【使用注意】婴孩宜戒食生冷、油腻、煎炸、燥热等食物。

【规格贮藏】0.3g/瓶。密封保存。宜放阴凉干燥处。

附：风热感冒中成药特点比较

中成药名	功效		临床治疗主症	
	共同点	独有功效	相同主治	主治自身特点
柴胡口服液（滴丸）	清热疏风解表	解表退热	风热外感轻证。症见发热、微恶寒或恶风、鼻塞流涕、口干身痛、舌红苔薄黄	身热面赤、头痛身楚
小儿柴桂退热口服液（颗粒）		清里退热		头身痛、流涕、咽红
小儿宝泰康颗粒		止咳化痰		咳嗽痰多、咽喉肿痛
小儿感冒颗粒（口服液、茶）		清热解毒		咳嗽痰黏、咽喉肿痛、苔黄
安儿宁颗粒		化痰止咳		咳嗽有痰、发热咽痛、苔黄燥
解表清肺丸		止咳化痰		头痛身热、咳嗽痰盛、气促作喘、咽喉疼痛、烦燥不安
银翘双解栓		清肺泻火		咽喉肿痛、咳嗽有痰、口干微渴
小儿感冒宁糖浆（合剂）		止咳		汗出不爽、咳嗽咽痛、纳呆厌食
疏清颗粒	清热解毒	宣泄肺胃	风热外感，热毒内盛证。症见高热、微恶寒或恶风、咽喉肿痛、便秘、舌红苔薄黄	鼻塞流涕、口渴、咳嗽、汗出
小儿解表颗粒（口服液）		宣肺解表		发热恶风、头痛咳嗽、咽喉痛痒
小儿清热宁颗粒		开窍醒神		发热恶寒、壮热烦渴、高热不退、咽喉肿痛、烦躁不安、大便干结
小儿双清颗粒		清热解毒、表里双解		发热口渴、咽红流涕、便干溲赤
黄栀花口服液		清肺泻热		发热咳嗽、头晕头痛、心烦口渴
小儿热速清口服液（颗粒、糖浆）	解毒利咽	清热泻火	风热外感，热毒上熏咽喉证。症见高热、咽喉红肿肿痛、便秘、舌红苔薄黄	高热头痛、鼻塞流涕、大便干结、苔黄燥

续表

中成药名	功效		临床治疗主症	
	共同点	独有功效	相同主治	主治自身特点
复方双花片（颗粒、口服液）	解毒利咽	清热消肿	风热外感，热毒上熏咽喉证。症见高热、咽喉红肿肿痛、便秘、舌红苔薄黄	发热微恶风、头痛、鼻塞流涕
儿感退热宁口服液（颗粒）		解表清热、化痰止咳		发热头痛、咳嗽
小儿风热清口服液（颗粒）		疏散风热、清热、止咳		发热、咳嗽咳痰、鼻塞流涕
芩香清解口服液		疏风解热、清泻里热、		发热，鼻塞流涕，咳嗽，口干舌燥
五粒回春丸	清热解毒、散瘟	宣肺透表	风热疫毒外袭证。症见高热、咽喉红肿或腮部肿痛、头昏、烦躁口渴、舌红苔黄	头痛高烧、流涕多泪、咳嗽气喘、麻疹初期、疹出不透
小儿清热解毒口服液（颗粒）		利咽、生津止渴		身热汗出、头痛身痛、心烦口渴
小儿退热口服液（颗粒）		疏风解表、利咽		发热恶风、头痛目赤、咽喉痛痒
小儿消炎栓（双黄连栓）		轻宣风热		发热咳嗽、腮腺肿痛、咽干口渴
玉枢散		辟秽		头昏胸闷、腹痛吐泻、痰壅惊闭
珠珀猴枣散（小儿珠珀散）		清热化痰、安神消积		发热、咳嗽痰鸣、不思饮食、烦躁易惊，或四肢抽搐、舌质红

三、暑湿感冒

香苏正胃丸

【处方组成】广藿香、紫苏叶、香薷、厚朴（姜炙）、枳壳（炒）、陈皮、砂仁、白扁豆（炒）、茯苓、山楂（炒）、六神曲（炒）、麦芽（炒）、滑石、朱砂、甘草。

【功能主治】解表化湿、和中消食。主治小儿暑湿证。症见发热恶寒、无汗、头痛、身疼、鼻塞流涕、频频腹泻、泻而不爽、呕吐酸腐、嗳气厌食、得食愈甚、吐后反快、大便秽臭、脘腹胀满、舌苔白滑或厚腻、指纹紫滞、脉浮弦或濡数。

【现代药理】具有抗炎、调节胃肠功能、镇痛等作用。

【临床应用】胃肠型感冒、小儿腹泻病、急性胃肠炎、消化不良。临床以发热恶寒、吐泻交作、脘腹胀满、

苔厚腻为使用指征。

【用药特征】本成药长于解表化湿，消食导滞，兼有芳香辟秽之效。用药具有表里双解，邪正兼顾，三焦分消之特点。适用于暑湿外感、霍乱吐泻、甚至山岚瘴气所致的泄泻或呕吐均可使用。

【用法用量】口服。一次1丸，一日1~2次；周岁以内小儿酌减。

【使用注意】风寒夹湿感冒及寒湿中阻泄泻、呕吐者慎用。脾虚便溏者慎用。不宜久服。忌食生冷、辛辣、油腻，不易消化食物。

【规格贮藏】3g/丸。密封。

金银花露（口服液）

【处方组成】金银花。

【功能主治】清热、消暑、解毒。主治暑热证。症见

暑天发热头痛、头晕口渴、多汗、四肢无力发酸、腹泻、舌苔白腻、指纹紫滞、脉浮弦或濡数。

【现代药理】具有抗菌、抗病毒、抗炎、解热、增强免疫功能等作用。

【临床应用】胃肠型感冒、急性胃肠炎、多发性疖肿、红色栗丘疹、痱子。临床以头晕口渴、多汗、四肢无力为特征症状。

【用药特征】本成药用药简单，以甘寒清热、清香燥湿的金银花制备而成，清透与凉解并举，适用于小儿痱毒或暑热口渴者。

【用法用量】①露：口服。一次60～120ml，一日2～3次。②口服液：口服。一次20ml，一日2～3次。

【使用注意】糖尿病患儿禁用。脾虚便溏者慎服。饮食宜清淡。

【规格贮藏】①露：300ml/瓶。密封，置阴凉处。②口服液：20ml/支。密封，置阴凉处。

附：暑湿感冒中成药特点比较

中成药名	功效		临床治疗主症	
	共同点	独有功效	相同主治	主治自身特点
香苏正胃丸	解表祛（暑）湿	解表化湿、和中消食	暑湿外感证。症见暑天发热头晕、口渴、倦怠腹泻、泻后不爽	用于阴暑夹滞、发热恶寒、无汗、吐泻交作、脘腹胀满、苔厚腻
金银花露（口服液）		清热、消暑、解毒		用于暑热、头晕口渴、多汗、四肢无力

四、感冒夹滞

消食退热糖浆

【处方组成】柴胡、黄芩、知母、荆芥穗、青蒿、牡丹皮、槟榔、厚朴、水牛角浓缩粉、大黄。

【功能主治】清热解毒、消食通便。主治外感时邪、内兼食滞证。症见高热不退、脘腹胀满、不思饮食、呕吐酸腐、大便酸臭，或腹痛泄泻、大便秘结、大便不畅、舌苔薄腻、指纹浮滞、脉浮滑。

【现代药理】具有解热、抗感染、镇痛、调节胃肠运动等作用。

【临床应用】上呼吸道感染、急性胃肠炎。临床以高热、腹胀厌食、大便酸臭、苔薄腻为使用指征。

【用药特征】本成药长于清热解表，兼能行气导滞。用药以寒凉为主，解表通里同用，清肝生津兼顾，适用于外感邪热，热入气分，兼食滞明显者。

【用法用量】口服。1岁以内一次5ml，1～3岁一次10ml，4～6岁一次15ml，7～10岁一次20ml，10岁以上一次25ml，一日2～3次。

【使用注意】风寒感冒、脾虚便溏者慎用。单纯风热外感者不宜。不宜久服。忌食生冷、辛辣、油腻食品。

【规格贮藏】120ml/瓶。密封，置阴凉处。

香苏调胃片

【处方组成】广藿香、香薷、紫苏叶、木香、厚朴（姜炙）、砂仁、枳壳（去瓤麸炒）、陈皮、山楂（炒）、麦芽（炒）、六神曲（麸炒）、茯苓、白扁豆（去皮）、葛根、生姜、甘草。

【功能主治】解表和中、健胃化滞。主治食积外感证。症见恶寒发热、鼻塞流涕、脘腹胀满、身热体倦、饮食少进、不思饮食、呕吐泄泻、气味酸馊、小便不利、舌苔薄腻、指纹浮滞、脉浮滑。

【现代药理】具有解热、抗感染、调节胃肠运动、促进消化等作用。

【临床应用】胃肠型感冒、小儿消化不良。临床以恶寒发热、脘胀纳呆、苔白腻为使用指征。非外感所致的食积见腹胀厌食、舌苔厚腻者亦可使用。

【用药特征】本成药解表理气作用较为明显，兼能健脾消食。用药以芳香化湿与行气消滞为主，适用于外感风寒、食滞中脘所致的感冒、霍乱吐泻、水土不服、食积厌食。

【用法用量】口服。周岁以内1～2片，1～3岁一次2～3片，3岁以上一次3～5片，一日2次。温开水送下。

【使用注意】风热夹食积者慎用。忌食辛辣、油腻性食物。

【规格贮藏】0.2g/片。密封。

小儿豉翘清热颗粒

【处方组成】连翘、淡豆豉、薄荷、荆芥、栀子（炒）、大黄、青蒿、赤芍、槟榔、厚朴、黄芩、半夏、柴胡、甘草。

【功能主治】疏风解表、清热导滞。主治小儿风热感冒挟滞证。证见发热咳嗽、鼻塞流涕、咽红肿痛、纳呆口渴、脘腹胀满、便秘或大便酸臭、溲黄、舌红苔腻、脉浮数或浮滑。

【现代药理】具有解热、抗炎、泻下、镇痛等作用。

【临床应用】上呼吸道感染、胃肠型感冒。临床以发热咽痛、腹胀便秘、大便酸臭、舌红苔腻为特征症状。

【用药特征】本成药长于疏风清热，泻下导滞。用药解表通里并行、清热消胀并举、寒温并用，以寒为主；适用于风热表证兼有食积便秘者。

【用法用量】开水冲服。6个月～1岁一次1～2g；1～3岁一次2～3g；4～6岁一次3～4g；7～9岁一次4～5g；10岁以上一次6g。一日3次。

【使用注意】风寒外感者慎用。单纯风热外感者不宜。忌生冷、辛辣、油腻之物。

【规格贮藏】2g/袋；4g/袋。密封，置阴凉干燥处。

小儿百寿丸

【处方组成】钩藤、薄荷、僵蚕（麸炒）、胆南星（酒炙）、天竺黄、牛黄、朱砂、木香、砂仁、陈皮、茯苓、苍术（制）、山楂（炒）、六神曲（麸炒）、麦芽（炒）、滑石、桔梗、甘草。

【功能主治】清热散风、消食化滞。主治小儿风热感冒夹滞证。症见发热头痛、脘腹胀满、停食停乳、不思饮食、呕吐酸腐、咳嗽痰多、惊风抽搐、舌红苔黄、指纹青紫偏滞或脉浮数偏滑。

【现代药理】具有解热、抗菌、抗炎、镇静、抗惊厥、舒张胃肠和支气管平滑肌、祛痰等作用。

【临床应用】上呼吸道感染、小儿胃肠型感冒、高热惊厥。临床以咳嗽痰多、惊风抽搐、停食停乳、舌红苔黄为特征症状。

【用药特征】本成药长于清心涤痰、消食导滞，兼能凉肝息风、疏散风热。用药重在清痰热，消积滞，具有消补兼施，消重于补，健脾化痰并举，以化痰为主的特点，适用于风热表证不著，痰热内闭心包明显且兼有食积者。

【用法用量】口服。一次1丸，一日2次；周岁以内小儿酌减。

【使用注意】风寒或暑湿感冒者慎用。慢脾风者慎用。不宜大剂量或长期服用。忌食生冷、油腻及辛辣、不易消化食物。

【规格贮藏】3g/丸。密封。

健儿清解液

【处方组成】金银花、连翘、菊花、苦杏仁、山楂、陈皮。

【功能主治】清热解表、祛痰止咳、消滞和中。主治小儿外感风热夹食滞证。症见发热咳嗽、咽喉肿痛、不思饮食、脘腹胀满、口腔糜烂、舌红苔黄腻、指纹滞、脉浮数或濡滑。

【现代药理】具有解热、抗炎、镇咳等作用。

【临床应用】上呼吸道感染、胃肠型感冒、消化不良、口腔溃疡。临床以发热、咳嗽、咽痛、纳呆、舌红苔黄腻为特征症状。

【用药特征】本成药功长清热解表，消积化痰。用药辛凉解表为主，兼有消食化痰，具有宣降结合的特点，适用于外感风热表证夹有痰食积滞轻证者。

【用法用量】口服。一次10～15ml，婴儿一次4ml，5岁以内8ml，6岁以上酌加，一日3次。

【使用注意】脾胃虚寒、大便稀溏者慎用。忌食生冷、辛辣及油腻食物。

【规格贮藏】10ml/支；100ml/瓶。密封，置阴凉（不超过20℃）干燥处。

附：感冒夹滞中成药特点比较

中成药名	功效		临床治疗主症	
	共同点	独有功效	相同主治	主治自身特点
消食退热糖浆	解表，消食化滞	清热解毒，通便	外感食滞证。症见恶寒发热、不思饮食、脘腹胀满、呕吐酸腐、大便酸臭、苔腻	高热不退、大便秘结
香苏调胃片		解表和中，健胃		鼻塞流涕、身热体倦、小便不利
小儿豉翘清热颗粒		疏风清热，导滞		咳嗽、咽红肿痛、口渴、便秘溲黄
小儿百寿丸		清热散风		发热头痛、咳嗽痰多、惊风抽搐
健儿清解液		清热和中，祛痰止咳		发热咳嗽、有痰、咽喉肿痛、口腔糜烂

五、邪热袭肺

肺热普清散

【处方组成】天竺黄、红花、丁香、檀香、降香、力嘎都、麝香、安息香、铁棒锤（幼苗）、诃子、银朱、甘草、丛菔。

【功能主治】清肺泄热、消炎。主治热邪袭肺证。症见恶寒发热、咳嗽咯痰、咽喉肿痛、舌红苔薄黄、脉浮数。

【现代药理】具有解热、抗炎作用。

【临床应用】上呼吸道感染、流行性感冒、小儿肺炎。临床以发热咳嗽、咽喉肿痛为特征症状。

【用药特征】本成药为藏药，长于清泄肺热，兼能化痰消肿，适用于外感风热表证或热邪袭肺者。

【用法用量】口服。一次1g，一日2次，小儿减量。

【使用注意】脾虚便溏者慎用。不宜过量或久服。忌食生冷、辛辣及油腻食物。

【规格贮藏】10g/瓶。密封，置阴凉干燥处（不超过20℃）保存。

六、气虚外感

馥感啉口服液

【处方组成】鬼针草、野菊花、西洋参、黄芪、板蓝根、香菇、浙贝母、麻黄、前胡、甘草。

【功能主治】清热解毒、止咳平喘、益气疏表。主治小儿气虚外感风热证。症见发热、咳嗽气喘、咽喉肿痛、汗多、反复感冒、舌淡红苔薄黄、脉浮数。

【现代药理】具有抗菌、抗病毒、解热、止咳、化痰、增加免疫功能等作用。

【临床应用】小儿反复呼吸道感染。临床以反复感冒、咳嗽咽痛、汗多为特征症状。

【用药特征】本成药益气解表与清热解毒并举，兼有化痰止咳作用。用药以苦寒清热为主，兼有甘温益气生津，佐以化痰止咳平喘之品，适用于小儿气虚外感风热轻证。

【用法用量】口服。1岁以内小儿一次5ml，一日3次；1~3岁一次10ml，一日3次；4~6岁一次10ml，一日4次；7~12岁一次10ml，一日5次；或遵医嘱。

【使用注意】心脏病和糖尿病患者禁用。脾虚易腹泻及高血压患儿慎用。气虚外感风寒者慎用。单纯风热外感者慎用。忌食辛辣、生冷、油腻食物。

【规格贮藏】10ml/支。密封，置阴凉处。

童康片

【处方组成】黄芪、白术、山药、牡蛎、防风、陈皮。

【功能主治】补肺固表、健脾益胃。主治气虚外感证。症见体虚多汗、易患感冒、倦怠乏力、食欲不振、舌淡苔薄、脉细弱。

【现代药理】具有抗疲劳、抗寒冷、提高机体免疫功能等作用。

【临床应用】小儿反复呼吸道感染。临床以易感冒、疲倦多汗、食欲不振为特征症状。

【用药特征】本成药实为玉屏风散与牡蛎散加减而成，用药重在健脾益气，固表实卫，加牡蛎以育阴潜阳，加陈皮理气以助脾运，其止汗作用较强，适用于气虚外感风寒者。

【用法用量】口服。成人一次3~4片，一日4次，嚼碎后

第三篇

吞服。儿童：4岁以下每次6片，每日2次，或每次3片，每日4次；4岁以上每次8片，每日2次，或每次4片，每日4次。连续3个月为一疗程。并可根据医生指导继续服食。口嚼服食，不易咬碎的小儿可研成粉状后用水送服。

【使用注意】宜饭前服用。气虚外感风热者不宜。忌油腻及难以消化的食物。

【规格贮藏】0.2g/片。密封。

复方黄芪健脾口服液

【处方组成】黄芪、莱菔子（炒）、白术（炒）、山楂（炒）、山药（炒）、桑叶、大枣。

【功能主治】益气固表、健脾消食。主治小儿脾胃虚弱证。症见厌食、易感冒、汗多疲倦、腹胀、舌淡苔薄、脉细。

【现代药理】具有助消化、增强免疫功能等作用。

【临床应用】小儿反复呼吸道感染、消化不良、营养不良。临床以易感冒、厌食、汗多为特征症状。

【用药特征】本成药长于健脾固表，兼能消食助运，用药以甘淡实脾为主，配伍行气消胀之品，适用于小儿脾胃虚弱兼有风热轻症者。

【用法用量】口服。3岁以下一次5～10ml，3岁以上一次10～20ml，每日2次，用时摇匀。

【使用注意】糖尿病患儿慎用。感冒时不宜服用。忌食生冷油腻及不易消化食物。

【规格贮藏】10ml/支。密闭，置凉暗处保存。

保儿宁颗粒

【处方组成】黄芪（炙）、白术（炒）、防风、芦根、鸡内金、茯苓、山药（炒）。

【功能主治】益气固表、健中醒脾。主治脾肺气虚证。症见神倦乏力、面黄肌瘦、烦躁不宁、表虚自汗、容易感冒、纳呆厌食、舌淡苔薄、脉细。

【现代药理】具有增强免疫功能等作用。

【临床应用】小儿反复呼吸道感染、小儿功能性腹痛、小儿腹泻病。临床以易感冒、厌食、汗多为特征症状。

【用药特征】本成药肺脾同治，以健脾固表为主。用药以甘淡实脾为主，配伍消食生津之品，适用于小儿肺脾两虚证。

【用法用量】开水冲服或嚼服。3岁以下一次半袋；3岁以上一次1袋；一日2次。

【使用注意】糖尿病患儿慎用。忌食生冷、油腻及不易消化食物。

【规格贮藏】10g/袋。密封。

槐杞黄颗粒

【处方组成】槐耳菌质、枸杞子、黄精。

【功能主治】益气养阴。主治气阴两虚证。症见反复感冒、头晕头昏、神疲乏力、口干气短、心悸、易出汗、食欲不振、大便秘结、舌淡苔少或花剥、脉细。

【现代药理】具有抗病毒、抑制蛋白尿、增强机体免疫功能等作用。

【临床应用】小儿反复呼吸道感染、咳嗽变异性哮喘、肾病综合征、过敏性紫癜等。临床以反复感冒、神疲乏力、心悸汗出、苔少或花剥为特征症状。

【用药特征】本成药以益气扶正与滋阴合用，生津养阴作用略强于益气，适用于气阴两虚所致的儿童体质虚弱、反复感冒或老年人病后体虚。

【用法用量】开水冲服。成人每次1～2袋，一日2次；儿童1～3周岁一次半袋，一日2次；3～12岁一次1袋，一日2次。

【使用注意】糖尿病患者禁用。外感风寒或风热患儿不宜。宜饭前服用。忌辛辣、生冷、油腻食物。

【不良反应】偶见轻微腹泻。

【规格贮藏】10g/袋。避光，密封。

附：气虚外感中成药特点比较

| 中成药名 | 功效 | | 临床治疗主症 | | |
	共同点	独有功效	相同主治	独有主治	主治自身特点
馥感啉口服液	益气解表	清热解毒，止咳平喘，疏表	气虚外感证。症见反复感冒、容易出汗、神疲乏力	气虚外感风热证	发热、咳嗽气喘、咽喉肿痛

续表

中成药名	功效		临床治疗主症		
	共同点	独有功效	相同主治	独有主治	主治自身特点
童康片	益气解表	补肺固表，健脾益胃	气虚外感证。症见反复感冒、容易汗出、神疲乏力	气虚外感风寒证	倦怠乏力、食欲不振
复方黄芪健脾口服液		益气固表，健脾消食			厌食、汗多疲倦、腹胀
保儿宁颗粒		益气固表，健中醒脾			面黄肌瘦、烦躁不宁、纳呆厌食
槐杞黄颗粒		养阴		气阴两虚证	头晕头昏、口干气短、心悸、食欲不振、大便秘结

第二节　小儿咳嗽

一、风寒袭肺

宝咳宁颗粒

【处方组成】紫苏叶、桑叶、黄芩、青黛、天花粉、人工牛黄、天南星（制）、前胡、浙贝母、麻黄、苦杏仁（炒）、桔梗、山楂（炒）、枳壳（麸炒）、陈皮、甘草。

【功能主治】清热解表、止嗽化痰。主治小儿外感风寒、内热停食证。症见发热、咳嗽、痰盛气促作喘、咯痰黄稠、咽喉肿痛、腹胀厌食、烦躁不安、舌红苔黄腻、脉浮数或滑。

【现代药理】具有镇咳、祛痰、平喘、抗菌、抗病毒、抗感染等作用。

【临床应用】急性支气管炎、上呼吸道感染、小儿喘息性支气管炎。临床以头痛身热、咳嗽痰盛、咽痛腹胀、舌红苔黄腻为特征症状。

【用药特征】本成药散寒解表、清肺化痰合用，长于清化热痰，兼能消食。用药宣肺、清肺、肃肺并举，升降合用，适用于外感风寒、邪热壅肺、痰食夹杂者。

【用法用量】开水冲服。一次2.5g，一日2次；周岁以内小儿酌减。

【使用注意】肺虚久咳或阴虚燥咳者慎用。不宜长期过量服用。忌食生冷、油腻、辛辣、蛋类、盐卤油炸食品。

【规格贮藏】5g/袋。密封，防潮。

儿童清肺丸（口服液）

【处方组成】麻黄、苦杏仁（炒）、紫苏叶、细辛、薄荷、黄芩、石膏、桑白皮（蜜炙）、板蓝根、枇杷叶（蜜炙）、天花粉、紫苏子（炒）、葶苈子、法半夏、橘红、浙贝母、前胡、白前、瓜蒌皮、石菖蒲、青礞石（煅）、甘草。

【功能主治】清肺、解表、化痰、止嗽。主治小儿风寒外束、痰热蕴肺证。症见面赤身热、咳嗽气促、痰多黏稠、咽痛声哑，兼见恶寒无汗、头痛身痛、舌红苔白、脉浮滑。

【现代药理】具有抗菌、解热、抗炎、镇咳、祛痰等作用。

【临床应用】急性支气管炎。临床以身热、咳喘气促、痰多质稠、舌红为特征症状。

【用药特征】本成药长于清热涤痰，解表止咳。用药寒热并用、宣降结合，清热涤痰之力较强，用于风寒外束，痰热壅肺之重证者较为适宜。实际运用中，有无表邪均可使用。

【用法用量】①丸：口服。一次1丸，一日2次；3岁以下一次半丸。②口服液：口服。一次20ml，6岁以下

一次10ml，一日3次。

【使用注意】久咳、阴虚燥咳、体虚久嗽者忌用。脾虚易腹泻者慎服。不宜长期服用。饮食宜清淡，忌食辛辣、生冷、油腻之品。

【规格贮藏】①丸：3g/丸。密封。②口服液：10ml/支。密闭，置阴凉处。

附：风寒袭肺中成药特点比较

中成药名	功效		临床治疗主症		
	共同点	独有功效	相同主治	独有主治	主治自身特点
宝咳宁颗粒	解表，化痰止咳	清肺消食	外感风寒咳嗽。症见咳嗽痰多、咳嗽气促	内热停食	发热、痰盛作喘、咯痰黄稠、咽喉肿痛、腹胀厌食、烦躁不安
儿童清肺丸（口服液）		清热化痰		痰热蕴肺	面赤身热、痰多黏稠、咽痛声哑，兼见恶寒无汗、头痛身痛

二、风热犯肺

小儿解感片（颗粒）

【处方组成】大青叶、柴胡、黄芩、荆芥、桔梗、甘草。

【功能主治】清热解表、消炎止咳。主治风热外袭证。症见发烧、头痛鼻塞、咳嗽喷嚏、咽喉肿痛、舌淡红苔薄黄、脉浮数。

【现代药理】具有抗菌、止咳、祛痰等作用。

【临床应用】上呼吸道感染、急性支气管炎。临床以发热鼻塞、咳嗽喷嚏、咽红咽肿为特征症状。

【用药特征】本成药疏散风热作用较强，兼能清肺热、止咳化痰。适用于外感风热兼有肺热，但肺热较轻者。

【用法用量】①片：口服。1～3岁一次1片；4～6岁一次2片；9～14岁，一次3片，一日3次，或遵医嘱。②颗粒：开水冲服。1～3岁一次1g，4～6岁一次2g，9～14岁一次3g，一日3次，或遵医嘱。

【使用注意】风寒咳嗽者不宜。肺热或痰热咳嗽者不宜。忌生冷、油腻食物。

【规格贮藏】①片：0.3g/片，密封。②颗粒：2.5g/袋。密封，防潮。

清宣止咳颗粒

【处方组成】桑叶、薄荷、苦杏仁、桔梗、白芍、紫菀、枳壳、陈皮、甘草。

【功能主治】疏风清热、宣肺止咳。主治外感风热证。症见咳嗽、咯痰、发热或鼻塞、流涕、微恶风寒、咽红或痛、舌淡苔薄黄、脉浮数。

【现代药理】具有抗菌、增加白细胞移动指数、提高白细胞趋向化功能、修复和减轻急性支气管炎模型大鼠的病理损伤等作用。

【临床应用】上呼吸道感染、急性支气管炎、支气管肺炎。临床以鼻塞流涕、咳嗽咯痰、咽红、舌淡苔薄为特征症状。

【用药特征】本成药长于宣肺止咳，疏散风热作用较弱，用药宣敛结合，兼有行气化痰之功，适用于小儿外感风热兼有痰热者。

【用法用量】开水冲服。1～3岁每次5g；4～6岁每次7.5g；7～14岁每次10g；一日3次。

【使用注意】糖尿病患儿禁服。脾虚易腹泻者慎用。风寒袭肺咳嗽不适用。忌食辛辣、生冷、油腻食物。

【规格贮藏】10g/袋。密封。

小儿麻甘颗粒

【处方组成】麻黄、石膏、苦杏仁、紫苏子、黄芩、桑白皮、地骨皮、甘草。

【功能主治】平喘止咳、利咽祛痰。主治风热犯肺证。症见发热微汗、咳嗽痰稠、呼吸急促、气急鼻煽、喉中痰鸣、口渴烦躁、面红、尿黄、舌红苔黄、脉滑数。

【现代药理】具有抗病毒、抗感染、抗菌、镇咳、平喘等作用。

【临床应用】急性支气管炎、小儿肺炎、急性咽喉炎、

咳嗽变异性哮喘、喘息性支气管炎。临床以咳喘、皮肤蒸热、口渴、舌红苔黄为使用指征。

【用药特征】本成药为麻杏石甘汤合泻白散加减而成，长于清热泻肺，兼能化痰止咳。用药重于清肺热、透伏火、泻肺气、止喘咳，其化痰之力较弱，适用于外感风热所致的肺热伏火证较宜。

【用法用量】口服。周岁以内一次0.8g，1～3岁一次1.6g，4岁以上一次2.5g，一日4次。

【使用注意】肺脾气虚、阴虚肺热者慎用。忌食生冷、辛辣、油腻食品。

【不良反应】偶见腹泻。

【规格贮藏】2.5g/袋。密封。

小儿清肺化痰口服液
（颗粒、泡腾片、咀嚼片）

【处方组成】麻黄、石膏、苦杏仁（去皮炒）、前胡、葶苈子、紫苏子（炒）、黄芩、竹茹。

【功能主治】清热化痰、止咳平喘。主治风热犯肺证。症见咳嗽痰喘、喉中作响、呼吸气促、舌红苔黄、脉滑数。

【现代药理】具有止咳、祛痰、平喘、抗感染等作用。

【临床应用】急性支气管炎、肺炎、小儿肺炎。临床以咳喘痰黄、呼吸气促、舌红苔黄为特征症状。

【用药特征】本成药长于清肺化痰，兼能宣肺止咳。用药以清热泻肺为主，配以降气化痰之品，但无明显解毒利咽之效，适用于风热袭肺偏于痰热者。

【用法用量】①口服液：口服。1岁以内一次3ml，1～5岁一次10ml，5岁以上一次15～20ml，一日2～3次。用时摇匀。②颗粒：开水冲服。周岁以内一次3g，1～5岁一次6g，5岁以上一次9～12g，一日2～3次。③泡腾片：用温开水溶解后服用。1岁以下一次1片，1～5岁一次2片，5岁以上一次3～4片，一日2～3次。④咀嚼片：咀嚼口服。周岁以下一次1片，1～5岁一次2片，5岁以上一次3～4片，一日2～3次。

【使用注意】糖尿病患儿禁用。风寒咳嗽及痰湿咳嗽、气阴不足、肺虚久咳者慎用。脾虚泄泻者慎用。忌食生冷、辛辣、油腻食品。

【规格贮藏】①口服液：10ml/支。密封，置阴凉处。②颗粒：6g/袋。密封，置阴凉干燥处。③泡腾片：

0.6g/片。密封。④咀嚼片：0.6g/片。密封。

小儿肺热咳喘颗粒

【处方组成】石膏、知母、金银花、连翘、黄芩、鱼腥草、板蓝根、麦冬、麻黄、苦杏仁、甘草。

【功能主治】清热解毒、宣肺止咳、化痰平喘。主治风热犯肺证。症见发热、有汗或无汗、头痛、鼻塞流涕、咳嗽咯痰、气急喘促、气急鼻煽、喉间痰鸣、面色红赤、咽红肿痛、舌质红而干、苔黄、脉浮数而滑。

【现代药理】具有解热、祛痰、镇咳、抗菌等作用。

【临床应用】上呼吸道感染、支气管炎、支气管肺炎。临床以发热、咳喘、咽痛、口渴、舌红为特征症状。

【用药特征】本成药为麻杏石甘汤、银翘散和白虎汤加减化裁而成。长于清解卫气，清泻肺热，兼化痰生津。用药以寒为主，重在清肺热，具有宣降结合、寒温并用的特点，适用于外感风热、邪热阻肺者。

【用法用量】开水冲服。3岁以下一次3g，一日3次；3岁以上一次3g，一日4次；7岁以上一次6g，一日3次。

【使用注意】风寒感冒、风寒闭肺喘咳、内伤肺肾亏虚喘咳者忌用。运动员慎用。饮食宜清淡，忌食油腻腥荤、辛辣刺激食物。

【不良反应】偶见轻度胃肠不适。

【规格贮藏】3g/袋。密封。

小儿清热止咳口服液（合剂、糖浆）

【处方组成】麻黄、石膏、苦杏仁（炒）、黄芩、板蓝根、北豆根、甘草。

【功能主治】清热宣肺、平喘、利咽。主治风热犯肺证。症见发热恶寒、咳嗽痰黄、气促喘息、口干音哑、咽喉肿痛、舌质红苔薄黄、脉浮数。

【现代药理】具有清热、抗炎、止咳等作用。

【临床应用】上呼吸道感染、支气管炎。临床以发热、咳喘痰黄、气促喘息咽喉肿痛、舌红为特征症状。

【用药特征】本成药长于清热宣肺，兼能解毒利咽，用药侧重于清热利咽，宣肺平喘，适用于热邪犯肺兼有邪热上熏者。

【用法用量】①口服液：口服。1～2岁一次3～5ml，3～5岁一次5～10ml，6～14岁一次10～15ml，一日3次。用时摇匀。②合剂：口服。1～2岁一次3～5ml，3～5

岁一次5~10ml，6~14岁一次10~15ml，一日3次。用时摇匀。③糖浆剂：口服。1~2岁一次3~5ml，3~5岁一次5~10ml，6~14岁一次10~15ml，一日3次。用时摇匀。

【使用注意】风寒感冒者慎用。脾胃虚弱这慎用。忌食生冷、辛辣、油腻食品。

【规格贮藏】①口服液：10ml/支，密封。②合剂：90ml/支，密封。③糖浆剂：100ml/瓶，密封。

小儿清热利肺口服液

【处方组成】麻黄、生石膏、银花、连翘、牛蒡子（炒）、射干、苦杏仁、葶苈子、车前子、瓜蒌皮、海浮石。

【功能主治】清热宣肺、止咳平喘。主治小儿风热犯肺证。症见发热、咳嗽或咯痰、流涕或鼻塞、咽痛口渴、舌红或苔黄、脉浮滑或滑数。

【现代药理】具有止咳、平喘、祛痰、抗菌、解热、抗炎等作用。

【临床应用】急性支气管炎。临床以发热、喘咳痰黄、口渴咽痛、舌红苔黄为使用指征。

【用药特征】本成药长于清肺化痰，利咽止咳。用药泻肺热与化痰热并重，兼能解毒利咽。适用于风热犯肺夹有痰热壅滞者。

【用法用量】口服：儿童1~2岁一次3~5ml，3~5岁一次5~10ml；6~14岁一次10~15ml，一日3次。

【使用注意】风寒咳嗽者慎用。脾胃虚弱者慎用。高血压、心脏病患儿慎用。运动员慎用。忌食生冷、辛辣食物。

【不良反应】个别患者可见恶心、呕吐、腹泻、头晕。

【规格贮藏】10ml/支，密封。

小儿咳喘灵颗粒（口服液、泡腾片）

【处方组成】麻黄、石膏、苦杏仁、瓜蒌、金银花、板蓝根、甘草。

【功能主治】宣肺清热、止咳祛痰。主治风热袭肺证。症见发热不退、恶风、微有汗出、咳嗽咯痰、痰浓色黄、喘息气促、舌红苔黄、脉浮数或浮滑。

【现代药理】具有解热、平喘、镇咳、抗菌等作用。

【临床应用】上呼吸道感染、急性支气管炎、小儿肺炎、急性扁桃体炎、急性咽喉炎。临床以发热咳喘、痰浓色黄、舌红苔黄为特征症状。

【用药特征】本成药由麻杏石甘汤加减而成。长于清热宣肺，清肺热作用较为明显，兼能化痰止咳。用药宣降同用，清解结合，适用于风热袭肺兼有痰热轻证者。

【用法用量】①颗粒：开水冲服。2岁以内一次1g，3~4岁一次1.5g，5~7岁一次2g，一日3~4次。②口服液：口服。2岁以内一次5ml，3~4岁一次7.5ml，5~7岁一次10ml，一日3~4次。③泡腾片：加温开水泡腾溶解后口服。2岁以内一次1片；3~4岁一次1.5片；5~7岁一次2片；一日3~4次。

【使用注意】风寒感冒、阴虚肺热喘咳者慎用。脾胃虚弱者慎用。忌食生冷、辛辣、油腻食品。

【规格贮藏】①颗粒：3g/袋。密封。②口服液：10ml/支。密封，置阴凉处（不超过20℃）。③泡腾片：1.5g/片。密封。

小儿清肺止咳片

【处方组成】黄芩、栀子（姜炙）、紫苏叶、菊花、板蓝根、牛黄、知母、葛根、川贝母、紫苏子（炒）、苦杏仁（去皮炒）、枇杷叶、前胡、桑白皮（蜜炙）、射干、冰片。

【功能主治】清热解表、止咳化痰。主治外感风热、肺火内闭证。症见身热咳嗽、气促痰多、痰黏黄稠、烦躁口渴、咽痛便干、舌红苔黄乏津、脉数或滑数。

【现代药理】具有止咳、祛痰、抗炎、解热等作用。

【临床应用】急性支气管炎。临床以身热咳喘、痰黄质稠、咽痛便干、舌红苔黄乏津为特征症状。

【用药特征】本成药长于解表清热，化痰止咳。其疏散风热作用较弱，清热解毒、清泄肺热作用较为显著，同时兼有较弱的利咽作用，适用于风热外袭、肺火闭阻者。

【用法用量】口服。周岁以内一次1~2片，1~3岁一次2~3片，3岁以上一次3~5片，一日2次。

【使用注意】肺虚久咳、阴虚燥咳者慎用。3岁以上少年儿童，每次最大量不超过5片。不宜过量久服。忌食生冷、辛辣、油腻食品。

【规格贮藏】0.2g/片。密封。

附：风热犯肺中成药特点比较

中成药名	功效		临床治疗主症		
	共同点	独有功效	相同主治	独有主治	主治自身特点
小儿解感片（颗粒）	解表止咳	清热消炎	风热犯肺证。症见发热鼻塞、咳嗽喷嚏、咽红、苔薄	偏于肺热者	发烧头痛、咽喉肿痛
清宣止咳颗粒		疏风宣肺		偏于肺气失宣者	咳嗽咯痰、微恶风寒、咽红或痛
小儿麻甘颗粒	辛凉宣泄，清肺平喘	祛痰止咳，利咽	外感风邪，邪热壅肺证。症见身热不解、咳逆气急、鼻煽、口渴、有汗或无汗、舌苔薄白或黄、脉滑而数者	偏于肺热夹痰者	咳嗽痰稠、呼吸急促、气急鼻煽、喉中痰鸣、口渴烦躁
小儿清肺化痰口服液（颗粒、泡腾片、咀嚼片）		化痰止咳		偏于痰热，痰重于热者	咳嗽痰喘、喉中作响、呼吸气促
小儿肺热咳喘颗粒		清热解毒，止咳化痰		偏于痰热，热重于痰者	咳嗽咯痰、气急喘促、气急鼻煽、喉间痰鸣、面色红赤、咽红肿痛、舌质红而干
小儿清热止咳口服液（合剂、糖浆）		清热利咽		偏于热毒上熏者	咳嗽痰黄、口干暗哑、咽喉肿痛
小儿清热利肺口服液		清热止咳		偏于痰热，痰热并重者	发热、咳嗽或咯痰、咽痛、口渴
小儿咳喘灵颗粒（口服液、泡腾片）		止咳祛痰		偏于痰热阻肺者	咳嗽咯痰、痰浓色黄、喘息气促
小儿清肺止咳片		清热解表，止咳化痰		表里俱热者	身热咳嗽、气促痰多、痰黏黄稠、烦躁口渴、咽痛便干、舌红苔黄乏津

三、痰浊阻肺

小儿止咳糖浆（颗粒）

【处方组成】甘草流浸膏、桔梗流浸膏、氯化铵、橙皮酊。

【功能主治】祛痰镇咳。主治痰湿阻肺证。症见咳嗽气促、痰多色白或黄、咯痰不爽、气喘、甚则呼吸困难、可伴发热流涕、舌红苔薄黄或黄、脉浮数或滑数。

【现代药理】具有祛痰、镇咳、平喘、抗菌等作用。

【临床应用】急性支气管炎、喘息性支气管炎、哮喘等。临床以咳嗽咯痰、痰多色白为特征症状。

【用药特征】本成药为中西药合用制剂，燥湿化痰、祛痰止咳作用明显，兼有宣降肺气、理气健脾、宣肺利咽的作用。适用于小儿痰湿阻肺所致的咳嗽。

【用法用量】①糖浆：口服。2～5岁一次5ml，2岁以下酌情递减；5岁以上一次5～10ml，一日3～4次。②颗粒：开水冲服。1岁一次2g，2～5岁一次4g，6～10岁一次4～8g，1岁以内依次递减或遵医嘱；一日3次。

【使用注意】婴儿、糖尿病患儿、心脏病患儿、消化性溃疡患儿慎用。脾虚易腹泻者慎服。肝肾功能异常者慎用。不能过量服用。不应与优降宁等单胺氧化酶抑制剂、磺胺嘧啶、呋喃妥因、洋地黄类药物同用。忌食生冷、辛辣、油腻食品。

【不良反应】偶可引起较严重的恶心呕吐。

【规格贮藏】①糖浆：90ml/瓶；100ml/瓶。遮光密封，置阴凉处。②颗粒：4g/袋。密封。

第三篇

鹭鸶咯丸

【处方组成】麻黄、苦杏仁、石膏、甘草、细辛、紫苏子（炒）、芥子（炒）、牛蒡子（炒）、瓜蒌皮、射干、青黛、蛤壳、天花粉、栀子（姜炙）、人工牛黄。

【功能主治】宣肺、化痰、止咳。主治痰浊阻肺证。症见咳嗽阵作、痉咳不已、痰鸣气促、咽干声哑、咽红肿痛、咳嗽痰多、稠黏难咯、面赤唇红、烦躁不宁、尿赤便干、舌苔白或黄、脉滑数。

【现代药理】尚未检索到本成药相关的现代药理。

【临床应用】百日咳、急性支气管炎。临床以喘咳阵作、痰黄质稠、咽痛便干、舌红为特征症状。

【用药特征】本成药为麻杏石甘汤、黛蛤散合三子养亲汤化裁而来，长于清热涤痰，止咳平喘。用药以宣肺为主，寒热并用，适用于痰浊阻肺者。

【用法用量】梨汤或温开水送服。一次1丸，一日2次。

【使用注意】风寒咳嗽、体虚久咳者忌用。可嚼服，也可分份吞服。不宜长期过量服用。顿咳患儿应及时隔离治疗4~7周。饮食宜清淡，避免接触异味、煎炒、烟尘、辛辣刺激食物等。

【规格贮藏】1.5g/丸。密封。

附：痰浊阻肺中成药特点比较

中成药名	功效		临床治疗主症		
	共同点	独有功效	相同主治	独有主治	主治自身特点
小儿止咳糖浆（颗粒）	化痰止咳	祛痰镇咳	痰湿阻肺证。症见咳嗽痰多、痰黏难咯	痰湿阻肺	痰多色白、喉中痰鸣
鹭鸶咯丸		宣肺清热		痰浊阻肺，兼有热象者	咳嗽阵作、痉咳不已、痰鸣气促、咽干声哑、咽红肿痛、咳嗽痰多、稠黏难咯、面赤唇红、烦躁不宁

四、痰热蕴肺

小儿宣肺止咳颗粒

【处方组成】麻黄、防风、滇黄芩、桔梗、白芥子、苦杏仁、葶苈子、马蓝、黄芪、淮山药、山楂、甘草。

【功能主治】宣肺解表、清热化痰。主治小儿外感风热、痰热壅肺证。症见咳嗽痰多、痰黄黏稠、咯痰不爽、气喘、甚则呼吸困难、可伴发热、黄涕、咽部肿痛、舌红苔薄黄或黄、脉浮数或滑数。

【现代药理】具有抗病毒、抗炎、止咳等作用。

【临床应用】急性气管炎、支气管炎、毛细支气管炎、小儿肺炎。临床以咳嗽喘咳、痰黄黏稠难咯、自汗畏风、舌红苔黄为特征症状。

【用药特征】本成药长于益气解表，清热化痰，兼能健脾化痰。用药以寒热并用，宣散肃降结合，适用于气虚外感风热，痰热壅肺兼有食滞者。

【用法用量】用温开水冲服。1岁以内一次1g，1~3岁一次2g，4~7岁一次3g，8~14岁一次4g，一日3次，3天为一疗程；或遵医嘱。

【使用注意】风寒咳嗽者慎用。无表证的痰热壅肺证不宜。忌食辛辣、生冷、油腻食物。

【不良反应】大剂量服用，可能有轻度胃肠不适反应。

【规格贮藏】3g/袋。密封。

保童化痰丸

【处方组成】黄芩、黄连、紫苏叶、羌活、葛根、胆南星（酒炙）、天竺黄、前胡、浙贝母、桔梗、苦杏仁（炒）、陈皮、化橘红、法半夏、木香、枳壳（麸炒）、党参、茯苓、甘草、冰片、朱砂。

【功能主治】清热化痰、止咳定喘。主治小儿痰热蕴肺兼外感风寒证。症见咳嗽痰盛、气促喘急、烦躁不安、头痛身热、舌红苔黄腻、脉滑数。

【现代药理】具有解热、祛痰、镇咳、抗炎、平喘等作用。

【临床应用】急性支气管炎、上呼吸道感染。临床以

头痛身热、咳嗽痰盛、气促喘急为特征症状。

【用药特征】本成药重在清热化痰，能外散风寒，内清痰热，兼有健脾化痰、镇静安神的作用。用药以清化痰热为主，兼用辛温散寒和健脾化痰之品，适用于小儿肺胃痰热兼有感风寒所致的咳喘。

【用法用量】口服。一次1丸，一日2次；周岁以内小儿酌减。

【使用注意】肺脾虚弱、阴虚燥咳者慎用。单纯痰热壅肺者不宜。不宜久服或过量服用。忌食生冷、油腻、辛辣食物。

【规格贮藏】3g/丸。密封。

肺力咳合剂（胶囊）

【处方组成】黄芩、前胡、百部、红花龙胆、梧桐根、红管药。

【功能主治】清热解毒、镇咳祛痰。主治痰热犯肺证。症见咳嗽咯痰、痰稠色黄、咯痰不爽、舌红苔黄、脉滑。

【现代药理】急性气管炎、支气管哮喘、小儿肺炎。临床以咳嗽痰黄、咯痰不爽、舌红为特征症状。

【临床应用】具有镇咳、祛痰、抗炎等作用。

【用药特征】本成药清热化痰、镇咳作用较为突出，兼能清肺止咳，适用于痰热犯肺所致的咳喘较剧者。

【用法用量】①合剂：口服。7岁以内一次10ml，7～14岁一次15ml；成人一次20ml，一日3次；或遵医嘱。②胶囊：口服。一次3～4粒，一日3次。

【使用注意】糖尿病患儿慎用。脾虚易腹泻者慎服。风寒袭肺咳嗽不适用。忌食辛辣、生冷、油腻食物。

【规格贮藏】①合剂：100ml/瓶。密封。②胶囊：0.3g/粒。密封。

儿童咳液

【处方组成】蓼大青叶、紫菀、前胡、枇杷叶、桔梗、麻黄、苦杏仁、百部、甘草。

【功能主治】清热化痰、宣降肺气、止咳平喘。主治痰热阻肺证。症见咳嗽气喘、吐痰黄稠、咳痰不爽、胸闷气促、口干咽痛、舌红苔黄腻、脉滑数。

【现代药理】具有祛痰、镇咳、解热、抗炎等作用。

【临床应用】急性支气管炎、慢性支气管炎。临床以

咳嗽气喘、痰稠难咯、胸闷气促、咽喉疼痛为特征症状。

【用药特征】本成药降气止咳、润肺化痰作用较为突出，兼能清肺热，用药宣润清化，适用于痰热蕴塞所致的咳喘证。

【用法用量】口服。1～3岁一次5ml，4岁以上一次10ml，一日4次。

【使用注意】肺脾气虚、阴虚燥咳者慎用。不宜过量久服。忌食生冷、油腻、辛辣食品。

【规格贮藏】10ml/支。密封，置阴凉处。

小儿咳喘颗粒

【处方组成】麻黄、石膏、黄芩、鱼腥草、苦杏仁（炒）、川贝母、天竺黄、紫苏子（炒）、莱菔子（炒）、桔梗、僵蚕（炒）、茶叶、细辛、山楂（炒）、甘草。

【功能主治】清热宣肺、化痰止咳、降逆平喘。主治小儿痰热壅肺证。症见发热面赤、咳嗽痰多、气急喘促、稠黏难咯、舌红苔黄、脉滑数。

【现代药理】具有解热、平喘、镇咳、抗炎等作用。

【临床应用】急性支气管炎。临床以发热面赤、咳嗽气喘、痰黄质稠、舌红苔黄为使用指征。

【用药特征】本成药长于清热涤痰，宣肺止咳，兼有消食和胃作用。用药宣降并举、寒温并用，清肺化痰、降气平喘作用较为突出，适用于痰热阻肺夹有食滞轻证者较宜。

【用法用量】温开水冲服。1岁以内一次2～3g，1～5岁一次3～6g，6岁以上一次9～12g，一日3次。

【使用注意】风寒咳嗽、阴虚燥咳者忌用。脾胃虚寒者慎用。不宜过量服用。饮食宜清淡，忌食辛辣、生冷、油腻之品。

【规格贮藏】6g/袋。密封、阴凉干燥处。

祛痰灵口服液

【处方组成】鲜竹沥、鱼腥草。

【功能主治】清肺化痰。主治痰热壅肺证。症见咳嗽痰多，或喉中痰鸣、质黏厚或稠黄、咯吐不爽、舌红苔黄腻、脉滑数。

【现代药理】具有祛痰、镇咳、抗炎、抗菌、增强免

疫功能等作用。

【临床应用】急性支气管炎、慢性支气管炎。临床以咳嗽痰多、痰黏难咯为特征症状。

【用药特征】本成药清热化痰作用突出。用药苦寒辛寒并用，清肺热、祛痰热并举，兼能健胃消食，以绝生痰之源，适用于痰热壅肺兼有食滞者为宜。

【用法用量】口服。成人一次30ml，一日3次；2岁以下一次15ml，一日2次；2~6岁一次30ml，一日2次；6岁以上一次30ml，一日2~3次。

【使用注意】体质虚弱及脾胃虚寒者慎用。肺结核患儿慎用。寒湿咳喘者慎用。忌食辛辣、油腻食物。

【规格贮藏】30ml/支。密封，避光、置阴凉处（不超过20℃）保存。

小儿百部止咳糖浆

【处方组成】百部（蜜制）、桑白皮、黄芩、知母、苦杏仁、桔梗、天南星（制）、陈皮、枳壳（炒）、麦冬、甘草。

【功能主治】清肺、止咳、化痰。主治痰热蕴肺证。症见咳嗽痰多、痰黄黏稠、咯吐不爽，或痰咳不已、日轻夜重、咳剧时伴有深吸气样鸡鸣声、痰稠难出、小便短赤、大便干燥、舌红苔黄、脉滑数。

【现代药理】具有镇咳、祛痰等作用。

【临床应用】百日咳、急性支气管炎等。临床以咳嗽剧烈、痰稠难咯、溲黄便干、舌苔黄为特征症状。

【用药特征】本成药清肺化痰之力较强，兼能理气。用药以清肺、宣肺、肃肺、润肺并举，肺脾兼顾，以清热化痰为主，适用于痰热兼有肺热者。

【用法用量】口服。2岁以上一次10ml，2岁以内一次5ml，一日3次。

【使用注意】风寒咳嗽、阴虚燥咳者忌用。顿咳患儿应及时隔离治疗4~7周。饮食宜清淡，忌食辛辣、生冷、油腻之品。

【规格贮藏】10ml/支，密封。

金振口服液

【处方组成】羚羊角、平贝母、大黄、黄芩、牛黄、青礞石、生石膏、甘草。

【功能主治】清热解毒、祛痰止咳。主治痰热蕴肺证。

症见发热咳嗽、咳吐黄痰、咯痰不爽、舌质红、苔黄腻、脉滑。

【现代药理】具有抗病毒、镇咳、祛痰等作用。

【临床应用】急性支气管炎。临床以咳嗽气促、咯痰不爽、痰黄质黏为特征症状。

【用药特征】本成药清肺化痰、涤痰止咳作用突出。用药以清肺热、涤痰热、凉肝通腑共用，适用于痰热阻肺所致的咳喘。

【用法用量】口服。6个月~1岁一次5ml，一日3次；2~3岁一次10ml，一日2次；4~7岁一次10ml，一日3次；8~14岁一次15ml，一日3次。疗程5~7天，或遵医嘱。

【使用注意】糖尿病患儿慎用。脾胃虚弱、大便稀溏者慎用。风寒咳嗽或体虚久咳者忌服。中病即止，不可过量久服。忌辛辣、生冷、油腻食物。

【不良反应】偶见便溏。

【规格贮藏】10ml/支。密封。

清肺消炎丸

【处方组成】麻黄、石膏、地龙、牛蒡子、葶苈子、牛黄、苦杏仁（炒）、羚羊角。

【功能主治】清肺化痰、止咳平喘。主治痰热阻肺证。症见咳嗽气喘、胸胁胀痛、吐痰黄稠、舌红苔黄腻、脉滑数。

【现代药理】具有抗炎、抗菌、抗病毒、镇咳、平喘等作用。

【临床应用】上呼吸道感染、急性支气管炎、慢性支气管炎的急性发作、毛细支气管炎、肺炎、流行性感冒等。临床以咳嗽痰稠、胸胁胀痛、喘息气急为特征症状。

【用药特征】本成药以辛凉宣泄，清肺平喘见长。用药清肺、宣肺、降肺三法并用，升降相宜，兼能凉肝镇惊，适用于痰热阻肺以痰热壅盛明显者。

【用法用量】口服。1岁以内小儿一次10丸，1~3岁一次20丸，3~6岁一次30丸，6~12岁一次40丸，12岁以上及成人一次60丸，一日3次。

【使用注意】高血压、肝病、糖尿病、肾病患儿慎用。脾虚便溏者慎用。忌烟、酒及辛辣、生冷、油腻食物。

【规格贮藏】0.133g/丸。密封。

小儿热咳口服液

【处方组成】麻黄（蜜炙）、生石膏、苦杏仁、红花、连翘、大黄、瓜蒌、桑白皮、败酱草、甘草（蜜炙）。

【功能主治】清热宣肺、化痰止咳。主治痰热壅肺证。症见咳嗽、痰黄或喉中痰鸣、发热咽痛、口渴、大便干、舌红苔薄腻、脉滑。

【现代药理】具有解热、抗菌、抗炎等作用。

【临床应用】急性支气管炎。临床以咳嗽痰黄、咽痛便干口渴为特征症状。

【用药特征】本成药辛凉宣泄、清热化痰作用明显，兼有通腑泻热，以泻代清。用药以苦寒为主，肺与大肠并治，泻肺热化痰热作用突出。适用于痰热壅肺、肺热偏盛者为宜。

【用法用量】口服。2～6岁一次10ml；7～14岁一次20ml；一日3次。疗程为7天。

【使用注意】脾虚便溏者慎用。不可过量久服。忌食辛辣、生冷、油腻食物。

【不良反应】偶见服药后腹痛。

【规格贮藏】10ml/支。密封，置阴凉处。

小儿珍贝散

【处方组成】人工牛黄、珍珠、川贝母、天竺黄、沉香、胆南星、煅硼砂、冰片。

【功能主治】清热、消炎、止咳、化痰。主治痰热壅肺证。症见咳嗽气促、咯痰黄黏、烦躁便干、舌红苔黄、脉滑数。

【现代药理】具有祛痰、镇咳、平喘、抗菌等作用。

【临床应用】急性气管炎、支气管炎、喘息性支气管炎。临床以咳嗽痰盛、烦躁便干为特征症状。

【用药特征】本成药清化痰热作用明显，兼能安神镇

惊。适用于小儿痰热壅盛且里热较甚者。

【用法用量】用温开水送服或用糖水调服。2岁以下一次0.15～0.3g；3～5岁一次0.3～0.6g；6～12岁一次0.6～0.9g，一日3次。

【使用注意】脾虚患儿慎用。大便溏薄者慎用。忌生冷甜食。

【规格贮藏】0.3g/瓶或0.3g/袋。密封，避光，置阴凉处。

小儿消积止咳口服液

【处方组成】连翘、枇杷叶（蜜炙）、瓜蒌、枳实、葶苈子（炒）、桔梗、山楂（炒）、莱菔子（炒）、槟榔、蝉蜕。

【功能主治】清热肃肺、消积止咳。主治小儿饮食积滞、痰热蕴肺证。症见咳嗽痰鸣、夜间加重、痰黏黄稠、腹胀口臭、舌红苔黄腻、脉滑数。

【现代药理】具有镇咳、促进消化等作用。

【临床应用】上呼吸道感染、急性支气管炎、小儿肺炎。临床以咳喘痰鸣、痰黄质稠、腹胀口臭、舌红苔黄腻为特征症状。

【用药特征】本成药长于清热化痰，消积止咳。用药升降兼施，肺脾兼顾，热痰气食并治，适用于小儿食积胃脘，痰热郁肺者。

【用法用量】口服。1岁以内一次5ml，1～2岁一次10ml，3～4岁一次15ml，5岁以上一次20ml，一日3次。5天为一疗程。

【使用注意】体质虚弱、肺气不足、肺虚久咳、大便溏薄者慎用。3个月以下婴儿不宜服用。饮食宜清淡，忌食生冷、辛辣、油腻食品。

【不良反应】偶见腹泻。

【规格贮藏】10ml/支。密封，置阴凉处（不超过20℃）。

附：痰热蕴肺中成药特点比较

中成药名	功效		临床治疗主症		
	共同点	独有功效	相同主治	独有主治	主治自身特点
小儿宣肺止咳颗粒	宣肺解表，清热化痰	疏散风热、益气消食	痰热蕴肺兼表证。症见咳嗽痰盛、痰黄黏稠、咯痰不爽、烦躁不安	外感风热兼有气虚者	发热、流黄涕、咽部肿痛
保童化痰丸		疏散风寒、止咳定喘		外感风寒证	头痛身热、喘咳气急

续表

中成药名	功效		临床治疗主症		
	共同点	独有功效	相同主治	独有主治	主治自身特点
肺力咳合剂（胶囊）	清热，止咳祛痰	解毒、镇咳	痰热蕴肺，肺失宣肃证。症见咳嗽咯痰、痰稠色黄、咯痰不爽、舌红苔黄	痰热犯肺证	咯吐黄痰
儿童咳液		宣降肺气、止咳平喘		肺气失宣明显者	胸闷气促、口干咽痛、苔黄腻
小儿咳喘颗粒		宣肺、降逆平喘		痰热重证	发热面赤、气急喘促、稠黏难咯
祛痰灵口服液	清肺化痰	涤痰	痰热蕴肺轻证。症见咳嗽痰多、痰鸣质黏、咯吐不爽、舌红苔黄腻	肺热痰热并重者	痰多痰鸣、质黏色黄、咯吐不爽
小儿百部止咳糖浆		止咳		腑气不通	痰咳不已、日轻夜重、咳剧时伴有深吸气样鸡鸣声
金振口服液	清热化痰，祛痰止咳	解毒	痰热蕴肺，热重于痰者。症见发热咳嗽、咳吐黄痰、咯痰不爽、舌质红、苔黄腻	内热重者	咳嗽剧烈、烦躁不宁、便干溲赤
清肺消炎丸		化痰平喘		痰热喘甚	咳嗽气喘、胸胁胀痛
小儿热咳口服液		宣肺化痰		肺热显著	喉中痰鸣、发热咽痛、口渴、大便干
小儿珍贝散	清热化痰	消炎止咳	痰热蕴肺，痰热并重者。症见咳嗽痰鸣、痰黄质黏、便干、舌红苔黄腻	痰热壅盛偏里热者	咳嗽气促、咯痰黄黏、烦躁
小儿消积止咳口服液		肃肺消积		兼有食积化热者	咳嗽痰鸣、夜间加重、痰黏黄稠、腹胀口臭

五、肺热蕴肺

小儿肺热平胶囊

【处方组成】人工牛黄、地龙、珍珠（制）、拳参、牛胆粉、甘草、平贝母、人工麝香、射干、朱砂、黄连、黄芩、羚羊角、寒水石、冰片、紫草、柴胡。

【功能主治】清热化痰、止咳平喘、镇惊开窍。主治小儿肺热证。症见喘咳、吐痰黄稠、高热烦渴、神昏谵妄、抽搐、舌红苔黄腻、脉滑数。

【现代药理】具有解热、镇静、止咳、祛痰等作用。

【临床应用】急性支气管炎、小儿肺炎。临床以喘咳、吐黄黏痰、高热神昏为特征症状。

【用药特征】本成药清热镇惊，兼能清肺化痰、止咳平喘。用药以苦寒辛凉并用，兼有凉血开窍作用，适用于肺热壅盛重证。

【用法用量】口服。6个月以内小儿一次服0.125g；7~12个月一次服0.25g；1~2岁一次服0.375g；2~3岁一次服0.5g；3岁以上一次服0.75~1.0g；一日3~4次。

【使用注意】肝肾功能不全者慎用。不宜久服。运动员慎用。忌辛辣油腻食物。

【规格贮藏】0.25g/粒。密封。

小儿肺热咳喘口服液（颗粒）

【处方组成】石膏、知母、金银花、连翘、黄芩、鱼腥草、板蓝根、麦冬、麻黄、苦杏仁、甘草。

【功能主治】清热解毒、宣肺化痰。主治肺卫有热证。症见发热重、有汗或无汗、头痛、鼻塞流涕、喷嚏、咽红肿痛、咳嗽气促、咯痰、气急喘促、舌淡红、苔薄黄、脉浮数而滑。

【现代药理】具有解热、祛痰、镇咳、抗菌等作用。

【临床应用】急性上呼吸道感染、急性支气管炎、支气管肺炎、支气管哮喘。临床以发热重、咽痛口渴、咳喘咯痰、舌淡红苔黄为特征症状。

【用药特征】本成药为麻杏石甘汤合白虎汤化裁而成，长于清解肺卫，宣肺化痰，尤擅清热解毒。用药较为寒凉，非热盛不可妄用，且使用时中病即止，不可久

服过服。本药具有寒温并用,以寒为主的特点,适用于风热或风温疫毒邪犯肺卫、热盛津伤者所致的感冒、咳嗽、气喘。

【用法用量】①口服液:口服。1~3岁一次10ml,一日3次;4~7岁一次10ml,一日4次;8~12岁一次20ml,一日3次。或遵医嘱。②颗粒:开水冲服。3岁以下一次3g,一日3次;3岁以上一次3g,一日4次;7岁以上一次6g,一日3次。

【使用注意】高血压、心脏病患儿慎用。风寒感冒、风寒闭肺喘咳、内伤肺肾亏虚喘咳者忌用。不可过量久服。饮食宜清淡,忌食油腻腥荤、辛辣刺激食物。

【不良反应】大剂量时偶见恶心、呕吐、胃部不适、轻度腹泻或大便次数增多。

【规格贮藏】①口服液:10ml/支。密封。②颗粒:3g/袋。密封。

小儿肺热清颗粒

【处方组成】麻黄(蜜炙)、石膏、苦杏仁(炒)、桑白皮(蜜炙)、葶苈子(炒)、当归、丹参、地龙、僵蚕(炒)、甘草。

【功能主治】清肺化痰、止咳平喘。主治肺热证。症见咳嗽咳痰、痰多色黄、气急喘促、小便黄、大便干、舌红、苔黄或腻、脉滑数。

【现代药理】具有抗病毒、抗菌、镇咳、祛痰、平喘等作用。

【临床应用】急性支气管炎、小儿肺炎。临床以咳嗽痰多、气喘便干、舌红为特征症状。

【用药特征】本成药清热化痰,平喘作用较为突出。用药辛凉宣泄,降气涤痰,兼能活血凉血,适用于小儿肺热证以喘咳明显者。

【用法用量】口服。1~3岁一次4g,3~7岁一次6g,7~12岁一次8g,12~14岁一次12g,一日3次。疗程为5天。

【使用注意】高血压、心脏病患儿慎用。忌辛辣、油腻食物。

【不良反应】个别患儿服药后出现轻度恶心、呕吐、腹泻等胃肠反应;偶见患儿出现口唇发干。

【规格贮藏】4g/袋。密封,置阴凉干燥处(不超过20℃)。

羚贝止咳糖浆

【处方组成】紫菀(蜜)、茯苓、麻黄、知母、金银花、陈皮、半夏(姜)、前胡、远志(制)、平贝母、罂粟壳、山楂、羚羊角。

【功能主治】宣肺化痰、止咳平喘。主治肺热证。症见咳嗽、时有呛咳、咳痰黏稠、痰多色黄、气急喘促、小便黄、大便干、舌红、苔黄或腻、脉滑数。

【现代药理】具有抗菌、镇咳、祛痰、平喘等作用。

【临床应用】急性支气管炎、小儿肺炎。临床以呛咳痰多、气急喘粗、舌红为特征症状。

【用药特征】本成药止咳平喘作用较为突出,用药寒热并用,宣敛结合,兼有消食,适用于小儿肺热证兼有痰浊咳嗽剧烈者。

【用法用量】口服。1岁以内一次服2~4ml,1~3岁一次服5~10ml,4~6岁一次服10~15ml,7~12岁一次服15~20ml,15岁以上一次服20~30ml,一日3次,饭前30分钟服用。

【使用注意】高血压、心脏病患儿慎用。不宜久用。忌辛辣、油腻食物。

【规格贮藏】10ml/支。密封,置阴凉干燥处(不超过20℃)。

附:肺热蕴肺中成药特点比较

中成药名	功效		临床治疗主症		
	共同点	独有功效	相同主治	独有主治	主治自身特点
小儿肺热平胶囊	清热化痰	止咳平喘,镇惊开窍	肺热证。症见咳嗽喘促、痰多色黄、小便黄、大便干、舌红苔黄	兼有热盛惊风者	喘咳、吐痰黄稠、高热烦渴、神昏谵妄、抽搐
小儿肺热咳喘口服液(颗粒)		解毒化痰		热盛津伤者	发热重、头痛、鼻塞流涕、咽红肿痛

续表

中成药名	功效		临床治疗主症		
	共同点	独有功效	相同主治	独有主治	主治自身特点
小儿肺热清颗粒	清热化痰	止咳平喘	肺热证。症见咳嗽喘促、痰多色黄、小便黄、大便干、舌红苔黄	兼有痰热	咳痰、痰多色黄、气急喘促
羚贝止咳糖浆		宣肺化痰，止咳平喘		兼有宣肃失职者	时有呛咳、咳痰黏稠、气急喘促

六、虚实夹杂

羊胆丸

【处方组成】羊胆干膏、百部、白及、浙贝母、甘草。

【功能主治】止咳化痰、止血。主治阴虚燥热证。症见咳嗽少痰、痰中带血、口干舌燥、舌红苔薄黄或花剥、脉数。

【现代药理】具有镇咳、祛痰、平喘、镇静、止血、抗结核等作用。

【临床应用】急性支气管炎、慢性支气管炎、百日咳、肺结核。临床以咳嗽痰少、痰中带血、咽干口燥为特征症状。

【用药特征】本成药滋阴润肺、止咳、止血作用明显。用药清热而不过寒凉，清中有补，润中有通，适用于阴虚而燥热伤肺者。

【用法用量】口服。一次3g，一日3次。

【使用注意】肺热或痰热咳嗽者不宜。脾胃虚寒者慎用。忌食辛冷、油腻。

【规格贮藏】60g/瓶。密闭，防潮。

小儿肺咳颗粒

【处方组成】人参、茯苓、白术、陈皮、鸡内金、大黄（酒炙）、鳖甲、地骨皮、北沙参、炙甘草、青蒿、麦冬、桂枝、干姜、附子（制）、瓜蒌、桑白皮、款冬花、紫菀、桑白皮、胆南星、黄芪、枸杞子。

【功能主治】健脾益肺、止咳平喘。主治肺脾不足、痰湿内壅证。症见咳嗽或痰多稠黄、咳吐不爽、气短喘促、动辄汗出、食少纳呆、周身乏力、舌红苔厚、脉滑偏弱。

【现代药理】具有镇咳、抗感染、提高免疫功能等作用。

【临床应用】支气管炎。临床以咳嗽、痰多稠黄、咳吐不爽、气短、喘促为特征症状。

【用药特征】本成药既能健脾益气，又能养阴生津，为阴阳双补之剂，兼能清热燥湿化痰。亦能健胃消食以绝生痰之源，补而不滞，但化痰止咳之力较弱，故临床适用于脾肺不足，而痰咳不甚者为宜。

【用法用量】开水冲服。1岁以下一次2g；1～4岁一次3g；5～8岁一次6g；一日3次。

【使用注意】高热咳嗽慎用。饮食宜清淡，忌食生冷、辛辣、油腻食品。

【规格贮藏】2g/袋；6g/袋。密封。

附：虚实夹杂中成药特点比较

中成药名	功效		临床治疗主症		
	共同点	独有功效	相同主治	独有主治	主治自身特点
羊胆丸	化痰止咳	止血	虚实夹杂证。症见咳嗽咯痰、咯吐不爽、舌红	阴虚燥热证	咳嗽少痰、痰中带血、口干舌燥、苔薄黄或花剥
小儿肺咳颗粒		健脾益肺，平喘		肺脾不足，痰湿内壅证	咳嗽或痰多稠黄、咳吐不爽、气短、喘促、动辄汗出、食少纳呆、周身乏力、苔厚

第 2 章 脾胃系病证

第一节 小儿泄泻

一、伤食泄泻

小儿泄泻停颗粒

【处方组成】大黄（制）、苍术、羌活、制川乌、车前子、甘草。

【功能主治】清热燥湿、消积止泻。主治食滞胃肠证。症见大便泄泻、含有不消化食物、粪色深黄而臭，或微见黏液、肢体倦怠、舌苔厚腻、脉滑数。

【现代药理】具有止泻、改善肠道吸收、镇痛等作用。

【临床应用】小儿腹泻病、急性肠炎等。临床以泄泻味臭、夹有不消化食物、肢体倦怠、苔厚腻为特征症状。

【用药特征】本成药长于燥湿止泻，兼能消积导滞。用药具有寒热并用、通因通用的特点，兼有利小便而实大便之义。适用于湿热食积所致的泄泻，若兼化热象，呈寒热错杂之象，更为适合。

【用法用量】开水冲服。6个月以内一次1g，6个月～3岁一次2g，一日2次。

【使用注意】阴虚火旺，脾胃虚寒者慎用。不宜过量久服。饮食宜清淡，忌食辛辣、油腻、不易消化的食品。

【规格贮藏】2g/袋。密封。

绿梅止泻颗粒

【处方组成】山楂、乌梅、绿茶。

【功能主治】消食化滞，止泻。主治饮食积滞证。症见大便泄泻、臭秽、有不消化食物、腹胀腹痛、泻后痛减、舌苔厚腻、脉滑。

【现代药理】具有止泻、抗菌、抗炎、助消化等作用。

【临床应用】小儿腹泻病、消化不良。临床以腹痛腹泻、泻下臭秽、泻后痛减、舌苔厚腻为特征症状。

【用药特征】本成药长于消食和胃，醒脾止泻，兼能清热利湿。用药酸敛为主，消利结合，但作用较弱，适用于伤食所致腹泻、腹胀轻证兼有化热之象者。

【用法用量】开水冲服。一次1袋，一日3次。一周岁以下儿童酌减或遵医嘱。

【使用注意】糖尿病患儿禁用。饮食宜清淡，忌辛辣、生冷、油腻食物。

【规格贮藏】10g/袋。密封。

胃肠安丸

【处方组成】厚朴（姜炙）、枳壳（麸炒）、木香、沉香、檀香、川芎、大黄、巴豆霜、朱砂、麝香、大枣（去核）。

【功能主治】芳香化浊、理气止痛、健胃导滞。主治湿浊中阻、食滞不化证。症见纳差、不思饮食、粪便酸臭、嗳气腐浊、恶心呕吐、腹胀腹痛、大便泄泻、夹有黏液或泻痢腹痛、里急后重、舌苔厚腻、脉滑数。

【现代药理】具有抗菌、抗病毒、止泻等作用。

【临床应用】小儿腹泻病、消化不良、小儿肠炎、急性痢疾。临床以腹胀便溏、泻下黏滞、里急后重、纳呆、苔厚腻为使用指征。

【用药特征】本成药长于行气导滞，芳香化浊，兼能理气止痛。用药以芳化湿浊、行气消滞为主，兼能攻下通便，通因通用，适用于湿食中阻所致的泄泻较宜，兼有气滞腹胀者更为适宜。

【用法用量】口服。小丸一次20丸，一日3次；小儿周岁内一次4～6丸，一日2～3次；1～3岁一次6～12丸，一日3次；3岁以上酌加。大丸一次4丸，一日3次；小儿酌减。

【使用注意】湿热或虚寒所致泄泻痢疾者慎用。脾胃虚弱者慎用。不可久用，中病即止。忌食辛辣、油腻食品。

【规格贮藏】0.02g/丸。密封。

附：伤食泄泻中成药特点比较

中成药名	功效		临床治疗主症		
	共同点	独有功效	相同主治	独有主治	主治自身特点
小儿泄泻停颗粒	消食化滞	清热燥湿，止泻	食滞胃肠证。症见大便泄泻、含有不消化食物、腹胀腹痛、泻后痛减、粪色深黄而臭、舌苔厚腻	兼有湿热	肢体倦怠、便有黏液
绿梅止泻颗粒		止泻		兼有气滞者	腹胀腹痛、泻后痛减
胃肠安丸		芳香化浊，理气止痛，健胃		湿浊中阻	纳差厌食、恶心呕吐、里急后重

二、寒湿泄泻

小儿广朴止泻口服液

【处方组成】广藿香、苍术、茯苓、泽泻、厚朴（姜制）、车前草、陈皮、六神曲（炒）。

【功能主治】祛湿止泻、和中运脾。主治寒湿困脾证。症见泄泻、大便稀溏或水样、腹胀腹痛、纳差呕吐，或见发热、舌淡苔白腻、脉濡。

【现代药理】具有止泻、抗菌、抗病毒、抗感染、提高免疫功能等作用。

【临床应用】轮状病毒性肠炎、非感染性腹泻等。临床以泄泻、水样便、腹胀纳呆、苔白腻为使用指征。

【用药特征】本成药长于祛湿运脾、醒脾化湿、行气导滞。用药燥湿利湿兼用，行气健脾并举，兼能消食。适用于寒湿困脾兼有伤食的泄泻较宜。

【用法用量】口服。3～6个月一次5ml，一日3次；7个月～1岁一次5ml，一日4次；2～3岁一次10ml，一日3次；4～7岁一次10ml，一日4次。3天为一疗程，或遵医嘱。

【使用注意】湿热泄泻忌用。忌食生冷、油腻食物。

【规格贮藏】10ml/支。密封，避光。

泻定胶囊

【处方组成】铁苋菜、石榴皮、丁香、炮姜、山楂（炭）。

【功能主治】温中燥湿、涩肠止泻。主治小儿寒湿内盛证。症见大便泻下清稀、甚则水样、肠鸣漉漉、脘腹冷痛、食少纳呆、舌苔白腻、脉弦滑或弦紧。

【现代药理】具有抗菌、止泻等作用。

【临床应用】小儿腹泻病、急性肠炎、慢性肠炎。临床以泻下清稀、脘腹冷痛、纳呆为特征症状。

【用药特征】本成药长于温中行气、涩肠止泻，兼能消食导滞。用药寒温并用，以温为主，散敛结合，以敛为主。适用于寒湿中阻轻证所致的泄泻较宜。

【用法用量】口服。1岁以内一次1粒，1～3岁一次2粒，3岁以上一次3粒，一日4次。温开水送服。疗程5天，或遵医嘱。

【使用注意】脾胃湿热、大肠湿热者忌用。宜食用易消化食物，忌生冷、辛辣、油腻之品。

【规格贮藏】0.25g/粒。密封。在阴凉干燥处（不超过20℃）保存。

附：寒湿泄泻中成药特点比较

中成药名	功效		临床治疗主症		
	共同点	独有功效	相同主治	独有主治	主治自身特点
小儿广朴止泻口服液	温中燥湿，止泻	和中运脾	寒湿泄泻证。症见泄泻、大便稀溏或水样、腹胀腹痛、纳差、呕吐、舌淡苔白腻	兼有脾运失健	腹胀纳呆、呕吐
泻定胶囊		涩肠		兼有阳虚	脘腹冷痛、肠鸣漉漉

三、湿热泄泻

儿泻停颗粒

【处方组成】茜草藤、乌梅、甘草。

【功能主治】清热燥湿、固肠止泻。主治湿热内蕴证。症见大便呈水样或蛋花汤样、次数增多，或伴有发热、腹痛、恶心、呕吐、舌红苔腻、脉滑数。

【现代药理】具有止泻、抗炎、抗菌等作用。

【临床应用】小儿腹泻病、小儿肠炎。临床以水样便、腹痛恶心、舌红苔腻为特征症状。

【用药特征】本成药长于清热利湿，涩肠止泻，兼能酸甘化阴。用药苦、酸、涩并举，其清热燥湿之力较弱，酸敛生津作用较强，适用于湿热泄泻轻证较宜。

【用法用量】开水冲服。1～6个月一次0.5g，7个月～2岁一次1g，3岁一次2g，4～6岁一次3g，7～14岁一次4g；一日3次。3天为一疗程。

【使用注意】脾虚或脾肾阳虚者慎用。重度营养不良、痢疾及便脓血者慎用。饮食宜清淡，忌食辛辣、油腻食品。

【规格贮藏】0.5g/袋；1g/袋。避光，密封保存。

苍苓止泻口服液

【处方组成】苍术、茯苓、黄芩、葛根、柴胡、金银花、青木香、槟榔、金樱子、马鞭草、甘草。

【功能主治】除湿清热、运脾止泻。主治湿热泄泻。症见水样或蛋花样粪便，或夹有黏液、无热或发热、腹胀、舌红苔黄、脉滑数、指纹紫。

【现代药理】具有抗炎、止泻、抗菌等作用。

【临床应用】小儿轮状病毒性肠炎。临床以水样便、腹胀、舌红苔黄为特征症状。

【用药特征】本成药长于清热祛湿，兼能升阳止泻，理气收涩。用药清热祛湿并举，运脾理气兼顾，适用于大肠湿热之泄泻。

【用法用量】饭前口服。6个月以下一次5ml；6个月～1岁一次5～8ml；1～4岁一次8～10ml；4岁以上一次10～20ml，一日3次。3日为一疗程，或遵医嘱。

【使用注意】寒性泄泻慎用。不宜大量或长期服用。饮食宜清淡，忌食辛辣、油腻食品。

【不良反应】偶见呕吐。

【规格贮藏】10ml/支。遮光。密封保存。

小儿泻速停颗粒

【处方组成】地锦草、茯苓、儿茶、乌梅、山楂（炒焦）、白芍、甘草。

【功能主治】清热利湿、健脾止泻、缓急止痛。主治大肠湿热证。症见大便稀薄如水样、便下不爽、气味秽臭、腹痛纳差、肛门灼热、舌苔黄腻、脉濡数或滑数。

【现代药理】具有抑制肠蠕动、镇痛、解痉、改善肠功能等作用。

【临床应用】小儿腹泻病、小儿秋季腹泻、迁延性腹泻、慢性腹泻。临床以便溏黏滞、便下不爽、腹痛、肛门灼热、苔黄腻为特征症状。

【用药特征】本成药长于清热利湿、健脾止泻、消食涩肠，兼能缓急止痛。用药渗湿利湿并用，酸甘化阴兼能健脾，适用于湿热壅遏大肠所致的泄泻。

【用法用量】口服。6个月以内一次1.5～3g，6个月～1岁一次3～6g，1～3岁一次6～10g，3～7岁一次10～15g，7～12岁一次15～20g，一日3～4次。或遵医嘱。

【使用注意】虚寒泄泻者慎用。饮食宜清淡，忌生冷、油腻、辛辣食物。

【规格贮藏】3g/袋。密封。

小儿泻痢片

【处方组成】黄连、黄芩、葛根、茯苓、滑石粉、焦山楂、厚朴、乌梅、白芍、甘草。

【功能主治】清热利湿、止泻。主治湿热下注证。症见大便次数增多或里急后重、下利赤白、粪色黄而臭、食欲不振、腹痛、舌红苔黄微腻、脉滑数。

【现代药理】具有抑制肠蠕动、解痉、止泻等作用。

【临床应用】小儿腹泻病、急性痢疾、急性肠炎。临床以腹泻、下利赤白、便臭腹痛、苔黄腻为特征症状。

【用药特征】本成药长用清热利湿止泻，兼能缓急涩肠。用药外疏内清，表里同治，清湿热、利湿热并重，酸甘化阴，缓急止痛，适用于湿热泄痢。

【用法用量】口服。周岁以内一次1片，2～3岁一次

2~3片，4岁以上一次4~6片。

【使用注意】寒湿或虚寒泻痢者忌用。饮食宜清淡，忌生冷、油腻、辛辣食物。

【规格贮藏】0.18g/片。密封，置阴凉处。

附：湿热泄泻中成药特点比较

中成药名	功效		临床治疗主症		
	共同点	独有功效	相同主治	独有主治	主治自身特点
儿泻停颗粒	清热祛湿，止泻	燥湿固肠	主治湿热泄泻证。症见腹泻便溏、水样或蛋花汤样、次数增多、泻下不爽、舌红苔腻、脉滑数	兼有伤阴轻证者	水样或蛋花汤样便，或伴有发热、腹痛、恶心呕吐
苍苓止泻口服液		运脾除湿		脾运失健	水样或蛋花样便，或夹有黏液、腹胀
小儿泻速停颗粒		健脾利湿，缓急止痛		脾虚	水样便、便下不爽、气味秽臭、腹痛纳差、肛门灼热
小儿泻痢片		利湿		脾虚	里急后重、下利赤白、气味秽臭、食欲不振、腹痛

四、虚实夹杂

秋泻灵颗粒（合剂）

【处方组成】马蹄香。

【功能主治】理气化湿、健脾止泻。主治脾虚湿困证。症见大便时溏时泻、反复发作、略有饮食不慎大便次数即可增多、夹见不化水谷、饮食减少、脘腹胀满不舒、面色少华、肢倦乏力、舌淡苔白、脉弱。

【现代药理】具有抗菌、抗轮状病毒等作用。

【临床应用】小儿秋季腹泻、轮状病毒性肠炎、非感染性腹泻、伤食泄泻等。临床以大便时溏时泻、反复发作、饮食减少、脘腹胀满为特征症状。

【用药特征】本成药长于化湿止泻，兼能健脾理气。用药甘淡苦辛并用，既能消风散气，又能健脾止泻，适用于脾虚湿困或饮食积滞所致的泄泻为宜。

【用法用量】①颗粒：口服。婴儿一次5g，幼儿一次10g，一日4次。②合剂：口服。婴儿一次5ml，幼儿一次10ml，一日4次。

【使用注意】寒湿泄泻或单纯脾虚泄泻者不宜。忌食生冷油腻及不易消化食品。

【规格贮藏】①颗粒：5g/袋。密封，置阴凉处。②合剂：10ml/瓶；100ml/瓶。密封，置阴凉处。

健脾止泻宁颗粒

【处方组成】党参、莲子、白扁豆、黄连、黄芩、金银花、建曲、山楂、车前子（盐炙）、干姜。

【功能主治】清热除湿、健脾止泻。主治脾虚湿热证。症见泄泻、大便稀溏或水样、腹胀腹痛、纳差、呕吐，或见发热、舌淡苔白腻、脉濡数。

【现代药理】具有止泻、抗炎、镇痛、调节肠道微生物和电解质、调节胃肠运动、提高免疫功能等作用。

【临床应用】小儿腹泻病、急性肠炎、非感染性腹泻、肠道菌群失调等。临床以腹泻便溏、腹胀腹痛、纳差、苔薄白为特征症状。

【用药特征】本成药长于健脾益气，清热化湿。用药甘淡实脾与清热燥湿并举，兼能健脾消食，实寓利小便以实大便之法，适用于小儿泄泻证属脾胃气虚、湿热为困者。

【用法用量】开水冲服。1岁一次5g，一日6次；2岁一次10g，一日5次；3~4岁一次15g，一日4次。

【使用注意】寒湿泄泻或单纯湿热泄泻者慎用。忌食生冷、油腻和不容易消化的食物。

【规格贮藏】10g/袋。密封。

双苓止泻口服液

【处方组成】黄芩（酒炙）、茯苓、猪苓、白术（麸

炒）、陈皮、法半夏、贯众、肉桂、地榆（炒炭）。

【功能主治】清热化湿、健脾止泻。主治湿热内蕴、脾虚失健证。症见水样或蛋花样粪便、可有少量黏液、每日大便数次或数十次、伴有发热、腹痛、口渴、尿少、舌红苔黄腻、脉濡滑或指纹紫滞。

【现代药理】具有抗感染、解热、抗菌、抗轮状病毒、增强细胞免疫功能等作用。

【临床应用】小儿秋季腹泻、轮状病毒性肠炎。临床以腹泻、少量黏液、舌红苔黄腻为特征症状。

【用药特征】本成药长于清热解毒，健脾祛湿止泻。用药具有寒热并用、气行湿化、培土制水的特点。适用于大肠湿热，热重于湿，兼脾失健运所致的泄泻。

【用法用量】口服。1岁以下儿童一次3～5ml；1～3岁一次5～7ml；3岁以上一次10ml，一日3次，3天为一疗程，或遵医嘱。

【使用注意】寒湿泄泻或单纯脾虚泄泻者不宜。忌食生冷油腻及不易消化食品。

【不良反应】偶见呕吐等消化道反应。

【规格贮藏】10ml/支。密封。

婴儿健脾散（颗粒、口服液）

【处方组成】白扁豆（炒）、白术（炒）、山药（炒）、木香、鸡内金（炒）、川贝母、人工牛黄、碳酸氢钠。

【功能主治】健脾、消食、止泻。主治脾虚夹滞证。症见大便次数增多、质稀气臭、消化不良、面色萎黄、乳食少进、腹痛腹胀、睡眠不宁、肌肉消瘦、神疲倦怠、舌苔厚腻、脉濡滑。

【现代药理】具有止泻、促进胃肠运动、增强免疫功能等作用。

【临床应用】婴儿非感染性腹泻、小儿消化不良。临床以腹泻便溏、腹胀少食、夜卧不宁、苔厚腻为特征症状。

【用药特征】本成药为中西结合制剂，长于健脾消食止泻，兼能清热化痰、行气消胀。用药以甘淡实脾为主，佐以苦凉，适用于脾虚食滞兼有热象者。

【用法用量】①散：口服。1～3岁一次1～2g，1岁以内0.5g，一日2次。②颗粒：口服。1岁以内一次1g，1～3岁一次4g，4～7岁一次8g，一日2次。③口服液：口服。6个月以内一次5ml，6个月～1岁一次10ml，1～2

岁一次15ml，一日3次。

【使用注意】糖尿病患儿禁服。风寒泻、湿热泻者忌用。忌生冷、油腻、辛辣和不易消化的食物。

【规格贮藏】①散：1g/袋。密封，防潮。②颗粒：4g/袋，密封，防潮，置阴凉处（不超过20℃）。③口服液：10ml/支。密封。

健脾康儿片

【处方组成】人参、白术（麸炒）、茯苓、山药（炒）、山楂（炒）、鸡内金（醋炙）、木香、陈皮、使君子肉（炒）、黄连、甘草。

【功能主治】健脾养胃、消食止泻。主治脾虚胃肠不和证。症见大便稀溏、食后作泻、或痛则欲泻、粪便酸臭、脘腹胀痛、面色萎黄、肌肉消瘦、食少倦怠、舌淡苔白、脉细弱或细弦。

【现代药理】具有增强免疫功能、调节胃肠功能、促进消化、止泻等作用。

【临床应用】小儿腹泻病、小儿营养不良等。临床以便溏腹胀、食后作泻、粪便酸臭、舌淡苔白为特征症状。

【用药特征】本成药长于健脾消食止泻，兼能清热行气。用药具有消补兼施，以补为主，甘淡苦寒并行，以甘淡为主的特点。适用于脾虚食滞兼有化热轻证者。

【用法用量】口服。1岁以内一次1～2片，1～3岁一次2～4片，3岁以上一次5～6片，一日2次。

【使用注意】寒凝气滞或脾胃湿热者忌用。不宜与藜芦、五灵脂、皂荚或其制剂同服。饮食宜清淡，选择易消化食品。不宜吃萝卜。

【规格贮藏】0.2g/片。密封。防潮。

止泻保童颗粒

【处方组成】人参、白术（麸炒）、茯苓、白扁豆、苍术（制）、广藿香、木香、丁香、檀香、砂仁、肉豆蔻（煨）、肉桂、吴茱萸。

【功能主治】健脾止泻、温中化痢。主治脾胃虚弱、寒湿凝结证。症见水泻痢疾、肚腹疼痛、口干舌燥、四肢倦怠、恶心呕吐、小便不利、舌淡苔白腻、脉濡缓。

【现代药理】具有抗菌、抗病毒、抗感染、止泻等作用。

【临床应用】小儿腹泻病。临床以水泻痢疾、口干舌燥、四肢倦怠、苔白腻为特征症状。

【用药特征】本成药既能健脾燥湿止泻，又能温里健中助运，且善芳香化浊，用药以温补为主，醒脾作用明显适用于小儿脾胃虚弱、寒湿凝结所致泄泻。

【用法用量】开水冲服。一次2.5g（半袋），一日2次，周岁内小儿酌减。

【使用注意】湿热泄泻忌用。忌食生冷、油腻食物。

【规格贮藏】5g/袋。密封，防潮。

小儿石蔻散

【处方组成】石榴、锁阳、萹蓄、红花、龙骨（炭）、大蒜（炭）、肉桂、五灵脂（炭）、豆蔻、益智、寒水石（制）。

【功能主治】平息巴达干协日，消粘毒。蒙医辨证为巴达干协日者。症见大便次数增多，呈黄绿色水样便、带有未消化的食物及奶瓣、部分有泡沫或黏液、伴腹痛、腹胀、恶心、呕吐、口渴、舌苔白或黄、尿白或黄、量少、脉象缓、沉或细致。

【现代药理】具有止泻、抗病毒、助消化等作用。

【临床应用】轻、中型小儿轮状病毒性肠炎。临床以水样便、完谷不化为特征症状。

【用药特征】本成药为蒙药。长用止泻，用药寒热并用，涩肠作用明显，适用于虚寒泄泻兼有食积者。

【用法用量】温开水调后饭前服。6～11个月一次1/2袋，1～4岁一次2/3袋，4～7岁一次1袋，一日3次。

【使用注意】湿热泄泻者不宜。过敏体质者慎用。请在蒙医指导下使用。忌生冷、油腻食物。

【规格贮藏】2g/袋。密封，置阴凉处。

抱龙丸

【处方组成】薄荷、白芷、紫苏叶、广藿香、防风、独活、荆芥、川芎（酒蒸）、茯苓、白术（炒）、山药、陈皮、砂仁、荜茇、厚朴、木香、香附（四制）、檀香、天麻、僵蚕（姜炙）、天竺黄、白附子、法半夏、赤石脂、诃子（去核）、朱砂、白芍。

【功能主治】祛风化痰、健脾和胃。主治脾胃不和、风热痰内蕴证。症见腹泻、脘腹胀满、时见腹痛、恶心呕吐、不思饮食、夜卧不安、大便稀溏、多食后作泻、面色萎黄、肌肉消瘦、神疲倦怠、舌苔淡白、舌苔厚腻、脉濡滑或滑数。

【现代药理】具有促进消化、镇静、止泻、促进胃肠吸收功能等作用。

【临床应用】小儿腹泻病、小儿消化不良、小儿营养不良。临床以腹泻腹胀、便溏呕吐、消瘦夜惊、苔厚腻为特征症状。

【用药特征】本成药长于祛风胜湿，行气导滞，兼能健脾涤痰，涩肠止泻。用药祛湿、健脾、涩肠合用；祛湿多以风药和行气为主，祛风能胜湿，气行则湿化；健脾止泻与涩肠止泻并用。适用于痰湿困脾，气滞中脘者。

【用法用量】口服。1岁以内一次1丸，1～2岁一次2丸。一日2～3次。

【使用注意】湿热泻、伤食泻者不宜。不宜久服，过量服。饮食宜清淡，忌食辛辣、油腻食品。

【规格贮藏】1.56g/丸。密封。

附：虚实夹杂泄泻中成药特点比较

中成药名	功效		临床治疗主症		
	共同点	独有功效	相同主治	独有主治	主治自身特点
秋泻灵颗粒（合剂）	健脾止泻	理气化湿	脾虚夹湿证。症见腹泻便溏、反复发作、泻下不爽、腹胀纳呆、苔腻、脉滑	兼有寒湿	稍有饮食不慎即便次增多、不化水谷、面色少华、肢倦乏力
健脾止泻宁颗粒		清热除湿		兼有湿热	大便稀溏或水样、腹胀腹痛、纳差呕吐，或见发热
双苓止泻口服液		清热化湿		兼有湿热	水样或蛋花样粪便、可有少量黏液、伴有发热、腹痛、口渴、尿少

续表

中成药名	功效		临床治疗主症		
	共同点	独有功效	相同主治	独有主治	主治自身特点
婴儿健脾散（颗粒、口服液）	健脾止泻	消食	脾虚食积证。症见腹泻、食后作泻、便臭腹胀、食少倦怠	兼有化热	睡眠不宁、肌肉消瘦、神疲倦怠
健脾康儿片		消食		兼有胃肠不利	痛则欲泻、泻后痛减、舌淡苔白
止泻保童颗粒	健脾止泻	温中化痢	虚实兼夹证。症见腹泻腹痛、泻下不爽、纳呆、恶心呕吐、倦怠乏力、苔腻、脉滑	寒热凝结	水泻痢疾、口干舌燥、恶心呕吐、小便不利
小儿石蔻散		温中涩肠		寒热互结	完谷不化、部分有泡沫或黏液、恶心呕吐、口渴、苔白或黄、量少
抱龙丸		祛风化痰，和胃		风热痰内蕴	脘腹胀满、夜卧不安、多食后作泻、面色萎黄、肌肉消瘦、苔厚腻

五、脾虚泄泻

健儿止泻颗粒

【处方组成】芋头。

【功能主治】固脾止泻。主治脾虚伤食证。症见腹泻、泻下完谷不化、食少腹胀、舌淡苔白、脉细弱。

【现代药理】具有助消化、促进小肠吸收、调节肠道菌群等作用。

【临床应用】婴幼儿迁延性慢性腹泻、肠道菌群失调、营养不良等。临床以腹泻日久、食少纳呆腹胀为特征症状。

【用药特征】本成药用药单一，长于健脾实脾、渗湿止泻，适用于脾胃虚弱所致泄泻。

【用法用量】开水冲服。1岁以内一次6g，1~5岁一次6~12g，5岁以上一次12~18g，一日3次。

【使用注意】糖尿病患儿慎用。食滞胃痛、肠胃湿热者忌用。忌辛辣、生冷、油腻及不易消化的食物。

【规格贮藏】6g/袋。密封。

止泻灵颗粒

【处方组成】党参、白术（炒）、薏苡仁（炒）、茯苓、白扁豆（炒）、山药、莲子、陈皮、泽泻、甘草。

【功能主治】健脾益气、渗湿止泻。主治脾胃虚弱证。症见大便溏泄、腹胀纳呆、四肢无力、形体虚羸、饮食不化、或吐或泻、胸脘痞塞、倦怠无力、舌淡苔白、脉细弱。

【现代药理】具有止泻、调节肠道菌群、增强免疫功能等作用。

【临床应用】小儿迁延性腹泻、小儿腹泻病、轮状病毒性肠炎等。临床以便溏腹胀、消瘦倦怠、舌淡苔白为特征症状。

【用药特征】本成药长于健脾止泻，为标本兼治，重在治本之剂。用药甘淡实脾为主，兼能渗湿利湿，利小便而实大便，适用于脾虚湿胜所致的泄泻较为适宜。

【用法用量】口服。一次12g。6岁以下儿童减半或遵医嘱；一日3次。

【使用注意】糖尿病患儿慎用。感受外邪、内伤饮食或湿热腹泻者忌用。宜饭前服用或进食同时服。饮食宜清淡，忌食辛辣、油腻之品。

【规格贮藏】6g/袋；12g/袋。密封。

泻痢保童丸

【处方组成】人参、白术（麸炒）、茯苓、白扁豆（去皮）、苍术、广藿香、木香、丁香、檀香、砂仁、肉豆蔻（煨）、肉桂、吴茱萸（甘草炙）、芡实（麸炒）、薏苡仁（麸炒）、车前子（盐炙）、滑石、黄连、诃子肉、天冬、麦冬、槟榔。

【功能主治】健脾化湿、温中止泻。主治脾胃虚弱证。症见久泻久痢、腹中作痛、饮食少进、精神疲倦、舌淡苔白、脉细弱。

【现代药理】具有止泻、调节胃肠功能、增强免疫功能等作用。

【临床应用】慢性腹泻、迁延性腹泻。临床以久泻久痢、食少纳呆、舌淡苔白为特征症状。

【用药特征】本成药多用芳香行气醒脾之品，温中涩肠之药，用药标本兼顾、气阴双补、寒热并用，长于温中健脾，涩肠止泻，兼有清热生津之功。适用于脾虚泄泻、尤以寒热错杂的久泻久痢较为适宜。

【用法用量】口服。一次1丸，一日3次。周岁以内小儿酌减。

【使用注意】糖尿病患儿禁服。实证泄泻者不宜。忌辛辣、生冷、油腻及不易消化等食物。

【规格贮藏】3g/丸。密封。

小儿止泻安颗粒

【处方组成】茯苓、陈皮、木香（煨）、砂仁、肉豆蔻（煨）、赤石脂（煅）、伏龙肝。

【功能主治】健脾和胃、固肠止泻。主治脾胃虚弱证。症见大便稀溏、食后作泻、大便色淡不臭、面色萎黄、神疲倦怠、纳呆厌食、舌苔淡白、脉濡弱或细。

【现代药理】具有止泻、抑制胃肠运动、镇痛、抗菌等作用。

【临床应用】小儿腹泻病、慢性肠炎、小儿消化不良等。临床以便溏泄泻、色淡不臭、脘腹胀痛、畏寒肢冷、苔淡白为特征症状。

【用药特征】本成药长于行气健脾，涩肠温中，尤以固肠止泻见长。用药具有散收并用，标本兼治的特点，但仍以治标为主，适用于脾虚泄泻较久，偏于虚寒或寒湿者为宜。

【用法用量】开水冲服。1岁以内一次3g，1~2岁一次

6g，一日3次；2~3岁一次12g，一日2次，或遵医嘱。

【使用注意】外感寒热、湿热内蕴之腹泻慎用。饮食宜清淡，忌生冷、辛辣、油腻之品。

【规格贮藏】3g/袋；6g/袋。密封。

小儿腹泻宁糖浆（颗粒、袋泡剂）

【处方组成】党参、白术、茯苓、广藿香、木香、葛根、甘草。

【功能主治】健脾和胃、生津止泻。主治脾胃气虚证。症见大便泄泻、反复发作、时发时止、大便溏薄或完谷不化、食后泄泻、如进不易消化的生冷油腻食物则泄泻次数增多、腹胀腹痛、伴食欲不振、恶心呕吐、口干倦怠、面色萎黄、神疲倦怠、舌淡苔白、脉缓滑。

【现代药理】具有止泻、镇痛、助消化等作用。

【临床应用】小儿腹泻病、轮状病毒性肠炎。临床以腹泻便溏、纳呆倦怠、口干苔白为特征症状。

【用药特征】本成药长于健脾止泻，行气和胃，益气生津。用药以甘淡实脾为主，升阳止泻与芳香化湿并用，善化中焦湿浊。全方温和不峻，补益为主，适用于脾胃气虚，水湿内停所致之泄泻。

【用法用量】①糖浆：口服。10岁以上儿童一次10ml，一日2次；10岁以下儿童酌减。②颗粒：开水溶解后服用。10岁以上儿童一次1袋，一日2次；10岁以下儿童酌减。③袋泡剂：取本品置于杯中，沸水加盖浸泡20分钟后，呷服浸泡液。周岁以内一次1包，一日2次；1~3岁一次1包，一日3次；3~7岁一次1包，一日4次。或遵医嘱。

【使用注意】感受外邪、内伤食滞、湿热下注所致泄泻慎用。呕吐腹泻后舌红口渴，小便短赤者慎用。饮食宜清淡，忌食油腻不消化之品。

【规格贮藏】①糖浆：10ml/支。密封。②颗粒：4g/袋。密封。③袋泡剂：5g/袋。密封。

附：脾虚泄泻中成药特点比较

中成药名	功效		临床治疗主症		
	共同点	独有功效	相同主治	独有主治	主治自身特点
健儿止泻颗粒	健脾止泻	消食	主治脾虚泄泻证。症见腹泻日久、反复发作、饮食不当后腹泻、倦怠无力、纳呆厌食、舌淡苔白	夹有食积	泻下完谷不化
止泻灵颗粒		益气渗湿		偏脾气虚	形体虚羸、胸脘痞塞、舌淡苔白、脉细弱
泻痢保童丸		化湿温中		偏脾阳虚	久泻久痢、腹中作痛
小儿止泻安颗粒		和胃固肠		偏脾肾阳虚	大便色淡不臭、面色萎黄
小儿腹泻宁糖浆（颗粒、袋泡剂）		和胃生津		偏津液不足	腹泻时作、完谷不化、口干口渴

六、脾胃虚寒

幼泻宁颗粒

【处方组成】白术（焦）、炮姜、车前草。

【功能主治】健脾化湿、温中止泻。主治脾胃虚寒证。症见泄泻清稀、含有不消化食物、中多泡沫、肠鸣腹痛、舌淡苔白、脉细弱或弦紧。

【现代药理】具有止泻、镇痛、抗疲劳、抗缺氧等作用。

【临床应用】小儿腹泻病、慢性肠炎、轮状病毒性肠炎、小儿消化不良等。临床以肠鸣泄泻、完谷不化、腹痛畏寒为特征症状。

【用药特征】本成药长于温中止泻，兼能清热利湿。用药具有寒热并用，以温补为主，但温而不燥的特点，兼具前后分消，利小便而实大便之义。适用于中焦虚寒所致的泄泻轻症较宜。

【用法用量】口服。6个月以内一次3～6g，6个月～1岁一次6g，1～6岁一次12g，一日3次。

【使用注意】湿热蕴结、积滞胃肠或久泻伤阴者忌用。宜规律饮食。饮食宜清淡，忌食辛辣、油腻食品。

【规格贮藏】6g/袋。密封，防潮。

小儿腹泻散

【处方组成】广藿香、肉豆蔻（煨）、丁香、赤石脂（煅）、地榆、伏龙肝、石榴皮、寒水石。

【功能主治】温中固肠、健脾止泻。主治小儿脾阳虚泄泻证。症见小儿久泻不止、面色㿠白、食欲不振，神倦乏力、舌苔白、脉象沉缓。

【现代药理】具有止泻、抗病毒等作用。

【临床应用】小儿非感染性腹泻、小儿病毒性腹泻、小儿慢性腹泻、小儿迁延性腹泻等。临床久泻不止、面色㿠白、神倦乏力为特征症状。

【用药特征】本成药温阳止泻，兼能健脾温中，止泻作用突出。用药寒热并用、脾肾兼顾，适用于脾阳虚久泻者。

【用法用量】口服。周岁以内每次服1g，1～3岁每次服2～3g，4岁以上每次服4～6g，一日3次。

【使用注意】湿热泄泻者不宜。急性泄泻不宜。忌辛辣、生冷、油腻及不易消化等食物。

【规格贮藏】2g/袋。密封，防潮。

小儿敷脐止泻散

【处方组成】黑胡椒。

【功能主治】温中散寒、止泻。主治胃寒泄泻证。症见大便溏薄、水样便或蛋花样便、泡沫多、完谷不化、肠鸣腹痛、舌淡苔白、脉细弱或弦紧。

【现代药理】具有止泻、抗炎等作用。

【临床应用】小儿腹泻病、轮状病毒性肠炎等。临床以腹泻腹痛、完谷不化、舌淡苔白为特征症状。

【用药特征】本成药为外用敷脐制剂，长用温中止泻，用药以温中行气，散寒止泻为主，适用于小儿寒邪直中中焦所致的腹泻、腹痛为宜。

【用法用量】敷脐用。一次0.3g。用前先将塑料薄膜揭去，使其中的药物正对肚脐，使小彩带朝向肚脐上

方，贴好固定后，再将小彩带缓慢抽出，24小时换药1次。

【使用注意】脐部皮肤破损及有炎症者，大便有脓血者忌用。皮肤过敏及用后患儿哭闹瘙痒者不宜。不可内服。忌食生冷、油腻。

【规格贮藏】0.3g/袋。密闭，置阴凉干燥处（不超过20℃）。

小儿腹泻贴（丁桂儿脐贴）

【处方组成】丁香、肉桂、荜茇。

【功能主治】健脾温中、散寒止泻。主治寒凝中焦证。症见腹痛腹泻、胃胀厌食、大便溏薄、小便清稀、神疲纳呆、舌淡苔白、脉弦。

【现代药理】具有镇痛、止泻、调节胃肠运动、调节肠道菌群、调节胃肠激素的分泌等作用。

【临床应用】小儿腹泻病、小儿消化不良、小儿肠炎、小儿遗尿等。临床以腹痛便溏、胃胀纳差、小便清长、神疲为特征症状。

【用药特征】本成药为外用制剂，长于温中散寒，健脾止泻。用药以芳香温热为主，温中行气并举，适用于寒凝中脘所致的小儿泄泻、腹痛的辅助治疗。

【用法用量】外用。贴于脐部，一次一贴，24小时换药一次。

【使用注意】外用药，禁止内服。皮肤破溃处禁用。贴膜后如发现脐部瘙痒、红肿有皮疹者即应停用。忌食生冷、油腻及不易消化食物。

【不良反应】皮肤粘贴处偶见过敏反应。

【规格贮藏】①腹泻贴：1.2g/贴。密封，置阴凉处（不超过20℃）。②脐贴：1.6g/贴。密封，置阴凉处（不超过20℃）。

儿泻康贴膜

【处方组成】丁香、白胡椒、吴茱萸、肉桂。

【功能主治】温中散寒止泻。主治中焦寒凝证。症见泄泻便溏、腹胀腹痛、肠鸣、舌淡苔薄、脉弦紧。

【现代药理】具有止泻、镇痛、助消化等作用。

【临床应用】小儿非感染性腹泻、小儿病毒性腹泻。临床以腹泻、腹痛、肠鸣为特征症状。

【用药特征】本成药为外用制剂。长于温中散寒，行气止痛，用药以温里为主，适用于寒邪阻滞中焦所致的泄泻、腹痛。

【用法用量】外用。将膜剂表面护膜除去后，贴于脐部。一次1张，一日1次。5天为一疗程。

【使用注意】脐部疾患者禁用。禁止内服。皮肤过敏患者禁用。应用贴膜后如发现脐部瘙痒、红肿有皮疹者即应停用。忌辛辣、生冷、油腻及不易消化等食物。

【不良反应】偶可见皮肤过敏反应。

【规格贮藏】0.23g/张。密闭，置阴凉（避光并不超过20℃）干燥处。

小儿暖脐膏

【处方组成】橘核、小茴香、官桂、炮姜、白胡椒、川楝子、吴茱萸、荔枝核、麝香。

【功能主治】散寒止痛。主治中焦寒凝证。症见肚腹疼痛、积聚痞块、疝气偏附、泻痢清稀、腹痛腹胀、舌苔薄白、脉弦紧。

【现代药理】具有止痛、止泻等作用。

【临床应用】新生儿硬肿病、小儿疝气、小儿腹泻病、小儿消化不良等。临床以肚腹冷疼、皮下脂肪硬化、泻下清稀、舌淡为特征症状。

【用药特征】本成药为外用敷脐制剂。长于温中行气，散寒止痛，兼能通络散结。用药以辛温为主，适用于寒凝中焦或寒邪直中者。

【用法用量】外用。加温软化，贴于肚脐上，未满月小儿贴脐下。

【使用注意】脐部皮肤破损、炎症或皮肤过敏者禁用。儿童膏药加温软化贴于肚脐，未满月小儿贴脐下。忌食生冷、油腻及难消化的食物。

【不良反应】偶见脐部瘙痒、红肿、皮疹等过敏反应。

【规格贮藏】5g/贴。置阴凉处（不超过20℃）。

附：脾胃虚寒泄泻中成药特点比较

中成药名	功效		临床治疗主症		
	共同点	独有功效	相同主治	独有主治	主治自身特点
幼泻宁颗粒	温中止泻	健脾化湿	主治中焦虚寒证。症见泄泻清稀、纳呆神倦、完谷不化、肠鸣腹痛、舌淡苔白	脾胃虚寒	含有不消化食物、中多泡沫
小儿腹泻散		健脾固肠		脾阳虚	久泻不止、面色㿠白
小儿敷脐止泻散		散寒		寒凝中焦	大便溏薄泄泻、泡沫多、肠鸣腹痛
小儿腹泻贴（丁桂儿脐贴）		健脾散寒			胃胀厌食、神疲纳呆
儿泻康贴膜		散寒			腹胀腹痛、肠鸣
小儿暖脐膏		散寒止痛			积聚痞块、疝气偏附

第二节　小儿食积

一、食滞胃肠

山楂丸

【处方组成】山楂。

【功能主治】消食化滞。用于食积证。症见食积、停滞不化、痞满腹胀、饮食减少、舌淡红苔薄、脉滑。

【现代药理】具有助消化、调节胃肠功能等作用。

【临床应用】饮食积滞、消化不良等。临床以食欲不振、消化不良为特征症状。

【用药特征】本成药用药简单，长于开胃消食，用药酸甘，适用于食积胃脘轻症。

【用法用量】口服。一次1丸，一日3次。

【使用注意】脾胃虚寒者慎用。无积滞者不宜。溃疡、泛酸、胃脘烧灼感者不宜。忌食生冷、油腻、不易消化食物。

【规格贮藏】9g/丸。密封。

大山楂丸（颗粒）

【处方组成】山楂、六神曲（麸炒）、麦芽（炒）。

【功能主治】消积化滞。主治食积胃脘证。症见食欲不振、纳呆厌食、腹胀腹痛、胃脘痞满、舌淡苔薄、脉弦紧。

【现代药理】具有增强消化酶活性、促进胃脘运动、降血脂等作用。

【临床应用】饮食积滞、消化不良等。临床以厌食纳呆、脘腹胀闷、食欲不振为特征症状。

【用药特征】本成药长于消食导滞，行气消胀。用药以消食为主，兼能行气消胀，适用于饮食积滞中焦者。

【用法用量】口服。一次1~2丸，一日1~3次。小儿酌减。

【使用注意】脾胃虚寒或脾胃虚弱者慎用。无积滞者勿用。饮食宜清淡，忌酒及辛辣、生冷、油腻、难以消化的食物。

【规格贮藏】9g/丸。密封。

开胃山楂丸

【处方组成】山楂、麦芽（炒）、六神曲（炒）、槟榔、山药、白扁豆（炒）、鸡内金（炒）、枳壳（麸炒）、砂仁。

【功能主治】行气健脾、消食导滞。主治饮食积滞证。症见脘腹胀满、腹痛拒按、嗳腐吞酸、不思饮食、食后疼痛、大便臭秽或秘结不通、苔腻脉滑。

第三篇

【现代药理】具有助消化、止泻、抗炎等作用。

【临床应用】消化不良、胃炎、胃肠道功能紊乱等。临床以饮食不消、纳呆腹胀、食后疼痛、便溏为特征症状。

【用药特征】本成药长于健脾消食，兼能行气消胀。但仍以消导为主。用药以消食、行气、健脾并用，适用于脾虚食滞兼见大便溏泻者。

【用法用量】口服。成人：一次1丸，一日2～3次。小儿：3～7岁服1/3量，7岁以上服1/2量。

【使用注意】脾胃阴虚者慎用。反酸、胃脘烧灼感患者不宜。忌暴饮暴食、偏食及生冷、油腻食物。

【规格贮藏】9g/丸。密封。

小儿消食片

【处方组成】山楂、六神曲（炒）、麦芽（炒）、鸡内金（炒）、槟榔、陈皮。

【功能主治】消食化滞、健脾和胃。主治食滞肠胃证。症见食少、便秘、脘腹胀满、面黄肌瘦、舌苔腻、脉滑。

【现代药理】具有促进肠蠕动、促进消化液分泌、利胆等作用。

【临床应用】小儿积食、小儿消化不良等。临床以食少、便秘、腹胀、面黄肌瘦为特征症状。

【用药特征】本成药长于消食导滞，化积行气。用药消食行气并举，健脾之力较弱，适用于食滞肠胃而见明显纳呆，兼有气滞者较宜。

【用法用量】口服。1～3岁一次2～4片，3～7岁一次4～6片，一日3次；成年人一次6～8片，一日3次。

【使用注意】脾胃虚弱，内无积滞者慎用。不宜长期使用。不宜过食生冷、肥甘黏腻及不容易消化的食物。

【规格贮藏】0.3g/片。密封。

清胃保安丸

【处方组成】白术（麸炒）、茯苓、山楂（炒）、六神曲（麸炒）、麦芽（炒）、砂仁、陈皮、青皮（醋炙）、厚朴（姜炙）、槟榔、枳实、枳壳（去瓤麸炒）、白酒曲、甘草。

【功能主治】消食化滞、和胃止呕。主治食滞胃肠证。症见食欲不振、停食停乳、呕吐酸腐、脘腹胀满、烦躁多啼、夜眠不安、口渴、舌红苔腻、脉滑数。

【现代药理】具有助消化、促进胃肠运动等作用。

【临床应用】小儿积食、小儿胃炎、小儿消化不良等。临床以停食纳呆、脘腹胀满、呕吐酸腐、烦躁不安、口渴舌红为特征症状。

【用药特征】本成药长于消食导滞，健脾和胃。用药具有正邪兼顾，祛邪不伤正，扶正不恋邪的特点。虽有扶正健脾之效，但以攻伐消食为主，适用于食滞胃脘、脘腹胀满明显者，若兼脾虚者更为适宜。

【用法用量】口服。一次1丸，一日2次。

【使用注意】脾胃虚弱、中焦虚寒者慎用。中病即止，不宜久服。食物宜富有营养，易于消化，忌食生冷、肥腻之品。

【规格贮藏】3g/丸。密封，防潮。

附：食滞胃肠中成药特点比较

中成药名	功效		临床治疗主症		
	共同点	独有功效	相同主治	独有主治	主治自身特点
山楂丸	消食化滞	开胃消胀	主治食积证。症见食积、脘痞腹胀、食后疼痛、饮食减少、嗳腐吞酸、舌淡红苔薄、脉滑	食积轻证	食积食少、痞满腹胀
大山楂丸		消积化滞		兼有气滞	胃脘痞满
开胃山楂丸		行气健脾，导滞		脾虚气滞	腹痛拒按、便秘结臭秽
小儿消食片		健脾和胃		脾胃不和	食少便秘、脘腹胀满、面黄肌瘦
清胃保安丸		和胃止呕		胃气上逆	呕吐酸腐、烦躁多啼、夜眠不安、口渴

二、食积化热

藿香清胃片（胶囊）

【处方组成】广藿香、栀子、防风、南山楂、六神曲、石膏、甘草。

【功能主治】清热化湿、醒脾消滞。主治脾胃伏火证。症见脘腹胀满、不思饮食、口苦口臭、心中烦热、咽干口燥、渴喜饮冷、身热汗出、大便秘结、舌红苔黄腻、脉滑数。

【现代药理】具有助消化、抗感染、抗溃疡等作用。

【临床应用】小儿食积、功能性消化不良、口腔溃疡、胃溃疡等。临床以厌食口臭、心中烦热、大便秘结、苔黄腻为特征症状。

【用药特征】本成药芳香醒脾作用明显，能兼降逆止呕、泻火除烦，为芳化湿浊、健脾消食、调养脾胃之品。用药寒热并用，攻补兼施，适用于食积证属湿热郁滞者。

【用法用量】①片：口服。一次3~5片，一日3次。②胶囊：口服。一次3粒，一日3次。

【使用注意】阴虚或湿热者不宜。脾胃虚寒者慎用。忌食生冷、油腻及不易消化食物。

【规格贮藏】①片：0.28g/片。密封。②胶囊：0.32g/粒。密封。

保和丸（水丸、片、颗粒）

【处方组成】山楂（焦）、六神曲（炒）、莱菔子（炒）、麦芽（炒）、半夏（制）、陈皮、茯苓、连翘。

【功能主治】消食、导滞、和胃。主治食积化热证。症见腹痛腹胀、恶心呕吐、嗳腐吞酸、不欲饮食、大便不调、舌苔腻、脉滑。

【现代药理】具有提高消化酶活力、增加消化酶分泌、调节胃肠运动等作用。

【临床应用】小儿消化不良、婴幼儿腹泻、慢性胃炎、肠炎、慢性胆囊炎等。临床以脘腹痞满胀痛、嗳腐吞酸、恶食呕逆、苔腻脉滑为特征症状。

【用药特征】本成药是消食和胃的基础方剂。用药集消食、理气、化痰、除湿、清热诸法于一体，充分体现了治未病思想。其用药平和，不寒不热，且有一定扶正之力。适用于食滞中脘有化热之象者。

【用法用量】①水丸：口服。一次6~9g，一日2次，小儿酌减。②大蜜丸：口服。一次1丸，一日2次；小儿酌减。③片：口服。一次4片，一日3次；小儿酌减。④颗粒：开水冲服。一次4.5g，一日2次；小儿酌减。

【使用注意】糖尿病患儿慎用。不可过服久服。宜选清淡易消化饮食，忌暴饮暴食及油腻之品。

【规格贮藏】①水丸：6g/袋。密封。②蜜丸：9g/丸。密封。③片：0.4g/片。密封。④颗粒：4.5g/袋。密封。

小儿七星茶口服液（颗粒、糖浆）

【处方组成】薏苡仁、稻芽、山楂、淡竹叶、钩藤、蝉蜕、甘草。

【功能主治】开胃消滞、清热定惊。主治小儿积滞化热证。症见纳呆、不思饮食、烦躁易惊、夜寐不安、大便不畅、小便短赤、舌淡红苔薄黄、脉滑数。

【现代药理】具有助消化、调节胃肠功能、镇惊等作用。

【临床应用】小儿消化不良、消化功能紊乱等。临床以不思饮食、二便不畅、夜寐不安为特征症状。

【用药特征】本成药长于消食化积、兼能清热平肝，用药轻灵，内寓"火郁发之"之义，适用于小儿乳食积滞化热者。

【用法用量】①口服液：口服。儿童一次10~20ml，一日2次，婴儿酌减。②颗粒：开水冲服，一次3.5~7g，一日3次。③糖浆：口服，儿童一日2次，每次10~20ml，婴儿酌减。

【使用注意】脾胃虚寒者慎用。长期厌食、体弱消瘦者不宜。忌生冷、油腻及不易消化食物。

【规格贮藏】①口服液：10ml/支。密封，置阴凉处。②颗粒：7g/袋。密封。③糖浆：10ml/支。密封，置阴凉处。

小儿化食丸（口服液）

【处方组成】山楂（炒焦）、六神曲（炒焦）、麦芽（炒焦）、槟榔（炒焦）、莪术（醋制）、三棱（制）、牵牛子（炒焦）、大黄。

【功能主治】消食化滞、泻火通便。主治食滞化热证。症见厌食、恶心呕吐、烦躁口渴、脘腹胀满、大便干

燥、舌红苔黄腻、脉滑数、指纹紫滞。

【现代药理】具有助消化、促进胃肠运动、增强消化酶活性等作用。

【临床应用】小儿食积、小儿消化不良、小儿胃肠功能紊乱、小儿便秘等。临床以食积腹胀、便秘、舌红苔黄腻为使用指征。

【用药特征】本成药消导泻热作用较为突出。用药消导并用，偏于攻伐，实寓"邪祛正安"之义，适用于食滞化热者。

【用法用量】①丸：口服。1岁以内一次1丸，1岁以上一次2丸，一日2次。②口服液：口服。3岁以上每次10ml，一日2次。

【使用注意】脾虚无积者慎用。小儿体质较弱或胃肠功能不良者应慎用。中病即止，不宜长期服用。丸剂服用前除去蜡皮、塑料球壳，可嚼服，也可分份吞服。不宜过食生冷、肥腻和难以消化的食物。

【规格贮藏】①丸：1.5g/丸。密封。②口服液：10ml/支。密闭，阴凉处保存。

附：食积化热中成药特点比较

中成药名	功效		临床治疗主症		
	共同点	独有功效	相同主治	独有主治	主治自身特点
藿香清胃片（胶囊）	消食化滞，清热	清热化湿，醒脾	食积化热证。症见食积纳呆、不思饮食、脘腹胀满、烦躁易惊、夜寐不安、大便不畅、小便短赤、舌淡红苔薄黄	脾胃伏火	口苦口臭、心中烦热、咽干口燥、渴喜饮冷、身热汗出、大便秘结
保和丸（水丸、片、颗粒）		和胃		兼有化热	恶心呕吐、不欲饮食、夜卧不宁、大便不调
小儿七星茶口服液（颗粒、糖浆）		开胃，定惊		兼有热扰心神	烦躁易惊、夜寐不安、大便不畅
小儿化食丸（口服液）		泻火通便		兼有内热	恶心呕吐、烦躁口渴、大便干燥

三、食积虫积

小儿康颗粒

【处方组成】太子参、山楂、葫芦茶、槟榔、麦芽、榧子、白芍、白术、茯苓、乌梅、蝉蜕、陈皮。

【功能主治】健脾开胃、消食导滞、驱虫止痛、安神定惊。主治食滞虫积病。症见食积腹痛、嗳腐吞酸、绕脐腹痛、烦躁不安、精神疲倦、脘腹胀满、面色萎黄、舌淡苔腻、脉滑。

【现代药理】具有助消化、驱虫等作用。

【临床应用】小儿食积、小儿消化不良、小儿蛔虫病、小儿厌食症等。临床以食积腹胀、绕脐腹痛、烦躁不安为使用指征。

【用药特征】本成药消积杀虫，兼能健脾开胃。用药健脾行气并用，杀虫消食并举，适用于食滞虫积兼有脾虚者。

【用法用量】温开水送服。周岁以下每次5g；1～4岁每次10g；4岁以上每次20g；一日3次。

【使用注意】有溶血性贫血史者禁用。葡萄糖-6-磷酸脱氢酶缺乏患者禁用。糖尿病患儿禁服。脾虚无积者慎用。中病即止，不宜长期服用。不宜过食生冷、肥腻和难以消化的食物。

【规格贮藏】10g/袋。密封。

消积化虫散

【处方组成】白术（炒）、使君子仁、牵牛子（炒）、槟榔、六神曲（炒）、茯苓、陈皮、山楂、厚朴（姜制）、甘草。

【功能主治】消积化虫、开胃增食。主治食积虫积证。症见厌食纳呆、嗳腐吞酸、脐周疼痛、脘腹胀痛、磨牙嗜异、大便秘结、舌淡苔腻、脉滑。

【现代药理】具有助消化、驱虫、泻下、抗应激等作用。

【临床应用】小儿消化不良、功能性消化不良、小儿厌食症、小儿蛔虫症等。临床以纳呆腹胀、磨牙嗜异、大便秘结为特征症状。

【用法用量】口服。1岁以内一次0.3g，1～4岁一次0.6g，4～7岁一次0.9g，7岁以上一次1.5g，一日1次。

【用药特征】本成药消积杀虫作用较为突出，兼能健脾开胃，泻下导滞。用药补泻兼施，消导并用，理气导滞并行，适用于食积虫积兼有脾虚所致的消化不良、厌食者。

【使用注意】脾虚便溏者慎用。中病即止，不可过量久服。忌油腻荤腥。

【规格贮藏】1.5g/袋。密闭，防潮。

儿童清热导滞丸

【处方组成】鸡内金（醋制）、莪术（醋制）、厚朴（姜制）、枳实、山楂（焦）、青皮（醋制）、半夏（制）、六神曲（焦）、麦芽（焦）、槟榔（焦）、栀子、使君子（仁）、胡黄连、苦楝子、知母、青蒿、黄芩（酒制）、薄荷、钩藤、车前子（制）。

【功能主治】健胃导滞、消积化虫。主治小儿蓄乳宿食证。症见胸膈满闷、积聚痞块、虫积腹痛、面黄肌瘦、消化不良、燥烦口渴、不思饮食、舌红苔薄黄，脉滑数。

【现代药理】具有助消化、调节胃肠运动等作用。

【临床应用】小儿食积、功能性消化不良、小儿虫积、小儿厌食等。临床以厌食腹痛、面黄肌瘦、烦躁口渴为特征症状。

【用药特征】本成药长于消食导滞，健脾化虫。用药消导并用，寒热兼施，兼能健脾助运，行气醒脾清

热，适用于食滞不化，虫积兼有化热者为宜。

【用法用量】口服。一次1丸，一日3次。周岁以内小儿酌减。

【使用注意】脾胃虚弱者慎用。阴虚者不宜。体虚小儿慎用。不宜过量久服。忌食肥甘油腻及不易消化的食物。

【规格贮藏】3g/丸。密封，防潮。

肥儿丸（滴丸）

【处方组成】六神曲（炒）、麦芽（炒）、使君子仁、槟榔、木香、肉豆蔻（煨）、胡黄连。

【功能主治】健胃消积、驱虫。主治脾虚胃热证。症见纳呆厌食、食欲不振、形体消瘦、腹痛腹胀，或脐腹疼痛、发热口臭、大便稀溏、面色萎黄、舌淡红苔薄黄、脉弦滑。

【现代药理】具有助消化、驱虫、解痉、抗菌等作用。

【临床应用】小儿消化功能紊乱症、小儿营养不良、小儿厌食症、小儿蛔虫症等。临床以面黄体瘦、肚腹胀大、发热口臭为使用指征。

【用药特征】本成药以杀虫消积为主，兼能清热健脾。用药以消积破气为主，兼有消食作用，健脾作用较弱，具有标本兼顾的特点，适用于食积虫积化热者。

【用法用量】①丸：口服。一次1～2丸，一日1～2次，3岁以内小儿酌减。开水调化，空腹服用。②滴丸：口服，一次1～2丸，一日3次。

【使用注意】脾虚气弱者忌用。非虫积所致消化不良不宜用。不可长期服用。忌生冷、油腻食物。

【规格贮藏】①丸：3g/丸。密封。②滴丸：40mg/丸。密封。

附：食积虫积中成药特点比较

中成药名	功效		临床治疗主症		
	共同点	独有功效	相同主治	独有主治	主治自身特点
小儿康颗粒	消积化虫	健脾开胃，安神定惊	食积虫积证。症见食积纳呆、脐周疼痛、脘腹胀痛、嗳腐吞酸、磨牙嗜异、面色萎黄、舌淡苔腻	脾虚气滞	烦躁不安、精神疲倦
消积化虫散		开胃增食		兼有脾虚化热	倦怠乏力、大便秘结
儿童清热导滞丸		健胃导滞		兼有气滞化热	胸膈满闷、积聚痞块、面黄肌瘦、燥烦口渴
肥儿丸（滴丸）		健胃		兼有脾虚胃热	形体消瘦、发热口臭、大便稀溏

四、食积气滞

山楂化滞丸

【处方组成】山楂、麦芽、六神曲、槟榔、莱菔子、牵牛子。

【功能主治】消食导滞。主治食积气滞证。症见纳呆食少、脘腹痞满、嗳腐吐酸、大便秘结、舌淡苔腻、脉弦滑。

【现代药理】具有助消化、促进胃肠运动、泻下等作用。

【临床应用】小儿食积、小儿消化不良等。临床以食少纳呆、大便秘结、脘腹胀满为特征症状。

【用药特征】本成药长于行气消食，兼能泻下通滞。用药消导并用，破气消食为主，适用于饮食不节所致的食积。

【用法用量】口服。一次2丸，一日1～2次。

【使用注意】脾气虚、阴虚者不宜。食积不明显不宜。不宜过量久服。忌生冷、肥甘厚味及难以消化的食物。

【规格贮藏】9g/丸。密封。

四磨汤口服液

【处方组成】木香、枳壳、槟榔、乌药。

【功能主治】顺气降逆、消积止痛。主治气滞食积证。症见脘腹胀满、腹痛便秘、厌食纳差、上气喘息、胸膈满闷、舌红苔腻、脉滑。

【现代药理】具有促进胃肠运动、增加食欲、促进消化液分泌、调节肠道菌群等作用。

【临床应用】小儿消化不良、小儿胃炎、小儿肠炎等。临床以脘腹胀满、胸闷气喘、厌食便秘、舌红苔腻为特征症状。

【用药特征】本成药长于破气消积止痛。用药行气破气并用，消食化滞之力不足，适用于气滞食积，尤其以气滞明显者较为适宜。亦可用于肝胃不和或肝脾不和、气机郁阻者。

【用法用量】口服。成人一次20ml，一日3次，疗程一周；新生儿一次3～5ml，一日3次，疗程2天；幼儿一次10ml，一日3次，疗程3～5天。

【使用注意】孕妇、肠梗阻、肠肿瘤、消化道手术后禁用。脾气虚弱者不宜。大便溏者不宜服用。不宜过量或久服。忌食生冷、辛辣、油腻不消化之物。

【规格贮藏】10ml/支。密封。

附：食积气滞中成药特点比较

| 中成药名 | 功效 | | 临床治疗主症 | | |
	共同点	独有功效	相同主治	独有主治	主治自身特点
山楂化滞丸	消食导滞	消胀泻下	主治食积气滞证。症见纳呆食少、脘腹痞满、嗳腐吐酸、大便秘结、舌淡苔腻、脉弦滑	气滞轻症	纳呆食少、脘腹痞满、大便秘结
四磨汤口服液		顺气降逆，消积止痛		气滞重症	腹胀腹痛、上气喘息、胸膈满闷

五、脾虚食积

加味保和丸

【处方组成】白术、茯苓、陈皮、姜厚朴、枳实、枳壳、醋香附、炒山楂、六神曲、炒麦芽、法半夏。

【功能主治】健胃消食。主治脾虚积滞证。症见上腹部不适或疼痛、饱胀烧心、食少纳呆、夜卧不宁、胃脘胀满疼痛、面黄肌瘦、舌淡苔薄、脉细。

【现代药理】具有抑制胃酸分泌、抗溃疡、提高胃蛋白酶活性及胃排空能力、促进小肠推进、止泻、止呕等作用。

【临床应用】小儿食积、小儿消化不良等。临床以食少纳呆、脘痞烧心、夜卧不宁为特征症状。

【用药特征】本成药健胃理气，利湿和中，兼能消食

导滞。用药集消食、理气、化痰、除湿、健脾于一体，健脾理气作用明显，适用于脾虚食积，兼有湿阻中焦者。

【用法用量】口服。一次6g，一日2次。

【使用注意】脾胃虚弱者不宜。忌食生冷食物。

【规格贮藏】6g/袋。密封。

神曲消食口服液

【处方组成】焦神曲、焦山楂、焦麦芽、白芍、党参、茯苓、麸炒白术、木香、砂仁、醋延胡索、炙甘草。

【功能主治】消食健胃、健脾理气。主治脾虚食积证。症见纳呆厌食、脘腹痞满、疲倦乏力、手足心热、自汗便溏、舌淡苔白、脉细偏滑。

【现代药理】具有助消化、调节胃肠功能、增强免疫功能等作用。

【临床应用】小儿食积、小儿消化不良等。临床以厌食纳呆、倦怠乏力、自汗乏力为特征症状。

【用药特征】本成药长于健脾理气，兼能消食化滞，药性平和，适用于喂养不当或饮食不节所致脾胃虚弱，饮食积滞证。

【用法用量】口服。餐后半小时服用，1～4岁一次5ml，一日3次；5～14岁一次10ml，一日3次。疗程为2周。

【使用注意】久置可能有少量摇之易散的沉淀，可摇匀服用。忌食生冷、油腻及不易消化食物。

【不良反应】少数患儿用药后可出现皮疹、皮肤瘙痒、腹泻等。

【规格贮藏】10ml/支。密封。

消积洁白丸

【处方组成】万年灰（制）、山奈、紫硇砂、沙棘、荜茇。

【功能主治】湿中散寒、消积止痛。主治中焦虚寒、食积内停证。症见厌食纳呆、痞满胀痛、大便溏薄、兼有不消化食物、舌淡苔白、脉弦紧。

【现代药理】具有助消化、镇痛、促进胃肠运动等作用。

【临床应用】小儿食积、小儿消化不良等。临床以纳呆食少、痞满胀痛、便溏、舌淡苔白为特征症状。

【用药特征】本成药长于温中散寒，兼能消食消积，用药以芳香温热为主，兼有行气止痛之效，适用于虚寒食滞者。

【用法用量】口服。一次9～15粒，一日1～2次；饭前温开水送服。

【使用注意】孕妇忌服。单纯食积者不宜。忌寒凉生冷及不易消化的食物。

【规格贮藏】0.2g/丸。密封。

王氏保赤丸

【处方组成】黄连、大黄、巴豆霜、川贝母、姜、淀粉、荸荠粉、天南星（制）、朱砂。

【功能主治】祛滞、健脾、祛痰。主治脾胃虚弱。痰食阻滞证。症见乳滞疳积、痰厥惊风、喘咳痰鸣、乳食减少、吐泻发热、大便秘结、四时感冒、发育不良、舌苔厚腻，脉滑。

【现代药理】具有抗菌、祛痰、泻下、助消化、抗低温、调节胃肠运动功能、增强免疫功能等作用。

【临床应用】小儿消化不良、肠易激综合征、小儿便秘等。临床以乳食减少、喘咳痰鸣、大便秘结、发育不良为特征症状。

【用药特征】本成药长于消积导滞、清热涤痰，兼能健脾燥湿。用药泻火、涤痰、消积合用，药力较猛，祛邪为主，适用于痰食阻滞兼有脾虚者为宜。

【用法用量】乳儿可在哺乳时将丸附着于乳头上，与乳汁一同呷下。若哺乳期已过，可将丸药嵌在小块柔软易消化的食物中一齐服下，6个月以内婴儿每次服5粒，6个月～周岁，每超过一个月加1粒，2～7岁每超过半岁加5粒，7～14岁每次服60粒，成人每次服120粒，轻症一日1次，重症一日2次或遵医嘱。

【使用注意】无食积痰阻者不宜。不宜过量、久服。有一定的肝毒性，肝脏损伤者应慎用。饮食亦清淡，忌油腻及难以消化的食物。

【规格贮藏】0.3g/120丸。密封，防潮。

附：脾虚食积中成药特点比较

中成药名	功效		临床治疗主症		
	共同点	独有功效	相同主治	独有主治	主治自身特点
加味保和丸	健脾消食	健胃消食	脾虚食积证。症见食积纳呆、脘腹痞满不适、大便溏薄、兼有不消化食物、舌淡苔腻、脉弦	偏于食积	上腹部饱胀烧心、夜卧不宁、面黄肌瘦
神曲消食口服液		健胃理气		偏于脾气虚	疲倦乏力、手足心热、自汗
消积洁白丸		湿中散寒，消积止痛		脾胃虚寒	痞满胀痛、得温痛减、苔有齿痕
王氏保赤丸		祛滞祛痰		痰食阻滞	疳积、痰厥惊风、喘咳痰鸣、吐泻发热、大便秘结、发育不良

第三节 小儿厌食

一、饮食积滞

山楂麦曲颗粒

【处方组成】山楂、麦芽、黔曲。

【功能主治】开胃消食。主治脾胃积滞证。症见食欲不振、消化不良、脘腹胀满、嗳腐吞酸、不欲饮食、大便不调、舌苔腻、脉滑。

【现代药理】具有助消化、抗氧化等作用。

【临床应用】小儿食积、小儿功能性消化不良等。临床以食欲不振、腹胀、嗳腐吞酸为特征症状。

【用药特征】本成药具有开胃消食之功，能消肉食壅塞，又可去米面积滞，为纯消无补之剂，适用于饮食积滞者。

【用法用量】开水冲服。每次15g，一日1～3次。周岁以内小儿酌减或遵医嘱。

【使用注意】急性肠炎者不宜。应注意饮食有节，宜进清淡稀软食物，忌肥甘厚味。

【规格贮藏】15g/袋。密封。

复方消食颗粒

【处方组成】苍术、白术、薏苡仁、广山楂、神曲茶、饿蚂蝗。

【功能主治】健脾利湿、开胃导滞。主治食滞胃肠证。症见食积不化、食欲不振、不思饮食、面色少华、便溏味臭、机体消瘦、舌苔厚腻、脉濡滑。

【现代药理】具有促进胃肠运动、助消化等作用。

【临床应用】小儿厌食症、小儿消化功能紊乱等。临床以食积不化、便溏消瘦、苔厚腻为特征症状。

【用药特征】本成药长于健脾除湿，消食和胃。用药正邪兼顾，消补同施，适用于脾虚食滞湿停者。

【用法用量】开水冲服。一次14g，一日3次；周岁以内小儿酌减或遵医嘱。

【使用注意】糖尿病患儿慎用。胃阴不足者慎用。不适用于口干，大便干，手足心热，舌红。上消化道溃疡出血者不宜服用。应纠正不良饮食习惯，不宜过食生冷、肥腻食物。

【规格贮藏】7g/袋。密封。

附：饮食积滞中成药特点比较

中成药名	功效		临床治疗主症		
	共同点	独有功效	相同主治	独有主治	主治自身特点
山楂麦曲颗粒	开胃消食	行气	食积厌食证。症见食欲不振、消化不良、脘腹胀满、嗳腐吞酸、不欲饮食、大便不调、苔腻、脉滑	食积为主	消化不良、脘腹胀满、嗳腐吞酸
复方消食颗粒		健脾利湿，导滞		兼有脾虚	面色少华、便溏味臭、机体消瘦

二、脾胃虚弱

小儿扶脾颗粒

【处方组成】白术、陈皮、山楂、党参、莲子、茯苓、蜂蜜。

【功能主治】健脾胃、助消化。主治脾胃气虚证。症见精神疲惫、全身乏力、不思饮食，或拒食、伴形体消瘦、面色苍白、大便溏薄或夹有乳食残渣、舌质淡苔白、脉细弱。

【现代药理】具有助消化、调节胃肠功能、提高免疫功能等作用。

【临床应用】小儿厌食症、小儿消化不良等。临床以纳差食少、倦怠乏力、泄泻消瘦、面色苍白为特征症状。

【用药特征】本成药长于健脾益气，兼能消食，稍能润肠。用药平和，甘淡实脾，辛温行气，兼有燥湿化痰，补而不滞，适用于脾胃虚弱，运化失健所致的厌食、消化不良者。

【用法用量】开水冲服。一次5～10g，一日2～3次。

【使用注意】糖尿病患儿禁服。感冒时不宜服用。建立良好饮食习惯，防止偏食。忌食生冷、油腻等不易消化食品。

【规格贮藏】10g/袋。密封。

健胃消食片（口服液）

【处方组成】太子参、山药、陈皮、山楂、麦芽（炒）。

【功能主治】健胃消食。主治脾胃虚弱证。症见不思饮食、食入难化、嗳腐酸臭、恶心呕吐、脘部痞闷、大便不畅，或小儿发育迟缓、面黄肌瘦、毛发稀黄、舌苔白腻、脉弦。

【现代药理】具有助消化、调节胃肠运动功能、增强免疫功能、抗应激等作用。

【临床应用】功能性消化不良、慢性消化不良、营养不良等。临床以不思饮食、纳差脘胀、嗳腐酸臭、苔白腻为使用指征。

【用药特征】本成药长于益气健脾，消食和胃。用药虽健脾、消食之力皆不突出，但药性平和，补而不滞，攻而不竣，适用于脾胃虚弱所致的食积、疳证较

轻者。可在医师指导下长期服用。

【用法用量】①片：口服或咀嚼。一次4～6片。薄膜衣片，一次3片。一日3次。小儿酌减。②口服液：口服。一次10ml，一日2次，在餐间或饭后服用。

【使用注意】脾胃虚寒或阴虚者慎用。小儿疳证兼有虫积者，当配合驱虫药。防止暴饮暴食及偏食。饮食宜以清淡、营养、易消化为主。忌辛辣、油腻和不易消化食物。

【规格贮藏】①片：0.8g/片。密封。②口服液：10ml/支。密封。

小儿麦枣片

【处方组成】山药（炒）、大枣、山楂、麦芽（炒）。

【功能主治】健脾和胃。主治脾胃虚弱证。症见食积不化、食欲不振、纳呆食少、面黄肌瘦、四肢倦怠、精神不振、大便干结或大便久泻不止、舌红少苔、脉细。

【现代药理】具有促进胃肠运动、助消化等作用。

【临床应用】小儿消化功能紊乱症、小儿厌食症等。临床以纳呆食少、精神不振、疲倦乏力为特征症状。

【用药特征】本成药以消食和胃见长，能消肉食米面之郁积，兼能健脾益气，为标本兼治之剂。用药均为甘淡平和之品，兼用甘酸生津之药，药力温和，适用于小儿脾胃虚弱之厌食轻症。

【用法用量】嚼服。3岁内小儿一次2片；3～5岁一次3片；5岁以上一次4片；一日3次。

【使用注意】糖尿病患儿禁服。忌食辛辣、生冷、油腻及不易消化食品。

【规格贮藏】0.45g/片。密封。

启脾丸（口服液）

【处方组成】人参、白术（炒）、茯苓、山药、莲子（炒）、陈皮、山楂（炒）、六神曲（炒）、麦芽（炒）、泽泻、甘草。

【功能主治】健脾和胃。主治脾胃虚弱证。症见食欲不振、食量减少、厌食或拒食，或形体干瘦、毛发焦枯，或面色萎黄、泄泻时作、大便溏薄、倦怠乏力、腹胀便溏，或宿食不消、形体消瘦、舌淡苔薄白、脉无力。

【现代药理】具有助消化、止泻、提高免疫功能等作用。

【临床应用】小儿厌食症、小儿消化不良、小儿营养不良、慢性胃炎、慢性肠炎、寄生虫病、小儿腹泻病等。临床以纳差、泄泻、消瘦、舌淡苔薄白为特征症状。

【用药特征】本成药长于健脾消食，祛湿止泻。其组方遵循"健脾勿忘除湿""补气不忘行气"之旨，补而不滞，消不伤正，正邪兼顾，适用于脾胃虚弱，运化无力，谷无以运而为积，水无以化而成湿所致的食积、泄泻、疳积等疾病较为适宜。

【用法用量】①丸：口服。一次1丸，一日2～3次；3岁以内小儿酌减。②口服液：口服。每次10ml，一日2～3次，3周岁以内儿童酌减。

【使用注意】湿热泄泻不宜使用。建立良好饮食习惯，防止偏食。忌食生冷、油腻等不易消化食品。

【规格贮藏】①丸：3g/丸。密封。②口服液：120ml/瓶。置阴凉干燥处（不超过20℃）。

健脾八珍糕

【处方组成】党参（炒）、白术（炒）、茯苓、白扁豆（炒）、薏苡仁（炒）、山药（炒）、芡实（炒）、莲子、陈皮。

【功能主治】健脾益胃。主治脾胃虚弱证。症见消化不良、纳呆食少、腹胀便溏、食后易泻、食后可见腹胀便多、面色萎黄、神疲倦怠、形体消瘦、舌淡苔白、脉弱。

【现代药理】具有调节胃肠运动、增强机体免疫功能等作用。

【临床应用】小儿厌食症、功能性消化不良等。临床以消化不良、面色萎黄、腹胀便溏、食后易泻为特征症状。

【用药特征】本成药长于健脾，兼能行气、渗湿。用药甘淡平和，药性温和，适用于脾胃虚弱所致的厌食、消化不良，亦可用于老年、小儿及病后脾胃虚弱之证。

【用法用量】口服。每日早晚饭前热水化开炖服。一次3～4块，婴儿一次1～2块。或遵医嘱。

【使用注意】糖尿病患者慎用。不适用于急性肠炎腹泻，主要表现为腹痛、水样大便频繁，或发烧。忌食生冷、油腻、不易消化食物。

【规格贮藏】8.3g/块。密封。

健儿消食口服液（合剂）

【处方组成】黄芪、白术（麸炒）、陈皮、莱菔子（炒）、山楂（炒）、黄芩、麦冬。

【功能主治】健脾益胃、理气消食。主治小儿脾胃虚弱证。症见纳呆食少、甚至厌食恶食、面色萎黄、脘腹胀满、手足心热、容易出汗、大便不调、舌苔薄白、脉弱无力。

【现代药理】具有助消化、促进胃肠运动等作用。

【临床应用】小儿厌食症、小儿消化功能紊乱等。临床以纳呆、手足心热、疲倦汗出特征症状。

【用药特征】本成药长于健脾消食，兼能清热、理气、养阴。用药补气行气并用，消补兼施，兼能清热养阴，适用于脾胃虚弱，偏于气阴两虚，食积化热者。

【用法用量】口服。3岁以内一次5～10ml，3岁以上一次10～20ml，一日2次。用时摇匀。

【使用注意】应调节饮食，纠正不良饮食习惯，建立有规律的生活制度。少吃巧克力及带颜色的饮料和油腻厚味等不易消化的食品。

【规格贮藏】10ml/支。密封，置阴凉处。

山麦健脾口服液

【处方组成】山楂、麦芽、砂仁、陈皮、高良姜、干姜、栀子。

【功能主治】消食健脾、行气和胃。主治脾胃气虚证。症见面色萎黄、不思乳食、脘腹胀满、食欲不振、面黄肌瘦、大便不调、舌苔白腻、脉细而滑。

【现代药理】具有促进胃肠蠕动、促进消化液分泌、助消化、增强免疫功能等作用。

【临床应用】小儿厌食症、小儿消化功能紊乱等。临床以不思饮食、腹胀纳呆、大便不调为特征症状。

【用药特征】本成药能理气消乳，兼能补脾建中，略能清热泻火。用药具有消积而不伤正，补益而不壅滞，消补兼顾，寒热并用，适用于脾胃气虚所致的厌食。

【用法用量】口服。一次10ml，一日2～3次。

【使用注意】忌食生冷、油腻及不易消化食品，感冒时不宜服用。

【规格贮藏】10ml/支。密封。

白苓健脾颗粒

【处方药物】白术（炒）、茯苓、山楂、陈皮、含锌猪血水解物、硫酸亚铁。

【功能主治】健脾益胃、理气化滞。主治脾胃虚弱证。症见食欲不振、厌食、面黄肌瘦、面色少华、便溏味臭、身体消瘦、舌苔厚腻、脉濡滑。

【现代药理】具有助消化、调节胃肠运动、提高机体免疫功能等作用。

【临床应用】小儿厌食症、小儿消化功能紊乱、锌及铁元素缺乏等。临床以食欲不振、面色少华、便溏消瘦为特征症状。

【用药特征】本成药为中西合剂，既有健脾益气之功，兼能行气化湿消食，又具补血之力，适用于脾胃虚弱，尤以气血不足者为宜。

【用法用量】开水冲服。1岁以内小儿一次5g，一日2次；1～5岁小儿一次10g，一日2次；5岁以上小儿一次10g，一日3次。

【使用注意】糖尿病患儿慎用。宜选清淡易消化饮食，忌暴饮暴食及油腻之品。

【规格贮藏】10g/袋。密封。

小儿健脾丸

【处方组成】人参、白术（麸炒）、茯苓、白扁豆（去皮）、山药、莲子（去心）、玉竹、砂仁、六神曲（麸炒）、炙甘草、陈皮、法半夏、山楂、桔梗、麦芽（炒）。

【功能主治】健脾、和胃、化滞。主治脾胃虚弱证。症见纳呆厌食、甚则不思饮食、食后腹胀易泻、大便溏泻、体弱无力、面色萎黄、倦怠神疲、舌淡苔白、脉弱偏滑。

【现代药理】具有助消化、调节胃肠运动、增强免疫功能等作用。

【临床应用】小儿厌食症、小儿消化不良等。临床以不思饮食、大便溏泻、体弱无力、倦怠神疲为特征

症状。

【用药特征】本成药长于健脾益气、兼能化痰行滞。用药健脾醒脾并用，消食和胃并举，化痰消滞结合，适用于脾胃虚弱兼有痰食者。

【用法用量】口服。一次2丸，一日3次。

【使用注意】糖尿病患儿慎用。不宜喝茶和吃萝卜，不宜服用藜芦、五灵脂、皂荚或其制剂。忌食寒凉及不易消化食品。

【规格贮藏】3g/丸。密封。

小儿健脾开胃合剂

【处方组成】黄芪、白术、山药、大枣、山楂、莲子、枸杞子、陈皮、珍珠粉、甘草、蜂蜜、米醋。

【功能主治】益气健脾。主治脾胃虚弱证。症见厌食纳呆、食后腹胀、精神萎靡、形体消瘦、盗汗、夜卧不宁、舌淡苔白、脉弱。

【现代药理】具有助消化、调节胃肠运动、增强免疫功能等作用。

【临床应用】小儿厌食症、小儿消化不良、儿童钙缺乏症等。临床以纳呆厌食、精神萎靡、腹胀盗汗、夜惊不宁为特征症状。

【用药特征】本成药长于健脾益气，兼能消食化滞。用药以运脾为主，消导为佐，兼有补脾，消中有补，补中有消，补不碍滞，消不伤正，适用于脾胃虚弱所致的厌食、消化不良者。

【用法用量】口服。一次10ml，一日2次。

【使用注意】婴幼儿及糖尿病患儿慎用。有外感者不宜。忌食生冷、油腻及不易消化食品。

【规格贮藏】100ml/瓶。密封，置阴凉处。

儿康宁糖浆

【处方组成】黄芪、党参、白术、茯苓、薏苡仁、山药、麦冬、制何首乌、焦山楂、炒麦芽、桑枝、大枣。

【功能主治】益气健脾、消食开胃。主治脾胃气虚证。症见食欲不振、消化不良、甚至拒食、面色萎黄、形体消瘦、精神不振、大便溏薄、舌苔淡红、苔薄白、脉无力。

【现代药理】具有促进消化酶和消化液分泌、促进小

肠吸收、双向调节肠道功能等作用。

【临床应用】小儿消化功能紊乱、胃轻瘫、小儿厌食症等。临床以纳呆、萎黄消瘦、口干便溏为特征症状。

【用药特征】本成药长于益气养阴，消食行滞，尤以益气健脾见长。用药具有补而不滞，祛风醒脾的特点，适用于脾胃气虚证，尤其对于气阴两虚，饮食积滞者较宜。

【用法用量】口服。一次10ml，一日3次。20～30天为一疗程。

【使用注意】糖尿病患儿忌用。食积化热、胃阴不足所致厌食者慎用。纠正不良的偏食习惯，少吃零食，定时进餐，建立良好的饮食卫生习惯。饮食宜易于消化，忌食生冷、油腻之物。

【规格贮藏】10ml/支；150ml/瓶。密封，置阴凉处。

健儿素颗粒

【处方组成】党参、白术（炒）、薏苡仁、南沙参、麦冬、白芍、稻芽（炒）、诃子。

【功能主治】益气健脾、和胃运中。主治脾胃气虚证。症见食欲不振、消化不良、腹满腹痛、大便溏薄、面黄肌瘦、舌苔苔薄白、脉沉细无力。

【现代药理】具有助消化、提高免疫功能、调节肠道菌群等作用。

【临床应用】小儿厌食症、小儿消化不良、小儿营养不良等。临床以纳呆、口干便溏、面黄肌瘦为特征症状。

【用药特征】本成药长于益气养阴，兼能健脾消食收涩。用药甘淡实脾与甘寒养阴并用，健脾渗湿与苦酸涩肠并举，适用于脾胃气阴两虚所致的厌食、疳证较为适宜。

【用法用量】开水冲服。一次20～30g，一日3次。

【使用注意】糖尿病患儿禁用。饮食宜易于消化，富有营养，不宜食生冷、油腻之品。

【规格贮藏】10g/袋；100g/瓶。密封，防潮。

乐儿康糖浆（颗粒）

【处方组成】党参、黄芪、太子参、茯苓、薏苡仁、山药、大枣、制何首乌、麦冬、山楂（焦）、麦芽

（炒）、陈皮、桑枝。

【功能主治】益气健脾、和中开胃。主治脾胃气虚证。症见食欲不振、甚者厌食、拒食、面色萎黄、大便中夹有不消化残渣、舌质淡、苔薄白、脉无力。

【现代药理】具有助消化、增强免疫功能等作用。

【临床应用】小儿厌食症、小儿消化不良、小儿营养不良等。临床以纳呆、萎黄消瘦、口干为特征症状。

【用药特征】本成药长于益气健脾，兼能消导滋阴。用药补而不滞，理气行滞之力较强，适用于脾胃气虚，偏于气阴两虚、气滞食积者较宜。

【用法用量】①糖浆：口服。1～2岁一次5ml，2岁以上一次10ml，一日2～3次。②颗粒：开水冲服。1～6岁一次1.25g，7～12岁一次2.5g，一日3次，疗程1～2周。

【使用注意】食积化热或胃阴不足者忌用。养成良好的生活规律，纠正不良饮食习惯。应少吃巧克力及带颜色的饮料，忌生冷、肥甘厚味和不易消化的食物。

【规格贮藏】①糖浆：100ml/瓶。密封。②颗粒：2.5g/袋。密封。

宝儿康糖浆（散）

【处方组成】太子参、茯苓、薏苡仁、白术（炒）、白扁豆（炒）、甘草（炙）、芡实、北沙参、山楂、陈皮、山药、麦芽（炒）。

【功能主治】补气健脾、开胃消食、渗湿止泻。主治脾胃虚弱证。症见厌食、食后腹胀、食欲不振、甚至拒食、大便稀溏、精神困倦、睡眠不安、夜惊夜啼、舌苔白、脉细弱。

【现代药理】具有助消化、促进胃肠吸收、止泻、解痉、提高免疫功能等作用。

【临床应用】小儿厌食症、小儿消化不良、小儿腹泻病等。临床以纳差厌食、便溏腹胀、苔白为特征症状。

【用药特征】本成药长于益气健脾、祛湿收涩。用药补敛并举、气阴并补、散收结合，益气祛湿健脾和消食化滞同用，适用于脾胃虚弱兼有湿阻所致的厌食、泄泻者。

【用法用量】①糖浆：口服。1岁小儿一次2.5ml，2～3岁一次5ml，4～6岁一次10ml，一日2次。②散：开水冲服。1岁小儿一次0.25g，2～3岁一次0.5g，4～6岁一次1g，一日2次。

【使用注意】忌食寒凉及不易消化食品。

【规格贮藏】①糖浆：100ml/瓶。密封，置阴凉处。②散：1g/瓶。密封。

芪斛楂颗粒

【处方组成】黄芪、淮山药、炙甘草、茯苓、石斛、麦芽（炒）、山楂、木瓜、党参、陈皮、白术。

【功能主治】健脾和胃、益气固表、消食导滞。主治脾胃气虚、脾失健运证。症见厌食、偏食、汗多、大便不调、易感冒、舌苔白、脉弱。

【现代药理】具有助消化、增强免疫功能等作用。

【临床应用】小儿厌食症、小儿消化不良、小儿腹泻病、小儿多汗症等。临床以厌食、汗多、苔白为特征症状。

【用药特征】本成药长于益气健脾，兼能消导生津。用药以健脾益气为主，兼能消食，具有气阴并补，以补气为主的特点，适用于脾虚失运所致的厌食、食积等较宜。实际运用中，亦可用于脾肺气虚所致的体虚反复感冒、过敏性鼻炎等疾病。

【用法用量】开水冲服。7岁以内一次10g，7岁以上一次20g，一日3次。

【使用注意】糖尿病患儿禁服。感冒时不宜服用。忌食生冷、油腻及不易消化食品。

【规格贮藏】10g/袋。密封。

醒脾养儿颗粒

【处方组成】毛大丁草、一点红、山栀茶、蜘蛛香。

【功能主治】醒脾开胃、养血安神、固肠止泻。主治脾气虚证。症见儿童厌食、腹泻便溏、烦燥盗汗、遗尿夜啼、恶心呕吐、脘部痞闷、大便不畅，或小儿发育迟缓、面黄肌瘦、毛发稀黄、舌苔白腻、脉弦。

【现代药理】具有促进胃肠运动、助消化等作用。

【临床应用】小儿厌食症、小儿消化功能紊乱、小儿腹泻病等。临床以纳呆食少、腹泻便溏、盗汗消瘦、舌淡苔白为特征症状。

【用药特征】本成药源自苗药民间验方，具有助消化、安神、固肠止泻、解痉、补血等功效，能调脾气、补虚敛汗、清热解毒、化积滞、健脾开胃，而助水谷精微之运化，益胃充源。适用于小儿脾虚厌食偏于气阴两虚者。

【用法用量】温开水冲服。1岁以内一次2g，一日2次；1～2岁一次4g，一日2次，3～6岁一次4g，一日3次；7～14岁一次6～8g，一日2次。

【使用注意】糖尿病患儿禁服。忌生冷、油腻食物。

【规格贮藏】2g/袋。密封，置干燥处。

附：脾胃虚弱中成药特点比较

中成药名	功效		临床治疗主症		
	共同点	独有功效	相同主治	独有主治	主治自身特点
小儿扶脾颗粒	健脾消食	健脾益气，兼能润肠	主治脾胃气虚证。症见不思饮食、神疲倦怠、大便溏薄或夹有乳食残渣、舌质淡、苔白	脾气虚为主	神疲乏力、不思饮食，伴形体消瘦、面色苍白、大便溏薄
健胃消食片（口服液）		益气和胃			
小儿麦枣片		和胃			
启脾丸（口服液）		和胃		气虚明显	消瘦毛枯、泄泻时作、大便溏薄、腹胀便溏
健脾八珍糕		益胃		胃气虚弱	腹胀便溏、食后易泻、食后腹胀便多、面色萎黄

续表

中成药名	功效		临床治疗主症		
	共同点	独有功效	相同主治	独有主治	主治自身特点
健儿消食口服液（合剂）	健脾消食，理气	益胃	主治脾胃气虚兼有气滞证。症见不思饮食、脘腹胀满、神疲倦怠、大便溏薄或夹有乳食残渣、舌质淡、苔白	胃气弱	厌食、恶食、手足心热、容易出汗
山麦健脾口服液		和胃		偏于脾阳虚	面色萎黄、面黄肌瘦、大便不调
白苓健脾颗粒		益胃，化滞		气滞明显	面黄肌瘦、面色少华、便溏味臭、机体消瘦
小儿健脾丸		和胃化滞		气虚夹滞	不思饮食、食后腹胀易泻、体弱无力
小儿健脾开胃合剂	益气健脾，消食开胃	养心	主治脾胃气虚重证。症见厌食纳呆、甚至拒食、食后腹胀、精神萎靡、形体消瘦、舌淡苔白、脉弱	兼有气虚失摄	纳呆厌食、精神萎靡、腹胀盗汗、夜惊不宁
儿康宁糖浆		祛风醒脾		兼有阴虚	纳呆、萎黄消瘦、口干便溏
健儿素颗粒		和胃运中		气阴两虚	纳呆、口干便溏、面黄肌瘦
乐儿康糖浆（颗粒）		和中开胃		气阴两虚，气滞	纳呆、萎黄消瘦、口干
宝儿康糖浆（散）	益气健脾，消食开胃	渗湿止泻	主治脾胃气虚重证。症见厌食纳呆、甚至拒食、食后腹胀、精神萎靡、形体消瘦、舌淡苔白、脉弱	脾胃虚弱兼有湿阻	纳差、便溏、苔白
芪斛楂颗粒		益气固表，导滞		脾虚失运	厌食、汗多、苔白
醒脾养儿颗粒		醒脾开胃，养血安神，固肠止泻		气阴两虚	纳呆食少、腹泻便溏、盗汗消瘦、舌淡苔白

三、脾胃不和

醒脾开胃颗粒

【处方组成】谷芽、稻芽、荷叶、佛手、香橼、使君子、冬瓜子（炒）、白芍、甘草。

【功能主治】醒脾调中、升发脾气。主治脾胃失和证。症见面黄乏力、食欲低下、腹胀腹痛、大便溏烂、食少便多，或见面黄肌瘦、舌苔厚腻、脉滑。

【现代药理】具有助消化、调整胃肠功能等作用。

【临床应用】小儿消化不良、蛔虫病、小儿厌食症、胃溃疡等。临床以食欲低下、腹胀便稀、苔厚腻为特征症状。

【用药特征】本成药长于消食化积，兼有行气除痞、醒脾开胃、调和中焦的作用，适用于脾胃失和所致食积者。

【用法用量】开水冲服。一次14g，一日2次。

【使用注意】糖尿病患儿禁用。脾胃阴虚者不宜。注意个人卫生，不食不洁的食物。忌食生冷、油腻及不易消化食物。

【规格贮藏】14g/袋。密封。

小儿康散（片）

【处方组成】鸡内金、六神曲。

【功能主治】健脾开胃、消食化积。主治脾胃不和证。症见食少厌食、脘腹胀痛拒按、嗳腐吞酸、呕吐泄泻、泄下臭秽、舌淡苔腻、脉滑。

【现代药理】具有助消化、促进胃肠运动等作用。

【临床应用】小儿食积、小儿厌食症、小儿消化不良等。临床以食少厌食、食积胀满、脘腹胀痛、呕吐泄泻为特征症状。

【用药特征】本成药长于消食化积，兼能健脾和胃，用药甘平甘辛并用，消食和胃并举，消重于补，适用于脾胃不和所致的食积、厌食者。

【用法用量】①散：口服。小儿一次0.5g，一日3次。周岁以内酌减。②片：口服。一次2~4片，一日3次。周岁以内酌减。

【使用注意】无积滞者不宜。不宜长期服用。忌食生冷及油腻食物。

【规格贮藏】①散：2g/袋。密封。②片：0.25g/片。密封。

开胃健脾丸

【处方组成】白术、党参、茯苓、木香、黄连、六神曲（炒）、陈皮、砂仁、麦芽（炒）、山楂、山药、肉豆蔻（煨）、甘草（蜜炙）。

【功能主治】开胃健脾。主治脾胃不和证。症见大便溏泄，或久泻不止、水谷不化、稍进油腻不易消化之物则大便次数增多，或胸脘满闷、痞塞不舒、嗳腐吞酸、面色萎黄、气短乏力、纳食减少、脘腹胀闷不舒、舌淡苔白或黄腻、脉细弱或弦滑。

【现代药理】具有促进胃肠消化、调节胃肠运动、抗菌等作用。

【临床应用】功能性消化不良、胃肠神经官能症、小儿厌食症、婴幼儿泄泻、便秘、慢性肠胃炎、结肠炎、慢性胰腺炎等。临床以食少难消、脘腹痞满、大便溏薄、倦怠乏力、苔腻微黄为使用指征。

【用药特征】本成药补气健脾药与消食行气药同用，为消补兼施之剂，补而不滞，消不伤正，适用于脾虚食滞、脾胃不和者。

【用法用量】口服。一次6~9g，一日2次。

【使用注意】阴虚或湿热者忌用。忌食生冷、油腻、不易消化食物。

【规格贮藏】0.1g/粒。密封。

和中理脾丸

【处方组成】党参、白术（麸炒）、苍术（米泔炙）、茯苓、甘草、陈皮、法半夏、木香、砂仁、枳壳（去瓤麸炒）、厚朴（姜炙）、豆蔻、香附（醋炙）、广藿香、南山楂、六神曲（麸炒）、麦芽（炒）、莱菔子（炒）。

【功能主治】健脾和胃、理气化湿。主治脾胃不和证。症见大便不调、水谷不化、大便溏薄或泄泻，或嗳气频繁、呕吐吞酸、脘腹胀闷不舒，或痛连两胁、呕恶嗳气、纳食减少、气短、肢倦乏力、矢气不畅、面色萎黄、舌淡苔白腻、脉细弱。

【现代药理】具有助消化、调节胃肠功能、抗溃疡等作用。

【临床应用】胃肠功能紊乱、功能性消化不良、急慢性肠胃炎、胃神经官能症、胃及十二指肠溃疡、胆囊炎等。临床以胸膈痞闷、脘腹胀满、恶心嗳气、不思饮食、大便不调为特征症状。

【用药特征】本成药燥湿和胃之功突出，消食导滞之力较强，兼能益气健脾，用药消补兼施，散敛结合，适用于脾胃虚弱、中气不和所致的泄泻、痞满。

【用法用量】口服。每次1丸，一日2次。

【使用注意】脾胃阴虚者不宜。湿热内盛者不宜。忌食生冷、油腻、不易消化食物。

【规格贮藏】9g/丸。密封。

稚儿灵颗粒

【处方组成】党参、太子参、南沙参、地黄、制何首乌、白术（麸炒）、当归、白芍（麸炒）、黑大豆、木香、白扁豆、山药、仙鹤草、功劳叶、茯苓、五味子（制）、石菖蒲、浮小麦、甘草（蜜炙）、牡蛎、牡蛎（煅）、陈皮、远志（制）、大枣。

【功能主治】益气健脾、补脑强身。主治气阴两虚、脾胃不和证。症见食少纳呆、面黄体弱、夜寝不宁、睡后盗汗、神疲倦怠、大便溏薄、舌淡红苔薄黄、脉弦或弦滑。

【现代药理】具有助消化、调节植物神经功能、增强免疫功能等作用。

【临床应用】小儿厌食症、小儿消化不良、小儿盗汗症、小儿迁延性腹泻等。临床以厌食、面黄体弱、夜寝不宁、睡后盗汗、倦怠便溏为特征症状。

第三篇

【用药特征】本成药长于健脾补肾，兼能敛汗，用药脾肾同治，气阴并补、寒热并用，适用于脾胃虚弱、心肾不交兼有化热者。

【用法用量】开水冲服。一次9～15g，一日2次。

【使用注意】糖尿病患儿慎用。忌食生冷油腻之物。

【规格贮藏】9g/袋；15g/袋。密封。

附：脾胃不和中成药特点比较

中成药名	功效		临床治疗主症		
	共同点	独有功效	相同主治	独有主治	主治自身特点
醒脾开胃颗粒	健脾开胃	醒脾调中，升发胃气	主治脾胃不和证。症见食欲减退、食后腹胀、脘腹胀痛、呕吐嗳气、大便不调	脾胃失和	面黄乏力、大便溏烂、食少便多、舌苔厚腻
小儿康散（片）		消食化积		食积阻滞	脘腹胀痛拒按、嗳腐吞酸、呕吐泄泻、泄下臭秽
开胃健脾丸		开胃健脾		脾虚食滞	脘腹胀闷、嗳腐吞酸、大便溏泄、水谷不化、稍进油腻不易消化之物则大便次数增多
和中理脾丸		理气化湿		气滞湿阻	脘腹胀闷、痛连两胁、气短乏力、大便不调、矢气不畅
稚儿灵颗粒		补脑强身		气阴两虚	面黄体弱、夜寝不宁、睡后盗汗、神疲倦怠、大便溏薄

四、脾虚有热

健儿乐颗粒

【处方组成】山楂、鸡内金、白芍、甜叶菊、钩藤、竹叶卷心。

【功能主治】健脾消食、清心安神。主治脾失健运、心肝热盛证。症见乳食减少、甚或拒食、面色少华、夜寐啼哭、烦躁不安、小便短赤、形体偏瘦、舌苔薄白或薄黄、指纹红紫、脉滑。

【现代药理】具有助消化、调整胃肠平滑肌功能等作用。

【临床应用】小儿厌食症、小儿夜惊、小儿夜啼等。临床以纳呆、夜啼、烦躁不安、尿赤为特征症状。

【用药特征】本成药长于消食健脾，清热养阴。用药心肝脾同治，清心平肝消食并举，兼能凉肝息风，适用于脾虚食滞，兼有心肝热盛者较宜。若兼热盛动风之象轻症更为适宜。

【用法用量】口服。3岁以下一次5g，一日2次；3～6岁一次10g，一日2次；7～12岁一次10g，一日3次。

【使用注意】脾胃虚寒者忌用。要建立良好的饮食习惯，少食零食，克服偏食，合理进膳，平衡营养。饮食宜清淡，平时应少吃或不吃巧克力及带颜色的饮料以及油腻厚味等食品。

【规格贮藏】10g/袋。密封。

小儿肠胃康颗粒

【处方组成】鸡眼草、地胆草、谷精草、夜明砂、蝉蜕、赤芍、蚕沙、党参、玉竹、麦冬、谷芽、木香、甘草、盐酸小檗碱。

【功能主治】清热平肝、调理脾胃。主治肝热脾虚证。症见食欲不振、纳呆食少、面色无华、腹胀、腹泻、大便中夹有不消化残渣，或大便稀溏、夜间啼哭、烦躁不安、面赤唇红、小便短赤、舌红苔薄、脉弦。

【现代药理】具有促进胃肠蠕动、抗炎等作用。

【临床应用】小儿厌食症、小儿消化不良、小儿夜啼等。临床以纳呆厌食、腹胀腹泻、烦躁夜啼、唇红烦躁为特征症状。

【用药特征】本成药长于清热凉肝，兼能健脾生津和

胃。用药升降并用，肝脾同治，气阴双补，适用于肝胃湿热较著、气阴两虚不甚者。

【用法用量】开水冲服。一次5～10g，一日3次。

【使用注意】糖尿病患儿禁服。盐酸小檗碱过敏者和有溶血性贫血病史者禁用。葡萄糖-6-磷酸脱氢酶缺乏患者禁用。脏腑虚寒者忌用。建立良好的生活制度，纠正不良的饮食习惯。忌食生冷、油腻及不易消化食品。

【不良反应】偶有恶心、呕吐、皮疹和药热。

【规格贮藏】5g/袋。密封。

小儿健胃糖浆

【处方组成】沙参、玉竹、麦冬、山药、荷叶、麦芽（炒）、山楂、白芍、陈皮、牡丹皮、稻芽。

【功能主治】健脾消食、清热养阴。主治脾胃阴虚证。症见厌食纳少、痞胀不舒、隐隐灼痛、口干咽燥、大便干结、小便短少、舌红少苔乏津、脉细数。

【现代药理】具有助消化、调节免疫功能等作用。

【临床应用】小儿厌食症、小儿消化不良等。临床以厌食、纳少痞胀、咽干便赤、舌红少津为特征症状。

【用药特征】本成药长于清热生津养阴，兼能健脾消食，用药甘寒为主，养阴、柔肝、行气、消食并举，适用于脾胃阴虚所致的厌食、消化不良者。

【用法用量】口服。一次10ml，一日3次。

【使用注意】糖尿病患儿慎用。饮食要定时，不要偏食。忌食辛辣食物、各种饮料以及巧克力等。

【规格贮藏】10ml/支。密封，置阴凉处。

附：脾虚有热中成药特点比较

中成药名	功效		临床治疗主症		
	共同点	独有功效	相同主治	独有主治	主治自身特点
健儿乐颗粒	健脾消食，清热	清心安神	主治脾虚夹热证。症见食欲不振、纳呆食少、面色无华、腹胀、腹泻、大便中夹有不消化残渣、夜间啼哭、烦躁不安、小便短赤	心肝热盛	夜惊夜啼、烦躁不安、形体偏瘦
小儿肠胃康颗粒		清热平肝，调理脾胃		肝热	夜间啼哭、烦躁不安、面赤唇红
小儿健胃糖浆		清热生津养阴		脾胃阴虚	痞胀不舒、隐隐灼痛、口干咽燥、舌红少苔

五、脾虚食滞

厌食康颗粒

【处方组成】山楂、槐花、白术、茯苓、麦芽、陈皮。

【功能主治】健脾、开胃、消食。主治脾胃气虚证。症见纳呆食少、脘腹胀闷、泄泻便溏、神疲倦怠、面色萎黄、舌淡苔薄、脉弱。

【现代药理】具有促吸收、助消化、抑制胃肠运动等作用。

【临床应用】小儿厌食症、小儿消化不良等。临床以纳呆腹胀、便溏倦怠、神疲倦怠、舌淡白为特征症状。

【用药特征】本成药长于行气醒脾，开胃消食。用药酸甘合用，甘淡并行，健脾不碍胃，消食不伤脾，适用于脾虚胃弱所致的厌食轻症为宜。

【用法用量】开水冲服。1～6岁一次3.5g，7～12岁一次7g。一日3次。疗程1～2周。

【使用注意】糖尿病患儿禁服。感冒时不宜服用。忌食生冷、油腻及不易消化食物。

【规格贮藏】7g/袋。密封。

小儿胃宝丸（片）

【处方组成】山药（炒）、山楂（炒）、麦芽（炒）、六神曲（炒）、鸡蛋壳（焙）。

【功能主治】消食化积、健脾和胃。主治脾虚食滞证。症见面色萎黄、肌肉消瘦、不思乳食、呕吐酸腐、大

便溏泄、舌苔白腻、脉细而滑、指纹青淡。

【现代药理】尚未检索到本成药相关的药理资料。

【临床应用】小儿厌食症、小儿食积、小儿消化不良等。临床以呕吐酸腐、便溏纳呆为特征症状。

【用药特征】本成药长于消食健脾，兼能收涩制酸，尤以消导见长。用药虽为消补兼施，然偏以攻伐，其制酸之功为一大特点，适用于脾虚不甚、食滞明显者。若兼有吞酸之症者尤为适宜。

【用法用量】①丸：口服。一次2～3丸，一日3次；3岁以上酌增。②片：口服。一次2～3片，一日3次；3岁以上酌增。

【使用注意】脾胃虚寒或食积内热者忌慎用。便秘者慎用。节制饮食，不要偏食，宜食用清淡易消化之品，忌食生冷、辛辣食物。

【规格贮藏】0.5g/丸。密封。

儿脾醒颗粒

【处方组成】山楂、麦芽、鸡内金、山药、薏苡仁、白扁豆、陈皮、茯苓。

【功能主治】健脾和胃、消食化积。主治脾虚食滞证。症见纳呆厌食、大便稀溏、兼有不消化食物、烦燥盗汗、遗尿夜啼、消瘦体弱、腹痛痞闷、舌淡苔薄腻，脉细弦。

【现代药理】具有助消化、调节胃肠运动等作用。

【临床应用】小儿食积、小儿厌食症、小儿消化不良等。临床以厌食纳呆、大便稀汤、体弱消瘦为特征症状。

【用药特征】本成药重在健脾消食，兼能行气和胃。用药甘淡为主、少佐酸干，具有平补脾胃的特点，适用于脾气虚夹有食积者。

【用法用量】温开水冲服。1～2岁一次1.25g，一日2次；3～5岁一次1.25g，一日3次，6～14岁一次2.5g，一日2～3次；14岁以上一次2.5～5g，一日2～3次。

【使用注意】糖尿病患儿禁服。感冒时不宜服用。忌食生冷、油腻及不易消化食物。

【规格贮藏】2.5g/袋。密封。

小儿厌食颗粒（口服液）

【处方组成】人参、山药、白术（焦）、山楂（焦）、

槟榔、干姜、胡黄连、砂仁。

【功能主治】健脾和胃、理气消食。主治脾虚证。症见厌食、乳食停滞、面色少华、脘腹时痛、舌淡苔白、脉滑。

【现代药理】具有助消化、调节食欲调节因子水平等作用。

【临床应用】小儿厌食症、小儿消化不良等。临床以厌食、乳食停滞、面色少华、脘腹时痛为特征症状。

【用药特征】本成药长于健脾消食，兼能理气和胃、泻热燥湿，用药甘淡为主，寒热并用，消补兼施，兼能清热，适用于脾胃虚弱兼有食积化热者为宜。

【用法用量】热水冲服。1岁以下一次2g，一日2次；1～3岁一次4g，一日2次；4～7岁一次4g，一日3次；8～14岁一次8g，一日2次。7日为一疗程。

【使用注意】糖尿病患儿慎用。不宜久用。忌食生冷、辛辣食物。

【规格贮藏】4g/袋。密封，置阴凉处。

山楂调中丸

【处方组成】山楂（去核）、山药、白扁豆（土炒）、茯苓、莲子肉（麸炒）、薏苡仁（麸炒）、芡实（麸炒）、六神曲（麸炒）、麦芽（清炒）。

【功能主治】消食健脾、和胃。主治脾虚食积证。症见食积脘痞、纳呆食少、嗳腐吞酸、泄泻便溏、兼有不消化饮食、疲倦乏力、面色萎黄、舌淡苔腻、脉细滑。

【现代药理】具有助消化、调节胃肠运动等作用。

【临床应用】小儿食积、小儿厌食症、小儿消化不良等。临床以食滞腹痛、不思饮食、泄泻酸臭、面色萎黄为特征症状。

【用药特征】本成药长于消食化滞，兼能健脾行气，用药消、清、补并行，醒脾化湿，健脾助运，适用于脾气虚弱，伤于饮食者。

【用法用量】口服。一次2丸，一日2次。

【使用注意】感染性腹泻不宜。糖尿病患儿慎用。饮食有节，宜进清淡稀软食物，忌肥甘厚味。

【规格贮藏】6g/丸。密封。

小儿香橘丸

【处方组成】白术（麸炒）、茯苓、薏苡仁（麸炒）、白扁豆（去皮）、山药、莲子、苍术（米泔炒）、六

神曲（麸炒）、山楂（炒）、麦芽（炒）、陈皮、木香、厚朴（姜炙）、枳实、香附（醋制）、砂仁、半夏（制）、泽泻、甘草。

【功能主治】健脾和胃、消食止泻。主治脾虚食滞证。症见不思饮食、或食而无味、拒进饮食、泄泻、腹胀疼痛、面色萎黄、肌肉消瘦、舌淡苔腻、脉濡细。

【现代药理】具有助消化、调节肠道平滑肌运动、抗菌等作用。

【临床应用】小儿厌食症、小儿营养不良、小儿腹泻病等。临床以厌食、泄泻腹胀、消瘦、舌淡苔腻为特征症状。

【用药特征】本成药长于健脾消食，祛湿止泻，尤以健脾祛湿见长，正所谓"诸湿肿满，皆属于脾""制水在脾"，重在"培土制水"，其行气导滞之效亦较为显著，具有补而不滞的特点，适用于脾虚湿盛兼有食滞者较为适宜。

【用法用量】口服。一次1丸，一日3次；周岁以内小儿酌减。

【使用注意】风寒泻、暑湿泻以及胃阴不足厌食者忌用。脾气虚弱无积滞者不宜用。饮食宜清淡，易于消化，忌食生冷油腻之品。

【规格贮藏】3g/丸。密封。

快胃片

【处方组成】海螵蛸、枯矾、醋延胡索、白及、甘草。

【功能主治】制酸和胃、收敛止痛。主治肝胃不和证。症见胃脘疼痛、呕吐反酸、纳食减少、连及两胁、胸闷嗳气、呃逆嘈杂、呕吐泛酸、纳食减少、每因烦恼郁怒而作、口苦咽干、舌苔薄白或薄腻、脉弦。

【现代药理】具有抗溃疡、抑制胃酸分泌、抗炎、镇痛、止血等作用。

【临床应用】小儿厌食症、慢性胃炎、胃溃疡、十二指肠溃疡、反流性食管炎等。临床以胃痛反酸、纳呆食少、反酸嘈杂、每因烦恼郁怒而作、口苦咽干为特征症状。

【用药特征】本成药长于制酸止痛。兼能止血生肌，有较弱的理气行滞之力，适用于肝胃不和、胃酸较多者，若兼胃部有出血或黑便者更为适宜。

【用法用量】口服。糖衣片：一次6片，11～15岁一次4片；薄膜衣片：一次3片，11～15岁一次2片；一日3次。饭前1～2小时服。

【使用注意】胃酸不足、胃阴不足者慎用。不宜多服久服。饮食宜清淡，忌食辛辣、生冷、油腻食物。

【不良反应】罕见药物性皮炎。

【规格贮藏】0.7g/片。密封。

附：脾虚食滞中成药特点比较

中成药名	功效		临床治疗主症		
	共同点	独有功效	相同主治	独有主治	主治自身特点
厌食康颗粒	健脾，开胃，消食	行气消积	脾虚食积轻证。症见纳呆食少、脘腹胀闷、泄泻便溏、神疲倦怠、面色萎黄、舌淡苔薄	脾虚为主	纳呆食少、脘腹胀闷、泄泻便溏
小儿胃宝丸（片）		化积，和胃		食积明显	不思乳食、呕吐酸腐、肌肉消瘦、苔白腻
儿脾醒颗粒		和胃，化积		食滞夹湿	大便兼有不消化食物、烦燥盗汗、遗尿夜啼、腹痛痞闷
小儿厌食颗粒（口服液）		和胃，理气		气滞有热	脘腹时痛、腹痛痞闷
山楂调中丸	健脾和胃，消食	行气化滞	脾虚食积重证。症见食积脘痞、纳呆食少、嗳腐吞酸、泄泻便溏、兼有不消化饮食、疲倦乏力、面色萎黄、舌淡苔腻	积滞明显者	食积脘痞、纳呆食少、嗳腐吞酸
小儿香橘丸		止泻		脾虚食积气滞者	不思饮食，或食而无味、拒进饮食、泄泻、腹胀疼痛、肌肉消瘦

续表

中成药名	功效		临床治疗主症		
	共同点	独有功效	相同主治	独有主治	主治自身特点
快胃片	制酸收敛	制酸和胃，收敛止痛	肝胃不和证。症见胃脘疼痛、呕吐反酸、纳食减少、呃逆嘈杂、呕吐泛酸、纳食减少	肝胃不和	纳呆食少、胃痛反酸、每因烦恼郁怒而作、口苦咽干

六、脾胃阴虚

山葛开胃口服液

【处方组成】山楂、葛根、玫瑰花。

【功能主治】开胃健脾、解肌生津。主治脾虚外感证。症见纳呆食少、不思饮食、二便不畅、夜卧不宁、恶寒发热、咽干口渴、舌淡苔白、脉浮弦。

【现代药理】具有助消化、调节胃肠运动等作用。

【临床应用】小儿厌食症。临床以厌食纳少、恶寒发热、咽干口渴为特征症状。

【用药特征】本成药长于醒脾开胃，兼能解肌润肠。用药辛、甘、酸并用，消食行气兼用，生津升阳并举，适用于脾胃虚弱，兼有外感夹食者。

【用法用量】口服。一日2次。6个月～3岁一次5ml；3～6岁一次10ml；6～12岁一次20ml。

【使用注意】脾胃虚寒者慎用。忌食生冷、油腻及不易消化食品。

【规格贮藏】10ml/支。密闭，置阴凉干燥处。

六味增食合剂

【处方组成】麦冬、玉竹、山药、山楂（炒焦）、天冬、槟榔。

【功能主治】滋阴补脾、导滞降气。主治气阴两虚夹食积证。症见纳呆厌食、腹胀腹痛、口干咽燥、盗汗口渴、舌红苔少、脉细。

【现代药理】尚未检索到本成药相关的药理资料。

【临床应用】小儿厌食症、小儿消化不良等。临床以纳呆厌食、口渴烦躁、脘腹胀闷、盗汗苔少为特征症状。

【用药特征】本成药长于滋阴醒脾，消食行气。用药以甘寒养阴为主，兼有消食除胀，适用于脾胃阴虚兼有食积者。

【用法用量】口服。4岁以下一次5～8ml，4岁以上一次8～10ml，一日3次。或遵医嘱。

【使用注意】糖尿病患儿慎用。脾胃虚寒型小儿慎用。忌生冷、油腻及不易消化食物。

【规格贮藏】100ml/瓶。密闭。

儿宝颗粒（膏）

【处方组成】太子参、北沙参、麦冬、白芍（炒）、茯苓、白扁豆（炒）、山药、山楂（炒）、麦芽（炒）、陈皮、葛根（煨）。

【功能主治】补脾益气、生津开胃。主治脾气虚弱、胃阴不足证。症见口干多饮、纳呆食少、面黄肌瘦、四肢倦怠、精神不振、体虚多汗、大便干结或大便久泻不止、舌红少苔、脉细。

【现代药理】具有助消化、促进胃肠运动、调节食欲调节因子等作用。

【临床应用】小儿食积、小儿消化不良、小儿厌食症等。临床以口干多饮、四肢倦怠、纳呆食少、舌红少苔为特征症状。

【用药特征】本成药长于益气滋阴，消食导滞，尤以补阴益气见长。用药气阴双补、消补兼施、补而不滞、滋而不腻、消不伤正，温润平和，适用于脾胃气阴两伤者。

【用法用量】①颗粒：开水冲服。1～3岁一次5g，4～6岁一次7.5g，6岁以上一次10g，一日2～3次。②膏：口服。1～3岁一次10g，4～6岁一次15g，6岁以上一次20～25g，一日2～3次。

【使用注意】糖尿病患儿禁服。食积内热厌食者忌用。

忌食辛辣、生冷、油腻及不易消化食品。

【规格贮藏】①颗粒：5g/袋；15g/袋。密闭，在阴凉处保存。②膏：100g/瓶；180g/瓶；250g/瓶。密闭，在阴凉处保存。

复方太子参颗粒

【处方组成】太子参、灵芝、茯苓、山楂、麦芽、稻芽、硫酸锌、葡萄糖酸钙、枸橼酸铁铵。

【功能主治】益气生津、健脾消食。主治气阴两虚证。症见食欲不振、厌食偏食、腹胀腹痛、头晕乏力、四肢酸软、久病体弱、体虚盗汗、舌苔红苔少或花剥、脉细数。

【现代药理】具有助消化、抗贫血、提高免疫功能等作用。

【临床应用】小儿厌食症、小儿消化不良、小儿腹泻病、缺铁性贫血等。临床以纳呆腹胀、食欲不振、体弱盗汗、舌红苔少为特征症状。

【用药特征】本成药为中西药合剂，长于益气健脾、消食生津，用药酸甘合用，以甘淡为主。适用于气阴两虚所致的厌食、腹泻或贫血者。

【用法用量】口服。一次1g，一日2次。早晚空腹服用。

【使用注意】糖尿病患儿慎用。感冒时慎用。忌辛辣、香燥、肥甘厚味及难以消化的食物。

【规格贮藏】5g/袋。密闭，置阴凉干燥处。

附：脾胃阴虚中成药特点比较

中成药名	功效		临床治疗主症		
	共同点	独有功效	相同主治	独有主治	主治自身特点
山葛开胃口服液	健脾生津	开胃解肌	主治气阴两虚证。症见食欲不振、厌食偏食、久病体弱、体虚盗汗、二便不畅、夜卧不宁、口干咽燥、舌苔红苔少或花剥、脉细数	兼有外感	恶寒发热、舌淡苔白、脉浮
六味增食合剂		导滞降气		兼有食积	腹胀腹痛、嗳腐吞酸、大便臭秽
儿宝颗粒（膏）		益气开胃		兼有气滞	口干多饮、面黄肌瘦、四肢倦怠、精神不振、大便不调
复方太子参颗粒		益气消食		脾胃阴虚	腹胀腹痛、头晕乏力、四肢酸软

七、脾胃虚冷

保赤散

【处方组成】天南星（制）、朱砂、六神曲（炒）、巴豆霜。

【功能主治】温下冷积、消食导滞、化痰镇惊。主治脾胃虚冷证。症见纳呆厌食、不思饮食、形寒肢冷、面色㿠白、腹痛腹胀、大便秘结、小便清长、痰多、惊悸不安、舌苔白腻、脉滑。

【现代药理】具有助消化、镇静、祛痰等作用。

【临床应用】小儿厌食症、小儿消化不良等。临床以纳呆痰盛、便秘惊悸、形寒肢冷、苔白腻为特征症状。

【用药特征】本成药长于温下冷积，兼能消积化痰镇惊，少佐消食化滞。用药温燥竣烈，以温下为主，兼以重镇，适用于小儿寒、痰、食积兼夹之证。

【用法用量】口服。小儿6个月~1岁，一次0.09g；2~4岁，一次0.18g。

【使用注意】感冒、发疹、泄泻者忌服。不可过量，应中病即止。忌食生冷、油腻及不易消化之食品。

【规格贮藏】0.09g/袋。密闭，防潮。

八、痰食阻滞

一捻金

【处方组成】大黄、牵牛子（炒）、槟榔、人参、朱砂。

【功能主治】消食导滞、祛痰通便。主治脾胃不和、痰食阻滞证。症见停食停乳、腹胀便秘、呃逆嗳气、烦躁、手足心热、矢气多、大便恶臭、食积泄泻、咳

喘痰鸣、舌苔黄厚、脉象滑数。

【现代药理】具有泻下、抗菌、驱虫等作用。

【临床应用】小儿食积、小儿消化不良等。临床以纳呆厌食、腹胀便秘、呃逆嗳气、大便恶臭、咳喘痰鸣、苔黄厚为特征症状。

【用药特征】本成药为攻补兼施之剂，长于泻下攻积，消食导滞，兼能益气化痰。用药消重于补，寒重于温，适用于脾胃不和、痰食阻滞兼有热象者。

【用法用量】口服。1岁以内一次0.3g，1~3岁一次0.6g，4~6岁一次1g，一日1~2次；或遵医嘱。

【使用注意】肝肾功能不全者慎用。脾肺两虚及患慢脾风者勿服。中病即止。不宜过量久服。忌食生冷、油腻、腥膻等物。

【规格贮藏】1.2g/袋。密闭。

附：脾胃虚冷和痰食阻滞中成药特点比较

中成药名	功效		临床治疗主症	
	共同点	独有功效	相同主治	主治自身特点
保赤散	消食导滞	温下冷积，化痰镇惊	脾胃虚冷证	纳呆痰盛、便秘惊悸、形寒肢冷、苔白腻
一稔金	消食导滞	祛痰通便	脾胃不和，痰食阻滞证	纳呆厌食、腹胀便秘、呃逆嗳气、大便恶臭、咳喘痰鸣、苔黄厚

第四节　小儿营养不良

一、脾虚胃弱

猕猴桃颗粒

【处方组成】猕猴桃提取液。

【功能主治】调中理气、增进食欲、促进消化。主治疳气。症见食欲不振、纳呆厌食、腹胀、大便秘结，舌淡苔薄黄、脉滑数。

【现代药理】具有促消化、增强机体免疫功能等作用。

【临床应用】小儿食积、小儿厌食症、儿童营养不良等。临床以纳呆厌食、口渴便秘为特征症状。

【用药特征】本成药调中理气作用较强，用药酸、甘、寒，兼有生津润燥、解热除烦的作用，适用于脾虚食积化热所致疳气轻症者。

【用法用量】开水冲服。一次15~30g，一日3次。

【使用注意】糖尿病患儿忌用。阳虚质体质或脾虚便溏者忌用。宜饭前服用。忌辛辣、生冷、油腻食物。

【规格贮藏】15g/袋。密封。

消食健儿糖浆（冲剂）

【处方组成】南沙参、白术、山药、谷芽、麦芽、九香虫。

【功能主治】健脾消食。主治脾虚食积证。症见形体消瘦、食欲不振、大便干稀不调、酸臭或溏薄、精神不振、好发脾气、盗汗、舌苔腻、脉细滑。

【现代药理】具有助消化、促吸收、止泻等作用。

【临床应用】小儿营养不良、小儿厌食症、慢性或迁延性腹泻。临床以形体消瘦、纳呆厌食、大便不调、萎靡急躁为特征症状。

【用药特征】本成药健脾消食作用明显，用药健脾、消食、养阴、温阳并举，具有气阴并补、阴阳同调的特点。适用于脾虚食积所致疳气，以气阴两伤轻症为宜。

【用法用量】①糖浆：口服。3岁以下儿童一次5ml，3岁以上儿童一次10ml，一日3次。②冲剂：开水冲服。3岁以下一次5g，3岁以上一次10g，一日3次。

【使用注意】注意营养搭配。忌食生冷、油腻及不易消化食品。

【规格贮藏】①糖浆：100ml/瓶。密封，置阴凉处。②冲剂：10g/袋。密封。

小儿脾健灵糖浆

【处方组成】猪脾水解物、云南三七、内蒙黄芪、天然香精、蔗糖。

【功能主治】开胃健脾。主治脾虚胃弱证。症见食欲不振、甚至米谷不化、形体消瘦、面色萎黄、发育迟缓、大便不调、精神萎靡、脘腹胀满、舌淡或少津苔薄、脉沉弱。

【现代药理】具有助消化、促吸收、增强免疫功能等作用。

【临床应用】小儿营养不良、小儿厌食症。临床以食欲不振、发育迟缓、面色萎黄、精神萎靡为特征症状。

【用药特征】本成药健脾开胃作用明显。用药气血并补，醒神开窍，兼能止血，并用血肉有情之品，补益脾胃，增强消化功能，适用于脾胃虚弱所致的疳积者。

【用法用量】口服。1～3岁一次5ml，4～7岁一次10ml，一日3次。用时摇匀。

【使用注意】注意营养搭配。应注意遵循先稀后干，先素后荤，先少后多，先软后硬的原则。饮食宜清淡、富含营养为宜。

【规格贮藏】100ml/瓶。遮光，密闭，置阴凉干燥处（不超过20℃）。

健脾糖浆

【处方组成】党参、白术（炒）、枳实（炒）、陈皮、山楂（炒）、麦芽（炒）。

【功能主治】健脾开胃。主治脾虚食积证。症见厌食腹胀、形体消瘦、精神倦怠、舌淡苔白、脉细滑。

【现代药理】具有助消化、调节胃肠运动、增强免疫功能等作用。

【临床应用】小儿营养不良、小儿厌食症。临床以厌食、形体消瘦、脘腹胀满、食少便溏为特征症状。

【用药特征】本成药健脾益气、消食化积。用药补气行气兼用，消补兼施，以补为主，醒脾开胃并举。适用于脾胃虚弱所致厌食、疳气者。

【用法用量】口服。一次10～15ml，一日2次。

【使用注意】糖尿病患儿慎用。忌食生冷、油腻及不易消化食物。

【规格贮藏】100ml/瓶。密封，置阴凉处。

附：脾胃虚弱中成药特点比较

中成药名	功效		临床治疗主症		
	共同点	独有功效	相同主治	独有主治	主治自身特点
猕猴桃颗粒	健脾开胃	调中理气，促进消化	主治脾胃虚弱证。症见食欲不振、纳呆厌食、腹胀、大便不调、身体消瘦、毛发枯萎、舌淡苔薄	兼有化热	纳呆厌食、口渴便秘
消食健儿糖浆（冲剂）		健脾消食		气阴两伤轻症	纳呆厌食、大便不调、萎靡急躁
小儿脾健灵糖浆		开胃健脾		气虚明显	食欲不振、发育迟缓、面色萎黄、精神萎靡
健脾糖浆		健脾开胃		兼有气滞	厌食、脘腹胀满、食少便溏

二、脾虚夹滞

健儿膏

【处方组成】党参、黄芪、山药、茯苓、白术（炒）、白扁豆（炒）、麦芽（炒）、大枣、陈皮、甘草。

【功能主治】健脾益气、和胃调中。主治脾胃虚弱证。症见面黄肌瘦、厌食纳呆、大便不调、身体虚弱、发育迟缓、自汗盗汗、贫血、舌淡、脉弱。

【现代药理】具有调节胃肠运动、改善代谢和提高免疫功能等作用。

【临床应用】小儿营养不良、小儿厌食症。临床以体瘦厌食、发育迟缓、盗汗贫血为特征症状。

第三篇

【用药特征】本成药健脾益气作用突出，兼能消食和中。用药甘淡，以补气行气为主，兼能燥湿化痰。适用于脾胃虚弱所致的疳气或疳积轻症。

【用法用量】口服。一次10～15g，一日2次。

【使用注意】糖尿病患儿禁用。注意营养搭配。不宜食生冷、辛辣及不易消化的食品。

【规格贮藏】250g/瓶。密封，置阴凉处。

健脾消食丸

【处方组成】白术（炒）、枳实（炒）、木香、槟榔（炒焦）、草豆蔻、鸡内金（醋炙）、荸荠粉。

【功能主治】健脾、和胃、消食、化滞。主治脾胃气虚证。症见面色萎黄、不思乳食、脘腹胀满、食欲不振、面黄肌瘦、大便不调、舌苔白腻、脉细而滑。

【现代药理】具有促进胃肠蠕动、促进消化液分泌、增强免疫功能等作用。

【临床应用】小儿营养不良。临床以面黄肌瘦、腹胀纳呆、面色萎黄、苔白腻为使用指征。

【用药特征】本成药长于行气导滞，兼能健脾和胃。用药消补兼施，消重于补，虽为正邪兼顾之剂，但仍偏于攻伐，适用于脾虚食滞所致的疳证、食积等较为适宜。

【用法用量】①水丸：口服。一次6g。1岁以内一次1g，1～2岁一次2g，2～4岁一次3g，4岁以上小儿一次4g，一日2次。②蜜丸：口服。1岁以内一次服1.5g，1～2岁一次服3g，2～4岁一次服4.5g，4岁以上一次服6g。一日2次，或遵医嘱。

【使用注意】脾胃虚弱无积滞者忌用。脾胃虚弱、食积不化、大便稀溏者不宜服用。宜食用清淡、易消化食品。养成良好的饮食习惯，忌食生冷油腻食物。

【规格贮藏】①水丸：0.1g/粒。密封。②蜜丸：3g/丸。密封。

附：脾虚夹滞中成药特点比较

中成药名	功效		临床治疗主症		
	共同点	独有功效	相同主治	独有主治	主治自身特点
健儿膏	健脾化滞	健脾益气，和胃调中	主治脾胃虚弱，食积停滞证。症见面黄肌瘦、厌食纳呆、大便不调、身体虚弱、发育迟缓	偏于气虚	体瘦厌食、发育迟缓、盗汗贫血
健脾消食丸		健脾和胃，消食化滞		偏于食积气滞	面黄肌瘦、腹胀纳呆、苔白腻

三、气血两虚

参术儿康糖浆

【处方组成】白术、茯苓、山楂、白扁豆（炒）、六神曲（炒）、麦芽（炒）、炙黄芪、太子参、蜂王浆、制何首乌、当归、桔梗、陈皮、甘草。

【功能主治】健脾和胃、益气养血。主治脾胃虚弱证。症见形体消瘦、食欲不振、睡眠不安、多汗、困倦乏力、大便稀溏、磨牙嗜异、舌淡红、苔白腻、脉细。

【现代药理】具有助消化、促吸收、增强免疫功能等作用。

【临床应用】小儿营养不良、小儿厌食症、小儿盗汗、营养不良性贫血等。临床以形体消瘦、食欲不振、夜惊多汗、磨牙嗜异为特征症状。

【用药特征】本成药为气血双补制剂，兼有行气消积、健脾化痰之效。用药脾肾同调，气血兼顾。适用于脾胃虚弱所致疳积者。

【用法用量】口服。2岁以下一次10～15ml，3～4岁一次20ml，5～6六岁一次30ml。一日3次。

【使用注意】糖尿病患儿禁服。感冒时不宜服用。患儿如自汗多、夜寐易惊、睡少等，应排除佝偻病，以免延误治疗。忌食生冷、油腻及不易消化食物。

【规格贮藏】10ml/瓶。密封。置阴凉干燥处。

小儿生血糖浆

【处方组成】熟地黄、山药、大枣、硫酸亚铁。

【功能主治】健脾养胃。补血生津。主治脾虚血虚证。症见体弱消瘦。面色无华或萎黄、口唇、眼睑、爪甲色淡、爪甲不荣、夜寐多梦、头晕眼花、纳呆食少、舌淡苔白、脉虚弱。

【现代药理】具有促进造血、提高血红蛋白含量、助消化、抗疲劳等作用。

【临床应用】小儿缺铁性贫血、营养不良性贫血等。临床以贫血、纳呆食少、身体消瘦、夜寐多梦、面色㿠白为特征症状。

【用药特征】本成药为中西药制剂，补血作用突出，兼能补肾健脾。用药甘温补血，甘淡实脾，增强"生

化之源"。适用于脾胃虚弱、血虚津少所致的疳积、贫血者。

【用法用量】口服。1～3岁一次10ml，3～5岁一次15ml，一日2次。

【使用注意】糖尿病患儿慎用。忌饮茶或食用含鞣酸类物质的食物及药物。

【不良反应】偶见恶心、呕吐、食欲不振、上腹部不适、腹痛、腹泻、便秘、黑便、牙齿变黑等消化系统不良反应。

【规格贮藏】10ml/支。密封，避光，置阴凉处。

附：气血两虚中成药特点比较

中成药名	功效		临床治疗主症		
	共同点	独有功效	相同主治	独有主治	主治自身特点
参术儿康糖浆	气血双补	健脾和胃，益气养血	主治脾虚血虚证。症见体弱消瘦、面色无华或萎黄、易惊多梦、头晕眼花、纳呆食少、疲倦乏力、舌淡苔白	偏于气虚夹滞	形体消瘦、食欲不振、夜惊多汗、磨牙嗜异
小儿生血糖浆		健脾养胃，补血生津		偏于血虚	贫血、纳呆食少、身体消瘦、夜寐多梦

三、疳积

化积口服液（颗粒）

【处方组成】茯苓（去皮）、莪术（醋制）、雷丸、海螵蛸、三棱、红花、鸡内金（炒）、槟榔、鹤虱、使君子仁。

【功能主治】健脾导滞，化积除疳。主治脾胃虚弱证。症见形体消瘦、面黄少华、厌食或食欲不振、大便溏薄、肚腹膨胀、毛发稀黄、精神不振，或烦躁激动、睡眠不宁，或伴有揉眉挖鼻、咬指磨牙、嗜食异物、舌淡、脉细无力。

【现代药理】具有抗寄生虫、促进胃液分泌、助消化、促进整体肠蠕动等作用。

【临床应用】小儿疳积、小儿厌食症、小儿消化不良等。临床以消瘦厌食、腹胀发枯、嗜食异物为特征症状。

【用药特征】本成药长于杀虫消疳，兼能健脾活血。用药偏于破积消疳，攻伐之力较强，健脾之功不足，

实寓"邪祛正安"之意。适用于脾虚所致的疳积、食滞等疾病，以邪实为主者较宜。

【用法用量】①口服液：口服。1岁以内每次5ml，每日2次；2～5岁每次10ml，每日2次；5岁以上每次10ml，每日3次；或遵医嘱。②颗粒：口服。1岁以内一次1g，一日2次；2～5岁一次2g，一日2次；5岁以上儿童一次2g，一日3次。

【使用注意】婴儿及糖尿病患儿慎用。气液耗伤、脾胃衰败所致干疳重证者，不宜应用。中病即止，不宜久服。饮食宜清淡，富有营养，忌食生冷、油腻之品。

【规格贮藏】①口服液：10ml/支。密封，置阴凉处。②颗粒：2g/袋。密封，置阴凉干燥处。

疳积散

【处方组成】石燕（煅）、石决明（煅）、使君子仁、鸡内金（炒）、谷精草、威灵仙、茯苓。

【功能主治】消积治疳。主治疳积。症见面黄肌瘦、

脘腹胀大、甚则青筋暴露、面色萎黄、毛发稀疏易落、烦躁，或见揉眉挖鼻、吮指磨牙、食欲减退，或善食易饥、大便下虫，或嗜食生米、泥土等异物，舌质偏淡、苔淡黄而腻、脉濡细而滑。

【现代药理】具有助消化、驱虫、镇静等作用。

【临床应用】小儿营养不良。临床以面黄肌瘦、毛发稀疏、腹部膨胀、消化不良、目翳夜盲为特征症状。

【用药特征】本成药消积作用较为突出，兼能健脾、明目。用药消补结合，消重于补，兼用驱虫、明目之品。适用于疳积兼见眼疾者为宜。

【用法用量】用热米汤加少量糖调服。一次9g，一日2次；3岁以内小儿酌减。

【使用注意】注意营养搭配。应注意遵循先稀后干，先素后荤，先少后多，先软后硬的原则。忌食生冷、坚硬难消化食物。

【规格贮藏】3g/瓶。密闭，防潮。

补脾消积口服液

【处方组成】水红花子、山楂、鸡内金、六神曲、陈皮、槟榔、白术、白扁豆、大枣。

【功能主治】健脾燥湿、益气消积。主治脾虚食积证（疳气）。症见形体略见消瘦、面色萎黄、食欲不振，或食多便多、大便干稀不调、精神不振、腹胀腹痛、面黄肌瘦、好发脾气、舌苔腻、脉细滑。

【现代药理】具有助消化、促吸收、调节胃肠功能等作用。

【临床应用】小儿食积、小儿厌食症、小儿营养不良。临床以纳呆厌食、腹胀腹痛、面黄肌瘦、烦躁易怒为特征症状。

【用药特征】本成药长于健脾消积，兼能燥湿益气。用药消补兼施，消食破积作用强于健脾益气，药性较为平和。适用于脾虚食积所致的疳气。

【用法用量】口服。1岁以下一次5ml，1～5岁一次10ml，一日2～3次；5岁以上一次10ml，一日3～4次。

【使用注意】注意营养搭配。应注意遵循先稀后干，先素后荤，先少后多，先软后硬的原则。含有槟榔，不宜久服。忌生冷、辛辣、油腻及不易消化的食物。

【规格贮藏】10ml/支。密封。

肥儿宝冲剂

【处方组成】稻芽、广山楂、甘草、鸡内金、夜明砂、叶不珠、山药（炒）、茯苓、海螵蛸、党参、莲子、使君子。

【功能主治】利湿消积、驱虫助食、健脾益气。主治疳积证。症见面黄肌瘦、烦躁爱哭、睡眠不安、食欲不振或呕吐酸馊乳食、腹部胀实或时有疼痛、小便短黄或如米泔、大便酸臭或溏薄，或兼发低热、纳呆自汗、揉眉挖鼻、吮指磨牙、舌淡苔腻、脉滑。

【现代药理】具有助消化、促吸收、驱虫、促进成骨等作用。

【临床应用】小儿厌食症、小儿营养不良。临床以面黄肌瘦、烦躁不安、纳呆腹胀、自汗、揉眉挖鼻、吮指磨牙为特征症状。

【用药特征】本成药长于消积化食、驱虫，兼能健脾清热。用药虚实兼顾，消补兼施，标本同治。适用于脾虚食积湿阻所致的疳积，兼见眼疳和疳热者为宜。

【用法用量】开水冲服或嚼服。5岁以下一次5g，5岁以上一次10g，一日2次。

【使用注意】注意营养搭配。应注意遵循先稀后干，先素后荤，先少后多，先软后硬的原则。患儿如自汗多、夜寐易惊、睡少等，应排除佝偻病。忌食生冷、油腻及不易消化食品。

【规格贮藏】10g/袋。密封。

龙牡壮骨咀嚼片（颗粒、冲剂）

【处方组成】党参、黄芪、麦冬、龟甲（醋制）、白术（炒）、山药、南五味子（醋制）、龙骨、牡蛎（煅）、茯苓、大枣、甘草、乳酸钙、鸡内金（炒）、维生素D_2、葡萄糖酸钙。

【功能主治】强筋壮骨、和胃健脾。主治气阴两虚证。症见小儿佝偻病、烦躁不宁、头痒脱发、多汗夜惊、食欲不振、消化不良、发育迟缓、腹部膨隆、甚者鸡胸龟背、四肢无力、容易摔到、舌淡红苔薄少、脉细。

【现代药理】具有促进钙吸收、抗骨质疏松等作用。

【临床应用】小儿营养不良、小儿佝偻病、小儿厌食症、小儿盗汗、小儿夜惊等。临床以食欲不振、多汗

夜惊、发育迟缓为特征症状。

【用药特征】本成药为中西药制剂。长于健脾补肾，强筋壮骨。用药脾肾同补，气血并调，兼能消食。适用于脾肾两虚所致的营养不良诸证。

【用法用量】①咀嚼片：咀嚼后咽下；2岁以下一次1片，2~7岁一次1.4片，研碎后冲服；7岁以上一次2片，一日3次。②颗粒：开水冲服。2岁以下一次5g，2~7岁一次7g，7岁以上一次10g，一日3次。③冲剂：开水冲调搅匀，温服。1~2岁一次7g，2~7岁一次10.5g，7岁以上一次14g，一日3次。

【使用注意】婴儿及糖尿病患儿慎用。感冒发热者不宜。不可超量服用。避免与富含鞣质的食物和药物合用。服药期间应多晒太阳，多食含钙及易消化的食品。忌辛辣、生冷、油腻食物。

【不良反应】偶见荨麻疹。

【规格贮藏】①片：1.25g/片。密封。②颗粒：3g/袋；5g/袋。密封。③冲剂：7g/包。密闭。防潮。

阿胶牡蛎口服液

【处方组成】阿胶、牡蛎。

【功能主治】补益肝肾。主治肝肾亏虚证。症见毛发欠泽、枕秃、多汗、方颅鸡胸、夜惊或夜啼、烦躁不安、舌淡、脉细。

【现代药理】具有抗骨质疏松、促进红细胞增加等作用。

【临床应用】小儿佝偻病、小儿营养不良。临床以毛发欠泽、多汗、烦躁夜惊为特征症状。

【用药特征】本成药补益肝肾作用较为突出，兼能壮骨。用药甘平补血之品与咸寒补肾之品合用，肝肾同治，气血同补。适用于肝肾亏虚所致的疳积、干疳轻症或小儿佝偻病。

【用法用量】口服。每次10ml。每日2~3次。

【使用注意】婴幼儿及糖尿病患儿慎用。胃弱便溏者慎用。感冒时不宜。避免与富含鞣质的食物和药物合用。避免和枸橼酸及草酸盐类药物同时服用。应多晒太阳，多食含钙及易消化的食品。若有少量沉淀，请摇匀或于80℃水浴加热溶解后服用，不影响疗效。忌生冷、油腻、不易消化的食物。

【规格贮藏】10ml/支。密封。阴凉、避光保存。

附：疳积中成药特点比较

中成药名	功效		临床治疗主症		
	共同点	独有功效	相同主治	独有主治	主治自身特点
化积口服液（颗粒）	化积消疳	健脾导滞，化积除疳	主治疳积证。症见纳呆厌食面黄肌瘦、烦躁爱哭、睡眠不安、腹部胀痛、嗜食异物	偏于积滞内停	消瘦厌食、腹胀发枯、嗜食异物
疳积散		消积治疳		肝热积滞	面黄肌瘦、腹部膨胀、消化不良、目翳夜盲
补脾消积口服液		健脾燥湿，益气消积		偏于气虚食积	纳呆厌食、腹胀腹痛、面黄肌瘦
肥儿宝冲剂		利湿消积，驱虫助食，健脾益气		兼有食积虫积湿阻	面黄肌瘦、烦躁不安、纳呆腹胀、自汗、揉眉挖鼻、吮指磨牙
龙牡壮骨咀嚼片（颗粒、冲剂）		强筋壮骨，和胃健脾		气阴两虚	食欲不振、多汗夜惊、发育迟缓
阿胶牡蛎口服液		补益肝肾		肝肾亏虚	毛发欠泽、多汗、烦躁夜惊

第三篇

第 3 章 心（脑）肝系病症

第一节 小儿抽动/多动症

一、阴虚阳亢

小儿黄龙颗粒

【处方组成】熟地黄、白芍、麦冬、知母、五味子、煅龙骨、煅牡蛎、党参、石菖蒲、远志、桔梗。

【功能主治】滋阴潜阳、安神定志。主治阴虚阳亢证。症见多动不宁、神思涣散、性急易怒、多言多语、盗汗、口干咽燥、失眠多梦、手足心热、舌质红、脉细数。

【现代药理】具有改善多动异常行为、改善记忆、抗焦虑等作用。

【临床应用】注意力缺陷多动障碍、小儿抽动症、感觉统合失调症等。临床以多动不宁、性急易怒、多言多语、盗汗、失眠多梦为特征症状。

【用药特征】本成药滋阴补肾、平抑肝阳作用明显，兼能重镇安神，养心定志，并有酸收柔缓之消。用药滋阴潜阳、安神养心、交通心肾、化痰开窍并举，具有肝肾同治、虚实兼顾、阴阳平调的特点。适用于注意缺陷多动障碍证属阴虚阳亢者。

【用法用量】口服。6～9岁一次5g，一日2次；10～14岁一次10g，一日2次。疗程6周。2～3个疗程为一个周期。

【使用注意】5岁以下小儿慎用。脾虚或阴虚风动者慎用。饮食宜清淡、易消化，忌辛辣香燥之物。

【规格贮藏】5g/袋。密封。

静灵口服液

【处方组成】熟地黄、山药、茯苓、牡丹皮、泽泻、远志、龙骨、女贞子、黄柏、知母（盐）、五味子、石菖浦。

【功能主治】滋阴潜阳、宁神益智。主治肾阴不足、肝阳偏旺证。症见有注意力涣散、多动多语、冲动任性、学习困难、舌质红、脉细数。

【现代药理】具有镇静、抗缺氧、抗自由基等作用。

【临床应用】注意力缺陷多动障碍、感觉统合失调症。临床以注意力涣散、多动多语、冲动任性为使用指征。

【用药特征】本成药长于滋阴补肾，兼能重镇安神，并可化痰开窍。用药心肝肾兼顾，临床适用于小儿多动症证属肾阴不足、肝阳旺盛者。

【用法用量】口服。3～5岁一次5ml，一日2次；6～14岁一次10ml，一日2次；14岁以上，一次10ml，一日3次。

【使用注意】糖尿病患儿慎用。外感发热暂停服用。脾虚或阴虚或湿热者慎用。忌辛辣刺激食物。

【不良反应】偶见失眠、口干、便秘、食欲减退。

【规格贮藏】10ml/支。密闭，置阴凉处。

多动宁胶囊

【处方组成】熟地黄、龟甲、远志、石菖蒲、山茱萸、山药、龙骨、茯苓、黄柏、僵蚕、化橘红。

【功能主治】滋养肝肾、开窍、宁心安神。主治肝肾阴虚证。症见多动多语、冲动任性、烦急易怒、注意力不集中、神思涣散、学习能力逐步下降、舌质红、脉细数。

【现代药理】具有镇静、改善学习记忆功能、增加脑血供等作用。

【临床应用】注意力缺陷多动障碍。临床以多动多语、冲动任性、烦急易怒为特征症状。

【用药特征】本成药滋肝补肾作用突出，兼有安神、化痰、健脾、宁心。用药具有心脾肝肾同治，化痰开窍兼顾的特点，适用于肝肾阴虚所致的注意力缺陷多动障碍者。

【用法用量】口服。一次3～5粒，一日3次；或遵医嘱。

【使用注意】糖尿病患儿慎用。有外感者停用。不宜久服。忌辛辣香燥之品。

【规格贮藏】0.38g/粒。密封，置阴凉（不超过20℃）干燥处。

二、心肾两亏

小儿智力糖浆

【处方组成】石菖蒲、雄鸡、龙骨、远志、龟甲。

【功能主治】调补阴阳、开窍益智。主治肾气亏虚、心血不足证。症见神思涣散、兴趣多变、健忘、烦急易怒、冲动任性、多语多动、学习能力逐步下降、舌质红、脉细弱。

【现代药理】具有抗自由基、镇静、益智等作用。

【临床应用】小儿轻度脑功能障碍综合征、注意力缺陷多动障碍、小儿癫痫等。临床以兴趣多变、健忘心烦、多语多动、学习能力逐步下降为特征症状。

【用药特征】本成药长于滋阴补肾、安神定志，兼能化痰开窍益智。药用血肉有情之品滋阴养阳，重镇安神与化痰开窍并举，临床适用于小儿多动症证属肾精不足、心血不足兼有痰浊者。

【用法用量】口服。一次10～15ml，一日3次。

【使用注意】痰热内扰者不宜。阴虚火旺或阴虚阳亢者慎用。忌辛食生冷、油腻、等不易消化的食物。

【规格贮藏】10ml/支。密封，置阴凉处（不超过20℃）。

三、肝风夹痰

菖麻息风片

【处方组成】白芍、天麻、石菖蒲、珍珠母、远志。

【功能主治】平肝息风、安神化痰。主治肝风内动挟痰证。症见头、颈、五官或肢体不自主抽动、喉中发出异常声音、烦躁易怒、多梦易惊、舌红苔白腻、脉弦滑。

【现代药理】具有镇静催眠、抗惊厥、改善学习记忆功能、改善多发性抽动症模型大鼠的步态、减少不自主旋转圈数等。

【临床应用】小儿多发性抽动症。临床以不自主抽动、喉中异常发声、烦躁易怒、多梦易惊为特征症状。

【用药特征】本成药长于平肝息风，兼能化痰。用药重镇安神、交通心肾、化痰祛风、柔肝息风并举，适用于肝风内动挟痰所致的轻中度多发性抽动症为宜。

【用法用量】口服。4～6岁一次1片，一日3次；7～11岁一次2片，一日3次；12～14岁，一次3片，一日3次。疗程为1周。

【使用注意】仅适用于轻中度小儿多发性抽动症，中度及难治性抽动症和抽动症伴发多动症慎用。服用不宜超过4周。4岁以下患儿慎用。感冒发热或腹泻者慎用。忌辛辣、油腻食物。

【不良反应】个别患儿用药后出现头痛、头晕、嗜睡等。

【规格贮藏】0.53g/片。密封。

四、阴虚风动

九味息风颗粒

【处方组成】熟地黄、龙骨、龟甲、天麻、龙胆、钩藤、僵蚕、青礞石、法半夏。

【功能主治】滋阴补肾、平肝息风、化痰宁神。主治阴虚风动证。症见头、颈、五官及其躯干部肌肉时有不自主抽动、吼中发出异常声音、神思涣散、注意力欠集中、小动作多、性情急躁、失眠汗多、易惊、学习成绩逐渐下降、舌红苔少、脉细弦。

【现代药理】具有镇静、祛痰、改善行为学异常等作用。

【临床应用】小儿多发性抽动症。临床以不自主抽动、异常发声、神思涣散、性情急躁、舌红少苔为特征症状。

【用药特征】本成药滋阴平肝，化痰息风。用药以滋肾为本，兼以平肝、清心、健脾、安神益智，具有标本同治的特点，适用于肾阴亏虚、肝风内动者。

【用法用量】开水冲服。4～7岁一次6g，一日2次；8～10岁一次9g，一日2次；11～14岁一次12g，一日2次。或遵医嘱，疗程6周。

【使用注意】4岁以下小儿慎用。疗程不宜超过6周。肝肾功能不全者慎用。感冒发热或腹泻者慎用。忌辛辣油腻之物。

【规格贮藏】6g/袋。密封，防潮。

附：小儿抽动/多动症中成药特点比较

中成药名	功效		临床治疗主症		
	共同点	独有功效	相同主治	独有主治	主治自身特点
小儿黄龙颗粒	滋阴潜阳宁神定志	重镇安神，养心定志	阴虚阳亢证。症见多动不宁，神思涣散，性急易怒，多言多语，盗汗，口干咽燥，失眠多梦，手足心热，舌质红，脉细数。	阳亢为主者	多动不宁、神思涣散、性急易怒、多言多语、盗汗多梦，学习困难
静灵口服液		益智		阴虚为主者	注意力涣散、多动多语、冲动任性，学习困难
多动宁胶囊		开窍		阴虚风动为主者	多动多语、冲动任性、烦急易怒
小儿智力糖浆		调补阴阳开窍益智	肾气亏虚、心血不足。症见神思涣散、健忘易怒、冲动任性、多语多动	肾气亏虚、心血不足	兴趣多变、健忘心烦、多语多动、学习能力逐步下降
菖麻息风片	平肝息风化痰宁神	化痰祛风、柔肝息风	治肝风内动挟痰所致多动、烦躁易怒、多梦易惊	肝风内动挟痰	不自主抽动、喉中异常发声、烦躁易怒，多梦易惊
九味息风颗粒		滋阴补肾	阴虚风动所致多动、不自主抽动	阴虚风动	不自主抽动、异常发声、神思涣散、性情急躁

第二节 小儿惊风

一、热极生风

小儿清热片

【处方组成】黄柏、灯心草、栀子、钩藤、雄黄、黄连、朱砂、龙胆、黄芩、大黄、薄荷素油。

【功能主治】清热解毒、利咽止咳。主治热毒内盛证。症见感冒发热、高热面赤、咽喉肿痛、口舌生疮、大便不畅、小便短赤、烦躁不安、神昏惊搐、舌红苔黄、脉浮数或数。

【现代药理】具有解热、镇静、泻下、抗炎等作用。

【临床应用】小儿高热惊厥、上呼吸道感染、口腔溃疡等。临床以烦躁抽搐、咽喉肿痛、发热口疮、小便短赤、大便不利为特征症状。

【用药特征】本成药长用清热解毒，兼能利咽、安神。用药苦寒为主，清下并用，三焦并治。适用于外感风热、热毒内盛证者。

【用法用量】口服。一次2～3片，一日1～2次，周岁以内小儿酌减。

【使用注意】脾虚易腹泻者慎用。不宜过量、久服。忌食辛辣、生冷、油腻食物。

【规格贮藏】12片/板。密封，阴凉干燥处。

万氏牛黄清心丸

【处方组成】人工牛黄、朱砂、黄连、黄芩、栀子、郁金。

【功能主治】清热解毒、镇惊安神。主治热盛动风证。症见高热烦躁、神昏谵语、小儿高热惊厥、四肢抽动、面红身热、大便秘结、小便黄赤、舌红苔黄、脉数。

【现代药理】具有抗惊厥、镇静、抗病毒、抗菌、抗炎等作用。

【临床应用】小儿高热惊厥、流行性乙型脑炎、麻疹病毒性脑炎、麻疹后并发支气管性肺炎、百日咳并发脑膜脑炎。临床以高热头痛、神昏谵语、肢抽动、舌红为特征症状。

【用药特征】本成药长用解毒清热，兼能安神定惊。用药苦寒，三焦并治，心肝兼顾，豁痰、开窍、安神

并举。适用于外感热病，热入心包，热盛动风者。

【用法用量】①大蜜丸：口服。小丸一次2丸，大丸一次1丸，一日2～3次。②浓缩丸：口服。一次4丸，一日2～3次；小儿酌减。

【使用注意】孕妇慎用。肝、肾功能不全者及造血系统疾病患者慎用。虚风内动、脱证神昏慎用。外感热病表证未解时慎用。含牛黄、朱砂，不宜长期服用。忌生冷、油腻食物。

【规格贮藏】①大蜜丸：1.5g/丸。3g/丸。密封。②浓缩丸：1.5g/4丸。密闭。

万应锭（胶囊）

【处方组成】胡黄连、熊胆粉、牛黄、牛胆汁、香墨、儿茶、冰片、麝香。

【功能主治】清热解毒、镇惊。主治邪毒内蕴证。症见口舌生疮、牙龈及咽喉肿痛、疮面红赤、灼热疼痛、甚者黄白色脓点、小儿高热、烦躁易惊、甚至神昏惊厥、口臭、大便干结、小便黄赤、舌红苔黄、脉滑数。

【现代药理】尚未检索到本成药相关的药理资料。

【临床应用】高热惊厥、口腔溃疡、急性咽炎、扁桃体炎、化脓性扁桃体炎等。临床以口舌生疮、咽喉牙龈肿痛、烦躁、神昏惊厥为特征症状。

【用药特征】本成药长于泻火解毒，兼能息风止痉，开窍醒神。用药苦寒清降，心肝同治，痰、热、肿兼顾，适用于邪毒壅盛、心脾积热或外感风邪内郁化火，热极生风者。

【用法用量】①锭：口服。一次2～4锭，一日2次；3岁以内小儿酌减。②胶囊：口服。1～2粒（0.3g/粒），2～4粒（0.15g/粒），一日2次；3岁以内小儿酌减。

【使用注意】孕妇慎服。肺胃阴虚所致慢喉痹不宜。脾虚肝旺所致惊风或阴虚生风虚风内动证不宜。脾胃虚弱、体弱小儿不宜久服。饮食宜清淡，忌食辛辣、油腻之品。

【规格贮藏】①1.5g/10锭；密封。②胶囊剂：0.3g/粒。0.15g/粒。密封。

牛黄净脑片

【处方组成】人工牛黄、金银花、连翘、黄芩、黄连、石膏、蒲公英、珍珠、朱砂、石决明（煅）、磁石（煅）、赭石、猪胆膏、冰片、雄黄、麦冬、天花粉、葛根、地黄、板蓝根、玄参、栀子、大黄、郁金、甘草。

【功能主治】清热解毒、镇惊安神。主治热盛证。症见神昏狂躁、头目眩晕、咽喉肿痛、惊风抽搐、壮热面赤、汗多心烦、渴喜凉饮、舌红苔黄燥、脉滑数。

【现代药理】具有解热、泻下、镇静、抗菌等作用。

【临床应用】急性咽喉炎、口腔溃疡、小儿高热惊厥等。临床以神昏狂躁、头目眩晕、咽喉肿痛、惊风抽搐为特征症状。

【用药特征】本成药长用清热解毒，镇惊安神，兼能祛痰开窍、生津滋阴。用药表里兼顾，清泻兼施。适用于气分热盛或内热火毒兼有痰火扰心者。

【用法用量】口服。一次2～4片，一日3次。小儿酌减，或遵医嘱。

【使用注意】孕妇忌服。体弱或低血压慎用。不可过量久服。饮食宜清淡。

【规格贮藏】12片/板。密封。

瓜霜退热灵胶囊

【处方组成】西瓜霜、北寒水石、石膏、滑石、磁石、玄参、水牛角浓缩粉、羚羊角、甘草、升麻、丁香、沉香、人工麝香、冰片、朱砂。

【功能主治】清热解毒、开窍镇静。主治热入心包、肝风内动证。症见热病高热不退、惊厥抽搐、咽喉肿痛、大便秘结、口干口渴、心烦、甚则躁狂、舌质红绛、脉数。

【现代药理】具有解热、抗惊厥、抗炎等作用。

【临床应用】小儿高热惊厥。临床以高热神昏、惊厥抽搐、咽喉肿痛为特征症状。

【用药特征】本成药以清热解毒、开窍醒神见长。用药清热开窍并举，清心凉肝并用，兼能生津。适用于热病热入心包，肝风内动者。

【用法用量】口服。1岁以内一次0.15～0.3g；1～3岁一次0.3～0.6g；3～6岁一次0.6～0.75g；6～9岁一次0.75～0.9g；9岁以上一次0.9～1.2g；成人一次1.2～1.8g，一日3～4次。

【使用注意】孕妇忌服。运动员慎用。脾胃虚寒者慎用。不宜久服。忌辛辣香燥及肥甘厚味食物。

【规格贮藏】0.3g/粒。密封。

牛黄千金散

【处方组成】全蝎、僵蚕（制）、人工牛黄、朱砂、冰片、黄连、胆南星、天麻、甘草。

【功能主治】清热解毒、镇痉定惊。主治热盛动风证。症见高热惊风、烦躁神昏、手足抽搐、痰涎壅盛、神昏谵语、大便秘结、小便黄赤、舌红苔黄、脉数。

【现代药理】具有解热、镇静、祛痰等作用。

【临床应用】小儿高热惊厥。临床以高热、手足抽搐、痰涎壅盛、神昏谵语为特征症状。

【用药特征】本成药长于清热凉肝、镇惊安神，兼能祛风止痉。用药苦寒，佐以辛凉，心肝同治。适用于热毒内热，热极生风，兼有痰浊上扰者。

【用法用量】口服。一次1~1.5瓶，一日2~3次；3岁以内小儿酌减。

【使用注意】肝肾功能不全者慎用。不宜过量久服。忌辛辣香燥及油腻难消化之品。

【规格贮藏】0.6g/瓶。密封。

牛黄清宫丸

【处方组成】牛黄、麝香、水牛角浓缩粉、金银花、连翘、黄芩、栀子、大黄、朱砂、地黄、麦冬、玄参、天花粉、雄黄、冰片、莲子心、郁金、甘草。

【功能主治】清热解毒、镇惊安神、止渴除烦。主治热入心包、热盛动风证。症见身热烦躁、昏迷、谵语狂躁、头痛眩晕、惊悸不安、痉厥抽搐、舌赤唇焦、脉滑数或弦数。

【现代药理】具有镇静、解热、抗惊厥等作用。

【临床应用】小儿高热惊厥、流行性乙型脑炎、流行性脑脊髓膜炎、中风、中毒性脑病等。临床以烦躁昏迷、痉厥抽搐、舌赤唇焦为特征症状。

【用药特征】本成药长于解毒镇惊，安神止痉、兼能生津止渴。用药苦寒清热，辛寒泻火，甘寒生津，辛苦散火，辛温燥湿豁痰，醒神安神并举，镇心清心并用。适用于热入心包、热盛动风兼有痰火阴伤者。

【用法用量】口服。一次1丸，一日2次。

【使用注意】孕妇忌服。寒闭神昏忌用。肝肾功能不全者慎用。气虚亏虚者慎用。不宜久服。高热神昏、小儿急惊风，难以口服者，可鼻饲给药。饮食宜清淡，忌食辛辣、生冷。

【规格贮藏】2.2g/丸。密封。

局方至宝散（丸）

【处方组成】水牛角浓缩粉、牛黄、玳瑁、人工麝香、朱砂、雄黄、琥珀、安息香、冰片。

【功能主治】清热解毒、开窍镇惊。主治热入心包、热盛动风证。症见身热烦躁、头痛咳嗽、呼吸气粗、喉间痰鸣、惊厥抽搐、神昏谵语、或昏聩不语、不知人事、舌红绛、苔黄腻、脉弦滑或滑数。

【现代药理】具有抗惊厥、镇静等作用。

【临床应用】小儿高热惊厥、流行性脑脊髓膜炎、流行性乙型脑炎、中毒性肝炎、肝昏迷等。临床以高热惊厥、烦躁不安、神昏谵语、惊风抽搐为特征症状。

【用药特征】本成药清心安神作用较为突出，兼能清热解毒，开窍镇惊。用药化痰开窍和芳香开窍并用，镇心定惊和解毒定惊并举，兼能豁痰辟秽。适用于邪热炽盛，痰火上攻，内闭清窍者。

【用法用量】①散：口服。成人一次2g，一日1次；3岁以内小儿一次0.5g，4~6岁一次1g。或遵医嘱。②丸：口服。一次1丸；小儿遵医嘱。

【使用注意】孕妇忌服。运动员慎用。寒闭神昏者不宜。肝肾功能不全者慎用。不宜久服。口服困难者可鼻饲给药。饮食宜清淡，忌食辛辣油腻之品。

【规格贮藏】①散：2g/瓶。密封。②丸：3g/丸。密封。

牛黄镇惊丸

【处方组成】牛黄、珍珠、天麻、钩藤、僵蚕、全蝎、胆南星、天竺黄、半夏（制）、白附子（制）、防风、薄荷、琥珀、朱砂、雄黄、麝香、冰片、甘草。

【功能主治】镇惊安神、祛风豁痰。主治热极生痰生风。症见高热抽搐、牙关紧闭、神志不清、痰涎壅盛、烦躁不安、舌红苔黄、脉滑数。

【现代药理】具有抗惊厥、镇静、祛痰等作用。

【临床应用】小儿急惊风。临床以惊风抽搐、高热抽搐、牙关紧闭、烦躁不安为特征症状。

【用药特征】本成药长用祛风豁痰，兼能安神镇惊。用药豁痰化痰并举，清心镇心合用，祛风息风兼施，安神醒神兼顾，寒热并用。适用于感受时邪热极生痰生风而致小儿急惊风者。

【用法用量】口服。一次1丸，一日1～3次；3岁以内小儿酌减。

【使用注意】肝肾功能不全者慎用。运动员慎用。慢惊风者慎用。不宜过量久服。可嚼服，也可分份吞服。忌食辛辣食物。

【规格贮藏】1.5g/丸，密封。

紫金锭（散）

【处方组成】山慈菇、红大戟、千金子霜、五倍子、人工麝香、朱砂、雄黄。

【功能主治】辟瘟解毒、消肿止痛。主治湿热秽浊蕴结证。症见中暑神昏、脘腹胀痛、恶心呕吐、痢疾泄泻、或突然昏厥、惊痫、呕吐涎沫、胸膈满闷、舌苔黄腻、脉濡数或滑数；外治疔疮疖肿、痄腮、丹毒、喉风。

【现代药理】具有镇痛、抗炎、抗肿瘤、抗菌、调节胃肠运动等作用。

【临床应用】中暑、痢疾、小儿惊风、皮肤化脓性感染炎、流行性腮腺炎、急性咽喉炎、儿童癫痫、带状疱疹等。临床以脘腹胀痛、恶心呕吐、昏厥惊痫、局部红赤肿痛为特征症状。

【用药特征】本成药以辟瘟解毒见长，兼能消肿止痛，兼能醒神开窍，豁痰镇惊。适用于秽浊、疫毒蕴结所致的诸证。

【用法用量】①锭：口服。一次0.6～1.5g，一日2次。外用，醋磨调敷患处。②散：口服。一次1.5g，一日2次；外用，醋调敷患处。

【使用注意】孕妇忌服。运动员慎用。气血虚弱者慎用。肝肾功能不全者慎用。不宜过量、久服。

【不良反应】内服偶见恶心或腹泻；外用可出现局部皮肤红肿、丘疹及破溃、并引起过敏反应。

【规格贮藏】①锭剂：0.3g/锭。3g/锭。密闭。②散剂：3g/瓶。密闭。

附：热极生风中成药特点比较

中成药名	功效		临床治疗主症		
	共同点	独有功效	相同主治	独有主治	主治自身特点
小儿清热片	清热解毒镇惊安神	利咽止咳	热极生风证。症见：高热惊厥，烦躁不安，神昏惊搐，大便秘结，舌红苔黄	热毒内盛兼有表证	发热，高热面赤，咽喉肿痛，口舌生疮
万氏牛黄清心丸		清心		热扰心神	高热烦躁、神昏谵语、四肢抽动、面红便结
万应锭（胶囊）		息风止痉，开窍醒脑		邪毒内盛心脾积热	口舌生疮，牙龈及咽喉肿痛，疮面红赤灼疼，甚者黄白色脓点
牛黄净脑片		祛痰开窍生津滋阴		痰火扰心	头目眩晕，咽喉肿痛，汗多心烦，苔黄燥
瓜霜退热灵胶囊		开窍		心神受扰	高热不退，咽喉肿痛，甚则躁狂，舌质红绛
牛黄千金散		清热凉肝、镇惊止痉		痰浊上扰	手足抽搐，痰涎壅盛，神昏谵语
牛黄清宫丸		止渴除烦		痰火阴伤	昏迷，谵语狂躁，痉厥抽搐，头痛眩晕，舌赤唇焦
局方至宝散（丸）		豁痰辟秽开窍		秽浊上扰	身热烦躁，喉间痰鸣，惊厥抽搐，神昏谵语，或昏聩不语，不知人事，舌红绛苔黄腻
牛黄镇惊丸		祛风豁痰		热极生痰生风	高热抽搐，牙关紧闭，神志不清，痰涎壅盛，烦躁不安
紫金锭（散）		辟瘟解毒消肿止痛		湿热秽浊蕴结	中暑神昏，脘腹胀痛，恶心呕吐，痢疾泄泻，或突然昏厥，惊痫吐涎，外治疔疮疖肿，痄腮，丹毒，喉风

二、痰热惊风

小儿金丹片

【处方组成】葛根、牛蒡子、薄荷脑、荆芥穗、西河柳、羌活、防风、大青叶、玄参、地黄、赤芍、冰片、橘红、川贝母、胆南星、清半夏、前胡、桔梗、朱砂、钩藤、天麻、水牛角、羚羊角、木通、枳壳、甘草。

【功能主治】祛风化痰、清热解毒。主治外感风热、痰火内盛证。症见发热头痛、咳嗽气喘、痰黄质黏、咽喉肿痛、局部黏膜充血、红肿、呕吐、口渴引饮、小儿烦躁神昏、惊厥、舌红苔薄黄、脉数。

【现代药理】具有解热、抗病毒、抗炎、镇静等作用。

【临床应用】小儿高热惊厥、上呼吸道感染、急性咽炎等。临床以发热头痛、咳嗽气喘、咽喉肿痛、惊厥神昏为特征症状。

【用药特征】本成药长于祛风解表，化痰镇静。用药表里兼顾，寒热并用，升降兼施，气、血、痰、风并调。适用于痰火内盛，风热邪毒侵袭，或痰热夹杂，热极生风者。

【用法用量】口服。周岁一次0.6g，周岁以下酌减，一日3次。

【使用注意】肺肾阴虚慢喉瘖、脾虚肝旺慢脾风、阴虚风动者忌用。脾胃虚弱者慎用。中病即止，不宜久服、过量服用。小儿高热惊厥抽搐不止者应及时送医院抢救。饮食宜清淡，忌食辛辣、油腻之品。

【规格贮藏】0.2g/片。0.3g/片。密封。

七珍丸

【处方组成】僵蚕（炒）、全蝎、胆南星、天竺黄、寒食曲、巴豆霜、朱砂、雄黄、麝香。

【功能主治】定惊豁痰、消积通便。主治食积痰热证。症见纳呆呕吐、腹痛便秘、发热神昏、痉厥抽搐、喉中痰鸣、呼吸气粗、舌红苔黄腻、脉弦滑。

【现代药理】具有抗惊厥、镇静、泻下等作用。

【临床应用】小儿急惊风、小儿便秘。临床以身热昏睡、气粗烦躁、痰涎壅盛、大便秘结为特征症状。

【用药特征】本成药息风定惊、消积豁痰，兼能攻下、消食、开窍。用药峻猛，具有痰食并治、肝脾同调，

豁痰开窍并举的特点。适用于食积痰热或痰火内盛所致的急惊风或便秘者。

【用法用量】口服。3～4个月小儿，一次3丸；5～6个月一次4～5丸；1岁一次6～7丸，一日2次；1岁以上及体实者酌加用量，或遵医嘱。

【使用注意】麻疹及久泻气虚患者忌服。慢惊风慎用。体弱泄泻者慎用。肝肾功能不正常者慎用。中病即止，不可久服。含有朱砂、雄黄，久服可致蓄积中毒出现高热，反复抽搐。忌食辛辣、油腻之品。

【规格贮藏】3g/200丸。密封。

牛黄抱龙丸

【处方组成】人工牛黄、胆南星、天竺黄、全蝎、僵蚕（炒）、朱砂、琥珀、麝香、雄黄、茯苓。

【功能主治】清热镇惊、祛风化痰。主治风痰壅盛证。症见高热面红、咳嗽痰多、咽红流涕、烦躁神昏、抽搐惊厥、舌苔薄黄、脉浮数。

【现代药理】尚未检索到本成药相关的药理资料。

【临床应用】小儿高热惊厥。临床以高热神昏、惊风抽搐、痰涎壅盛为特征症状。

【用药特征】本成药长于清热解毒，豁痰开窍，息风止痉，兼能开窍醒神，安神定惊，健脾宁心。用药心肝脾并治，祛痰息风并行，清心、宁心、醒神兼顾。适用于小儿素体痰热积聚，感受风邪或疫疠之邪所致的急惊风为宜。

【用法用量】口服。一次1丸，一日1～2次；周岁以内小儿酌减。

【使用注意】脾胃虚寒所致慢脾风者或阴虚火旺所致虚风内动者慎用。不宜过量久服。饮食宜清淡，忌食辛辣、油腻食物。

【不良反应】偶可引起腹泻。

【规格贮藏】1.5g/丸。密封。

珍黄安宫片

【处方组成】水牛角片、牛黄、大黄、黄芩提取物、小檗根提取物、朱砂、珍珠、珍珠层粉、竹沥、天竺黄、胆南星、青黛、郁金、冰片、石菖蒲。

【功能主治】镇静安神、清热解毒。主治痰热闭阻证。症见高热烦躁、神昏谵语、惊风抽搐、神志不清、癫

狂不安、失眠多梦、头痛眩晕、大便秘结、舌质红、苔黄腻、脉滑数或弦滑。

【现代药理】具有解热、抗惊厥、祛痰、镇静等作用。

【临床应用】小儿高热惊厥、躁狂症、神经性头痛、原发性高血压等。临床以高热烦躁、神昏谵语、惊风抽搐、头痛眩晕为特征症状。

【用药特征】本成药清热化痰，安神定惊，兼能通腑泻热。用药化痰开窍、清心镇心，清热泻火合用。适用于痰热内盛所致诸证。

【用法用量】口服。一次4~6片，一日3次。

【使用注意】孕妇忌服。虚寒证及脾胃虚弱者慎用。不宜多服、久服。忌食辛辣油腻食物。

【规格贮藏】0.245g/片。密封。防潮。

天黄猴枣散

【处方组成】天竺黄、天麻、猴枣、珍珠、胆南星、僵蚕、冰片、薄荷脑、牛黄、珍珠层粉、全蝎。

【功能主治】除痰定惊、祛风清热。主治痰热惊风证。症见痰多咳喘、发热不退、惊悸不眠、咳嗽痰鸣、不思饮食、烦躁易惊、舌质红苔黄、脉数。

【现代药理】具有解热、祛痰、平喘、抗惊厥等作用。

【临床应用】小儿急惊风、慢性支气管炎。临床以咳喘痰多、惊风抽搐、烦躁失眠为特征症状。

【用药特征】本成药除痰定惊作用明显，兼能祛风清热。用药镇惊、祛痰、止咳、平喘兼顾。适用于痰热内盛或痰热化火所致的小儿急惊风、痰热咳喘者为宜。

【用法用量】口服。1~4岁一次0.15g；4岁以上一次0.3g，一日1~2次。

【使用注意】孕妇慎用。寒痰咳喘者不宜。不宜久服。忌肥甘厚味和甜食。

【规格贮藏】0.15g/瓶。密封。

附：痰热惊风中成药特点比较

中成药名	功效		临床治疗主症		
	共同点	独有功效	相同主治	独有主治	主治自身特点
小儿金丹片	清热化痰祛风定惊	祛风解毒	主治痰热惊风证。症见高热烦躁，神昏谵语，惊风抽搐，痰多咳喘，喉中痰鸣，呼吸气粗，大便秘结	兼有外感风热	发热头痛，咳痰气喘，咽喉肿痛，口渴引饮
七珍丸		定惊豁痰消积通便		兼有食积	纳呆呕吐，腹痛便秘，舌红苔黄腻
牛黄抱龙丸		镇惊祛风		兼有风痰	高热面红，咳嗽痰多，咽红流涕，烦躁神昏，抽搐惊厥
珍黄安宫片		镇静安神解毒		痰垫扰神	高热神昏，谵语抽搐，癫狂不安，失眠多梦，头痛眩晕
天黄猴枣散		定惊祛风		痰热惊风	痰多咳喘，发热不退，惊悸不眠，不思饮食

三、肝风内动

小儿惊风散

【处方组成】全蝎、僵蚕（炒）、雄黄、朱砂、甘草。

【功能主治】镇惊息风。主治肝风内动证。症见惊厥、四肢抽搐、神昏、喉中痰鸣、头胀头痛、急躁易怒、舌红、或苔腻、脉弦细。

【现代药理】具有镇静、抗惊厥等作用。

【临床应用】小儿急惊风。临床以小儿惊风、抽搐神昏、头胀易怒为特征症状。

【用药特征】本成药长于镇静安神、息风止痉。用药以祛风痰、止惊厥、安神志并举，心肝同治，治标为主。适用于肝风内动所致小儿惊风夹痰浊为宜。

【用法用量】口服。周岁小儿一次1.5g，一日2次；周

岁以内小儿酌减。

【使用注意】高热惊厥者慎用。慢惊风者不宜。中病即止，不宜过量、久服。饮食亦清淡。

【规格贮藏】1.5g/袋。密闭，置阴凉干燥处。

羚羊角口服液（胶囊）

【处方组成】羚羊角。

【功能主治】平肝息风、清肝明目、散血解毒。主治肝风内动、肝火上扰、血热毒盛证。症见高热惊痫、神昏痉厥、子痫抽搐、癫痫发狂、头痛眩晕、目赤、翳障、瘟毒发斑、舌红苔薄黄、脉数。

【现代药理】具有解热、镇静、镇痛、抗流感病毒、抗惊厥等作用。

【临床应用】小儿高热惊厥、高热躁狂症、原发性高血压、癫痫、急性闭角型青光眼、急性化脓性扁桃体炎等。临床以头痛眩晕、神昏惊厥、目赤，瘟毒发斑为特征症状。

【用药特征】本成药能清泻肝热，息风止痉、清热解毒。用药咸、寒，咸入血，寒清热，为治肝风内动、惊痫抽搐的要药；又善清热，故可用于治疗温热病、惊风、中风、癫痫等热盛痉挛抽搐，又可用于肝经热盛、肝阳上亢的头痛、目痛及眩晕。

【用法用量】①口服液：口服。一次5ml，一日2次。②胶囊：口服。一次0.3~0.6g，一日1次。

【使用注意】孕妇慎用。阴虚火旺所致的发热慎用。脾胃虚寒便溏者慎用。中病即止，不可过服、久服。忌食辛辣油腻之品。

【不良反应】偶可引起过敏性紫癜。

【规格贮藏】①口服液：5ml/支；避光，阴凉处保存（不超过20℃）。②胶囊：0.15g/粒；0.3g/粒。密封。

附：肝风内动中成药特点比较

中成药名	功效		临床治疗主症		
	共同点	独有功效	相同主治	独有主治	主治自身特点
小儿惊风散	平肝息风镇惊止痉	祛风痰、止惊厥、安神志	主治肝风内动证。症见神昏惊厥，四肢抽动，头痛眩晕，急躁易怒	痰浊内扰	喉中痰鸣，头胀头痛
羚羊角口服液（胶囊）		清肝明目散血解毒		肝火上扰血热毒盛	高热惊痫、神昏痉厥、子痫抽搐、癫痫发狂、头痛眩晕、目赤、翳障、温毒发斑

第三节 黄疸

小儿肝炎颗粒

【处方组成】茵陈、栀子（姜炙）、黄芩、黄柏、山楂（炒焦）、大豆黄卷、郁金、通草。

【功能主治】清热利湿、解郁止痛。主治肝胆湿热证。症见的身目发黄、胁肋胀痛、发热口苦口干、腹胀发热、口渴、饮食不振、恶心呕吐、小便黄赤、身体倦怠、舌淡苔黄腻、脉滑。

【现代药理】具有保肝、抗胆汁淤滞、增强免疫功能等作用。

【临床应用】黄疸型肝炎、急性肝炎、慢性肝炎。临床以胁痛腹胀、恶心呕吐、食欲减退、身体倦懒、皮肤黄染为特征症状。

【用药特征】本成药清利湿热，利胆退黄作用较为突出，兼能渗湿利湿，行气解郁，活血化瘀。用药以苦寒为主，标本兼顾，适用于肝胆湿热所致的黄疸、胁痛者。

【用法用量】开水冲服。1~3岁一次5~10g；4~7岁一次10~15g；8~10岁一次15g；11岁以上酌增。一日3次。

【使用注意】寒湿阴黄者慎用。脾胃虚寒者慎用。饮食宜清淡，忌辛辣、油腻之品。

【规格贮藏】10g/袋；密封。

第四节　癫痫

一、太少合病

桂芍镇痫片

【处方组成】桂枝、白芍、党参、半夏（制）、柴胡、黄芩、甘草、生姜、大枣。

【功能主治】和营卫、清肝胆。主治太阳少阳合病。症见突然昏倒、人事不醒、口吐白沫、醒后如常、发热恶寒、肢体疼痛、肢节烦痛、微呕、心下支结、舌淡苔白微腻、脉滑或浮滑。

【现代药理】具有抗癫痫、抗溃疡、抗衰老、调节免疫功能等作用。

【临床应用】癫痫、胃溃疡、十二指肠溃疡、流行性出血热、发热、慢性胰腺炎、过敏性紫癜、脂膜炎等。临床以昏倒抽搐、醒后如常、发热恶寒、肢体疼痛、心下支结为特征症状。

【用药特征】本成药由柴胡桂枝汤制备而成，长用调和营卫、清利肝胆。用药表里同治，营卫同调，太阳少阳兼顾，寒温并用，肺肝脾兼顾。适用于太少合病所致的各种发作类型的癫痫。

【用法用量】口服。一次6片，一日3次。

【使用注意】孕妇慎用。对于发作频繁者，应按照癫痫的处理原则，可配合抗癫痫药治疗。如出现严重的癫痫发作或癫痫持续状态，应及时采取应急措施，避免延误病情。忌辣酒、羊肉及刺激性食物。

【规格贮藏】0.32g/片。密封。

二、风痰闭阻

小儿抗痫胶囊

【处方组成】太子参、茯苓、天麻、九节菖蒲、川芎、胆南星、水半夏（制）、橘红、青果、琥珀、沉香、六神曲（麸炒）、枳壳（麸炒）、羌活。

【功能主治】豁痰息风、健脾理气。主治风痰闭阻证。症见突然昏仆、神识不清、四肢抽搐、口吐涎沫、喉间痰鸣、二目上窜、平素常感眩晕、胸闷、多痰、发作前可有加剧之先兆、也可见短暂神志不清、或精神恍惚而无抽搐者、舌苔白腻、脉弦滑。

【现代药理】具有抗惊厥、抗癫痫等作用。

【临床应用】原发性全身性强直-阵挛发作型儿童癫痫。临床以四肢抽搐、口吐涎沫、喉间痰鸣、二目上窜为特征症状。

【用药特征】本成药长用豁痰定痫，兼能健脾理气，开窍醒神。用药健脾化痰、祛风痰、豁痰并用。适用于儿童癫痫风痰闭阻者。

【用法用量】温开水送服。3～6岁一次5粒，7～13岁一次8粒，日3次。

【使用注意】可与其他抗癫痫药联合使用。本品胶囊较大，患儿不习惯或吞服有困难者，可从胶囊中取出药粉冲服。宜饭后服。不宜食用牛羊肉、无鳞鱼及辛辣刺激物。

【不良反应】少数患儿服药后出现食欲不振、恶心呕吐、腹痛腹泻等消化道症状，饭后服用或继续服药1～3周一般可自行消失。

【规格贮藏】0.5g/粒。密闭，置阴凉处。

医痫丸

【处方组成】生白附子、天南星（制）、半夏（制）、猪牙皂、僵蚕（炒）、乌梢蛇（制）、蜈蚣、全蝎、白矾、雄黄、朱砂。

【功能主治】祛风化痰、定痫止搐。主治痰阻脑络证。症见发作性神昏抽搐、两目上视、口吐涎沫、喉中痰鸣、舌质淡、苔白腻、脉弦滑。

【现代药理】具有镇静、抗惊厥、抗癫痫等作用。

【临床应用】原发性癫痫、继发性癫痫。临床以抽搐昏迷、双目上吊、口吐涎沫为特征症状。

【用药特征】本成药豁痰定痫作用明显，兼顾祛风止搐。用药燥湿化痰、清热化痰、豁痰劫痰并用，祛风息风兼顾，通心镇心兼施，适用于痰浊阻滞脑络所致的癫痫者为宜。

【用法用量】口服。一次3g，一日2～3次；小儿酌减。

【使用注意】孕妇禁用。合并慢性胃肠病、心血管病、肝肾功能不全者忌用。体虚正气不足者慎用。不宜过量、久服。服药期间出现恶心呕吐、心率过缓等不适症状，应及时就医。忌食辛辣、肥甘厚味。

【规格贮藏】3g/袋。密闭，置阴凉处。

癫痫宁片

【处方组成】马蹄香、甘松、石菖蒲、钩藤、牵牛子、千金子、薄荷脑、缬草。

【功能主治】豁痰开窍、息风安神。主治风痰上扰证。症见突然昏倒、不省人事、四肢抽搐、喉中痰鸣、口吐涎沫、两目上视、移时苏醒、平素可见头晕、头痛或头昏沉感、胸闷不舒、胃脘痞满、舌苔厚腻、脉滑。

【现代药理】具有抗惊厥、抗癫痫等作用。

【临床应用】原发性癫痫、继发性癫痫。临床以突然昏倒、不省人事、四肢抽搐、喉中痰鸣、口吐涎沫为特征症状。

【用药特征】本成药豁痰开窍，息风安神作用较明显，兼能理气醒脾。用药辛温甘寒同用，豁痰、消痰、化痰并举，开窍醒脑与安神定志兼顾。适用于风痰上扰闭阻清窍所致的癫痫。

【用法用量】口服。一次2～4片，一日3次。

【使用注意】孕妇禁用。虚证患者慎用。服用西药抗癫痫者不可突然停药而改服中成药，以避免诱发癫痫持续状态。一般在癫痫未发作时即给予药物治疗，对于发作频繁者，应按照癫痫的处理原则，可配合抗癫痫药治疗。如出现严重的癫痫发作或癫痫持续状态，应及时采取应急措施，避免延误病情。不可过服、久服。忌辣酒、羊肉及刺激性食物。

【规格贮藏】0.3g/片（1.62g原药材/片）。密封。

癫痫康胶囊

【处方组成】天麻、石菖蒲、僵蚕、胆南星、川贝母、丹参、远志、全蝎、麦冬、淡竹叶、生姜、琥珀、人参、冰片、人工牛黄。

【功能主治】镇惊息风、化痰开窍。主治风痰闭阻、痰火扰心证。症见神昏抽搐、口吐涎沫、喉中痰鸣、两目上视、移时苏醒、平素可见胸闷不舒、胃脘痞满、大便秘结、心烦口渴、舌苔厚腻、脉滑或滑数。

【现代药理】具有抗惊厥、抗癫痫、祛痰等作用。

【临床应用】原发性癫痫、继发性癫痫。临床以神昏抽搐、痰涎壅盛、便秘心烦为特征症状。

【用药特征】本成药长用祛风化痰、息风止痉、清心开窍。用药标本兼顾、寒热并用、气津并调、心肝脾同治。适用于风痰闭阻、痰火扰心所致的癫痫，尤其是特发性及症状性的多种类型癫痫发作者。

【用法用量】口服。一次0.3g，一日3次。

【使用注意】孕妇慎用。治疗期间应遵医嘱按时用药，必要时按规定联合应用抗癫痫药。调畅情志，注意避免大喜、大悲及较大的惊险、恐惧等精神刺激。忌烟、酒、浓茶、咖啡、可口可乐等含有兴奋作用的食物及饮品。

【规格贮藏】0.3g/粒。密封。

痫愈胶囊

【处方组成】黄芪、党参、丹参、柴胡、酸枣仁、远志、天麻、钩藤、石菖蒲、胆南星、当归、僵蚕、六神曲、郁金、甘草、白附子（制）。

【功能主治】豁痰开窍、安神定惊、息风解痉。主治风痰闭阻证。发病前常有眩晕头昏、胸闷乏力、痰多、心情不悦、发作呈多样性、或见突然跌倒、神志不清、抽搐吐涎；或伴尖叫与二便失禁；或短暂神志不清、双目发呆、茫然所失、谈话中断、持物落地、或精神恍惚而无抽搐、舌质红、苔白腻、脉多弦滑有力。

【现代药理】具有抗惊厥、镇静、抗癫痫、增强免疫功能等作用。

【临床应用】癫痫、小儿惊风、面肌痉挛等。临床以昏扑抽搐、痰多胸闷、苔白腻为特征症状。

【用药特征】本成药长用祛风豁痰、健脾开窍、息风止痉。用药寒热并用、标本兼顾、心肝脾同治。适用于风痰闭阻兼见脾虚所致的癫痫、小儿惊风，面肌痉挛者。

【用法用量】口服。一次5粒，一日3次。

【使用注意】孕妇忌服。不宜过量久服。用于面肌痉挛等面部神经疾病时应防寒保暖，温水洗脸，防感冒，避免受凉；保持心情舒畅，忌生气，恼怒，激动，精神紧张。多食用含维生素B族食物。饮食宜清淡，忌辛辣、油腻之品。

【规格贮藏】0.4g/粒；密封。

三、痰火内盛

羊痫疯丸

【处方组成】白矾、郁金、金礞石（煅）、全蝎、黄连、乌梅。

【功能主治】息风止惊、清心安神。主治痰火内盛证。症见突然昏倒、不省人事、四肢抽搐、口吐涎沫、两目上视、移时苏醒、平素大便秘结、心烦少寐、口干口苦、咯痰色黄、舌质红苔黄腻、脉弦滑。

【现代药理】具有祛痰、抗惊厥、抗癫痫等作用。

【临床应用】原发性癫痫、继发性癫痫。临床突然昏倒、四肢抽搐、口角流涎、便秘痰黄为特征症状。

【用药特征】本成药清心安神、祛风止惊、豁痰开窍作用较突出。用药清热消痰与攻积涤痰并用、息风止痉并举、止痉定搐兼顾、清心敛阴安神同施。适用于痰火内盛，风挟痰火上扰心神所致的癫痫。

【用法用量】口服。一次6g，一日1～2次。

【注意事项】孕妇禁用。久病气虚者慎用。平素脾胃虚寒者慎用。癫痫发作时应根据病情采取适当的应急措施，以控制发作。饮食宜清淡，忌辛辣、油腻之品。

【规格贮藏】6g/100粒。密封。

附：癫痫中成药特点比较

中成药名	功效		临床治疗主症		
	共同点	独有功效	相同主治	独有主治	主治自身特点
桂芍镇痫片	息风定痫	和营卫清肝胆	主治癫痫证。症见突然昏仆，神昏惊厥，口吐涎沫，喉间痰鸣，四肢抽动，移时苏醒，醒后如常	太阳少阳合病	发热恶寒，肢体疼痛，支节烦痛，微呕，心下支结
小儿抗痫胶囊		豁痰息风健脾理气		风痰闭阻	突然昏仆，神识不清，二目上窜，平素常感眩晕、胸闷、多痰
医痫丸		祛风化痰定痫止搐		痰阻脑络	发作性神昏抽搐，两目上视，喉中痰鸣，苔白腻
癫痫宁片		豁痰开窍息风安神		风痰上扰	突然昏倒抽搐，两目上视，移时苏醒。平素头昏沉感，胸闷不舒，胃脘痞满，苔厚腻
癫痫康胶囊		镇惊息风化痰开窍		风痰闭阻痰火扰心	神昏抽搐，移时苏醒。平素可见胸闷不舒，胃脘痞满，大便秘结，心烦口渴，苔厚腻
痫愈胶囊		豁痰开窍安神定惊息风解痉		风痰闭阻	发病前常有眩晕，头昏，胸闷，乏力，痰多，心情不悦。发作呈多样性，或见突然跌倒，或伴尖叫与二便失禁，或短暂神志不清，或精神恍惚而无抽搐
羊痫疯丸		息风止惊清心安神		痰火内盛	突然昏倒，四肢抽搐，两目上视，移时苏醒，平素大便秘结，心烦少寐，口干口苦，咯痰色黄

第 4 章 小儿头面五官病症

一、肺卫有热

小儿咽扁颗粒

【处方组成】金银花、射干、金果榄、桔梗、玄参、麦冬、牛黄、冰片。

【功能主治】清热利咽、解毒止痛。主治肺卫热盛证。症见咳嗽痰盛、咯吐黄痰、咽部干燥、灼热疼痛、吞咽不利、喉核红肿、伴有发热恶寒、头痛鼻塞、舌红苔黄、脉浮数或滑数。

【现代药理】具有抗菌、抗病毒、抗感染、镇痛等作用。

【临床应用】急性咽炎、急性扁桃体炎、上呼吸道感染、急性支气管炎等。临床以咽痛、喉核红肿、舌红苔黄为使用指征。

【用药特征】本成药长于解毒利咽，兼能疏风散热、滋阴生津。用药以寒凉为主，解毒利咽与清热生津兼顾，适用于肺卫热盛所致的喉痹、乳蛾等。

【用法用量】开水冲服。1~2岁一次4g，一日2次；3~5岁一次4g，一日3次；6~14岁一次8g，一日2~3次。

【使用注意】糖尿病患儿禁服。急性喉炎不适用。脾虚易腹泻者慎服。虚火乳蛾、喉痹者慎用。忌食生冷、辛辣、油腻之食品。

【规格贮藏】4g/袋。密封。

小儿清咽颗粒

【处方组成】玄参、蒲公英、连翘、薄荷、蝉蜕、牛蒡子（炒）、板蓝根、青黛、牡丹皮。

【功能主治】清热解表、解毒利咽。主治外感风热证。症见发热头痛、咳嗽音哑、咽部干燥、灼热疼痛、吞咽不利、咽部红肿、舌红苔黄乏津、指纹紫或脉浮数或浮弦。

【现代药理】具有解热、抗菌、抗病毒、抗炎、镇痛等作用。

【临床应用】急性咽炎、上呼吸道感染。临床以发热头痛、咽部红肿热痛、舌红苔黄乏津为特征症状。

【用药特征】本成药长于清热解毒利咽，兼顾疏散风热。用药清解作用较为突出，解表之力较弱。适用于上焦热盛、兼有风热表证者较宜。

【用法用量】开水冲服。1岁以内一次3g；1~5岁一次6g；5岁以上一次9~12g；一日2~3次。

【使用注意】风寒感冒者慎用。肺肾阴虚，虚火慢喉痹者慎用。脾胃虚弱，大便稀溏者慎用。不可久服过服。忌服生冷、辛辣及油腻食品。

【规格贮藏】6g/袋。密封，防潮。

小儿金翘颗粒

【处方组成】金银花、连翘、葛根、大青叶、山豆根、柴胡、甘草。

【功能主治】疏风清热、解毒利咽、消肿止痛。主治风热外袭证。症见恶寒发热、咽部红肿疼痛、吞咽时加剧、咽干灼热、喉核红肿、舌红苔薄黄、脉浮数。

【现代药理】具有抗炎、镇痛、解热等作用。

【临床应用】小儿急性扁桃体炎。临床以恶寒发热、咽红肿痛、咽干灼热为特征症状。

【用药特征】本成药长于解毒利咽，兼能疏风解表，清热消肿。用药以辛凉宣泄为主，兼用苦寒清热之品，清热解毒与消肿利咽并举。适用于风热外袭，上蕴咽喉所致的乳蛾。

【用法用量】开水冲服。5~7岁一次7.5g，一日3次；8~10岁一次7.5g，一日4次；11~14岁一次10g，一日3次。5岁以下小儿遵医嘱。

【使用注意】风寒或热毒上蕴者不宜。脾胃虚弱者慎用。饮食宜清淡易消化，不宜辛辣肥腻。

【不良反应】偶可见腹痛，便稀。

【规格贮藏】5g/袋。密封。

附：肺卫有热中成药特点比较

中成药名	功效		临床治疗主症		
	共同点	独有功效	相同主治	独有主治	主治自身特点
小儿咽扁颗粒	清热解毒解表利咽	清肺生津	外感风热证。症见发热头痛，咳嗽音哑，咽部干燥、灼热疼痛，吞咽不利，咽部红肿，舌红苔黄乏津	兼有肺热	咳嗽痰盛，咯吐黄痰，咽部干燥
小儿金翘颗粒		消肿止痛		风热上蕴	咽部红肿疼痛，吞咽时加剧
小儿清咽颗粒		利咽		热毒较甚者	音哑咽干、灼热疼痛、吞咽不利

二、内热壅盛

开喉剑喷雾剂（儿童型）

【处方组成】八爪金龙、山豆根、蝉蜕、薄荷脑。

【功能主治】清热解毒、消肿止痛。主治肺胃蕴热证。症见咽痛、疼痛剧烈、痛引耳窍、吞咽不利、喉核鲜红、或暗红肿大、表面布满黄白脓点、甚或连成黄白色假膜、高热面红、牙龈肿痛、口渴引饮、咳痰黄稠、口干口臭、便秘、舌红苔薄黄、脉滑数。

【现代药理】具有抗病毒、抗炎、抗溃疡、镇痛等作用。

【临床应用】急性化脓性扁桃体炎、疱疹性咽炎、口腔炎、手足口病、流行性感冒、上呼吸道感染、口腔溃疡、急性咽喉炎等。临床以咽喉肿痛、便秘、口干口渴为特征症状。

【用药特征】本成药解毒，清咽利喉作用较为突出，兼能散瘀消肿。用药苦寒为主，兼能凉解，适用于肺胃蕴热上熏所致诸证。

【用法用量】喷患处。每次适量，一日数次。

【使用注意】阴虚火旺者慎用。对本品过敏者禁用。忌辛辣、香燥和肥甘厚味食物。

【规格贮藏】15ml/瓶。密封，置阴凉干燥处。

儿童清咽解热口服液

【处方组成】柴胡、黄芩苷、紫花地丁、人工牛黄、苣荬菜、鱼腥草、芦根、赤小豆。

【功能主治】清热解毒、消肿利咽。主治肺胃实热证。症见发热、咽痛、咽部充血、或咳嗽、口渴、舌淡红苔薄黄、脉数。

【现代药理】具有解热、抗病毒、抗炎、镇痛、增强免疫功能等作用。

【临床应用】小儿急性咽炎。临床以咽痛、咽部充血为特征症状。

【用药特征】本成药长于清热解毒，兼能利咽生津。用药以清肺热为主，兼能生津利尿。适用于肺胃实热上熏所致的急喉痹。

【用法用量】口服。1~3岁每次5ml；4~7岁每次10ml；7岁以上每次15ml。一日3次。

【使用注意】脾胃虚弱者慎用。忌辛辣、鱼腥食物。

【不良反应】偶见便溏、腹泻、腹痛等。

【规格贮藏】10ml/支。密封，遮光。

清降片

【处方组成】蚕沙、大黄、青黛、玄参、皂角子、赤芍、板蓝根、麦冬、连翘、牡丹皮、地黄、甘草、白茅根、金银花、薄荷脑、川贝母。

【功能主治】清热解毒、利咽止痛。主治肺胃蕴热证。症见咽喉肿痛、发热烦躁、大便秘结、舌红苔黄腻、脉滑数。

【现代药理】具有抗菌、抗病毒、抗感染、泻下等作用。

【临床应用】急性扁桃体炎、小儿咽炎、腮腺炎、猩红热、疱疹性咽炎、口腔炎、上呼吸道感染等。临床以咽痛、便秘、舌红苔黄腻为特征症状。

【用药特征】本成药清解生津之力十分突出，散结消肿之功也强，以清解为主，用药集活血凉血、涤痰散结、攻积泻下、利湿化浊、滋阴生津、火郁发之等多法于一体。具有凉而不遏、气血两清的特点。适用于肺胃热盛、痰浊郁闭者较宜。

【用法用量】口服。周岁一次1.5片，一日2次；3岁一次2片，一日3次；6岁一次3片，一日3次。

【使用注意】患儿身体虚热、消化功能差及大便溏泻者慎用。忌服生冷、辛辣、鱼腥及油腻食品。

【规格贮藏】0.125g/片。密封，置阴凉干燥处。

导赤丸

【处方组成】连翘、黄连、栀子（姜炒）、木通、玄参、天花粉、赤芍、大黄、黄芩、滑石。

【功能主治】清热泻火、利尿通便。主治火热内盛证。症见口舌生疮、咽喉疼痛、心胸烦热、小便短赤、大便秘结、舌红苔黄，脉滑数。

【现代药理】尚未检索到本成药相关的药理资料。

【临床应用】口腔炎、口腔溃疡、复发性口腔溃疡、小儿鹅口疮、舌炎、急性咽炎、泌尿系感染等。临床以口舌糜烂生疮、咽喉肿痛、便秘尿赤为特征症状。

【用药特征】本成药长于清热，兼能凉血生津。用药苦寒为主，上中下三焦并治，尤擅清心肺之热，清热泻火与泻下通便并举，消肿、凉血与生津并用。适用于火热内盛所致诸证。

【用法用量】口服，一次1丸，一日2次；周岁以内小儿酌减。

【使用注意】孕妇禁用。脾虚便溏者慎用。体弱年迈者慎用。治疗口腔炎、口腔溃疡时，可配合使用外用药。饮食宜清淡易消化，忌食辛辣油腻之品。

【规格贮藏】3g/丸。密封。

冬凌草片（胶囊）

【处方组成】冬凌草。

【功能主治】清热解毒、消肿散结、利咽止痛。主治热毒壅盛证。症见咽喉肿痛、声音嘶哑、烦躁不安、口渴欲饮、纳少、大便秘结、尿少而黄、舌质红、舌苔黄、脉滑数。

【现代药理】具有抗病毒、抗菌、抗炎等作用。

【临床应用】急性咽炎、慢性咽炎、急性扁桃体炎、腮腺炎、口腔溃疡、急性气管炎等。临床以咽喉肿痛、声音嘶哑、烦躁不安、口渴便结为特征症状。

【用药特征】本成药药味简单，药性苦、甘、微寒，清热解毒、活血止痛作用明显，适用于热毒上壅所致

的咽炎、扁桃体炎、口腔溃疡等属于轻症者为宜。

【用法用量】口服。一次2~5片，一日3次。

【使用注意】凡体温高、扁桃体化脓者慎用。忌辛辣、鱼腥食物。

【规格贮藏】0.25g/片。密封。

百蕊颗粒

【处方组成】百蕊草。

【功能主治】清热消炎、止咳化痰。主治热毒内盛证。症见咽干痛甚、吞咽困难、喉核红肿、高热面赤、烦躁不寐、溲赤便秘、舌质红、舌苔黄腻或燥黄起刺，脉滑数。

【现代药理】具有抗病毒、抗菌等作用。

【临床应用】疱疹性咽峡炎、急性上呼吸道感染、手口足病、急慢性咽喉炎、支气管炎、鼻炎、肺炎等。临床以咽喉干痛、溲赤便秘、舌红苔黄为特征症状。

【用药特征】本成药药味单一，药性辛、凉，功能清热解毒，适用于热毒内盛所致诸证轻症为宜。

【用法用量】颗粒：开水冲服。一次5g，一日3次。片：口服。一次4片，一日3次。

【使用注意】脾虚便溏者慎用。忌辛辣、鱼腥食物。

【规格贮藏】颗粒：5g/袋。密封。片：0.4g/片。密封。

小儿导赤片

【处方组成】大黄、滑石、地黄、栀子、甘草、木通、茯苓。

【功能主治】清热利便。主治胃肠积热证。症见口舌生疮、咽喉肿痛、牙根出血、腮颊肿痛、暴发火眼、大便不利、小便赤黄、舌红苔黄、脉数。

【现代药理】尚未检索到本成药相关的药理资料。

【临床应用】口腔炎、口腔溃疡、复发性口腔溃疡、小儿鹅口疮、舌炎、急性咽炎、腮腺炎、急性结膜炎、泌尿系感染等。临床以口舌咽喉肿痛、便秘尿赤为特征症状。

【用药特征】本成药长于通便泻热，兼能利尿通淋，并能健脾生津。用药苦寒为主，泻下通淋解毒作用较强。适用于胃肠积热所致的火毒诸证。

【用法用量】口服。一次4片，一日2次，周岁以内酌减。

【使用注意】脾虚便溏者慎用。治疗口腔炎、口腔溃疡时，可配合使用外用药。饮食宜清淡易消化，忌食辛辣油腻之品。

【规格贮藏】0.17g/片。密封，置阴凉干燥处（不超过20℃）。

小儿化毒散（胶囊）

【处方组成】牛黄、大黄、黄连、珍珠、雄黄、川贝母、天花粉、赤芍、乳香（制）、没药（制）、冰片、甘草。

【功能主治】清热解毒、活血消肿。主治热毒内蕴、毒邪未尽证。症见口腔溃疡、周围红赤、灼热疼痛、口臭流涎、或咽喉肿痛、局部黏膜充血严重、黄白色点状渗出物很多、饮食困难、或疮疖红肿热痛、脓液稠黄、伴有发热、烦躁、大便干燥、小便短赤、舌红苔黄、脉滑数。

【现代药理】具有抗菌、解热、泻下、镇痛等作用。

【临床应用】口腔溃疡、急性咽炎、化脓性皮肤病、化脓性扁桃体炎等。临床以口疮肿痛、疮疡溃烂、烦躁口渴、大便秘结为特征症状。

【用药特征】本成药清热解毒之力明显，又能活血凉血。其清泻气分血分之热毒作用较强，并能消肿生肌。适用于小儿疮疡喉痹证属热毒内蕴者。

【用法用量】①散：口服。一次0.6g，一日1～2次。3岁以内小儿酌减。外用，敷于患处。②胶囊：口服。一次2粒，一日1～2次；2岁以内小儿酌减。外用，敷于患处。

【使用注意】心脾积热、脾胃虚弱者慎用。阴虚火旺者慎用。不宜过量久服。清淡饮食，忌用辛辣、油腻之品。

【规格贮藏】①散：6g/袋。密闭，防潮。②胶囊：0.3g/粒。密封。

附：内热壅盛中成药特点比较

中成药名	功效		临床治疗主症		
	共同点	独有功效	相同主治	独有主治	主治自身特点
开喉剑喷雾剂（儿童型）	清热解毒消肿止痛	消肿利咽	肺胃蕴热证。症见咽痛，吞咽不利，喉核红肿，高热面红，牙龈肿痛，口渴引饮，咳痰黄稠，口干口臭，便秘，	邪毒蕴喉	咽痛剧烈，痛引耳窍，喉核红肿化脓，高热面红
儿童清咽解热口服液		清热生津		实热壅喉	咽痛、咽部充血
清降片		通腑散结		痰浊郁闭	发热烦躁，大便秘结
导赤丸	清热解毒	利尿通便	热毒内盛证。症见咽喉肿痛，高热面赤，烦躁不寐，溲赤便秘，舌质红，苔黄腻或燥	三焦热盛	口舌糜烂生疮、咽喉肿痛、心胸烦热、便秘尿赤
冬凌草片（胶囊）		消肿散结利咽止痛		热毒上壅	咽喉肿痛、声音嘶哑
百蕊颗粒		止咳化痰		兼有痰热	咽干痛甚、吞咽困难、喉核红肿、咯吐黄痰
小儿导赤片		清热利便	胃肠积热证	兼有心火	口舌生疮、咽喉肿痛、便秘尿赤、腮颊肿痛，暴发火眼
小儿化毒散（胶囊）		清热解毒活血消肿	热毒内蕴，毒邪未尽证	热毒凝结	口腔溃疡、灼热疼痛、口臭流涎、或咽喉肿痛、局部充血化脓、或疮疖红肿热痛、脓液稠黄

三、瘟毒蕴结

腮腺炎片

【处方组成】蓼大青叶、板蓝根、连翘、蒲公英、夏枯草、牛黄。

【功能主治】清热解毒、消肿散结。主治瘟毒内袭、热毒蕴结证、症见发热头痛、腮部漫肿、胀痛、坚硬拒按、咽红面痛、口渴引饮、舌红苔黄或黄腻、脉滑数。

【现代药理】具有抗病毒、抗细菌、抗炎等作用。

【临床应用】急性腮腺炎、急性咽喉炎、急性扁桃体炎等。临床以腮部红肿热痛、舌红苔黄为特征症状。

【用药特征】本成药长于清热解毒，兼能散结消肿。用药苦寒，其清热解毒、消肿散结作用较为明显，对于热毒蕴结所致的疥腮、喉痹、乳蛾皆可使用。

【用法用量】口服。一次6片，一日3次。

【使用注意】体弱、脾胃虚寒者慎用。当中病即止，不宜长期使用。卧床休息，多喝水。忌生冷、油腻、辛辣、腥味食物。

【规格贮藏】0.3g/片。密封。

四、肝热上扰

熊胆丸（胶囊）

【处方组成】熊胆、龙胆、泽泻（盐制）、地黄、当归、栀子、菊花、车前子（盐制）、决明子、柴胡、防风、黄芩、木贼、黄连粉、薄荷脑、大黄、冰片。

【功能主治】清热散风、止痛退翳。主治风热或肝热上扰证。症见胞睑局部红肿热痛、触之有硬结、压痛、甚至胞睑红肿高起重坠、不能开启、耳前或颔下有核、扪之压痛、或白睛红赤肿胀、涩痛刺痒、眵多如脓、泪少畏光、身热恶寒、便秘溲赤、咽干口渴、舌红苔黄、脉数。

【现代药理】具有抗菌、抗炎、镇痛等作用。

【临床应用】急性睑腺炎、急性细菌性结膜炎、老年性白内障等。临床以胞睑红肿热痛、目赤肿痛、涩痛刺痒、羞明少泪为特征症状。

【用药特征】本成药长于清热散风，止痛退翳，兼能清肝明目。用药三焦同治、表里兼顾、解表清里、肝胆脾胃同治，泻火解毒，辛散甘寒并用，养血疏风。适用于暴风客热或肝经湿热蕴结所致的眼部疾病者。

【用法用量】口服。一次4粒，一日2次。小儿酌减。

【使用注意】孕妇忌服。脾胃虚寒、年老体弱及阴虚者慎用。肝肾不足引起头晕眼花、迎风流泪及脾胃虚寒、大便稀溏者慎用。用于针眼，三四天脓成以后，即可切开排脓，不宜再服本品。忌生冷、油腻食物，鱼、虾腥物，忌烟、酒刺激食物。

【规格贮藏】0.25g/粒。密封。

附：瘟毒蕴结和肝热上扰中成药比较

中成药名	功效		临床治疗主症	
	共同点	独有功效	相同主治	主治自身特点
腮腺炎片	清热解毒	消肿散结	瘟毒内袭、热毒蕴结	腮部红肿热痛、咽红面痛、口渴引饮、舌红苔黄
熊胆丸（胶囊）		清热散风止痛退翳	风热或肝热上扰证	胞睑局部红肿热痛、耳前或颔下有核，扪之压痛、目赤肿痛、羞明多泪、涩痛刺痒、眵多如脓，泪少畏光

第 5 章　小儿其他病症

玉真散

【处方组成】天南星、防风、白芷、天麻、羌活、白附子。

【功能主治】息风、镇痉、止痛。主治金创风毒入络证或外伤瘀血证。症见吞咽困难、牙关紧闭、筋脉拘急、手足抽搐、或跌扑损伤所致的筋脉拘急、手足抽搐、舌淡苔腻、脉浮滑或滑。

【现代药理】具有延长破伤风毒素致家兔惊厥的潜伏期、减轻惊厥程度、延长平均存活时间等作用。

【临床应用】破伤风、软组织损伤、外伤性腱鞘炎等。临床以筋脉拘急、手足抽搐为特征症状。

【用药特征】本成药长用息风止痉，兼能疏风化痰。用药祛风、息风、疏风并举，镇痉、止痉、解痉兼顾，表里兼顾。适用于金创感受风邪或跌扑损伤者。

【用法用量】口服。一次1～1.5g；或遵医嘱。外用，取适量敷于患处。

【使用注意】孕妇忌用。阴寒证慎用。破伤风津气两虚者不宜。用量宜慎，中病即止，不可过量、久服。忌食辛辣、油腻、海鲜等食品。

【规格贮藏】3g/袋。密封，防潮。

通关散

【处方组成】猪牙皂、鹅不食草、细辛。

【功能主治】通关开窍。主治痰浊阻窍证。症见不省人事、牙关紧闭、面色苍白、痰涎壅盛、舌苔腻、脉弦紧。

【现代药理】尚未检索到本成药相关的药理资料。

【临床应用】精神病、癔病等。临床以昏厥、牙关紧闭、不省人事、痰涎壅盛为特征症状。

【用药特征】本成药长于通关开窍，祛痰复苏。用药辛温通窍，兼有祛痰导滞。适用于中风、风痰、痰浊所致的牙关紧闭、痰涎上壅、神志不清、昏迷不醒等气机阻滞、清窍闭塞者。

【用法用量】每用少许，吹鼻取嚏。

【使用注意】孕妇慎用。脑实质病变如脑血管病、颅脑外伤及癫痫所致的昏厥忌用。热闭神昏或厥脱证忌用。用量应以取嚏为度，不宜过多，以防吸入气管发生意外。只可暂用，一般用于应急处理，中病即止。

【规格贮藏】1.5g/瓶。密闭，防潮。

止痒消炎水

【处方组成】苦参、蛇床子、冰片、麝香草酚、白鲜皮、薄荷脑、水杨酸。

【功能主治】消炎、止痒。主治湿热蕴结证。症见皮肤瘙痒、搔抓后呈风团样肿大、搔抓后剧烈瘙痒、皮损出现丘疹、水疱、渗出、舌红苔薄黄腻、脉濡数。

【现代药理】具有止痒、抗炎、抗菌等作用。

【临床应用】夏季皮炎、湿疹、痱子等。临床以皮肤瘙痒、搔抓后剧烈瘙痒、有小水疱或渗出为特征状。

【用药特征】本成药为中西药制剂，止痒作用较为显著。用药寒温并用，以苦温为主。适用于湿热蕴结皮肤所致的皮炎、湿疹者。

【用法用量】外用。涂抹患处，1日数次。

【使用注意】皮肤溃烂者禁用。皮肤过敏者慎用。

【规格贮藏】45ml/瓶。密闭，置阴凉处。

遗尿停胶囊

【处方组成】文冠果子仁霜。

【功能主治】益气健脾、补肾缩尿。主治肾气不足和肺脾气虚证。症见睡中遗尿、尿色清、面色无华、神疲乏力、舌淡、脉沉无力。

【现代药理】具有减少水负荷小鼠排尿次数、提高膀胱括约肌兴奋性、拮抗乙酰胆碱所致膀胱括约肌的收缩等作用。

【临床应用】儿童功能性遗尿。临床以睡中遗尿、面色无华、神疲乏力为特征症状。

【用药特征】本成药药味单一，长于益气健脾，补肾缩尿。用药脾肾同补，适用于儿童肾气不足或肺脾气虚失摄所致的遗尿轻症者。

【用法用量】口服。3～7岁一次6粒，一日2次；8～14岁一次8粒，一日2次。

【使用注意】忌饮凉水、凉食，避免着凉。

【不良反应】偶可见轻微恶心胃肠不适。

【规格贮藏】0.2g/粒。密封。

附：小儿其他病症中成药比较

中成药名	功效	主治	临床治疗主症
玉真散	息风镇痉止痛	金创风毒入络证或外伤瘀血证	筋脉拘急、手足抽搐，舌淡苔腻
通关散	通关开窍	主治痰浊阻窍证	昏厥、牙关紧闭、不省人事、痰涎壅盛
止痒消炎水	消炎止痒	主治湿热蕴结证	皮肤瘙痒、搔抓后剧烈瘙痒、有小水疱或渗出
遗尿停胶囊	益气健脾补肾缩尿	肾气不足和肺脾气虚证	睡中遗尿、面色无华、神疲乏力

第1章　眼科病症

一、外感风热

明目上清丸（片）

【处方组成】菊花、连翘、黄芩、黄连、薄荷脑、荆芥油、蝉蜕、蒺藜、栀子、熟大黄、石膏、天花粉、麦冬、玄参、赤芍、当归、车前子、枳壳、陈皮、桔梗、甘草。

【功能主治】清热散风、明目止痛。主治上焦火盛证。症见白睛红肿虚浮、眼睑红赤、甚至眼睑边缘及附近皮肤溃烂、肿胀灼热、异物感、眵多如脓、耳前淋巴结肿大、暴发火眼、红肿痛痒、热泪昏花、云翳遮睛、头痛目眩、烦燥口渴、口苦咽干、大便干结、小便黄赤、舌红苔黄、脉数。

【现代药理】尚未检索到本成药相关的药理文献。

【临床应用】急性细菌性结膜炎、溃疡性睑缘炎等。临床以眼睑红赤或皮肤溃烂、烦渴口苦、便干尿黄为特征症状。

【用药特征】本成药用药以清热散风为主，兼以滋阴，同时调畅气机。具有清而不过，滋而不腻的特点，适用于上焦火盛者。

【用法用量】①片：口服。一次4片，一日2次。②丸：口服。一次6g，一日2次。

【使用注意】孕妇、年老体弱、白内障患者慎用。心脏病、肝病、糖尿病、肾病等慢性病患者应在医师指导下服用。脾胃虚寒者慎用。忌食辛辣燥热、油腻黏滞食物。

【规格贮藏】①0.6g/片；0.63g/薄膜衣片。密封。②丸：6g/100粒。密封。

马应龙八宝眼膏

【处方组成】人工牛黄、人工麝香、煅炉甘石、珍珠、琥珀、硼砂、硇砂、冰片。

【功能主治】清热退赤、止痒去翳。主治风火上扰证。症见白睛红赤、灼痛赤痒、多眵、眼睑内面乳头颗粒累累、或生滤泡形如粟粒、或见睑缘、睫毛根部附近生脓点脓痂、流泪、舌深红苔黄、脉浮数。

【现代药理】尚未检索到本成药相关的药理文献。

【临床应用】沙眼、化脓性睑缘炎、眼睑湿疹、急性细菌性结膜炎等。临床以白睛红赤、灼痛瘙痒、睑缘湿烂成疮为特征症状。

【用药特征】本成药长于清热退赤止痒。用药以苦寒泄热为主，主入肝经，辛香透达，祛腐生肌，适用于肝经热毒，脾虚湿热者。

【用法用量】点入眼睑内。一日2~3次。

【使用注意】孕妇慎用。本品为外用，忌内服。睑内涂用时，适量即可。用于睑弦赤烂症时，应清洁创面后涂敷。忌烟、酒、辛辣油腻食物，忌鱼、虾等腥物。

【规格贮藏】2g/支。避光、密封、置凉暗处（不超过20℃）。

龙泽熊胆胶囊

【处方组成】龙胆、地黄、盐泽泻、当归、栀子、菊花、盐车前子、决明子、柴胡、防风、黄芩、木贼、黄连、薄荷脑、大黄、冰片、熊胆粉。

【功能主治】清热散风、止痛退翳。主治肝胆湿热证。症见白睛红赤。肿痛、伴有轻度磨涩感、隐痛流泪、舌红苔黄腻、脉浮数。

【现代药理】尚未检索到本成药相关的药理文献。

【临床应用】急性结膜炎、流行性角膜炎、假膜性结膜炎。临床以目赤肿痛、羞明多泪为特征症状。

【用药特征】本成药用药以清肝胆湿热为主，兼以祛风解表，用药苦寒为主、兼用辛凉。适用于肝胆湿热或风热上扰者。

【用法用量】口服。一次4粒，一日2次。小儿酌减。

【使用注意】孕妇慎用。肝肾不足引起头晕眼花、迎风流泪及脾胃虚寒、大便稀溏者慎用。忌生冷油腻食物，鱼、虾腥物。忌烟、酒刺激食物。

【规格贮藏】0.25g/丸。密封。

拨云退翳丸

【处方组成】蝉蜕、蛇蜕、木贼、密蒙花、蒺藜（盐炒）、菊花、荆芥穗、蔓荆子、薄荷、黄连、地骨皮、褚实子、天花粉、当归、川芎、花椒、甘草。

【功能主治】散风清热、退翳明目。主治风热上扰证。症见目翳外障、白睛红赤、伴有轻度磨涩感、隐痛流泪、视物不清、舌红苔黄、脉数。

【现代药理】尚未检索到本成药相关的药理文献。

【临床应用】角膜云翳、翼状胬肉等。临床以白睛隐痛流泪、胬肉攀睛、眼睛涩痛为特征症状。

【用药特征】本成药用药以疏风散热为主，兼能清肝明目，寒热并用，配以花椒辛散邪热，祛内郁之火邪，适用于风热上扰者。

【用法用量】①蜜丸：口服。一次1丸，一日2次。②水丸：口服。一次6~9g，一日2次。

【使用注意】孕妇慎用。阴虚火旺者慎用。脾虚大便溏者慎用。仅适合于早、中期胬肉攀睛。忌食辛辣及饮酒。

【规格贮藏】①蜜丸：9g/丸。密封。②水丸：1g/10丸。密封。

八宝眼药

【处方组成】炉甘石（三黄汤飞）、地栗粉、熊胆、硼砂（炒）、冰片、珍珠、朱砂、海螵蛸（去壳）、麝香。

【功能主治】凉血消痛、明目退翳。主治肝胃火盛者。症见目赤肿痛、眼缘溃烂、畏光怕风、眼角涩痒、流泪、舌深红苔黄、脉数。

【现代药理】具有抗菌、保护外伤性角膜浑浊等作用。

【临床应用】急性出血性结膜炎、流行性角膜结膜炎、眦部睑缘炎、溃疡性睑缘炎等。临床以目赤肿痛、睑缘溃烂、畏光涩痒为特征症状。

【用药特征】本成药用药以凉血消痛为主，兼能燥湿敛疮。用药甘寒辛寒并用，兼以辛香走窜，引药达上窍，适用于肝胃火盛血热者。

【用法用量】每用少许，点于眼角，一日2~3次。

【使用注意】孕妇禁用。点药后轻轻闭眼5分钟以上。需摇匀后再用，用药后将药瓶口封紧。肝肾阴虚而致头晕耳鸣、迎风流泪者慎用。忌辛辣刺激食物，忌烟、酒及鱼腥食物。

【规格贮藏】2g/支。密封。

附：外感风热中成药特点比较

中成药名	功效		临床治疗主症	
	共同点	独有功效	相同主治	主治自身特点
明目上清丸（片）	清热散风	养血息风明目止痛	外感风热证。症见白睛红肿，眼睑红赤，肿胀，眵多如脓，口苦咽干，大便干结，小便黄赤	眼睑红赤或眼睑边缘及附近皮肤溃烂，耳前淋巴结肿大
马应龙八宝眼膏		止痒去翳		白睛红赤、睑缘湿烂成疮
龙泽熊胆胶囊		止痛退翳		目赤肿痛，磨涩感，羞明多泪
拨云退翳丸		退翳明目		白睛隐痛流泪、胬肉攀睛，流泪，视物不清
八宝眼药		凉血止痛消肿退翳		目赤肿痛，畏光怕风，睑缘溃烂

二、火热内盛

明目蒺藜丸

【处方组成】蒺藜（盐水炙）、蔓荆子（微炒）、菊花、蝉蜕、防风、荆芥、薄荷、白芷、木贼、决明子（炒）、密蒙花、石决明、黄连、栀子（姜水炙）、连翘、黄芩、黄柏、当归、赤芍、地黄、川芎、旋覆花、甘草。

【功能主治】清热散风、明目退翳。主治上焦火盛证。症见白睛红赤肿胀高起、眼睑肿胀、眵多如脓、晨起眼眵封闭眼睑、或黑睛表面溃破、或睑弦赤烂、生鳞屑样痂皮、或睫毛周围生脓点、脓痂、刺痒不适、

伴有疼痛、羞明、流泪、口渴、便秘、舌红苔黄、脉数。

【现代药理】具有抗菌、抗病毒、抗炎、解热等作用。

【临床应用】急性卡他性结膜炎、单纯性角膜溃疡、匐行性角膜溃疡、鳞屑性睑缘炎、化脓性睑缘炎、眼睑湿疹等。临床以眼部红肿热痛、眵多羞明为特征症状。

【用药特征】本成药用药以疏风清热为主、兼能清热祛火，用药苦寒直泄三焦实火，辛散上行透达，升降相宜，适用于外感风热、上焦火盛者所致的暴发火眼、云蒙障翳、羞明多眵、眼边赤烂、红肿痛痒、迎风流泪者。

【用法用量】口服。一次9g，一日2次。

【使用注意】孕妇慎用。阴虚火旺者慎用。脾胃虚寒，大便溏薄者慎用。小儿、老人用量酌减。年老体弱者慎用。忌食辛辣、肥甘厚味食物。戒烟酒。

【规格贮藏】1g/20粒。密封。

黄连羊肝丸

【处方组成】黄连、龙胆、胡黄连、黄芩、黄柏、密蒙花、木贼、茺蔚子、夜明砂、炒决明子、石决明（煅）、柴胡、醋青皮、鲜羊肝。

【功能主治】泻火明目。主治肝火热盛证。症见白睛红赤壅肿、眵多干结、目中灼热、畏光流泪、或见视力逐渐下降、昏渺蒙昧不清、舌红苔黄、脉弦数。

【现代药理】尚未检索到本成药相关的药理文献。

【临床应用】急性卡他性结膜炎、流行性角膜结膜炎、翼状胬肉、球后视神经炎、视神经萎缩早期等。临床以白睛红赤壅肿、视力下降、眵多干结为特征症状。

【用药特征】本成药用药以清热泻火为主，主入肝经，以泻肝经实火，清泄邪热，适用于肝火旺盛者。

【用法用量】口服。一次9g，一日1~2次。

【使用注意】孕妇慎用。阴虚火旺、体弱年迈、脾胃虚寒者慎用。本品苦寒，不可过量服用或久用。忌生冷辛辣刺激食物，忌鱼、虾等腥物。

【规格贮藏】20g/100丸。密封。

开光复明丸

【处方组成】黄连、黄芩、黄柏、栀子（姜炙）、大

黄、龙胆、玄参、地黄、菊花、防风、蒺藜（去刺盐炒）、羚羊角粉、石决明、红花、当归、赤芍、泽泻、冰片。

【功能主治】清热散风、退翳明目。主治肝胆热盛证。症见眼睑红肿、赤烂、灼热磨涩、眵多如脓、睑结膜粗糙不平、睫毛乱生或脱落、或见黑睛生翳、羞明难睁、舌红苔黄腻、脉弦滑。

【现代药理】尚未检索到本成药相关的药理文献。

【临床应用】细菌性结膜炎、沙眼急性发作期、匐行性角膜溃疡、溃疡性睑缘炎等。临床以眼睑红赤、眵多如脓、睑结膜粗糙不平为特征症状。

【用药特征】本成药长于清热明目，用药以苦寒泻火为主，使三焦之火直去，辛散引火邪外达，利水以引热下行，适用于肝胆热盛所致的暴发火眼、眼睑赤烂、云翳气蒙、羞明。

【用法用量】口服。一次1~2丸，一日2次。

【使用注意】孕妇慎用。脾胃虚寒者慎用。忌食辛辣、肥甘滋腻食物。

【规格贮藏】6g/丸。密封。

鱼腥草滴眼液

【处方组成】鲜鱼腥草。

【功能主治】清热解毒利湿。主治风热疫毒证。症见白睛红赤、暴风客热、天行赤眼暴翳、眼痒、羞明流泪、舌红苔黄、脉数。

【现代药理】具有抗病毒、抗菌、抗炎、抗过敏等作用。

【临床应用】急性卡他性结膜炎、流行性角结膜炎等。临床以白睛红赤、眼痒、羞明流泪为特征症状。

【用药特征】本成药用药以辛散寒凉为主，用药单一而力专，清热解毒、疏风明目、助热毒外散，适用于风热疫毒者。

【用法用量】滴眼。一次1滴，一日6次。或遵医嘱。治疗急性卡他性结膜炎，7天为一疗程。治疗流行性角结膜炎，10天为一疗程。

【使用注意】孕妇慎用。对鱼腥草过敏者禁用。忌食辛辣、肥甘厚味食物。戒烟酒。

【规格贮藏】8ml/瓶。密封，避光，置阴凉处。

复方熊胆滴眼液

【处方组成】熊胆粉、天然冰片。

【功能主治】清热降火、退翳明目。主治肝火上炎、热毒伤络证。症见白睛红赤、眵多、眼眵色黄黏稠、晨起胶结难睁、羞明流泪、刺痒交作、舌红苔黄、脉数。

【现代药理】具有促进角膜修复、抗菌、抗病毒等作用。

【临床应用】急性细菌性结膜炎、急性流行性出血性结膜炎、流行性角结膜炎等。临床以白睛红赤、畏光流泪、眵多黄稠、刺痒交作为特征症状。

【用药特征】本成药用药以清热降火为主，清肝胆实火，散目中郁火，用药寒凉适用于肝火上炎、热毒伤络者。

【用法用量】滴眼。一次1～2滴，一日6次。或遵医嘱。

【使用注意】孕妇慎用。用于传染性眼病，应避免瓶口污染。滴眼前轻摇药瓶，滴眼后拧紧瓶盖。忌食辛辣、肥甘厚味食物。戒烟酒。

【规格贮藏】5ml/瓶；8ml/瓶。密封。

熊胆眼药水

【处方组成】熊胆粉。

【功能主治】清热解毒、祛翳明目。主治火热内盛证。症见白睛红赤、水肿、灼热磨涩、眼眵多黄黏稠、晨起胶结难睁、舌红苔黄、脉数。

【现代药理】尚未检索到本成药相关的药理文献。

【临床应用】急性卡他性结膜炎、慢性卡他性结膜炎、流行性角膜炎等。临床以白睛红赤、灼热磨涩、眵多黏稠为特征症状。

【用药特征】本成药用药以泻火解毒为主，药味苦凉咸寒，以达消肿退翳之效，适用于外感热邪者。

【用法用量】滴入眼睑内。一次1～3滴，一日3～5次。

【使用注意】孕妇慎用。眼外伤患者禁用。禁止内服。打开瓶盖后，7天内用完。忌烟酒及辛辣刺激性食物。

【规格贮藏】5ml/支；10ml/支。密封，置凉暗处（避光不超过20℃）。

五黄膏

【处方组成】五倍子、黄芩苷、冰片。

【功能主治】清热解毒、消肿止痛、化瘀散结、除湿收敛。主治湿热困阻证。症见白睛红赤、水肿、眼眵多黄黏稠、或皮肤破溃流脓、舌红苔黄腻、脉滑数。

【现代药理】尚未检索到本成药相关的药理资料。

【临床应用】针眼、眼部疖肿等。临床以白睛红赤、水肿眵多为特征症状。

【用药特征】本成药长于解毒消肿，用药以苦寒酸涩为主，清热之力较强，加以酸涩收敛，有形之邪易消，正气易复，适用于湿热困阻者。

【用法用量】涂敷于外眼及皮肤病变部位适量（根据患处面积大小），一日1～3次。

【使用注意】孕妇慎用。禁入眼内。用药后皮肤患处肿势加重，眼痒，眼红应到医院诊治，并停用本药。忌烟、酒、辛辣刺激食物，忌鱼、虾等腥物。

【规格贮藏】2.5g/支。密封。

板蓝根滴眼液

【处方组成】板蓝根。

【功能主治】清热解毒。主治外感热邪、热重于风证。症见白睛红赤、胞睑红肿、眵多胶黏、灼热涩痛、畏光流泪、舌红苔薄黄、脉浮数。

【现代药理】具有抗菌、止痒等作用。

【临床应用】急性细菌性结膜炎等。临床以白睛红赤、胞睑红肿、眵多胶黏，灼热涩痛为特征症状。

【用药特征】本成药用药以清热解毒为主，兼能凉血清热，用药苦寒，适用于外感热邪者。

【用法用量】滴入眼睑内。一次1～2滴，一日6次。7天为一疗程。

【使用注意】儿童、孕妇、哺乳期妇女慎用。禁止内服。体虚而无实火热毒者忌服。脾胃虚寒者慎用。过敏体质及对本品过敏者禁用。忌烟酒及辛辣刺激性物。

【不良反应】偶见一过性眼痒、轻微刺痛等眼局部刺激。闭目片刻多可缓解。

【规格贮藏】8ml/支。密封，避光。

消朦眼膏

【处方组成】珍珠粉、冰片、硼砂。

【功能主治】清热解毒。主治火热内盛证。症见角膜白斑、浑浊、瘢痕、舌红少苔、脉细。

【现代药理】尚未检索到本成药相关的药理资料。

【临床应用】角膜溃疡、角膜炎、角膜瘢痕、角膜浑浊等。临床以角膜白斑浑浊、瘢痕为特征症状。

【用药特征】本成药用药功专清热解毒，兼能活血祛瘀渗湿，适用于火热内盛，久瘀入络者。

【用法用量】涂入结膜囊内，涂后最好作温热敷30分钟，一次适量（如绿豆大小），一日2~4次。

【使用注意】孕妇慎用。眼压高者忌热敷。忌烟酒及辛辣刺激性食物。

【规格贮藏】5g/支。密封。

附：火热内盛中成药特点比较

中成药名	功效		临床治疗主症	
	共同点	独有功效	相同主治	主治自身特点
明目蒺藜丸	清热解毒	疏散风热 明目退翳	火热内盛证。症见白睛红赤肿胀高起，灼热磨涩，眵多如脓，畏光流泪，刺痒交作，口渴，便秘	眼部红肿热痛，黑睛表面溃破，或睑弦赤烂，生鳞屑样痂皮，或睫毛周围生脓点，脓痂
黄连羊肝丸		明目泻火		白睛红赤，视力下降，昏渺蒙昧不清
开光复明丸		散风止痒 止痛退翳		眼睑红赤，睑结膜粗糙不平，睫毛乱生或脱落，或见黑睛生翳
鱼腥草滴眼射液		利湿明目		白睛红赤，眼痒
复方熊胆滴眼液		清热降火 退翳明目		白睛红赤，眼眵色黄黏稠，畏光流泪
熊胆眼药水		祛翳明目		白睛红赤，水肿，眵多黄黏稠
五黄膏		消肿止痛 化瘀散结，除湿收敛		白睛红赤、眵多，皮肤溃破流脓
板蓝根滴眼液		凉血明目		白睛红赤、胞睑红肿，眵多胶黏
消朦眼膏		活血祛瘀		角膜白斑、浑浊、瘢痕等

三、肝肾阴虚

和血明目片

【处方组成】蒲黄、地黄、丹参、墨旱莲、女贞子、黄芩（炭）、赤芍、牡丹皮、茺蔚子、菊花、决明子、车前子、夏枯草、龙胆、郁金、木贼、山楂、当归、川芎。

【功能主治】凉血止血、滋阴化瘀、养肝明目。主治肝旺阴虚、热伤络脉证。症见视物遮挡感或视物不见、干涩不适、烦躁易怒、舌暗红少苔、脉细数。

【现代药理】具有改善眼底循环等作用。

【临床应用】视网膜中央静脉阻塞、视网膜血管炎、老年黄斑变性、糖尿病性视网膜病变、眼底出血等。临床以视物遮挡感、视力突然下降、干涩易怒、舌暗为特征症状。

【用药特征】本成药用药以滋阴凉血为主，用药寒温兼施，泄肝阴虚火，行血养血，祛瘀不留邪，适用于阴血亏虚，肝火上亢者。

【用法用量】口服。一次5片，一日3次。

【使用注意】孕妇慎用。忌烟酒及辛辣刺激性食物。

【规格贮藏】0.3g/片。密封。

障眼明片（胶囊）

【处方组成】熟地黄、菟丝子、枸杞子、肉苁蓉、山茱萸、白芍、川芎、黄精、黄芪、党参、甘草、决明子、青葙子、蕤仁（去内果皮）、密蒙花、蔓荆子、菊花、石菖蒲、车前子、升麻、葛根、关黄柏。

【功能主治】补益肝脾、退翳明目。主治肝肾不足证。症见视物昏矇、视力缓慢下降或单眼复视、多视、干涩不舒、腰膝酸软、不能久视、舌暗红苔薄黄、脉数无力。

【现代药理】具有抑制白内障形成等作用。

【临床应用】年龄相关性白内障早、中期等。临床以视物昏矇、不能久视、腰膝酸软为特征症状。

【用药特征】本成药用药以补益肝脾，益精明目为主，用药滋补肝肾，泻火坚阴，适用于肝肾不足，目睛失养之证，临床尤其适用于老年人除急性眼部感染外的多种眼部疾患，如白内障、视物昏渺、夜盲等。

【用法用量】①薄膜衣片：口服。一次4片，一日3次。②糖衣片：口服。一次2片，一日3次。③胶囊：口服。一次3粒，一日3次。

【使用注意】孕妇慎用。脾胃虚寒者慎用。脾胃虚寒、消化不良及老人用量酌减。不宜食用辛辣烧烤、黏腻肥甘食物。

【不良反应】偶见胃部灼热、胃不适、嗳气、胀闷。

【规格贮藏】①0.21g/薄膜衣片。密封。②0.21g/糖衣片片芯重。密封。③胶囊：0.4g/粒。密封。

明目地黄丸（浓缩丸、胶囊）

【处方组成】熟地黄、山茱萸（制）、枸杞子、山药、当归、白芍、蒺藜、石决明（煅）、牡丹皮、茯苓、泽泻、菊花。

【功能主治】滋肾、养肝、明目。主治肝肾阴虚证。症见自觉视力渐降、昧不清、目涩畏光、视物模糊、甚则黑睛枯干光损、迎风流泪、常伴口干鼻燥、妇女月经不调、白带稀少、舌淡红少苔、脉沉。

【现代药理】具有抗菌、抗炎、改善微循环和免疫调节等作用。

【临床应用】慢性视神经视网膜疾病（如慢性球后视神经炎、轻度视神经萎缩、视网膜黄斑部的退行性病变）、角膜结膜干燥症、泪囊吸引泪液下行的功能减弱、老年性泪腺萎缩、老年性白内障早期等。临床以视物模糊、干涩、腰膝酸软为特征症状。

【用药特征】本成药用药以滋补肝肾为主，兼能清肝明目，用药补泻兼施，以补为主，精血充则目明，加以清轻宣散之品，载药上行。适用于肝肾阴虚，精血不足者。

【用法用量】①水丸：口服。一次6g，一日2次。②大蜜丸：口服。一次1丸，一日2次。③浓缩丸：口服。一次8~10丸，一日3次。④胶囊：口服。一次3粒，一日3次。

【使用注意】孕妇禁用。暴发火眼者忌用。肝经风热、肝胆湿热、肝火上扰者慎用。脾胃虚弱、运化失调者慎用。不宜食用油腻肥甘、辛辣燥热之食物。

【规格贮藏】①水丸：3g/30粒。密封。②浓缩丸：3g（原生药）/8粒。密封。③大蜜丸：9g/丸。密封。④胶囊：0.5g/粒。密封。

石斛夜光颗粒（丸）

【处方组成】石斛、天冬、麦冬、地黄、熟地黄、枸杞子、肉苁蓉、菟丝子、五味子、牛膝、人参、山药、茯苓、甘草、水牛角浓缩粉、羚羊角、黄连、决明子、青葙子、菊花、蒺藜（盐炒）、川芎、防风、苦杏仁、枳壳（炒）。

【功能主治】滋阴补肾、清肝明目。主治肝肾阴亏证。症见视物昏花、不能久视、或眼前有黑影、随眼球转动而动、自觉视力逐渐下降、视瞻有色、视物变形、或一眼或双眼之视力逐渐下降、视物昏矇、直至不辨人物、伴见头晕耳鸣、腰膝酸软、双目干涩、舌暗红少苔或苔薄黄、脉沉细。

【现代药理】具有抑制白内障形成、改善微循环、抗疲劳等作用。

【临床应用】白内障的早、中期，视神经萎缩、中心性浆液性脉络膜视网膜病变，各种慢性葡萄膜炎引起的低眼压、干燥综合征、青光眼等。临床以视物模糊、不能久视、双目干涩、腰膝酸软为特征症状。

【用药特征】本成药用药以滋补肝肾为主，兼以清热明目，用药补泻同施，清散合用。适用于肝肾不足，虚火上扰者。

【用法用量】①颗粒：开水冲服。一次2.5g，一日2

次。②水蜜丸：口服。一次7.3g，一日2次。③小蜜丸：口服。一次9g，一日2次。④大蜜丸：口服。一次1丸，一日2次。

【使用注意】孕妇慎服。肝经风热、肝火上攻实证者慎用。脾胃虚弱、运化失调者慎用。忌辛辣、油腻性食物。

【规格贮藏】①颗粒：2.5g/袋。密封。②水蜜丸：7.3g/袋。密封。③小蜜丸：27g/瓶。密封。④大蜜丸：9g/丸。密封。

珍珠明目滴眼液

【处方组成】珍珠液、冰片。

【功能主治】清热泻火、养肝明目。主治肝肾不足证。症见久视后视物模糊、复视、眼痒刺痛、干涩不舒、隐涩难开、眼睑沉重、或伴头疼、眩晕、舌暗红少苔、脉细数。

【现代药理】具有抗炎、抑制白内障形成、解痉等作用。

【临床应用】慢性结膜炎、早期老年白内障、视疲劳等。临床以久视视物模糊、干涩不舒、眼睑沉重为特征症状。

【用药特征】本成药用药以清热泻火，养肝明目为主，药味辛凉，清香透达，以解郁热，适用于肝肾不足，兼火热内盛者。

【用法用量】滴入眼睑内，滴后闭目片刻，一次1～2滴，一日3～5次。

【使用注意】孕妇慎用。使用本品时要排除物理或化学方面的刺激。检查是否需要配戴合适的眼镜。检查是否有其他慢性全身性疾病的存在，如糖尿病等。药物滴入有沙涩磨痛，流泪频频者应停用。用药后有眼痒，眼睑皮肤潮红，结膜水肿者应停用，并到医院就诊。

【不良反应】偶见过敏反应。

【规格贮藏】10ml/支；8ml/支。密封。

四味珍珠冰硼滴眼液

【处方组成】珍珠层粉、天然冰片、硼砂、硼酸。

【功能主治】清热解痉、祛翳明目。主治肝阴亏虚证。症见视远模糊、视近清楚、不能久视、干涩不舒、轻度眼胀、舌红少苔、脉细数。

【现代药理】尚未检索到本成药相关的药理资料。

【临床应用】青少年假性近视、青光眼、视疲劳等。

临床以视远模糊，不能久视、干涩不舒、舌红少苔为特征症状。

【用药特征】本成药用药以辛凉散热为主，平肝潜阳，清火通窍，适用于肝阴不足，肝气偏旺者。

【用法用量】滴入眼睑内。一次1～2滴，一日3～5次；必要时可酌情增加。

【使用注意】禁止内服。过敏者禁用。打开瓶盖后，15天内用完。忌烟酒，辛辣刺激性食物。

【规格贮藏】8ml/瓶；15ml/瓶。密封。

金花明目丸

【处方组成】熟地黄、盐菟丝子、枸杞子、五味子、白芍、黄精、黄芪、党参、川芎、菊花、炒决明子、车前子（炒）、密蒙花、炒鸡内金、金荞麦、山楂、升麻。

【功能主治】补益肝肾、明目。主治肝肾阴亏者。症见视物模糊、头晕耳鸣、腰膝酸软、舌暗红苔黄、脉数。

【现代药理】具有延缓晶状体混浊、改善结膜微循环等作用。

【临床应用】早、中期老年性白内障等。临床以视物模糊、腰膝酸软为特征症状。

【用药特征】本成药用药以滋补肝肾为主，兼能清肝明目，用药气血双补，兼以化滞消积，适用于肝肾亏虚、精血不足者。

【用法用量】口服。一次4g，一日3次，饭后服用。1个月为一疗程，连续服用三个疗程。

【使用注意】脾胃虚弱者慎用。忌烟酒、辛辣刺激性食物。

【规格贮藏】4g/瓶；4g/袋。密封。

复明片（颗粒、胶囊）

【处方组成】酒萸肉、枸杞子、菟丝子、女贞子、熟地黄、生地黄、石斛、决明子、木贼、夏枯草、黄连、菊花、谷精草、牡丹皮、羚羊角、蒺藜、石决明、车前子、木通、泽泻、茯苓、槟榔、人参、山药。

【功能主治】滋补肝肾、养阴生津、清肝明目。主治肝肾阴虚证。症见眼胀、视野有相应缺损或见早期眼前有不动之小黑点、视物有遮挡感、视力逐渐下降，后期黑睛渐渐变为淡白色或深棕色，直至失明，舌紫

暗少苔、脉沉细。

【现代药理】具有改善微循环等作用。

【临床应用】青光眼、老年性白内障等。临床以视物遮挡感、眼胀、视野缺损为特征症状。

【用药特征】本成药用药以养阴泄热为主，具有肝脾肾同治，清补同用的特点，使伏热可去，补可制寒，适用于肝肾阴虚、肝火上攻者。

【用法用量】①片：口服。一次5片，一日3次。②颗粒：开水冲服。一次2g，一日3次。30天为一疗程。③胶囊：口服。一次5粒，一日3次。30天为一疗程。

【使用注意】孕妇慎用。脾胃虚寒者慎用。忌烟酒及辛辣刺激性食物。

【规格贮藏】①0.3g/片。密封。②颗粒：2g/袋。密闭。③胶囊：0.3g/粒。密闭，防潮。

琥珀还睛丸

【处方组成】熟地黄、生地黄、酒肉苁蓉、杜仲（炭）、枸杞子、菟丝子、沙苑子、天冬、麦冬、知母、石斛、黄连、黄柏、党参（去芦）、山药、茯苓、当归、川芎、琥珀、水牛角浓缩粉、羚羊角粉、青葙子、菊花、炒苦杏仁、麸炒枳壳、炙甘草。

【功能主治】补益肝肾、清热明目。主治肝肾阴亏证。症见视物昏渺不清、或自幼生成入暮不见、天晓复明、以后视野逐渐缩小、迎风流泪、或伴头晕、耳鸣、腰膝酸软、舌暗红少苔、脉细。

【现代药理】尚未检索到本成药相关的药理资料。

【临床应用】慢性球后视神经炎、视神经萎缩、视网膜色素变性、泪囊吸引功能不良等。临床以视物昏渺不清、迎风流泪、腰膝酸软为特征症状。

【用药特征】本成药用药以益精明目为主，兼能清热，用药气血双补，补而不滞，清热养阴，清不伤阴，精血上注，濡养目窍，适用于肝肾两亏，虚火上炎者。

【用法用量】口服。一次2丸，一日2次。

【使用注意】孕妇慎用。脾胃虚寒者慎用。风热、肝火上扰者慎用。忌烟酒、辛辣刺激性食物。

【规格贮藏】6g/丸。密封。

麦味地黄丸（胶囊、口服液）

【处方组成】麦冬、五味子、熟地黄、山茱萸（制）、牡丹皮、山药、茯苓、泽泻。

【功能主治】滋肾养肺。主治肺肾阴亏证。症见视物昏渺不清、咽干、潮热盗汗、眩晕、耳鸣膝酸软、舌紫暗少苔、脉细数。

【现代药理】尚未检索到本成药相关的药理资料。

【临床应用】老年白内障。临床以视物昏渺不清、潮热盗汗、咽干耳鸣为特征症状。

【用药特征】本成药用药以滋补肺肾为主，用药补泻同用，收散兼施，养阴生津，上行濡养目窍，适用于肝肾两亏，虚火上炎者。

【用法用量】①丸：口服。一次6g，一日2次。②胶囊：口服。一次3~4粒，一日3次。③口服液：口服。一次10ml，一日2次。

【使用注意】孕妇、儿童、哺乳期妇女慎用。感冒发热者慎用。忌食不易消化食物。

【规格贮藏】①丸：6g/袋。密封。②片：胶囊：0.35g/粒。密封。③口服液：10ml/支。密封。

麝珠明目滴眼液

【处方组成】麝香、珍珠（水飞）、石决明（煅）、炉甘石（煅）、黄连、黄柏、大黄、猪胆（膏）、蛇胆、紫苏叶、荆芥、冬虫夏草、冰片。

【功能主治】清热泻火、消翳明目。主治肝阴亏虚证。症见视物不清或单眼复视、多视、干涩不舒、不能久视、舌红苔黄、脉数。

【现代药理】具有降低眼压、抗白内障形成、抗炎、抗菌、抗病毒等作用。

【临床应用】老年性白内障早、中期阶段。临床以视物不清、干涩不舒、不能久视为特征症状。

【用药特征】本成药用药以清凉泄热为主，佐以少许温阳益视之品，防止清透太过，适用于肝热上灼双目导致的眼部不适、红赤肿痛等，对于加班、熬夜等情况造成目珠肿痛等尤为合适。

【用法用量】滴眼液：取本品1支（0.3g）倒入装有5ml 0.9%的氯化钠溶液的滴眼瓶中，摇匀，即可使用，每次3滴（每滴之间闭眼15分钟），一日2次。1个月为一疗程。或遵医嘱。

【使用注意】孕妇慎用。用药前必须将药液摇匀，用后将瓶盖拧紧。滴药时，瓶口不能触及眼睑，滴药后

休息不少于5分钟。本品配成眼药水需在15天内用完。

【不良反应】偶见用药后球结膜充血、轻度水肿。

【规格贮藏】0.3g/支，5ml溶剂/瓶。密封。

芪明颗粒

【处方组成】黄芪、葛根、地黄、枸杞子、决明子、蒺藜子、蒲黄、水蛭。

【功能主治】滋肾养肝、通络明目。主治气阴亏虚证。症见视物昏花、干涩不适、神疲乏力、五心烦热、自汗盗汗、口渴、腰膝酸软、头晕耳鸣、舌紫暗苔白、脉细。

【现代药理】具有降血糖、减轻视网膜病变等作用。

【临床应用】2型糖尿病视网膜病变单纯型。临床以视物不清、腰膝酸软、五心燥热、口渴盗汗为特征症状。

【用药特征】本成药用药以益气养阴为主，兼能滋肝通络，用药补而不滞，行而不过，肝肾得养，目窍得视，适用于肝肾不足，目窍失养者。

【用法用量】开水冲服。一次1袋，一日3次。疗程为3~6个月。

【使用注意】孕妇慎用。服药期间仍需服用基础降糖药。脾胃虚寒者不宜。忌食辛辣油腻食物。

【不良反应】个别患者用药后出现胃脘不适、皮疹、瘙痒。极个别患者可见ALT轻度升高。

【规格贮藏】4.5g/袋。密封。

芍杞颗粒

【处方组成】枸杞、白芍、菊花、当归、陈皮、制首乌。

【功能主治】补益肝肾、清肝明目。主治肾精不充、肝血不足、目失濡养证。症见一侧或双侧视力低下、眼睛干涩不适、腰膝酸软、舌淡苔薄、脉细弦。

【现代药理】尚未检索到本成药相关的药理资料。

【临床应用】弱视。临床以视物不清、眼干不适、腰膝酸软为特征症状。

【用药特征】本成药用药以滋补肝肾、益气养阴为主，用药清补同施，兼以养血明目。适用于肝肾不足，目络失养所致的弱视。

【用法用量】口服。一次1袋，一日3次。

【使用注意】忌食辛辣油腻食物。

【不良反应】偶见腹胀、恶心。

【规格贮藏】8g/袋。密封。

石斛明目丸

【处方组成】石斛、青葙子、决明子（炒）、蒺藜（去刺盐炙）、地黄、熟地黄、枸杞子、菟丝子、肉苁蓉（酒炙）、人参、山药、茯苓、天冬、麦冬、五味子（醋炙）、甘草、枳壳（麸炒）、菊花、防风、黄连、牛膝、川芎、苦杏仁（去皮炒）、石膏、磁石（煅醋淬）、水牛角浓缩粉。

【功能主治】平肝清热、滋肾明目。主治肝肾阴亏证。症见瞳孔散大、夜盲昏花、视物不清、头目眩晕、精神疲倦、舌紫红苔黄、脉数无力。

【现代药理】尚未检索到本成药相关的药理资料。

【临床应用】夜盲症。临床以夜间视物不清、精神疲倦为特征症状。

【用药特征】本成药用药以滋补肝肾为主，用药清降虚火，补益精血，加以辛温之药，使寒而不俊，适用于肝肾不足，目窍失养者。

【用法用量】口服。一次6g，一日2次。

【使用注意】孕妇慎用。忌食辛辣油腻食物。

【规格贮藏】6g/袋。密封。

双丹明目胶囊

【处方组成】山茱萸、丹参、茯苓、三七、女贞子、旱莲草、熟地黄、山药等。

【功能主治】补益肝肾、活血明目。主治肝肾阴虚、瘀血阻络证。症见视物模糊、双目干涩、头晕耳鸣、咽干口燥、五心烦热、腰膝酸软、舌淡紫苔薄、脉沉细。

【现代药理】尚未检索到本成药相关的药理资料。

【临床应用】2型糖尿病视网膜病变单纯型。临床以视物不清、双目干涩、咽干口燥、烦热腰酸为特征症状。

【用药特征】本成药用药补益肝肾为主，兼能活血通络，用药滋养肾阴，清降虚火，佐以活血，适用于肝肾亏虚、瘀血阻络者。

【用法用量】口服。一次4粒，一日3次。

【使用注意】孕妇慎用。忌食辛辣油腻食物。

【规格贮藏】0.5g/粒。密封。

增光片

【处方组成】党参、当归、枸杞子、茯苓、麦冬、五味子、远志（甘草水制）、石菖蒲、牡丹皮、泽泻。

【功能主治】补益气血、滋养肝肾、明目安神。主治肝肾不足证。症见远视力逐渐下降、近视力正常、不能久视、干涩不舒、舌暗红少苔、脉沉。

【现代药理】具有增强免疫、抗炎、镇静、调节眼肌痉挛等作用。

【临床应用】青少年近视、假性近视。临床以远视力下降、不能久视、干涩不舒为特征症状。

【用药特征】本成药用药以益气养血为主，兼以滋肝补肾、涤痰开窍。用药平补肝肾，疏散行泄，使补而不滞。适用于肝肾不足、气血亏血者。

【用法用量】口服。一次4~6片，一日3次。

【使用注意】孕妇有视疲劳者忌用。非肝肾不足者慎服。有外感发热、食滞胀满者不宜服用。有肝经湿热郁火、眼红、口臭、口舌生疮者慎用。宜饭后一小时服用为佳。本病与偏食、零食、偏酸、甜食物及饮料、饮食失节，用眼读写姿势不符合卫生要求，看电视距离太近，时间太长等有关，注意纠正上述不良习惯。

【规格贮藏】0.4g/片。密封。

附：肝肾阴虚中成药特点比较

中成药名	功效		临床治疗主症	
	共同点	独有功效	相同主治	主治自身特点
和血明目片	补益肝肾明目	凉血化瘀止血	肝肾不足证。症见视下降，干涩不适	视力突然下降或视物遮挡感，烦躁易怒
障眼明片（胶囊）		健脾退翳		视物昏曚，视力下降或单眼复视、多视，不能久视，腰膝酸软
明目地黄丸（胶囊）		明目退翳		视力渐降，甚则黑睛枯干光损，迎风流泪，伴有妇女月经不调
石斛夜光颗粒（丸）		清肝养阴		视物模糊，不能久视，或眼前有黑影，视瞻有色，视物变形，双目干涩
珍珠明目滴眼液		清热泻火、清肝止痛		久视后视物模糊、复视，眼痒刺痛，干涩不舒，眼睑沉重
四味珍珠冰硼滴眼液		清热解痉祛翳		视远模糊，视近清楚，不能久视，眼胀
金花明目丸		滋阴明目		视物模糊，头晕，干涩不适
复明片（颗粒、胶囊）		养阴生津清肝		视物遮挡感，或早期眼前有不动之小黑点，眼胀，后期黑睛渐渐变为淡白色或深棕色
琥珀还晴丸		清热明目		视物昏渺不清，自幼入暮不见，天晓复明，以后视野逐渐缩小
麦味地黄丸（胶囊、口服液）		补肺养阴		视物昏渺不清、潮热盗汗、眩晕
麝珠明目滴眼液		清热泻火消翳		视物不清或单眼复视、多视，不能久视
芪明颗粒		通络明目		视物昏花，干涩不适，神疲乏力，自汗盗汗
芍杞颗粒		清肝		视力低下、眼睛干涩不适、腰膝酸软
石斛明目丸		清热平肝		夜间视物不清，瞳孔散大
双丹明目胶囊		活血明目		视物不清，双目干涩，咽干口燥
增光片		补益气血、明目安神		视力逐渐下降，近视力正常，不能久视

651

四、气虚血瘀

复方血栓通胶囊（片、软胶囊）

【处方组成】三七、黄芪、丹参、玄参。

【功能主治】活血化瘀、益气养阴。主治气阴两虚夹瘀证。症见眼前有黑影一片遮挡、视物不清或有视物变形、视力下降或视觉异常、眼底瘀血征象、神疲乏力、咽干口干、舌淡紫苔白、脉缓涩。

【现代药理】具有扩血管、改善微循环、抗心肌缺血、抗炎、镇痛等作用。

【临床应用】视网膜中央静脉阻塞等。临床以视物不清、眼底瘀血、神疲乏力、口干咽干为特征症状。

【用药特征】本成药用药以益气活血养阴为主。用药气血双补，祛瘀生新，养阴以引虚火下行。适用于血瘀兼气阴两虚者。亦可用于稳定性劳累型心绞痛属于血瘀兼气阴两虚者。

【用法用量】①胶囊：口服。一次3粒，一日3次。②片：口服。一次3片，一日3次。③软胶囊：口服。一次1粒，一日3次。

【使用注意】孕妇禁用。过敏体质慎用。痰瘀阻络、气滞血瘀者慎用。不宜食用辛辣厚味、肥甘滋腻食物。

【不良反应】个别用药前GTP异常患者服药后出现GTP增高。

【规格贮藏】①胶囊：0.5g/粒。密封，置于阴凉干燥处（不超过20℃）。②片：0.4g/片。密封，置于阴凉干燥处（不超过20℃）。③软胶囊：0.74g/片。密封，置于阴凉干燥处（不超过20℃）。

丹红化瘀口服液

【处方组成】丹参、当归、川芎、桃仁、红花、柴胡、枳壳。

【功能主治】活血化瘀、行气通络。主治气滞血瘀证。症见突然不见或视物不清、眼睛干涩、两胁不适、舌紫暗或有瘀斑、脉弦。

【现代药理】具有促进眼底出血吸收、改善眼底微循环、增强免疫功能等作用。

【临床应用】网膜中央静脉阻塞症的吸收期等。临床以突然视物不见或视物变形、眼涩，两肋不适为特征症状。

【用药特征】本成药用药以活血行气为主。用药以气血并调，活血而不伤血，养血而不滞血，适用于气滞血瘀者。

【用法用量】口服。一次1～2支，一日3次，服时摇匀。

【使用注意】孕妇禁用。有出血倾向者、视网膜中央阻塞出血期患者者禁用。气虚体弱或阴虚体质者不宜单独使用。阴虚阳亢者慎用。定期检查出血和凝血时间。不宜服辛辣肥甘，忌烟酒。

【不良反应】个别患者服药后出现口干舌燥症状。

【规格贮藏】10ml/支。密封。

夏天无滴眼液

【处方组成】夏天无提取物、天然冰片。

【功能主治】活血明目舒筋。主治血瘀筋阻证。症见视近清楚、视远模糊、不能久视、伴有眼胀、头疼、眩晕、舌暗红苔白、脉涩。

【现代药理】尚未检索到本成药相关的药理资料。

【临床应用】青少年假性近视等。临床以视远模糊、视近清楚、不能久视为特征症状。

【用药特征】本成药用药以活血祛瘀为主，用药药简力专，气行则血行，以达解痉明目之功，适用于血瘀筋阻者。

【用法用量】滴入眼睑内，一次1～2滴，一日3～5次。

【使用注意】孕妇慎用。青光眼患者禁用。疑似青光眼患者慎用。不宜滴眼药量过多、次数过频。

【规格贮藏】5ml/支（含原阿片碱1.875mg）；10ml/支（含原阿片碱3.75mg）。避光、密封。

附：气虚血瘀中成药特点比较

中成药名	功效		临床治疗主症	
	共同点	独有功效	相同主治	主治自身特点
复方血栓通胶囊（片、软胶囊）	补气活血	益气养阴	气滞血瘀证。症见食物不清或视物变形，咽部干涩不适	视物不清，眼前有黑影一片遮挡，视觉异常，眼底瘀血征象
丹红化瘀口服液		行气通络		食物不清或突然视物不见，两胁不适
夏天无滴眼液		明目舒筋		视近清楚，视远模糊，不能久视

五、其他

补益蒺藜丸

【处方组成】沙苑子、炙黄芪、菟丝子、芡实（麸炒）、炒白术、山药、白扁豆、茯苓、当归、陈皮。

【功能主治】健脾补肾、益气明目。主治脾肾亏虚证。症见自觉视力下降、昏渺不清、兼有头晕眼花、体倦乏力、腰膝酸软、食少便溏、舌淡少苔、脉细弱。

【现代药理】尚未检索到本成药相关的药理资料。

【临床应用】视神经萎缩等。临床以视物昏矇、体倦乏力为特征症状。

【用药特征】本成药用药以健脾补肾填精为主，用药脾肾双补，使补而不滞，清阳升而养目窍，适用于脾肾不足，气虚精亏者。

【用法用量】口服。一次2丸，一日2次。

【使用注意】脾胃湿热、肝胆实火者慎用。忌辛辣炙肥甘厚味食物，戒酒。

【规格贮藏】6g/丸。密封。

障翳散

【处方组成】麝香、丹参、红花、茺蔚子、牛胆干膏、

黄连素、青葙子、决明子、蝉衣、荸荠粉、硼砂、木通、黄芪、山药、没药、昆布、海藻、珍珠、琥珀、海螵蛸、炉甘石（水飞）、天然冰片、核黄素、无水硫酸钙。

【功能主治】行滞祛瘀、退障消翳。主治气滞血瘀证。症见视物模糊、或单眼复视、不能久视、舌紫暗少苔、脉细数。

【现代药理】尚未检索到本成药相关的药理资料。

【临床应用】早、中期阶段年龄相关性白内障、角膜云翳等。临床以视物模糊、不能久视、舌暗为特征症状。

【用药特征】本成药用药以行滞散瘀为主，用药活血通络，益气通窍，软坚散结，驱散郁火，适用于老年气滞血瘀、热邪内郁者。

【用法用量】外用：临用时，将本品倒入滴眼用溶剂瓶中，摇匀后滴入眼睑内，一次1～2滴，一日3～4次，或遵医嘱。

【使用注意】孕妇慎用。每次用药前须将药液摇匀，用后将瓶盖拧紧。滴药后休息5分钟以上，滴药时避免要瓶口触及眼睑。

【规格贮藏】0.3g/瓶，滴眼用溶剂瓶8ml/瓶。密封。

附：其他中成药特点比较

中成药名	功效		临床治疗主症	
	共同点	独有功效	相同主治	主治自身特点
补益蒺藜丸	益气明目	健脾补肾	气滞血瘀证。症见食物模糊，不能久视	视物昏渺，体倦乏力，腰膝酸软，食少便溏
障翳散		祛瘀散热		视物可有遮挡，单眼复视

第 2 章　耳科病症

一、肝经热盛

通窍耳聋丸

【处方组成】龙胆、黄芩、栀子（姜炙）、芦荟、青黛、天南星（矾炙）、当归、熟地黄、柴胡、木香、青皮（醋炙）、陈皮。

【功能主治】清肝泻火、通窍润便。主治肝经热盛证。症见耳鸣耳聋、听力下降、耳底肿痛、头目眩晕、目赤口苦、胸膈满闷、大便秘结、舌红苔薄黄、脉弦数。

【现代药理】具有改善内耳血液供应、抗自由基、抗血小板凝聚等作用。

【临床应用】神经性耳聋、外耳道疖等。临床以耳鸣耳聋、外耳道肿痛、目赤口苦、便秘为特征症状。

【用药特征】本成药用药以清泻肝热为主，兼以行气，润肠，用药标本兼顾，适用于肝经火盛，上攻头窍者。

【用法用量】口服。一次6g，一日2次。

【使用注意】脾胃虚寒、孕妇慎用。忌食辛辣、油腻食物。

【规格贮藏】6g/100粒。密封。

耳聋胶囊（片、丸）

【处方组成】龙胆、黄芩、栀子、泽泻、木通、地黄、当归、九节菖蒲、羚羊角、甘草。

【功能主治】清肝泻火、利湿通窍。主治肝胆湿热证。症见头晕头痛、耳聋、耳内流脓、舌红苔薄黄、脉弦数。

【现代药理】具有镇痛、抗炎、抑菌等作用。

【临床应用】神经性耳聋、化脓性中耳炎等。临床以耳聋头痛、烦躁易怒为特征症状。

【用药特征】本成药用药以清泻肝胆湿热为主，用药

苦寒沉降，引热下行，兼用芳香祛湿通窍，适用于肝经湿热、耳窍不通者。

【用法用量】①胶囊：口服。一次3粒，一日2次。7日为一疗程。②片：口服。一次5片，一日2次。③丸：口服。小蜜丸7g/次，大蜜丸1丸/次，一日2次。

【使用注意】脾胃虚寒、孕妇慎用。忌食辛辣、油腻食物。

【规格贮藏】①胶囊：0.42g/粒。密封，置阴凉干燥处（不超过20℃）。②片：0.54g/片。密封。③小蜜丸：7g/45丸，密封。④大蜜丸：7g/丸。密封。

二、阴虚阳亢

耳聋左慈丸

【处方组成】熟地黄、山茱萸（制）、山药、泽泻、茯苓、牡丹皮、竹叶柴胡、磁石（煅）。

【功能主治】滋肾平肝。主治肾阴不足、阴虚阳亢，肝火上扰证。症见耳内蝉鸣、听力下降、头晕头痛、面红目赤、口苦咽干、烦躁不宁、或有手足心热、盗汗、腰膝酸软、舌红苔少、脉弦细数。

【现代药理】具有防治药物性耳损害、镇静等作用。

【临床应用】神经性耳鸣、神经性耳聋。临床以耳鸣耳聋、腰膝酸软、舌红苔少为特征症状。

【用药特征】本成药用药以滋肾平肝为主，用药补泻兼施、清温并用，加以重镇之药，适用于肝肾阴虚、虚火上炎者。

【用法用量】①水蜜丸：口服。一次6g，一日2次。②浓缩丸：口服。一次8丸，一日3次。

【使用注意】突发性耳聋患者禁用。肝火上炎，痰瘀阻滞实证慎用。忌烟酒、辛辣刺激及油腻之品。

【规格贮藏】①水蜜丸：60g/瓶。密封。②浓缩丸：3g（原生药）/8丸，密封。

附：耳科中成药特点比较

中成药名	功效		临床治疗主症	
	共同点	独有功效	相同主治	主治自身特点
通窍耳聋丸	清肝泻火	通窍润便	肝经热盛证。症见耳鸣耳聋，听力下降，头目眩晕	耳鸣耳聋，听力下降、耳底肿痛，胸膈满闷、大便秘结
耳聋胶囊（丸）		利湿通窍		耳鸣耳聋，头晕头痛，耳内流脓，烦躁易怒
耳聋左慈丸		滋肾养阴		耳内蝉鸣，听力下降、烦躁不宁，腰膝酸软

第 3 章　鼻科病症

一、风寒袭肺

畅鼻通颗粒

【处方组成】桂枝、白芍、荆芥、防风、薄荷、黄芩、当归、甘草。

【功能主治】调和营卫、解表散风。主治外感风寒证。症见恶风有汗、喷嚏、鼻塞时轻时重、疹块色白发痒、舌淡苔薄白、脉浮紧。

【现代药理】尚未检索到本成药相关的药理资料。

【临床应用】过敏性鼻炎、荨麻疹等。临床以鼻痒、喷嚏、清涕为特征症状。

【用药特征】本成药用药以解表散寒为主，兼以清热，用药调和营卫，驱邪利窍。适用于外感风寒、营卫失和者。

【用法用量】开水冲服。一次12g，一日3次。

【使用注意】外感风热者慎用。忌烟、酒及辛辣、生冷、油腻、鱼腥食物。

【规格贮藏】12g/袋。密封。

胆香鼻炎片（胶囊）

【处方组成】猪胆汁膏、广藿香、白芷、苍耳子、鹅不食草、荆芥、金银花、野菊花、薄荷脑。

【功能主治】清热祛风、通窍止痛。主治外感风热证。症见鼻塞、流脓涕或清涕、喷嚏、头痛、舌红苔黄，脉数。

【现代药理】尚未检索到本成药相关的药理资料。

【临床应用】慢性单纯性鼻炎、过敏性鼻炎、急慢性鼻窦炎。临床以鼻塞、流涕、头痛为特征症状。

【用药特征】本成药用药长于清热祛风通窍，以辛凉甘寒为主，清轻宣散，以助祛邪通窍，兼以祛湿，适用于外感热邪夹湿者。

【用法用量】①片：口服。一次4片，一日3次；儿童减半。②胶囊：口服。一次4粒，一日3次。

【使用注意】孕妇慎用。忌食辛辣油腻食物。

【规格贮藏】①片：0.3g/片。密封。②胶囊：0.25g/粒。密封。

附：风寒袭肺中成药特点比较

中成药名	功效		临床治疗主症	
	共同点	独有功效	相同主治	主治自身特点
畅鼻通颗粒	祛风解表	调和营卫	外感风寒证。症见鼻塞时轻时重，恶风，流清涕，喷嚏	鼻塞，疹块色白发痒，头痛，平素易感冒
胆香鼻炎片（胶囊）		清热通窍止痛		鼻塞，流脓涕或清涕，时有发热

二、肺经风热

鼻渊舒胶囊（口服液）

【处方组成】辛夷、苍耳子、栀子、黄芩、柴胡、薄荷、川芎、细辛、白芷、茯苓、木通、桔梗、黄芪。

【功能主治】疏风清热、祛湿通窍。主治肺经风热、胆腑郁热证。症见鼻塞、鼻流黏稠黄涕或黄浊黏稠如脓、量多、有臭味、头痛剧烈、鼻黏膜色红肿胀、鼻道有黄色脓涕积留、伴发热、头痛、微恶风、口渴、咳嗽、痰黄黏稠、舌尖红、苔薄黄、脉浮数。

【现代药理】具有抗炎、抗过敏、增强免疫功能、抗病原微生物、解热、镇痛等作用。

【临床应用】急性鼻炎、急性鼻窦炎、慢性鼻窦炎。临床以头痛、鼻流黏稠黄涕，量多味臭为特征症状。

【用药特征】本成药用药以清热化湿为主，兼以通窍排脓。用药清补同施，辅以益气驱邪，加可载药上行之品，使药效可致病所。适用于肺经风热、肝胆湿热者。

【用法用量】①胶囊：口服。一次3粒，一日3次。1周为一个疗程或遵医嘱。②口服液：口服。一次10ml，一日2 3次。1周为一个疗程。

【使用注意】孕妇慎用。口服液久存若有少量沉淀，请摇匀后服用。肺脾气虚或气滞血瘀者慎用。不宜过量、长期应用。戒烟酒，忌辛辣。

【规格贮藏】胶囊：0.3g/粒。密封。口服液：10ml/支。密封。

千柏鼻炎片（胶囊）

【处方组成】千里光、卷柏、川芎、麻黄、白芷、决明子、羌活。

【功能主治】清热解毒、活血祛风、宣肺通窍。主治风热犯肺证。症见鼻塞、鼻痒气热、流涕黄稠、或持续鼻塞、或交替性鼻塞、遇冷则塞减、嗅觉迟钝、窦窍部位压痛、伴发热、头痛、头昏不清、时有胸中烦热、微恶风、口渴、咳嗽、痰黄黏稠、舌尖红苔薄黄、脉浮数。

【现代药理】具有抗炎、抗过敏、抗菌等作用。

【临床应用】急性鼻炎、慢性鼻炎、急性鼻窦炎、慢性鼻窦炎。临床以头痛、鼻塞、鼻痒气热为特征症状。

【用药特征】本成药用药以清热散风为主，兼以散瘀活血，宣肺通窍，用药解表清热，宣肺通窍，佐以活血，适用于风热或风寒化热夹瘀者。

【用法用量】①片：口服。一次3～4片，一日3次。②胶囊：口服。一次2粒，一日3次。15天为一疗程。症状减轻后，减量维持或遵医嘱。

【使用注意】孕妇、哺乳期妇女、儿童和老年人禁用。运动员慎用。定期复查肝功能。外感风寒、肺脾气虚者慎用。不宜过量、久服。戒烟酒，忌辛辣。

【不良反应】偶有胸痛、口干、可引起明显肝损伤。

【规格贮藏】①片：0.3g/片。密封。②胶囊：0.5g/粒。密封。

鼻渊通窍颗粒

【处方组成】辛夷、苍耳子（炒）、麻黄、白芷、薄荷、藁本、黄芩、连翘、野菊花、天花粉、地黄、丹参、茯苓、甘草。

【功能主治】疏风清热、宣肺通窍。主治外邪犯肺证。症见前额或颧骨部压痛、鼻塞时作、流涕黏白或黏黄、或头痛、或发热、舌红苔薄黄、脉浮数。

【现代药理】具有抗炎、增强免疫功能等作用。

【临床应用】急性鼻窦炎等。临床以鼻塞、鼻窦有压痛为特征症状。

【用药特征】本成药用药以解表散热为主。用药清凉解表，宣散通窍，兼以养阴生津，适用于外邪袭肺者。

【用法用量】开水冲服。一次15g，一日3次。

【使用注意】孕妇慎用。运动员、脾虚腹胀者慎用。忌辛辣食物。戒烟、酒。

【不良反应】偶见腹泻。

【规格贮藏】15g/袋。密封。

香菊胶囊（片）

【处方组成】化香树果序（除去种子）、夏枯草、黄芪、防风、辛夷、野菊花、白芷、川芎、甘草。

【功能主治】祛风通窍、解毒固表。主治风热犯肺证。症见鼻塞、流黄涕、头痛、发热、恶风、舌红苔黄、脉数。

【现代药理】具有抗炎、镇痛、抗过敏等作用。

【临床应用】急慢性鼻窦炎、慢性鼻炎等。临床以鼻塞、流黄涕为特征症状。

【用药特征】本成药用药以清热祛风，消肿止痛为主，兼以益气实正固表。用药标本兼顾，扶正以驱邪，驱邪不伤正，适用于风热袭肺、表虚不固者。

【用法用量】①胶囊：口服。一次2～4粒，一日3次。②片：口服。一次2～4片，一日3次。

【使用注意】孕妇慎用。虚寒者及胆腑郁热者慎用。忌辛辣食物。戒烟、酒。

【规格贮藏】①胶囊：0.3g/粒。②片：0.3g/片。密封。

鼻通丸

【处方组成】苍耳子（炒）、辛夷、白芷、薄荷、黄

芩、鹅不食草、甘草。

【功能主治】疏散风热、宣通鼻窍。主治外感风热证。症见鼻塞、时轻时重、或交替性鼻塞、遇冷则塞减、鼻气灼热、鼻涕色黄量少、嗅觉减退、头昏头痛、流泪、舌红苔薄黄、脉浮有力。

【现代药理】具有抗菌、抗病毒、解热、抗炎等作用。

【临床应用】慢性鼻炎等。临床以鼻塞、时轻时重、遇冷加重、头痛为特征症状。

【用药特征】本成药用药以疏散风热通窍为主。兼微弱清肺用药辛香走窜，宣通鼻窍，适用于外感风热或风寒化热者。

【用法用量】口服。一次1丸，一日2次。

【使用注意】孕妇慎用。肺脾气虚、气滞血瘀者慎用。不宜过量长期应用。服药期间应戒烟酒，忌辛辣。

【规格贮藏】9g/丸。密封。

利鼻片

【处方组成】黄芩、苍耳子、辛夷、薄荷、白芷、细辛、蒲公英。

【功能主治】清热解毒、祛风通窍。主治风热蕴肺证。症见鼻塞、鼻流黏稠黄涕、擤出不爽、伴发热、头痛、窦窍部位压痛、口渴、咳嗽、痰黄黏稠、舌尖红苔薄黄、脉浮数。

【现代药理】具有抗炎、抗过敏、解热等作用。

【临床应用】急性鼻炎、鼻窦炎等。临床以鼻塞、流黄涕、擤出不爽为特征症状。

【用药特征】本成药用药以清热通窍为主，兼能祛风。用药升降相宜，宣通鼻窍，辅以活血排脓，适用于外感风热、风热蕴肺者。

【用法用量】口服。一次4片，一日2次。

【使用注意】外感风寒或肺脾气虚者慎用。不宜过量、长期应用。应戒烟酒，忌辛辣。

【规格贮藏】0.25g/片芯。密封。

鼻炎片（滴剂）

【处方组成】苍耳子、辛夷、防风、荆芥、白芷、桔梗、麻黄、细辛、连翘、野菊花、知母、黄柏、五味子、甘草。

【功能主治】祛风宣肺、清热解毒。主治风热蕴肺证。

症见鼻塞、鼻流黏稠黄涕、擤出不爽、鼻塞时轻时重、或交替性鼻塞、遇冷则塞减、鼻气灼热、鼻涕色黄量少、嗅觉减退、伴发热、头痛、口渴、咳嗽、痰黄黏稠、舌尖红苔薄黄、脉浮数。

【现代药理】具有抗炎、抗过敏、抗菌、增强机体免疫功能等作用。

【临床应用】急性鼻炎、慢性鼻炎等。临床以鼻塞、流黄涕、鼻气灼热、嗅觉减退为特征症状。

【用药特征】本成药用药以祛风清热通窍为主，兼以祛湿。用药温而不燥，寒而不竣，散收并用，开合有度，散不伤正，收不敛邪。适用风热郁肺、风寒化热者。

【用法用量】口服。一次3～4片（糖衣片）或2片（薄膜衣片），一日3次。

【使用注意】风寒袭肺者所致慎用。不宜过量长期应用。戒烟酒，忌辛辣。

【规格贮藏】0.5g/薄膜衣片。密封。

鼻炎灵片

【处方组成】苍耳子、辛夷、白芷、细辛、黄芩、川贝母、淡豆豉、薄荷油。

【功能主治】通窍消肿、祛风退热。主治外感风热证。症见鼻塞、头痛、鼻流浊涕、臭气、嗅觉减退舌红苔黄、脉数。

【现代药理】尚未检索到本成药相关的药理资料。

【临床应用】慢性鼻窦炎、鼻炎等。临床以鼻塞、浊涕臭秽为特征症状。

【用药特征】本成药用药以祛风清热通窍为主。用药主入肺经，辛凉宣透，以通畅肺气为主，适用于风热袭肺者。

【用法用量】饭后温开水送服。每次2～4片，一日3次。

【使用注意】孕妇慎用。忌辛辣食物。戒烟、酒。

【规格贮藏】0.3g/片。密封。

鼻渊丸（片、软胶囊）

【处方组成】苍耳子、辛夷、金银花、茜草、野菊花。

【功能主治】祛风宣肺、清热解毒、通窍止痛。主治风热犯肺证。症见鼻塞、流黄涕、嗅觉减退、头痛

眉棱骨痛、舌尖红苔黄、脉浮数。

【现代药理】尚未检索到本成药相关的药理资料。

【临床应用】急性鼻窦炎、慢性鼻窦炎等。临床以鼻塞、流黄涕、嗅觉减弱、眉棱骨痛为特征症状。

【用药特征】本成药用药以祛风宣肺，清热解毒为主，兼能通窍止痛。用药辛凉解表，清肺经伏热，肺气得宜，鼻窍得通，适用丁外感风热袭肺者。

【用法用量】①丸：口服。一次12丸，一日3次。②片：口服。一次6~8片，一日3次。③软胶囊：口服。一次3~4粒，一日3次。

【使用注意】孕妇及哺乳期妇女禁用。肝肾功能不全者禁用。肝肾功能异常者慎用。虚寒者慎用。忌辛辣食物。戒烟、酒。

【规格贮藏】①丸：2g/10丸。密封。②片：0.1g/片芯。密封。③软胶囊：0.34g/粒。密封。

防芷鼻炎片

【处方组成】苍耳子、白蒺藜、鹅不食草、白菊花、防风、白芷、白芍、墨旱莲、胆南星、甘草、蒺藜。

【功能主治】祛风通窍，清热祛风。主治肺气亏虚证。症见体虚自汗、反复感冒、鼻塞流涕、嗅觉减退、前额疼痛、舌红苔黄、脉数无力。

【现代药理】尚未检索到本成药相关的药理资料。

【临床应用】过敏性鼻炎、副鼻窦炎等。临床以鼻塞、反复感冒、体虚自汗、前额疼痛为特征症状。

【用药特征】本成药用药以驱邪为主，兼以扶正敛津。用药祛风通窍，兼清热，适用于肺气亏虚，复感风邪外袭，湿热郁于鼻窍者。

【用法用量】口服。每次5片，一日3次。

【使用注意】孕妇、胃溃疡者慎用。忌辛辣食物。戒烟、酒。

【规格贮藏】1.25g/片。密封。

附：肺经风热中成药特点比较

中成药名	功效		临床治疗主症	
	共同点	独有功效	相同主治	主治自身特点
鼻渊舒胶囊（口服液）	清热祛风	祛湿通窍	风热犯肺证。症见鼻塞，鼻流黄浊脓涕，头痛，发热，口渴	鼻塞，鼻流黄浊脓涕，量多，有臭味，鼻道有黄色脓涕积留
千柏鼻炎片（胶囊）		解毒活血、宣肺通窍		鼻塞，鼻痒气热，遇冷则塞减，嗅觉迟钝，窦窍部位压痛
鼻渊通窍颗粒		宣肺通窍		鼻塞时作，前额或颧骨部压痛
香菊胶囊（片）		解表固表通窍		鼻塞，流黄涕，恶风，易感冒
鼻通丸		宣通鼻窍		鼻塞，时轻时重，遇冷则塞减，鼻涕色黄量少，嗅觉减退
利鼻片		解毒开窍		鼻塞，鼻涕擤出不爽，窦窍部位压痛
鼻炎片（滴剂）		宣肺开窍		鼻塞时作，遇冷则塞减，嗅觉减退
鼻炎灵片		透窍消肿		鼻塞，流浊涕，臭气，嗅觉减退
鼻渊丸（片、软胶囊）		宣肺解毒、通窍止痛		鼻塞，流黄涕，嗅觉减退，眉棱骨痛
防芷鼻炎片		宣肺通窍		鼻塞，嗅觉减退，前额疼痛，自汗，反复感冒

第四篇

三、风热蕴肺

鼻炎康片

【处方组成】野菊花、黄芩、猪胆粉、麻黄、薄荷油、苍耳子、广藿香、鹅不食草、当归、马来酸氯苯那敏。

【功能主治】清热解毒、宣肺通窍、消肿止痛。主治风热蕴肺证。症见鼻塞时轻时重、鼻流黄涕、或鼻痒、喷嚏、嗅觉减退、伴发热、头痛、口渴、咳嗽、咯黄色黏痰、舌尖红苔薄黄、脉浮数。

【现代药理】尚未检索到本成药相关的药理资料。

【临床应用】急性鼻炎、慢性鼻炎、过敏性鼻炎等。临床以鼻塞时轻时重、鼻流黄涕、鼻痒、喷嚏为特征症状。

【用药特征】本成药用药以清热解毒为主，兼能祛湿通窍。用药温而不燥，寒而不凉。适用于风热外袭，热毒蕴肺者。

【用法用量】口服。一次4片，一日3次。

【使用注意】孕妇及哺乳期妇女慎用。肺脾气虚或气滞血瘀者慎用。过敏性鼻炎属虚寒症者慎用。不宜过量、久服。本品含西药马来酸氯苯那敏，可能部分患者用药后会有嗜睡、口干等副作用，临床应用时需注意。不宜驾驶车辆、管理机械及高空作业。膀胱颈梗阻、甲状腺功能亢进、青光眼、高血压和前列腺肥大者慎用。戒烟酒，忌辛辣食物。

【不良反应】可见困倦、嗜睡、口渴、虚弱感；个别患者服药后偶有胃部不适。

【规格贮藏】0.37g/片。密封。

通窍鼻炎片（胶囊、颗粒）

【处方组成】炒苍耳子、黄芪、炒白术、防风、白芷、辛夷、薄荷。

【功能主治】散风固表、宣肺通窍。主治风热蕴肺证。症见鼻塞时轻时重、鼻流清涕或浊涕、喷嚏、前额疼痛、舌尖红苔薄黄、脉浮数无力。

【现代药理】具有抗炎、抗过敏、镇痛等作用。

【临床应用】慢性鼻炎、过敏性鼻炎、鼻窦炎等。临床以鼻塞、流涕、前额疼痛为特征症状。

【用药特征】本成药用药以散风通窍为主，兼以益气固表。用药补而不过，行而不散，适用于风热蕴肺、表虚不固者。

【用法用量】①片：口服。一次5~7片，一日3次。②颗粒：开水冲服。一次1袋，一日3次。③胶囊：口服。一次4~5粒，一日3次。

【使用注意】孕妇慎用。外感风寒或气滞血瘀者慎用。不宜过量、久服。戒烟酒，忌辛辣食物。

【规格贮藏】①片：0.3g/片。密封。②颗粒：2g/袋。密封。③胶囊：0.4g/粒。密封。

芩芷鼻炎糖浆

【处方组成】黄芪、白芷、苍耳子、辛夷、麻黄、薄荷。

【功能主治】清热解毒、消肿通窍。主治风热蕴肺证。症见鼻塞、流涕、头痛、恶寒发热、舌尖红苔黄、脉浮紧。

【现代药理】尚未检索到本成药相关的药理资料。

【临床应用】急性鼻炎等。临床以鼻塞、流涕、恶寒发热为特征症状。

【用药特征】本成药用药以清热宣肺通窍为主兼能实为固表。用药辛温解表，补散同施，适用于风热袭肺、表虚不固者。

【用法用量】口服。每次20ml，一日3次。

【使用注意】孕妇慎用。运动员慎用。忌辛辣食物。戒烟、酒。

【规格贮藏】20ml/支。密封，置阴凉处。

鼻炎通喷雾剂（鼻炎滴剂）

【处方组成】金银花（提取液）、辛夷油、黄芩苷、冰片、盐酸麻黄碱。

【功能主治】散风清热、宣肺通窍。主治风热蕴肺证。症见鼻塞、鼻流清涕或浊涕、发热、头痛、舌尖红苔薄黄、脉浮数。

【现代药理】具有抗炎、收缩血管等作用。

【临床应用】急性鼻炎、慢性鼻炎等。临床以鼻塞、流浊涕、发热、头痛为特征症状。

【用药特征】本成药用药以清热通窍为主兼能宣肺散风。用药寒温并用，升降相宜，使清气上达，宣通鼻

窍。适用于风热袭肺者。

【用法用量】滴鼻。一次2～4滴。一日2～4次。一个月为一个疗程。

【使用注意】孕妇禁用。外感风寒或肺脾气虚者慎用。高血压、青光眼患者慎用。戒烟酒，忌辛辣食物。

【规格贮藏】5ml/瓶（每1ml含黄芩苷20mg）。密封。

辛芳鼻炎胶囊

【处方组成】辛夷、水牛角浓缩粉、黄芩、龙胆、柴胡、白芷、川芎、细辛、薄荷、菊花、荆芥穗、防风、蔓荆子（炒）、桔梗、枳壳（炒）。

【功能主治】解表散风、清热解毒、宣肺通窍。主治风热蕴肺证。症见鼻塞、鼻流黄涕、嗅觉减退、头痛、发热等，舌尖红苔薄黄、脉浮有力。

【现代药理】具有抗炎、抗过敏等作用。

【临床应用】慢性鼻炎、鼻窦炎等。临床以鼻塞、流黄涕、嗅觉减退为特征症状。

【用药特征】本成药用药以疏风清热为主，兼以清热解毒、通窍排脓。用药行而不散，一升一降，使肺气宣降适宜，鼻窍得利，适用于风热蕴肺者。

【用法用量】口服。一次6粒，一日2～3次。小儿酌减，15天为一个疗程。

【使用注意】孕妇慎用。外感风寒或气滞血瘀者慎用。不宜久服。戒烟酒，忌辛辣食物。

【规格贮藏】0.25g/粒。密封。

滴通鼻炎水

【处方组成】蒲公英、细辛、苍耳子、麻黄、白芷、黄芩、石菖蒲。

【功能主治】祛风清热、宣肺通窍。主治风热蕴肺证。症见发热、恶风、头痛、鼻塞、鼻痒、鼻流清涕或浊涕、舌红苔黄、脉浮数。

【现代药理】具有抗炎、收缩血管等作用。

【临床应用】急性鼻炎、慢性鼻炎、鼻窦炎、过敏性鼻炎等。临床以鼻塞、鼻痒、流涕、发热、恶风为特征症状。

【用药特征】本成药用药以祛风通窍为主，兼以燥湿排脓。用药苦寒泄降，辛香宣散，宣肺通窍，适用于风热蕴肺者。

【用法用量】外用滴鼻。一次2～3滴，一日3～4次。

【使用注意】孕妇慎用。切勿接触眼睛。鼻黏膜损伤者慎用。运动员慎用。外感风寒或气滞血瘀者慎用。不宜久服。戒烟酒，忌辛辣食物。

【规格贮藏】15ml/瓶。密封。

附：风热蕴肺中成药特点比较

中成药名	功效		临床治疗主症	
	共同点	独有功效	相同主治	主治自身特点
鼻炎康片	清热解毒	宣肺通窍，消肿止痛	风热蕴肺证。症见鼻塞时轻时重，鼻流黄涕，头痛	鼻塞时轻时重，鼻痒、喷嚏，嗅觉减退，咳嗽，咯黄色黏痰
通窍鼻炎片（胶囊、颗粒）		散风固表通窍		鼻塞时轻时重，鼻流清涕，前额疼痛
芩芷鼻炎糖浆		消肿通窍		鼻塞，流涕，头痛，恶寒发热
鼻炎通喷雾剂（鼻炎滴剂）		宣肺通窍		鼻塞，鼻流清涕，或浊涕
辛芳鼻炎胶囊		解表散风、宣肺通窍		鼻塞，鼻流黄涕、嗅觉减退
滴通鼻炎水		祛风宣肺通窍		鼻塞，鼻痒，鼻流清涕或浊涕

四、热毒蕴肺

辛夷鼻炎丸

【处方组成】苍耳子、辛夷、薄荷、紫苏叶、防风、山白芷、菊花、广藿香、鹅不食草、板蓝根、鱼腥草、三叉苦、甘草。

【功能主治】祛风宣窍、清热解毒。主治热毒蕴肺证。症见鼻塞较重或时轻时重、或交替性鼻塞、遇冷则塞减、鼻流黏稠黄涕、擤出不爽、或阵发性鼻痒、喷嚏、鼻黏膜色红肿胀、头痛而胀、甚则头痛如裂、伴发热、头痛、微恶风、口渴、咳嗽、痰黄黏稠、舌尖红苔薄黄、脉浮数。

【现代药理】具有抗炎、镇痛等作用。

【临床应用】慢性鼻炎、过敏性鼻炎、神经性头痛。临床以鼻塞、流黄涕、喷嚏为特征症状。

【用药特征】本成药用药以清热解毒，祛风宣窍为主，兼以排脓止痛。用药升清化浊，宣散驱邪，适用于热邪郁肺者。

【用法用量】口服。一次3g，一日3次。

【使用注意】孕妇慎用。外感风寒、肺脾气虚、气滞血瘀者慎用。用药后如感觉唇部麻木者应停药。不宜过量、长期应用。戒烟酒，忌辛辣、鱼腥发物。

【规格贮藏】3g/袋。密封。

鼻窦炎口服液

【处方组成】苍耳子、辛夷、白芷、薄荷、荆芥、柴胡、川芎、栀子、黄芩、龙胆、木通、茯苓、黄芪、桔梗。

【功能主治】疏散风热、清热利湿、宣通鼻窍。主治风热犯肺、湿热内蕴证。症见鼻塞较重或时轻时重、或交替性鼻塞、遇冷则塞减、鼻气灼热、鼻涕色黄量少、嗅觉减退、前额疼痛或窦窍部位压痛、伴发热、头痛、微恶风、口渴、咳嗽、痰黄黏稠、舌红苔黄腻、脉滑数。

【现代药理】具有抗炎、镇痛、抗菌等作用。

【临床应用】急性鼻炎、慢性鼻炎、鼻窦炎。临床以鼻塞、遇寒则塞减、流黄涕为特征症状。

【用药特征】本成药用药以祛风开窍利湿为主，兼以清热止痛。用药邪正兼顾，寒热并用，气血同调。适用于外感风热、湿热内蕴者。

【用法用量】口服。一次10ml，一日3次。20天为一个疗程。

【使用注意】孕妇慎用。外感风寒、肺脾气虚及气滞血瘀者慎用。不宜过量、久服。戒烟酒，忌辛辣、鱼腥食物。

【规格贮藏】10ml/支。密封。

苍鹅鼻炎片

【处方组成】苍耳子、黄芩、广藿香、鹅不食草、白芷、荆芥、菊花、野菊花、猪胆膏、马来酸氯苯那敏、鱼腥草素钠、薄荷油。

【功能主治】清热解毒、疏风通窍。主治热毒蕴肺证。症见鼻塞、流涕、头痛、或伴发热、舌红苔黄、脉数。

【现代药理】具有抗炎、抗过敏、抗菌、免疫抑制等作用。

【临床应用】慢性单纯性鼻炎、过敏性鼻炎、慢性鼻窦炎等。临床以鼻塞、流涕、头痛、舌红为特征症状。

【用药特征】本成药用药以清热解毒为主，兼能疏风通窍。用药清散肺中郁热，辅以祛湿化浊，适用于热毒蕴肺夹湿者。

【用法用量】口服。一次3~4片，一日3次，饭后服用。

【使用注意】肝肾功能不全者禁用。儿童、妇女、哺乳期妇女禁用。脾胃虚寒者慎用。膀胱颈梗阻、甲状腺功能亢进、青光眼、高血压和前列腺肥大者慎用。服药期间不得驾驶机、车、船、从事高空作业、机械作业及操作精密仪器。脾虚大便溏者慎用。忌辛辣食物。戒烟、酒。

【不良反应】可见困倦、嗜睡、口渴、虚弱感。

【规格贮藏】4.35g原药材/片。密封。

仙璐贝滴剂

【处方组成】欧龙胆、报春花、酸模、洋接骨木、马鞭草。

【功能主治】祛湿排脓。主治湿邪困阻证。症见鼻塞、流涕、嗅觉障碍、咳嗽、咯痰不畅、头痛、舌红苔黄腻、脉滑数。

【现代药理】具有促分泌、抗炎、抗病毒、免疫调节、抗支气管痉挛、改善纤毛清除功能等作用。

【临床应用】急性鼻窦炎、慢性鼻窦炎急性发作、急性气管支气管炎、鼻内窥镜术后等。临床以鼻塞、流涕、头痛、咯痰不爽为特征症状。

【用药特征】本成药用药以祛湿排脓为主，兼能清热解毒。适用于湿邪久恋者。

【用法用量】口服。第1～5天：一次100滴（约

6.2ml）；第6～10天：一次50滴（约3.1ml）；一日3次。

【使用注意】在药液存放过程中，如果出现微浑浊或沉淀不会影响药物疗效。服用前请先摇匀。取药液时应将要瓶垂直握住。脾胃虚弱者慎用。孕妇慎用。忌辛辣食物。戒烟酒。

【不良反应】罕见胃部不适或者过敏反应（皮疹、呼吸异常）。

【规格贮藏】50ml/瓶。密封。

附：热毒蕴肺中成药特点比较

中成药名	功效			临床治疗主症	
	共同点	独有功效	相同主治	主治自身特点	
辛夷鼻炎丸	清热解毒	祛风宣窍	热毒蕴肺证。症见鼻塞时轻时重，鼻流黄涕，头痛	鼻塞，遇冷则塞减，鼻涕擤出不爽，鼻痒，喷嚏，鼻黏膜色红肿胀	
鼻窦炎口服液		疏散风热、利湿通窍		鼻塞，遇冷则塞减，鼻气灼热，鼻涕色黄量少，嗅觉减退，前额疼痛或窦窍部位压痛	
苍鹅鼻炎片		疏风通窍		鼻塞、流涕、头痛，发热	
仙璐贝滴剂		祛湿排脓		鼻塞、流涕，嗅觉障碍，咳嗽，咯痰不畅	

五、湿浊胆火

藿胆丸（片、滴丸）

【处方组成】广藿香叶、猪胆汁。

【功能主治】清热化浊。主治风寒化热证。症见鼻塞通气欠畅、头痛、流脓涕、舌红苔白、脉数。

【现代药理】具有抗炎、抑菌、镇痛作用。

【临床应用】慢性鼻窦炎。临床以鼻塞、通气不畅、流脓涕为特征症状。

【用药特征】本成药用药以化浊通窍为主，兼能清热。用药主入足少阳胆经，长于清胆化浊，适用于风寒入里化热，胆火上攻者。

【用法用量】①丸：口服。一次3～6g，一日2次。②片：口服。一次3～5片，一日2～3次。饭后服。③滴剂：口服。一次4～6粒，一日2次。

【使用注意】孕妇慎用。脾虚便溏者慎用。有过敏史者慎用。忌食辛辣油腻食物。戒烟酒，忌辛辣。

【规格贮藏】①丸：0.24g/10丸。密封。②滴丸：50mg/丸。密封。

六、虚实夹杂

辛芩颗粒（片）

【处方组成】白术、黄芪、防风、细辛、荆芥、桂枝、白芷、苍耳子、黄芩、石菖蒲。

【功能主治】益气固表、祛风通窍。主治风邪外袭、卫表不固证。症见鼻窍奇痒、喷嚏连连、继则流大量清涕、鼻塞呈交替性、或鼻塞时轻时重、遇寒时症状加重、嗅觉减退、平素恶风怕冷、易感冒、每遇风冷则易发作、反复不愈、伴倦怠懒言、气短音低、或有自汗、舌红苔薄白、脉浮无力。

【现代药理】具有抗炎、抗过敏、平喘等作用。

【临床应用】过敏性鼻炎、慢性鼻炎、喉源性咳嗽、上呼吸道感染、春季性结膜炎等。临床以鼻塞鼻痒、流清涕、喷嚏连连、恶风为特征症状。

【用药特征】本成药用药以益气祛风为主。用药寒温并用，驱邪不伤正，使荣卫调达，清窍得开，适用于风邪外袭、肺气不足者。

【用法用量】①颗粒：开水冲服。一次20g，一日3次。

20天为一疗程。②片：口服。一次3片，一日3次，20天为一个疗程。

【使用注意】儿童及老年人慎用。孕妇、婴幼儿及肾功能不全者禁用。外感风热或风寒化热者慎用。阴虚火旺、脾胃虚寒者，不宜过量、长期应用。戒烟酒，忌辛辣。

【规格贮藏】颗粒：5g/袋；20g/袋。密封。片：0.8g/片。密封。

鼻咽灵片

【处方组成】山豆根、石上柏、半枝莲、白花蛇舌草、茅莓根、天花粉、麦冬、玄参、党参、茯苓。

【功能主治】解毒消肿、益气养阴。主治火毒蕴结、气阴亏虚证。症见鼻塞、流脓涕或涕中带血、咽干、口干、咽喉干燥灼热、声嘶、头痛、舌赤苔黄，脉数。

【现代药理】具有抗炎、抑菌、提高免疫功能等作用。

【临床应用】急性咽炎、慢性咽炎、口腔炎、鼻咽炎、鼻咽癌放疗或化疗阶段等。临床以鼻塞、流脓涕、咽干灼热、声嘶为特征症状。

【用药特征】本成药用药以清热养阴为主，兼以解毒消肿。用药清补同施，邪正兼顾，清而不伤正，补而不留邪，适用于火毒蕴结、耗气伤津者。

【用法用量】口服。一次5片，一日3次。

【使用注意】风寒喉痹者慎用。老人、儿童、孕妇及素体脾胃虚弱者慎用。忌食辛辣等刺激性食物及油炸食物。

【规格贮藏】0.38g/糖衣片片芯；0.39g/薄膜衣片。密封。

附：虚实夹杂中成药特点比较

中成药名	功效		临床治疗主症	
	共同点	独有功效	相同主治	主治自身特点
辛芩颗粒	益气通窍	祛风固表	虚实夹杂证。症见鼻塞时轻时重，流涕，反复不愈	鼻塞，鼻痒，喷嚏，遇寒时症状加重，嗅觉减退，平素易感冒，每遇风冷则易发
鼻咽灵片		解毒消肿		鼻塞，流脓涕或涕中带血，咽喉干燥灼热，声嘶

七、痰热毒蕴结

鼻咽清毒颗粒

【处方组成】野菊花、苍耳子、重楼、蛇泡簕、两面针、夏枯草、龙胆、党参。

【功能主治】清热解毒、化痰散结。主治热毒蕴结证。症见鼻咽部红肿疼痛、分泌物增多、伴有恶心感、舌红苔黄、脉滑数。

【现代药理】尚未检索到本成药相关的药理资料。

【临床应用】鼻咽部慢性炎症、鼻咽癌放疗后等。临床以鼻咽部肿痛、分泌物增多为特征症状。

【用药特征】本成药长于清热解毒，化痰散结。用药辛凉行散，辅以益气，有驱邪不伤正之功，适用于热毒蕴结鼻咽者。

【用法用量】口服。一次20g，一日2次，30天为一疗程。

【使用注意】孕妇慎用。忌食辛辣食物。戒烟酒。

【规格贮藏】10g/袋。密封。

第 4 章 咽喉病症

一、风热外袭

银黄口服液（颗粒、胶囊、片、含片）

【处方组成】金银花提取物、黄芩提取物。

【功能主治】清热疏风、利咽解毒。主治肺胃热盛证。症见咽喉疼痛剧烈、咽部红肿疼痛、连及耳根及颌下、吞咽困难、喉核红肿较甚、表面有黄白色脓点、或连成伪膜、高热、渴饮、口臭、大便秘结、小便黄、舌赤苔黄、脉数。

【现代药理】具有抗菌、抗细菌毒素、解热、抗过敏、镇痛、抗炎等作用。

【临床应用】急慢性扁桃体炎、急慢性咽炎、上呼吸道感染等。临床以咽喉肿痛、便秘溲赤为特征症状。

【用药特征】本成药用药以清热解毒为主，兼能疏风利咽。用药辛寒苦寒并用，适用于肺胃热盛、外感风热者。

【用法用量】①口服液：口服。一次10～20ml，一日3次；小儿酌减。②颗粒：开水冲服。一次1～2袋，一日2次。③胶囊：口服。2～4粒，一日4次。④片：口服。一次2～4片，一日4次。⑤含片：含服。一次2片，一日10～20片，分次含服。一个疗程为5天。或遵医嘱。

【使用注意】阴虚火旺或素体脾胃虚寒者慎用。忌食辛辣、厚味、油腻、鱼腥之品。

【不良反应】偶见药疹。

【规格贮藏】①口服液：10ml/支。密封。②颗粒：4g/袋；2g/袋（无蔗糖）。③胶囊：0.3g/粒。密封。④片：0.25g/片。密封。⑤含片：0.65g/片。密封。

黄氏响声丸

【处方组成】桔梗、薄荷、薄荷脑、蝉蜕、诃子肉、胖大海、浙贝母、儿茶、川芎、大黄（酒制）、连翘、甘草。

【功能主治】疏风清热、化痰散结、利咽开音。主治风热外束、痰热内盛证。症见声音嘶哑、咽喉肿痛、咽干灼热、咽中有痰、或寒热头痛、或便秘尿赤、舌红苔黄、脉数。

【现代药理】具有抗炎、祛痰、改善微循环等作用。

【临床应用】急性喉炎、慢性喉炎、声带小结、声带息肉初起等。临床以声嘶、咽痛、咽干灼热为特征症状。

【用药特征】本成药用药以清热利咽为主，兼以化痰散结。用药敛散兼施，行而不滞，使有形之邪可去，并引热下行，邪去正安，适用于外感风热、痰热阻肺者。

【用法用量】口服。炭衣丸：一次8丸（每丸重0.1g）或6丸（每丸重0.133g），糖衣丸：一次20粒，一日3次，饭后服用；儿童减半。

【使用注意】老人、儿童、孕妇及素体脾胃虚弱者慎服。胃寒便溏者慎用。外感风寒、风热引起的嘶哑禁用。阴虚火旺者慎用。忌食辛辣、油腻、鱼腥食物，戒烟酒。

【规格贮藏】0.1g/丸；0.133g/丸。密封。

清喉利咽颗粒

【处方组成】黄芩、西青果、桔梗、橘红、竹茹、胖大海、紫苏梗、枳壳、香附（醋制）、沉香、紫苏子、桑叶、薄荷脑。

【功能主治】清热利咽、宽胸润喉。主治外感风热证。症见咽部红肿疼痛、咽喉发干、声音嘶哑、舌红苔黄、脉数。

【现代药理】具有抗炎、镇痛、抗菌作用。

【临床应用】急性咽炎、慢性咽炎、扁桃体炎等。临床以咽部红肿疼痛、咽干声嘶为特征症状。

【用药特征】本成药用药以清热利咽为主，兼以理气化痰。用药寒温并用，肺肾兼顾，适用于外感风热、气滞痰阻者。

【用法用量】开水冲服。一次1袋，一日2～3次。

【使用注意】老人、儿童、孕妇及素体脾胃虚弱者慎服。阴虚火旺者慎用。忌食辛辣、油腻、鱼腥食物，戒烟酒。

【规格贮藏】10g/袋；5g/袋（含乳糖）。密封。

清咽滴丸

【处方组成】人工牛黄、薄荷脑、青黛、冰片、诃子、甘草。

【功能主治】疏风清热、解毒利咽。主治外感风热证。症见咽痛、咽干、口渴、或微恶风、发热、咽部红肿、舌红苔薄黄或薄白、脉浮数或滑数。

【现代药理】具有抗炎、镇痛、抗病毒作用。

【临床应用】急性咽炎等。临床以咽痛咽干、咽喉红肿为特征症状。

【用药特征】本成药用药以清热解毒为主，兼能疏风利咽。用药苦寒为主，兼以平凉，适用于外感风热、热毒上攻者。

【用法用量】含服。一次4～6粒，一日3次。

【使用注意】孕妇、虚火喉痹者、老人、儿童及素体脾胃虚弱者慎用。忌食辛辣、油腻食物。

【规格贮藏】20mg/丸。密封。

金嗓开音丸（片、胶囊、颗粒）

【处方组成】金银花、连翘、板蓝根、黄芩、桑叶、菊花、胖大海、牛蒡子、蝉蜕、前胡、僵蚕、苦杏仁（去皮）、泽泻、玄参、赤芍、木蝴蝶。

【功能主治】清热解毒、疏风利咽。主治风热邪毒证。症见咽部红肿、疼痛、或声音不扬、甚见嘶哑、声带充血、口干口渴、舌红苔黄、脉数。

【现代药理】具有抗菌、抗炎、抗病毒、改善微循环等作用。

【临床应用】急性咽炎、亚急性咽炎、喉炎等。临床以咽部红肿、咽痛、声嘶、口干口渴为特征症状。

【用药特征】本成药用药以清热利咽为主，兼以活血滋阴。用药宣降兼施，行而不过，寒而不峻，邪去正安，适用于外感风热、热邪上攻者。

【用法用量】①丸：口服。大蜜丸一次1～2丸，水蜜丸60～120粒（6～12g），一日2次。②片：口服。一次3片，一日2次。③胶囊：口服。一次3粒，一日2次。④颗粒：开水冲服。一次1袋，一日2次。

【使用注意】孕妇慎用。虚火喉痹、喉喑者慎用。外感风寒者慎用。脾虚大便溏者慎用。忌食辛辣油腻、鱼腥食物。

【规格贮藏】①丸：水蜜丸：1g/10丸；大蜜丸：9g/丸。密封。②颗粒：0.45g/袋。密封。③片：0.4g/片。密封。④胶囊：0.4g/粒。密封。

功劳去火片（胶囊）

【处方组成】功劳木、黄芩、黄柏、栀子。

【功能主治】清热解毒。主治热毒壅盛证。症见咽痛、吞咽不利、痰黄、或胁痛、目黄身黄、小便黄、胸闷或见泄泻腹痛、泻而不爽或急迫、肛门灼热、口渴、舌红苔黄、脉数。

【现代药理】具有抗炎、抗菌等作用。

【临床应用】急性咽炎、急性胆囊炎、急性肠炎等。临床以咽痛、胁痛、腹泻为特征症状。

【用药特征】本成药用药以清热泻火为主，兼以燥湿解毒。用药药简力专，三焦之火直去，邪热得散，适用于火毒湿热内蕴者。

【用法用量】①片：口服。糖衣片一次5片，薄膜衣片一次3片，一日3次。②胶囊：口服。一次5粒，一日3次。

【使用注意】老人、儿童、孕妇及素体脾胃虚弱者慎服。忌食辛辣、油腻食物。

【规格贮藏】①薄膜衣片：0.5g/片。密封。②胶囊：0.3g/粒。密封。

板蓝大青片（复方板蓝根颗粒）

【处方组成】板蓝根、大青叶。

【功能主治】清热解毒、凉血消肿。主治热毒内盛证。症见发烧头痛、鼻塞、腮腺肿痛、喉咙痛，甚至重影、动作及思想迟缓、肌肉酸痛、舌红苔黄、脉数有力。

【现代药理】尚未检索到本成药相关的药理资料。

【临床应用】流行性乙型脑炎、流行性感冒、流行性腮腺炎、传染性肝炎、麻疹等病毒性疾病。临床以鼻塞、流清涕、恶风、咽痛为特征症状。

【用药特征】本成药用药以清热凉血、解毒消肿为主。适用于外邪疫毒侵袭，热毒内盛者。

【用法用量】①片：口服。一次4片，一日3次。预防

流感、乙脑，一日4片，连服5日。②颗粒：一次1袋，一日3次。

【使用注意】风寒感冒者慎用。儿童、孕妇、年老体弱者慎用。戒烟酒，忌辛辣、生冷食物。

【规格贮藏】①片：0.45g/片。密封。②颗粒：15g/袋。密封。

金莲花口服液
（片、分散片、咀嚼片、胶囊、软胶囊、颗粒）

【处方组成】金莲花。

【功能主治】清热解毒。主治外感热盛证。症见发热、头痛、咳嗽、咯痰、咽痛、扁桃体可见黄白色脓点、张口困难、舌红苔黄、脉数。

【现代药理】尚未检索到本成药相关的药理资料。

【临床应用】上呼吸道感染、咽炎、扁桃体炎。临床以发热、咽痛、扁桃体见黄白色脓点为特征症状。

【用药特征】本成药用药以清热解毒为主。用药单一，药效集中，适用于外邪疫毒侵袭者。

【用法用量】①口服液：口服。一次1支，一日3次。②片：口服。一次3~4片，一日3次。③分散片：加水分散后口服或直接嚼服。一次3片，一日2~4次。④咀嚼片：口嚼。一次4片，一日2~3次。小儿酌减。⑤胶囊：口服。一次4粒，一日2~3次。⑥软胶囊：口服。一次3~4粒，一日3次。⑦颗粒：开水冲服。一次3g，一日2~3次。

【使用注意】风寒感冒者慎用。儿童、孕妇、糖尿病患者、年老体弱者慎用。戒烟酒，忌辛辣、生冷食物。

【规格贮藏】①口服液：10ml/支。密封。②片：0.31g/片。密封。③分散片：0.7g/片。密封。④咀嚼片：1.1g/片。密封。⑤胶囊：0.35g/粒。密封。⑥软胶囊：0.7g/粒。密封。⑦颗粒：3g/袋。密封。

复方鱼腥草片

【处方组成】鱼腥草、黄芩、板蓝根、连翘、金银花。

【功能主治】清热解毒。主治外感风热证。症见咽部红肿、咽痛、咽干灼热、吞咽不利、发热恶寒、咳嗽痰黄、舌边尖红、苔薄黄、脉浮数。

【现代药理】具有解热、抗炎、镇痛等作用。

【临床应用】急性咽炎、急性扁桃体炎。临床以咽部

红肿热痛为特征症状。

【用药特征】本成药用药以清热解毒为主，兼以疏风散热。用药辛凉苦寒，共达清热解毒之效，通利清窍，适用于外感风热、上焦热盛者。

【用法用量】口服。一次4~6片，一日3次。

【使用注意】孕妇、虚火喉痹、乳蛾者慎用。忌食辛辣、油腻、鱼腥食物，戒烟酒。

【规格贮藏】0.45g/片。密封。

银蒲解毒片

【处方组成】山银花、蒲公英、野菊花、紫花地丁、夏枯草。

【功能主治】清热解毒。主治外感风热证。症见咽痛、咽部充血、咽干、自觉咽部灼热感、口干、舌红苔黄、脉数。

【现代药理】尚未检索到本成药相关的药理资料。

【临床应用】急性咽炎。临床以咽痛、咽干为特征症状。

【用药特征】本成药用药以苦寒泄热为主。用药寒凉，力猛效专，驱伏热而出。适用于风热外袭者。亦可用于湿热性肾盂肾炎，症见尿频短急、灼热疼痛、头身疼痛、小腹坠胀、肾区叩击痛。

【用法用量】口服。一次4~5片，一日3~4次。小儿酌减。

【使用注意】儿童、孕妇慎用。戒烟酒，忌辛辣、鱼腥食物。

【规格贮藏】0.35g/糖衣片。密封。

金喉健喷雾剂

【处方组成】艾纳香油、大果木姜子油、薄荷油。

【功能主治】消肿止痛、清咽利喉。主治风热上攻证。症见咽干咽痛、咽喉红肿、牙龈肿痛、口腔溃疡舌红苔黄、脉数。

【现代药理】具有抗炎、抗病毒、促进黏膜恢复等作用。

【临床应用】急性咽炎、口腔溃疡、牙龈炎等。临床以咽干咽痛、咽喉红肿、牙龈肿痛为特征症状。

【用药特征】本成药用药以利咽消肿为主。用药辛凉散邪，适用于外感风热者。

【用法用量】喷患处。每次适量，一日数次。

【使用注意】孕妇慎用。避免接触眼睛。忌食辛辣、油腻食物，戒烟酒。

【规格贮藏】10ml/瓶。密封。

金叶败毒颗粒

【处方组成】金银花、大青叶、蒲公英、鱼腥草。

【功能主治】清热解毒。主治风热犯肺证。症见发热、咽痛、乳蛾红肿、流涕、咯痰、头痛、口渴、舌尖红黄、脉浮数。

【现代药理】具有抗炎、抗病毒、提高机体免疫功能作用。

【临床应用】急性咽炎、急性扁桃体炎等。临床以咽痛、乳蛾红肿、口渴为特征症状。

【用药特征】本成药用药以清热解毒为主，兼能疏风散邪。用药清轻寒凉，清宣透热，主入肺经，祛除邪热，适用于风热外袭、肺胃热盛者。

【用法用量】开水冲服。一次10g，一日3次。

【使用注意】肝、肾功能异常者慎用。定期复查肝肾功能。忌食辛辣、油腻食物，戒烟酒。

【不良反应】个别患者可见ALT、BUN轻度异常。

【规格贮藏】10g/袋。密封。

退热清咽颗粒

【处方组成】虎杖、板蓝根、黄芩、连翘、北寒水石、羚羊角。

【功能主治】清热解毒、利咽消肿。主治肺胃热盛证。症见发热、咽痛、头痛、面赤、咳嗽、咯痰、口渴、尿黄、便秘、舌赤苔黄、脉数。

【现代药理】具有抗炎、解热、镇痛、抗病毒、提高免疫功能等作用。

【临床应用】急性上呼吸道感染、急性扁桃体炎等。临床以咽痛、发热、面赤口渴、便秘为特征症状。

【用药特征】本成药用药以清热解毒为主，兼能利咽消肿、凉肝泻下。用药辛凉苦寒，主泄中上焦之火，适用于肺胃热盛者。

【用法用量】口服。一次5g，一日3次，饭后温开水冲服。

【使用注意】脾胃虚寒者、孕妇、儿童慎用。忌食辛辣、油腻食物。

【规格贮藏】5g/袋。密封。

清感九味丸

【处方组成】制草乌、诃子、土木香、黑云香、漏芦花、胡黄连、拳参、北沙参、翻白草。

【功能主治】清热止咳。主治温热疫毒证。症见发热、咽喉肿痛、头痛剧烈、咳嗽、咯黄痰、口渴、舌赤苔黄厚、脉浮数。

【现代药理】尚未检索到本成药相关的药理资料。

【临床应用】急性咽炎、急性扁桃体炎等。临床以咽痛、发热、头痛剧烈、口渴为特征症状。

【用药特征】本成药用药以养阴清热为主，兼能清肺止咳。用药散中有收，养阴而不敛邪，助邪气而出，佐以草乌一是防止清泄太过，二是取其止痛之效。适用于外感温热疫毒咽痛明显者。

【用法用量】口服。一次9~13粒，一日1次，临睡前服，或遵医嘱。

【使用注意】孕妇慎用。忌食辛辣、油腻食物。

【规格贮藏】2g/10粒。密封，防潮。

甘桔冰梅片

【处方组成】桔梗、薄荷、射干、青果、乌梅（去核）、蝉蜕、甘草、冰片。

【功能主治】清热开音。主治风热犯肺证。症见发热、咽痛、声音嘶哑、咽干、咳嗽、舌尖红苔黄、脉浮数。

【现代药理】具有抗炎、抗菌、祛痰、抗过敏等作用。

【临床应用】急性咽炎。临床以咽痛、声嘶、咽干、咳嗽为特征症状。

【用药特征】本成药用药以清热开音为主。用药收散同用，以桔梗载药上行，药达病所，利咽开音之效较强，适用于风热外袭犯肺者。

【用法用量】口服。一次2片，一日3~4次。

【使用注意】孕妇慎用。肝、肾功能异常者慎用。忌食辛辣、油腻食物，戒烟酒。

【不良反应】个别患者可出现肝功能（转氨酶或胆红素）轻度升高。

【规格贮藏】0.2g/片。密封。

附：风热外袭中成药特点比较

中成药名	功效		临床治疗主症	
	共同点	独有功效	相同主治	主治自身特点
银黄口服液（颗粒、胶囊、片、含片）	疏风清热利咽	解毒消肿	风热外邪袭证。症见咽喉肿痛，咽干，咽部充血，吞咽不利，恶风，发热，口干，尿黄	咽痛，连及耳根及颌下，吞咽困难，喉核红肿较甚，表面有黄白色脓点，或连成伪膜，口臭
黄氏响声丸		化痰散结开音		咽喉肿痛，声音嘶哑，咽干灼热，咽中有痰
清喉利咽颗粒		宽胸润喉		咽部红肿，疼痛，咽喉发干，声音嘶哑
清咽滴丸		解毒利咽		咽痛，咽干，咽部红肿
金嗓开音丸（片、胶囊、颗粒）		解毒利咽		咽部疼痛，或声音不扬，甚见嘶哑，声带充血
功劳去火片（胶囊）		解毒利咽		咽痛，吞咽不利，或见泄泻腹痛，泻而不爽或急迫，肛门灼热；或胁痛，目黄，身黄，小便黄
板蓝大青片（复方板蓝根颗粒）		凉血消肿		咽痛，腮腺肿痛，甚至重影，动作及思想迟缓，肌肉酸痛
金莲花口服液（片、分散片、咀嚼片、胶囊、软胶囊、颗粒）		解毒利咽		咽痛，扁桃体可见黄白色脓点，张口困难，咳嗽，咯痰
复方鱼腥草片		解毒利咽		咽部红肿，咽痛，咽干灼热，吞咽不利，咳嗽痰黄
银蒲解毒片		解毒利咽		咽痛，咽部充血，咽干，自觉咽部灼热感
金喉健喷雾剂		消肿止痛利喉		咽痛，咽干，咽喉红肿，牙龈肿痛，口腔溃疡
金叶败毒颗粒		解毒利咽		咽痛，乳蛾红肿，流涕，咳嗽，咯痰
退热清咽颗粒		解毒消肿		咽痛，头痛，面赤，咳嗽，咯痰
清感九味丸		止咳利咽		咽喉肿痛，头痛剧烈，咳嗽，咯黄痰
甘桔冰梅片		利咽开音		咽痛，声音嘶哑，咽干，咳嗽

二、火热内盛

蓝芩口服液（颗粒）

【处方组成】板蓝根、黄芩、栀子、黄柏、胖大海。

【功能主治】清热解毒、利咽消肿。主治肺胃实热证。症见咽痛、咽干、咽部灼热、咳嗽痰黄、发热、口渴欲饮、大便秘结、小便黄、舌红苔黄、脉数有力。

【现代药理】具有抗菌、抗病毒、解热、抗炎、镇痛等作用。

【临床应用】急性咽炎、急性上呼吸道感染等。临床以咽痛、咽部灼热、便秘为特征症状。

【用药特征】本成药用药以清热利咽为主兼解毒消肿。用药苦寒，清泄三焦之火，邪气直出，适用于肺胃热盛者。

【用法用量】①口服液：口服。一次20ml，一日3次。②颗粒：开水冲服。一次1袋，一日3次。

【使用注意】老人、儿童、孕妇及素体脾胃虚弱者慎服。胃痛者慎用。阴虚火旺者慎用。忌食辛辣、油腻、鱼腥食物，戒烟酒。

【不良反应】个别患者可见轻度腹泻。

【规格贮藏】①口服液：10ml/支。密封。②颗粒：4g/袋。密封。

复方草珊瑚含片

【处方组成】薄荷脑、薄荷素油、肿节风浸膏。

【功能主治】疏风清热、消肿止痛、清利咽喉。主治火热内盛证。症见咽喉肿痛、声哑失音、咽红而痛或咽喉干燥灼痛、吞咽则加剧、发热、微恶风、头痛、舌尖红苔黄、脉浮数。

【现代药理】具有抗炎、镇痛、抗菌等作用。

【临床应用】急性咽喉炎等。临床以咽喉肿痛、声嘶为特征症状。

【用药特征】本成药用药以利咽消肿为主，兼能清热疏风，消肿止痛。用药辛寒，适用于火热内盛者。

【用法用量】含服。一次2片（小片），每隔2小时1次，一日6次；或一次1片（大片），每隔2小时1次，一日5~6次。

【使用注意】阴虚火旺者慎用。忌食辛辣油腻食物。

【规格贮藏】0.44g/片（小片）；1.0g/片（大片）。密封。

复方瓜子金颗粒

【处方组成】瓜子金、白花蛇舌草、大青叶、紫花地丁、野菊花、海金沙。

【功能主治】清热利咽、散结止痛、祛痰止咳。主治风热袭肺或痰热壅肺证。症见咽部红肿、咽痛、发热、音哑、口渴、咳嗽、痰少而黏、舌红苔薄黄或黄腻、脉浮数或滑数。

【现代药理】具有抗菌、镇痛、镇咳等作用。

【临床应用】急性咽炎、慢性咽炎急性发作、上呼吸道感染等。临床以咽痛、咽红、音哑口渴为特征症状。

【用药特征】本成药用药以清热解毒为主，兼以祛痰止咳、散结止痛。用药苦寒辛散，既可宣散邪热，又可驱邪外透，适用于外感风热、痰热壅肺者。

【用法用量】开水冲服。①一次20g（10g/袋，20g/袋）；②一次14g（7g/袋）；③一次5g（5g/袋）；一日3次。儿童酌减。

【使用注意】孕妇慎用。虚火喉痹者慎用。老人、儿童及素体脾胃虚弱者慎服。忌食辛辣、油腻、鱼腥食物，戒烟酒。

【规格贮藏】10g/袋（相当于饮片14g）；20g/袋（相当于28g）；7g/袋（相当于饮片14g）；5g/袋（无蔗糖相当于饮片28g）。密封。

桂林西瓜霜（胶囊）

【处方组成】西瓜霜、黄芩、黄连、黄柏、射干、山豆根、大黄、浙贝母、青黛、薄荷脑、无患子果（炭）、硼砂（煅）、冰片、甘草。

【功能主治】清热解毒、消肿止痛。主治风热上攻、肺胃热盛证。症见咽喉肿痛、干燥灼热疼痛、吞咽困难、咽部如有异物感、喉核肿大、口舌生疮、牙龈肿痛或出血、发热、口渴、舌红苔黄腻、脉滑数。

【现代药理】具有抗炎、镇痛、祛痰、抗病毒等作用。

【临床应用】急慢性咽炎、扁桃体炎、口腔炎、口腔溃疡、牙龈炎、牙周炎等。临床以咽痛、喉肿、灼热疼痛为特征症状。

【用药特征】本成药用药以清热解毒为主，兼以利咽消肿。用药寒凉，祛除邪热，兼以化腐生肌，适用于外感风热、热毒壅盛者。

【用法用量】①散：外用。喷、吹或敷于患处。一次适量，一日数次；重症者兼服，一次1~2g，一日3次。②胶囊：口服。一次2~4粒，一日3次；外用，取内容物适量，敷患处，一日数次。

【使用注意】孕妇慎用。老人、儿童及素体脾胃虚弱者慎用。阴虚火旺者慎用。不宜过量服用或长期服用。如用药于口腔，先漱口清除口腔食物残渣，用药后禁食30~60分钟。忌食辛辣、油腻、鱼腥食物，戒烟酒。

【规格贮藏】①散：1g/瓶；2g/瓶；2.5g/瓶；3g/瓶。密封。②胶囊：0.5g/粒。密封。③含片：0.6g/片。密封。

北豆根片（胶囊、颗粒）

【处方组成】北豆根提取物。

【功能主治】清热解毒、止咳祛痰。主治火毒内结证。症见咽喉疼痛剧烈、吞咽困难、喉核红肿、发热口干、咳嗽、咯黄色黏痰、舌红苔黄腻、脉滑数。

【现代药理】具有抗炎、镇痛、解热、止咳等作用。

【临床应用】急性扁桃体炎、急性咽炎、急性支气管炎等。临床以咽痛、喉核红肿、口干为特征症状。

【用药特征】本成药用药以解毒利咽为主、兼能止咳

化痰。用药主入心肺胃经，苦寒为主，适用于火邪壅盛者。

【用法用量】①胶囊：口服。一次2粒，一日3次。②片：口服。一次60mg，一日3次。

【使用注意】阴虚火旺或脾胃虚寒者慎服。不可过量、久用。忌食辛辣、油腻食物。

【规格贮藏】①胶囊：30mg总生物碱/粒。②片：5mg总生物碱/片；30mg生物碱/片。密封。

梅花点舌丸（胶囊、片）

【处方组成】牛黄、麝香、蟾酥（制）、熊胆粉、冰片、硼砂、雄黄、葶苈子、乳香（制）、没药（制）、血竭、珍珠、沉香、朱砂。

【功能主治】清热解毒、消肿止痛。主治火毒内盛证。症见咽痛、咽部红肿、吞咽不利、牙龈红肿疼痛、出血溢脓、口腔溃烂、口干喜饮、口臭、发热、大便秘结、小便黄、舌红苔黄、脉数。

【现代药理】具有抗菌、抗炎、增强免疫功能、抗肿瘤等作用。

【临床应用】急性咽炎、牙周炎、口腔炎、化脓性皮肤病。临床以咽痛、吞咽不利、牙龈肿痛、便秘为特征症状。

【用药特征】本成药用药以清热解毒为主，兼以活血止痛。用药辛温寒凉同用，且药力峻猛，行而兼散，有形之邪可去，新血可生，适用于火毒壅盛者。

【用法用量】①丸：口服。一次3丸，一日1～2次；外用。用醋化开，敷于患处。②胶囊：口服。一次1粒，一日1～2次。外用。将胶囊内容物用醋化开，敷于患处。

【使用注意】孕妇忌用。运动员慎用。阴虚火旺者慎用。不宜过量服用或长期服用。外用应首先清洁患处，将药用醋化开敷于患处，不可入目。用药于口腔、咽喉处，先漱口清除口腔食物残渣，用药后禁食30～60分钟。忌食辛辣、油腻、鱼腥食物，戒烟酒。

【规格贮藏】①丸：1g/10丸。密封。②胶囊：0.3g/粒。密封。

二丁颗粒

【处方组成】紫花地丁、蒲公英、板蓝根、半边莲。

【功能主治】清热解毒、利湿退黄。主治热毒壅盛证。症见咽部红肿、疼痛、目黄身黄、小便黄、目赤口干、舌赤苔黄、脉洪数。

【现代药理】具有抗炎、抗菌、抗痛风、调节免疫作用。

【临床应用】急性咽炎、黄疸、痤疮、慢性支气管炎等。临床以咽痛、目赤便黄为特征症状。

【用药特征】本成药用药以清热解毒为主，兼能散结消肿，利湿退黄。用药苦寒，加以清轻宣散之品，助邪外出，适用于火毒内蕴者。

【用法用量】开水冲服。一次1袋，一日3次。

【使用注意】老人、孕妇、儿童、糖尿病患者及素体脾胃虚弱者慎服。忌食辛辣、油腻食物。忌烟酒。

【规格贮藏】20g/袋；4g/袋（无蔗糖）。密封。

山香圆颗粒（片）

【处方组成】山香圆片。

【功能主治】清热解毒、利咽消肿。主治肺胃热盛证。症见咽部红肿、疼痛、喉核红肿疼痛、吞咽困难、发热、舌红苔黄、脉数。

【现代药理】具有抗炎、抗菌、镇痛作用。

【临床应用】急性咽炎、急性扁桃体炎等。临床以咽部红肿疼痛、喉核红肿、吞咽困难为特征症状。

【用药特征】本成药用药以清热解毒为主，兼能利咽消肿。用药单一，苦寒泄降，适用于火毒内蕴、肺胃热盛者。

【用法用量】①颗粒：开水冲服。一次1袋，一日3次；小儿酌减。②片：口服。一次2～3片，一日3～4次；小儿酌减。

【使用注意】老人、儿童、孕妇及素体脾胃虚弱者慎服。虚火喉痹、乳蛾患者慎用。忌食辛辣、油腻食物。

【规格贮藏】①颗粒：10g/袋；4g/袋（减糖）。密封。②片：0.5g/片。密封。

五味麝香丸

【处方组成】人工麝香、诃子（去核）、黑草乌、木香、藏菖蒲。

【功能主治】清热祛风止痛。主治火热内盛证。症见咽痛、咳嗽咯痰、喉核红肿疼痛、鼻塞流涕、关节疼

痛、牙龈肿痛、胃脘部不适、舌红苔黄腻、脉滑数。

【现代药理】具有抗炎、镇痛等作用。

【临床应用】咽峡炎、流行性感冒、炭疽病、风湿性关节炎、胃痛、牙痛等。临床以咽痛、咳嗽咯痰、喉核红肿为特征症状。

【用药特征】本成药用药以清热祛湿为主，兼能疏风止痛。用药散中寓收，加以芳香辛散之品，邪气可散。适用于火热内盛，湿邪内困者。

【用法用量】睡前服或含化。一次2～3丸，一日1次；极量5丸。

【使用注意】孕妇忌用。本品有毒，慎用。运动员慎用。忌食辛辣、油腻食物。

【规格贮藏】0.3g/10丸。密封。

牛黄消炎片

【处方组成】人工牛黄、蟾酥、雄黄、大黄、珍珠母、青黛、天花粉。

【功能主治】清热解毒、消肿止痛。主治热毒蕴结证。症见咽痛、声嘶、口干、口渴、局部皮肤红肿热痛或破溃化脓、舌赤苔黄、脉洪数。

【现代药理】具有抗炎、镇痛、抗菌等作用。

【临床应用】急慢性咽炎、急性化脓性体表感染等。临床以咽痛、局部皮肤红肿热痛为特征症状。

【用药特征】本成药用药以清热解毒为主。用药苦寒泄降，驱邪而出，兼以散结消肿、清热、化腐生肌，加以敛疮生肌之品，祛瘀生新。适用于火毒内蕴者。

【用法用量】口服。一次1片，一日3次，小儿酌减；外用研末调敷患处。

【使用注意】老人、儿童、孕妇、素体脾胃虚弱、虚火喉痹、阴疽漫肿者慎服。不宜过量、久服。忌食辛辣、油腻食物。

【规格贮藏】0.05g/片。密封。

六应丸

【处方组成】牛黄、蟾酥、雄黄、冰片、珍珠、丁香。

【功能主治】清热解毒、消肿止痛。主治火毒内盛证。症见咽喉肿痛、口苦咽干、喉核红肿、表面有黄白色脓点、局部红肿热痛、发热口渴、舌红赤苔黄厚、脉洪大而数。

【现代药理】具有抗炎、镇痛等作用。

【临床应用】急慢性咽喉炎、急性扁桃体炎、化脓性皮肤病等。临床以咽痛、喉核肿痛、局部肿痛、口干口渴为特征症状。

【用药特征】本成药用药以清热解毒为主，兼以生肌敛疮。用药寒温并用，消肿敛疮兼顾。适用于火毒内盛者。

【用法用量】水冲服。一次1袋，一日2～3次。

【使用注意】孕妇禁用。阴虚火旺、老人、儿童及素体脾胃虚弱者慎用。不宜过量、久服，忌食辛辣、油腻食物。

【规格贮藏】19mg/5丸。密封。

西瓜霜润喉片

【处方组成】西瓜霜、冰片、薄荷素油、薄荷脑。

【功能主治】清热利咽、消肿止痛。主治火毒内盛证。症见咽痛、声嘶、喉核红肿、表面有黄白色脓点、口舌生疮、口腔黏膜糜烂、发热、口干渴、舌红苔黄、脉数。

【现代药理】具有抗炎、镇痛、抗菌等作用。

【临床应用】急慢性咽喉炎、急性扁桃体炎、口腔溃疡、口腔炎、牙龈（周）炎等。临床以咽痛、喉核红肿、口舌生疮为特征症状。

【用药特征】本成药用药以清热解毒为主，兼以消肿利咽。用药辛以发散，凉以清热，兼以祛腐生肌，适用于火毒内盛者。

【用法用量】含服。每小时含化小片2～4片，大片1～2片。

【使用注意】老人、孕妇、儿童及素体脾胃虚弱者慎服。阴虚火旺者慎用。忌食辛辣、油腻食物。

【规格贮藏】0.6g/片；1.2g/片。密封。

抗炎退热片

【处方组成】蒲公英、黄芩。

【功能主治】清热解毒、消肿散结。主治肺胃热盛证。症见咽痛、口干、口渴、局部皮肤红肿热痛、舌红苔黄、脉数。

【现代药理】尚未检索到本成药相关的药理资料。

【临床应用】急性扁桃体炎、疖疮等。临床以咽痛口

干、局部皮肤红肿热痛为特征症状。

【用药特征】本成药用药以清热解毒为主。用药苦寒，其解毒之力较强，但消肿散结作用一般。适用于一切咽喉急性热病，局部红肿疼痛者。

【用法用量】口服。一次4～6片，每小时1次，小儿酌减。

【使用注意】孕妇、素体脾胃虚弱慎服。忌食辛辣、油腻食物。

【规格贮藏】0.25g/片。密封，置阴凉干燥处。

灵丹草颗粒

【处方组成】臭灵丹草。

【功能主治】清热疏风、解毒利咽。主治风热邪毒证。症见咽痛、咳嗽、喉核肿痛、口干口渴、舌红苔黄、脉浮数。

【现代药理】尚未检索到本成药相关的药理资料。

【临床应用】急性咽炎、扁桃体炎、上呼吸道感染等。临床以咽痛、喉核肿痛、口干口渴为特征症状。

【用药特征】本成药用药以解毒利咽为主，兼能疏风利咽。用药辛凉苦寒。适用于风热邪毒犯咽喉者。

【用法用量】开水冲服。一次3～6g，一日3～4次。或遵医嘱。

【使用注意】糖尿病患者禁用。老人、儿童、孕妇、风寒感冒者慎服。忌食辛辣、油腻食物。

【规格贮藏】3g/袋。密封。

青果丸

【处方组成】青果、金银花、黄芩、北豆根、麦冬、玄参、白芍、桔梗。

【功能主治】清热利咽、消肿止痛。主治肺胃热盛证。症见咽部红肿、咽痛、失音声哑、口干舌燥、干咳少痰、舌红苔黄、脉数。

【现代药理】具有抗炎、抗菌作用。

【临床应用】急慢性咽炎、扁桃体炎等。临床以咽红咽痛、口干舌燥、干咳少痰为特征症状。

【用药特征】本成药用药以清热解毒为主，兼以润喉利咽。用药升降兼施，清润结合，消肿止痛，适用于外感风热、燥痰内结者。

【用法用量】口服。水蜜丸一次8g，大蜜丸一次2丸，一日2次。

【使用注意】老人、儿童、孕妇及素体脾胃虚弱者慎服。虚火喉痹、喉喑者慎用。不宜过量服用或长期服用。忌食辛辣、油腻、鱼腥食物，戒烟酒。

【规格贮藏】水蜜丸：1g/10丸；大蜜丸6g/丸。密封。

金莲花润喉片

【处方组成】金莲花薄荷素油。

【功能主治】清热解毒、消肿止痛、利咽。主治热毒内盛证。症见咽部红肿、疼痛、喉核红肿疼痛、吞咽困难、发热、舌红苔黄、脉数。

【现代药理】具有抗菌作用。

【临床应用】急性咽炎、上呼吸道感染、急性扁桃体炎等。临床以咽痛、喉核红肿疼痛、吞咽困难为特征症状。

【用药特征】本成药用药以清热解毒为主，兼以利咽止痛。用药主入心肝二经，苦寒清泄，适用于热毒内盛，火毒上攻者。

【用法用量】含服。一次1～2片，一日4～5次。

【使用注意】老人、儿童、孕妇及素体脾胃虚弱者慎服。虚火喉痹、乳蛾者慎用。忌食辛辣、油腻、鱼腥食物，戒烟酒。

【规格贮藏】0.5g/片。密封。

炎宁糖浆（胶囊）

【处方组成】鹿茸草、百花蛇舌草、鸭跖草。

【功能主治】清热解毒、利湿止痢。主治外感风热、湿毒蕴结证。症见发热头痛、眼部红肿、咽痛、喉核肿大、小便淋沥涩痛、泻痢腹痛、舌边尖红苔薄黄、脉浮数。

【现代药理】尚未检索到本成药相关的药理资料。

【临床应用】上呼吸道感染、急性扁桃体炎、尿路感染、急性细菌性痢疾、急性肠炎等。临床以咽痛喉肿、小便淋沥、腹泻为特征症状。

【用药特征】本成药用药以清热利湿为主，兼以解毒止痢。用药苦寒渗泄，适用于外感风热、湿热蕴结者。

【用法用量】①糖浆：口服。一次10ml，一日3～4次。②胶囊：口服。一次4粒，一日3～4次。

【使用注意】老人、儿童、孕妇及素体脾胃虚弱者慎服。虚火乳蛾、淋证、寒湿泻痢者慎用。忌食辛辣、油腻、鱼腥食物，戒烟酒。

【规格贮藏】①糖浆：100ml/瓶。密封，避光。②胶囊：0.5g/粒。密封，避光。

珍黄胶囊（片）

【处方组成】珍珠、人工牛黄、黄芩浸膏粉、猪胆粉、冰片、三七、薄荷素油。

【功能主治】清热解毒、消肿止痛。主治肺胃热盛证。症见咽痛、口咽干燥、声嘶、局部皮肤红肿疼痛、发热口渴、舌赤苔黄、脉数。

【现代药理】具有抗炎、抗菌、解热、镇痛、提高免疫功能等作用。

【临床应用】急性咽炎、毛囊炎等。临床以咽痛咽干、局部疮疡、红肿疼痛为特征症状。

【用药特征】本成药用药以清热泻火为主，兼以生肌消肿。用药凉以散热，辛以疏泄，芳香化湿，适用于热毒壅盛，肺胃热盛者。

【用法用量】①胶囊：口服。一次2粒，一日3次；外用：取药粉用米醋或冷开水调成糊状，敷患处。②片：口服。一次2片，一日3次；外用：取药粉用米醋或冷开水调成糊状，敷患处。

【使用注意】老人、儿童、孕妇及素体脾胃虚弱者慎服。虚火喉痹、阴疽漫肿者慎用。患处破溃、流脓者不可外敷。忌食辛辣、油腻、鱼腥食物，戒烟酒。

【规格贮藏】①胶囊：0.2g/粒。密封。②片：0.21g/片。密封。

穿心莲片（软胶囊）

【处方组成】穿心莲。

【功能主治】清热解毒、凉血消肿。主治邪毒内盛证。症见发热咽痛、口咽干燥、口渴、口舌生疮、舌红苔黄、脉数。

【现代药理】尚未检索到本成药相关的药理资料。

【临床应用】急性咽炎、口腔溃疡等。临床以发热、咽痛、口舌生疮为特征症状。

【用药特征】本成药用药以清热解毒为主，兼能凉血消肿。用药药味主入心肺经，苦寒直泻邪火，适用外

感热邪，火热内盛者。

【用法用量】①片：口服。一次2~3片，一日3~4次。②软胶囊：口服。一次2~3粒，一日3~4次。

【使用注意】老人、孕妇、儿童及素体脾胃虚弱者慎服。忌食辛辣、油腻、鱼腥食物，戒烟酒。

【规格贮藏】①片：0.105g穿心莲干浸膏/片。密封。②软胶囊：0.55g（0.105g穿心莲干浸膏）/粒。密封，置于阴凉（不超过20℃）干燥处。

珠黄吹喉散

【处方组成】黄连、黄柏、珍珠、人工牛黄、儿茶、雄黄、西瓜霜、硼砂（煅）、冰片。

【功能主治】解毒化腐生肌。主治热毒内蕴证。症见咽喉红肿疼痛、口舌溃疡、不欲饮食、舌赤苔黄、脉洪数。

【现代药理】尚未检索到本成药相关的药理资料。

【临床应用】急性咽炎、口疮、舌炎等。临床以咽痛红肿、口舌溃疡为特征症状。

【用药特征】本成药用药以清热解毒为主，兼以化腐生肌。用药苦寒，祛腐生新，适用于火热内蕴，灼伤肌膜者。

【用法用量】外用。吹于患处，一日3~5次。

【使用注意】老人、儿童、孕妇及素体脾胃虚弱者慎服。阴虚火旺者慎用。忌食辛辣、油腻食物。

【规格贮藏】2.5g/瓶。密封。

珠黄散

【处方组成】珍珠、人工牛黄。

【功能主治】清热解毒、祛腐生肌。主治热毒内蕴证。症见咽部红肿、声嘶、糜烂、口腔溃疡久不收敛、口干口臭、舌红苔黄、脉数。

【现代药理】具有抗炎、解热、镇痛、修复细胞作用。

【临床应用】急性咽炎、口腔溃疡、烫伤、褥疮、带状疱疹等。临床以咽痛、口腔溃疡久不收敛、口臭为特征症状。

【用药特征】本成药用药以清热解毒为主，兼以祛腐生肌。用药祛腐生新作用较强，适用于肺胃热盛、热毒上攻者。

【用法用量】取药少许吹患处。一日2~3次。

【使用注意】老人、孕妇、儿童及素体脾胃虚弱者慎服。虚火喉痹、口疮者慎用。忌食辛辣、油腻食物。

【规格贮藏】0.3g/瓶。密封。

清咽润喉丸

【处方组成】射干、山豆根、青果、金果榄、地黄、玄参、知母、水牛角浓缩粉、冰片、栀子（姜炙）、牡丹皮、浙贝母、炒僵蚕、白芍、桔梗、甘草。

【功能主治】清热利咽、消肿止痛。主治外感风热、肺胃热盛证。症见咽部红肿疼痛、声嘶、胸膈不利、口渴心烦、咳嗽黄痰、舌红苔黄、脉数有力。

【现代药理】具有抗炎、镇痛、抗病毒等作用。

【临床应用】急性咽炎、扁桃体炎等。临床以咽痛、声嘶、胸膈不利、口渴心烦为特征症状。

【用药特征】本成药用药以清热利咽为主，兼以化痰散结消肿止痛。用药升降同用，消润并行，适用于肺胃热盛、痰热壅结者。

【用法用量】温开水送服或含化。小蜜丸一次4.5g，大蜜丸一次2丸，一日2次。

【使用注意】老人、孕妇、儿童及素体脾胃虚弱者慎服。脾胃虚寒者慎用。不宜过量或长期服用。忌食辛辣、油腻、鱼腥食物，戒烟酒。

【规格贮藏】水蜜丸：10g/100丸；大蜜丸：3g/丸。密封。

清膈丸

【处方组成】金银花、连翘、黄连、龙胆、射干、山豆根、薄荷、石膏、玄明粉、地黄、玄参、熟地黄、麦冬、牛黄、水牛角浓缩粉、冰片、硼砂、桔梗、甘草。

【功能主治】清热利咽、消肿止痛。主治火毒内蕴证。症见咽部红肿、疼痛、声音嘶哑、吞咽困难、口渴咽干、大便燥结、舌红苔黄、脉数有力。

【现代药理】尚未检索到本成药相关的药理资料。

【临床应用】急性咽炎、急性喉炎等。临床以咽痛红肿、声嘶口渴、便干为特征症状。

【用药特征】本成药用药以清热解毒为主，兼以利咽消肿。用药辛而宣透，苦而直泄，清而存阴，适用于火毒内盛者。

【用法用量】口服。一次1丸，一日2次。

【使用注意】老人、儿童、孕妇及素体脾胃虚弱者慎服。哺乳期妇女慎用。阴虚火旺者慎用。不宜过量或长期服用。忌食辛辣、油腻、鱼腥食物，戒烟酒。

【规格贮藏】9g/丸。密封。

喉咽清口服液

【处方组成】土牛膝、马兰草、车前草、天名精。

【功能主治】清热解毒、利咽止痛。主治肺胃实热证。症见咽部及喉核红肿疼痛、连及耳窍、吞咽困难、发热、口渴、咳嗽黄痰、便秘、舌红苔黄、脉洪数。

【现代药理】具有抗炎、镇痛作用。

【临床应用】急性扁桃体炎、急性咽炎等。临床以咽痛、喉核肿痛为特征症状。

【用药特征】本成药用药以清热利咽为主，兼以解毒消肿。用药苦寒降泄，适用于肺胃实热、火热上蒸者。

【用法用量】口服。一次10~20ml，一日3次；小儿酌减或遵医嘱。

【使用注意】孕妇禁用。老人、儿童、素体脾胃虚弱者慎服。虚火乳蛾、喉痹者慎用。忌食辛辣、油腻、鱼腥食物，戒烟酒。

【规格贮藏】10ml/支。密封。

喉疾灵胶囊

【处方组成】山豆根、天花粉、了哥王、板蓝根、广东土牛膝、连翘、牛黄、冰片、珍珠层粉、诃子、猪牙皂、桔梗。

【功能主治】清热解毒、散肿止痛。主治热毒内盛证。症见腮部肿胀疼痛、咽痛、喉核红肿疼痛、吞咽时加剧、声嘶、发热、咳嗽、口渴、舌红、脉洪数。

【现代药理】具有抗炎、镇痛、解热作用。

【临床应用】急性咽炎、慢性咽炎急性发作、扁桃体炎、腮腺炎等。临床以咽痛、腮部肿痛、喉核肿痛为特征症状。

【用药特征】本成药用药以清热解毒为主，兼以利咽消肿。用药寒以泄热，散以祛邪。适用于肺胃热盛、火毒内蕴者。

【用法用量】口服。胶囊：一次3~4粒，一日3次。

【使用注意】孕妇禁用。老人、儿童、素体脾胃虚弱者慎服。虚火喉痹、乳蛾者慎用。不宜过量及长期服

用。忌食辛辣、油腻、鱼腥食物，戒烟酒。

【规格贮藏】胶囊：0.25g/粒。密封。

猴耳环消炎片（胶囊、颗粒）

【处方组成】猴耳环干浸膏。

【功能主治】清热解毒、凉血消肿。主治邪热犯肺证。症见咽痛、喉核肿痛、吞咽困难、腹痛、下痢赤白、发热口渴、鼻塞、流黄涕、头痛、咳嗽、痰黏黄、舌红苔黄、脉浮数。

【现代药理】尚未检索到本成药相关的药理资料。

【临床应用】上呼吸道感染、急性咽炎、急性扁桃体炎、急性胃肠炎、急性细菌性痢疾等。临床以咽痛、喉核肿痛、腹痛为特征症状。

【用药特征】本成药用药以清热凉血解毒为主。用药苦寒，适用于外感风热、热毒内结者。

【用法用量】①片：口服。一次3~4片，一日3次。②胶囊：口服。一次2粒，一日3次。③颗粒：开水冲服。一次1袋，一日3次。

【使用注意】老人、儿童、孕妇及素体脾胃虚弱者慎服。虚寒泄痢、阴虚火旺者慎用。忌食辛辣、油腻食物。

【规格贮藏】①片：0.2g猴耳环干浸膏/片。②胶囊：0.4g猴耳环干浸膏/粒。密封。③颗粒：6g（0.8g猴耳环干浸膏）/袋。密封。

新雪颗粒（胶囊、片）

【处方组成】磁石、石膏、滑石、南寒水石、硝石、芒硝、栀子、竹心、广升麻、穿心莲、珍珠层粉、沉香、人工牛黄、冰片。

【功能主治】清热解毒。主治热毒壅盛证。症见高热烦躁、喉核红肿、喘息气促、咳嗽咯痰、舌红苔黄、脉数。

【现代药理】尚未检索到本成药相关的药理资料。

【临床应用】急性扁桃体炎、急性支气管炎等。临床以高热烦躁，喉核肿痛为特征症状。

【用药特征】本成药长于清热解毒，兼能消肿散结。用药以苦寒除热为主。适用于外感热邪，热毒壅盛者。

【用法用量】①颗粒：口服。一次1袋，一日2次。②胶囊：口服。一次3粒，一日2次。③片：口服。一次2片，一日3次。

【使用注意】老人、儿童、孕妇及素体脾胃虚弱者慎服。忌食辛辣、油腻、鱼腥食物，戒烟酒。

【规格贮藏】①颗粒：1.7g/袋。密封。②胶囊：0.35g/粒。避光、密封。③片：0.56g/片。密封。

咽立爽口含滴丸

【处方组成】艾纳香油、天然冰片、薄荷素油、薄荷脑、甘草酸单胺盐。

【功能主治】疏风散热、解毒止痛。主治外感风热证。症见咽痛、口咽干燥、口臭、发热口渴、舌红苔黄、脉数。

【现代药理】尚未检索到本成药相关的药理资料。

【临床应用】急性咽炎、慢性咽炎急性发作等。临床以咽痛、咽干、口燥、口臭、舌红为特征症状。

【用药特征】本成药用药以辛散寒凉为主，长于疏风散热、解毒止痛。适用于外邪侵袭，风热邪盛者。

【用法用量】含服。一次2~4丸，一日4次。

【使用注意】孕妇慎服。勿空腹一次大剂量服用，勿直接吞入胃肠道。忌食辛辣、油腻、鱼腥食物，戒烟酒。

【规格贮藏】0.025g/粒。密封。

六味丁香片

【处方组成】丁香、藏木香、石灰华、甘草、白花龙胆、诃子。

【功能主治】清热解毒。主治外感风热证。症见咽痛咽干、咳嗽、声音嘶哑、口渴、舌红苔黄、脉数。

【现代药理】尚未检索到本成药相关的药理资料。

【临床应用】急性咽炎等。临床以咽痛、声嘶为特征症状。

【用药特征】本成药用药以清热解毒为主。用药寒温并用，收散兼施，适用于外感风热者。

【用法用量】口服。一次1~3片，一日2~3次。

【使用注意】孕妇慎服。忌食辛辣、油腻食物，戒烟酒。

【规格贮藏】0.5g/片。密封。

清热散结片（胶囊）

【处方组成】千里光。

【功能主治】清热解毒、散结止痛。主治湿热内盛证。

症见白睛红赤、干涩不适、咽痛咽干、咳嗽、喉核红肿、耳痛、耳内流脓、腹痛腹泻、舌红苔黄、脉滑数。

【现代药理】具有抗炎、镇痛等作用。

【临床应用】急性结膜炎、急性咽喉炎、急性扁桃体炎、急性肠炎、急性细菌性痢疾、急性支气管炎、淋巴结炎、中耳炎、皮炎湿疹等。临床以白睛红赤、咽痛咽干为特征症状。

【用药特征】本成药用药以清热除湿止痒为主，兼能解毒散结。适用于外感风热者。

【用法用量】①片：口服。一次5～8片，一日3次。②胶囊：口服。一次4～6片，一日3次。

【使用注意】孕妇慎用。风寒感冒者慎用。忌食辛辣、油腻食物。

【规格贮藏】①片：0.33g/片。密封。②胶囊：0.33g/粒。密封。

青黛散

【处方组成】青黛、硼砂（煅）、黄连、冰片、人中白（煅）、薄荷、儿茶、甘草。

【功能主治】清热解毒、消肿止痛。主治火热内盛证。症见口腔及咽黏膜、牙龈充血水肿、糜烂、咽干咽痛、口干口渴、口臭、舌红苔黄、脉数。

【现代药理】尚未检索引本成药相关的药理资料。

【临床应用】复发性口腔溃疡、急性疱疹性口炎、急性牙龈（周）炎、急性咽炎等。临床以口腔及牙龈充血水肿、咽痛为特征症状。

【用药特征】本成药用药以解毒消肿为主，兼以凉血止痛。用药寒而除热，辛而走散，敛疮生肌，适用于火毒内盛者。

【用法用量】先用凉开水或淡盐水洗净口腔，将药少许吹撒患处，一日2～3处。

【使用注意】老人、儿童、孕妇及素体脾胃虚弱者慎服。阴虚火旺所致口疮、龈衄、喉痹者慎用。注意喷药时不要吸气，以防药粉进入呼吸道而引起呛咳。忌食辛辣、油腻食物。

【规格贮藏】1.5g/瓶。密封。

双料喉风散

【处方组成】山豆根、人工牛黄、冰片、寒水石、黄连、青黛、珍珠、人中白（煅）、甘草。

【功能主治】清热解毒、消肿利咽。主治肺胃热盛证。症见咽痛、口腔黏膜溃点、牙龈肿痛、吞咽困难、发热、口渴、口臭便秘、舌红苔黄、脉数有力。

【现代药理】具有抗炎、镇痛、抗菌作用。

【临床应用】急性咽炎、复发性口腔溃疡、急性多发性口炎、牙龈炎等。临床以咽痛、口腔溃疡、牙龈肿痛、口臭便干为特征症状。

【用药特征】本成药用药以解毒消肿为主。用药苦寒泄热，祛腐生新，适用于肺胃热盛者。

【用法用量】口腔咽喉诸症：吹敷患处，一日3次；皮肤溃烂：先用浓茶洗净患处，后敷药粉于患处，一日1次。

【使用注意】孕妇禁用。老人、儿童及素体脾胃虚弱者慎服。虚寒者慎用。外用时应首先清洁患处，然后喷药，如用于口腔、咽喉处，用药后禁食30～60分钟。忌食辛辣、油腻、鱼腥食物，戒烟酒。

【规格贮藏】1g/瓶；1.25g/瓶；2.2g/瓶。密封。

附：火热内盛中成药特点比较

中成药名	功效		临床治疗主症	
	共同点	独有功效	相同主治	主治自身特点
蓝芩口服液（颗粒）	清热解毒利咽	利咽消肿	热毒内盛证。症见咽痛，吞咽不利，咽干，咳嗽，发热，头痛，尿赤，大便秘结	咽痛，咽干，咽部灼热，口渴欲饮
复方草珊瑚含片		疏风散邪、消肿止痛		咽喉肿痛，声哑失音，咽红而痛或咽喉干燥灼痛，吞咽则加剧
复方瓜子金颗粒		散结止痛、祛痰止咳		咽部红肿，咽痛，音哑

续表

中成药名	功效		临床治疗主症	
	共同点	独有功效	相同主治	主治自身特点
桂林西瓜霜（胶囊）		消肿止痛		咽喉肿痛，咽部如有异物感，喉核肿大，口舌生疮，牙龈肿痛或出血
北豆根片（胶囊、颗粒）		止咳祛痰		咽喉疼痛剧烈，喉核红肿
梅花点舌丸（胶囊、片）		消肿止痛		咽部红肿疼痛，牙龈红肿疼痛，出血溢脓，口腔溃烂
二丁颗粒		利湿退黄		咽部红肿，疼痛，目黄、身黄、小便黄
山香圆片（颗粒）		利咽消肿		咽部红肿，疼痛，喉核红肿疼痛，吞咽困难
五味麝香丸		祛风止痛		咽痛，喉核红肿疼痛，鼻塞，流涕，关节疼痛，牙龈肿痛，胃脘部不适
牛黄消炎片		消肿止痛		咽痛，声嘶，局部皮肤红肿热痛或破溃化脓
六应丸		消肿止痛		咽喉肿痛，喉核红肿，表面有黄白色脓点；局部红肿热痛
西瓜霜润喉片		消肿止痛		咽痛、声嘶、喉核红肿、表面有黄白色脓点；口舌生疮、口腔黏膜糜烂
抗炎退热片	清热解毒利咽	消肿散结	热毒内盛证。症见咽痛，吞咽不利，咽干，咳嗽，发热，头痛，尿赤，大便秘结	咽痛，局部皮肤红肿热痛
灵丹草颗粒		疏风散邪		咽痛，喉核肿痛，口干
青果丸		消肿止痛		咽部红肿，咽痛，失音声哑
金莲花润喉片		消肿止痛		咽部红肿，疼痛，喉核红肿疼痛
炎宁糖浆（胶囊）		利湿止痢		咽痛，喉核肿大，眼部红肿，小便淋沥涩痛，泻痢腹痛
珍黄胶囊（片）		消肿止痛		咽痛，口咽干燥，声嘶，局部皮肤红肿疼痛
穿心莲片（软胶囊）		凉血消肿		咽痛，口咽干燥，口舌生疮
珠黄吹喉散		化腐生肌		咽喉红肿疼痛，口舌溃疡，不欲饮食
珠黄散		祛腐生肌		咽部红肿，声嘶，糜烂，口腔溃疡久不收敛
清咽润喉丸		消肿止痛		咽部红肿疼痛，声嘶，胸膈不利咳嗽黄痰
清膈丸		消肿止痛		咽部红肿，疼痛，声音嘶哑，吞咽困难
喉咽清口服液		利咽止痛		咽部及喉核红肿疼痛、连及耳窍
喉疾灵胶囊		散肿止痛		咽痛，腮部肿胀疼痛，喉核红肿疼痛，吞咽时加剧，声嘶
猴耳环消炎片（胶囊、颗粒）		凉血消肿		咽痛，喉核肿痛，吞咽困难，腹痛，下痢赤白，鼻塞，流黄涕
新雪颗粒（胶囊、片）		利咽通便		喉核红肿，喘息气促，高热，烦躁

续表

中成药名	功效		临床治疗主症	
	共同点	独有功效	相同主治	主治自身特点
咽立爽口含滴丸	清热解毒利咽	疏风止痛	热毒内盛证。症见咽痛，吞咽不利，咽干，咳嗽，发热，头痛，尿赤，大便秘结	咽痛，口咽干燥，口臭
六味丁香片		疏风利咽		咽痛，咽干，声音嘶哑
清热散结片（胶囊）		散结止痛		咽痛，喉核红肿，耳痛，耳内流脓，腹痛，腹泻，白睛红
青黛散		消肿止痛		咽痛咽干，口腔及咽黏膜、牙龈充血水肿，糜烂
双料喉风散		消肿利咽		咽痛，口腔黏膜溃点，牙龈肿痛，吞咽困难，口臭

三、肝郁痰湿

金嗓利咽丸（胶囊）

【处方组成】青皮（炒）、枳实（炒）、槟榔、紫苏梗、厚朴（制）、合欢皮、茯苓、砂仁、法半夏、橘红、豆蔻、胆南星、蝉蜕、木蝴蝶、生姜、神曲（炒）。

【功能主治】疏肝理气、化痰利咽。主治痰湿内阻证。症见咽咽部异物感、咽部不适、声嘶、咽干、舌红苔黄腻、脉滑数。

【现代药理】具有抑菌、抗炎、镇痛等作用。

【临床应用】咽神经官能症、慢性咽炎、癔病性失音、声带肥厚等。临床以声嘶、咽部异物感、咽干为特征症状。

【用药特征】本成药用药以疏肝理气化痰为主，兼有燥湿。用药肝脾同治，适用于痰湿内阻，肝郁气滞者。

【用法用量】①丸：口服。水蜜丸一次60～120粒，大蜜丸一次1～2丸。一日2次。②胶囊：口服。一次2～4粒，一日2次。

【使用注意】孕妇慎用。阴虚火旺、痰火内阻所致咽喉疾患者慎用。忌食辛辣、油腻食物。

【规格贮藏】①丸：水蜜丸1g/10丸；大蜜丸9g/丸。②胶囊：0.4g/粒。密封。

四、瘀热互结

金嗓散结丸（胶囊）

【处方组成】金银花、丹参、板蓝根、马勃、蒲公英、

燀桃仁、红花、醋三棱、醋莪术、玄参、麦冬、浙贝母、泽泻、炒鸡内金、蝉蜕、木蝴蝶。

【功能主治】清热解毒、活血化瘀、利湿化痰。主治热毒蕴结、气滞血瘀证。症见声嘶、声带充血、肿胀、舌红少苔、脉沉涩。

【现代药理】具有抗炎、镇痛、改善微循环等作用。

【临床应用】慢性喉炎、声带小结、声带息肉等。临床以声嘶、舌带充血、肿胀为特征症状。

【用药特征】本成药用药以清热解毒，活血化瘀为主，兼以祛湿化痰、消肿散结。用药行散兼施，补泻同用，加以散结之品，适用于热毒内盛、瘀血内阻者。

【用法用量】①丸：口服。水蜜丸一次60～120粒，大蜜丸一次1～2丸。一日2次。②胶囊：口服。一次2～4粒，一日2次。

【使用注意】孕妇慎用。虚火喉痹者慎用。忌食辛辣、油腻、鱼腥食物，戒烟酒。

【规格贮藏】①丸：水蜜丸1g/10丸；大蜜丸9g/丸。②胶囊：0.4g/粒。密封。

六神丸（胶囊、凝胶）

【处方组成】珍珠粉、犀牛黄、麝香、雄黄、蟾酥、冰片。

【功能主治】清热解毒、消肿利咽、化腐止痛。主治热毒炽盛证。症见咽部红肿、咽痛较剧、咽核红肿胀大、痛连耳根及颌下、或痰涎壅盛、吞咽困难、伴发热、口渴、心烦、尿赤、便秘、舌红苔黄、脉数有力。

【现代药理】具有抗肿瘤作用。

【临床应用】急性咽炎、急性会厌炎、急性扁桃体炎、皮肤化脓性感染、急性智齿冠周炎等。临床以咽部红肿、咽痛剧烈、尿赤便干为特征症状。

【用药特征】本成药用药以解毒利咽、化腐生机为主。用药苦寒除热，消肿止痛、祛腐生肌作用明显，适用于热毒炽盛者。

【用法用量】口服。一日3次，温开水吞服；1岁一次服1粒，2岁一次服2粒，3岁一次服3~4粒，4~8岁一次服5~6粒，9~10岁一次服8~9粒，成人一次服10粒。另可外敷在皮肤红肿处，以丸十数粒，用冷开水

或米醋少许，盛食匙中化散，敷搭四周，每日数次，常保潮湿，直至肿退为止。如红肿已将出脓或已穿烂，切勿再敷。

【使用注意】孕妇及体质过敏者禁用。老人、儿童及素体脾胃虚弱者慎服。运动员慎用。阴虚火旺者慎用。不宜长期使用。服药期间进食流质或半流质饮食。忌食辛辣、油腻、鱼腥食物，戒烟酒。忌一切肉、硬冷等物。

【不良反应】文献报道六神丸可引起猴头水肿及药物性肝炎。

【规格贮藏】3.125g/1000粒。密封。

附：痰热互结中成药特点比较

中成药名	临床治疗主症		临床治疗主症	
	共同点	独有功效	相同主治	主治自身特点
金嗓散结丸	清热解毒，活血化瘀	利湿化痰	热毒蕴结证。症见咽痛，咽部红肿，吞咽不利，心烦，尿赤，便秘	咽痛，声嘶，声带充血、肿胀
六神丸		化腐止痛		咽部红肿，咽痛较剧，咽核红肿胀大，痛连耳根及颌下，或痰涎壅盛，吞咽困难

五、阴虚肺热

铁笛丸（片、口服液）

【处方组成】麦冬、玄参、浙贝母、瓜蒌皮、桔梗、青果、凤凰衣、诃子肉、茯苓、甘草。

【功能主治】润肺利咽、生津止渴。主治阴虚内热证。症见声音嘶哑、声带充血、肿胀、咽喉疼痛、口渴、口咽干燥、舌暗红少苔、脉细数。

【现代药理】具有具有解热、抗炎、抗菌、祛痰等作用。

【临床应用】慢性喉炎。临床以声嘶、咽痛、口渴为特征症状。

【用药特征】本成药用药以滋阴利咽为主，兼以化痰散结。用药收散相宜，肺脾兼顾，适用于阴虚肺热，损伤津液者。

【用法用量】①丸：口服或含化。一次2丸，一日2次。②片：含化。一次2片，一日2次。③口服液：一次10ml，一日2次。

【使用注意】实热证喉痹者慎用。凡声嘶、咽痛初起，

兼见恶寒发热，鼻流清涕等外感风寒者忌用。发热重，咽喉痛甚者不宜使用。忌食辛辣、油腻食物，戒烟酒。

【规格贮藏】①丸：3g/丸。密封。②片：1g/片。密封，防潮。③口服液：10ml/支。密封。

玄麦甘桔颗粒（含片、胶囊）

【处方组成】玄参、麦冬、桔梗、甘草。

【功能主治】清热滋阴、祛痰利咽。主治阴虚火旺证。症见咽部及喉核红肿、咽干、痒痛不适、咽内异物感、口鼻干燥、干咳少痰、舌红少苔、脉细数。

【现代药理】具有抗炎、镇咳、祛痰、镇痛等作用。

【临床应用】慢性咽炎、慢性扁桃体炎等。临床以咽部及喉核红肿疼痛、口鼻干燥、干咳少痰为特征症状。

【用药特征】本成药用药以养阴去热为主，兼能祛痰。用药甘以养阴，寒以去热，肺胃同治，适用于阴虚火旺，津液亏耗者。

【用法用量】①颗粒：开水冲服。一次10g，一日3~4

次。②含片：含服。一次1～2片，一日12片，随时服用。③胶囊：口服。一次3～4粒，一日3次。

【使用注意】风热喉痹、乳蛾者慎用。儿童用药应遵医嘱。忌食辛辣、油腻、鱼腥食物，戒烟酒。

【规格贮藏】①颗粒：10g/袋。密封。②含片：1.0g/片；1.0g/薄膜衣片。密封。③胶囊：0.35g/粒。密封。

利咽解毒颗粒

【处方组成】板蓝根、大青叶、金银花、连翘、薄荷、牛蒡子（炒）、天花粉、川贝母、大黄、黄芩、地黄、玄参、麦冬、僵蚕、山楂（焦）、桔梗。

【功能主治】清肺利咽、解毒退热。主治阴虚肺热证。症见咽部红肿热痛、有异物阻塞感、吞咽困难、喉核红肿、两腮肿痛、发热恶寒、头痛、鼻塞、咳嗽有痰、舌边尖红苔薄黄、脉浮数。

【现代药理】具有解热、抗炎等作用。

【临床应用】急性扁桃体炎、急性咽炎、腮腺炎等。临床以咽部红肿疼痛、痰黄为特征症状。

【用药特征】本成药用药以清热滋阴为主，兼以化痰利咽、佐以辛凉解表。用药苦而泻，辛而散，甘以滋，行而化，具有养阴清热并用，通腑存阴的特点，适用于阴虚肺热者。

【用法用量】开水冲服。一次1袋，一日3～4次。

【使用注意】孕妇、月经期、哺乳期忌用。风寒喉痹者、虚火乳蛾、喉痹者慎用。老人、儿童及素体脾胃虚弱者慎服。饮食宜清淡，忌食辛辣、油腻、鱼腥食物，戒烟酒。

【规格贮藏】20g/袋（相当于饮片19g）；6g/袋（无蔗糖，相当于饮片19g）。密封。

清咽利膈丸

【处方组成】黄芩、射干、连翘、栀子、熟大黄、防风、荆芥穗、薄荷、牛蒡子（炒）、天花粉、玄参、桔梗、甘草。

【功能主治】清热利咽、消肿止痛。主治外感风邪、脏腑积热证。症见咽部红肿、咽痛、面红腮肿、面红、痰涎壅盛、胸膈烦热、口苦舌干、大便秘结、小便黄赤、舌红苔黄、脉数。

【现代药理】具有抗炎、抗病毒、解热等作用。

【临床应用】急性咽炎等。临床以咽痛、胸膈烦热为特征症状。

【用药特征】本成药用药以疏风清热为主，兼能养阴利咽、通腑泻火。用药以泻代清，宣以除郁，辅以养阴之品，适用于风热外袭，阴虚肺热者。

【用法用量】口服。一次6g，一日2次。

【使用注意】老人、儿童、孕妇及素体脾胃虚弱者慎服。虚火喉痹者慎用。外感风寒者忌用。宜饭后服用。饮食宜清淡，忌食辛辣油腻食物。

【规格贮藏】6g/100粒。密封。

健民咽喉片

【处方组成】玄参、麦冬、地黄、板蓝根、西青果、蝉蜕、诃子、桔梗、胖大海、薄荷素油、薄荷脑、甘草。

【功能主治】清利咽喉、养阴生津、解毒泻火。主治热毒内盛证。症见咽部红肿、疼痛不适、咽内异物感或失音、口干喜饮、鼻干少津、失音声哑、舌红苔黄、脉数。

【现代药理】具有抗炎、抑菌、增加唾液和唾液中总蛋白的分泌、扩张微血管、改善微循环等作用。

【临床应用】急性咽炎、慢性咽炎等。临床以咽部红肿疼痛、声嘶、口干喜饮、鼻干少津为特征症状。

【用药特征】本成药用药以滋阴利咽为主，兼以疏风清热。用药甘寒清养，兼以清轻凉散，适用于热邪壅盛，损伤津液者。

【用法用量】含服。一次2～4片（小片）或2片（大片），每隔1小时1次。

【使用注意】风寒喉痹者慎用。忌食辛辣、油腻、鱼腥食物，戒烟酒。

【规格贮藏】（每片相当于0.195g饮片/片；）0.292g饮片/片。密封。

余甘子喉片

【处方组成】余甘子、薄荷脑、冰片。

【功能主治】清热润燥、利咽止痛。主治燥热伤津证。症见咽喉干燥、灼热疼痛、咽部异物感、口干喜饮、鼻干少津、舌红少苔、脉细数。

【现代药理】具有具有抗炎、抗菌等作用作用。

【临床应用】急性咽喉炎、慢性咽喉炎等。临床以咽干咽痛、口干少津为特征症状。

【用药特征】本成药用药以清热利咽为主，兼能润燥生津。用药甘酸涩凉，辛香宣散，适用于燥热伤津轻证者。

【用法用量】含服。每隔2小时1～2片，一日6～8次。

【使用注意】风寒喉痹者慎用。先用清水漱口，然后含服药物，徐徐咽津，使药物缓慢通过咽喉部位。忌食辛辣、油腻、鱼腥食物，戒烟酒。

【规格贮藏】36片/盒。密封。

清喉利咽颗粒

【处方组成】黄芩、西青果、桔梗、橘红、竹茹、胖大海、紫苏梗、枳壳、香附（醋制）、沉香、紫苏子、桑叶、薄荷脑。

【功能主治】清热利咽，宽胸润喉。主治外感风热、气滞痰阻证。症见咽部红肿、疼痛、咽喉发干、声音嘶哑、舌红苔黄、脉数。

【现代药理】具有抗炎、镇痛、抗菌作用。

【临床应用】急慢性咽炎、扁桃体炎等。临床以咽痛、声嘶为特征症状。

【用药特征】本成药用药以清热利咽为主，兼以理气化痰。用药寒温并用，肺肾兼顾，宣降相宜，气机调畅，适用于外感风热、气滞痰阻者。

【用法用量】开水冲服。一次1袋，一日2～3次。

【使用注意】老人、儿童、孕妇及素体脾胃虚弱者慎服。阴虚火旺者慎用。忌食辛辣、油腻、鱼腥食物，戒烟酒。

【规格贮藏】10g/袋；5g/袋（含乳糖）。密封。

清音丸

【处方组成】天花粉、川贝母、百药煎、葛根、诃子肉、乌梅肉、茯苓、甘草。

【功能主治】清热利咽、生津润燥。主治肺胃热盛证。症见咽喉肿痛、声音不扬、或见嘶哑、或声哑失音、口舌干燥、咳嗽痰黏、舌红少苔、脉细数。

【现代药理】具有抗炎、镇痛、抑菌等作用。

【临床应用】慢性喉炎、慢性咽炎、扁桃体炎等。临床以咽痛、声音不扬、声嘶、口舌干燥为特征症状。

【用药特征】本成药用药以清热生津为主，兼以化痰利咽。用药酸甘化阴，肺脾兼顾，适用于肺胃津亏，燥痰阻滞者。

【用法用量】口服。温开水送服或噙化。水蜜丸一次2g，大蜜丸一次1丸，一日2次。

【使用注意】孕妇慎用。实热证急喉痹者慎用。忌食辛辣油腻食物，忌烟酒。

【规格贮藏】水蜜丸：10g/100粒；大蜜丸：3g/丸。密封。

金嗓清音丸

【处方组成】地黄、玄参、麦冬、丹皮、赤芍、石斛、黄芩、蝉蜕、胖大海、木蝴蝶、薄荷、僵蚕（麸炒）、川贝母、泽泻、薏苡仁（炒）、甘草。

【功能主治】养阴清肺、化痰利咽。主治肺热阴虚证。症见咽部肿痛、声音嘶哑、干痒疼痛、灼热感、异物感、咳嗽、干咳少痰、口咽干燥、舌红少苔、脉细数。

【现代药理】具有抗炎、镇咳等作用。

【临床应用】慢性喉炎、慢性咽炎等。临床以咽肿、声嘶、干痒疼痛、口咽干燥为特征症状。

【用药特征】本成药用药以滋阴清热为主，兼能化痰利咽。用药甘寒以养阴，辛散祛邪，肺脾肾同治，适用于肺热阴虚者。

【用法用量】口服。大蜜丸一次1～2丸，水蜜丸60～120粒（6～12g），一日2次。

【使用注意】孕妇慎用。急喉痹、急喉暗者慎用。忌食辛辣油腻食物，忌烟酒。

【规格贮藏】大蜜丸：9g/丸；水蜜丸：1g/10粒。密封。

金果含片（饮、咽喉片）

【处方组成】地黄、玄参、西青果、蝉蜕、胖大海、麦冬、南沙参、太子参、陈皮。

【功能主治】养阴生津、清热利咽。主治阴虚内热证。症见咽痛咽干、咽部充血稍暗、口干不欲饮、舌暗红少苔、脉细数。

【现代药理】尚未检索到本成药相关的药理资料。

【临床应用】急慢性咽炎等。临床以咽干、咽痛、口干不欲饮为特征症状。

【用药特征】本成药用药以生津利咽为主，兼能养阴

清热。用药甘寒，主入肺胃经，养阴利咽作用较强，适用于肺胃热盛，损伤阴液者。

【用法用量】含服。一小时2～4片，一日10～20片。

【使用注意】儿童、孕妇、哺乳期妇女、年老体弱、脾虚便溏者慎用。忌食辛辣、油腻、鱼腥食物。

【规格贮藏】0.57g/片。密封。

西青果茶（颗粒）

【处方组成】西青果。

【功能主治】清热解毒、利咽生津。主治阴虚内热证。症见咽痛咽干、咽部充血、口渴、舌红苔黄，脉数。

【现代药理】尚未检索到本成药相关的药理资料。

【临床应用】慢性咽炎、慢性扁桃体炎等。临床以咽干、咽痛、口渴为特征症状。

【用药特征】本成药用药以清热利咽为主。用药甘寒，适用于阴虚内热者。

【用法用量】开水冲服。一次1袋，一日3次。

【使用注意】外感风寒者慎用。忌食辛辣、油腻食物。

【规格贮藏】15g/袋。密封。

清喉咽合剂（颗粒）

【处方组成】黄芩、地黄、麦冬、玄参、连翘。

【功能主治】养阴清肺、利咽解毒。主治阴虚内热、火毒内蕴证。症见咽部肿痛、咽干少津、喉核肿大、咽部白腐有苔膜、吞咽困难、咽干口渴、舌红少苔、脉数。

【现代药理】尚未检索到本成药相关的药理资料。

【临床应用】局限性咽白喉、轻度中毒型白喉、急性扁桃体炎等。临床以咽痛、咽部白腐、咽干少津为特征症状。

【用药特征】本成药用药以养阴利咽为主，兼能清热解毒。用药苦寒泄热，甘寒养阴，肺胃兼顾，适用于肺胃热盛、火毒内蕴者。

【用法用量】合剂：口服。第一次20ml，以后每次10～15ml，一日4次；小儿酌减。颗粒：开水冲服。第一次服36g，以后每次服18g，一日4次；小儿酌减。

【使用注意】老人、儿童、孕妇及素体脾胃虚弱者慎用。忌食辛辣油腻食物。

【规格贮藏】合：100ml/瓶；150ml/瓶。密封。颗粒：18g/袋。密封。

清咽片

【处方组成】桔梗、硼砂、寒水石、青黛、冰片、薄荷脑、诃子（去核）、甘草。

【功能主治】清热解毒、生津止渴。主治热毒内盛证。症见咽痛咽干、咽下不利、咽部充血、声嘶、口干舌燥、舌暗红少苔、脉洪数。

【现代药理】尚未检索到本成药相关的药理资料。

【临床应用】慢性咽炎等。临床以咽痛、声嘶、口干舌燥为特征症状。

【用药特征】本成药用药以清热生津为主。用药升降相宜，适用于邪热内盛，兼有伤阴者。

【用法用量】口服。一次4～6片，一日2次。

【使用注意】孕妇、儿童、哺乳期妇女、年老体弱者慎用。忌食辛辣、油腻食物。

【规格贮藏】0.25g/片。密封，置阴凉干燥处。

附：阴虚肺热中成药特点比较

中成药名	功效		临床治疗主症	
	共同点	独有功效	相同主治	主治自身特点
铁笛丸	清热养阴	润肺利咽、生津止渴	阴虚内热证。症见咽喉疼痛，口咽干燥，咳嗽，少痰	咽痛，声音嘶哑，声带充血，肿胀，口咽干燥
玄麦甘桔颗粒（含片、胶囊）		祛痰利咽		咽部及喉核红肿，咽干，痒痛不适，咽内异物感
利咽解毒颗粒		解毒利咽		咽部红肿热痛，有异物阻塞感，吞咽困难，喉核红肿、两腮肿痛

续表

中成药名	功效		临床治疗主症	
	共同点	独有功效	相同主治	主治自身特点
清咽利膈丸	清热养阴	消肿止痛	阴虚内热证。症见咽喉疼痛，口咽干燥，咳嗽，少痰	咽痛，面红腮肿，痰涎壅盛，胸膈烦热
健民咽喉片		解毒泻火、利咽生津		咽部红肿疼痛，咽内异物感或失音，鼻干少津，失音声哑
余甘子喉片		润燥、利咽止痛		咽部灼热疼痛，咽部异物感
清喉利咽颗粒		宽胸润喉		咽部红肿疼痛，咽喉发干，声音嘶哑
清音丸		生津润燥		咽喉肿痛，声音不扬，或见嘶哑，或声哑失音
金嗓清音丸		化痰利咽		咽部肿痛，声音嘶哑，干痒疼痛，灼热感，异物感
金果含片（饮、咽喉片）		利咽生津		痛，咽干，咽部充血稍暗
西青果茶（颗粒）		解毒、利咽生津		咽痛，咽干，咽部充血
清喉咽合剂（颗粒）		利咽解毒		咽部肿痛，咽干少津，喉核肿大，咽部白腐有苔膜，吞咽困难
清咽片		生津止渴		咽痛，咽干，咽下不利，咽部充血，声音嘶哑

第四篇

第 5 章 口腔病症

一、火热内盛

锡类散

【处方组成】象牙屑、青黛、壁钱炭、人指甲（滑石粉制）、珍珠、冰片、人工牛黄。

【功能主治】解毒化腐、敛疮。主治心胃火盛证。症见咽喉红肿、疼痛、溃烂、烦躁、便干尿黄、舌红苔黄、脉滑。

【现代药理】具有抗炎、抗胃黏膜损伤等作用。

【临床应用】喉痹、咽炎、口腔溃疡、鼻炎、消化道溃疡等。临床以口腔咽喉黏膜红肿、疼痛、溃疡为特征症状。

【用药特征】本成药以清热泻火解毒，消肿利咽为主，辅以生肌敛疮，适用于心胃火盛所致的咽喉肿痛、糜烂等。

【用法用量】每用少许，吹敷患处。每日1～2次。

【使用注意】虚火上炎者、老人、儿童、孕妇及脾胃虚弱者慎用。口腔内喷或敷药时请不要呼吸，儿童请勿哭闹，以防药粉等进入呼吸道而引起呛咳。忌食辛辣油腻食物。

【规格贮藏】0.5g/瓶。密封。

牛黄解毒丸（胶囊、软胶囊、片）

【处方组成】人工牛黄、石膏、黄芩、大黄、雄黄、冰片、桔梗、甘草。

【功能主治】清热解毒。主治火热内盛证。症见咽喉肿痛、牙龈肿痛、口舌生疮、目赤肿痛、舌红苔黄厚、脉洪数。

【现代药理】具有抗炎、抑菌、解热、镇痛等作用。

【临床应用】口腔炎、口腔溃疡、急性牙周炎、牙龈炎、急性咽炎等。临床以咽痛、牙龈肿痛、口舌生疮为特征症状。

【用药特征】本成药用药以泄火解毒为主，兼以凉血止痛。用药苦寒沉降，心肝兼顾，清泄三焦。适用于火热内盛者。

【用法用量】①胶囊：口服。小粒一次3粒，大粒一次2粒，一日2～3次。②片：口服。小片一次3片，大片一次2片，一日2～3次。③丸：口服。水蜜丸一次2g，大蜜丸一次1丸，一日2-3次。④软胶囊：口服。一次4粒，一日2～3次。

【使用注意】孕妇禁用。虚火上炎所致口疮、牙痛、喉痹者慎用。脾胃虚弱者慎用。本品含有雄黄，不宜过量、久服。

【规格贮藏】胶囊：0.3g/小粒；0.4g/大粒。密封。丸：5g/100水蜜丸；3g/大蜜丸。密封。软胶囊：0.4g/粒。密封。

口腔溃疡含片（散）

【处方组成】青黛、白矾、冰片。

【功能主治】清热消肿止痛。主治火热内蕴证。症见口舌生疮、黏膜破溃、红肿灼痛、口干灼热、口渴、便干、尿黄、舌红苔黄、脉弦数。

【现代药理】具有抗炎、镇痛等作用。

【临床应用】复发性口腔溃疡、急性口炎等。临床以口舌生疮、破溃、红肿灼痛为特征症状。

【用药特征】本成药用药以清热消肿为主。用药咸以入血，寒以清热，辛以苦泄，适用于火热久蕴者。

【用法用量】外用。用消毒棉球蘸药擦患处，一日2～3次。

【使用注意】阴虚火旺者慎用。老人、儿童、孕妇及脾胃虚弱者慎用。忌食辛辣、油腻食物。

【规格贮藏】3g/瓶。密封。

冰硼散

【处方组成】冰片、硼砂（煅）、朱砂、玄明粉。

【功能主治】清热解毒、消肿止痛。主治热毒蕴结证。症见咽喉疼痛、牙龈红肿肿痛、口舌生疮、口干渴、小便黄赤、大便秘结、舌红苔黄、脉数。

【现代药理】具有抗溃疡、镇痛、抗炎、抗菌等作用。

【临床应用】急性咽炎、牙周炎、口腔炎、口腔溃疡等。临床以咽痛、口舌生疮、便秘为特征症状。

【用药特征】本成药用药以解毒敛疮为主，兼能清热解毒。用药辛散苦泄，祛腐生新，适用于热毒蕴结者。

【用法用量】吹敷患处。每次少量，一日数次。

【使用注意】虚火上炎者慎用。不宜长期大剂量使用，以免引起蓄积中毒。忌食油腻食物，戒烟酒。

【规格贮藏】5g/袋。密封。

口咽清丸（阮氏上清丸）

【处方组成】儿茶、山豆根、冰片、硼砂、马槟榔、薄荷叶、乌梅（肉）、诃子、甘草。

【功能主治】清热降火、生津止渴。主治火盛津伤证。症见咽痛咽干、口舌生疮、牙龈红肿、口干舌燥、舌红少苔、脉细数。

【现代药理】尚未检索到本成药相关的药理资料。

【临床应用】急慢性咽炎、牙龈炎、急性或复发性口腔炎等。临床以咽痛、牙龈肿痛、口舌生疮为特征症状。

【用药特征】本成药用药以清热生津为主。用药辛凉泄热，兼以酸收，泄而不过，收而不敛邪，适用于火热内盛，津液耗损者。

【用法用量】吞服或含服。一次0.5g，一日2~4次。

【使用注意】阴虚火旺者慎用。老人、儿童、孕妇及素体脾胃虚弱者慎用。忌食辛辣、油腻食物。

【规格贮藏】8g/瓶。密封。

五福化毒丸

【处方组成】水牛角浓缩粉、玄参、赤芍、地黄、青黛、黄连、连翘、（炒）牛蒡子、桔梗、芒硝、甘草。

【功能主治】清热解毒、凉血消肿。主治热毒壅盛证。症见咽喉肿痛、口舌生疮、牙龈出血、单侧或双侧耳根肿痛、皮色变红、皮肤丘疹或小水疱、舌赤苔黄、脉洪数。

【现代药理】尚未检索到本成药相关的药理资料。

【临床应用】小儿毛囊丘疹、传染性腮腺炎、化脓性腮腺炎、痱子等。临床以咽痛、口舌生疮、耳根肿痛

为特征症状。

【用药特征】本成药用药以凉血解毒为主。用药升降同用，沉降泄热，清热凉血作用较强，适用于热毒炽盛者。

【用法用量】口服。水蜜丸一次2g，大蜜丸一次1丸，一日2~3次。

【使用注意】孕妇慎用。疮疡阴证者慎用。忌食辛辣、油腻及海鲜等食物。

【规格贮藏】水蜜丸10g/100粒；大蜜丸3g/丸。密封。

比拜克胶囊

【处方组成】熊胆、大黄（酒制）、儿茶、胡黄连、冰片、玄明粉、香墨。

【功能主治】清热解毒。主治气分热盛证。症见牙龈肿痛、发热烦躁、头痛目赤、大便秘结、舌红苔黄、脉数。

【现代药理】尚未检索到本成药相关的药理资料。

【临床应用】牙龈炎、便秘等。临床以牙龈肿痛、大便秘结为特征症状。

【用药特征】本成药长于清热解毒，用药以苦寒为主。具有以泻代清的特点，适用于外感气分热盛者。

【用法用量】口服。一次2~3粒，小儿一次1~2粒，3岁以下酌减，一日3次。

【使用注意】孕妇忌用。脾胃虚寒者慎用。忌食辛辣、油腻食物。

【规格贮藏】0.36g/粒。密封。

复方牛黄清胃丸

【处方组成】大黄、姜厚朴、枳实、芒硝、黄芩、黄连、栀子（姜炙）、石膏、连翘、人工牛黄、冰片、荆芥穗、防风、白芷、薄荷、菊花、玄参、炒牵牛子、炒山楂、陈皮、香附、猪牙皂、桔梗、甘草。

【功能主治】清热泻火、解毒通便。主治胃肠实热证。症见口舌生疮、糜烂溃疡、牙龈肿痛、咽部红肿、咽膈不利、咽干、口热、口渴、便干、尿黄、舌红苔黄厚、脉洪弦数。

【现代药理】具有抗炎、镇痛等作用。

【临床应用】急性口炎、复发性口腔溃疡、急性牙龈（周）炎、急性龈乳头炎、急性咽炎等。临床以口舌

第四篇

生疮、咽痛、牙龈肿痛、咽部红肿为特征症状。

【用药特征】本成药用药以消导实热为主。用药升降相宜，清热泻火兼顾，适用于肺胃热盛、胃肠实热者。

【用法用量】口服。一次2丸，一日2次。

【使用注意】孕妇慎用。阴虚火旺者慎用。老人、儿童及脾胃虚弱者慎用。忌食辛辣、油腻食物。

【规格贮藏】4.5g/丸。密封。

牛黄清胃丸

【处方组成】牛黄、黄芩、黄柏、栀子、石膏、麦冬、玄参、菊花、连翘、薄荷、大黄、枳实（沙烫）、番泻叶、牵牛子（炒）、冰片、桔梗、甘草。

【功能主治】清胃泻火、润燥通便。主治胃火壅盛证。症见口舌生疮、牙龈肿痛、咽喉红肿疼痛、咽干、口热口臭、便秘尿黄、舌红苔黄、脉弦实数。

【现代药理】具有改善胃肠功能、镇痛等作用。

【临床应用】急性口炎、复发性口腔溃疡、急性牙龈（周）炎、急性龈炎、急性扁桃体炎、急性咽炎等。临床以口舌生疮、牙龈肿痛、咽痛、口臭便秘为特征症状。

【用药特征】本成药用药以清热解毒为主，兼以导滞通便。用药苦寒泻火，消导实热，以泻代清，适用于心胃火盛、邪毒蕴结者。

【用法用量】口服。一次2丸，一日2次。

【使用注意】孕妇慎用。阴虚火旺者慎用。老人、儿童及素体脾胃虚寒者慎用。忌食辛辣、油腻食物。

【规格贮藏】6g/丸。密封。

复方珍珠散

【处方组成】石决明（煅）、龙骨（煅）、白石脂（煅）、石膏（煅）、珍珠、人工麝香、冰片。

【功能主治】祛腐生肌、收湿敛疮。主治湿邪困阻证。症见口腔溃疡久不敛口、或其他痈疮溃烂、流脓溢水、新肉不生、久不收口。

【现代药理】具有抗炎、镇痛、调节免疫等作用。

【临床应用】复发性口腔溃疡等。临床以溃疡久不敛口为特征症状。

【用药特征】本成药用药以祛腐生新为主，兼能清热解毒。用药燥湿收涩，适用于湿邪久困，疮口难敛者。

【用法用量】取药粉适量，敷患处。

【使用注意】孕妇忌用。外用药，切勿入口。运动员慎用。

【规格贮藏】1.5g/瓶。密封。

清胃黄连丸（大蜜丸、水丸、片）

【处方组成】黄连、石膏、黄芩、栀子、连翘、知母、黄柏、玄参、地黄、牡丹皮、赤芍、天花粉、桔梗、甘草。

【功能主治】清胃泻火、解毒消肿祛痰。主治肺胃火盛证。症见口腔黏膜及牙龈充血水肿、咽干咽痛、口热口臭、便秘、尿黄、舌红苔黄、脉弦实数。

【现代药理】具有抗炎、镇痛等作用。

【临床应用】复发性口腔溃疡、急性口炎、急性咽炎、急性牙龈（周）炎等。临床以口舌生疮、咽痛及牙龈肿痛、便秘尿黄为特征症状。

【用药特征】本成药用药以泻火解毒为主，兼能祛痰。用药寒以泄热，甘以滋阴，升降相宜，适用于肺胃火盛者。

【用法用量】①大蜜丸：口服。一次1~2丸。一日2次。②水丸：口服。一次9g，一日2次。

【使用注意】孕妇慎用。阴虚火旺者慎用。体弱、年迈者慎用。不宜过量及久用。

【规格贮藏】①大蜜丸9g/丸。②水丸9g/袋。密封。

清热凉血丸

【处方组成】黄芩、地黄。

【功能主治】清热凉血、滋阴生津。主治上焦火盛证。症见牙痛、咽干咽痛、头晕目眩、口舌生疮、耳鸣、孕妇整日烦闷不安、心惊胆怯、舌红少苔、脉细数。

【现代药理】尚未检索到本成药相关的药理资料。

【临床应用】复发性口腔溃疡、急性口炎、急性咽炎、急性牙龈（周）炎等。临床以口舌生疮、咽痛及牙龈肿痛、心惊胆怯为特征症状。

【用药特征】本成药用药以滋阴清热为主。用药药简力专，主入心肝经，养泻同用，适用于上焦热盛者。

【用法用量】口服。一次6g，一日1～2次。

【使用注意】痰湿气郁之子烦忌服。忌食辛辣刺激性食物。

【规格贮藏】6g/丸。密封，置阴凉干燥处。

外用溃疡散

【处方组成】寒水石（凉制）、雄黄、朱砂、银朱、石决明（煅）、冰片、人工麝香。

【功能主治】生肌敛疮。主治湿热内盛证。症见口舌生疮、溃疡、咽喉红肿、皮肤溃烂、宫颈糜烂、舌红苔黄、脉滑数。

【现代药理】具有抗炎、抗菌、收敛保护等作用。

【临床应用】复发性口腔溃疡、急性口炎、急性咽炎、外伤感染、慢性子宫颈炎等。临床以口舌生疮、咽喉肿痛、皮肤溃烂为特征症状。

【用药特征】本成药用药以泻火解毒、祛腐散邪为主。用药寒凉，祛腐生肌作用明显，适用于湿热内聚而腐肉成脓者。

【用法用量】外用，涂患处。口腔用吸管吹入，每次少量，一日数次。妇科用专用器具放入，每次一支，一日1次，临睡前使用。

【使用注意】孕妇慎用。不宜长期大量使用。过敏体质、运动员慎用。溃疡面较大或创伤较深者慎用。

【规格贮藏】0.75g/支。密封，防潮。

牛黄至宝丸

【处方组成】连翘、栀子、大黄、芒硝、石膏、青蒿、陈皮、木香、广藿香、人工牛黄、冰片、雄黄。

【功能主治】清热解毒、泻火通便。主治胃热炽盛证。症见口燥咽干、头痛眩晕、目赤耳鸣、大便秘结、舌红苔黄腻、脉滑数。

【现代药理】尚未检索到本成药相关的药理资料。

【临床应用】急性口炎、便秘等。临床以口燥咽干、眩晕、大便秘结为特征症状。

【用药特征】本成药用药以泻火通便为主。用药苦寒去热，行气祛湿，适用于胃肠积热者。

【用法用量】口服。一次1～2丸，一日2次。

【使用注意】孕妇慎用。脾胃虚寒便秘、肝肾功能不全者慎用。不过久服。服用前应除去蜡皮、塑料球壳。不可整丸吞服。忌食辛辣香燥刺激性食物。

【规格贮藏】6g/丸。密封。

上清丸（片、胶囊）

【处方组成】菊花、黄芩（酒炒）、薄荷、连翘、黄柏（酒炒）、栀子、大黄（酒炒）、荆芥、防风、白芷、川芎、桔梗。

【功能主治】清热散风、解毒通便。主治风热火盛证。症见头晕耳鸣、目赤、口舌生疮、牙龈肿痛、鼻塞流涕、口干口热、便秘尿黄、舌红苔黄、脉弦数。

【现代药理】具有抗炎、解热、抗菌、升高白细胞等作用。

【临床应用】急性结膜炎、急性鼻窦炎、急性口炎、急性牙龈（周）炎等。临床以目赤、牙龈肿痛、鼻塞流涕为特征症状。

【用药特征】本成药用药以疏风清热为主，兼能解毒通便。用药辛以透邪，寒以散热，清上泻下，适用于火热内盛者。

【用法用量】①丸：口服。大蜜丸一次1丸，水丸一次6g，一日1～2次。②片：口服。一次5片，一日1～2次。③胶囊：口服。一次3粒，一日2次。

【使用注意】虚火上炎者慎用。老人、儿童、孕妇及素体脾胃虚寒者慎用。忌食辛辣、油腻食物。

【规格贮藏】①丸：大蜜丸9g/丸。密封。②片：0.3g/片。密封。③胶囊：0.35g/粒。密封。

胆木浸膏片（糖浆）

【处方组成】胆木。

【功能主治】清热解毒、消肿止痛。主治风热火盛证。症见咽痛、咽干、口舌生疮、喉核红肿、目赤、咳嗽咯痰、舌红苔黄、脉浮数。

【现代药理】具有解热、抗炎等作用。

【临床应用】急性结膜炎、急性扁桃体炎、急性结膜炎等。临床以咽痛、喉核红肿为特征症状。

【用药特征】本成药用药以清热解毒为主，兼能疏风清热、消肿止痛。适用于风热火盛者。

【用法用量】①片：口服。一次2～3片，一日3～4次。②糖浆：口服。一次10～15ml，一日3～4次。

【使用注意】孕妇慎用。忌食辛辣、油腻食物。

【规格贮藏】①片：0.5g/薄膜衣片。密封。②糖浆：10ml/支。密封。

黏膜溃疡散

【处方组成】青黛、儿茶、冰片。

【功能主治】清热解毒、收敛止痛。主治热毒内盛证。症见咽喉肿痛、咽干、口舌生疮、或见其他黏膜溃疡、舌红苔黄、脉洪数。

【现代药理】尚未检索到本成药相关的药理资料。

【临床应用】急性咽炎、复发性口腔溃疡等。临床以咽痛、口舌生疮为特征症状。

【用药特征】本成药用药以清热解毒为主，兼能生肌敛疮。用药主入心肝经，寒敛之性明显，适用于火毒内盛者。

【用法用量】涂擦或吹于患处，一日数次。

【使用注意】孕妇慎用。阴虚火旺、虚火上炎之口疮、咽喉痛忌用。忌食辛辣、油腻、鱼腥食物。

【规格贮藏】8g/瓶。密封，置阴凉干燥处。

口腔炎气雾剂（喷雾剂）

【处方组成】蒲公英、忍冬藤、皂角刺、蜂房。

【功能主治】清热解毒、消炎止痛。主治热毒内盛证。症见口舌生疮、疼痛、口腔溃疡、咽痛咽干、口渴、舌红苔黄、脉洪数。

【现代药理】尚未检索到本成药相关的药理资料。

【临床应用】口腔炎、口腔溃疡、急慢性咽喉炎等。临床以口舌生疮、咽痛为特征症状。

【用药特征】本成药用药以清热止痛为主，兼以攻毒排脓。用药寒温并用，适用于热邪内盛者。

【用法用量】口腔喷雾用。每次向口腔挤喷药液适量，一日3~4次，小儿酌减。

【使用注意】过敏体质者慎用。向口腔喷入药物时应屏住呼吸。忌辛辣刺激性食物。

【规格贮藏】20ml/瓶。密封，置阴凉干燥处。

附：火热内盛中成药特点比较

中成药名	功效		临床治疗主症	
	共同点	独有功效	相同主治	主治自身特点
锡类散	清热解毒	化腐敛疮	火热内盛证。症见牙龈肿痛，口舌生疮，口渴，小便黄赤，大便秘结	咽喉红肿疼痛、烦躁、便干尿黄
牛黄解毒丸（胶囊、软胶囊、片）		消肿止痛		牙龈肿痛，咽痛，目赤肿痛
口腔溃疡散（含片）		消肿止痛		口舌生疮，黏膜破溃，红肿灼痛
冰硼散		消肿止痛		牙龈红肿肿痛，咽喉疼痛
口咽清丸（阮氏上清丸）		降火、生津止渴		口舌生疮，咽痛，咽干，牙龈红肿
五福化毒丸		凉血消肿		口舌生疮，牙龈出血，单侧或双侧耳根肿痛、皮色变红，皮肤丘疹或小水疱，咽痛
比拜克胶囊		消肿止痛		牙龈肿痛，发热，烦躁，头痛，目赤
复方牛黄清胃丸		泻火通便		口舌生疮，糜烂溃疡，牙龈肿痛，咽部红肿，咽膈不利
牛黄清胃丸		清胃泻火、润燥通便		口舌生疮，牙龈肿痛，咽喉红肿疼痛，口热口臭
复方珍珠散		祛腐生肌，收湿敛疮		口腔溃疡久不敛口，或其他痈疡溃烂，流脓溢水，新肉不生，久不收口
清胃黄连丸（大蜜丸、水丸、片）		清胃泻火、消肿祛痰		口腔黏膜及牙龈充血水肿，咽干咽痛，口热口臭

续表

中成药名	功效		临床治疗主症	
	共同点	独有功效	相同主治	主治自身特点
清热凉血丸	清热解毒	凉血滋阴生津	火热内盛证。症见牙龈肿痛，口舌生疮，口渴，小便黄赤，大便秘结	牙痛，耳鸣，孕妇整日烦闷不安，心惊胆怯
外用溃疡散		生肌敛疮		口舌生疮，溃疡，咽喉红肿，皮肤溃烂，宫颈糜烂
牛黄至宝丸		泻火通便		口燥咽干，头痛，眩晕，目赤，耳鸣
上清丸（片、胶囊）		散火泻火通便		口舌生疮，牙龈肿痛，鼻塞流涕，头晕耳鸣，目赤
胆木浸膏片（糖浆）		消肿止痛		口舌生疮，咽痛，咽干，喉核红肿，目赤，咳嗽，咯痰
黏膜溃疡散		收敛止痛		口舌生疮，咽喉肿痛，或见其他黏膜溃疡
口腔炎气雾剂（喷雾剂）		消炎止痛		口舌生疮，疼痛，口腔溃疡，咽痛

二、阴虚火旺

口炎清颗粒（片）

【处方组成】天冬、麦冬、玄参、金银花、甘草。

【功能主治】滋阴清热、解毒消肿。主治阴虚火旺证。症见口腔黏膜破溃、反复发作、口渴口干、失眠、乏力、手足心热、便干尿黄、舌红苔薄黄、脉沉细数。

【现代药理】具有抗炎、抗溃疡等作用。

【临床应用】复发性口腔溃疡等。临床以口舌生疮反复发作为特征症状。

【用药特征】本成药用药以滋阴清热为主，兼能解毒消肿止痛。用药甘寒辛散，肺胃同治，适用于阴虚火旺者。

【用法用量】颗粒：口服。一次2袋，一日1~2次。片：口服。一次6片，一日1~2次。

【使用注意】老人、儿童慎服。脾胃积热，胃火炽盛及脾胃虚寒者慎用。忌食辛辣油腻食物。

【规格贮藏】颗粒：10g/袋；3g/袋（无蔗糖）。密封。片：0.36g/片。密封。

三、心脾湿热

复方珍珠口疮颗粒

【处方组成】珍珠、五倍子、苍术、甘草。

【功能主治】燥湿、生肌止痛。主治湿热蕴结证。症见口疮周围红肿、中间凹陷、表面黄白、灼热疼痛、口干口臭、舌红苔黄腻、脉滑数。

【现代药理】尚未检索到本成药相关的药理资料。

【临床应用】复发性口腔溃疡等。临床以为口舌生疮、灼热疼痛特征症状。

【用药特征】本成药用药以燥湿敛疮为主，兼能祛腐生肌。用药寒而不过，温而不燥，酸涩收敛，适用于心脾湿热蕴结者。

【用法用量】口服。每次1袋，开水100ml溶解，分次含于口中，每口含1~2分钟后缓缓咽下，10分钟内含完。一日2次。饭后半小时服用，疗程5天。

【使用注意】阴虚火旺、脾胃重寒者慎用。儿童、孕妇、哺乳期妇女、年老体弱、脾虚便溏者慎用。肝肾功能损害及贫血者慎用。不宜长期连续服用。忌食辛辣、油腻食物，戒烟酒。

【不良反应】少数患者服药后出现轻度恶心、上腹部不适。

【规格贮藏】10g/袋。密封。

第四篇

第 6 章 脱发

养血生发胶囊

【处方组成】熟地黄、当归、羌活、木瓜、川芎、白芍、菟丝子、天麻、制何首乌。

【功能主治】养血祛风、益肾填精。主治血虚风盛、肾精不足证。症见毛发松动或呈稀疏状脱落、毛发干燥或油腻、头皮瘙痒、舌红少苔或苔黄腻、脉细数或滑数。

【现代药理】具有养血、生发、止痒、抗过敏等作用。

【临床应用】斑秃、全秃、脂溢性脱发、病后脱发、产后脱发等。临床以脱发、毛发松动或呈稀疏状脱落、毛发干燥或油腻、头皮瘙痒为特征症状。

【用药特征】本成药用药以养血益肾填精为主，兼能祛风止痒。用药补散结合、肝肾同治、养血息风。适用于肾精不足、血虚风盛所致脱发。

【用法用量】①丸：口服。水蜜丸：一次60～120粒；大蜜丸一次1～2丸。一日2次。②胶囊：口服。一次2～4粒，一日2次。

【使用注意】孕妇禁用。肝功能不全者禁用。应注意监测肝生化指标，如发现肝生化指标异常或出现全身乏力、食欲不振、厌油、恶心、尿黄、目黄、皮肤黄染等可能与肝损伤有关的临床表现时，或原有肝生化检查异常、肝损伤临床症状加重时，应立即停药并就医。不超剂量、长期连续服用。老年人及肝生化指标异常、有肝病史者慎用。哺乳妇女服药期间应选择停止哺乳或停止使用本品。儿童应慎用。忌食辛辣、油腻、鱼腥食物，戒烟酒。

【不良反应】①消化系统：恶心、呕吐、厌食、食欲不振、口干、口苦、腹痛、腹泻、腹胀、胃痛、胃胀、胃不适、反酸、胃灼热感、便秘、尿黄、目黄、皮肤黄染等表现，转氨酶升高等肝生化指标异常。②皮肤及其附件：皮疹、瘙痒、面红。③全身性：乏力、发热。④心血管系统：胸闷、血压升高、潮红、心悸。⑤精神神经系统：头晕、头痛、失眠。

【规格贮藏】①丸：1g/10水蜜丸；9g/大蜜丸。②胶囊：0.4g/粒。密封。

活力苏口服液

【处方组成】制何首乌、淫羊藿、黄精（制）、枸杞子、黄芪、丹参。

【功能主治】益气补血、滋养肝肾。主治肝肾亏虚证。症见年老体弱、精神萎靡、失眠、健忘、眼花耳聋、脱发、须发早白、舌淡苔白、脉细无力。

【现代药理】尚未检索到本成药相关的药理资料。

【临床应用】脱发、须发早白等。临床以眼花耳聋、精神萎靡、失眠健忘、脱发、须发早白为特征症状。

【用药特征】本成药用药以补益肝肾为主，兼能益气活血。用药气血双补，肝肾并补，适用于气血不足，肝肾亏虚者。

【用法用量】口服。一次10ml，一日1次，临睡前服用。

【使用注意】孕妇、高血压、糖尿病患者慎用。外感或实热内盛者不宜服用。宜睡前服用。忌食油腻食物。

【规格贮藏】10ml/支。密封。

斑秃丸

【处方组成】地黄、熟地黄、制何首乌、当归、丹参、炒白芍、五味子、羌活、木瓜。

【功能主治】滋肾养肝、益精养血。主治肝肾亏虚证。症见毛发成片脱落、或至全部脱落、伴有眩晕、耳鸣、失眠、腰膝酸软、舌暗红少苔、脉细无力。

【现代药理】尚未检索到本成药相关的药理资料。

【临床应用】瘢痕性脱发等。临床以成片脱发、腰膝酸软、眩晕耳鸣、舌暗红为特征症状。

【用药特征】本成药用药以补益肝肾为主，兼能养血祛风。用药祛风养血，血行风自灭，肝肾并补，适用于油风属于肝肾不足者。

【用法用量】水蜜丸：口服。一次5g，一日3次。大蜜丸：口服。一次1丸，一日3次。

【使用注意】孕妇慎用。糖尿病患者禁用。不适用假发斑秃（患处头皮萎缩，不见毛囊口）及脂溢性皮炎。宜饭后服用。感冒发热病人不宜服用。忌食辛辣、生冷、油腻食物。

【规格贮藏】1g/10水蜜丸；9g/大蜜丸。密封。

附：脱发中成药特点比较

中成药名	功效		临床治疗主症	
	共同点	独有功效	相同主治	主治自身特点
养血生发胶囊	补益肝肾	养血祛风、益肾填精	肝肾亏虚。症见脱发，耳鸣，腰膝酸软	脱发、毛发松动或呈稀疏状脱落、毛发干燥或油腻、头皮瘙痒
活力苏口服液		益气补血		精神萎靡，失眠，健忘，眼花耳聋
斑秃丸		益精养血		毛发成片脱落、或至全部脱落

第 7 章　牙周病症

一、实火牙痛

齿痛消炎灵颗粒

【处方组成】石膏、地黄、青皮、青黛、牡丹皮、细辛、白芷、防风、荆芥、甘草。

【功能主治】疏风清热、凉血止痛。主治脾胃热盛证。牙痛、牙龈肿痛、头痛身热、口干口臭、便秘、舌红苔黄、脉数。

【现代药理】尚未检索到本成药相关的药理资料。

【临床应用】急性齿根尖周炎、智齿冠周炎、急性牙龈（周）炎等。临床以牙龈肿痛、口臭便秘为特征症状。

【用药特征】本成药用药以凉血止痛为主，兼能疏风清热。用药寒凉入血分，凉血祛风兼顾。适用于脾胃积热者。

【用法用量】开水冲服。一次1袋，一日3次，首次加倍。

【使用注意】孕妇禁用。老人、儿童、素体脾胃虚寒者慎用。服药时最好配合牙科治疗。忌食辛辣食物，戒烟酒。

【规格贮藏】10g/袋（无糖）。密封。

万通炎康片

【处方组成】苦玄参、肿节风。

【功能主治】疏风清热、解毒消肿。主治外感风热证。症见咽部红肿、牙龈红肿、疮疡肿痛、喉核红肿、牙龈肿痛或萎缩、口干口渴、吞咽困难、或局部红肿疼痛、化脓、舌红苔黄、脉浮数。

【现代药理】尚未检索到本成药相关的药理资料。

【临床应用】急性咽炎、慢性咽炎、扁桃体炎、牙龈炎、化脓性皮肤病等。临床以咽痛、喉核肿痛、牙龈肿痛为特征症状。

【用药特征】本成药用药以清热解毒为主，兼能滋阴生津。用药药简力专，标本兼顾，适用于风热外犯、肺胃火热者。

【用法用量】口服。薄膜衣片：小片一次3片，重症一次4片，一日3次；大片一次2片，重症一次3片，一日3次。糖衣片：一次6片，重症一次9片，一日3次；小儿酌减。

【使用注意】脾胃虚寒者慎用。老人、儿童、孕妇及素体脾胃虚弱者慎用。忌食辛辣、油腻食物。

【规格贮藏】片：0.35g/薄膜衣片；0.24g/薄膜衣片。密封。

牙痛一粒丸

【处方组成】蟾酥、朱砂、雄黄、甘草。

【功能主治】解毒消肿、杀虫止痛。主治火毒内盛证。症见牙龈缘、龈乳头充血肿胀、口热口干、口臭、便干尿黄、舌红苔黄、脉弦数。

【现代药理】尚未检索到本成药相关的药理资料。

【临床应用】牙龈（周）炎、龈乳头炎、龋病等。临床以牙龈充血水肿、口干口臭、便干为特征症状。

【用药特征】本成药用药以消肿止痛为主。用药苦寒直折，兼以解毒散结，适用于热毒内盛、火热瘀结者。

【用法用量】口服。每次取1~2丸，填入龋齿洞内或肿痛的齿缝处，外塞一块消毒棉花，防止药丸滑脱。

【使用注意】孕妇慎用。将含药后的唾液吐出，不可咽下。不宜过量或久用。外用不可入眼。

【规格贮藏】0.3g/125丸。密封。

新癀片

【处方组成】人工牛黄、肿节风、猪胆汁膏、肖梵天花、珍珠层粉、水牛角浓缩粉、三七、红曲、吲哚美辛。

【功能主治】清热解毒、活血化瘀、消肿止痛。主治火毒内盛、气滞血瘀证。症见咽喉肿痛、咽干、牙

痛、口臭、口干、胁痛、身目俱黄、口苦、尿黄、或皮肤疮疡、破溃、红肿热痛、舌红苔黄、脉数。

【现代药理】具有抗炎等作用。

【临床应用】急性咽炎、牙髓炎、牙周炎、智齿冠周炎、风湿性关节炎、类风湿关节炎、急慢性肝炎、胆囊炎、胆石症、化脓性皮肤病等。临床以咽痛、牙痛、胁痛、皮肤疮疡为特征症状。

【用药特征】本成药用药以清热解毒为主，兼能生肌消肿。用药寒而泄热，行以祛瘀，适用于火毒炽盛者。

【用法用量】口服。一次2~4片，一日3次；小儿酌减。外用。用冷开水调化，敷患处。

【使用注意】虚火喉痹、牙痛、风寒湿痹、外伤胁痛、阴疽漫肿者慎用。老人、孕妇、儿童及素体脾胃虚弱者慎用。本品含吲哚美辛，应参照该药注意事项。服药期间忌食辛辣油腻食物。

【不良反应】个别患者空腹服药后会有眩晕、咽干、倦怠、胃部嘈杂不适、轻度腹泻。

【规格贮藏】0.32g/片。密封。

齿痛冰硼散

【处方组成】硼砂、硝石、冰片。

【功能主治】散郁火、止牙痛。主治火热内盛证。症见口腔黏膜充血水肿、牙龈红肿疼痛、口干口渴、口热口臭、大便干、尿赤、舌红苔黄、脉弦数。

【现代药理】尚未检索到本成药相关的药理资料。

【临床应用】复发性口腔溃疡、急性口炎、急性牙龈（周）炎等。临床以牙龈红肿疼痛、便干尿赤为特征症状。

【用药特征】本成药用药以解毒止痛为主。用药凉而不俊，温而不燥，散火止痛作用较强，适用于火毒结聚者。

【用法用量】口服。吹敷患处。每次少量，一日数次。

【使用注意】阴虚火旺者慎用。老人、儿童、孕妇及脾胃虚弱者慎用。忌食辛辣、油腻食物。

【规格贮藏】3g/瓶。密封。

丁细牙痛胶囊

【处方组成】丁香叶、细辛。

【功能主治】清热解毒、疏风止痛。主治风热火盛证。症见牙痛阵作、遇风即发、受热加重、甚则齿痛连及头面部、或伴牙龈肿胀、口渴喜凉饮、便干溲黄、舌红苔黄、脉浮数。

【现代药理】具有镇痛、抗炎、抗菌等作用。

【临床应用】急性牙髓炎、急性根尖周炎等。临床以牙痛、遇热加重、口渴喜冷饮为特征症状。

【用药特征】本成药用药以辛温止痛为主。其止痛作用较强，清热解毒作用不足，适用于外感风热邪气者。

【用法用量】口服。一日3次，一次4~6粒，饭后白开水送服。

【使用注意】孕妇慎用。勿空腹服用。忌食辛辣、油腻食物。

【不良反应】偶有空腹服用后出现轻度胃部不适感。

【规格贮藏】0.3g/粒。密封。

复方牙痛酊

【处方组成】宽叶缬草、红花、凤仙花、樟木。

【功能主治】活血化瘀、消肿止痛。主治气滞血瘀证。症见牙痛、牙龈肿痛、痛处固定、或见龋齿、舌暗红少苔、脉细涩。

【现代药理】具有抗炎、镇痛等作用。

【临床应用】牙龈炎、龋齿等。临床以牙痛、痛处固定为特征症状。

【用药特征】本成药用药以活血化瘀为主，兼能清热、消肿定痛。用药寒湿并用、以寒为主。适用于气滞血瘀者。

【用法用量】口腔用药。一日3次，每5日为一疗程，用小棉球浸湿本品适量涂擦或置于患处，适时取出。

【使用注意】孕妇禁用。用药时最好配合牙科治疗。忌食辛辣、油腻食物。

【规格贮藏】10ml/瓶。密封。

速效牙痛宁酊

【处方组成】芫花根、地骨皮。

【功能主治】活血化瘀、理血止痛。主治气滞血瘀证。症见龋齿、牙痛、牙龈肿胀、或牙在受到外界刺激时产生疼痛、时间短暂、或见牙齿唇颊侧颈部硬组织缺

损、舌暗红少苔、脉细涩。

【现代药理】尚未检索到本成药相关的药理资料。

【临床应用】龋齿性急、慢性牙髓炎、牙本质过敏、楔状缺损等。临床以遇刺激产生牙痛为特征症状。

【用药特征】本成药用药以行气活血为主。用药寒温并用，行血凉血，祛瘀生新。适用于久病气血不畅，龋齿牙痛者。

【用法用量】孕妇慎用。外用适量，涂擦患牙处，或用药棉蘸取药液1～2滴塞入龋齿窝内。重症可反复使用。

【使用注意】孕妇慎用。忌生冷、油腻食物。

【规格贮藏】8ml/支。密封，置阴凉处。

二、寒热错杂牙痛

脱牙敏糊剂

【处方组成】四季青叶、高良姜、花椒。

【功能主治】辟秽解毒、散寒解热、消肿止痛。主治寒热错杂证。症见牙痛、尤以受到冷、热、酸、甜等刺激后加重、舌红苔黄、脉浮数。

【现代药理】尚未检索到本成药相关的药理资料。

【临床应用】牙齿敏感症等。临床以受刺激后牙痛为特征症状。

【用药特征】本成药用药以消肿止痛为主。用药入心肝经，寒温并用。适用于寒热错杂者。

【用法用量】外用。用棉签将患牙擦干，再用棉签蘸本品适量，于患牙敏感处来回涂擦，轻者涂擦数次，重者涂擦1～2分钟，每日3～4次。

【使用注意】涂药时保持患牙干燥。孕妇慎用。忌生冷、油腻食物。

【不良反应】用药局部有麻辣感，能耐受。

【规格贮藏】4g/支。密封。

附：实火牙痛和寒热错杂牙痛中成药特点比较

中成药名	功效		临床治疗主症	
	共同点	独有功效	相同主治	主治自身特点
齿痛消炎灵颗粒	疏风清热	凉血止痛	实火牙痛证。症见牙痛，牙龈肿痛，发热，口臭口干，便秘	牙痛，牙龈肿痛，头痛身热
万通炎康片		解毒消肿		牙龈肿痛，咽部红肿，疮疡肿痛，喉核红肿，吞咽困难，或局部红肿疼痛、化脓
牙痛一粒丸		杀虫消肿		牙龈缘、龈乳头充血肿胀、口热
新癀片		活血化瘀、解毒消肿		牙痛，咽喉肿痛，胁痛，身目俱黄，或皮肤疮疡，破溃，红肿热痛
齿痛冰硼散		散火止痛		口腔黏膜充血水肿，牙龈红肿疼痛
丁细牙痛胶囊		解毒止痛		牙痛阵作，遇风即发，受热加重，甚则齿痛连及头面部，或伴牙龈肿胀
复方牙痛酊		活血化瘀、消肿止痛		牙痛，牙龈肿痛，痛处固定，或见龋齿
速效牙痛宁酊		理血止痛		龋齿，牙痛，牙龈肿胀，或牙在受到外界刺激时产生疼痛，时间短暂，或见牙齿唇颊侧颈部硬组织缺损
脱牙敏糊剂		辟秽解毒、消肿止痛、散寒解热		牙痛，尤以受到冷、热、酸、甜等刺激后加重

三、虚火牙痛

补肾固齿丸

【处方组成】熟地、紫河车、骨碎补（盐水炙）、地黄、鸡血藤、山药、枸杞子、黄芪（炙）、丹参（酒炙）、郁金（醋炙）、五味子（酒炙）、茯苓、泽泻（盐水炙）、牛膝、漏芦、牡丹皮、野菊花、肉桂。

【功能主治】补肾固齿、活血解毒。主治阴虚火旺证。症见牙齿酸软、咀嚼无力、松动移位、龈肿齿衄，舌暗红苔白、脉沉细。

【现代药理】具有促肾上腺皮质功能等作用。

【临床应用】慢性牙周炎等。临床以牙齿酸软、咀嚼无力、松动为特征症状。

【用药特征】本成药用药以补肾固齿为主，兼以益气活血。用药补泻兼顾，阴阳双补，适用于肾虚火旺血瘀者。

【用法用量】口服。一次4g，一日2次。

【使用注意】孕妇忌服。高血压、心脏病、肝病、肾病、糖尿病等慢性病严重者慎用。儿童、哺乳期妇女、年老体弱者慎用。忌烟、酒及辛辣、生冷、油腻食物。

【规格贮藏】1g/30丸。密封。

西帕依固龈液

【处方组成】没食子。

【功能主治】健齿固龈、清血止痛。主治肝肾不足证。症见牙齿酸软、咀嚼无力、松动移位、牙龈出血、口舌生疮、咽喉肿痛、口臭、舌暗红少苔、脉沉细。

【现代药理】具有抗菌、消炎、镇痛等作用。

【临床应用】牙龈炎等。临床以牙齿酸软、牙龈出血为特征症状。

【用药特征】本成药用药以补益肝肾为主。用药苦温，补益气血，肝肾并补。适用于牙龈萎缩、咀嚼无力者。

【用法用量】含漱2~3天，吞服无妨。一次3~5ml，一日3~5次。

【使用注意】小儿、年老体弱者慎用。牙龈出血者应排除血液系统疾患后方可使用。忌食辛辣、油腻食物。

【规格贮藏】100ml/瓶。密封。

附：虚火牙痛中成药特点比较

中成药名	功效		临床治疗主症	
	共同点	独有功效	相同主治	主治自身特点
补肾固齿丸	补肾固齿	活血解毒	阴虚火旺证。症见牙齿酸软，咀嚼无力，潮热，腰膝酸软，口渴	牙齿酸软、咀嚼无力、松动移位、龈肿齿衄
西帕依固龈液		清血止痛		牙齿酸软，咀嚼无力，松动移位，牙龈出血，口舌生疮，咽喉肿痛，口臭

四、风冷牙痛

那如三味丸

【处方组成】诃子、荜茇、制草乌。

【功能主治】祛风止痛。主治风湿闭阻证。症见牙痛、关节疼痛、腰腿冷痛、咽痛、喉核红肿或见假膜附着、舌淡苔白、脉濡。

【现代药理】具有镇痛、抗炎、抑菌、抗病毒等作用。

【临床应用】风湿性关节炎、腰椎间盘突出症、牙周炎、白喉等。临床以牙痛、关节疼痛、腰腿冷痛为特征症状。

【用药特征】本成药用药以辛温祛风为主。用药辛燥苦温并用。适用于风寒湿邪困阻者。

【用法用量】口服。一次3~5粒，一日1次，临睡前服，或遵医嘱。

【使用注意】孕妇忌服。年老体弱、幼儿慎用。临睡前服。不可过量、久服。忌生冷、刺激性食物。

【规格贮藏】2g/10粒。密封，防潮。

第 1 章　阳痿（早泄、遗精）

一、肾阳不足

益肾灵颗粒（胶囊）

【处方组成】沙苑子、补骨脂（炒）、淫羊藿、韭菜子（炒）、附子（制）、覆盆子、金樱子、芡实（炒）、五味子、枸杞子、桑椹、女贞子、车前子（炒）。

【功能主治】温阳补肾。主治肾气亏虚、阳气不足证。症见阳事不举、临房早泄、精液稀薄、腰膝酸软、舌淡苔白、脉沉细。

【现代药理】具有雄激素样作用、保护肾功能等作用。

【临床应用】阳痿、早泄、遗精、弱精症。临床以阳事不举、精薄清冷、腰膝酸软、畏寒肢冷为特征症状。

【用药特征】本成药以补肾壮阳为主，用药阴阳并补，偏重于温补肾阳，适用于肾阳虚所致的阳痿、早泄、遗精或弱精症。

【用法用量】颗粒：开水冲服。一次1袋，一日3次。胶囊：口服。一次3～4粒，一日3次。

【使用注意】湿热下注、惊恐伤肾、肝气郁结所致阳痿者慎用。心火亢盛、心肾不交、湿热下注所致遗精、早泄者慎用。服药期间慎房事。忌食辛辣和饮酒。

【规格贮藏】颗粒：20g/袋；8g/袋（无蔗糖）。密封。胶囊：0.33g/粒。密封。

强龙益肾胶囊

【处方组成】鹿茸、阳起石、丁香、牡蛎、龙骨、防风、黄芪、海螵蛸、花椒目。

【功能主治】补肾壮阳、安神定志。主治肾阳不足证。症见阳事不举或举而易泄、伴有腰腿酸软、畏寒肢冷、疲乏无力、失眠多梦、心悸、腰腿酸痛、记忆衰退、舌淡苔薄、脉细。

【现代药理】尚未检索到本成药相关的药理资料。

【临床应用】阳痿、失眠。临床以阳事不举、早泄、心悸失眠、畏寒肢冷为特征症状。

【用药特征】本成药以补肾助阳、益精血，兴阳起痿为主，兼顾滋阴潜阳、安神定志、涩精止遗，本成药收敛固涩之功显著，佐以清热利水，使补而不滞，适用于肾阳虚所致的阳痿、早泄、失眠症。

【用法用量】口服。一次2～3粒，一日3次。

【使用注意】孕妇忌服。儿童禁用。高血压、糖尿病患者慎用。肝郁不舒、湿热下注、惊恐伤肾所致阳痿者慎用、痰热内扰、肝郁化火、阴虚火旺所致失眠者慎用。慎房事。忌饮酒，忌食生冷、辛辣食物。

【规格贮藏】0.4g/粒。密封。

蚕蛾公补片

【处方组成】雄蚕蛾（制）、蛇床子、仙茅、肉苁蓉、淫羊藿、盐补骨脂、盐菟丝子、人参、炒白术、当归、熟地黄、枸杞子。

【功能主治】补肾壮阳、养血、填精。主治肾阳虚损证。症见阳事不举或举而易泄、滑精、性功能减退、不育不孕伴腰膝酸软、舌淡苔白、脉沉细弱。

【现代药理】尚未检索到本成药相关的药理资料。

【临床应用】阳痿、早泄、性功能低下、不育症、不孕症。临床以阳事不举、早泄、性功能减退为特征症状。

【用药特征】本成药以补肾填精，壮阳起痿为主，兼顾补脾益气，滋阴养血之功效。长于温补肾阳，滋阴养血，益气补血，补肾填精，用药脾肾同补，阴阳兼顾，适用于肾阳虚证。

【用法用量】口服。一次3～6片，一日3次。

【使用注意】湿热所致阳痿、早泄者慎用。痰湿内阻、瘀阻胞宫所致不孕者慎用。忌房事。忌食生冷、油腻食物。

【规格贮藏】0.23g/片。密封。

海龙蛤蚧口服液

【处方组成】海龙、蛤蚧、鹿茸、淫羊藿（羊油炙）、羊鞭、阳起石、肉苁蓉、锁阳、羊外肾、莲须、菟丝子、韭菜子、蛇床子、肉桂、熟地黄、地黄、枸杞子、何首乌、川芎、当归、人参、黄芪、花椒、豆蔻、陈皮、沉香、泽泻、黄芩、甘草。

【功能主治】温肾壮阳、补益精血。主治肾阳虚衰证。症见腰膝酸软、面色无华、头目眩晕、阳痿、遗精、宫冷不孕、腰膝酸软、面色㿠白、头目眩晕、舌淡苔白、脉沉细弱。

【现代药理】尚未检索到本成药相关的药理资料。

【临床应用】阳痿、遗精、性功能障碍。临床以阳痿遗精、头晕、腰膝酸软、面色㿠白为特征症状。

【用药特征】本成药以温肾壮阳、补益精血、涩精止遗为主，兼顾理气健脾、燥湿泻浊。用药阴阳并行、脾肾兼顾，但总体偏于甘温，长于温补肾阳、滋补精血，适用于肾阳虚衰所致的阳痿、遗精。

【用法用量】口服。一次10ml，一日2次。

【使用注意】儿童、孕妇禁用。外感及高血压患者禁服。宜饭前服用。心脏病、肝病、糖尿病、肾病等慢性病患者应在医师指导下服用。湿热、阴虚火旺所致阳痿、遗精者慎用。服药期间忌房事。忌辛辣、生冷、油腻食物。

【规格贮藏】10ml/支。密封。

健阳片（胶囊）

【处方组成】淫羊藿提取物粉、蜈蚣粉、蜂王浆、甘草提取物粉。

【功能主治】补肾益精、助阳兴痿。主治肾阳虚衰证。症见阳事不举、举而易泄、腰膝酸软、乏力、舌淡苔薄、脉沉细。

【现代药理】具有提高性功能和改善肾阳虚证等作用。

【临床应用】阳痿、早泄、性功能障碍。临床以阳事不举、早泄、腰膝酸软为特征症状。

【用药特征】本成药以补肾壮阳，填精益血为主，兼顾通络散瘀。用药以壮阳为主，兼顾健脾，滋补强壮兴痿之功较强，适用于肾阳不足所致的阳痿、早泄症状。

【用法用量】①片：黄酒或温开水送服。一次4片，一日2次，早晚服。②胶囊：黄酒或温开水送服。一次3粒，一日2次，早晚服。

【使用注意】肝、肾功能不全者慎用。湿热蕴结、肝郁不舒所致阳痿、早泄者慎用。防止身受寒湿及劳累。忌房事过度和生冷。

【规格贮藏】①片：0.64g/片。密封。②胶囊：0.4g/粒。密封。

强阳保肾丸

【处方组成】炙淫羊藿、酒肉苁蓉、盐补骨脂、阳起石（煅，酒淬）、沙苑子、盐胡芦巴、蛇床子、韭菜子、醋五味子、覆盆子、麸炒芡实、肉桂、盐小茴香、制远志、茯苓。

【功能主治】补肾助阳。主治肾阳不足证。症见腰酸腿软、精神倦怠、阳事不举、举而易泄、疲倦乏力、舌淡苔薄、脉沉细。

【现代药理】尚未检索到本成药相关的药理资料。

【临床应用】阳痿、遗精、性功能障碍。临床以阳痿遗精、腰酸腿软、精神倦怠、畏寒、健忘为特征症状。

【用药特征】本成药以补肾壮阳、填精益血、壮筋骨为主，兼顾祛寒湿、补火助阳、益气补虚、安神定志。本成药长于温暖下元、安神益智，能改善下元虚冷、心神不安，适用于肾阳不足所致的腰膝酸软、阳痿早泄。

【用法用量】口服。一次4丸，一日2次。

【使用注意】肝郁不舒、湿热下注、惊恐伤肾所致阳痿者慎用。阴虚火旺、湿热下注所致遗精者慎用。忌食生冷食物和房事。

【规格贮藏】6g/100丸。密封。

温肾助阳药酒

【处方组成】淫羊藿、肉苁蓉、巴戟天、韭菜子、蛤蚧、阳起石、葱子、补骨脂、菟丝子、熟地黄、山茱萸、山药、泽泻（制）、牡丹皮、茯苓、制何首乌、枸杞子、蜂蜜。

【功能主治】温肾助阳。主治肾阳不足证。症见腰膝酸软、畏寒怕冷、精神萎靡、阳痿不举、舌淡苔白、脉沉细。

【现代药理】具有雄性激素样作用。

【临床应用】阳痿、性功能障碍。临床以阳事不举、畏寒、腰膝酸软为特征症状。

【用药特征】本成药长于温补肾阳，兼以滋阴补血、益精，使得阳的阴助则生化无穷，用药具有阴阳并补，以补阳为主的特点，适用于肾阳虚致腰膝酸软、阳痿、早泄。

【用法用量】口服。一次10～20ml，一日2次。1个月为一疗程，必要时可用2个疗程或遵医嘱。

【使用注意】酒精过敏者禁用。肝肾功能异常慎用。肝郁不舒、湿热下注、惊恐伤肾所致阳痿者慎用。忌辛辣食物和房事。

【规格贮藏】10ml/瓶；50ml/瓶；250ml/瓶；450ml/瓶。密封，置阴凉处。

仙乐雄胶囊

【处方组成】淫羊藿、鹿茸、狗鞭、牛鞭、人参、熟地黄。

【功能主治】温补肾气、益精助阳。主治肾阳不足、精气亏损证。症见的腰膝酸软、头昏耳鸣、惊悸健忘、阳痿不举、畏寒肢冷、舌淡苔少、脉沉细。

【现代药理】具有提高性功能、促进性腺发育、壮阳等作用。

【临床应用】阳痿、性功能障碍、卵巢早衰、不育症、不孕症。临床以阳事不举、腰膝酸软、畏寒、惊悸健忘为特征症状。

【用药特征】本成药以温肾强阳、补益精血为主，兼顾大补元气、滋阴益精。用药温补肾阳为主，以血肉有情之品助阳兴痿，兼有补气填精之药，适用于肾阳不足、精血亏损者。

【用法用量】口服。一次1～2粒，一日3次。

【使用注意】下焦湿热、阴虚火旺、惊恐伤肾者慎用。忌辛辣食物和房事。

【规格贮藏】0.3g/粒。密封。

颐和春胶囊

【处方组成】淫羊藿、蛇床子、附子（制）、狗肾（制）、鹿茸（去毛）、鹿鞭（制）、锁阳、覆盆子、韭菜子（炒）、人参、沙参、熟地黄、川牛膝、路路通、冰片。

【功能主治】补肾壮阳、健脑强心。主治肾阳虚衰证。症见阳事不举、举而易泄、遗精滑泄、精冷不育、腰膝酸软、疲倦乏力、面色无华、舌淡胖苔薄白、脉沉迟。

【现代药理】具有提高免疫功能等作用。

【临床应用】阳痿、遗精、性功能低下、不育症。临床以阳事不举、遗精早泄、腰膝酸软、面色无华为特征症状。

【用药特征】本成药以温肾壮阳、强筋壮骨、补火助阳为主，兼顾滋阴补血、益气活血，行气通络。本成药长于益气温阳，用于肾阳虚所致阳痿、遗精等。

【用法用量】口服。一次4～5粒，一日2次。

【使用注意】肝郁不舒、湿热下注、惊恐伤肾所致阳痿者慎用。阴虚火旺、肝经湿热所致遗精者慎用。忌辛辣食物和房事。

【规格贮藏】0.3g/粒。密封。

添精补肾膏

【处方组成】党参、淫羊藿、茯苓、酒肉苁蓉、当归、盐杜仲、锁阳（酒蒸）、龟甲胶、制远志、炙黄芪、狗脊、熟地黄、巴戟天（酒制）、枸杞子、川牛膝、鹿角胶。

【功能主治】温肾助阳、补益精血。主治肾阳亏虚、精血不足证。症见阳事不举、举而易泄、腰膝酸软、精神萎靡、疲倦乏力、畏寒怕冷、面色无华、舌淡苔薄白、脉沉细。

【现代药理】具有雄性激素样作用。

【临床应用】阳痿、遗精、早泄、性功能低下。临床以腰膝酸软、精神萎靡、畏寒怕冷、阳痿遗精为特征症状。

【用药特征】本成药以补肾助火、兴阳起痿、补益精血为主，兼顾健脾益气，宁心。本成药长于填精益血，益气作用不强。适用于肾阳亏虚、精血不足所致阳痿、遗精等。

【用法用量】口服。冲服或炖服。一次9g，或遵医嘱。

【使用注意】孕妇禁用。伤风感冒忌服。实热内盛者不宜。糖尿病患者慎用。肝郁不舒、湿热下注、惊恐伤肾所致阳痿者慎用。阴虚火旺、肝经湿热所致

的遗精者慎用。忌食辛辣、油腻食物，忌饮酒，慎房事。

【规格贮藏】50g/瓶。密封，置阴凉干燥处。

回春胶囊

【处方组成】海马、鹿鞭、牛鞭（制）、狗肾（制）、鹿角胶、仙茅（制）、阳起石（煅）、肉苁蓉、韭菜子、淫羊藿、刺五加浸膏、黄柏（盐制）、蛤蚧、五味子。

【功能主治】补肾、助阳、益精、润燥。主治肾阳亏虚证。症见腰痛、神疲健忘、阳痿不举、舌淡苔薄、脉沉细。

【现代药理】尚未检索到本成药相关的药理资料。

【临床应用】阳痿、性功能障碍、神经衰弱、腰肌劳损等。临床以阳痿、失眠、腰痛、健忘为特征症状。

【用法用量】口服。一次4粒，一日3次。淡盐水送下。

【用药特征】本成药以补肾壮阳为主，辅以补气，宁心神，泻火坚阴，用药以补为主，补中有泻，补而不滞，滋阴作用弱。适用于肾阳亏虚所致的腰膝酸软、阳痿、健忘等。

【使用注意】阴虚火旺者、感冒者慎用。久用出现烦热、咽痛时宜停服。忌食辛辣、油腻食物。

【不良反应】久服可见烦热、咽痛。

【规格贮藏】0.3g/粒。密封。

肾宝合剂（糖浆）

【处方组成】蛇床子、补骨脂、小茴香、淫羊藿、胡芦巴、菟丝子、肉苁蓉、制何首乌、枸杞子、熟地黄、五味子、金樱子、覆盆子、红参、黄芪、茯苓、白术、山药、当归、川芎、炙甘草、车前子。

【功能主治】调和阴阳、温阳补肾、扶正固本。主治肾阳亏虚、精气不足证。症见腰腿酸痛、精神不振、夜尿频多、畏寒怕冷、妇女月经过多、白带清稀、舌淡苔薄白、脉沉细。

【现代药理】具有激素样作用、改善性功能、预防肾萎缩等作用。

【临床应用】性功能障碍、功能性子宫出血、腰肌劳损、慢性盆腔炎、遗尿等。临床以阳痿、遗精、月经过多、腰痛、带下清稀为特征症状。

【用药特征】本成药以温肾壮阳、补肾阳益精血为主，兼顾固精止遗，益气活血，健脾摄血，泻肾虚火。用药滋补作用强，兼以收涩，适用于肾阳亏虚、精气不固所致的阳痿、遗精、腰痛、月经过多、带下等。

【用法用量】口服。一次10~20ml，一日3次。

【使用注意】孕妇忌服。儿童禁用。脾胃虚弱、呕吐泄泻、腹胀便溏、咳嗽痰多者慎用。感冒病人不宜。高血压、糖尿病患者应在医师指导下服用。用本品同时不宜服用藜芦、五灵脂、皂荚或其制剂。不宜喝茶和吃萝卜。宜饭前服用。忌油腻食物。

【规格贮藏】10ml/支；100ml/瓶；150ml/瓶；200ml/瓶。密封，置阴凉处。

巴戟口服液（胶囊）

【处方组成】巴戟天、狗脊、杜仲、续断、淫羊藿（叶）、仙茅、肉苁蓉、覆盆子、党参、黄芪、何首乌、熟地黄、当归、枸杞子、金樱子、甘草。

【功能主治】补肾壮腰、固精止遗、调经。主治肾阳虚证。症见阳事不举、举而易泄、遗精滑精、精冷而稀、腰膝酸软、神疲乏力、夜尿频多、月经量少甚至停经、舌淡苔薄、脉沉细弱。

【现代药理】具有提高附性器官重量、提高性激素水平、增强性功能等作用。

【临床应用】性功能障碍、阳痿、早泄、遗精、弱精症、少精症、月经失调。临床以阳痿、早泄、腰膝酸软、月经量少或闭经为特征症状。

【用药特征】本成药以补肾壮阳、强筋壮骨为主，兼顾健脾益气、滋补肝肾、养血调经、固精止遗。本成药强壮腰膝的作用强，适用于肾阳虚证之阳痿、早泄、月经量少或闭经等。

【用法用量】口服。一次10ml，一日3次。

【使用注意】儿童、孕妇禁用。肾阴虚者禁服。阴虚火旺者、感冒者慎用。平素月经正常，突然出现月经过多或过少，或经期错后，或阴道不规则出血，应去医院就诊。高血压、心脏病、肝病、糖尿病、肾病等慢性病患者应在医师指导下服用。忌食辛辣、生冷、油腻食物。

【规格贮藏】10ml/支。密封，置阴凉处（不超过20℃）。

延龄长春胶囊

【处方组成】鹿茸（去毛）、人参、鹿鞭、狗鞭、猪睾丸、狗骨、蛇床子、淫羊藿（炙）、煅钟乳石、海马、大海米、蛤蚧（去头足）、山茱萸、熟地黄、黄精（酒制）、制何首乌、龟甲胶。

【功能主治】补肾、填精补髓、纳气平喘。主治肾阳不足、精血亏虚证。症见阳事不举、举而易泄、腰膝酸软、四肢寒冷、体倦乏力、须发早白、神疲消瘦、舌淡苔白、脉沉细。

【现代药理】尚未检索到本成药相关的药理资料。

【临床应用】阳痿、早泄、性功能障碍、腰肌劳损。临床以阳痿、早泄、腰痛肢冷为特征症状。

【用药特征】本成药以补肾壮阳、补气益精血为主，兼顾滋阴。用药阴阳并补、精血同调、阴中求阳、阳中求阴。适用于肾阳不足，精血亏虚所致的阳痿、早泄、腰痛、须发早白等。

【用法用量】口服。一次4~6粒，一日2~3次。

【使用注意】孕妇禁用。阴虚阳亢、血分有热、胃火炽盛、肺有痰热、外感热病者慎服。服用本品同时不宜服用藜芦、五灵脂、皂荚或其制剂。不宜喝茶和吃萝卜。宜饭前服用。忌食油腻、生冷食物。

【规格贮藏】0.3g/粒。密封，置阴凉处。

锁阳固精丸

【处方组成】锁阳、肉苁蓉（蒸）、制巴戟天、补骨脂（盐炒）、菟丝子、杜仲（炭）、鹿角霜、韭菜子、熟地黄、山茱萸（制）、牡丹皮、山药、茯苓、泽泻、知母、黄柏、芡实（炒）、莲子、莲须、煅牡蛎、龙骨（煅）、八角茴香、牛膝、大青盐。

【功能主治】温肾固精。主治肾阳不足证。症见腰膝酸软、头晕耳鸣、遗精早泄、阳事不举、举而不坚、舌淡苔薄、脉细。

【现代药理】尚未检索到本成药相关的药理资料。

【临床应用】阳痿、早泄、性功能障碍。临床以腰膝酸软、头晕耳鸣、遗精早泄为特征症状。

【用药特征】本成药以补肾壮阳、收敛固涩为主，辅以补肾滋阴。用药阴阳相济、兼顾降火、散寒理气、引热下行。用药长于涩精止遗，适用于肾阳虚所致阳痿早泄、腰膝酸软之轻症。

【用法用量】水蜜丸：口服。一次6g，一日2次。大蜜丸：口服。一次1丸，一日2次。

【使用注意】阴虚火旺、湿热下注、劳伤心脾所致的遗精、早泄者慎用。感冒发热病人不宜。高血压、心脏病、肝病、糖尿病、肾病等慢性病严重者应在医师指导下服用。忌饮酒、辛辣、不易消化食物。

【规格贮藏】水蜜丸：10g/100丸。密封。大蜜丸：9g/丸。密封。

生精胶囊

【处方组成】鹿茸、枸杞子、人参、冬虫夏草、菟丝子、沙苑子、淫羊藿、黄精、何首乌、桑椹、补骨脂、骨碎补、仙茅、金樱子、覆盆子、杜仲、大血藤、马鞭草、银杏叶。

【功能主治】补肾益精、滋阴壮阳。主治肾阳不足证。症见腰膝酸软、头晕耳鸣、神疲乏力、男子无精、少精、弱精、精液不液化或液化不良、畏寒肢冷、舌淡、脉细。

【现代药理】具有诱导精原细胞快速生长与增殖、提高雄性去势大鼠阴茎海绵体内压、改善勃起功能、增加睾丸曲细精管内生殖细胞数目和睾丸内精子数目、增加精子存活率等作用。

【临床应用】性功能障碍、阳痿、少精症、弱精症、不育症。临床以无精、少精、弱精、精液液化不良或功能减弱、腰膝酸软、头晕耳鸣、神疲乏力为特征症状。

【用药特征】本成药以补肾壮阳、益精血为主，兼顾补益气血、滋阴固肾涩精、活血化瘀。长于补肾益精，适用于肾阳不足之无精、少精、弱精、精液不液化等。

【用法用量】口服。一次4粒，一日3次。

【使用注意】阴虚火旺者禁用。忌食生冷。

【不良反应】个别患者服药后可出现头晕、恶心。

【规格贮藏】0.4g/粒。密封。

复方玄驹胶囊

【处方组成】黑蚂蚁、淫羊藿、枸杞子、蛇床子。

【功能主治】温肾、壮阳、益精。主治肾阳虚证。症见阳痿不举、举而不坚、少腹阴器发凉、精冷滑泄、

神疲乏力、腰膝酸软、性欲低下、舌淡苔白、脉沉细弱。

【现代药理】具有增强性器官和性激素、增强免疫功能等作用。

【临床应用】阳痿、性功能障碍、前列腺炎。临床以阳痿、少腹阴器发凉、遗精、精冷为特征症状。

【用药特征】本成药以温肾壮阳、益精血为主。用药以甘温甘平为主，兼用血肉有情之物温肾填精涩遗，适用于肾阳虚所致的阳痿、滑精等。

【用法用量】口服。一次3粒，一日3次。疗程为4周。

【使用注意】阴虚火旺者慎用。宜饭后服。忌食生冷。

【不良反应】少数患者可出现皮肤过敏、恶心、胃胀、胃脘灼热感。

【规格贮藏】0.42g/粒。密封。

男宝胶囊

【处方组成】鹿茸、海马、阿胶、牡丹皮、黄芪、驴肾、狗肾、人参、当归、杜仲、肉桂、枸杞子、菟丝子、附子、巴戟天、肉苁蓉、熟地黄、茯苓、白术、山茱萸、淫羊藿、补肾脂、覆盆子、胡芦巴、麦冬、锁阳、仙茅、川续断、牛膝、玄参、甘草。

【功能主治】壮阳补肾。主治肾阳不足证。症见性欲淡漠、阳痿滑泄、阳事不举、或举而易泄、腰膝酸软、疲倦乏力、阴囊湿冷、精神萎靡、食欲不振、舌淡苔白、脉沉细。

【现代药理】具有雄激素样作用、增强机体免疫功能、改善精液的异常、促进肝脾DNA合成等作用。

【临床应用】阳痿、早泄、性冷淡、性功能障碍。临床以性欲淡漠、阳事不举、早泄、乏力为特征症状。

【用药特征】本成药以温肾壮阳。益精血强筋骨为主，兼顾补气养血、活血化瘀、温里散寒、滋阴除湿。用药脾肾同补，阴阳并调，气血兼顾，以温补为主，适用于肾阳虚所致的性欲低下、阳痿、早泄等。

【用法用量】口服。一次2～3粒，一日2次，早晚服。

【使用注意】阴虚火旺者慎用。服药期间忌房事。忌食生冷、油腻食物。

【规格贮藏】0.3g/粒。密封。

补肾斑龙片

【处方组成】鹿茸、鹿角胶、柏子仁霜、鹿角霜、酸枣仁（炒）、黄芪、人参、当归（酒制）、淫羊藿（制）、附子（制）、肉苁蓉、熟地黄、韭菜子。

【功能主治】补肾壮阳、填精益髓。主治肾虚证。症见阳事不举、临房早泄、遗精滑泄、性欲低下、腰腿酸软、舌淡苔薄、脉沉细。

【现代药理】尚未检索到本成药相关的药理资料。

【临床应用】阳痿、早泄、遗精、性欲减退、性冷淡。临床以阳事不举、早泄、性欲低下、疲倦乏力为特征症状。

【用药特征】本成药以补肾壮阳。填精益髓为主，兼以滋阴补益气血。用药以温补助阳为主，兼能健脾益气补血，脾肾兼顾，长于补肾，助阳，适用于肾虚所致的阳痿、早泄、遗精。

【用法用量】口服。一次4～6片，一日3次。

【使用注意】高血压患者忌服。阴虚火旺者慎用。服药期间忌房事。忌食生冷、油腻食物。

【规格贮藏】0.3g/片。密封。

仙茸壮阳片

【处方组成】鹿茸（去毛）、仙茅、淫羊藿、巴戟天（盐制）、肉苁蓉、枸杞子、刺五加浸膏、何首乌（制）。

【功能主治】补肾壮阳。主治肾阳虚证。症见阳痿早泄、遗精滑泄、性欲低下、腰腿酸软、畏寒肢冷、舌淡苔薄、脉沉细。

【现代药理】尚未检索到本成药相关的药理资料。

【临床应用】阳痿。临床以畏寒肢冷、阳事不举或举而易泄为特征症状。

【用药特征】本成药长于温肾壮阳，兼能补肾填精。用药甘温补益为主，适用于肾虚阳痿、早泄、体虚、肾寒。

【用法用量】口服。一次3片，一日2次。

【使用注意】孕妇慎用。儿童、阴虚火旺者慎用。服药期间忌房事。忌食生冷、油腻、不易消化的食物。

【规格贮藏】0.38g/粒。密封。

第五篇

阳春胶囊

【处方组成】鹿茸、水貂鞭粉、羊鞭胶、狗肾胶、淫羊藿、熟地黄、制何首乌、枸杞子、菟丝子、肉苁蓉、炙黄芪、阳起石（煅）、山药。

【功能主治】补肾、益精补虚。主治肾虚证。症见头昏耳鸣、腰膝酸软、神疲健忘、阳痿不举、性欲低下、早泄滑精、舌淡苔薄、脉沉细。

【现代药理】具有雄性激素样作用、增强免疫功能等作用。

【临床应用】阳痿、早泄、性欲减退、神经衰弱。临床以阳事不举、早泄、腰膝酸软、记忆力减退为特征症状。

【用药特征】本成药以温肾壮阳、补肾精为长，兼以补益气血。用药以较多血肉有情之品，填精补髓功能较强，适用于肾虚所致阳痿、神疲健忘症。

【用法用量】口服。一次4粒，一日3次。淡盐水送下。

【使用注意】孕妇忌服。阴虚火旺者禁服。阴虚阳亢、血分有热、胃火炽盛、肺有痰热、外感热病者慎服。宜饭前服用。年老体弱者、高血压、糖尿病患者应在医师指导下服用。忌油腻食物。

【规格贮藏】0.25g/粒。密闭，防潮。

蚕茸柱天胶囊

【处方组成】蚕蛾（制）、淫羊藿（羊油炙）、巴戟天、熟地黄、山药、山茱萸、枸杞子、菟丝子（蒸）、鹿茸、杜仲（炭）、当归（炒）、肉桂、附子（制）、蜈蚣（酒制）、天麻、人参、鹿鞭。

【功能主治】温补肾阳、填补精血。主治肾阳不足证。症见久病体虚、神疲乏力、饮食少进、大便不实、畏寒肢冷、腰膝酸软、阳痿不举、舌淡苔薄白、脉沉细。

【现代药理】具有改善肾阳虚症状的作用。

【临床应用】阳痿、早泄、遗精、性功能障碍、性欲减退。临床以畏寒肢冷、腰膝酸软、阳事不举、早泄为特征症状。

【用药特征】本成药以温补肾阳、填补精血为主，兼以疏通经脉。用药多为温肾壮阳之品，兼能滋补肝肾，益气精血，适用于肾阳不足所致的阳痿、腰膝酸软等。

【用法用量】口服。每次2粒，一日2次。

【使用注意】阴虚火旺者慎服。不宜过量久用。服药期间忌房事。忌生冷。

【规格贮藏】0.4g/粒。密封。

鱼鳔补肾丸

【处方组成】鱼鳔胶（蛤粉炒）、枸杞子、莲须、肉苁蓉、巴戟天（盐炙）、杜仲（盐炙）、当归、菟丝子（盐炙）、补骨脂（盐炙）、茯苓、淫羊藿（羊油炙）、肉桂、沙苑子（盐炙）、牛膝（炒）、附片（砂炒）。

【功能主治】补肾益精。用于肾阳虚弱，肾精亏损证。症见头昏眼花、耳鸣、腰痛膝软、阳痿、早泄、梦遗滑精、精冷不育、宫冷不孕、面色发黑、舌淡苔白滑、脉沉细。

【现代药理】具有增强性功能的作用。

【临床应用】阳痿、早泄、遗精、性功能障碍、不育症、不孕症、失眠。临床以阳痿、遗精早泄、头昏眼花、耳鸣、腰痛膝软为特征症状。

【用药特征】本成药温补肾阳，滋阴填精。用药以补肾益精为长，具有阴阳并补，精血同调的特点。适用于肾阳不足、肾精亏虚者。

【用法用量】口服。一次15丸，一日2次。

【使用注意】孕妇及哺乳期妇女禁服。阴虚阳亢、血分有热、胃火炽盛、肺有痰热、外感热病者慎服。宜饭前服用。年老体弱者、高血压、糖尿病患者应在医师指导下服用。忌油腻食物。

【规格贮藏】9g/丸。密封。

蚕蛹补肾胶囊

【处方组成】雄柞蚕蛹、刺五加、海龙、熟地黄、淫羊藿（羊脂制）、枸杞子。

【功能主治】温肾助阳。主治肾阳虚衰证。症见阳痿早泄、遗精梦遗、腰膝酸软、四肢乏力、舌淡苔白、脉沉细。

【现代药理】尚未检索到本成药相关的药理资料。

【临床应用】阳痿、早泄、遗精、性功能障碍。临床以为阳事不举、早泄、腰膝酸软为特征症状。

【用药特征】本成药长于温补肾阳、兼能滋阴养血。

用药以补阳为主，以血肉有情之品助阳兴痿，佐以滋阴养血之品，使阳得阴助则生化有源，适用于肾阳虚衰者。

【用法用量】饭后口服。一次2粒，一日2次；或遵医嘱。

【使用注意】儿童、孕妇禁用。阴虚火旺者禁服。高血压、心脏病、糖尿病、肝病、肾病等慢性病患者应在医师指导下服用。感冒发热病人不宜。忌辛辣、生冷、油腻食物。

【规格贮藏】0.5g/粒，密封。

龙鹿胶囊（丸）

【处方组成】人参、鹿茸、淫羊藿、狗鞭、驴鞭、熟地黄、山茱萸、五味子（酒蒸）、海龙、附子（制）、补骨脂（盐水炙）、肉苁蓉、锁阳、巴戟天、枸杞子、麦冬、山药（麸炒）、当归、黄芪、白术（土炒）、茯苓、菟丝子、覆盆子、牡丹皮、杜仲、续断。

【功能主治】温肾壮阳、益气滋肾。主治元气亏虚证。

症见精神萎靡、食欲不振、男子阳衰、精寒无子、遗精阳痿、举而不坚、女子宫寒、久不孕育、舌淡苔薄、脉沉细。

【现代药理】尚未检索到本成药相关的药理资料。

【临床应用】阳痿、遗精、性功能障碍、不育症、不孕症、性欲减退。临床以阳事不举、早泄、不育不孕为特征症状。

【用药特征】本成药以温肾壮阳、益气滋肾为长，兼以健脾益气、滋阴补肾。用药以补益肾阳为主，兼以益气阴，泻相火，具有阴阳并补，以补阳为主，气精血并调，以补气为主的特点，适用于肾元虚衰所致的阳痿、早泄、不孕症。

【用法用量】①胶囊：口服。一次3~5粒，一日3次。②丸：口服。一次3~5丸，一日3次。

【使用注意】儿童、孕妇禁用。阴虚火旺者禁服。运动员慎用。感冒发热病人不宜。忌辛辣、生冷、油腻食物。

【规格贮藏】胶囊：0.2g/粒。密封。丸：0.2g/丸。密封。

附：肾阳不足阳痿（早泄、遗精）中成药特征比较

中成药名	功效		临床治疗主症	
	共同点	独有功效	相同主治	主治自身特点
益肾灵颗粒胶囊	温阳补肾	收敛固涩 健脾滋阴	肾气亏虚、阳气不足证。症见阳痿、早泄、遗精或弱精症	阳事不举，精薄清冷，精神萎靡，腰膝酸软，畏寒肢冷，滑精
强龙益肾胶囊		滋阴潜阳 安神定志		阳痿、早泄、失眠、畏寒肢冷、记忆衰退
蚕蛾公补片		补脾益气 滋阴养血		阳事不举或举而易泻，滑精，不孕，伴腰膝酸软
海龙蛤蚧口服液		补益精血 理气健脾		阳痿、遗精、宫冷不孕、面色无华、腰膝酸软
健阳片（胶囊）		舒肝行气 活血化瘀		阳事不举，举而易泻，腰膝酸软
强阳保肾丸		祛寒安神		腰膝酸软、乏力、阳痿、早泄
温肾助阳药酒		滋阴补血		腰膝酸软、畏寒怕冷、精神萎靡、阳痿不举
仙乐雄胶囊		益气助阳 补肾填精		阳痿不举、头昏、耳鸣、畏寒肢冷
颐和春胶囊		健脑强心		举而易泻，腰膝酸软、乏力，面色无华

续表

中成药名	功效		临床治疗主症	
	共同点	独有功效	相同主治	主治自身特点
添精补肾膏	温阳补肾	补益精血 益气健脾 宁心安神	肾气亏虚、阳气不足证。症见阳痿、早泄、遗精或弱精症	腰膝酸软、精神萎靡、畏寒怕冷、阳痿遗精
回春胶囊		益精润燥		腰痛、神疲、健忘、阳痿
肾宝合剂 （糖浆）		调和阴阳		阳痿遗精、腰痛、月经过多，带下
巴戟口服液 （胶囊）		固精止遗 调经壮腰		神疲乏力、阳痿、早泄、月经不调、闭经
延龄长春胶囊		填精补髓 纳气平喘		腰膝酸痛、畏寒肢冷、阳痿早泄、须发早白
锁阳固精丸		温肾固精 滋阴泻火		头晕耳鸣、遗精早泄、腰膝酸软
生精胶囊		滋阴固肾 补益气血		神疲乏力、无精、少精、弱精、精液不液化
复方玄驹胶囊		益精 祛湿散寒		少腹阴器发凉，精冷滑泄，肢冷尿频，性欲低下，形寒肢冷，腰膝酸软，面色苍白，四肢屈伸不利
男宝胶囊		温里散寒 滋阴除湿		性欲淡漠，阳痿滑泄，肾囊湿冷，精神萎靡，食欲不振
补肾斑龙片		填精益髓 补益气血		阳痿、早泄、腰膝酸软、性欲减退
阳春胶囊		益精补虚		头昏耳鸣，腰膝酸软，神疲健忘，阳痿不举
仙茸壮阳片		补益精血		体虚、阳痿肾寒
蚕茸柱天胶囊		填补精血		神疲乏力，畏寒肢冷，腰膝酸软，阳痿不举
鱼鳔补肾丸		益气活血 强筋骨		头昏、眼花、耳鸣，腰痛膝软，阳痿早泄，梦遗滑精，不育，宫冷不孕，面色发黑
蚕蛹补肾胶囊		滋阴养血		阳痿，早泄，遗精，腰膝酸软，四肢乏力
龙鹿胶囊（丸）		益气滋肾		精神萎靡，食欲不振；遗精阳痿，女子宫寒，久不孕育

二、肾精亏虚

仙鹿口服液

【处方组成】菟丝子、麦冬、淫羊藿、鹿角胶、熟地黄、枸杞子、龟甲胶、黄精、女贞子、泽泻、人参、山药。

【功能主治】滋阴补肾、填精益髓。主治肾阴亏损证。症见精子数目少、精子活动力下降、舌淡苔薄少、脉细弱。

【现代药理】具有提高机体免疫功能、内分泌功能，改善脂质代谢等作用。

【临床应用】不育症、少精症、弱精症。临床以精子

数目少、活力下降为特征症状。

【用药特征】本成药滋阴补肾，填精益髓。用药阴阳同调，以滋补肾阴为主，兼以益气补精，健脾泻浊，适用于肾阴亏虚所致的男性少精、弱精症。

【用法用量】口服。一次10ml，一日3次。3个月为一个疗程。

【使用注意】肾阳虚者慎用。服药期间忌房事。忌辛辣、香燥、油腻及不易消化的食物。

【不良反应】偶见服后胸闷、胃肠不适。

【规格贮藏】10ml/支。密封，置避光阴凉处（不超过20℃）保存。

海马多鞭丸

【处方组成】牛鞭、驴鞭、狗鞭、貂鞭、蛤蚧、海马、鹿茸（去毛）、八附子（制）、肉桂、母丁香、补骨脂（制）、巴戟天、淫羊藿、肉苁蓉、韭菜子、锁阳、菟丝子（制）、沙苑子（制）、杜仲（盐制）、牛膝、枸杞子、山茱萸（制）、当归、熟地、雀脑、红参、黄芪、白术（炒）、茯苓、山药、小茴香（制）、龙骨（煅）、五味子、甘草（制）。

【功能主治】补肾壮阳、填精益髓。主治肾精亏虚证。症见阳事不举或举而易泄、面黄肌瘦、梦遗滑精、头晕目眩、腰膝酸软、舌淡苔白、脉沉细弱。

【现代药理】具有提高性功能、改善肾虚证等作用。

【临床应用】阳痿、遗精、性功能障碍。临床以阳痿、面黄肌瘦、梦遗滑精为特征症状。

【用药特征】本成药以补肾壮阳、补益精血为主，兼顾益气健脾、温肾固涩之功效。用药以滋补的血肉有情之物填精益髓，兼能补肾助阳，又有益气固摄之效，使得肾之阴阳充足，适用于肾精亏虚所致的阳痿遗精等。

【用法用量】口服。一次2g，一日2次。用黄酒或淡盐开水送服。

【使用注意】高血压患者、孕妇慎用。湿热、阴虚火旺所致阳痿、遗精者慎用。忌食生冷、油腻食物。慎房事。

【规格贮藏】0.2g/粒。密封。

五子衍宗丸（片、口服液）

【处方组成】枸杞子、菟丝子（炒）、覆盆子、五味子（蒸）、盐车前子。

【功能主治】补肾益精。主治肾虚精亏证。症见阳事不举或举而易泄、男子不育、女子不孕、遗精早泄、尿后余沥、腰痛、面色无华、头晕目眩、腰膝酸软、形寒肢冷、舌淡苔白、脉沉细弱。

【现代药理】具有提高性功能、降血糖、降血脂、抗骨质疏松、保肝、抗氧化等作用。

【临床应用】阳痿、遗精、早泄、不育症、不孕症、性功能障碍、腰肌劳损。临床以阳痿不育、遗精早泄、尿后余沥为特征症状。

【用药特征】本成药以益肾填精、阴阳平补为主，兼顾滋阴固肾、涩精止遗、利水泻肾火。本成药滋补肾精之功较强，适用于肾虚精亏所致阳痿、早泄、遗精、不育不孕等。

【用法用量】①丸：口服。水蜜丸一次6g；小蜜丸一次9g；大蜜丸：一次1丸，一日2次。②片：口服。一次6片，一日3次。③口服液：口服。一次5～10ml，一日2次。

【使用注意】感冒者慎用。忌食生冷、辛辣、不易消化食物及房事。

【规格贮藏】①丸：水丸：0.2g/丸。小蜜丸：9g/丸。②片：0.3g/糖衣片〔片芯〕。③口服液：10ml/支。密封。

蛮龙液

【处方组成】雄蚕蛾、淫羊藿、菟丝子（酒制）、补骨脂（盐）、熟地黄（盐制）、刺五加。

【功能主治】补肾壮阳、填精益髓。主治肾虚精亏证。症见阳事不举、或举而不坚、早泄、梦遗滑精、腰膝酸痛、小便频数、舌淡、脉沉细。

【现代药理】具有性激素样作用。

【临床应用】阳痿、早泄、遗精。临床以阳事不举、举而易泄、遗精、腰膝酸痛、乏力为特征症状。

【用药特征】本成药以补肾填精、壮阳起痿为主，辅以强筋骨，滋阴补血。本成药长于填精益髓，壮阳，适用于肾虚精亏所致阳痿、早泄、遗精。

【用法用量】口服。一次30～40ml，一日2次。

【使用注意】酒精过敏者禁用。过敏体质者慎用。冠心病重症患者忌服。高蛋白质过敏者忌服。服用后一小时内忌茶水。阴虚火旺者、感冒者慎用。宜饭后服用。本品含乙醇（酒精）12%～20%，服药后不得驾驶机、车、船、从事高空作业、机械作业及操作精密仪器。忌食辛辣、生冷食物。

【规格贮藏】470ml/瓶。密封。

补肾强身胶囊（片）

【处方组成】淫羊藿、金樱子、狗脊（制）、菟丝子、女贞子（制）。

【功能主治】补肾填精。主治肾虚精亏证。症见阳事不举、或举而不坚、早泄、腰膝酸软、头晕目眩、耳鸣心悸、小便频数、舌淡、脉沉细。

【现代药理】具有抗疲劳、耐缺氧的作用。

【临床应用】阳痿、遗精、性功能障碍、腰肌劳损。临床以腰酸、勃起不能或不坚、梦遗日久或滑精为特征症状。

【用药特征】本成药以补肾壮火、强阳起痿、填精益血、强筋骨为主，辅以固精止遗、滋补肝肾、滋阴培本。本成药长于补肾填精，适用于肾精亏虚兼有肾阳亏虚所致的阳痿、早泄、遗精。

【用法用量】胶囊：口服。一次3粒，一日3次。片：口服。一次5片，一日3次；或遵医嘱。

【使用注意】儿童、孕妇禁用。宜饭前服用。心火亢盛、心肾不交、湿热下注所致遗精早泄者慎用。湿热下注、惊恐伤肾、肝气郁结所致阳痿慎用。血瘀所致腰痛者慎用。忌辛辣、生冷、油腻和煎炸类食物。节制房事。

【规格贮藏】胶囊：0.3g/粒。密封。片：0.25g/片。密封。

龟鹿二仙膏

【处方组成】龟甲、党参、鹿角、枸杞子。

【功能主治】温肾益精、补气养血。主治肾虚精亏证。症见阳事不举、或举而不坚、早泄、腰膝酸软、小便频数、精神乏力、头晕耳鸣、舌淡、脉沉细。

【现代药理】具有增强免疫功能、增加骨密度、抗骨质疏松等作用。

【临床应用】遗精、阳痿、神经衰弱、性功能障碍、骨质疏松。临床以阳事不举、滑精、腰膝酸软特征症状。

【用药特征】本成药以温肾壮阳、填精补髓、滋阴养血、补气为主。用药阴阳并补、气血同调、补益功效全面，适用于肾精亏虚证。

【用法用量】口服。一次15～20g，一日3次。

【使用注意】孕妇及小儿忌服。脾胃虚弱者慎用。不宜和感冒药同时服用。宜饭前服用或进食同时服。服药2周内症状未改善，或服药期间出现胃脘不适，食欲不振，便溏，头痛等症状时，应去医院就诊。忌食辛辣食物。

【规格贮藏】180g/瓶。密封。

麒麟丸

【处方组成】制何首乌、墨旱莲、菟丝子、枸杞子、桑椹、白芍、淫羊藿、锁阳、覆盆子、党参、黄芪、山药、丹参、郁金、青皮。

【功能主治】补肾填精、益气养血。主治肾虚精亏、气血不足证。症见阳事不举、或举而不坚、早泄、腰膝酸软、倦怠乏力、面色不华、男子精液清稀、男子不育、女子月经不调、女子不孕、小便频数、舌淡、脉沉细。

【现代药理】具有促进性器官发育、改善性功能、增加精子数量、提高精子活力、提供雌激素水平、提高免疫功能、抗缺氧等作用。

【临床应用】阳痿、早泄、不孕症、不育症、性功能障碍。临床以阳事不举、早泄、腰膝酸软、倦怠乏力、面色不华为特征症状。

【用药特征】本成药以补肝肾、养精血为主，兼顾补气健脾、清心解郁。用药具有补而不滞的特点，适用于肾虚精亏、气血不足之阳痿、遗精等。

【用法用量】口服。一次6g，一日2～3次。或遵医嘱。

【使用注意】感冒者不宜用。宜饭前服用。服药后如感口干多梦，可用淡盐水或蜜糖水送服；空腹服后如觉胃脘不适，可改为饭后服。忌食生冷辛辣食物。

【不良反应】偶有口干、多梦、胃脘不适。

【规格贮藏】60g/瓶。密封，防潮，避光置于阴凉干燥处（不超过20℃）保存。

三宝胶囊

【处方组成】鹿茸、肉苁蓉、菟丝子（炒）、杜仲、山茱萸、何首乌、醋龟甲、麦冬、玄参、熟地黄、当归、人参、灵芝、山药、五味子、牡丹皮、赤芍、丹参、泽泻、菊花、砂仁（炒）。

【功能主治】益肾填精、养心安神。主治肾精亏虚、心血不足证。症见腰酸腿软、阳痿遗精、头晕眼花、耳鸣耳聋、心悸失眠、食欲不振、舌淡、脉沉细。

【现代药理】具有增强性功能、改善血液循环、镇静等作用。

【临床应用】阳痿、早泄、性功能障碍、腰肌劳损、神经衰弱。临床以阳痿遗精、腰膝酸痛、小便频数、失眠为特征症状。

【用药特征】本成药以补肝肾、养精血为主，兼顾滋阴活血、补气健脾、补肾涩精、宁心安神。本成药长于滋肾填精、补益气血、适用于肾精亏虚所的致阳痿、遗精。

【用法用量】口服。一次3～5粒，一日2次。

【使用注意】孕妇慎用。风湿痹阻、肝胆湿热所致阳痿、遗精者慎用。肝郁化火、痰火扰心、心脾两虚、心肾不交之失眠慎用。月经过多者或有出血倾向者慎用。忌辛辣食物、烟、酒等刺激物品和不易消化食物。

【规格贮藏】0.3g/粒。密封。

七宝美髯颗粒（丸、胶囊、口服液）

【处方组成】制何首乌、当归、补骨脂（黑芝麻炒）、枸杞子（酒蒸）、菟丝子（炒）、茯苓、牛膝（酒蒸）。

【功能主治】滋补肝肾。主治肝肾不足证。症见须发早白、遗精早泄、头眩耳鸣、腰酸背痛、舌淡苔薄、脉细无力。

【现代药理】具有增强免疫功能、延缓衰老、抗凝血、抗缺氧等作用。

【临床应用】遗精、早泄、眩晕、耳鸣、性功能障碍、腰肌劳损。临床以白发易脱落、遗精、早泄、耳鸣、眩晕、腰膝酸软为特征症状。

【用药特征】本成药以补肝肾、益精养血、养肝固精为主，兼顾补血养肝，健脾渗湿，用药求阴平阳秘，精血互生，适用于肝肾不足所致的须发早白、遗精早泄、眩晕耳鸣、腰痛等症状。

【用法用量】①颗粒：口服。开水冲服。一次1袋，一日2次。②丸：口服。淡盐汤或温开水送服。一次30丸，一日2次。③胶囊：口服。一次3粒，一日2次。④口服液：口服。一次10ml，一日2次。

【使用注意】孕妇禁用。感冒发热病人不宜。脾胃虚弱、呕吐泄泻、腹胀便溏、咳嗽痰多者慎用。宜饭前服用。糖尿病、高血压、心脏病、肝病、肾病等慢性病严重者应在医师指导下服用。儿童、孕妇、哺乳期妇女应在医师指导下服用。忌辛辣、生冷、油腻、不易消化食物。

【规格贮藏】①颗粒：8g/袋。密封。②丸：0.2g/丸。密封。③胶囊：0.32g/粒。密封。④口服液：10mlg/支。密封。

金水宝片（胶囊）

【处方组成】发酵虫草菌粉（Cs-4）。

【功能主治】补益肺肾、秘精益气。主治肺肾两虚、精气不足证。症见久咳虚喘、神疲乏力、不寐健忘、腰膝酸软、月经不调、阳痿早泄、舌淡苔薄、脉沉细弱。

【现代药理】具有抗氧化、保护肾功能、改善机体代谢能力、平喘等作用。

【临床应用】阳痿、早泄、慢性支气管炎、喘息性支气管炎、性功能障碍、慢性肾功能不全、高脂血症、肝硬化、慢性乙型病毒性肝炎、溃疡性结肠炎、月经不调。临床以咳嗽、哮喘、阳痿早泄、腰膝酸软、胸闷乏力为特征症状。

【用药特征】本成药以补益肺肾、秘精益气为主，适用于肺肾两虚、精气不足所致久咳、月经不调、阳痿、早泄等。

【用法用量】①胶囊：口服。一次3粒，一日3次。②片：口服。一次2片，一日3次；或遵医嘱。③口服液：口服。一次10～20ml，一日3次，饭前服用。

【使用注意】口服液糖尿病患者禁用。外感实证咳喘者不宜使用。高血压、心脏病、肝病、糖尿病、肾病等慢性病严重者应在医师指导下服用。儿童、孕妇、哺乳期妇女应在医师指导下服用。忌辛辣、不易消化食物。

【不良反应】偶见过敏反应。

第五篇

【规格贮藏】①胶囊：0.33g/粒。密封。②片：0.25g/片；0.75g/片。密封。③口服液：10mlg/支。密封，置阴凉处。

蛤蚧补肾胶囊

【处方组成】蛤蚧、麻雀（干）、黄芪、枸杞子、党参、熟地黄、杜仲、茯苓、胡芦巴、淫羊蕾、当归、牛膝、锁阳、肉苁蓉、续断、山药、菟丝子、狗鞭、鹿茸。

【功能主治】壮阳益肾、填精补血。主治肾虚精亏证。症见素体虚弱、小便频数、阳痿早泄、腰膝酸软、疲倦乏力、舌淡苔薄、脉沉细。

【现代药理】尚未检索到本成药相关的药理资料。

【临床应用】阳痿、早泄、尿频。临床以小便频多、阳痿、体虚为特征症状。

【用药特征】本成药以补肺益肾、益精补虚，辅以补肾壮阳，填精补血为主，兼顾补气活血，滋阴健脾，利水渗湿。适用于肾虚精亏所致的阳痿、早泄、尿频等。

【用法用量】口服。一次3~4粒，一日2~3次。

【使用注意】孕妇慎用。外感或实热内盛者不宜服用。高血压、糖尿病患者应在医师指导下服用。宜饭前服用。忌油腻食物。

【规格贮藏】0.5g/粒。密封。

罗补甫克比日丸

【处方组成】白皮松子、胡萝卜子、牛鞭、巴旦仁、芜菁子、奶桃、西红花、肉豆蔻衣、铁力木、洋葱子、苜蓿子、大叶补血草、芝麻、棉子、肉豆蔻、蒺藜、甜瓜子、黄瓜子、韭菜子、莳萝子、木香、姜片、芝麻菜子、肉桂、高良姜、丁香、花椒、欧细辛、紫茉莉根、荜茇。

【功能主治】温补脑肾、益心填精。主治肾精亏虚证。症见阳事不举、或举而不坚、早泄滑精、抑郁、体虚消瘦、腰膝酸痛、小便频数、体虚乏力、精神低落、舌淡、脉沉细。

【现代药理】具有调节器官功能紊乱状态、抗焦虑、提高性欲、增强性能力、增加受孕率等作用。

【临床应用】阳痿、早泄、滑精、抑郁症、神经衰弱。

临床以阳事不举、或举而不坚、早泄、腰膝酸痛、精神低落为特征症状。

【用药特征】本成药以温肾壮阳，益心填精为主，兼顾益气活血，养心安神。适用于肾精亏虚所致的阳痿、早泄、神经衰弱症。

【用法用量】口服。一次10~15丸，一日2次。

【使用注意】孕妇、小儿应在医师指导下服用，服药2周后症状未改善，应去医院就诊。宜饭前服用，忌辛辣、生冷、油腻食物。

【不良反应】个别患者会出现小便发黄、大便黑褐色。

【规格贮藏】0.3g/丸。密闭，防潮。

三鞭温阳胶囊

【处方组成】鹿茸（醋制）、人参、熟地黄（奶制）、穿山甲（酥油制）、地黄（奶制）、石燕（煅、姜汁制）、肉苁蓉（蒸）、细辛、地骨皮（酒制）、杜仲（酒制、炭）、附子（水制、醋制）、丁香（花椒炒）、天冬（酒制）、朱砂（荞面包蒸）、甘草（蜜制）、蜻蜓（去足、翅）、枸杞子（蜜制）、淫羊藿（奶制）、虾仁（酥油制）、补骨脂（酒制）、锁阳（酒制）、牛膝（酒制）、急性子、砂仁（蜜制）、大青盐（炒）、细辛、雀脑（硫黄制）、蚕蛾（去头足）、菟丝子（酒制）、海狗肾（滑石粉烫）、驴肾（滑石粉烫）、狗鞭（滑石粉烫）。

【功能主治】补肾壮阳、填精益髓。主治肾阳虚衰证，症见阳痿不举、肾寒精冷、腰膝痿弱、舌淡苔薄、脉细弱。

【现代药理】尚未检索到本成药相关的药理资料。

【临床应用】阳痿、早泄、性功能障碍。临床以阳事不举、或举而易泄、腰膝酸软为特征症状。

【用药特征】本成药以温肾壮阳、填精益髓为主，兼以滋阴、壮骨安神。用药多用血肉有情的温肾壮阳之品，长于滋补肾精，适用于肾阳不足，精血亏虚所致的阳痿、早泄、遗精。

【用法用量】口服。一次2~3粒，一日1次，晨起温开水送服。

【使用注意】肝肾功能不全、肾病造血系统疾病、孕妇及哺乳期妇女禁用。本品含有朱砂，不宜长期服用。服用本品超过1个周期，应检查血、尿中汞离子

浓度，检查肝肾功能，超出规定限度者应立即停用。忌生冷、油腻食物。

【规格贮藏】0.3g/粒。密封。

补肾康乐胶囊

【处方组成】淫羊藿、制何首乌、花生米、龟甲（烫）、山茱萸、肉桂、枸杞、狗肾、熟地黄、黄柏、续断、五味子、紫河车、杜仲、人参、益智仁、海马。

【功能主治】壮阳益肾、大补气血、添精生髓、强身健脑。主治肾阳不足、精血亏虚证。症见未老先衰、性功能减退、腰腿酸痛、疲乏无力、失眠健忘、精神恍惚、舌淡苔薄、脉沉细。

【现代药理】具有抗衰老、增强性功能等作用。

【临床应用】阳痿、早泄、不育症、失眠、神经衰弱。临床以阳事不举、举而易泄、肢倦神疲、记忆力减退为特征症状。

【用药特征】本成方长于补肾壮阳、填精益髓，以滋阴补肾，补益气血，强身健脑为其特点，其大补元气的作用强，适用于肾阳不足、精血亏虚所致的阳痿、早泄、失眠、健忘等。

【用法用量】口服。淡盐水送服。一次3～4粒，一日3次。

【使用注意】孕妇慎用。外感或实热内盛者不宜服用。感冒时停用。高血压、糖尿病患者应在医师指导下服用。宜饭前服用。忌油腻食物。

【规格贮藏】0.25g/粒。密封。

海马巴戟胶囊

【处方组成】海马、巴戟天、鹿茸、生晒参、补骨脂（盐制）、蛇床子、淫羊藿（羊脂制）、枸杞子、韭菜子、锁阳、哈蟆油、山药（炒）、麻雀肉、黄芪（蜜炙）、茯苓、甘草。

【功能主治】补肾壮阳、填精益髓。主治肾精亏虚、气血两亏证。症见体质虚弱、精力不足、阳痿、早泄、舌淡苔薄、脉沉弱。

【现代药理】尚未检索到本成药相关的药理资料。

【临床应用】阳痿、早泄、性功能障碍。临床以阳事不举或举而不坚、早泄、体质虚弱、面色无华为特征症状。

【用药特征】本成药以补肾壮阳、填精益髓为主，兼以补益气血。用药以滋阴补气血为长，适用于肾精亏虚、气血亏虚所致的阳痿，早泄。

【用法用量】口服。早饮前及临睡前淡盐水或温开水送服，一次3粒，一日2次。

【使用注意】孕妇慎用。感冒时停用。忌生冷、油腻、不易消化的食物。

【规格贮藏】0.4g/粒。密封。

参茸强肾片

【处方组成】人参、鹿茸、鹿肾、牛肾、海狗肾、黄芪、当归、肉苁蓉、阳起石、枸杞子、杜仲、附片、菟丝子、熟地黄、淫羊藿、韭菜子。

【功能主治】补肾壮阳、填精益髓。主治肾阳不足，精血亏损证。症见肢倦神疲、眩晕健忘、阳痿早泄、不育不孕、腰膝冷痛、舌淡苔薄、脉沉细。

【现代药理】尚未检索到本成药相关的药理资料。

【临床应用】阳痿、早泄、性功能障碍、神经衰弱。临床以阳事不举、临房早泄、记忆力减退、畏寒肢冷为特征症状。

【用药特征】本成药温补肾阳、填精益髓，以补益精血为长，用药具有气血阴阳并补的特点，适用于肾阳不足、精血亏虚所致的阳痿、早泄、遗精、神经衰弱症。

【用法用量】口服。一次5～6片，一日2次。饭前服用。

【使用注意】儿童、孕妇禁用。对本品过敏者禁用。实热者、过敏体质者慎用。忌辛辣、生冷、油腻食物。

【规格贮藏】0.25g/片，密封。

附：肾精亏虚阳痿（早泄、遗精）中成药特征比较

中成药名	功效		临床治疗主症	
	共同点	独有功效	相同主治	主治自身特点
仙鹿口服液	填精益髓	滋阴补肾	肾精亏虚证。症见腰腿酸软、疲乏无力、阳痿不举、遗精早泄	精子数目减少，精子活动低下
海马多鞭丸		填精益髓补肾壮阳		阳痿、早泄、面色无华，头晕目眩、腰膝酸软、形寒肢冷
五子衍宗丸（片、口服液）		滋阴固肾涩精止遗		阳痿、早泄，不孕，腰痛，面色无华，腰背酸痛
蛮龙液		补肾壮阳益气健脾		阳痿、早泄、遗精、乏力
补肾强身胶囊（片）		固精止遗		腰膝酸软、头晕耳鸣、目眩心悸、阳痿遗精
龟鹿二仙膏		补气养血		腰膝酸软、遗精、阳痿
麒麟丸		益气养血		阳痿，早泄、腰膝酸痛、小便频数、面色无华，乏力
三宝胶囊		养心安神		阳痿、遗精、腰痛、失眠，口干
七宝美髯颗粒（丸、胶囊、口服液）		滋补肝肾		须发早白，遗精早泄，眩晕，耳鸣，腰痛
金水宝片（胶囊）		秘精益气		久咳虚喘，不寐健忘，月经不调，阳痿早泄
蛤蚧补肾胶囊		填精补血		尿频，虚弱乏力
罗补甫克比日丸		补脑益心		小便频数、体虚乏力、消瘦，精神低落，阳痿早泄
三鞭温阳胶囊		滋阴壮骨安神		肢倦神疲，眩晕健忘，阳痿早泄，不育不孕，腰膝冷痛
补肾康乐胶囊		大补元气强身健脑		肢倦神疲，眩晕健忘，阳痿早泄，不育不孕，腰膝冷痛
海马巴戟胶囊		补益气血		体质虚弱，精力不足，阳痿早泄
参茸强肾片		补益精血		肢倦神疲，眩晕健忘，阳痿早泄，不育不孕，腰膝冷痛

三、肾气不固

金锁固精丸

【处方组成】沙苑子（炒）、芡实（蒸）、莲须、莲子、龙骨（煅）、牡蛎（煅）。

【功能主治】固肾涩精。主治肾虚不固证。症见遗精滑泄、神疲乏力、四肢酸软、腰痛耳鸣、舌淡、脉微。

【现代药理】具有保护肾功能、上调HPA系统功能等作用。

【临床应用】阳痿、早泄、性功能障碍、慢性泄泻、尿频。临床以阳痿早泄、神疲力乏、四肢酸软为特征症状。

【用药特征】本成药以补益肝肾、固肾涩精为主，辅以健脾止泻、收敛固涩、止遗止尿。长于涩精补肾，适用于肾虚不固所致的遗精、早泄、多尿、尿频等。

第五篇

【用法用量】口服。淡盐水送服。一次1丸，一日2次。

【使用注意】湿热下注、扰动精室所致遗精、早泄者慎用。不宜进食辛辣、油腻食物及饮酒。慎房事。

【规格贮藏】9g/丸。密封。60g/瓶；120g/瓶。密封。

金樱子膏

【处方组成】金樱子。

【功能主治】补肾固精。主治肾虚不固症。症见梦遗频作、遗尿、白带过多、舌淡苔白、脉沉细。

【现代药理】具有抗尿频、抑制平滑肌收缩、抗脂质过氧化、抗血小板聚集等作用。

【临床应用】遗精、遗尿、性功能障碍、盆腔炎。临床以遗精、遗尿、白带过多为特征症状。

【用药特征】本成药为单味药制剂，以酸涩收敛、固精缩尿、涩精止遗、固崩止带为主，用药涩中有补，益精填髓。适用于肾虚不固证的遗精、遗尿、白带过多等症状。

【用法用量】口服。一次9～15g，一日2次。直接服用或用热水溶化，搅匀，放温后服用。

【使用注意】感冒发热者、尿路病变、脊柱裂等器质性病变者、泌尿系感染者、妇科肿瘤所致带下过多者慎用。肝经湿热壅盛所致的遗精、遗尿及带下量多者不宜使用。忌食生冷、油腻、辛辣食物，忌房事。

【规格贮藏】100g/瓶。密封。

人参固本丸

【处方组成】人参、熟地黄、地黄、山茱萸（酒炙）、山药、麦冬、天冬、泽泻、牡丹皮、茯苓。

【功能主治】滋阴益气、固本培元。主治阴虚气弱证。症见虚劳咳嗽、心悸气短、骨蒸潮热、腰酸耳鸣、遗精盗汗、大便干燥、舌红少苔、脉细数。

【现代药理】具有抗氧化、抗应激、增强免疫功能的作用。

【临床应用】遗精、性功能障碍、肺结核、慢性支气管炎、慢性肾炎、白细胞减少症。临床以干咳、遗精盗汗、骨蒸潮热、手足心热为特征症状。

【用药特征】本成药以大补元气、滋阴补肾为主，兼顾退虚热、健脾。用药以甘寒滋阴为主，长于滋补肾阴，培元固本，适用于肺肾阴虚、脾气弱所致肺痨、遗精。

【用法用量】丸：口服。一次1丸，一日2次。水蜜丸：一次6g，一日2次。

【使用注意】高血压患者慎用。儿童、孕妇、哺乳期妇女应在医师指导下服用。外感咳嗽慎用。有心脏病、肝病、糖尿病、肾病等慢性病患者应在医师指导下服用。不宜服用藜芦、五灵脂、皂荚或其制剂。不宜喝茶和吃萝卜。宜饭前服用。忌辛辣刺激、油腻食物。

【规格贮藏】水丸：10g/100粒。密封。大蜜丸：9g/丸。密封。

健脑补肾丸

【处方组成】红参、鹿茸、杜仲炭、金牛草、狗鞭、川牛膝、山药、茯苓、炒白术、肉桂、桂枝、炒酸枣仁、制远志、龙骨（煅）、煅牡蛎、金樱子、砂仁、豆蔻、当归、酒白芍、金银花、连翘、炒牛蒡子、蝉蜕、甘草。

【功能主治】健脑补肾、益气健脾、安神定志。主治脾肾两虚证。症见健忘、失眠、头晕目眩、耳鸣、心悸、腰膝酸软、遗精、舌淡苔薄、脉沉细。

【现代药理】具有提高学习记忆、增强免疫功能、镇静、抗氧化等作用。

【临床应用】遗精、性功能障碍、神经衰弱、高血压、贫血、神经性耳聋。临床以失眠、眩晕、耳鸣、遗精为特征症状。

【用药特征】本成药以补气健脾、补肾填精、健脑益智为主，辅以助阳散寒、温经通脉、行气健脾、养血补血。用药具有脾肾兼顾、寒热并用，结合的特点，适用于脾肾两虚所致的健忘、失眠、耳鸣、眩晕、遗精。

【用法用量】口服。用淡盐水或温开水送服。一次15丸，一日2次。

【使用注意】孕妇忌服。外感或实热内盛者不宜。阴虚火旺者慎用。不宜同时服用藜芦、五灵脂、皂荚或其制剂；不宜喝茶和吃萝卜。宜饭前服用。忌食辛辣油腻食物。

【规格贮藏】1.85g/15丸。密封。

引阳索胶囊

【处方组成】淫羊藿浸膏、五味子浸膏。

【功能主治】补肾壮阳。生津。主治肾阳不固证。症见阳痿早泄、腰膝酸软、津亏自汗、头目眩晕、舌淡苔少、脉细。

【现代药理】尚未检索到本成药相关的药理资料。

【临床应用】阳痿、早泄、性功能障碍、高血压。临床以眩晕、阳痿、早泄为特征症状。

【用药特征】本成药以补肾壮阳，固精止遗为主。用药补敛并用，适用于肾阳亏虚，精气不足所致的阳痿、早泄等。

【用法用量】口服。一次2粒，一日3次。

【使用注意】孕妇忌服。外感或实热内盛者不宜。阴虚火旺者慎用。宜饭前服用。忌食辛辣油腻食物。

【规格贮藏】0.27g/粒。密封，防潮。

还少胶囊

【处方组成】熟地黄、山药（炒）、枸杞子、山茱萸、五味子、牛膝、楮实子、杜仲（盐制）、巴戟天（炒）、小茴香（盐制）、肉苁蓉、远志（甘草炙）、石菖蒲、茯苓、大枣（去核）。

【功能主治】温肾补脾、养血益精。主治脾肾两虚证。症见腰膝酸痛、阳痿遗精、耳鸣目眩、肌体瘦弱、食欲减退、牙根酸痛、舌淡苔薄、脉沉细。

【现代药理】具有抗抑郁等作用。

【临床应用】阳痿、少精症、弱精症、卵巢早衰、性功能障碍、更年期综合征、甲状腺功能减退、神经衰弱、腰肌劳损。临床以失眠、腰痛、阳痿、遗精、耳鸣、眩晕为特征症状。

【用药特征】本成药以培补肾阳、益精血、补肾填精为主，兼顾健脾、交通心肾，用药脾肾同治、精血并调，适用于脾肾两虚、精血亏耗所致的阳痿、早泄等。

【用法用量】口服。一次5粒，一日2~3次。

【使用注意】伤风感冒及热症患者忌用。含有牛膝，有碍胎气，孕妇慎用。阴虚火旺者、感冒者慎用。宜饭前服用。不宜长期服用。高血压、心脏病、肝病、糖尿病、肾病等慢性病严重者应在医师指导下服用。忌辛辣、生冷、油腻食物。

【规格贮藏】0.42g/粒。密封。

补天灵片

【处方组成】淫羊藿、狗鞭、仙茅、羊鞭、锁阳、韭菜子、驴鞭、海龙、牛鞭、牛膝、鹿茸、补骨脂、肉桂、貂鞭、枸杞子、红参、蛇床子。

【功能主治】补肾壮阳、填精益髓。主治肾阳亏虚证。症见阳痿不举、早泄、性欲减退、腰膝酸软、遗精自汗、头昏耳鸣、记忆力减退、畏寒肢冷、神疲乏力，以及尿频、尿急、小腹坠胀、舌淡苔薄白、脉沉细。

【现代药理】尚未检索到本成药相关的药理资料。

【临床应用】阳痿、早泄、性欲减退、神经衰弱、性功能障碍。临床以阳事不举、早泄、遗精、尿频、畏寒肢冷为特征症状。

【用药特征】本成药长于温补肾阳、填精益髓，兼以强筋壮骨、益气补肾。用药多有血肉有情的温补肾阳之品，适用于肾阳亏虚、肾气不困所致的阳痿、早泄、性欲减退。

【用法用量】口服。一次4片，一日3次。

【使用注意】孕妇及虚火旺者忌服。宜饭前服用。忌辛辣、生冷、油腻食物。

【规格贮藏】8片/盒。密封。

补肾宁片

【处方组成】羊外肾、淫羊藿、枸杞子、肉苁蓉、人参、海马。

【功能主治】温肾助阳、益气固本。主治肾阳虚衰证。症见阳痿、遗精、面色无华、头晕目眩、腰膝酸软、形寒肢冷、小便清长、大便不实、舌淡苔白、脉沉细弱。

【现代药理】具有雄激素、雌激素样作用。

【临床应用】阳痿、妇女更年期综合征。临床以阳事不举、早泄、性欲减退、腰膝酸软、遗精自汗、头昏耳鸣为特征症状。

【用药特征】本成药长于温肾壮阳、益气、强壮腰膝，长于温补肾阳，益气固本，适用于肾阳虚衰所致的阳痿、早泄妇女更年期综合征。

【用法用量】口服。一次3~5片，一日3片，或遵医嘱。中老年性欲减退者口服。一次3片，一日3次，或

遵医嘱。中老年保健者口服。一次2片，一日2次，可长期服用。

【使用注意】阴虚内热者慎用。忌辛辣、生冷、油腻食物。

【不良反应】偶有轻度口咽干燥等反应。

【规格贮藏】0.35g/片。密封。

附：肾气不固阳痿（早泄、遗精）中成药特征比较

中成药名	功效		临床治疗主症	
	共同点	独有功效	相同主治	主治自身特点
金锁固精丸	固精涩精	健脾止泻	肾气不固证，症见遗精滑泄，神疲乏力，四肢酸软	腰痛耳鸣，舌淡，脉微
金樱子膏		固崩止带		梦遗频作，遗尿，白带过多
人参固本丸		滋阴益气、固本培元		虚劳咳嗽，心悸气短，骨蒸潮热，腰酸耳鸣，遗精盗汗，大便干燥
健脑补肾丸		健脑补肾、益气健脾、安神定志		健忘、失眠、头晕目眩、耳鸣、心悸、腰膝酸软、遗精，舌淡苔薄
引阳索胶囊		补肾壮阳、生津		阳痿早泄、腰膝酸软、津亏自汗、头目眩晕
还少胶囊		温肾补脾、养血益精		阳痿、早泄、腰膝酸软、神疲乏力、耳鸣眩晕
补天灵片		补肾壮阳、填精益髓		阳痿不举、早泄、性欲减退、腰膝酸软、遗精自汗、头昏耳鸣、记忆力减退、畏寒肢冷、神疲乏力、尿频、尿急、小腹坠胀
补肾宁片		益气固本		阳痿、遗精、面色无华、头晕目眩、腰膝酸软、形寒肢冷、小便清长、大便不实

四、肝肾不足

鱼鳔丸

【处方组成】鱼鳔（滑石烫）、巴戟天（去心甘草炙）、杜仲炭、菟丝子、肉苁蓉（酒炙）、鹿角霜、鹿角胶、山茱萸（酒炙）、沙苑子、覆盆子、五味子（炙）、莲须、石斛、天冬、麦冬、地黄、熟地黄、当归、枸杞、山药、白术（麸炒）、茯苓、花椒（去目）、木香、赤石脂（煅醋淬）、泽泻、车前子（盐炙）、酸枣仁（炒）、柏子仁、远志（甘草炙）、石菖蒲、地骨皮、牛膝。

【功能主治】补肝肾、益精血。主治肝肾不足、气血两虚证。症见腰膝酸软无力、头晕耳鸣、失眠健忘、阳痿、遗精、早泄、骨蒸潮热、舌淡，脉细。

【现代药理】尚未检索到本成药相关的药理资料。

【临床应用】性功能障碍、阳痿、遗精、早泄、慢性腰肌劳损、神经衰弱。临床以腰痛、失眠、耳鸣、阳痿、早泄、遗精为特征症状。

【用药特征】本成药以补肝肾、益精血、固精止遗为主，兼顾补脾益气、温里收涩、利湿泄浊、宁心安神、清虚热、通利血脉等，用药具有肝肾并补的特点，适用于肝肾不足，气血两虚所致的腰痛、失眠、阳痿、早泄、遗精等。

【用法用量】口服。一次2丸，一日2次。

【使用注意】孕妇禁用。阴虚阳亢、血分有热、胃火炽盛、肺有痰热、外感热病者慎服。宜饭前服用。湿热或寒湿痹阻及外伤腰痛者慎用。肝郁化火、痰热内扰、阴虚火旺、瘀血痹阻所致失眠者慎用。湿热下注、惊恐伤肾、肝气郁结所致阳痿者慎用。湿热下注、心火亢盛、心肾不交之早泄、遗精者慎用。忌辛辣、油腻和煎炸食物、茶、咖啡等刺激物品。慎房事。

【规格贮藏】3g/丸。密封。

鹿角胶颗粒

【处方组成】鹿角胶。

【功能主治】温补肝肾、益精养血。主治肝肾不足证。症见腰膝酸冷、阳痿遗精、虚劳羸瘦、崩漏下血、便血尿血、阴疽肿痛、舌淡苔薄、脉细弱。

【现代药理】具有提高性功能、抗贫血、抗疲劳等作用。

【临床应用】阳痿、滑精、崩漏、性功能障碍。临床以阳事不举、出血为特征症状。

【用药特征】本成药为单味药制剂，以温肝补肾，滋益精血为主，适用于肝肾不足所致的阳痿、崩漏等。

【用法用量】口服。以适量开水溶化后服用，或兑入其他药汁中服用。一次3~6g，一日1~2次。

【使用注意】孕妇忌用。糖尿病患者慎用。外感或实热内盛者不宜。宜饭前服用。肝郁不舒、湿热下注、惊恐伤肾所致阳痿者、火热炽盛、肝胆湿热、脾不统血所致崩漏者慎用。忌食辛辣、生冷、油腻食物及饮酒。慎房事。

【规格贮藏】3g/袋。密封。

黄精赞育胶囊

【处方组成】何首乌（制）、黄精（酒制）、枸杞子、菟丝子、五味子、熟地黄、肉苁蓉、淫羊藿、紫河车、续断、党参、当归、丹参、蒲公英、败酱草、蛇床子、蜂房（炒）、水蛭、牡蛎、车前子（盐炒）。

【功能主治】补肾填精、清热利湿。主治肾虚精亏夹湿热证。症见腰膝酸软、阴囊潮湿、精液检查见精子稀少、活动力差、舌淡苔腻、脉沉滑或濡。

【现代药理】具有增加性激素和精子数量、提高性功能等作用。

【临床应用】弱精症、少精症、不育症。临床以弱精、少精、阴囊潮湿为特征症状。

【用药特征】本成药以补肾填精、清热利湿为主，兼顾滋阴活血，益气补血。用药填精补肾与清热利湿并举，适用于肾虚精亏夹湿热所致的少精或弱精症。

【用法用量】口服。一次4粒，一日3次。3个月为一疗程。

【使用注意】脾气久虚，腹胀便溏者慎用。忌生冷、油腻。

【不良反应】偶有恶心、胃部不适、腹泻、性欲亢进。

【规格贮藏】0.31g/粒。密封。

疏肝益阳胶囊

【处方组成】蒺藜、柴胡、蜂房、地龙、水蛭、九香虫、紫梢花、蛇床子、远志、肉苁蓉、菟丝子、五味子、巴戟天、蜈蚣、石菖蒲。

【功能主治】疏肝解郁、活血补肾。主治肝郁肾虚和肝郁肾虚兼血瘀证。症见阳痿、阴茎痿软不举或举而不坚、胸闷善太息、胸胁胀满、腰膝酸软、舌淡或有瘀斑、脉弦或弦细。

【现代药理】具有雄激素样作用。

【临床应用】阳痿、性功能障碍。临床以阳事不举、胸胁胀满、腰膝酸软、胸闷善太息为特征症状。

【用药特征】本成药舒肝解郁、活血补肾为长，舒肝解郁作用较强、用药具有肝肾并调、精血同治的特点。适用于肝郁肾虚所致的功能性阳痿或轻度动脉供血不足性阳痿。

【用法用量】口服。一次4粒，一日3次，4周为一疗程。

【使用注意】出血性疾病患者慎用。感冒期间停用。禁止酗酒及过度吸烟，避免过度精神刺激。忌食辛辣、生冷、油腻食物。

【规格贮藏】0.25g/粒，密封。

附：肝肾不足阳痿（早泄、遗精）中成药特征比较

中成药名	功效		临床治疗主症	
	共同点	独有功效	相同主治	主治自身特点
鱼鳔丸	补肝肾、益精血	安神益智补脾益气	肝肾不足，精血亏虚证。症见腰膝酸软无力、头晕耳鸣、失眠健忘、阳痿、遗精、早泄	失眠、健忘、阳痿、遗精、早泄
鹿角胶颗粒		益精养血		虚劳羸瘦、崩漏下血、便血尿血、阴疽肿痛
黄精赞育胶囊		清热利湿		腰膝酸软，阴囊潮湿，精少
舒肝益阳胶囊		舒肝解郁活血补肾		阳痿，胸胁胀满，腰膝酸软

五、阴阳两虚

生力胶囊

【处方组成】人参、肉苁蓉、熟地黄、枸杞子、淫羊藿、沙苑子、丁香、沉香、荔枝核、远志。

【功能主治】益气、填精养阴、安神。主治阴阳两虚证。症见腰酸膝软、神疲乏力、头晕耳鸣、阳痿早泄、头昏、失眠多梦、舌淡苔薄、脉沉细。

【现代药理】具有增强性功能、提高免疫功能等作用。

【临床应用】阳痿、早泄、性功能障碍、失眠。临床以阳事不举或举而不坚、精神萎靡、腰酸膝软为特征症状。

【用药特征】本成药以大补元气，益气助阳，温补肾阳，益精血为主，兼顾补血滋阴，散寒调气，宁心安神，交通心肾等。用药具有阴阳并补、心肾同治的特点。适用于阴阳两虚所致的阳痿、早泄。

【用法用量】口服。一次2～4粒，一日3次；空腹服用。

【使用注意】孕妇慎用。外感或实热内盛者不宜。服用本品同时不宜服用藜芦、五灵脂、皂荚或其制剂。不宜喝茶和吃萝卜。宜饭前服用。肝郁不舒、湿热下注、惊恐伤肾所致阳痿者慎用。忌食油腻食物。慎房事。

【规格贮藏】0.35g/粒。密封。

抗衰复春片

【处方组成】红参、鹿茸、地黄、羊肾（炙）、肉苁蓉（制）、淫羊藿（炙）、巴戟天、续断、何首乌、当归、灵芝、五味子、丹参、三七、青皮、山楂（炒）、麦芽（炒）、六神曲（炒）、茵陈、泽泻。

【功能主治】补肾、滋阴养血。主治阴阳两虚证。症见阳痿早泄、腰膝酸软、四肢乏力、神情倦怠、血虚眩晕、舌淡苔白、脉沉细。

【现代药理】尚未检索到本成药相关的药理资料。

【临床应用】阳痿、早泄、性功能障碍、贫血。临床以阳事不举、早泄、眩晕、精神乏力、腰膝酸软为特征症状。

【用药特征】本成药以大补元气、益气助阳、温补肾阳，益精血为主，兼顾养血活血、补肾固精、健脾行气。用药补中有行、补中有泻、补而不滞，适用于阴阳两虚所致的阳痿、早泄、眩晕。

【用法用量】口服。一次6片，一日2～3次。

【使用注意】孕妇忌服。阴虚火旺者、感冒者慎用。宜饭前服用。忌油腻食物。

【规格贮藏】0.37g/片。密封。

附：阴阳两虚阳痿（早泄、遗精）中成药特征比较

中成药名	功效		临床治疗主症	
	共同点	独有功效	相同主治	主治自身特点
生力胶囊	阴阳共补	益气助阳，补肾填精	阴阳两虚证。症见腰膝酸软、神疲乏力、头晕耳鸣、阳痿早泄	阳痿、早泄
抗衰复春片		温肾壮阳，补养阴血		神情倦怠、眩晕、阳痿、早泄

第 2 章 癃闭

一、湿热夹瘀

前列泰片（胶囊）

【处方组成】益母草、萹蓄、红花、油菜蜂花粉、知母（盐炒）、黄柏（盐炒）。

【功能主治】清热利湿、活血散结。主治湿热挟瘀证。症见排尿不畅、尿有余沥、尿液浑浊状若米泔、尿频尿急、腰部酸困、会阴部或睾丸抽搐、少腹胀痛、舌苔黄腻、脉滑数。

【现代药理】具有抗炎、镇痛、抗菌、抑制前列腺增生等作用。

【临床应用】慢性前列腺炎。临床以排尿不畅、尿有余沥、尿频尿急、腰部酸困、舌黄腻为特征症状。

【用药特征】本成药以清热利湿，活血散结为主。用药具有利水不伤阴的特点，长于泻下焦湿热，适用于湿热夹瘀所致的癃闭。

【用法用量】①片：口服。一次5片，一日3次。20天为一疗程，连续用药三疗程。②胶囊：口服。一次4粒，一天3次。20天为一疗程，连续用药三疗程。

【使用注意】过敏体质者，尤其对花粉过敏者禁用。患有浅表性胃炎者宜饭后服用。脾胃虚寒者慎用。忌辛辣、油腻食物。

【不良反应】少数患者可见轻微恶心、上腹部饱胀不适等胃肠道反应。个别过敏体质者可引起过敏反应。

【规格贮藏】①片：0.44g/片。密封。避光。②胶囊：0.45g/粒。密封。置于干燥处保存。

前列通瘀胶囊

【处方组成】穿山甲、石韦、土鳖虫、赤芍、桃仁、夏枯草、白芷、黄芪、鹿衔草、牡蛎、通草。

【功能主治】活血化瘀、清热通淋。主治瘀血阻滞、湿热内蕴证。症见尿频尿急、余沥不尽、会阴、下腹或腰骶部坠胀疼痛、或尿道灼热、阴囊潮湿、舌紫暗或瘀斑、舌苔黄腻、脉滑。

【现代药理】本品具有抗炎、镇痛等作用。

【临床应用】慢性前列腺炎。临床以尿有余沥，或尿液浑浊状若米泔、小腹胀满或痛、尿道灼热为特征症状。

【用药特征】本成药以破瘀散结，清热利水通淋为主，兼顾补气升阳，活血止痛。用药多以破血散结药为长，清热通淋作用稍弱，适用于瘀血阻滞，湿热内蕴所致的癃闭。

【用法用量】饭后口服。一次5粒，一日3次，1个月为一疗程。

【使用注意】阳气衰惫者慎用。宜饭后服。忌食辛辣及酒类和浓茶。

【不良反应】部分患者药后出现上腹部不适、隐痛。

【规格贮藏】0.4g/粒。密封。

前列舒通胶囊

【处方组成】黄柏、赤芍、当归、川芎、土茯苓、三棱、泽泻、马齿苋、马鞭草、虎耳草、柴胡、川牛膝、甘草。

【功能主治】清热利湿、化瘀散结。主治湿热瘀阻证。症见尿频、尿急、尿淋沥、会阴、下腹或腰骶部坠胀或疼痛、阴囊潮湿、舌紫暗或瘀斑、舌苔黄腻、脉滑。

【现代药理】具有抗前列腺增生、抗慢性前列腺炎、增强膀胱平滑肌收缩等作用。

【临床应用】前列腺炎、前列腺增生。临床以尿频、尿急、尿淋沥、阴囊潮湿、舌暗为特征症状。

【用药特征】本品以清热利湿，活血散瘀为主，长于利尿通淋，清热利湿作用较强，适用于湿热瘀阻所致的癃闭。

【用法用量】口服。一次3粒，一日3次。

【使用注意】尚忌食辛辣及酒类和浓茶。

【规格贮藏】0.4g/粒。密封。

前列倍喜胶囊

【处方组成】猪鬃草、蝼蛄（麸炒）、王不留行（炒）、皂角刺、刺猬皮（烫）。

【功能主治】消利湿热、活血化瘀、利尿通淋。主治湿热瘀阻证。症见小便不利、尿频、尿急、淋沥涩痛、会阴部或睾丸抽搐、少腹胀痛、舌紫苔腻、脉滑。

【现代药理】具有抗前列腺炎等作用。

【临床应用】前列腺炎、前列腺增生。临床以小便不利、淋沥涩痛、会阴或睾丸胀痛为特征症状。

【用药特征】本成药以清热利湿、活血散瘀为主，兼以消肿散结。用药以化瘀止痛作用较强，适用于湿热瘀阻所致的癃闭以瘀血阻滞较明显者。

【用法用量】饭前服。一次6粒；一日3次，20天为一疗程；或遵医嘱。

【使用注意】孕妇禁用。过敏体质者慎服。忌酒及辛辣刺激食物。

【不良反应】偶有尿道灼热感。

【规格贮藏】0.4g/粒。密封，置干燥处保存。

癃清片（胶囊）

【处方组成】败酱草、白花蛇舌草、金银花、黄连、黄柏、泽泻、车前子、牡丹皮、赤芍、仙鹤草。

【功能主治】清热解毒、凉血通淋。主治湿热蕴结下焦证或湿热蕴结挟血瘀证。症见小便短数、尿色黄赤、淋沥涩痛、口咽干燥、舌苔黄腻、脉滑数或小便频急、尿后余沥不尽、尿道灼热、会阴少腹腰骶疼痛或不适、舌淡苔黄腻、脉滑。

【现代药理】具有抗菌、抑制前列腺增生、抗炎、利尿等作用。

【临床应用】前列腺炎、慢性前列腺炎、尿路感染、前列腺增生。临床以小便短数、尿色黄赤、淋沥涩痛、血尿、口渴、舌苔黄腻为特征症状。

【用药特征】本成药以清热解毒、利湿通淋为主，兼能凉血止血，用药偏重清热解毒，利尿通淋作用稍弱，稍兼活血散结，适用于湿热下注所致的热淋或湿热瘀组所致的癃闭，也可用于热伤血络之出血轻症。

【用法用量】①片：口服。一次6片，一日2次；重症：一次8片，一日3次。②胶囊：口服。一次4粒，一日2次；重症：一次5~6粒，一日3次。

【使用注意】孕妇慎用。体虚畏寒者不宜使用。淋证属于肝郁气滞或脾肾两虚者、膀胱气化不行者不宜。肝郁气滞、脾虚气陷、肾阳衰惫、肾阴亏耗所致癃闭者慎用。服药期间适当增加饮水。忌烟酒及辛辣、油腻食物，避免劳累。

【不良反应】少数患者出现轻度胃部不适、恶心、胃脘胀痛、食欲不振。

【规格贮藏】①片：0.6g/片。密封。②胶囊：0.5g/粒。密封。

癃闭舒胶囊（片）

【处方组成】补骨脂、益母草、琥珀、金钱草、海金沙、山慈菇。

【功能主治】益肾活血、清热通淋。主治肾气不足、湿热瘀阻证。症见腰膝酸软、尿频、尿急、尿痛、尿线细、伴少腹拘急疼痛、舌暗、苔黄腻、脉弦数。

【现代药理】具有抑制前列腺增生等作用。

【临床应用】前列腺增生。临床以尿频、尿急、尿痛、伴少腹拘急疼痛为特征症状。

【用药特征】本成药以温肾助阳、活血祛瘀、利水消肿、利尿通淋为主，兼顾助阳化气，散结止痛。用药温补和寒凉相结合，补虚祛邪，通淋散结作用较为突出。适用于肾气不足，湿热瘀阻所致的癃闭。

【用法用量】①胶囊：口服。一次3粒，一日2次。②片：口服。一次3片，一日2次。

【使用注意】妊娠及有活动性出血疾病者、肝功能损害者禁用。肺热壅盛、肝郁气滞、脾虚气陷所致的癃闭慎用。忌食辛辣、生冷、油腻食物及酒。

【不良反应】个别患者服药后有轻微的口渴感、胃部不适，轻度腹泻。连续服用6周，少数患者出现谷丙转氨酶异常升高，停药并保肝治疗后恢复正常。偶可导致不射精，停药后恢复。

【规格贮藏】①胶囊：0.3g/粒。密封。②片：0.3g/片。密封。

丹益片

【处方组成】丹参、马鞭草、黄柏、王不留行、益母草、牛膝。

【功能主治】活血化瘀、清热利湿。主治瘀血阻滞、湿热下注证。症见尿痛、尿频、尿急、尿道灼热、尿后滴沥、舌红苔黄或黄腻、或舌质暗或有瘀点瘀斑、脉弦或涩或滑。

【现代药理】尚未检索到本成药相关的药理资料。

【临床应用】慢性非细菌性前列腺炎。临床以尿痛、尿频、尿急、尿道灼热、尿后余沥为特征症状。

【用药特征】本成药以活血化瘀、清热利湿为主。用药清热利湿和活血化瘀并重，但活血祛瘀稍强，适用于瘀血阻滞、湿热下注所致的癃闭。

【用法用量】口服。一次4片，一日3次。4周为一疗程。

【使用注意】忌食辛辣、生冷、油腻食物及酒。

【不良反应】个别患者出现轻度肝功能异常。少数患者出现轻度胃痛、腹泻等消化道不适症状。

【规格贮藏】0.47g/片。密封。

男康片

【处方组成】淫羊藿、肉苁蓉、菟丝子、覆盆子、鹿衔草、黄芪、白术、当归、熟地黄、红花、赤芍、蒲公英、白花蛇舌草、黄柏、野菊花、鱼腥草、败酱草、紫花地丁、甘草（蜜炙）。

【功能主治】益肾活血、清热解毒。主治肾虚血瘀、湿热蕴结证。症见尿频、尿急、小便浑浊、小腹胀满、阴部潮湿、尿有余沥、腰膝酸软、苔腻、脉细数。

【现代药理】具有抗实验性前列腺炎、镇痛、改善血液流变学等作用。

【临床应用】慢性前列腺炎。临床以小便浑浊、频数短涩、尿有余沥、口干口渴、苔黄腻为特征症状。

【用药特征】本成药以温补肾阳、益气利尿、健脾化湿为主，兼顾活血祛瘀、清热解毒，利尿通淋。用药长于清热解毒、利尿通淋作用稍弱，适用于肾虚血瘀、湿热蕴结所致淋证癃闭。

【用法用量】口服。一次4~5片，一日3次；或遵医嘱。

【使用注意】脾胃虚寒、年老体弱者慎用。肝郁气滞、膀胱气化不行之淋证者慎用。忌食辛辣、生冷食物、烟酒。

【规格贮藏】0.33g/片。密封。

尿塞通片

【处方组成】王不留行、川楝子、败酱草、盐小茴香、陈皮、白芷、丹参、桃仁、红花、泽兰、赤芍、盐关黄柏、泽泻。

【功能主治】理气活血、通淋散结。主治气滞血瘀、下焦湿热证。症见排尿不畅、尿流变细、尿频、尿急、尿无力、舌淡紫苔腻、脉细滑。

【现代药理】具有利尿、抑制结石形成、抗炎、镇痛等作用。

【临床应用】前列腺增生。临床以排尿不畅、尿流变细、尿频、尿急为特征症状。

【用药特征】本成药以通利血脉、利尿通淋、清热利湿、行气止痛为主，辅以行气燥湿，清下焦湿热。用药寒温并用，气、血、湿、瘀并治，适用于气滞血瘀、下焦湿热所致的癃闭。

【用法用量】口服。一次4~6片，一日3次。

【使用注意】孕妇禁用。肺热气壅、肝郁脾虚、肾虚所致癃闭者慎用。不宜用于小便闭塞，点滴全无，已成尿闭者，或前列腺增生症导致尿路梗阻严重者。忌食辛辣食物及饮酒。

【规格贮藏】0.36g/薄膜衣片，0.35g/糖衣片（片芯）。密封。

野菊花栓

【处方组成】野菊花。

【功能主治】抗菌消炎。主治热毒蕴结证。症见尿频、尿涩灼热、少腹拘急胀痛、或尿液浑浊、白带色黄味臭、口干舌燥、舌红苔黄、脉滑数。

【现代药理】具有抗菌、解热、抗心肌缺血、降压、抗肿瘤等作用。

【临床应用】前列腺炎、慢性盆腔炎。临床以尿频、尿涩灼热、白带量多、小腹胀痛等为特征症状。

【用药特征】本成药为单味药制剂，以清热解毒为主，适用于热毒所致的癃闭或带下病。

【用法用量】肛门给药。一次1粒，一日1~2次；或遵医嘱。

【使用注意】孕妇慎用。肝郁气滞、肾阴不足、脾肾

两虚所致的淋证慎用。脾肾两虚，寒湿带下者慎用。宜多饮水，避免过度劳累。忌饮酒、忌食辛辣食物。

【规格贮藏】2.4g/粒。30℃以下密闭保存。

前列欣胶囊

【处方组成】炒桃仁、没药（炒）、丹参、赤芍、红花、泽兰、炒王不留行、皂角刺、败酱草、蒲公英、川楝子、白芷、石韦、枸杞子。

【功能主治】活血化瘀、清热利湿。主治瘀血凝聚、湿热下注证。症见尿急、尿痛、排尿不畅、滴沥不尽、舌淡紫苔黄腻、脉滑。

【现代药理】具有抗炎、抗前列腺增生等作用。

【临床应用】慢性前列腺炎、前列腺增生。临床以尿急、尿痛、排尿不畅、滴沥不尽为特征症状。

【用药特征】本成药以活血化瘀、清热利湿为主。用药活血化瘀、清热解毒、利湿通淋并举，兼能行气止痛，适用于瘀血凝聚，湿热下注所致的淋证癃闭。

【用法用量】口服。一次4～6粒，一日3次；或遵医嘱。

【使用注意】孕妇禁用。忌饮酒、忌食辛辣食物。

【不良反应】偶见胃脘不适。

【规格贮藏】0.5g/粒。密封，置明凉干燥处。

前列通片（胶囊、栓）

【处方组成】蒲公英、泽兰、关黄柏、广东王不留行、车前子、琥珀、黄芪、两头尖、八角茴香油、肉桂油。

【功能主治】清利湿浊、化瘀散结。主治热瘀蕴结下焦证。症见排尿不畅、尿流变细、小便频数、可伴尿急、尿痛或腰痛、舌红苔黄腻、脉数或脉弦滑。

【现代药理】具有抗炎、镇痛、抗菌、抑制前列腺增生等作用。

【临床应用】前列腺增生、前列腺炎。临床以尿频、尿痛、尿浊、排尿不畅为特征症状。

【用药特征】本成药以清热解毒，消肿散结、利湿通淋为主，兼顾活血化瘀，理气止痛，温经通脉。适用于热瘀蕴结下焦所致的癃闭。

【用法用量】①片：口服。一次6片，一日3次，30～45日为一疗程。②胶囊：口服。一次4粒，一日3次，30～45日为一疗程。③栓：睡前和晨起后由肛门

塞入，一次1粒，一日2次，30日为一疗程。

【使用注意】孕妇慎用。不宜过量、久用。肝郁气滞、中气不足、肾阳衰惫者慎用。不宜用于小便点滴全无，已成尿闭者，或前列腺增生导致尿路梗阻严重者。用药期间应监测肝肾功。忌食辛辣及酒类。忌饮酒、忌食辛辣食物。

【不良反应】极少数患者使用栓剂后可有轻度肛周瘙痒和水肿，多在用药1周内出现；个别患者使用栓剂后有腹泻感。极个别患者使用栓剂后有轻度的肝肾功能异常。

【规格贮藏】①片：0.34g/薄膜衣片；0.39g/糖衣片（片芯重0.26g）。密封。②胶囊：0.4g/粒。密封。③栓：2.5g/粒。密封。置于阴凉干燥处。

解毒活血栓

【处方组成】黄连、赤芍、丹参、冰片、青黛、牛膝。

【功能主治】清热祛湿、解毒活血。主治湿热挟瘀证。症见尿频、尿急、小便赤涩热痛、阴囊潮湿、会阴少腹坠胀疼痛、舌淡紫苔腻、脉滑。

【现代药理】尚未检索到本成药相关的药理资料。

【临床应用】慢性前列腺炎。临床以尿频、尿急、尿有余沥为用药特征。

【用药特征】本成药以清热燥湿，活血化瘀为主，清热解毒、燥湿利湿作用较强，兼能活血，适用于癃闭属湿热挟瘀者。

【用法用量】直肠给药。一次1粒，一日2次，早晚各用一次，便后用药，疗程28天。

【使用注意】孕妇慎用。用药期间注意监测肝功能。忌饮酒、忌食辛辣食物。

【不良反应】个别患者用药后出现ALT升高，少数患者用药后出现轻度阵发性或持续性腹泻、轻度肛周胀痛不适、便意，轻度阵发性肛门刺激症。

【规格贮藏】2g/粒。密封。

复方雪参胶囊

【处方组成】三七、醋三棱、醋莪术、皂角刺、泽兰、大黄、炒王不留行、猪苓、炒牵牛子、淫羊藿、海马、虎杖、重楼、金钱草、土茯苓、蒲公英、地龙。

【功能主治】活血化瘀、消肿散结、利水通淋。主治

湿热蕴结瘀阻证。症见排尿困难、尿阻闭、尿滴沥、尿线细、尿频、尿等待、尿淋痛、舌淡紫苔薄腻、脉滑。

【现代药理】具有抗前列腺增生、抗炎、镇痛等作用。

【临床应用】前列腺增生。临床以尿频、尿急、排尿不畅为特征症状。

【用药特征】本成药以活血化瘀、散结止痛、利水通淋为主，兼顾清热解毒，长于破血散瘀止痛。用药逐瘀与利湿并重，散结与解毒并举，适用于湿热蕴结瘀阻所致的癃闭。

【用法用量】口服。一次3粒，一日3次。4周为一疗程。

【使用注意】肝肾功能不全者慎用。服药期间禁食辛辣、烟酒等刺激之物。

【不良反应】个别患者服药后出现恶心、呕吐、腹痛、腹泻、头晕等；偶见血、尿、便常规异常及血中GPT、BUN升高。

【规格贮藏】0.25g/粒。密封。

复方梅笠草片

【处方组成】小麦胚油、伞花梅笠草乙醇提取物、白杨乙醇提取物、洋白头翁乙醇提取物、木贼乙醇提取物、精制牛胆膏、四水氯化锰。

【功能主治】清热解毒、利湿。主治下焦湿热证。症见尿意频急、排尿困难、尿潴留、舌淡苔黄腻，脉滑。

【现代药理】尚未检索到本成药相关的药理资料。

【临床应用】前列腺炎、良性前列腺肥大症、附睾炎。临床以尿频、尿急、尿潴留为特征症状。

【用药特征】本成药由植物提取物组成，具有清热利湿之功效，兼以清热解毒，适用于下焦湿热证所致的癃闭、子痈。

【用法用量】口服。一次1~2片，一日3次。

【使用注意】孕妇禁用。忌食辛辣，烟酒。

【不良反应】个别患者用药期间出现恶心、耳鸣、打嗝、恶心反酸，偶见丙氨酸氨基转移酶升高，服药后头晕、乏力、走路不稳。

【规格贮藏】0.17g/片（含小麦胚油15mg、伞花梅笠草乙醇提取物0.5mg、白杨乙醇提取物0.5mg、洋白头

翁乙醇提取物0.5mg、木贼乙醇提取物1.5mg、精制牛胆膏0.5mg、四水氯化锰0.25mg）。置阴凉干燥处。

前列安栓

【处方组成】黄柏、虎杖、栀子、大黄、泽兰、毛冬青、吴茱萸、威灵仙、石菖蒲、荔枝核等。

【功能主治】清热利湿通淋、化瘀散结止痛。主治湿热瘀血壅阻证。症见少腹痛、会阴痛、睾丸疼痛、排尿不利、尿频、尿痛、尿道口滴白、尿道不适、舌淡紫苔黄腻、脉弦滑。

【现代药理】尚未检索到本成药相关的药理资料。

【临床应用】慢性前列腺炎。临床以尿频、尿急、尿浊、排尿困难、睾丸疼痛为特征症状。

【用药特征】本成药以清热解毒、化瘀攻积、利水通淋为主，兼顾行气散结、辛散温通、长于泻下焦湿热瘀毒，用药寒温并用，适用于湿热瘀血壅阻所致的癃闭、精浊、白浊、劳淋。

【用法用量】肛门给药。将药栓置入肛门3~4cm，一次1粒，一日1次，30天为一个疗程或遵医嘱。

【使用注意】栓剂塞入肛门后，如有便意感，腹痛、腹泻等不适症状，可改进使用方法，如将栓剂外涂植物油或将栓剂置入更深些，待直肠适应后，自觉症状可减轻或消失。本品在室温过高情况下可能会变软、变形，但不影响疗效，可将栓剂冷冻后再开封使用。忌食辛辣等刺激性食物。戒酒。

【不良反应】偶有肛门不适、腹泻等症状。

【规格贮藏】2g/粒。密闭，置阴凉处（不超过20℃）。

前列安通片

【处方组成】黄柏、赤芍、桃仁、泽兰、乌药、丹参、白芷、王不留行。

【功能主治】清热利湿、活血化瘀。主治湿热瘀阻证。症见尿频、尿急、排尿不畅、小腹胀痛、舌淡紫苔黄腻、脉滑。

【现代药理】尚未检索到本成药相关的药理资料。

【临床应用】慢性前列腺炎。临床以尿频、尿急、排尿不畅、小腹胀痛为特征症状。

【用药特征】本成药以清热解毒、活血散瘀、祛湿消肿为主，长于散结止痛。用药以寒为主，佐以理气止

第五篇

痛的温药，寒湿并用，适用于湿热瘀阻所致的癃闭。

【用法用量】口服。一次4~6片，一日3次，或遵医嘱。

【使用注意】孕妇禁用。不可憋尿。避免久坐。服药期间忌服浓茶、绿豆、白萝卜、螃蟹虾类海鲜，牛羊肉、饮酒、辛辣生冷食物。

【规格贮藏】0.38g/片。密封保存。

前列平胶囊

【处方组成】败酱草、丹参、赤芍、桃仁、红花、泽兰、石韦、乳香、没药。

【功能主治】清热利湿、化瘀止痛。主治湿热瘀阻证。症见尿频、尿急、排尿困难、舌紫暗、脉弦。

【现代药理】尚未检索到本成药相关的药理资料。

【临床应用】急性前列腺炎、慢性前列腺炎。临床以尿频、尿急、排尿困难、尿道灼热为特征症状。

【用药特征】本成药以清热利湿为长，兼以活血化瘀，散结消肿。用药解毒通淋与活血散结并举，适用于湿热瘀阻下焦的癃闭。

【用法用量】口服。一次5粒，一日3次。

【使用注意】孕妇禁用。有出血或出血倾向者禁用。忌食辛辣、油腻食物。

【规格贮藏】0.4g/粒。密封。

舒泌通胶囊

【处方组成】川木通、钩藤、野菊花、金钱草。

【功能主治】清热解毒、利尿通淋、软坚散结。主治湿热蕴结证。症见排尿困难、或尿有余沥、小便量少、热赤不爽、舌红苔黄腻、脉滑数。

【现代药理】尚未检索到本成药相关的药理资料。

【临床应用】前列腺炎、前列腺肥大。临床以尿少、尿痛、排尿困难、热赤不爽为特征症状。

【用药特征】本成药以清热解毒，利尿通淋为主，兼以清热平肝。用药苦寒通淋，清热解毒，长于清热利湿，软坚散结作用偏弱，适用于湿热蕴结所致的癃闭。

【用法用量】口服。一次2~4粒，一日3次。

【使用注意】孕妇慎服。在服药期间如出现轻度腹泻，适当减量即可恢复正常。服药期间忌食酸、冷和辛辣食品。

【不良反应】偶见轻度腹泻。

【规格贮藏】0.35g/粒。密封。

双石通淋胶囊

【处方组成】关黄柏、粉萆薢、败酱草、青黛、滑石、车前子、石菖蒲、茯苓、苍术、丹参。

【功能主治】清热利湿、化浊通淋。主治湿热壅阻证。症见尿道灼热、小便频急、尿后余沥不尽、尿道滴白、阴部潮湿、会阴、少腹、腰骶部疼痛或不适、舌质红苔黄、脉弦或弦滑。

【现代药理】具有抗前列腺炎等作用。

【临床应用】慢性前列腺炎。临床以尿少、尿频、尿道灼热、少腹不适为特征症状。

【用药特征】本成药以清热利湿，化浊通淋为主，兼以活血散瘀。用药以清热泄浊，化湿通淋，兼能行气活血，适用于癃闭属于湿热瘀阻见尿频、尿少、阴部潮湿、排尿困难者。

【用法用量】口服。一次4粒，一日3次。疗程28天。

【使用注意】孕妇慎用。忌食辛辣刺激物。

【不良反应】个别患者用药后出现胃脘胀满等轻度胃肠不适。

【规格贮藏】0.5g/粒。密封。防潮。

翁沥通胶囊

【处方组成】薏苡仁、浙贝母、川木通、栀子（炒）、金银花、旋覆花、泽兰、大黄、铜绿、甘草、黄芪（蜜炙）。

【功能主治】清热利湿、散结祛瘀。主治湿热蕴结、痰瘀交阻证。症见尿频、尿急、或尿细、排尿困难、舌紫或有瘀斑、脉滑涩。

【现代药理】具有抗前列腺炎、抗前列腺增生、抗炎、镇痛、改善微循环等作用。

【临床应用】前列腺增生、慢性前列腺炎。临床以尿频、尿急、排尿困难为特征症状。

【用药特征】本成药以清热利湿、化痰散结为主，兼顾清热解毒、活血益气。用药以清热散结为主，兼以化痰祛瘀，适用于湿热蕴结、痰瘀交阻所致的癃闭。

【用法用量】饭后服。一次3粒，一日2次。

【使用注意】孕妇禁用、忌食烟酒、辛辣刺激性食物。

【不良反应】偶见恶心、呃逆、腹痛、腹泻、胃脘胀痛、嘈杂、便秘、头晕烦燥、皮疹、瘙痒。

【规格贮藏】0.4g/粒。遮光、防潮。

归柏化瘀胶囊

【处方组成】当归、黄柏、白芍、醋延胡索、甘草。

【功能主治】活血化瘀、清利湿热。主治血瘀兼湿热证。症见尿频、尿急、尿痛、尿道口常有少量黏液、口苦、小便短黄、舌淡紫苔黄腻、脉滑。

【现代药理】尚未检索到本成药相关的药理资料。

【临床应用】慢性非细菌性前列腺炎。临床以尿频、尿急、尿痛、口苦等为特征症状。

【用药特征】本成药长于活血化瘀，清热利湿，兼能活血定痛，适用于癃闭属血瘀兼湿热症。

【用法用量】口服。一次3粒，一日3次。疗程为4周。

【使用注意】孕妇禁用。忌烟酒。忌食辛辣、刺激性食物。

【不良反应】少数患者服用后出现恶心、呕吐、腹胀、胸闷不适等。个别患者用药期间出现ALT升高。

【规格贮藏】0.3g/粒，密封保存。

爱活尿通

【处方组成】小麦胚油、伞花梅笠草、白杨乙醇提取物、洋白头翁乙醇提取物、木贼乙醇提取物、二氯化锰。

【功能主治】清热利湿、理气止痛。主治下焦湿热瘀阻证。症见尿意频急、排尿困难、舌淡苔腻、脉滑。

【现代药理】具有促进精液液化等作用。

【临床应用】前列腺炎、尿路刺激征、前列腺肥大、膀胱炎、附睾炎。临床以尿频、排尿困难为特征症状。

【用药特征】本成药清热利湿为主，兼以清热解毒，用药以清热利湿为主，适用于下焦湿热瘀阻所致癃闭。

【用法用量】口服。一次2粒，一日3次，饭后吞服。

【使用注意】孕妇慎用。忌食生冷荤腥、油腻燥热之物。

【不良反应】个别患者用药期间出现恶心、耳鸣、打嗝、恶心反酸。

【规格贮藏】0.17g/片，密封。

前列闭尔通栓

【处方组成】马鞭草、王不留行、白花蛇舌草、三七、穿山甲（制）、土鳖虫、琥珀、蜈蚣、栀子、黄连、黄柏。

【功能主治】清热利湿、祛瘀通闭。主治湿热瘀阻证。症见夜尿频多、尿道灼热、排尿困难、小腹胀满、尿后余沥不尽、舌淡紫苔黄腻、脉滑。

【现代药理】具有抗炎、镇痛、抗感染等作用。

【临床应用】前列腺增生。临床以尿频、排尿困难、尿后余沥不尽为特征症状。

【用药特征】本成药以清热利湿，活血化瘀为主，兼顾通络行水、清热解毒、消肿散结。用药清热利湿并重，祛瘀与散结兼顾，适用于湿热瘀阻所致的癃闭。

【用法用量】直肠给药。睡前和晨起排便后用药，将药栓塞入肛门4～6cm处，每次1粒，每日2次，30天为一疗程。

【使用注意】孕妇慎用。忌食辛辣刺激食物、戒烟酒。

【规格贮藏】2.2g/粒。密封。

前列解毒胶囊

【处方组成】水蛭、大黄（酒制）、益母草、蒲公英、红花、地龙、黄芪、当归、白芍、鸡内金、柴胡。

【功能主治】解毒利湿、通淋化瘀。主治湿热挟瘀证。症见小便频急、尿后余沥、尿后滴白、尿道涩痛、少腹疼痛、会阴不适、腰骶疼痛、阴囊潮湿、睾丸疼痛、舌紫苔腻、脉滑。

【现代药理】具有抗炎、镇痛等作用。

【临床应用】慢性前列腺炎。临床以尿频、尿急、排尿不畅为特征症状。

【用药特征】本成药以活血化瘀、清热解毒、利湿通淋为主，兼顾补气活血，行气散结，通络。用药解毒、益气、祛瘀、散结兼顾，适用于湿热挟瘀所致的癃闭。

【用法用量】口服。每次4粒，每日2次。

【使用注意】对本品过敏者禁用。孕妇禁用。忌生冷、油腻、辛辣食物。

【不良反应】少数患者发生头晕、皮肤瘙痒、食欲不振、口渴、恶心、纳差、胃脘部不适。

【规格贮藏】0.4g/粒。密封。

附：湿热挟瘀前列腺疾病中成药特征比较

中成药名	功效		临床治疗主症	
	相同功效	独有功效	相同主治	主治自身特点
前列泰片（胶囊）	清热利湿	活血散结	湿热挟瘀证。症见小便频急、尿后余沥、尿后滴白、尿道涩痛、少腹疼痛、会阴不适、腰骶疼痛、阴囊潮湿、睾丸疼痛	尿频、尿急、尿痛，尿后有余沥，或尿液混浊状若米泔，小腹胀满或痛
前列通瘀胶囊		活血化瘀通淋		会阴、下腹或腰骶部坠胀疼痛，尿道灼热，阴囊潮湿
前列舒通胶囊		化瘀散结		会阴、下腹或腰骶部坠胀或疼痛，阴囊潮湿
前列倍喜胶囊		活血化瘀利尿通淋		小便不利，淋沥涩痛
癃清片（胶囊）		清热解毒凉血通淋		小便频急，尿后余沥不尽，尿道灼热
癃闭舒胶囊（片）		益肾活血通淋		尿频、尿急、尿痛、尿线细，伴少腹拘急疼痛
丹益片		活血化瘀		舌红苔黄或黄腻或舌质暗或有瘀点瘀斑、脉弦或涩
男康片		益肾活血清热解毒		尿频、尿急、小腹胀满
尿塞通片		理气活血通淋散结		排尿不畅、尿流变细、尿频、尿急
野菊花栓		抗菌消炎		尿液浑浊，口干，舌苔黄腻，脉滑数
前列欣胶囊		活血化瘀		尿急、尿痛、排尿不畅、滴沥不净
前列通片（胶囊、栓）		化瘀散结		尿急、尿痛或腰痛
解毒活血栓		解毒活血		小便赤涩热痛，阴囊潮湿，会阴、少腹坠胀疼痛
复方雪参胶囊		活血化瘀消肿散结利水通淋		排尿困难、尿阻闭、尿滴沥、尿线细
复方梅笠草片		清热解毒		排尿困难，尿潴留
前列安栓		化瘀散结通淋止痛		少腹痛、会阴痛、睾丸疼痛、排尿不利
前列安通片		活血化瘀		排尿不畅，小腹胀痛
前列平胶囊		化瘀止痛		尿意频急，排尿困难
舒泌通胶囊		清热解毒软坚散结		癃闭，小便量少，热赤不爽，前列腺肥大
双石通淋胶囊		化浊通淋		尿道滴白、阴部潮湿、会阴、少腹、腰骶部疼痛或不适
翁沥通胶囊		散结祛瘀		尿急，或尿细，排尿困难
归柏化瘀胶囊		活血化瘀		尿道口常有少量黏液，口苦，小便短黄
爱活尿通		理气止痛		
前列闭尔通栓		祛瘀通闭		夜尿频多，尿道灼热，排尿困难
前列解毒胶囊		解毒利湿通淋化瘀		会阴不适，腰骶疼痛，阴囊潮湿，睾丸疼痛

第五篇

二、肾气不足

前列舒丸

【处方组成】附子（制）、桂枝、淫羊藿、韭菜子、熟地黄、山茱萸、山药、薏苡仁、冬瓜子、苍术、泽泻、茯苓、桃仁、牡丹皮、甘草。

【功能主治】扶正固本、益肾利尿。主治肾阳虚证。症见排尿淋沥不畅、尿频、尿急、尿液混浊状若米泔、夜尿频、腰膝酸痛、畏寒肢冷、舌淡苔薄白、脉沉细。

【现代药理】具有抗前列腺炎等作用。

【临床应用】慢性前列腺炎、前列腺增生。临床以排尿不畅、尿浊、精神萎靡、畏寒肢冷为特征症状。

【用药特征】本成药以温肾壮阳化气为主，兼顾利水渗湿，活血通络。用药以益肾固本为长，适用于肾阳虚亏虚兼有湿热瘀浊阻滞所致的淋证、癃闭。

【用法用量】水蜜丸：口服。一次6～12g，一日3次。大蜜丸：口服。一次1～2丸，一日3次；或遵医嘱。

【使用注意】膀胱湿热、肝郁气滞所致淋证者不宜。肝郁气滞所致癃闭者不宜。忌饮酒、忌食辛辣食物。

【规格贮藏】水蜜丸：1.3g/10丸；大蜜丸：9g/丸。密封。

前列舒乐颗粒（片、胶囊、软胶囊）

【处方组成】淫羊藿、黄芪、川牛膝、蒲黄、车前草。

【功能主治】补肾益气、化瘀通淋。主治脾肾两虚、气滞血瘀证。症见腰膝酸软、神疲乏力、小腹坠胀、小便频数、淋沥不爽、或尿液浑浊、尿道涩痛、舌淡苔白、脉细无力。

【现代药理】具有抗炎、抑制前列腺炎、抗前列腺增生、镇痛、增强免疫功能、改善微循环等作用。

【临床应用】慢性前列腺炎、前列腺增生。临床以腰酸神疲、尿频、尿痛、尿有余沥为特征症状。

【用药特征】本成药以补肾助阳化气、健脾升阳、通经活血、利尿通淋为主。用药温肾健脾为主，适用于肾脾两虚，气滞血瘀兼有湿阻所致的癃闭。

【用法用量】①颗粒：口服。一次6g，一日3次。开水冲服。②片：口服。一次6片，一日3次。③胶囊：口服。一次5粒，一日3次。④软胶囊：口服。一次4粒，

一日3次。

【使用注意】膀胱湿热、肝郁气滞所致淋证者慎用。肝郁气滞、脾虚气陷所致癃闭者慎用。忌食辛辣、生冷、油腻食物及忌饮酒。

【规格贮藏】①颗粒：6g/袋。密封。②片：0.35g/片。密封。置阴凉干燥处（不超过20℃）。③胶囊：0.4g/粒。密封，置干燥处。④软胶囊：0.6g/粒。密封。置阴凉干燥处（不超过20℃）。

前列回春胶囊

【处方组成】鹿茸、淫羊藿、枸杞子、五味子、菟丝子、穿山甲（炮）、王不留行、地龙、虎杖、木通、萹蓄、车前子、黄柏、白花蛇舌草、黄芪、茯苓、莱菔子、蜈蚣、甘草。

【功能主治】益肾回春、活血通淋、清热解毒。主治肾气不足、湿热瘀阻证。症见尿频、尿急、尿痛、尿道涩痛、淋浊、排尿滴沥不爽、性欲减退、阳痿早泄、苔腻、脉细或濡弱。

【现代药理】具有抗炎、镇痛、利尿、抗菌、抗前列腺增生、改善微循环等作用。

【临床应用】阳痿、早泄、慢性前列腺炎、性功能障碍、性欲减退。临床以小便浑浊、腰膝酸软、舌有瘀斑、苔腻为特征症状。

【用药特征】本成药以补肾益精、温阳化气、利水通利为主，兼顾活血化瘀，清热解毒，益气行滞。用药以活血通淋为长，适用于肾气不足，湿热瘀阻所致的淋证、癃闭、阳痿、早泄等。

【用法用量】口服。一次5粒，一日2～3次。

【使用注意】年岁过高、高血压患者慎用。妊娠、有活动性出血疾病者禁用。肝郁气滞所致的淋证慎用。肝郁不舒、惊恐伤肾所致阳痿慎用。忌食辛辣食物、饮酒及房事。

【不良反应】偶见口干或消化道不适症状。

【规格贮藏】0.3g/粒。密封。

普乐安胶囊（片）

【处方组成】油菜花花粉。

【功能主治】补肾固本。主治肾气不固证。症见腰膝酸软、排尿不畅、尿后余沥或失禁、疲倦乏力、舌淡

苔薄、脉细弱。

【现代药理】具有抗前列腺增生、抗炎、抗菌、利尿、改善微循环等作用。

【临床应用】前列腺增生、前列腺炎。临床以排尿困难、淋沥不畅、夜尿频数等为特征症状。

【用药特征】本成药为单味药，长于补肾固本，兼能助阳代气，适用于肾气不固所致的癃闭。

【用法用量】胶囊：口服。一次4~6粒，一日3次。片：口服。一次3~4片，一日3次。

【使用注意】感冒发热病人不宜。宜饭前服用。肝郁气滞、脾虚气陷所致癃闭者慎用。忌食辛辣、生冷、油腻食物及忌酒。

【不良反应】少数患者用药后出现轻度大便溏薄现象，有本品引起肝损害的报道。

【规格贮藏】0.375g/粒。密封。

前列康舒胶囊

【处方组成】土茯苓、虎杖、鳖甲、莪术、淫羊藿、黄芪、枸杞子。

【功能主治】解毒活血、补气益肾。主治肾虚湿热瘀阻证。症见尿频、尿急、尿痛、腰膝酸软、会阴胀痛、睾丸隐痛、舌淡紫苔厚腻、脉濡滑。

【现代药理】尚未检索到本成药相关的药理资料。

【临床应用】慢性前列腺炎。临床尿频、尿急、尿痛、腰膝酸软、会阴胀痛为特征症状。

【用药特征】本成药以解毒活血化瘀，益气利湿为主，兼顾清热解毒。用药以解毒利湿为主，长于渗湿祛瘀，适用于肾虚湿热瘀阻所致的癃闭。

【用法用量】口服。一次5粒，一日3次，疗程二周。

【使用注意】孕妇慎用。禁烟、酒，忌房事。

【规格贮藏】0.3g/粒。密封，置阴凉干燥处。

灵泽片

【处方组成】乌灵菌粉、莪术、浙贝母、泽泻。

【功能主治】益肾活血、散结利水。主治肾虚血瘀湿阻证。症见尿频、排尿困难、尿线变细、淋沥不尽、腰膝酸软、舌紫苔厚腻、脉滑。

【现代药理】具有抗炎、减轻前列腺炎、抑制前列腺增生等作用。

【临床应用】轻、中度良性前列腺增生。临床以尿频、排尿困难、淋沥不尽为特征症状。

【用药特征】本成药长于活血散结、兼能补肾利水渗湿，用药以逐瘀散结为主，适用于肾虚血瘀湿阻所致癃闭。

【用法用量】口服。一次4片，一日3次。

【使用注意】胃、十二指肠溃疡及各种急慢性胃炎、肠炎者慎用。禁烟酒，忌辛辣。

【不良反应】部分患者用药后出现口干、呃逆、恶心、胃胀、胃酸、胃痛、腹泻等。少数患者用药后出现ALT、AST升高。

【规格贮藏】0.58g/片。密封，置干燥处。

前列癃闭通片（胶囊、颗粒）

【处方组成】黄芪、土鳖虫、冬葵果、桃仁、桂枝、淫羊藿、柴胡、茯苓、虎杖、枳壳、川牛膝。

【功能主治】益气温阳、活血利水。主治肾虚血瘀证。症见尿频、排尿延缓、费力、尿后余沥、腰膝酸软、舌淡苔腻、脉滑。

【现代药理】尚未检索到本成药相关的药理资料。

【临床应用】前列腺炎、前列腺增生。临床以尿频、尿急、排尿困难、腰膝酸软为特征症状。

【用药特征】本成药以补益肝肾，温肾壮阳，活血化瘀，利湿为主，兼顾行气通脉。用药温阳化水、活血散结并举，适用于肾虚血瘀所致的癃闭。

【用法用量】①片：口服。一次4片，一日3次。②胶囊：口服。一次4粒，一日3次。③颗粒：开水冲服。一次1袋，一日3次。

【使用注意】孕妇慎用。不宜久服。忌辛辣、厚味、烟酒。

【规格贮藏】①片：0.3g/片。密封。②胶囊：0.5g/粒。密封。③颗粒：5g/袋。密封。

夏荔芪胶囊

【处方组成】黄芪、女贞子、滑石、夏枯草、荔枝核、琥珀、肉桂、关黄柏。

【功能主治】健脾益肾、利水散结。主治脾肾气虚兼痰瘀证。症见排尿无力、滴沥不尽、夜尿频多、小腹坠胀、腰膝酸软、倦怠乏力、舌淡紫苔厚腻、脉沉滑。

【现代药理】具有抗前列腺增生、抗炎、镇痛、改善微循环等作用。

【临床应用】轻、中度良性前列腺增生。临床以尿频、排尿困难、腰膝酸软、倦怠乏力为特征症状。

【用药特征】本成药以健脾补肾、益气活血、清热祛湿为主，兼以散结消肿。用药脾肾同治，痰瘀兼顾，适用于脾肾气虚兼痰瘀、湿热瘀阻所致的癃闭。

【用法用量】口服。一次3粒，一日3次。4周为一疗程。

【使用注意】对本品成分过敏者忌服。残余尿>150ml者、良性前列腺增生侵入性治疗失败者不宜用本品。忌食肥甘厚味、油腻食物。

【不良反应】个别患者服药后会出现胃部不适等症状。

【规格贮藏】0.45g/粒。密封。

补肾通淋颗粒

【处方组成】补骨脂、黄芪、王不留行、赤芍、桃仁、海藻、茯苓、牛膝、肉桂、黄柏、柴胡。

【功能主治】补肾通淋、化瘀散结。主治肾阳不足、湿瘀互结、膀胱气化不利证。症见小溲、滴沥不爽、小腹胀满疼痛、精神萎靡、腰膝酸软、尿有白浊、舌淡苔薄腻、脉沉厚。

【现代药理】尚未检索到本成药相关的药理资料。

【临床应用】慢性前列腺炎。临床以尿频、尿少、排尿困难，尿有白浊为特征症状。

【用药特征】本成药以补肾益气，祛湿通淋，活血化瘀为主，适用于肾阳不足，湿瘀互结，膀胱气化不利所致癃闭。

【用法用量】开水冲服。一次1袋，一日2次。

【使用注意】忌食肥甘厚味、油腻食物。

【不良反应】偶有个别患者服药后出现恶心症状。

【规格贮藏】7g/袋，密封。

益肾十七味丸

【处方组成】诃子、草乌（制）、石菖蒲、木香、石决明（煅）、银朱、牛胆粉、黑云香、刀豆、茜草、红花、枇杷叶（制）、香墨、人工麝香、白豆蔻、大蜀季花、紫草茸。

【功能主治】清肾热，消"黏"，固精。主治肾寒肾热证。症见尿痛、尿频、尿急、阳痿早泄、腰膝酸软、疼痛、四肢无力、失眠健忘、耳鸣头昏、肢冷畏寒舌淡苔腻、脉细滑。

【现代药理】具有镇痛、抗炎等作用。

【临床应用】前列腺炎、前列腺增生、阳痿、早泄、睾丸炎、附睾炎、尿路感染等。临床以尿痛、尿频、尿急、阳痿早泄、腰膝酸软为特征症状。

【用药特征】本成药长于清肾热，固精，兼以活血散瘀，消肿止痛，适用于肾寒肾热致癃闭、精浊等症。

【用法用量】口服。一次12~26粒，晚睡前服用，或遵医嘱。

【使用注意】孕妇忌服。年老体弱者、运动员慎用。不可过量、久服。服药后如果出现唇舌发麻、头痛头昏、腹痛腹泻、心烦欲呕、呼吸困难等情况，应立即停药并到医院就治。

【规格贮藏】0.8g/10粒。密封，防潮。

附：肾气不足前列腺增生中成药特征比较

中成药名	功效		临床治疗主症	
	共同点	独有功效	相同主治	主治自身特点
前列舒丸	补肾利尿	扶正固本、益肾利尿	肾气不足证。症见腰膝酸软、尿频、尿急、排尿困难等	尿频、尿急、排尿滴沥不尽
前列舒乐颗粒（片、胶囊、软胶囊）		益气通淋、活血化瘀		腰膝酸软，神疲乏力，小腹坠胀
前列回春胶囊		活血通淋、清热解毒		排尿滴沥不爽、阳痿早泄

续表

中成药名	功效		临床治疗主症	
	共同点	独有功效	相同主治	主治自身特点
普乐安胶囊（片）	补肾利尿	补肾固本	肾气不足证。症见腰膝酸软、尿频、尿急、排尿困难等	腰膝酸软、排尿不畅、尿后余沥或失禁
前列康舒胶囊		解毒活血、补气益肾		腰膝酸软，会阴胀痛，睾丸隐痛
灵泽片		活血散结、利水		排尿困难，尿线变细，淋沥不尽，腰膝酸软
前列癃闭通片（胶囊、颗粒）		益气温阳、活血利水		排尿延缓、费力，尿后余沥，腰膝酸软
夏荔芪胶囊		健脾益肾、利水散结		小腹坠胀，腰膝酸软，倦怠乏力
益肾十七味丸		清肾热、固精		四肢无力、失眠健忘、耳鸣头昏、肢冷畏寒
补肾通淋颗粒		通淋、化瘀散结		小溲、滴沥不爽、小腹胀满疼痛、精神萎靡、腰膝酸软、尿有白浊

三、膀胱瘀阻

泽桂癃爽片

【处方组成】泽兰、皂角刺、肉桂。

【功能主治】行瘀散结、化气利水。主治膀胱瘀阻证。症见夜尿频多、排尿困难、小腹胀满、舌质暗或有瘀点、苔白、脉弦或涩。

【现代药理】具有抗前列腺增生、抗前列腺炎、增强免疫功能、抗血小板聚集、抗菌等作用。

【临床应用】前列腺增生、慢性非细菌性前列腺炎。临床以小便不畅、夜尿频数、小腹胀满、舌暗为特征症状。

【用药特征】本成药以活血散瘀，利水消肿为主。用药以消肿散结，活血丽水，温阳化气并用，适用于膀胱瘀阻，气化不利所致癃闭。

【用法用量】口服。一次2片，一日3次。30天为一疗程。

【使用注意】肝郁气滞、脾虚气陷、下焦湿热所致的癃闭者慎用。宜饭后服用。忌饮酒，忌食辛辣食物，忌房事。

【规格贮藏】0.5g/片。密封。

第六篇

皮肤肛肠病症

第 1 章　痤疮

一、风热上逆

润伊容胶囊

【处方组成】白芷、大血藤、千里光、侧柏叶、蒲公英、柴胡、皂角刺、川木通。

【功能主治】疏风清热解毒。主治风热上逆证。症见皮肤表面红肿、疼痛、脓疱、舌淡苔薄黄脉浮。

【现代药理】尚未检索到本成药相关的药理资料。

【临床应用】痤疮、黄褐斑等。临床以皮肤表面红肿、疼痛、脓疱为特征症状。

【用药特征】本成药疏风清热解毒为主，兼以消痈散结，疏风散热，适用于风热上逆所致的痤疮红肿、疼痛者。

【用法用量】口服。一次2粒，一日3次。

【使用注意】孕妇慎用。脾虚便溏者慎用。

【规格贮藏】0.35g/粒。密封。

化瘀祛斑胶囊

【处方组成】柴胡、黄芩、红花、薄荷、当归、赤芍。

【功能主治】疏风清热、活血化瘀。主治风热瘀阻证。症见黄褐斑、酒齄鼻、粉刺、颜面脓包、红肿、斑点、面色偏暗、时有瘙痒、舌淡紫、脉弦。

【现代药理】尚未检索到本成药相关的药理资料。

【临床应用】痤疮、黄褐斑、酒齄鼻。临床以颜面脓包、红肿、斑点为特征症状。

【用药特征】本成药以疏风透热，活血散瘀为主，兼顾活血养血、清热泻火。用药辛寒甘寒并用，散邪凉血活血并举，适用于风热瘀阻所致的黄褐斑、酒齄鼻、粉刺。

【用法用量】口服。每次5粒，一日2次。

【使用注意】孕妇禁用。忌忧思恼怒。感冒时不宜使用。避免日光暴晒。清淡饮食，忌鱼腥发物。

【规格贮藏】0.32g/粒。密封。

附：风热上逆中成药特点比较

中成药名	功效		临床治疗主症	
	共同点	独有功效	相同主治	主治自身特点
润伊容胶囊	疏风清热	清热解毒消痈散结	风热上逆证。症见皮肤表面红肿、疼痛、脓疱等	痤疮红肿，疼痛
化瘀祛斑胶囊		活血化瘀		黄褐斑、酒齄鼻、粉刺，颜面脓包、红肿，时有瘙痒

二、湿热毒瘀

凉血解毒颗粒

【处方组成】黄柏、黄芩、栀子、石膏（生）、大黄、金银花、紫草、牡丹皮、地黄、白茅根、茵陈、土茯苓、龙骨、牡蛎、甘草。

【功能主治】清热除湿、凉血解毒、化瘀散结。主治湿热毒瘀蕴结证。症见颜面部粉刺、丘疹、脓疱、结节等多形性皮损、以额头、口鼻周围为重、口苦便干、小便色黄、渴思冷饮，舌红苔黄腻、脉滑。

【现代药理】尚未检索到本成药相关的药理资料。

【临床应用】痤疮。临床以毛囊性丘疹、小脓疱伴口干便秘、舌红苔黄腻为特征症状。

【用药特征】本成药以清热解毒为主，辅以利水渗湿，凉血。用药苦寒清热，兼以辛行化瘀，燥湿渗湿，能通泻气分血分之热毒，适用于湿热毒瘀蕴结所致的

痤疮。

【用法用量】口服。开水冲服，一次2袋，一日2次。

【使用注意】孕妇禁用。经期妇女慎用。脾胃虚寒者慎用。不宜久服。忌烟酒、辛辣、油腻及腥发食物。

【规格贮藏】10g/袋。密封。

消痤丸

【处方组成】龙胆、大青叶、玄参、野菊花、黄芩、金银花、蒲公英、淡竹叶、夏枯草、紫草、竹茹、石膏、石斛、麦冬、升麻、柴胡。

【功能主治】清热利湿、解毒散结。主治湿热毒邪聚结肌肤证。症见局部红肿热痛、脓疱，伴有口苦、口

黏、大便干、舌红苔腻、脉滑。

【现代药理】具有抗菌、抗炎等作用。

【临床应用】粉刺、痤疮等。临床以颜面皮肤光亮油腻、黑头粉刺、脓疱、结节为特征症状。

【用药特征】本成药以清热利湿，解毒散结为主，兼顾凉血消斑、养阴清热。用药苦寒清热燥湿、解毒为主，兼以甘凉滋阴降火，适用于阴虚湿热毒邪所致的痤疮、粉刺之皮肤脓疱、结节症状。

【用法用量】口服。一次30粒，一日3次。

【使用注意】孕妇禁用。脾胃虚寒者慎用。忌食辛辣、油腻食物。

【规格贮藏】2.8g/丸。密封。

附：湿热毒瘀中成药特点比较

中成药名	功效		临床治疗主症	
	共同点	独有功效	相同主治	主治自身特点
凉血解毒颗粒	清热解毒除湿	凉血解毒代瘀散结	湿热毒瘀蕴结证。症见粉刺、丘疹、脓疱、结节、口苦便干、舌红苔黄腻	毛囊性丘疹、小脓疱、小便色黄，渴思冷饮
消痤丸		解毒散结		颜面皮肤光亮油腻、黑头粉刺、脓疱、结节、口黏

三、湿热郁肤

姜黄消痤搽剂

【处方组成】姜黄、重楼、杠板归、土荆芥、一枝黄花、绞股蓝、珊瑚姜。

【功能主治】苗医：旭嘎怡沓痂，维象样丢象：粉刺，油面风。中医：清热祛湿、散风止痒、活血消痤。主治湿热郁肤证。症见肿痛、瘙痒、油面等。

【现代药理】具有抗炎、抗过敏、止痒的作用。

【临床应用】痤疮、粉刺、脂溢性皮炎等。临床以皮肤肿痛、瘙痒、油面为特征症状。

【用药特征】本成药以清热解毒，祛风除湿为主，兼顾活血消肿止痒。清热解毒、破瘀行气作用强，适用于湿热郁肤所致的痤疮、油面风见皮肤红、肿、热、痛者。

【用法用量】外用。用棉签蘸取涂患处，一日2～3次。

【使用注意】酒精过敏者禁用。少食动物脂肪及酒、

酸、辣等刺激性食物。

【不良反应】对有破损的痤疮患者有短暂轻微的刺痛感。

【规格贮藏】10ml/瓶；30ml/瓶；50ml/瓶；65ml/瓶。避光，密闭。

玫芦消痤膏

【处方组成】鲜芦荟汁、玫瑰花、苦参、杠板归、冰片、薄荷素油。

【功能主治】清热燥湿、杀虫止痒。主治皮肤湿热蕴阻证。症见痤疮、皮肤瘙痒。湿疹及日晒疮等。

【现代药理】尚未检索到本成药相关的药理资料。

【临床应用】痤疮、皮肤瘙痒症、湿疹、酒齄鼻、颜面再生性皮炎、日光性皮炎。临床以脓疱、肿痛、瘙痒为特征症状。

【用药特征】本成药以清热燥湿为主，兼以杀虫止痒。用药苦寒清热解毒祛湿，辅以辛温行气和血，适用于

湿热蕴结皮肤痤疮、皮肤瘙痒者。

【用法用量】外用。将患处用温水清洗干净后涂抹适量，一日3~4次。

【使用注意】皮肤破溃处禁用。禁止内服。对本品过

敏者禁用。过敏体质者，特别是花粉和芦荟有过敏史者慎用。切勿接触眼睛、口腔等黏膜处。切忌用手挤压患处。忌烟酒、辛辣、油腻及腥发食物。

【规格贮藏】30g/支。密闭，避光。

附：湿热郁肤中成药特点比较

中成药名	功效		临床治疗主症	
	共同点	独有功效	相同主治	主治自身特点
姜黄消痤搽剂	清热除湿	散风止痒 活血消痤	皮肤湿热蕴阻证。症见痤疮，皮肤瘙痒，湿疹及日晒疮	痤疮、粉刺、油面皮肤红肿热痛、瘙痒
玫芦消痤膏		杀虫止痒		脓疱、肿痛、瘙痒

四、湿热瘀阻

当归苦参丸

【处方组成】当归、苦参。

【功能主治】凉血、祛湿。主治湿热瘀阻证。症见头面生疮、粉刺疙瘩、皮肤红赤发热、或伴脓头、酒齄鼻。

【现代药理】具有抗菌、抗炎、改善微循环等作用。

【临床应用】粉刺、面疮、湿疹、酒齄鼻。临床以颜面红赤、发热、疼痛为特征症状。

【用药特征】本成药以养血活血、清热燥湿、清热解毒为主。用药以辛温和苦寒相配伍，一开一泄，适用于湿热瘀阻皮肤粉刺、酒齄鼻。

【用法用量】水蜜丸：口服。一次6克，一日2次。大蜜丸：口服。一次1丸，一日2次。

【使用注意】孕妇或哺乳期妇女禁用。脾胃虚寒者慎用。忌以手挤压患处。不宜同时服用温热性药物。忌烟酒、辛辣、油腻及腥发食物。

【规格贮藏】水蜜丸：6g/袋，密封。大蜜丸：9g/丸。密封。

五、肺胃热盛

金花消痤丸

【处方组成】栀子（炒）、山银花、黄芩（炒）、大黄（酒炙）、黄连、桔梗、薄荷、甘草。

【功能主治】清热泻火、解毒消肿。主治肺胃热盛证。症见颜面红斑、粉刺、与毛囊一致性丘疹、脓疱，尤以额头、口鼻周围为重、伴自觉皮损灼热、口干渴思冷饮、口舌生疮、咽喉肿痛、目赤、便秘尿黄、舌红苔红、脉滑数。

【现代药理】具有抗菌、抗炎等作用。

【临床应用】痤疮、粉刺、口腔溃疡、牙龈炎、牙周脓肿。临床以粉刺、口舌生疮、咽喉肿痛、目赤便秘为特征症状。

【用药特征】本成药以清泻三焦实火为主，辅以宣肺利咽。用药大苦大寒，清肺胃火作用强，兼能轻宣疏风，适用于肺胃火炽盛所致的痤疮、口舌生疮，咽喉肿痛、牙痛等。

【用法用量】口服。一次4g，一日3次。

【使用注意】孕妇忌服。脾胃虚弱及便溏者慎用。不可久服多服。忌食辛辣、油腻食物。

【不良反应】偶见胃脘不适、食欲减少、或大便溏软者。

【规格贮藏】72g/瓶。密封。

美诺平颗粒

【处方组成】白花蛇舌草、金银花、连翘、赤芍、牡丹皮、黄芩、桑白皮、石膏、丹参、皂角刺、防风、地黄。

【功能主治】清热解毒、凉血散瘀。主治肺热血瘀证。症见皮疹红肿、或有脓疱结节、用手挤压有小米粒样

白色脂栓排出、伴有颜面潮红、皮肤油腻、大便秘结、舌质红、苔薄黄、脉弦数。

【现代药理】尚未检索到本成药相关的药理资料。

【临床应用】中重度痤疮、脂溢性皮炎。临床以颜面油光、皮疹红肿、脓疱、肿痛为特征症状。

【用药特征】本成药以清热解毒，凉血散瘀为主。用药以寒凉清热解毒为主，兼能凉血，适用于肺热血瘀所致寻常型痤疮。

【用法用量】开水冲服。一次6g，一日3次。与冰黄软膏配合使用。

【使用注意】孕妇慎用。脾胃便溏者慎用。忌食辛辣、油腻食物。

【规格贮藏】6g/袋。密封。

附：肺胃热盛中成药特点比较

中成药名	功效		临床治疗主症	
	共同点	独有功效	相同主治	主治自身特点
金花消痤丸	清热泻火	泻三焦实火解毒消肿	肺胃热盛证。症见颜面部粉刺、丘疹、脓疱、口苦便干、舌红	粉刺、口舌生疮、咽喉肿痛、目赤便秘
美诺平颗粒		凉血散瘀		颜面油光、脓疱、肿痛

六、血热蕴阻

丹参酮胶囊

【处方组成】丹参乙醇提取物。

【功能主治】抗菌消炎。主治痤疮、扁桃腺炎、外耳道炎、疖、痈、外伤感染、烧伤感染、乳腺炎、蜂窝组织炎、骨髓炎等。

【现代药理】具有抗菌、抗炎作用。

【临床应用】痤疮、扁桃体炎、外耳道炎、皮肤化脓性感染、毛囊炎、蜂窝组织炎、外伤感染、烧伤感染、乳腺炎、骨髓炎等。临床以局部红、肿、热、痛为特征症状。

【用药特征】本成药为单味药的提取物，长于凉血解毒，适用于各类炎症、见红肿热痛。

【用法用量】口服。一次4粒，一日3~4次，小儿酌减。

【使用注意】孕妇慎用。对本品过敏者慎用。

【不良反应】偶见皮肤过敏反应。

【规格贮藏】0.25g/粒。遮光，密封，置阴凉（不超过20℃）干燥处。

克痤隐酮凝胶

【处方组成】丹参酮粉、甲氧苄啶、维生素A、维生素E。

【功能主治】抗菌、消炎。主治黑头、白头粉刺及脓疱型痤疮，症见皮肤红斑、热痛、脓包。

【现代药理】具有抑制皮脂腺分泌、抑制痤疮杆菌生长的作用。

【临床应用】痤疮、粉刺。临床以颜面红斑、粉刺疙瘩、脓包为特征症状。

【用药特征】本成药为中西医结合制剂，丹参酮粉具有活血化瘀，抗菌消炎，配以西药抗菌药以增强其抗菌作用，适用于热毒瘀阻皮肤致黑头、白头粉刺及脓疱型痤疮。

【用法用量】外用。涂敷患处，一日2次。

【使用注意】儿童、孕妇、哺乳期妇女禁用。对本品过敏者禁用。过敏体质者慎用。禁止内服。切忌以手挤压患处。以脓肿、囊肿、硬结为主的痤疮不宜使用。忌烟酒、辛辣、油腻及腥发食物。

【规格贮藏】6g/支；15g/支。密封，置阴凉处，避光保存。

复方珍珠暗疮片

【处方组成】山银花、黄芩、猪胆粉、玄参、山羊角、赤芍、川木通、北沙参、蒲公英、黄柏、地黄、水牛角浓缩粉、当归尾、酒大黄、珍珠层粉。

【功能主治】清热解毒、凉血消斑。主治血热蕴阻肌肤证。症见颜面部红斑、粉刺疙瘩、脓疱、或皮肤红斑丘疹、瘙痒、舌红便干、脉滑。

【现代药理】具有抗菌、抗角质化、降低血黏度等作用。

【临床应用】粉刺、痤疮、红斑丘疹性湿疹、毛囊炎等。临床以皮肤红斑、脓包、瘙痒、皮肤灼热、大便偏干为特征症状。

【用药特征】本成药以清热解毒，凉血为主，辅以活血化瘀，滋阴润燥。用药偏重苦寒清泻，兼能凉血散瘀，适用于血热蕴阻皮肤所致的局部皮肤红肿热痛，脓疱、瘙痒等。

【用法用量】口服。一次4片，一日3次。

【使用注意】孕妇及脾胃虚寒者慎服。切忌以手挤压患处。忌烟酒，忌食辛辣、油腻及海鲜之品。

【规格贮藏】0.33g/薄膜衣片；0.3g/糖衣片（片芯）。密封。

清热暗疮胶囊

【处方组成】穿心莲浸膏、人工牛黄、金银花、蒲公英浸膏、大黄浸膏、山豆根浸膏、栀子浸膏、珍球层粉、甘草。

【功能主治】清热解毒、凉血散瘀、泻火通腑。主治血热瘀滞、蕴结肌肤证，症见局部皮肤红肿、脓包、热痛。

【现代药理】尚未检索到本成药相关的药理资料。

【临床应用】痤疮、化脓性毛囊炎、毛囊深部周围组织炎。临床以皮肤毛囊红肿、疼痛、脓疱为用药特点。

【用药特征】本成药以清热解毒，泻火通腑为主。用药苦寒清热解毒为主，兼以辛行活血散瘀，适用于热毒蕴结皮肤所致的痤疮、疖肿。

【用法用量】口服。一次2~4粒，一日3次。14天为一疗程。

【使用注意】对本品过敏者禁用。过敏体质者、孕妇慎用。服药后出现胃脘不适，食欲减少，大便溏稀者应停服。如有多个脓肿、囊肿、脓疱等严重者应去医院就诊。忌食辛辣腥发食物。

【规格贮藏】0.2g/粒。密封。

复方木尼孜其颗粒

【处方组成】菊苣子、芹菜根、菊苣根、香青兰子、黑种草子、茴香根皮、洋甘菊、甘草、香茅、罗勒子、蜀葵子、茴芹果、骆驼蓬子。

【功能主治】调节异常体液及气质，为四种体液的成熟剂。主治肝胆炎症、皮肤疾病、排除体内毒素等。

【现代药理】具有调节内分泌、增强免疫功能的作用。

【临床应用】皮肤炎症、痤疮、黄褐斑、痛经、妇科炎症、更年期综合征等。临床以皮肤炎症、肿痛、色斑等为特征症状。

【用药特征】本成药清热解毒，祛风祛湿为主，兼以活血化瘀，通经活络，适用于热毒阻络所致的肝胆炎症、皮肤疾病及各种内分泌紊乱引起的皮肤及妇科疾病。

【用法用量】口服。一次6g，一日3次。

【使用注意】糖尿病患者遵医嘱。过敏者禁用。

【规格贮藏】6g/袋。密封。

附：血热蕴阻中成药特点比较

中成药名	功效		临床治疗主症	
	共同点	独有功效	相同主治	主治自身特点
丹参酮胶囊	清热解毒	抗菌消炎活血凉血	血热瘀阻肌肤证。症见颜面部粉刺、丘疹、脓疱、痤疮、皮肤红肿热痛	痤疮、扁桃腺炎、外耳道炎、疖、痈、外伤感染、烧伤感染、乳腺炎、蜂窝组织炎、骨髓炎的皮肤红肿热痛
克痤隐酮凝胶		抗菌消炎		黑头、白头粉刺及脓疱型痤疮、颜面红斑、粉刺疙瘩、脓疱

续表

中成药名	功效		临床治疗主症	
	共同点	独有功效	相同主治	主治自身特点
复方珍珠暗疮片	清热解毒	凉血消斑	血热瘀阻肌肤证。症见颜面部粉刺、丘疹、脓疱、痤疮、皮肤红肿热痛	皮肤红斑、脓疱、瘙痒伴有皮肤灼热、干渴喜冷饮、大便偏干
清热暗疮胶囊		凉血散瘀泻火通腑		皮肤毛囊红肿、疼痛、脓疱
复方木尼孜其颗粒		祛风除湿活血散瘀通经活络		肝胆炎症、皮肤炎症、肿痛、色斑

第 2 章　皮肤瘙痒症

一、湿热蕴结

消风止痒颗粒

【处方组成】荆芥、防风、苍术（炒）、蝉蜕、石膏、木通、地骨皮、亚麻子、当归、地黄、甘草。

【功能主治】清热除湿、消风止痒。主治风湿热邪蕴阻肌肤证。症见皮肤丘疹、水疱、抓痕、血痂或见梭形或纺锤形水肿性风团、中央出现小水疱、瘙痒剧烈，伴有身热、口渴、心烦、大便秘结、小便短赤、舌红苔薄黄腻、脉濡数。

【现代药理】具有抗炎、抗过敏等作用。

【临床应用】皮肤瘙痒症、湿疹、丘疹性荨麻疹等。临床以皮肤瘙痒、遇热加重、出疹色红、便干、苔黄为特征症状。

【用药特征】本成药以散风止痒为主，辅以清热利湿，和血凉血。用药兼具疏风、清热、祛湿、养血四法。重在疏风，药用辛散力强却温尔不燥之品，不失寒凉之性，疏风止痒作用明显，兼有养血活血，凉血润燥之品。适用于风湿热邪蕴阻肌肤者。

【用法用量】口服。周岁以内一日15g；1～4岁一日30g；5～9岁一日45g；10～14岁一日60g；15岁以上一日90g，分2～3次服用，或遵医嘱。

【使用注意】孕妇禁用。糖尿病患者慎用。阴血亏虚者不宜服用。服药期间出现胃脘疼痛或腹泻时应停用。饮食宜清淡，易消化，忌辛辣、海鲜食物。

【规格贮藏】15g/袋。密封。

肤痒颗粒

【处方组成】苍耳子（炒、去刺）、地肤子、川芎、红花、白英。

【功能主治】祛风活血、除湿止痒。主治湿热蕴结证。症见局部皮肤丘疹、瘙痒、身热口渴、淡红、脉浮数。

【现代药理】尚未检索到本成药相关的药理资料。

【临床应用】皮肤瘙痒症、荨麻疹等。临床以局部皮肤瘙痒、丘疹为特征症状。

【用药特征】本成药以祛风除湿，活血散结，清热解毒为主。用药寒温并用，以祛风活血除湿作用为长，适用于湿热蕴结皮肤所致荨麻疹、瘙痒症。

【用法用量】开水冲服。一次1～2袋，一日3次。

【使用注意】消化道溃疡者慎用。对本品过敏者禁用。孕妇忌服。因肾病、糖尿病、黄疸、肿瘤等疾病引起的皮肤瘙痒，应以治疗病因为主，若需用时，应在医师指导下服用。服药期间如出现口唇发麻应立即停药。忌辛辣、海鲜发物。

【规格贮藏】9g/袋。密封。

复方土槿皮酊

【处方组成】土槿皮、苯甲酸、水杨酸。

【功能主治】杀菌、止痒。主治湿热蕴结趾痒、皮肤骚痒、一般癣疾（症见瘙痒）。

【现代药理】具有抗菌、抗真菌等作用。

【临床应用】真菌感染性疾病。临床以感染、瘙痒为特征症状。

【用药特征】本成药为中西药合剂，以祛风除湿，杀虫止痒为主，辅以西药杀菌作用。用药长于杀虫止痒，适用于湿热蕴结皮肤瘙痒者。

【用法用量】外用。涂患处，一日1～2次。用药持续1～2周。

【使用注意】儿童、孕妇禁用。水疱型、糜烂型手足癣禁用。酒精过敏者禁用。为外用药，禁止内服。皮肤破溃处禁用。过敏体质者慎用。有较强的刺激性和腐蚀性，切勿接触眼睛、口腔等黏膜处。禁用于面部皮肤和其他部位黏膜。忌烟酒、辛辣、油腻及腥发食物。

【规格贮藏】15ml/瓶（每1ml的总酸量为187.5mg）。密封贮藏，避免与铁器接触。

润肌皮肤膏

【处方组成】大枫子仁、红粉、核桃仁、蓖麻子、樟脑、松香、蜂蜡。

【功能主治】消斑、燥湿、活血。主治湿热瘀阻证。症见红斑、肿痛、瘙痒等症。

【现代药理】尚未检索到本成药相关的药理资料。

【临床应用】皮肤瘙痒症、神经性皮炎、湿疹、花斑癣、酒齄鼻、白癜风、脚癣。临床以皮疹、瘙痒、粉刺、肿痛等为特征症状。

【用药特征】本成药具有消斑、除湿、活血等作用。因含有多种中药种子仁，具有润下作用的特点，适用于湿热瘀阻皮肤疮癣、斑、粉刺、白癜风、瘙痒症。

【用法用量】外用。用纱布包药擦患处，用药后如不痛，可直接敷于患处，一日2～3次。

【使用注意】孕妇、哺乳期妇女慎用。应选择晚上使用，皮肤破溃的患者避免使用。如有过敏反应，应即停药。忌烟酒、辛辣、油腻及刺激性食物。

【规格贮藏】10g/支。密封，置遮光容器内。

附：湿热蕴结中成药特点比较

中成药名	功效		临床治疗主症	
	共同点	独有功效	相同主治	主治自身特点
消风止痒颗粒	清热除湿	清风热止痒和血凉血	风湿热邪蕴阻肌肤证。症见丘疹、瘙痒	皮肤瘙痒、遇热加重、出疹色红、苔黄
肤痒颗粒		祛风活血清热解毒		局部皮肤瘙痒、丘疹、瘙痒
复方土槿皮酊		杀虫止痒		皮肤感染、瘙痒
润肌皮肤膏		消斑活血滋润皮肤		皮肤红斑、皮疹、肿痛、瘙痒

二、血虚风燥

湿毒清胶囊（片）

【处方组成】地黄、当归、苦参、白鲜皮、土茯苓、黄芩、丹参、蝉蜕、甘草。

【功能主治】养血润肤，祛风止痒。主治血虚风燥证。症见皮肤剧烈瘙痒、遇热易发作、入夜尤甚、皮肤干燥、脱屑、伴有抓痕、血痂、色素沉着、舌淡苔薄白、脉细数或弦数。

【现代药理】具有抗炎、止痒、免疫抑制作用。

【临床应用】皮肤瘙痒症、慢性荨麻疹、接触性皮炎、过敏性皮炎。临床以皮肤剧烈瘙痒、遇热易发作、入夜尤甚、干燥脱屑为特征症状。

【用药特征】本成药能养血活血，祛风除湿，润燥止痒为主，又能滋阴润燥，内寓"治风先治血，血行风自灭"之理，兼有疏散风热透疹之功，适用于血虚风燥所致的风瘙痒。

【用法用量】①胶囊：口服。一次3～4粒，一日3次。②片：口服。一日3～4片，一日3次。

【使用注意】孕妇禁用。湿热俱盛或火热炽盛者、过敏体质者慎用。忌食辛辣、海鲜食物。

【规格贮藏】①胶囊：0.5g/粒，密封。②片：0.5g/片。密封。

润燥止痒胶囊

【处方组成】何首乌、制何首乌、生地黄、桑叶、苦参、红活麻。

【功能主治】养血滋阴、祛风止痒、润肠通便。主治血虚风燥证。症见皮肤瘙痒、干燥脱屑、伴有抓痕、血痂、大便秘结、舌红苔薄、脉弦数。

【现代药理】具有抗炎、增强免疫功能等作用。

【临床应用】皮肤瘙痒症、神经性皮炎、慢性荨麻疹寻常痤疮、脓疱性痤疮等。临床以皮肤剧烈瘙痒、干燥脱屑、腹胀便干为特征用药。

【用药特征】本成药以滋补肝肾，养血滋阴，清热燥湿为主，兼有润肠通便，祛风止痒。用药攻补兼施，养血滋阴功能强，清热燥湿作用偏弱，兼能滋阴凉血，适用于血虚风燥所致的皮肤瘙痒、痤疮。

【用法用量】口服。一次4粒，一日3次，2周为一疗程。

【使用注意】孕妇慎用。不宜同时服用温热性药物。糖尿病、肾病、肝病、肿瘤等疾病引起的皮肤瘙痒慎用。不宜用热水洗烫患处。忌烟酒、辛辣、油腻及腥发食物。

【规格贮藏】0.5g/粒。密封。

附：血虚风燥中成药特点比较

中成药名	功效		临床治疗主症	
	共同点	独有功效	相同主治	主治自身特点
湿毒清胶囊（片）	养血润燥祛风止痒	养血活血除湿润燥	血虚风燥证。症见皮肤瘙痒，干燥脱屑	皮肤剧烈瘙痒、遇热易发作、入夜尤甚、干燥脱屑、舌淡苔薄白，脉细数或弦数
润燥止痒胶囊		养血滋阴润肠通便清热燥湿		皮肤剧烈瘙痒、遇热易发作、颜面红斑、腹胀便干、舌红苔薄，脉弦数

三、血热风燥

肤舒止痒膏

【处方组成】苦参、土茯苓、淫羊藿、人参、天冬、麦冬、玉竹、黑芝麻、冰片。

【功能主治】苗医：造内档祛卡，怡象汗吴靳，照夫者：写嘎发，雪皮风症。中医：清热燥湿、养血止痒。主治血热风燥证。症见皮肤干燥、脱屑、瘙痒等。

【现代药理】尚未检索到本成药相关的药理资料。

【临床应用】老年性皮肤瘙痒、婴幼儿湿疹、疥疮、头皮脂溢性皮炎。临床以皮肤干燥、瘙痒为特征症状。

【用药特征】本成药以清热燥湿、养血止痒为主。用药清热除湿、利水渗湿外，多为滋补药，滋养阴血作用较强，适用于血热风燥所致的皮肤瘙痒症。

【用法用量】外用。取5~10g，用湿毛巾上抹擦皮肤，揉摩5~10分钟，用清水冲净即可，每天一次。

【使用注意】禁止内服。皮肤破溃处禁用。孕妇慎用。患处不宜用热水洗烫。忌烟酒、辛辣、油腻及腥发食物。

【规格贮藏】200g/瓶。密封。

花蛇解痒胶囊

【处方组成】漆大姑、乌梢蛇、黄柏、金银花、连翘、全蝎、地肤子、牡丹皮、防风、荆芥、苍术、赤芍、皂角刺、黄芪、蛇床子、甘草。

【功能主治】祛风清热、凉血止痒。主治血热风盛证。症见周身瘙痒剧烈、肌肤灼热、抓破出血、遇热痒剧、得凉则安、身热心烦、口燥咽干，多见于青壮年、春夏好发、舌质红苔黄干、脉数。

【现代药理】具有抗炎、镇痛、止痒等作用。

【临床应用】老年性瘙痒、老年外阴瘙痒、冬季皮肤瘙痒、荨麻疹等。临床以皮肤瘙痒、遇热加重、口咽干燥为特征症状。

【用药特征】本成药以祛风止痒，清热凉血为主，兼以利湿解毒，补气，用药祛风止痒为主。适用于血热风盛所致皮肤瘙痒症。

【用法用量】口服。一次3粒，一日3次。

【使用注意】对儿童、孕妇及哺乳期妇女、肝肾功能不全者、过敏者禁用。因糖尿病、肾病、肝病、肿瘤等疾病引起的皮肤瘙痒不宜。患处不宜用热水洗烫。不宜长期服用。忌烟酒、辛辣、油腻及腥发食物。

【规格贮藏】0.35g/粒。密封。

附：血热风燥中成药特点比较

中成药名	功效		临床治疗主症	
	共同点	独有功效	相同主治	主治自身特点
肤舒止痒膏	止痒	清热燥湿、养血止痒	血热风盛证。症见皮肤瘙痒	皮肤干燥、脱屑、瘙痒
花蛇解痒胶囊		祛风清热凉血止痒		皮肤瘙痒、遇热加重、口咽干燥舌质红苔黄干，脉数

第 3 章 荨麻疹

一、风热挟湿

皮敏消胶囊

【处方组成】苦参、苍术、防风、荆芥、蒺藜、白鲜皮、蛇床子、苍耳子、蜈蚣、青黛、蒲公英、紫花地丁、黄芩、黄柏、黄连、蝉蜕、地黄、牡丹皮、西河柳、紫草、地骨皮。

【功能主治】祛风除湿、清热解毒、凉血止痒。主治风热证或风热挟湿证。症见局部皮肤皮肤灼热刺痒、搔抓后即随手起红色风团、时隐时现、部位不定、皮疹色红、随搔抓而增多和增大、遇热加重、多伴心烦、夜间发作较重。

【现代药理】尚未检索到本成药相关的药理资料。

【临床应用】急性荨麻疹、慢性荨麻疹、急性湿疹。临床以皮肤灼热刺痒、搔抓后出现红色风团为特征症状。

【用药特征】本成药以清热燥湿、疏风止痒为主,兼顾凉血解毒。用药苦寒清热、辛温发散疏风作用强,适用于风热或风热挟湿所致的皮肤瘙痒、荨麻疹、湿疹等。

【用法用量】口服。一次4粒,一日3次。急性荨麻疹疗程一周,慢性荨麻疹和急性湿疹疗程二周。

【使用注意】孕妇、产妇忌服。肝肾功能不全者慎用。连续服药不宜超过一个月。忌烟酒,辛辣刺激食物。

【不良反应】偶见轻度腹泻、恶心、头晕、大便不爽。

【规格贮藏】0.4g/粒。密封。

二、湿热蕴阻

金蝉止痒颗粒(胶囊)

【处方组成】金银花、栀子、黄芩、苦参、黄柏、龙胆、白芷、白鲜皮、蛇床子、蝉蜕、连翘、地肤子、地黄、青蒿、广藿香、甘草。

【功能主治】清热解毒、燥湿止痒。主治湿热内蕴证。症见皮肤栗粒样丘疹、搔抓后呈风团样肿大、皮肤潮红、自觉灼热、剧烈瘙痒、皮损出现丘疹、水疱、糜烂、渗出、脱屑等、常多种形态共存、舌红苔薄黄腻、脉濡数。

【现代药理】具有止痒、抗过敏、抗感染、抗菌、镇静等作用。

【临床应用】湿疹、荨麻疹、瘙痒症、夏季皮炎、过敏性皮炎、接触性皮炎、神经性皮炎等。临床以临床以皮肤瘙痒、栗粒样丘疹、舌红苔黄腻为为特征症状。

【用药特征】本成药清热燥湿解毒之效比较明显,能通泄三焦,令湿热之邪从二便而出,又兼轻宣疏风之效,令风热从表而解,其止痒作用较为明显,适用于湿热蕴结者所致的丘疹性荨麻疹、湿疹、夏季皮炎。

【用法用量】①颗粒:口服。一次16g,一日3次,饭后服用。②胶囊:口服。一次6粒,一日3次,饭后服用。

【使用注意】孕妇禁用。幼儿、脾胃虚寒者慎用。清淡饮食,忌辛辣、香燥、鱼腥发物。

【不良反应】少数患者出现口干、食欲减退、恶心、呕吐、腹泻、头昏。

【规格贮藏】颗粒:8g/袋。密封。胶囊:0.5g/粒。密封,置阴凉干燥处(不超过20℃)。

乌蛇止痒丸

【处方组成】当归、红参须、蛇床子、乌梢蛇(白酒炙)、苍术(泡)、牡丹皮、苦参、关黄柏、人工牛黄、蛇胆汁、防风。

【功能主治】养血祛风、燥湿止痒。主治风湿热邪蕴阻证。症见皮肤风团色红、时隐时现、瘙痒难忍、或皮肤瘙痒不止、灼热剧痒、皮损色红、遇热增剧、冬轻夏重、风吹凉爽减轻、皮肤干燥、口渴心烦、舌质红、苔薄黄、脉浮数。

【现代药理】具有抗过敏、抗炎等作用。

【临床应用】慢性荨麻疹、皮肤瘙痒症等。临床以风团此起彼伏、反复发作、皮肤瘙痒伴口干渴、目涩为特征症状。

【用药特征】本成药以补血养血、祛风止痒为主，兼顾凉血清热、燥湿解毒。用药以辛散为主，兼以寒凉清热，甘温补血行血，稍有补气健脾、滋阴润燥之效，适用于风湿热邪蕴阻肌肤所致的瘾疹、风瘙痒症。

【用法用量】口服。一次2.5g，一日3次。

【使用注意】孕妇禁用。哺乳期妇女慎用。不宜用热水沈烫患处。食宜清淡、易消化食物，忌食辛辣、油腻食物。

【规格贮藏】1.25g/10丸。密封。

荆肤止痒颗粒

【处方组成】荆芥、地肤子、防风、野菊花、鱼腥草、茯苓、山楂（炒焦）。

【功能主治】祛风除湿、清热解毒、止痒。主治儿童风热型或湿热型丘疹性荨麻疹。症见脓疱疮、风团、水疱、瘙痒等。

【现代药理】具有降低毛细血管通透性、抗Ⅰ型皮肤变态反应等作用。

【临床应用】丘疹性荨麻疹。临床以丘疹、脓疱疮、风团、水疱、瘙痒为特征症状。

【用药特征】本成药以祛风除湿、清热解毒、兼顾活血。用药辛散祛风除湿，苦寒清热解毒为长，少佐甘温健脾利湿，适用于儿童风热或湿热皮肤所致的荨麻疹等。

【用法用量】开水冲服。6～14岁每次1袋，一日3次；3～5岁每次1袋，一日2次；1～2岁每次半袋，一日3次；1岁以下每次半袋，一日2次。疗程3～6天。

【使用注意】对本品过敏者禁用。过敏体质者慎用。肾病、糖尿病、黄疸、肿瘤等疾病引起的皮肤瘙痒，应以治疗病因为主，若需用时，应在医师指导下服用。忌食油腻鱼虾海鲜类及辛辣食物。

【不良反应】个别患儿用药后出现恶心、呕吐。

【规格贮藏】3g/袋。密封，置阴凉干燥处（不超过20℃）。

荨麻疹丸

【处方组成】白芷、防风、白鲜皮、薄荷、川芎、三颗针、赤芍、威灵仙、土茯苓、荆芥、亚麻子、黄芩、升麻、苦参、红花、何首乌、蒺藜（炒）、菊花、当归。

【功能主治】清热祛风、除湿止痒。主治皮肤风湿热蕴结证。症见荨麻疹、湿疹、皮肤瘙痒。

【现代药理】尚未检索到本成药相关的药理资料。

【临床应用】荨麻疹、湿疹、皮肤瘙痒症等。临床以皮肤丘疹、红斑、瘙痒为特征症状。

【用药特征】本成药清热止痒，祛风除湿，兼以活血散瘀。长于辛散祛风除湿，苦寒清热解毒，佐以辛行活血散瘀，养血之品，适用于风湿热毒蕴结皮肤所致的荨麻疹、湿疹。

【用法用量】口服。一次10g，一日2次。

【使用注意】孕妇慎用。风寒型荨麻疹不宜。对本品过敏者禁用，过敏体质者慎用。饮食宜清淡，忌食鱼虾海鲜类及酒、辛辣食物。

【规格贮藏】10g/袋。密闭，防潮。

附：荨麻疹中成药特点比较

中成药名	功效		临床治疗主症	
	共同点	独有功效	相同主治	主治自身特点
皮敏消胶囊	除湿止痒	祛风除湿清热解毒、凉血止痒	湿热内蕴证。症见荨麻疹、湿疹、皮肤瘙痒，皮肤灼热刺痒	皮肤灼热刺痒、搔抓后出现红色风团，随搔抓而增多和增大、遇热加重、多伴心烦、夜间发作较重
金蝉止痒颗粒（胶囊）		清热解毒燥湿止痒		皮肤瘙痒、栗粒样丘疹、舌红苔黄腻
乌蛇止痒丸		补血养血祛风止痒		风团此起彼伏、反复发作、皮肤瘙痒伴口干渴、目涩
荆肤止痒颗粒		清热解毒活血化瘀		丘疹、脓疱疮、风团、水疱、瘙痒
荨麻疹丸		清热祛风止痒		皮肤丘疹、红斑、瘙痒

第 4 章　湿疹

一、风热袭表

参止痒颗粒

【处方组成】荆芥、防风、苦参、苍术、蝉蜕、牛蒡子、木通、当归、知母、生地黄、石膏、亚麻子、甘草。

【功能主治】消风止痒、润燥生津。主治风热袭表证。症见风团色红、灼热、瘙痒、遇热加重、或皮肤划痕阳性、舌红、苔薄白或白腻、黄腻、脉浮数。

【现代药理】具有抗炎、止痒、抗过敏等作用。

【临床应用】急性湿疹、急性荨麻疹。临床以皮疹、红色风团、遇热加重瘙痒为特征症状。

【用药特征】本成药以祛风散热除湿为主，兼以滋阴凉血润燥，少佐清热凉血。用药辛温发散，甘寒滋阴活血、苦寒清热，适用于风热致急性荨麻疹症。

【用法用量】温开水冲服。一次10g，一日3次。

【使用注意】孕妇、哺乳期妇女、月经期妇女慎用。脾胃虚寒者慎用。忌辛辣香燥食物。

【不良反应】个别患者可见有胃肠不适。

【规格贮藏】10g/粒。密封，防潮。

花藤子颗粒

【处方组成】首乌藤、地肤子、款冬花、金银花、野菊花、槐花。

【功能主治】祛风止痒、解毒散邪。主治风热袭表证。症见皮肤突然风团、风团色红、淡红或鲜红、融合成片、形状各异、成批出现、此起彼伏、瘙痒或剧烈瘙痒、舌淡苔薄黄、脉浮数。

【现代药理】具有抗过敏、抗炎、止痒等作用。

【临床应用】急性荨麻疹。临床以皮肤红斑、风团色红、瘙痒为特征症状。

【用药特征】本成药以清热解表，祛风止痒，清热解毒为主，兼以凉血。用药多为苦寒，兼以辛凉，适用于风热致瘾疹。

【用法用量】温开水冲服。一次1袋，一日3次。疗程2周。

【使用注意】孕妇慎用。

【不良反应】少数病人服药后胃部不适、恶心、腹泻、腹胀、乏力、嗜睡、打嗝、自觉口唇麻木。个别患者出现转氨酶升高、皮损瘙痒加重。

【规格贮藏】4g/袋。密封，防潮。

附：风热袭表中成药特点比较

中成药名	功效		临床治疗主症	
	共同点	独有功效	相同主治	主治自身特点
参止痒颗粒	祛风止痒	润燥生津	风热袭表证。症见皮疹、风团、瘙痒	皮疹、红色风团、瘙痒、舌红，苔薄白或白腻，黄腻
华藤子颗粒		清热解毒祛湿凉血		皮肤红斑、风团、瘙痒、舌淡，苔薄黄，脉浮数

二、湿毒瘀阻

九圣散

【处方组成】黄柏、苍术、乳香、没药、轻粉、红粉、紫苏叶、薄荷、苦杏仁。

【功能主治】解毒消肿、燥湿止痒。主治湿毒瘀阻肌肤证。症见皮肤湿烂、溃疡、渗出脓水。

【现代药理】尚未检索到本成药相关的药理资料。

【临床应用】湿疹、脓疱疮、皮肤糜烂等。临床以红斑、丘疹、水疱、溃烂后流黄水、瘙痒伴心烦口渴为

特征症状。

【用药特征】本成药以燥湿清热解毒为主，辅以破血、祛腐生新，祛风止痒。用药以苦寒解毒、苦温燥湿，结合破血散结、收敛除湿，适用于湿毒瘀阻皮肤所致的湿疮、臁疮、黄水疮。

【用法用量】外用。用花椒油或食用植物油调敷或撒布患处。

【使用注意】孕妇禁用。哺乳期妇女、婴幼儿慎用。方中含轻粉、红粉有大毒，不可大面积使用及久用。使用中如果皮损周围出现红斑水肿、灼热、瘙痒应立即停用、洗净。切忌内服。不宜放在铝制瓶、盘中贮藏。

【规格贮藏】9g/袋。密闭，防潮。

老鹳草软膏

【处方组成】老鹳草。

【功能主治】除湿解毒、收敛生肌。主治湿毒蕴结皮肤证。症见皮肤红斑、丘疱疹、红肿疼痛、破溃后有脓水等。

【现代药理】具有抗炎、镇痛、抗菌、抗病毒、止泻等作用。

【临床应用】湿疹、毛囊炎、疮疡、疔疖、烧烫伤、疱疹性角膜炎、肠炎。临床以红肿、水疱、脓疮为特征症状。

【用药特征】本成药为单味药制剂，具有祛风湿，通经络、生肌敛疮的功效，适用于湿毒所致的皮肤红肿、丘疱疹等症状。

【用法用量】外用。涂敷患处，一日1次。

【使用注意】孕妇、过敏体质者慎用。不可内服。

【规格贮藏】20g/支。密闭，置阴凉干燥处（不超过20℃）。

湿疡气雾剂

【处方组成】黄柏、黄连、当归。

【功能主治】清热燥湿、解毒止痒。主治肌肤湿热毒邪蕴结证。症见皮肤红斑、渗液、瘙痒等。

【现代药理】具有抗炎、抑制湿疹等作用。

【临床应用】急性湿疹等。临床以皮肤红斑、渗液瘙痒为特征症状。

【用药特征】本成药清热燥湿，解毒止痒为主，兼以活血养血。用药攻补兼施，祛邪为主，适用于湿热毒邪所致的急性湿疹。

【用法用量】外用。取下帽，将罩横插于喷头上，将瓶体倒置，摇匀药液，揿压揿钮，距创面20cm喷射，一日4～6次。

【使用注意】在使用中如出现皮肤红肿或过敏等现象应停止使用。小儿面部湿疹应防止将药液喷入眼内。

【规格贮藏】100g/瓶。密封，置阴凉处。

附：湿毒瘀阻中成药特点比较

中成药名	功效		临床治疗主症	
	共同点	独有功效	相同主治	主治自身特点
九圣散	清热燥湿解毒	破血散结祛风止痒	湿毒瘀阻肌肤证。症见湿疹、疮疡等	以红斑、丘疹、水疱、溃烂后流黄水、瘙痒伴心烦口渴
老鹳草软膏		收敛生肌		红肿、水泡、脓疮
湿疡气雾剂		活血养血解毒止痒		皮肤红斑、渗液、瘙痒

三、湿热蕴结

黑豆馏油软膏

【处方组成】黑豆馏油、桉油、氧化锌、冰片。

【功能主治】消炎、收敛、止痒。主治湿热蕴结证。症见皮肤瘙痒、皮肤浸润增厚、变成暗红色及色素沉着、皮损持久不愈、皮肤干燥、易发生皲裂。

【现代药理】具有止痒、消炎、收敛、防腐等作

用。低浓度（3%~5%）具有促使角质新生的作用；20%~30%浓度促使角质剥脱。

【临床应用】神经性皮炎、慢性湿疹。临床以瘙痒、水疱、溃烂为特征症状。

【用药特征】本成药以消炎、镇痛、收敛止痒为主要功效，适用于神经性皮炎、慢性湿疹的皮肤瘙痒、皮肤增厚、干燥皲裂等症状。

【用法用量】外用。取适量涂抹于患处，一日1~2次。

【使用注意】孕妇禁用。对本品过敏者禁用，过敏体质者慎用。为外用药，不得接触眼及黏膜部，涂药部位应避免日光照射。不宜同时使用有光敏作用的药物。皮肤有破溃、糜烂流水或化脓者不得使用。不宜长时间、大面积使用。涂药部位出现灼热感、瘙痒、红肿等应停止使用，洗净。

【不良反应】偶见刺激反应，或光照致敏反应。

【规格贮藏】12g/支。密闭保存。

冰黄肤乐软膏

【处方组成】大黄、硫黄、甘草、薄荷脑、姜黄、黄芩、冰片。

【功能主治】清热燥湿、活血祛风、止痒消炎。主治湿热蕴结或血热风燥证。症见皮肤瘙痒、红斑、皮疹、丘疹、水疱、脱屑、皮下出血点等。

【现代药理】具有抑菌、杀菌、止痒等作用。

【临床应用】湿疹、神经性皮炎、足癣、银屑病、白癜风、皮肤瘙痒症、褥疮、痤疮等。临床以皮疹、瘙痒为特征症状。

【用药特征】本成药以清热燥湿解毒为主，兼顾祛风燥湿止痒。用药以苦寒燥湿解毒为主，兼以温化瘀血，适用于湿热或血热所致的皮肤瘙痒、皮疹等。

【用法用量】外用。涂搽患处。一日3次。

【使用注意】孕妇、哺乳期妇女慎用。不可内服。忌烟酒、鱼腥等辛辣发物。

【规格贮藏】15g/支。遮光，密闭，置阴凉处。

皮肤康洗液

【处方组成】金银花、蒲公英、马齿苋、土茯苓、大黄、赤芍、蛇床子等。

【功能主治】清热解毒、凉血除湿、杀虫止痒。主治

湿热蕴结证。症见皮肤红斑、瘙痒、丘疹、水疱、渗出、糜烂、阴痒，白带过多、伴心烦、口渴、大便秘结、小便短赤。

【现代药理】具有抗炎、抗菌、止痒等作用。

【临床应用】皮肤湿疹、阴道炎等。临床以瘙痒、红斑丘疹、水疱渗出、糜烂、阴痒、白带过多为特征症状。

【用药特征】本成药以清热除湿解毒为主，兼顾凉血祛瘀，活血通便。用药苦寒清热解毒燥湿，兼以辛行活血，适用于湿热阻于皮肤所致的皮肤湿疹或湿热下注所致的阴痒。

【用法用量】外用。皮肤湿疹：取适量药液直接涂抹于患处，有糜烂面者可稀释5倍量后温敷，一日2次。妇科病：先用清水冲洗阴道，取适量药液用温开水稀释5~10倍，用阴道冲洗器将药液注入阴道内保留几分钟。或坐浴，一日2次。或遵医嘱。

【使用注意】月经期及酒精过敏者禁用。重度宫颈糜烂者慎用。出现皮肤过敏反应，立即停用。皮肤干燥、肥厚伴有裂口者不宜使用。妇女月经期停后，经净后5天可以使用。使用期间忌房事。不可内服。

【规格贮藏】50ml/瓶。密封，置于阴凉干燥处。

除湿止痒软膏

【处方组成】蛇床子、黄连、黄柏、白鲜皮、苦参、虎杖、紫花地丁、地肤子、萹蓄、茵陈、苍术、花椒、冰片。

【功能主治】清热除湿、祛风止痒。主治皮肤湿热瘀阻证。症见局部皮肤红斑、丘疹、瘙痒等。

【现代药理】尚未检索到本成药相关的药理资料。

【临床应用】急性湿疹、亚急性湿疹、特异性皮炎等。临床以局部皮肤红斑、湿疹、瘙痒为特征症状。

【用药特征】本成药以祛风除湿，清热解毒止痒为主，兼能燥湿止痒，活血止痛。用药苦寒清热燥湿为主，兼以辛温发散，适用于湿热瘀阻皮肤所致婴幼儿、孕期妇女、哺乳期妇女皮肤湿疹等特异性皮炎症状。

【用法用量】外用。一日3~4次，涂抹于患处。

【使用注意】皮肤破溃处禁用。孕妇、哺乳期妇女慎用。儿童及年老体弱者应在医师指导下使用。禁止内服。切勿接触眼睛、口腔等黏膜处。忌烟酒、辛辣、

油腻及腥发食物。

【不良反应】可出现瘙痒、皮损加重、刺痛等局部刺激症状。

【规格贮藏】10g/支。密封，置阴凉处。

洁身洗液

【处方组成】苦参、蛇床子、关黄柏、苍术、土荆皮、花椒、野菊花。

【功能主治】清热解毒、燥湿杀虫。主治湿热蕴结证。症见湿疹、阴痒带下等。

【现代药理】尚未检索到本成药相关的药理资料。

【临床应用】湿疹、带下阴痒。临床以皮疹、瘙痒、白带多为特征症状。

【用药特征】本成药以清热解毒，祛风燥湿为主，兼顾杀虫止痒。用药多具有苦寒清热燥湿，辛温发散祛风止痒，适用于湿热蕴结致皮肤湿疹、阴痒带下。

【用法用量】外用。湿疹：反复直接涂擦患处，一日2～3次，或用温开水稀释成50%溶液湿敷，一次30分钟，一日2～3次。阴道炎：稀释成5%溶液，用专用冲洗器冲洗阴道。每次5～10分钟。

【使用注意】月经期及孕妇禁用。禁止内服。切勿接触眼睛、口腔等黏膜处，皮肤破溃处禁用。外阴白色病变、糖尿病所致的阴部瘙痒不宜使用。带下量多、

阴痒伴有尿频、尿急、尿痛，或伴血性分泌物者应去医院就诊。用药期间，涂药部位出现烧灼感、瘙痒、红肿等应立即停用。对本品过敏者禁用，过敏体质慎用。忌烟酒、辛辣、油腻及腥发食物。

【规格贮藏】200ml/瓶，密封。

羌月乳膏

【处方组成】月见草油、羌活提取物。

【功能主治】祛风除湿、止痒消肿。主治湿热蕴结证。症见皮肤红斑、丘疹、水疱、脓疱、糜烂等。

【现代药理】具有抗炎、抗菌、抗过敏等作用。

【临床应用】湿疹、单纯性苔藓、单纯性女阴瘙痒、面部脂溢性皮炎等。临床以皮肤丘疹、水疱、脓疱、瘙痒为特征症状。

【用药特征】本成药为中药提取物制剂，以祛风除湿为主，兼以活血化瘀，适用于风湿瘀阻所致的亚急性湿疹、慢性湿疹。

【用法用量】外用。涂于患处，一日2～3次。

【使用注意】对本品过敏者禁用。过敏体质者慎用。避免接触眼睛。皮损处有糜烂、渗液者不宜使用。用药部位如有烧灼感、瘙痒、红肿等应停止用药。

【规格贮藏】10g/支。密封。

附：湿热蕴结中成药特点比较

中成药名	功效		临床治疗主症	
	共同点	独有功效	相同主治	主治自身特点
黑豆馏油软膏	清热祛湿	消炎镇痛止痒	湿热蕴结或血热风燥证。症见皮炎、湿疹、瘙痒等	神经性皮炎，皮肤干燥、易皲裂，瘙痒、水疱、溃烂
冰黄肤乐软膏		活血祛风止痒消炎		皮肤瘙痒、红斑、皮疹、丘疹、水疱、脱屑、皮下出血点
皮肤康洗液		凉血解毒、杀虫止痒		皮肤红斑、瘙痒、丘疹、水疱、渗出、糜烂、阴痒，白带过多、伴心烦、口渴、大便秘结、小便短赤
除湿止痒软膏		祛风止痒		湿疹，皮肤红斑，丘疹，瘙痒
洁身洗液		杀虫解毒		皮疹、瘙痒、白带多
羌月乳膏		止痒消肿		皮肤红斑、丘疹、水疱、脓疱、糜烂

四、血热风盛、湿毒瘀结

皮肤病血毒丸

【处方组成】茜草、桃仁、荆芥穗（炭）、蛇蜕（酒炙）、赤芍、当归、白茅根、地肤子、苍耳子（炒）、地黄、连翘、金银花、苦地丁、土茯苓、黄柏、皂角刺、桔梗、益母草、苦杏仁（去皮炒）、防风、赤茯苓、白芍、蝉蜕、牛蒡子（炒）、牡丹皮、白鲜皮、熟地黄、大黄（酒炙）、忍冬藤、紫草、土贝母、川芎（酒炙）、甘草、白芷、天葵子、紫荆皮、鸡血藤、浮萍、红花。

【功能主治】清血解毒、消肿止痒。主治血热风盛、湿毒瘀结证。症见皮肤风团、丘疹、皮肤红赤、肿痛、瘙痒、大便干燥、口渴心烦、舌质暗红、苔黄腻、脉濡数。

【现代药理】具有抗炎、止痒、抗菌的作用。

【临床应用】荨麻疹、湿疹、痤疮、酒齇鼻、皮肤化脓性感染、毛囊炎、脂溢性皮炎。临床以皮疹刺痒、雀斑粉刺、疮疡肿毒为特征症状。

【用药特征】本成药以清热解毒、利湿散结为主，兼顾活血凉血散瘀，祛风消肿，止痒杀虫。用药清热解毒，利湿散结作用强，兼能疏风止痒，适用于血热风盛，湿毒瘀结所致的皮肤瘾疹、湿疮、粉刺、酒齇鼻、疖肿。

【用法用量】口服。一次20粒，一日2次。

【使用注意】孕妇禁服。月经期、哺乳期慎用。体弱、慢性腹泻者、过敏体质者慎用。忌食鱼、虾、油腻食品；忌酒、辛辣刺激食物。

【规格贮藏】15g/100粒。密封。

第 5 章　银屑病

一、湿热蕴结

银屑胶囊

【处方组成】土茯苓、菝葜。

【功能主治】祛风解毒。主治皮肤湿热蕴结证。症见浸润性红斑、丘疹、斑块、上覆黏腻鳞屑、有渗出倾向。

【现代药理】具有解热、抗炎、止痒、改善血液流变学等作用。

【临床应用】银屑病。临床以浸润性红斑上覆黏腻鳞屑、脱屑、渗出为特征症状。

【用药特征】本成药以祛风解毒，利水渗湿，解毒消痈为主，适用于湿热瘀阻皮肤所致的银屑病。

【用法用量】口服。一次4粒，一日2～3次，或遵医嘱。

【使用注意】孕妇禁用。用药期间勿饮酒及吸烟。禁食刺激性食物。

【规格贮藏】0.45g/粒，密封。

银屑灵膏

【处方组成】苦参、甘草、白鲜皮、防风、土茯苓、蝉蜕、黄柏、地黄、山银花、赤芍、连翘、当归。

【功能主治】清热燥湿、活血解毒。主治湿热蕴肤、郁滞不通证。症见皮损呈红斑湿润、偶有浅表小脓疱，多发于四肢屈侧部位。

【现代药理】尚未检索到本成药相关的药理资料。

【临床应用】银屑病。临床以皮损呈红斑湿润、偶有浅表小脓疱为特征症状。

【用药特征】本成药以清热燥湿、活血解毒，兼顾祛风止痒。用药苦寒清热燥湿、辛散祛风除湿，佐以甘温养血，适用于湿热瘀滞所致的银屑病。

【用法用量】口服。一次33g，一日2次。或遵医嘱。

【使用注意】孕妇禁用。忌食刺激性食物。

【规格贮藏】33g/袋；100g/瓶；300g/瓶。密封。

二、湿热瘀毒

郁金银屑片

【处方组成】秦艽、当归、石菖蒲、关黄柏、香附（酒炙）、郁金（醋炙）、醋莪术、雄黄、马钱子粉、皂角刺、桃仁、红花、乳香（醋炙）、硇砂、玄明粉、大黄、土鳖虫、青黛、木鳖子。

【功能主治】疏通气血、软坚消积、清热解毒、燥湿杀虫。主治湿热瘀毒证。症见浸润性红斑、丘疹、斑块、上覆黏腻鳞屑、有渗出倾向。

【现代药理】具有免疫抑制等作用。

【临床应用】银屑病。临床以浸润性红斑、鳞屑、渗血为特征症状。

【用药特征】本成药以疏风燥湿、清热解毒、破血通经，兼顾清肝泻肺、消肿散结。本成药湿、热、毒、瘀兼治，适用于湿热瘀毒所致的银屑病。

【用法用量】口服。一次3～6片，一日2～3次。

【使用注意】孕妇、哺乳期妇女慎用。运动员慎用。忌食鱼虾海鲜类及酒、辛辣食物。

【规格贮藏】0.28g/薄膜衣片；0.24g/糖衣片。密封。

三、血热（虚）风燥

消银颗粒（片、胶囊）

【处方组成】地黄、玄参、牡丹皮、金银花、大青叶、当归、赤芍、红花、苦参、白鲜皮、防风、牛蒡子、蝉蜕。

【功能主治】清热凉血、养血润肤、祛风止痒。主治血热（虚）风燥证。症见皮疹为点滴状、基底鲜红色、表面覆有银白色鳞屑、或皮疹表面覆有较厚的银白色鳞屑、较干燥、基底淡红色、瘙痒较甚、头晕眼花、苔薄舌淡、脉濡细。

【现代药理】具有抗炎、抗过敏、降低血管通透性等作用。

【临床应用】银屑病。临床以皮疹色鲜红或淡红、表面覆有白色鳞屑或鳞屑较厚、刮之可见薄膜现象、筛状出血、瘙痒为特征症状。

【用药特征】本成药以清热凉血润燥，活血化瘀通络为主，兼顾疏风止痒。用药甘寒滋阴活血，苦寒清热燥湿和辛散祛风除湿并用，补泻并重，适用于血热风燥型或血虚风燥型银屑病。

【用法用量】①颗粒：开水冲服。一次3.5g，一日3次。1个月为一疗程。②片：口服。一次5~7片，一日3次。1个月为一疗程。③胶囊：口服。一次5~7粒，一日3次。1个月为一疗程。

【使用注意】孕妇、妇女经期月经量多者、糖尿病患者禁用。脾胃虚弱或体虚便溏者慎用。忌食辛辣、油腻、海鲜食品，戒烟酒。

【不良反应】可见头晕、嗜睡、腹胀、恶心。有报道患者服用常规剂量消银片后可出现丙氨酸转氨酶升高、诱发急性白血病、出现男性性功能障碍，长期服用可引起光感性皮炎。

【规格贮藏】①颗粒：3.5g/袋。密封。②片：0.32g/薄膜衣片；0.3g/糖衣片（片芯）。密封。③胶囊：0.3g/粒。密封，置阴凉干燥处。

紫丹银屑胶囊

【处方组成】紫硇砂、决明子、附子（制）、干姜、桂枝、白术、白芍、黄芪、丹参、降香。

【功能主治】养血祛风、润燥止痒。主治血虚风燥证。症见以皮肤干燥、皮肤潮红、皮疹多成点滴状、瘙痒、脱鳞屑、舌淡苔薄、脉细偏数。

【现代药理】尚未检索到本成药相关的药理资料。

【临床应用】银屑病。临床以皮肤干燥、鳞屑较多、不能遮盖基底红斑、表层易剥离、基底有点状出血为特征症状。

【用药特征】本成药养血润燥，补养精血为主，兼能祛风止痒温经通脉。本成药温补作用强，补气活血，适用于血虚风燥型银屑病。

【用法用量】口服。一次4粒，一日3次。

【使用注意】孕妇忌服。不宜大量久服。

【规格贮藏】0.5g/粒。密封。

附：银屑病中成药特点比较

中成药名	功效		临床治疗主症	
	共同点	独有功效	相同主治	主治自身特点
银屑胶囊	凉血润肤 祛风止痒	利水渗湿 解毒消痈	皮肤湿热蕴结证。症见皮肤红斑浸润、脱屑、渗血	浸润性红斑、丘疹、斑块，上覆黏腻鳞屑、有渗出倾向
银屑灵膏		清热燥湿 活血解毒		皮损呈红斑湿润、偶有浅表小脓疱，多发于四肢屈侧部位
郁金银屑片		疏风燥湿，清热解毒，破血通经	湿热瘀毒证。症见浸润性红斑，有渗出倾向	症见浸润性红斑、丘疹、斑块，上覆黏腻鳞屑、有渗出倾向
消银颗粒 （片、胶囊）	凉血润肤 祛风止痒	清热养血 利水渗湿	血虚风燥证。症见以皮肤干燥，皮肤潮红，皮疹多成点滴状，瘙痒，脱鳞屑，舌淡苔薄，脉细偏数	皮疹色鲜红或淡红，呈点滴状或片状，表面覆有白色鳞屑或鳞屑较厚、刮之可见薄膜现象、筛状出血，瘙痒
紫丹银屑胶囊		清热养血 活血止痒		皮肤干燥、鳞屑较多、不能遮盖基底红斑、表层易剥离、基底有点状出血

第 6 章　皮癣

一、风湿虫毒

癣宁搽剂

【处方组成】土荆皮、关黄柏、白鲜皮、徐长卿、苦参、石榴皮、洋金花、南天仙子、地肤子、樟脑。

【功能主治】清热除湿、杀虫止痒。主治湿毒瘀热证。症见皮肤瘙痒、水疱、流脓水。

【现代药理】具有抗真菌等作用。

【临床应用】脚癣、手癣、体癣、股癣、皮肤癣等。临床以瘙痒、结痂、水疱为特征症状。

【用药特征】本成药以清热除湿、杀虫解毒、祛风止痒为主。用药苦寒清热解毒、燥湿止痒，适用于湿热瘀毒所致的皮肤癣。

【用法用量】外用。涂擦或喷于患处。一日2～3次。

【使用注意】孕妇、哺乳期妇女、婴幼儿慎用。不可内服。忌辛辣、油腻、海鲜。

【规格贮藏】50ml/瓶。密封，阴凉干燥处。

癣湿药水

【处方组成】土荆皮、蛇床子、大风子仁、百部、花椒、凤仙透骨草、吴茱萸、防风、蝉蜕、当归、侧柏叶、斑蝥。

【功能主治】祛风除湿、杀虫止痒。主治风湿虫毒证。症见皮肤丘疹、水疱、脱屑，伴有不同程度瘙痒。

【现代药理】尚未检索到本成药相关的药理资料。

【临床应用】手癣、足癣、脚湿气等。临床以皮肤丘疹、水疱、脱屑、瘙痒为特征症状。

【用药特征】本成药以祛风除湿，杀虫止痒为主，兼能活血凉血、养血润燥，攻毒蚀疮。用药祛风除湿，特别重用杀虫止痒药，适用于风湿虫毒所致的鹅掌风、脚湿气等。

【用法用量】外用。擦于洗净的患处，一日3～4次。治疗灰指甲应先除去空松部分，使药易渗入。

【使用注意】孕妇禁用。不适宜浸渍糜烂、沏脚湿气。

含斑蝥，有刺激性，不可久用，出现过敏反应停用。忌内服。忌食辛辣、海鲜食物。

【规格贮藏】20ml/瓶。密封，置阴凉处。

二、热毒蕴结

百癣夏塔热胶囊

【处方组成】地锦草、诃子肉、毛诃子肉、司卡摩尼亚脂、芦荟、西青果。

【功能主治】清除异常黏液质、胆液质、消肿止痒。主治热毒蕴结皮肤证。症见皮肤瘙痒、丘疹、脓疱等。

【现代药理】尚未检索到本成药相关的药理资料。

【临床应用】手癣、体癣、足癣、花斑癣、过敏性皮炎、痤疮等。临床以皮疹、红斑、瘙痒、脓疱为特征症状。

【用药特征】本成药清除异常黏液质、胆液质、消肿止痒。用药清热解毒，消肿收敛作用偏强，适用于热毒瘀阻皮肤癣病、痤疮。

【用法用量】口服。一次1～2粒，一日3次。

【使用注意】过敏体质禁用。患有慢性腹泻、痢疾不宜服用。忌烟酒及辛辣、油腻食物。

【不良反应】敷药后可见大便次数增多及经常腹泻、里急后重、脓血便。

【规格贮藏】0.3g/粒。密封，置阴凉处。

三、湿毒蕴肤

癣药膏

【处方组成】桃仁、苦楝皮、冰片、硫黄、樟脑、紫草。

【功能主治】活血祛毒、杀虫止痒。主治皮肤湿毒证。症见身面刺痒、牛皮恶癣、干湿疥癣、金钱癣、瘙痒成疮、溃流脓水、浸淫作痛。

【现代药理】具有抗炎、抗菌等作用。

【临床应用】牛皮癣、疥癣、金钱癣、真菌感染性手足癣。临床以瘙痒、皮癣、脓水浸淫作痛为特征症状。

【用药特征】本成药活血杀虫为主，兼以清热解毒凉血，辟秽温阳。杀虫祛毒作用强，用药寒温并用，适用于湿毒瘀阻皮肤的各种癣症。

【用法用量】用温水洗净患处，涂擦患处。

【使用注意】孕妇禁用。皮肤溃烂、破损者慎用。

【规格贮藏】6g/支，密封。

四、血虚风燥

鱼鳞病片

【处方组成】白鲜皮、威灵仙、地黄、苍术、防风、蝉蜕、火麻仁、红花、桂枝、当归、川芎、甘草、苦参、麻黄、地肤子。

【功能主治】养血、祛风、通络。主治血虚风燥证。症见皮肤干燥粗糙、有细碎鳞屑或淡褐色至深褐色菱形或多角形鳞屑、鳞屑中央固定、边缘游离、状若鱼鳞、或伴瘙痒、舌淡苔白、脉细或细涩。

【现代药理】尚未检索到本成药相关的药理资料。

【临床应用】蛇皮癣、鱼鳞病等。临床以皮肤干燥粗糙、有细碎鳞屑伴瘙痒为特征症状。

【用药特征】本成药以养血润燥、祛风通络、杀虫止痒为主，兼能活血散瘀。滋阴养血、祛风通络作用为长，适用于血虚风燥所致的鱼鳞病。

【用法用量】口服。一次6~8片，一日3次，饭后半小时服。小儿酌减。半年为一个疗程。

【使用注意】孕妇忌服。雄黄用量较大，不宜长期服用。运动员慎用。

【规格贮藏】0.3g/素片；0.31g/薄膜衣片。密封。

五、血热毒损

复方青黛丸（片、胶囊）

【处方组成】青黛、紫草、土茯苓、萆薢、蒲公英、马齿苋、绵马贯众、丹参、白鲜皮、白芷、乌梅、南五味子（酒）、建曲、焦山楂。

【功能主治】清热凉血、解毒消斑。主治血热证。症见皮疹色鲜红、筛状出血明显、鳞屑多、瘙痒明显，或皮疹为圆形、椭圆形红斑、上附糠状鳞屑、有母斑。

【现代药理】具有抗表皮增生、改善微循环、降低血黏度、止痒、增加小鼠胃部鳞片的颗粒层数目等作用。

【临床应用】牛皮癣、银屑病、玫瑰糠疹、药物性皮炎等。临床以皮疹色鲜红、筛状出血明显、鳞屑多、瘙痒等为特征症状。

【用药特征】本成药以凉血消斑，清热解毒利湿为主，兼能健脾开胃，防苦寒伤正。以清热凉血活血作用为长，适用于血热所致的白疕、血风疮、药疹。

【用法用量】①丸：口服。一次6g，一日3次。②片：口服。一次4片，一日3次。③胶囊：口服。一次4粒，一日3次。

【使用注意】孕妇禁用。对本品过敏者禁用。肝脏生化指标异常、消化性溃疡、白细胞低者禁用。脾胃虚寒者、胃肠不适、过敏体质者、老年体弱、儿童、哺乳期妇女慎用。用药期间注意监测肝生化指标、血常规及患者临床表现，若出现肝脏生化指标异常、白细胞减少、便血及严重腹痛、腹泻等，应立即停药，及时就医。间忌烟、酒及辛辣、油腻食物。

【不良反应】可见腹泻、腹痛、恶心、呕吐、食欲亢进、肝脏生化指标异常、药物性肝损害，严重者可出现消化道出血；亦可见皮疹、瘙痒，有剥脱性皮炎的个案病例报告。亦可见白细胞减少、头晕、头痛等。

【规格贮藏】①丸：6g/袋。密封。②片：0.48g/片。密封。③胶囊：0.5g/粒。密封。

附：皮癣中成药特点比较

中成药名	功效		临床治疗主症	
	共同点	独有功效	相同主治	主治自身特点
癣宁搽剂	祛风除湿，杀虫止痒	清热解毒	湿虫毒瘀热证。症见皮肤瘙痒、水疱	瘙痒、结痂、水疱，流脓水
癣湿药水		攻毒蚀疮		皮肤丘疹、水疱、脱屑，伴有瘙痒
百癣夏塔热胶囊		清除异常黏液质、胆液质消肿止痒	热毒蕴结皮肤证。症见皮肤癣、瘙痒、水疱	皮疹、红斑、瘙痒、脓疱
癣药膏		活血祛毒温阳止痒	皮肤湿毒证。症见身面刺痒、牛皮恶癣、干湿疥癣、金钱癣	皮肤瘙痒成疮、溃流脓水、浸淫作痛
鱼鳞病片		养血润燥祛风通络杀虫止痒	血虚风燥证。症见皮肤干燥粗糙、有细碎鳞屑伴瘙痒，舌淡苔白、脉细或细涩	皮肤干燥粗糙、有细碎鳞屑伴瘙痒
复方青黛丸（片、胶囊）		养血润燥、解毒消斑	血热证。症见皮疹色鲜红、筛状出血明显、鳞屑多、瘙痒	皮疹色鲜红、筛状出血明显、鳞屑多、瘙痒明显，或皮疹为圆形、椭圆形红斑、上附糠状鳞屑、有母斑

第六篇

第 7 章　白驳风

一、寒湿瘀毒

复方卡力孜然酊

【处方组成】驱虫斑鸠菊、补骨脂、何首乌、当归、防风、蛇床子、白鲜皮、乌梅、白芥子、丁香。

【功能主治】温肤散寒、祛风燥湿、舒经活络、活血化瘀、清除异常黏液质。主治寒湿瘀毒阻滞证。症见白斑散在不对称、边界较清楚、皮色苍白。

【现代药理】具有改善病灶部位皮肤的微循环、直接补充微量元素、增进皮肤的光敏作用、激活酪氨酸酶活性、促进皮肤中黑色素合成等作用。

【临床应用】白癜风。临床以皮肤白斑、不痛不痒、多发性白斑、皮色苍白为特征症状。

【用药特征】本成药以补益肝肾、活血散瘀、祛风燥湿为主，兼以补血，散寒。用药甘温补益为主，兼以辛散祛邪，温通经脉，适用于寒湿瘀毒阻滞皮肤所致的白癜风。

【用法用量】外用。适量搽患处。将患处揉搓后涂药，一日3~4次，涂药后务必继续揉搓至白斑发红为止。搽药30分钟后，局部日光浴或长波紫外线照射，每日1~2次，照射开始时间为1~5分钟，以后每次增加一至数分钟，每次照射时间以白斑发红为度。

【使用注意】外用制剂，禁止口服和皮肤破损处。过敏体质者慎用。少数患者如出现红、肿、痒反应，可在使用前用适量白酒稀释或脱敏后使用，严重时应停药，待症状消退后继续用药。避免日光曝晒。曝晒、照射时间过久或用药过量可能引起水疱，如有水疱，应停止用药对症处理，待水疱痊愈后继续用药。

【不良反应】少数患者可见局部皮肤发红、发痒、肿胀等。

【规格贮藏】20ml/瓶；30ml/瓶；50ml/瓶。密封，置阴凉干燥处。

二、血虚风盛

白蚀丸

【处方组成】盐补骨脂、制何首乌、灵芝、蒺藜、紫草、丹参、降香、红花、牡丹皮、黄药子、苍术（泡）、龙胆草、海螵蛸、甘草。

【功能主治】补益肝肾、活血祛瘀、养血祛风。主治肝肾不足、血虚风盛证。症见白斑色乳白、多有对称、边界清楚、病程较久，伴有头晕目眩、腰膝痛、失眠、盗汗。

【现代药理】具有增强酪氨酸酶活性等作用。

【临床应用】白癜风。临床以皮色变白、不痒不痛、发无定处、形态各异、伴烦热、失眠、腰膝酸软为特征症状。

【用药特征】本成药以补肝肾精血、活血散瘀、养血祛风为主，兼顾清热燥湿、收湿敛疮。补益肝肾，活血祛瘀作用强，具有肝肾并补、养血活血并施，补而不滞，适用于血虚风燥所致的白癜风。

【用法用量】口服。一次2.5g，10岁以下小儿服量减半，一日3次。

【使用注意】孕妇及哺乳期妇女禁用。肝肾功能不全者禁用。已知有本品或组方药物肝损伤个人史的患者不宜使用。服药前应做肝生化指标检查。服药期间应每月定期监测肝生化指标。如发现肝生化指标异常或出现全身乏力、食欲不振、厌油、恶心、尿黄、目黄、皮肤黄染等可能与肝损伤有关的临床表现时，或原有肝生化检查异常、肝损伤临床症状加重时，应立即停药并就医。严格控制剂量和疗程，避免超剂量、长期服用。老年人及肝生化指标异常、有肝病史者慎用。儿童应慎用。已知有本品或组方药物肝损伤家族史的患者慎用。应避免与其他有肝毒性的药物联合使用。服药过程患部宜常日晒。忌食辛辣、生冷、油腻食物。

【不良反应】患者服药后可见消化系统不适，如食欲不振、恶心、厌油、肝区疼痛及尿黄、目黄、皮肤黄

染等表现，转氨酶升高等肝生化指标异常，偶见皮疹，头晕乏力。有肝衰竭的个案报告。

【规格贮藏】2.5g/袋。阴凉处密封保存。

三、气血不和

白癜风胶囊

【处方组成】补骨脂、黄芪、红花、川芎、当归、香附、桃仁、丹参、乌梢蛇、紫草、白鲜皮、山药、干姜、龙胆、蒺藜。

【功能主治】活血行滞、祛风解毒。主治经络阻隔、气血不畅证。症见皮肤出现边界明显的白斑。

【现代药理】尚未检索到本成药相关的药理资料。

【临床应用】白癜风。临床以白斑散在分布、色泽苍白、边界较明显为特征症状。

【用药特征】本成药以活血通络、祛风搜络、凉血解毒为主，兼顾补肾助阳，益气补血。补益活血行气作用强，用药气血兼顾、凉血活血并用，适用于经络阻隔、气血不畅之白癜风症状明显者。

【用法用量】口服。一次3～4粒，一日2次。

【使用注意】孕妇或月经期妇女慎用。对本品过敏者禁用。忌食生冷、酸涩食物。

【规格贮藏】0.45g/粒。密闭，置干燥处。

白灵片（胶囊）

【处方组成】当归、黄芪、三七、红花、赤芍、牡丹皮、马齿苋、桃仁、防风、白芷、苍术。

【功能主治】活血化瘀、祛风通络。主治经络阻隔、气血不和证。症见皮色变白、不痒不痛、发无定处、形态各异，多见于头面、颈项、手足等暴露部位甚或遍及全身，常伴精神忧郁或心烦、健忘、失眠。

【现代药理】具有抗血栓等作用。

【临床应用】白癜风。临床以白斑散在不对称、边界较清楚、皮色苍白为特征症状。

【用药特征】本成药以养血活血、益气解毒为主，兼顾清热凉血、祛风胜湿，养血活血作用强，祛风除湿作用弱，适用于气血不和所致的伴有精神忧郁或心烦、健忘、失眠的白癜风。

【用法用量】片：口服。一次4片，一日3次，同时使用外搽白灵酊涂患处，一日3次，3个月为一疗程。胶囊：口服。一次4粒，一日3次。同时使用外搽白灵酊涂患处，一日3次，3个月为一疗程。

【使用注意】孕妇忌用。月经期口服减量或停服。

【规格贮藏】片：0.33g/糖衣片。胶囊：0.33g/粒。密封。

附：白癜风成药特点比较

中成药名	功效		临床治疗主症	
	共同点	独有功效	相同主治	主治自身特点
复方卡力孜然酊	温肤燥湿、活血祛风	温肤散寒、祛风燥湿、舒经活络、活血化瘀、	寒湿瘀毒阻滞证。症见白癜风	白斑散在不对称、边界较清楚、皮色苍白
白蚀丸	补血养血，活血祛风	补益肝肾，活血祛瘀，养血祛风	肝肾不足、血虚风盛证。症见皮肤白斑	白斑色乳白、多有对称、边界清楚、病程较久、伴有头晕目眩、腰膝痛、失眠、盗汗
白癜风胶囊	养血活血益气	祛风解毒，凉血	经络阻隔、气血不畅证。症见皮肤白斑	白斑散在分布、色泽苍白、边界较明显
白灵片		清热凉血、祛风胜湿		白斑散在不对称、边界较清楚、皮色苍白常伴精神忧郁或心烦念躁、健忘、失眠

第 8 章 疮疡

一、热毒蕴结

伤疖膏

【处方组成】黄芩、连翘、生天南星、白芷、薄荷脑、冰片、水杨酸甲酯。

【功能主治】清热解毒、消肿止痛。主治肌肤热毒蕴结证。症见疖肿红、肿、热、痛、未溃破、舌红苔黄、脉数。

【现代药理】尚未检索到本成药相关的药理资料。

【临床应用】疮疡、皮肤急性感染、急性乳腺炎、下肢静脉曲张等。临床以红、肿、热、痛、皮肤未溃破为特征症状。

【用药特征】本成药以清热泻火解毒，消肿止痛为主，辅以燥湿化痰，排脓止痛，凉血消肿。用药清热解毒为长，无活血散瘀作用，合用西药水杨酸甲酯的消肿、止痛的作用，用药以寒冷为主，佐以辛温，适用于热毒所致的疮疡肿痛之症。

【用法用量】外用。贴于患处，每日更换一次。

【使用注意】孕妇、皮肤过敏者慎用。肿疡阴证者禁用。忌食辛辣，油腻食物及海鲜。

【规格贮藏】5cm×6.5cm/帖；5cm×7cm/帖；5cm×10cm/帖。密封。

紫草软膏

【处方组成】紫草、防风、白芷、没药、当归、地黄、乳香。

【功能主治】化腐生肌、解毒止痛。主治皮肤热毒蕴结证。症见皮肤溃烂、流滋脓水、灼热疼痛等。

【现代药理】具有促进创面愈合等作用。

【临床应用】皮肤溃疡、痔疮、痔瘘术后、烧烫伤等。临床以疮面疼痛、疮色鲜活、灼热疼痛、流滋脓水为特征症状。

【用药特征】本成药以清热解毒、祛风散结为主，兼能滋阴养血活血、化腐生肌。以清热除湿、破血散结

见长，适用于热毒瘀阻所致的皮肤溃疡。

【用法用量】外用。摊于纱布上贴患处，每隔1～2日换药一次。

【使用注意】孕妇慎用。肿疡未溃、溃疡腐肉未尽者禁用。对本品过敏者禁用。儿童、哺乳期妇女、年老体弱者慎用。过敏体质者慎用。忌食辛辣、油腻及海鲜食物。

【规格贮藏】20g/支。密闭，遮光。

连翘败毒丸（片）

【处方组成】金银花、连翘、蒲公英、紫花地丁、大黄、栀子、黄芩、黄连、黄柏、苦参、白鲜皮、木通、防风、白芷、蝉蜕、荆芥穗、羌活、麻黄、薄荷、柴胡、天花粉、玄参、浙贝母、桔梗、赤芍、当归、甘草。

【功能主治】清热解毒、消肿止痛。主治肌肤热毒蕴结证。症见局部红肿热痛、皮肤未溃破、憎寒发热、风湿疙瘩、遍身刺痒、大便秘结、舌尖红、脉浮数。

【现代药理】具有抑菌、抗内毒素和增强免疫功能等作用。

【临床应用】疮疡。临床以肌肤红赤、肿胀未溃、遍身刺痒、便秘为临床特征症状。

【用药特征】本成药以清热解毒、燥湿止痛为主，兼顾疏散热邪，凉血消肿，散结止痛。本成药用药多具有苦寒性，清热解毒为长，适用于热毒所致的皮肤红肿热痛疮疡患者。

【用法用量】丸：口服。一次6g，一日2次。片：口服。一次4片，一日2次。

【使用注意】孕妇禁用。疮疡阴证者慎用。肝功能不良者在医生指导下使用。忌食辛辣、油腻食物及海鲜等发物。

【不良反应】有服用后可致亚急性重型药物性肝炎的报道。

【规格贮藏】丸：6g/100粒，密封。片：0.6g/片，密封。

如意金黄散

【处方组成】黄柏、大黄、姜黄、白芷、天花粉、陈皮、厚朴、苍术、生天南星、甘草。

【功能主治】清热解毒、消肿止痛。主治热毒瘀滞肌肤证。症见肌肤红、肿、热、痛或手压之红色减退、抬手复赤、舌红苔黄、脉滑数。

【现代药理】有抗菌、抗炎、镇痛等作用。

【临床应用】疮疡肿痛、急性蜂窝组织炎、急性化脓性淋巴结炎、肛周脓肿、内痔出血、褥疮、输卵管梗阻性不孕、慢性前列腺炎、慢性盆腔炎、跌打损伤等。临床以肌肤红、肿、热、痛、舌红苔黄为特征症状。

【用药特征】本成药以清热燥湿，泻火解毒、辅以破血排脓止痛，化痰燥湿，行滞散结。清热解毒、破血行气，祛风除湿作用强，具有清泻并用，外疏内清的特点，适用于热毒瘀滞皮肤的疮疡。

【用法用量】外用。红肿、烦热、疼痛者用清茶调敷；漫肿无头，用醋或葱酒调敷；亦可用植物油或蜂蜜调敷。一日数次。

【使用注意】疮疡阴证者禁用。孕妇慎用。儿童、哺乳期妇女、年老体弱者慎用。皮肤过敏者慎用。不可内服。忌食辛辣、油腻食物及海鲜等发物。

【不良反应】外敷可引起过敏性皮疹。

【规格贮藏】12g/袋。密封。

复方黄柏液

【处方组成】黄柏、金银花、连翘、蒲公英、蜈蚣。

【功能主治】清热解毒、消肿祛腐。主治热毒之证。症见局部红肿热痛、溃疡脓液，伴有发热、口渴、苔黄、脉数。

【现代药理】具有抗炎、抗菌、促进创口愈合、增强免疫功能等作用。

【临床应用】疮疡、软组织化脓性感染、宫颈糜烂、褥疮、急性湿疹、亚急性湿疹、接触性皮炎、带状疱疹、脂溢性皮炎、夏季皮炎、日光性皮炎、毛囊炎、霉菌性龟头炎、酒齇鼻。临床以局部红肿热痛、溃疡后脓液稠厚为特征症状。

【用药特征】本成药长于清热燥湿，泻火解毒兼能搜风通络，用药以寒凉为主，兼以蜈蚣攻毒散结、通络止痛、散痛消肿，适用于热毒致皮肤疮疡破溃后属于阳证者。

【用法用量】外用。浸泡纱布条外敷于感染伤口内，或破溃的脓肿内。若溃疡较深，可用直径0.5～1.0ml的无菌胶管，插入溃疡深部，以注射器抽取进行冲洗。用量一般10～20ml，每日1次。或遵医嘱。

【使用注意】孕妇慎用。开瓶后不易久存。不可内服。忌食辛辣、油腻食物及海鲜等发物。

【规格贮藏】20ml/瓶；100ml/瓶。密封。

九一散

【处方组成】石膏（煅）、红粉。

【功能主治】提脓拔毒、祛腐生肌。主治热毒壅盛溃疡证。症见疮面鲜活、脓腐将尽。

【现代药理】尚未检索到本成药相关的药理资料。

【临床应用】皮肤溃疡、皮肤急性化脓性感染、慢性褥疮、肛瘘、头颈部肿瘤术后并发咽瘘、体表急性感染等。临床以肿痛脓包、疮面色鲜、脓液中等、有较少腐肉为特征症状。

【用药特征】本成药以拔毒排脓，祛腐生肌为主。清热拔毒力轻而收敛生肌力强，适用于热毒壅盛所致的皮肤溃疡症。

【用法用量】外用。取适量均匀地撒于患处，对深部疮口及瘘管，可用含的纸捻条插入，疮口表面均用油膏或敷料盖贴。每日换药一次或遵医嘱。

【使用注意】孕妇慎用。不可内服和久用。慢性溃疡无脓者禁用。出现过敏反应应停药。忌食辛辣、油腻食物及海鲜等发物。

【规格贮藏】1.5g/瓶。密封，避光，防潮。

龙珠软膏

【处方组成】人工麝香、人工牛黄、珍珠、琥珀、硼砂、冰片、炉甘石。

【功能主治】清热解毒、消肿止痛、祛腐生肌。主治热毒蕴结证。症见皮肤红、肿、热、痛，伴有口干、尿黄、大便干。

【现代药理】具有抑菌、抗炎、镇痛等作用。

【临床应用】疮疖、毛囊炎、皮肤急性化脓性感染、急性淋巴结炎、浅Ⅱ度烧伤等。临床以红肿、疼痛、脓疱为特征症状。

【用药特征】本成药以清热解毒为主，兼以活血止痛，其收湿敛疮，祛腐生肌作用较强，用药清敛并举，适用于热毒蕴结致皮肤疖疮或轻度烫伤。

【用法用量】外用。取适量膏药涂抹患处或摊于纱布上贴患处，一日1次，溃前涂药宜厚，溃后涂药宜薄。

【使用注意】孕妇慎用。禁止内服。对本品过敏者禁用。过敏体质者慎用。敷药后局部红肿热痛加重，或伴有恶寒发热时宜到医院就诊。忌食辛辣食物。

【规格贮藏】10g/支。密封。

生肌玉红膏

【处方组成】白芷、虫白蜡、当归、甘草、轻粉、血竭、紫草。

【功能主治】解毒、祛腐、生肌。主治热毒壅盛证。症见疮疡肿痛、乳痈发背、溃烂流脓、浸淫黄水。

【现代药理】具有促进创面愈合、改善创面微循环等作用。

【临床应用】皮肤疮疡、急性化脓性乳腺炎、皮肤瘙痒症、小腿慢性溃疡、溃疡性结肠炎、创伤性皮肤缺损、I~II期肛裂、肛门术后、顽固性溃疡、带状疱疹、电灼伤、萎缩性鼻炎等。临床以创面脓液渗出、脓液将尽、肿痛为特征症状。

【用药特征】本成药以祛腐生肌为主，兼顾清热凉血，排脓止痛。适用于热毒壅盛所致的疮疡肿痛。

【用法用量】外用。疮面洗清后外涂本膏，一日1次。

【使用注意】孕妇、溃疡脓腐未清者慎用。不可久用、内服。忌食辛辣刺激性食物。

【规格贮藏】12g/支。密闭，防潮。

小败毒膏

【处方组成】蒲公英、金银花、天花粉、黄柏、大黄、白芷、陈皮、乳香（醋炙）、当归、赤芍、木鳖子（打碎）、甘草。

【功能主治】清热解毒、消肿止痛。主治热毒蕴结证。症见疮疡初起、红肿热痛。

【现代药理】尚未检索到本成药相关的药理资料。

【临床应用】疮疡初起。临床以疮疡初起、红肿热痛、未溃烂为特征症状。

【用药特征】本成药以清热解毒，活血凉血，消肿止痛为主。用药多苦寒，清热解毒作用强，兼顾辛散活血，适用于热毒所致的疮疡初起的红肿热痛。

【用法用量】口服。一次10~20g，一日2次。

【使用注意】孕妇忌用。3岁以下儿童、体质虚弱、脾胃虚寒、大便溏者慎用。忌食辛辣食物。

【规格贮藏】10g/袋。密闭，置阴凉干燥处（不超过20℃）。

拔毒膏

【处方组成】金银花、连翘、大黄、桔梗、地黄、栀子、黄柏、黄芩、赤芍、当归、川芎、白芷、白蔹、木鳖子、蓖麻子、玄参、苍术、蜈蚣、樟脑、穿山甲、没药、儿茶、红粉、乳香、血竭、轻粉。

【功能主治】清热解毒、活血消肿。主治肌肤热毒瘀滞证。症见肌肤肿胀、红、肿、热、痛，或已成脓、舌红苔黄、脉滑数。

【现代药理】尚未检索到本成药相关的药理资料。

【临床应用】皮肤疮疡、慢性化脓性骨髓炎、小儿肛瘘、甲沟炎、感染性皮肤病等。临床以局部皮肤出现红肿热痛、脓疮溃烂为特征症状。

【用药特征】本成药以清热泻火解毒，活血消肿止痛为主，兼顾凉血止血，消痈排脓，养血滋阴。用药多以苦寒清热解毒、辛行活血、甘寒凉血，而滋阴作用弱，适用于热毒瘀滞的疖疔、有头疽之初期或化脓期。

【用法用量】外用。加热软化，贴于患处。隔日换药一次，溃脓时每日换药一次。

【使用注意】孕妇慎用。溃疡创面不宜外用。清淡饮食，忌鱼腥发物。

【规格贮藏】0.5g/张。密封，置阴凉处。

拔毒生肌散

【处方组成】冰片、炉甘石（煅）、龙骨（煅）、红粉、黄丹、轻粉、虫白蜡、石膏（煅）。

【功能主治】拔毒生肌。主治热毒内蕴溃疡。症见创面脓液稠厚、腐肉未脱、久不生肌等。

【现代药理】具有抗糖尿病足感染性溃疡、促进损伤皮肤愈合的作用。

【临床应用】皮肤溃疡、皮肤急性化脓性感染等。临

床以创面化脓、腐烂、脓液稠厚、久不生肌等为特征症状。

【用药特征】本成药以拔毒祛腐、收敛生肌为主，兼顾清热止痛。用药以收敛生肌为重，适用于内火郁热所致的疮疡溃烂、化脓等。

【用法用量】外用适量。撒布患处，或以膏药护之。每日换药1次。

【使用注意】孕妇及哺乳期妇女禁用。有毒，不可内服。疮面过大者不可久用。过敏体质慎用。

【不良反应】有诱发肾损伤报道。

【规格贮藏】3g/瓶。密闭，防潮。

二、热毒郁滞、痰瘀互结

牛黄醒消丸

【处方组成】人工牛黄、人工麝香、乳香（制）、没药（制）、雄黄。

【功能主治】清热解毒、活血祛瘀、消肿止痛。主治热毒郁滞、痰瘀互结证。症见肌肤局部红赤、肿胀高突、灼热、疼痛等。

【现代药理】有促进皮肤溃疡愈合、抗烧烫伤等作用。

【临床应用】疮疡、皮肤化脓性感染、淋巴结炎、乳腺炎、乳腺癌、体表深部脓肿。临床以局部红赤、肿胀高凸、灼热、疼痛为特征症状。

【用药特征】本成药以清热解毒、消痈止痛为主，兼顾通络，行气活血。清热解毒、活血止痛作用强，适用于热毒痰瘀互结所致的痈疽发背、瘰疬流注、乳痈乳岩、无名肿毒。

【用法用量】口服。用温黄酒或温开水送服。一次3g，一日1~2次。患在上部，临睡前服；患在下部，空腹时服。

【使用注意】孕妇、疮疡阴症者禁用。脾胃虚弱、身体虚弱者、运动员慎用。不宜长期服用。

【规格贮藏】3g/瓶。密闭，防潮。

三、火毒蕴结

外用紫金锭

【处方组成】山慈菇、朱砂（水飞）、五倍子、雄黄（水飞）、红大戟（醋制）、穿心莲、千金子、三七、冰片、丁香、罗勒油。

【功能主治】解毒、消炎。主治风热火毒或火毒蕴结证。症见皮肤红肿疼痛、结块或高突、尚未化脓、伴发热、口渴、溲赤便秘、苔黄、脉数。

【现代药理】具有抗炎、抑菌等作用。

【临床应用】疮疡、皮肤化脓性感染、虫咬损伤等。临床以局部皮肤出现红肿疼痛、结块或高突、脓包为特征症状。

【用药特征】本成药以清热解毒，辟秽收敛止痛，兼能活血止血，逐痰消肿。用药多苦寒，具有寒温并用、散敛合用，适用于风热火毒或火毒蕴结皮肤所致痛疽疮毒、疔疮疖肿、虫咬损伤。

【用法用量】外用。洗净患处，将药锭研碎，用温水或白醋调敷。

【使用注意】孕妇慎用。勿内服。不宜过量久用。

【规格贮藏】0.25g/锭（含生药0.16g）。密闭，置阴凉干燥处（不超过20℃）。

四、虚实夹杂

生肌散

【处方组成】象皮、龙骨、没药、儿茶、血竭、冰片、赤石脂、乳香。

【功能主治】解毒、生肌。主治热毒壅盛、气血耗伤证。症见疮面脓水将尽、久不收口、舌质暗红、脉细数。

【现代药理】具有促进创面愈合等作用。

【临床应用】褥疮、慢性溃疡、开放性骨折创面溃疡、肛瘘术后创面愈合、糖尿病足等。临床以疮面脓液将尽、肌肉未生、久不收口为特征症状。

【用药特征】本成药以拔毒祛腐、敛疮生肌止血为主，兼顾活血散结。以收敛生肌作用强，用药散收并用，适用于热毒壅盛的皮肤溃疡久不收敛者。

【用法用量】外用。患部用温开水洗净后，撒药少许，或用温开水调敷。

【使用注意】孕妇、哺乳期妇女慎用。不可内服。肿疡未溃、溃疡腐肉未尽者禁用。若出现过敏反应应停药。忌食辛辣、油腻食物及海鲜等发物。

【规格贮藏】3g/瓶。密封。

五、血热瘀毒

蟾酥锭

【处方组成】蟾酥、麝香、雄黄、朱砂、冰片、蜗牛。

【功能主治】活血解毒、消肿止痛。主治血热瘀毒证。症见疔毒恶疮、痈疽发背、初起红肿坚硬、麻木疼痛、乳痈肿痛、蝎蜇伤、虫咬伤、焮热疼痛。

【现代药理】尚未检索到本成药相关的药理资料。

【临床应用】毛囊炎、急性化脓性皮脂腺炎、皮肤溃疡、乳腺化脓性炎症、皮肤化脓性感染、蝎蜇伤、虫咬伤、粉刺等。临床以红肿坚硬、麻木疼痛、焮热疼痛为特征症状。

【用药特征】本成药以清热解毒、消肿止痛为主，兼顾杀虫疗伤、收敛生肌。用药寒温并用，适用于火毒内盛症、疮痈肿痛等症状。

【用法用量】用醋研磨涂患处。

【使用注意】运动员慎用。外用药，切勿入口。忌食辛辣食物。

【规格贮藏】3g/袋。密封。

附：疮疡中成药特点比较

中成药名	功效		临床治疗主症	
	共同点	独有功效	相同主治	主治自身特点
伤疖膏	清热解毒，消肿止痛	燥湿化痰，排脓止痛	肌肤热毒蕴结证。症见局部皮肤红肿热痛、或溃烂、脓疱	疖肿红、肿、热、痛，未溃破，舌红苔黄，脉数
紫草软膏		化腐生肌 祛风散结 养血活血		皮肤溃烂、流滋脓水、灼热疼痛
连翘败毒丸（片）		疏散热邪 凉血燥湿		局部红肿热痛、皮肤未溃破、憎寒发热、风湿疙瘩、遍身刺痒、大便秘结
如意金黄散		化痰燥湿 行滞散结		肌肤红、肿、热、痛、舌红苔黄
复方黄柏液		泻火解毒 攻毒散结		局部红肿热痛、溃疡后脓液稠厚
九一散		拔毒排脓 去腐生肌		肿痛脓包、疮面色鲜、脓液中等、有较少腐肉
龙珠软膏		活血化瘀 收湿敛疮 去腐生肌		皮肤红、肿、热、痛，伴有口干、尿黄、大便干
生肌玉红膏		去腐生肌		疮疡肿痛，乳痈发背，溃烂流脓，浸淫黄水
小败毒膏		活血凉血		疮疡初起，红肿热痛
拔毒膏		凉血止血 养血活血 收敛排脓		肌肤肿胀，红、肿、热、痛，或已成脓，舌红苔黄，脉滑数
拔毒生肌散		拔毒祛腐、收敛生肌		创面脓液稠厚、腐肉未脱、久不生肌

中成药名	功效		临床治疗主症	
	共同点	独有功效	相同主治	主治自身特点
牛黄醒消丸	清热解毒，消肿止痛	清热解毒 活血祛瘀 消肿止痛	热毒郁滞、痰瘀互结证。症见肌肤局部红赤、肿胀高突、灼热、疼痛	痈疽发背、瘰疬流注、乳痈乳岩、无名肿毒
外用紫金锭		清热解毒 收敛止痛	风热火毒或火毒蕴结证。症见局部皮肤红肿疼痛、结块或高突、脓包	皮肤红肿疼痛，结块或高突，尚未化脓，伴发热，口渴，溲赤，便秘，苔黄，脉数
生肌散		敛疮生肌 止血	热毒壅盛、气血耗伤证。症见疮面脓水将尽、久不收口、舌质暗红、脉细数	皮肤疮面脓液将尽、肌肉未生、久不收口
蟾酥锭		活血解毒、消肿止痛 杀虫疗伤 收敛生肌	血热瘀毒证。症见疔毒恶疮，痈疽发背，乳痈肿痛，蝎蜇伤，虫咬伤	皮肤初起红肿坚硬，麻木疼痛，焮热疼痛

第 9 章　烧烫伤

一、寒热外袭

外用应急软膏

【处方组成】黄芩、白芍、丹参、补骨脂、人参、党参、金银花、茯苓、益母草、鱼腥草、鸭跖草、辛夷、甘草、青蒿、樟脑。

【功能主治】消肿止痛、抗感染、促进伤口愈合。主治寒热外袭、经脉瘀滞证。症见局部皮肤红肿热痛、皮下肉色鲜红。

【现代药理】具有抗炎、镇痛、抗烫伤、促进皮肤愈合、抗过敏、增强免疫功能等作用。

【临床应用】冻疮、I~II度烫伤、手足皲裂、小面积轻度擦挫伤等。临床以皮肤肿痛、水疱皮下肉色鲜红为特征症状。

【用药特征】本成药以清热解毒，活血止痛为主，兼以补益气血。用药有补有泄，寒温并用，适用于冻疮、烫伤、擦挫伤所致皮肤肿痛。

【用法用量】外用。涂于患处周围适量。一日1次。

【使用注意】不可内服。涂药后不可用塑料薄膜覆盖，如出现栗粒样疹、小水疱或疼痛，减少药量后即自行消失，不影响继续治疗。

【规格贮藏】10g/支。置阴凉处（不超过20℃），密闭保存。

二、热毒郁结

解毒生肌膏

【处方组成】紫草、当归、白芷、甘草、乳香、轻粉。

【功能主治】活血散瘀、消肿止痛、解毒拔脓、祛腐生肌。主治热毒郁结证。症见红斑、肿痛、水疱、渗液等。

【现代药理】具有促进糖尿病足溃疡的愈合作用。

【临床应用】烧烫伤、皮肤感染。以局部皮肤肿痛、溃烂、渗液为特征症状。

【用药特征】本成药以解毒消肿，活血散瘀为主，兼能收湿止痛，祛腐生肌，适用于热毒所致皮肤感染及II烧伤皮肤溃烂，渗液等症状。

【用法用量】外用。摊于纱布上敷患处。

【使用注意】孕妇慎用。不可内服。开始敷用时，创面脓性分泌物增多，只需轻轻沾去分泌物即可，不宜重擦。一周后分泌物逐渐减少。治疗过程中，宜勤换敷料。

【规格贮藏】20g/支。密封，避光，置阴凉处。

创灼膏

【处方组成】炉甘石（煅）、石膏（煅）、甘石膏粉、白及、冰片。

【功能主治】排脓、拔毒、祛腐、生皮、长肉。主治热毒蕴结证。症见湿疹、疮疡、溃烂等。

【现代药理】具有促进创面愈合等作用。

【临床应用】烧烫伤、挫裂伤、下肢慢性溃疡、褥疮、手术后创口感染、冻疮溃烂、慢性湿疹、疮疖等。临床以溃烂、脓疮、肿痛为特征症状。

【用药特征】本成药以清热解毒、收敛止血为主，兼能祛腐生肌。用药长于收敛，收中有散，适用于热毒蕴结皮肤疮疡溃烂、肿痛。

【用法用量】外用。涂敷患处，如分泌物较多，每日换药1次。分泌物较少，2~3日换药1次。

【使用注意】孕妇、哺乳期妇女慎用。对本品过敏者禁用。本膏夏天软，冬天硬，寒冷环境温软后使用。

【规格贮藏】35g/支。密封，置阴凉处。

烫伤油

【处方组成】马尾连、大黄、黄芩、紫草、地榆、冰片。

【功能主治】清热解毒、凉血祛腐止痛。主治热毒蕴结证。症见伤处皮肤红斑、水疱等。

【现代药理】有减轻烫伤性水肿、抗炎、镇痛、抑菌、

促进烫伤创面愈合等作用。

【临床应用】Ⅰ、Ⅱ度烧烫伤、酸碱灼伤、褥疮、隐翅虫皮炎、静脉炎、小儿尿布皮炎等。临床以局部皮肤色红或起水疱、或疱下基底部皮色鲜红、疼痛或基底苍白为特征症状。

【用药特征】本成药以清热解毒、燥湿止痛为主，辅以凉血活血，收敛止血。适用于Ⅰ、Ⅱ度烧烫伤和酸碱灼伤的皮肤红斑、水疱等症状。

【用法用量】外用。清创后，将药油均匀涂敷于创面，一日1~2次。采用湿润暴露疗法，必要时特殊部位可用包扎疗法或遵医嘱。

【使用注意】烧、烫伤感染者禁用。孕妇及深Ⅱ度、Ⅲ度烧伤慎用。皮肤过敏者应及时停用。不可内服。

【规格贮藏】20g/支；40g/支。密封，置阴凉处。忌食辛辣食物。

獾油搽剂

【处方组成】獾油、冰片。

【功能主治】清热解毒、消肿止痛。主治肌肤热毒证。症见伤处皮肤红斑、肿痛、水疱等。

【现代药理】尚未检索到本成药相关的药理资料。

【临床应用】烧伤、烫伤、皮肤肿痛。临床以局部皮肤色红或起水疱、疱下基底部皮色鲜红、疼痛或基底苍白为特征症状。

【用药特征】本成药以润肤、生肌、解毒为主，辅以消肿止痛，用药辛凉苦泻。适用于烧伤、烫伤、皮肤肿痛属于热毒蕴肤者。

【用法用量】外用。涂抹患处。

【使用注意】烧、烫伤感染者禁用。孕妇及深Ⅱ度、Ⅲ度烧伤慎用。用药后出现过敏反应需及时停用。忌食辛辣、油腻、海鲜等发物。

【规格贮藏】15g/瓶；30g/瓶。密封，置阴凉处。

附：寒热外袭和热毒郁结中成药特点比较

中成药名	功效		临床治疗主症	
	共同点	独有功效	相同主治	主治自身特点
外用应急软膏		清热消肿 活血止痛 补益气血	寒热外袭、经脉瘀滞证。症见局部皮肤红肿热痛，皮下肉色鲜红	冻疮、Ⅰ~Ⅱ度烫伤、手足皲裂、小面积轻度擦挫伤等皮肤肿痛、水疱
解毒生肌膏		活血散瘀 收湿止痛		局部皮肤肿痛、溃烂、渗液
创灼膏		排脓拔毒 收敛止血	肌肤热毒证。症见上烫伤皮肤红斑，肿痛、水疱	湿疹、皮肤疮疡溃烂、肿痛
烫伤油	清热解毒 去腐生肌	燥湿止痛 凉血活血 收敛止血		局部皮肤色红或起水疱、或疱下基底部皮色鲜红、疼痛或基底苍白
獾油搽剂		润肤生肌解毒		局部皮肤色红或起水疱、疱下基底部皮色鲜红、疼痛或基底苍白

三、水火热毒

虎黄烧伤搽剂

【处方组成】虎杖、黄连、黄柏、水牛角、红花、白芷、千里光、冰片。

【功能主治】泻火解毒、凉血活血、消肿止痛、燥湿敛疮。主治水火热毒证。症见红斑、肿痛、水疱等。

【现代药理】具有调节机体免疫功能、促进烧烫伤皮肤的愈合等作用。

【临床应用】面积不超过5%的Ⅰ度、Ⅱ度烧烫伤。临

床以局部红斑、肿痛、破损、流滋水为特征症状。

【用药特征】本成药以清热解毒为主，兼顾活血化瘀，燥湿敛疮。用药以清热凉血，活血散瘀为长，适用于皮肤轻度烧烫伤的红斑、肿痛、破损等症状。

【用法用量】外用。新鲜烧伤创面用无菌生理盐水清创后，将药涂于创面，每1%烧伤面积用量为0.5ml，每次一般不超过10ml，一日1次，至愈合为止。创面可采用暴露或半暴露疗法。

【使用注意】孕妇慎用。外用药，切勿口服。用前摇匀。如发生对过敏者请立即停用。忌辛辣、刺激性食物。

【规格贮藏】100ml/瓶。密封，置阴凉处。

解毒烧伤软膏

【处方组成】地黄、大黄、黄柏、紫草、牡丹皮、南寒水石、地榆、当归、乳香、没药、白芷、冰片。

【功能主治】凉血解毒、活血止血、祛腐生肌。主治水火热毒证。症见红斑、肿痛、水疱、渗液等。

【现代药理】具有抗炎、止痛、抗菌、促进创面愈合等作用。

【临床应用】面积小于10%的浅Ⅱ、深Ⅱ烧烫伤。临床以红斑、肿痛、水疱、渗液为特征症状。

【用药特征】本成药以凉血解毒，活血止血，祛腐生肌为主兼能滋阴敛疮。用药苦寒清泻，兼辛温通阳，适用于水火热毒侵犯、烧烫伤所致皮肤糜烂。

【用法用量】外用。对创面进行清创处理后，均匀涂抹于创面上，厚度约2mm；或将预先做成药物纱布，覆盖在创面上，再用双层纱布包扎，每日或隔日换药一次。

【使用注意】孕妇慎用。外用药，切勿口服。对本品过敏者禁用。创面大于5%时，需在医生指导下使用。必要时适当使用抗生素治疗。忌辛辣、刺激性食物。

【规格贮藏】20g/支。避光，密闭，置阴凉干燥处。

连柏烧伤膏

【处方组成】黄连、黄柏、藤黄（制）、冰片。

【功能主治】清热解毒、生肌止痛。主治水火热毒证。症见烧伤创面红斑、水疱、疱下基底鲜红、疼痛等。

【现代药理】具有抗炎、镇痛、促进烫伤皮肤愈合的作用。

【临床应用】浅、深Ⅱ度烧伤。临床以创面色红或起水疱、疼痛为特征症状。

【用药特征】本成药清热解毒，生肌止痛为主，兼能燥湿收创。用药为苦寒辛凉，清热解毒作用强，适用于烧伤所致的皮肤热毒瘀滞者。

【用法用量】外用。用生理盐水清洁创面后，直接涂抹药膏，厚度1~2mm，或涂于消毒敷料上，再覆盖于创面。根据病情需要可用纱布适度包扎。每日换药1次。

【使用注意】孕妇、儿童禁用。肝肾功能不全者禁用。仅作外用，避免接触眼睛。用药者请注意肝功能检查。忌辛辣、刺激性食物。忌烟酒。

【不良反应】少数患者可出现肝功能异常。

【规格贮藏】10g/支。密封。

湿润烧伤膏

【处方组成】黄连、黄柏、黄芩、地龙、罂粟壳、芝麻油、蜂蜡。

【功能主治】清热解毒、止痛生肌。主治水火热毒证。症见皮肤红斑、热痛、水疱、渗液等。

【现代药理】具有促进烫伤的皮肤创面愈合、促进溃疡面愈合、镇痛、增强免疫功能等作用。

【临床应用】烧烫伤、灼伤。临床以局部皮肤红斑、热痛、水疱、渗液为特征症状。

【用药特征】本成药以清热解毒、生肌止痛为主，兼能通经活络，收湿敛疮，润燥。用药以苦寒药为重，清热止痛作用强，适用于水火热毒外袭所致的各种烧伤、烫伤、灼伤。

【用法用量】外用。涂于烧、烫、灼伤等创面（厚度薄于1mm），每4~6小时更换新药。换药前，须将残留在创面上的药物及液化物拭去。暴露创面用药。

【使用注意】芝麻过敏者慎用。对由烧伤创面引起的全身性发病者遵医嘱使用。需保证创面干燥。创面发生湿疹需停药。夏季高温或反复挤压，不会影响药效。忌辛辣、刺激性食物。忌烟酒。

【规格贮藏】20g/支；40g/支。密封，阴凉干燥处（不超过20℃）保存。

烫疮油

【处方组成】冰片、紫草、当归、白芷、龙血竭、虫白蜡、麻油、甘草。

【功能主治】清热止痛、解毒消肿、祛腐生肌。适用于水火热毒证。症见局部皮肤水疱、热痛、疱下肉色鲜红。

【现代药理】具有促进伤口愈合等作用。

【临床应用】轻度小面积水火烧伤、烫伤。临床以局部皮肤色红、疼痛、水疱为特征症状。

【用药特征】本成药以清热解毒、凉血活血为主，兼顾滋润肌肤，用药以苦寒清热为主，具有攻补兼施的特点，适用于水火热毒外袭轻度烫伤皮肤的肿痛症。

【用法用量】外用。上面涂患处。一日1～2次。

【使用注意】烧烫伤感染者禁用。对本品过敏者禁用。过敏体质者、孕妇慎用。为外用药，禁止内服。切勿接触眼睛，口腔等黏膜处。水火烫伤面积较大或使用本药出现恶寒发热等症状时，应及时去医院就诊。忌食辛辣、油腻、海鲜等食物。

【不良反应】偶见轻度红斑、瘙痒、刺激性疼痛。

【规格贮藏】50ml/瓶。密封保存。

烧伤灵酊

【处方组成】虎杖、黄柏、冰片。

【功能主治】清热燥湿、解毒消肿、收敛止痛。主治水火湿热蕴结证。症见伤处红斑、水疱、疼痛、渗液。

【现代药理】尚未检索到本成药相关的药理资料。

【临床应用】Ⅰ、Ⅱ度烧伤、烫伤等。临床以局部皮肤色红或起水疱、疼痛为特征症状。

【用药特征】本成药以清热解毒，散瘀止痛，泻火燥湿为主，兼顾收敛止痛。用药苦寒清热燥湿，解毒作用偏强，辛透走窜力强，适用于Ⅰ、Ⅱ度皮肤烧伤或烫伤红、肿、疼痛、水疱等。

【用法用量】外用。喷洒于洁净的创面，不需包扎。一日3～4次。

【使用注意】烧、烫伤感染者禁用。孕妇及深Ⅱ度、Ⅲ度烧伤慎用。若出现皮肤过敏反应需停用。不可内服。忌食辛辣、油腻食物及海鲜等发物。

【规格贮藏】50ml/瓶；100ml/瓶。密封、置阴凉处。

紫花烧伤软膏

【处方组成】紫草、地黄、熟地黄、冰片、黄连、花椒、甘草、当归、麻油、蜂蜡。

【功能主治】清热凉血、化瘀解毒、止痛生肌。主治水火湿热蕴结证。症见局部皮肤色红或起水疱、或疱下基底部皮色鲜红、疼痛或基底苍白等。

【现代药理】尚未检索到本成药相关的药理资料。

【临床应用】Ⅰ、Ⅱ度以下烧伤、烫伤。临床以红斑、水疱、疼痛为特征症状。

【用药特征】本成药以清热解毒、泻火燥湿为主，辅以滋阴凉血，活血祛瘀，润肤生肌，适用于Ⅰ、Ⅱ度以下烧伤、烫伤之皮肤红肿热痛、水疱等。

【用法用量】外用。清创后，将药膏均匀涂敷于创面，一日1～2次。采用湿润暴露疗法，必要时特殊部位可用包扎疗法或遵医嘱。

【使用注意】烧、烫伤感染者禁用。孕妇及深Ⅱ度、Ⅲ度烧伤慎用。忌食辛辣食物。

【规格贮藏】20g/支；40g/支。密封，置阴凉处。

复方紫草油

【处方组成】紫草、冰片、忍冬藤、白芷。

【功能主治】清热凉血、解毒止痛。主治水火热毒证。症见伤处红斑、水疱、疼痛等。

【现代药理】尚未检索到本成药相关的药理资料。

【临床应用】水火烫伤。临床以皮肤红斑、水疱、肿痛为特征症状。

【用药特征】本成药以清热凉血解毒，祛风胜湿消肿排脓为主。苦寒清热解毒止痛作用偏强，用药寒冷辛散并用。适用于烫伤后皮肤红斑、水疱、疼痛等症状。

【用法用量】外用适量，涂擦患处，1日数次。

【使用注意】烫伤感染者禁用。孕妇及深Ⅱ度、Ⅲ度烫伤慎用。如有恶寒发热等症状时，应及时去医院就诊。重症（烧）烫伤及面积较大者慎用。用药后局部出现皮疹等过敏表现者应停用。忌食辛辣、油腻、海鲜等发物。

【规格贮藏】30ml/瓶。密封。

京万红软膏

【处方组成】黄连、黄芩、黄柏、栀子、大黄、地榆、

第六篇

槐米、半边莲、金银花、紫草、苦参、胡黄连、白蔹、地黄、桃仁、红花、当归、川芎、血竭、赤芍、木鳖子、土鳖虫、穿山甲、乳香、没药、木瓜、罂粟壳、五倍子、乌梅、棕榈、血余炭、白芷、苍术、冰片。

【功能主治】清热解毒、凉血化瘀、消肿止痛、祛腐生肌。主治水火热毒证。症见皮肤损伤、创面溃烂、疱疹、脓疮。

【现代药理】具有促进烧伤创面愈合和抑菌等作用。

【临床应用】Ⅰ度、浅Ⅱ度烧伤、烫伤、电灼伤、疮疡、皮肤急性化脓性感染等。临床以皮肤色红或起水疱、溃烂、疼痛为特征症状。

【用药特征】本成药以凉血止血、清热解毒，祛风胜湿，活血行气为主，辅以益阴补血，消肿止痛。用药攻补兼施，散敛结合，苦寒祛邪为主，适用于烧伤、烫伤、电灼烫伤或疮疡肿痛属于热毒者。

【用法用量】外用。用生理盐水清理创面，涂敷或涂于消毒纱布上，敷盖创面，用消毒纱布包扎，每日换药一次。

【使用注意】烧、烫伤感染者禁用。孕妇慎用。出现皮肤过敏反应需停用。不可内服。不可久用。忌食辛辣、海鲜食。

【规格贮藏】10g/支。密封。

冰石愈伤软膏

【处方组成】大黄、炉甘石、人工牛黄珍珠、白矾（煅）、石膏（煅）、人工麝香、冰片。

【功能主治】解毒止痛、祛腐生肌。主治水火热毒证。症见局部疼痛、水疱、水肿、去表皮后创面湿润或微湿、创面鲜红或苍白。

【现代药理】尚未检索到本成药相关的药理资料。

【临床应用】面积小于16%的Ⅱ度烧烫伤。临床以红肿、疼痛、水疱、渗液为特征症状。

【用药特征】本成药以清热止痛、祛腐生肌为主、兼能凉血，用药以泻代清，苦寒辛寒并用。用药散敛并用，适用于轻中度烧烫伤。

【用法用量】外用。适量或按每100cm²涂抹5g在无菌纱布上。无菌清创，将药膏均匀地涂在单层纱布上，再贴在创面上，酌情包扎或半暴露。一日换药一次。疗程2～4周。

【使用注意】烧伤面积<16%使用。孕妇慎用。忌烟酒、辛辣刺激。

【规格贮藏】18g/支。密闭，置阴凉干燥处。

附：水火热毒中成药特点比较

中成药名	功效		临床治疗主症	
	共同点	独有功效	相同主治	主治自身特点
虎黄烧伤搽剂	清热解毒	活血化瘀 燥湿敛疮	水火热毒证。症见局部疼痛，水疱，水肿，去表皮后创面湿润或微湿，创面鲜红或苍白	面积不超过5%的Ⅰ度、Ⅱ度烧烫伤的局部皮肤红斑、肿痛、破损、流脓水
解毒烧伤软膏		活血止血 祛腐生肌		水火热毒侵犯，烧烫伤所致皮肤糜烂
连柏烧伤膏		生肌止痛		烧伤创面红斑、水疱、皮下基底鲜红、疼痛
湿润烧伤膏		收湿敛疮 通络止痛		烧烫伤、灼伤。临床以局部皮肤红斑、热痛、水疱、渗液
烫疮油		解毒消肿 祛腐生肌		水火轻度烫伤的局部皮肤皮肤色红、疼痛、水疱
烧伤灵酊		散瘀止痛 泻火燥湿		Ⅰ、Ⅱ度皮肤烧伤或烫伤红、肿、疼痛、水疱
紫花烧伤软膏		活血祛瘀 生肌止痛		Ⅰ、Ⅱ度以下烧伤、烫伤的皮肤红斑、水疱、疼痛

续表

中成药名	功效		临床治疗主症	
	共同点	独有功效	相同主治	主治自身特点
复方紫草油	清热解毒	凉血止痛	水火热毒证。症见局部疼痛，水疱，水肿，去表皮后创面湿润或微湿，创面鲜红或苍白	水火烫伤皮肤红斑、水疱、肿痛
京万红软膏		凉血化痰消肿止痛祛腐生肌		烧伤、烫伤、电灼烫伤或疮疡，皮肤色红或起水疱、溃烂、疼痛
冰石愈伤软膏		清热止痛去腐生肌		面积小于16%的Ⅱ度烧烫伤。临床以红肿、疼痛、水疱、渗液

四、瘀血阻滞

积雪苷片（霜软膏）

【处方组成】积雪草总苷。

【功能主治】促进创伤愈合作用。主治外伤、手术创伤、烧伤、瘢痕疙瘩及硬皮病。症见瘢痕，皮肤弹性减弱或变硬等。

【现代药理】具有预防皮肤色素沉着、促进皮肤创口愈合、增强机体免疫功能等作用。

【临床应用】烧伤、手术创伤、外伤、皮肤瘢痕、硬皮病。临床以皮肤变硬增厚、瘢痕、硬皮粗糙为特征症状。

【用药特征】本成药为单味药的活性成分，以清热解毒，利湿消肿为主，具有促进伤口愈合的作用，适用于湿热蕴结所致的皮肤瘢痕，硬皮病及各种外伤所致的皮肤损伤、增生等。

【用法用量】①片：口服。一次2片，一日3次；适用于治疗瘢痕及硬皮病时，一次2~4片，一日3次。②软膏：外用。涂患处，一日3~4次。

【使用注意】对本品过敏者禁用。孕妇及过敏体质者慎用。软膏局部涂抹后宜按摩5分钟。

【不良反应】软膏偶有用药局部瘙痒和刺激反应。

【规格贮藏】①片：0.1g（含积雪草总苷6mg）/片。密封。②软膏：10g/支。14g/支。30g/支。密闭。

康复新液

【处方组成】美洲大蠊干燥虫体的乙醇提取物。

【功能主治】通利血脉、养阴生肌。内服：主治瘀血阻滞证。症见胃痛、胃、十二指肠溃疡。外用：主治金疮、外伤、溃疡、瘘管、烧伤、烫伤、褥疮之创面。

【现代药理】具有抗炎、修复各类溃疡及创伤创面、提高机体免疫功能等作用。

【临床应用】内服：胃痛出血、消化道溃疡、十二指肠溃疡、肺结核。外用：刀伤、外伤、溃疡、瘘管、烧伤、烫伤、褥疮。临床以胃痛、吐血、便血及皮肤创伤为特征症状。

【用药特征】本成药是单味药提取物，以活血化瘀，祛腐生肌为主，适用于瘀血阻滞所致的胃出血，溃疡及皮肤疮疡。

【用法用量】口服。一次10ml，一日3次，或遵医嘱。外用。用医用纱布浸透药液后敷患处，感染创面先清创后再用冲洗，并用浸透的纱布填塞或敷用。

【使用注意】运动消化性溃疡、新生儿及一岁以下的儿童、过敏者禁用。肾功能不全者慎用。不应与巴比妥类、苯妥英钠及氯霉素同服。忌饮酒。

【规格贮藏】10ml/支；100ml/瓶。密封，置阴凉处（不超过20℃）。

瘢痕止痒软化乳膏

【处方组成】五倍子、威灵仙、牡丹皮、泽兰、冰片、薄荷脑、樟脑、水杨酸甲酯。

【功能主治】活血柔皮、除湿止痒。主治灼伤或手术后的增殖性瘢痕。症见皮肤干燥增生、瘢痕。

【现代药理】具有抗菌、消炎、止痒、软化瘢痕的作用。

【临床应用】灼伤或手术后的增殖性瘢痕等。临床以创伤后增殖性瘢痕为特征症状。

【用药特征】本成药以活血化瘀、祛湿敛疮、祛风止痒为主、兼顾清热。活血散瘀作用偏强，配以水杨酸甲酯的消炎止痛作用，适用于灼伤或手术后的增殖性瘢痕部位僵硬、增生瘙痒者。

【用法用量】外用。涂敷于患处。一日3次。

【使用注意】瘢痕表面有破溃者禁用。对本品过敏者禁用。创面未愈者忌用。孕妇及过敏体质者慎用。新伤口愈合后形成的瘢痕，在用药的第一个月内应减少剂量使用。用药后皮肤过敏或起疱者，应暂停使用，症状严重者应及时就诊。

【不良反应】偶有局部刺激反应。

【规格贮藏】20g/支。密封。

附：瘀血阻滞中成药特点比较

中成药名	功效		相同主治	主治自身特点
	共同点	独有功效		
积雪苷片（霜、软膏）	清热解毒	利湿消肿	热毒蕴结证。症见瘢痕，皮肤弹性减弱或变硬	皮肤瘢痕，硬皮病及各种外伤所致的皮肤损伤、增生
康复新液		活血化瘀 养阴生肌		胃痛、吐血、便血及皮肤创伤
瘢痕止痒软化乳膏		活血柔皮 祛湿敛疮 祛风止痒		创伤后增殖性瘢痕

第10章 蛇伤

季德胜蛇药片

【处方组成】重楼、干蟾皮、蜈蚣、地锦草等。

【功能主治】清热解毒、消肿止痛。主治热毒蕴结证。症见局部牙痕、红肿疼痛、或起水疱、头晕、头痛、寒战发热、四肢乏力、肌肉痛。

【现代药理】具有改善破伤风症状、镇静、抗疱疹病毒等作用。

【临床应用】毒蛇咬伤、毒虫咬伤、腮腺炎、带状疱疹、乙型肝炎、隐翅虫皮炎、急性化脓性耳廓软骨炎、过敏性阴茎包皮水肿、疥疮、强直性脊柱炎。临床以局部牙痕、局部红肿疼痛为特征症状。

【用药特征】本成药以清热解毒、消肿止痛为主。用药苦寒清热，搜风通络，适用于蛇虫风毒或热毒蕴结所致的皮肤红肿疼痛、虫蛇咬伤。

【用法用量】口服。第一次20片，以后每隔6小时续服10片，危重症者将剂量增加10~20片，并适当缩短服药时间；不能口服者，可行鼻饲法给药。外用。被毒蛇咬伤后，以本品和水外搽。

【使用注意】孕妇禁用。脾胃虚寒者慎用。肝肾功能不全者慎用。不可过量、久用。出现皮肤过敏反应停用。忌食辛辣、油腻食物。

【不良反应】文献报道，季德胜蛇药片研碎用75%乙醇调糊涂抹创面，6小时后出现皮温升高、瘙痒，红色丘疹等不良反应。

【规格贮藏】0.4g/片。密封。

青龙蛇药片

【处方组成】青木香、龙胆草、黄连、黄芩、黄柏、生大黄、浙贝、仙茅、白芷、穿心莲、半边莲、苦瓜莲（或天花粉代）、徐长卿、天门冬。

【功能主治】清热解毒、凉血祛风、止痛。主治热毒或风毒证。症见创口牙痕、局部红肿灼痛、头痛、发热、寒战等。

【现代药理】具有抗炎、镇痛、抗蛇毒、促进创面愈合等作用。

【临床应用】蝮蛇咬伤、五步蛇咬伤。临床以创口牙痕局部红肿、全身发热为特征症状。

【用药特征】本成药以祛风泻火，清热解毒为主，用药多为苦寒清热解毒，适用于蝮蛇、五步蛇咬伤。

【用法用量】口服。首次服用20片，以后每6小时服10片，重症者加倍。

【使用注意】孕妇忌服。为使药物快速起作用，最好将药片捣碎后吞服。服药后胃脘不适，可在饭后服药。

【不良反应】部分病例大便变稀，胃脘不适。

【规格贮藏】0.3g/片芯（薄膜衣片）。密封。

湛江蛇药

【处方组成】巴细辛、柚叶、坡散麻叶、胆草根、侧柏叶、大罗伞皮及叶、薄荷叶、老鸦胆、双眼龙叶、半边旗、灵仙根、枫香叶、山芝麻叶、半边莲、鸡骨香、黑面神叶、七星剑叶、山柠檬皮、重楼、田基黄、八角莲、两面针皮。

【功能主治】解蛇毒、消肿止痛。主治银环蛇、金环蛇、眼镜蛇、青竹蛇及天虎、蜈蚣咬伤热毒证。症见全身发热、寒战、伤处肿痛。

【现代药理】具有解蛇毒、兴奋呼吸、强心等作用。

【临床应用】银环蛇咬伤、金环蛇咬伤、眼镜蛇咬伤、青竹蛇咬伤、天虎咬伤、蜈蚣咬伤。临床以咬伤部位肿痛、全身发热为特征症状。

【用药特征】本成药长于清热解毒、消肿止痛。用药多为苦寒清热解毒，兼能凉血定痛，适用于毒蛇咬伤所致的肿痛、发热者。

【用法用量】口服。首次服9g，以后每隔3小时服4.5g，严重者隔1小时服4.5g。

【使用注意】孕妇慎用。服药后若有腹痛，可饮少量糖水。若有胸翳现象，多饮开水。

【规格贮藏】4.5g/瓶。密闭，防潮。

附：蛇伤中成药特点比较

中成药名	功效		临床治疗主症	
	共同点	独有功效	相同主治	主治自身特点
季德胜蛇药片	清热解毒	消肿止痛	热毒或风毒证。症见蛇咬伤后全身发热、寒战、伤处肿痛	局部红肿疼痛
青龙蛇药片		祛风泻火凉血止痛		蝮蛇、五步蛇咬伤
湛江蛇药		解蛇毒消肿止痛		银环蛇、金环蛇、眼镜蛇、青竹蛇及天虎、蜈蚣咬伤

第 11 章　其他皮肤病症

复方蛇脂软膏

【处方组成】蛇脂、珍珠、冰片、人参、维生素A、维生素D、维生素E、硼酸。

【功能主治】养阴润燥愈裂。主治阴津不足、肌肤失养证。症见手足皲裂，皮肤干燥等。

【现代药理】尚未检索到本成药相关的药理资料。

【临床应用】手足皲裂、皮肤干燥症。临床以皮肤裂口、出血、干燥粗糙为特征症状。

【用药特征】本成药为中西药合剂，具有养阴滋润功效，收敛辅以西药的维生素补益功效。其益气补阴作用较强，适用于阴津不足所致的手足皲裂、皮肤干燥。

【用法用量】外用。一日2～3次，涂患处。

【使用注意】对本品过敏者禁用。过敏体质慎用。禁止内服。有霉菌感染，或伴有足癣（脚气）者应在医师指导下配合其他药物治疗。用药后局部出现皮疹等过敏表现者应停用。

【规格贮藏】10g/支。密封。

疣迪搽剂

【处方组成】苦参、水杨酸、鬼臼毒素、冰片。

【功能主治】清热解毒、化瘀散结。主治湿热蕴结证证。症见生殖器疱疹、湿疹、瘙痒、潮湿等。

【现代药理】尚未检索到本成药相关的药理资料。

【临床应用】尖锐湿疣、生殖器疱疹等。临床以瘙痒、疱疹、阴部潮湿为特征症状。

【用药特征】本成药为中西药合剂，以清热燥湿、解毒活血为主，辅以西药水杨酸收敛，鬼臼毒素的抗病毒作用，适用于热毒浸袭、蕴结皮肤所致尖锐湿疣、生殖器疱疹。

【用法用量】局部外用。涂药液之前，将患处洗净抹干，然后将患处周围正常组织用凡士林软膏仔细涂抹，再将涂擦于患处，一日2次，早晚各涂一次；连续3天，至疣体变白，停药观察4天为一疗程。疣体未消退者进行第二疗程，总计不超过3个疗程。

【使用注意】孕妇禁用。只限外用，不得内服。

【不良反应】少数患者涂药后出现局部红肿疼痛，冷敷或外用消炎药膏后可消退。

【规格贮藏】5ml/瓶；10ml/瓶。密封。

附：其他皮肤病中成药特点比较

中成药名	功效		临床治疗主症	
	共同点	独有功效	相同主治	主治自身特点
复方蛇脂软膏		养阴滋润		阴津不足，肌肤失养证。症见手足皲裂，皮肤干燥
疣迪搽剂		清热解毒 燥湿收敛 化瘀散结		湿热蕴结证证。症见生殖器疱疹、湿疹、瘙痒、潮湿

第 12 章 肛肠病症

一、热毒蕴结

马应龙痔疮膏

【处方组成】麝香、牛黄、珍珠、炉甘石（煅）、硼砂、冰片。

【功能主治】清热解毒、活血化瘀、祛腐生肌。主治热毒蕴结大肠证。症见大便出血、疼痛、有下坠感、肛门坠胀、舌淡苔黄腻、脉滑。

【现代药理】尚未检索到本成药相关的药理资料。

【临床应用】痔疮、肛裂、肛周湿疹等。临床以便血、肛门坠胀、肿痛为特征症状。

【用药特征】本成药以清热解毒，通络消肿为主，兼能祛腐生肌，活血散结，收敛止痛，用药清热收敛并用，适用于湿热毒蕴大肠所致的肛裂、肛周湿疹及痔疮。

【用法用量】外用。肛门内用药，早晚各1次。用于外痔和肛裂时，将药膏直接涂于患处。

【使用注意】孕妇慎用。禁止内服。切勿接触眼睛、口腔等黏膜处。忌烟酒及辛辣、油腻、刺激性食物。

【规格贮藏】4g/支。密封。

普济痔疮栓

【处方组成】熊胆粉、冰片、猪胆粉。

【功能主治】清热解毒、凉血止血。主治热毒郁结大肠证。症见痔疮便血、血色鲜红、肛周肿痛、大便秘结、舌红苔黄少津、脉滑数。

【现代药理】具有止血、抗炎、镇痛、抗溃疡、促进创口愈合等作用。

【临床应用】内痔、混合痔。临床以痔疮便血、肛周肿痛为特征症状。

【用药特征】本成药以清热解毒，凉血止血为主，用药以寒凉为主，适用于热毒郁结所致的各种痔疮便血，肿痛等。

【用法用量】直肠给药。一次1粒，一日2次，或遵医嘱。

【使用注意】孕妇慎用。脾虚便溏者慎用。忌食辛辣、油腻食物。

【不良反应】偶见腹泻，肛门部位搔痒。

【规格贮藏】1.3g/粒。密封，遮光，置阴凉处（不超过20℃）。

熊胆痔灵栓（膏）

【处方组成】熊胆粉、冰片、煅炉甘石、珍珠母、胆糖膏、蛋黄油。

【功能主治】清热解毒、消肿止痛、敛疮生肌、止血。主治大肠热毒瘀阻证。症见痔疮肿痛出血、痔漏、肠风下血、血色鲜红、舌红苔黄、脉滑。

【现代药理】具有促进痔疮术后愈合等作用。

【临床应用】外痔、肛窦炎、内痔手术出血。临床以痔疮便血、肛周肿痛为特征症状。

【用药特征】本成药以清热解毒，凉血润燥，消肿生肌，收湿敛疮为主。清热解毒，收敛生肌作用为长，用药凉、润、敛并用。适用于热毒瘀阻大肠所致痔疮的出血、肿痛。

【用法用量】①栓：直肠给药。一次1粒，一日2次。②膏：外用。洗净肛门，涂布于肛门内外，一日2次。

【使用注意】孕妇禁用。禁止内服。肛裂患者不宜。儿童及年老体弱者、有严重肝肾疾患及高血压、糖尿病或血液病者慎用。忌烟酒，忌食辛辣，油腻及刺激性食物。

【规格贮藏】①栓：2g/粒。密封，置阴凉处（不超过20℃）。②膏：10g/支。密封，置阴凉处（不超过20℃）。

牛黄痔清栓

【处方组成】人工牛黄、黄柏、黄连、大黄（炭）、没药（制）、冰片。

【功能主治】清热解毒祛湿、消肿镇痛止血。主治湿

热瘀阻证。症见肛门疼痛、肿胀不适、便中出血、大便不爽、舌红苔黄、脉滑实。

【现代药理】具有抗菌、抗炎、镇痛、缩短凝血时间等作用。

【临床应用】肛窦炎、痔疮、肛裂、肛周湿疹、肛隐窝炎等。临床以大便不爽、便血、肛周肿痛为特征症状。

【用药特征】本成药以清热解毒祛湿作用为主，兼以活血消肿、收敛止痛。用药以清热解毒、祛湿消肿为主，兼能凉血散瘀，具有燥湿、祛瘀兼顾的特点适用于湿热瘀阻所致的痔疮、肛窦炎。

【用法用量】外用。大便后塞入肛门内2～2.5cm，一次1粒，一日1~2次，或遵医嘱。

【使用注意】孕妇慎用。禁止内服。排便时不要久蹲不起或用力过度。平时应适当运动，促进气血流畅。内痔喷射状出血或出血过多应去医院就诊。保持大便通畅，防止便秘。忌辛辣刺激性食物，多食水果。

【规格贮藏】1.5g/粒。密闭，置30℃以下贮藏。

痔舒适洗液

【处方组成】槐角、三七、苦参、白及、硼砂、冰片、白矾、蛇床子、败酱草、马齿苋、艾叶、金银花、防风、甘草。

【功能主治】清热燥湿、化瘀解毒、止血消肿、止痛止痒。主治大肠风湿热毒蕴结证。症见痔核肿大，甚至脱出、肛门肿痛、肛周湿疹、舌淡苔薄腻、脉滑。

【现代药理】尚未检索到本成药相关的药理资料。

【临床应用】痔疮急性发作、肛周湿疹。临床以便血、肛门肿痛、肛周湿疹为特征症状。

【用药特征】本成药具有清热除湿，消肿止痛的作用，兼能化瘀止血，杀虫止痒，具有止血而不留瘀的特点，用药苦寒辛寒并用，寒温兼顾，适用于风湿热毒蕴结大肠所致的痔疮。

【用法用量】外用。取适量药液，用温开水稀释至约10倍以上，坐浴或直接涂洗，一日2次，一周为一疗程。

【使用注意】经期、孕期妇女禁用。禁止内服。切勿接触眼睛、口腔等黏膜处。皮肤破溃处禁用。对本品过敏者禁用，过敏体质者慎用。忌烟酒，忌食辛辣、油腻及刺激性食物。

【规格贮藏】300毫升/瓶。密封。

附：热毒蕴结中成药特点比较

中成药名	功效		临床治疗主症	
	共同点	独有功效	相同主治	主治自身特点
马应龙痔疮膏	清热解毒	活血化瘀祛腐生肌	大肠热毒蕴结证。症见便血、坠胀、肿痛	肛裂、肛周湿疹及痔疮的便血、坠胀、肿痛，舌淡苔黄腻，脉滑
普济痔疮栓		凉血止血		痔疮便血、色红、肛周肿痛、便秘
熊胆痔灵栓（膏）		凉血活血		痔疮便血，血色鲜红，肛周肿痛，大便秘结，舌红苔黄少津，脉滑数
牛黄痔清栓		消肿止痛凉血润燥敛疮生肌		大便不爽，舌红苔黄，脉滑实
痔舒适洗液		祛湿活血收敛止痛消肿止痒		痔核肿大脱出，肿痛、肛周湿疹，舌淡苔薄腻，脉滑

二、湿热蕴结

马应龙麝香痔疮膏

【处方组成】人工麝香、人工牛黄、珍珠、煅炉甘石粉、硼砂、冰片、琥珀。

【功能主治】清热燥湿、活血消肿、祛腐生肌。主治大肠湿热瘀阻证。症见大便出血，或疼痛、有下坠感、肛周火热、便急感、口干咽干、头痛目赤、舌红苔黄腻、脉滑。

【现代药理】尚未检索到本成药相关的药理资料。

【临床应用】痔疮、肛裂、肛周湿疹等。临床以大便出血、肛周火热湿疹或疼痛、有下坠感为特征症状。

【用药特征】本成药以清热解毒，通络消肿为主，兼能祛腐生肌，活血散结，收敛止痛，用药辛凉苦甘合用。适用于大肠湿热瘀阻所致的各类痔疮、肛裂、肛周湿疹。

【用法用量】外用。涂擦患处。

【使用注意】孕妇慎用。不可内服。用毕洗手，切勿接触眼睛、口腔等黏膜处。儿童、哺乳期妇女、年老体弱者慎用。保持大便通畅。内痔出血过多或原因不明的便血应去医院就诊。出现皮肤过敏反应或月经不调者需停用。忌食辛辣、油腻食物及海鲜等发物。

【不良反应】有致月经不调的报道。

【规格贮藏】10g/支。密封。

消痔灵片

【处方组成】五倍子、白蔹、卷柏、地榆、槐花、牛羊胆酸。

【功能主治】收敛止血、解毒敛疮。主治大肠湿热蕴结证。症见大便出血或有痔核脱出、肛缘有肿物、色红或青紫、舌淡苔腻，脉滑。

【现代药理】尚未检索到本成药相关的药理资料。

【临床应用】内痔、外痔。临床以大便出血、痔核肿胀坠痛、大便不畅为特征症状。

【用药特征】本成药以敛肠止涩、凉血止血、解毒敛疮为主。收敛止血作用较突出，兼有凉血，适用于大肠湿热所致内外痔疮出血肿痛者。

【用法用量】口服。一次2～3片，一日3次。

【使用注意】孕妇慎用。有高血压、心脏病、肝病、糖尿病、肾病患者慎用。脾虚大便溏者慎用。忌烟酒，忌食辛辣、油腻及刺激性食物。

【规格贮藏】0.4g/片。密封。

肛泰软膏（栓）

【处方组成】地榆（炭）、五倍子、冰片、盐酸小檗碱、盐酸罂粟碱。

【功能主治】凉血止血、清热解毒、燥湿敛疮、消肿止痛。主治湿热下注证。症见便血、肿胀、疼痛、外痔脱出、肛门坠胀疼痛、水肿、局部不适、舌淡红苔薄黄微腻、脉滑。

【现代药理】具有抗炎、镇痛、止血、抗菌等作用。

【临床应用】内痔、外痔、混合痔。临床以便血、肿胀、疼痛为特征症状。

【用药特征】本成药为中西药合剂，以凉血止血，清热解毒，敛肠止涩为主，辅以西药镇痛消炎。用药以收涩为主，兼能凉血消肿，适用于湿热下注所致的内痔、混合痔的内痔部分Ⅰ、Ⅱ期出现的便血、肿胀、疼痛，以及炎性外痔出现的肛门坠胀疼痛、水肿、局部不适。

【用法用量】膏：肛门给药。一次1g，一日1～2次，或遵医嘱。睡前或便后外用。使用时先将患部用温水洗净，擦干，然后将药管上的盖拧下，用盖上的尖端刺破管口，每次用药前取出一个给药管，套在药管上拧紧，插入肛门内适量给药或外涂于患部。栓剂：直肠给药。一次1粒，一日1～2次。早、晚或便后使用。使用时先将配备的指套套在食指上，撕开栓剂包装，去除栓剂，轻轻放入肛门内约2cm处。

【使用注意】对本品成分有过敏史者，严重肾功能不全者禁用。孕妇禁用。完全性房室传导阻滞时禁用。溶血性贫血患者及葡萄糖-6-磷酸脱氢酶缺乏患者禁用。皮肤破溃处禁用。肝肾功能不全者慎用。心脏病患者慎用。青光眼患者应定期检查眼压。有高血压、肝病、糖尿病、肾病或血液病等慢性病患者应在医师指导下使用。儿童、哺乳期妇女、年老体弱者应在医师指导下使用。本品仅对痔疮合并有少量便血，肿胀及疼痛者有效，如便血量较多或原因不明的便血，或内痔便后脱出不能自行还纳肛内，均需到医院就诊。为外用药，切忌口服。用毕洗手，切勿接触眼睛、口

腔等黏膜处。保持大便通畅。忌烟酒及辛辣、油腻、刺激性食物。

【不良反应】少数患者出现食欲不振、腹泻、腹痛。用药后出现黄疸，眼及皮肤明显黄染，提示肝功能受损。偶有恶心、呕吐、皮疹和药热。

【规格贮藏】膏：10g/支。密封，避光。栓：1g/粒。密封。

痔疮栓

【处方组成】柿蒂、大黄、冰片、芒硝、田螺壳（炒）、橄榄核（炒碳）。

【功能主治】清热通便、止血、消肿止痛、收敛固脱。主治湿热蕴结大肠证。症见肛门坠胀、有物脱出、肛周潮湿、大便不爽、纳呆呕恶、小便短赤、舌苔黄腻、脉滑数。

【现代药理】尚未检索到本成药相关的药理资料。

【临床应用】内痔、混合痔、脱肛。临床以内痔部分脱垂肛周潮湿，大便不爽为特征症状。

【用药特征】本成药以清热解毒，润肠通便为主，兼顾收敛止血消肿固脱。适用于湿热蕴结所致的各种痔疮内痔部分轻度脱垂。

【用法用量】直肠给药。一次1粒，一日2~3次，使用前可以花椒水或温开水坐浴，7天为一疗程或遵医嘱。

【使用注意】孕妇禁用。经期、哺乳期妇女、脾虚大便溏者、过敏体质者慎用。儿童及年老体弱者需在医生指导下服用。忌烟酒，忌食辛辣、油腻及刺激性食物。

【规格贮藏】2g/粒（含芒硝46mg）。密封，置阴凉处（避光不超过20℃）。

消痔软膏

【处方组成】熊胆粉、地榆、冰片。

【功能主治】凉血止血、消肿止痛。主治大肠风热瘀阻或湿热壅滞证。症见肛周湿疹、肿痛、便血、大便不爽、舌淡苔腻、脉滑。

【现代药理】具有抗炎、止血、保护黏膜、促进组织修复等作用。

【临床应用】Ⅰ、Ⅱ期内痔、血栓性外痔、炎性外痔。临床以肛周坠胀、便血、肿痛为特征症状。

【用药特征】本成药以清热解毒，凉血消肿、消痔止

痛为主，兼顾凉血止血、敛疮生肌。用药收涩与辛透结合，适用于风湿热毒或湿热壅滞所致的痔疮。

【用法用量】外用。用药前用温水清洗局部。内痔：将注入头轻轻插入肛内，把药膏推入肛内。外痔：将药膏均匀涂敷患处，外用清洁纱布覆盖。一次2~3g，一日2次。

【使用注意】孕妇慎用。禁止内服。本品仅对痔疮合并有少量出血、肿胀及疼痛者有效，如便血量较多，内痔便后脱出不能自行还纳肛内，需到医院就诊。忌食辛辣、厚味食物。

【不良反应】可见皮肤过敏。

【规格贮藏】2.5g/支；5g/支。密封。

痔宁片

【处方组成】地榆炭、侧柏叶炭、黄芩、刺猬皮（制）、槐米、地黄、酒白芍、当归、乌梅、荆芥炭、枳壳、甘草。

【功能主治】清热凉血、润燥疏风。主治实热内结或湿热瘀滞证。症见痔疮出血、有痔核脱出可自行回纳或不可自行回纳、肛缘有肿物肿痛、大便干燥带血、心烦尿赤、舌红苔黄腻、脉滑。

【现代药理】尚未检索到本成药相关的药理资料。

【临床应用】内痔、外痔。临床以大便出血或有痔核脱出、肛缘有肿物、色红或青紫而疼痛为特征症状。

【用药特征】本成药以清热燥湿，凉血止血为主，兼能养阴润燥，疏风止血，理气宽中。用药收敛止血作用偏强，兼能清热养阴，疏风润燥，适用于湿热或实热所致的痔疮出血、肿痛。

【用法用量】口服。一次3~4片，一日3次。

【使用注意】孕妇禁用。胃寒病人、妇女月经期慎用。脾虚大便溏者慎用。忌食辛辣、油腻食物及海鲜等发物。

【规格贮藏】0.48g/片。密封。

痔康片

【处方组成】豨莶草、金银花、槐花、地榆炭、黄芩、大黄。

【功能主治】清热凉血、泻热通便。主治热毒风盛或湿热下注证。症见便血、肛门肿痛、有下坠感、或痔核脱出可自行回纳、舌红苔黄腻、脉滑。

【现代药理】有抗炎、镇痛、止血及改善微循环等作用。

【临床应用】Ⅰ、Ⅱ期内痔。临床以大便出血、肛门肿痛、有下坠感为特征症状。

【用药特征】本成药以清热凉血止血，燥湿解毒为主，兼能祛风除湿活血。以清热凉血，收敛止血作用为长，兼能泻火通便，清热与止血并重，适用于热毒风盛或湿热下注所致的便血，肛门肿痛。

【用法用量】口服。一次3片，一日3次。7天为一疗程，或遵医嘱。

【使用注意】孕妇禁用。儿童、哺乳期妇女、年老体弱及脾虚大便溏者慎用。不宜长期服用。不宜用于门静脉高压症、习惯性便秘导致的内痔。内痔出血过多或原因不明的便血应去医院就诊。忌烟酒及辛辣、油腻、刺激性食物。

【不良反应】可有轻度腹泻。

【规格贮藏】0.3g/片。密封。

痔疮片（胶囊）

【处方组成】大黄、蒺藜、功劳木、白芷、冰片、猪胆粉。

【功能主治】清热解毒、凉血止痛、祛风消肿。主治大肠湿热蕴结证。症见肛门下坠、甚至脱出、便秘便血、肛周肿痛、舌红苔黄腻、脉滑。

【现代药理】尚未检索到本成药相关的药理资料。

【临床应用】痔疮、肛裂、便秘。临床以便血、排便困难、下坠疼痛为特征症状。

【用药特征】本成药以清热解毒，凉血止痛为主，兼顾祛风止痒。以清热凉血作用为长，兼能泻热通便，适用于湿热蕴结所致的痔疮便血、肛周肿痛、肛裂。

【用法用量】①片：口服。一次4~5片，一日3次。②胶囊：口服。一次4~5粒，一日3次。

【使用注意】孕妇禁用。经期、哺乳期妇女、脾虚大便溏者、过敏体质者慎用。忌烟酒，忌食辛辣、油腻及刺激性食物。

【规格贮藏】①片：0.3g/薄膜衣片，0.3g/糖衣片（片芯）。密封。②胶囊：0.5g/粒。密封。

肛安栓

【处方组成】地榆（炭）、盐酸小檗碱、五倍子、人工麝香、冰片。

【功能主治】凉血止血、清热解毒、燥湿敛疮、消肿止痛。主治湿热下注证。症见痔核肿大脱出、肿胀疼痛、大便带血、肛周潮湿、舌红苔腻、脉滑。

【现代药理】具有止血、镇痛、抗炎、抑菌等作用。

【临床应用】内痔、外痔、混合痔。临床以痔核肿大、便血、肛周肿痛为特征症状。

【用药特征】本成药长于清热解毒凉血止痛，收敛止血，兼能镇痛消肿。用药散收并用，燥敛结合，其清热消肿，收敛止血，解毒止痛作用强，适用于痔疮引起的便血、肛周肿痛。

【用法用量】直肠给药。一次1粒，一日1~2次，早、晚或便后使用。

【使用注意】孕妇、溶血性贫血患者及葡萄糖-6-磷酸脱氢酶缺乏患者、过敏者禁用。过敏体质者慎用。本品放置过程中有时会析出白霜，系基质所致，属正常现象，不影响疗效。超过30℃出现软化，可放入冰箱或浸入冷水中变硬后使用，不影响疗效。该药品仅对痔疮合并有少量便血、肿胀及疼痛者有效，如便血量较多，内痔便后脱出不能自行还纳肛内，需到医院就诊。因含盐酸小檗碱，儿童、哺乳期妇女、年老体弱者应在医师指导下使用。忌食辛辣、油腻食物。

【不良反应】服药后偶有恶心、呕吐、皮疹和药热。

【规格贮藏】1g/粒。密封，30℃以下阴凉处保存。

化痔栓

【处方组成】苦参、黄柏、洋金花、冰片、次没食子酸铋。

【功能主治】清热燥湿、收涩止血。主治大肠湿热证。症见痔核肿大疼痛、或有痔核脱出、肛周肿物、大便出血、便干难解、舌红苔黄腻、脉滑。

【现代药理】尚未检索到本成药相关的药理资料。

【临床应用】内痔、外痔、混合痔、慢性结肠炎。临床以大便出血、痔核脱出、肛缘有肿物为特征症状。

【用药特征】本成药为中西药结合制剂，以清泻下焦湿热为主，兼顾祛风止痒，收敛止血。适用于湿热所致大肠湿热引起的痔疮。

【用法用量】患者取侧卧位，置入肛门2~2.5cm深处，一次1粒，一日1~2次。

【使用注意】孕妇禁用。肠胃虚寒腹泻者慎用。忌食辛辣、油腻食物及海鲜等发物。

【规格贮藏】1.7g/粒。密封。

槐榆清热止血胶囊

【处方组成】槐花、地榆炭、侧柏叶、荆芥碳、黄芩、黄柏、地黄、栀子、当归、枳壳。

【功能主治】清热利湿、凉血止血。主治湿热壅滞证。症见痔疮便血、肛门坠胀疼痛、痔黏膜充血糜烂、排便黏滞不爽、舌红苔腻、脉滑。

【现代药理】尚未检索到本成药相关的药理资料。

【临床应用】Ⅰ、Ⅱ期内痔、混合痔急性发作时。临床以痔疮便血、肛门肿痛、糜烂排便不爽为特征症状。

【用药特征】本成药以清热利湿，凉血止血，消肿止痛为主，用药以苦寒清热，甘寒凉血止血为主，具有止血而不留瘀的特点，适用于湿热壅滞大肠所致痔疮便血、肛周肿痛。

【用法用量】饭后口服。一次3粒，一日3次。疗程为7天。

【使用注意】孕妇慎用。对本品过敏者禁用。过敏体质者、肝功能不全患者慎用。忌食烟酒、辛辣等刺激性食品。

【不良反应】偶见服药后ALT升高，轻度胸闷，轻度胃酸。

【规格贮藏】0.4g/粒。密封阴凉处保存。

复方荆芥熏洗剂

【处方组成】荆芥、防风、透骨草、生川乌、蛤蟆草、生草乌、苦参。

【功能主治】祛风燥湿、消肿止痛。主治大肠湿热证。症见便血、肛周脓肿、痔核脱出，甚至嵌顿、肛周肿胀疼痛、舌红苔黄腻、脉滑。

【现代药理】尚未检索到本成药相关的药理资料。

【临床应用】外痔、混合痔、内痔脱垂嵌顿、肛裂、肛瘘急性发作。临床以肛裂便血、肿痛、痔核脱出为特征症状。

【用药特征】本成药祛风燥湿消肿止痛为主，兼以温通血脉、通络止痛。用药寒温并用，偏于燥湿消肿止痛，适用于湿热壅盛大肠所致外痔、混合痔、内痔脱

垂嵌顿、肛裂、肛周脓肿、肛瘘急性发作。

【用法用量】外用。一次10g，用1000～1500ml沸水冲开，趁热先熏后洗患处，每次20～30分钟，一日2次。

【使用注意】孕妇、哺乳期妇女、儿童慎用。过敏体质者慎用。本品因含草乌为毒性成分，不得内服。用后洗手，切勿接触眼睛。忌食烟酒、辛辣等刺激性食品。

【规格贮藏】10g（相当原药材28g）/袋。密封，防潮。

九味痔疮胶囊

【处方组成】三月泡、地榆、虎杖、黄连、柳寄生、无花果叶、大黄、菊花、鸡子白。

【功能主治】清热解毒、燥湿消肿、凉血止血。主治大肠湿热蕴结证。症见痔核肿大、大便少量出血、血色鲜红、痔核脱出、肿胀疼痛、舌红苔黄腻、脉滑。

【现代药理】尚未检索到本成药相关的药理资料。

【临床应用】外痔、内痔。临床以大便少量出血、肛周肿痛为特征症状。

【用药特征】本成药以清热解毒、燥湿、凉血止血为主。清热解毒，燥湿作用较强，兼有止血活血，用药分苦寒清热，止血消瘀并重，适用于湿热所致的内痔便血、外痔肿痛。

【用法用量】口服。一次5～6粒，一日3次。

【使用注意】孕妇禁用。脾虚大便溏者慎用。不宜长期服用。对本品过敏者禁用，过敏体质者慎用。忌烟酒，忌食辛辣、油腻及刺激性食物。

【规格贮藏】0.4g/粒。密封。

痔血丸

【处方组成】大黄、象牙屑、胡黄连、乳香（制）、桃仁、刺猬皮（制）、地榆（炭）、雄黄、穿山甲（醋制）、当归、荆芥穗、郁李仁、槐花（炒）、石决明、芒硝、没药（制）、滑石。

【功能主治】消肿解毒、通便止血。主治大肠湿热蕴结证。症见痔核肿大、大便带血、血色鲜红、或痔核脱出、肿胀疼痛、舌红苔黄、脉滑。

【现代药理】尚未检索到本成药相关的药理资料。

【临床应用】内痔、外痔。临床以便血、肛周肿痛为特征症状。

【用药特征】本成药以清热凉血、活血止血、解毒散结为主，兼顾润肠通便，泻热通腑。用药苦寒清热为主，辛行活血兼收涩止血并用，适用于大肠湿热致便血、肛周肿痛等。

【用法用量】口服。一次1丸，一日2次。

【使用注意】孕妇忌服。忌食辣物。

【规格贮藏】9g/丸。密封。

肤痔清软膏

【处方组成】金果榄、土大黄、苦参、黄柏、朱砂根、野菊花、紫花地丁、雪胆、冰片、重楼、黄药子、姜黄、地榆、苦丁茶、薄荷脑。

【功能主治】清热解毒、化瘀消肿、除湿止痒。主治湿热蕴结证。症见痔核肿大、疼痛便血、皮肤瘙痒、流滋水、白带色黄、外阴瘙痒、舌淡苔黄腻、脉滑。

【现代药理】具有促进糖尿病大鼠皮肤溃疡愈合等作用。

【临床应用】手足癣、体癣、股癣、泛发性湿疹、内痔、外痔、盆腔炎、阴道炎。临床以皮癣、痔疮、白带过多为用药特点。

【用药特征】本成药以清热解毒，活血化瘀为主，兼有燥湿止痒功效，用药以清热解毒、消肿止痛作用偏强，适用于热毒湿邪致皮肤瘙痒症、肿痛、皮癣、痔疮湿疹、带下病。

【用法用量】外用。先用温开水洗净患处，取适量直接涂擦于患处或注入患处。轻症每日一次，重症早晚各一次。对于过敏体质者或儿童等，宜将用温开水按1∶5稀释后在面部局部涂抹，30分钟后若无红疹或不适，即可使用稀释液按摩后保留两小时。

【使用注意】孕妇禁用。为外用药或直肠、阴道给药，禁止内服。儿童、哺乳期妇女、年老体弱者应在医师指导下使用。带下伴血性分泌物，或伴有尿频、尿急、尿痛者，应去医院就诊。用于治疗癣症、浸淫疮、皮肤瘙痒等皮肤病时宜轻轻施以按摩。对于过敏体质者或儿童等，宜将本品用温开水按1∶5稀释后在面部局部涂抹，30分钟后若无红疹或不适，即可使用稀释液按摩后保留两小时。治疗足癣，将药擦于患处，按摩2分钟后保留至第二天。用于妇女带下病的治疗时，将药注入阴道深处。外阴及阴道用药后有凉

爽感觉属正常现象。未婚或绝经后患者，应在医师指导下使用。用于治疗痔疮及肛周患疾，刚涂抹时略感轻微刺激，数秒后即可感舒适。用药部位如有烧灼感等不适时应停药。用毕洗手，切勿接触眼睛、口腔等黏膜处。忌烟酒及辛辣、油腻、刺激性食物，保持大便通畅。

【不良反应】用药后涂药处皮肤可出现小疹或稍红肿等。

【规格贮藏】10g/支；15g/支；20g/支；35g/支。密封。

九华膏

【处方组成】冰片、川贝母、滑石粉、龙骨、硼砂、朱砂。

【功能主治】消肿、止痛、生肌、收口。主治湿热蕴结证。症见肛周红肿不适、肿痛、大便不畅或便中带血、肛周湿疹、瘙痒不适、舌红苔黄、脉滑。

【现代药理】具有收敛、抑菌、润滑创面等作用。

【临床应用】炎性外痔、内痔嵌顿、直肠炎、肛窦炎、内痔术后。临床以肛周红肿不适炎症、疼痛为特征症状。

【用药特征】本成药以清热凉血，收敛止血，消肿止痛为主。用药偏重于收敛，兼以生肌润肤，适用于痔疮、肠炎、肛窦炎等属于湿热蕴结者。

【用法用量】外用。将患处用淡盐水洗净，然后敷本膏。每排便后更换1次。

【使用注意】孕妇、哺乳期妇女慎用。不宜长期使用。忌辛辣刺激性食物。

【规格贮藏】10g/支。密封阴凉处存放。

九华痔疮栓

【处方组成】大黄、浙贝母、侧柏叶（炒）、厚朴、白及、冰片、紫草。

【功能主治】消肿化瘀、生肌止血、清热止痛。主治湿热蕴结大肠证。症见便血、肛周肿痛、排便困难、内核下坠、舌红苔腻、脉滑。

【现代药理】尚未检索到本成药相关的药理资料。

【临床应用】痔疮。临床以便血、肛周肿痛为特征症状。

【用药特征】本成药以消肿止痛、收敛止血、敛疮生

第六篇

肌为主，兼能通腑泻热，凉血止血。以凉血解毒，收敛止血为长，用热药以苦寒为主，佐以辛温，适用于湿热蕴结大肠所致的痔疮。

【用法用量】外用。大便后或临睡前用温水洗净肛门，塞入栓剂1粒。一次1粒，一日1次，痔疮严重或出血量较多者，早晚各塞1粒。

【使用注意】孕妇、对本品过敏者禁用。过敏体质者慎用。禁止内服。内痔喷射状出血或出血过多、未明确诊断的便血须到医院就诊。忌食辛辣刺激性食物。

【不良反应】可致腹泻。有引起过敏性休克的报道。

【规格贮藏】2.1g/粒。密闭，置阴凉干燥处（不超过20℃）。

附：温热蕴结中成药特点比较

中成药名	功效		临床治疗主症	
	共同点	独有功效	相同主治	主治自身特点
马应龙麝香痔疮膏		活血祛腐生肌		大便出血，或疼痛、有下坠感、肛周火热、便急感、口干咽干、头痛目赤
消痔灵片		收敛止血解毒敛疮		大便出血、痔核肿胀坠痛、大便不畅、舌淡苔腻
肛泰软膏（栓）		解毒敛疮		便血、外痔脱出、肛门坠胀疼痛、水肿
痔疮栓		收敛润肠通便		内痔部分脱垂，肛周潮湿，大便不爽，纳呆呕恶，小便短赤
消痔软膏		消肿止痛		肛周湿疹，肿痛、便血、大便不爽、舌淡苔腻
痔宁片		养阴理气		便血有痔核脱出、肛缘有肿物、色红或青紫而疼痛、心烦尿赤
痔康片	清热燥湿消肿止痛凉血止血	泻热通便	大肠湿热瘀阻证。症见便血、痔疮、肛裂、肛周肿痛、下坠感、舌红苔黄、脉滑数	Ⅰ、Ⅱ期内痔大便出血、肛门肿痛、有下坠感
痔疮片（胶囊）		凉血止痛祛风止痒		便血、排便困难、下坠疼痛
肛安栓		敛疮解毒消肿止痛		痔核肿大、便血、肛周肿痛
化痔栓		收敛		大便出血、痔核脱出、肛缘有肿物
槐榆清热止血胶囊				便血、肛门肿痛、痔黏膜充血糜烂、排便黏滞不爽
复方荆芥薰洗剂		祛风燥湿温通血脉		肛裂便血、肿痛、痔核脱出
九味痔疮胶囊		清热解毒活血止血		大便少量出血、血色鲜红、痔核脱出、肛周肿痛
痔血丸		活血止血润肠通便		大便出血，血色鲜红、痔核脱出、肛周肿痛
肤痔清软膏		活血化瘀除湿止痒		皮癣、痔疮、白带过多
九华膏		收敛生肌润肤		肛周红、肿痛，大便不畅或便中带血，肛周湿疹，瘙痒
九华痔疮栓		凉血解毒收敛止血		便血、肿痛、排便困难

三、气虚湿热

消痔丸

【处方组成】地榆、牡丹皮、三颗针皮（炒碳）、大黄、黄芪、白及、槐角（蜜炙）、防己、白术（炒）、当归（酒炒）、火麻仁（炒黄）、动物大肠。

【功能主治】消肿生肌、清热润便、补气固脱、止血、止痛。主治气虚湿热证。症见肠风下血、痔疾肿痛、便秘出血、脱肛不收、或腹胀纳呆、舌淡苔薄腻、脉细滑。

【现代药理】尚未检索到本成药相关的药理资料。

【临床应用】内痔、外痔、脱肛、消化不良。临床以大便出血、痔核脱出、肛缘有肿物为特征症状。

【用药特征】本成药以清热燥湿解毒、消肿止痛为主，兼顾补益气血、润肠通便。用药攻补兼施，适用于气虚湿热所致痔疮、脱肛或积滞不化证。

【用法用量】口服。一次 1 丸，一日 3 次，小儿酌减。

【使用注意】孕妇慎用。脾虚者慎用。忌烟酒及辛辣、油腻、刺激性食物。

【规格贮藏】9g/丸。密闭，置阴凉干燥处。

熊胆痔疮膏

【处方组成】熊胆、珍珠母、麝香、炉甘石（煅）、冰片。

【功能主治】清热解毒、收湿敛疮。主治大肠湿毒郁热证。症见肛门痛痒、肛门破裂、红肿流水、舌红苔黄，脉滑。

【现代药理】尚未检索到本成药相关的药理资料。

【临床应用】痔疮、肛裂。临床以肛门痛痒、肛门破裂为特征症状。

【用药特征】本成药以清热解毒为主，兼顾收敛除湿功效。收湿敛疮是其特点，适用于大肠湿热瘀毒所致痔疮便血、肿痛。

【用法用量】外用适量，涂搽患处。

【使用注意】孕妇慎用。哺乳期妇女慎用。运动员慎用。忌烟酒，忌食辛辣、油腻及刺激性食物。

【规格贮藏】10g/支。密封。

附：气虚湿热病中成药特点比较

中成药名	功效		临床治疗主症	
	共同点	独有功效	相同主治	主治自身特点
消痔丸	清热燥湿解毒	补气固脱润肠通便止血止痛	气虚湿热证或大肠湿毒郁热证。症见便血、痔核脱出、肛缘有肿物，肿痛	便秘出血，脱肛不收、或腹胀纳呆，舌淡苔薄腻，脉细滑
熊胆痔疮膏		收湿敛疮		肛门痛痒、肛门破裂、红肿流水舌红苔黄，脉滑

四、血热毒盛

痔炎消颗粒

【处方组成】地榆、槐花、山银花、茵陈、紫珠叶、三七、火麻仁、枳壳、白茅根、白芍。

【功能主治】清热解毒、润肠通便、止血、止痛、消肿。主治血热毒盛证。症见痔疮肿痛、肛裂疼痛，大便困难、便秘便血、舌红苔黄、脉滑。

【现代药理】具有泻下、止血、抗炎、镇痛等作用。

【临床应用】外痔、肛裂、老年便秘、痔疮手术后便秘。临床以肛缘肿物、大便带血、便时或便后肛门疼痛为特征症状。

【用药特征】本成药以清热解毒，凉血止血，润肠通便，散结止痛为主，兼有活血散瘀止血，养血润燥。用药以苦寒解毒，甘寒凉血为长，凉血止血兼顾，解毒通便并重，适用于血热毒盛所致的痔疮、肛裂、便秘。

【用法用量】口服。一次10～20g或一次3～6g（无蔗糖），一日3次。

【使用注意】孕妇及三岁以下儿童禁用。失血过多，身体虚弱者禁用。胃肠虚弱者慎用。忌烟酒，忌食辛辣、油腻及刺激性食物

【规格贮藏】10g/袋；3g/袋（无蔗糖）。密封。

参蛇花痔疮膏

【处方组成】苦参、蛇床子、黄柏、金银花、五倍子、白矾、炉甘石、当归、甘草。

【功能主治】清热燥湿、消肿止痛。主治风伤肠络、湿热下注证。症见肛门红肿热痛、便血量多鲜红、便后坠胀不适、舌红苔黄、脉滑。

【现代药理】具有抗菌、抗炎、镇痛、止血等作用。

【临床应用】内痔、外痔、混合痔。临床以便血量多色红、肛周红肿热痛为特征症状。

【用药特征】本成药以清热燥湿为主，兼顾敛肠止血，燥湿止痒，具有止血而不留瘀的特点。用药以苦温燥湿和苦寒清热并用，适用于风伤肠络、湿热下注所致痔疮。

【用法用量】外用。用前洗净肛门，每次2g，一日1次。用于外痔、肛裂时，把药膏直接敷于患处，轻轻涂抹；用于内痔、混合痔时，将备用的注入器套在药管管口上，拧紧，将注入器轻轻插入肛门内，挤入适量药膏，取出注入器。

【使用注意】孕妇慎用。不能口服。排便时切勿过度用力或久蹲不起。平时多运动，忌久坐，保持体内气血运行通畅。多食蔬菜水果，忌食烟酒、辛辣等刺激性食品。

【规格贮藏】10g/支。密封，置阴凉处。

附：血热毒盛病中成药特点比较

中成药名	功效		临床治疗主症	
	共同点	独有功效	相同主治	主治自身特点
痔炎消颗粒	清热解毒	凉血止血 润肠通便 活血散结	血热毒盛证或风伤肠络、湿热下注证。症见痔疮，肛裂，便秘，舌红苔黄，脉滑	痔疮肿痛、肛裂疼痛，大便困难，便秘便血
参蛇花痔疮膏		清热燥湿 敛疮止血		便血量多色红、肛周红肿热痛

五、大肠实热

消痔栓

【处方组成】龙骨（煅）、轻粉、珍珠、冰片。

【功能主治】收敛、消肿、止痛、止血。主治大肠实热证。症见大便出血、或有痔核脱出、肛周肿物、大便不爽、舌红苔黄、脉滑。

【现代药理】尚未检索到本成药相关的药理资料。

【临床应用】内痔、外痔。临床以大便出血或有痔核脱出、肛缘有肿物为特征症状。

【用药特征】本成药以收敛、止痛、止血为主，用药偏重收涩止血，消肿定痛祛腐生肌，适用于实热壅阻大肠引起的痔疮。

【用法用量】外用。一次1枚，一日1次，洗净肛门，将药塞入。

【使用注意】孕妇禁用。不宜久用。忌辛辣刺激性食物，多食水果。

【规格贮藏】2g/粒。密闭，置阴凉干燥处（不超过20℃）。

麝香痔疮栓

【处方组成】人工麝香、珍珠、冰片、炉甘石粉、三七、五倍子、人工牛黄、颠茄流浸膏。

【功能主治】清热解毒、消肿止痛、止血生肌。主治大肠热盛证。症见大便出血、血色鲜红、肛门灼热疼痛、舌质红、苔黄、脉滑数。

【现代药理】尚未检索到本成药相关的药理资料。

【临床应用】痔疮、肛裂。临床以便血、肿痛、痔核脱出为特征症状。

【用药特征】本成药以通络消肿、清热解毒、散结止痛为主，兼能活血生肌，收敛止血。用药散敛并用，适用于热毒瘀阻于大肠所致的痔疮、肛裂。

【用法用量】外用。早晚或大便后塞于肛门内，一次1粒，一日2次，或遵医嘱。

【使用注意】孕妇、哺乳期妇女禁用。前列腺肥大、青光眼患者禁用。禁止内服。高血压、心脏病、反流性食管炎、胃肠道阻塞性疾患、甲状腺功能亢进、溃疡性结肠炎患者、过敏体质慎用。不宜与金刚烷胺和阿托品合用。忌烟酒及辛辣、油腻、刺激性食物。

【不良反应】服药后少数患者可见口干、便秘、出汗减少、口鼻咽喉及皮肤干燥、视力模糊、排尿困难（老人）。

【规格贮藏】1.5g/粒。相当于原药材0.33g/粒。阴凉干燥处，密封。

复方消痔栓

【处方组成】五倍子、大黄、白螺蛳壳（煅）、青果核、冰片。

【功能主治】收敛止血。主治大肠湿热或热毒内壅证。症见大便便血、血色鲜红、肛周肿胀疼痛、痔核肿大、大便不爽、舌红苔黄或黄腻、脉滑或弦滑。

【现代药理】尚未检索到本成药相关的药理资料。

【临床应用】内痔出血。临床以便血色红、肛周疼痛大便不爽为特征症状。

【用药特征】本成药长于收敛止血，兼以清热解毒、泻火通便，用药酸敛苦寒并用，适用于大肠热毒瘀阻或湿热蕴结所致的内痔出血。

【用法用量】肛门直肠给药。一次1粒，一日1~2次。

【使用注意】孕妇禁用。禁止内服。肛裂患者不宜使用。内痔喷射状出血或出血过多应去医院就诊。对本品过敏者禁用，过敏体质者慎用。忌食辛辣刺激性食物。

【规格贮藏】2g/粒。密封，置阴凉处。

地榆槐角丸

【处方组成】地榆炭、蜜槐角、炒槐花、黄芩、大黄、当归、地黄、赤芍、红花、防风、荆芥穗、麸炒枳壳。

【功能主治】疏风凉血、泻热润燥。主治脏腑实热、大肠火盛证。症见大便出血、或有痔核脱出、或肛旁渗液或流脓、或时有时无、肛缘有肿物、色鲜红或青紫、疼痛、舌红苔黄腻、脉滑实。

【现代药理】尚未检索到本成药相关的药理资料。

【临床应用】痔疮、肛瘘。临床以大便出血、痔核脱出、肛旁渗液或流脓为特征症状。

【用药特征】本成药以疏风凉血、泻热润燥为主，兼能收涩止血，活血养阴，用药以寒凉清热凉血为多，适用于脏腑湿热，大肠火盛所致的便血、痔疮、肛门肿痛。

【用法用量】口服。大蜜丸一次1丸。水蜜丸一次5g，一日2次。

【使用注意】孕妇禁用。脾胃虚寒者慎用。忌食辛辣、油腻食物及海鲜等食物。

【规格贮藏】大蜜丸：9g/丸；水蜜丸：10g/100丸。密封，防潮。

附：其他皮肤病中成药特点比较

中成药名	功效		临床治疗主症	
	共同点	独有功效	相同主治	主治自身特点
消痔栓	收敛止血消肿止痛	祛腐生肌	大肠实热证。症见大便出血、或有痔核脱出、肛周肿物，大便不爽，舌红苔黄，脉滑	大便出血或有痔核脱出、肛缘有肿物
麝香痔疮栓		活血生肌清热解毒		便血、肿痛、痔核脱出
复方消痔栓		清热解毒，泻火通便		便血、肛周疼痛
地榆槐角丸		疏风凉风泻热润燥		大便出血、痔核脱出、肛旁渗液或流脓

骨（外）科病症

第 1 章 骨折筋伤

接骨七厘散（丸、片）

【处方组成】自然铜（煅）、土鳖虫、骨碎补（烫）、乳香（炒）、没药（炒）、大黄（酒炒）血竭、当归、硼砂。

【功能主治】活血化瘀、接骨续筋。主治瘀血阻络证。症见局部组织瘀血、肿痛、出血、骨折筋伤、闪腰岔气。

【现代药理】具有促进骨折愈合。镇痛、抗炎等作用。

【临床应用】骨折、脱臼、急性腰扭伤、岔气、跌打损伤等。临床以伤处剧烈疼痛、皮肤青肿、青紫斑块、活动受限为特征症状。

【用药特征】本成药以散瘀止痛，接骨续筋为主，兼以收敛止血、清热止痛，以善行经络，活血而不留瘀血为特点，适用于骨折筋伤属瘀血阻络者。

【用法用量】①散：口服。一次1.5g，一日2次，小儿酌减。②片：口服。一次5片，一日2次，黄酒送下。③丸：口服。一次1袋，一日2次，小儿酌减。

【使用注意】孕妇忌用。骨折、脱臼者应先复位后再进行药物治疗。脾胃虚弱者慎用。

【不良反应】有致过敏性休克的报道。

【规格贮藏】①散：1.5g/袋。密封。②片：0.3g/片。密封。③丸：1.5g/袋（50粒）。密封。

伤科接骨片

【处方组成】红花、土鳖虫、朱砂、马钱子粉、甜瓜子、鸡骨（炙）、自然铜（煅）、海星（炙）、乳香（炙）、没药（炙）、三七、冰片。

【功能主治】活血化瘀、消肿止痛、舒筋壮骨。主治瘀血阻络、筋伤骨折证。症见局部组织肿痛、皮肤青紫、腰痛、骨折、活动受限。

【现代药理】具有促进骨折愈合、镇痛、抗炎、改善血液流变学等作用。

【临床应用】跌打损伤、筋伤骨折、闪腰岔气、急性软组织损伤等。临床以骨折或筋伤错位引起的肿胀疼痛、局部皮肤青紫、腰痛、胸胁胀痛为特征症状。

【用药特征】本成药以活血通经、散结消瘀、舒筋壮骨为主，兼散瘀止血，消肿止痛之功效，以破血散结通络为长，适用于骨折、跌打损伤属瘀血阻络证。

【用法用量】口服。成人一次4片，10～14岁儿童一次3片，一日3次，温开水或黄酒送下。

【使用注意】十岁以下儿童禁服。孕妇忌用。骨折、脱臼者应先复位后再进行药物治疗。脾胃虚弱者慎用。勿过量，久用。运动员慎用。

【不良反应】有引起药疹、过敏反应的报道。

【规格贮藏】60片/瓶。密封。

回生第一散

【处方组成】土鳖虫、当归、乳香（醋炙）、血竭、自然铜（煅醋淬）、麝香、朱砂。

【功能主治】活血散瘀、消肿止痛。主治骨折筋伤、瘀血阻络证。症见伤处青红紫斑、骨折、肿痛、舌质暗紫、脉象弦数。

【现代药理】具有抗炎、镇痛等作用。

【临床应用】软组织损伤、挫伤、骨折、脱臼、急性腰扭伤等。临床以伤处青紫瘀斑、肿痛、活动受限为特征症状。

【用药特征】本成药以活血逐瘀破积、通络理伤、止痛消肿为主，兼以接骨续筋。用药以破血逐瘀、活血散结为长，偏重疗伤止痛，适用于骨折或跌打损伤之瘀血阻络证。

【用法用量】口服。温黄酒或温开水送服，一次1g，一日2～3次。

【使用注意】孕妇忌服。

【不良反应】有过敏性反应的报道，出现皮疹、头晕、心悸、腹痛等症状。

【规格贮藏】1g/瓶。密封保存。

骨折挫伤胶囊

【处方组成】自然铜（煅）、红花、大黄、猪骨（制）、黄瓜子（制）、当归、乳香（炒）、没药（制）、血竭、土鳖虫。

【功能主治】舒筋活络、消肿散瘀、接骨止痛。主治筋伤骨折瘀血阻络证。症见骨折、伤处肿胀、疼痛、舌红或暗、脉弦或弦数。

【现代药理】具有促进骨骼愈合等作用。

【临床应用】跌打损伤、急性腰扭伤、骨折、脱臼等。临床以局部疼痛、肿胀、肢体畸形、活动受限为特征症状。

【用药特征】本成药以接骨活络、活血化瘀为主，兼以清热解毒，消肿止痛，接骨消肿止痛见长，适用于跌打损伤、扭腰岔气、筋伤骨折属于瘀血阻络者。

【用法用量】口服。用温黄酒或温开水送服。一次4～6粒，一日3次；小儿酌减。

【使用注意】孕妇禁用。脾胃弱者慎用。骨折、脱臼者先复位后再用药。

【规格贮藏】0.29g/粒。密封，置阴凉处。

伸筋丹胶囊

【处方组成】制马钱子、地龙、乳香（醋炒）、没药（醋炒）、红花、防己、烫骨碎补、香加皮。

【功能主治】舒筋通络、活血祛瘀、消肿止痛。主治血瘀络阻证。症见瘀血、疼痛、肢体畸变、活动受限等。

【现代药理】具有抗炎、镇痛、改善血液流变学、抗凝血等作用。

【临床应用】骨折、脱臼、颈椎病、肥大性脊椎炎、慢性关节炎、坐骨神经痛、肩周炎等。临床以伤处剧烈疼痛、肢体畸形、活动受限、青紫斑块为特征症状。

【用药特征】本成药以通络止痛、活血祛瘀、散结消肿、兼补肾壮骨。用药舒筋通络、活血化瘀作用强，接骨作用弱，适用于瘀血阻络所致的痹症疼痛和骨折疼痛者。

【用法用量】口服。一次5粒，一日3次，饭后服用或遵医嘱。

【使用注意】孕妇及哺乳期妇女禁用。心脏病患者慎用。因含马钱子，不宜过量、久用。骨折、脱臼者宜手法复位后，再用药物治疗。风湿热痹、关节红肿热痛者慎用。饭后服用可减轻胃肠反应。

【规格贮藏】0.15g/粒。密封。

附：骨折筋伤中成药特点比较

中成药名	功效		临床治疗主症	
	共同点	独有功效	相同主治	主治自身特点
接骨七厘散（丸、片）	活血化瘀	接骨续筋	属瘀血阻络、骨折筋伤证。症见骨折、瘀血、疼痛、肢体活动受限	剧烈疼痛、皮肤青肿、青紫斑块、肢体畸形
伤科接骨片		消肿止痛、舒筋壮骨		瘀血肿痛，腰痛连及胸胁胀痛、骨折或筋伤错位
回生第一散		破血逐瘀、通络疗伤、接骨续筋		伤处针刺痛、肿闷胀、腰痛连及胸胁胀痛、活动受限
骨折挫伤胶囊		清热解毒、接骨止痛		肿胀、疼痛、肢体畸形未见皮肤破损
伸筋丹胶囊		舒筋通络消肿止痛、补肾壮骨		伤处剧烈疼痛，肢体畸形、青紫

第 2 章　跌打损伤

一、瘀血阻络

活血止痛散（胶囊、片）

【处方组成】当归、三七、乳香（制）、冰片、土鳖虫、自然铜（煅）。

【功能主治】活血散瘀、消肿止痛。主治瘀血阻络证。症见伤处青红紫斑、痛如针刺、焮肿闷胀、不敢触摸、活动受限、舌质紫暗、脉弦涩。

【现代药理】具有镇痛、抗炎等作用。

【临床应用】跌打损伤、软组织损伤。临床以伤处青红紫斑、肿胀、疼痛为特征症状。

【用药特征】本成药以活血化瘀，消肿止痛为主，兼接骨续筋、止血，令活血而不致有动血出血之忧，适用于跌打损伤瘀血阻滞肿痛者。

【用法用量】①散：口服。温开水或温黄酒送服。一次1.5g，一日2次。②胶囊：口服。温开水或温黄酒送服。一次4粒，一日2次。③片：口服。温开水或温黄酒送服。一次3片，一日2次。

【使用注意】孕妇禁用。6岁以下儿童禁用。儿童、经期及哺乳期妇女、年老体弱者、有高血压、心脏病、肝病、糖尿病、肾病慎用。过敏体质者慎用。脾胃虚弱者慎用。不宜大剂量使用。忌生冷、油腻食物。

【规格贮藏】①散：3g/瓶。密封。②胶囊：0.37g/粒。密封。③片：0.31g（生药0.5g）/片。密封。

七厘散（胶囊）

【处方组成】血竭、乳香（制）、没药（制）、红花、儿茶、冰片、人工麝香、朱砂。

【功能主治】化瘀消肿、止痛止血。主治跌打损伤瘀血阻滞证。症见伤处皮肿胀疼痛、青紫、或外伤出血、肢体肿痛、舌质紫暗、脉弦涩。

【现代药理】具有镇痛、抗炎、改善血液流变学等作用。

【临床应用】跌打损伤、软组织损伤、骨折、脱臼、外伤、糖尿病足溃疡、带状疱疹、褥疮、输液后静脉炎、血栓性外痔、粘连性腹痛。临床以伤处青紫、肿痛、出血为特征症状。

【用药特征】本成药以活血散瘀止痛为主，兼以通窍安神。用药破血散结作用强，并用收敛止血，清热解毒药，适用于跌打损伤所致瘀血阻滞疼痛者或外伤出血、血肿疼痛。

【用法用量】①散：口服。一次1~1.5g，一日1~3次。外用。调敷患处。②胶囊：口服。一次2~3粒，一日1~3次。外用。内容物调敷患处。

【使用注意】孕妇禁用。骨折、脱臼者宜先复位后再用药。皮肤过敏者不宜使用。不宜长期、过量使用。饭后服用可减轻胃肠道反应。

【不良反应】有可致过敏反应的报道。

【规格贮藏】①散：1.5g/瓶；3.0g/瓶。密封。②胶囊：0.5g/粒。密封。

云南白药（胶囊、膏、酊、气雾剂、片）

【处方组成】三七、重楼、草乌（制）等。

【功能主治】活血散瘀、消肿止痛。主治跌打损伤属瘀血阻滞证和内外出血属热毒内盛证。症见瘀血、肿痛、肢体麻木、活动受限、舌质紫暗或者吐血、咳血、便血、崩漏下血、疮疡肿毒、舌尖红、脉浮数。

【现代药理】具有抗炎、镇痛、止血、抗血栓、改善血液循环、促进伤口愈合等作用。

【临床应用】跌打损伤、软组织损伤、闭合性骨折、支气管扩张、肺结核咳血、溃疡病出血、皮肤感染性疾病、风湿性关节炎、冻疮等。临床上以肿痛、出血、关节疼痛、肢体麻木、筋骨拘急为特征症状。

【用药特征】本成药长于活血散瘀，消肿止痛，既有活血又兼顾止血作用，适用于跌打损伤、痹病属瘀血阻络证或热毒内盛致内外出血症。

【用法用量】①胶囊：口服。一次1~2粒，一日4次（2~5岁按1/4剂量服用；6~12岁按1/2剂量服用。）

②膏：帖敷患处。③酊：口服。常用量一次3～5ml，一日3次；极量一次10ml。外用。取适量擦揉患处，每次3分钟左右，一日3～5次。④气雾：外用喷于伤患处。一日3～5次。⑤片：出血者用温开水送服，瘀血肿痛与未流血者用酒送服。妇科用酒送服，但月经过多用温水送服。一次1～2片，一日4次（2～5岁按1/4剂量服用，6～12岁按1/2剂量服用）。如遇较重的跌打损伤可先服保险子1粒，轻伤及其他病症不必服用。毒疮初期服1片，另取数片碾细用酒调匀，敷患处，如已化脓，只需内服，其他内出血各症均可内服。

【使用注意】孕妇禁用。经期及哺乳期妇女慎用。服药1日内，忌食蚕豆、鱼类及酸冷食物。外用时皮肤破损处不宜使用，每次贴于皮肤时间少于12小时，出现皮肤发红、瘙痒等可适当减少贴敷时间，皮肤过敏者停用。气雾剂勿近明火，切勿受热和喷入口、鼻、眼。气雾剂使用时先振摇，距离皮肤5～10cm喷射，喷射时间控制在3～5秒，防止局部冻伤。

【不良反应】有报道发现可致过敏反应。极少数患者服药后出现过敏性药疹。

【规格贮藏】①胶囊：0.25g/粒。遮光、密封，置干燥处。②气雾：60ml/瓶；100ml/瓶。遮光、密封。③酊：30ml/瓶；50ml/瓶；100ml/瓶。遮光、密封。④膏：6.5cm×10cm/片；6.5cm×4cm/片。遮光、密封。⑤片：0.35g/片。遮光、密封。

消痛贴膏

【处方组成】独一味、水柏枝、棘豆、水牛角。
【功能主治】活血化瘀、消肿止痛。主治瘀血阻络证。症见局部组织挫伤瘀斑、肿痛、骨质增生、关节肿痛、活动受限。
【现代药理】尚未检索到本成药相关的药理资料。
【临床应用】急慢性扭挫伤、跌打瘀痛、骨质增生、风湿及类风湿疼痛、落枕、肩周炎、腰肌劳损和陈旧性伤痛。临床以肿痛、活动受限等为特征症状。
【用药特征】本成药以活血化瘀，消肿止痛为主，兼能清热凉血，泻火解毒。用药活血止痛作用强，适用于跌打损伤属瘀血阻络疼痛症。
【用法用量】清洁患部皮肤，将药贴的塑料薄膜揭除，

将小管内稀释剂均匀涂在中间药垫表面，敷于患处或穴位，轻压周边胶布贴实，每贴敷24小时。急性期一贴一疗程，慢性期五贴一疗程。
【使用注意】孕妇慎用。对本品过敏者禁用，过敏体质者慎用。开放性创伤忌用。皮肤破伤处不宜使用。
【规格贮藏】1.0g，1.2g/帖。密封。

九分散

【处方组成】马钱子粉、乳香（制）、没药（制）、麻黄。
【功能主治】活血散瘀、消肿止痛。主治瘀血阻络证。症见伤处青紫瘀斑、疼痛、肿胀、舌质紫暗、脉弦涩。
【现代药理】具有抗炎、镇痛等作用。
【临床应用】跌打损伤、软组织损伤等。临床以伤处青红紫斑、痛如针刺、肿闷胀、不敢触摸、活动受限为特征症状。
【用药特征】本成药以通络止痛、活血除瘀、散结消肿为主，兼辛温发散通络。用药消肿止痛作用强，适用于外伤属瘀血阻滞的所致的瘀血肿胀疼痛者。
【用法用量】口服。一次2.5g，一日1次。外用。创伤青肿未破者以酒调敷于患处。
【使用注意】孕妇禁用。不可过量，久用。若出现口服麻木，舌僵等现象，应立即停药观察。破伤出血者不宜外敷。心脏病、高血压、小儿及体弱者患者慎用。饭后服用可减轻胃肠道反应。
【规格贮藏】2.5g/袋。密封。

大七厘散

【处方组成】自然铜（煅，醋淬）、土鳖虫（甘草制）、大黄（酒制）、骨碎补、当归尾（酒制）、乳香（煅）、没药（煅）、硼砂（煅）、血竭、三七、冰片。
【功能主治】化瘀消肿、止痛止血。主治跌打损伤属瘀血阻络证。症见皮肤青紫、疼痛，活动受限、或外伤止血、舌质紫暗、脉弦涩。
【现代药理】尚未检索到本成药相关的药理资料。
【临床应用】跌打损伤、外伤出血、软组织损伤、骨折、脱臼、切割伤等。临床以皮肤青紫、肿痛或出血为特征症状。
【用药特征】本成药以活血散瘀、接骨续筋为主，兼顾清热解毒，疗伤止痛。用药活血止痛作用强，并用

活血止血药，适用于外伤属瘀血阻滞的瘀血肿痛、或出血症。

【用法用量】①散：口服。用黄酒或温开水冲服。一次0.6~1.5g，一日2~3次。外用：以白酒调敷患处。②胶囊：一次2~5粒，一日2~3次。外用：取内容物以白酒调敷患处。③丸：用黄酒或温开水冲服。一次4~10丸，一日2~3次。外用：研成细粉，以白酒调敷患处。

【使用注意】孕妇禁忌。骨折、脱臼者宜手法复位后，再用药物治疗。不宜过量、长期服用。皮肤过敏者不宜使用。饭后服用可减轻胃肠反应。

【规格贮藏】①散：1.5g/瓶；3g/瓶。密封，置阴凉处。②胶囊：0.5g/粒。密封，置阴凉处。

五虎散

【处方组成】红花、当归、制天南星、白芷、防风。

【功能主治】活血散瘀、消肿止痛。主治跌打损伤属瘀血阻络证。症见局部青紫、疼痛剧烈、功能活动受限。

【现代药理】具有抗炎、镇痛、改善血液流变学等作用。

【临床应用】跌打损伤、急性腰扭伤、急性肩部扭挫伤、踝关节扭挫伤、陈旧性踝部损伤等。临床以局部青紫肿胀、疼痛剧烈为特征症状。

【用药特征】本成药以活血散瘀、消肿止痛为主，兼顾温通经脉，祛风止痛。用药偏重于活血通络，适用于外伤属瘀血阻络，肿痛症状明显者。

【用法用量】口服。一次6g，一日2次，温黄酒或温开水送服。外用：白酒调敷患处。

【使用注意】孕妇禁用。勿过量、久用。

【规格贮藏】6g/袋。密封。

中华跌打丸

【处方组成】牛白藤、地耳草、鬼画符、过岗龙、岗梅、建栀、大半边莲、牛尾菜、羊耳菊、刘寄奴、丁茄根、急性子、山香、牛膝、鹅不食草、山橘叶、黑老虎根、穿破石、毛两面针、丢了棒、独活、制川乌、红杜仲、鸡血藤、乌药、香附、丁香、假蒟、桂枝、木鳖子、苍术、樟脑。

【功能主治】消肿止痛、舒筋活络、止血生肌、活血祛瘀。主治外伤瘀血阻络证或外感风湿、经脉瘀阻证。症见出血、瘀血肿痛、皮肤青紫、关节肿胀、活动受限等。

【现代药理】具有抗炎、镇痛、改善微循环、促进骨折愈合、增强免疫功能等作用。

【临床应用】跌打损伤、软组织损伤、骨折、风湿性关节炎、类风湿关节炎、血栓性浅静脉炎等。临床以瘀血肿痛、皮肤青紫、创伤出血、关节麻木、屈伸不利等为特征症状。

【用药特征】本成药以清热解毒、活血散瘀、接骨续筋，消肿止痛为主，兼能祛湿健脾，行气通经。用药重在消肿止痛，止血生肌，适用于外伤瘀血阻络或风湿瘀阻经脉痹症。

【用法用量】口服。水蜜丸一次3g，小蜜丸一次6g，一日2次。大蜜丸一次1丸，一日2次。小孩及体虚者减半。

【使用注意】孕妇及哺乳期妇女禁用。严重的高血压、心脏病、肝肾疾病者忌服。皮肤破损出血者不可外敷。外伤出血患者出现大出血倾向时，应采取综合急救措施。不可过量，久用。

【不良反应】可引起过敏性皮炎。有引起过敏性肾炎的报道。

【规格贮藏】水蜜丸：3g/66丸。密封。小蜜丸：6g/30丸。密封。大蜜丸：6g/丸。密封。

伤痛宁片

【处方组成】制乳香、制没药、甘松、醋延胡索、细辛、醋香附、山柰、白芷。

【功能主治】散瘀止痛。主治瘀血阻滞证。症见伤处皮肤青紫、肿痛。

【现代药理】尚未检索到本成药相关的药理资料。

【临床应用】跌打损伤、闪腰挫气等。临床以皮肤青紫、瘀斑、肿胀、疼痛、活动受限为特征症状。

【用药特征】本成药以活血散瘀、消肿止痛为主，兼以温中化湿，理气调中。用药重在辛温活血止痛，适用于跌打损伤、瘀血肿痛症状明显者。

【用法用量】口服。一次5片，一日2次。

【使用注意】孕妇忌服。高血压、心脏病、肝病、肾病护患者慎用。饭后服可减轻胃肠道不适反应。

【规格贮藏】素片：0.36g/片。薄膜衣片：0.36g/片。密封。

红药贴膏（片、胶囊、气雾剂）

【处方组成】三七、土鳖虫、当归、冰片、水杨酸甲酯、颠茄流浸膏、盐酸苯海拉明、白芷、川芎、红花、樟脑、薄荷脑、硫酸软骨素。

【功能主治】祛瘀生新、活血止痛。主治瘀血阻络证。症见皮肤青紫、肿痛、出血等。

【现代药理】具有抗炎、镇痛、减轻软组织损伤等作用。

【临床应用】跌打损伤、筋骨瘀痛等。临床以瘀斑、肿痛、关节活动受限为特征症状。

【用药特征】本成药以活血散瘀、消肿止痛为主，兼以去腐生新，止血而不瘀血，属于中西医结合之制剂，所含西药成分具有抗炎镇痛等作用。用药重在消肿止痛，适用于外伤瘀血肿痛症。

【用法用量】①帖膏：外用。洗净患处，贴敷，1~2日更换一次。②片：口服。每次2片，一日2次。③胶囊：口服。一次2粒，一日2次。④气雾：外用。喷于患处，一日4~6次。

【使用注意】孕妇及哺乳期妇女慎用。凡对橡皮膏过敏及皮肤有破伤出血者不宜贴敷。不宜长期大面积使用。用药出现过敏者停用。忌生冷、油腻食物。

【规格贮藏】①帖膏：7cm×10cm/帖。密闭，置阴凉干燥处。②片：0.25g/片。密封。③胶囊：0.25g/粒。密封。④气雾剂：60g/瓶。密闭，置阴凉干燥处。

克伤痛擦剂

【处方组成】当归、川芎、红花、丁香、生姜、樟脑、松节油。

【功能主治】活血化瘀、消肿止痛。主治瘀血阻络证。症见皮肤青紫瘀斑、血肿疼痛。

【现代药理】具有抗炎、改善微循环等作用。

【临床应用】跌打损伤、急性闭合性软组织损伤。临床以局部肿胀、疼痛、活动受限而未见皮肤破损为特征症状。

【用药特征】本成药以活血祛瘀、消肿止痛为主，辅以温中行气止痛。用药重于活血消肿止痛，适用于跌打损伤瘀血阻络者。

【用法用量】外用适量，涂擦患处并按摩至局部发热，一日2~3次。

【使用注意】孕妇禁用。酒精过敏者及皮肤破损处不宜使用。不宜大面积使用，出现过敏后停用。忌生冷、油腻食物。

【规格贮藏】30ml/瓶；40ml/瓶；100ml/瓶。密封。

沈阳红药胶囊

【处方组成】三七、川芎、白芷、当归、土鳖虫、红花、延胡索。

【功能主治】活血止痛、祛瘀生新。主治瘀血肿痛症，血瘀阻络证。症见局部瘀血、肿胀、疼痛、关节活动受限、舌质紫暗、脉弦涩等。

【现代药理】尚未检索到本成药相关的药理资料。

【临床应用】风湿性关节炎、类风湿关节炎、痛风、软组织损伤等。临床以伤处肿胀疼痛、瘀血、活动受限为特征症状。

【用药特征】本成药以活血补血、散瘀止痛为主，兼以祛风胜湿通络、祛瘀生新。用药辛温活血止痛作用为长，适用于外伤或风湿致瘀血阻络所致。

【用法用量】口服。一次2粒，一日3次。

【使用注意】孕妇禁用。经期停服。风湿热痹关节红肿热痛者慎用。出现过敏者停用。

【不良反应】可引起过敏反应。

【规格贮藏】0.25g/粒。密封。

按摩软膏

【处方组成】芸香浸膏、乳香、乌药、郁金、薄荷油、丁香油、颠茄流浸膏、没药、川芎、水杨酸甲酯、肉桂油、樟脑。

【功能主治】活血化瘀、和络止痛。主治脉络瘀阻证。症见局部肿痛等。

【现代药理】尚未检索到本成药相关的药理资料。

【临床应用】运动劳损、肌肉酸痛、跌打扭伤、无名肿痛。临床以局部肿痛、肌肉疼痛为特征症状。

【用药特征】本成药以活血化瘀为主，兼顾温经通络，消肿止痛。用药为中西药结合，所用西药成分具有抗炎、镇痛等作用，适用于脉络瘀阻者。

【用法用量】外用。按摩时涂擦患处。

【使用注意】皮肤破损者、孕妇禁用。切勿内服。过敏者禁用。

【规格贮藏】70g/瓶；100g/瓶。遮光，密闭，置阴凉处。

骨友灵搽剂

【处方组成】红花、醋延胡索、鸡血藤、制川乌、威灵仙、蝉蜕、防风、续断、制何首乌。

【功能主治】活血化瘀、消肿止痛。主治瘀血阻络证。症见关节肿胀、疼痛、活动受限。

【现代药理】具有抗炎、镇痛等作用。

【临床应用】急性软组织损伤、骨性关节炎等。临床以肢体、关节肿胀疼痛、局部活动受限为特征症状。

【用药特征】本成药以活血通经、祛瘀止痛、配以温通经脉、散寒除湿、通络止痛，佐以滋补肝肾、养血填精。用药攻补兼施，以攻为主，适用于瘀血阻络致关节肿痛、软组织损伤瘀血肿痛者。

【用法用量】外用。涂于患处，热敷20~30分钟，一次2~5ml，一日2~3次，14日为一疗程，间隔一周，一般用药两疗程或遵医嘱。

【使用注意】孕妇禁用。不可久用。

【不良反应】可引起接触性皮炎。

【规格贮藏】10ml/瓶；20ml/瓶；40ml/瓶；50ml/瓶；60ml/瓶；100ml/瓶。密闭，置阴凉处。

祛伤消肿酊

【处方组成】连钱草、川芎、莪术、红花、两面针、血竭、威灵仙、海风藤、桂枝、栀子、白芷、冰片、了哥王、茅膏菜、天南星、酢酱草、樟脑、野木瓜、生草乌、薄荷脑。

【功能主治】活血化瘀、消肿止痛。主治瘀血阻滞证。症见皮肤青紫瘀斑、肿胀疼痛、关节屈伸不利。

【现代药理】尚未检索到本成药相关的药理资料。

【临床应用】急性扭挫伤、跌打损伤。临床以肢体肿胀疼痛、活动受限、局部皮肤青紫为特征症状。

【用药特征】本成药以活血消肿止痛为主，辅以温通血脉，祛风除湿，通经止痛，燥湿化痰。用药辛行发散为主，兼以燥湿，适用于外力所致的瘀血阻络肢体

肿胀疼痛。

【用法用量】外用。用棉花浸取药液涂擦患处。一日3次。

【使用注意】孕妇禁用。皮肤破损者不宜涂用。

【规格贮藏】20ml/瓶。密闭，置阴凉处。

跌打丸

【处方组成】三七、当归、白芍、赤芍、牡丹皮、桃七、红花、煅自然铜、土鳖虫、甜瓜子、血竭、北刘寄奴、烫骨碎补、续断、苏木、乳香（制）、没药（制）、姜黄、醋三棱、防风、木通、桔梗、枳实（炒）、甘草。

【功能主治】活血散瘀、消肿止痛。主治瘀血阻络证。症见肿胀、疼痛、舌红或暗，脉弦或弦紧等。

【现代药理】尚未检索到本成药相关的药理资料。

【临床应用】跌打损伤、急性闭合性软组织损伤、脱臼、骨折筋伤、急性腰扭伤、胸胁迸伤、静脉炎等。临床以伤处肿闷胀痛、活动受限为特征症状。

【用药特征】本成药以活血化瘀、清热凉血、消肿止痛为主，兼顾祛风化痰、破气消结、接骨续筋。用药活血止血，兼以补肝肾，使行而不伤，补而不滞，适用于外伤所致的瘀血阻络肿痛症。

【用法用量】口服。一次1丸，一日2次。

【使用注意】孕妇禁用。骨折、脱臼者宜手法复位后，再用药物治疗。脾胃虚弱者慎用。饭后服用可减轻胃肠反应。

【不良反应】偶有胃肠反应。

【规格贮藏】3g/丸。密封。

跌打活血散

【处方组成】红花、当归、乳香（炒）、没药（炒）、血竭、三七、儿茶、土鳖虫、大黄、烫骨碎补、续断、冰片。

【功能主治】舒筋活血、散瘀止痛。主治瘀血阻络证。症见皮肤瘀青、疼痛、舌红或暗，脉弦或弦紧。

【现代药理】尚未检索到本成药相关的药理资料。

【临床应用】跌打损伤、软组织损伤、急性腰扭伤、胸胁迸伤等。临床以伤处肿闷胀痛、活动受限为特征症状。

第七篇

【用药特征】本成药以活血散瘀，行气通络为主，兼顾补益肝肾、续折伤、泻火散结。用药重在辛行发散，活血止痛，破血散结，适用于瘀血阻滞疼痛、肿胀症。

【用法用量】口服。温开水或黄酒送服，一次3g，一日2次；外用。以黄酒或醋调敷患处。

【使用注意】孕妇禁用。皮肤破伤处不宜外敷。宜饭后服用。脾胃虚弱者慎用。

【规格贮藏】3g/瓶。密封。

筋痛消酊

【处方组成】乳香（制）、没药（制）、红花、川芎、郁金、紫荆皮、自然铜（煅）、刘寄奴、三七、血竭、儿茶、大黄、木香、香附、厚朴、陈皮、浙贝母、天南星（制）、木瓜、肉桂、小茴香、防风、羌活、制川乌、制草乌、当归、栀子、白芷、木鳖子、樟脑、冰片。

【功能主治】活血化瘀、消肿止痛。主治外伤瘀血阻络证。症见伤处肿胀，皮肤青紫、疼痛、活动受限。

【现代药理】具有抗炎、镇痛、扩张血管、改善局部血液循环、促进血肿吸收和损伤组织修复等作用。

【临床应用】跌打损伤、急性软组织损伤等。临床以伤处肿胀疼痛、皮肤青紫、活动受限为特征症状。

【用药特征】本成药以活血行气、祛瘀消肿、生肌止痛为主，兼顾疏风解表、温经通络、祛风胜湿、清热泻火。用药以辛温发散为主，兼以苦温燥湿，少佐苦寒泻火，适用于外伤属瘀血阻滞或挟湿症。

【用法用量】外用。用药棉浸渍药液10～20ml，湿敷患处1小时，一日3次。

【使用注意】开放性损伤、皮肤过敏者及孕妇禁用。

【规格贮藏】30ml/瓶；80ml/瓶。密封，置阴凉处。

舒康贴膏

【处方组成】山楂核精。

【功能主治】活血、化瘀、止痛。主治瘀血阻络证。症见肿胀、疼痛。

【现代药理】具有抗炎、镇痛、抗软组织损伤等作用。

【临床应用】软组织闭合性急性损伤、慢性劳损等。临床以肿胀、疼痛为特征症状。

【用药特征】本成药为单味药的活性成分制剂，以活血化瘀止痛为主要功效，适用于外伤瘀血阻络疼痛症。

【用法用量】贴患处。1～2天调换一次，4～5次为一个疗程。

【使用注意】局部皮肤破损或过敏者禁用。不宜在帖敷本品后做理疗。

【不良反应】少数患者可有局部发痒、发红等刺激症状，个别患者有过敏症状产生。

【规格贮藏】5cm×7cm/帖；6cm×10cm/帖；7cm×10cm/帖；7cm×100cm/帖。密封。

舒筋活血定痛散

【处方组成】乳香（醋炙）、没药（醋炙）、红花、醋延胡索、血竭、当归、醋香附、骨碎补、煅自然铜。

【功能主治】舒筋活血、散瘀止痛。主治瘀血阻络证。症见伤处瘀血肿痛、屈伸不利等。

【现代药理】具有改善微循环等作用。

【临床应用】跌打损伤、骨折筋伤、闪腰岔气等。临床以局部瘀血肿胀、剧烈疼痛、关节活动不利为特征症状。

【用药特征】本成药以活血散瘀消肿止痛为主，兼顾行气，补肾强骨，用药多为活血止痛类，适用于外伤所致瘀血阻络局部瘀血肿痛。

【用法用量】温黄酒或温开水冲服。一次服用6g，一日2次。外用。白酒调敷患处。

【使用注意】孕妇禁用。酒精过敏者禁用。骨折、脱臼患者复位后再用药。发热病人暂停使用。饭后服用可减轻胃肠反应。忌生冷、油腻食物。

【不良反应】偶有胃肠反应。

【规格贮藏】12g/袋。密封，置阴凉处。

痛血康胶囊

【处方组成】重楼、草乌、金铁锁、化血丹等。

【功能主治】止血镇痛、活血化瘀。主治跌打损伤出血证。症见出血、肿胀、疼痛等。

【现代药理】具有降血脂、改善血液流变学、抗痛经、抗不完全流产等作用。

【临床应用】跌打损伤、外伤出血、胃出血、十二指肠溃疡出血。临床以出血、肿痛为特征症状。

【用药特征】本成药以止血镇痛、活血祛瘀为主，具有止血而不留瘀血的特点，适用于跌打损伤出血症状明显者。

【用法用量】内服。一次1粒，一日3次，儿童酌减。外用。跌打损伤者取内容物适量，用75%乙醇调敷患处，每日1次。创伤出血者取药粉适量，直接撒患处。有条件情况下，先清洗创面后再用。凡跌打损伤疼痛难忍时，可先服保险子胶囊1粒。

【使用注意】心、肝、肾功能严重损伤者不可内服。服药期间忌食蚕豆、鱼类及酸冷食物。

【不良反应】有引起过敏反应的报道。

【规格贮藏】0.2g/粒。密封，防潮。

正红花油

【处方组成】水杨酸甲酯、白油、人造桂油、白樟油、桂叶油、松节油、桂醛、血竭。

【功能主治】活血疏风、舒筋止痛。主治风湿痹证、跌打损伤瘀血阻络证、蚊虫叮咬热毒蕴结证。症见局部肿痛、活动受限等。

【现代药理】外用具有镇痛、抗炎、消肿等作用。

【临床应用】风湿骨痛、跌打损伤、蚊虫叮咬等。临床以局部肿痛活动受限为特征症状。

【用药特征】本成药以活血疏风，温经通络止痛为主，抗炎镇痛作用较强。用药芳香走窜，舒筋通络力强，适用于风湿痹证或跌打损伤瘀血阻络肿痛者。

【用法用量】外用。将适量的药液涂于患处。外伤出血时，将药液浸（喷）湿的棉垫敷于患处。

【使用注意】禁止内服。皮肤溃烂者禁用。有出血倾向者、经期及哺乳期妇女慎用。勿接触眼睛、口腔等黏膜处。出现过敏反应时停用。忌食生冷、油腻食物。

【不良反应】偶见接触性皮炎。

【规格贮藏】20ml/瓶。密封。

伤科灵喷雾剂

【处方组成】抓地虎、白及、见血飞、马鞭草、仙鹤草、铁筷子、草乌、莪术、山豆根、三棱。

【功能主治】清热凉血、活血化瘀、消肿止痛。主治软组织损伤属血瘀证。症见瘀斑、肿痛等。

【现代药理】具有抗炎、镇痛、抗菌、促进上皮增生、伤口愈合等作用。

【临床应用】软组织损伤、轻度水火烫伤、烧伤、湿疹。临床以红斑、肿痛、湿疹为特征症状。

【用药特征】本成药以清热凉血、散瘀止痛为主，兼顾收敛止血，泻热解毒。用药苦寒清热，结合辛温发散，适用于软组织损伤等瘀血阻滞肿痛者。

【用法用量】外用。将药液喷于患处。每日2~6次。

【使用注意】孕妇禁用。不可内服。

【不良反应】对破损皮肤有短暂刺痛感。

【规格贮藏】30ml/瓶；50ml/瓶。密封。

跌打七厘散

【处方组成】当归（酒制）、红花、乳香（醋制）、没药（醋制）、血竭、三七、儿茶、朱砂、麝香、冰片。

【功能主治】活血、散瘀、消肿、止痛。主治跌打损伤属瘀血阻络证或外伤出血证。症见局部瘀青、肿痛、出血等。

【现代药理】尚未检索到本成药相关的药理资料。

【临床应用】跌打损伤、外伤出血等。临床以局部皮肤瘀青、肿痛、出血为特征症状。

【用药特征】本成药以活血化瘀，消肿止痛为主，兼顾收敛止血、镇静安神、清热解毒。用药寒温并用，辛温通行为主，适用于外伤所致的出血及瘀血阻络证。

【用法用量】口服。一次0.5~1g，一日2~3次。亦可用酒送服。外用。调敷患处。

【使用注意】肝肾功能不全、造血系统疾病、孕妇及哺乳期妇女禁用。不宜大量、长期服用。脾胃虚弱者慎用。宜饭后服用减轻胃肠反应。

【不良反应】偶有轻度胃肠反应。

【规格贮藏】1.5g/瓶（袋）。密封。

愈伤灵胶囊

【处方组成】土鳖虫、红花、自然铜（煅）、黄瓜籽（炒）、冰片、续断、三七、当归、落新妇提取物。

【功能主治】活血散瘀、消肿止痛。主治瘀血阻络证。症见筋骨瘀血肿痛。

【现代药理】具有抗炎、镇痛、止血、活血化瘀等作用。

【临床应用】跌打损伤、骨折等。临床以筋骨肿痛为特征症状。

【用药特征】本成药以活血散瘀、消肿止痛为主，兼顾清热泻火、补肾强骨。用药攻补兼施，辛温活血为主，适用于瘀血阻络所致筋骨肿痛症。

【用法用量】口服，一次4~5粒，一日3次。

【使用注意】孕妇、经期及哺乳期妇女、对本品过敏者禁用。风寒外感，湿热有痰时禁用。过敏体质者慎用。骨折患者应先复位后应用。忌食生冷、油腻食物。

【规格贮藏】0.3g/粒。密封。

麝香活血化瘀膏

【处方组成】麝香、三七、红花、丹参、硼酸、樟脑、血竭、尿素、颠茄流浸膏、盐酸苯海拉明、盐酸普鲁卡因。

【功能主治】活血化瘀、消炎止痛。主治瘀血阻络证。症见肿痛等。

【现代药理】尚未检索到本成药相关的药理资料。

【临床应用】关节扭伤、软组织挫伤、急性腰扭伤、腰肌劳损、肩周炎、未溃冻疮、结节性红斑等。临床以局部肿痛、活动不利为特征症状。

【用药特征】本成药为中西药制剂，以活血化瘀、通络止痛为主，辅以西药的抗过敏、局部镇痛等作用。用药长于活血通络止痛，适用于外伤所致瘀血阻络，以局部组织疼痛明显者。

【用法用量】贴患处。2日更换1次。

【使用注意】对橡胶膏过敏者、皮损患者及孕妇忌用。

【不良反应】偶见皮肤瘙痒。

【规格贮藏】7cm×10cm/帖。密封。

痛舒片（胶囊）

【处方组成】七叶莲、灯盏细辛、玉葡萄根、三七、珠子参、栀子、重楼、甘草。

【功能主治】彝医：瓜他使他加，诺且诺，差婆衣努。中医：活血化瘀、舒筋活络、化痞散结、消肿止痛。主治瘀血阻络证。症见局部肿痛等。

【现代药理】尚未检索到本成药相关的药理资料。

【临床应用】跌打损伤、风湿性关节痛、肩周炎、痛风性关节痛、乳腺小叶增生等。临床以局部疼痛、肿胀为特征症状。

【用药特征】本成药以活血散瘀，疗伤止痛为主，兼顾清热解毒，化瘀止血，活血而不出血，止血不留瘀。适用于瘀血所致的局部组织肿痛、活动不利等。

【用法用量】①片：口服。一次3~4片，一日3次。②胶囊：口服。一次3~4粒，一日3次。

【使用注意】孕妇、对本品过敏者禁用。经期及哺乳期妇女慎用。过敏体质者慎用。忌食生冷、油腻食物。

【规格贮藏】①片：0.4g/薄膜衣片（相当于原药材1.0g）。密封。②胶囊：0.3g/粒。遮光，密封保存。

神农镇痛膏

【处方组成】三七、胆南星、白芷、狗脊、羌活、石菖蒲、防风、升麻、红花、土鳖虫、川芎、当归、血竭、马钱子、没药、樟脑、重楼、薄荷脑、乳香、水杨酸甲酯、冰片、丁香罗勒油、人工麝香、颠茄流浸膏、熊胆粉。

【功能主治】活血散瘀、消肿止痛。主治瘀血阻络证。症见局部瘀斑、肿痛等。

【现代药理】尚未检索到本成药相关的药理资料。

【临床应用】跌打损伤、风湿关节痛、腰背酸痛等。临床以局部瘀斑、肿痛为特征症状。

【用药特征】本成药为中西药合用制剂，以活血散瘀、消肿止痛为主，兼顾疗伤接骨、清热凉血、祛风通络功效，配以西药的抗炎镇痛作用，适用于血瘀所致的局部组织肿痛者。

【用法用量】外用。贴患处。

【使用注意】孕妇禁用。对本品过敏者禁用。皮肤破溃或感染处禁用。有出血倾向者、经期及哺乳期妇女慎用。过敏体质者慎用。不宜长期或大面积使用，用药后皮肤过敏者应停止使用。忌食生冷、油腻食物。

【不良反应】偶见皮肤瘙痒、皮疹等过敏反应。

【规格贮藏】9.5cm×11.6cm/帖。密封，置阴凉干燥处。

跌打万花油

【处方组成】野菊花、乌药、水翁花、徐长卿、大蒜、马齿苋、葱、金银花叶、黑老虎、威灵仙、木棉皮、土细辛、葛花、声色草、伸筋藤、蛇床子、铁包金、

倒扣草、苏木、大黄、两面针、红花、马钱子、栀子、莪术（制）、白芷、川芎（制）、白胡椒、独活、松节油、樟脑油等味。

【功能主治】消肿散瘀、舒筋活络止痛。主治血瘀阻络证。症见局部组织红肿热痛等。

【现代药理】尚未检索到本成药相关的药理资料。

【临床应用】跌打损伤、扭伤、轻度水火烫伤等。临床以局部出现红肿、热痛为特征症状。

【用药特征】本成药以清热解毒、活血散瘀为主，兼顾祛风胜湿，通络止痛。用药苦寒清热为主，兼以辛散，适用于血瘀阻络，兼有郁热者。

【用法用量】外用。擦敷患处。

【使用注意】孕妇及对本品过敏者禁用。经期及哺乳期妇女、过敏体质者慎用。禁止内服。切勿接触眼睛、口腔等黏膜处、皮肤破溃或感染处。不宜长期或大面积使用，用药后皮肤过敏者应停止使用。忌食生冷、油腻食物。

【不良反应】可致过敏性皮炎。

【规格贮藏】10ml/瓶；15ml/瓶；25ml/瓶；50ml/瓶。密封，置阴凉处（不超过20℃）。

外伤如意膏

【处方组成】紫草、地榆、栀子、大黄、黄芩、黄柏、冰片。

【功能主治】清热解毒、凉血散瘀、消肿止痛、止血生肌。主治外伤瘀血阻滞证或热毒蕴结证。症见皮下瘀斑、疼痛等。

【现代药理】尚未检索到本成药相关的药理资料。

【临床应用】跌打损伤、轻度水火烫伤等。临床以皮下瘀青、红斑、疼痛为特征症状。

【用药特征】本成药以清热解毒、凉血散瘀、止血消肿为主。用药苦寒为主，散收并用，以辛行为主，适用于瘀血阻滞或热毒瘀滞者。

【用法用量】外用。涂敷患部。一日1次，或制成软膏纱布外敷，1～3日换药1次。

【使用注意】孕妇禁用。禁止内服。皮肤过敏者停用。皮肤破伤处不宜使用。

【规格贮藏】10g/支。密封。

舒筋活血丸（片、胶囊）

【处方组成】土鳖虫、红花、桃仁、牛膝、骨碎补、续断、熟地黄、白芷、栀子、赤芍、桂枝、三七、乳香、苏木、自然铜（醋煅）、大黄、儿茶、马钱子、当归、冰片。

【功能主治】舒筋通络、活血止痛。主治瘀血阻络证。症见皮肤青紫、骨折、肿痛等。

【现代药理】具有镇痛、抗炎等作用。

【临床应用】跌打损伤、闪腰岔气、筋断骨折等。临床以伤处肿痛、青紫瘀血、活动受限为特征症状。

【用药特征】本成药主要以活血通络、补肾壮骨，兼顾清热消肿。用药长于活血，镇痛，适用于外伤致跌打损伤、骨折等瘀血肿痛症状明显者。

【用法用量】①丸：口服。黄酒或温开水送服。一次1丸，一日2次。或遵医嘱。②片：口服。一次5片，一日3次。胶囊：口服。一次5粒，一日3次。

【使用注意】孕妇、过敏体质者禁服。不可过量。

【规格贮藏】①丸：6g/丸。密封。②片：0.3g/片。密封。胶囊：0.35g/粒。密封。

附：瘀血阻络跌打损伤中成药特点比较

中成药名	功效		临床治疗主症	
	共同点	独有功效	相同主治	主治自身特点
活血止痛散（胶囊、片）	活血散瘀，消肿止痛	接骨续筋	瘀血阻络证。症见局部组织红肿热痛，活动受限，舌质紫暗、脉弦涩	伤处青红紫斑、肿胀、痛如针刺
七厘散（胶囊）		止血		伤处青紫、肿痛、出血
云南白药（胶囊、膏、酊、气雾剂、片）		止血		肿痛、关节疼痛、肢体麻木、筋骨拘急、吐血、咳血、便血、崩漏下血、疮疡肿毒、舌尖红、脉浮数

续表

中成药名	功效		临床治疗主症	
	共同点	独有功效	相同主治	主治自身特点
消痛帖膏	活血散瘀，消肿止痛	清热凉血泻火解毒	瘀血阻络证。症见局部组织红肿热痛，活动受限，舌质紫暗、脉弦涩	挫伤瘀斑、骨质增生、关节肿痛
九分散		辛温通络		伤处青红紫斑、痛如针刺、肿闷胀、不敢触摸
大七厘散		接骨续筋止血		皮肤青紫、肿痛或出血
五虎散		温通经脉祛风胜湿		局部青紫肿胀、疼痛剧烈
中华跌打丸		舒筋活络止血生肌		出血、瘀血肿痛、皮肤青紫、关节肿胀
伤痛宁片		温中化湿理气调中		皮肤青紫、瘀斑、肿胀、疼痛、活动受限
红药帖膏（片、胶囊、气雾剂）		去腐生新		瘀斑、肿痛、活动受限
克伤痛搽剂		行气止痛		瘀斑、肿痛、活动受限、皮肤未破
沈阳红药胶囊		祛风胜湿祛瘀生新		瘀斑、肿痛、活动受限
按摩软膏		温经和络		肿、痛
骨友灵搽剂		温通经脉散寒除湿		肿、痛
祛伤消肿酊		温通血脉祛风除湿		皮肤青紫、肿、痛
跌打丸		清热凉血接骨续筋		肿胀、疼痛
跌打活血散		行气通络补益肝肾		疼痛、肿胀
筋痛消酊		行气生肌祛风胜湿		伤处肿胀疼痛、皮肤青紫、活动受限
舒康贴膏		活血消肿		肿痛
舒筋活血定痛散		行气舒筋补肾强骨		局部瘀血肿胀、剧烈疼痛、关节活动不利
痛血康胶囊		止血镇痛		出血、肿痛
正红花油		疏风舒筋		局部肿痛、活动受限
伤科灵喷雾剂		清热凉血收敛止血		红斑、肿痛

续表

中成药名	功效		临床治疗主症	
	共同点	独有功效	相同主治	主治自身特点
跌打七厘散	活血散瘀，消肿止痛	收敛止血镇静安神	瘀血阻络证。症见局部组织红肿热痛，活动受限，舌质紫暗、脉弦涩	皮肤瘀青、肿痛、出血
愈伤灵胶囊		清热泻火补肾强骨		筋骨肿痛
麝香活血化瘀膏		开窍通络		肿痛、活动不利
痛舒片（胶囊）		舒筋活络化瘀散结		肿痛
神农镇痛膏		疗伤接骨祛风通络		瘀斑、肿痛
跌打万花油		舒筋活络通络止痛		红、肿、热、痛
外伤如意膏		清热解毒凉血止血		瘀青、红斑、肿痛
舒筋活血丸（片、胶囊）		镇痛舒筋补肾壮骨		皮肤青紫、骨折、肿痛

二、寒湿瘀血

少林风湿跌打膏

【处方组成】生川乌、生草乌、肉桂、乌药、三棱、莪术、三七、血竭、土鳖虫、白及、白蔹、乳香（炒）、没药（炒）、儿茶、白芷、当归、木瓜、大黄、冰片、薄荷脑、连翘、赤芍、水杨酸甲酯。

【功能主治】散瘀活血、舒筋止痛、祛风散寒。主治瘀血挟寒湿阻络证。症见伤处瘀肿疼痛、腰肢酸麻。

【现代药理】尚未检索到本成药相关的药理资料。

【临床应用】跌打损伤、风湿性关节炎、类风湿关节炎、强直性脊柱炎等。临床以伤处瘀肿疼痛、关节屈伸不利、活动受限为特征症状。

【用药特征】本成药为中西药合用制剂，以祛风除湿，温经散寒、活血除瘀止痛为主，兼以清热。适用于外伤致骨、关节及肌肉韧带损伤瘀血挟寒湿阻络痹证。

【用法用量】贴患处。

【使用注意】孕妇及皮肤破损者禁用。对膏药过敏者，应停止用药。风湿热痹关节红肿热痛者慎用。

【规格贮藏】5cm×7cm/帖，8cm×9.5cm/帖。密封，置阴凉处。

跌打镇痛膏

【处方组成】土鳖虫、大黄、生草乌、马钱子（炒）、薄荷素油、薄荷脑、樟脑、冰片、降香、黄芩、黄柏、虎杖、两面针、水杨酸甲酯。

【功能主治】活血止痛、散瘀消肿、祛风胜湿。主治急慢性扭挫伤、慢性腰腿痛、风湿关节痛属瘀血阻络证或风湿瘀阻、气血阻滞证。症见肿胀，疼痛、舌暗或有斑点，脉涩。

【现代药理】具有抗炎、镇痛、改善微循环等作用。

【临床应用】跌打损伤、软组织损伤、慢性腰腿痛、风湿性关节炎、类风湿关节炎。临床以局部肿胀疼痛、活动受限为特征症状。

【用药特征】本成药为中西药合用制剂，以活血散瘀、续筋接骨、祛寒通络、消肿止痛为主，辅以行气散结、清热解毒，西药解痉止痛，适用于外伤瘀血肿痛或风湿瘀阻、气血瘀滞的痹症。

【用法用量】外用。贴患处。

【使用注意】孕妇禁用。皮肤过敏者、伤处出血者禁用。不宜过量久用。

【规格贮藏】10cm×7cm/帖。密封，置阴凉处。

麝香祛痛气雾剂（搽剂）

【处方组成】人工麝香、红花、二七、龙血竭、冰片、薄荷脑、独活、地黄、樟脑。

【功能主治】活血祛瘀、舒经活络、消肿止痛。主治瘀血阻络证和风寒湿邪闭阻经络证。症见肢体瘀血、肿痛、活动受限等。

【现代药理】具有镇痛、抗炎等作用。

【临床应用】跌打损伤、急性软组织损伤、风湿性关节炎、类风湿关节炎等。临床以局部瘀血肿胀、剧烈疼痛、关节屈伸不利为特征症状。

【用药特征】本成药以活血散瘀、通经止痛为主，辅以清热消肿、祛风止痛。用药长于舒经活络，适用于外感风寒湿之痹症或跌打损伤瘀血阻络肿胀疼痛症状明显者。

【用法用量】外用。涂搽或喷涂患处，按摩5～10分钟至患处发热，一日2～3次。软组织扭伤严重或有出血者，将药液浸（喷）湿的棉垫敷于患处。

【使用注意】孕妇禁用。酒精过敏者禁用。风湿热痹关节红肿热痛者慎用。

【规格贮藏】气雾:72g/瓶;56ml/瓶。密封，置阴凉处。搽：56ml/瓶。密封。

麝香舒活搽剂

【处方组成】跌打风湿流浸膏、颠茄流浸膏、枫香脂、冰片、薄荷油、丁香罗勒油、樟脑、肉桂油、水杨酸甲酯、人工麝香。

【功能主治】祛风除湿、化瘀止痛。主治风湿瘀阻证。症见伤处青紫、肿痛、关节痹痛。

【现代药理】尚未检索到本成药相关的药理资料。

【临床应用】风湿痛、跌打损伤。临床以疼痛、肿胀、青紫瘀血、活动受限为特征症状。

【用药特征】本成药为中西药合用制剂，以祛风除湿、温经通络、消肿止痛为主，兼顾行气活血，配以西药抗炎镇痛作用。用药芳香辛行走窜通络、祛风胜湿力

强，适用于风湿瘀阻所致的肿痛。

【用法用量】外用，贴敷洗净患处。

【使用注意】孕妇及皮肤破损者慎用。不宜长期大面积使用。忌生冷、油腻食物。

【规格贮藏】6cm×10cm/帖。密封。

三七伤药片（胶囊、颗粒）

【处方组成】三七、制草乌、雪上一枝蒿、冰片、骨碎补、红花、接骨木、赤芍。

【功能主治】舒筋活血、散瘀止痛。适用于瘀血阻滞证或风湿瘀阻证。症见局部肿痛、瘀血、皮肤青紫或关节疼痛、遇寒加重、屈伸不利、舌质紫暗有瘀斑。

【现代药理】具有抗炎、镇痛、促进瘀血吸收、促凝血等作用。

【临床应用】急慢性扭挫伤、跌打损伤、关节炎、神经痛等。临床以局部出现肿痛、瘀斑、活动受限为特征症状。

【用药特征】本成药以活血散瘀、温经通络、消肿止痛为主，兼顾补肾强骨、清热止痛。用药寒温并用，温补为主，适用于外伤风寒瘀血阻络者。

【用法用量】片：口服。一次3片，一日3次。或遵医嘱。胶囊：口服。一次粒，一日3次。颗粒：口服。一次1袋，一日3次，或遵医嘱。

【使用注意】孕妇忌用。心血管病患者慎用。药性强烈，应按规定量服用。含草乌、雪上一枝蒿，不宜过量久用。

【规格贮藏】①片：薄膜衣：0.3g/片；0.35g/片。②糖衣片：0.3g/片芯重。密封。③胶囊：0.25g/粒。密封。④颗粒剂：1g/袋。密封。

千山活血膏

【处方组成】土鳖虫、大黄、三七、延胡索、血竭、续断、黄柏、乳香、没药、儿茶、细辛、千年健、山慈菇、泽泻、羚羊角、木香、白及、白芷、桂枝、羌活、红丹、芝麻油。

【功能主治】活血化瘀、舒筋活络、消肿止痛。主治风湿瘀阻证。症见肌肤、关节肿胀、疼痛、活动不利等。

【现代药理】具有止血、抗炎、镇痛、改善血液流变

学等作用。

【临床应用】跌打损伤、腰膝部骨关节炎等。临床以关节肿痛、活动受限为特征症状。

【用药特征】本成药以活血化瘀、泻火解毒、消肿止痛为主，兼顾温经通络、利湿通窍、息风解痉等功效。用药辛温发散为主，兼以燥湿、寒温并用，适用于风湿瘀阻证所致的皮肤筋骨疼痛、活动不利症。

【用法用量】外用。将膏药加温软化，贴敷患处或相关穴位上，3天换1次，15天为一疗程。

【使用注意】孕妇忌用。皮肤破损处慎用。膏药遗留痕迹可用松节油擦除。

【不良反应】少数患者用药后出现局部发痒。

【规格贮藏】5g/张。密封，置阴凉处。

筋骨伤喷雾剂

【处方组成】赤胫散、赤芍、淫羊藿、地龙、制草乌、薄荷脑。

【功能主治】活血化瘀、消肿止痛、主治瘀血阻滞证。症见软组织损伤、症见肿痛等。

【现代药理】尚未检索到本成药相关的药理资料。

【临床应用】跌打损伤、软组织损伤等。临床以局部肿痛为特征症状。

【用药特征】本成药以活血散瘀、消肿止痛，兼顾温经通络，清热补肾壮阳。用药以温热为主，兼以寒凉，适用于瘀血阻络所致的局部疼痛症。

【用法用量】外用。喷于伤患处，一日3～4次。

【使用注意】孕妇、对及酒精过敏者禁用。皮肤破溃处禁用。禁止内服。经期及哺乳期妇女慎用。过敏体质者慎用。切勿接触眼睛、口腔等黏膜处。不宜长期或大面积使用。忌食生冷、油腻食物。

【规格贮藏】25ml/盒。密封保存。

展筋活血散

【处方组成】人参、琥珀、没药（制）、乳香（制）、血竭、珍珠粉、当归、三七、人工麝香、人工牛黄。

【功能主治】活血化瘀、通络展筋、消肿止痛。主治外伤血瘀证。症见局部组织瘀斑、肿痛等。

【现代药理】具有改善微循环、抗炎、镇痛等作用。

【临床应用】跌打损伤所致的关节肌肉肿痛、急性软

组织及其他慢性组织损伤、腰肌劳损、关节挫伤、肩周炎、颈椎病、腰椎间盘突出等。临床以局部组织肿痛、活动受限为特征症状。

【用药特征】本成药以活血化瘀，疗伤止痛为主，兼顾益气安神，长于益气活血、开窍通络，适用于瘀血阻络局部组织疼痛症。

【用法用量】外用。用拇指指腹沾药，在痛点处顺时针方向旋转，一次研摩30圈，每个痛点研药三次，每次沾药约5mg。一日研摩1～2次。

【使用注意】孕妇、皮肤破损者禁用。运动员慎用。

【规格贮藏】300mg/瓶。密封。

冯了性风湿跌打药酒

【处方组成】丁公藤、麻黄、桂枝、羌活、白芷、苍术、蚕沙、猪牙皂、苦杏仁、当归、川芎、乳香、没药、五灵脂、牡丹皮、陈皮、香附、木香、小茴香、枳壳、厚朴、白术、山药、泽泻、黄精、补骨脂、菟丝子。

【功能主治】祛风除湿、活血止痛。主治风寒湿痹症。症见关节肿痛、腰腿酸痛、肿胀、疼痛。

【现代药理】具有抗炎、镇痛、改善微循环等作用。

【临床应用】风湿性关节炎、类风湿关节炎、跌打损伤、急性软组织损伤等。临床以伤处肿胀疼痛、手足麻木、筋骨拘急等为特征症状。

【用药特征】本成药以祛风除湿，温经散寒为主，兼能活血通经，行气散滞，健脾除湿，益肾壮骨。适用于风寒湿邪瘀阻经络关节肿痛、麻木、局部青紫瘀血症状明显者。

【用法用量】口服。一次10～15ml，一日2～3次。外用。擦于患处。若有肿痛黑瘀，用生姜捣碎炒热，加入药酒适量，擦患处。

【使用注意】孕妇禁用。酒精过敏者禁用。湿热痹者不宜。脾胃虚弱者及体虚多汗者慎用。不易过量久用。忌食生冷食物。

【规格贮藏】500ml/瓶。密封。

治伤胶囊

【处方组成】生关白附、防风、羌活、虎掌南星（姜矾制）、白芷。

【功能主治】祛风散结、消肿止痛。主治风湿瘀阻证。症见外伤红肿、内伤胁痛。

【现代药理】具有抗风湿性关节炎、抗炎、镇痛、抗凝血、改善血液循环、促进组织病变的修复等作用。

【临床应用】跌打损伤、风湿性关节炎等。临床以外伤红肿、内伤胁痛为特征症状。

【用药特征】本成药以祛风散结，消肿止痛为主，辅以燥湿化痰，散风解表，适用于跌打损伤属风湿瘀阻者。

【用法用量】口服。用温黄酒或温开水送服，一次4～6粒，一日1～2次，或遵医嘱。外用。取内容物用白酒或醋调敷患处。

【使用注意】孕妇禁服。必须按规定剂量服用，不可过量使用。

【不良反应】偶见过敏性皮疹。

【规格贮藏】0.25g/粒。密封。

消肿止痛酊

【处方组成】大罗伞、小罗伞、黄藤、栀子、三棱、莪术、川芎、木香、沉香、五加皮、牛膝、红杜仲、防风、荆芥、白芷、薄荷脑、细辛、桂枝、徐长卿、两面针、樟脑。

【功能主治】舒筋活络、消肿止痛。主治风寒湿瘀证。症见肿胀、疼痛、活动受限、瘙痒。

【现代药理】具有镇痛、抗炎、促进外伤瘀斑吸收等作用。

【临床应用】跌打损伤、软组织损伤、风湿性关节炎、类风湿关节炎、疖病、毛囊炎、腮腺炎、手足耳部位的I度冻疮（急性期）等。临床以伤处青红紫斑、肿闷胀痛、活动受限、关节屈伸不利为特征症状。

【用药特征】本成药主要以清热解毒、活血消肿、祛风止痛为主，辅以温经散寒，行气活血，适用于跌打损伤或外感风湿或瘀血痰结凝聚所致的痹症或温毒内侵双颐所致的痹症、肿毒、疳腮肿痛者。

【用法用量】外用。擦患处。口服。一次5～10ml，一日1～2次，必要时饭前服用。用于冻疮：外用。擦患处，待自然干燥后，再涂搽一遍，一日2次，疗程7天。

【使用注意】儿童、孕妇、经期及哺乳期妇女、皮肤破损者、对酊剂过敏者禁用。不宜长期大面积使用。肝肾功能不全者禁止口服。忌食生冷、油腻食物。

【不良反应】偶见局部刺激反应。

【规格贮藏】33ml/瓶。密封，置阴凉处（不超过20℃）。

镇痛沽络酊

【处方组成】草乌、半夏、川乌、樟脑、栀子、大黄、木瓜、天南星、羌活、独活、路路通、花椒、苏木、蒲黄、香樟木、赤芍、红花。

【功能主治】舒筋活络、祛风定痛。主治风湿阻络证。症见局部组织疼痛、活动受限等。

【现代药理】尚未检索到本成药相关的药理资料。

【临床应用】急慢性软组织损伤、关节炎、肩周炎、颈椎病、骨质增生、坐骨神经痛、肌肉劳损等。临床以疼痛、活动受限为特征症状。

【用药特征】本成药以祛风胜湿、通络止痛为主，兼顾温经散寒，活血化瘀，适用于外伤风湿阻络者。

【用法用量】外用。一次按喷3～5下，一日2～3次，先将药液喷于药垫上，再用手将药垫按压（或用绷带固定）于痛处或相关穴位，一般一次按压3～15分钟。

【使用注意】为外用药，禁止内服。皮肤破溃或感染处禁用。对及酒精过敏者禁用。糖尿病患者、经期及哺乳期妇女慎用。过敏体质者慎用。切勿接触眼睛、口腔、鼻等黏膜处（如不慎溅入，请用清水冲洗）。颈部以上部位尤其是面部不宜使用。不宜长期或大面积使用，使用过程中如出现皮肤过敏时暂停使用。忌食生冷、油腻食物。

【规格贮藏】150ml/瓶。密封。

雪山金罗汉止痛涂膜剂

【处方组成】铁棒槌、延胡索、五灵脂、雪莲花、川芎、红景天、秦艽、桃仁、西红花、冰片、麝香。

【功能主治】活血、消肿、止痛。主治风湿瘀阻证。症见局部组织疼痛、肿胀、活动受限等。

【现代药理】具有抗炎、止痛、抑制佐剂性关节炎等作用。、

【临床应用】急慢性扭挫伤、风湿性关节炎、类风湿关节炎、痛风、肩周炎、骨质增生、神经性头痛。临

第七篇

床以肿痛、关节屈伸不利为特征症状。

【用药特征】本成药以祛风除湿、活血散瘀、消肿止痛为主，兼顾开窍、清热解毒，本成药长于祛风胜湿，适用于风湿瘀阻局部组织肿痛症。

【用法用量】涂在患处。一日3次。（将瓶身倒置，使走珠接触患处，轻轻挤压瓶体将药液涂抹均匀，形成药膜；如将皮肤按摩或热敷后再用药，效果更佳）

【使用注意】孕妇禁用。对过敏者、皮肤破损处禁用。禁止内服。过敏体质者慎用。切勿接触眼睛、口腔等黏膜处。不宜长期或大面积使用。

【不良反应】少数病例出现皮肤颜色改变，皮肤痒感等反应；极个别病例出现皮疹、水疱、蜕皮等现象。

【规格贮藏】20ml/瓶；45ml/瓶。密封。

正骨水

【处方组成】九龙川、猪牙皂、买麻藤、过江龙、香樟、香加皮、海风藤、豆豉姜、羊耳菊、虎杖、草乌、碎骨木、千斤拔、穿壁风、横经席、莪术、降香、土鳖虫、五味藤、鹰不扑、朱砂根、木香、徐长卿、两面针、薄荷脑、樟脑。

【功能主治】活血祛瘀、舒筋活络、消肿止痛。主治寒湿瘀阻证。症见局部肿痛、骨折、脱臼、关节活动受限等。

【现代药理】具有镇痛、抗炎、改善血液流变性、改善微循环、促进损伤组织的修复、抗缺氧等作用。

【临床应用】跌打损伤、急性闭合性软组织损伤、骨折、脱臼、体育运动前后消除疲劳等。临床以局部肿痛、皮肤青紫、肢体畸形、功能活动受限等为特征症状。

【用药特征】本成药以祛风除湿、活血散瘀止痛为主，兼顾温通经脉，舒筋活络，疗伤止痛作用偏强，接骨续筋作用弱，适用于寒湿瘀阻瘀血肿痛者。

【用法用量】用药棉蘸药液轻搽患处；重症者用药液湿透药棉敷患处1小时，每日2～3次。

【使用注意】孕妇禁用。骨折、脱臼者宜手法复位后，再用药物治疗。不可内服、久用、过量使用和搽入伤口。用药过程中如有瘙痒起疹停用。

【不良反应】有引起严重过敏性皮疹的报道。

【规格贮藏】12ml/瓶；30ml/瓶；45ml/瓶；88ml/瓶。密封。

附：寒湿瘀血跌打损伤中成药特点比较

中成药名	功效		临床治疗主症	
	共同点	独有功效	相同主治	主治自身特点
少林风湿跌打膏	活血化瘀祛风除湿温经通络	舒筋止痛	瘀血挟寒湿阻络证。症局部疼痛、肿胀，互动受限	伤处瘀肿疼痛、关节屈伸不利、腰肢酸麻
跌打镇痛膏		续筋接骨消肿止痛		肿胀，疼痛、舌暗或有斑点，脉涩
麝香祛痛气雾剂（搽剂）		舒筋活络、止痛		肢体瘀血、肿痛，活动受限
麝香舒活搽剂		通络止痛		伤处青紫，肿痛、关节痹痛
三七伤药片（胶囊、颗粒）		舒筋止痛补肾强骨		局部肿痛、瘀血、皮肤青紫或关节疼痛、遇寒加重、屈伸不利、舌质紫暗有瘀斑
千山活血膏		舒筋活络消肿止痛		肌肤、关节疼痛、肿胀、活动受限
筋骨伤喷雾剂		清热补肾		局部肿痛
展筋活血散		通络展筋益气安神		瘀斑、肿痛
冯了性风湿跌打药酒		行气健脾、益肾壮骨		伤处肿胀疼痛、麻木、筋骨拘急、青紫

续表

中成药名	功效		临床治疗主症	
	共同点	独有功效	相同主治	主治自身特点
治伤胶囊	活血化瘀祛风除湿温经通络	疏风解表燥湿化痰	瘀血挟寒湿阻络证。症局部疼痛、肿胀，互动受限	外伤红肿、内伤胁痛
消肿止痛酊		舒筋活络解毒行气		肿胀，疼痛，活动受限、瘙痒
镇痛活络酊		舒筋活络		疼痛、肿胀
雪上金罗汉止痛涂膜剂		开窍通络清热解毒		肿痛、关节屈伸不利
正骨水		舒筋活络、行气消肿		局部肿痛、皮肤青紫、肢体畸形、功能活动受限

三、气滞血瘀

独圣活血片

【处方组成】三七、香附（四炙）、当归、醋延胡索、鸡血藤、大黄、甘草。

【功能主治】活血消肿、理气止痛。主治气滞血瘀证。症见伤处皮肤青紫、肿胀、疼痛。

【现代药理】尚未检索到本成药相关的药理资料。

【临床应用】跌打损伤、痛经等。临床以皮肤瘀血、肿胀、疼痛为特征症状。

【用药特征】本成药以活血化瘀，理气止痛为主，兼顾泻热，益气和中。用药辛行，偏重活血行气止痛，适用于气滞血瘀所致的肿胀，疼痛。

【用法用量】口服。一次3片，一日3次。

【使用注意】孕妇禁用。发热病人暂停使用。过敏者禁用。忌生冷、油腻食物。

【规格贮藏】薄膜衣片：0.41g/片；糖衣片：0.4g/片芯。

复方伤痛胶囊

【处方组成】大黄（酒制）、当归、柴胡、天花粉、桃仁（去皮）、红花、醋延胡索、甘草。

【功能主治】活血化瘀、行气止痛。主治气滞血瘀证。症见局部疼痛、肿胀、瘀斑、舌质紫暗或有瘀斑、脉弦涩。

【现代药理】具有镇痛、抗凝血、降低血黏度、改善微循环、促进血肿吸收和急性软组织损伤的恢复等作用。

【临床应用】急性胸壁扭挫伤、急性软组织损伤等。临床以局部瘀斑、肿胀、疼痛为特征症状。

【用药特征】本成药以清热活血、散瘀止痛为主，兼有行气功效，适用于气滞血瘀瘀斑、肿痛者。

【用法用量】口服。一次3粒，一日3次，疗程为10天。

【使用注意】孕妇忌用。长期慢性腹泻者慎用。

【不良反应】个别患者服用后出现大便频次增加。

【规格贮藏】0.3g/粒。密封，置阴凉干燥处。

肿痛气雾剂

【处方组成】七叶莲、三七、雪上一枝蒿、滇草乌、金铁锁、玉葡萄根、灯盏细辛、金叶子、重楼、火把花根、八角莲、披麻草、白及、白芷、栀子、薄荷脑、冰片、麝香。

【功能主治】彝医：瓜他使他齐，诺齐喽，补知扎诺。

中医：消肿镇痛、活血化瘀、舒筋活络、化瘀散结。主治气滞血瘀证。症见局部组织肿痛、瘀斑等。

【现代药理】尚未检索到本成药相关的药理资料。

【临床应用】跌打损伤、风湿关节痛、肩周炎、痛风关节炎、乳腺小叶增生等。临床以肿痛、屈伸不利为特征症状。

【用药特征】本成药以清热泻火、活血散瘀、消肿止痛为主，兼顾醒神开窍、祛风胜湿，适用于气滞血瘀

所致局部组织红肿疼痛、瘀青者。

【用法用量】外用。摇匀后喷于伤患处，一日2～3次。

【使用注意】孕妇禁用。局部破损或感染者慎用。

【规格贮藏】42g/瓶。密封，置阴凉处。

扭伤归胶囊

【处方组成】当归、防风、枳壳、浙贝母、知母、天南星（制）、瓜蒌、白芷、红花。

【功能主治】理气、活血化瘀、消肿止痛。主治气滞血瘀证。症见局部组织肿痛等。

【现代药理】尚未检索到本成药相关的药理资料。

【临床应用】胸胁、腰背、四肢等软组织急性损伤等。临床以局部组织肿痛为特征症状。

【用药特征】本成药以活血散瘀、清热泻火、理气散结为主。用药长于气血双调，适用于气滞血瘀所致局部组织瘀青、肿痛者。

【用法用量】口服。一次3粒，一日2次；或遵医嘱。

【使用注意】孕妇、哺乳期妇女慎用。

【规格贮藏】0.5g/粒。密封。

附：气滞血瘀跌打损伤中成药特点比较

中成药名	功效		临床治疗主症	
	共同点	独有功效	相同主治	主治自身特点
独圣活血片	活血消肿理气止痛	泻热、益气和中	气滞血瘀证。症见瘀血、肿胀、疼痛	皮肤青紫，肿胀、疼痛
复方伤痛胶囊		行气止痛		局部疼痛、肿胀、瘀斑、舌质紫暗或有瘀斑、脉弦涩
肿痛气雾剂		舒筋活络化痞散结		局部组织红肿疼痛、瘀青
扭伤归胶囊		消肿清热泻火		局部组织红肿疼痛、瘀青

四、虚实夹杂

养血荣筋丸

【处方组成】当归、何首乌、党参、炒白术、铁丝威灵仙（酒炙）、续断、桑寄生、盐补骨脂、伸筋草、透骨草、油松节、鸡血藤、赤芍、赤小豆、木香、陈皮。

【功能主治】养血荣筋、祛风通络。主治风湿瘀阻、气血不荣证。症见筋骨疼痛、肢体麻木、肌肉萎缩、关节不利。

【现代药理】尚未检索到本成药相关的药理资料。

【临床应用】陈旧性跌打损伤、网球肘、桡骨茎突狭窄性腱鞘炎、扳机指、膝关节内外侧副韧带损伤、髌下脂肪垫损伤、跟腱周围炎、跟痛症、骨性关节炎等。临床以局部疼痛、压痛、肢体麻木、肌肉萎缩、关节不利为特征症状。

【用药特征】本成药以补血活血、补肝益肾，辅以祛风除湿、通络止痛，兼顾行气、消肿解毒，适用于跌打损伤失治或久治不愈导致经络不通，气血不荣筋脉者关节屈伸不利，疼痛症。

【用法用量】口服。一次1～2丸，一日2次。

【使用注意】孕妇禁用。对本品过敏者禁用。六岁以下儿童慎用。

【规格贮藏】9g/丸。密封。

壮筋续骨丸

【处方组成】川芎、白芍、杜仲、骨碎补、桂枝、三七、木瓜、自然铜（煅）、当归、菟丝子、党参、阴行草、续断、五加皮、熟地黄、炙黄芪、蜂蜜（煅）。

【功能主治】补气活血、强壮筋骨。主治跌打损伤属肝肾不足、气虚血瘀证。症见局部组织瘀青、疼痛、活动不利等。

【现代药理】尚未检索到本成药相关的药理资料。

【临床应用】跌打损伤。临床以局部组织瘀青、肿痛、关节活动受限为特征症状。

等症状。

【用药特征】本成药以活血散瘀、补肾壮骨为主，兼顾滋阴补气、接骨续筋，适用于跌打损伤属气虚血瘀、肝肾不足致局部组织瘀斑、肿痛、关节屈伸不利

【用法用量】口服。水蜜丸每次20丸，大蜜丸每次1丸，每日2次。

【使用注意】孕妇禁服。

【规格贮藏】9g/大蜜丸，2.15g/10丸水蜜丸。密封。

附：虚实夹杂跌打损伤中成药特点比较

中成药名	功效		临床治疗主症	
	共同点	独有功效	相同主治	主治自身特点
养血荣筋丸	补肾活血	养血荣筋 祛风通络	风湿瘀阻，气血不荣证	局部疼痛、压痛、肢体麻木、肌肉萎缩、关节不利
壮筋续骨丸		补气活血 强壮筋骨	肝肾不足、气虚血瘀证	瘀青、肿痛、关节活动受限

第七篇

803

第 3 章 骨关节炎

一、寒湿瘀阻

麝香跌打风湿膏

【处方组成】红花、马钱子、草乌、川乌、荆芥、连钱草、防风、白芷、山柰、干姜、颠茄流浸膏、白胶香、冰片、薄荷油、丁香罗勒油、樟脑、肉桂油、水杨酸甲酯、人工麝香。

【功能主治】祛风除湿、化瘀止痛。主治寒湿瘀阻证。症见关节肿痛、屈伸不利等。

【现代药理】尚未检索到本成药相关的药理资料。

【临床应用】骨关节风湿痛、跌打损伤等。临床以关节肿痛、皮肤瘀血屈伸不利为特征症状。

【用药特征】本成药为中西医合用制剂，以祛风除湿、化瘀止痛为主，配以颠茄流浸膏的解痉止痛，加用水杨酸甲酯的抗炎镇痛。用药辛香走窜，温经通络力强，适用于寒湿瘀阻所致的骨关节炎、风湿病。

【用法用量】外用。贴敷洗净处。

【使用注意】皮肤破溃或感染处禁用。禁止内服。经期及哺乳期妇女慎用。不易长期或大面积使用。忌食生冷、油腻食物。

【不良反应】偶有皮肤过敏反应。

【规格贮藏】6cm×10cm/帖。密闭。

狗皮膏

【处方组成】生川乌、生草乌、肉桂、官桂、羌活、独活、青风藤、香加皮、防风、铁丝威灵仙、苍术、蛇床子、麻黄、高良姜、小茴香、白芷、丁香、木瓜、油松节、当归、赤芍、苏木、大黄、续断、川芎、乳香、没药、冰片、樟脑。

【功能主治】祛风散寒、活血止痛。主治风寒湿邪、气血瘀滞证。症见四肢麻木、腰腿疼痛、筋脉拘挛、局部肿痛、脘腹冷痛、行经腹痛、寒湿带下、积聚痞块。

【现代药理】尚未检索到相关要离文献。

【临床应用】骨关节炎风湿性关节炎、类风湿关节炎、软组织损伤、急性腰扭伤、胸胁挫伤、原发性痛经、盆腔炎等。临床以伤处肿胀疼痛、肢体麻木、筋脉拘挛、活动受限或局部青紫为临床特征症状。

【用药特征】本成药以温经散寒止痛，祛风除湿为主，兼活血散瘀、补肾壮筋骨。用药大热大温散寒结合辛温发散温燥除湿，活血兼顾养血，适用于风寒湿邪、气血瘀滞者。

【用法用量】外用。用生姜擦净患处皮肤，将膏药加温软化，贴于患处或穴位。

【使用注意】患处皮肤破损及孕妇禁用。风湿热痹者、皮肤过敏者慎用。

【规格贮藏】12g/帖；15g/帖；24g/帖；30g/帖。密封，置阴凉处。

骨痛灵酊

【处方组成】雪上一枝蒿、干姜、龙血竭、乳香、没药、冰片。

【功能主治】温经散寒、祛风活血、通络止痛。主治寒湿瘀阻证。症见颈腰腿部、关节疼痛、自觉肢端冷痛、得温热减轻、苔白腻、脉沉而迟缓。

【现代药理】尚未检索到本成药相关的药理资料。

【临床应用】腰椎骨质增生、颈椎骨质增生、肩周炎、风湿性关节炎、骨性关节炎、创伤性关节炎、强直性脊柱炎、脊柱骨关节病、类风湿关节炎等。临床以颈腰腿部痛有定处、重着而痛、肢重步艰、关节酸痛、遇寒加重、得热症减为特征症状。

【用药特征】本成药以祛风除湿、活血散寒止痛为主。用药以活血止痛为长，兼祛风湿、温经通脉，适用于风寒湿邪致经络瘀阻者。

【用法用量】外用。一次10ml，一日1次。将药液浸于敷带上贴敷患处30~60分钟；20天为一疗程。

【使用注意】孕妇禁用。对酊剂过敏者及皮损之处禁用。风湿热痹，关节红肿热痛者慎用。不可内服。用药后3小时内不得吹风、接触冷水。有报道患者出现局部灼热感，继续用药时，部分患者在用药部位出现皮疹或局部瘙痒，停药后可消失。每次用药后涂少许润肤膏，可减轻和防止局部刺激。忌食生冷、油腻食物。

【不良反应】局部可见灼热感、皮疹、瘙痒。

【规格贮藏】10ml/瓶；30ml/瓶；40ml/瓶；50ml/瓶；60ml/瓶；100ml/瓶；250ml/瓶。密封，阴凉处。

通络祛痛膏

【处方组成】当归、川芎、红花、山柰、花椒、胡椒、丁香、肉桂、干姜、荜茇、大黄、薄荷脑、冰片、樟脑。

【功能主治】活血通络、散寒除湿、消肿止痛。适用于瘀血停滞、寒湿阻络证。症见腰腿疼痛有定处、重着而痛、肢重步艰、遇寒湿之邪后腰腿疼痛加重、自觉肢端冷痹、得温热减轻、多有下肢麻木刺痛感、苔白腻、脉沉或沉缓。

【现代药理】具有抗炎、镇痛等作用。

【临床应用】骨性关节炎、创伤性关节炎、强直性脊柱炎、脊柱骨关节病等。临床以关节刺痛或钝痛、关节僵硬、屈伸不利、畏寒肢冷为特征症状。

【用药特征】本成药以补血活血、通脉止痛、兼顾温经行气、散寒除湿。用药活血补血作用强，适用于瘀血停滞、寒湿阻络所致骨痹者。

【用法用量】外贴患处。一次1~2贴，一日1次。15天为一疗程。

【使用注意】孕妇及皮肤破损处禁用。关节红肿热痛者及对橡胶膏剂过敏者慎用。

【规格贮藏】7cm×10cm/帖。密封。

复方南星止痛膏

【处方组成】生天南星、生川乌、丁香、肉桂、细辛、白芷、川芎、乳香（制）、没药（制）、徐长卿、樟脑、冰片。

【功能主治】散寒除湿、活血止痛。主治寒湿瘀阻证。症见关节疼痛、肿胀、功能障碍、遇寒加重、舌质暗淡或有瘀斑。

【现代药理】有镇痛、局部麻醉、抗炎和改善微循环等作用。

【临床应用】骨性关节炎、风湿性关节炎、类风湿关节炎、肩周炎、急性软组织损伤、颈椎病、膝关节骨质增生、膝关节炎、腰椎间盘突出等。临床以关节疼痛、肿胀、屈伸不利、遇寒加重为特征症状。

【用药特征】本成药以祛风除湿、活血化瘀为主，兼以温经通脉。用药多以温热为主，兼以苦辛，适用于骨性关节炎属寒湿瘀阻者。

【用法用量】外贴。选最痛部位，最多贴3个部位，贴24小时，隔日1次，共贴3次。

【使用注意】孕妇禁用。不宜长期使用。风湿热痹者慎用。皮肤破损处不宜使用。

【不良反应】有外用致全身发热、面部潮红、呼吸困难、声音嘶哑等过敏反应的报道。

【规格贮藏】10cm×13cm/片。密封。

壮骨麝香止痛膏

【处方组成】人工麝香、生草乌、生川乌、乳香、没药、牛马钱子、丁香、肉桂、荆芥、防风、老鹳草、香加皮、积雪草、骨碎补、白芷、山柰、干姜、水杨酸甲酯、薄荷脑、冰片、樟脑、芸香浸膏、颠茄流浸膏。

【功能主治】祛风湿、活血止痛。主治风湿瘀阻证。症见关节、肌肉痛、扭伤肿痛。

【现代药理】尚未检索到本成药相关的药理资料。

【临床应用】风湿关节炎、肌肉痛、扭伤等。临床以关节、肌肉肿痛为特征症状。

【用药特征】本成药以祛风除湿、散结通络为主，兼顾温经通脉、补益肝肾。本成药为中西药合用制剂，长于活血祛湿止痛，适用于寒湿阻络所致的关节、肌肉疼痛。

【用法用量】外用。贴于患处。

【使用注意】皮肤破溃或感染处禁用。孕妇、儿童、经期及哺乳期妇女、年老体弱、过敏体质者慎用。青光眼、前列腺肥大患者慎用。不宜长期或大面积使用。忌生冷、油腻食物。

【不良反应】少数患者可出现皮疹、皮肤瘙痒、用药局部水肿、皮肤溃烂等。

第七篇

【规格贮藏】7cm×10cm/张。密封，置阴凉干燥处（不超过20℃）。

骨通贴膏

【处方组成】丁公藤、麻黄、当归、干姜、白芷、海风藤、乳香、三七（金不换）、姜黄、辣椒、樟脑、肉桂油、薄荷脑。

【功能主治】祛风散寒、活血通络、消肿止痛。主治寒湿阻络兼血瘀证。症见局部关节疼痛、肿胀、麻木重着、屈伸不利或活动受限。

【现代药理】具有抗炎、镇痛和扩张微血管等作用。

【临床应用】骨质增生症、退行性骨关节炎等。临床以局部疼痛、肿胀、活动受限为特征症状。

【用药特征】本成药以祛风散寒、活血散结为主，兼顾辛行温经通络。适用于寒湿阻络兼血瘀者。

【用法用量】外用。将患处皮肤洗净贴于患处。整片撕去盖衬，贴于患处，是弹力布弹力方向与关节活动方向一致，每次1贴/患处，7天为一疗程，或遵医嘱。

【使用注意】皮肤过敏者、患处皮肤溃破者及孕妇慎用。每次贴用的时间不宜超过12小时。使用过程中如出现皮肤发红，瘙痒等症状，可适当减少贴用时间。

【不良反应】有时出现皮疹、瘙痒，罕见水疱。

【规格贮藏】7cm×10cm/帖。密封，置阴凉处。

六味祛风活络膏

【处方组成】姜黄、威灵仙、见血飞、乳香、没药、冰片等。

【功能主治】活血化瘀、祛风除湿、消肿止痛。主治肩周炎属气滞血瘀证。症见肩关节疼痛为主。

【现代药理】尚未检索到本成药相关的药理资料。

【临床应用】肩周炎。临床以肩关节肿痛、先阵发性酸痛、继之发生运动障碍等为用药特征。

【用药特征】本成药以祛风除湿、活血化瘀、消肿止痛为主。用药长于破血行气，兼以清热止痛，舒筋通络，适用于肩周炎属气滞血瘀证。

【用法用量】外贴患处。每次1贴，每日一次，疗程4周。

【使用注意】对本品过敏者禁用。破损皮肤禁用。过敏体质或对多种药物过敏者慎用。

【不良反应】少数患者用药处出现轻度皮疹，轻度皮肤瘙痒等。

【规格贮藏】7cm×10cm/帖。密封。

附：寒湿瘀阻骨关节炎中成药特点比较

中成药名	功效		临床治疗主症	
	共同点	独有功效	相同主治	主治自身特点
麝香跌打风湿膏	祛风除湿活血化瘀	止痛	寒湿阻络兼血瘀证。症见关节肿痛、屈伸不利	关节肿痛、屈伸不利、皮肤瘀血
狗皮膏		温经散寒补肾壮骨		四肢麻木、腰腿疼痛、筋脉拘挛，痛经、带下量多，色白青稀
骨痛灵酊		通络止痛		颈腰腿部、关节疼痛，自觉肢端冷痛，得温热减轻，苔白腻，脉沉而迟缓
通络祛痛膏		温经行气活血补血		关节刺痛或钝痛、僵硬、屈伸不利、畏寒肢冷，多有下肢麻木，苔白腻、脉沉或沉缓
复方南星止痛膏		温经通脉		关节疼痛、肿胀、功能障碍、遇寒加重、舌质暗淡或有瘀斑
壮骨麝香止痛膏		止痛		关节、肌肉痛、扭伤肿痛
骨通帖膏		温经通络消肿止痛		关节疼痛、肿胀、麻木重着、屈伸不利
六味祛风活络膏		破血行气消肿止痛		肩关节肿痛、先阵发性酸痛、继之发生运动障碍

二、寒湿阻络

活络丸

【处方组成】蕲蛇（酒炙）、麻黄、羌活、竹节香附、天麻、乌梢蛇（酒炙）、细辛、豹骨（油炙）、僵蚕（麸炒）、铁丝威灵仙（酒炙）、防风、全蝎、肉桂（去粗皮）、附子（炙）、丁香、地龙、没药（醋炙）、乳香（醋炙）、赤芍、血竭、何首乌（黑豆酒炙）、玄参、甘草、熟地黄、白术（麸炒）、茯苓、人参、龟甲（沙烫醋淬）、骨碎补、当归、广藿香、熟大黄、白芷、川芎、草豆蔻、黄芩、沉香、黄连、青皮（醋炙）、香附（醋炙）、天竺黄、木香、乌药、松香、葛根、豆蔻、人工麝香、水牛角浓缩粉、冰片、人工牛黄、朱砂、安息香。

【功能主治】祛风、舒筋、活络、除湿。主治风寒湿痹证。症见肢体疼痛、手足麻木、筋脉拘挛、中风瘫痪、口眼歪斜、半身不遂、言语不清、舌暗淡，苔白腻、脉沉或沉缓。

【现代药理】尚未检索到本成药相关的药理资料。

【临床应用】骨痹、风湿性关节炎、中风等。临床以肢体疼痛、麻木、活动不利为特征症状。

【用药特征】本成药以祛风散寒、温经胜湿、通络止痛为主，兼顾补肾强筋、清热解毒、活血散结。用药多以温经通络，兼以苦寒，适用于风寒湿所致的痹证。

【用法用量】口服。温黄酒或温开水送服。一次1丸，一日2次。

【使用注意】孕妇忌服。不宜过量久服。肝肾功能不全者慎用。

【不良反应】少数患者出现口干舌燥、大便偏干、胃部短暂不适。

【规格贮藏】3g/丸。密封。

活血舒筋酊

【处方组成】生川乌、生草乌、当归、川芎、红花、老鹳草、续断、香加皮、木瓜、茜草、牛膝、桂枝、威灵仙、千年健、秦艽、红曲。

【功能主治】舒筋活络、祛寒散瘀。主治寒湿阻络证。症见局部组织疼痛、肿胀、麻木，活动受限。

【现代药理】尚未检索到本成药相关的药理资料。

【临床应用】腰腿疼痛、风湿性关节炎等。临床以局部疼痛、麻木、活动受限为特征症状。

【用药特征】本成药以温经散寒，活血通经，祛湿止痛为主。用药以温热、辛行为多，适用于痹证、外伤寒湿瘀阻者。

【用法用量】口服。一次10～15ml，每日早晚各服一次。

【使用注意】孕妇、心脏病患者忌服。切忌服用过量。

【规格贮藏】180ml/瓶。密封。

附：寒湿阻络骨关节炎中成药特征比较

中成药名	功效		临床治疗主症	
	共同点	独有功效	相同主治	主治自身特点
活络丸	温经散寒祛风除湿活血	清热解毒，补肾强筋	风寒湿痹证。症见肢体疼痛、麻木、活动受限	肢体疼痛、手足麻木、筋脉拘挛、口眼歪斜、言语不清、舌暗淡，苔白腻，脉沉或沉缓
活血舒筋酊		舒筋活络，祛寒散瘀		局部疼痛、麻木、活动受限

三、虚实夹杂

壮骨关节丸

【处方组成】狗脊、淫羊藿、独活、骨碎补、续断、补骨脂、桑寄生、鸡血藤、熟地黄、木香、乳香、没药。

【功能主治】补益肝肾、养血活血、舒筋活络、理气止痛。主治肝肾不足、血瘀气滞、脉络痹阻证。症见关节肿胀、疼痛、麻木、活动受限、舌淡苔白腻、脉沉或沉细。

【现代药理】具有抗炎、镇痛、镇静、促进DNA复制、增强免疫功能等作用。

【用药特征】本成药以补益肝肾，祛风除湿，活血化瘀为主，兼顾行气止痛。用药长于补益肝肾，强筋壮骨，适用于肝肾不足，风寒湿邪阻络或气滞血瘀所致的组织肿痛、活动受限等。

【临床应用】骨性关节炎、腰痛、腰肌劳损等。临床以局部疼痛、活动受限为特征症状。

【用法用量】口服。一次6g（约一瓶盖），一日2次。早晚饭后服用。

【使用注意】孕妇禁用。关节红肿热痛者慎用。脾胃虚弱者慎用。不宜大剂量长期使用。肝功能不良或特异体质者慎用。定期检查肝功能或遵医嘱。

【不良反应】可引起肝损害、高血压和过敏性疾病。

【规格贮藏】60g/瓶。密封。

麝香壮骨膏

【处方组成】八角茴香、山奈、生川乌、生草乌、麻黄、白芷、苍术、当归、干姜、麝香、薄荷脑、樟脑、冰片、豹骨、水杨酸甲酯、盐酸苯海拉明、硫酸软骨素。

【功能主治】祛风除湿、消肿止痛。主治风寒湿阻络、外伤瘀血证。症见瘀血、肿痛、活动受限、舌苔淡或白腻、脉弦紧或浮紧。

【现代药理】尚未检索到本成药相关的药理资料。

【临床应用】风湿性关节炎、类风湿关节炎、神经痛、肌肉劳损、扭挫伤等。临床以关节疼痛、遇寒加重、得热减轻、肿胀疼痛、活动受限等。

【用药特征】本成药为中西药合用制剂，以祛风除湿、散寒止痛、活血行气、强筋壮骨为主，辅以西药解痉止痛，抗炎、抗过敏。用药多以辛温为多，适用于风寒湿邪瘀者。

【用法用量】外用。贴于患处。

【使用注意】孕妇禁用。风湿热痹关节红肿热痛者慎用。皮肤破损处、皮肤过敏者不宜使用。忌食生冷、油腻食物。

【不良反应】有引起接触性皮炎的报道。

【规格贮藏】7cm×10cm/片。密封。

抗骨增生片（胶囊、丸）

【处方组成】熟地黄、酒肉苁蓉、鸡血藤、狗脊（盐制）、女贞子（盐制）、淫羊藿、骨碎补、炒莱菔子、牛膝。

【功能主治】补腰肾、强筋骨、活血止痛。主治肝肾不足、瘀血阻络证。症见关节肿胀、麻木、疼痛、活动受限、苔白腻、脉沉而迟缓。

【现代药理】具有抗炎、镇痛、改善血液流变性、促进骨折愈合等作用。

【临床应用】骨性关节炎、创伤性关节炎、强直性脊柱炎、脊柱骨关节病等。临床以关节肿痛、麻木、腰膝酸软为特征症状。

【用药特征】本成药以滋阴补肾、壮筋骨为主，兼顾逐瘀通经，活血止痛。用药长于甘温滋补强筋骨，兼以辛行，适用于肝肾不足、瘀血阻络所致的关节肿胀、疼痛、活动受限者。

【用法用量】片：口服。一次4片，一日2次。胶囊：口服。一次5粒，一日3次。丸：口服。水蜜丸一次2.2g，小蜜丸一次3g，大蜜丸一次1丸，一日3次。

【使用注意】孕妇慎用。关节红肿热痛者慎用。

【规格贮藏】片：0.3g/片。密封。胶囊：0.35g/粒。密封。丸：水蜜丸：2.2g/11丸。密封。小蜜丸：3g/袋。密封。大蜜丸：3g/丸。密封，防潮。

穿龙骨刺片

【处方组成】穿山龙、淫羊藿、狗脊、川牛膝、熟地黄、枸杞子。

【功能主治】补肾健骨、活血止痛。主治肾虚血瘀证。症见关节疼痛、畏寒肢冷、遇寒加重、遇热缓解。

【现代药理】具有抗炎、镇痛、改善血液流变学、抗骨质增生等作用。

【临床应用】腰膝部骨性关节炎、骨质增生等。临床以腰膝关节疼痛、畏寒肢冷为特征症状。

【用药特征】本成药以祛风活络、补肝肾为主，辅以温经活血、滋阴养血。用药长于甘温补肝肾，强筋骨、益精血、兼以辛行，适用于肾虚血瘀的骨性关节炎肿痛症状明显者。

【用法用量】口服。一次6～8片，一日3次。

【使用注意】孕妇禁用。关节红肿热痛者慎用。忌生冷、油腻食物。

【规格贮藏】0.5g/片。密封。

无敌丹胶囊

【处方组成】黄芪、杜仲、续断、肉苁蓉、苏木、川芎、没药（制）、淫羊藿、怀牛膝、骨碎补、补骨脂、熟地、细辛、桂枝、血竭、三七、当归、乳香（制）、香加皮、羌活。

【功能主治】益气活血、滋补肝肾、祛风除湿、消肿止痛。主治肝肾不足、气虚血瘀证。症见肿痛、骨折、活动受限等。

【现代药理】尚未检索到本成药相关的药理资料。

【临床应用】骨性关节炎、骨质增生、骨折等。临床以关节肿胀、疼痛为特征症状。

【用药特征】本成药以益气活血、补益肝肾为主，兼顾祛风除湿，温经通络，消肿止痛。用药甘温补益为主，兼以辛行活血，适用于气虚血瘀、肝肾不足之骨关节肿痛、屈伸不利、骨折等。

【用法用量】口服。每次2粒，每日3次，饭前、饭后服用均可，5盒为一疗程。

【使用注意】孕妇、哺乳期妇女慎用。

【规格贮藏】0.4g/粒，密封。

鹿川活络胶囊

【处方组成】鹿茸、制川乌、桂枝、续断、当归、白芍、独活、全蝎、延胡索、炙甘草。

【功能主治】补益肝肾、温经通络、活血止痛。主治肝肾不足、阳虚寒凝、筋脉瘀滞证。症见膝关节疼痛、腰软膝酸、形寒肢冷、局部压痛、关节活动障碍或关节肿胀、行走困难、肢体肌肉萎缩、舌质淡或偏淡紫、苔薄或薄白、脉细弱或弦。

【现代药理】尚未检索到本成药相关的药理资料。

【临床应用】膝骨性关节炎等。临床以膝关节疼痛、肿胀、行走困难为特征症状。

【用药特征】本成药以补益肝肾、温经通脉、活血止痛为主。用药温补为主，兼以辛行活血，适用于肝肾不足、阳虚寒凝、筋脉瘀滞致膝关节肿痛、活动受限等。

【用法用量】口服。一次3粒，一日3次。

【使用注意】孕妇禁用。

【不良反应】偶见轻度恶心、轻度胃胀、腹痛腹泻等。

【规格贮藏】0.45g/粒。密封。

附：虚实夹杂骨关节炎中成药特征比较

中成药名	功效		临床治疗主症	
	共同点	独有功效	相同主治	主治自身特点
壮骨关节丸	补益肝肾 活血止痛 除风祛湿	行气止痛	肝肾不足、瘀血阻络证。症见关节肿痛、活动不利，舌淡或偏淡紫，苔薄白	关节肿胀、疼痛、麻木、活动受限、脉沉或沉细
麝身北骨膏		消肿止痛		瘀血肿痛、活动受限
抗骨增生片（胶囊、丸）		行气消肿		关节肿痛、麻木、腰膝酸软，脉沉而迟缓
穿龙骨刺片		温经健骨 滋阴养血		腰膝关节疼痛、畏寒肢冷
无敌丹胶囊		益气、温经通络		肿痛、骨折、活动受限
鹿川活络胶囊		温经通脉		膝关节疼痛、腰软膝酸、形寒肢冷、活动障碍，脉细弱或弦

第 4 章 骨质疏松

骨康胶囊

【处方组成】补骨脂、续断、三七、芭蕉根、酢浆草。

【功能主治】滋补肝肾、强筋壮骨、通络止痛。主治肝肾不足、经络瘀阻证。症见骨脆易折、骨关节肿痛、活动受限等。

【现代药理】具有抗糖尿病骨质钙盐丢失等作用。

【临床应用】骨折、骨性关节炎、骨质疏松症等。临床以肿痛、关节屈伸不利、骨脆易折为特征症状。

【用药特征】本成药以滋补肝肾、活血通络为主，兼清热、解毒、利湿，适用于肝肾不足、经络瘀阻致骨折、骨关节炎、骨质疏松症。

【用法用量】口服。一次3～4粒，一日3次。

【使用注意】对本品过敏者禁用。肝功能异常者禁用。有药物过敏史或过敏体质者、消化道溃疡者慎用。

【不良反应】可见头疼、恶心、呕吐、肠胃不适、皮疹、肝功能异常等。

【规格贮藏】0.4g/粒。密封。

强骨胶囊

【处方组成】骨碎补总黄酮。

【功能主治】补肾、强骨、止痛。主治肾阳虚证。症见骨脆易折、腰背或四肢关节疼痛等。

【现代药理】具有增加骨密度、促进骨形成、抑制骨吸收、镇痛、抗炎作用。

【临床应用】原发性骨质疏松症、骨量减少等。临床以骨脆易折、腰背或四肢关节疼痛、畏寒肢冷或抽筋、下肢无力、夜尿频多为特征症状。

【用药特征】本成药为单味药有效成分制剂，原药材以补肾壮骨为主，适用于肾阳虚所致的骨痿。

【用法用量】饭后用温开水送服。一次1粒，一日3次，3个月为一疗程。

【使用注意】孕妇慎用。

【不良反应】偶见口干、便秘。

【规格贮藏】0.25g×12粒。密封。

蚝贝钙咀嚼片（蚝贝钙片）

【处方组成】牡蛎。

【功能主治】补肾壮骨。主治肝肾不足证。症见骨痛、肌肉痉挛、骨脆易折、小儿筋骨萎弱、囟门闭合较迟等。

【现代药理】具有抗骨质疏松等作用。

【临床应用】儿童缺钙、老年骨质疏松症的辅助治疗。临床以骨脆易折、腰膝酸软或小儿筋骨萎弱、囟门闭合较迟等为特征症状。

【用药特征】本成药是单味药制剂，以平肝潜阳，补肾壮骨为主要功效，适用于肝肾不足所致的老年骨痿及小儿五迟五软及小儿佝偻病。

【用法用量】嚼服。一次1片，一日3次。

【使用注意】糖尿病患者、过敏者禁用。过敏体质、孕妇慎用。高血压、心脏病、肝病、肾病患者慎用。感冒时不宜服用。忌食生冷、油腻食物。

【不良反应】有引起肝功能异常的报道。

【规格贮藏】0.3g/片。密封。

肾骨胶囊

【处方组成】牡蛎提取物。

【功能主治】补肾壮骨。主治肝肾不足证。症见骨痛、肌肉痉挛、骨脆易折、小儿筋骨萎弱、囟门闭合较迟等。

【现代药理】具有促进骨质形成、维持神经传导、肌肉收缩、毛细血管正常渗透压、抗骨质疏松等作用。

【临床应用】骨质疏松、骨质增生、骨痛、肌肉痉挛、小儿佝偻病。临床以骨脆易折、腰膝酸软、疼痛或小儿筋骨萎弱、囟门闭合较迟等为特征症状。

【用药特征】本成药为单味药提取物，原药材以平肝潜阳，补肾壮骨为主要功效，适用于肝肾不足所致的成人或老年人骨痿及五迟小儿五软和佝偻病。

【用法用量】口服，一次1～2粒，每日3次。

【使用注意】糖尿病患者、过敏者禁用。过敏体质、孕妇慎用。高血压、心脏病、肝病、肾病患者慎用。

忌食生冷、油腻食物。

【规格贮藏】0.1g钙/粒。密封。

附：骨质疏松中成药比较

中成药名	功效		临床治疗主症	
	共同点	独有功效	相同主治	主治自身特点
骨康胶囊	补肝肾、强筋骨	通络止痛清热利湿	肝肾不足证。症见骨脆易折、关节活动不利	骨关节肿痛、屈伸不利、骨折
强骨胶囊		止痛		骨脆易折、腰背或四肢关节疼痛、畏寒肢冷或抽筋、下肢无力、夜尿频多
蚝贝钙咀嚼片（蚝贝钙片）		平肝潜阳		骨脆易折、腰膝酸软或小儿筋骨萎弱，囟门闭合较迟
肾骨胶囊		平肝潜阳		骨脆易折、腰膝酸软、疼痛或小儿筋骨萎弱、囟门闭合较迟

第 5 章 颈痛

一、风（寒）湿瘀阻

颈复康颗粒

【处方组成】黄芪、党参、白芍、威灵仙、秦艽、羌活、丹参、煅花蕊石、炒王不留行、川芎、燀桃仁、红花、乳香（制）、没药（制）、土鳖虫（酒炙）、苍术、石决明、葛根、地龙（酒炙）、地黄、关黄柏。

【功能主治】活血通络、散风止痛。主治风湿瘀阻证。症见头晕、颈项僵硬、肩背酸痛、手臂麻木、舌质淡白、脉缓。

【现代药理】具有抗炎、镇痛、改善血液循环等作用。

【临床应用】颈椎病、骨性关节炎等。临床以头晕、颈项僵硬、肩背痛为特征症状。

【用药特征】本成药以祛风胜湿、活血止痛、平肝息风为主，兼以补中益气、养血荣筋。用药以祛湿、燥湿、活血为主，寒温并用，适用于风湿瘀阻络所致颈椎病且症状明显者。

【用法用量】开水冲服。一次1～2袋，一日2次。饭后服用。

【使用注意】孕妇禁用。脾胃虚弱者慎用。

【规格贮藏】5g/袋。密封。

骨筋丸（片、胶囊）

【处方组成】乳香、没药、白芍、延胡索（醋制）、三七、木香、红花、郁金、独活、牛膝、秦艽、桂枝、血竭、马钱子（制）。

【功能主治】活血化瘀、舒筋通络、祛风止痛。主治风湿血瘀证。症见颈项僵直、肢体麻木、关节肿痛、倦怠乏力、腰膝酸软。

【现代药理】具有抗炎、镇痛、改善血液循环、扩张血管、抗凝血、提高免疫功能等作用。

【临床应用】肥大性脊椎炎、颈椎病、跟骨病、增生性关节炎、大骨节病、骨关节增生、扭挫伤等。临床以局部组织疼痛、肿胀、活动受限为特征症状。

【用药特征】本成药以活血化瘀、消肿止痛为主，兼顾温经通络，祛湿止痛，适用于风湿血瘀致骨关节肿痛、增生、屈伸不利等。

【用法用量】①丸：口服。每次1丸，每日3次。②片：口服。每次3～4片，每日3次。③胶囊：口服。每次3～4粒，每日3次。

【使用注意】孕妇忌服。有出血性疾病、出血倾向及月经期禁用。运动员慎用。不宜过量长期使用。

【规格贮藏】①大蜜丸：10g/丸。密封。②片：0.3g/片。密封。③胶囊：0.3g/粒。密封。

附：风寒湿瘀阻颈椎病中成药特点比较

中成药名	功效		临床治疗主症	
	共同点	独有功效	相同主治	主治自身特点
颈复康颗粒	祛风胜湿 活血止痛	补中益气、养血荣筋	风湿血瘀证。症见颈部僵硬，疼痛，活动不利	头晕、颈肩部酸痛、手臂麻木，舌质淡白，脉缓
骨筋丸（胶囊、片）		温经通络		颈肩部麻木、僵硬、增生、肿痛，乏力

二、瘀血阻滞

颈痛片（颗粒）

【处方组成】三七、川芎、延胡索、羌活、白芍、威灵仙、葛根。

【功能主治】活血化瘀、行气止痛。主治血瘀气滞、脉络闭阻证。症见颈部僵硬疼痛、肩背疼痛、上肢窜麻、窜痛、舌质暗紫、有瘀斑、脉弦涩。

【现代药理】尚未检索到本成药相关的药理资料。

【临床应用】神经根型颈椎病、颈性眩晕等。临床以颈、肩及上肢疼痛、发僵或窜麻、窜痛为特征症状。

【用药特征】本成药以活血散瘀、行气止痛为主，兼顾温经散寒，祛风胜湿，适用于瘀血阻络之神经根型颈椎病症状明显者。

【用法用量】①片：口服。饭后服用，一次4片，一日3次。两周为一疗程。②胶囊：开水冲服。一次1袋，一日3次。饭后服用，两周为一疗程。

【使用注意】妇女月经期禁用。消化道溃疡及肝肾功能减退者慎用。过敏体质患者在用药期间可能有皮疹，瘙痒出现，停药后会逐渐消失，一般不需要作特殊的处理。长期服用应定期监测肝肾功能。忌烟、酒及辛辣、生冷、油腻食物及与茶同饮。

【不良反应】有报道可引起谷丙转氨酶的升高。

【规格贮藏】①片：0.67g/片。密封。②颗粒：4g/袋。密封。

颈舒颗粒

【处方组成】三七、当归、川芎、红花、肉桂、天麻、人工牛黄。

【功能主治】活血化瘀、温经通窍止痛。主治瘀血阻络证。症见颈肩部僵硬、疼痛、患侧上肢窜痛、手臂麻木。

【现代药理】具有镇痛、抗炎等作用。

【临床应用】神经根型颈椎病。临床以头晕、颈项僵硬、患侧上肢窜痛为特征症状。

【用药特征】本成药以活血化瘀、通络止痛，兼顾祛风、清心开窍。用药长于辛行活血化瘀、适用于瘀血阻络致颈椎病颈肩部疼痛、活动受限等症状。

【用法用量】温开水冲服。一次6g，一日3次。疗程一个月。

【使用注意】孕妇禁用。过敏体质者慎用。忌生冷、油腻食物。

【不良反应】偶见轻度恶心。

【规格贮藏】6g/袋。密封。

附：瘀血阻络颈椎病中成药特征比较

中成药名	功效		临床治疗主症	
	共同点	独有功效	相同主治	主治自身特点
颈痛片（颗粒）	活血化瘀，温经止痛	祛风胜湿、行气解肌	瘀血阻络证。症见颈肩部疼痛，活动不利，舌质暗有瘀斑	颈、肩及上肢疼痛、发僵或窜麻、窜痛
颈舒颗粒		祛风清心、通窍		头晕、颈项僵硬、患侧上肢窜痛

三、虚实夹杂

附桂骨痛片（胶囊、颗粒）

【处方组成】附子（制）、制川乌、肉桂、党参、当归、白芍（炒）、淫羊藿、乳香（制）。

【功能主治】温阳散寒、益气活血、消肿止痛。主治阳虚寒湿证。症见局部骨节疼痛、屈伸不利、麻木或肿胀、遇热则减、畏寒肢冷等。

【现代药理】具有抗炎、抗骨关节增生等作用。

【临床应用】颈椎病、腰膝部关节炎等。临床以骨节疼痛、屈伸不利、畏寒为特征症状。

【用药特征】本成药以补火助阳、祛风除湿、温经散寒止痛为主，兼顾益气养血，活血通经，益精强筋骨。用药多为温热性，适用于阳虚寒湿阻络所致的骨痹。

【用法用量】①片：口服。一次6片，一日3次，饭后服。疗程3个月。如需继续治疗，必须停药一个月后

遵医嘱服用。②胶囊：口服。一次4~6粒，一日3次，饭后服，疗程三个月；如需继续治疗，必须停药一个月后遵医嘱服用。③颗粒：口服。一次5g，一日3次，饭后服。疗程3个月；如需继续治疗，必须停药一个月后遵医嘱服用。

【使用注意】孕妇及哺乳期妇女、有出血倾向者、阴虚内热者禁用。严重心脏病、严重消化道疾病、高血压、肝、肾疾病忌服。服药期间注意监测血压变化。

【不良反应】少数患者可见胃脘不舒。

【规格贮藏】①片：0.33g/糖衣片。密封。②胶囊：0.33g/粒。密封。③颗粒：5g/袋。密封，防潮。

壮骨伸筋胶囊

【处方组成】淫羊藿、熟地黄、鹿衔草、骨碎补（炙）、肉苁蓉、鸡血藤、红参、狗骨、茯苓、威灵仙、豨莶草、葛根、延胡索（醋制）、山楂、洋金花。

【功能主治】补益肝肾、强筋壮骨、活络止痛。主治肝肾两虚、寒湿阻络证。症见疼痛、麻木、患处活动受限者。

【现代药理】具有抗炎、镇痛、改善阳虚症状等作用。

【临床应用】神经根型颈椎病等。临床以颈部疼痛、麻木、头晕为特征症状。

【用药特征】本成药以补益肝肾、强筋壮骨、祛风除痹为主，兼顾健脾利湿、活血、行气、止痛，适用于肝肾亏虚、寒湿阻络所致的神经根型颈椎病。

【用法用量】口服。一次6粒，一日3次。4周为一疗程，或遵医嘱。

【使用注意】青光眼、孕妇禁服。高血压心脏病慎用。不宜超量服用。

【不良反应】临床报道服用本品可引起视力损害。

【规格贮藏】0.3g/粒。密封。

藤黄健骨胶囊（蠲痹抗生丸）

【处方组成】熟地黄、鹿衔草、骨碎补（烫）、肉苁蓉、淫羊藿、鸡血藤、莱菔子（炒）。

【功能主治】补肾、活血、止痛。主治肝肾不足、气滞血瘀证。症见颈项僵直、颈、肩、背疼痛、肢体麻木、倦怠乏力、腰膝酸软。

【现代药理】具有改善血液流变学、抗炎、镇痛、抗

骨质增生等作用。

【临床应用】肥大性脊椎炎、颈椎病、跟骨刺、增生性关节炎、大骨节病等。临床以骨关节肿痛、僵硬、活动受限为特征症状。

【用药特征】本成药以补肾壮阳、益精血、强筋骨为主，兼顾行气化痰，消食。用药长于补益，兼以行气，补而不滞，适用于肝肾不足、气滞血瘀者。

【用法用量】①藤黄健骨胶囊：口服。一次4~6粒，一日2次。②蠲痹抗生丸：口服。每次1~2丸，每日2次。

【使用注意】孕妇慎用。过敏者禁用。

【不良反应】可见消化道反应、皮肤及附件损伤。

【规格贮藏】①胶囊：0.25g/粒。密封。②丸：3g/丸。密封。

归芪活血胶囊

【处方组成】黄芪、当归、白芍、制何首乌、枸杞子、槲寄生、鹿茸、骨碎补、威灵仙、透骨草、人工麝香、葛根、川芎。

【功能主治】益气补肾、活血通络。主治肝肾不足、气虚血瘀证。症见颈项疼痛沉重、肩背酸痛、手臂麻木、肢体萎软无力、眩晕、舌质暗红或淡有瘀斑、苔薄白、脉沉弱或沉弦涩。

【现代药理】具有抗炎、镇痛等作用。

【临床应用】颈椎病（神经根型以及神经根型为主的混合型）等。临床以颈项疼痛沉重、手臂麻木、眩晕为特征症状。

【用药特征】本成药以益气补血，活血化瘀，补肾强筋为主，兼顾祛风通络、解肌止痛，适用于肝肾不足、气虚血瘀所致之颈椎病。

【用法用量】口服。一次3粒，一日3次。疗程4周。

【使用注意】孕妇、哺乳期妇女慎用。运动员慎用。过敏性体质慎用。

【不良反应】偶见胃脘痛、皮肤瘙痒、心电图改变（房性早搏）、大便次数增多等。

【规格贮藏】0.53g/粒。密封，阴凉（不超过20℃）干燥处保存。

舒筋通络颗粒

【处方组成】骨碎补、牛膝、川芎、天麻、黄芪、威

灵仙、地龙、葛根、乳香。

【功能主治】补肝益肾、活血舒筋。主治肝肾阴虚、瘀血阻络证。症见头晕、头痛、胀痛或刺痛、耳聋、耳鸣、颈项僵直、颈、肩、背疼痛、肢体麻木、倦怠乏力、腰膝酸软、口唇色暗、舌质暗红或有瘀斑。

【现代药理】具有抗炎、镇痛、增加脑血流量、改善颈椎病神经症状等作用。

【临床应用】颈椎病。临床以头晕头痛、肩颈疼痛、麻木、乏力为特征症状。

【用药特征】本成药主要以补益肝肾、壮筋骨，辅以

活血，祛风、解肌止痛，适用于肝肾阴虚、气滞血瘀所致颈椎病。

【用法用量】开水冲服。一次1袋，一日3次。疗程一个月。

【使用注意】孕妇禁用。有胃部疾病者或出血倾向者慎用。

【不良反应】个别患者服药后出现口干、口苦等症，偶见胃部不适，轻度恶心及腹胀、腹泻。

【规格贮藏】12g/袋。密封。

附：虚实夹杂颈椎病中成药特征比较

中成药名	功效		临床治疗主症	
	共同点	独有功效	相同主治	主治自身特点
附桂骨痛片（胶囊、颗粒）	补肝肾、益气活血、止痛	温阳散寒祛风除湿	阳虚寒湿证。症见颈项关节疼痛、眩晕、手臂麻木、腰膝酸软	骨节疼痛、屈伸不利、畏寒
壮骨伸筋胶囊		活络舒筋健脾利湿活血行气		颈部疼痛、麻木、头晕
藤黄健骨胶囊（蠲痹抗生丸）		化痰行气		骨关节肿痛、僵硬、活动受限
归芪活血胶囊		益气补血祛风通络		颈项疼痛沉重，肩背酸痛，手臂麻木，眩晕、舌暗有瘀斑
舒筋通络颗粒		祛风解肌舒筋活络		头晕、头痛、耳聋、耳鸣，倦怠乏力，腰膝酸软，舌暗有瘀斑

第七篇

第 6 章　附骨疽

抗骨髓炎片

【处方组成】金银花、蒲公英、地丁、半枝莲、白头翁、白花蛇舌草。

【功能主治】清热解毒、散瘀消肿。主治热毒血瘀。症见发热、口渴、局部红肿、疼痛、脓液、舌红苔黄、脉数。

【现代药理】尚未检索到本成药相关的药理资料。

【临床应用】化脓性关节炎、化脓性骨髓炎等。临床以全身发热、口渴、局部红肿热痛为特征症状。

【用药特征】本成药以清热解毒为主，兼顾散结消肿，凉血利湿，适用于热毒血瘀所致附骨疽及骨髓炎。

【用法用量】口服。一次8～10片，一日3次。或遵医嘱，儿童酌减。

【使用注意】孕妇慎用。脾胃虚弱者慎用。局部破溃流脓者，宜做外科处理。忌食辛辣油腻的食物。

【规格贮藏】0.4g/片（相当于原药材3g）。密封。

第八篇

肿瘤病症

一、热毒瘀结

肿节风片
（咀嚼片、分散片、胶囊、颗粒、滴丸）

【处方组成】肿节风。

【功能主治】清热解毒、消肿散结。主治热毒壅盛证。症见高热、疮疡脓肿、血热紫斑、紫癜、肿块、关节肿痛、舌红苔黄、脉滑。

【现代药理】具有抗肿瘤、抗菌、抗病毒、抗炎、镇痛、调节免疫等作用。

【临床应用】肺炎、阑尾炎、蜂窝组织炎、癌肿。临床以高热、肿块疼痛为特征症状。

【用药特征】本成药以清热散结止痛为主，兼能活血化瘀、祛风除湿。用药辛、苦，辛散苦降。适用于热毒壅盛所致的癌肿、痈肿等。

【用法用量】①片：口服。一次1片〔规格（1）〕或一次3片〔规格（2）〕，一日3次。②咀嚼片：咀嚼或含化。一次2片，一日3次。③分散片：口服。一次4片，一日3次。④胶囊：口服。一次3粒，一日3次。⑤颗粒：开水冲服。一次3g，一日3次。⑥滴丸：口服。一次3g，一日3次。

【使用注意】孕妇及过敏者禁用。

【不良反应】极个别患者出现皮肤丘疹、麻疹样皮疹等反应。

【规格贮藏】①片：0.25g/片。密封。②咀嚼片：0.75g/片。密封。③分散片：0.4g/片。密封。④胶囊：0.35g/粒。密封。⑤颗粒：0.3g/袋。密封，置阴凉处。⑥滴丸：1g/25丸。密封。

威麦宁胶囊

【处方组成】威麦宁。

【功能主治】活血化瘀、清热解毒、祛邪扶正。主治瘀血热毒证。症见癌肿疼痛、食欲减退等。

【现代药理】具有抗肿瘤、提高免疫功能等作用。

【临床应用】单独使用可用于不适宜放、化疗的肺癌患者；配合放、化疗治疗肿瘤有增效、减毒作用。临床以癌症属热毒见肺热咳血、癌肿疼痛为特征症状。

【用药特征】本成药为有效部位制剂，用药清热解毒，祛风利湿，适用于热毒壅盛所致之癌肿。

【用法用量】饭后口服。一次6~8粒，一日3次，或遵医嘱。

【使用注意】孕妇慎用。

【不良反应】偶有恶心等消化道反应。

【规格贮藏】0.4g/粒。遮光，密封，置阴凉干燥处。

华蟾素口服液（片、胶囊）

【处方组成】干蟾皮。

【功能主治】解毒、消肿、止痛。主治邪毒壅聚证。症见局部肿块、不痛不痒、或伴红肿热痛、或胁肋疼痛、食欲不振、神疲乏力、伴有口干口苦、心烦易怒、大便干燥、小便黄赤、舌红或红绛、苔黄或黄腻、脉弦数。

【现代药理】具有抗肿瘤、抗肝纤维化、增强免疫功能、抗病毒等作用。

【临床应用】中晚期肿瘤、慢性乙型肝炎。临床以局部肿块、或胁肋肿胀疼痛、心烦易怒、大便干燥为特征症状。

【用药特征】本成药重在解毒消肿、兼能利水消胀。用药苦凉，适用于邪热瘀毒壅聚所致的癌肿或胁下肿痛者。

【用法用量】①口服液：口服。一次10~20ml，一日3次；或遵医嘱。②片：口服。一次3~4片，一日3~4次。③胶囊：口服。一次3~4粒，一日3~4次。

【使用注意】孕妇禁用。禁与兴奋心脏药物合用。心功异常者慎用。不可过量或长期服用。脾胃虚寒者慎用。忌食辛辣刺激之品。

【不良反应】口服初期偶有腹痛、腹泻等消化道反应。

【规格贮藏】①口服液：10ml/支，密封，避光。②片：0.3g/片。密封。③胶囊：0.3g/粒。密封。

鸦胆子油软胶囊（乳液）

【处方组成】鸦胆子油、豆磷脂。

【功能主治】清热解毒、燥湿。主治热毒蕴结证。症见局部癌肿、吞咽困难、身体消瘦、舌淡红苔薄腻、脉沉涩。

【现代药理】具有抗肿瘤、增强免疫功能等作用。

【临床应用】肺癌、肺癌脑转移、消化道肿瘤、肝癌的辅助治疗。临床以癌肿吞咽困难、身体消瘦为特征

第八篇

症状。

【用药特征】本成药清热解毒，兼可燥湿。适用于瘀毒内结所致的癌肿或癌肿转移者。

【用法用量】①软胶囊：口服。一次4粒，每日2～3次，30天为一个疗程。②乳液：口服。一次20ml，每日2～3次，30天为一个疗程。

【使用注意】孕妇及小儿慎用。胃肠出血及肝肾病患者忌用或慎用。口服乳液如有分层应停止使用。

【不良反应】少数患者偶有油腻感、恶心、厌食等消化道不适反应。

【规格贮藏】①软胶囊：0.53g/粒。密封。②乳液：20ml/支。密封，室温下（10～30℃）存放，防冻。

西黄丸（胶囊）

【处方组成】体外培育牛黄、人工麝香、乳香（醋制）、没药（醋制）。

【功能主治】清热解毒、和营消肿。主治热毒壅结证。症见皮肤或皮下肿块、或皮下可见大小不一的核块、或见四肢躯干漫肿疼痛、或皮下肌肤肿硬疼痛、舌红紫、脉涩。

【现代药理】具有抑制肿瘤、抗突变、抗炎、增强免疫作用。

【临床应用】肿瘤、淋巴结肿大、肌肉深部脓肿、皮肤脓肿、急性皮肤化脓性感染、乳腺增生、淋巴结核、淋巴结炎、化脓性骨髓炎。临床以痈疽疔毒、瘰疬、流注、癌肿为特征症状。

【用药特征】本成药长于软坚散结、清热解毒定痛，兼能活血化瘀。用药重在解毒散结，具有祛邪为主的特点，适用于热毒壅结所致的痈疽疔毒、瘰疬、流注、癌肿。

【用法用量】①丸：口服。一次3g，一日2次。②胶囊：口服。一次4～8粒，一日2次。

【使用注意】孕妇忌用。运动员慎用。脾胃虚寒者慎用。忌食烟酒、辛辣刺激、生冷、油腻食物。

【规格贮藏】①丸：1g/20粒。密封，防潮。②胶囊：0.25g/粒。密封。

抗癌平丸

【处方组成】半枝莲、珍珠菜、香茶菜、藤梨根、肿节风、蛇莓、白花蛇舌草、石上柏、兰香草、蟾酥。

【功能主治】清热解毒、散瘀止痛。主治热毒瘀血壅滞证。症见胃脘硬痛、吞咽困难、口干欲饮、食后剧痛、心下痞硬、压痛刺痛、或有吐血便血、大便干涩、小便黄赤、舌质紫暗、或有瘀斑、脉沉细涩。

【现代药理】具有抗肿瘤、抑制肿瘤转移、增强免疫功能等作用。

【临床应用】胃癌、食道癌、贲门癌、直肠癌、恶性淋巴瘤、急性粒细胞型白血病、宫颈癌。临床以食道胃脘硬痛、吞咽困难、口干便涩、身体进行性消瘦为特征症状。

【用药特征】本成药长于清热解毒、散结消瘀。用药以苦寒清热、咸寒散结、辛寒活血消肿、辛温解毒定痛，具有寒热并用，以寒为主的特点，适用于热毒瘀血蕴结所致的癌肿。

【用法用量】口服。一次0.5～1g，一日3次。饭后半小时服，或遵医嘱。

【使用注意】孕妇禁服。脾胃虚寒者慎用。初服时可由少到多，逐渐增加，如胃部有发胀感，可酌情减轻。不可过量、久服。忌食辛辣、油腻、生冷及霉菌类食物。

【规格贮藏】1g/瓶。密封，避光密封。

附：热毒瘀结中成药作用特点比较

中成药名	功效		临床治疗主症	
	共同点	独有功效	相同主治	主治自身特点
肿节风片（咀嚼片、分散片、胶囊、颗粒、滴丸）	清热解毒消肿散结	活血除湿	热毒内瘀证，症见痈疽疔毒、瘰疬，皮肤红肿热痛等	高热，疼痛
威麦宁胶囊		活血化瘀祛邪扶正		癌肿疼痛，食欲减退

续表

中成药名	功效		临床治疗主症	
	共同点	独有功效	相同主治	主治自身特点
华蟾素口服液（片、胶囊）	清热解毒消肿散结	消胀止痛	热毒内瘀证，症见痛疽疔毒、瘰疬，皮肤红肿热痛等	局部肿块，或胁肋肿胀疼痛、心烦易怒、大便干燥
鸦胆子油软胶囊（乳液）		燥湿解毒		局部癌肿、吞咽困难、身体消瘦
西黄丸（胶囊）		和营定痛		郁毒流窜，皮肤红肿热痛
抗癌平丸		清泻胃肠热毒		伴胃脘硬痛、吞咽困难、口干便涩、身体进行性消瘦

二、瘀血阻滞

消癌平片（胶囊、滴丸、糖浆、口服液）

【处方组成】乌骨藤。

【功能主治】抗癌、消炎、平喘。主治瘀血阻络证。症见风湿痹痛、月经不调、自觉腹部胀满不适、心烦意乱或傍晚自觉身热、而体温不高、皮肤粗糙不润、或有手足干燥皲裂、舌黯或有瘀斑点、脉沉细或涩。

【现代药理】具有抗肿瘤、抗炎、平喘等作用。

【临床应用】食道癌、胃癌、肺癌、肝癌、恶性淋巴癌、大肠癌、宫颈癌、白血病、慢性气管炎、支气管哮喘。临床以自觉腹部胀满不适、心烦意乱或傍晚自觉身热为特征症状。

【用药特征】本成药为单味药制剂，长于通经活血、散结消肿、止血。用药辛温散结，活血通络，适用于瘀血阻络所致的癌肿、咳嗽气喘、风湿痹痛者。

【用法用量】①片：口服。一次8～10片，一日3次。②胶囊：口服。一次8～10粒，一日3次。③滴丸：口服。一次8～10丸，一日3次。④糖浆：口服。一次10～20ml，一日3次。⑤口服液：口服。一次10～20ml，一日3次。

【使用注意】孕妇忌服。白细胞低下或肝功能异常者慎用。

【不良反应】个别患者可出现食欲减退、白细胞下降、转氨酶升高、发热、关节疼痛、皮疹等。

【规格贮藏】①片：0.31g/片。密封，置阴凉干燥处（不超过20℃）。②胶囊：0.22g/粒。密封，置阴凉干燥处。③滴丸：0.35g/丸。密封，置阴凉干燥处。④糖浆：100ml/瓶。密封，置阴凉干燥处（不超过20℃）。⑤口服液：10ml/支。密封，置阴凉干燥处（不超过20℃）。

金龙胶囊

【处方组成】鲜守宫、鲜金钱白花蛇、鲜蕲蛇。

【功能主治】破瘀散结、解郁通络。主治血瘀郁结证。症见右胁下痞块、胸胁疼痛、神疲乏力、腹胀纳差、大便不调、舌质紫暗、脉弦。

【现代药理】具有抑制肿瘤生长、复发与转移、减轻放化疗毒副作用、免疫调节、镇痛等作用。

【临床应用】原发性肝癌。临床以右胁下痞块、胸胁疼痛、神疲乏力为特征症状。

【用药特征】本成药破血逐瘀、通络散结作用较强，兼能解郁。用药具有寒温兼用，其通络逐瘀作用明显，适用于肝积属于血瘀郁结，胁下痞块者。

【用法用量】口服。一次4粒，一日3次。

【使用注意】妊娠及哺乳期妇女禁用。过敏者禁服。特异体质者慎用。

【规格贮藏】0.22g/粒。密封，置阴凉处。

附：瘀血阻滞中成药作用特点比较

中成药名	功效		临床治疗主症	
	共同点	独有功效	相同主治	主治自身特点
消癌平片（胶囊、滴丸、糖浆、口服液）	活血通络	消炎平喘	热毒内瘀证。症见痛疽疗毒、瘰疬、皮肤红肿热痛等	自觉腹部胀满不适，心烦意乱或傍晚自觉身热，而体温不高。舌黯或有瘀斑点
金龙胶囊		解郁散结通络定痛		血瘀郁结，右胁下癥块，胸胁疼痛，神疲乏力，腹胀纳差

三、瘀毒内结

消癥益肝片

【处方组成】斑蝥（提取物）。

【功能主治】破瘀化积、消肿止痛。主治瘀毒内结证。症见腹部肿块、腹胀腹痛、口苦咽干、食少、舌紫暗、苔黄腻、脉弦数。

【现代药理】具有抗肿瘤、增强免疫功能、改善肝功能、抗菌等作用。

【临床应用】原发性肝癌。临床以腹部肿块、腹胀腹痛为特征症状。

【用药特征】本成药长于破瘀化积、止痛，兼能清热解毒。用药咸寒，软坚散结的同时兼能活血化瘀，通络脉。适用于瘀毒内结所致的肝积。

【用法用量】口服。一次6~8片，一日3次。

【使用注意】孕妇禁用。有出血倾向者慎用。忌食辛辣等刺激食物。

【规格贮藏】每片含总氮25mg。密封。

安替可胶囊

【处方组成】蟾皮、当归。

【功能主治】软坚散结、解毒止痛、养血活血。主治瘀毒内结证。症见吞咽困难、胸部灼痛、食少呃逆、口干口苦、舌红或紫暗、苔黄或黄腻、脉弦数或滑数。

【现代药理】具有抗肿瘤、增强免疫功能等作用。

【临床应用】食管癌、胃癌、肝癌、鼻咽癌。临床以吞咽困难、胸部灼痛为特征症状。

【用药特征】本成药长于清热解毒、养血活血，兼能利水、定痛。用药具有寒温并用、攻补兼施、扶正祛

邪的特点。适用于癌肿前期、瘀毒内结者。

【用法用量】口服。一次2粒，一日3次，饭后服用。疗程5周，或遵医嘱。

【使用注意】孕妇禁用。心脏病患者慎用。与化疗合用治疗食管癌可增强疗效，对于不宜放疗、化疗的晚期肝癌患者可改善生存质量，与5-FU-DDT化疗方案合用治疗晚期胃癌患者可改善临床症状和生存质量。不可过量、久服。定期复查血常规。饮食宜清淡，忌食辛辣刺激之品。

【不良反应】少数患者服药后可见恶心、血常规降低，过量或连续久服可致心慌。

【规格贮藏】0.22g/粒。密封。

慈丹胶囊

【处方组成】山慈菇、丹参、鸦胆子、莪术、马钱子粉、蜂房、人工牛黄、僵蚕、黄芪、当归、冰片。

【功能主治】化瘀解毒、消肿散结、益气养血。主治瘀毒蕴结证。症见右胁下肿块、胀痛或刺痛、进行性胁下肿大、质地坚硬、边缘不规则、疲倦乏力、消瘦、食欲减退、腹胀，或伴有恶心、呕吐、发热、腹泻，甚至出现贫血、黄疸、腹水、下肢水肿、皮下出血、舌紫黯或瘀斑、脉弦细。

【现代药理】具有抗肿瘤、改善免疫功能等作用。

【临床应用】原发性肝癌。临床以胁下肿块、右胁胀痛或刺痛为特征症状。

【用药特征】本成药清热解毒、化瘀散结见长，兼能益气养血、定痛。用药具有攻补兼施、邪正兼顾的特点。适用于积聚瘀血邪毒蕴结者所致的肝积。

【用法用量】口服。一次5粒，一日4次，1个月为一个疗程，或遵医嘱。

【使用注意】孕妇禁用。不可超量服用。及时检查肝肾功能。

【不良反应】服药后偶见恶心。

【规格贮藏】0.27g/粒。密封。

平消胶囊（片）

【处方组成】郁金、五灵脂、干漆（制）、枳壳（麸炒）、马钱子粉、白矾、硝石、仙鹤草。

【功能主治】活血化瘀、散结消肿、解毒止痛。主治瘀毒内结证。症见胸腹疼痛、痛有定处、或有肿块、面色晦暗、舌质紫暗或有瘀斑、瘀点、脉沉涩。

【现代药理】具有抗肿瘤、提高免疫功能、抗炎、镇痛等作用。

【临床应用】肿瘤。临床以胸腹疼痛、痛有定处为特征症状。

【用药特征】本成药长于活血化瘀、解毒止痛，兼以散结消肿。用药具有祛邪为主、寒热兼顾的特点。适用于癌肿属于热甚毒瘀血脉之证。

【用法用量】①胶囊：口服。一次4~8粒，一日3次。②片：口服。一次4~8片，一日3次。

【使用注意】孕妇禁服。运动员慎用。不可过量、久服。定期检查肾功能。饮食宜清淡，忌食辛辣刺激之品。

【不良反应】偶见恶心、药疹。偶见头晕、腹泻、腹胀。

【规格贮藏】①胶囊：0.23g/粒。密封。②片：薄膜衣片：0.24g/片；糖衣片：0.23g/片。密封。

复方蟾酥膏

【处方组成】蟾酥、生川乌、两面针、七叶一枝花、生关白附、芙蓉叶、三棱、莪术、红花、丁香、细辛、肉桂、八里麻、荜茇、甘松、山柰、乳香、没药、薄荷脑、冰片、樟脑、水杨酸甲酯、苯甲醇、二甲基亚砜。

【功能主治】活血化瘀、消肿止痛。主治瘀毒内结证。症见癌肿、疼痛明显、舌淡紫、脉沉涩。

【现代药理】具有抗肿瘤等作用。

【临床应用】肺、肝、胃等多种癌症引起的疼痛。临床以癌肿疼痛为特征症状。

【用药特征】本成药为中西药合用制剂。长于散结镇痛，兼能温经通络，活血化瘀。适用于癌肿属于瘀毒内结以疼痛为主者。

【用法用量】外用。贴于疼痛处。日用量最高量为20贴。

【使用注意】孕妇禁用。本品过敏者禁用。皮肤破溃者禁用。皮肤容易过敏者慎用。

【规格贮藏】7cm×10cm（1.05g生药/片）。密封，置阴凉处（不超过20℃）。

附：瘀毒内结中成药作用特点比较

中成药名	功效		临床治疗主症	
	共同点	独有功效	相同主治	主治自身特点
消癥益肝片	化瘀解毒	化积消肿定痛	瘀毒内结证，症见胸腹疼痛，痛有定处，或有肿块，面色晦暗，舌质紫暗，或有瘀斑、瘀点，脉沉涩	瘀毒内结，腹部肿块，腹胀腹痛，口苦咽干
安替可胶囊		养血活血、软坚散结、解毒止痛		瘀毒内结，吞咽困难，胸部灼痛，食少呃逆，口干口苦
慈丹胶囊		散结消肿、益气养血		瘀毒蕴结，右胁下肿块，右胁胀痛或刺痛
平消胶囊（片）		散结消肿，解毒止痛		胸腹疼痛，痛有定处，或有肿块，面色晦暗，舌质紫暗，或有瘀斑、瘀点
复方蟾酥膏		温经通络、消肿止痛		瘀阻经络，疼痛甚者

四、气滞血瘀

康力欣胶囊

【处方组成】阿魏、九香虫、大黄、姜黄、冬虫夏草、诃子。

【功能主治】扶正祛邪、软坚散结。主治气血瘀阻证。症见癥肿、面色晦暗、气短憋闷、舌紫暗或瘀斑、脉弦细。

【现代药理】具有抗肿瘤、增强免疫功能等作用。

【临床应用】消化道恶性肿瘤、乳腺恶性肿瘤、肺恶性肿瘤。临床以癥肿、气短憋闷面色晦暗为特征症状。

【用药特征】本成药以扶正祛邪，软坚散结为主。用药具有补泻兼施，正邪兼顾的特点。适用于消化道癥瘕积聚、噎膈反胃、乳岩等属于气血瘀阻者。

【用法用量】口服。一次2～3粒，一日3次；或遵医嘱。

【使用注意】孕妇禁用。忌食生冷、油腻、辛辣之品。

【规格贮藏】0.5g/粒。密封。

阿魏化痞膏

【处方组成】阿魏、使君子、蓖麻子、木鳖子、穿山甲、蜣螂、莪术、三棱、血竭、当归、乳香、没药、生川乌、生草乌、雄黄、樟脑、肉桂、大蒜、白芷、芦荟、胡黄连、大黄、厚朴、香附。

【功能主治】化痞消积。主治气滞血凝证。症见癥瘕痞块、脘腹疼痛、胸胁胀满、腹内有结块、固定不移、或胀或痛、面黯消瘦、体倦乏力、饮食减少、时有寒热、女子或见经闭不行、舌青紫有瘀点、脉弦滑或细涩。

【现代药理】具有抗肿瘤、增强免疫功能、镇痛等作用。

【临床应用】慢性肝病、肝脾肿大。临床以胸胁胀满、腹内结块、或胀或痛为特征症状。

【用药特征】本成药重在活血化瘀、软坚消积。用药具有升降相因，寒温并用的特点。适用于气滞血凝所致的癥瘕痞块者。

【用法用量】外用。加温软化，贴于脐上或患处。

【使用注意】孕妇禁用。皮肤破溃及皮肤过敏者不宜贴敷。忌食生冷、油腻、辛辣之品。

【规格贮藏】6g/张。密闭，置阴凉干燥处（不超过20℃）。

楼莲胶囊

【处方组成】重楼、半边莲、白花蛇舌草、莪术、天葵子、水红花子（炒）、水蛭（烫）、土鳖虫、龙葵、红参、制何首乌、鳖甲（制）、鸡内金（炒）、半枝莲、乌梅（去核）、水牛角浓缩粉、砂仁、没药（制）白英、乳香（制）。

【功能主治】行气化瘀、清热解毒。主治气滞血瘀证。症见腹胀乏力、小便不利、面色晦暗、气短憋闷，舌紫暗或瘀斑、脉弦细。

【现代药理】具有抗肿瘤等作用。

【临床应用】原发性肝癌、中晚期消化道肿瘤辅助治疗、乙肝。临床以腹胀乏力、气短憋闷为特征症状。

【用药特征】本成药长于化瘀行气、散结消癥，兼能清热解毒。用药具有寒热并用、攻补兼施、气血并治的特点。适用于气滞血瘀证所致的肝积、癥瘕痞块者。

【用法用量】口服。饭后服。一次6粒，一日3次，6周为一疗程或遵医嘱。

【使用注意】孕妇禁用。肝功能不良者慎用。

【不良反应】偶见恶心、轻度腹泻。

【规格贮藏】0.25g/粒。密闭。

回生口服液

【处方组成】益母草、红花、花椒（炭）、水蛭（制）、当归、苏木、三棱（醋炙）、两头尖、川芎、降香、香附（醋炙）、人参、高良姜、没药（醋炙）、苦杏仁（炒）、大黄、紫苏子、小茴香（盐炒）、桃仁、五灵脂（醋炙）、虻虫、鳖甲、丁香、延胡索（醋炙）、白芍、蒲黄（炭）、乳香（醋炙）、干漆（煅）、吴茱萸（甘草水炙）、阿魏、肉桂、艾叶（炙）、熟地黄。

【功能主治】消癥化瘀。主治血瘀气滞证。症见咯痰带血、胸背疼痛、痛处固定、或右胁下痞块肿大、质地坚硬、脘腹胀满、胸胁疼痛、舌紫有瘀斑、脉沉涩。

【现代药理】具有抗肿瘤等作用。

【临床应用】原发性肝癌、原发性肺癌。临床以胸背疼痛、右胁肿痛、痛处固定为特征症状。

【用药特征】本成药长于消癥化瘀、软坚散结、行气止痛。用药具有寒温并用、攻补兼施、气血并调、邪正兼顾的特点。适用于肝积、肺积属于血瘀气滞者。亦可用癥积、产后瘀血、小腹疼痛拒按者。

【用法用量】口服。一次10ml，一日3次；或遵医嘱。

【使用注意】孕妇禁用。妇女经期、体质虚弱者、出血性疾病患者慎用。过敏体质者慎服。

【不良反应】个别患者出现呕吐、恶心、腹痛、腹泻。

【规格贮藏】10ml/支。密封。

化癥回生片（口服液）

【处方组成】益母草、桃仁、红花、虻虫、三棱（醋炙）、水蛭、干漆（煅）、阿魏、延胡索（醋炙）、川芎、乳香（醋炙）、没药（醋炙）、五灵脂（醋炙）、蒲黄（炭）、苏木、降香、大黄、麝香、姜黄、香附（醋炙）、苦杏仁（炒）、紫苏子、小茴香（盐炒）、丁香、吴茱萸（甘草水炙）、肉桂、高良姜、花椒（炭）、艾叶（炙）、两头尖、人参、当归、白芍、熟地黄、鳖甲胶。

【功能主治】消癥化瘀。主治气滞瘀血证。症见腹内出现肿块，并固定不移、疼痛拒按、面色晦暗、肌肤甲错、舌暗紫、或有瘀斑、瘀点、脉沉细或细涩。

【现代药理】具有改善血液理化性质、抗肿瘤及组织异常增生、调节免疫功能等作用。

【临床应用】腹腔肿瘤、肝脾肿大、产后腹痛。临床以腹内出现肿块、固定不移、疼痛拒按为特征症状。

【用药特征】本成药长于软坚散结、活血消癥。其破血行气散瘀、通络止痛作用较强。用药具有气血兼顾、寒热并用、攻补兼施、阴阳并治的特点。适用于癥积属于气滞血瘀、阻滞经络者。亦可用妇女干血痨、产后腹痛、小腹疼痛拒按者。

【用法用量】①片：饭前温酒送服。一次5～6片，一日2次。②口服液：口服。一次10ml，一日2次。

【使用注意】孕妇禁用。运动员慎用。有出血倾向者慎用。不可过量、久服。忌食辛辣燥热之品。

【规格贮藏】①片：0.35g/片。密封。②口服液：10ml/支。密封。

金蒲胶囊

【处方组成】人工牛黄、金银花、蒲公英、半枝莲、

白花蛇舌草、苦参、龙葵、穿山甲（炮）、莪术、大黄、乳香（制）、没药（制）、延胡索（制）、红花、蜈蚣、山慈菇、珍珠、黄药子、姜半夏、蟾酥、党参、黄芪、刺五加、砂仁。

【功能主治】清热解毒、消肿止痛、益气化痰。主治痰湿瘀阻、气滞血瘀证。症见胃脘疼痛饱胀、或吞咽困难、胸痛、食欲不振、消瘦乏力、或恶心呕吐、身体消瘦、舌淡或淡暗、舌苔薄黄或黄腻、脉弦细或细涩。

【现代药理】具有抗肿瘤、提高免疫功能等作用。

【临床应用】晚期胃癌、食管癌。临床以胃脘疼痛饱胀、吞咽困难、消瘦乏力为特征症状。

【用药特征】本成药长于化痰祛瘀、散结止痛。用药具有扶正与祛邪并重、祛邪不伤正的特点。以化痰消瘀、清热解毒为主，兼以健脾益气。适用于痰湿、瘀血阻滞所致的反胃、噎膈者。

【用法用量】饭后用温开水送服。一次3粒，一日3次；或遵医嘱。42天为一疗程。

【使用注意】孕妇禁用。脾胃虚弱者慎用。不可过量、久服。饮食宜清淡，忌辛辣油腻。

【规格贮藏】0.3g/粒。密封。

参莲胶囊（颗粒）

【处方组成】苦参、山豆根、半枝莲、三棱、莪术、丹参、补骨脂、乌梅、白扁豆、苦杏仁、防己。

【功能主治】清热解毒、活血化瘀、软坚散结。主治气血瘀滞、热毒内阻证。症见胃脘痞硬疼痛、咳嗽气短、喘息难卧、舌质暗红而老、苔黄厚腻、脉细涩。

【现代药理】具有抗肿瘤、免疫调节等作用。

【临床应用】中晚期肺癌、胃癌辅助治疗。临床以肺癌或胃癌后期、体质虚弱、舌苔厚腻者为特征症状。

【用药特征】本成药长于化瘀散结、兼能健脾扶正。用药具有脾肺同治、攻补兼施的特点。适用于肺癌和胃癌中晚期属于气血瘀滞、热毒内阻者。

【用法用量】①胶囊：口服。每次6粒，一日3次。②颗粒：开水冲服。每次2袋，一日3次。

【使用注意】非气血瘀滞、热毒内阻证者不宜。肝功能不良者慎用。

【不良反应】少数患者服药后可见恶心。

【规格贮藏】①胶囊：0.5g/粒。密闭。②颗粒：4.5g/袋。密闭。

参丹散结胶囊

【处方组成】人参、黄芪、白术（麸炒）、鸡内金、瓜蒌、半夏（清）、厚朴、枳壳（炒）、郁金、丹参、全蝎、蜈蚣。

【功能主治】益气健脾、理气化痰、活血祛瘀。主治气血瘀滞、脾虚痰瘀证。症见气短、面色㿠白、胸痛、纳谷少馨、胸胁胀满、舌淡紫、或有瘀斑、脉沉涩。

【现代药理】尚未检索到本成药相关的药理资料。

【临床应用】原发性非小细胞肺癌、胃肠癌、乳腺癌。临床以气短、面色㿠白、胸痛、胸胁胀满为特征症状。

【用药特征】本成药长于益气健脾、化痰祛湿、活血逐瘀。用药健脾、化痰、理气、活血合用，具有攻补兼施的特点。适用于各种积聚属于脾虚痰瘀者。对原发性非小细胞肺癌合并NP（NVB、PDD）及MVP（MMC、VDS、PDD）方案化疗时，在抑制肿瘤方面具有一定的辅助治疗作用。

【用法用量】口服。每次6粒，每日3次，疗程42天。

【使用注意】孕妇禁用。忌食辛辣、油腻、生冷食物

【规格贮藏】0.4g/粒。密封。

肝复乐片（胶囊）

【处方组成】党参、鳖甲（醋制）、重楼、白术（炒）、黄芪、茯苓、薏苡仁、桃仁、土鳖虫、大黄、郁金、苏木、牡蛎、半枝莲、败酱草、陈皮、香附（制）、沉香、木通、茵陈、柴胡。

【功能主治】健脾理气、化瘀软坚、清热解毒。主治肝郁脾虚证。症见上腹肿块、胁肋疼痛、神疲乏力、食少纳呆、脘腹胀满、心烦易怒、口苦咽干、舌淡红、苔薄白、脉弦细。

【现代药理】具有保肝、抗肿瘤、抗肝纤维化、提高免疫功能等作用。

【临床应用】原发性肝癌。临床以上腹肿块、胁肋疼痛、心烦易怒为特征症状。

【用药特征】本成药长于健脾益胃、疏肝理气、清热解毒，兼能软坚散瘀止痛。用药具有肝脾同治、攻补兼施、升降同用的特点。适用于肝积属于肝郁脾虚者。

【用法用量】①片：口服。一次10片（糖衣片）或6片（薄膜衣片），一日3次。Ⅱ期原发性肝癌2个月为一疗程；Ⅲ期原发性肝癌1个月为一疗程，乙型肝炎肝硬化3个月为一疗程。②胶囊：口服。一次6粒，一日3次。Ⅱ期原发性肝癌疗程2个月，Ⅲ期患者疗程1个月，或遵医嘱。

【使用注意】孕妇禁用。有明显出血倾向者慎服。忌食肥甘厚味。

【不良反应】少数患者开始服药时出现腹泻。

【规格贮藏】①片：0.3g/片（糖衣片）；0.5g/片（薄膜衣片）。密闭，置阴凉干燥处。②胶囊：0.5g/粒。密闭，置阴凉（不超过20℃）干燥处。

附：气滞血瘀中成药特点比较

中成药名	功效		临床治疗主症	
	共同点	独有功效	相同主治	主治自身特点
康力欣胶囊	行气活血化瘀	软坚散结 扶正祛邪	气滞血瘀证。症见癥瘕痞块，脘腹疼痛，胸胁胀满	气血瘀阻，气短憋闷
阿魏化痞膏		软坚散结 化痞		胸胁胀满，腹内结块，固定不移
楼莲胶囊		清热解毒		腹胀乏力，气短憋闷，舌紫暗或瘀斑
回生口服液		消癥化瘀		癌肿伴瘀，胁下痞块，胸胁疼痛，神疲乏力，腹胀纳差，大便不调
化癥回生片		消癥化瘀		瘀血内阻，腹内出现肿块，固定不移，疼痛拒按，面色晦暗，肌肤甲错

续表

中成药名	功效		临床治疗主症	
	共同点	独有功效	相同主治	主治自身特点
金蒲胶囊	化痰消瘀	益气化痰消肿止痛	痰湿阻滞证。胃脘疼痛饱胀,吞咽困难	胃脘疼痛饱胀,或吞咽困难,消瘦乏力
参莲胶囊（颗粒）	化痰消瘀	清热解毒软坚散结健脾扶正		气血瘀滞、热毒内阻见癌肿,体质尚可,舌质暗红而老,苔黄厚腻,脉象尚有力
参丹散结胶囊		益气健脾理气活血		气短、面色㿠白、胸痛、胸胁胀满
肝复乐片（胶囊）	疏肝健脾	健运脾胃疏肝理气清热解毒	肝郁脾虚证。症见上腹肿块,胁肋疼痛,神疲乏力,食少纳呆	癌肿轻证属肝郁脾虚者,上腹肿块,胁肋疼痛,心烦易怒,口苦咽干,

五、气虚瘀毒

槐耳颗粒

【处方组成】槐耳菌质。

【功能主治】扶正固本、活血消癥。主治气虚瘀阻证。症见胁下肿块疼痛、腹胀腹痛、食欲不振、疲倦乏力、面色黧黑、肌肤甲错、舌淡暗、或有瘀斑瘀点、苔薄黄、脉弦细。

【现代药理】具有抗肿瘤、提高免疫功能作用。

【临床应用】原发性肝癌不宜手术和化疗者辅助治疗用药。临床以肝区疼痛、腹胀、乏力为特征症状。

【用药特征】本成药用药以单味药制剂,长于扶助正气,兼能散瘀消积。适用于肝积属气虚瘀阻者。在标准化疗的基础上,可用于肺癌、结肠癌、乳腺癌所致的神疲乏力、气少懒言、脘腹疼痛或胀闷、纳呆少食、大便干结或溏泻、或气促、咳嗽痰多、面色无华、胸痛、痰中带血、胸胁不适者。

【用法用量】口服。一次20g,一日3次。1个月为一疗程,或遵医嘱。肺癌、胃肠癌和乳腺癌的辅助治疗6周为一疗程。

【使用注意】孕妇禁用。

【不良反应】个别患者可出现恶心、呕吐。

【规格贮藏】20g/袋。密闭,防潮。

芪珍胶囊

【处方组成】珍珠、黄芪、三七、大青叶、重楼。

【功能主治】益气化瘀、清热解毒。主治气虚瘀毒证。症见局部肿块、质硬按痛、咳嗽气短、纳呆腹胀、神疲乏力、面色萎黄、舌淡暗、或舌体淡胖、边有齿痕、苔白或薄黄、脉弦细或细涩。

【现代药理】具有抗肿瘤、提高免疫功能、升高白细胞等作用。

【临床应用】肺癌、乳腺癌、胃癌患者的辅助治疗。临床以咳嗽气短、神疲乏力、汗出无力为特征症状。

【用药特征】本成药益气化瘀、清热解毒。用药益气活血为主,具有寒热并用、邪正兼顾的特点。适用于肺积、乳岩、反胃属于气虚瘀毒者。

【用法用量】口服。每次5粒,每日3次。

【使用注意】孕妇忌用。脾胃虚弱者慎用。忌生冷、辛辣、油腻食物。

【规格贮藏】0.3g/粒。密封。

复方红豆杉胶囊

【处方组成】红豆杉皮、红参、甘草、二氧化硅。

【功能主治】祛邪散结。主治气虚痰瘀证。症见咳嗽痰多、气憋喘息、不能平卧、气短乏力、面色㿠白、胸胁胀满、舌暗苔腻、脉沉滑。

【现代药理】尚未检索到本成药相关的药理资料。

【临床应用】中晚期肺癌化疗的辅助治疗。临床以咳嗽气短、面色㿠白、胸胁胀满为特征症状。

【用药特征】本成药长于益气健脾，化痰祛瘀。用药温中化痰，健脾益气，攻补兼施。适用于反胃、噎膈属脾虚痰瘀者。

【用法用量】口服。每次2粒，每日3次，疗程21天。

【使用注意】孕妇禁用。忌生冷、甜腻食物。

【规格贮藏】0.3g/粒。密封。

软坚口服液

【处方组成】白附子（制）、三棱、重楼、半枝莲、山豆根、金银花、板蓝根、山慈菇、延胡索（醋制）、益母草、人参、黄芪。

【功能主治】化瘀软坚、解毒、益气。主治气虚瘀毒证。症见腹部肿块、胁肋疼痛、纳呆、腹胀、神疲乏力、面色萎黄、舌淡暗或舌体淡胖、边有齿痕、苔白或薄黄、脉弦细或细涩。

【现代药理】具有抗肿瘤、调节免疫功能等作用。

【临床应用】Ⅱ期原发性肝癌辅助治疗药。临床以腹部肿块、胁肋疼痛、神疲乏力为特征症状。

【用药特征】本成药长于益气化瘀、软坚散结、清热解毒，兼能行气止痛。用药具有寒温并用、攻补兼施、肝脾同治的特点。适用于肝积属于瘀毒气虚者。

【用法用量】口服。一次20ml，一日3次，摇匀后服用；或遵医嘱。30～60天为一疗程。

【使用注意】孕妇禁用。阴虚患者慎用。不可过量、久服。注意血、尿常规和肝肾功能观察。忌食辛辣、油腻、生冷之品。

【规格贮藏】10ml/支。密闭，置阴凉干燥处。

附：气虚瘀毒抗肿瘤中成药作用特点比较

中成药名	功效		临床治疗主症	
	共同点	独有功效	相同主治	主治自身特点
槐耳颗粒	扶正固本，消瘀解毒	活血消癥	虚实夹杂证。症见脾胃虚弱，腹部肿块、腹胀纳呆，神疲乏力，少气懒言	腹胀腹痛，食欲不振，面色黧黑
芪珍胶囊		益气化瘀		神疲乏力、汗出气短、咳嗽无力、口干咽燥
复方红豆杉胶囊		祛邪散结，化痰祛湿		气短、面色㿠白、胸胁胀满
软坚口服液		益气软坚		腹部肿块，胁肋疼痛，神疲乏力

六、正气亏虚

参一胶囊

【处方组成】人参皂苷（Rg3）。

【功能主治】培元固本、补益气血。主治正气亏虚证。症见肿瘤晚期、疲倦乏力、食纳减少、精神萎靡、大便溏薄、舌淡苔白、脉细弱。

【现代药理】具有抗肿瘤、抑制肿瘤转移、抑制新生血管形成、提高免疫功能等作用。

【临床应用】原发性肺癌、胃癌、肠癌、原发性肝癌、乳腺癌等多种肿瘤防治术后及放化疗后肿瘤的复发转移。临床以食纳减少、精神萎靡、疲倦乏力、舌淡苔白为特征症状。

【用药特征】本成药为单味中药提取物制剂。长于健脾益气、固本培元、功擅扶正，适用于癌肿末期正气亏虚者。

【用法用量】饭前空腹口服。一次2粒，每日2次。8周为一疗程。

【使用注意】有出血倾向者禁用。火热证或阴虚内热者慎用。

【不良反应】少数患者服药后可见口咽干燥、口腔溃疡。若过量服用可能出现咽干、头晕、耳鸣、鼻血、胸闷、多梦等。极其偶见转氨酶轻度异常。

【规格贮藏】10mg/粒。密封，置干燥处。

胃复春片（胶囊）

【处方组成】红参、香茶菜、枳壳（麸炒）。

【功能主治】健脾益气、活血解毒。主治脾胃虚弱证。症见胃脘隐痛、呃逆呕吐、朝食暮吐、暮食朝吐、食少纳呆、疲倦乏力、舌暗苔薄、脉沉细。

【现代药理】具有保护胃黏膜、降低胃癌癌前病变的发病率、抗肿瘤、抗幽门螺杆菌、增加胃液分泌量、镇痛等作用。

【临床应用】胃癌癌前期病变及胃癌手术后辅助治疗、慢性浅表性胃炎。临床以胃脘隐痛、食少纳差、倦怠乏力为特征症状。

【用药特征】本成药长于健脾理气，兼能活血。用药具有寒温并用、补气行气兼顾的特点。适用于反胃属于脾胃虚弱者。

【用法用量】①片：口服。一次4片，一日3次。②胶囊：口服，一次4粒，一日3次。

【使用注意】孕妇慎用。肝功能不良者慎用。

【规格贮藏】①片：0.36g/片。密封。②胶囊：0.36g/袋。密闭。

附：正气亏虚中成药作用特点比较

中成药名	功效		临床治疗主症	
	共同点	独有功效	相同主治	主治自身特点
参一胶囊	扶正固本	培元固本、补益气血	正气亏虚证。症见肿瘤晚期，食纳减少，精神萎靡，舌淡苔白、脉细弱	正气严重受损无力抗邪之精神萎靡，疼痛
胃复春片（胶囊）		益气健脾、活血解毒		脾胃虚弱，食少纳差

七、气血亏虚、痰湿阻滞

螺旋藻片

【处方组成】螺旋藻。

【功能主治】益气养血、化痰降浊。主治气血亏虚、痰浊内蕴证。症见面色萎黄、头晕头昏、四肢倦怠、食欲不振、舌淡苔腻、脉沉滑。

【现代药理】具有提高免疫功能等作用。

【临床应用】肿瘤辅助治疗、营养不良、免疫功能低下。临床以面色萎黄、头晕头昏、四肢倦怠为特征症状。

【用药特征】本成药为单味药物制剂，长于益气养血、化痰降浊。适用于癌肿、病后体虚、贫血属于气血亏虚、痰浊内蕴者。

【用法用量】口服。一次4～8片，一日3次。

【使用注意】小儿及孕妇慎用。过敏体质者慎用。宜饭前服用。忌油腻食物。

【不良反应】偶见高蛋白过敏症状。

【规格贮藏】0.2g/片。密封，避光。

康莱特软胶囊

【处方组成】薏苡仁油。

【功能主治】益气养阴、消癥散结。主治脾虚痰湿、气阴两虚证。症见咳嗽痰盛、痰难咯出、气憋息促、胸闷气短、形体消瘦、甚至可见锁骨上窝、颈部或腋下肿块、或干咳少痰、脘腹胀满、舌暗苔腻或苔少、脉沉弦或细数。

【现代药理】具有抗肿瘤、提高免疫功能的作用。

【临床应用】原发非小细胞肺癌。临床以咳嗽喘促、胸闷气短、身体进行性消瘦为特征症状。

【用药特征】本成药以单味药提取物制剂，以健脾益气养阴，消痰软坚为主，适用于手术前及不宜手术的肺癌属于脾虚痰湿或气阴两虚者。

【用法用量】口服。一次6粒，一日4次。

【使用注意】孕妇忌用。饮食宜清淡，忌辛辣油腻。

【规格贮藏】0.45g/粒。遮光、密封，置阴凉干燥处。

附：气血亏虚、痰湿阻滞中成药作用特点比较

中成药名	功效		临床治疗主症	
	共同点	独有功效	相同主治	主治自身特点
螺旋藻片	益气养血化痰	降浊	气血亏虚、痰湿阻滞证。症见面色萎黄、头晕头昏，身体消瘦	面色萎黄，头晕头昏，四肢倦怠，食欲不振
康莱特软胶囊		健脾养阴、消癥散结		脾虚痰瘀，气阴两伤，咽干口燥，脘腹胀满

八、气阴两虚、热毒瘀阻

复方斑蝥胶囊

【处方组成】斑蝥、三棱、莪术、人参、黄芪、刺五加、山茱萸、女贞子、半枝莲、熊胆粉、甘草。

【功能主治】破血消癥、攻毒蚀疮。主治瘀毒内结、气阴两虚证。症见腹部或颈部出现肿块、按之如石、痛有定处、面色晦暗、肌肤甲错、或大便色黑、腹痛拒按、或崩漏、兼有腹胀纳差、倦怠乏力、腰膝酸软、舌质紫暗、或有瘀斑、瘀点、脉细涩。

【现代药理】具有抗肿瘤、增强免疫功能、抗应激、抗疲劳、升高白细胞等作用。

【临床应用】原发性肝癌、肺癌、直肠癌、恶性淋巴瘤、宫颈癌、卵巢癌。临床以局部肿块、痛有定处、腹胀纳差为特征症状。

【用药特征】本成药长于破血逐瘀消积、补气养阴、兼能清热攻毒散结。用药具有攻补兼施、邪正兼顾、气血并治、寒温兼施的特点。适用于癌肿属于瘀毒气虚兼阴伤者。

【用法用量】口服。一次3粒，一日2次。

【使用注意】孕妇及月经过多忌用。糖尿病患者及糖代谢紊乱患者慎用。肝肾功能不良或有出血倾向者慎用。不可过量、久服。饮食宜清淡，忌辛辣刺激之品。

【规格贮藏】0.25g/粒。密封。

金复康口服液

【处方组成】黄芪、北沙参、天冬、麦冬、女贞子（酒制）山茱萸、淫羊藿、胡芦巴（盐炒）、绞股蓝、石上柏、石见穿、重楼。

【功能主治】益气养阴、清热解毒。主治气阴两虚、热毒瘀阻证。症见咳嗽咯痰、胸闷气短、潮热盗汗、口干喜饮、腰膝酸软、舌淡红、苔薄白或少苔、脉沉细弱或细数。

【现代药理】具有抗肿瘤、增强免疫功能等作用。

【临床应用】原发性非小细胞肺癌不适合手术、放疗、化疗者。临床以咳嗽咯痰、胸闷气短、潮热盗汗为特征症状。

【用药特征】本成药以补气养阴为主，兼能清热解毒。用药具有阴阳并补、寒热并用的特点。适用于气阴两虚、热毒瘀阻所致的癌肿。

【用法用量】口服。一次30ml，一日3次。30天为一疗程，可连续使用2个疗程，或遵医嘱。

【使用注意】孕妇慎用。脾肾阳虚、寒凝血瘀者慎用。肾功能不全者慎用。定期复查肾功能。

【不良反应】个别患者可出现恶心、呕吐、便秘。

【规格贮藏】10ml/支。密封，置阴凉处（不超过20℃）。

安康欣胶囊

【处方组成】半枝莲、山豆根、蒲公英、鱼腥草、夏枯草、石上柏、枸杞子、穿破石、人参、黄芪、鸡血藤、灵芝、黄精、白术、党参、淫羊藿、菟丝子、丹参。

【功能主治】活血化瘀、软坚散结、清热解毒、扶正固本。主治气血两虚、热毒壅结证。症见神疲乏力、少气懒言、食欲不振、瘀血疼痛、舌淡紫苔薄、脉沉弦。

【现代药理】尚未检索到本成药相关的药理资料。

【临床应用】肺癌、胃癌、肝癌等肿瘤的辅助治疗。临床以症见神疲乏力、少气懒言、食欲不振、瘀血疼痛为特征症状。

【用药特征】本成药长于益气养血、清热解毒，兼能活血化瘀，软坚散结。用药具有气血双补、阴阳同

调、攻补兼施的特点。适用于癌肿属于气血两虚兼有邪毒壅结者。

【用法用量】口服。一日3次，每次4~6粒，饭后温开水送服。疗程30天。

【使用注意】孕妇忌用或遵医嘱服用。勿超剂量使用。

【规格贮藏】0.5g/粒。密封，防潮，置干燥处。

附：气阴两虚、热毒瘀阻中成药特点比较

中成药名	功效		临床治疗主症	
	共同点	独有功效	相同主治	主治自身特点
复方斑蝥胶囊	扶正固本，消瘀解毒	破血消癥，攻毒蚀疮	瘀毒内结、气阴两虚证。症见腹部肿块、痛有定处、面色晦暗、胸闷气短、瘀血疼痛	腹部或颈部肿块，按之如石，痛有定处；或腹痛拒按，兼腹胀纳差
金复康口服液		益气养阴，清热解毒		咳嗽咯痰，胸闷气短，潮热盗汗，口干喜饮，腰膝酸软
安康欣胶囊		活血化瘀，软坚散结		神疲乏力、少气懒言、食欲不振、瘀血疼痛

九、气血两虚

紫龙金片

【处方组成】黄芪、当归、白英、龙葵、丹参、半枝莲、蛇莓、郁金。

【功能主治】益气养血、清热解毒、理气化瘀。主治气血两虚证。症见神疲乏力、少气懒言、头昏眼花、食欲不振、气短自汗、咳嗽、疼痛、舌淡紫苔白、脉沉细。

【现代药理】具有抗肿瘤、增强免疫功能等作用。

【临床应用】原发性肺癌化疗者。临床以神疲乏力、少气懒言、气短自汗为特征症状。

【用药特征】本成药长于益气养血、解毒祛瘀、化痰行气。用药具有气血同治、痰瘀同调、攻补兼施的特点。适用于肺积属于气血两虚症者。

【用法用量】口服。一次4片，每日3次。与化疗同时使用。每4周为一周期，2个周期为一疗程。

【使用注意】孕妇禁用。

【不良反应】可见白细胞减少、恶心、呕吐。

【规格贮藏】0.65g/片。密封。

艾愈胶囊

【处方组成】山慈菇、白英、淫羊藿、苦参、当归、白术、人参。

【功能主治】解毒散结、补气养血。主治气血两虚证。症见白细胞减少、精神不振、舌淡紫、脉沉细。

【现代药理】具有抗肿瘤、提高免疫、升高白细胞等作用。

【临床应用】中晚期癌症的辅助治疗、癌症放化疗引起的白细胞减少。临床以白细胞减少、精神不振为特征症状。

【用药特征】本成药长于补气养血、解毒散结，兼能清热祛湿。用药具有脾肾同补、邪正兼顾、攻补兼施的特点。适用于积聚癌肿属于气血两虚，兼邪毒者。

【用法用量】口服。一次3粒，一日3次。

【使用注意】孕妇禁用。肝功能不全者慎用。定期复查肝功能。

【规格贮藏】0.35g/粒。密封。

十味扶正颗粒

【处方组成】人参、熟地黄、白术、黄芪、茯苓、白芍、当归、肉桂、甘草、川芎。

【功能主治】补益气血、温阳健脾。主治气血双亏证。症见神倦乏力、气短心悸、面色苍白、头晕头昏、食欲不振、舌淡红或暗红、苔白、脉象沉细无力。

【现代药理】具有抗肿瘤、抗放化疗损伤等作用。

【临床应用】肿瘤放、化疗引起白细胞减少，免疫功能下降。临床以神倦乏力、气短心悸、面色苍白、头

晕头昏、食欲不振为特征症状。

【用药特征】本成药温阳健脾，补气养血，兼以行气活血。用药以扶正为主，具有气血双补的特点。适用于癌肿属于气血两虚者。亦可用药病后、产后、年高体虚见气血两虚证者。

【用法用量】开水冲服。一次1袋，一日3次，或遵医嘱。

【使用注意】阴虚内热者慎用。

【不良反应】少数病例服药后出现腹泻。

【规格贮藏】3.75g/袋。密封。

养阴生血合剂

【处方组成】地黄、黄芪、当归、麦冬、石斛、玄参、川芎。

【功能主治】养阴清热、益气生血。主治阴虚内热、气血不足证。症见口干咽燥、食欲减退、倦怠无力、舌淡红苔薄少、脉细数。

【现代药理】具有保护造血干细胞、升高外周血白细胞等作用。

【临床应用】肿瘤放射治疗的辅助用药。临床以口干咽燥、食欲减退、倦怠无力为特征症状。

【用药特征】本成药长于清热养阴、益气生血。用药具有阴阳并补、气血同调的特点。适用于肿瘤放疗患者阴虚内热、气血不足证，有助于减轻患者白细胞下降，改善免疫功能。

【用法用量】口服。一次50ml，一日1次。放射治疗前3天开始服用，放疗期间，在每次放射治疗前1小时服

用，至放疗结束。

【使用注意】外感表证及内有湿热证者慎用。脾虚湿重、舌苔厚腻者慎用。忌食辛辣、油腻、生冷食物。

【不良反应】偶见服药后胃部不适。

【规格贮藏】50ml/瓶。密闭，防晒。

生血康口服液

【处方组成】黄芪、红参、当归、白芍、茯苓、（制）何首乌、山茱萸、枸杞子、女贞子、五味子、陈皮、半夏、鸡血藤、茜草、猪苓、白花蛇舌草、虎杖、大枣。

【功能主治】补气生血、健脾益肾、化瘀解毒。主治气血两虚、脾肾虚损、热毒未清证。症见面色苍白、神疲乏力、头晕耳鸣、食欲不振、腰膝酸软、恶心呕吐、口渴喜饮、舌质黯淡、或有腻苔、脉沉细。

【现代药理】具有抗放、化疗损伤等作用。

【临床应用】肿瘤放、化疗引起的白细胞减少和红细胞减少。临床以面色苍白、神疲乏力为特征症状。

【用药特征】本成药长于补益气血、健脾化痰、滋肾清热，兼能活血散结。用药具有脾肾同治、寒热并用、攻补兼施、气血同调的特点。适用于癌肿术放疗、化疗或手术后属于气血两虚、脾肾不足、热毒未清者。

【用法用量】口服。一次20ml，一日3次。2周为一疗程，或遵医嘱。

【使用注意】孕妇慎用。

【规格贮藏】20ml/支。密封，置阴凉处（不超过20℃）。

附：气血两虚抗肿瘤中成药作用特点比较

中成药名	功效		临床治疗主症	
	共同点	独有功效	相同主治	主治自身特点
紫龙金片	补气养血，化瘀解毒	益气养血，解毒祛瘀	气血两虚证。症见肿瘤晚期，食纳减少，神疲乏力	神疲乏力、少气懒言、气短自汗
艾愈胶囊		解毒散结		白细胞减少、精神不振
十味扶正颗粒		温阳健脾		气血两虚，神倦乏力，气短心悸，面色苍白
养阴生血合剂		清热养阴，益气生血		口干咽燥，食欲减退，倦怠无力
生血康口服液		健脾益肾，活血化瘀		气血两虚，面色苍白，神疲乏力

十、气阴两虚

至灵胶囊

【处方组成】冬虫夏草。

【功能主治】补肺益肾。主治肺肾两虚证。症见咳喘浮肿、短气息促、动则为甚、吸气不利、咯痰质黏起沫、腰酸腿软、心慌、不耐劳累、或五心烦热、颧红口干，舌质红少苔，脉细数，或畏寒肢冷、面色苍白、舌苔淡白、质胖、脉沉细。

【现代药理】具有增强免疫功能等作用。

【临床应用】肾病、慢性支气管哮喘、慢性肝炎、肿瘤的辅助治疗。临床以咳喘、短气息促浮肿为特征症状。

【用药特征】本成药以补肺益肾见长。用药甘平，具有气血阴阳并补的特点。适用于癌肿属于肺肾两虚者。

【用法用量】口服。一次2～3粒，一日2～3次，或遵医嘱。

【使用注意】外感发热、湿热内盛者不宜服用。

【规格贮藏】0.25g/粒。密封，置阴凉处（不超过20℃）。

云芝糖肽胶囊

【处方组成】多糖肽聚合物。

【功能主治】补益精气、健脾养心。主治气阴两虚、心脾不足证。症见健忘失眠、精神疲倦、食少心悸、口干少津、舌红或淡、苔少、脉弦细无力或结代。

【现代药理】具有增强免疫功能、抗放化疗损伤、保护肝功能等作用。

【临床应用】食管癌、胃癌、原发性肺癌放、化疗后辅助治疗。临床以健忘失眠、精神疲倦、食少心悸为特征症状。

【用药特征】本成药为单味中药提取物制剂。重在补益心脾，适用于癌肿损伤心脾、气阴两虚者。

【用法用量】口服。一次3粒，一日3次。

【使用注意】使用免疫抑制剂者禁用。糖尿病患者慎用。对本品过敏者禁用。

【规格贮藏】0.34g/粒。密封。

贞芪扶正颗粒（胶囊、片）

【处方组成】黄芪、女贞子。

【功能主治】补气养阴。主治气阴不足证。症见面色苍白、神疲乏力、头晕、耳鸣、食欲不振。

【现代药理】具有增强免疫功能、保护骨髓和肾上腺皮质功能、抗应激、抗缺氧、抗疲劳等作用。

【临床应用】免疫功能低下、肿瘤手术、放疗、化疗辅助治疗。临床以面色苍白、神疲乏力、头晕、耳鸣为特征症状。

【用药特征】本成药长于益气滋阴、补肝脾肾。用药平和，具有气阴双补的特点。适用于癌肿放化疗属于气阴两虚者。亦可用于各种疾病引起的虚损。

【用法用量】①颗粒：口服。一次1袋，一日2次。②胶囊：口服。一次4粒，一日2次。③片剂：口服。一次5片，一日2次。

【使用注意】孕妇及过敏体质者慎用。

【规格贮藏】①颗粒：15g/袋（含糖型）；5g/袋（无糖型）。密封，置阴凉处（不超过20℃）。②胶囊：0.35g/粒，密封，防潮。③片：0.44g/片，密封，置阴凉处。

养正合剂

【处方组成】红参、黄芪、枸杞子、女贞子（酒蒸）、猪苓、茯苓。

【功能主治】益气健脾、滋养肝肾。主治气阴两虚证。症见神疲乏力、少气懒言、五心烦热、头晕头昏、口干咽燥、腰腿酸软、白细胞减少、舌暗红、脉沉细。

【现代药理】具有抗肿瘤、抗放化疗损伤、提高免疫功能、抗应激等作用。

【临床应用】肿瘤患者化疗后。临床以神疲乏力、少气懒言、五心烦热为特征症状。

【用药特征】本成药益气健脾、滋养肝肾。用药具有肝脾肾同补、气阴兼顾的特点。适用于癌肿放疗、化疗后属于气阴两虚者。亦可用于气阴两虚见神疲乏力、少气懒言、五心烦热者。

【用法用量】开水冲服。一次1袋，一日3次，或遵医嘱。

【使用注意】阴虚内热者慎用。忌食辛辣之品。

【不良反应】少数患者可见腹泻。

【规格贮藏】3.75g/袋。密封，置阴凉处。

益肺清化膏

【处方组成】黄芪、党参、北沙参、麦冬、川贝母、苦杏仁、紫菀、桔梗、败酱草、拳参、仙鹤草、白花蛇舌草、甘草。

【功能主治】益气养阴、清热解毒、化痰止咳。主治气阴两虚、阴虚内热证。症见咳嗽痰少、痰中带血或反复咳血、血色鲜红、胸部疼痛、口干咽燥、气短乏力、神疲体倦、舌质红、脉细数。

【现代药理】具有抗肿瘤、增强免疫功能等作用。

【临床应用】晚期肺癌、早期非小细胞肺癌术后。临床以咳嗽咯血、气短乏力、胸部疼痛为特征症状。

【用药特征】本成药长于益气养阴、清热化痰，兼能凉血解毒。用药具有气阴双补、寒热并用、升降相宜的特点。适用于肺积晚期属于气阴两虚、阴虚内热者。亦可用于肺痨、咳嗽之肺阴亏虚者。

【用法用量】口服。一次20g，一日3次。2个月为一疗程，或遵医嘱。

【使用注意】肝火犯肺咯血者慎用。饮食宜清淡易消化，忌食辛辣油腻。

【不良反应】偶见恶心、腹泻。

【规格贮藏】60g/瓶。密封。

附：气阴两虚中成药作用特点比较

中成药名	功效		临床治疗主症	
	共同点	独有功效	相同主治	主治自身特点
至灵胶囊	益气养阴	补肺益肾	气阴两虚证。症见神疲乏力，五心烦热，腰膝酸软	阳痿遗精，腰膝酸痛，久咳虚喘，劳嗽咯血
云芝糖肽胶囊		补益心脾		癌肿损伤心脾之轻证，健忘失眠、精神疲惫
贞芪扶正颗粒（胶囊、片）		平补肝肾		面色苍白，神疲乏力，头晕，耳鸣
养正合剂		气阴同补		神疲乏力，少气懒言，五心烦热
益肺清化膏		清热解毒、化痰止咳		咳嗽痰少，痰中带血或反复咳血

十一、脾肾两虚

健脾益肾颗粒

【处方组成】党参、枸杞子、白术、女贞子、菟丝子、补骨脂（盐炙）。

【功能主治】健脾益肾。主治脾肾两虚证。症见脘腹胀满、纳呆、面色㿠白、体倦乏力、腰膝酸软、舌淡苔薄、脉沉。

【现代药理】具有增强免疫功能、抗放化疗损伤、抗应激等作用。

【临床应用】肿瘤放、化疗后。临床以脘腹胀满、纳呆、面色㿠白、腰膝酸软为特征症状。

【用药特征】本成药长于健脾补肾。用药具有阴阳并补、脾肾同调的特点。适用于癌肿放化疗后属于脾肾两虚者。亦可用于其他疾病属于脾肾两虚者。

【用法用量】开水冲服。一次30g，一日2次。

【使用注意】外感表证及内有湿热证者慎用。饮食宜选清淡易消化食物，忌食辛辣、生冷食物。

【规格贮藏】30g/袋。密闭。

生血丸

【处方组成】鹿茸、黄柏、山药、白术（炒）、桑枝、白扁豆（炒）、稻芽、紫河车。

【功能主治】补肾健脾、填精养血。主治脾肾两虚证。症见面黄肌瘦、体倦乏力、眩晕、食少、便溏、舌苔苔薄、脉沉细。

【现代药理】具有增强免疫功能等作用。

【临床应用】放化疗后全血细胞减少、再生障碍性贫血。临床以面黄肌瘦、体倦乏力、食少便溏为特征症状。

【用药特征】本成药长于健脾补肾、填精养血。用药温脾补肾兼补血，具有阴阳并补、脾肾兼顾、气血同

治的特点。适用于癌肿放化疗后属于脾肾虚弱者。

【用法用量】口服。一次5g，一日3次，小儿酌减。

【使用注意】孕妇慎用。阴虚内热，舌质红少苔者慎用。

【规格贮藏】5g/丸。密封，防潮。

养正消积胶囊

【处方组成】黄芪、女贞子、人参、灵芝、莪术、白术（炒）、白花蛇舌草、半枝莲、绞股蓝、茯苓、鸡内金、蛇莓、白英、茵陈、徐长卿、土鳖虫。

【功能主治】健脾益肾、化瘀解毒。主治脾肾两虚、瘀毒内阻证。症见胁下肿块疼痛、质硬按痛、脘腹胀满、纳呆食少、神疲乏力、腰膝酸软、溲赤便溏、舌

淡紫苔腻、脉沉涩。

【现代药理】具有抗肿瘤、增强免疫功能、升高白细胞等作用。

【临床应用】原发性肝癌。临床以胁下肿块、脘腹胀满、纳呆食少为特征症状。

【用药特征】本成药长于补益脾肾、化瘀散结、兼能解毒利湿。用药重在补脾解毒，具有消补兼施、寒热并用的特点。适用于脾肾两虚、瘀毒内阻所致的肝积。

【用法用量】口服。一次4粒，一日3次。与肝内动脉介入灌注加栓塞化疗同时使用。4周为一疗程。

【使用注意】孕妇慎用。实热或瘀血阻滞者慎用。

【规格贮藏】0.25g/粒。密闭。

附：脾肾两虚中成药作用特点比较

中成药名	功效		临床治疗主症	
	共同点	独有功效	相同主治	主治自身特点
健脾益肾颗粒	补脾益肾		脾肾两虚证。症见脾胃虚弱，腹胀纳呆，神疲乏力	脘腹胀满、纳呆、面色㿠白、腰膝酸软
生血丸		填精养血		面黄肌瘦、体倦乏力、眩晕、食少、便溏
养正消积胶囊		化瘀解毒		脘腹胀满，纳呆食少，神疲乏力，腰膝酸软

病症索引

实用临床药物学——中成药卷

中文索引

E

W